国家卫生健康委员会"十三五"规划教材

专科医师核心能力提升导引丛书

供专业学位研究生及专科医师用

妇 产 科 学

Gynecology and Obstetrics

第 **3** 版

主 审 曹泽毅

主 编 乔 杰 马 丁

副主编 朱 兰 王建六 杨慧霞

漆洪波 曹云霞

人民卫生出版社

·北 京·

图书在版编目（CIP）数据

妇产科学 / 乔杰，马丁主编. —3 版. —北京：
人民卫生出版社，2023.9
ISBN 978-7-117-34227-8

Ⅰ．①妇…　Ⅱ．①乔…②马…　Ⅲ．①妇产科学－教
材　Ⅳ．①R71

中国版本图书馆 CIP 数据核字（2022）第 252091 号

人卫智网　www.ipmph.com	医学教育、学术、考试、健康，购书智慧智能综合服务平台	
人卫官网　www.pmph.com	人卫官方资讯发布平台	

妇 产 科 学
Fuchankexue
第 3 版

主　　编：乔 杰 马 丁
出版发行：人民卫生出版社（中继线 010-59780011）
地　　址：北京市朝阳区潘家园南里 19 号
邮　　编：100021
E - mail：pmph @ pmph.com
购书热线：010-59787592　010-59787584　010-65264830
印　　刷：天津画中画印刷有限公司
经　　销：新华书店
开　　本：850×1168　1/16　印张：47　插页：4
字　　数：1327 千字
版　　次：2008 年 9 月第 1 版　　2023 年 9 月第 3 版
印　　次：2023 年 10 月第 1 次印刷
标准书号：ISBN 978-7-117-34227-8
定　　价：198.00 元
打击盗版举报电话：010-59787491　E-mail：WQ @ pmph.com
质量问题联系电话：010-59787234　E-mail：zhiliang @ pmph.com
数字融合服务电话：4001118166　E-mail：zengzhi @ pmph.com

编　者 （以姓氏笔画为序）

丁依玲　中南大学湘雅二医院

马　丁　华中科技大学同济医学院附属同济
　　　　医院

马玉燕　山东大学齐鲁医院

马京梅　北京大学第一医院

王世宣　华中科技大学同济医学院附属同济
　　　　医院

王建六　北京大学人民医院

王晓晔　北京大学第三医院

王雁玲　中国科学院动物研究所

石玉华　广东省人民医院

叶　元　桂林医学院附属医院

冯力民　首都医科大学附属北京天坛医院

邢爱耘　四川大学华西第二医院

吕卫国　浙江大学医学院附属妇产科医院

朱　兰　北京协和医院

乔　杰　北京大学第三医院

任　常　北京协和医院

刘兴会　四川大学华西第二医院

刘欣燕　北京协和医院

闫丽盈　北京大学第三医院

安　媛　哈尔滨医科大学附属第一医院

孙　瑜　北京大学第一医院

孙伟杰　北京大学第一医院

孙宇辉　哈尔滨医科大学附属第一医院

李　力　陆军特色医学中心

李　予　中山大学孙逸仙纪念医院

李　旭　西安交通大学第一附属医院

李　斌　首都医科大学附属北京安贞医院

李　蓉　北京大学第三医院

李笑天　复旦大学附属妇产科医院

李爱斌　武汉大学人民医院

李雪兰　西安交通大学第一附属医院

杨　菁　武汉大学人民医院

杨冬梓　中山大学孙逸仙纪念医院

杨慧霞　北京大学第一医院

张　华　重庆医科大学附属第一医院

张建平　中山大学孙逸仙纪念医院

张雪芹　厦门大学附属妇女儿童医院

陈　刚　华中科技大学同济医学院附属同济
　　　　医院

陈丹青　浙江大学医学院附属妇产科医院

陈春玲　北京弘和妇产医院

陈敦金　广州医科大学附属第三医院

范光升　北京协和医院

范建霞　上海交通大学医学院附属国际和平
　　　　妇幼保健院

林仲秋　中山大学孙逸仙纪念医院

林建华　上海交通大学医学院附属仁济医院

郄明蓉　四川大学华西第二医院

周　容　四川大学华西第二医院

周红林　昆明医科大学第二附属医院

周应芳　北京大学第一医院

郑建华　哈尔滨医科大学附属第一医院

赵　霞　四川大学华西第二医院

赵扬玉　北京大学第三医院

胡丽娜　重庆医科大学附属第二医院

段　华　首都医科大学附属北京妇产医院

洪　莉　武汉大学人民医院

姚元庆　中国人民解放军总医院

凌　斌　中日友好医院

高庆蕾　华中科技大学同济医学院附属同济
　　　　医院

郭红燕　北京大学第三医院

郭瑞霞　郑州大学第一附属医院

唐良萏　重庆医科大学附属第一医院

曹云霞　安徽医科大学第一附属医院

崔满华　吉林大学第二医院

梁华茂　北京大学第三医院

梁志清　陆军军医大学西南医院

梁梅英　北京大学人民医院

蔺　莉　北京大学国际医院

廖秦平　北京清华长庚医院

漆洪波　重庆医科大学附属妇女儿童医院

薛凤霞　天津医科大学总医院

魏　瑷　北京大学第三医院

魏玉梅　北京大学第一医院

魏丽惠　北京大学人民医院

主 审 简 介

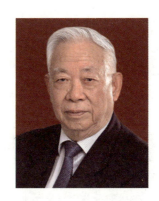

曹泽毅　主任医师、教授、博士生导师，曾任原卫生部副部长，原华西医科大学校长，中华医学会常务副会长，中华医学会妇产科学分会主任委员，中华医学会妇科肿瘤学分会主任委员；现任北京弘和妇产医院名誉院长，中国医科大学航空总医院名誉院长，北京大学第一附属医院妇产科名誉主任，美国哈佛大学医学院客座教授等。

在妇科肿瘤领域有深入研究，在宫颈癌的早期诊断和治疗方面有很深造诣，在宫颈癌的手术治疗方面有重大改良和突破性进展。发表医学论文 120 多篇，主编《中华妇产科学》《中国妇科肿瘤学》等 10 余部医学专著。培养博士生 20 余人，获得多个国家和原卫生部医学科技奖项。

主 编 简 介

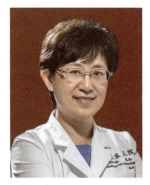

乔 杰 中国工程院院士，中国科学技术协会副主席，北京大学常务副校长、医学部主任，美国人文与科学院外籍荣誉院士，英国皇家妇产科学院荣誉院士。现任国家妇产疾病临床医学研究中心主任，中华医学会副会长，中国女医师协会会长等。主编首部全国高等医药教材建设研究会规划教材（供本科临床生殖医学、妇幼保健、计划生育等专业方向用）《生殖工程学》、"十三五"全国高等医学院校本科规划教材《妇产科学》、"十二五"普通高等教育本科国家级规划教材、医学英文原版改编双语教材《妇产科学》（第 2 版）等专著 36 部。

长期致力于从事妇产及生殖健康相关临床、基础研究与转化工作，在女性生殖生殖障碍疾病病因及诊疗策略、生育力保护保存、人类配子及胚胎发育机制、防治遗传性出生缺陷等方面进行了深入研究，并持续关注妇幼公共卫生体系建设，守护妇儿全生命周期健康。作为第一或责任作者发表 300 余篇具有国际影响力的成果。曾荣获 2014 年度、2015 年度中国科学十大进展，2019 年度中国生命科学十大进展，并以第一完成人获国家科学技术进步奖二等奖、2020 年全国创新争先奖等奖励。

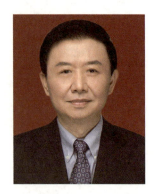

马 丁 教授、博士生导师。中国工程院院士，华中科技大学同济医学院附属同济医院妇产科学系主任，中华医学会妇科肿瘤学分会荣誉主任委员；现任国家重点学科妇产科主任，国家妇产疾病临床医学研究中心主任，湖北省医学会副会长，中国医疗保健国际交流促进会常务理事兼妇儿医疗保健分会主任委员。国家杰出青年基金获得者（2000），973 计划项目首席科学家（2002）。

从事医疗教育工作 40 余年，长期坚持医疗一线工作，具有坚实的理论基础和丰富的临床实践经验，擅长妇科肿瘤及其他妇科疾病的诊断和治疗，通过合理应用新辅助化疗缩减手术对器官功能的损伤，使保留年轻妇女生育功能成为可能。同时在宫颈癌早期预防和遏制肿瘤转移的临床研究方面颇有造诣，并适时将创新科研成果进行临床转化应用。其成果得到国内外同行的高度评价。获国家科学技术进步奖二等奖 3 项、中华医学科技奖一等奖 2 项、湖北省科学技术成果推广一等奖 1 项，全国优秀科技工作者，吴阶平 - 保罗·杨森医学药学奖，何梁何利科学与技术进步奖，全国创新争先奖。主编《常见妇科恶性肿瘤诊治指南》（第 5 版）、全国高等学校八年制及"5＋3"一体化临床医学专业规划教材《妇产科学》和英文版《妇产科学》。

副主编简介

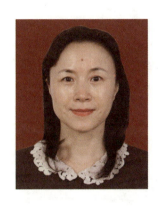

朱　兰　教授、博士生导师，北京协和医院妇产科学系主任，中华医学会妇产科分会候任主任委员，中国医师协会妇产科医师分会常委兼总干事，中华预防医学会盆底功能障碍防治专业委员会主任委员，中华医学会妇产科学分会妇科盆底学组组长，《中华妇产科杂志》编委，《中国计划生育与妇产科》杂志主编，*International Urogynecology Journal* 编委等。

主持完成国家级及部级科研课题多项，目前主持国家自然科学基金和部级科研课题等多项，获得专利 12 项。以第一作者在国内外核心专业刊物发表论文百余篇，以通信作者及第一作者发表 SCI 文章 150 余篇，主编及主译《女性盆底学》等多部著作。主持《女性盆底功能障碍性疾病治疗体系的建立和推广》获 2019 年国家科学技术进步奖二等奖，参与《子宫内膜异位症的基础与临床研究》获国家科学技术进步奖二等奖。

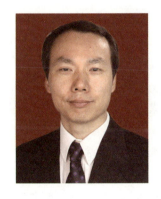

王建六　北京大学人民医院党委书记，副院长，妇产科教研室主任，教授、博士生导师。现任中华医学会妇产科学分会常务委员，中华医学会妇科肿瘤分会副主任委员，中国研究型医院学会妇产科学专业委员会主任委员，北京医学会妇产科专业委员会主任委员，北京医师协会妇产科专科医师分会会长。担任 *Gynecology and Obstetrics Clinic Medicine* 杂志主编，*Journal of Gynecologic Oncology*、*Journal of Gynecologic Surgery* 等国际期刊编委，《中华妇产科杂志》等期刊常务编委。

30 余年来，一直从事妇产科医、教、研工作。重点研究妇科恶性肿瘤和盆底疾病的发病机制及临床诊疗。对子宫内膜癌发病激素失衡和代谢紊乱机制进行了系列研究并临床转化，探索并推广子宫内膜癌保留生育功能临床经验。建立了盆底疾病多学科联合诊疗模式，建立了北京市盆底疾病防治重点实验室。承担国家级及省部级课题 28 项，发表论文 300 余篇，获省部级科技成果 12 项，主编科技部重点图书《子宫内膜癌》《盆底医学》，作为主编或副主编编写《妇产科学》系列教材，共主编（译）专著 24 部。曾获霍英东基金会青年教师奖、吴阶平 - 保罗•杨森医学药学奖（2013）、科学中国人（2016）年度人物、国家名医（2018）、宝钢优秀教师特等奖（2019）、北京市教学名师（2021）等。

副主编简介

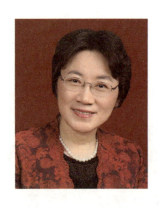

杨慧霞 主任医师、教授、博士生导师，现任北京大学第一医院妇产科主任，妊娠合并糖尿病母胎医学研究北京市重点实验室主任，享受国务院政府特殊津贴。中华医学会妇产科学分会副主任委员，兼任全国产科学组组长，中国医师协会妇产科医师分会常务委员，兼任母胎医学专业委员会副主任委员，国际妇产科联盟（FIGO）母胎医学专家组专家，国际健康与疾病的发育起源（DOHaD）学会理事成员，《中华围产医学杂志》总编辑，创办 *Maternal-Fetal Medicine* 并担任杂志共同主编，《中华妇产科杂志》编委，《中华产科急救电子杂志》副总编编辑，*American Journal of Obstetrics and Gynecology* 副主编等。

多年来引领中国妊娠糖尿病的诊断与管理，致力于研究围产医学、妊娠糖尿病、肠道菌群、侵入性胎盘等高危妊娠及胎儿医学。承担多项国际级、国家级及北京市级的基金课题，发表 SCI 论文 90 余篇，中文核心期刊 260 余篇，主编专著 16 部，牵头制定产科诊治规范 20 部。获中国妇幼健康科学技术奖一等奖、中华医学科学技术奖二等奖、华夏医学科学技术奖二等奖等。

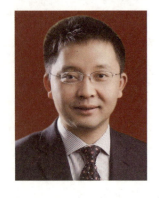

漆洪波 教授、博士生导师，现任重庆医科大学附属妇女儿童医院院长，教育部国际合作中国 - 加拿大 - 新西兰联合母胎医学实验室主任，国家高等学校母胎医学创新引智基地负责人。新世纪百千万人才工程国家级人选，国家有突出贡献中青年专家，国家卫健委突出贡献中青年专家，重庆市首席医学专家，首批重庆市医学领军人才。中华医学会围产医学分会副主任委员，中国医师协会妇产科医师分会母胎医学专业委员会副主任委员。

从事医疗教学科研工作近 30 年，主要研究方向为母胎医学，培养博士和硕士研究生 140 多名，担任《妇产科学》（第 9 版）副主编，以第一作者或通信作者发表 SCI 论文 170 余篇。获省部级科学技术进步奖一等奖、国家自然科学基金重点项目和国家重点研发计划等资助 30 多项。

副主编简介

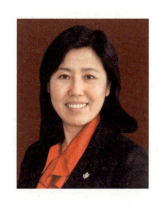

曹云霞　主任医师、教授、博士生导师，安徽医科大学校长，安徽医科大学妇产科学系主任。国家卫健委配子及生殖道异常研究重点实验室主任，出生人口健康教育部重点实验室副主任。妇幼健康研究会副会长兼生殖内分泌专业委员会主任委员，中国医师协会生殖医学专业委员会副主任委员，中国医师协会医学遗传医师分会副会长。享受国务院政府特殊津贴，兼任安徽省科协副主席。

主持包括国家重大科技专项、国家自然基金项目在内的国家级和省级课题 40 余项。2014 年度中国科学十大进展获得者。研究成果分别在 *Cell*、*Nature Genetics*、*American Journal of Human Genetics* 等杂志发表。先后获得省科学技术进步奖一等奖 2 项、二等奖 3 项，妇幼健康科学技术奖一、二等奖各 1 项，发表 SCI 收录论文 100 余篇。卫生部有突出贡献中青年专家、全国优秀科技工作者。

全国高等学校医学研究生"国家级"规划教材
第三轮修订说明

进入新世纪,为了推动研究生教育的改革与发展,加强研究型创新人才培养,人民卫生出版社启动了医学研究生规划教材的组织编写工作,在多次大规模调研、论证的基础上,先后于2002年和2008年分两批完成了第一轮50余种医学研究生规划教材的编写与出版工作。

2014年,全国高等学校第二轮医学研究生规划教材评审委员会及编写委员会在全面、系统分析第一轮研究生教材的基础上,对这套教材进行了系统规划,进一步确立了以"解决研究生科研和临床中实际遇到的问题"为立足点,以"回顾、现状、展望"为线索,以"培养和启发读者创新思维"为中心的教材编写原则,并成功推出了第二轮(共70种)研究生规划教材。

本套教材第三轮修订是在党的十九大精神引领下,对《国家中长期教育改革和发展规划纲要(2010—2020年)》《国务院办公厅关于深化医教协同进一步推进医学教育改革与发展的意见》,以及《教育部办公厅关于进一步规范和加强研究生培养管理的通知》等文件精神的进一步贯彻与落实,也是在总结前两轮教材经验与教训的基础上,再次大规模调研、论证后的继承与发展。修订过程仍坚持以"培养和启发读者创新思维"为中心的编写原则,通过"整合"和"新增"对教材体系做了进一步完善,对编写思路的贯彻与落实采取了进一步的强化措施。

全国高等学校第三轮医学研究生"国家级"规划教材包括五个系列。①科研公共学科:主要围绕研究生科研中所需要的基本理论知识,以及从最初的科研设计到最终的论文发表的各个环节可能遇到的问题展开;②常用统计软件与技术:介绍了SAS统计软件、SPSS统计软件、分子生物学实验技术、免疫学实验技术等常用的统计软件以及实验技术;③基础前沿与进展:主要包括了基础学科中进展相对活跃的学科;④临床基础与辅助学科:包括了专业学位研究生所需要进一步加强的相关学科内容;⑤临床学科:通过对疾病诊疗历史变迁的点评、当前诊疗中困惑、局限与不足的剖析,以及研究热点与发展趋势探讨,启发和培养临床诊疗中的创新思维。

该套教材中的科研公共学科、常用统计软件与技术学科适用于医学院校各专业的研究生及相应的科研工作者;基础前沿与进展学科主要适用于基础医学和临床医学的研究生及相应的科研工作者;临床基础与辅助学科和临床学科主要适用于专业学位研究生及相应学科的专科医师。

全国高等学校第三轮医学研究生"国家级"规划教材目录

1	医学哲学（第2版）	主　编	柯　杨　张大庆
		副主编	赵明杰　段志光　边　林　唐文佩
2	医学科研方法学（第3版）	主　审	梁万年
		主　编	刘　民　胡志斌
		副主编	刘晓清　杨土保
3	医学统计学（第5版）	主　审	孙振球　徐勇勇
		主　编	颜　艳　王　彤
		副主编	刘红波　马　骏
4	医学实验动物学（第3版）	主　编	秦　川　谭　毅
		副主编	孔　琪　郑志红　蔡卫斌　李洪涛
			王靖宇
5	实验室生物安全（第3版）	主　编	叶冬青
		副主编	孔　英　温旺荣
6	医学科研课题设计、申报与实施（第3版）	主　审	龚非力　李卓娅
		主　编	李宗芳　郑　芳
		副主编	吕志跃　李煌元　张爱华
7	医学实验技术原理与选择（第3版）	主　审	魏于全
		主　编	向　荣
		副主编	袁正宏　罗云萍
8	统计方法在医学科研中的应用（第2版）	主　编	李晓松
		副主编	李　康　潘发明
9	医学科研论文撰写与发表（第3版）	主　审	张学军
		主　编	吴忠均
		副主编	马　伟　张晓明　杨家印
10	IBM SPSS 统计软件应用	主　编	陈平雁　安胜利
		副主编	欧春泉　陈莉雅　王建明

| 11 | SAS 统计软件应用（第 4 版） | 主　编 | 贺　佳 |
| | | 副主编 | 尹　平　石武祥 |

12	医学分子生物学实验技术（第 4 版）	主　审	药立波
		主　编	韩　骅　高国全
		副主编	李冬民　喻　红

| 13 | 医学免疫学实验技术（第 3 版） | 主　编 | 柳忠辉　吴雄文 |
| | | 副主编 | 王全兴　吴玉章　储以微　崔雪玲 |

| 14 | 组织病理技术（第 2 版） | 主　编 | 步　宏 |
| | | 副主编 | 吴焕文 |

| 15 | 组织和细胞培养技术（第 4 版） | 主　审 | 章静波 |
| | | 主　编 | 刘玉琴 |

| 16 | 组织化学与细胞化学技术（第 3 版） | 主　编 | 李　和　周德山 |
| | | 副主编 | 周国民　肖　岚　刘佳梅　孔　力 |

17	医学分子生物学（第 3 版）	主　审	周春燕　冯作化
		主　编	张晓伟　史岸冰
		副主编	何凤田　刘　戟

| 18 | 医学免疫学（第 2 版） | 主　编 | 曹雪涛 |
| | | 副主编 | 于益芝　熊思东 |

| 19 | 遗传和基因组医学 | 主　编 | 张　学 |
| | | 副主编 | 管敏鑫 |

| 20 | 基础与临床药理学（第 3 版） | 主　编 | 杨宝峰 |
| | | 副主编 | 李　俊　董　志　杨宝学　郭秀丽 |

| 21 | 医学微生物学（第 2 版） | 主　编 | 徐志凯　郭晓奎 |
| | | 副主编 | 江丽芳　范雄林 |

| 22 | 病理学（第 2 版） | 主　编 | 来茂德　梁智勇 |
| | | 副主编 | 李一雷　田新霞　周　桥 |

23	医学细胞生物学（第 4 版）	主　审	杨　恬
		主　编	安　威　周天华
		副主编	李　丰　杨　霞　王杨淏

| 24 | 分子毒理学（第 2 版） | 主　编 | 蒋义国　尹立红 |
| | | 副主编 | 骆文静　张正东　夏大静　姚　平 |

| 25 | 医学微生态学（第 2 版） | 主　编 | 李兰娟 |

| 26 | 临床流行病学（第 5 版） | 主　编 | 黄悦勤 |
| | | 副主编 | 刘爱忠　孙业桓 |

| 27 | 循证医学（第 2 版） | 主　审 | 李幼平 |
| | | 主　编 | 孙　鑫　杨克虎 |

28	断层影像解剖学	主　编	刘树伟　张绍祥
		副主编	赵　斌　徐　飞
29	临床应用解剖学（第2版）	主　编	王海杰
		副主编	臧卫东　陈　尧
30	临床心理学（第2版）	主　审	张亚林
		主　编	李占江
		副主编	王建平　仇剑崟　王　伟　章军建
31	心身医学	主　审	Kurt Fritzsche　吴文源
		主　编	赵旭东
		副主编	孙新宇　林贤浩　魏　镜
32	医患沟通（第2版）	主　编	尹　梅　王锦帆
33	实验诊断学（第2版）	主　审	王兰兰
		主　编	尚　红
		副主编	王传新　徐英春　王　琳　郭晓临
34	核医学（第3版）	主　审	张永学
		主　编	李　方　兰晓莉
		副主编	李亚明　石洪成　张　宏
35	放射诊断学（第2版）	主　审	郭启勇
		主　编	金征宇　王振常
		副主编	王晓明　刘士远　卢光明　宋　彬
			李宏军　梁长虹
36	疾病学基础	主　编	陈国强　宋尔卫
		副主编	董　晨　王　韵　易　静　赵世民
			周天华
37	临床营养学	主　编	于健春
		副主编	李增宁　吴国豪　王新颖　陈　伟
38	临床药物治疗学	主　编	孙国平
		副主编	吴德沛　蔡广研　赵荣生　高　建
			孙秀兰
39	医学3D打印原理与技术	主　编	戴尅戎　卢秉恒
		副主编	王成焘　徐　弢　郝永强　范先群
			沈国芳　王金武
40	互联网＋医疗健康	主　审	张来武
		主　编	范先群
		副主编	李校堃　郑加麟　胡建中　颜　华
41	呼吸病学（第3版）	主　审	钟南山
		主　编	王　辰　陈荣昌
		副主编	代华平　陈宝元　宋元林

42	消化内科学（第3版）	主　审	樊代明	李兆申		
		主　编	钱家鸣	张澍田		
		副主编	田德安	房静远	李延青	杨　丽
43	心血管内科学（第3版）	主　审	胡大一			
		主　编	韩雅玲	马长生		
		副主编	王建安	方　全	华　伟	张抒扬
44	血液内科学（第3版）	主　编	黄晓军	黄　河	胡　豫	
		副主编	邵宗鸿	吴德沛	周道斌	
45	肾内科学（第3版）	主　审	谌贻璞			
		主　编	余学清	赵明辉		
		副主编	陈江华	李雪梅	蔡广研	刘章锁
46	内分泌内科学（第3版）	主　编	宁　光	邢小平		
		副主编	王卫庆	童南伟	陈　刚	
47	风湿免疫内科学（第3版）	主　审	陈顺乐			
		主　编	曾小峰	邹和建		
		副主编	古洁若	黄慈波		
48	急诊医学（第3版）	主　审	黄子通			
		主　编	于学忠	吕传柱		
		副主编	陈玉国	刘　志	曹　钰	
49	神经内科学（第3版）	主　编	刘　鸣	崔丽英	谢　鹏	
		副主编	王拥军	张杰文	王玉平	陈晓春
			吴　波			
50	精神病学（第3版）	主　编	陆　林	马　辛		
		副主编	施慎逊	许　毅	李　涛	
51	感染病学（第3版）	主　编	李兰娟	李　刚		
		副主编	王贵强	宁　琴	李用国	
52	肿瘤学（第5版）	主　编	徐瑞华	陈国强		
		副主编	林东昕	吕有勇	龚建平	
53	老年医学（第3版）	主　审	张　建	范　利	华　琦	
		主　编	刘晓红	陈　彪		
		副主编	齐海梅	胡亦新	岳冀蓉	
54	临床变态反应学	主　编	尹　佳			
		副主编	洪建国	何韶衡	李　楠	
55	危重症医学（第3版）	主　审	王　辰	席修明		
		主　编	杜　斌	隆　云		
		副主编	陈德昌	于凯江	詹庆元	许　媛

| 56 | 普通外科学（第3版） | 主 编 | 赵玉沛 |
| | | 副主编 | 吴文铭　陈规划　刘颖斌　胡三元 |

57	骨科学（第3版）	主 审	陈安民
		主 编	田 伟
		副主编	翁习生　邵增务　郭 卫　贺西京

58	泌尿外科学（第3版）	主 审	郭应禄
		主 编	金 杰　魏 强
		副主编	王行环　刘继红　王 忠

| 59 | 胸心外科学（第2版） | 主 编 | 胡盛寿 |
| | | 副主编 | 王 俊　庄 建　刘伦旭　董念国 |

| 60 | 神经外科学（第4版） | 主 编 | 赵继宗 |
| | | 副主编 | 王 硕　张建宁　毛 颖 |

| 61 | 血管淋巴管外科学（第3版） | 主 编 | 汪忠镐 |
| | | 副主编 | 王深明　陈 忠　谷涌泉　辛世杰 |

| 62 | 整形外科学 | 主 编 | 李青峰 |

63	小儿外科学（第3版）	主 审	王 果
		主 编	冯杰雄　郑 珊
		副主编	张潍平　夏慧敏

64	器官移植学（第2版）	主 审	陈 实
		主 编	刘永锋　郑树森
		副主编	陈忠华　朱继业　郭文治

65	临床肿瘤学（第2版）	主 编	赫 捷
		副主编	毛友生　于金明　吴一龙　沈 铿
			马 骏

| 66 | 麻醉学（第2版） | 主 编 | 刘 进　熊利泽 |
| | | 副主编 | 黄宇光　邓小明　李文志 |

67	妇产科学（第3版）	主 审	曹泽毅
		主 编	乔 杰　马 丁
		副主编	朱 兰　王建六　杨慧霞　漆洪波
			曹云霞

| 68 | 生殖医学 | 主 编 | 黄荷凤　陈子江 |
| | | 副主编 | 刘嘉茵　王雁玲　孙 斐　李 蓉 |

| 69 | 儿科学（第2版） | 主 编 | 桂永浩　申昆玲 |
| | | 副主编 | 杜立中　罗小平 |

70	耳鼻咽喉头颈外科学（第3版）	主 审	韩德民
		主 编	孔维佳　吴 皓
		副主编	韩东一　倪 鑫　龚树生　李华伟

71	眼科学（第 3 版）	主　审	崔　浩	黎晓新		
		主　编	王宁利	杨培增		
		副主编	徐国兴	孙兴怀	王雨生	蒋　沁
			刘　平	马建民		
72	灾难医学（第 2 版）	主　审	王一镗			
		主　编	刘中民			
		副主编	田军章	周荣斌	王立祥	
73	康复医学（第 2 版）	主　编	岳寿伟	黄晓琳		
		副主编	毕　胜	杜　青		
74	皮肤性病学（第 2 版）	主　编	张建中	晋红中		
		副主编	高兴华	陆前进	陶　娟	
75	创伤、烧伤与再生医学（第 2 版）	主　审	王正国	盛志勇		
		主　编	付小兵			
		副主编	黄跃生	蒋建新	程　飚	陈振兵
76	运动创伤学	主　编	敖英芳			
		副主编	姜春岩	蒋　青	雷光华	唐康来
77	全科医学	主　审	祝墡珠			
		主　编	王永晨	方力争		
		副主编	方宁远	王留义		
78	罕见病学	主　编	张抒扬	赵玉沛		
		副主编	黄尚志	崔丽英	陈丽萌	
79	临床医学示范案例分析	主　编	胡翊群	李海潮		
		副主编	沈国芳	罗小平	余保平	吴国豪

全国高等学校第三轮医学研究生"国家级"规划教材评审委员会名单

顾　　问

　　韩启德　桑国卫　陈　竺　曾益新　赵玉沛

主任委员（以姓氏笔画为序）

　　王　辰　刘德培　曹雪涛

副主任委员（以姓氏笔画为序）

　　于金明　马　丁　王正国　卢秉恒　付小兵　宁　光　乔　杰
　　李兰娟　李兆申　杨宝峰　汪忠镐　张　运　张伯礼　张英泽
　　陆　林　陈国强　郑树森　郎景和　赵继宗　胡盛寿　段树民
　　郭应禄　黄荷凤　盛志勇　韩雅玲　韩德民　赫　捷　樊代明
　　戴尅戎　魏于全

常务委员（以姓氏笔画为序）

　　文历阳　田勇泉　冯友梅　冯晓源　吕兆丰　闫剑群　李　和
　　李　虹　李玉林　李立明　来茂德　步　宏　余学清　汪建平
　　张　学　张学军　陈子江　陈安民　尚　红　周学东　赵　群
　　胡志斌　柯　杨　桂永浩　梁万年　瞿　佳

委　　员（以姓氏笔画为序）

　　于学忠　于健春　马　辛　马长生　王　彤　王　果　王一镗
　　王兰兰　王宁利　王永晨　王振常　王海杰　王锦帆　方力争
　　尹　佳　尹　梅　尹立红　孔维佳　叶冬青　申昆玲　田　伟
　　史岸冰　冯作化　冯杰雄　兰晓莉　邢小平　吕传柱　华　琦
　　向　荣　刘　民　刘　进　刘　鸣　刘中民　刘玉琴　刘永锋
　　刘树伟　刘晓红　安　威　安胜利　孙　鑫　孙国平　孙振球
　　杜　斌　李　方　李　刚　李占江　李幼平　李青峰　李卓娅
　　李宗芳　李晓松　李海潮　杨　恬　杨克虎　杨培增　吴　皓

吴文源　吴忠均　吴雄文　邹和建　宋尔卫　张大庆　张永学
张亚林　张抒扬　张建中　张绍祥　张晓伟　张澍田　陈　实
陈　彪　陈平雁　陈荣昌　陈顺乐　范　利　范先群　岳寿伟
金　杰　金征宇　周天华　周春燕　周德山　郑　芳　郑　珊
赵旭东　赵明辉　胡　豫　胡大一　胡翊群　药立波　柳忠辉
祝墡珠　贺　佳　秦　川　敖英芳　晋红中　钱家鸣　徐志凯
徐勇勇　徐瑞华　高国全　郭启勇　郭晓奎　席修明　黄　河
黄子通　黄晓军　黄晓琳　黄悦勤　曹泽毅　龚非力　崔　浩
崔丽英　章静波　梁智勇　谌贻璞　隆　云　蒋义国　韩　骅
曾小峰　谢　鹏　谭　毅　熊利泽　黎晓新　颜　艳　魏　强

前　言

　　研究生教材《妇产科学》于 2008 年首次出版，并于 2014 年进行再版，至今已有 6 年时间。这期间，我国妇产科学领域取得了一系列令人瞩目的进展，发生了重大变革。2014 年 9 月，世界首例"MALBAC 宝宝"诞生；2015 年 10 月，我国开始实施全面两孩政策，一度盛行的剖宫产术所带来的隐忧随着两孩的开放逐渐凸显，后剖宫产术时代面临的瘢痕子宫、侵入性胎盘和高龄生育出生缺陷发生率增高等具有时代特点的新问题带来了新的挑战；2017 年，人乳头瘤病毒（HPV）疫苗在中国大陆上市，引发了广大女性接种热潮；2018 年，多腺苷二磷酸核糖聚合酶（PARP）抑制剂获批进入我国用于卵巢癌的治疗，使得我国妇科肿瘤遗传学临床治疗有了新的希望。在中华人民共和国成立 70 周年之际，国家卫生健康委员会发布《中国妇幼健康事业发展报告（2019）》，总结回顾 70 年来我国妇幼健康事业飞跃式发展：孕产妇死亡率稳步下降、女性期望寿命逐步延长、常见病筛查和重大疾病防治等措施力求全面保障妇女健康。前行路上，一代代妇产科人紧密相连，不断交流、分享着知识与智慧。而每一版本的教科书则是知识传递的坚实桥梁，跨越时空，让各时期妇产同道们从中一览我国妇产科学事业发展历程。

　　在信息获取渠道众多的当下，教材的编写会相对滞后。然而，于繁杂进展的知识库中选取精华，对以往内容进行补充修改，以将最有理论和实际临床价值的经验或成就展现给读者，是十分必要的一项工作。多年来，本书始终以增加研究生获取的知识，增强临床实际工作能力为出发点，通过介绍最新进展，充分反映时下临床诊疗现状及最新观点。在本次第 3 版编写中，进一步明确提出了以现状、回顾和展望这三方面为切入点，力将妇产科学临床发展全貌有侧重地展现给广大临床型研究生及相应学科专科医师。在内容上，我们也在第 2 版基础上进行了全面的更新和梳理，对部分章节合并或拆分，并着重更新编写近年来妇产及生殖热点问题，如剖宫产术后子宫瘢痕妊娠、胎儿宫内治疗、复杂性双胎处理、出生缺陷二级预防等，相信定能对广大临床工作者的学习精进和实际操作有所裨益。

　　本书编者与第 2 版人数接近，涵盖全国众多高等医学院校及三甲医院等经验丰富的资深教授和医教研全面发展的优秀中青年医师。在本次编者团队组建过程中，要特别感谢第 2 版专家们给予的大力支持，他们或继续倾情参与编写，或愿将机会留给更多年轻后辈。在实际编写过程中，本书按统一格式编写，但并不强求文风完全统一，是在各章责任作者统筹安排下，将更多自主权交至各章节作者，结合其自身多年实际临床诊疗经验及最新基础与临床研究成果编纂而成。同时，为保证各章节的完整与连贯性，各章之间有相互联系和必要的重复部分，旨在留给读者更多思考及分析空间。

　　当下，我国妇产科学事业正蓬勃发展，临床科研进展亦日新月异，望广大妇产同仁，特别是广大有志青年医师们在深入学习、掌握现有知识及前辈宝贵经验基础上，勇于创新、敢于质疑，为妇产事业持续发展注入新鲜活力。

　　由于在编写如此全面的专著方面经验不足、能力有限，本书中难免有不足和欠妥之处，敬希广大读者不吝指正，在此致谢。

乔杰　马丁

2023 年 5 月

目　录

第一章　妇女保健相关的热点问题

一、关注生殖健康的概念与发展

20世纪90年代，国际上提出了生殖健康的新概念，首先由世界卫生组织（World Health Organization，WHO）在1991年第七届世界人类生殖会议上提出，之后在1994年的国际人口与发展大会上再次强调，并与妇女权利一起列入该会通过的《开罗宣言》中，倡导各国政府都能通过初级卫生保健系统对各个年龄段的所有人提供生殖健康有关服务，即人人享有生殖保健服务的行动目标。

世界卫生组织定义的生殖健康是：指在生命所有各个阶段的生殖功能和生命全过程中，躯体、精神和社会适应的全面完好状态，而不仅仅是有关生殖系统、生殖功能和生殖过程各方面没有疾病或不虚弱。生殖健康的具体内涵包括：①人们能够享有满意、安全而且负责任的性生活，而不担心性传播疾病和意外妊娠；②夫妻有能力生育并可自由地决定是否生育、何时生育和生育的数量；③夫妻能够知情选择并能获得他们所选择的安全、有效、可接受的计划生育方法，选择不违反法律的其他生育调节方法并能使用这些方法；④妇女享有获取生殖健康保健服务的权利，人们有权利享受社会提供的服务，包括开展性教育、提供性与生殖健康咨询、提供避孕药具和医疗保健服务；⑤妇女有权选择安全的妊娠方式，得到适当的生殖保健服务，安全度过妊娠分娩期，妊娠结局良好，为夫妇提供生育健康婴儿的最佳机会。

生殖健康的优质服务意味着计划生育、妇幼保健及性保健相关的高水平综合服务，既能充分利用资源，又能方便服务对象。生殖健康是否达到规定标准，取决于服务对象的需求、参与、选择和责任，缺一不可。建立并完善生殖保健服务系统是实现生殖健康必不可少的手段和措施。

二、关注妇女生殖健康与出生人口素质

人口健康是国民经济增长、经济长远发展和摆脱贫困的关键，是社会经济可持续发展的重要保证。近年来，随着生活节奏加快，生活方式改变，环境污染加重，饮食结构改变，以及人们生育观念转变等，生育能力下降和出生人口质量降低的问题显现出来，这不仅严重地影响国民人口素质和健康状况，还给我国带来沉重的医疗经济负担。因此生殖健康的问题越来越引起人们关注。

出生人口素质的提高与生殖健康保健密切相关。其保健服务包括婚前保健、孕前保健、孕期保健、分娩期保健、新生儿保健。有研究证明，女童及青春期女性的健康及正常发育可为生育健康婴儿奠定基础。因此，保护和促进男女双方的生殖健康，尤其是妇女的生殖健康，对出生人口素质的提高将起到至关重要的作用。重点推广一级预防措施，避免常见、重大出生缺陷和残疾的发生；积极实施二级预防措施，减少出生缺陷儿的出生；在有条件的地方开展三级预防措施的试点工作，如开展先天性甲状腺功能减退、苯丙酮尿症、先天性听力障碍等筛查诊断和治疗。

影响出生人口素质的生物学因素包括：①夫妻双方的健康状况；②夫妻双方是否为近亲婚配；③精子、卵子的遗传基因；④母亲身体内环境对配子、胚胎和胎儿发育的影响；⑤外环境对配子、胚胎和胎儿发育的影响；⑥分娩过程与新生儿的即刻处理情况对子代的影响。

三、关注妇女生殖健康与职业有害因素

我国劳动密集型企业中超过70%的劳动力为女性劳动力。女职工面临的职业有害因素包括：职业压力、轮班作业、有害物质暴露、长时期强迫体位、工作流动性、负向生活事件、不良工作

环境、超长工作时间、缺乏工作自主性等。

（一）职业有害因素对生殖系统的影响

1. 职业有害因素与月经异常 2016年6月—10月采用《女职工生殖健康调查问卷》对全国10个省（市）冶金行业中3 739名女职工进行了月经异常与不良妊娠结局状况的横断面调查，调查结果显示冶金行业女职工中月经异常者占50.66%，以经量少、周期紊乱和痛经为主。不同工作形式与状态（经常加班、轮班作业、长时间站立）和接触有害因素的女职工，其月经异常率高于正常工作形式的女职工。有毒有害化学物（环境内分泌干扰物、重金属等）大多通过影响生殖内分泌系统，导致卵巢功能失调、排卵异常、月经失调。电子行业女职工接触的有害因素包括有机溶剂、重金属、强酸碱、噪声等，其月经周期异常发生率为53.32%，并且电子行业未婚女职工较多，月经周期失调比其他生殖系统疾病更加突出。工作中接触低浓度苯，女职工月经异常的检出率亦显著增加。许多职业性有害因素可影响下丘脑-垂体-性腺轴的激素反馈调节，引起卵巢功能失调，从而对月经造成影响。

美国劳工统计局预计约15%的工人受雇于轮班作业工作，国际癌症研究机构（International Agency for Research on Cancer，IARC）已将"影响昼夜节律的轮班工作"归为2A类致癌物，而实验室研究发现昼夜节律改变能抑制小鼠褪黑素的分泌，改变雌激素受体的功能进而影响生殖健康。轮班组女职工月经异常率、已婚女职工生殖系统感染率、计划妊娠不孕率均明显高于非轮班组。

2. 职业有害因素与不孕 《中国9个典型行业育龄女工的不孕状况及相关因素分析》中的结果显示，相对于无工作的妇女，铁路行业（OR=1.68，95% 置信区间：1.43～1.98）和金融行业（OR=1.64，95% 置信区间：1.38～1.95）女职工不孕率较高；与非暴露组相比，职业暴露重金属（OR=1.15，95% 置信区间：1.04～1.27）和职业暴露有害物理因素（OR=1.09，95% 置信区间：1.01～1.17）均是导致不孕的相关因素。根据上述行业特点分析，铁路行业工作人员的轮班作业可能是导致女性不孕的有害因素之一，而金融行业女职工工作时间长、工作压力大、职业紧张是其导致不孕的影响因素。冶金、电子等行业的有毒有害物质（主要为重金属等）长期暴露导致其在人体细胞中聚积，干扰细胞生命活动从而引起下丘脑-垂体-卵巢轴的各个环节受到影响，导致卵巢功能失调、排卵障碍、干扰受精卵着床等从而影响受孕，导致受孕率降低或不孕。

3. 职业有害因素与妊娠结局 妊娠期妇女对有害因素的敏感性会增高，妊娠母体的中毒、缺氧对胎儿的正常发育可产生不良影响。研究证实，接触苯、铅、汞、镉等会导致女职工生殖健康损害。孕期接触噪声等不利物理因素，或铅、苯系混合物等工业毒物，可对妊娠经过及妊娠结局有不良影响。职业性接触铅可以引起女职工月经周期异常和经量减少，痛经和经前期综合征发生率增加，同时还会影响妊娠及其子代发育，表现为妊娠合并高血压、妊娠合并贫血、早产、自然流产和死胎死产发生增加，并导致其子代出生体重低和出生缺陷可能。三氯乙烯的暴露可对生殖系统产生毒性作用，长期暴露会导致雄性精子质量的下降，雌性受孕率降低和自然流产风险增高。

女性医护人员化学因素暴露率高达85.78%，主要化学暴露因素包括消毒剂、麻醉药、抗肿瘤药、精神类药物等。研究发现，接触抗肿瘤药物可使女性医护人员子女发生畸形的风险增加4.7倍。抗肿瘤药物暴露时间越长，医护人员的自然流产风险越高，且在怀孕12周前更容易发生早期流产，初产的女性发生自然流产的概率增加3.5倍。谢金辉等发现，抗肿瘤药物接触组自然流产率为14.1%，先天畸形率为2.82%，妊娠剧吐发生率为18.9%，妊娠贫血发生率为10.2%，均显著高于对照组。暴露于灭菌剂可导致12～20周的晚期流产发生率增加2倍，但未发现早期流产的发生率增加。

（二）职业有害因素对胚胎发育和子代健康的影响

1. 职业有害因素与先天缺陷 妊娠母体的健康状况与胎儿正常发育的关系极大。外界环境中的有害因素，无一不是经由母体对胎儿产生影响的。它们既可以通过胎盘屏障直接作用于胚胎或胎儿，也可以通过对母体健康的影响（母体毒性），间接影响胎儿的发育。

孕期接触电离辐射、甲基汞、含二恶英类的物质可影响胎儿发育并导致先天缺陷，已为人们所公认。近年来国内外的研究表明，孕期接触有机溶剂与子代先天缺陷的发生有关联，小儿中枢神经系统缺陷、唇腭裂以及心血管系统缺陷的发生率增高。我国的研究结果表明，孕期从事橡胶生产的女职工以及人造丝生产中接触二硫化碳的女职工，子代先天缺陷发生率显著高于对照组。近年还有研究证实，正己烷、多溴联苯醚等物质对女性具有内分泌干扰作用，孕期暴露于多溴联苯醚可能干扰其后代的生殖内分泌功能。

2. 职业有害因素与低出生体重 孕期接触铅、苯系混合物、抗肿瘤药、氯丁二烯、丙烯腈以及强烈噪声，可致胎儿生长发育迟缓，使低出生体重的发生率增高。出生体重低于 2 500g 的低出生体重儿中，智力发育不良者可达 30%。

3. 职业有害因素与子代智力发育 近年来的研究证实，胎儿于宫内铅暴露的水平与婴儿或儿童期的智力发育有关。婴儿的精神发育指数得分与婴儿脐带血中的铅含量呈负相关；母亲从事铅作业的蓄电池厂，其托儿所儿童的智商显著低于对照组儿童。

4. 职业有害因素与儿童期恶性肿瘤 母亲孕期接触致癌物质，对子代儿童期恶性肿瘤的发生有一定影响，例如，己烯雌酚是可通过人类胎盘的致癌物。孕期接触己烯雌酚的母亲所生育的女性后代，于儿童期可发生阴道透明细胞腺癌。母亲孕期接触苯，其子代白血病的发病率有所增高。女职工在围孕期职业接触有机溶剂可能会使子代患恶性肿瘤的风险增加，特别是白血病。

四、人乳头瘤病毒相关宫颈癌的精准筛查和治疗

宫颈癌是自身和环境共同作用下的复杂疾病。在宿主遗传易感性的基础上，高危型人乳头瘤病毒（human papilloma virus，HPV）持续感染并整合入宿主、宿主基因组的甲基化及体细胞突变等基因组及表观基因组特征变化在宫颈癌的发生和发展中具备分子分型、早期预警及指示预后的关键作用。因此，基于第二代测序技术的 HPV 等分子检测及动态机器学习模型将更精准地预测真正可能致癌的患者，减轻反复筛查负担。与此同时，基因编辑技术的靶向定点切割将使 HPV 感染相关宫颈病变的治疗成为可能。

（一）宫颈癌及筛查现状概述

全球宫颈癌年新发病例约 57 万，年死亡病例超过 31 万，其中宫颈癌在发展中国家的发病率和病死率分别是其在发达国家的 1.75 倍和 3 倍。尽管随着 HPV 疫苗及宫颈癌早期筛查的普及，发达国家宫颈癌的发病率和病死率逐步下降，但在发展中国家由于 HPV 感染缺乏有效的预防和筛查措施，宫颈癌的发病率仍逐年上升，其防治形势不容乐观。

HPV 感染是导致宫颈癌的主要因素。研究表明大多数 HPV 可被宿主免疫系统自发清除，只有极少数会形成持续感染并最终导致宫颈癌变。目前国际上主要通过高危型 HPV 的 DNA 检测及液基薄层细胞学（宫颈脱落细胞形态学改变）检查进行宫颈癌筛查，但这些方法的敏感度和特异度仍有局限。更为重要的是现行筛查方法未能充分利用导致宫颈癌变的关键分子生物学事件，无法全面针对个体信息进行风险分层，且筛查过程烦琐，指南标准复杂，必须针对全人群反复筛查才能有效降低全民发病率，这对于人口众多的发展中国家是难以承受的经济负担。

精准医疗建立在生命科学大数据及对疾病生物学发生发展个体化模式的充分认知基础上，实现对疾病更为便捷、高效、个性化的预防及诊治。这种医疗模式的出现为我们探索针对 HPV 持续感染的分子基础及病毒最终导致宫颈癌变的根本内涵、筛选高危人群进行重点筛查及靶向干预提供了契机。

（二）HPV 与宿主相互作用的分子生物学机制研究进展

1. 宫颈癌患者的遗传易感性 宫颈癌是由遗传因素和环境因素共同作用导致的慢性复杂性疾病。尽管 HPV 感染是主要的环境风险因素，部分病例仍存在着对癌前病变或癌症进展的内在易感性。

目前关于宿主对宫颈癌易感性的研究主要集中于 *HLA* 基因上。迄今，中国人群中开展的最大规模的宫颈癌易感性研究，在 *HLA-DPB1/2* 和 *HLA-DPA1* 的 180kb 区域内，鉴定了包括 1 个 4q12，1 个 17q12，9 个 6p21.3211 在内的 11 个重要的单核苷酸多态性位点，这些多态性位点可能通过调控机体免疫系统对 HPV 持续感染及整合

产生影响，有望作为预测宫颈癌发病风险的可靠靶点。然而，目前这些遗传易感性位点促进宫颈癌发生和发展的具体通路和机制尚未可知，迫切需要全基因组关联分析深入探索。

2. HPV 型别及突变株与宫颈癌 HPV 是一个大家族，其系统分类包括 5 个属（α、β、γ、μ 和 v）、48 种和 206 型，其中按宫颈癌致癌风险可分为 3 类，即 13 种高危型（HPV16、18、31、33、35、39、45、51、52、56、58、59、68），13 种可疑高危型（HPV5、26、53、66、67、70、73、82、30、34、69、85 和 97）和其他低危型（HPV6、11、42、44）。在高危型 HPV 中 HPV16 对全球宫颈癌贡献率占一半以上，HPV18 居第 2 位。

HPV 因广泛变异衍生出不同的突变株，而不同 HPV 亚型的突变株在宫颈癌的发病中具有重要的流行病学和癌症风险评估价值。迄今最大的 HPV16 亚型致癌风险分析表明，尽管 A1 和 A2 亚型感染更为普遍，但 A4、C、D2、D3 亚型致癌风险更高。与 HPV16 相反，研究显示 HPV18 亚型与宫颈癌风险或组织学类型并无显著相关性。因此后续的研究应着重于 HPV 亚型的致癌差异与种族、个体变异、地理或行为因素之间的关系。

3. HPV 整合入宿主基因组 1987 年科学家 El-Awady 在 SiHa 细胞染色体 13q22 上 KLF5 和 KLF12 之间的基因间区中检测到了 HPV16 基因组 DNA 的插入，这是首次在人类基因组中鉴定出 HPV 的基因整合。后续研究者对宫颈癌中 HPV 在宿主体内基因整合情况进行了初步研究，主要结论包括：① HPV 的 DNA 整合到宿主染色体中是宫颈癌发生的关键分子生物学事件；② HPV 的整合断裂点通常发生在病毒 E1 和 E2 区域的开放阅读框，从而导致癌基因 E6 和 E7 上调；③ HPV 整合位点在宿主基因组上是随机分布的；④ HPV 倾向于整合到常见的脆性位点；⑤ HPV 更倾向于整合到转录活跃或结构简单的区域。

但是由于聚合酶链反应（PCR）检测是基于病毒早期编码区基因的扩增，无法检测出其他病毒区域整合到人类基因组的位点，存在很大的偏向性。随着第二代测序技术的发展，研究人员开始在大样本中进行高度敏感的 HPV 整合分析，在全基因组水平绘制了 HPV 的整合热点图谱，揭示了 HPV 定点整合与宫颈癌进展的关系，为宫颈癌的精准化个体筛查和靶向治疗提供了靶点。

4. 宿主基因组 DNA 突变 除了 HPV 基因整合之外，宿主的基因突变在鉴定癌组织和非癌组织之间的差异以及指导诊断和治疗中起着重要作用。

Ojesina 等通过第二代测序技术分析并揭示了宫颈癌中的高频致癌突变 EP300（16%）、FBXW7（15%）、PIK3CA（14%）、HLA-B（9%）和 p53（9%）基因突变与宫颈鳞癌的发生相关，而 PIK3CA（16%）、ELF3（13%）、KRAS（8%）和 CBFB（8%）基因突变与宫颈腺癌的发生相关，这些潜在的基因突变可作为宫颈癌早期诊断的标志物。同时，突变的基因亦对宫颈癌的预后起提示作用，例如，PIK3CA 基因突变可以增加宫颈癌远隔转移的风险。

5. 宿主 DNA 甲基化 高危型 HPV E6 和 E7 基因与 DNA 甲基转移酶（DNA methyltransferase，DNMT）的功能直接相关。例如，敲低 HPV E6 和 E7 基因可以降低抑癌基因的甲基化水平，通过恢复其功能逆转宫颈癌细胞系的恶性表型，进一步研究表明，宿主 DNA 甲基化水平与宫颈上皮内瘤变（cervical intraepithelial neoplasia，CIN）和宫颈癌的严重程度呈正相关，由此，Hesselink 和 Bierkens 开发的 CADM1/MAL 基因甲基化检测方法检测 CIN Ⅲ 和宫颈癌的敏感度分别高达 100% 和 60.5%，同时，抑癌基因 PTCH1 和 PTPRR 的甲基化则可预测宫颈癌的不良预后。

（三）宫颈癌患者精准筛查和治疗研究进展

1. 宫颈癌的精准筛查 巴氏染色作为标准的宫颈癌筛查策略已经长达半个多世纪。随着高危型 HPV 在宫颈癌发生中的作用受到重视，HPV 检测和液基薄层细胞学检测（TCT）联合以及 HPV 基因分型等方法被逐渐引入宫颈癌筛查体系。2015 年，美国食品药品监督管理局第一次批准了 HPV 检测可作为宫颈癌筛查的首要检测手段。

迄今，至少有 193 种不同的 HPV 检测方法可用于检测宫颈标本中的 HPV。然而，在这些测试中仅有 69 种（35.7%）曾进行临床评估。这些方法可以达到较好的敏感度及特异度，然而仍不可避免地存在假阴性结果，因为 HPV 在整合时会丢失检测依赖的 L1 基因，更为重要的是这些筛查方法无法检测 HPV 的整合情况。新兴的第二代测序技术有可能克服这些限制。但由于基于第二代测序的 HPV 检测具有高度敏感性，必须谨慎解读测序结果。其次，成本和时间周期是限制第二代测序技术的主要问题。因此，基于第二代测序的检测方法在常规诊断中的实施迫切需要实现文库制备及测序方案的全自动化和标准化。

目前宫颈癌的新型筛查策略主要集中在分子检测上。然而，这些检测都不能预测 HPV 持续感染并进展为宫颈癌的潜在人群，HPV 感染的最终结局亦与宿主易感性、环境因素和行为模式等个性化因素相关。有研究利用多元回归分析和人工智能学习算法实现宫颈癌预测的高敏感性和特异性。利用大规模试验、生物信息学动态规划算法和综合信息处理，建立 HPV 持续感染和宫颈癌发生的个性化风险预测模型值得进一步研究。

2. 宫颈癌的免疫治疗　对于被诊断为浸润性、晚期或复发性宫颈癌的患者，传统治疗提供的选择有限，部分患者的预后并未得到改善。其中，免疫逃逸在 HPV 致癌的进展过程中发挥的作用不可小觑。肿瘤精准免疫治疗靶点的发现为宫颈癌患者带来了生存机会。

目前正在进行或完成临床试验的免疫疗法包括治疗性疫苗，靶向抗体，T 细胞免疫检查点抑制剂和获得性 T 细胞移植。随着新的免疫治疗靶点和相关临床试验的不断发展，希望免疫治疗能够改善晚期宫颈癌患者的生存和预后。

3. 基因编辑技术治疗 HPV 感染　近年来，人工改造的基因编辑技术如锌指核酸酶（zinc finger nuclease，ZFN）、转录激活因子样效应核酸酶（transcription activator-like effector nuclease，TALEN）和 RNA（核糖核酸）引导的工程化的核酸酶（RGEN 或 CRISPR/Cas9）可用于切割 HPV 特定 DNA 序列。通常，由这些核酸酶导致的双链 DNA 断裂会通过 DNA 修复（大多数情况下为 NHEJ 修复途径，即非同源末端连接修复）导致 HPV 癌基因的破坏和 HPV 感染的清除。

在靶向 HPV 基因编辑工具开发的早期阶段，ZFN 靶向高危 HPV16/18 型的 *E6/E7* 基因可破坏细胞系和体外培养模型中的 HPV 基因组，具有较高的切割和清除 HPV 的效率。但是，ZFN 的设计具有物种依赖性且模式尚不完全清楚，其构建

也非常耗时耗力并且不同实验室的复制成功率较低。

TALEN 也可作为 HPV 相关宫颈病变的治疗策略。通过阴道给药将靶向 HPV *E7* 的 TALEN 直接局部用于 K14-HPV16 转基因小鼠的癌变宫颈组织，可清除 HPV 感染并逆转宫颈癌变。TALEN 的一个潜在优势是更长的 DNA 结合序列，比 CRISPR 和 ZFN 具有更高的特异性，但是，这也使其合成成本高并难以被包入载体中进行递送，限制了其进一步的应用。

随着 CRISPR/Cas 系统的出现，这种技术也可用于靶向 HPV 的 *E6/E7* 癌基因，CRISPR/Cas 系统的抗病毒效力已经在许多体外细胞培养模型以及 HPV 阳性肿瘤异种移植瘤中得到证实，同时 CRISPR 相对较短的识别序列（大约 20 个核苷酸）使得 CRISPR/Cas9 系统更容易在人类基因组中产生不必要的脱靶，从而限制了其进一步应用。然而，研究表明，CRISPR 系统的特异性可通过成对 Cas 蛋白或高保真版本 Cas 蛋白得到改善。

基于基因编辑的抗病毒治疗将来可能会在 HPV 相关宫颈癌变过程中发挥重要作用。如果这种治疗方法与 HPV 检测适当结合，HPV 相关宫颈病变的患者将可以通过 HPV 检测确定 HPV 感染亚型，然后选择相应的基因编辑工具来进行治疗。相比潜在的过度治疗，包括重复筛查、阴道镜活检和冷刀锥切术，这种新的"即刻治疗"将对患者更有益。

（四）展望

随着新的癌症干预概念和技术的运用，宫颈癌的精准预防、诊断和治疗逐渐成为可能。阐明 HPV 持续感染和导致宫颈癌的分子生物学机制将有助于我们在早期阶段预测 HPV 感染者的结局。同时，基于 HPV 整合和病毒基因型的分子分型策略将促进宫颈癌精准防治的发展，临床医生能够将更多的医疗资源集中于高危患者，大大减少宫颈癌筛查和 HPV 疫苗接种带来的心理压力和经济负担。

五、关注女性职业紧张与保健

职业紧张的内涵仍在争论，主要集中在以下几个方面：其一，指工作需求（如技术难度和时间压力），也可指环境因素（噪声、缺乏睡眠和药

物等）；其二，是指行为的、主观的和生理的反应；其三，是指在对情境的主观评价的基础上所感受到的紧张反应和威胁状况；其四，职业紧张也指一个过程，即努力工作一天并不立即导致紧张反应，而是缓慢地出现在几个星期之后。职业紧张理论是建立在工作心理学和行为医学的基础之上的，研究目的是通过研究职业和工作需求对幸福感、抱怨和健康的影响来确定职业和工作与健康之间的关系。

（一）女性职业紧张现状

女性职业紧张的研究曾是发达国家的课题。而当今，随着我国现代化进程的推进，也开始成为社会及学术界的热点。对北京部分职业女性所面临的职业紧张（压力）运用较高信度与效度的问卷进行多因分析研究，调查结果表明职业女性较为突出的紧张因素为：角色冲突、工作冲突、角色模糊、工作危险、工作心理控制源、工作自主性、工作期望等，这些因素与心理健康感、抑郁症状的出现、工作满意感的获得密切相关。

关于职业紧张的问题目前在世界范围内愈来愈受到重视。日本的工业卫生年度报道显示：典型的职业中毒患者逐渐减少，而由职业紧张因素所致疾病的人数逐渐增多，其所引起的缺勤率男性为62.9%，女性为72.5%。在英国，每年因职业紧张所导致的冠心病死亡者约18万，每年所造成的工作日损失为7 000万天。在美国，自加利福尼亚州最高法院于20世纪70年代初确认首例压力性残疾以来，目前每年因压力相关的精神损害赔偿达3 000例以上。根据国际劳工组织的统计：目前在世界范围内就业妇女至少达9亿人，占劳动力总数的34.5%。我国女职工人数每年约增加100余万人，目前也已占职工总数的52%。因此，保护职业妇女在职业活动中的安全与健康已成为维护妇女合法权益，衡量社会文明进步的重要标志。

（二）女性职业紧张的影响因素

女性职业紧张的影响因素主要有以下几个方面：①人的因素，工作动机，体质与健康状态（包括睡眠与休息的数量和质量），心理负荷与不良心理状态；②工作因素，工作强度与工作持续时间，不良环境因素（照明、噪声、化学和生物因素暴露）；③组织因素（人与环境互动），工具设备与人的配备程度，工作节奏与生物钟，工作状态与工作满意度，工作与家庭的矛盾冲突。

2015年3～10月，采用分层整群抽样方法，从北京、厦门、泉州和呼和浩特4个城市共五类工作场所中抽取18～65岁的职工进行问卷调查，结果有效调查3 553人，平均年龄为34.2岁±9.7岁，职业紧张程度高者占62.3%（2 213/3 553），不同职业类型人群中职业紧张程度高者所占比例的差异有统计学意义（$\chi^2=100.19, p<0.01$）。研究人群职业紧张程度较高，性别、文化程度、职业阶层、工作时间和不良工作性质是其主要影响因素。

（三）女性职业紧张对各系统器官的危害

女性职业紧张可以导致多器官系统的疾病，比如神经精神系统疾病与心理疾病（抑郁症、焦虑、睡眠障碍等）、骨骼肌肉系统疾病、心血管系统疾病及血糖血脂代谢异常等。此外，职业紧张也能够引起女性泌尿生殖系统疾病。

女性生殖系统功能受下丘脑-垂体-卵巢轴控制。研究证实女性长期处于紧张情绪之下，机体会发生一系列的生理、生化、内分泌、代谢、免疫过程的变化。紧张源进入大脑，激活神经细胞，引起不同形式而具有特殊性的神经活动。神经活动促进细胞内第二信使（如环腺苷酸）的形成，它能促进细胞内蛋白质的磷酸化，进而促进形成儿茶酚胺类神经递质，即肾上腺素、去甲肾上腺素和多巴胺。这些儿茶酚胺类物质直接或间接影响女性内分泌轴中下丘脑激素的分泌，从而引起一系列内分泌的变化，最终导致一些妇科疾病，如原发性痛经、经前期综合征、围绝经期综合征、产后抑郁、慢性盆腔痛等。

（四）应对女性职业紧张的策略

在工作中，社会心理因素无时无处不存在。特别是女性，有其自身特殊的心理、生理特点，面临着女性生殖健康的不同周期的发展模式，我们应该高度关注女性面临的工作压力，致力于消除女性不良的社会紧张因素，促进职业女性健康。定期检测女性职业紧张状况，评价其职业紧张状态，及时给予咨询疏导与干预措施。

预防职业性紧张首先应探寻和明确紧张源，并从组织和个人两个方面来采取预防保健措施。前者应设法消除紧张源，改进作业环境、工作内容和劳动安排，后者则设法提高个人的职业健康素养，增强对职业要求的适应能力，实施健康促进。但无论从哪个方面干预，都需采取综合性措施。

六、卵巢衰老的影响因素、评估预警及防治策略

卵巢衰老是指女性卵巢功能随着年龄增长逐渐衰退的病理过程，受遗传、环境和行为等多因素影响，以卵子数量和质量下降为特征，最终表现为绝经，影响全身多系统，并导致相关疾病如心血管疾病、骨质疏松和老年性痴呆等的发生和发展。既往认为，卵巢衰老是绝经的罪魁祸首，目前的观点认为卵巢衰老是女性机体衰老的"起搏器（pacemaker）"，是多个器官衰老的始动因素。卵巢衰老不仅包含了年龄相关的自然衰老，还有多种致病因素导致的卵巢储备功能减退（diminished ovarian reserve，DOR）和早发性卵巢功能不全（premature ovarian insufficiency，POI）。卵巢衰老的影响因素主要有年龄、遗传、环境、行为、医源性、感染、免疫等，不同的因素导致卵巢衰老的机制不同，仍有待深入研究。

目前临床上常用的卵巢储备和功能的评价指标主要有年龄、月经模式、内分泌学指标如抗米勒管激素（anti-Müllerian hormone，AMH）、卵泡刺激素（follicle-stimulating hormone，FSH）、黄体生成素（luteinizing hormone，LH）、雌激素（estrogen，E2）和抑制素（inhibin B），以及影像学指标如窦状卵泡数（antral follicle count，AFC）等。AMH是目前反映卵巢储备最佳的指标。但AMH仅由生长中小卵泡的颗粒细胞特异性合成和分泌，不能真实反映原始卵泡池储备，在个体化卵巢功能评估及绝经预测上仍然存在不足，尤其在预测早绝经及晚绝经人群中误差较大。因此，不能获得满意的特异度及灵敏度。鉴于卵巢功能受到遗传、环境、免疫、感染等多方面因素的影响，建立包括内分泌指标、影像学指标及各种影响因素的相关指标在内的多因素模型或许能更加精准化的评估卵巢储备和功能，卵巢生物学年龄的评估因考虑了多因素对卵巢储备和功能的影响，更能反映当下卵巢的状态及不同于实际年龄的卵巢生物学年龄，有望替代传统指标成为评估卵巢储备功能的新方法。此外，随着人工智能的广泛应用，将人工智能算法应用于卵巢储备功能多因素模型的建立将是更加准确评估及预测卵巢功能的有力方法，有望在今后为卵巢储备功能的个体化评估提供更精准灵敏的结果，保障女性完成生育的梦想以及维持良好的生理健康和生活质量。

准确预测女性自然生育力及绝经年龄能够帮助女性尽早重新规划生殖时间，提供个体化生育指导并预防绝经相关疾病的发生。有学者基于年龄、AMH、体重指数、吸烟年限和月经周期状况构建了绝经预测模型，由于采用指标比较主观，且AMH预测价值有限，该模型并未被广泛推广。仅根据已知的传统生化或影像指标，建立评估模型无法获得满意效果。寻找、确认卵巢衰老过程中关键分子及新型分子标记，是构建精准的卵巢储备和功能评价体系的关键。此外，多指标联合诊断模型，可以大大提高疾病诊断的灵敏度和特异度，是目前疾病预防和诊断领域的重要研究方向。

为了满足卵巢衰老患者的医疗卫生需求，应加强对专科医护人员的继续教育，并建议开设专病或专科门诊，为卵巢衰老患者提供生理与心理、社会相结合的综合治疗服务。遗传咨询是卵巢早衰患者管理的重要措施，部分POI或早绝经女性有家族史。根据家族史和遗传学检测结果评估卵巢功能提前衰退的遗传风险，有利于为生育力保存、生育计划制订和绝经预测提供指导。另外，针对卵巢功能减退患者，建议积极采取辅助生殖技术尽早解决生育问题。POI、早绝经患者则可选择赠卵体外受精胚胎移植术，但目前国内卵源获取困难。中医药方法及卵泡体外激活（in vitro activation，IVA）、人工卵巢（artificial ovary）及卵母细胞的线粒体移植等新的技术手段可在一定程度上助力卵巢功能减退患者的自然妊娠率或辅助生殖技术的成功率；此外，胚胎冷冻、成熟卵母细胞冷冻、卵巢组织冷冻和再移植等技术，相关的安全和伦理学问题也当受到重视。POI和早绝经的女性，若无禁忌应建议激素治疗。激素治疗不仅可以缓解低雌激素症状，而且对心血管疾病和骨质疏松症可起到一级预防的作用。POI患者仍有自然妊娠的机会，有生育要求者则应选用天然雌激素和孕激素治疗；无生育要求者在激素治疗过程中应告知采取避孕措施。具体应用参见国内外相关指南。

卵巢衰老的防治措施仍比较有限，改变行为

学方式可能是最有效的延缓卵巢衰老、推迟绝经的办法。研究表明，生活习惯和饮食决定了自然绝经的年龄。但现有证据仍不够充分，且各种行为方式发挥的作用权重不清楚，仍需要进一步探索。除了行为学方式，是否有比较安全的延缓卵巢衰老的药物或者其他方式，是科学家一直致力解决的难题。过去几十年有大量关于抗衰老、衰老修复相关的药物研究，其中卵巢功能保护相关药物主要包括促性腺激素释放激素激动剂（gonadotrophin releasing hormone agonist，GnRH-a）、抗氧化剂、热量限制类似物、端粒酶激活剂、小分子化合物、植物提取物等，同一个药物也可从不同途径达到抗衰老和保护卵巢功能的作用。目前多数药物处于基础科研阶段，应用于临床尚待大量的研究来证实。利用干细胞本身或其分泌因子增强细胞功能达到延缓衰老的目的，是近年抗衰老治疗的热点之一。有研究显示，脐带或骨髓间充质干细胞的移植可以增加卵巢组织内部的血供，减缓卵巢衰老的进程或者改善卵巢功能。干细胞治疗目前尚处于基础研发阶段，后期临床应用的安全性和可靠性有待进一步证实。延缓卵巢衰老、防治各因素导致的卵巢损伤仍任重道远。

总之，卵巢衰老导致生殖内分泌功能紊乱，加速心、脑、骨等多器官功能障碍，危害自身及子代健康。延缓卵巢衰老，以及预防随之而来的多器官衰老成为老龄化社会的迫切需求。了解卵巢衰老的病因和机制，建立卵巢衰老评估和预警体系、探索延缓卵巢衰老的策略和方法，对于卵巢衰老及相关疾病的防治具有重要现实意义。

（曹云霞　马　丁　王世宣）

参 考 文 献

[1] 杜玉开，丁辉. 生殖健康概论. 北京：人民卫生出版社，2012.

[2] 张丽江，芮宝玲，徐铭，等. 冶金行业女职工月经异常与不良妊娠结局调查. 中华劳动卫生职业病杂志，2018，2：95-98.

[3] 陈莉莉，宋辉，潘洁. 我国职业性铅接触对作业女工生殖健康影响的 Meta 分析. 中国职业医学，2009，5：375-378.

[4] 于常艳，俞文兰，徐茗，等. 轮班作业对女职工生殖健康影响的调查分析. 中华劳动卫生职业病杂志，2018，2：126-129.

[5] 邢再玲，俞文兰，徐茗，等. 中国 9 个典型行业育龄女工的不孕状况及相关因素分析. 中华预防医学杂志，2018，52（2）：134-140.

[6] 黄培武，李绚，刘威，等. 三氯乙烯非致癌性毒性研究进展. 中华预防医学杂志，2015，49（9）：844-848.

[7] 卫婷婷，梅良英. 我国电子行业职业暴露及对女工健康危害的现状. 中华预防医学杂志，2018，2：206-209.

[8] 翟金霞，童世庐. 多溴联苯醚的健康效应研究进展. 中华预防医学杂志，2016，50（6）：559-562.

[9] Sung TI，Wang JD，Chen PC. Increased risk of cancer in the offspring of female electronics workers. Reprod Toxicol，2008，25（1）：115-119.

[10] Bray F，Ferlay J，Soerjomataram I，et al. Global cancer statistics 2018：GLOBOCAN estimates of incidence and mortality worldwide for 36 cancers in 185 countries. CA Cancer J Clin，2018，68（6）：394-424.

[11] Boone E，Lewis L，Karp M. Discontent and confusion：primary care providers opinions and understanding of current cervical cancer screening recommendations. J Womens Health（Larchmt），2016，25（3）：255-262.

[12] Mirabello L，Yeager M，Cullen M，et al. HPV16 sublineage associations with histology-specific cancer risk using HPV whole-genome sequences in 3200 women. J Natl Cancer Inst，2016，108（9）：djw100.

[13] Ojesina AI，Lichtenstein L，Freeman SS，et al. Landscape of genomic alterations in cervical carcinomas. Nature，2014，506（7488）：371-375.

[14] Wentzensen N，Schiffman M，Palmer T，et al. Triage of HPV positive women in cervical cancer screening. J Clin Virol，2016，76 Suppl 1（Suppl 1）：S49-S55.

[15] Ding W，Hu Z，Zhu D，et al. Zinc finger nucleases targeting the human papillomavirus E7 oncogene induce E7 disruption and a transformed phenotype in HPV16/18-positive cervical cancer cells. Clin Cancer Res，2014，20（24）：6495-6503.

[16] Periwal V. A comprehensive overview of computational resources to aid in precision genome editing with engineered

nucleases. Brief Bioinform, 2017, 18 (4): 698-711.

[17] Hu Z, Ding W, Zhu D, et al. TALEN-mediated targeting of HPV oncogenes ameliorates HPV-related cervical malignancy. J Clin Invest, 2015, 125 (1): 425-436.

[18] Kennedy EM, Kornepati AV, Goldstein M, et al. Inactivation of the human papillomavirus E6 or E7 gene in cervical carcinoma cells by using a bacterial CRISPR/Cas RNA-guided endonuclease. J Virol, 2014, 88 (20): 11965-11972.

[19] Poljak M, Kocjan BJ, Oštrbenk A, et al. Commercially available molecular tests for human papillomaviruses (HPV): 2015 update. J Clin Virol, 2016, 76 (Suppl 1): S3-S13.

[20] Ran FA, Hsu PD, Lin CY, et al. Double nicking by RNA-guided CRISPR Cas9 for enhanced genome editing specificity. Cell, 2013, 154 (6): 1380-1389.

[21] Cancer Genome Atlas Research Network, Albert Einstein College of Medicine, Analytical Biological Service, et al. Integrated genomic and molecularcharacterization of cervical cancer. Nature, 2017, 543 (7645): 378-384.

[22] 申洋, 蒋莹, 娜荷芽, 等. 中国四城市部分职业人群职业紧张及影响因素分析. 中国公共卫生, 2018, 34 (002): 199-203.

[23] 吴成峰. 职业紧张对健康影响的研究进展. 职业与健康, 2018, 34 (18): 2576-2578.

[24] 任婕. 职业紧张对男女生殖系统的影响. 职业与健康, 2016, 32 (16): 2292-2294.

[25] Couzin-Frankel J. Reproductive Biology. Faulty DNA repair linked to ovarian aging in mice and humans. Science, 2013, 339 (6121): 749.

[26] 罗爱月, 丁婷, 王世宣. 卵巢衰老诊断的研究现状. 中国妇幼保健, 2010, 25 (35): 5336-5338.

[27] Depmann M, Eijkemans MJC, Broer SL, et al. Does AMH relate to timing of menopause? Results of an Individual Patient Data meta-analysis. J Clin Endocrinol Metab, 2018, 103 (10): 3593-3600.

[28] Dólleman M, Verschuren WM, Eijkemans MJ, et al. Added value of anti-Mullerian hormone in prediction of menopause: results from a large prospective cohort study. Hum Reprod, 2015, 30 (8): 1974-1981.

[29] Dorjgochoo T, Kallianpur A, Gao YT, et al. Dietary and lifestyle predictors of age at natural menopause and reproductive span in the Shanghai Women's Health Study. Menopause, 2008, 15 (5): 924-933.

[30] Sapre S, Thakur R. Lifestyle and dietary factors determine age at natural menopause. J Midlife Health, 2014, 5 (1): 3-5.

第二章　孕期保健观点

一、概念及历史回顾

孕期保健（prenatal care）是降低孕产妇和围产儿并发症的发生率及死亡率、减少出生缺陷的重要措施。通过规范化的孕期保健和产前检查，能够及早防治妊娠期合并症及并发症，及时发现胎儿异常，评估孕妇及胎儿的安危，确定分娩时机和分娩方式，保障母儿安全。

孕期保健的概念最初始于英美。在19世纪的英国，医生对孕妇的医疗服务仅限于分娩时而且只提供给富人。在20世纪初，孕妇和新生儿的高死亡率导致政府机构考虑实施了孕期保健的政策。1929年，英国卫生部门颁布了产前检查门诊的常规，推荐孕妇在16周进行首次产检，然后是24周和28周，此后每两周1次直到36周，之后每周1次直至分娩。美国有组织的孕期保健主要是由社会改革者和护士引进的。在1901年，波士顿婴儿社会服务部门的Mrs. William Lowell Putnam开展了护士对孕妇的上门随访。这个项目十分成功，以至于在1911年设立了产前门诊。此后，人们逐渐认识到孕期保健对于保护孕妇生命健康的重要作用，孕期保健得到越来越多的重视和应用。将近1个世纪之后，孕期保健已经成为美国使用频率最高的卫生服务项目。每年有将近5千万次的产前检查，每次妊娠12.3次。1998年WHO提出了"妊娠人生大事，务使母婴安全"的号召，呼吁全球重视孕期保健服务。

我国于20世纪80年代初开始重视围产期保健，在全国大城市建立围产期保健网，对孕产妇进行登记和产前检查，并逐渐推向全国。现在已形成比较成熟、规范的产前检查模式，大大降低了母儿病率和死亡率。但由于各地的经济及医疗水平发展有差异，许多基层医院的产前检查尚不规范。为了保障母亲和婴儿健康，提高人口出生素质，1994年制定的《中华人民共和国母婴保健法》强调了孕期保健服务，内容包括：卫生、营养、心理、咨询、定期产前检查、怀疑先天性或遗传性胎儿异常的产前诊断及高危孕妇和胎儿重点监护等。2011年，中华医学会妇产科学分会产科学组组织国内有关专家制定了《孕前和孕期保健指南（第1版）》，2018年又进一步更新和修订。

二、孕期保健模式的变迁

1929年英国发布的孕期保健临床推荐虽然没有对于产前检查时间及内容给出明确理由，但其建立的孕期保健模式在全世界得到了广泛应用。其内容包括妊娠16、24、28、30、32、34和36周以及此后每周1次的产前检查直至分娩。美国传统的产前检查模式是在首次检查到孕28周间每4周进行1次产前检查，28周到36周间每2周1次，36周后每周1次。我国大多数地区传统采用的产前检查模式是：早孕期至孕26周每4周检查1次，26～36周每两周检查1次，孕36周后每周检查1次，若有高危因素存在应随时增加检查次数。但近年来，基于大样本、多中心临床研究，建议产前检查模式取消传统的间隔一定时间访视的模式，产前检查日程安排最好由产前检查的目的和内容所决定。因此我国《孕前及孕期保健指南（2018）》推荐的产前检查孕周分别是：妊娠6～13^{+6}周，14～19^{+6}周，20～24周，24～28周，30～32周，33～36周，37～41周。

传统的保健模式为早孕期检查次数少，孕晚期产前检查次数频繁，这种金字塔模式基于两个观点：第一、大部分的妊娠并发症发生于孕晚期；第二、在早孕甚至是中孕期，大部分不良结局不可预见。但近年来随着超声技术和遗传分子生物技术的进展，人们开始重视妊娠早期的疾病筛查和预测。可以通过母体早孕期血清生化和胎儿颈后透明层厚度测量筛查唐氏综合征，并通过绒毛活检确诊多种遗传代谢性疾病。此外，许多妊娠期并发症如子痫前期、胎儿生长受限（FGR）等可以在孕 11～13 周结合孕妇病史特点、体格检查及生化指标进行预测。这就使得传统的产前检查模式受到挑战。因此，英国胎儿基金会于 2011 年首次提出将传统产前检查的"金字塔"倒转过来，即将产前检查的重点放在 11～14 周的产前检查而不是晚孕期。目前国际上孕期保健的指南也强调了首次产检时对孕妇危险因素的评价。2018 年中国国家卫健委在全国推行妊娠风险分级评估，自孕早期首次产检开始进行，并在妊娠期病情出现变化时动态评估，对于降低我国孕产妇和围产儿死亡是一项有力的措施。

三、不同孕期的保健内容

（一）妊娠早期

孕前和早孕期补充小剂量叶酸，可有效预防胎儿神经管缺陷；避免接触放射线、化学药品等致畸物质，如需用药应在医生指导下进行；避免接触可能导致 TORCH 感染的高危因素，如食生肉、接触猫粪、与生病幼儿密切接触等；充足睡眠，合理饮食，正确认识早孕反应，防治妊娠剧吐；对于出现阴道出血和腹痛患者，应警惕宫外孕的发生；及时并合理诊治流产；初检时仔细询问病史和查体，完善化验检查，及时发现慢性合并症和先天性遗传病；妊娠 11～13^{+6} 周（胎儿头臀长 45～84mm）超声测量胎儿颈后透明层厚度（nuchal translucency，NT），并进行早期胎儿畸形筛查，可检出无脑儿、全前脑、单腔心、四肢缺如、脐膨出等明显结构异常，对于双胎要进行绒毛膜性鉴定；有条件的助产机构可结合 NT 进行孕早期母体血清学筛查，并对筛查高危者或有先天性遗传病者在孕早期进行绒毛活检术产前诊断。

（二）妊娠中期

胎儿方面以产前出生缺陷的筛查和诊断为主，包括广泛开展的中孕期母体血清学筛查、无创性胎儿游离 DNA 基因检测、胎儿系统超声筛查等产前筛查检测。对于高危患者可行羊膜腔穿刺术进行胎儿细胞培养染色体核型分析、荧光原位杂交（FISH）、microarray 分子遗传学技术等产前诊断，及时发现胎儿发育异常，提高优生优育；母体方面应及时诊断妊娠高血压和妊娠糖尿病（GDM）；对于妊娠期合并症予以多学科联合诊治，监测病情进展；多数复杂性双胎问题也在妊娠中期发生，需要及时予以诊治。

（三）妊娠晚期

妊娠晚期母体各脏器负担逐渐加重，妊娠并发症及合并症发生率最高，病情也易发展为最重，如子痫前期、糖尿病、心脏病等，应密切监测和评估，结合孕周，兼顾围产儿生存率和母体病情程度，决定最佳终止妊娠时间。妊娠足月后，应对分娩方式和分娩时间进行评估。但 2018 版指南不推荐进行骨盆外测量。推荐妊娠 35～37 周进行 B 族链球菌筛查。进入妊娠晚期，胎儿已经具有较高存活力，因此重点加强胎儿宫内监测，包括自我监测胎动、超声监测、电子胎心监护等；如有早产风险，应尽可能予以促胎肺成熟治疗。对于评估后不宜阴道分娩，需要择期剖宫产术终止妊娠者，应尽量选择在妊娠 39 周后。《孕前和孕期保健指南（2018）》中建议各孕周检查项目见表 2-1。

四、高龄孕妇的孕期保健

高龄孕妇合并慢性疾病的发生率高，因此初诊时应仔细询问病史，有慢性合并症者如糖尿病、高血压、慢性肾病、免疫性疾病等患者孕前就应做好保健咨询，孕期与其他专科合作共同提供孕产期保健，积极治疗，监测疾病进展。妊娠期要重视 GDM 筛查、妊娠期高血压疾病和胎儿生长受限的诊断。高龄孕妇多数既往有生育史，应仔细询问既往妊娠期间是否有并发症，如上次妊娠有重度子痫前期病史者，应在此次妊娠进行小剂量阿司匹林预防。如果既往妊娠有胎儿发育异常，应仔细询问先证者表现及病因，及时发现遗传病，以便对此次妊娠进行产前诊断。高龄孕妇胎儿发育异常风险明显增高，因此是产前筛查和产前诊断的重点人群。《孕前和孕期保健指南》2018 版推荐预产期年龄在 35～39 岁而且单纯年龄为高危因素，签署知情同意书可先行无创产前筛查（NIPT）进行胎儿染色体非整倍体异常的筛查；预产期年龄≥40 岁的孕妇，建议绒毛穿刺取样术或羊膜腔穿刺术，进行胎儿染色体核型分析和 / 或染色体微阵列分析。对于曾有过剖宫产史

表 2-1 孕前和孕期保健指南(2018)的速查表

内容	孕前保健 (孕前 3 个月)	第 1 次检查 (孕 6~13+6 周)	第 2 次检查 (孕 14~19+6 周)
常规保健	1. 评估孕前高危因素 2. 全身体格检查 3. 血压、体重与体重指数 4. 妇科检查	1. 建立孕期保健手册 2. 确定孕周,推算预产期 3. 评估孕期高危因素 4. 血压、体重与体重指数 5. 妇科检查 6. 胎心率(孕 12 周左右)	1. 分析首次产前检查结果 2. 血压、体重与体重指数 3. 宫底高度 4. 胎心率
必查项目	1. 血常规 2. 尿常规 3. 血型(ABO 和 Rh 血型) 4. 空腹血糖水平 5. 肝功能 6. 肾功能 7. 乙型肝炎表面抗原筛查 8. 梅毒血清抗体筛查 9. 人类免疫缺陷病毒筛查 10. 地中海贫血筛查	1. 血常规 2. 尿常规 3. 血型(ABO 和 Rh 血型) 4. 空腹血糖水平 5. 肝功能 6. 肾功能 7. 乙型肝炎表面抗原筛查 8. 梅毒血清抗体筛查 9. 人类免疫缺陷病毒筛查 10. 地中海贫血筛查 11. 早孕期超声检查(确定宫内妊娠和孕周)	无
备查项目	1. 子宫颈细胞学检查 2. TORCH 筛查: 包括 toxoplasma(弓形虫); om(其他); rubella virus(风疹病毒); cytomegalovirus(巨细胞病毒); herpes simplex virus(单纯疱疹病毒) 3. 子宫颈分泌物检测淋球菌和沙眼衣原体 4. 甲状腺功能筛查 5. 口服葡萄糖耐量试验(高危妇女) 6. 血脂检查 7. 妇科超声检查 8. 心电图 9. 胸部 X 线检查	1. 丙型肝炎筛查 2. 抗 D 滴度(Rh 血型阴性者) 3. 口服葡萄糖耐量试验(高危妇女) 4. 甲状腺功能筛查 5. 血清铁蛋白(血红蛋白<110g/L 者) 6. 结核菌素试验 7. 子宫颈细胞学检查(孕前 12 个月未检查者) 8. 子宫颈分泌物检测淋球菌和沙眼衣原体 9. 细菌性阴道病的检测 10. 孕早期胎儿染色体非整倍体母体血清学筛查(孕 10~13 周) 11. 超声检查,测量胎儿颈后透明层厚度,(孕 11~13 周) 12. 绒毛穿刺术(孕 10~13 周) 13. 心电图	1. 无创产前基因检测(孕 12~22+6 周) 2. 孕中期胎儿染色体非整倍体母体血清学筛查(孕 15~20 周) 3. 羊膜腔穿刺术检查胎儿染色体(孕 16~22 周)
健康教育及指导	1. 合理营养,控制体重 2. 有遗传病、慢性疾病和传染病而准备妊娠的妇女应予以评估并指导 3. 合理用药 4. 避免接触有毒有害物质和宠物 5. 改变不良生活方式;避免高强度的工作、高噪音环境和家庭暴力 6. 保持心理健康 7. 合理选择运动方式 8. 补充叶酸 0.4~0.8mg/d 或经循证医学验证的含叶酸的复合维生素	1. 流产的认识和预防 2. 营养和生活方式的指导 3. 避免接触有毒有害物质和宠物 4. 慎用药物 5. 改变不良生活方式;避免高强度的工作、高噪音环境和家庭暴力 6. 保持心理健康 7. 补充叶酸 0.4~0.8mg/d 或经循证医学验证的含叶酸的复合维生素	1. 流产的认识和预防 2. 妊娠生理知识 3. 营养和生活方式的指导 4. 孕中期胎儿染色体非整倍体筛查的意义 5. 非贫血孕妇,如血清铁蛋白<30μg/L,应补充元素铁 60mg/d;诊断明确的缺铁性贫血孕妇,应补充元素铁 100~200mg/d 6. 开始常规补充钙剂 0.6~1.5g/d

续表

内容	第3次检查 （孕20～24周）	第4次检查 （孕25～28周）	第5次检查 （孕29～32周）	第6次检查 （孕33～36周）	第7次检查 （孕37～41周）
常规保健	1. 血压、体重 2. 宫底高度 3. 胎心率	1. 血压、体重 2. 宫底高度 3. 胎心率	1. 血压、体重 2. 宫底高度 3. 胎心率 4. 胎位	1. 血压、体重 2. 宫底高度 3. 胎心率 4. 胎位	1. 血压、体重 2. 宫底高度 3. 胎心率 4. 胎位
必查项目	1. 胎儿系统超声筛查（孕20～24周） 2. 血常规 3. 尿常规	1. 口服葡萄糖耐量试验 2. 血常规 3. 尿常规	1. 产科超声检查 2. 血常规 3. 尿常规	尿常规	1. 产科超声检查 2. 无应激试验（每周1次）
备查项目	经阴道超声测量宫颈管长度（早产高危者）	1. 抗D滴度复查（Rh血型阴性者） 2. 子宫颈阴道分泌物胎儿纤维连接蛋白检测（早产高危者）	无	1. B族链球菌筛查（孕35～37周） 2. 肝功能，胆汁酸测定 3. 无应激试验 4. 心电图复查	子宫颈Bishop评分
健康教育及指导	1. 早产的认识和预防 2. 营养和生活方式的指导 3. 胎儿系统超声筛查的意义	1. 早产的认识和预防 2. 妊娠糖尿病筛查的意义	1. 分娩方式的指导 2. 注意胎动计数 3. 母乳喂养指导 4. 新生儿护理指导	1. 分娩前生活方式的指导 2. 分娩相关知识 3. 新生儿疾病筛查 4. 抑郁症的预防	1. 分娩相关知识 2. 新生儿免疫接种 3. 产褥期指导 4. 胎儿宫内监护孕≥41周入院引产

的孕妇，早孕期超声应除外瘢痕妊娠。妊娠期要注意凶险性前置胎盘和侵入性胎盘的及时诊断，并转诊至有抢救能力的上级医院。

五、孕期母体保健重点

孕期母体保健重点，一是预防高危妊娠，二是及时发现高危妊娠。对于既往无慢性合并症的孕妇，妊娠期间应关注孕妇贫血、生殖及泌尿道感染、妊娠高血压、妊娠糖尿病、吸烟、嗜酒、可造成垂直传播（母婴传播）的传染性疾病等，并采取相应的防治措施。多数孕妇是健康人群，因此重在预防高危妊娠，要做到患者宣教和定期产检。宣教内容包括：健康教育及指导，营养和生活方式的指导以及情绪心理指导等。尤其近年来孕妇营养和体重管理成为孕期保健重点，孕期体重的不适当改变（过度增长或营养不良）可导致多种不良妊娠结局，同时也与胎儿成年后疾病相关，这就是健康与疾病的发育起源（development original of health and disease，DOHaD）。而孕妇孕期饮食营养的摄入是导致体重改变的关键。关注孕期饮食营养的健康教育，规范指导孕妇的营养摄入，从而有效控制孕妇孕期体重的增长。就我国目

前孕期保健现状而言，应当在孕妇第1次产检时确定BMI，提供个体化的孕期增重、饮食和运动指导，如孕妇孕前BMI<18.5，孕期增重范围宜为12.5～18kg；BMI为18.5～24.9，孕期增重范围宜为11.5～16kg；BMI为25.0～29.9，孕期增重范围宜为7～11.5kg；BMI≥30，孕期增重范围宜为5～9kg。这种按孕前BMI不同而进行个体化的体重管理越来越被接受，并应用于围产期保健。

六、孕期胎儿保健重点

胎儿孕期保健，除了关注胎儿生长发育问题，早中孕期重在出生缺陷的筛查诊断和治疗，晚孕期则重在宫内监测。产前筛查和诊断包括血清学筛查、无创性胎儿游离DNA检测、系统性超声筛查胎儿结构异常以及各种遗传学产前诊断技术；对于确诊发育异常的胎儿，应进行详细评估，与影像学、遗传学、小儿专科的专家共同讨论，评估胎儿预后和遗传风险。对于双胎输血综合征、双胎一胎畸形、胎儿贫血、胎儿胸腔积液、胎儿先天性膈疝、胎儿脊膜膨出及某些先天性心脏病，目前都有成熟的胎儿宫内干预技术，可以提供有效早期治疗。但这些手术干预必须严格掌握适应

证,提供完善的围手术期评估手段和术后随访,因此应转诊至胎儿医学中心进行。晚孕期胎儿重在宫内监测,及时发现胎儿宫内缺氧,包括胎动计数、胎心监护、超声检查羊水、胎盘及彩色多普勒血流监测脐动脉等。对于怀疑胎儿宫内发育异常的胎儿,建议更多使用彩色多普勒超声检查监测血流,如脐动脉和胎儿大脑中动脉的收缩期峰值和舒张末期流速比(S/D)值、阻力指数(RI)值、搏动指数(PI)值、脐静脉和静脉导管的血流波形等。无论何种原因需提前终止妊娠,都要关注胎儿肺成熟情况,及时予以促胎肺治疗。

(杨慧霞 孙 瑜)

参 考 文 献

[1] 中华医学会妇产科学会产科学组. 孕前和孕期保健指南(2018). 中华围产医学杂志, 2018, 21(3): 145-152.

[2] World Health Organization. WHO recommendations on antenatal care for a positive pregnancy experience. Geneva: WHO, 2016.

[3] 中华医学会妇产科分会产科学组. 孕前和孕期保健指南(第1版). 中华妇产科杂志, 2011, 46(2): 150-153.

[4] 杨慧霞, 段涛. 健康与疾病的发育起源: DOHaD 在中国. 北京: 人民卫生出版社, 2013.

[5] Nicolaides KH. Turning the pyramid of prenatal care. Fetal diagnosis and therapy, 2011, 29(3): 183-196.

[6] ACOG. Management of Suboptimally Dated Pregnancies. practice bulletin No.688. Obstet Gynecol, 2017, 129(3): e29-e32.

[7] ACOG. Practice Bulletin No. 175: Ultrasound in Pregnancy. Obstet Gynecol, 2016, 128(6): e241-e256.

第三章　出生缺陷的预防和筛查

第一节　出生缺陷的定义和范畴

出生缺陷（birth defect），又称为先天性异常，指婴儿出生时存在的任何结构、功能或代谢异常。通常包括先天性结构畸形、染色体异常、遗传代谢疾病、功能异常（如盲、聋或智力障碍等）几种类型。出生缺陷可以是单一的缺陷，也可以多种缺陷同时存在。出生缺陷可由染色体畸变、基因变异等遗传因素或环境因素引起，亦可由环境与遗传交互作用导致，部分患者原因不明。

一、分类

根据出生缺陷发病机制，有专门术语用来表述不同类型的出生缺陷。

畸形（malformation）是出生缺陷最常见的类型，畸形是指胚胎（或胎儿）本身发育过程异常导致的器官或部分身体的缺陷。这一过程中，结构没有形成、部分形成或异常形成。大部分器官畸形发生在胚胎期（受孕后8周之前），但系统或器官（如神经系统、泌尿生殖系统、牙齿等）畸形也可发生在此后的发育过程中。

多发性畸形可分为综合征（syndrome）、序列征（sequence）、发育场缺陷（developmental field defect）、联合征（association）等。综合征是指一系列症状和体征共同发生的畸形，如 Turner 综合征。序列征是指单一的、已知的缺陷导致一系列后续异常的形式，如 Potter 序列征。发育场缺陷是指胚胎某一区域（称为发育场）的异常对相邻物理空间的发育形成干扰，从而导致发育异常，如前脑无裂畸形是典型的发育场缺陷。联合征是指同时发生2种或2种以上畸形，但多种畸形间的发生机制无关，其联合出现的频率远远大于偶然重合的频率。联合征的发病机制尚不明确，某

些联合征可能属于发育场异常，如 VACTERL 联合征包括脊椎异常（vertebral anomalies）、肛门闭锁（anal atresia）、心脏缺陷（cardiac defects）、气管食管瘘（TE fistula）、肾脏缺陷（renal defects）和肢体缺陷（limb defects）。

变形（deformation）是出生缺陷的另一种常见的类型，指的是子宫内外机械因素引起正常结构发生改变，导致身体某些部位或器官异常。如羊水过少、子宫肿瘤、子宫畸形（双角子宫、子宫纵隔等）均可导致胎儿受压，引起胎儿结构变形。马蹄足、先天性髋关节发育不良是常见的变形。

阻断（disruption）是指胎儿正常发育过程受到破坏或干扰，导致器官或部分身体缺陷。干扰或破坏发育的因素包括血管性或机械性过程，如压迫、绞窄、出血或血栓形成。大多数阻断事件为单发事件，呈散发性而非遗传性，因此复发风险较低。羊膜带序列征（amniotic band sequence, ABS）是最常见的宫内阻断例子之一。

发育异常（dysplasia）是指在器官形成过程中，某一组织在细胞水平异常生长或结构化，导致的器官或部分身体发育异常。如骨的异常生长导致骨发育不良，如软骨发育不全。

二、病因

出生缺陷的病因可以分为遗传性和非遗传性两类。遗传因素主要包括染色体异常（数目和结构异常）、单基因疾病（常染色体显性／隐性遗传，性染色体连锁等）等疾病。非遗传性因素包括母体疾病（如糖尿病）、药物或化学物质、感染、多胎妊娠引起的胎儿宫内空间拥挤等因素。在大部分情况下存在遗传基因和环境因素共同作用引起的疾病，相关的遗传基因可能成为易感基因，如先天性心脏病等。

三、防治策略

目前出生缺陷的防治采用三级预防策略。一级预防即采用尽可能地消除出生缺陷的风险因素，减少出生缺陷发生的策略。二级预防是在妊娠期采用产前筛查和诊断的方法及时发现胎儿可能的畸形，并进行及时干预治疗的策略。三级预防是指出生后发现的出生缺陷，予以药物、手术、康复等治疗方法矫正残疾，提高生存质量的策略。

四、中国现状

根据《中国出生缺陷防治报告（2012）》，我国出生缺陷发生率约为 5.6%，每年新增出生缺陷儿约 90 万例，出生时临床明显可见的出生缺陷约为 25 万例。在全国婴儿死因构成比中，出生缺陷占 19.1%，从 2000 年的第 4 位上升到 2011 年的第 2 位。随着我国经济的快速发展和医疗服务水平的提高，婴幼儿死亡率持续下降，危害儿童健康的传染性疾病已得到有效控制，目前出生缺陷问题尤为凸显，已经成为影响儿童健康和出生人口素质的重大公共卫生问题之一。

根据《中国妇幼健康事业发展报告（2019）》，2012 年以来我国全面推进出生缺陷三级预防措施。全国各地积极推进婚前健康保健，全面开展免费孕前检查，提供全方位的孕期保健服务、加强出生缺陷的产前筛查和产前诊断，提高儿童健康管理水平。出生缺陷导致儿童死亡率明显降低，出生缺陷导致的 5 岁以下儿童死亡率从 2007 年的 3.5‰ 降至 2017 年的 1.6‰，对 5 岁以下儿童死亡下降的贡献超过 17%。神经管缺陷等部分重大出生缺陷发生率大幅下降。

（李笑天）

第二节 孕前检查

孕前保健（preconception health care）是针对育龄期有生育意愿的夫妇及即将妊娠的夫妇，以生殖健康为目标所开展的健康保健服务，是计划妊娠的一部分。孕前保健的内容包括风险评定、健康促进、医疗和社会心理的介入和随访等内容。孕前保健是婚前保健的延续，是孕产期保健的前移，核心思想是一级预防，通过宣传科学知识，改变不良习惯，消除风险因素，引导计划妊娠的夫妇接受新知识、转变态度、改变行为、增强出生缺陷预防意识，树立"健康饮食、健康行为、健康环境、健康父母、健康婴儿"的预防观念，在知情选择的基础上针对存在的危险因素开展医学干预，做好孕前的身体和心理准备，有计划地安排受孕和生育，以保障育龄夫妇孕前良好的生理和心理状态，为健康新生命的诞生创造最好的起点。孕前保健至少应在计划受孕前半年至 1 年进行。

一、目标和内容

孕前保健包括但不限于以下目标：①提高夫妇双方的自我保健意识能力，减少影响健康的风险因素保障自身健康，以更加健康的状态进入妊娠期；②改善女性孕前、孕期及产后的自我健康管理，适应社会角色转换，降低妊娠后及分娩后的健康风险，改善妊娠结局；③减少非意愿妊娠（unintended pregnancy）的发生；④在怀孕前尽可能消除或控制各种妊娠相关的风险因素，降低出生缺陷，提高出生人口素质。提高胎儿的健康水平，减少出生陷的发生后的医疗干预。大量的循证依据进一步证实，加强孕前检查，可以有效降低早产、宫内发育迟缓、先天性畸形、神经系统异常发育、智力精神发育迟缓等疾病的发病风险；⑤避免严重妊娠合并症，减少妊娠并发症的发生率，有利于妊娠安全管理，为间接地降低孕产妇死亡做出贡献；⑥促进新生儿的健康生长和发育、免疫接种和健康管理；⑦促进家庭建设及建立良性父母 - 子女关系，发现并纠正可能导致儿童遭受虐待、忽视、损伤的风险因素，降低儿童遭受家庭暴力及发生其他可预防的急性和慢性疾病发生的风险。

孕前风险识别和评估是针对计划妊娠及即将妊娠的夫妇所开展的一系列健康检查，是孕前保健的重要环节。其内容包括完整的病史采集、体格查体和辅助检查，其目的是识别对女性生育力和妊娠结局有影响的社会、行为、环境和生物学风险因素，并进行风险评估和干预。并且，有针对性的开展一系列预防措施，如性传播疾病的预防、免疫接种、节育及适当的妊娠间隔时间、产前咨询及建议等。

孕前风险因素包括精神心理疾病（精神分裂

症、抑郁症等）、慢性疾病（高血压、心脏病、糖尿病等）、感染性疾病（梅毒、风疹、弓形虫等）、营养性疾病（肥胖、消瘦等）、遗传性疾病（唐氏综合征、地中海贫血等）、药物史、环境因素和不良习惯（吸烟、酗酒等）、生殖相关疾病（生殖系统发育异常、卵巢囊肿、子宫肌瘤等），以及其他可能的影响生殖健康的疾病。

二、研究进展和循证依据

医学评估的一个关键环节是确定药物的使用情况，包括处方药和非处方药。对于那些明确致畸作用的药物需要停药（如异维A酸），或者采用对妊娠更加安全的药物（如华法林替换为肝素）。然而，在批准用于人体的药物中，虽然绝大部分药物都进行过动物致畸实验。但是，由于伦理学的原因，绝大部分未进行严格的临床试验，对胎儿的致畸风险尚未确定。因此，在妊娠前用药需要进行潜在的风险分析，个体化地考虑停药利弊。

孕前保健是近几年刚刚兴起的学科，目前尚缺乏高质量的循证依据。如孕前识别并治疗疾病（包括精神卫生疾病）在理论上是有益的，但很少有随机的设计良好的前瞻性临床研究评估其改善妊娠结局的效果。

目前的孕前保健是基于"谨慎预防"的原则，一旦发现可能影响生殖健康和妊娠结局的风险因素，采用适当的干预措施，尽可能消除或减少这些风险因素，以实现夫妇在医学上"最健康"的状态下妊娠，如糖尿病、高血压、甲状腺功能减退等疾病的指南中均推荐妊娠前治疗，病情稳定后再行妊娠。

三、中国现况

中国政府十分重视孕前保健。自2012年以来，我国全面实施免费孕前健康检查项目，目前形成了完整的孕前保健体系，至今已有数千万夫妇受益。我国孕前健康检查的对象为有生育计划的夫妇，内容包括健康宣传、健康促进、健康检查、孕前咨询和风险干预等方面，其中健康检查包括病史采集、体格检查、实验室检查、超声检查等18项检查项目。

在孕前检查过程中形成了中国特有的风险分类体系。孕前检查的目的是系统地评估妊娠

潜在风险，并提供早期干预。根据风险因素的可控程度，把风险分为6类。A类（avoidable risks）指可以通过非医学干预，改变或戒除不良生活方式、规避有害环境因素而避免（吸烟、酗酒等不良习惯）。B类（benefiting from targeted medical intervention）通过有效的医学治疗手段可避免的风险因素（如贫血、细菌感染等）。C类（controllable risks）指的是目前的医疗手段虽然难以治愈，但孕前通过医疗干预可以控制且在妊娠期需要密切医疗监测的因素（如糖尿病、心脏病、高血压、肿瘤、肝肾功能不全等）。D类（diagnosable prenatally）指孕前需作再发风险评估及预测，孕期应作产前诊断（如习惯性流产史、出生缺陷儿史）。X类为不宜妊娠风险，包括子代出生缺陷风险高（婚配双方罹患精神病、先天性聋哑、智力低下等疾病，子女遗传可能性大），或严重孕妇疾病有孕产妇死亡风险（如严重心脏病）。

（李笑天）

第三节　出生缺陷的二级预防

一、产前筛查概况

产前筛查是检出子代患遗传性疾病风险性增加的孕妇，或对发病率高的严重遗传性疾病和先天畸形采用简便、经济、无创的检查方法筛查出子代具有高风险的孕妇，以便进一步确诊，是预防出生缺陷的重要步骤。产前筛查是减少缺陷儿出生，提高人口素质的一个重要手段。目前唐氏综合征和神经管缺陷的产前筛查是国家出生缺陷干预工程二级预防的重要内容。

遗传筛查方案应符合以下标准：①被筛查疾病在被筛查人群中应有较高的发病率并严重影响健康，筛查出后有进一步确诊的方法；②筛查方法应是非创伤性、容易实施、且价格相对便宜的；③筛查方法应统一，易推广，易为被筛查者接受，被筛查者应自愿参与，做到知情选择，并为被筛查者提供全部有关的医学信息和咨询服务。

需要明确的是，产前筛查试验不是确诊试验，筛查阳性结果意味着患病的风险升高，并非诊断疾病；同样，阴性结果提示风险无增加，并非正常。因此，筛查结果阳性的患者需要进一步接

受确诊试验，如染色体疾病高风险患者需要进一步行胎儿染色体核型分析等。

（一）唐氏综合征的血清学筛查

以唐氏综合征为代表的染色体疾病是产前筛查的重点。唐氏综合征的筛查方式很多，根据检查方法可分为孕妇血清学检查和超声检查，根据筛查时间可分为妊娠早期和妊娠中期筛查。

1. 妊娠早期筛查的重要性和发展 在妊娠早期进行唐氏综合征的筛查有很多优势，如阳性结果的孕妇有更长的时间进行进一步确诊和处理。妊娠早期筛查的方法包括孕妇血清学检查，超声检查，或者两者结合。常用的妊娠早期血清学检查的指标有 β-hCG 和妊娠相关血浆蛋白 A（pregnancy associated plasma protein-A，PAPP-A）。超声检查的指标有胎儿颈后透明层厚度（nuchal translucency，NT）。有报道提示联合应用血清学和 NT 的方法，唐氏综合征的检出率在 85%～90%。但目前尚缺乏大样本量多中心的研究。NT 检测需要经过专门的技术培训，并建立一定的质量控制体系。

2. 妊娠中期筛查 妊娠中期的血清学筛查通常采用三联法，即检测甲胎蛋白（AFP）、人绒毛膜促性腺激素（hCG）和游离雌三醇（uE3）。唐氏综合征患者 AFP 降低、hCG 升高、E3 降低，根据三者的变化，结合孕妇年龄、孕龄等情况，计算出唐氏综合征的风险度。当风险阈值设定为 35 岁孕妇的风险度（妊娠中期为 1:280）时，假阳性率约为 5% 时，能检出 60%～75% 的唐氏综合征和部分其他非整倍体染色体畸形。目前的血清学筛查还有一些改良的方法，有些应用 AFP 和 hCG 两项指标，有些应用 β- 人绒毛膜促性腺激素（β-hCG）取代 hCG，有些增加抑制素 A（inhibin A）作为第 4 个指标。妊娠中期的超声标记（ultrasound markers）（如颈项软组织增厚、肠道强回声、肾盂轻度扩张、脉络膜囊肿、股骨或肱骨短小等）对染色体疾病的筛查和诊断具有十分重要的意义，还有些方案把孕妇血清学检查和超声检测的胎儿颈项软组织厚度（nuchal fold，NF）、长骨的长度等指标结合在一起。

3. NIPT 筛查 无创产前检测技术的原理是依据在孕妇的外周血中存在胎儿游离 DNA，通过对胎儿和母亲 DNA 的测序，将测序结果进行生物学分析，从而检出胎儿染色体是否存在非整倍性变异。由于其具有无创性和较高的敏感性与特异性，同时还避免羊水穿刺、绒毛膜活检、脐静脉穿刺等有创性取材方式带来的污染、感染、出血以及胎儿流产等风险，迅速成为筛查的主要方式之一。目前临床上主要用于筛查 21、18、13 三体等染色体数目异常。如孕妇有染色体结构异常、多胎妊娠、近期有异体输血等情况则不适用。NIPT 的结果与母血中胎儿游离 DNA 浓度有关，而游离 DNA 的浓度受到孕妇采样的孕周和体重的影响，孕周越小，体重越大，无创 DNA 检测的失败率越高。此外，NIPT 异常的原因还可能与肿瘤或有输血、移植史的患者体内存在异源性的基因干扰以及母体存在微缺失、微重复等复杂的染色体核型有关。因此，在 NIPT 的解释过程中一定需要充分了解孕妇的病理生理情况，给予科学合理的咨询，若出现异常，则建议积极进行产前诊断。

（二）神经管缺陷

1. 血清学筛查 约有 95% 的神经管缺陷（neural tube defect，NTD）患者并无相关病史，其血清和羊水中的 AFP 水平升高，血清的 AFP 可作为 NTD 的筛查指标。筛查在妊娠 14～22 周进行，以中位数倍数（multiple of the median，MoM）为单位。如果以 2.0MoM 为 AFP 正常值的上限，筛查的假阳性率为 3%～5%，敏感性至少 90%，阳性预测值为 2%～6%。影响孕妇血清 AFP 水平的因素包括孕周、体重、种族、糖尿病、死胎、多胎、胎儿畸形、胎盘异常等。

2. 超声筛查 99% 的 NTD 可以通过妊娠中期的超声获得诊断，因此有人认为孕妇血清 AFP 升高但超声检查正常的患者不必羊水检查 AFP。而且，3%～5% 的 NTD 患者因为非开放性畸形，羊水 AFP 水平在正常范围。

二、介入性产前诊断技术概述

产前诊断是指在胎儿出生之前应用各种先进的检测手段，如影像学、生物化学、细胞遗传学及分子生物学等技术，了解胎儿在宫内的发育状况，例如观察胎儿有无畸形，分析胎儿染色体核型，监测胎儿的生化项目和基因等，对先天性和遗传性疾病作出诊断，为胎儿宫内治疗（手术、药物、基因治疗等）及选择性流产创造条件。

（一）产前诊断的对象

1. 35 岁以上的高龄孕妇，或产前筛查高危人群。

2. 生育过染色体异常儿的孕妇。

3. 夫妇一方有染色体平衡易位者。

4. 生育过无脑儿、脑积水、脊柱裂、唇腭裂、先天性心脏病儿者，其子代再发生概率增加。

5. 性连锁隐性基因携带者，其男性胎儿有 1/2 发病，女性胎儿有 1/2 携带者，应作胎儿性别预测。

6. 夫妇一方有先天性代谢疾病，或已生育过病儿的孕妇。

7. 在妊娠早期接触过化学毒物、放射性物质，或严重病毒感染的孕妇。

8. 有遗传性家族史或近亲婚配史的孕妇。

9. 原因不明的流产、死产、畸胎或有新生儿死亡史的孕妇。

10. 本次妊娠有羊水过多、羊水过少、发育受限等，疑有胎儿畸形的孕妇。

（二）介入性的产前诊断常用的方法

1956 年 Fuchs 和 Riis 两人共同分析羊水细胞中 X 性染色体，以此来鉴定胎儿性别，开创了遗传性疾病产前诊断的先河。1966 年 Steele 和 Breg 首次在培养瓶中培养出具有分裂活性的羊水细胞并成功地进行了核型分析。1975 年我国鞍钢医院妇产科首先报道了经宫颈盲吸法进行绒毛活检，成功地进行了胎儿性别预测，1983 年 Simoni 应用绒毛组织成功地进行了胎儿核型分析，从而使胎儿遗传性疾病的产前诊断提前至 10～12 孕周。近年来，分子细胞遗传学的进展迅速，如聚合酶链反应技术、引物原位 DNA 合成技术、荧光原位杂交技术、光谱染色体核型分析技术、微阵列 - 比较基因组杂交技术等的出现，使染色体及基因分析更加准确、快速。

1. 孕中期羊膜腔穿刺术　通常在妊娠 15～20 周做羊膜腔穿刺术进行遗传学诊断。一般情况下，通过超声引导将 20～22 号穿刺针穿入羊膜腔，避开胎盘、脐带和胎儿。先抽吸 2ml 液体，弃去，减少母亲细胞污染的机会。然后抽取约 20ml 羊水，拔出穿刺针。观察穿刺点是否有出血，在手术结束时让患者观察胎儿心跳。此技术安全且诊断准确率达到 99%。并发症并不常见，包括阴道出血或羊水漏出，胎儿丢失率小于 0.5%。

2. 绒毛穿刺取样（chorionic villus sampling，CVS）　绒毛穿刺取样往往在妊娠 $10\sim13^{+6}$ 周之间进行。根据胎盘的位置选择最佳的穿刺点，可采用经宫颈或经腹穿刺取样。胎盘细胞局限性嵌合现象（confined placental mosaicism，CPM）是指滋养细胞层细胞核型与胎儿细胞核型不符的现象，发生率为 2%～3%。

3. 经皮脐血穿刺（percutaneous umbilical cord blood sampling，PUBS）　又称脐带穿刺术（cordocentesis）。在超声引导下对脐静脉进行穿刺，一般建议在近胎盘部位的脐带进行穿刺，也可以选择游离端穿刺。目前主要用于对妊娠期出现可疑胎儿畸形，而错过羊膜腔穿刺术的时间，以及免疫性水肿的检查。在 CVS 或羊膜腔穿刺术结果不确定，或其他需要进行快速诊断时，也可以通过脐静脉穿刺手术获取胎儿细胞进行遗传学检查。

4. 胎儿镜　局麻下应用胎儿镜进入子宫腔内，可以观察胎儿情况，也可以对于胎儿组织进行活检，相较于其他的检查技术，其损伤较大，应用时需要充分评估病情需要，凡是应用 B 超、绒毛或羊水检查就可诊断者不必进行胎儿镜检查。

三、超声和磁共振成像在产前筛查和产前诊断中的应用

（一）超声在胎儿结构畸形的筛查和诊断中的应用

随着超声技术的不断发展，高频探头、彩色多普勒超声检查常规和彩色多普勒能量图、三维、四维超声成像的出现以及轻便化、低成本超声仪器的发展，使超声检查在产科方面得到了空前广泛的应用。到目前，超声已经成为产科不可缺少的影像诊断工具，对人类优生学和围产期保健具有重要意义。超声诊断不仅可以用来显示正常胎儿的形态结构，实时地观察到胎儿在宫内的运动、行为以及血流动力学变化，而且还能对胎儿的主要形态结构畸形进行筛查。

超声检出结构异常包括：无脑儿、脊柱裂、脑积水、脑膨出、严重的心脏畸形、腹裂、脐膨出、唇腭裂、水囊状淋巴管瘤、胎儿水肿、致命性软骨发育不全等。

超声检出软指标：超声软指标与染色体异常有关联，临床常用的软指标，例如 NT、NF、脑侧

室增宽、胎儿鼻骨的缺如或短小、脑内脉络膜囊肿、胎儿轻度肾盂增宽、单脐动脉脐带、心室内强光点、肠回声增强等。

（二）超声技术在产前诊断应用的展望

图像的获取和成像技术上的进步使得能够显示更加清晰的解剖图像，因此早期妊娠的结构筛查成为可能，也为出生缺陷的早期诊断和干预提供帮助。能量多普勒超声、微细血流成像技术、二维立体血流模式的应用，使得母胎循环的测量更为精准，母胎循环异常导致的病理生理状态进行早期诊断成为可能，为早期并发症的干预提供证据支持。

超声软件合成技术的发展包括筛查切面采集的流程指引模式、自动胎儿结构测量技术、实时三维容积技术、微波束技术、薄层成像和立视图复合技术等的大量的集成应用为临床工作提供了前所未有的便利。筛查切面采集的流程指引模式、自动胎儿结构测量技术为出生缺陷的筛查节约了大量的时间成本，实时三维容积技术则可以提供更为直观的信息，方便医生的诊断和患者的理解；电子矩阵探头可以实现临床三维图像的实时和多角度多切面的采集，实现了实时容积采集。微波束技术兼用薄层成像和立视图复合等技术，从而实现容积图像任意多平面成像，能够在2秒内监测超快速跳动的胎儿心脏，采集高空间分辨率的胎儿心动周期的容积数据。为评估胎儿心脏结构和功能提供革命性的进步。此外，数据分析和处理软件技术的发展也是其中重要的组成部分。对采集到的宫内各解剖结构进行投照，增加视觉获得的信息量，以增加诊断准确性。三维成像技术通过对于采集的图像进行分析滤掉软组织信息，从而提供类似成人CT脊柱三维重建般的胎儿脊柱及全身骨骼图像，得到全面的脊柱清晰显示，帮助精准诊断隐性脊柱裂、脊髓栓系综合征等二维影像较难诊断的疾病。

（三）MRI技术在产前筛查和中的应用

磁共振成像（MRI）作为超声筛查的重要补充方法，其不受扫描角度、羊水量、母体肥胖等影响，近年来，应用越来越广泛，目前已经成为诊断胎儿异常的重要的影像检查方法。MRI对软组织的分辨率很高，MRI单次激发快速T2加权序列是胎儿MRI检查的必备脉冲序列，尤其对脑内

组织、脑室、脑血管分辨清晰，对脑发育结构观察较好，对一些超声难以判断的畸形如胎儿脑内先天发育异常（先天胼胝体缺失）具有优势。以二维平行采集加速技术为基础的稳态进动快速成像序列可进一步缩短扫描时间，快速获得一系列二维相同切面的影像，利用连续播放的模式，还可对胎儿在宫内的肢体运动及肠胃道蠕动状况进行研究。利用标准化的三垂直切面（矢状面、冠状面、横断面）影像，进行三度空间影像重组可以用来研究胎儿脑部的脑沟与脑回的发育过程。三维稳态进动快速成像序列可应用于的三维T2加权MRI技术，也可用于3D打印的数据采集。磁敏感加权成像（SWI）可用于进行大脑静脉血管成像，也可区分骨骼和周围软组织从而评估胎儿脊柱的发育。功能MRI是一种新的神经影像学检查方式，近年来，多种功能性MRI技术包括血氧水平依赖成像（BOLD MRI）、弥散加权成像（DWI）、弥散张量成像（DTI）、磁共振波谱（MRS）等的快速发展提供了对胎儿宫内组织缺氧情况进行评估的技术手段。因此，对于一些缺氧性损伤可以早期进行诊断，如复杂性双胎妊娠一胎发生胎死宫内后，可以通过早期的MRI的检查，对于其脑损伤进行预测性研究。

（四）AI技术和影像组学在产前成像诊断技术中的应用展望

近两年人工智能推动影像技术有了大发展，随着大数据的积累、深度学习方式的进步，机器学习通过逐步的临床验证而进入临床实践阶段，影像组学是利用计算机及图像处理，提取高通量影像特征，通过筛选、排序及降维，提取关键影像标志物，反映肿瘤异质性的生物学特性，从而达到精准诊断、精准治疗、精准预测的目的。在肿瘤的诊断和预后评估中有一定的临床应用，初步的研究结果认为优于传统的诊断准确性。目前的人工智能技术的在产前超声诊断中的发展仅限于对于已有数据库进行高通量的图像特征识别和分析的程度，尚未见到通过模拟神经网络进行自主学习从而进行胎儿疾病诊断的报道。

（五）遗传性疾病的常用诊断技术

1. 染色体显带技术 也就是染色体核型分析技术。对分裂中期的细胞进行染色后，染色体呈现明暗相间的条带，借助高倍显微镜，观察染

色体是否存在数目或结构变化。随着高分辨显带技术的应用，分辨率不断提高，从已往在中期染色体上只能观察到320～554条带，提高到后来843～1 256条带，甚至多达5 000条带。分辨率的提高，使染色体结构变异的端点定位就更加准确，也提高了染色体的检出率。核型分析技术具有能直接看到单个细胞整个基因组的染色、检测费用较低等优点，对绒毛细胞或经培养后的羊水细胞进行染色体核型分析已成为染色体病产前诊断的"金标准"。但其最高分辨率只有5Mb左右，在一些微缺失、微重复等需要高精确度的疾病中应用受到限制。其次，该技术操作需要对细胞进行培养，整个实验过程和报告出具周期较长，一般需7～14天。

2. 荧光原位杂交（FISH）技术 其基本原理是利用荧光素或者非放射性物质标记的已知核酸序列作为探针，然后与目标DNA杂交，在荧光显微镜下观察杂交信号。通过荧光信号在染色体上的位置反映相应染色体的情况，进而对待检核酸进行定位、定性及相对定量的分析。FISH技术适用于间期核、细胞分裂中期及细胞周期的所有阶段，无须细胞培养即可对间期细胞进行诊断。应用于产前诊断适用于多种标本，如羊水细胞，绒毛细胞，胎儿有核红细胞及着床前胚胎细胞等。早期经典的FISH分析应用于筛选13、15、18、21号常染色体以及性染色体的异常。目前随着技术的发展，能同时用不同荧光标记多种探针，其杂交信号分辨率高（可以达到100～1 000kb）。针对不同区域设计的探针，也能实现在检测序列缺失、插入、易位上的高分辨率，总体上敏感度和特异性均较高。FISH技术的检测时间只需要24小时，成为补充核型分析的快速产前检测手段之一。FISH的缺点是1次只能检测少数几个染色体的特定已知位点，无法同时进行全基因组范围染色体的分析。也存在着对羊水细胞检测时的母源血液污染问题。

3. 引物介导的原位标记技术（PRINS） PRINS基本原理是将未标记的寡核苷酸探针与染色体特定部位杂交，在DNA聚合酶作用下，以生物素或荧光素标记的脱氧核苷酸为原料扩增，合成含有标记的DNA链，继而能够对染色体进行原位标记。改良的多色PRINS技术能够在同一细胞中同时标记多条染色体，诊断染色体数目以及结构异常，与多色FISH方法可靠性相近。PRINS与FISH技术相比，具有特异性高、快速、准确、经济、重复性好的优点，在判断染色体数目方面有明显的优势，即使染色体形态不佳，也可以根据信号直接得出结论。同时根据使用引物的不同，它可检测重复区段（着丝点、端粒等）和FISH技术无法鉴定的微小DNA片段（如单拷贝序列）。此外，PRINS技术操作简便，类似原位PCR，但只需1个循环，省时省力，同时避免了制备特异探针的繁杂过程。整个实验在4～5小时内即可完成，可应用于出生前、出生后或胚胎移植前的中期及间期细胞的临床诊断。

4. 光谱染色体核型分析（SKY）技术 SKY技术采用5种具有发射光谱差异的荧光素及其相互组合对全染色体涂染探针进行标记，然后与分裂中期的染色体杂交，最后通过被激发后的反射光谱的不同进行颜色标记，最后实现1次试验清楚地按照不同的颜色呈现出每条染色体。与FISH测量荧光强度不同的是，SKY测量的是全光谱，不受光强变化的影响，有利于检测人眼分辨不出的包含颜色信息的弱光，其与传统显带技术和FISH比较，SKY的精确度更高，可以较方便、准确且全面的分析染色体的异常，如对染色体的全面标记、复杂染色体易位或者重排以及微小的染色体结构变异。但是SKY也有其自身的局限性，不能诊断单个染色体自身的易位和倒位等变异，也不能精确显示断裂的区域定位。

5. 荧光定量聚合酶链反应（QF-PCR） QF-PCR技术多通过检测短串联重复序列（STR）进行染色体异常的诊断。在PCR扩增循环中加入荧光标记探针，扩增后检测产物的荧光强度，可以进行定性和定量分析。根据STR基因座等位基因数量与染色体的对应关系，通过分析STR的多态性来判断目标染色体的非整倍体异常，多用于检测13、18、21号常染色体以及性染色体异常。此外，该方法还可以检测出三倍体和母源污染，同时也能判断多余染色体的父母来源。该方法操作简便，成本低，特异性强、产物污染少、自动化程度高，检测速度快，一般24小时内即可出结果。

6. 多重连接依赖式探针扩增技术（MLPA） MLPA技术是一种针对待检DNA序列进行定量

和半定量分析的新技术。其技术原理是选取待测染色体上特异性序列，针对它们设计若干对探针对目标 DNA 进行扩增，扩增产物通过毛细管电泳分离。电泳得到的 MLPA 产物的相对峰面积反映了待测样本中相应目的序列的拷贝数。该技术高效、特异，在 1 次反应中可以检测 30～50 个核苷酸序列拷贝数的改变，可用于检测基因微缺失、微重复、染色体数目改变及单核苷酸多态性等，临床应用广泛，既可以实现对染色体整倍性的筛查，也能够对一些由基因外显子重复缺失导致的单基因疾病进行诊断。该技术具有实验流程简单、机器自动化水平高、高通量的特点，1～2 天可以完成实验操作及结果分析。成熟的商用试剂盒开发和使用也保证了实验的稳定性，可以在一次实验中平行处理多种检测项目。这种检测方式的局限性在于不能发现样品中如平衡易位等没有数量改变的变异。

7. 比较基因组杂交（CGH）技术　CGH 技术应用在产前诊断中，是从未经培养的羊水、绒毛细胞或者脐带血中提取样本 DNA，与参考 DNA 分别标记不同的荧光素后与探针杂交，最终比较样本 DNA 与参考 DNA 的荧光强弱比值从而反映样本的染色体是否有缺失或者重复变异。在此基础上发展出的微阵列 CGH（array CGH）技术，它有机结合了芯片技术和 CGH 技术的优势，在保留了 CGH 技术样本要求低、全基因组快速扫描等特点的同时，解决了敏感性差、自动化程度低、操作复杂等技术问题。不同微阵列上探针的间距和长度，其分辨率不同，一般分辨率可以达到几 kb 到几十 kb，可以发现临床上如微缺失和重复等染色体亚显微结构异常。但缺点是芯片成本昂贵，也不能完全解决假阳性、假阴性等问题。阵列 CGH 的主要缺点是无法检测到不引起拷贝数变化的结构异常，如平衡易位、染色体倒位等，并且其检测染色体嵌合的能力有限。

8. 单核苷酸多态微阵列（SNP array）技术　单核苷酸多态性（SNP）为基因组水平上不同个体间存在单个核苷酸差异的位点，人类基因组中约每 1 000 个碱基即有 1 个 SNP，总量约为 3×10^6 个。SNP array 技术是原理与 array CGH 相似，在芯片上高密度的设有大量 SNP 序列探针，与来自基因组 DNA 的序列杂交，获得细胞染色体各位点等位基因型，与参照进行对比，不仅能够检测染色体整倍性，还能对单基因缺失进行检测，提供基因型数据以生成每一个细胞独有的 DNA 指纹。相比 array CGH，其无须以正常人基因组 DNA 为对照，避免了 2 种荧光染料间的相互影响，且分辨率更高，可区分 0.2Mb 左右的微缺失或重复。利用 SNP 微阵列技术，在单细胞水平可区分平衡易位和正常染色体核型，但依赖于父母的基因型检测结果。

9. 高通量测序技术　高通量测序技术特点是能 1 次并行几十万到几百万条 DNA 分子的序列测定，具有通量大、时间短、精确度高和信息量丰富等优点，使得遗传学者可以在短时间内对感兴趣基因进行分析。目前高通量测序技术快速发展，诊断所需人力及成本直线下降、测序速度大大提高，已经广泛应用于产前诊断及胚胎植入前诊断过程。因为测序可呈现全基因组单碱基信息，因此分辨率高，可诊断单碱基缺失、重复、插入及微小片段的缺失、重复等。同样，测序对样本要求较低，少量细胞甚至单细胞均可，不用细胞培养直接检测。缺点是需要相对昂贵的测序仪及经验丰富的生物信息分析人员。对于染色体平衡易位、倒位、基因内三核苷酸重复等导致的遗传病不能诊断。基于高通量测序技术，发展出以下几种测序方法：

（1）靶向捕获测序技术（PANEL）：序列靶向捕获是采用高密度合成的探针，将基因组上感兴趣的部分通过碱基互补加以富集的过程。因为多数捕获区位于基因的外显子区，因此又常常被称为外显子捕获。对捕获到的目标区域 DNA 序列用二代测序技术进行测定，找出致病基因及突变位点。PANEL 测序通常针对特定临床表型的一类疾病或者一组疾病，检测已知的与该类疾病或表型相关的基因。PANEL 内包含的基因数目可以从数个到上千个，其诊断率也各不相同。PANEL 的成本是可变的，通常低于外显子组和全基因组测序的成本。

（2）全外显子组测序（WES）：在人类基因中大约 30Mb，约有 180 000 外显子，占人类基因组的 1%，包含了 85% 的致病突变。WES 方法利用序列捕获技术将全基因组外显子区域 DNA 捕捉并富集后进行高通量测序的基因组分析方法。全外显子组测序是发现罕见的孟德尔遗传疾病或者不明原因复发性流产和反复胎儿异常的高效策略。

（3）全基因组测序（WGS）：WGS 是在全基因组水平上进行测序并进行差异性分析，全面获取基因序列差异和结构变异信息，筛选与疾病相关的变异位点、研究疾病发病机制。除基因外显子区域之外，还能获得内含子、基因间区域的信息，能够分析样品基因组从单个碱基的变异到大片段的结构变异和基因组拷贝数变异。由于 WGS 测序检测费用目前还相对较高，分析工具尚不完善，因此通常用于 PANEL 或者 WES 检测结果阴性或复杂表型的患者，其鉴别诊断范围广泛，可发现新型、稀有的遗传变异。

四、遗传性疾病产前诊断的发展趋势

传统的产前诊断是通过侵入性方法获取胎儿遗传物质，如羊水、绒毛、脐血后提取胎儿细胞或 DNA，对其进行染色体或基因分析，获得产前诊断结果，判断胎儿预后。随着分子细胞遗传学的迅速进展以及新技术的应用，产前诊断技术不断地朝着早期、快速、准确、无创的方向发展，使得越来越多的出生缺陷能够在胚胎发育较早期，安全、准确地诊断出来。

（一）胚胎植入前遗传学检测

胚胎植入前遗传学检测（PGT）技术是指辅助生殖过程中，通过对植入前胚胎进行遗传学分析以筛选不携带明确遗传缺陷的胚胎进行移植，可以有效阻断遗传性疾病向下一代传递。应用 PGT 技术可以避免产前诊断发现异常胎儿时流产或者引产给产妇带来的身心伤害。因此 PGT 在遗传病的阻断领域已经有着越来越多的应用。

（二）无创性产前诊断

长期以来，人们一直梦想着可以找到一种简便安全且为孕妇容易接受的非创伤性产前诊断方法。在妊娠过程中，少量的胎儿细胞，特别是血浆中的胎儿游离 DNA（cfDNA）可通过胎盘，进入母体循环系统。研究证实，母体血浆、血清中存在高浓度胎儿 DNA。由于 cfDNA 的采集操作方便、容易且耗时少，为检测胎儿异常提供了物质基础。随着 NGS 发展和成本的降低，诞生了无创产前筛查技术。利用高通量测序平台结合后续复杂的生物信息学分析，能最终确定胎儿染色体是否存在非整倍体现象，从而可对 21- 三体、18- 三体、13- 三体及性染色体异常以及单基因疾病胎儿作出诊断。相信随着测序成本的降低，测序深度的不断加深，检测的准确性会越来越高，也会在临床上得到更广泛的应用。

五、常见的出生缺陷咨询和诊治方案举例

（一）先天性心脏病

绝大部分的先天性心脏病（congenital heart defects）无遗传背景。若既往生育某些特殊类型心脏病儿，其发生同样类型心脏畸形的风险会有增高风险。Gill 等分析了 6 640 例先天性心脏病高风险胎儿，在复发性心脏病中，37% 为相同疾病，44% 为同类疾病。新生儿期心脏病的发病率为 0.7%～3%，胎儿期先天性心脏病的发病率甚至高达 5%～6%。产前超声筛查和胎儿成像技术的进步使先天性心脏病的早期发现和准确检测成为可能。但是产前超声对先天性心脏病的检出率不高，国外报道，产前超声筛查对危重先心病检出率不到 50%，对单心室的检出率 >50%，对双心室的危重先心病的检出率 <30%，我国有报道危重先心病的检出率仅为 14.04%（122/869），与国外相比有较大差距，说明在我国采用产前超声筛查先心病仍有较大的提升空间。该项检查高度依赖操作者的经验和知识，所以加强产科超声科医师相关的技能培训，提高技能也是关键因素。

有效进行先天性心脏病筛查可采用三步联合诊断先天性心脏病的方法。首先，在超声筛查时观察四腔心、左右流出道以及大血管平面，筛查是否可能存在先天性心脏病；其次，采用完整的胎儿超声心动图检查心脏结构、功能以及心律变化诊断先天性心脏病；最后，联合是否存在胎儿结构畸形或染色体异常，判断是否为单纯性心脏病，以便获得准确的信息，决定是否必要提前终止妊娠。其中，超声心脏筛查的内容包括：

1. 二维超声心动图　包括腹部横观及冠状面确定心房、腹部的对应关系；胸腔横观确定心脏的方位，心尖的位置及心胸比例；四腔观明确心房、心室方位和关系，判断心腔间隔、房室瓣的情况；左右心室流出道的长短轴观；主动脉及动脉导管的观察；静脉的连接。

2. M型超声心动图 判断胎儿心律不齐，测量心腔室及大血管内径，计算心室缩短分数，观察心室的活动，测量心包积液。

对于有先天性心脏病分娩史的孕妇，在妊娠20~22周时，应进行仔细的胎儿超声心动图检查。因为这个时期所有心脏结构均能通过超声进行检查，同时，一旦发现异常，可以有较为充裕的时间知情选择是否终止妊娠。但部分心脏血流异常性疾病，尤其是瓣膜发育不良或闭锁等往往在妊娠晚期出现。因此，对于可能存在心脏血流异常的高危胎儿（如左或右心脏发育不良、主动脉狭窄、主动脉瓣或肺动脉瓣狭窄等），在20~22周常规心脏超声心动图检查后，在妊娠晚期应该复查。

先天性心脏病在活产新生儿中发生率约为1%，其中1/4至1/3为重症先心病，包括危重和严重两种类型，分别指在新生儿期和婴儿期需要接受手术或介入治疗的先心病。先心病关键是早发现、早诊断、早治疗。

对于筛查出的先天性心脏病，进行遗传咨询时需要告知以下内容：先天性心脏病属于多基因疾病，绝大部分的先天性心脏病没有遗传背景，需要注意的是，先天性心脏病可能是某种综合征的一部分，如21-三体综合征，马方综合征等，需要进一步明确是否存在遗传学异常。

医学领域在先天性心脏病的治疗方面取得了长足的进步，部分先天性心脏病可以进行宫内干预治疗，包括内科治疗和外科治疗。内科治疗包括孕妇静脉注射普萘洛尔用以控制胎儿持续性室性心律失常。现用于控制快速心律失常和慢速心律失常（包括心脏传导阻滞）的药物包括：地高辛、β受体阻滞剂、胺碘酮和特布他林等药物。外科治疗分为血管介入治疗和外科手术两种。介入治疗是指无须手术打开子宫或通过直径超过3mm穿刺器进入胎儿体内进行手术干预的方法。在超声引导下，用一根18~19号穿刺针经过孕妇的腹部和胎儿肋间隙到达胎儿心脏进行瓣膜扩张手术等操作。随着操作技术的提高及技术逐步改进，主动脉瓣成形术的成功率已经达到了95%。导管介导的胎儿心脏介入治疗（FCI）可以明显改善胎儿或新生儿的预后。但由于操作难度大，仅限于由有综合诊治能力的胎儿医学中心实施手

术。开放性的手术则需要手术打开子宫或直径更粗的子宫穿刺器进行的操作，有经开放性的手术在胎儿体内放置起搏器的报道。对于胎儿心脏疾病的诊治需要整个妊娠期间产科医生和心脏病学家之间紧密的合作，团队成员需要有多普勒超声心动图的专业知识，先天性心脏缺陷的知识，以及经腹和经阴道途径胎儿超声心动图的识别能力以及实施介入性操作的能力。

（二）先天性膈疝

先天性膈疝（congenital diaphragmatic hernia，CDH）是由于胚胎发育异常导致膈肌缺损，腹腔脏器疝入胸腔并导致肺发育不良。CDH发病率为1:5 000~1:2 500，左侧膈疝占84%，右侧膈疝占14%，双侧膈疝占2%。约50%的CDH合并其他系统畸形，其中包括心血管畸形、泌尿系统畸形、骨骼肌肉系统畸形及中枢神经系统畸形。因此，在膈疝的诊断过程中一定需要进行全面的筛查，除外合并畸形。

超声是产前诊断CDH最为有效、最为常用的检测手段，对于早期诊断及随访观察都具有重要的作用。产前超声检查CDH的主要声像图依据包括：羊水过多；实性异常回声（是由于腹腔内容物进入胸腔形成）；心脏轴线移位；纵隔移位；胎儿腹围小于正常胎龄儿；正常膈肌弧形低回声中断或消失等。三维超声检查可以利用其旋转多维成像技术，评估CDH胎儿肺容积的变化，对胎肺发育情况进行评估，肺头比比值为1.0~1.6时，CDH胎儿产后生存率为66%，而比值 >1.6时，产后生存率为83%。MRI能排除母体呼吸的干扰，准确地反映胎儿双侧肺的容积及发育状况。胎儿MRI可以测量胎儿的肺容积，研究表明相较于二维超声测定的肺头比，MRI测量肺容积对于CDH胎儿预后的评估更加准确。肺容积低于正常预测值15%~25%时，胎儿出生后病死率显著升高。因此在胎儿膈疝的产前咨询中，需要对于其肺发育不良程度、有无肝脏的疝入、是否合并其他畸形、膈肌缺损部位和大小、腹腔器官疝入胸腔情况、胎儿水肿、羊水量、发现CDH的孕周都进行评估。以上各个因素均可影响预后，其中，肺发育不良的程度及有无肝脏疝入胸腔是决定预后最重要的因素。

CDH的孕期干预包括药物干预和手术干预，

国外研究显示，产前应用地塞米松可促进 CDH 肺组织的发育和成熟，提高肺顺应性，减少肌层的肺泡前血管数量。但是尚无临床明确获益的证据。同样，组织发生学研究显示维生素 A 是膈肌和肺发育所必需的物质，其信号通路参与原始肺芽及支气管的形成，还可以通过增加血管内皮生长因子的表达来减少肺血管壁的厚度，促进肺血管的发育。然而临床应用中考虑到过量的维生素 A 可能导致多种畸形，并未进行临床应用实践。手术干预是指应用胎儿镜技术行气管阻塞术，即在超声引导下，以直径 1.2mm 胎儿镜引导进行气管球囊封闭，通常在置入球囊 48 小时后，超声检查即可见胎儿肺部的回声增强，1 周后，肺头比（LHR）比值增高。研究表明手术干预能有效提高 CDH 胎儿生存率，是一种有效的 CDH 产前干预措施。但因其可致相关的早产、胎膜早破等风险增加，在临床中需要掌握适应证，对于出生后治疗机会较大的病例不宜使用该技术。外科手术是 CDH 的根治性手段。在出生后可以采用开胸或经腹膈疝修补术，随着微创外科的胸腔镜、腹腔镜技术的成熟，镜下的膈疝修补术已广泛应用于临床。因出生后手术时机的选择尚有争议，在产前咨询时需要告知其需要在有 CDH 救治能力的医学中心分娩。

（三）先天性囊性腺瘤样畸形

先天性囊性腺瘤样畸形（congenital cystic adenomatoid malformation，CCAM）是一种错构瘤样病变，以肺组织多囊样增殖和终末支气管异常发育为特征，从而引起一系列病理、生理变化的先天性疾病，其可累及一个肺段或整个肺叶乃至双肺。该类病灶是最易由产前超声检查探测到的肺部发育异常。发病率在活产新生儿中为 1/12 000。产前超声检查是胎儿 CCAM 的首选诊断方法，大多数 CCAM 可在孕 18～22 周确诊。一般分为 4 型：Ⅰ 型大囊肿型，单腔或多腔囊肿，直径 >2cm，通常累及 1 个肺叶，最为多见；Ⅱ 型微囊肿型，直径 <2cm，通常累及 1 个肺叶，可伴发多种先天畸形，如食管闭锁、气管食管瘘、双侧肾发育不全、肠闭锁，以及骨骼和中枢神经系统发育异常等；Ⅲ 型混合型，通常为实性肿块，无囊腔，直径 <0.5cm，多发，可累及全部肺叶或双肺。Ⅳ 型外周薄壁囊肿型，直径 >7cm，通常表现

为由肺炎或自发性气胸引起的肺功能障碍或是无症状。临床实践发现多数的 CCAM 并不影响胎儿其他系统的生长发育，极少伴有染色体或者其他的遗传性疾病。超声检查测定胎儿肺头比是指胎肺体积[超声检查测量肺部长（L）、宽（W）、高（H），根据公式 $L \times W \times H \times 0.52$ 来估算病灶绝对体积]与头围的比值，即 $L \times W \times H \times 0.52/$ 头围，是评价 CCAM 胎儿肺发育及病情发展的重要指标。一般认为，CVR>1.6 时胎儿水肿的可能性增加，而 CVR≤1.6 时胎儿水肿的可能性小于 3%。MRI 有助于产前对胎儿进行全面评估。肺瘤体体积比在 <26 孕周时，与胎儿水肿、死胎及是否需要胎儿期手术干预等相关，>26 孕周则与新生儿期呼吸衰竭等相关，当大于 >2.0 时，围产期发生不良事件的可能性增加。但由于 MRI 可及性差，仅仅用来评估预后，无法来监测疾病过程。

CCAM 的孕期治疗主要包括药物干预治疗和手术治疗。激素治疗一般在 CVR≥1.6，无论伴或不伴大囊腔，胎儿有 80% 的机会发生水肿，产前类固醇激素治疗，可能会阻止病灶生长，缓解水肿。胸腔穿刺术及胸腔羊膜腔分流术操作相对简单、创伤小，但仅能起到暂时缓解的作用，不能根治。当肿块巨大，CVR>1.6，且有明显压迫症状或纵隔移位，或存在胎儿水肿，不能等到出生后手术治疗时，可考虑进行胎儿外科手术，包括产时手术与开放性胎儿手术。产时手术是指在剖宫产时胎儿娩出但不切断脐带，对胎儿进行瘤体切除，手术生存率近 90%，分娩期需要多学科合作。开放性胎儿外科手术则是在孕期将子宫切开，去除病灶，但是母体损伤较大，手术的选择需要严格评估。对出生后的 CCAM 择期进行手术切除仍是目前的首选治疗方式。出生后的手术方式包括传统经胸肺叶切除术及胸腔镜下肺叶切除术两种方式。经胸腔镜手术具有创伤小、术野清晰等优点，已经成为主流治疗方法。

（四）胎儿水肿

胎儿水肿是指胎儿软组织水肿及体腔积液超声检查表现为 2 处及 2 处以上的胎儿体腔异常积液，包括胸腔积液、腹腔积液、心包积液及皮肤水肿（皮肤厚度 >5mm），临床其他常用的辅助超声检查指标还有胎盘增厚（孕中期胎盘厚度≥4cm）和羊水过多。胎儿水肿分为免疫性和非免疫性胎

儿水肿（nonimmune hydrops fetalis，NIHF）2种，其中NIHF占90%以上。免疫性水肿通常指母儿血型不合引起的胎儿水肿，孕妇对胎儿遗传的父系来源红细胞抗原产生的免疫反应，母体抗体穿过胎盘与胎儿红细胞上的抗原结合，导致胎儿出现溶血、水肿甚至死亡。其中Rh血型不合最为常见。随着抗D免疫球蛋白的广泛使用、大脑中动脉血流速度用于评估胎儿宫内贫血技术的推广及宫内输血技术的发展，免疫性水肿胎儿的预后得到很大改善。所以在胎儿水肿的病例中首先需要行孕妇血型和血型抗体检查，排除免疫性水肿。非免疫性水肿常见的病因包括：胎儿心血管系统异常、染色体异常、血液系统异常、胎儿心血管系统以外的其他结构异常（特别是胸廓异常）、先天性感染、胎盘异常以及遗传代谢性疾病等。染色体异常占NIFH病因的25%～70%，推荐进行产前诊断明确胎儿是否存在染色体异常，对于染色体核型及CMA正常的不明原因复发性非免疫性水肿，则要考虑到单基因遗传病。孕期大脑中动脉收缩期峰值流速（MCA-PSV）的检查对于宫内贫血具有良好的预测价值，MCA-PSV > 1.5中位数倍数（MoM），应考虑胎儿贫血所致的胎儿水肿。此外，病毒感染也与胎儿水肿有一定的相关性，最常见的是微小病毒B1的感染。超声检查是胎儿水肿诊断和监测的首选检查。MRI对于排除部分胎儿肿瘤（如Galen静脉血管瘤、胸腔纵隔肿瘤、骶尾部畸胎瘤）有一定价值。在此类患者的咨询过程中，建议其在就近胎儿医学中心或产前诊断中心诊治，以便对部分病因明确的水肿胎儿进行相应的宫内干预。NIFH的治疗包括针对贫血的宫内输血，多次穿刺或介入引流，如胸腔积液引流、腹腔积液引流等；由胎儿心动过速、房室传导阻滞（抗SSA/SSB抗体阳性）导致的心律失常性水肿，可以通过母体静脉给药进行治疗，胎儿甲状腺功能亢进引起者可以进行抗甲状腺药物治疗；对于先天性囊性腺瘤样畸形、肺隔离症、骶尾部畸胎瘤、双胎输血综合征（Ⅳ期）引起的胎儿水肿，可以通过胎儿镜手术、胎儿外科手术，以及减胎手术等进行治疗。宫内干预可以改善某些胎儿水肿的预后，但在实施宫内干预前需要仔细评估是否存在相应的指征，权衡宫内干预给母体和胎儿可能带来的风险与益处，和孕妇进行充分的沟通。这些评估应当由专业的胎儿医学团队做出，并在有资质的胎儿医学中心进行宫内干预手术。

（魏 瑗 闫丽盈）

参 考 文 献

[1] 段涛. 产前诊断. 北京：人民卫生出版社，2010.

[2] Carlson LM，Vora NL. Prenatal Diagnosis: Screening and Diagnostic Tools. Obstet Gynecol Clin North Am，2017，44（2）：245-256.

[3] Khattak MT，Supriyanto E，Aman MN，et al. Predicting Down syndrome and neural tube defects using basic risk factors. Med Biol Eng Comput，2019，57（7）：1417-1424.

[4] Edwards L，Hui L. First and second trimester screening for fetal structural anomalies. Semin Fetal Neonatal Med，2018，23（2）：102-111.

[5] Verhoef T，Hill M，Drury S，et al. Non-invasive prenatal diagnosis（NIPD）for single gene disorders: cost analysis of NIPD and invasive testing pathways. Prenat Diagn，2016，36（7）：636-642.

[6] Jaeggi E，Renaud C，Ryan G，et al. Intrauterine therapy for structural congenital heart disease: Contemporary results and Canadian experience. Trends Cardiovasc Med，2016，26（7）：639-646.

[7] Kovler ML，Jelin EB. Fetal intervention for congenital diaphragmatic hernia. Semin Pediatr Surg，2019，28（4）：150818.

[8] Yamashita A，Hidaka N，Yamamoto R，et al. In utero resolution of microcystic congenital cystic adenomatoid malformation after prenatal betamethasone therapy: A report of three cases and a literature review. J Clin Ultrasound，2015，43（7）：451-457.

[9] Nassr AA，Ness A，Hosseinzadeh P，et al. Outcome and Treatment of Antenatally Diagnosed Nonimmune Hydrops Fetalis. Fetal Diagn Ther，2018，43（2）：123-128.

[10] Guo W，Lai Y，Yan Z，et al. Trio-whole-exome sequencing

and preimplantation genetic diagnosis for unexplained recurrent fetal malformations. Hum Mutat，2020，41（2）：432-448.

[11] Shafiee SM，Vafaei AA，Rashidy-Pour A. Effects of maternal hypothyroidism during pregnancy on learning，memory and hippocampal BDNF in rat pups：Beneficial effects of exercise. Neuroscience，2016，329：151-161.

[12] Johnson K，Posner SF，Biermann J，et al. Recommendations to improve preconception health and health care United States. A report of the CDC/ATSDR Preconception Care Work Group and the Select Panel on Preconception Care. MMWR Recomm Rep，2006，55（RR-6）：1-23.

[13] American College of Obstetricians and Gynecologists. Preconceptional care. ACOG technical bulletin 205. American College of Obstetricians and Gynecologists. Int J Gynaecol Obstet，1995，50（2）：201-207.

[14] American College of Obstetricians and Gynecologists. ACOG Committee Opinion number 313，September 2005. The importance of preconception care in the continuum of women's health care. Obstet Gynecol，2005，106（3）：665-666.

[15] Zhou Q，Zhang S，Wang Q，et al. China's community-based strategy of universal preconception care in rural areas at a population level using a novel risk classification system for stratifying couples preconception health status. BMC Health Serv Res，2016，16（1）：689.

[16] Zhou Q，Acharya G，Zhang S，et al. A new perspective on universal preconception care in China. Acta Obstet Gynecol Scand，2016，95（4）：377-381.

[17] Zhou Q，Wang Q，Shen H，et al. Seroepidemiological map of Toxoplasma gondii infection and associated risk factors in preconception period in China：A nationwide cross-sectional study. J Obstet Gynaecol Res，2018，44（6）：1134-1139.

[18] Zhou Q，Wang Q，Shen H，et al. Rubella virus immunization status in preconception period among Chinese women of reproductive age：A nation-wide，cross-sectional study. Vaccine，2017，35（23）：3076-3081.

第四章　分　娩

第一节　产程管理

一、头位难产的早期识别与处理

（一）分娩因素的可变性与不可变性

决定分娩有四大因素，即产力、产道（骨产道及软产道）、胎儿和精神心理因素。其中，产力和精神心理因素是可变的因素。产力受胎儿大小、体力、心理因素以及各种药物（如分娩镇痛）的影响；家人的安慰、医务人员的鼓励和温馨的待产环境等对产妇的精神起到莫大的支撑作用；而骨产道在产程中基本是不变的（受孕期松弛素的影响，孕晚期骨盆各条径线一般均比孕早期增大）；此外，胎儿的大小在产程中是不变的因素，但胎儿的胎方位在产程中是可变的。因此，牢记决定分娩的四大因素，明确可变及不可变的因素，对早期识别难产，意义重大。

（二）难产的高危因素

某些孕妇孕期（即临产前）就存在发生难产的高危因素，如身材矮小（身高＜140cm）、体重过轻（BMI＜18.5）或过重（BMI＞28）、年龄过小（青少年或青春前期妊娠）或过大（高龄初产妇，特别是＞40岁的初产妇）；子宫张力过大、子宫肌纤维过度膨胀（胎儿过大、多胎妊娠、羊水过多等）；骨盆外伤后、佝偻病、骨盆结核等疾病影响骨盆径线；阴道、宫颈或子宫发育异常、盆腔肿瘤等影响软产道；胎先露异常、胎位异常或胎盘位置异常（前置胎盘，特别是中央型前置胎盘）；怀孕后从未考虑阴道分娩只想剖宫产、不能耐受宫缩疼痛等。此外，前次分娩是否发生难产也是本次分娩应该考虑的因素。部分学者报道，前次分娩发生难产者，在后来的再次分娩中，发生难产的风险明显增加。故评估再次分娩是否难产时，应考虑

前次分娩发生难产的因素以及母儿双方的特点。

近年来，全球剖宫产率呈上升趋势。剖宫产术后再次妊娠阴道分娩（vaginal birth after cesarean，VBAC）成为关注的焦点。目前认为，剖宫产后再次妊娠阴道分娩的最大风险是子宫破裂。有报道剖宫产后阴道分娩发生子宫破裂，最常发生于剖宫产后首次阴道分娩者，其发生率为 0.5%～9%，其破裂的发生率与瘢痕类型、瘢痕数目、母亲年龄、胎儿体重以及两次分娩间隔时间少于 18～24 个月等因素有关。而 K jaergaard 等则认为，体育锻炼及每周至少 4 小时的劳作可以有效预防难产的发生。因此，对临产前存在高危因素者，一旦临产，应高度警惕难产的发生。

（三）难产的识别及处理

一般而言，产程中常常通过临床表现结合产程图（partogram）来早期识别难产。当产程中出现胎膜早破、过早屏气、肠胀气、尿潴留、子宫下段压痛、血尿、腹部出现病理性缩复环、宫颈水肿等情况时，高度提示已有发生难产的征象，此时应结合产程图进行判断。

产程图即是通过产程时限（宫口扩张）和胎先露下降来判断产程进展。为了减少主观误差，建议应保持检查人员的连贯性；其次，应在产程早期（特别是在潜伏期晚期和活跃期早期）就开始进行宫口检查。临床上是进行肛门检查或阴道检查来判断宫口扩张或先露下降情况，目前尚有争议。传统意义上，多采用肛门检查，其理由是可以避免阴道检查可能造成的母儿感染，只有当肛门检查宫口或先露情况不明确时，建议阴道检查。Friedman 在 1954 年首次报道产程时限时，多采用肛门检查，只有在宫颈很薄、很软、宫口扩张情况不明确时，消毒后进行阴道检查。然而，2013 年的一篇系统评价详细对比了产程中阴道检查和肛门检查对母儿的影响，结果发现在产

妇及新生儿感染需用抗生素、剖宫产率、阴道分娩率、阴道助产率、围产儿死亡率和新生儿入住新生儿重症监护治疗病房（neonatal intensive care unit, NICU）等方面，阴道检查和肛门检查均无显著差异。但从产妇的接受程度来看，似乎更容易接受阴道检查。这就为产程中进行阴道检查提供了循证支持。

在产程中根据患者的临床表现结合产程图的时限，就可诊断难产。一旦诊断为难产，其处理可以归纳为以下几点：

1. 在潜伏期出现难产的临床表现时，首先应在排除头盆不称的前提下，给予产妇能量补充和镇静休息。对有妊娠糖尿病或糖尿病合并妊娠的患者，应监测血糖，在补充能量时给予胰岛素，见相关章节；镇静休息可给予哌替啶 100mg 或吗啡 10mg 肌内注射。经过上述处理，绝大部分的产妇能够顺利进入活跃期，产程得以继续进行。

2. 在潜伏期或者活跃期有异常趋势时，应积极进行阴道检查，此时检查的内容，重点包括内骨盆的大小，胎头有无变形、颅骨有无重叠，胎方位，胎头位置的高低以及宫颈是否水肿等。

（1）对在此期检查发现胎头变形、颅骨重叠，或前不均倾位、额位、高直后位等胎方位，建议剖宫产终止妊娠。

（2）对枕横位或枕后位，嘱产妇侧卧位（使胎头枕部凭借重力作用转向母体前方），并在严密观察下继续待产，观察产程进展。

（3）对宫颈水肿者，可进行多点宫颈注射利多卡因或阿托品（根据产妇心率选择用药），以消除宫颈水肿。

（4）对此阶段尚未破膜者，在排除头盆不称后，可行人工破膜，一方面使胎头直接与宫颈接触，刺激宫缩促进产程进展；另一方面，观察羊水性状，有助于早期诊断是否存在胎儿宫内窘迫。对人工破膜后宫缩仍乏力者（并排除头盆不称），给予缩宫素静脉滴注，切忌缩宫素穴位注射、肌内注射或鼻腔给药，以避免宫缩过强诱发羊水栓塞。

关于缩宫素的用量，长期以来，国内教科书均推荐从小剂量开始，2.5U 缩宫素 + 乳酸钠林格注射液 500ml，开始滴速为 8 滴 /min，即缩宫素滴速控制在 2.5mU/min。在确定无过敏反应后，15～30 分钟为调整间隔，以每次增加 1～2mU/min 为宜，使宫缩达到 40s/（2～3）min，宫腔压力 <60mmHg。国外则对小剂量（初始剂量和增加剂量均 <4mU/min）和大剂量（初始剂量及增加剂量均 >4mU/min）缩宫素对母儿的影响进行了系统评价，结果显示尚无足够证据表明大剂量的缩宫素可以缩短产程、降低剖宫产率和增加阴道分娩率，也没有足够证据表明大剂量缩宫素对母儿结局的影响。虽然目前循证医学的证据并未指出大剂量缩宫素对母儿有明显的不良影响，但为了避免宫缩过强所带来的不良后果，建议临床仍然使用小剂量缩宫素。

3. 在第二产程出现产程停滞或延长的趋势时，应积极进行阴道检查，重点检查胎头位置的高低及胎方位。如胎先露 S+3，可阴道分娩或阴道助产分娩；如未达坐骨棘 3cm 以下，建议剖宫产终止妊娠。如胎方位正常，可阴道分娩；如胎方位为持续性枕后位或枕横位，徒手转为枕前位后可经阴道分娩；如徒手转胎方位困难，则行剖宫产术。

临床对是否进行徒手转胎方位目前仍有争议，但形成共识的是如果要徒手转胎方位，一定是由有丰富经验的助产人员进行，以有效避免操作过程中发生不良后果，如损伤（软产道撕伤、胎儿头皮损伤等）、脐带脱垂等。

二、分娩期监护

（一）产程中胎儿监护的认知、演变和启迪

产程中的宫缩会减少子宫胎盘血供，导致胎儿宫内氧供减少。随着产程进展，宫缩持续时间逐渐延长、间歇时间逐渐缩短，宫腔压力也逐渐增高，使胎儿在宫内的氧供也越来越少，并非所有胎儿都能够耐受这种氧供的减少。因此，监测胎儿在宫内是否安全成为产程处理中极为重要的环节。为达到早期发现胎儿宫内缺氧以便及时进行有效干预，最大程度减少对胎儿或新生儿的影响，最大限度减少不必要的干预，降低剖宫产率的目的，产时胎儿监护应运而生。

从 20 世纪 50 年代以来，相继研发了多种产程中胎儿监护的方法和手段，其中，有代表性的主要包括间断胎心听诊、胎心宫缩监护、胎儿头皮刺激试验、胎儿头皮血样检查、胎儿脉冲血氧测量法以及胎儿心电图 ST 段分析等。

最早应用于产时胎儿监护的是间断胎心听诊

(intermittent auscultation)。它是在既定时间内用人工方法来听诊胎心次数。依靠此种监测手段，可以较准确地评估宫缩时及宫缩后的胎心率、胎心节律以及胎心的变化情况（如加速或减速），但该种方法不能反映胎心的基线变异情况或胎心减速的类型；关于在产程的不同阶段胎心听诊的间隔时间及听诊的持续时间国内外尚未统一，但大多数学者推荐在活跃期每 15 分钟、第二产程每 5 分钟在宫缩时及宫缩后的短时间内听诊 30～60 秒；由于间断胎心听诊需要大量的医务人员实行一对一监测，在患者多、医疗资源相对匮乏的地区，这种间断胎心听诊的应用受到极大限制。

20 世纪 60 年代出现的胎心电子监护（electronic fetal monitoring，EFM），即胎心宫缩监护（cardiotocography，CTG）开始应用于临床。从广义的定义来说，EFM 包括无应激试验（non-stress test，NST）和宫缩应激试验（contraction stress test，CST）。前者主要用于临产前，后者主要用于临产后，即产程中的胎儿监护。CST 包括了临产后自然宫缩所进行的胎儿监护，以及应用缩宫素诱发的催产素激惹试验（oxytocin challenge test，OCT）。OCT 也可用于产前胎儿监护评价胎盘功能。从狭义的定义来说，EFM 就是指的产时CTG，它是在产程中对于胎心变化和宫缩情况进行同步持续记录。CTG 能够准确记录胎心基线及其变异、胎动时胎心的变化以及宫缩对胎心的影响，弥补了间断胎心听诊不能反映胎心基线变异情况或胎心减速类型的不足。CTG 以其具有的简单、易行、无创的优势，受到广大医务工作者的信赖，成为当今临床广泛应用、特别是在发展中和医疗资源不足的国家和地区的产时胎儿监护手段。但是，CTG 存在假阳性或假阴性，而且CTG 的判读结果（特别是在评价变异、减速等方面）也受人为因素的影响。

与 CTG 同时用于临床胎儿产时监护的还有诞生于 20 世纪 60 年代的胎儿头皮血样检查（fetal scalp blood sampling）。该方法在胎膜已破、宫口开大的前提下，通过适当地采集胎儿头皮毛细血管的血样测定 pH，可有助于诊断胎儿是否存在宫内窘迫。但该检查为有创性，一次检查只能反映采集样本时的情况，不能预测以后的变化，多次检查必将增加母儿感染、胎儿头皮血肿的风险，

因此，该检查的临床应用受到极大限制。

20 世纪 80 年代，国外开始使用胎儿头皮刺激试验（fetal scalp stimulation test）来评价胎儿产时宫内状况。由于该方法不能反映宫缩与胎心的关系，因此，临床上极少单独应用该方法来评价胎儿宫内情况。此外，胎儿脉冲血氧测量法（fetal pulse oximetry，FPO）及 20 世纪 80 年代出现的胎儿心电图（fetal electrocardiography，FECG）ST 段分析也在临床应用中占有一席之地。前者主要是在产程中连续监测胎儿血氧饱和度，以达到减少 CTG 假阳性率的目的，但其临床应用指征目前仍有争议，当产程中出现异常 CTG 图形时，应用FPO 是否可降低剖宫产率也有不同观点；后者则被认为是比 CTG 更敏感的胎儿监护措施，一般认为，在 CTG 出现异常前，FECG 的形态已经发生改变。但由于 FPO 和 FECG 所要求的技术性高，在现阶段尚未广泛应用于产程监护中。

（二）产时 EFM（CTG）的分级管理及处理

产时 EFM（CTG）的分级管理及处理诞生于 20 世纪 60 年代的产时 EFM（即 CTG），因其可以同步、直观监测宫缩与胎心的关系、无创、方便易行受到临床工作者的极大欢迎。2007 年加拿大妇产科医师协会（Society of Obstetricians and Gynaecologists of Canada，SOGC）和英国皇家妇产科医师协会（Royal College of Obstetricians and Gynaecologists，RCOG）颁布了产时 EFM 分级管理及处理指南，2009 年美国妇产科医师协会（American College of Obstetricians and Gynecologists，ACOG）对产时 EFM 给出了最新的权威定义，并提出了 EFM 分类、结果判读及根据 EFM 分类进行分级管理或处理的指南（表 4-1、表 4-2），为规范临床诊治、有效保证母儿安全提供了依据。

为了临床更规范处理，ACOG 提出了根据不同类型 EFM 进行不同管理或处理的概念，即 EFM 的分级管理。对于产时宫内复苏的目的、FHR 异常类型及其干预措施，ACOG 也给出了详细建议（表 4-3）。

同时，ACOG 指出，上述产时 EFM 分级管理及处理是基于循证医学证据：

1. **证据 A 级（推荐和结论是基于好的、始终一致的科学证据）** 第一类 EFM，不存在胎儿酸碱失衡，可按常规监测，即第一产程每 30 分钟、

表 4-1　EFM 基本术语的定义

名称	定义及标准
基线（baseline）	正常 FHR 基线：110～160 次 /min；胎心过速：FHR 基线 >160 次 /min；胎心过缓：FHR 基线 <110 次 /min。FHR 基线是指在 10 分钟的阶段内，至少持续 2 分钟，并且除外了胎心周期性或一过性变化以及显著变异的平均 FHR 水平
基线变异（baseline variability）	FHR 基线存在振幅及频率波动。基线变异分为：消失型（变异范围无法监测）、小变异（变异幅度≤5 次 /min）、中等变异（即正常型，变异幅度 6～25 次 /min）和显著变异（变异幅度 >25 次 /min）
加速（acceleration）	FHR 突然显著增加（从开始加速 - 达到峰值 <30 秒）。不同孕周加速的标准不同：≥32 周，加速 >15 次 /min，15 秒 <持续时间≤2 分钟；<32 周，加速 >10 次 /min，10 秒 <持续时间≤2 分钟。延长加速：2 分钟≤加速持续时间 <10 分钟。如果加速持续时间≥10 分钟，则考虑基线变化
早期减速（early deceleration）	伴随宫缩的 FHR 对称性、渐进性减缓和恢复。FHR 渐进性减缓定义为从开始减速 - 胎心最低点的时间≥30 秒。FHR 的减缓程度是从开始减速 -FHR 的最低点。FHR 早期减速的最低点与宫缩峰值一致。大多数 FHR 早期减速的开始、最低点及恢复与宫缩的开始、峰值及结束一致
晚期减速（late deceleration）	伴随宫缩的 FHR 对称性、渐进性减缓和恢复。FHR 渐进性减缓定义为从开始减速 - 胎心最低点的时间≥30 秒。FHR 的减缓程度是从开始减速 -FHR 的最低点。FHR 的晚期减速的最低点落后于宫缩峰值。大多数的 FHR 晚期减速开始、最低点及恢复落后于宫缩的开始、峰值及结束
变异减速（variable deceleration）	FHR 突然显著减缓。FHR 从开始减缓 - 最低点的时间 <30s。FHR 减缓程度是从开始 -FHR 的最低点。变异减速程度≥15 次 /min，15 秒≤持续时间 <2 分钟。变异减速与宫缩无固定关系
延长减速（prolonged deceleration）	FHR 显著减慢。程度≥15 次 /min，2 分钟≤持续时间 <10 分钟。如持续时间 >10 分钟，则考虑 FHR 基线变化
正弦波（sinusoidal）	FHR 基线呈平滑正弦波摆动，3～5 个周期 /min，持续时间≥20 分钟

表 4-2　EFM 的分类及结果判断

类型	判断标准
第一类 EFM	满足以下所有条件：FHR 基线 110～160 次 /min，FHR 基线变异为中等变异，无晚期或变异减速，有或无早期减速，有或无加速
第二类 EFM	除第一类和第三类 EFM 外的其他所有情况。①基线率：胎心过缓但不伴基线变异消失，胎心过速；②FHR 基线变异：小的基线变异，基线变异缺乏但不伴复发性晚期减速，明显的基线变异；③加速：刺激胎儿后缺乏胎心加速；④周期性或阶段性减速：复发性的变异减速伴小或中等程度的基线变异，胎心延长减速超过 2 分钟但少于 10 分钟，复发性晚期减速伴中等变异减速，变异减速伴其他特征，如胎心非常缓慢回到基线等
第三类 EFM	无 FHR 基线变异，并且存在以下情况中的任何一种：复发性晚期减速，复发性变异减速，胎心过缓，正弦波

表 4-3　针对第二类及第三类 EFM 的产时复苏

目的	FHR 异常类型干预措施
改善胎儿氧供和提高子宫胎盘血供	复发性晚期减速，延长减速或胎心过缓，小的或缺乏胎心变异：产妇侧卧位（左或右），吸氧，输液，抑制子宫收缩
抑制子宫收缩	胎心过速伴第二类或第三类 EFM：停用缩宫素或促宫颈成熟药物，给予血管活性药物（如肾上腺素）
减轻脐带受压	复发性延长减速，延长减速或胎心过缓：产妇体位重新调整，羊膜腔灌注，如果脐带受压诊断明确，在准备手术分娩期间抬高胎先露部

第二产程每 15 分钟评价 1 次。第三类 EFM 提示胎监异常及胎儿酸碱失衡风险增加。羊膜腔灌注可降低复发性变异和剖宫产率。

2. 证据 B 级（推荐和结论是基于有限的或不一致的证据） 静脉输液、侧卧位及吸氧的联合应用，可以改善产程中胎儿氧供。无论产程是自然临产或诱发，产程中出现胎心过速并伴发第二类或第三类 EFM，均需评价胎儿宫内状况并给予恰当处理。当出现第二类 EFM 时，需持续监测胎儿宫内状况并给予恰当处理，必要时重新评价胎儿宫内状况；当存在 FHR 加速（自然临产或诱发）或中等变异或同时存在上述两种情况时，高度提示胎儿酸碱平衡异常，这对临床处理很有帮助。

3. 证据 C 级（结论是基于大多数人的意见和专家观点） 目前尚未建立当出现第三类 EFM 时最佳处理时间范围对分娩的影响。

由此可以看出，产时 EFM 的分级管理及处理已得到国外学者的大力推荐。2015 年，中华医学会围产分会颁布了电子胎心监护应用专家共识，建立了国人自己的产时 EFM 分级管理及处理规范。该共识在临床实践的应用对孕妇及胎儿的安全提供了保障，也为临床工作者指明了方向。

（三）产时单用或联合应用胎儿监护

产时单用或联合应用胎儿监护值得商榷。目前，国内外大多数学者均推崇以产时 EFM（即 CTG）为主要监护手段的产时监护联合应用，这种产时监护对判断胎儿是否缺氧，以及缺氧程度的准确性优于单一监护。但过多依赖 CTG，则可能出现高的假阳性。

早在 2006 年，Craham 等对近 40 年来 CTG 对预防围产儿脑损伤和围产儿死亡的价值进行了荟萃分析（meta 分析），结果显示，与间断胎心听诊相比，CTG 组的剖宫产率明显增加，新生儿惊厥明显降低，但脑瘫和围产儿死亡却无明显下降。2009 年，Alfirevic 的系统评价结果也显示，与间断胎心听诊比较，CTG 虽然降低了新生儿惊厥的发生，但脑瘫、新生儿死亡及其他衡量新生儿健康的指标均无明显改变，并且 CTG 与剖宫产及阴道助产的增加有关。2013 年，Alfirevic 等最新的系统评价仍然支持上述观点。因此，就预测围产儿脑损伤及死亡，CTG 并未显示出其优势；相反，增加了阴道助产及剖宫产率。从这一点分析，CTG 并未达到实现减少产时干预、降低围产儿病率的目的。

更新的研究结果也显示，在低危人群中应用 CTG，可能增加剖宫产率，而对其他重要的妊娠结局没有影响；CTG 的预测性及可靠性在低危人群中是不确定的，因此，目前尚无证据表明在低危人群中应用 CTG 有益。

2002 年，Skupski 研究发现，当出现非典型 CTG（即第二类 EFM）时，可联合应用胎儿头皮刺激试验来减少产时监护的假阳性。近年来，有研究发现，在产程中联合应用 CTG 和胎儿头皮血 pH 测定，可避免 CTG 的假阳性，提高胎儿宫内窘迫诊断的准确性和降低不必要的手术干预。

此外，产程中 CTG 联合应用胎儿脉冲血氧测量（FPO）是否可降低剖宫产率、改善新生儿结局尚有争议。研究显示，与单用 CTG 比较，联合应用 CTG 和 FPO 的剖宫产率明显降低，而新生儿结局并无差异。但也有研究发现，与单用 CTG 相比，联合应用 CTG 和 FPO 并未降低剖宫产率。因此，从目前研究分析，CGT 联合 FPO 的应用价值尚需进一步评价。

有研究表明，从 20 世纪 80 年代应用于临床的胎儿心电图 ST 段分析，是比 CTG 更敏感的产时胎儿监护手段，在 CTG 出现异常前，FECG 的形态就已发生改变，因此，主张在高危人群中应用 FECG 以期早期发现胎儿宫内缺氧。但是，最新的研究结果并未如人们所预期。研究发现，与单用 CTG 相比，没有足够证据表明联合应用 CTG 和 FECG 的 ST 段分析，能够降低胎儿酸中毒的发生率以及因胎儿宫内窘迫剖宫产率和阴道助产率，但可降低胎儿头皮血样采集率。Schuit 最新的研究结果也显示，虽然 CTG 联合应用 ST 段分析并不能降低胎儿的代谢性酸中毒，但却能降低阴道助产率和胎儿头皮血样采集率。上述结果均支持产程中联合应用 CTG 和 FECG 的 ST 段分析。

目前，CTG 在临床应用中仍占有主导地位。但是，仍需进一步探索各种产时监护方法的有效性、安全性或联合应用多种方法以提高监护的准确性。

三、产程时限（新产程标准及应用）

过去，我国的产程标准以 1994 年 WHO 发布的指南为基础，即 Friedman 产程图。为了给予孕妇更多的试产机会，减少不必要的剖宫产，并进一步规范产程异常的诊断标准，2014 年中华医学会妇产科学分会产科学组发布了以 ACOG 和美国母胎医学会（Society for Maternal-Fetal Medicine，SMFM）的专家共识为基础的《新产程标准及处理的专家共识（2014）》。

与 Friedman 产程图相比较，新产程专家共识在以下方面做出了修改。

（一）潜伏期的管理

新产程专家共识不再将潜伏期延长作为剖宫产术的指征，但是可以根据不同的情况进行干预：

1. 宫口开大 0～<3cm 时　建议每 4 小时进行阴道检查了解宫口扩张的情况；若超过 8 小时，应实施干预。此时干预的手段包括支持、镇静、镇痛、休息和缩宫素静脉滴注。

2. 宫口开大 3～<6cm 时　阴道检查的时间缩短为每 2 小时进行 1 次，若无进展则进行干预，可选择人工破膜和缩宫素静脉滴注来促进产程。

（二）活跃期的起点

在 2003 年的标准里，宫口扩张 3～4cm 作为活跃期的起点。但是产妇有很大的个体差异，25% 的产妇宫口开大 3cm 时就进入活跃期，50% 的产妇是在宫口开大 4cm 时进入活跃期，但是宫口扩张到 6cm 时，100% 的产妇进入活跃期，故新产程专家共识强调宫口扩张 6cm 作为活跃期的起点，避免过度或过早地诊断活跃期的停滞或延长，进而减少剖宫产率。

（三）活跃期的管理

其中活跃期停滞及延长的标准也进行了一定调整。活跃期停滞的标准为：

1. 宫缩正常时，宫口停止扩张≥4 小时。

2. 宫缩欠佳时，宫口停止扩张≥6 小时（前提：已破膜且宫口≥6cm 后）。活跃期延长的标准则修改为宫口扩张 <0.5cm/h。对于活跃期的异常应进行积极处理，每 2 小时进行阴道检查，如胎膜未破可以人工破膜，宫缩不佳考虑静脉滴注缩宫素。

（四）第二产程的处理

为了减少因第二产程转剖宫产术的并发症，并增加阴道分娩的机会，第二产程的时限在新产程专家共识得到了延长。若第二产程异常，也应进行积极处理，包括静脉滴注缩宫素、手转胎位、产钳助产或胎头吸引助产等手段。

总的来说，新产程专家共识面对我国的高剖宫产率，进一步规范了产程异常的诊断标准，为产妇提供了更多阴道分娩的机会，减少不必要的产时剖宫产，也为产科工作者指明临床实践的明灯，保障了母儿的安全。

四、现代分娩理念

（一）安全避免初次剖宫产

近年来，剖宫产术在处理难产、妊娠合并症和并发症、降低母儿死亡率和病率中起了重要作用。我国的剖宫产率从 20 世纪 60 年代的 5% 左右上升到 20 世纪 90 年代初的 20%，且近 20 年来，呈现持续上升的状况。而剖宫产率的上升可导致母体并发症及死亡率增加。WHO 在全球剖宫产率的调查报告中指出，阴道助产和剖宫产的孕妇发生严重并发症及死亡的危险度明显高于阴道自然分娩的孕妇。此外，剖宫产还可增加新生儿近、远期并发症，未临产择期剖宫产分娩的新生儿发生新生儿呼吸窘迫综合征的风险增加。

2014 年剖宫产术的专家共识指出以下情况为剖宫产的指征：

1. 胎儿窘迫　指妊娠晚期因合并症或并发症所致的急、慢性胎儿窘迫和分娩期急性胎儿窘迫短期内不能经阴道分娩者。

2. 头盆不称　绝对头盆不称或相对头盆不称经充分阴道试产失败者。

3. 瘢痕子宫　2 次及以上剖宫产术后再次妊娠者；既往子宫肌瘤剔除术穿透宫腔者。

4. 胎位异常　胎儿横位，初产足月单胎臀位（估计胎儿出生体质量 >3500g 者）及足先露。

5. 前置胎盘及血管前置　胎盘部分或完全覆盖宫颈内口者及血管前置者。

6. 双胎或多胎妊娠　第 1 个胎儿为非头位；复杂性双胎妊娠；联体双胎、三胎及以上的多胎妊娠应行剖宫产术。

7. 脐带脱垂　胎儿有存活可能，评估结果认为不能迅速经阴道分娩，应行急诊剖宫产术以尽快挽救胎儿。

8. 胎盘早剥　胎儿有存活可能，应监测胎心率并尽快实行急诊剖宫产术娩出胎儿。重度胎盘早剥，胎儿已死亡，也应行急诊剖宫产术。

9. 孕妇存在严重合并症和并发症如合并心脏病、呼吸系统疾病、重度子痫前期或子痫、急性妊娠期脂肪肝、血小板减少及重型妊娠期肝内胆汁淤积等，不能承受阴道分娩者。

10. **妊娠巨大儿者**　妊娠糖尿病孕妇估计胎儿出生体质量＞4 250g者。

11. **孕妇要求的剖宫产**　美国妇产科医师协会（ACOG）将孕妇要求的剖宫产（cesarean delivery on maternal request，CDMR）定义为足月单胎、无医学指征因孕妇要求而实行的剖宫产。

（1）仅是孕妇个人要求不作为剖宫产术指征，如有其他特殊原因须进行讨论并详细记录。

（2）当孕妇在不了解病情的情况下要求剖宫产，应详细告知剖宫产术分娩与阴道分娩相比的整体利弊和风险，并记录。

（3）当孕妇因恐惧阴道分娩的疼痛而要求剖宫产术时，应提供心理咨询，帮助减轻其恐惧；产程过程中应用分娩镇痛方法以减轻孕妇的分娩疼痛，并缩短产程。

（4）临床医师有权拒绝没有明确指征的剖宫产分娩的要求，但孕妇的要求应该得到尊重，并提供次选的建议。

12. **产道畸形**　如高位阴道完全性横隔、人工阴道成形术后等。

13. **外阴疾病**　如外阴或阴道发生严重静脉曲张者。

14. **生殖道严重的感染性疾病**　如严重的淋病、尖锐湿疣等。

15. **妊娠合并肿瘤**　如妊娠合并子宫颈癌、巨大的子宫颈肌瘤、子宫下段肌瘤等。

此外，ACOG、SMFM联合发布的《安全避免初次剖宫产》共识分析了初次剖宫产的常见原因，结果依次是产程异常、胎心率监护异常、胎位不正、多胎妊娠及可疑巨大儿。对此提出了各项推荐措施：

1. **产程异常**　潜伏期延长、产程进展缓慢、第二产程最长时限尚未确定、不应作为剖宫产的指征。宫口开大≥6cm、胎膜破裂、正常宫缩4小时后应用缩宫素6小时以上宫缩乏力、宫口不再开大的活跃期停滞者应行剖宫产术。

2. **胎心率监护**　异常重复变异减速时，羊膜腔灌注可安全降低剖宫产率。胎心率异常或不能确定是否安全时，头皮刺激可用于评估胎儿酸碱状态，是剖宫产的安全替代措施。

3. **胎位不正**　胎位不正时，行阴道手术助产或剖宫产前应首先考虑协助旋转胎儿枕部，为安全避免剖宫产，尤其当胎儿下降异常时，评估胎儿位置至关重要。自孕$36^{+0\sim7}$周起评估并记录胎先露，以便必要时行外倒转术。

4. **多胎妊娠**　剖宫产并不能改善第1胎为头先露的双胎妊娠的围产期结局。因此，应建议头先露/头先露及头先露/非头先露双胎妊娠女性尝试阴道分娩。

5. **可疑巨大儿**　无糖尿病产妇估计胎儿体重≥5kg，糖尿病产妇估计胎儿体重≥4.5kg，应行剖宫术产以避免潜在产伤。

（二）产程中减少干预

美国妇产科医师学会（ACOG）、美国母胎医学会2014年发布《安全避免初次剖宫产》共识中提出，分娩过程中避免不必要的干预。ACOG于2017年发布《分娩过程中限制干预的措施》的建议，呼吁对低风险孕妇减少干预，为孕妇提供更舒适的分娩体验。建议中的"低风险"是指临床上无药物干预的适应证。内容包括潜伏期的产程管理、足月胎膜早破、人文关怀、常规人工破膜、分娩镇痛、产时补液、分娩体位及第二产程呼吸和用力方法等。

1. **潜伏期的产程管理**　研究发现产妇潜伏期提前入院与产程停滞、剖宫产、缩宫素的使用增加、宫内压力导管的使用和抗生素应用增加相关。一项随机对照试验比较了潜伏期一开始就住院和活跃期住院的结局，结果发现，活跃期住院组分娩镇痛麻醉使用率减少，满意度更高，分娩时间更短。两组剖宫产率、阴道分娩率和新生儿结局方面差异无统计学意义。过去认为宫口开4cm为潜伏期和活跃期的分水岭，现在的观点是直到5～6cm活跃期才会开始。提示如果母胎安全，潜伏期宫口开至4～6cm时仍可行期待治疗，不急于采取过度的干预措施。对于潜伏期未住院的产妇，建议自我照顾，可与医护人员联系，指导在家的注意事项。潜伏期产妇可能因疼痛或疲劳入院。当母体和胎儿状态较好，潜伏期妇女进入分娩可能延迟时，可以给予频繁沟通和鼓励，以及非药物性疼痛处理。当孕妇潜伏期出现疼痛和疲劳,应给予教育和支持、口头说服、舒适体位和非药物性疼痛管理例如按摩或水浴。

2. 足月胎膜早破 应对 PROM 的孕妇进行充分的评估,慎重选择期待治疗还是立即引产方案。Cochrane 综述比较了胎膜早破立即引产和期待治疗的结局,两种方案剖宫产和新生儿感染率无差异,但立即引产方案具有较低的绒毛膜羊膜炎发生率(RR = 0.74;95% 置信区间:0.56~0.97)、子宫内膜炎发生率(RR = 0.30;95% 置信区间:0.12~0.74)和新生儿入住 NICU 率(RR = 0.72;95% 置信区间:0.57~0.92)。由于立即引产和期待治疗组在新生儿感染方面并无明显的差异,可告知产妇在两种方案中任其选择。另一项随机对照试验也发现,PROM 时立即引产和期待治疗均可以选择,因为二者新生儿感染率和剖宫产率相近。其他随机对照试验揭示,PROM 可考虑予以 10 小时至 4 天的期待治疗时间。但是随着胎膜早破时间的延长,感染的风险也在增加,应告知希望期待治疗的 PROM 孕妇其潜在风险。然而,GBS 阳性的孕妇,产程中应及时使用抗生素并立即引产。

3. 产程中的持续关怀 导乐是指在孕妇分娩过程中提供指导及人文关怀的角色,她们有分娩的经验,来自包括医护工作者的各种人群。随机对照试验发现,导乐可缩短产程、减少麻醉需求、降低手术分娩并提升分娩的感受。Cochrane 综述发现,获得持续关怀的产妇剖宫产(RR = 0.78;95% 置信区间:0.67~0.91)或阿普加评分(Apgar score)低于 5 分的新生儿(RR = 0.69;95% 置信区间:0.50~0.95)减少。非药物治疗并获得持续关怀的孕妇,产程缩短(-0.58 小时;95% 置信区间:-0.85~-0.31)和阴道分娩率上升(RR = 1.08;95% 置信区间:1.04~1.12)。教会家庭成员产程关怀的方法同样有效。一项包含 600 例初产妇的随机对照试验中发现,导乐对低收入、低风险孕妇可明显缩短产程和预防新生儿窒息。因此应培训分娩期的导乐人员,从而为孕妇提供一对一的心理和关怀支持。

4. 常规人工破膜 人工破膜是产程中采用的干预手段。产程进展缓慢时可单独或结合缩宫素使用。然而,常规人工破膜是否有利仍有争议。一项 Cochrane 综述指出自然分娩的孕妇中,人工破膜并不能缩短产程(-20.43 分钟;95% 置信区间:-95.93~55.06)或减少剖宫产率。与未行人工破膜的产妇相比,产妇满意度、5 分钟 Apgar 评分小于 7、脐带脱垂和胎心异常的发生差异无统计学意义。一项 meta 分析发现,与期待治疗比较,人工破膜联合缩宫素可缩短第一产程时间(-1.11 小时;95% 置信区间:-1.82~-0.41)并减少剖宫产率(RR = 0.87;95% 置信区间:0.77~0.99)。这些研究提示对产程正常进展的产妇及低风险的胎儿,不推荐进行常规人工破膜。

5. 间歇听胎心 采用持续电子胎心监护(EFM)能否减少围产儿死亡和婴儿脑瘫的发生率并替代间歇听胎心,一直存在争议。对于低风险产妇来说,持续电子胎心监护的广泛使用并没有改善胎儿的结局。一项 Cochrane 综述发现持续 EFM 和间歇听胎心比较,持续 EFM 带来更高的剖宫产率(RR = 1.63;95% 置信区间:1.29~2.07)和器械阴道助产率(RR = 1.15;95% 置信区间:1.01~1.33)。但持续 EFM 可减少一半的新生儿抽搐率,而围产期死亡及脑瘫发生率并没有减少。目前最大规模的随机对照试验(RCT)也提示,持续 EFM 和间歇听胎心比较,新生儿死亡率和 4 岁时婴儿脑瘫的发生率差异无统计学意义。低风险孕妇可以间歇听胎心,培训使用便携式多普勒胎心仪。

6. 处理分娩阵痛的方法 有时非药物的方案比药物治疗方案对产时疼痛更有帮助。药物治疗可减轻疼痛,但不能缓解焦虑。迄今为止,分娩疼痛的评估仍然使用数字疼痛分级法(1~10级),而它的争议在于不能够客观评估复杂、多因素的产时感受。将药物及非药物的疼痛治疗方法联合应用,可帮助产科医生制订多种干预措施,最大程度上满足每位孕妇的要求。第一产程中水浴可减少疼痛。放松、针灸、按摩、经皮电神经刺激、芳香疗法或音乐止痛也被证明可缓解疼痛,但目前并未找到最有效的办法。

7. 产时口服补液 静脉补液虽然安全,但限制了行动自由。可以鼓励孕妇口服补液来满足液体及热量的需求量。关于限制产时口服补液的争论主要集中于对产妇误吸呛咳的担忧。指南支持没有妊娠合并症的孕妇在产时口服适量纯净水,应该避免含颗粒物的流质食物或固体类食品。尿量评估和尿酮体是否存在可用于监测补液量。如果尿量减少或尿酮体阳性，应考虑静脉补液。静脉补液的选择及滴速应该个体化并根据产程时长来决定。尽管采用葡萄糖补液会导致新生儿低血糖症发生的担忧，但最近的一项 RCT 报道发现持续输注 5% 葡萄糖盐水，没有导致脐血 pH 值降低或新生儿低血糖发生率增加。

8. 分娩体位　自然分娩的过程中，孕妇已经有许多不同的体位的推荐，尚不能确定哪种是最佳的分娩体位。虽然常提倡仰卧位，但该体位容易出现仰卧位低血压和胎心减速。因此，对大多数产妇来说无须强制或禁止使用某些体位。一项 meta 分析指出，第一产程中，站立体位相对于其他体位，可缩短大约 1 小时 22 分钟的产程时间（−1.36 小时；95% 置信区间：−2.22～−0.51），效果好于人工破膜和缩宫素静脉滴（−1.11 小时），减少剖宫产率（RR = 0.71；95% 置信区间：0.54～0.94）。Cochrane 综述发现，第二产程采用站立或侧卧位可减少胎心异常发生率、会阴侧切率和手术分娩率（RR = 0.78；95% 置信区间：0.68～0.90）。但是也发现站立体位 II 度会阴裂伤率（RR = 1.35；95% 置信区间：1.20～1.51）和产后出血发生率增加（RR = 1.65；95% 置信区间：1.32～2.60）。因此，无母胎禁忌证时，产程中可频繁变换体位，从而增加产妇的舒适度并促进产程进展。

9. 第二产程用力的方法　第二产程时，通常医生会鼓励产妇每次宫缩时采用长屏气用力（如 Valsalva 呼吸）。然而，如特殊情况，无法指导产妇呼吸时，可采用开放性呼吸。Cochrane 综述发现，第二产程中，随意呼吸和 Valsalva 呼吸法在产程时间、器械阴道助产率、剖宫产率、会阴侧切率、会阴裂伤率、新生儿窒息率或新生儿入住 NICU 的发生率差异均无统计学意义。有研究提示 Valsalva 呼吸法可能导致产后 3 个月尿代动力学的异常。目前开放性呼吸和 Valsalva 呼吸（屏气呼吸）对比数据有限，可鼓励产妇使用其偏好的屏气呼吸方式。

10. 硬膜外阻滞与推迟用力　宫口开全后硬膜外麻醉的初产妇，休息一定的时间可促进胎儿被动旋转和下降，同时为产妇后面的屏气用力储备体力。2 项 meta 分析指出推迟用力 1～2 小时，可延长第二产程大约 1 小时，但可减少产妇 20 分钟的屏气用力。Cochrane 综述发现，推迟用力或立即用力在会阴侧切率、会阴裂伤率、新生儿窒息率或新生儿入住 NICU 的发生率比较差异无统计学意义。一项大样本的回顾性分析发现，推迟用力≥60 分钟，可增加剖宫产率［调整优势比（AOR）= 1.86；95% 置信区间：1.63～2.12］、器械助产率（AOR = 1.26；95% 置信区间：1.14～1.40）、产后出血率（AOR = 1.43；95% 置信区间：1.05～1.95）和转诊率（AOR = 1.51；95% 置信区间：1.04～2.17），但并不增加新生儿不良结局。这些研究提示，使用硬膜外麻醉的初产妇，第二产程开始时可给予 1～2 小时的休息时间。

（三）无痛分娩

无痛分娩即医学上的分娩镇痛，产科麻醉及分娩镇痛是当代产科热点话题。分娩镇痛遵循自愿、安全的原则，以达到最大程度地降低产妇产痛，最小程度地影响母婴结局为目的。尽管分娩镇痛及麻醉有很多其他医学指征，但是只要没有禁忌证，产妇要求分娩镇痛就是独立的医学指征。详情见第四章第四节。

五、臀位分娩、双胎妊娠分娩

（一）臀位分娩

臀先露是指以胎儿的臀部或足为先露，是最常见的异常胎位，发生率占足月分娩总数的 3%～4%，初产妇较多见。随着剖宫产术的成熟，足月臀先露经阴道分娩发生围产儿严重并发症的概率明显高于计划性剖宫产者，使得臀位计划性经阴道分娩数量大幅度减少。然而因忽略性臀位的存在、臀位外倒转手术的局限性以及存在阴道试产意愿者，临床上还将面临臀位经阴道分娩。对于臀先露的孕妇应进行合理规范的管理，针对各自机构情况，对孕妇进行充分评估、病情交代及沟通，合理地选择分娩方式。

临床医生应以客观中立的方式告知臀先露孕妇不同分娩方式的利弊，以确保她们能够确实了解相关风险并作出适宜选择。降低围产儿死亡风险主要取决于 3 个因素：避免 39 周之后发生的死产；避免产时风险；避免臀位阴道分娩风险。最后一点仅是针对臀先露胎儿的风险。产科医生需要告知孕妇，孕 39 周之后臀位计划性剖宫产和经阴道分娩围产儿死亡率分别为 0.5/1 000 和

2/1 000，而头位自娩发生率为 1/1 000。计划性剖宫产可减少足月臀位围产儿死亡率和新生儿近期的患病率，但可对再次妊娠及子代远期健康产生影响。

1. 产前评估　臀位计划性阴道分娩的安全性依赖于适宜病例的选择、操作技术以及产时监测。存在胎儿估计体重≥4kg、胎头过度仰伸、足先露、存在胎儿异常（如脑积水）、母体及胎儿因素不能耐受阴道分娩、分娩时孕周小于 39 周、新生儿体重小于第 10 百分位数、所分娩的医疗机构年分娩量 <1 500 例等是增加臀先露阴道试产围产儿死亡率的危险因素。

对于已临产的非计划性阴道分娩的臀先露孕妇，产程接近或进入第二产程不应常规行剖宫产术。如果时间及情况允许，应行超声了解胎儿颈部及腿部位置，并估计胎儿体重，与产妇交代臀位阴道分娩相关问题。

2. 产时管理　加强宫缩作为治疗难产的手段，在产程进展顺利的情况下应避免使用。然而，如果使用硬膜外阻滞镇痛影响了宫缩强度和频率可使用缩宫素加强宫缩。一些经验表明，臀位阴道分娩更倡导减少人为干预。

PREMODA 研究认为，臀位阴道分娩过程中发生脐带受压及脐带脱垂的风险较高，特别是在胎头进入骨盆之后脐带受压更为常见。对于胎心好、耐受能力强的胎儿完成经阴道分娩的可能性更大，因此产程中应该持续胎心监护，可改善新生儿结局。在第二产程开始使用腹压之前，一旦出现胎心异常，提示胎儿宫内缺氧可能，建议立即行剖宫产术，除非胎儿臀部已达到阴道口或进展非常迅速。

第一产程管理遵照头位阴道分娩，除非有明确的指征，否则不行人工破膜，以减少脐带受压及脐带脱垂的风险。如果产程进展缓慢需考虑剖宫产。如果行分娩镇痛且出现小于 4 次 /10min 的低频宫缩，可考虑用缩宫素加强宫缩。第二产程早期，耐心等待胎臀露于阴道口，软产道已充分扩展且产妇向下屏气强烈时，方可开始指导产妇用力。如进入第二产程后 2 小时先露仍未到达盆底，通常推荐转剖宫产结束分娩。

3. 臀位早产　原则上，不推荐对自发临产的臀位早产常规行剖宫产术。臀先露易发生早产，

大部分早产臀位会面临非计划性阴道分娩的决定。不同分娩方式对母儿影响报道不一。孕周与臀位早产儿预后有关，孕周越小，结局越差。25% 的早产是由于产科并发症，比如子痫前期、胎儿生长受限、产前阴道出血而做的终止妊娠。对于早产儿因为母胎并发症需要有计划地终止妊娠者，推荐行剖宫产术。如果发生出头困难，阴道分娩者应当考虑宫颈切开，紧急剖宫产者应考虑子宫切口的垂直切开。

4. 双胎臀位　虽然相关证据有限，但对第 1 胎为臀位者推荐行计划性剖宫产术。不推荐对已临产的第 1 胎为臀位的双胎者常规行急诊剖宫产术。针对臀先露的双胎分娩的研究有限。有研究表明对于双胎第 1 胎位是臀位的孕妇，行计划性剖宫产者新生儿 5 分钟低 Apgar 评分的发生率相对较低（OR=0.33，95% 置信区间：0.17～0.65）。不论是足月或早产，不推荐因双胎第 2 个胎儿臀位而常规行剖宫产术。

5. 臀位外倒转术　臀位外倒转术（external cephalic version，ECV）是指将非头位胎儿转为头位，增加阴道分娩率。臀位的外倒转术通过提高头位阴道分娩率，相应降低了剖宫产率，避免因经阴道臀位分娩及剖宫产带来的近远期并发症，这明显提高了社会效益。

2000 年 ACOG 指南中指出外倒转术的时机为 36 周，2010 年的英国皇家妇产科学会（Royal College of Obstetricians and Gynecologists，RCOG）指南建议初产妇外倒转术的时机为 36 周，经产妇为 37 周。2016 年的 ACOG 指南则建议在孕 36 周时可开始评估胎儿先露部位。未足月行外倒转术，虽然一次成功率高，但也容易发生自发性倒转，转回臀位，可能需要再次行外倒转术或剖宫产术；若未足月行外倒转术，医生和孕妇需要权衡早产的风险和外倒转术间的关系，37 周若因外倒转术失败或并发症发生而需急诊剖宫产术，37 周足月胎儿娩出，避免了早产风险，新生儿的并发症较少，也避免人为早产。2016 年 UpToDate 发表的 meta 分析推荐外倒转术的上界时间为 39 周，原因是 39 周后先露入盆，难以实现外倒转术，而且胎盘功能的下降，也会增加外倒转术的失败，为了避免医源性的早产，建议 37 周开始行外倒转术。

目前没有充足的数据明确瘢痕子宫的外倒转术的相对或绝对禁忌证,多数情况还得根据实际情况个体化对待。随着瘢痕子宫阴道分娩的成功率的增加,有一次剖宫产史的臀位妊娠,在评估符合阴道分娩条件的情况下,外倒转术也是值得一试的。

2016 年 ACOG 外倒转术指南推荐静脉使用宫缩抑制剂以提高外倒转术的成功率,使用宫缩抑制剂的孕妇外倒转术成功率较未使用者高。目前绝大多数报道中,都常规或选择性使用宫缩抑制剂。2016 年指南推荐常用药物有:

(1)β 肾上腺素受体激动药:外倒转术时被广泛使用宫缩抑制剂如沙丁胺醇、利托君、海索那林或特布他林,静脉注射或皮下注射。但对母亲和婴儿可能产生的副作用包括心动过速,推荐用法:沙丁胺醇 0.15mg/h,每 20 分钟增加 1 倍,直到容易扪及胎头或产妇心率≥100 次/min);海索那林 10g 静滴;利托君,67mg/min 静滴。

(2)钙通道阻滞剂:如硝苯地平,可以口服,但有低血压的副作用。

(3)一氧化氮供体:如硝酸甘油,可以静脉舌下或者喷雾。

推荐的钙通道阻滞剂和一氧化氮供体缺乏足够的数据来提供很好的佐证,目前指南主要推荐用 β 肾上腺素受体激动药。未使用宫缩抑制剂而外倒转术失败后,可尝试使用宫缩抑制剂来获得成功。

2016 年美国 ACOG 臀位外倒转术指南推荐使用麻醉下行 ECV。使用硬膜外阻滞而不是蛛网膜下腔阻滞能减轻孕妇在外倒转术过程中的疼痛,增加外倒转术的成功率。国内也有同样结论的报道,经硬膜外麻醉后(成功率为 78.3%)实施的外倒转术的瞬时成功率明显高于腰硬联合麻醉组(51.7%)以及无任何镇痛对照组(48.3%)。

关于外倒转术是否能成功,比较明确的影响因素包括:

(1)初产妇,其腹壁紧张影响胎儿回转,同时也促使胎足伸展,成功率约为 34%,多个学术组织较集中的认为怀孕次数以及前次倒转史都有利于外倒转术成功率,但是也可因经产妇的腹部松弛,导致倒转后自然回转为臀位。

(2)进入活跃期及胎儿位置低,胎臀入盆过深,将其推离盆腔的难度明显增大,另外宫缩抑制剂可能对活跃期子宫收缩的抑制作用可能难以达到满意的效果,影响外倒转术成功率。

(3)胎儿体重小于 2500g,胎儿储备能力不足,倒转过程中胎心率下降的概率增大,另胎儿缺乏强力运动及倒转运动的能力。

(4)前壁胎盘,胎儿扪及不清,且存在胎盘早剥风险。

存在有争议的影响因素,包括羊水量,胎盘位置以及孕妇的体重。

行外倒转术前应进行充分准备,需在随时能进行剖宫产术的机构进行,其中包括孕妇超声医生、手术医生、助产士、护士、麻醉医生以及新生儿科医生的准备。若胎儿已入盆,可在行外倒转术前 1 周行膝胸位以增加成功率。术前应与孕妇签署知情同意书,告知相关风险,同样如果使用麻醉或宫缩抑制剂也应同时进行知情同意。嘱孕妇空腹、排空膀胱,开放静脉通道,胎心监护提示 NST 反应型,并记录胎心率。在尝试进行外倒转术之前,应对胎儿进行超声评估,确定胎儿及胎盘的位置,排除其他一些影响阴道分娩的因素,如前置胎盘等。在进行外倒转术前后均应进行胎心监护或生物物理评分。麻醉师准备好急诊剖宫产的所有准备,新生儿科医师做好新生儿窒息复苏准备,保证孕妇及胎儿的安全。

(二)双胎妊娠分娩

多胎妊娠的自然发生率并不高,但随着辅助生殖技术的发展及高龄孕妇的增多,双胎妊娠的发生率逐年上升,双胎妊娠已成为导致流产、早产、出生缺陷及围产儿病率和死亡率增加的重要原因。

1. 双胎绒毛膜性的判断 妊娠早中期超声检查发现为双胎妊娠时,应该进行绒毛膜性的判断,并保存相关的超声图像。绝大多数双卵双胎为双绒毛膜双羊膜囊双胎,而单卵双胎则根据发生分裂时间的不同,分别演变成为双绒毛膜双羊膜囊双胎或单绒毛膜双羊膜囊双胎。若分裂发生的更晚,则形成单绒毛膜单羊膜囊双胎,甚至联体双胎。故单绒毛膜双胎均为单卵双胎,而双绒毛膜双胎不一定是双卵双胎。诊断绒毛膜性对双胎的评估及妊娠管理至关重要。

在妊娠 6~9 周时,可通过孕囊数目判断绒毛膜性；妊娠 10～14 周，可以通过双胎间的羊膜与胎盘交界的形态判断绒毛膜性。单绒毛膜双胎羊膜分隔与胎盘呈"T"征，而双绒毛膜双胎胎膜融合处夹有胎盘组织，所以胎盘融合处表现为"双胎峰"（或"λ"征）。妊娠中期"双胎峰"或"T"征不容易判断，只能通过分离的胎盘个数或胎儿性别判断绒毛膜性。如为 2 个胎盘或性别不同，则为双绒毛膜双胎；如 2 个胎儿共用 1 个胎盘，性别相同，缺乏妊娠早期超声检查资料，绒毛膜性判定会很困难。以往通过羊膜分隔的厚度判断绒毛膜性，但准确性不佳，如绒毛膜性诊断不清，建议按单绒毛膜双胎处理。

2. 双胎妊娠的早产　既往早产史是双胎早产的独立危险因素，且与既往早产的时间无关。多数学者认为，妊娠 18～24 周双胎妊娠子宫颈长度 <25mm 是预测早产的最理想指标。也有学者提出，对于无症状的双胎孕妇，不建议常规通过经阴道超声监测子宫颈长度、检测胎儿纤维连接蛋白及监测宫缩等方式评估发生早产的风险、国内多数学者主张在妊娠 18～24 周行超声结构筛查的同时测量子宫颈长度。另外，卧床休息和宫缩监测并不能降低无高危因素的双胎孕妇的早产率和新生儿 NICU 入住率。

双胎妊娠超声检测子宫颈短的孕妇，即使完成子宫颈环扎术，其早产的风险依然是无子宫颈缩短者的 2 倍。既往有早产史或者多产孕妇进行选择性子宫颈环扎术可能会改善妊娠结局。孕激素制剂无论阴道给药或肌内注射均不能改变早产结局。

与单胎妊娠类似，双胎妊娠中宫缩抑制剂的应用可以在较短时期内延长孕周，以争取促胎肺成熟及宫内转运的时机。

3. 双胎妊娠分娩方式和孕周的选择　无合并症的双绒毛膜双羊膜囊双胎及单绒毛膜双羊膜囊双胎分娩方式的选择主要依据双胎儿的胎方位。关于双绒毛膜双胎妊娠分娩孕周的选择存在争论，建议分娩孕周范围为 38～39^+6 周。循证医学依据主要来源于胎儿或新生儿并发症，而关注母体并发症的资料较少。单绒毛膜双羊膜囊双胎中妊娠 34 周前分娩的围产儿病率为 41% 而孕 34～37 周分娩的围产儿病率为 5%，支持无合并症的单绒毛膜双羊膜囊双胎可以维持妊娠至妊娠

37 周的观点。

双绒毛膜双胎第 1 胎儿为头先露的孕妇，应考虑阴道分娩。如第 1 胎儿为头先露，第 2 胎儿为非头位，第 1 胎儿阴道分娩后，第 2 胎儿需要阴道助产或剖宫产的风险较大。如第 1 胎儿为臀先露，当发生胎膜破裂时易发生脐带脱垂，而如果第 2 胎儿为头先露，有发生两胎儿胎头绞锁的可能，可放宽剖宫产指征。在双胎计划阴道分娩时，第 2 胎儿的胎方位不作为分娩方式选择的主要依据。

双胎延迟分娩是指双胎妊娠中发生一胎流产或早产后，将第 2 胎儿保留在子宫内维持妊娠数天至数周后再分娩，以增加尚未娩出的第 2 胎儿的生存机会。实施延迟分娩时需要符合以下因素：第 1 胎儿分娩孕周在妊娠 18～30 周的双绒毛膜双胎妊娠；拟延迟分娩的胎儿胎膜完整，无胎儿窘迫、胎盘早剥和其他不利于继续妊娠的母体因素。延迟分娩过程中存在发生严重母儿感染的风险，需向患者及其家属详细告知风险利弊慎重。

（马玉燕）

第二节　阴道助产分娩

一、阴道助产分娩的发展历程及现状

阴道助产分娩是指在第二产程宫口开全后，对于不能自然分娩的产妇，运用器械协助其胎儿从阴道娩出。包括产钳助产和胎头吸引器助产。

产钳助产是应用产钳直接牵引或旋转胎头完成分娩，最初于 1600 年左右由 Chamberlin 家族首先发明，直到 1728 年左右，这门技术才被公开。1733 年，埃德蒙·查普曼发表了第 1 例有关产钳可助产的文章。产钳的结构经历了多次演变，最初的产钳只有头弯。1751 年 Smellie 对产钳的结构进行了改造，加入了盆弯。1848 年英国产科医师 Simpson 首次介绍了产钳的构造及其使用方法。由于胎头位置较高时产钳操作难度大，并发症多，且当时剖宫产术不成熟，Tarniar 随后在钳匙与钳胫交界处加入杆及牵引柄，方便在胎头位置较高时使用。后 Piper 又发明一种长柄型产钳，专用于协助臀位后出头娩出。1916 年发明的 Kielland 产钳没有盆弯，可用于枕横位时旋转

及牵引胎头。随着近年来剖宫产术的增多，产钳的应用不仅仅局限于阴道助产，我国的杨振芸等于1997年发明了剖宫产产钳，用于剖宫产时协助胎头娩出。产钳由金属材料制成，目前所使用的产钳基本上均属不锈钢器械。

胎头吸引器助产是根据负压吸引的原理，将特制的吸引器置于胎头，直接牵引胎儿头皮完成。早在17世纪中叶就有一些学者开始研究用负压器进行阴道助产。1848年James Simpson首次提出了真空吸引器的设想，设计了一种杯可以连接到活塞气泵。最初的吸引器操作复杂，负压形成不稳定，易滑脱，经过多次改进，至1954年Tage Malstrom设计了一个金属帽，在帽内产生一个人为的产瘤，借此可以牢牢地把持胎头并牵引，由此胎头吸引器得以推广。后其材质也经历了玻璃杯、木杯、金属杯、软材料杯到硅胶杯。硅胶杯由于软硬适中、负压吸引可控制，如掌握操作规程则不易滑脱，还可进行一定程度的旋转，牵引成功率大大提高，现被广泛应用于临床。目前Malstrom吸引器是世界上使用最多的胎头负压吸引器。

阴道助产不仅在硬件方面不断得到改进，而且在应用适应证、技巧、禁忌证等"软科学"方面也不断取得进步。在过去相对简陋的医疗条件下，阴道助产术解决了无数难产、胎儿窘迫等危机，但同时上述操作也不免造成了一些胎儿、母体的损伤。近年来，由于剖宫产术日渐成熟，其在临床助产中的应用比例也不断下降，国内外不时有取消阴道助产的建议，但临床资料不断证实，阴道助产器械还是有其用武之地，仅靠自然力量或剖宫产有时是不够的。尤其对于胎儿窘迫需立即结束分娩者，出口产钳比胎头吸引器助产更安全可靠，比剖宫产术更能缩短胎儿娩出的时间，同时它也是胎头吸引器助产失败后的补救措施。因此阴道助产在产科处理难产中仍有举足轻重的作用。

二、产钳术

产钳术的主要作用是牵引或旋转胎头以娩出胎儿，是解决难产的重要产科手术之一，有助于缩短第二产程，避免胎头在盆底过度挤压造成缺氧、颅内出血及新生儿窒息等严重并发症。

（一）产钳术的分类

据胎头双顶径及胎头先露骨质最低部位置分类，可分出口产钳术、低位产钳术、中位产钳术、高位产钳术，分别适用于不同的胎头位置（表4-4）。随着剖宫产术的改进，较高位的产钳术如中、高位产钳术已被剖宫产术所取代，目前国内产钳助产仅限于低位及出口产钳术。

表4-4　产钳术的类型

类型	说明
出口产钳术	①不需要分开阴唇即可见到胎儿头皮 ②胎儿颅骨骨质部最低点已达到骨盆底 ③胎头达到会阴体部；矢状缝位于骨盆前后径上，或为左枕前、右枕前，或为左枕后、右枕后 ④胎头旋转不超过45°，旋转至枕前位或枕后位均可实施，不必强求枕前位
低位产钳术	①胎头颅骨骨质部最低点位于+2cm或以下，但未达骨盆底 ②胎方位应旋转至枕前位，包括旋转≤45°至枕前位或枕后位，以及旋转≥45°至枕前位
中位产钳术	①胎儿颅骨骨质部最低点在+2cm以上，但在坐骨棘以下 ②胎方位应旋转至枕前位，包括旋转≤45°至枕前位或枕后位，以及旋转≥45°至枕前位 ③中位产钳风险较大，技术要求高，容易失败，只在紧急情况下使用
高位产钳术	①腹部可扪及2/5或以上的胎头，且颅骨骨质部最低点位于坐骨棘水平以上 ②高位产钳已经废弃

（二）产钳的种类

产钳的种类较多，根据用途分为经典式产钳、旋转产钳和用于臀位分娩的特殊产钳。不同的产钳其构造有所区别，各种产钳均由左、右两叶组成，每叶又分为钳匙、钳胫（钳颈）、钳锁（钳扣）及钳柄4部分。钳匙为容纳胎头的部分，内面凹，外面凸，两匙面之间为椭圆形空隙，可使所夹胎儿头部稍有伸展余地。钳匙有两个弯曲，向两侧凸者为头弯，向前弯曲者为盆弯。两匙合拢时中间空隙中部最宽处约为9cm，胎头的双顶径恰好位于两钳匙最宽处。盆弯适合于产道的弯曲度，在左叶产钳的钳锁形成一个"["形，其下部连接钳柄,右叶产钳的钳锁也形成一个"]"形,共上部连接于钳柄。当两匙在钳锁处合拢时,钳柄根部锁扣相互嵌入对方凹槽内。

临床常用的有 Simpson 产钳、Kielland 产钳和 Piper 产钳及剖宫产产钳。Simpson 产钳有头弯、盆弯及英式锁扣,分左右两叶。右钳扣在左钳之上,操作时,先放钳的左叶,后放右叶,才能扣合。Kielland 产钳只有头弯而无向上盆弯,钳叶瘦长而薄,对胎儿与母体骨盆软组织损伤小,且可用于旋转胎头。Piper 产钳适合臀位后出头困难时使用(图 4-1)。

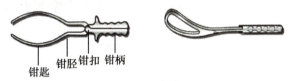

钳匙　钳胫　钳扣　钳柄

Simpson产钳

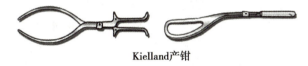

Kielland产钳

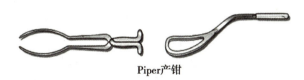

Piper产钳

图 4-1 各式产钳

(三)产钳术的适应证

1. 第二产程延长 初产妇,未施行硬膜外阻滞分娩镇痛而第二产程已超过 3 小时或行硬膜外阻滞分娩镇痛而第二产程超过 4 小时;经产妇,未施行硬膜外阻滞分娩镇痛而第二产程已超过 2 小时或行硬膜外阻滞分娩镇痛而第二产程超过 3 小时。

2. 胎儿窘迫。

3. 产妇有心脏病、重症肌无力、有自主反射障碍的脊椎损伤或增殖性视网膜病等需缩短第二产程者。

(四)产钳术的禁忌证

1. 相对禁忌证

(1)胎头位置不佳。

(2)需胎头旋转 >45°方能正确放置产钳进行助产。

(3)中位产钳。

2. 绝对禁忌证

(1)非纵产式或面先露。

(2)胎方位或胎头高低不清楚。

(3)胎头未衔接。

(4)宫口未开全。

(5)头盆不称。

(6)胎儿凝血功能障碍(如血友病、同种免疫性血小板减少症等),临床上极少见。

(7)胎儿成骨不全,临床上极少见。

(五)产钳术应具备的先决条件

1. 头盆相称,产道通畅。

2. 宫口必须开全。

3. 胎膜已破。

4. 胎头完全衔接。

5. 头先露。

6. 胎方位清楚,能准确放置产钳。

7. 麻醉满意(椎管内麻醉比阴部神经阻滞效果更好)。

8. 排空膀胱。

9. 设施齐备,后备人员充足。

10. 已经签署规范的知情同意书。

(六)掌握低位产钳术的手术步骤及操作要点

1. 术前准备

(1)取膀胱截石位,消毒外阴、铺巾,导尿排空膀胱。

(2)阴道检查:右手伸入阴道检查确定宫口已开全,查胎头方位(通过手指触摸胎头前后囟门,或伸手触摸胎儿耳郭)。

(3)初产妇应行会阴切开术。

(4)做好抢救新生儿的准备。

2. 手术步骤和操作要点

(1)放置产钳:术者必须具备使用器械的知识、经验和操作技能。置入前先检查器械。术者左手执笔式持左钳柄,钳匙凹面朝胎头,开始置入时,产钳与地面垂直,右手自骶后凹伸入阴道壁作引导,将左钳匙沿右手掌缓缓送入阴道,钳柄亦由垂直渐向下的同时,左手改握钳柄逆时针旋转,将左钳匙放置在胎头约左耳前的面颊部,使产钳的纵轴与胎头的顶颏径相平行,钳叶的尖端最好在上下颌间的咬肌前。然后以同样方法,用右手握产钳的右叶,在左手的引导下慢慢送入阴道,置于胎头的右侧面。

（2）合拢钳柄：如两叶产钳位置适当，钳锁容易扣合，钳柄可顺利靠拢，左右钳柄内面自然对合。如锁扣前后稍错开时，可移动钳柄使钳锁合拢。如钳锁不能扣合，则提示产钳位置不当，可先用左手中、示指调整右钳匙，使钳锁合拢，如扣合仍有困难或胎心有改变，则应取出产钳，重新详细检查。

（3）旋转胎头（该步骤仅适用于 Kielland 产钳）：必须在产钳放置正确的前提下才能旋转，拇指推产钳前胫，示、中指钩产钳后胫，使胎头向所需方向旋转 90°，一般 1 次完成。旋转动作要轻柔，使阴道壁有机会自产钳和胎头表面滑移，否则易造成阴道壁撕裂。

（4）牵引：应在宫缩时进行，用力应随宫缩而逐渐加强，再渐渐减弱。阵缩间歇期间应松开产钳，以减少胎头受压，并注意监测胎心，牵引方向随胎头的下降而改变。开始时握钳柄向外向下用力，当胎头拨露时，将钳柄向上旋转用力使胎头仰伸而娩出胎头。如遇紧急情况，上好产钳后可立即牵引，不必等待宫缩。

（5）取出产钳：胎头牵出后，先取右叶产钳，后取左叶产钳。注意不要在胎头额露后即取下产钳。然后用手助胎头娩出。要注意保护会阴。

（七）产钳术的并发症

1. 母体 产后会阴疼痛、软产道损伤（包括阴道壁裂伤、宫颈裂伤和子宫下段裂伤）、膀胱尿道和肛门括约肌损伤、血肿、感染、产后出血及远期并发症（如膀胱、直肠膨出或子宫脱垂、膀胱尿道和肛门括约肌损伤致大小便失禁、生殖道瘘以及耻骨联合分离等）。

2. 新生儿 皮肤压痕和撕裂伤、外眼部创伤、颅内出血、帽状腱膜下出血、高胆红素血症、视网膜出血、神经损伤、颅骨骨折及远期并发症神经发育和认知能力异常等。

（八）产钳术并发症的对策及思考

产钳术的成败与放置产钳时胎先露的高低、骨盆大小及技术熟练程度密切相关。产钳术造成的各种损害，几乎都是由于术前判断不准确而不是技术原因引起的。因此，预防并发症的发生，应该注意以下几点：

1. 熟练掌握产钳术的适应证及先决条件

（1）判定有无头盆不称：如坐骨棘是否突出、

骶骨的弧度和骶尾关节的活动度、耻骨弓的角度等，结合胎头的大小排除头盆不称，特别要充分估计相对头盆不称。

（2）明确胎方位：根据矢状缝和前后囟门的位置来确定胎方位。如有胎头水肿或颅骨重叠影响判断时，应以胎儿的耳郭方向为标记。也可用超声帮助判定。胎方位不明确时切不可随意上产钳，可试用吸引器或剖宫产，以免造成母婴严重并发症。

（3）确定胎先露的高低：根据胎先露骨质部分与坐骨棘的关系来判断。注意有时胎头变形明显，在坐骨棘下触到的是产瘤而非胎头骨质部分。

（4）确定宫口已开全，胎膜已破。

2. 提高产钳术的技巧

（1）初产妇应行会阴切开，枕后位时切口应适当延长。

（2）枕前位和枕后位准确放置产钳：

1）胎儿后囟在钳胫水平面以上一指处，位于两钳叶的中间，或者人字缝（枕后位时是前囟）应和每叶产钳的上缘保持相同距离。

2）矢状缝和钳胫水平面保持垂直。

3）如果使用有窗孔的钳叶，窗孔几乎触摸不到。窗孔和胎头之间的距离不超过一指尖。

（3）适时牵引：若宫口已开全，但胎先露足够低之前过早放置产钳，易失败或造成损伤。

（4）正确牵引：循骨盆轴方向，与宫缩同步间歇牵引，力度缓慢均匀平稳，切忌左右摇摆，否则易致母儿损伤。

（5）胎头娩出时需注意保护会阴，并缓慢娩出胎头。

3. 及时发现及处理并发症 产后进行详细的阴道检查，阴道壁裂伤主要为切口延伸或阴道血肿，有时阴道裂伤达穹隆，应以阴道拉钩暴露助手协助缝合。宫颈裂伤，术后常规以阴道拉钩暴露宫颈，或两把卵圆钳交替检查宫颈裂伤情况，如有较大的裂伤或伴有活动性出血，应予缝合。

三、胎头吸引术

胎头吸引术就是利用胎头吸引器的负压吸引原理，通过牵引协助胎头娩出的阴道助产技术。其操作简单，易于掌握，并较安全，能迅速缩短第二产程，是目前使用较多的一种助产方法。

（一）胎头吸引器的种类

胎头吸引器由吸头器、橡皮导管及抽气装置3部分组成。按材质可分为不锈钢吸引器和软杯负压吸引器。常用的胎头吸引器有3种类型：①圆锥形，适用于胎头位置较低者；②牛角形，适用于胎头位置较高者；③硅胶直柄胎头吸引器，胎头位置高低均可使用，为目前多数医院使用。

（二）胎头吸引术的适应证

1. 第二产程延长 初产妇，未施行硬膜外阻滞分娩镇痛而第二产程已超过3小时或行硬膜外阻滞分娩镇痛而第二产程超过4小时；经产妇，未施行硬膜外阻滞分娩镇痛而第二产程已超过2小时或行硬膜外阻滞分娩镇痛而第二产程超过3小时。

2. 胎儿窘迫。

3. 产妇有心脏病、重症肌无力、有自主反射障碍的脊椎损伤或增生性视网膜炎等需缩短第二产程者。

（三）胎头吸引器助产术的禁忌证

1. 相对禁忌证

（1）胎头位置不佳。

（2）需胎头旋转＞45°方能正确放置产钳或胎头吸引器进行助产。

（3）中位产钳术或胎头吸引。

2. 绝对禁忌证

（1）非纵产式或面先露。

（2）胎方位或胎头高低不清楚。

（3）胎头未衔接。

（4）宫口未开全。

（5）头盆不称。

（6）胎儿凝血功能障碍（如血友病、同种特发性血小板减少性紫癜等），临床上极少见。

（7）胎儿成骨不全，临床上极少见。

（四）胎头吸引术应具备的先决条件

1. 头盆相称，产道通畅。

2. 宫口必须开全。

3. 胎膜已破。

4. 胎头完全衔接。

5. 头先露。

6. 胎方位清楚，能准确放置吸引器。

7. 麻醉满意（椎管内麻醉比阴部神经阻滞效果更好）。

8. 排空膀胱。

9. 设施齐备，后备人员充足。

10. 已经签署规范的知情同意书。

（五）胎头吸引术的手术步骤及操作要点

1. 术前准备

（1）检查吸引器有无损坏、漏气，橡皮套有无松动，并把橡皮接管接在吸引器空心管柄上。

（2）取膀胱截石位，消毒外阴、铺巾，导尿排空膀胱。

（3）阴道检查：确定宫口已开全，确定胎头为顶先露，其胎头骨质部分已达坐骨棘水平以下（S≥+3cm）。未破膜者予以人工破膜。

（4）做好抢救新生儿的准备。

2. 手术步骤及操作要点

（1）放置吸引器：将吸引杯胎头端涂以润滑油。左手分开两侧小阴唇，显露阴道口，中、示指掌侧向下，撑开阴道后壁。右手持吸引器将杯下缘送入阴道内，抵着胎头顶部，再用中指挑开右阴道侧壁，使吸杯滑入阴道内，继而向上提拉前阴道壁，将吸杯上缘滑入阴道，最后以示指拉开左侧阴道壁使吸引器杯完全滑入阴道内并紧贴胎头。

（2）检查吸引器：一手支撑吸引器，另一手示、中指伸入阴道，沿吸引杯缘与胎头衔接处触摸一周以排除阴道壁或宫颈组织嵌入，如果有阴道壁、宫颈等组织嵌于胎头和吸引器杯之间，必须将其退出，否则重置吸引器杯。调整牵引柄使之与胎头矢状缝垂直，作为旋转的标志。

（3）形成吸引器内负压：助手连接负压吸引泵，使负压达到300～400mmHg，或用50ml注射器接橡皮管，逐渐缓慢抽出空气150ml（硅胶喇叭型吸引器抽出60～80ml即可），使吸引器杯内产生负压牢牢贴附于胎头上，胎头软组织在负压作用下形成人工产瘤或假髻。监测胎心，如无异常，稍作等候，使得胎儿头皮与吸引杯边缘更紧密的连接而不易滑脱，急于牵拉常导致抬头滑脱从而失败。

（4）牵引与旋转吸引器：牵引前缓慢适当牵拉，避免漏气。在宫缩时以均衡的力量持续牵引，宫缩间歇期停止牵引，但可保持吸引器不随胎头回缩而回缩。注意整个牵拉过程应当沿骨盆轴方向，开始稍向下向外牵引，随胎头的下降、会阴部有些膨隆时转为平牵,当会阴部明显膨隆,胎头着冠,枕部露于耻骨弓下时,渐渐向上提牵。如果胎头为枕横位,可在牵拉下降的同时试向枕前位方向旋转。牵引的同时可由助手在宫底部施以持续而缓和的压力,协助下降。

（5）取下吸引器,娩出胎头:在胎头双顶径平面即将娩出时,放开夹橡皮管的血管钳,解除负压,取下吸引器,用手助胎头娩出,同时注意保护会阴。

（六）胎头吸引术的并发症

1. 母体　产后会阴疼痛、软产道损伤(包括阴道壁裂伤、宫颈裂伤和子宫下段裂伤)、膀胱尿道和肛门括约肌损伤、血肿、感染、产后出血及远期并发症(如膀胱、直肠膨出或子宫脱垂、膀胱尿道和肛门括约肌损伤致大小便失禁、生殖道瘘以及耻骨联合分离等)。

2. 新生儿　头皮撕裂和擦伤、胎头血肿、帽状腱膜下出血、颅内出血、面神经麻痹、高胆红素血症、视网膜出血及远期并发症如神经发育和认知能力异常等。

（七）胎头吸引术并发症的对策及思考

尽管胎头吸引术较易掌握,损伤小,但若使用不当,反复牵引,仍可对母儿造成严重损害。和产钳使用一样,负压吸引的成功也取决于正确放置,然后沿着骨盆轴进行牵引。使用时应该注意以下几点:

1. 正确安放负压杯　胎先露部的最低点是放置负压杯的理想位置,被称为俯屈点或支点。枕前位时它位于矢状缝上后囟下方2～3cm,枕后位时它位于后囟上方2～3cm。

2. 人工产瘤的形成　胎头吸引术的机制是人工缓慢形成负压,其内部分头皮下静脉受阻造成头皮水肿,从而形成人工产瘤,使吸引器与头皮紧密衔接。推荐的压力是550～600mmHg。

3. 牵引　在宫缩时以均衡的力量持续牵引(牵引力应不超过3～4kg),宫缩间歇期停止牵引。注意整个牵拉过程应当沿骨盆轴方向。

4. 牵引的时间　牵引最多不应超过20～30分钟,宫缩不超过5次,否则,头皮及脑损伤等并发症发生率增高。牵引困难或反复滑脱3次以上以及牵引超过10分钟未能成功者改产钳或者剖宫产结束分娩。

四、会阴切开术应用的历史沿革

会阴切开术是一种在第二产程后期切开会阴以扩大产道的手术方法,可追溯到17世纪。1741年,德国首都柏林的一位助产士首次提出采用会阴切开术促进阴道分娩。1742年Oulda的报道为会阴切开术在现代医学文献中的首次亮相。最初这项操作作为阴道分娩困难时最后的补救措施,并不被人接受。但随着"分娩并非生理过程"的观念流行,它作为分娩的干预措施广为流传,甚至演变为产科的常规手术之一。1799年Michaelis及1847年Dubios先后提出了会阴后中切开术及会阴侧切术。在此后相当长的时间内,会阴切开率曾达到10%。从20世纪中期开始,会阴切开率大幅度升高,欧洲为30%,美国为62.5%,阿根廷将会阴切开几乎作为常规,应用于所有初产妇。会阴切开术曾被认为是以一个直的、整洁的外科切口代替经常发生的、不整齐的会阴裂伤,既可扩大产道出口、加快产程,又能避免严重的会阴裂伤、保护盆底功能,而且会阴切口清洁、整齐更易于修补,相对自然裂伤更易愈合,并一度作为初产妇阴道分娩的常规手术。

直到20世纪80年代,随着循证医学的兴起以及"友好产科"观念的提出,常规会阴切开开始遭到质疑。大量循证医学证据表明,会阴切开术不仅未能达到上述目的,反而与产妇会阴损伤、盆底功能障碍、产后性功能障碍、感染、疼痛、出血等近远期并发症密切相关。

波兰学者通过系统综述认为常规会阴切开和会阴后部损伤、出血、产后性生活疼痛高度相关,并认为应当尽量避免会阴切开术。胡守艳通过研究也认为相对于会阴切开术的妇女,未采取会阴切开的产妇产后愈合情况、产后3～6个月性生活满意率都更好。

因而近代,全世界范围都开始减少会阴切开,WHO也建议将会阴切开率控制在10%左右。目前我国主张限制性会阴切开术(restrictive episiotomy),即不行常规切开,当有会阴切开指征时才予以切开。

在美国,会阴切开率由1980年的64%降低至2004年的24%。而在我国,会阴切开率却居高不下,会阴切开在自然分娩中几乎成为常规,国内大部分医院均在 75% 左右。产科专业人员应该在实践减少会阴切开理念的同时展开深入的探索，结合我国现状以及地区特点，对会阴切开术的指征进行总结和规范，实现产科医疗最优化。

（马玉燕）

第三节　剖宫产术的相关问题

一、剖宫产术的命名

剖宫产术（cesarean section）又称剖腹产术，是医学发展史上最古老也是最神秘的外科手术。剖宫产术的出现，是人类医学的一项重大进步。在牛津英语词典中，剖宫产的词源来源于古罗马的法典（The Lex Caesare）。《威廉姆斯产科学》提出：经腹切开子宫娩出胎儿的手术为剖宫产术，但不包括子宫破裂或腹腔妊娠的情况。1978 年中国教授江森提出：凡妊娠≥28 周，经剖腹、切开子宫取出胎儿及附属物的手术，称为剖宫产术；妊娠不足 28 周，经腹切开子宫取出胎儿及其附属物的手术称为剖宫取胎术。随着麻醉学、解剖学、生理学及微生物学等学科的发展，剖宫产术的手术方式不断创新、手术安全性不断提高，在现代产科临床上，剖宫产术已成为解决难产、某些严重的产科并发症及挽救产妇和围产儿生命的重要手段之一。但它的名词来历却无从确定，主要有下列 3 种说法：

1. 传说凯撒是通过这种方法出生的，所以称作"Cesarean 手术"，但这个说法并不让人信服。17 世纪前，这种手术肯定是致死的，而凯撒是在公元前 100 多年出生的，他的母亲在生他之后还存活了很多年。有关细节的部分，可以从 Pickrell 1935 年的专著中查到。

2. 公元前 8 世纪，罗马的法律规定给在妊娠最后几周死亡的产妇进行这种手术以抢救胎儿，这条命令最开始被称为王法（Lex Regia），后来被称为凯撒（Lex Caesarea），因此这个手术也被称为凯撒手术。德语中的 Kaiserscbnitt（Kaiser cut）反映了这个意思。

3. Caesarean 是由拉丁动词"切"Caeder 的过去分词 Caesum（to cut）衍生而来，美国现用 Cesarean，而英国仍用 Caesarean。

二、剖宫产术的演变历史及评价

（一）尸体剖宫产术

在古希腊神话中，医神阿斯克勒庇俄斯就是由他的父亲太阳神阿波罗通过剖腹从他的母亲的尸体中取出的。我国有关剖宫产术史早有记载，但在西方医学传入我国以前的描述，均带有神话色彩。迄今为止，并没有真正可靠的资料显示剖宫产术由何人何时开创。西方关于剖宫产的记载可追溯到古罗马时期。据传，公元前 715 年—公元前 672 年，古罗马的天主教曾颁布《剖宫产律》，规定剖宫产的对象仅限于死亡或濒死的孕产妇，且死亡的临产产妇或孕妇，必须剖腹取出胎儿方可埋葬，这可能就是尸体剖宫产术的起源，这一法令维持了两千余年。虽然母亲死后，胎儿在子宫内仅能存活 5～20 分钟，此时取出胎儿，存活的可能性微乎其微。但这种剖宫产仍具有进步意义，即使胎儿的生存率很低，也有挽救生命的希望。尽管古代有一些文学作品有关于在发生难产的存活母体身上实施剖宫产术的描述，但是由于出血、感染等的发生使得在古代接受剖宫产术的妇女往往不能够存活。

（二）不缝合子宫的剖宫产术

第一次有资料记录的对存活孕妇实施剖宫产术是由 Trautmann 和 Gush 两位外科医生于 1610 年 4 月 21 日完成的，产妇于术后 25 天死亡。由于不缝合子宫切口，仅依赖于子宫的自然收缩力止血，也无控制感染的措施，受术者大多死于出血、感染或败血症，剖宫产术的死亡率接近 100%。不缝合子宫切口在今天看起来是不可思议的事情，但是改变这种手术方法仍然经历了漫长的探索。

（三）剖宫产子宫切除术

意大利医生 Porro 于 1876 年首次实施剖宫产术同时行部分子宫切除术，在子宫下段缠绕线圈后，在宫颈内口上方约 2cm 处切除子宫，并将宫颈残端缝合固定于腹膜外，使病死率下降到 50%～85%，也使剖宫产子宫切除术成为处理难产的一大进展。1878 年，Murdoch Cameron 开始尝试缝合子宫肌层，这使得产妇死亡率进一步下降。

（四）古典式剖宫产术

1882 年，德国莱比锡的医生 Max Saumlnger

首创子宫体部纵切口剖宫产术,开创了古典式剖宫产术,并对子宫切口予以仔细缝合,有效地控制了出血和感染,预后较好,安全性也大大提高。Max 对剖宫产术术式的改进做出了革命性的贡献,使剖宫产术的临床应用成为现实,至今仍可用于特殊的产科目的,标志着剖宫产术走向成熟阶段。

(五)腹膜外剖宫产术

1907 年,Frank 提出腹式腹膜外剖宫产,在耻骨联合上方横行切开腹壁后,在膀胱上方将腹膜横行切开,并横行剪开子宫膀胱反折腹膜,将壁腹膜切口上缘与膀胱子宫反折腹膜切口的上缘缝合,关闭腹腔,以防止宫腔内感染物溢入腹腔,选择子宫下段切口,取出胎儿及附属物,即所谓的经腹腔的腹膜外剖宫产术,此术式对防止感染起到了一定的作用。继之,1908 年和 1940 年,Latzko 和 Norton,以及 Waters 等分别设计了从膀胱侧窝进入子宫下段,以及从膀胱顶部进入子宫下段的术式。虽然这些术式对防止腹腔内感染有一定作用,但存在操作复杂的缺点。

(六)子宫下段剖宫产术及改良术式

1912 年,Kronig 发明了子宫下段纵切口剖宫产术,即切开膀胱反折暴露子宫下段,纵行剖开子宫取出胎儿。1926 年 Kerr 发明了子宫下段横切口剖宫产术,被现代产科广泛应用。此后,苏格兰的 Murroken 又将下腹壁横切口用于剖宫产术。此种切口不易出现腹壁疝,较为美观,很快被发达国家接受。子宫下段横切口剖宫产术是剖宫产发展史上的伟大进步。

1988 年,以色列医生 Stark 对上述手术方式进行了改良,即采用 Joel Cohen 的开腹方法,以及不缝合腹膜及膀胱腹膜反折的关腹方法。他在开腹时对皮下脂肪采取钝性分离,使走行其中的血管、神经借助其本身弹性完整地保留下来,减少了出血及因结扎血管或电凝止血造成的局部组织缺血,缩短了开腹到胎儿娩出的时间;子宫肌层一层缝合,不缝合脏、壁腹膜;关腹时皮肤、皮下脂肪全层宽针距缝合,整个切口仅缝合 2~3 针。该术式简单省时,我国 1996 年开始开展这一术式,因此也被我国称为"新式剖宫产术"。

1990 年中国香港医生周基杰提出周式剖宫产术,上拉下腹部皮肤后,在耻骨联合上 1cm 处,阴毛上缘下横行切开皮肤约 13cm,撕拉法分离皮下组织,拉开两侧腹直肌至 23cm,切口呈倒扣的碗状。取子宫下段高位切口,在子宫下段浆膜界限下 2cm 处,传统切口之上 6~8cm。该术式省去打开膀胱反折腹膜的步骤,减少膀胱损伤,且因切口位置较高,两侧远离宫旁血管故不易损伤。

综上所述,剖宫产术历经几个世纪的探索,现已成为一种成熟的手术,各种术式日趋完善,因其在解决难产和某些产科合并症/并发症,挽救产妇和围产儿生命方面不可替代的作用,已成为产科领域的重要手术之一。随着围产医学的发展,手术、麻醉技术及药物治疗条件的改进,剖宫产术的安全性不断提高,但与此同时,剖宫产率在世界各国也随之升高。我国的剖宫产率从 20 世纪 60 年代的 5% 左右上升到 20 世纪 90 年代初的 20%;且近 20 年来,呈现持续上升的状况。文献报道显示,国内多数医院的剖宫产率在 40%~60%,个别医院甚至高达 70% 以上。剖宫产率的上升可导致母体并发症及死亡率增加。WHO 在全球剖宫产率的调查报告中指出,阴道助产和剖宫产的妇女发生严重并发症及死亡的危险度明显高于阴道自然分娩妇女。因此,进一步规范剖宫产术指征、术前准备、手术步骤及术后管理等,十分必要。

三、对新式剖宫产术的不同意见评价

剖宫产术作为一种分娩方式,已有了相当悠久的历史。新式剖宫产术自 1996 年正式引入我国,与传统的子宫下段剖宫产术相比由于其具有手术时间短、术中出血少、产妇恢复快等优点,在我国进行了广泛的推广。由于我国计划生育政策的开放,剖宫产术后再次妊娠的妇女逐渐增多,随着再次妊娠和二次手术的实施,新式剖宫产的某些局限性也逐渐显露出来。有研究将 80 例首次术式为新式剖宫产的再次妊娠妇女作为观察组,将 86 例首次术式为传统子宫下段剖宫产术的再次妊娠妇女作为对照组,进行多项指标的对照观察研究。结果发现,首次术式为新式剖宫产组的再次手术开腹时间、术中出血量、腹壁各层的粘连、取头困难病例数,明显高于首次术式为传统子宫下段剖宫产组($p<0.05$)。该研究认为,与传统子宫下段剖宫产相比,新式剖宫产引起粘

连更严重，导致进腹时间延长，取头困难，增加了手术的难度，对再次妇科手术切口的选择增加了困难。

四、剖宫产术式的选择及评价

（一）剖宫产术的适应证

剖宫产术适用于不能经阴道分娩，或经阴道分娩可能危及母儿的安全时。剖宫产术最常见的手术指征有胎儿窘迫（22%）、产程异常（20%）、剖宫产术后再次妊娠（14%）以及臀位（14%）等。

1. 临床常有以下 3 种分类方法

（1）按程度可分为绝对指征及相对指征：绝对指征即无阴道分娩可能，一旦确诊，必须行剖宫产术结束分娩，如中央性前置胎盘、脐带脱垂、横位等；相对指征是指经剖宫产术比经阴道分娩对母儿来说更为安全，如臀位、多胎妊娠等。

（2）按时间可分为永久性指征及非永久性指征：永久性指征是指影响孕妇经阴道分娩的一些终身不变的因素，如漏斗骨盆等；非永久性指征是指此次妊娠因母儿并发症或合并症需行剖宫产术，但是下次妊娠不一定继续存在的指征，如宫缩乏力、巨大儿、胎儿窘迫等。

（3）按来源分类又可进一步分为：母体指征、胎儿指征、母儿指征。

剖宫产术的指征既可是单独存在的，也可是多因素的。有些单个因素可能不能构成择期剖宫产术的指征，如胎儿生长受限、羊水过少（已排除胎儿畸形所致）、脐带绕颈或不良孕产史等。但是若两个或两个以上不利因素同时存在时，则可适当放宽剖宫产术指征。

2. 2014 年我国剖宫产术专家共识将剖宫产术的手术指征归纳为如下几个方面：

（1）胎儿窘迫：指妊娠晚期因合并症或并发症所致的急、慢性胎儿窘迫和分娩期急性胎儿窘迫短期内不能经阴道分娩者。

（2）头盆不称：绝对头盆不称或相对头盆不称经充分阴道试产失败者。

（3）瘢痕子宫：2 次及以上剖宫产术后再次妊娠者；既往子宫肌瘤剔除术穿透宫腔者。

（4）胎位异常：横位，初产足月单胎臀位（估计胎儿出生体质量 >3 500g 者）及足先露等。

（5）前置胎盘及血管前置：胎盘部分或完全覆盖宫颈内口及血管前置者。

（6）双胎或多胎妊娠：第 1 个胎儿为非头位；复杂性双胎妊娠；联体双胎、三胎及以上的多胎妊娠应行剖宫产术。

（7）脐带脱垂：胎儿有存活可能，评估结果认为不能迅速经阴道分娩，应行急诊剖宫产术以尽快挽救胎儿。

（8）胎盘早剥：胎儿有存活可能，应监测胎心率并尽快实行急诊剖宫产术。重度胎盘早剥，胎儿已死亡，也应行急诊剖宫产术。

（9）孕妇存在严重合并症和并发症：如合并心脏病、呼吸系统疾病、重度子痫前期或子痫、急性妊娠期脂肪肝、血小板减少及重型妊娠期肝内胆汁淤积等，不能承受阴道分娩者。

（10）妊娠巨大儿者：妊娠糖尿病孕妇估计胎儿出生体质量 >4 250g 者。

（11）孕妇要求的剖宫产术：美国妇产科医师协会（American College of Obstetricians and Gynecologists，ACOG）将孕妇要求的剖宫产术（cesarean delivery on maternal request，CDMR）定义为足月单胎、无医学指征因孕妇要求而实行的剖宫产术，并提出了具体建议：

1）仅是孕妇个人要求不作为剖宫产术指征，如有其他特殊原因须进行讨论并详细记录。

2）当孕妇在不了解病情的情况下要求行剖宫产术，应详细告知剖宫产术分娩与阴道分娩相比的整体利弊和风险，并记录。

3）当孕妇因恐惧阴道分娩的疼痛而要求剖宫产术时，应提供心理咨询，帮助减轻其恐惧；产程过程中应用分娩镇痛方法以减轻孕妇的分娩疼痛，并缩短产程。

4）临床医师有权拒绝没有明确指征的剖宫产术分娩的要求，但孕妇的要求应该得到尊重，并提供次选的建议。

（12）产道畸形：如高位阴道完全性横隔、人工阴道成形术后等。

（13）外阴疾病：如外阴或阴道发生严重静脉曲张者。

（14）生殖道严重的感染性疾病：如严重的淋病、尖锐湿疣等。

（15）妊娠合并肿瘤：如妊娠合并子宫颈癌、巨大的子宫颈肌瘤、子宫下段肌瘤等。

3. 剖宫产术的指征也可归纳为如下几个方面：

（1）产道异常：可分为骨产道异常及软产道异常。

骨产道异常（头盆不称）：如重度骨盆狭窄、骨盆严重畸形、轻度骨盆狭窄试产失败、相对过大胎儿、过期妊娠（当胎头大、颅骨硬、可塑性差时）等。

软产道异常包括：

1）外阴因素：Ⅲ度陈旧性会阴裂伤修补术后、严重的外阴水肿不能消除者、严重的外阴静脉曲张等。

2）阴道因素：高位阴道完全性横隔、阴道纵隔伴胎位异常、多种原因引起的阴道狭窄、泌尿生殖道瘘修补术后、后天阴道成形术后等。

3）宫颈因素：子宫颈纤维化或瘢痕或严重水肿致宫颈不扩张、妊娠合并宫颈癌、宫颈痉挛性狭窄环经处理不能纠正者。

4）子宫因素：双子宫中未孕的子宫阻塞产道、双子宫妊娠子宫扭转、子宫畸形成形术后、子宫肌瘤剥除术后、病理性缩复环或先兆子宫破裂。

5）软产道相关疾病：广泛尖锐湿疣、盆腔肿瘤（如卵巢、直肠肿瘤或子宫下段和宫颈部肌瘤）阻塞产道使分娩受阻者。

（2）试产或引产失败：宫缩乏力致滞产，经处理无效；宫缩不协调或强直性子宫收缩致先兆子宫破裂；阴道助产失败，胎儿仍存活；多种引产方式失败者。

（3）胎儿因素

1）胎位异常：如横位、臀位（混合臀位或单臀胎儿过大）、高直后/前位、面先露、前不均倾位、额先露等。

2）胎儿异常：如胎儿窘迫、胎儿生长受限、三胎或以上妊娠、巨大儿等。

3）脐带因素：脐带脱垂、脐带先露等。

（4）母体因素

1）异常分娩史：多次难产或死产史、2次或以上的剖宫产术史。

2）严重的妊娠期并发症：妊娠期高血压疾病（特别是重度子痫前期或子痫）、妊娠期肝内胆汁淤积（重度）、胎盘早剥、中央型或部分型前置胎盘等。

3）严重的妊娠期合并症，如合并心脏病、糖尿病、慢性肾炎等。

（二）剖宫产术的禁忌证

剖宫产术的禁忌证多是相对的。

1. 母体因素

（1）孕妇一般情况极差或合并严重的内、外科疾患，不能耐受手术。

（2）不能保持剖宫产体位者。

（3）宫腔或腹壁严重感染，且已具有阴道分娩条件者。

2. 胎儿因素

（1）估计胎儿出生后不能存活者，如胎龄过小、体重过低等。

（2）存在严重的无法矫正的畸形。但应排除下列两种情况：一是联体双胎或其他无法经阴道碎胎取出的畸胎；二是合并严重的产道异常、胎盘早剥或前置胎盘等。

（3）死胎不需立即娩出胎儿者。

（三）剖宫产术的分类及时机

剖宫产术时机的选择十分重要，是影响母儿预后的重要因素。

早在2000年，Lucas等将剖宫产术分成4类，包括急诊剖宫产术（emergency caesarean sections）、紧急剖宫产术（urgent caesarean sections）、限期剖宫产术（"scheduled" intrapartum caesarean sections）和择期剖宫产术（selective caesarean sections）。急诊剖宫产术适用于出现威胁母儿生命安全的情形，如胎儿心动过缓（10分钟未恢复至正常心率），阴道助产失败合并胎儿窘迫，脐带脱垂，胎盘早剥，阴道大量出血等。紧急剖宫产术适用于发生母儿死亡风险较大的情形时，如异常胎心率，阴道助产失败未合并胎儿窘迫。限期剖宫产术适用于需要提前终止妊娠但未威胁母儿安全时，如胎位异常，过期未发作。择期剖宫产术则是指选择合适的时机进行剖宫产术。现如今，临床上广泛采用的是择期剖宫产术和急诊剖宫产术。

1. 择期剖宫产术
是指具有剖宫产术手术指征，在积极治疗原发病，严密监护母儿的同时，平衡好继续妊娠和终止妊娠的利弊，尽可能选择适宜的手术时机，在人力、物力等条件准备充分的情况下终止妊娠，能有效地降低孕产妇和围产儿的病死率，特别是减少围手术期手术并发症及产褥感染发生率。妊娠39周以前的择期剖宫产术主要与新生儿呼吸系统疾病有关，增加了新生儿转入重症监护病房的可能，同时增加医疗费用以及母儿分离带来的心理问题。而 39 周后，新生儿呼吸窘迫综合征的发生率可以降低到 1/10 000。因此，多个国家已经以指南或建议的形式提出：除非有胎儿肺成熟的证据，孕 39 周前不宜行母亲要求的剖宫产术。

2. 急诊剖宫产术　是指在威胁到母儿生命的紧急状况下进行的剖宫产术。应争取在最短的时间内结束分娩，并需要产妇与家属配合，以及产科、新生儿科和麻醉科医护人员的沟通与配合。1989 年，ACOG 提出实施急诊剖宫产术时，自决定手术至胎儿娩出的时间间隔（decision-to-delivery interval, DDI）应小于 30 分钟，这个原则一直沿用至今。2002 年美国儿科学会和 ACOG 明确规定了需在 30 分钟内娩出胎儿的情况是前置胎盘出血、胎盘早剥、脐带脱垂和子宫破裂。有大量动物及人体试验证实：胎儿短时间缺氧可造成不可逆的大脑损伤。在发生胎儿宫内窘迫时，30 分钟内娩出胎儿可以改善新生儿 Apgar 评分及脐血 pH。然而，30 分钟原则改善母儿结局的循证证据薄弱。近期有研究表明延长 DDI 未增加发生不良母儿结局的风险；很多机构不能实现 30 分钟原则，尤其较繁忙的机构。研究表明有指征的急诊剖宫产术中，DDI＞30 分钟占 1/3，但发生不良母儿结局的风险并未增加。因此，尚需进一步进行多中心前瞻性研究，以明确 DDI 的最佳时限。

（四）剖宫产术式的选择及评价

1. 腹壁切口的种类及选择

（1）下腹正中切口及旁正中切口：优点是操作简单，进腹时间短，手术野暴露充分，出血较少；术中需要检查上腹部时，易扩大切口；再次开腹相对简单，盆腹腔粘连较少；适于局部浸润麻醉、可能发生产后出血及需要尽快娩出胎儿的剖宫产术。缺点是较横切口术后伤口疼痛重、不美观，腹壁肥厚者可能影响愈合。

（2）下腹横切口：腹壁切口长度一般在 10～12cm，可根据腹壁厚薄、腹壁的松紧度以及胎儿大小及位置相应调整。

1）Pfannentiel 切口：沿皮肤自然皱纹切开皮肤及皮下脂肪，在切口两端切断结扎腹壁浅动静脉分支，横切开腹直肌鞘后，将腹直肌肌束、锥状肌从中线分离，将腹直肌向左右两侧拉开，暴露腹膜，剪开腹膜后进入腹腔。优点是切口位置低，美观；术后切口张力小，愈合较好，不易发生切口裂开及切口疝，适合腹壁肥厚者。缺点是术中暴露稍差，胎头高浮者可能发生出头困难，再次开腹相对困难。

2）Joel Cohen 切口：位于双侧髂前上棘连线下，Pfannentiel 切口上方 2～3cm，仅切开皮肤钝性分离皮下脂肪、腹直肌，撕开腹膜进入腹腔。优点是开腹方法主要采用钝性分离法，对组织损伤小，走行在皮下脂肪中的腹壁浅层血管被完整保留，术后切口愈合好，瘢痕形成不明显，相对于 Pfannentiel 切口出头困难者少。缺点是切口位置较高，不如 Pfannentiel 切口美观。

2. 子宫切口的种类及选择

（1）子宫下段切口：是目前剖宫产术最广泛采用的子宫切口。进腹腔后，探查子宫下段形成情况和子宫旋转程度、胎先露的高低等。打开膀胱腹膜反折，分离下推膀胱，暴露出子宫下段。也可不打开膀胱腹膜反折，不分离下推膀胱。

1）子宫下段横切口：横切口的水平应根据胎先露的高低而定，一般在胎头枕骨结节或耳部水平为宜。优点是此处肌肉组织薄，血管分布少，术中切口出血少，容易进入宫腔，易缝合，愈合好，再次妊娠发生子宫破裂率较低。缺点是切口长度与子宫下段形成有关，下段形成不良时，切口易延至两侧宫旁静脉丛而致出血或形成难以缝合的血肿，有时甚至延裂至阔韧带，引起严重出血或形成巨大血肿。

2）子宫下段纵切口：目前极少应用。优点是当切口较短需要延长时不至于损伤子宫旁阔韧带内大血管。缺点是切口向上延及子宫体部下方，术中出血增多，组织厚薄不一而使缝合时不易对合，再次妊娠时子宫破裂机会增加；切口向下延至宫颈、阴道或膀胱，可引起严重出血或损伤。

（2）子宫体部切口：优点是当前壁前置胎盘时可能避免胎盘打洞，切口可以扩大。适于估计经子宫下段切口难以娩出胎儿的情况（如子宫下段前壁肌瘤、联体双胎等）。缺点是出血多，再次妊娠子宫破裂的可能性大。

3. 各种剖宫产术术式

（1）子宫体部剖宫产术（也称古典式剖宫产

术）：有些医院对中央性前置胎盘、胎盘偏于前壁附着者使用此方法。优点为操作简易迅速。缺点是宫体部宫壁肌组织厚，血管丰富，切口损伤肌肉多，出血多，子宫切口愈合较差；再次妊娠时较易发生子宫破裂；术后肠胀气、肠麻痹的发病率较高。

（2）子宫下段剖宫产术：是目前应用最广泛且较理想的剖宫产术术式。适用于绝大多数需经剖宫产术终止妊娠者，子宫切口主要为下段横切口。

（3）腹膜外剖宫产术：该术式是通过腹膜外途径进行。目的是在腹膜外切开子宫，娩出胎儿，防止腹腔感染。近十几年来，由于手术方法的改进，分离膀胱顶部腹膜技术的提高，手术时间大为缩短，术后肠管功能恢复较腹膜内剖宫产术快，疼痛也减轻，因此国内部分医院行腹膜外剖宫产术呈上升趋势。根据分离膀胱、暴露子宫下段的径路不同分为侧入式、顶入式和顶 - 侧联合式。该术式的优点是对腹腔脏器干扰少，术后胃肠道功能恢复快，不必禁食、禁水，全身反应轻，术后病率少；宫内感染不易累及腹腔；术后并发症少，不易引起肠麻痹和肠粘连。缺点是手术开始至胎儿取出的时间较长，操作较复杂，不适用于紧急情况下的剖宫产术；同时膀胱输尿管损伤机会增多；子宫下段暴露不充分，胎儿娩出较困难，不便于子宫切口延长或子宫切口裂伤的修补；也不适用于有剖宫产术史、前置胎盘、子宫附件疾病者。该术式不宜作为剖宫产术的常用或首选术式，对有感染可能性或已感染者，或对多种抗生素过敏并具有潜在感染者可考虑选择。

（4）Stark 剖宫产术（新式剖宫产术）：该手术具有时间短、胎儿娩出快等优点，现已在国内外许多医院开展。其方法为：腹壁切口选择 Joel Cohen 切口；进腹腔后，切开子宫下段，胎儿娩出同子宫下段横切口剖宫产术；胎儿娩出后立即手取胎盘，缩短手术时间，减少产后出血；将子宫全部抱出腹腔外，按摩子宫以促进宫缩，在直视下缝合；对未临产者，用宫颈扩张器从宫腔向下扩张宫颈，以减少因宫口未开造成的宫腔积血；连续单层缝合子宫下段肌层全层；不缝合膀胱腹膜反折与腹膜，连续缝合腹横筋膜；皮肤与皮下脂肪一起缝合，整个切口仅缝合 2～3 针。优点是与

传统下腹横切口剖宫产术式比较，平均手术时间缩短，胎儿娩出快，术后疼痛减轻，术后排气时间较早。缺点是腹壁切口位置较高，胎头位置过低时，可能会致胎头娩出困难；因不关闭脏层及壁腹膜，如发生宫内感染易引起腹膜腔内扩散。

五、剖宫产术并发症的防治探究

对于剖宫产术并发症的防治，预防重于治疗。虽然剖宫产术不断成熟，在处理高危妊娠和解决难产、挽救母儿生命方面发挥了变革性的作用，但剖宫产术生产率上升到一定水平后，围产儿病死率并未持续下降；此外，与阴道分娩相比，剖宫产产妇死亡的相对危险性回升。因此充分了解剖宫产术的各种并发症，对于合理选择分娩方式，提高手术质量及技巧均有指导作用，从而达到最大限度保障母婴安全、最大限度减少母婴各种并发症的目的。

（一）术中并发症

1. 仰卧位低血压综合征 孕妇仰卧位时，增大的子宫压迫盆腹腔血管，使回心血量减少，有效血容量不足，导致其血压降低；椎管内麻醉特别是腰麻时，交感神经抑制，外周血管扩张，进一步减少回心血量，加重低血压的发生，这直接影响子宫胎盘血液供应，使子宫胎盘血流明显下降，影响胎儿的血氧供给，造成急性胎儿宫内窘迫。

因此，手术麻醉前对脱水、失血者应尽量补足血容量，建立有效静脉通道，防止麻醉平面过高，麻醉后取左侧 15°～30° 卧位，再进行消毒铺巾，手术开始后再转成仰卧位。若术时仰卧位出现血压下降，采取以下措施：立即改左侧卧位，吸氧；加快加压输液，以加强上腔静脉回流；当产妇收缩压低于 100mmHg 或下降了原值的 20% 时，应给予必要的升压处理，可予麻黄碱静脉注射，但不宜选用与缩宫素有协同作用的甲氧胺或去氧肾上腺素；待血压回升后再进行手术；做好新生儿的抢救工作。

2. 子宫异常出血

（1）子宫收缩乏力：常发生于巨大儿、双胎、羊水过多等引起的子宫过度膨胀或术前待产时间长等，子宫平滑肌细胞失去正常的收缩及缩复作用，使子宫切口及胎盘剥离面大量出血。近年来由于对该因素的重视，以及术前、术中积极预防

及处理，特别是前列腺素制剂的应用，剖宫产术引起产后出血已大大减少。子宫收缩乏力的处理详见相关章节。

（2）切口撕裂：多见于子宫下段横切口剖宫产术。常因胎位不正、胎儿过大、切口位置低、切口弧度过大、胎头深嵌，以及术中可能手法不正确，暴力娩出胎头可引起切口撕裂，向两侧可延伸至阔韧带，向下可至宫颈、阴道穹隆或阴道上1/3，甚至累及宫旁、宫颈旁甚至阴道壁的血管丛，造成严重出血或血肿。对于滞产、胎头嵌顿盆腔者应在术前做好外阴消毒，必要时从阴道上推胎头，减少术者娩头困难；此外，娩头时将胎头转成枕前或枕后位以缩小胎头娩出径线，也可使用产钳帮助娩头，避免暴力造成损伤。对已有撕裂损伤者的处理方法，详见相关章节。

（3）胎盘粘连或植入出血：子宫黏膜缺乏或缺陷是植入性胎盘的病理基础，如子宫黏膜下肌瘤、子宫瘢痕、子宫肌瘤剔除术或残角子宫切除术及有刮宫、子宫内膜炎病史等。胎盘小叶可植入蜕膜的基底层或肌层，出血多发生在将胎盘从肌层剥离时或从已剥离的胎盘间撕裂出血；此外，植入部位的子宫收缩不良，也可导致出血。对不同程度的胎盘粘连或植入的处理，请见相关章节。

（4）凝血机制障碍性出血：发生原因有全身性疾病，如血液病及肝病；或存在与本次妊娠有关的病理情况，如胎盘早剥、前置胎盘、妊娠期高血压疾病、羊水栓塞、严重感染等；此外术中大出血时仅输注晶体溶液、库存血等也可导致血小板和可溶性凝血因子缺乏而造成大出血。临床主要表现为出血及血不凝、休克、栓塞症状等，实验室检查可协助诊断。处理方法：迅速补充有效血容量，根据实验室检查结果补充缺乏的凝血因子，如输新鲜冰冻血浆、冷沉淀、纤维蛋白原等。在积极处理下仍出血不止、发生DIC时，则考虑子宫切除。有关DIC的处理，详见有关章节。

3. 邻近器官脏器损伤　子宫的邻近器官包括膀胱、输尿管和肠道。这些器官的损伤多发生在有开腹手术史、盆腹腔粘连、有解剖变异或急诊手术时，常在手术医师经验不足时发生。

（1）膀胱损伤：多见于盆腔手术史、上次剖宫产术史，严重粘连导致膀胱异位或膀胱发育、解剖异常，导致切开壁腹膜时或分离膀胱腹膜反折

时误伤膀胱；腹膜外剖宫产分离膀胱筋膜时损伤膀胱；娩出胎头时子宫切口撕裂而累及膀胱。

膀胱损伤后应根据损伤部位、范围进行相应处理，并寻求泌尿外科医生台上会诊协助手术，详见相关章节。

（2）输尿管损伤：妊娠期子宫常常右旋，术时若不注意，出现子宫切口偏左、向左撕裂累及输尿管，或在撕裂缝扎时容易损伤到输尿管，甚至误扎输尿管。应根据损伤部位、范围进行相应处理，并寻求泌尿外科医生台上会诊协助手术，详见相关章节。

（3）肠管损伤：肠管损伤多发生于有盆腔手术史、盆腔粘连严重的患者。肠管损伤后，也应根据损伤部位、范围进行处理，必要时请胃肠外科医生协助修补或肠造瘘术。

4. 羊水栓塞　羊水栓塞（amniotic fluid embolism，AFE）是产科特有的罕见并发症，其临床特点为起病急骤、病情凶险、难以预测，可导致母儿残疾甚至死亡等严重的不良结局。发生羊水栓塞的高危因素有宫腔内压力过高，子宫血管异常开放，如子宫破裂、前置胎盘、胎盘早剥等。剖宫产中羊水栓塞的发病率高于自然分娩，这是由于切开子宫，羊水易通过开放的血窦直接进入子宫循环继而进入母体循环。表现为突然出现的呼吸困难、发绀、出血、迅速进入休克、昏迷等。术中预防羊水栓塞的策略为：切开宫壁时，勿同时切破胎膜，将胎膜破一小口，吸引器探头对着破口将羊水基本吸净后再扩大胎膜娩出胎儿；将余下羊水吸净后再娩出胎盘；避免过分挤压子宫；对有羊水栓塞高危因素的产妇应提高警惕，可予纱布保护子宫切口，防止羊水进入开放的血窦。出现不典型症状体征时，尽早使用抗过敏药物。一旦怀疑羊水栓塞，立即按羊水栓塞进行多学科抢救。羊水栓塞的治疗主要采取生命支持、对症治疗和保护器官功能，高质量的心肺复苏（CPR）和纠正DIC至为重要。详见第二十五章羊水栓塞的诊治。

5. 新生儿损伤

（1）皮肤切伤：多见于头皮、脸部及臀部，其原因主要有，手术操作失误；胎儿枕后位或臀位；子宫下段肌壁过薄或不完全破裂；羊水过少或胎膜早破无羊水等。预防在于切开子宫肌层时应小

心谨慎，不要全层切开肌层，先只切开部分肌层，后用钝头的血管钳分开剩余肌层。

（2）取头困难：取头困难在剖宫产术中屡有发生，其原因主要为胎头未入盆、产程长致胎头深嵌骨盆、麻醉效果不满意、腹壁或子宫切口过小等。其处理主要在于术中注意选择合适的腹壁切口和子宫切口，必要时扩大切口（特别在臀位剖宫产时）；麻醉效果不满意时改麻醉方式（如腰硬联合麻醉改成全麻）或追加麻醉剂量（需要麻醉师的配合）；胎头高浮时术者可用手进入宫腔扣住胎儿额部向下拖，同时第一助手需在宫底部向下推胎头；胎头深嵌骨盆腔时需其他助手从阴道内向子宫方向充分上推胎头，推时使胎头俯屈后以较小的径线退出骨盆腔，注意不可直接推压囟门，以免损伤胎儿，术者与助手需密切配合以协助胎头娩出。但此法有引起胎儿小脑幕撕裂、颅内出血和颅骨骨折的危险，且对胎头嵌入过紧者效果不佳。

此外，对头位者，还可尝试剖宫产术中使用产钳助娩胎头。这是一种安全而有效的助娩胎头的方法。剖宫产术所使用的产钳模仿阴道助娩的产钳制成（图 4-2），但具有钳胫短小，轻便，操作灵活的特点。上产钳的方法与阴道产钳一样（详见相关章节）。

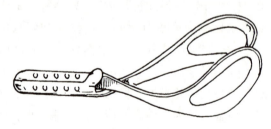

图 4-2　剖宫产产钳

（3）臀位剖宫产术：臀位剖宫产术需要注意的是麻醉要满意；腹壁和子宫切口要足够大，子宫切口最好选择凹面向上的弧形切口，以避免后出头困难致新生儿颅内出血、内脏损伤和肱骨、股骨、锁骨等骨折；此外，从胎儿脐部娩出到胎头娩出时间应严格控制在 2 分钟以内。其分娩机制同阴道分娩，详见相关章节。

（二）产褥期并发症

1. 产褥感染　是最常见的并发症。国内 2016 年报道剖宫产后和阴道分娩后产褥感染率分别

为 5.57% 和 1.09%；国外 2019 年分别为 5% 和 1.2%。术后发病率与破膜时间长短、待产时间长短、有无宫内感染和抗生素应用等有关。术后感染多为盆腔急性炎症表现，如未能控制，感染可扩散发生腹膜炎和盆腔血栓性静脉炎，严重者可发生败血症及中毒性休克。因此，做好围手术期准备，及时纠正贫血及低蛋白血症，合理应用抗生素（需符合抗生素应用原则），术中加强无菌操作，有助于减少产褥期感染的发生。

2. 子宫切口愈合不良　多种因素可导致剖宫产术后子宫切口愈合不良。常见的有：

（1）母体全身因素：如营养不良、存在引起子宫切口感染的高危因素（如妊娠糖尿病、破膜时间长等）等。

（2）切口类型：子宫下段横切口优于子宫体部各类切口，但如在子宫下段与体部交界处切开也妨碍切口愈合，特别是切口选择在前次剖宫产切口瘢痕处。

（3）手术操作以及缝线质量：缝合过紧过密影响子宫局部血运。目前子宫切口已采用可吸收缝合线，与以往使用的铬制肠线相比，它具有组织反应少、强度保留时间长、吸收速率快等优点，某些含抗菌成分的可吸收缝线可保护缝线处不受细菌定植。

3. 晚期产后出血　一般发生在剖宫产术后 2~6 周，多数发生在术后 10~19 天内。主要原因有：

（1）胎盘附着部位复旧不全（最重要的原因）：多因感染而影响胎盘附着部位复旧，局部蜕膜脱落出血。

（2）子宫切口愈合不良或感染裂开：多见于前次剖宫产术后，再次行剖宫产术的患者。

（3）胎盘、胎膜残留出血（少见）。

（4）子宫内膜炎：常与感染、缝合过紧过密，影响局部血运有关。其处理原则是加强宫缩，控制感染，并可给予促进子宫切口胶原纤维生长的氨基酸和大剂量维生素 C 联合应用。必要时行子宫动脉栓塞术，如无效则行子宫切除。

4. 肠梗阻　分为术后动力性（麻痹性）肠梗阻和无动力性（机械性）肠梗阻两大类。前者由于手术麻醉及镇痛影响肠蠕动恢复或进食过少发生低钾血症所致；后者则为增大的子宫影响肠管

正常排列位置或术后粘连所致。剖宫产术前肠胀气会增加肠梗阻的发生概率。术中操作应轻柔，术后早期活动及饮食，促进肠蠕动，是减少肠粘连的有效方法。此外，近十几年兴起的外科手术术后快速康复，对防治肠梗阻有较好的作用。详见相关章节。但保守治疗无效或病情加重，应尽早剖腹探查，解除机械性肠梗阻的原因。

5. 盆腔、下肢静脉血栓栓塞或肺栓塞　妊娠期血液高凝状态、剖宫产术后卧床休息、妊娠过程中存在的不同程度的血管壁损伤及炎症反应，使得盆腔及下腔静脉血流缓慢，易形成静脉血栓，严重时发生肺栓塞（90%的肺栓塞来源于静脉栓塞）。表现为产后下床活动时，自觉下肢疼痛；患肢肿胀压痛，皮温增高，行彩超检查可辅助诊断。如果发生肺栓塞时，可表现为术后突然的呼吸困难，伴有血氧饱和度的持续下降，加大吸氧浓度（8～10L/min）后并无缓解，行计算机断层扫描肺血管造影术可明确诊断。因此，建议术后早期下床活动，增加下肢、盆腔血液循环。2015年RCOG指南明确指出：对于存在血管栓塞病史的孕妇，产前应尽早开始预防血栓形成；对存在4项及以上危险因素（除外血管栓塞病史及易栓症）孕妇，考虑预防性使用低分子肝素至产后6周；对存在3项危险因素（除外血栓病史、易栓症）孕妇，考虑自孕28周起预防性使用低分子肝素至产后6周，且产后再次评估血栓形成的风险。产前使用低分子肝素的女性，若发生阴道出血或一旦临产，建议立即停药，且在入院后评估血栓形成的风险；产前使用低分子肝素且行择期剖宫产术的孕妇，应在手术前1天注射1次预防剂量低分子肝素，手术当天不用药；由于产后发生血管栓塞的风险包括产程延长、制动、感染、出血及输血等，因此对于明确存在发生血管栓塞风险的孕产妇，应根据其实际情况在产后10天至6周内预防血栓形成。

6. 围产期子宫切除发生率增加　剖宫产术后子宫切除发生率，为阴道分娩后子宫切除的23倍。这与产后或晚期产后出血保守治疗无效，子宫切口愈合不良及感染等有关。建议对于有产后出血高危因素的患者，应在术前制订周密详细的计划，术中、术后积极处理，避免或减少子宫切除的风险。

（三）远期并发症

1. 盆腔粘连　这是剖宫产术后常见的并发症，是剖宫产术后盆腹腔组织和器官之间的异常纤维连接。剖宫产术后粘连发生率随着剖宫产术次数增加而上升，首次剖宫产术后粘连发生率是12%～46%，第2次剖宫产术后粘连发生率是26%～75%，第3次剖宫产术后粘连发生率是48%～83%。根据部位和涉及组织或器官不同，粘连可能会导致各种并发症如疼痛、不孕、肠梗阻等。剖宫产术后粘连形成的因素可能与个体体质、手术次数或手术技巧、腹膜缝合与否、缺血和感染、盆腔炎症，以及腹腔内异物（滑石粉、纱布、缝线或者胎粪）刺激或污染等因素有关。

为预防剖宫产术后粘连，建议手术中减少组织损伤（避免操作粗暴，尽量减少擦拭过程中对腹腔和肠道浆膜层的擦伤）；恢复解剖结构（缝合腹膜，关闭盆腹腔）；充分止血（适当的针距、边距及缝线松紧度）和防治感染（合理使用抗生素）以及早下床活动等。

2. 子宫内膜异位症　有腹壁切口和盆腔子宫内膜异位症两种。常见于腹壁切口瘢痕处，其他部位少见（如盆腔内）。临床多见于早产剖宫产术和子宫体部剖宫产术后。主要症状为与月经相关的周期性进行性加重的腹壁病灶疼痛，出现逐渐增大的触痛结节或包块，月经后疼痛缓解，肿块缩小。局部穿刺，可抽出巧克力样液体。手术时保护切口，缝合子宫时不要穿透子宫内膜，以及术后哺乳以推迟月经有利于预防子宫内膜异位症。腹壁切口子宫内膜异位症主要是通过手术治疗，彻底切除病灶。为防止遗留微小病灶日后复发，可在手术后服用药物治疗3个月，具体的药物详见相关章节。

3. 再次妊娠时子宫破裂　再次妊娠时子宫破裂是剖宫产术后潜伏存在的严重并发症。随着三孩生育政策的实施，有剖宫产术史的妇女再次妊娠的比率增加，这部分妇女，当再次妊娠时经阴道分娩是其发生子宫破裂的独立危险因素。因此，分娩前应做好详细的评估，需要选择合适的病例进行剖宫产术后阴道试产或阴道分娩。有关剖宫产术后阴道试产或分娩的指征、注意事项等请详见相关章节。

4. 再次妊娠时前置胎盘、植入性胎盘发生率

高 这是由于剖宫产术后子宫内膜发生退行性变，再次受孕后底蜕膜往往发育不良、血供减少，导致胎盘面积扩大；其次，剖宫产术后子宫瘢痕处内膜局部常有缺损，受精卵在此处着床，绒毛侵入肌层造成植入性胎盘。

5. 剖宫产瘢痕妊娠 瘢痕妊娠是指受精卵着床于剖宫产术后子宫瘢痕处的妊娠（即剖宫产切口部妊娠），是一种特殊的异位妊娠。剖宫产术造成的子宫内膜及肌层的损伤和瘢痕形成是其主要原因。受精卵在此着床时，原剖宫产切口处内膜间质蜕膜缺乏或有缺陷，滋养细胞可直接侵入肌层并不断生长，绒毛植入甚至穿透子宫壁，发生子宫破裂出血。当有剖宫产术史的妇女再次妊娠时，应先做超声检查了解孕囊位置是否在剖宫产切口处，其血流是否丰富。一旦诊断为切口妊娠，应告知患者继续妊娠或终止妊娠的利弊，并根据患者意愿、切口妊娠的类型、停经时间等，选择最佳处理方案。详见有关章节。

6. 剖宫产术后子宫切口憩室 随着剖宫产率的上升，子宫切口憩室的病例逐渐增多，甚至发生憩室妊娠。发生子宫切口憩室的可能原因有：

（1）剖宫产切口感染、对合不良、缺血、出血等原因形成薄弱处，子宫内膜呈疝状向肌层突出。

（2）子宫内膜切口异位，经反复的经期内膜剥脱，出血压力增加向宫腔内破裂形成憩室。

（3）宫腔内容物排出受阻，宫内压增加，使切口愈合不良处向外膨出，形成憩室。

临床表现为月经淋漓不净及不孕，部分患者可有慢性下腹痛或经期腹痛。有些患者会引起孕期或分娩期子宫破裂，危及母婴生命。预防措施是注意剖宫产术术式特别是子宫切口的处理，改进子宫切口缝合技巧，注意缝合的间距、松紧。其治疗方法详见有关章节。

（周　容）

第四节　分　娩　镇　痛

一、分娩镇痛的历史

产痛是女性一生中需要忍受的最痛苦的经历之一。大约 60% 初次分娩的女性将这种疼痛描述为一种极度严重的疼痛。诸多生理及心理因素会影响疼痛的程度及持续时间。分娩时的疼痛经历与女性产后的慢性盆腔疼痛及产后抑郁的发生相关。分娩镇痛（labor analgesia）也被称为"无痛分娩"，是指产妇在自然分娩过程中接受的镇痛技术，即用各种方法来消除或缓解分娩时的疼痛。

至今，分娩镇痛技术的发展已有 160 多年，伴随着现代麻醉技术的发展而发展。美国 Morton 医师于 1846 年 10 月 16 日首先演示了应用乙醚吸入实施外科手术麻醉，这一天成为近代麻醉学历史的开端。而分娩镇痛开始于 1847 年 10 月，只比现代麻醉学开端晚了一年。Simpson 医师将氯仿进行分娩镇痛的观察结果发表在《柳叶刀》杂志上，标志着分娩镇痛历史的开端。1901 年德国人第一次将腰麻用于分娩镇痛。1938 年美国 Graffagnino 和 Seyler 医生行腰部硬膜外阻滞用于分娩镇痛。1961 年 Bromage 证明了分娩时产痛的脊髓传入通路，推动了腰部硬膜外镇痛技术的应用。

二、分娩镇痛的现代观

分娩镇痛是医学发展的需要，更是现代文明产科的标志，是每一位产妇和胎儿应获得的权利。分娩镇痛技术本身对麻醉医师来讲并无难度。其广泛推广实施的桎梏不是技术问题，而是涉及医疗价格、就医环境、人力资源及公众认知等多因素。建立适合中国国情的分娩镇痛的医疗服务体系，具体体现在以下几方面：

（一）具有足够空间的产房布局及完善可靠的监护配备

产房内应包括待产室、分娩室、麻醉操作室、产科重症监护室、护士办公室和产科麻醉医生办公室等重要部门。

1. 待产室 主要留观第一产程的产妇，可以由其丈夫或家属陪同待产（但需限定陪产人数）。因待产室不具备消毒隔离的条件，因此不能作为麻醉操作的场所。

2. 分娩室 为已进入第二产程（即宫口开全）的产妇准备，是见证新生命奇迹的场所。由于过去修建的医院均未设置麻醉操作室，分娩室也可兼做麻醉操作的场所（当无产妇分娩的时候）。因此，分娩室除了具备为阴道分娩所需的装备外，还必须具备分娩镇痛所需的麻醉设备，如心电监护仪(有心电图、血压、氧饱和度和呼吸监测)、胎心监护仪和麻醉抢救设备等。

(二) 高素质的分娩镇痛医疗多学科团队

目前,镇痛效果最好的分娩镇痛方法是椎管内麻醉技术,这也是西方发达国家普遍采用的方法,并已列入常规的医疗服务项目。我们国家分娩镇痛尚处于发展摸索阶段,各种制度和人力资源组成尚未形成规模,因此,亟须我们不断探索并建立一个适合中国国情的分娩镇痛医疗服务体系。分娩镇痛医疗多学科团队最基本的人员组成是产科和麻醉科医护人员,而其中参与此工作最直接的医务人员是专职产科麻醉医师、产科医师及助产士。

首先,麻醉科医师在分娩镇痛中担任了重要的职责。由于分娩24小时都可能发生,因此,麻醉科医师也要求24小时值班,而人力不足是绝大多数医院面临的根本问题。

其次,助产士在分娩镇痛中同样起着不可估量的作用。在待产过程中,助产士可以最先获取患者对疼痛的反应以及患者对缓解疼痛的愿望。创造一个有信任感的环境,增强产妇接受镇痛及其相关治疗信息的愿望,更有助于帮助麻醉科医师调整疼痛治疗方案。再次,助产士自身还应储备有关疼痛的心理、分娩镇痛方法等方面的知识。最后,助产士在原有工作范畴之外还增加了宣传分娩镇痛技术、选择分娩镇痛时机和配合麻醉医师操作等工作内容。

(三) 建立完善的管理规章制度

1. 分娩室需配备的抢救用品及监护设备

(1) 氧气、麻醉机(可加压给氧)、吸引器、心电监护仪(包括心电图,血压,氧饱和度等)、胎心宫缩电子描记仪。

(2) 常用的麻醉器械、麻醉抢救设备、麻醉药物及常用抢救药物:如穿刺包、镇痛泵、听诊器、喉镜、气管导管、牙垫、加压呼吸囊、吸痰管、肾上腺素、氢化可的松、地塞米松等。严格执行麻醉药品的管理制度。

(3) 所有麻醉穿刺操作均应在分娩室或麻醉操作室中进行,其空气消毒参照手术室标准。

2. 认真筛选患者,严格执行分娩镇痛(椎管内麻醉技术)的适应证或禁忌证;并严格遵守分娩镇痛的操作常规及具体工作程序。

3. 贯彻分娩镇痛的业务培训制度,认真执行麻醉科医师及助产士的分工职责,做好24小时交接班制度及病历书写制度。

4. 在孕妇学校或麻醉门诊定期开展对孕产妇的产前教育培训及分娩镇痛的宣传工作。

三、分娩镇痛的技术评价

(一) 分娩痛的产生机制

分娩痛是生理性疼痛,有别于其他任何病理性疼痛。它的特点是随着子宫收缩由弱到强疼痛开始并逐渐加剧,随着分娩完成疼痛自行缓解(图4-3)。

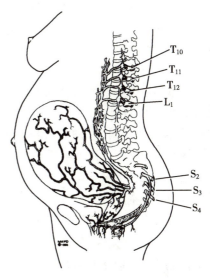

图4-3　分娩疼痛的神经传导及支配

(二) 分娩痛的程度和部位

1. 分娩痛的程度　目前尚没有一个客观的、普遍适用的疼痛测量方法,最常用的方法是疼痛自评量表。大多数初产妇和经产妇在阴道分娩时都会感到不同程度的疼痛。大约有50%的产妇分娩时感受到剧烈疼痛,认为难以忍受(其中20%的产妇感到极其严重的疼痛,甚至可达"痛不欲生"的地步);35%的产妇认为是可以忍受的中等强度疼痛;只有15%的产妇有轻微的疼痛感觉。一般来说,初产妇和经产妇的疼痛比率有所不同,由于初产妇的产程更长,因此,初产妇比经产妇在阴道分娩时要经历更大程度和更长时间的分娩疼痛。

2. 分娩痛的部位　研究发现随着宫口扩大,产妇的疼痛评分逐渐升高,宫口开大7～8cm时达峰值,维持至宫口开全,而在分娩时疼痛值下降;在潜伏期及活跃期以腹部及腰部疼痛为主,表现为压榨性和痉挛性疼痛;在活跃晚期及宫口开全以腹部及会阴肛门疼痛为主,表现为压榨性和撕裂样疼痛;在分娩时则以会阴肛门疼痛为主,其性质主要表现为撕裂样疼痛。

(三)影响分娩痛的因素

1. 身体因素　是影响分娩痛的主要原因之一。年龄、产次和身体条件等因素,与宫缩强弱、胎儿大小和产道条件等因素相辅相成,决定着分娩痛的程度和持续时间。

2. 生理生化反应因素　研究发现采用持续硬膜外阻滞产妇第三产程末血浆中促进子宫收缩的激素(前列腺素 E2、皮质醇、内皮素)水平较对照组明显下降,而抑制子宫收缩的激素前列腺素 E1 无明显差异,为分娩镇痛可能抑制宫缩提供了部分分子学依据。另有研究对持续硬膜外阻滞分娩镇痛后子宫电活动进行了分析,发现在麻醉的初期子宫的电活动减弱,但随着产程的进展,电活动缓慢恢复,在第二产程时电活动与未使用硬膜外阻滞的患者相比无统计学差异。提示生理生化等因素参与分娩痛。

3. 心理、文化和种族因素　产妇在分娩时的心理状态、特别是分娩前是否做好阴道分娩的心理准备,直接影响着分娩痛的程度。担心顺转剖、担心新生儿的性别等均可增加产痛程度并影响产痛行为。因此,产程中丈夫或亲属的陪伴,给予精神上的安慰与支持,可有效缓解产痛。同时,在待产的过程中,温馨的环境、舒缓的音乐,以及有效的产前分娩镇痛知识的普及,均可起到分娩时分散疼痛注意力的作用。此外,文化和种族因素也是影响分娩痛忍受力和疼痛行为的重要因素。

(四)分娩痛对母儿的影响

分娩疼痛可诱发产妇情绪紧张、焦虑,导致产妇应激反应增强,激素水平失调,儿茶酚胺分泌增加,产妇的血压升高,心率加快等一系列的心理、生理变化,对产妇及其胎儿均会造成不良影响,见表4-5。

(五)减轻分娩痛的益处

研究表明,分娩镇痛可以有效阻断伤害刺激的传入和交感神经的传出,减少儿茶酚胺、β-内啡肽等物质的释放,降低产妇的应激反应,以及由疼痛引起的心输出量增加和血压升高,降低产妇不必要的耗氧量和能量消耗,防止母儿代谢性酸中毒的发生。此外,分娩镇痛还可避免子宫胎盘的血流量减少,增加胎儿的氧合供应,避免胎儿宫内缺氧,增加顺产的概率。

(六)分娩镇痛方法

分娩镇痛遵循自愿、安全的原则,以达到最大程度地降低产妇产痛,最小程度地影响母婴结局为目的。理想的分娩镇痛方法必须具备以下特点:对母儿影响小;对产程影响小;给药方法简单,起效快,作用可靠,可满足整个产程的需求;必要时可满足手术需要。但是迄今为止尚未遴选出任何一种完全满足以上要求的镇痛方法。

表4-5　分娩疼痛对母儿的影响

生理作用	对产妇的影响	对胎儿的影响
基础代谢率↑	氧需↑	氧合↓
氧需↑、过度通气	脱水、间歇性呼吸停顿和低氧血症	氧合↓
心动过速、血压↑	有严重心血管疾病者可致急性心功能不全(尤其在高龄产妇)	胎盘血流↓ 胎儿酸中毒
高糖血症、血脂肪酸↑	酮体↑酸中毒	胎儿酸中毒
儿茶酚胺↑(以及 ACTH、ADH)	血管收缩和心血管负荷过大、氧耗↑、子宫收缩受影响	胎盘血流↓ 胎儿酸中毒
代谢性酸中毒加剧(低氧血症、脱水)	代谢性酸中毒	胎儿酸中毒
儿茶酚胺引起胃泌素↑	胃内容物滞留、胃内酸性增加导致恶心呕吐	胎盘血流↓ 胎儿酸中毒
心理影响	焦虑、恐惧、喊叫、不合作、产后抑郁	胎儿酸中毒

具体镇痛方法的选择取决于产妇的具体情况、有无妊娠合并症/并发症等因素，同时应有产科医生、麻醉科医生以及助产士等共同协商决定。

目前，分娩镇痛方法分为两大类：非药物性镇痛法和药物性镇痛法。

1. 非药物性镇痛法　分娩痛主要与精神因素有关，产期宣教、足够的心理支持和产妇的积极配合至关重要。其方法包括调整呼吸、全身按摩、导乐等。

2. 药物性镇痛方法

（1）全身阿片类药物麻醉：通过静脉或肌内注射间断给予，或通过患者自控镇痛（patient-controlled analgesia，PCA）。此类药物的镇痛作用有限，且有可能导致产妇恶心、胃肠道排空延长、呼吸抑制（胎儿也可发生呼吸抑制）等。常用的阿片类药物有哌替啶、芬太尼、阿芬太尼及瑞芬太尼等。其中，瑞芬太尼是最具有良好应用前景的全身阿片类药物，尤其适用于有椎管内麻醉禁忌的产妇。

（2）椎管内麻醉镇痛：包括硬膜外阻滞、腰硬联合麻醉和连续蛛网膜下腔阻滞3种方法，硬膜外阻滞还包括骶管阻滞。

1）连续硬膜外阻滞：即"可行走的硬膜外镇痛"（walking epidural analgesia），是指运动阻滞最小的硬膜外阻滞。产妇在产程早期能够下床活动，减少了尿管置入的机会及护理负担，提高产妇的满意程度并减少器械助产的机会。由于担心低血压、头晕而致产妇摔倒，因此产妇行走时注意检查其下肢活动能力，并应有人陪伴。

2）腰硬联合麻醉镇痛：其麻醉时机选择在宫口开至1cm或以上时。需由专业的麻醉科医生操作穿刺。穿刺成功后的给药也需由麻醉科医师根据产妇具体情况（如身高、体重等）、宫口开大情况、宫缩频率或强度等综合考虑后决定用药剂量。

需要特别注意的是，在实施椎管内麻醉分娩镇痛后，应在麻醉操作间或分娩间监护30分钟以上（包括产妇血压、心率、呼吸频率、胎心率、宫缩等），然后再推出操作间进入待产室继续待产。

（七）并发症的防治

产科麻醉和分娩镇痛引起的孕产妇并发症的发病率及死亡率极低。硬膜外阻滞在产科仍保持着较高的安全纪录。截至2009年的过去5年间，美国30家医疗机构收集的数据显示，在30万例接受了分娩镇痛的产妇中，仅上报了157例麻醉并发症。在这30万例孕妇中，产科镇痛和麻醉应用的比例非常高，其中76%为神经阻滞，63%为硬膜外阻滞，37%为腰硬联合麻醉，不到1%的麻醉是腰麻或持续腰麻。

1. 椎管内麻醉的副作用　椎管内分娩镇痛的常见副作用为血压下降（约有10%的产妇会发生），尤其在蛛网膜下腔注射布比卡因或罗哌卡因后更为常见，可能与麻醉药物的起效速度及药物剂量相关。镇痛前预先静脉输入等张无糖晶体液500～1 000ml；蛛网膜下腔给予镇痛药物后，让产妇左侧卧位或平卧位时将右髋部用一软质楔形垫垫高，使体位稍向左侧倾斜；若血压尚未回升，静脉给予麻黄素或去氧肾上腺素。通过上述措施可以在一定程度上防治交感神经阻滞引起的低血压。硬膜外阻滞与腰麻相比，由于允许缓慢滴注局麻药物，因此低血压的发生率更低。此外，椎管内麻醉分娩镇痛的产妇常有体温升高到38℃以上，发生率大约为30%，初产妇发生率更高，且体温升高随着硬膜外阻滞持续时间的延长而增加。发生原因不清，但一般认为与感染无关。但仍需要临床医师密切观察必要时采取相应措施。

产程中硬膜外阻滞可有10%的镇痛效果不足，而另需从硬膜外导管额外追加镇痛药物。除此以外，椎管内麻醉的副作用还包括恶心、呕吐、瘙痒、寒颤、尿潴留等。

2. 椎管内麻醉的并发症

（1）穿破硬脊膜：实施硬膜外间隙穿刺时，穿破硬脊膜并不少见。20世纪50年代推广单次法时，穿破率在10%以上；20世纪60年代以后普遍采用连续法，穿破率下降到2%～3%。随着技术的娴熟和经验的积累，目前国内穿破率已非常低，约0.25%。可能与穿刺环境的改变、技术不熟练、产妇体位等因素有关。思想上重视、技术熟练可以有效避免该并发症的发生。

一旦穿破硬脊膜，最好更换间隙（在原间隙的上一间隙）重新进行硬膜外间隙操作，并向头侧置管4cm。静脉加快输液量，产后嘱咐产妇平卧并多饮水，数日头痛即可缓解。

（2）穿刺针或硬膜外导管误入血管：硬膜外有丰富的血管丛，穿刺针或导管误入血管并不罕见，发生率约4.9%。麻醉药若直接注入血管有发生毒性反应的可能。可将硬膜外导管稍稍往外拔直至回抽无鲜血为止，若硬膜外导管已几乎全部拔出仍有回血时，可在原间隙或更改间隙进行重新穿刺。

（3）硬膜外导管折断：这是连续硬膜外阻滞常见并发症之一，发生率约为0.93%。其原因是多方面的，与导管本身质地不良、操作手法不当或产妇体位等有关。选用优质导管、操作手法正确和摆正产妇体位等可有效预防。

（4）注药液误入硬膜外间隙或蛛网膜下腔：是严重的医疗差错，有时后果会很严重。这与责任心不强、管理不严格有明显关系。因此，加强药物管理、树立责任心可以杜绝此类医疗差错的发生。

（5）腰麻后头痛（postdural puncture headache，PDPH）：产妇PDPH的发生率是非产妇的两倍，孕产妇是发生PDPH的高危人群。PDPH的典型症状是由平卧位转为坐位/直立位时出现剧烈头痛，尤以在咳嗽或突然活动时加剧。疼痛性质为钝痛，部位为枕部向头顶放射甚至达前额部及颈部。可伴有四肢轻度无力、恶心、呕吐、情绪低沉、视觉改变等。PDPH可在穿刺后立即发生，也可在数日后，但最常见是在48小时内。头痛可持续数小时至几个月不等（在不治疗的情况下），多数在4日后即可缓解。其发生原因复杂，可能与脑脊液从刺破的硬脊膜不断流出造成脑脊液的压力降低、颅内血管扩张等有关。

PDPH的预防主要涉及三方面，一是腰穿针本身的特征，如直径（直径越小，发生率越低）、针尖斜面的方向（如斜面平行于硬脊膜的纤维时，缺损更小而减少脑脊液的外漏；若穿刺针尖的斜面垂直于硬脊膜，切割了纤维，导致解剖缺损加大而使脑脊液外漏增多）、针尖的设计（斜面式或笔尖式，前者损伤大，后者损伤小）、穿刺的角度（如30°进针，脑脊液渗漏比60°和90°进针明显减少）；二是产妇的体位，如采取俯卧位或松弛体位，但实际工作中较难做到；三是所用的药物：如PDPH的发生率，利多卡因＞布比卡因＞丁卡因-普鲁卡因复合物。

四、分娩镇痛与产程管理

准确地评估分娩镇痛对产程的影响尚存在一定难度，因为决定分娩的四大要素（产力、产道、胎儿和精神心理因素）中，虽然分娩镇痛最直接影响了其中一个因素——精神心理因素，但决定分娩的四大因素间可以相互影响和相互作用，因此，单纯评估分娩镇痛对产程的影响，结果可能存在偏差。

（一）分娩镇痛对产程的影响

国外研究发现使用椎管内麻醉分娩镇痛的初产妇第二产程延长，第二产程中位时间，初产妇分娩镇痛组（10分钟）是未分娩镇痛组的2倍，且分娩镇痛组的第二产程上限值（338分钟）较未分娩镇痛组延长2小时。加拿大一项纳入了42 268例产妇的研究也发现椎管内麻醉分娩镇痛明显延长第二产程，使用椎管内麻醉分娩镇痛的产妇第二产程中位时间（120分钟）比未使用椎管内分娩镇痛者（73分钟）延长了47分钟。Zondag对2 074例初产妇产程分析后认为，椎管内麻醉分娩镇痛不仅延长第二产程，同时也明显延长第一产程，分娩镇痛组第一产程（7.87小时）较非分娩镇痛组（5.32小时）延长约两小时。但Leighton等的研究指出，椎管内麻醉分娩镇痛使产妇第二产程延长，对第一产程影响不明显。还有研究认为椎管内麻醉分娩镇痛能缩短第一产程。国内有研究回顾性分析阴道分娩的1 367例自然临产的初产妇资料，结果发现镇痛组第一产程（潜伏期、活跃期）、第二产程、总产程的平均时间均较非镇痛组显著延长（$p < 0.05$）；镇痛组、非镇痛组分别于宫口扩张至5～6cm时产程加速。进一步分层分析显示，分娩镇痛可延长第一产程（潜伏期、活跃期），但对第二产程、第三产程的影响不一致。该研究认为实施分娩镇痛会减慢宫口的扩张，并延长第一产程。总的来说，分娩镇痛肯定延长第二产程，但对第一产程的影响结论不统一。

（二）分娩镇痛对母儿结局的影响

由于分娩镇痛延长第二产程，因此，第二产程延长对母儿的不良影响值得关注。2014年美国一项包含19家医院的临床多中心研究，纳入了43 810例单胎、顺产的初产妇，结果显示：镇痛组第二产程延长的发生率为13.9%，非镇痛组为9.9%；镇痛组第二产程延长者较第二产程时限正常者，子宫内膜炎、产后出血、绒毛膜羊膜炎、Ⅲ度或Ⅳ度会阴裂伤等发生率明显增加；新生儿NICU入住率、5分钟Apgar评分＜4分及败血症等发生率显著增加，而产妇 ICU 入住率却明显降低；非镇痛组第二产程延长者较第二产程时限正常者，子宫内膜炎、产后出血、绒毛膜羊膜炎、Ⅲ度或Ⅳ度会阴裂伤等发生率明显增加；新生儿 NICU 入住率及败血症等发生率明显增加，而产妇 ICU 入住率、新生儿 5 分钟 Apgar 评分 <4 分发生率无显著差异。提示只要第二产程延长（无论镇痛分娩与否），均可引起一系列母儿不良结局。因此，要避免母儿结局不良，关键是第二产程不能延长。

基于目前已有的研究结果，在缓解或减轻产妇分娩痛的同时，探索并建立适合中国人群的分娩镇痛方法，避免产程延长，保障母儿安全，是产科医师和麻醉科医师所面临的重要问题。为了实现上述目标，进行前瞻性、大样本、多中心的研究很有必要，力争将分娩镇痛对产程及母儿的不利影响降至最低。

（周　容）

参 考 文 献

[1] Committee on Obstetric Practice. Committee Opinion No. 687: Approaches to Limit Intervention During Labor and Birth. Obstet Gynecol，2017，129（2）：e20-e28.

[2] American College of Obstetricians and Gynecologists' Committee on Practice Bulletins Obstetrics. Practice Bulletin No.161: External Cephalic Version. Obstet Gynecol，2016，127（2）：e54-e61.

[3] Committee on Practice Bulletins-Obstetrics. Practice Bulletin No.198: Prevention and Management of Obstetric Lacerations at Vaginal Delivery. Obstet Gynecol，2018，132（3）：e87-e102.

[4] WHO recommendations: Induction of labour at or beyond term. Geneva: World Health Organization. 2018.

[5] Middleton P，Shepherd E，Crowther CA. Induction of labour for improving birth outcomes for women at or beyond term. Cochrane Database Syst Rev，2018，5（5）：CD004945.

[6] Vayssière C，Benoist G，Blondel B，et al. Twin pregnancies: guidelines for clinical practice from the French College of Gynaecologists and Obstetricians（CNGOF）. Eur J Obstet Gynecol Reprod Biol，2011，156（1）：12-17.

[7] Natinal Collaborating Centre for Women's and Children's Health（UK）. Multiple Pregnancy: The Management of Twin and Triplet Pregnancies in the Antenatal Period. London: RCOG Press，2011.

[8] 曹泽毅，乔杰. 妇产科学. 2 版. 北京：人民卫生出版社，2014.

[9] 苟文丽，吴连方. 分娩学. 北京：人民卫生出版社，2003.

[10] 刘新民. 妇产科手术学. 3 版. 北京：人民卫生出版社，2011.

[11] Cunningham G，Levenol J，Bloom SI，et al. Williams Obstetrics: 23rd ed. New York: MaGraw-Hill，2010.

[12] 世界卫生组织人类生殖规划署，陆彩玲. 世界卫生组织关于剖宫产率的声明. 生殖医学杂志，2015，24（11）：974-974.

[13] 中华医学会妇产科学分会产科学组. 剖宫产手术的专家共识（2014）. 中华妇产科杂志，2014，49（10）：721-724.

[14] American College of Obstetricians and Gynecologists Committee on Professional Standards: Standards for Obstetric-Gynecologic Services，7th ed. Washington，DC: American College of Obstetricians and Gynecologists，1989.

[15] American Academy of Pediatrics and American College of Obstetricians and Gynecologists. Guidelines for perinatal care，6th ed. American Academy of Pediatrics；Washington，DC: American College of Obstetricians and Gynecologists，2007.

[16] Lucas DN，Yentis SM，Kinsella SM，et al. Urgency of caesarean section: a new classification. J R Soc Med，2000，93（7）：346-350.

[17] Royal College of Obstetricians and Gynaecologists. Report of a joint working group: organization standards for maternity services. London: RCOG Press，1995.

[18] Bloom SL，Leveno KJ，Gilbert S，et al. Decision-to-incision times and maternal and infant outcomes. Obstet Gynecol，2006，108（1）：6-11.

[19] Sandall J，Tribe RM，Avery L，et al. Short-term and long-term effects of caesarean section on the health of women and children. Lancet，2018，392（10155）：1349-1357.

[20] Medeiros MQ，Lima PHM，Augusto CLC，et al.

Comparison of obstetrical interventions in women with vaginal and cesarean section delivered: cross-sectional study in a reference tertiary center in the Northeast of Brazil. Ceska Gynekol, 2019, 84(3): 201-207.

[21] Cutts BA, Dasgupta D, Hunt BJ. New directions in the diagnosis and treatment of pulmonary embolism in pregnancy. Am J Obstet Gynecol, 2013, 208(2): 102-108.

[22] 段涛, 刘兴会, 漆洪波, 等. 剖宫产术缝合技术及材料选择专家共识(2018). 中国实用妇科与产科杂志, 2018, 34(4): 405-408.

[23] 中华医学会妇产科学分会产科学组. 羊水栓塞临床诊断与处理专家共识(2018). 中华妇产科杂志, 2018, 53(12): 831-835.

[24] 段涛. 预防剖宫产粘连的中国专家共识(2016). 中国实用妇科与产科杂志, 2016, 32(7): 651-652.

[25] 中华医学会计划生育学分会. 剖宫产术后子宫瘢痕憩室诊治专家共识. 中华妇产科杂志, 2019, 54(3): 145-148.

[26] 中华医学会妇产科学分会计划生育学组. 剖宫产术后子宫瘢痕妊娠诊治专家共识(2016). 中华妇产科杂志, 2016, 51(8): 568-572.

[27] 沈晓凤, 姚尚龙. 分娩镇痛专家共识(2016版). 临床麻醉学杂志, 2016, 32(8): 816-818.

[28] Plante L, Gaiser R. Practice bulletin No.177: Obstetric analgesia and anesthesia. Obstet Gynecol, 2017, 129(4): e73-e89.

[29] 江秀敏, 黄欣欣, 金丽珠, 等. 阴道分娩疼痛变化趋势及其影响因素分析. 中国现代医学杂志, 2018, 28(11): 54-59.

[30] Akadri AA, Odelola OI. Labour pain perception: experiences of Nigerian mothers. Pan Afr Med J, 2018, 30: 288.

[31] Ye Y, Song X, Liu L, et al. Effects of Patient-Controlled Epidural Analgesia on Uterine Electromyography During Spontaneous Onset of Labor in Term Nulliparous Women. Reproductive Sciences, 2015, 22(11): 1350-1357.

[32] Siyoum M, Mekonnen S. Labor pain control and associated factors among women who gave birth at Leku primaryhospital, southern Ethiopia. BMC Res Notes, 2019, 12(1): 619.

[33] Holck G, Camann W. Controversies in obstetric anesthesia. Journal of Anesthesia, 2013, 27(3): 412-422.

[34] 谢幸, 孔北华, 段涛. 妇产科学. 9版. 北京: 人民卫生出版社, 2018.

[35] Worstell T, Ahsan AD, Cahill AG, et al. Length of the Second Stage of Labor What Is the Effect of an Epidural. Obstetrics and Gynecology, 2014, 123: 84S.

[36] Cheng YW, Shaffer BL, Nicholson JM, et al. Second Stage of Labor and Epidural Use A Larger Effect Than Previously Suggested. Obstetrics and Gynecology, 2014, 123(3): 527-535.

[37] Zondag DC, Gross MM, Grylka-Baeschlin S, et al. The dynamics of epidural and opioid analgesia during labour. Arch Gynecol Obstet, 2016, 294(5): 967-977.

[38] Leighton BL, Halpern SH. The effects of epidural analgesia on labor, maternal, and neonatal outcomes: A systematic review. Am J Obstet Gynecol, 2002, 186(5): S69-S77.

[39] Grossm M, Frmke C, Hecker H. The timing of amniotomy, oxytocin and neuraxial analgesia and its association with labour duration and mode of birth. Arch Gynecol Obstet, 2014, 289(1): 41-48.

[40] Laughon SK, Berghella V, Reddy UM, et al. Neonatal and maternal outcomes with prolonged second stage of labor. Obstet Gynecol, 2014, 124(1): 57-67.

[41] 曹莉园, 周盛萍, 龚云辉, 等. 分娩镇痛对初产妇产程的影响. 实用妇产科杂志, 2017, 33(04): 286-291.

[42] Society for Maternal-Fetal Medicine, Caughey AB, Cahill AG, et al. Safe prevention of the primary cesarean delivery. Am J Obstet Gynecol, 2014, 210(3): 179-193.

[43] Cunningham G, Levenol J, Bloom SI, et al. Williams Obstetrics: 23rd ed. New York: MaGraw-Hill, 2010.

[44] NIH U.S. National Library of Medicine. Cesarean Section-A Brief History: Part 1. (2013-07-26) [2019-12-20]. https://www.nlm.nih.gov/exhibition/cesarean/part1.html.

[45] Royal College of Obstetricians and Gynaecologists. Reducing the Risk of Venous Thromboembolism during Pregnancy and the Puerperium. London: RCOG. 2015.

第五章　产褥期相关疾病

产后最初 6 周的时间称为产褥期（puerperium）。产褥期常见问题包括发热、尿潴留、尿失禁等，经过恰当处理，一般不会发生严重后果。而产褥期感染、晚期产后出血、围产期抑郁症和血栓栓塞性疾病等产褥期相关疾病，往往病程长，病情复杂，对疾病的早期认识、诊断和处理与结局密切相关。本章节将就上述产褥期相关疾病的焦点问题进行阐述。

第一节　产褥期感染

产褥期感染指分娩及产褥期生殖道受病原体感染引起局部或全身的感染。发病率为 1%～7.2%，是产妇死亡的主要原因之一。

一、剖宫产术切口感染

剖宫产术切口感染发生率虽然较低（1%～5%），但却是剖宫产术术后较为严重问题。主要致病菌为需氧型金黄色葡萄球菌及需氧或厌氧杆菌，严重时发生坏死性筋膜炎。剖宫产术是产科的主要手术种类，降低剖宫产术切口感染是提高产科质量的重要环节。注重细节管理是减少发生的重要环节，细节管理要点如下：

1. 术前备皮可能破坏皮肤，细菌更容易入侵引起感染，术前剪除切口附近毛发，有利于切口对合即可，避免剃须刀备皮。

2. **选择刺激性小、消毒作用肯定的皮肤消毒剂**　国内皮肤消毒剂多为碘伏（聚维酮碘）或碘酊溶液，国外多为聚维酮碘溶液和聚维酮碘乙醇、氯己定乙醇。聚维酮碘与碘伏溶液为水溶液，具有刺激性小的优点，可用于皮肤、黏膜消毒。碘酊和聚维酮碘乙醇为乙醇溶液，对皮肤刺激性较强，需乙醇脱碘。洗必泰（氯己定）是常用的广谱杀菌剂，与乙醇混合具有不着色、刺激性

小的优点，可应用于面部、会阴、皮肤或儿童的术前消毒。在如何选择皮肤消毒剂方面近年来有较多研究，认为氯己定乙醇用于皮肤消毒，能更有效地降低伤口感染率，优于聚维酮碘溶液。但 2015 年 WHO 围产期感染预防指南指出，在皮肤消毒剂选择上，目前尚无明确证据提示某种消毒剂一定优于其他选择。

3. 循证医学证据支持切皮前 30～60 分钟应用单次抗生素预防感染。首选第一代头孢菌素，如对头孢类过敏，可选择克林霉素或甲硝唑。

4. 术前重视切口愈合不良及感染的高危因素，如紧急剖宫产术、绒毛膜羊膜炎、高血压、糖尿病、自身免疫系统疾病等。积极治疗原发病，合理管理血压、血糖，术中熟练操作，尽量缩短手术时间，减少不必要的损伤，充分止血、冲洗等，均是减少伤口愈合不良或感染的重要措施。

5. 掌握缝合技术，上下缘对齐、止血充分、疏密松紧适度。

剖宫产术切口脂肪液化发生较为常见，多出现在术后 5～7 天，切口下方有较多渗液，腹壁水肿、肥胖合并糖尿病、手术时间长等为高危因素。一般不会发生严重后果，经过换药短期内可完全愈合。

二、会阴伤口感染

会阴伤口感染发生率为 0.5%～3%，多发生在产后 7～10 天，多局限在缝线处皮肤和浅筋膜，严重时亦可发生坏死性筋膜炎。拆除缝线并彻底清创、给予广谱抗生素治疗、局部理疗和坐浴即可恢复。会阴伤口感染控制后是否需要二次缝合及二次缝合的时机选择目前存在争论。阴道分娩合并会阴裂伤或侧切伤口是产科常见情况，也是产科质量的重要考核环节，注重细节管理是减少发生的重要环节，细节管理要点如下：

1. 会阴常规备皮已经取缔多年，2015 年 WHO 围产期感染预防指南再次强调为了预防感染发生，不推荐会阴部位备皮。

2. 尽量减少产程中阴道检查次数，在无异常的第一产程可 4 小时进行 1 次阴道检查。

3. 在严重的会阴Ⅲ、Ⅳ度裂伤、人工剥离胎盘后，建议给予抗生素预防感染。

4. 注意会阴缝合技巧，避免局部血肿形成，避免缝合过多影响局部血供。

5. 产后注意会阴部位清洁。

三、产科盆腔脓毒性血栓性静脉炎

产科盆腔脓毒性血栓性静脉炎发生率约为 1/2 000。

（一）发病情况

妊娠期各种原因导致的血管内皮损伤，病原微生物进入静脉循环，都可引起静脉血栓形成。盆腔脓毒性血栓静脉炎可见于宫内感染、产后子宫内膜炎、感染性流产等。感染起于子宫内膜或肌层，细菌进入静脉后破坏血管内皮形成局部血栓，随后细菌侵入血栓形成感染性栓子并沿静脉逐渐发展，血栓通常发生于右侧或双侧卵巢静脉内，可向上延伸至肾静脉、腔静脉，偶有发生肺栓塞的报道。

（二）临床特点

多发生于产后 48～96 小时，持续发热伴下腹部疼痛为典型临床表现，疼痛多局限于一侧，可向一侧腹股沟发散，可伴有恶心、呕吐、腹胀等。

（三）诊断难点

由于临床表现缺乏特异性，尤其与单纯盆腔感染临床表现相似，加上发病率低，临床医生往往仅考虑一般盆腔感染，而漏诊该诊断，导致缺乏针对性抗凝治疗。所以，盆腔脓毒性血栓性静脉炎的鉴别诊断非常重要。

（四）鉴别要点

需与肾盂肾炎、阑尾炎、阔韧带血肿、盆腔脓肿等疾病相鉴别。盆腔脓毒性血栓性静脉炎体温多表现为弛张热，查体可无异常发现，但约 50% 患者一侧盆腔或后穹隆可触及质硬、有触痛的条索状肿物。血培养可有阳性发现。超声对盆腔血栓性静脉炎的诊断往往不敏感，但对盆腔脓肿的诊断较敏感，故可作为两者鉴别的部分依据。CT 和 MRI 为较有意义的辅助检查，但对于小的静脉血栓，影像学检查亦可能漏诊。如经验性抗炎治疗 48～72 小时后症状仍无改善，应考虑盆腔脓毒性血栓静脉炎可能，肝素诊断性治疗有效可最终明确诊断。

（五）处理要点

盆腔血栓性静脉炎的治疗需广谱抗生素治疗感染同时应用治疗量肝素或低分子肝素。在开始治疗 48～72 小时后症状可明显改善，需持续用药 7～10 天，多数不需要长期口服抗凝药物。如症状无明显改善，或血栓累及腔静脉延伸至肾静脉时，可能需要手术干预，结扎感染的血管或取出栓子、放置滤网等，需要与有经验的血管外科医生共同处理。

四、产科脓毒症、严重脓毒症和脓毒症休克

产后败血症、高血压、出血、难产和不安全堕胎是全球孕产妇死亡的五大原因。至 2000 年的统计，全世界孕产妇死亡的 15% 是由产后败血症引起。在过去的 20 年，孕产妇死亡中脓毒症发生率最高。脓毒症指感染引起的全身炎症反应综合征。当脓毒症导致组织低灌注，经过足够的液体复苏仍无法纠正低血压（收缩压＜90mmHg，平均动脉压＜70mmHg）、乳酸升高、或少尿［尿量＜0.5ml/（kg·h）］则诊断为脓毒症休克。

脓毒症可发生于妊娠的任何时期，常见的可导致脓毒症的病原菌有 A 族溶血性链球菌（GAS）、大肠埃希菌、B 族链球菌、肺炎克雷伯杆菌、金黄色葡萄球菌、肺炎链球菌、奇异变形杆菌、厌氧菌及流感病毒、单纯疱疹病毒等。

（一）产科脓毒症的特点

由于妊娠期及产后正常的生理变化，早期的脓毒症不易诊断，如病情一旦恶化，就可能快速进展为脓毒症休克、多器官功能衰竭甚至死亡。目前产科脓毒症的处理尚无国际上统一指南，依据循证医学证据，我国 2014 年中华医学会重症医学分会发布了《中国严重脓毒症／脓毒性休克治疗指南（2014）》，2017 年澳大利亚与新西兰产科医学会（SOMANZ）联合发布了《妊娠期和产后脓毒症指南（2017 年版）》，指南中均建议在可疑或确诊脓毒症时，应尽快完成辅助检查，包括血常规、

凝血、肝肾功能、血气分析、血乳酸、血培养及可能的伤口、分泌物培养，并尽早开始经验性治疗。

严重脓毒症典型的临床表现有体温升高 >38℃，心率、呼吸频率增加，血常规白细胞升高或下降，肌酐升高是严重脓毒症的征兆，多预示肾脏功能异常，当肝周脓肿或低灌注影响肝脏功能时可有转氨酶升高。当患者出现少尿、意识障碍、泌尿生殖道或静脉穿刺部位自发性出血时，应警惕脓毒症休克、弥散性血管内凝血可能。

（二）处理要点

经验性治疗包括有效的液体复苏，纠正缺氧，并及早使用广谱抗生素。液体复苏是脓毒症休克治疗的关键，推荐在 5～15 分钟内输注 250～1 000ml 等张晶体液，临床上多主张限氯性液体复苏，维持中心静脉压（CVP）8～12cmH_2O，平均动脉压（MVP）≥65mmHg，尿量≥0.5ml/（kg·h），在充分液体复苏后如血压仍无法维持，升压药首选去甲肾上腺素，当血红蛋白（Hb）≤70g/L 可给予浓缩红细胞纠正失血性贫血。有研究显示，1 小时内给予抗生素可明显改善预后，使用抗生素时间每推迟 1 小时，产妇病死率将会增加 8%，抗生素治疗无须等待血培养结果，多选择 β 内酰胺类和甲硝唑联合应用，可根据血培养及药敏结果更换或调整抗生素种类，抗感染治疗需持续 7～10 日，如有盆腔脓肿、盆腔器官感染或持续的感染坏死物存在时可能需要手术治疗。

妊娠期脓毒症除非确诊为绒毛膜羊膜炎，单独发生的脓毒症不是立即终止妊娠的指征，没有证据证实立即终止妊娠可改善孕妇预后。终止妊娠时机需根据孕妇疾病严重程度、孕周和胎儿存活概率做决定，并与孕妇本人及家属充分沟通。可在促肺成熟同时终止妊娠。终止妊娠方式可依据产科指征具体分析，如需剖宫产术时首选全身麻醉，不建议选择腰麻或硬膜外阻滞。

链球菌中毒性休克综合征（streptococcal toxic shock syndrome，STSS）是孕产妇败血症和死亡的主要原因。重症链球菌感染工作组给出的定义：

1. 从正常无菌部位（血液、脑脊液、胸腔或腹腔液、组织活检、手术创伤等）或非无菌部位（如咽喉、痰、阴道、皮肤浅表病变等）分离出 A 族链球菌。

2. 严重的临床症状（成人低血压≤90mmHg 或儿童≤5th）。

3. 两个或两个以上的下列情况　肾功能损害、凝血功能障碍、肝受累、成人呼吸窘迫综合征、全身红斑性斑疹、软组织坏死。A 型溶血性链球菌（GAS）阴道携带不常见，定植率为 0.03%～1%。临床表现差异很大，所以对病情的认识和及时治疗至关重要。治疗应尽快开始，最好在怀疑败血症的第 1 个小时（"黄金时段"）内开始，推迟使用抗生素 1 小时，孕产妇死亡率可增加 8%。重症 GAS 感染辅助静脉注射免疫球蛋白（IVIg）、液体复苏、血栓栓塞预防、分娩时机的选择均是非常重要的关乎预后的环节。GAS 感染发生坏死性筋膜炎（NF）可危及生命，尽管有先进的手术技术、抗生素、IVIg 和高压氧治疗，但这些与感染相关的死亡率仍然很高。NF 是一种严重的、少见的感染并发症，有报道首次剖宫产术后发生率为 1/2 500。尤其合并 1 型糖尿病、恶性肿瘤或免疫缺陷时容易发生。可由多种细菌感染所致，常见 GAS 及厌氧菌感染。治疗上最重要的是手术清创，彻底清除坏死组织，同时积极应用覆盖所有需氧菌及厌氧菌的广谱抗生素，维持血容量稳定，纠正电解质紊乱。

（蔺　莉　董　喆）

第二节　晚期产后出血

分娩 24 小时后在产褥期内发生的子宫大量出血称为晚期产后出血。可因失血过多导致贫血，甚至发生失血性休克，危及产妇生命。

一、预防是关键

首先对影响因素进行分析，分析思路要从胎盘胎膜、剖宫产术切口、下生殖道损伤、出血性疾病、凝血功能障碍和抗凝剂的使用几个方面入手。

（一）胎盘因素

1. 胎盘胎膜残留　多发生于产后 10 日左右，残留胎盘组织发生坏死脱落，子宫内膜血管暴露，引起大量出血。

2. 胎盘部位子宫复旧不全　多发生于产后 2～3 周，宫腔感染和蜕膜残留等原因使子宫内膜修复不全，胎盘附着处血栓脱落导致晚期产后出血。

3. 侵入性胎盘　多发生于产后 10 日，粘连或植入的胎盘坏死剥脱，血管暴露，导致大量出血。

（二）剖宫产切口因素

1. 切口裂开 多在剖宫产术后 2 周左右，突然发生阴道大量流血。缝合子宫切口时有局部血肿形成，或切缘出血盲目多次缝扎，缝扎过多过密导致局部缺血坏死，引起晚期产后出血。

2. 子宫切口选择不当 过高或过低导致切口愈合不良，切口过高，相当于解剖学内口水平，当胎儿娩出后，由于子宫体下部收缩及缩复作用相对强，使切口上缘变厚且短缩，而子宫下段收缩及缩复作用弱，使切口下缘薄且较长，造成缝合切口时极难按解剖层次对齐，以致创面接触不良而影响愈合；切口过低，相当于组织学内口水平，胎儿娩出后，切口下缘局部血运不良，组织愈合能力差，导致切口不易愈合。亦可能由于切口延裂导致，切口两侧子宫动脉损伤，造成局部血供不足或者术中止血不良，血肿、感染形成，导致切口愈合不良出血。这种损伤以左侧多见，因为妊娠末期子宫常呈不同程度右旋，切开子宫前若未先复位，易使切口偏向左侧，更容易损伤子宫左侧血管。此外，多次剖宫产使子宫下段切口处组织菲薄，也会影响切口愈合。

3. 会阴裂伤或侧切伤口裂开或愈合不良 多发生于产后 5～7 日，由于会阴伤口感染，可吸收线脱落，血管内血栓脱落而出现阴道大量出血。

4. 子宫动静脉瘘较为少见，多为继发性。主要与创伤、感染有关，其病理改变为创伤的子宫动脉分支与肌层静脉之间连通，动静脉瘘破裂，异常交通的畸形血管暴露破裂出血。

5. 产后绒癌、凝血功能障碍、血液系统疾病等也可引起晚期产后出血。

二、晚期产后出血的防治策略

防治策略应以防为主，首先应识别并重视发生晚期产后出血的高危因素，对其进行预防，措施如下：

1. 分娩后细致检查胎盘、胎膜和胎盘边缘有无断裂的血管，避免残留胎盘组织和副胎盘。

2. 产后及时应用宫缩剂，促进子宫收缩。

3. 严格掌握剖宫产指征，避免不必要的手术干预。

4. 对于有感染高危因素者，如胎膜早破、宫腔操作、产后出血等，积极给予抗生素预防感染。

5. 加强宣教，鼓励产后下地活动，鼓励母乳喂养，指导产后避孕等。

一旦发生晚期产后出血，首先大量补液、止血、输血以纠正失血性贫血或休克；应用广谱抗生素预防和治疗感染。上述治疗的同时，完善相关检查，如血常规、凝血功能、肝肾功能、盆腔超声、CT 等影像学检查，其目的为查找出血原因，开展病因治疗；掌握病情的严重程度，制订完善可行的治疗方案。病因治疗包括：

1. 宫缩乏力 促进子宫收缩治疗。

2. 胎盘胎膜残留清宫术多能奏效，注意 3 点：

（1）组织送病理以明确诊断。

（2）继发感染时操作应轻柔，建议卵圆钳夹取宫腔内残留组织，避免刮宫，以防止子宫穿孔及炎症扩散。

（3）清宫时机需根据具体情况决定，抗感染同时清宫，或抗感染治疗以后再清宫。

3. 子宫动静脉瘘的介入治疗 选择经皮子宫动脉或髂内动脉造影术，尤其适用于子宫动静脉瘘患者，具有创伤小、止血迅速且持久的优点，成功率可达 90% 以上。但产科介入治疗应注意以下几个问题：

（1）生命体征不稳定、不宜搬动、DIC 晚期或对对比剂过敏者不宜使用。

（2）以往对子宫动脉栓塞术的担忧为卵巢血供减少及放射线对卵巢功能的影响。但事实上，盆腔血管网丰富，子宫动脉栓塞所造成的子宫动脉卵巢支血供减少可在 24 小时建立侧支循环而恢复卵巢供血。

（3）辐射剂量影响卵巢功能的问题：研究证明当辐照量为 200～300cGy 时，卵巢功能可受到影响，当辐射量大于 400cGy 时卵巢损伤为不可逆的。而在子宫动脉栓塞治疗中，卵巢对射线平均吸收剂量是 22.34cGy，该剂量不会对患者造成急性或长期的放射性损伤。

4. 剖宫产子宫切口裂开或愈合不良是最严重的晚期产后出血原因，出血多、生命体征不平稳、影像学检查见盆腹腔大量游离液体应高度怀疑。需立即剖腹探查；未合并感染可清创缝合保留子宫；合并严重感染可能需要切除子宫。同时给予抗休克、足量、足疗程广谱抗生素抗感染。

（蔺　莉　董　喆）

第三节　围产期抑郁症

在 20 世纪 50 年代，Roland M 最早提出产后抑郁（postpartum depression，PPD）的概念，随着对孕产妇心理健康状况的关注增加，发现这种抑郁状态可能在妊娠期即存在，并延续至产后或产后再次复发，因此更主张使用围产期抑郁症（perinatal depression）的概念，指孕期及产后 12 个月内发生的抑郁症。抑郁症为心境障碍的一种，除此以外，育龄妇女还常发生焦虑障碍、进食障碍、物质滥用及精神分裂症等。抑郁症的发病率女性是男性的 2 倍，尤其育龄妇女发病率较高，发病的高峰年龄为 25～44 岁。各研究机构统计的围产期抑郁症发病率略有差异，美国疾控中心 2011 年数据统计抑郁症产前、产后发病率分别为 9%、10%；我国报道的发病率为 1.1%～54.1%，平均 14.7%，与国际上公认的发病率 10%～15% 基本符合。

一、孕产妇心理健康特点

女性在妊娠期易患抑郁的原因尚不明确，可能存在的病因学因素包括激素改变、神经内分泌变化和社会心理适应，亦可能是这些因素相互作用的结果。有研究发现导致妊娠期抑郁的高危因素包括生活应激、缺乏社会支持、家庭暴力、意外妊娠、对妊娠的矛盾心理、低收入、低教育水平、抽烟、单身（非同居）、人际关系不佳、产前或产后抑郁史、抑郁症家族史等。

孕产妇心理健康特点：正常的孕期生理改变（如早孕反应、孕中晚期随着子宫增大引起下肢水肿、腰背痛、胸闷等不适）、孕期并发症和合并症、对胎儿的担忧，尤其随着生育年龄的推迟、三孩生育政策开放，导致职业压力增大、生育障碍问题增多、家庭结构的改变，都导致孕妇心理发生一系列的改变。容易产生情绪不稳定，容易接受暗示，依赖性增强，情绪控制差、敏感、多疑、易激惹、压抑，对未来的不确定、恐惧、紧张等，容易发生围产期抑郁。但为了下一代的健康，孕妇在孕期通常对医务人员的依从性较高，更能积极主动的改善自身的健康行为。

二、围产期抑郁症对母婴的影响

（一）对母亲的影响

围产期抑郁症使母亲产生焦虑情绪，精神症状，导致孕期食欲差及体重增长不良，使母亲对于产前保健依从性差，可能使用烟、酒精、毒品等，出现自杀意念和行为。可能影响母胎依恋关系的建立。

母胎依恋关系：传统观念认为，亲子关系是在孩子出生之后父母与子女之间形成的人际间的相互关系。但新近研究发现，亲子关系从孕期就开始逐渐形成，母胎依恋关系包括母亲与胎儿的互动、母亲对胎儿心身特征的想象以及母亲与他人对于胎儿信息的分享。有学者把母胎依恋关系描述为"母亲主观情感上对于未出生孩子的爱"，并把这种母胎依恋关系分为四种类型，即积极专注型、积极冷漠型、消极专注型、消极冷漠型。

（二）对子代的影响

围产期抑郁症可能与不良妊娠结局有关，但这部分的证据多来源于观察性研究及回顾性研究，受多种混杂因素的影响。可能的机制包括母儿共同的遗传因素；胎盘和脐带血中基因的表观遗传学，如 DNA 甲基化改变；母儿中枢神经系统 5- 羟色胺功能改变；母亲下丘脑 - 垂体 - 肾上腺皮质轴激素调节异常和胎儿的皮质醇暴露增加；母体免疫系统功能受损或营养不良等。研究表明抑郁症可能与早产、胎儿生长受限、低出生体重相关；与新生儿神经行为功能受损有关，包括习惯化、觉醒和活动、注意力、反射、兴奋性和运动功能；与新生儿睡眠紊乱和困难型气质有关；产前抑郁与子代幼儿期及青春期情绪问题（焦虑和 / 或抑郁）及行为问题（如注意缺陷多动障碍、品行障碍和 / 或对立违抗障碍、攻击性及反社会性行为）有关；与子代抑郁症、多动症、语言发育迟滞有关；产前抑郁女性的后代，婴儿猝死综合征发生率较高（9% vs 2%）。在是否影响后代认知能力、智能、以及后代孤独症的发生方面，尚无统一结论。

三、围产期抑郁症的识别和治疗面临的挑战

围产期抑郁症的管理难点和特点：①易忽视抑郁症相关症状，即使意识到可能存在抑郁情绪

时，由于传统观念的影响，往往不愿意承认或者不愿意接受精神障碍的诊断，以至于不会主动寻求医护人员的帮助；②医患双方对围产期抑郁症诊断的意识淡漠；③如何识别围产期抑郁症；④如何与心理科建立良好的合作管理模式；⑤如何客观评价孕期用药对母儿的利弊。

针对上述难点和特点的管理措施：

1. 通过科室业务学习、专题讨论、孕妇学校、微课、心理健康门诊等形式开展围产期抑郁症的宣教，使医、护、孕妇了解围产期抑郁症的相关知识，发挥孕妇本人的主观能动性，并加强对其配偶及家庭成员的宣教，使其同样发挥积极作用；开展围产期筛查，以提高对高危人群的早期识别和诊断率。

2. **围产期抑郁症的识别** 2016 年美国预防服务工作组建议，妇产科医生及提供产科保健的工作人员应该使用标准、有效的量表、对孕妇进行至少一次关于抑郁症及焦虑状态的筛查，诊断为抑郁症或焦虑状态者，不论是否给予治疗，均需随访至产后并再次评估。2019 年该工作组推荐对存在围产期抑郁症高危因素妇女进行预防性心理干预，以降低围产期抑郁症的发病率。围产期抑郁症主要通过病史、体格检查、心理评估等方法做出诊断。由于妊娠及分娩后母体正常生理变化，也会出现厌食、睡眠障碍、疲劳、精力下降、注意力障碍等表现，导致妊娠期抑郁症不易识别。此外，继发于某些脑器质性疾病、躯体疾病，以及严重创伤后，亦可能出现抑郁情绪，患者可伴有意识障碍、记忆障碍及智能障碍。体格检查或辅助检查可发现器质性病变证据，创伤后抑郁情绪常有明确的、严重的、灾难性的创伤事件。

目前最常用的筛查量表为爱丁堡产后抑郁量表（EPDS），其次有 9 项患者健康问卷（PHQ-9）、产后抑郁筛查量表（PDSS）、医院焦虑抑郁量表（HADS），抑郁自评量表（SDS），汉密尔顿抑郁量表（HAMD）等。爱丁堡产后抑郁量表是由 Cox 等于 1978 年编制成的，1987 年重新修订。1998 年香港中文大学的 Lee 等编译成中文版的 EPDS 表。EPDS 共 10 个条目，分别涉及心境、乐趣、自责、焦虑、恐惧、失眠、应付能力、悲伤、哭泣和自伤等。每个条目的描述也分为 4 级，按其所显示的症状严重程度从无到极重，分别赋值 0～3 分，

即：0 分（从未）、1 分（偶尔）、2 分（经常）、3 分（总是）。EPDS 简洁易懂、操作方便，5 分钟即可完成，且具有良好的平行效度、结构效度。Cox 建议将 13 分作为极有可能患围产期抑郁症的界值，临床应用中常采用 9 分作为界值。当得分≥13 时，则该产妇需要进一步确诊；如果产妇在第 10 个问题回答不是 0，有自杀及其他奇怪的想法或无序行为，则需要立刻转诊到精神专科医院。

3. **围产期抑郁症的治疗**

（1）一般原则：以保障母婴安全为前提，根据疾病的严重程度、既往治疗史，给予心理治疗、药物治疗、物理治疗为主的综合治疗方式。要与患者及其家庭进行良好的沟通，在获取更多有效信息的同时对患者配偶及家人进行教育，良好的夫妻关系及家庭氛围将有利于治疗的开展及随访，使其最大程度的配合治疗。

（2）心理治疗：美国精神病学会、美国妇产科医师学会等多个指南均推荐心理治疗为轻至中度单向抑郁的一线治疗方案。应用较多的为认知行为治疗（cognitive-behavior therapy，CBT）和人际关系治疗（interpersonal psychotherapy，IPT）。认知行为治疗结合了认知治疗和行为治疗，认知治疗的目的是改变功能障碍性思维和病态信念；通过经验性地测试患者并让他们思考更乐观的解释，来重建歪曲的思维（如"我不好"）。行为治疗的目的是改变在功能障碍性思维、抑郁症状和环境刺激基础上发生的不良行为，通过行为激活（分配患者在治疗间期完成某些有奖励的活动，来抵消惰性和回避）、问题解决（确定问题、找到多种解决方法、考虑每种解决方法的结果、选择一种解决方法，并且加以实施）、渐进性肌肉放松、腹式呼吸训练，以及体育运动等方式进行。人际关系心理治疗时，通常重点在于角色转换（生活角色或日常环境的重大变化）和角色争执（与他人存在对关系的不同期待的冲突）。

（3）药物治疗：对于心理治疗效果不佳、重度单向抑郁、双向抑郁或复发患者，往往必须接受药物治疗。目前最常用的药物为选择性 5-羟色胺选择性重摄取抑制剂（SSRI），主要包括氟西汀、帕罗西汀、舍曲林、氟伏沙明、西酞普兰和艾司西酞普兰等。推荐由最小剂量开始应用，启动药物治疗需对疾病导致的母婴负面影响和 SSRI

不良反应进行权衡。目前已有研究表明 SSRI 对胎儿和婴儿影响较小，但仍然可能与新生儿适应不良综合征有关，表现为易激惹和哭闹不止、失眠或嗜睡、喂养困难、呕吐、腹泻等，但多数症状较轻微，不需药物干预，2 周内可自行缓解。另有 SSRI 与新生儿室间隔缺损有关的报道。SSRI 在乳汁中分泌量较少，少有对婴儿产生严重不良反应的报道，产后可以考虑母乳喂养，但是否母乳喂养应遵从产妇及其家庭意愿。

（4）营养素的补充：近年来有研究发现抑郁症可能与叶酸、维生素 B_{12} 等缺乏有关，并且证实叶酸是有效的抗抑郁药物增效剂。ω-3 脂肪酸是神经细胞膜中的长链多不饱和脂肪酸，且为必须脂肪酸。有研究显示，孕期鱼类摄入量与抑郁症患病成反比，妊娠后 3 个月补充二十二碳六烯酸（DHA）的孕妇与对照组相比，自觉压力较低。这可能与其发挥的抗炎作用有关。故有学者建议对情感障碍和饮食中鱼类摄入较少的人群给予 DHA 补充，以减少孕期应激反应。但关于营养补充是否对抑郁症治疗有效仍需大量高质量研究证实。

（5）物理治疗：最常用的物理疗法为电休克治疗，其最早始于 1937 年，其有效率可达 70%～90%，如具有强烈自杀及伤害婴儿倾向时可作为首选治疗。但仍应考虑到电休克治疗可能导致流产、早产、胎盘早剥，短暂性胎儿心动过缓、胎儿死亡等风险。

（6）精神病急症的处理（这是精神病的内容）：如患者出现激动、躁狂、自伤或攻击他人等暴力行为时该如何处理？首先，很难预测患者何时会发生上述情况，既往有躁狂发作史、某一特殊事件、抗抑郁药突然停药等都可能触发患者暴力行为。医务人员在诊疗过程中应提供一个安全的环境，尽量不要让患者独处。其次，识别患者可能出现暴力行为的先兆，如摔打东西、口头威胁、拳头紧握等，请保障自身及附近其他人员的安全，时刻注意为自己选择一个容易撤离的位置，并准备好自卫，有时可能需要在法律法规允许的范围内对患者进行行为限制。最后，没有一个公认的最好的处理方式，而此时往往也超出了妇产科医生的处理范畴，因此，尽量保持冷静并寻求帮助尤为重要。

妊娠结束后很长一段时间，通常 1 年内仍有抑郁状态持续的可能，亦可能发展为慢性抑郁状态，因此仍应加强关注及随访。

（蔺 莉 董 喆）

第四节 妊娠期血栓栓塞性疾病

妊娠期血栓栓塞性疾病 80% 为静脉血栓栓塞症（VTE），包括深静脉血栓、肺栓塞、盆腔脓毒性血栓性静脉炎、卵巢静脉血栓形成等。其中 75%～80% 为深静脉血栓（deep vein thrombosis, DVT），20%～25% 为肺栓塞（pulmonary embolism, PE），90% 的肺栓塞栓子来源于下肢深静脉，在确诊的肺栓塞患者中，50% 合并下肢深静脉血栓。妊娠期血栓栓塞性疾病的患病率为 0.5‰～2‰（2018 ACOG 指南），是非妊娠期女性发病风险的 4～5 倍，其中。妊娠期及产后 6 周内为血栓性疾病的高发时期，并可延长至产后 12 周。由于产后长时间卧床等原因，使产褥期发病率显著高于妊娠期，是妊娠期的 3～8 倍。据世界卫生组织 WHO 统计，2006 年全球 14.9% 的孕产妇死亡原因为血栓栓塞性疾病。来自美国 2006～2010 年的数据显示，血栓栓塞性疾病引起的死亡占孕产妇死亡的 9%。所以，加强对血栓栓塞性疾病发生高危因素的评估、预防、早期诊断及处理，可以减少血栓栓塞性疾病的发生，减少孕产妇死亡及改善预后。

一、妊娠期血栓栓塞性疾病的高危因素

（一）正常的止血过程

有赖于血管收缩、血小板聚集、凝血系统、抗凝系统、纤溶系统的共同作用。正常生理状态下，血管破裂或血管内皮损伤后，血管收缩限制局部血流，血小板黏附的激活、组织因子的释放，启动内源性及外源性凝血系统，局部血栓形成使出血停止，同时抗凝系统、纤维蛋白溶解激活限制过度凝血，减少血栓形成，这一过程需要多种凝血因子及蛋白酶参与，凝血及抗凝的平衡是机体止血的关键。

（二）血栓形成的 Virchow 三联征

包括血流缓慢、高凝状态、血管壁损伤。妊娠期由于解剖结构及激素水平等生理性改变，使

妊娠期机体状态具备了上述三联征。妊娠期由于子宫增大对下腔静脉及盆腔静脉的压迫，导致下肢血流缓慢。此外，右侧髂动脉压迫左侧髂静脉致使左下肢静脉血流更为缓慢，所以，左下肢深静脉血栓发生率高于右下肢。在孕激素的作用下，子宫蜕膜为胚胎着床、胎盘及子宫螺旋动脉形成，组织因子表达大量增加，纤溶酶原激活物抑制物（plasminogen activator inhibitor，PAI）-1 和胎盘源性 PAI-2 活性增加，外周血纤维蛋白浓度增加，凝血因子 VII、VIII、IX、XII 增加，孕中晚期蛋白质 S 降低，对活化蛋白质 C 抵抗增加，导致妊娠期血液呈现高凝状态。而分娩、子痫前期、妊娠糖尿病、感染等妊娠合并症和并发症可引起血管壁损伤，均使围产期易形成血栓。

（三）妊娠期血栓栓塞性疾病的高危因素

1. 既往血栓病史及血栓家族史 有血栓栓塞性疾病病史的患者妊娠期复发的风险增加 3～4 倍。

2. 易栓症 包括遗传性及获得性易栓症，遗传性易栓症最常见的病因是因子 V Leiden（factor V Leiden，FVL）突变和凝血酶原基因突变（prothrombin gene mutation，PGM），此外还有蛋白质 S 缺陷、蛋白质 C 缺陷和抗凝血酶（antithrombin，AT）缺陷。获得性易栓症以抗磷脂综合征、系统性红斑狼疮较多见。

3. 年龄 >35 周岁、肥胖（BMI≥25kg/m²）、长期制动、感染、吸烟、多胎妊娠、阴道助产、剖宫产术、感染均为血栓发生的高危因素。

二、妊娠期血栓栓塞性疾病的诊治进展

（一）预防

识别血栓形成的高危因素，详细询问病史及家族史，对有血栓病史及家族性血栓病史的孕妇进行抗磷脂综合征、遗传性易栓症的筛查。加强孕期宣教，保证适当的运动量，合理饮食，避免体重过度增加，避免长期卧床。对于有血栓形成高危因素的孕妇，采取适当的预防措施，包括改变生活方式、机械性预防（压力梯度长袜、间歇充气加压装置），及药物预防。抗凝药物的预防将在下面讨论。

（二）VTE 的诊断

1. D- 二聚体升高在 DVT 中的诊断价值仍存在较多争议，D- 二聚体是纤溶酶降解纤维蛋白的产物，在正常妊娠中亦有不同程度的升高，和非孕期相比，孕中晚期 D- 二聚体可相应增加 78%、100%。因此，虽然在非孕期可将 D- 二聚体 >500ng/ml 作为 DVT 的诊断指标，但在孕期检测的意义可能仅在于它对血栓性疾病的排除诊断。而是否可以使用 D- 二聚体更高的临界值作为妊娠期 DVT 的诊断指标目前还需要更多的研究。

2. "LEFt"临床预测指标 包括以下 3 个指标：L，left leg（左下肢症状）；E：edema（小腿周径相差 >2cm）；Ft：first trimester presentation（早孕期发生）。Chan 等提出 LEFt 在 DVT 临床诊断中的预测作用，其纳入了 197 例妊娠期女性，发现所有 17 例（8.8%）DVT 患者均含有上述指标中至少一项，在无任何上述指标、有 1 种或 2～3 种指标的患者中，诊断为 DVT 的比例分别为 0、16% 和 58%。但该指标不能作为排除 DVT 的独立指标，仍需结合 D- 二聚体、超声检查。

3. 静脉加压超声为 DVT 诊断的最常用方法，在血管横断面上超声探头加压，管腔不能被压瘪则可诊断为 DVT。其对腘静脉、股静脉的诊断敏感性（92%）、特异性（98%）均高于对小腿深静脉诊断。如超声诊断正常，但临床仍高度可疑 DVT 时，可考虑行 MRI 或静脉造影或一周后复查。

4. MRI 在下肢静脉血栓上与超声无明显差异，其优势在于盆腔静脉、髂静脉等中央静脉部位的血栓诊断。

5. 静脉造影是诊断 DVT 的"金标准"，但由于其具有侵入性及复杂性，目前已较少应用。

（三）PE 的诊断

妊娠期发病率约 0.4‰，多表现为急性起病，呼吸困难、胸痛、发绀、呼吸急促（>20 次 /min）、心动过速（>100 次 /min），严重时可有晕厥。D- 二聚体在 PE 的诊断中意义不大，由于肺栓塞多数栓子较小，孕期血浆容量增加，假阴性率太高，因此在排除诊断上亦无意义。PE 患者 84% 可有胸部 X 线检查（CXR）异常表现，常见有胸腔积液、肺实质异常、肺不张或膈肌抬高、肺楔形阴影（Hampton's hump 征）和肺野血流减少（Westermark 征）。单次胸片胎儿暴露的辐射剂量 <0.001cGy，远低于可能致畸剂量（5cGy）。CT 肺动脉造影（CTPA）在静脉注射对比剂后，显示肺动脉的任何分支（主干、肺叶、肺段及亚段）有充盈缺损，可考虑诊断

为肺栓塞。对于判断肺段及中央区的大栓子特异性及敏感性较高。但不能排除较小的和外周栓子可能。单次胎儿暴露的辐射剂量为 0.013cGy。通气与血流灌注比值扫描（V/Q 扫描）需结合临床使用，单次扫描胎儿暴露的辐射剂量为 0.031cGy。美国胸科协会推荐对妊娠期可疑 PE 的患者使用 CXR 作为初始评估；CXR 正常，建议使用 V/Q 扫描；CXR 异常，则进行 CTPA 检查。

如肺功能受损，肺循环、右心负荷增加时心电图可表现为右束支传导阻滞、$S_IQ_{III}T_{III}$ 改变；超声心动图提示右室扩张、运动功能减退、三尖瓣反流和肺动脉扩张。

（四）VTE 的治疗

一旦确定为血栓栓塞性疾病，对于非孕期患者，主要的治疗措施包括肝素、华法林、手术、下腔静脉滤网及溶栓治疗。华法林是一种维生素 K 拮抗剂，在孕 7～12 周使用可导致 33% 的胎儿畸形，包括鼻骨缺失、股沟发育不全及中枢神经系统异常，胎儿出血的风险增加。但是孕中晚期使用，上述风险明显减少。在对于有人工心脏瓣膜女性，发生血栓栓塞风险极高，可权衡利弊考虑中晚期应用华法林，并在孕 34～36 周后改为应用肝素或低分子肝素。而孕前使用华法林的女性至少在孕 6 周以前可有计划地过渡至肝素或低分子肝素。下腔静脉滤网通过机械性阻挡下肢远端的血凝块，适用于抗凝治疗禁忌、无效，或者孕期需要预防血栓脱落者。肺栓塞危及生命时可行肺动脉栓子切除术。大面积肺栓塞且血流动力学不稳定是妊娠期溶栓治疗的唯一适应证，主要药物有尿激酶、链激酶等，可导致严重的出血倾向，使胎盘早剥的风险增加。Vedantham 等在一项多中心、随机对照试验中，评估置管溶栓与抗凝治疗在急性近端深静脉血栓治疗中的疗效及远期并发症，研究经过 5 年共纳入了 692 例患者，其结果显示在远期并发症上两组无明显差异，但置管溶栓显著增加了严重出血的风险。故目前多数指南不推荐置管溶栓。出于上述方法增加致畸及出血风险的考虑，妊娠期 VTE 治疗主要以肝素抗凝为主。

三、妊娠期抗凝药物应用的管理与争议

抗凝药物具有多样性、剂量的复杂性、个别药物潜在的致畸性，以及不同妊娠时期用药的特殊性，在妊娠期应用抗凝药物具有一定挑战与争议。

（一）抗凝药物的选择

抗凝药物包括肝素（普通肝素、低分子肝素、合成戊糖类似物）、口服抗凝剂（direct oral anticoagulant，DOAC）等。普通肝素（UFH）和低分子肝素（LMWH）由于不透过胎盘，无致畸性等优点，为妊娠期抗凝治疗的首选用药。二者的区别在于 UFH 半衰期短，适用于需立即、迅速扭转抗凝时，如临近分娩及手术前短时间内应用，对于严重肾功能不全者，UFH 因通过肝脏代谢对肾功能影响小，优于 LMWH。合成戊糖类似物主要有达那肝素、磺达肝癸钠、依达肝素等。此类药物妊娠期应用的研究有限，是否能通过胎盘引起胎儿抗凝证据不足，因此，妊娠期尽量避免使用，只有当存在使用肝素禁忌证，如肝素过敏或不能使用注射剂时可考虑应用。DOAC 包括直接口服凝血酶抑制剂（如达比加群酯）及 Xa 因子抑制剂（如利伐沙班、阿哌沙班和甲苯磺酸艾多沙班），妊娠期应用安全性及有效性尚不明确，故目前不建议用于妊娠期及哺乳期。

（二）孕期抗凝治疗的时限

对于预防性抗凝的应用，需根据血栓发生危险程度及充分评估出血风险后应用，如果妊娠前已经应用抗凝药物，如人工瓣膜、慢性房颤、既往复发性静脉血栓史等，在孕期及产后往往仍需要继续应用。在妊娠前未接受抗凝治疗，但既往有血栓病史及一级亲属在 50 岁之前发生血栓事件、易栓症，尤其伴有肥胖、长期卧床等高危因素，妊娠期可给予预防剂量的 LMWH。妊娠期及产后任何时期，一旦诊断或高度怀疑 VTE，应立即开始治疗性抗凝。治疗性抗凝应持续 12～20 周。肝素用量需考虑体重因素，预防剂量：可应用依诺肝素 1mg/kg，或达肝素钠 5 000U，每天 1 次皮下注射；治疗剂量：依诺肝素 1mg/kg，每 12 小时 1 次皮下注射，或达肝素钠 100U/kg，每 12 小时 1 次皮下注射。

（三）围产期肝素如何应用

除非处于血栓极高危险期，否则不建议在分娩时应用肝素治疗。通常情况下，对于接受预防性 LMWH 抗凝治疗的女性，建议至少在计划性引产或剖宫产 12 小时前停药；对于使用治疗性抗

凝治疗的孕妇，24 小时前停药；对于应用 UFH 的孕妇，建议 12 小时前停药，或监测活化部分凝血时间（APTT），待 APTT 完全恢复正常。如有早产倾向或计划分娩的女性，可在孕 36 周将 LMWH 更换为 UFH。紧急情况下硫酸鱼精蛋白可逆转 UFH 的抗凝作用，1mg 硫酸鱼精蛋白可中和 100U 肝素。硫酸鱼精蛋白不能完全中和 LWMH 的抗凝活性，但能减少出血量。如无出血情况，产后可尽早启动抗凝治疗，阴道分娩后 4～6 小时或剖宫产术后 6～12 小时恢复抗凝治疗，但亦有学者认为应在椎管内麻醉后 24 小时或拔管后 4 小时才开始应用 LMWH，如需要早期应用可选择静脉注射 UFH 或机械性预防，如压力梯度袜或下肢充气性压力泵等。预防性抗凝产后至少继续应用 LMWH 至少 6 周，因其在乳汁中分泌量极少，不会导致婴儿肝素化，故可安全使用。如 6 周后需要继续抗凝治疗者可过渡至华法林口服。

（四）肝素副作用如何处理

对于肝素治疗引起的出血，应首先停用抗凝，可给予硫酸鱼精蛋白逆转肝素抗凝作用，直至止血或病情稳定后，结合出血的程度、部位以及抗凝的适应证，由血液科医师和产科医师具体分析决定是否继续抗凝治疗。肝素诱导的血小板减少症（HIT），主要是药物诱导产生抗血小板抗体，HIT 抗体会引起血小板激活，导致危及生命的动脉及静脉血栓形成，其发生率约 5%，死亡率可达 20%。然而研究发现妊娠期 HIT 很少发生。一旦疑似 HIT，可通过酶联免疫吸附测定（ELISA）检测 H-PF4 抗体确诊，需立即停用肝素。对于此类患者后续抗凝药物首选达肝素钠替代，没有达肝素钠的地区可应用磺达肝癸钠，并终生避免应用肝素。在长期应用肝素的女性中，可能由于骨形成减少导致骨质疏松，在妊娠期女性中亦有报道，多数可随着产后停用肝素恢复。孕期应注意钙及维生素 D 的均衡摄入。

（五）孕期抗凝治疗的适宜人群

如何量化孕期血栓高风险因素，合理开展孕期抗凝，避免过度抗凝治疗或忽视抗凝治疗，是临床关注的热点和焦点。目前的研究多数为回顾性分析，结合孕妇既往病史、家族史、孕期高危因素，检验现有的常用血栓风险评估模型对妊娠期血栓发生风险预测的敏感度及特异度。这些常用模型包括 2009 年 RCOG 模型、改良的 Wells 模型、Caprini 模型以及非妊娠人群中 Pudua、IMPROVE 模型等。Wells 量表是目前临床上应用最广泛的血栓预测评估方法，被美国内科医师协会所推荐，其使用简单、方便，但其评分不包含产科特有的危险因素。2019 年 RCOG 妊娠期和产褥期 VTE 诊治指南的评分系统则充分考虑到产科因素，如将子痫前期、多胎妊娠、急诊剖宫产、产后出血等因素均纳入评分中，但其是否适合指导中国产科临床预防性妊娠期和产褥期 VTE，尚需来源于中国的研究数据进一步证实。

（蔺 莉 董 喆）

参 考 文 献

[1] Gabbe SG, Niebyl JR, Simpson JL. Obstetrics: Normal and Problem Pregnancies. 7th ed. New York: Churchill Livingstone, 2007.

[2] Foley M, Jr. Strong, Garite T. Obstetric Intensive Care Manual. 4th ed. New York: McGrawHill, 2014.

[3] Alexander JW, Fischer JE, Boyajian M, et al. The influence of hair-removal methods on wound infections. Arch Surg, 1983, 118(3): 347-352.

[4] Tuuli MG, Liu J, Stout MJ, et al. A Randomized Trial Comparing Skin Antiseptic Agents at Cesarean Delivery. N Engl Med, 2016, 374(7): 647-655.

[5] Darouiche RO, Wall MJ Jr, Itani KM, et al. Chlorhex-idine-Alcohol versus Povidone-Iodine for Surgical-Site Antisepsis. N Engl Med, 2010, 362(1): 18-26.

[6] Singer M, Deutschman CS, Seymour CW, et al. The third interna-tional consensus definitions for sepsis and septic shock(Sepsis-3). JAMA, 2016, 315(8): 801-810.

[7] Kumar A, Roberts D, Wood KE, et al. Duration of hypotension before initiation of effective antimicrobial therapy is the critical determinant of survival in human septic shock. Crit Care Med, 2006, 34(6): 1589-1596.

[8] Howard LM, Kirkwood G, Latinovic R. Sudden infant death syndrome and maternal depression. J Clin Psychiatry, 2007, 68(8): 1279-1283.

[9] Wells PS，Anderson DR，Rodger M，et al. Evaluation of D-dimer in the diagnosis of suspected deep-vein thrombosis. N Engl J Med，2003，349（13）：1227-1235.

[10] Siu AL；US Preventive Services Task Force（USPSTF），Bibbins-Domingo K，et al. Screening for depression in adults：US Preventive Services Task Force Recommendation Statement. JAMA，2016，315（4）：380-387.

[11] O'Connor E，Rossom RC，Henninger M，et al. Primary care screening for and treatment of depression in pregnant and postpartum women：evidence report and systematic review for the US Preventive Services Task Force. JAMA 2016，315（4）：388-406.

[12] Wisner KL，Sit DK，McShea MC，et al. Onset timing, thoughts of self-harm, and diagnoses in postpartum women with screen-positive depression findings. JAMA Psychiatry，2013，70（5）：490-498.

[13] Moses-Kolko EL，Bogen D，Perel J，et al. Neonatal signs after late in utero exposure to serotonin reuptake inhibitors：literature review and implications for clinical applications. JAMA，2005，293（19）：2372-2383.

[14] Chan WS，Lee A，Spencer FA，et al. Redicting deep venous thrombosis in pregnancy：out in "LEFt" field. Ann Intern Med，2009，151（2）：85-92.

[15] Vedantham S，Goldhaber SZ，Julian JA，et al. Pharamcomechanical catheter-directed thrombolysis for deep-vein thrombosis. N Engl J Med，2017，377（23）：2240-2252.

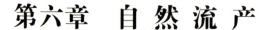

第六章 自 然 流 产

第一节 概 述

胚胎或胎儿尚未具有生存能力而妊娠终止者，称为流产（abortion）。不同国家和地区新生儿救治水平不同，因此对流产妊娠周数也有不同的定义。在我国，妊娠未达到 28 周、胎儿体重不足 1 000g 而终止者称为流产。根据发生时间不同，发生在 12 周前者称为早期流产，而发生在 12 周或之后者称为晚期流产；根据流产原因不同，人为目的造成的流产称为人工流产（artificial abortion），而非人为目的造成的称为自然流产（spontaneous abortion）。

自然流产是影响育龄妇女生殖健康的一种常见疾病。以往文献报道自然流产发生率约 15%，但这个发病率仅涵盖了临床确诊部分，实际上其发病率远不止该数。近年采用敏感的 β-hCG 测定法于月经周期的后半期对已婚妇女进行检测，发现有 30%～40% 的受精卵在着床后月经前发生流产，临床表现仅为月经稍延迟、经量稍增多，这些妇女往往不知道自己已经妊娠而且发生流产，临床上称为生化妊娠（chemical pregnancy）或隐性流产（clinically silent miscarriages）。

在自然流产中，80% 以上为早期流产，而且其复发风险随着流产次数的增加而上升。数据显示，既往有 1 次自然流产史者再次流产率为 13%～17%，2 次自然流产后，流产的复发风险约为第 1 次的 3 倍，发生率可达 38%，有 4 次以上流产史者，如未接受适当治疗，则再次妊娠流产高达 60% 以上。目前，我们将与同一性伴侣连续发生 2 次及 2 次以上的自然流产称为复发性流产（recurrent spontaneous abortion，RSA），其发病原因及机制复杂，加之临床治疗难度大，因此一直是临床医生及科研工作者研究的重点和热点。

（张建平 祝丽琼）

第二节 复发性流产近年的热点及焦点问题

一、遗传异常与复发性流产

1. 染色体异常与自然流产 胚胎或胎儿染色体异常是早期流产最常见的原因，占 50%～60%，因此人们将自然流产视为异常胚胎"自然淘汰"的一种临床现象。胚胎或胎儿染色体异常包括染色体数目异常和结构异常。染色体数目异常以三体居首位，常见的有 13- 三体、16- 三体、18- 三体、21- 三体、和 22- 三体，其次为 X 单体，三倍体及四倍体少见。染色体结构异常引起流产并不常见，主要有平衡易位、倒位、缺失和重叠及嵌合体等。然而，染色体正常的夫妇双方为何会产生异常的胚胎染色体，配子产生时为何发生减数分裂错误，减数分裂错误的调控机制有哪些，能否通过改变这些调控机制减少胚胎染色体异常的发生，这些问题仍有待进一步深入研究。

此外，夫妇染色体异常与 RSA 相关。据报道 2%～8%RSA 夫妇存在染色体异常，主要为染色体结构的异常，其中易位和倒位与流产关系密切。

2. 基因微缺失微重复与复发性流产的关系 一项小样本研究对 22 例复发性流产夫妇的流产绒毛进行基因微缺失微重复检测，结果显示 13 个流产胚胎出现拷贝数变异（copy number variation，CNV），且多数是遗传性的。另一项研究表明，染色体微缺失大多表现为出生缺陷，但特殊部位的染色体微缺失可能导致某个与流产相关的基因异常引起流产的发生。此外，有研究利用 array CGH 技术检测 RSA 夫妇染色体，发现夫妇一方或双方可存在亚显微染色体变异，可能与 RSA 有关，认为染色体微观变异部分造成同源染色体配对困难，遗传物质重复或缺少，从而影响细胞分裂，致使胚胎死亡及流产，但多为个案报道，目前基因库资料有限。这些变异可能是单纯多态性，也可能是致病性，确切临床意义尚未知，有待于大量临床信息的积累。

3. 胚胎植入前遗传学检测在复发性流产患者中的应用及争议 有学者提出采用胚胎植入前遗传学检测（preimplantation genetic testing，PGT）能减少流产的风险，尤其对夫妇存在异常染色体可造成子代染色体异常者，进行 PGT 受孕可能有益。一项系统回顾分析表明，存在染色体易位的复发性流产患者进行 PGT 能提高成功的妊娠结局。然而另一项系统分析表明，由于复发性流产的病因复杂，对于没有明确胚胎染色体异常的流产，可能存在其他流产病因，即使 PGT 技术能降低流产风险，单纯进行 PGT 不能完全解决流产问题。目前循证医学不支持推荐应用 PGT 来治疗复发性流产，若结合新的技术，如 array CGH，能更加精细地筛选异常胚胎，或许能减少再发流产的风险，但有待建立对照组、扩大样本量等进一步研究。

4. 自然流产半数以上为"自然淘汰"，安胎治疗是否有必要？

临床实际工作中发现，随着流产次数的增加胚胎染色体异常逐渐减少：一次流产 50%～60% 胚胎染色体异常，两次流产胚胎染色体异常只有 30%～40%，而三次流产也就是复发性流产，胚胎染色体异常仅有 10%～20%。因此，不能单用"自然淘汰"解释自然流产的发生。复发性流产是一个病因十分复杂的疾病，除了遗传因素，研究比较成熟的病因还包括：内分泌因素、解剖因素、感染因素、母体的全身性疾病、环境因素及心理因素等。近年来，随着分子生物技术及生殖免疫科学的发展，国内外学者普遍认为"免疫功能紊乱"及"血栓前状态"是自然流产，特别是复发性自然流产的重要原因。

二、免疫功能紊乱与复发性流产

生殖免疫研究表明，RSA 的病因约半数以上与免疫功能紊乱有关。目前将免疫紊乱导致的自然流产分为自身免疫型 RSA 和同种免疫型 RSA 两大类。

（一）自身免疫紊乱与自然流产

Gleicher 和 Roeiy 于 1988 年首次提出生殖自身免疫失败综合征（reproductive autoimmune failure syndrome，RAFS）的概念，即一组临床表现为不孕或流产或子宫内膜异位症，血清中存在一种或以上自身抗体的综合征。这也是首次人们系统理解这类自然流产的发病机制可能是因为自身免疫紊乱所致。目前已知的自身抗体包括组织非特异性抗体及组织特异性抗体：组织非特异性抗体：如抗磷脂抗体（APA），包括抗心磷脂抗体（ACA）、抗 β2 糖蛋白 1 抗体（抗 β2GP1 抗体）、狼疮抗凝因子（LAC）；抗核抗体（ANA）等；组织特异性抗体：如抗精子抗体（AsAb）、抗子宫内膜抗体（EMAb）、抗卵巢抗体（AOA）等。

抗磷脂综合征（antiphospholipid syndrome，APS），一种非炎症性自身免疫性疾病，属于免疫功能紊乱范畴，也属于血栓前状态范畴。典型 APS 的诊断必须至少有 1 项临床标准包括：3 次或 3 次以上小于妊娠 10 周的 RSA；1 次或 1 次以上大于妊娠 10 周的流产；1 次或 1 次以上妊娠 34 周前的胎盘功能不全性疾病。以及至少 1 项实验室指标包括：连续 2 次及以上间隔 12 周或以上抗磷脂抗体阳性，或者 ACA 或抗 β2 GP1 抗体滴度 > 第 99 百分位数以上。有报道称 5%～20% 的 RSA 患者可检出抗磷脂抗体，其中未经治疗者再次妊娠的活产率仅 10%，是 RSA 最为重要且可以治疗的病因之一。2020 年中华医学会围产医学分会制定的《产科抗磷脂综合征诊断与处理专家共识》推荐，对诊断 APS 导致的 RSA 患者，计划怀孕时建议每天应用阿司匹林 50～100mg 并维持整个妊娠期，妊娠后加用低分子肝素。

近年来，有专家提出非典型产科 APS 的概念：APL 阳性，但临床表现不典型；或者有典型 APS 临床表现，但 APL 间歇性阳性者；或 APL 实验室指标不满足中高滴度阳性（> 第 99 百分位数），仅是低滴度阳性（第 95～99 百分位数）。针对这些患者，专家共识建议根据个体化风险，单独使用阿司匹林或联合使用低分子肝素。

此外，临床上还有一种继发于系统性红斑狼疮（SLE）或类风湿关节炎（RA）等的自身免疫性疾病，称为继发性 APS。对于继发性 APS、ANA 阳性的 RSA 患者，临床上有学者提出采用免疫抑制剂治疗：包括强的松、羟氯喹、环孢素等。但目前临床上上述药物的使用缺乏大样本临床随机对照试验，这些药物对 RSA 治疗的有效性及安全性仍有待进一步研究。

（二）同种免疫紊乱与自然流产

目前，对同种免疫型 RSA 仍处于研究阶段，因此，常称之为原因不明复发性流产（unexplained recurrent spontaneous abortion，URSA）。目前同种免疫紊乱包括封闭抗体缺乏、自然杀伤细胞（NK 细胞）数量及活性异常等。同种免疫型 RSA 患者的治疗方法包括主动免疫治疗，即淋巴细胞免疫治疗（lymphocyte immunotherapy，LIT）及被动免疫治疗，即静脉注射丙种球蛋白。虽然，目前对 LIT 及静脉注射丙种球蛋白这两种免疫治疗的有效性尚存在较大争议，但仍有临床实践证明，免疫治疗对防治早期 RSA 有一定疗效，对于已经排除各种明确致病因素，考虑存在同种免疫功能紊乱的不明原因 RSA 患者，尤其是封闭抗体阴性及 NK 细胞数量及活性升高者，给予 LIT 或静脉注射丙种球蛋白仍可作为一种治疗手段。

三、血栓前状态与复发性流产

多种因素引起的体内凝血、抗凝和纤溶系统平衡失调，使血液呈现病理性高凝，可能导致子宫胎盘部位血流状态改变，局部组织易形成微血栓，导致胎盘纤维沉着、胎盘梗死灶形成，从而引起胚胎缺血缺氧，最终导致胚胎发育不良或流产，这种情况称血栓前状态（prethrombotic state，PTS）。血栓前状态包括先天性和获得性两种类型：先天性 PTS 是由于与凝血和纤溶有关的基因突变所造成，如：V 因子和 II 因子（凝血素）基因突变、蛋白质 S 缺乏等。获得性血栓前状态，主要包括 APS、获得性高半胱氨酸血症以及其他各种引起血液高凝状态的疾病。目前，血栓前状态引起自然流产的具体机制尚未完全明确，普遍认为，妊娠期高凝状态使子宫胎盘部位血流状态改变，易形成局部微血栓甚至引起胎盘梗死，使胎盘组织的血液供应下降，胚胎或胎儿缺血缺氧，最终导致胚胎或胎儿的发育不良而流产。目前国内外研究者对于 PTS 的实验室筛查指标已做了广泛的研究，但临床上仍缺乏统一的诊断标准，有待于进一步更大样本的随机对照试验。

治疗血栓前状态的方法是低分子肝素单独或联合阿司匹林用药。除抗凝治疗之外，对于获得性高同型半胱氨酸血症者，通过补充叶酸、维生素 B_{12} 可取得一定疗效。

四、内分泌紊乱与复发性流产

妊娠的成功及胚胎的健康发育必须建立在良好的内分泌功能基础之上，如果孕前存在内分泌及代谢性疾病，如高催乳素血症、多囊卵巢综合征（PCOS）、甲状腺功能亢进或减退、甲状旁腺功能低下、糖尿病血糖控制欠佳等，当疾病控制不佳时均可影响胚胎的着床发育，造成流产。

（一）高胰岛素血症与复发性流产

有研究表明 PCOS 与 RSA 相关，且推测 PCOS 患者流产率升高与高胰岛素血症有关。胰岛素抵抗及高胰岛素血症引起流产的机制尚未明确，可能机制如下：

1. 高胰岛素血症使孕早期糖基化脂质运载蛋白（glycodelin）的浓度降低 glycodelin 是子宫内膜腺体在黄体期分泌的一种糖蛋白，它可以通过抑制混合淋巴细胞反应和自然杀伤细胞的活性而抑制子宫内膜对胚胎的免疫反应，有利于受精卵植入，所以血清低浓度的 glycodelin 预示着一个不利于胚胎植入的子宫内膜环境从而增加孕早期流产率。

2. 高胰岛素血症可负性调节胰岛素样生长因子结合蛋白-1（IGFBP-1）的浓度 IGFBP-1 在非孕妇女中主要由肝脏分泌，妊娠期间可由肝脏和子宫内膜共同分泌，有利于围植入期胚胎和母体的黏着，PCOS 患者的胰岛素水平升高，IGFBP-1 降低，流产风险增加。

3. 高胰岛素血症上调血浆纤溶酶原激活物抑制物-1（PAI-1）的水平，诱发绒毛血栓形成，影响胎盘血供，使滋养层发育不良导致流产。

4. 高胰岛素血症可增加卵泡周围及黄体周围的血流阻力，不利于子宫内膜及内膜下的血管形成，不利于胚胎的种植和发育导致流产。

5. 高胰岛素血症也可能与高半胱氨酸血症有关，高半胱氨酸血症增加血管内皮的氧化应激反应，激活血小板，促血栓形成，影响胚胎血供，导致胚胎停育。

基于 PCOS 患者所存在的胰岛素抵抗和高

胰岛素血症的病理生理基础,近年有一些研究表明,对于PCOS患者孕前或早孕期应用胰岛素增敏剂如二甲双胍可以明显降低早期自然流产率,但这些研究多数为回顾性的,有些前瞻性的研究样本量较小,为了进一步明确二甲双胍对防治PCOS患者反复自然流产的作用并阐明其机制,还需要在这一领域作出更深入的、大样本的随机对照试验。

(二)甲状腺疾病与复发性流产

近年来,甲状腺疾病对妊娠结局和胎儿及新生儿的影响引起国内外妇产科学界、内分泌学界及优生优育学界普遍关注,由于妊娠期甲状腺功能异常有可能与RSA有关,故国际上许多专家推荐开展孕期甲状腺疾病筛查,但针对妊娠期间甲状腺功能的筛查策略还存在较多分歧。

五、解剖异常与复发性流产

(一)纵隔子宫、宫腔粘连与复发性流产

纵隔子宫指子宫外形正常,但自子宫底至宫颈口存在纵隔,可分为完全性纵隔和不完全性纵隔两种,占所有因子宫发育异常导致流产的比例最高,可达26%。纵隔子宫患者宫颈功能不全的发生率高,早产概率随之上升,可达10%~33%。治疗方式目前多采用宫腔镜切除纵隔,有报道术后流产率可由89.1%下降至8.2%。

宫腔粘连多由子宫创伤所致,刮宫术或流产后的子宫内膜炎是最常见的诱因。宫腔粘连使子宫腔的容积缩小,干扰正常的胎盘形成而导致流产。宫腔粘连缺乏相应治疗时,大约40%患者妊娠时发生自然流产,早产发生率为23%。

但是什么类型的纵隔子宫,什么程度的宫腔粘连需要进行手术治疗,这仍有待大规模临床试验研究。

(二)宫颈功能不全导致的晚期自然流产

关于子宫内口缝扎术(宫颈环扎术)的时机及方式仍存在争议,具体在早产章节讲述。

六、男方因素复发性流产

目前对复发性流产病因学的研究主要集中在女性因素,而对男性因素研究相对匮乏。目前对于男性因素与复发性自然流产相关的研究工作,主要包括了染色体异常、精子因素、男性的年龄及其他因素等。有学者认为,精子的完整性对精卵结合、受精、早期胚胎的发育及着床等都很重要;父本基因的表达对胚胎植入,胎盘的增殖,胎盘血管化,胎盘的质量都有重要的影响,这些作用可能对复发性流产产生重要影响。然而关于男性因素如何影响胚胎植入、胎盘发育、出生缺陷及复发性流产等的许多研究只是初步的,男性因素如何影响胚胎质量而导致自然流产,还需要进一步深入研究其机制。

(张建平 祝丽琼)

参 考 文 献

[1] Cunningham GF, Leveno KJ, Bloom SL F., et al. Williams Obstetrics. 24th ed. New York: McGrawHill. 2014.

[2] 李洁. 2016年中国"复发性流产诊治的专家共识"与2017年欧洲"复发性流产诊治指南"的解读. 实用妇产科杂志, 2018, 34(11): 822-825.

[3] 张建平. 流产基础与临床. 北京: 人民卫生出版社, 2012.

[4] 中华医学会妇产科学会产科学组. 复发性流产诊治的专家共识. 中华妇产科杂志, 2016, 51(1): 3-9.

[5] 谢幸, 孔北华, 段涛. 妇产科学. 9版. 北京: 人民卫生出版社, 2018.

[6] 中华医学会围产医学分会. 产科抗磷脂综合征诊断与处理专家共识. 中华围产医学杂志, 2020, 23(8): 517-522.

[7] 杨春凤, 张建平. 复发性流产相关染色体异常问题. 中国实用妇科与产科杂志, 2015, 31(9): 876-880.

[8] 中华医学会妇产科学分会产科学组. 复发性流产诊治专家共识(2022). 中华妇产科杂志, 2022, 57(9): 653-667.

第七章　早　产

第一节　概　述

　　纵观全球，早产仍是导致围产儿发病及死亡的重要原因，其预后与分娩时孕周密切相关。如何早期识别早产高危因素并及时有效干预降低早产发生率，改善新生儿结局是产科关注的热点。世界卫生组织将妊娠不足 37 周或末次月经 259 天内的分娩定义为早产。但受到医疗水平、新生儿复苏能力、社会经济等多种因素影响，不同国家对于早产孕周下限无统一标准。美国妇产科医师学会（American College of Obstetricians and Gynecologists，ACOG）将早产孕周下限定义为 20 周，欧洲围产医学协会（European Association of Perinatal Medicine，EAPM）定义为 22 周，而我国对早产下限的定义仍为 28 周，据此标准我国早产的发生率为 6%～7%。但随着我国围产医学的发展，早产儿活产率明显提高，病残率降低，很多胎龄 <28 周围产儿得以存活，如何重新定义早产值得商榷。因不同孕周早产儿的处理原则、治疗方式及围产结局不同，根据孕周又将早产分为：早期早产（28～31^{+6} 周），中期早产（32～33^{+6} 周），晚期早产（34～36^{+6} 周），发达国家将早于 28 周称为极早早产或极限早产。最近又有国家提出"近存活期分娩"概念，将其定义为发生在孕 20 周至 25^{+6} 周之间的分娩，由于该时限范围内的分娩面临着更为复杂的医疗、社会及伦理问题，个体差异大，围产期管理更需要探讨。

（陈丹青）

第二节　发病原因及高危因素探讨

　　导致早产的病因十分复杂，至今仍然未被国内外围产学者准确阐明，国际上各个学术组织趋向于将引起早产的病因归结为三大类：即自发性早产、未足月胎膜早破（preterm premature rupture of membranes，PPROM）和医源性早产。

一、自发性早产

　　据统计自发性早产大约占 45%。综合目前的文献报道自发性早产的病因及高危因素主要包括：

1. 既往有早产史。
2. 妊娠间隔过短或过长（<8 个月或者 >5 年）。
3. 妊娠年龄过小或过大。
4. 多胎妊娠。
5. 合并生殖道感染或全身性炎症。
6. 子宫病理性改变。
7. 蜕膜出血史。
8. 前置胎盘或胎盘早剥等相关胎盘病理因素。
9. 环境因素或者不良生活习惯史。
10. 免疫因素。
11. 心理高度紧张。
12. 体重消瘦或过度肥胖。

　　上述病因均可诱发早产。因此，对孕妇进行围产期保健时可重点询问此类信息资料。由于早产病因复杂，涉及子宫肌细胞的间隙连接机制、子宫肌细胞内 Ca^{2+} 含量水平调节机制、内分泌调节机制、炎症和免疫调节机制。因此，迄今为止对自发性早产的预防缺乏有效精准的措施。

二、未足月胎膜早破性早产

　　此类早产主要是指在未足 37 周时发生胎膜早破，大约占全部早产患者的 30%。

　　导致此类早产的病因包括：

1. 既往胎膜早破史。
2. 重度营养不良。
3. 吸烟史。

4. 子宫功能不全或宫颈手术史。

5. 子宫畸形。

6. 宫内感染或者细菌性阴道病。

7. 缺乏微量元素或者维生素。

8. 羊水过多或者多胎妊娠等导致子宫过度膨胀。

9. 受到外力打击。

10. 通过生殖技术而获得受孕者。

11. 牙龈炎病史。

因此，未足月胎膜早破也是由多种原因综合引起的早产，在这些原因中感染机制被公认是最为重要的一种发病机制。细菌可能引起炎性反应，进而产生各种细胞因子及较多的炎症介质，如白细胞介素-1和磷脂酶A2，以及毒素均能够诱使羊膜合成前列腺素并引起宫缩，致使胎膜脆性不断增大，最终可能致使胎膜早破。子宫功能不全常见的先天性因素有：子宫颈发育不良（如单角子宫、双子宫、纵隔子宫）、宫颈胶原蛋白与弹性蛋白缺乏或比例失调等，先天性因素通常不能在首次妊娠丢失前被重视。后天性因素主要包括机械性损伤和局部感染。机械性损伤多见于宫颈手术（宫颈锥切术、环形电切术），需要扩张宫颈的手术（人工流产、清宫术、宫腔镜等），以及有多次妊娠、急产、宫颈撕裂史的孕妇。所以详细询问生育史及手术史有助于早期识别宫颈功能不全。其他机制包括胎膜自身的发育不良致使张力不足，宫颈功能不全及宫颈内口松弛等因素均会导致胎膜早破，应强化对上述机制的认识，从而更好地加以防治。

三、医源性早产

是指由于妊娠合并症或并发症不允许继续妊娠，需在37周前终止者，占早产的20%～30%。终止妊娠的常见指征有：产科并发症如胎盘早剥、前置胎盘、胎儿窘迫、重度子痫前期、胎儿生长受限、羊水过多或过少、脐带因素等；妊娠合并症如慢性高血压、糖尿病、心脏病、肝肾疾病、自身免疫性疾病、阑尾炎甚至癌症等；胎儿异常如先天缺陷。由于医源性早产大都是妇产科医生以治疗为最终目的，因此相关发病机制自身并不会对早产产生严重影响，临床上应建议孕妇做好围产期保健，遵医嘱定期产前检查，养成良好的生活习惯，从而尽可能地防止医源性早产的发生。

（陈丹青）

第三节 早产的预测方法及进展

早产发病机制复杂，缺乏客观评价指标，使得早产预测成为围产期保健中一个极具挑战的过程。虽然存在高危因素的孕妇更容易发生早产，但仍有约一半的早产孕妇并不存在已知的高危因素。因此对于早产的预见性能够提高早产干预的及时性、准确性及合理性，明确危险因素和确定孕妇的个体风险对于将采取的预防和治疗策略具有重要意义。

早产的预测方法包括母体初步评估、宫颈超声测量、生物学标记及分子技术手段等。目前认为宫颈长度测定及阴道后穹隆分泌物中胎儿纤维连接蛋白（fetal fibronectin，fFN）的测定是公认的早产预测方法，而两者联合检测能明显提高早产预测的敏感性。对预测方法开展基础及临床研究，更有助于管理早产高危风险的孕妇。

一、母体的初步评估

母体的初步评估包括胎龄评估、临床症状及体征、病史回顾、高危因素评估及体格检查等，已有研究指出既往存在早产史的孕妇在随后的妊娠中发生早产的风险增加，母体的初步评估可辅助排除先兆早产、前置胎盘及胎膜早破等情况，为早产预测的适用人群提供一定依据。

二、宫颈超声测量

（一）宫颈长度测量

超声筛查宫颈长度是预测早产风险的有效手段，超声测量正常妊娠22周前的平均宫颈长度是40mm，妊娠22～32周平均宫颈长度是35mm，32周以后平均宫颈长度是30mm，不受分娩次数、种族或母亲身高的影响。在妊娠22～30周平均宫颈长度第10个百分位数是25mm，研究证明宫颈长度<25mm与早产明显相关；如在16～24周宫颈短于25mm，则诊断为短宫颈；妊娠34周前宫颈短可预测所有人群的早产，宫颈管长对早产具有较高的阴性预测值。目前认为超声测量宫颈长度是有早产史或有先兆早产症状的女性唯一有成

本效益的方法,但是否对所有孕妇进行宫颈长度筛查或仅限于早产高危人群进行宫颈长度筛查存在争议。大型临床研究证实,对于存在早产史的单胎妊娠患者连续宫颈长度筛查预测早产是有效的。我国学者提出当宫颈功能不全诊断不明确时,超声检查从妊娠 14 周左右开始宫颈长度筛查,每 2 周监测 1 次,直至 28 周;如果监测提示宫颈进行性缩短,应每周 1 次监测宫颈长度;如果宫颈小于 25mm 可考虑宫颈环扎术;如果宫颈长度小于 15mm,宫颈环扎术可立即进行;美国母胎医学会(Society for Maternal-Fetal Medicine,SMFM)建议对妊娠 16~24 周的单胎妊娠并且既往存在自发性早产史的患者进行常规经阴道超声宫颈长度筛查;对既往没有自发性早史的单胎妊娠及多胎妊娠孕妇不建议常规筛查。美国妇产科医师学会(ACOG)指出在接受产科超声检查的女性中,技术可行时检查子宫颈,这是基于宫颈长度筛查所具有的成本效益。国际妇产科联盟(The International Federation of Gynecology and Obstetrics,FIGO)建议所有孕 19^{+0}~23^{+6} 周患者均行经阴道超声宫颈长度筛查,宫颈长度≤25mm 的女性应每日阴道孕酮治疗。因此,国际上目前关于宫颈长度测量的时机及频率存在争议。

(二)除宫颈长度以外的相关宫颈参数

1. 宫颈内口形态　经阴道超声下宫颈内口形态的变化可由"T、Y、V、U"四种字形来形象描述。"T"代表宫颈管与子宫腔相遇区域的正常关系,而"U"代表宫颈管几乎完全消失并且表示自发性早产的最高风险,漏斗的形成,漏斗的长度及宽度均与早产相关。宫颈指数[(宫颈漏斗长度+1)/宫颈管长度]是预测早产的指标之一。

2. 宫颈组织密度　目前有研究显示相较于传统的通过内诊评估宫颈组织的软硬度,经阴道超声实时宫颈组织弹性成像技术更准确客观,通过宫颈弹性组织应变率的检测可评估不同孕周早产风险,具有一定的临床应用前景。

然而已有研究显示在高风险单胎妊娠中,宫颈长度≤25mm 较其他超声宫颈参数能更好地预测自发性早产,在妊娠<28 周,<30 周,<32 周和<34 周分娩的敏感性分别为 94%,91%,83% 和 76%;而阴性预测值分别为 99%,99%,98% 和 96%,其他相关宫颈参数并未显著提高单纯宫颈长度测量预测早产的价值,单独测量宫颈长度更为直观、简单。

三、生物学标记

(一)胎儿纤维连接蛋白

胎儿纤维连接蛋白(fFN)是存在于蜕膜-绒毛膜界面的细胞外基质蛋白。它通常在妊娠 22 周之前存在于阴道后穹隆分泌物中,若孕 24~34 周之间在阴道后穹隆分泌物中检测到胎儿纤维连接蛋白则表明存在早产的风险。然而最近的一项研究显示单胎妊娠中胎儿纤维连接蛋白检测与预防早产或改善围产期结局无关,2017 年 *JAMA* 的一项研究显示在单胎妊娠的初孕患者中,定量的胎儿纤维连接蛋白联合经阴道的连续宫颈长度测量预测早产的准确性较低,并不支持在该类人群中常规行 fFN 检测及经阴道超声宫颈长度筛查。

(二)其他生物学标记

如宫颈黏液中的白介素-6(IL-6)、白介素-8(IL-8)、胎盘 α 微球蛋白-1(PAMG-1)、胰岛素样生长因子结合蛋白-1(IGFBP-1);羊水中 IL-6、基质金属蛋白酶-9(MMP-9);血清中钙调蛋白 1、血清中甲胎蛋白(AFP)/羊水 AFP 的比例,以及唾液雌三醇测量等。有研究显示 PAMG-1 与胎儿纤维连接蛋白和宫颈长度测量进行比较,在 7 天内预测早产更准确,当宫颈长度为 15~35mm 时对预测价值最大。另一项研究报道 IGFBP-1 测定在预测早产方面比胎儿纤维连接蛋白测试更可靠,但这些生物学标记均缺乏大样本的临床研究支持,尚待更充足的数据证实。

四、分子技术手段

目前已知的研究包括羊水代谢组学、微 RNA(microRNA)组学,母体血清中蛋白质组学,母体血液无创游离 RNA 检测等分子技术手段预测早产风险。有研究显示通过检测母体血液中游离 RNA 水平来预测早产风险的准确性与宫颈长度测量相当,而成本更低,但该研究样本量较小,需更全面的双盲研究来明确该项研究意义。

预防早产是公共卫生的重点之一,预测的最大挑战是早产由多种病因多种途径引起的复杂病症,既往的筛查试验均未达到理想筛选试验的标准。迄今为止尚没有明确的预测工具可以对那些易患早产的女性进行早期预测，也尚未研究出单一的生物标志物，现有的预测早产风险指标的灵敏度和可靠性仍需要进一步研究。

（陈丹青）

第四节　早产干预人群的选择

鉴别有早产症状的孕妇是否真的会发展为早产临产或分娩十分困难。事实上，有早产临床症状的孕妇实际在 7 天内分娩的人数少于 10%，大约有 30% 的早产患者的早产症状可自行缓解，而住院患者中也有 50% 的患者可足月分娩。有一项研究纳入了 763 名仅表现为宫缩的先兆早产孕妇，其中仅有 18% 的孕妇在妊娠 37 周之前分娩，有 3% 的孕妇是在出现症状后 2 周内分娩。

早产高危人群干预之前首先明确孕周。不建议给没有生存能力的胎儿进行干预，这个时期的围产儿患病率及死亡率极高，不足以抵消此时干预给母体带来的伤害；也不建议给妊娠 34 周以上的孕妇进行干预，此时的胎儿基本发育成熟，延长孕周并不能给新生儿结局带来益处，而给母体带来的损害可能更为明显。同时要认识到自然分娩过程本身就是促进胎肺成熟的过程，早产分娩发动时下丘脑分泌促肾上腺皮质激素释放激素（CRH），CRH 促进垂体分泌肾上腺皮质激素从而刺激胎肺分泌肺表面活性物质。

一、未足月胎膜早破性早产

发病率近年有增加的趋势，由于对母儿不良预后以及难以把握终止妊娠时机的关键点，使临床处理变得复杂化而成为目前国内外较有争议的问题：一方面要延长孕周减少早产儿因不成熟而产生的严重并发症甚至死亡；另一方面随着破膜后时间延长，上行性感染将不可避免，同样可造成母儿预后不良。因此，PPROM 的处理问题应引起产科工作者的高度重视。

有学者根据胎儿成熟度、产后生存能力、相应孕周将未足月胎膜早破分为：无生机的 PPROM（<23 孕周）、远离足月的 PPROM（23～32 孕周）及接近足月的 PPROM（32～36 孕周）。①接近足月的 PPROM 患者如证实胎肺已成熟，可考虑终止妊娠。如胎肺没有成熟，应积极予宫缩抑制剂

延长孕周，联合糖皮质激素和抗生素治疗 48 小时或 34 周后分娩。②妊娠 <32 周的早产儿出现严重并发症和病死率仍很高，故应积极期待治疗。包括：一般治疗（卧床休息并抬高臀部等）、抗生素、宫缩抑制剂、糖皮质激素等；连续监测中如出现临产、绒毛膜羊膜炎、胎盘早剥、胎儿窘迫的征象，无论孕周大小均应终止妊娠。③对于 <23 孕周的胎膜早破，过程中母儿并发症多，感染概率大，远期并发症多，目前医疗条件不足，费用巨大，故不宜继续妊娠，建议引产终止妊娠。

羊水是维持胎儿生长，保护胎儿内环境稳定的重要物质，PPROM 患者在期待治疗过程中，如何保持羊水量是延长胎龄的另一难点。羊膜腔灌注治疗（AI）是近年开展的处理未足月胎膜早破羊水过少的治疗方法，采用从产前至产时的持续输注方案，有效延长胎龄，显著提高早产儿生存率。此外，羊膜腔内封闭疗法是目前治疗 PPROM 的新方法，羊膜腔封闭材料主要有纤维蛋白胶、羊膜补片、胶原栓及明胶海绵、生物基质补片等。

二、早产的先兆或体征

如下腹坠胀、腰酸甚至腹痛、阴道流血等，在排除胎盘早剥等其他内外科并发症后给予抑制宫缩治疗，必要时行促进胎肺成熟、预防感染治疗。

三、感染

阴道分泌物异味、发热、子宫压痛等症状，排除其他系统的感染后，根据阴道及宫颈分泌物的检查及培养结果选择合适的抗生素治疗，监测血常规及生命体征，并适时终止妊娠。

四、连续超声检查提示宫颈管进行性缩短或扩张

根据不同孕周采用宫颈环扎术、抑制宫缩治疗。

五、有明确的导致早产的原因

如手术（如孕期卵巢囊肿剔除、宫颈息肉摘除、阑尾切除等），可在手术前后予适当的宫缩抑制剂预防性治疗，并使用抗生素预防感染。对于既往有反复流产、早产病史者，可预防性针对性给予宫颈环扎术等治疗措施。

是否对早产孕妇进行治疗的临床决策必须与孕妇及家属充分沟通后进行,详细告知干预措施的利弊、新生儿的生存率以及远期的并发症。临床医生必须意识到有部分孕妇及家属的意愿倾向于尽可能提高生存率,有部分倾向于减少伤害和痛苦,因此尽可能做到干预措施和孕妇及家属的价值观一致。

(陈丹青)

第五节 早产治疗药物选择及存在的问题

一、孕酮

早在20世纪50年代,孕酮已用于早期先兆流产时黄体功能的支持治疗。20世纪70年代首次将孕酮用于预防早产。此后,越来越多的循证医学证实有早产史的孕妇孕期使用孕酮可以降低早产的风险,对于宫颈管长度缩短的孕妇,孕酮治疗可以降低其妊娠34周之前的早产风险。2016年各大指南均肯定孕酮的作用,推荐既往有自发性早产的单胎孕妇可以从妊娠16~24周开始使用孕酮治疗;同时也推荐无症状但超声检查发现宫颈管缩短的孕妇在孕中期使用孕酮治疗。孕酮预防早产的机制可能与以下因素有关:首先,它可以通过影响子宫平滑肌细胞膜通透性,使细胞内钾离子浓度降低、钠离子浓度升高,导致平滑肌纤维松弛兴奋性降低;孕酮还通过降低透明质酸合成酶的活性,使宫颈组织中透明质酸的浓度保持低水平。其次,通过抑制宫颈组织中细胞因子如肿瘤坏死因子-α(TNF-α),IL-1,IL-6等发挥抗炎作用,防止宫颈过早软化成熟,从而预防早产。最近有荟萃分析指出分别使用90mg、100mg及200mg的孕酮治疗宫颈管缩短的孕妇,效果并无显著差异。因此最佳的治疗方案(包括给药途径、剂量)及药物的远期影响仍有待于进一步的大样本的研究。

二、产前皮质类固醇的使用

新生儿呼吸窘迫综合征(neonatal respiratory distress syndrome,NRDS)是早产儿最常见的并发症之一,是早产儿主要的死因。1972年Liggins和Howie首次报道对于妊娠35周前早产者应用皮质类固醇能促进胎肺成熟减少NRDS。最新各国指南推荐孕周在24~34周之间且有早产风险的孕妇给予1个疗程的皮质类固醇治疗,其益处尚有利于降低脑室内出血、坏死性小肠炎以及围产儿发病率,不受胎膜完整性以及胎儿数量的限制。皮质类固醇促进胎肺成熟的机制是与Ⅱ型肺泡细胞的特异性受体结合,产生多种相关性蛋白,然后作用于Ⅱ型肺泡细胞,促进肺表面活性物质的合成与释放并贮存在Ⅱ型肺泡细胞的板层体中,降低肺内毛细血管渗透压,减少肺水肿,从而降低NRDS发生。

妊娠34周之后是否使用糖皮质激素目前仍存在争议,其对胎儿远期预后几乎没有安全性的相关数据。在一个疗程治疗14天后,仍有短期内早产分娩风险且孕周小于34周的孕妇可以根据病情追加一个疗程,但不推荐使用超过两个疗程。同时有研究显示在妊娠22周使用皮质类固醇治疗并没有显著改善预后,故不推荐对过小的孕周进行治疗。

三、硫酸镁保护神经的作用

自1916年首次报道使用硫酸镁控制子痫发作以来,随后观察到硫酸镁对妊娠子宫有抑制收缩的作用,而使其成为一种重要的早产干预药物。在过去的几十年中硫酸镁一直是围产领域研究中的主题,这些研究探讨了子痫、先兆子痫和早产管理中的安全性和有效性。最新的循证医学依据表明:硫酸镁治疗可能在预防早产中起着重要的胎儿神经保护作用。硫酸镁预防早产儿脑瘫最初数据来自Nelson和Grether于1995年进行的RCT。随后也有多项RCT研究肯定了预防性使用硫酸镁可改善新生儿的神经系统状况,减少脑瘫的发生风险及严重程度,其中最早使用的孕周可以早至24周,但没有数据显示硫酸镁的使用可以延长孕周。美国食品药品监督管理局(FDA)根据不良事件报告系统的18例报告及流行病学分析所得结果:建议在预防早产时注射硫酸镁的时间不应超过5~7天。因为胎儿长期宫内暴露于硫酸镁,可能造成胎儿及新生儿骨骼脱钙及骨折,因而硫酸镁的药物分类也从A类变为了D类。这里需指出的是,虽然FDA对于硫酸镁重新进行了分类,但考虑到研究样本的数量以及可能存在混淆及偏倚,故不应停止应用硫酸镁,而应避免无指征和不规范的使用。因此 2016 年及 2017 年 ACOG、昆士兰卫生组织(Queensland Health,QLD)以及 EAPM 等发布的多项临床指南均支持在适合情况下短期内使用硫酸镁(通常小于 48 小时),包括针对孕周小于 32 周的先兆早产孕妇应用保护胎儿神经系统,短期延长孕周以便完成产前皮质类固醇治疗。

四、宫缩抑制剂

宫缩是早产的常见症状,宫缩抑制治疗可以短时间内延长孕周,给皮质类固醇促胎儿肺成熟、硫酸镁保护胎儿神经系统以及宫内转运至有抢救条件的医疗机构争取时间。但目前尚无证据表明宫缩抑制剂对早产儿的结局有直接益处,以及由于抑制宫缩而延长了孕周,间接对早产儿的结局无改善可能,故不建议将改善早产儿结局作为宫缩抑制剂的使用目的,也不建议在子宫收缩停止后或没有宫缩的情况下预防性使用宫缩抑制剂治疗。

(一)钙通道阻滞剂

硝苯地平是该类药物首选的宫缩抑制剂。研究显示硝苯地平能通过放松子宫平滑肌来抑制宫缩,在延长孕周的有效性和安全性方面可能优于其他宫缩抑制剂。此外,硝苯地平还具有口服用药方便、起效快、价格低廉等多种优势。但是有文献报道钙通道阻滞剂和硫酸镁联合使用时低钙血症、低血压和心脏抑制风险增加,因此不推荐联合用药。

(二)β₂- 肾上腺素受体激动药

研究显示 β₂- 肾上腺素受体激动药 48 小时内使用可以降低 33% 的早产风险;但是随着使用时间延长至 7 天,仅降低 37% 的早产风险,说明 β₂- 肾上腺素受体激动药延长应用并没有使早产风险降低更多。此外,β₂- 肾上腺素受体激动药可以透过胎盘,直接刺激胎儿心肌引起心动过速,尤其伴随母亲高血糖情况下诱导新生儿高胰岛素血症和低血糖反应,目前对于胎儿这些不良反应的远期临床意义尚不清楚。鉴于短时间内有效性和价格合理性,在国内应用还是相对广泛一些。

(三)缩宫素受体拮抗剂

以阿托西班为代表的缩宫素受体拮抗剂是一种血管升压素和缩宫素的混合受体拮抗剂,具有子宫特异性。阿托西班对母体心血管副反应的发生率仅是 β 肾上腺素受体激动药的 7%,是钙通道阻滞剂的 14%。阿托西班是目前唯一证实持续用药有效的宫缩抑制剂,此外,阿托西班胎盘通透率相对较低,未证实阿托西班对胎儿安全存在危险。临床上阿托西班由于价格昂贵,使用起来受到一定的限制,但是对 β₂- 肾上腺素受体激动药有禁忌证或者副反应比较大的患者,可以考虑优先选择。

(四)前列腺素合成酶抑制剂

代表药物是吲哚美辛,通过抑制环氧合酶(COX)而有效的抑制子宫收缩。但该药物可导致胎儿动脉导管的收缩而提早关闭,改变胎儿脑血流量、肾功能降低(可能导致羊水过少)以及坏死性小肠结肠炎等,故主要用于妊娠 32 周前的早期早产(也有其他的指南推荐在孕 28 周前使用)。妊娠 32 周前吲哚美辛可与硫酸镁合用,但需谨慎评估潜在的风险及益处。

(五)抗生素

宫内感染是妊娠 32 周前早产的一个重要原因,研究显示感染和炎症与宫缩的发生密切相关。但预防性使用抗生素不能起到延长孕周的作用,并且不能应用于胎膜未破的早产孕妇。一项纳入 14 项 RCT 的系统评价,对比自发性早产孕妇使用预防性抗生素和安慰剂的分娩结局,发现在延长孕周、孕妇感染率、围产儿死亡率、早产儿近期并发症(新生儿呼吸窘迫综合征、脑室内出血、坏死性结肠炎、新生儿败血症等)和远期神经系统并发症发生率等,两组均无统计学差异。因此,不推荐对自发性早产且胎膜完整的孕妇预防性使用抗生素来延长孕周和改善新生儿结局。事实上长期用抗生素反而可导致远期的损害。

但是,如果出现未足月的胎膜早破或者孕妇携带 B 族链球菌发生早产症状则需预防性使用抗生素。研究发现,对 PPROM 孕妇给予预防性抗生素可明显降低孕妇绒毛膜羊膜炎、新生儿肺炎、新生儿败血症和大脑损伤发生率以及早产儿肺表面活性物质使用率。同时,如观察到宫内感染的临床征象及实验室证据,包括:

1. 孕妇发热超过 38℃。
2. 孕妇心动过速大于 100 次 /min。
3. 胎儿心动过速大于 160 次 /min。
4. 子宫压痛。
5. 阴道分泌物异味。
6. 白细胞计数增加（大于 $15×10^9/L$）。
7. C 反应蛋白（CRP）升高。则必须立即给予相应的抗生素治疗，同时停止抑制宫缩治疗。

（陈丹青）

第六节 宫颈环扎术的适应证及疗效评价

宫颈环扎术作为治疗宫颈功能不全的唯一术式和有效方法，发展至今已有 60 余年历史。传统的经阴道宫颈环扎术是 1955 年印度 Shirodkar 首先提出，但该法因分娩时拆线困难大多数患者需剖宫产结束分娩。1957 年澳大利亚 McDonald 对其进行改良以便于拆线后自然分娩，手术通常在妊娠 12～16 周经阴道于宫颈内口处环扎。1965 年美国 Benson 等首次报道经腹宫颈环扎术，环扎部位在主韧带和骶骨韧带上方，确保环扎带位于子宫颈内口水平。1998 年美国 Scibetta 首次报道了腹腔镜宫颈环扎术，该手术因其本身具有的微创优势，近年来发展迅速。但是，宫颈环扎术在抗早产中的作用和对围产结局的影响研究报道结论不一，综合现有资料尚不能确定哪一种缝合方法和手术技巧更优，也没有强有力的证据表明经腹宫颈环扎术和腹腔镜宫颈环扎术哪一种更具优势。2014 年和 2019 年 ACOG 和加拿大妇产科学会（Society of Obstetricians and Gynaecologists of Canada，SOGC）分别颁布了宫颈环扎术治疗宫颈功能不全的指南，为临床实践提供了指导。我国尚缺乏相应的临床指南。

宫颈环扎术的适应证需结合患者病史、体格检查、超声检查结果综合考虑。在进行环扎术之前，需进一步行相应评估，包括胎儿评估（确认胎龄及胎儿心脏活动，评估胎儿是否存在染色体异常或结构畸形），感染筛查（衣原体，淋病，术前完成抗生素治疗疗程），排除胎膜早破、胎盘早剥及早产等。

对于病史中存在中孕期一次或多次因无痛性宫颈扩张致胎儿丢失或既往存在因无痛性宫颈扩张行宫颈环扎术的单胎妊娠患者中，可行预防性环扎术，手术时机一般选择在孕 13～14 周，目前已有的临床随机对照试验显示其疗效结果并不一致，部分研究显示其可降低早产率，但对胎儿及新生儿的结局无意义。

对于妊娠 < 24 周行体格检查时发现宫颈进行性扩张的单胎妊娠患者中，已有研究证实与未干预的患者相比，行紧急宫颈环扎术可以改善妊娠结局，但因缺乏多中心大样本病例对照研究支持，其疗效证据不足。

对于连续阴道超声检查发现宫颈长度短伴或不伴有漏斗形成的单胎妊娠患者中，多中心随机试验的荟萃分析结果显示，有 <34 周的自发早产史、孕 24 周前宫颈≤25mm 的患者，宫颈环扎术显著降低早产风险，并改善围产期发病率和死亡率。

对于双胎妊娠且超声检查提示宫颈≤25mm 时，因宫颈环扎术可能增加早产的风险不推荐使用。但也有研究指出在宫颈 < 15mm 或宫颈扩张 > 10mm 的双胎妊娠中，环扎术有利于减少早产和延长妊娠，尚需高质量的研究来证实。

（陈丹青）

第七节 早产分娩方式的选择

目前没有足够的高质量证据表明不同的分娩方式能影响新生儿的结局以及患病率，因此应在与孕妇及家属充分沟通的基础上，告知不同分娩方式对产妇及新生儿结局的影响，并给出专业的意见以供其参考。

一、阴道分娩

单胎头位首先推荐阴道试产，除非母体存在阴道试产的禁忌。

二、剖宫产

当存在胎儿宫内窘迫、胎位异常（如横位等）、胎盘早剥、前置胎盘等阴道试产禁忌时，需经剖宫产分娩。由于未足月子宫下段往往形成欠佳，故早产剖宫产较足月剖宫产术难度更大，同时对于切口的选择给下次妊娠带来负面影响，术中麻醉亦带来相应的风险。

由于缺乏高质量研究文献支持，关于早产臀位最佳分娩方式还存在争议。臀位并非剖宫产的绝对指征，但阴道试产可能带来新生儿骨折、后出头困难、窒息等情况，因此可根据个体情况及产妇的意愿来综合评估。但不论何种胎位，不推荐单纯因近存活期（＜26周）而采取剖宫产分娩。

（陈丹青）

第八节　早产的研究热点及展望

一、早产病因及预测方法的研究热点和展望

早产病因及机制复杂，至今无确切预测方法。目前集中在下列领域开展研究：

（一）炎症启动早产

人类的分娩发动是复杂的生理过程，许多研究提示分娩的发动是一个炎症过程，实质是胎盘中的免疫原性被唤醒，推测早产的发生可能源于这种唤醒机制被提前。

（二）抗磷脂抗体诱发早产

抗磷脂抗体是一类包括多种特异性的自身抗体，胎盘是其攻击的靶器官之一。胎盘组织中的抗磷脂抗体滴度与自发性早产相关，但常规筛查的意义和诊治价值仍有待进一步研究，其参与自发性早产机制也不完全明确，可能与补体系统激活有关。

（三）阴道内微生态环境改变

2017年一项研究发现足月分娩组的孕妇其阴道微环境表现出稳定的菌群丰富性及多样性，而早产组孕妇在妊娠过程中阴道微生态环境菌群的丰富性、多样性及均匀度自孕早期至孕中期明显降低。对于是否需要对特定人群常规筛查这些病原体，如何制定筛查和治疗的标准仍有待进一步探讨。

（四）基因多态性研究

有证据表明早产具有家族聚集性。目前早产的遗传学研究主要集中于其炎症途径，炎性介质基因的单核苷酸多态性可影响自发性早产的发生风险，故可作为研究遗传异质性的候选基因。此外，环境毒素与基因多态性相互作用会明显增加早产发生的风险。孕期特定基因表观遗传学改变例如甲基化也有可能为今后的早产筛查提供依据。

（五）胎儿游离DNA诱发炎症和分娩级联反应与早产研究

2016年美国一项回顾性队列研究发现，胎儿分数即母体血浆中胎儿游离DNA（cell free DNA，cfDNA）与总DNA的比值与流产、子痫前期、胎儿生长受限以及早产等相关，但仍需要进一步的研究来规范cfDNA的定量，并根据不同孕周建立一个正常范围。

二、自发性早产治疗的研究热点和展望

（一）治疗方法的选择

目前治疗方法包括糖皮质激素促胎肺成熟、宫缩抑制剂、硫酸镁、抗生素的使用以及紧急治疗性宫颈环扎术等，但各种方法均有一些优缺点，未来尚有研究热点。

（二）预防性宫颈环扎术预防早产的意义和适应证

2015年英国国家卫生与临床优化研究所（NICE）发布的指南肯定了紧急宫颈环扎术的价值，指出目前有证据支持对孕中期早产临产、宫口开大、胎膜完整且突出的孕妇，实施紧急治疗性宫颈环扎术有利于改善围产儿结局。但适用对象的选择、作用价值衡量尚有待进一步研究。宫颈托可用于短宫颈单胎孕妇预防早产。其优点是安装及拆除方便，但有效性和安全性仍缺乏足够的数据支持，有待进一步研究。

三、多胎妊娠、瘢痕子宫与早产

近年来随着辅助生殖技术的发展，全世界双胎妊娠发生率都呈明显上升趋势，而其早产发生率也呈上升趋势。而双胎妊娠早产有其特殊的发病机制，一些针对单胎的治疗方法在双胎或多胎妊娠者中被证明无效或效果不佳。因而多胎妊娠早产成为新的研究热点。

国内前些年的高剖宫产率，以及两孩政策的放开，剖宫产后瘢痕子宫妊娠的发生率大幅升高。在国外较发达地区和国内许多有条件的医院都在鼓励开展剖宫产后阴道分娩，降低剖宫产率，但相关研究主要针对足月儿，对瘢痕子宫早

产的研究较少。但由于早产分娩时子宫增大程度较低，胎儿体重通常较轻，子宫破裂的风险较小，许多医生都主张试行剖宫产术后再次妊娠阴道分娩（vaginal birth after cesarean，VBAC），但有待充分临床研究数据支持。

（陈丹青）

参 考 文 献

[1] American College of Obstetricians and Gynecologists' Committee on Practice Bulletins—Obstetrics. Practice Bulletin No. 171: Management of Preterm Labor. Obstet Gynecol, 2016, 128(4): e155-e164.

[2] Di Renzo GC, Cabero Roura L, Facchinetti F, et al. Preterm Labor and Birth Management: Recommendations from the European Association of Perinatal Medicine. J Matern Fetal Neonatal Med, 2017, 30(17): 2011-2030.

[3] Brown R, Gagnon R, Delisle MF, et al. Cervical insufficiency and cervical cerclage. J Obstet Gynaecol Can, 2013, 35(12): 1115-1127.

[4] Guillen U, Weiss EM, Munson D, et al. Guidelines for the Management of Extremely Premature Deliveries: A Systematic Review. Pediatrics, 2015, 136(2): 343-350.

[5] Sentilhes L, Sénat MV, Ancel PY, et al. Prevention of spontaneous preterm birth: Guidelines for clinical practice from the French College of Gynaecologists and Obstetricians(CNGOF). Eur J Obstet Gynecol Reprod Biol, 2017, 210: 217-224.

[6] Esplin MS, Elovitz MA, Iams JD, et al. Predictive accuracy of serial transvaginal cervical lengths and quantitative vaginal fetal fibronectin levels for spontaneous preterm birth among nulliparous women. JAMA, 2017, 317(10): 1047-1056.

[7] Saccone G, Maruotti GM, Giudicepietro A, et al. Effect of cervical pessary on spontaneous preterm birth in women with singleton pregnancies and short cervical length: a randomized clinical trial. JAMA, 2017, 318(23): 2317-2324.

[8] McIntosh J, Feltovich H, Berghella V, et al. The role of routine cervical length screening in selected high- and low-risk women for preterm birth prevention. Am J Obstet Gynecol, 2016, 215(3): B2-B7.

[9] Hyman RW, Fukushima M, Jiang H, et al. Diversity of the vaginal microbiome correlates with preterm birth. Repord Sci, 2014, 21(1): 32-40.

[10] 中华医学会围产医学分会胎儿医学组，中华医学会妇产科分会产科学组. 双胎妊娠临床处理指南（第一部分）——双胎妊娠的孕期监护及处理. 中华妇产科杂志, 2015, 50(8): 561-567.

[11] Sheikh IA, Ahmad E, Jamal MS, et al. Spontaneous preterm birth and single nucleotide gene polymorphisms: a recent update. BMC Genomics, 2016, 17(Suppl 9): 759.

[12] Society for Maternal-Fetal Medicine(SMFM) Publications Committee. Implementation of the use of antenatal corticosteroids in the late preterm birth period in women at risk for preterm delivery. Am J Obstet Gynecol, 2016, 215(2): B13-B15.

[13] Mcintosh J, Feltovich H, Berghella V, et al. The role of routine cervical length screening in selected high- and low-risk women for preterm birth prevention.. Am J Obstet Gynecol, 2016, 215(3): B2-B7.

[14] Gyamfi-Bannerman, Cynthia. Society for Maternal-Fetal Medicine(SMFM) Consult Series #44: Management of bleeding in the late preterm period. Am J Obstet Gynecol, 2018, 218(1): B2-B8.

[15] Kaimal A. Obstetric Care Consensus No. 3: Periviable Birth. Obstet Gynecol, 2015, 126(5): e82-e94.

[16] World Health Organization. WHO recommendations on interventions to improve preterm birth outcomes. Geneva: World Health Organization. 2015.

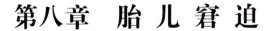

第八章 胎儿窘迫

第一节 概 述

一、胎儿窘迫的定义——名词演变

胎儿窘迫（fetal distress）的传统定义为胎儿在子宫内因缺氧、酸中毒危及其健康和生命的状态，严重者可遗留神经系统后遗症或发生胎死宫内。胎儿窘迫既可发生在妊娠期，尤其是妊娠晚期，亦可发生在分娩期，是产科严重并发症，也是围产儿死亡、新生儿患病的重要原因。本病由于定义模糊，诊断常受主观判断影响。早发现、早诊断，并及时规范处理，可减少新生儿的并发症，改善围产儿预后；如未及时发现并有效处理或者处理不当，可能造成新生儿神经系统后遗症或围产儿死亡等不良结局；如过度诊断则可能增加不必要的剖宫产。

2005年美国妇产科医师协会（ACOG）就目前广泛使用的"胎儿窘迫"作为产前、产时诊断术语做出评价，其阳性预测值不高，临床上往往将出生时Apgar评分或脐带血气分析结果均正常的新生儿也过度诊断为胎儿窘迫。因此，国际疾病编码分类第9版，临床修订码中胎儿窘迫的诊断是基于胎儿存在代谢性酸中毒，而排除了胎儿胎心率异常或节律异常、胎儿心动过速、胎儿心动过缓以及羊水胎粪污染。目前该类情况的术语尚未统一，有学者提出"胎儿宫内状况不良"这一概念，但是多数文献仍在使用"胎儿窘迫"，故本章节沿用此术语。

胎儿窘迫可分急性和慢性两种：急性常发生在分娩期，多继发于产科情况，如脐带脱垂、胎盘早剥、子宫收缩过强等，也可在慢性缺氧的基础上因宫缩发生急性缺氧而导致酸中毒、新生儿缺血缺氧性脑病及脑瘫等终生残疾，甚至胎儿死亡；

慢性胎儿窘迫发生在妊娠期，由妊娠合并症和/或并发症以及胎盘脐带发育异常所致胎盘功能不全引起慢性缺氧，可引起胎儿生长受限、死胎。

二、胎儿窘迫的病因及发生机制

（一）病因

胎儿窘迫是胎儿宫内缺氧表现。基本病理是缺血缺氧引起的一系列变化。母体血氧含量不足，胎盘脐带因素所致的母胎间血氧运输及交换障碍及胎儿自身因素异常等均可导致胎儿宫内缺氧。

1. **母体血液含氧不足** 妊娠合并症，如贫血、高热、心脏病、肺炎等，或应用全身麻醉及镇静剂，均可引起母体血液循环含氧不足。

2. **胎盘因素** 分为急性和慢性情况，急性胎盘脐带因素所致的母胎间血氧运输及交换障碍，包括宫缩过强、脐带真结、脐带脱垂等，因胎盘、脐带血液循环受阻、血流量减少而引起胎儿氧供不足导致急性胎儿窘迫；慢性胎盘因素主要包括妊娠期疾病致胎盘功能不全，影响胎儿发育及生存所需的气体及物质交换从而导致胎儿窘迫。

3. **胎儿自身因素异常** 胎儿畸形、宫内感染、母儿Rh血型不合等，可导致胎儿慢性宫内缺氧。

（二）发生机制

缺氧早期，二氧化碳蓄积及呼吸性酸中毒使交感神经兴奋，肾上腺儿茶酚胺分泌增多，致血压升高、胎心率加快，进一步缺氧转为迷走神经兴奋，心功能失代偿，心率由快变慢。无氧糖酵解增加，丙酮酸及乳酸堆积，胎儿pH值下降，出现混合性酸中毒。缺氧可使肠蠕动亢进，肛门括约肌松弛，胎粪排出污染羊水，呼吸运动加深，羊水吸入，出生后可出现新生儿胎粪吸入性肺炎。缺氧使肾血管收缩，血流量减少，胎尿形成减少而致羊水量减少。

三、临床诊断及诊断标准制定的困惑

胎儿窘迫是一种临床综合征，主要表现如下：

1. **胎动改变**　早期可表现为胎动频繁，缺氧持续则胎动逐渐减少变弱，每 2 小时计数 <10 次或减少 50%。

2. **胎心率改变**　急性胎儿窘迫主要表现为胎心率变化，开始表现为胎心率 >160 次 /min，甚至 >180 次 /min，心音高亢响亮，随后胎心率减慢，<110 次 /min，甚至 <100 次 /min，心音低沉微弱且不规律；电子胎心监护可能发现异常表现。

3. **羊水粪染**　因胎儿缺氧及二氧化碳蓄积，引起肠蠕动增强及肛门括约肌松弛，而使胎儿排便。但单纯羊水粪染不能诊断胎儿窘迫，尤其是成熟胎儿。

4. 慢性胎儿窘迫可表现为胎儿生长发育指标不正常，羊水量减少，脐动脉血流异常等，临产后易发生进一步缺氧。

目前临床缺少直接并且连续了解胎儿宫内状况的监测手段，且胎儿窘迫可因病因不同、发展阶段不同，表现亦有不同。因此，如何在不同阶段利用不同监测手段发现胎儿窘迫，仍是目前迫切需要解决的问题。根据胎儿窘迫的定义，及时胎儿动脉血血气分析及 pH 值测定是诊断胎儿窘迫的"金标准"，但是采集胎儿动脉血进行血气分析、pH 值测定及血生化指标的检查为有创性检查，技术较为复杂，尚未广泛应用。

（刘兴会）

第二节　诊断技术的评价

临床诊断胎儿窘迫的常用指标包括：胎动计数、羊水量及性状、电子胎心监护、胎儿生物物理评分、脐动脉血流测定等。这些指标并非胎儿窘迫的特异性指标，各项指标均有其诊断价值，亦有其局限性。

一、胎动计数

胎动是胎儿存活良好的标志，孕妇于妊娠 16～20 周开始自觉胎动，随着孕龄增加胎动逐渐变强，次数增多。妊娠 29～38 周到达高峰，分娩前 2 周胎头入盆胎动减少。胎儿窘迫初期表现为胎动过频，继而转弱、次数减少，最终消失。正确识别胎动减少对降低围产儿病死率以及减少不必要的阴道助产和剖宫产术等产科干预措施非常重要。因为孕妇首先感觉到的胎动减少可能是胎儿宫内状况不良甚至胎死宫内的第一信号，胎动的异常变化可增加死胎风险。2 小时内感受 10 次以上胎动即为满意的胎动。胎动是一种主观感受，会受孕妇敏感程度、工作性质、羊水量、腹壁厚度、胎盘位置、药物、胎儿活动量以及孕妇是否认真对待等因素影响，个体差异较大。目前临床尚缺乏一致的关于胎动减少的定义，而且关于胎动减少的指南也非常有限。澳大利亚国家健康与医学研究理事会（National Health and Medical Research Council, NHMRC）联合澳大利亚和新西兰围产学会（Perinatal Society of Australia & New Zealand, PSANZ）共同更新发布了胎动减少孕妇的管理指南，指出孕妇感知到胎动减少时应立即联系医疗保健人员，当孕妇告知胎动减少时，应尽快（最好 2 小时内）进行孕妇和胎儿状况的评估，同时评估该孕妇是否存在增加死胎风险的其他危险因素，若合并危险因素，应视为高危妊娠加以管理。

二、羊水粪染

正常羊水是无色或白色半透明液体。胎粪是胎儿的肠道分泌物、胆汁、咽下羊水中胎毛、胎脂及脱落的皮肤上皮细胞的混合物，呈墨绿色。羊水中出现胎粪不一定是病理情况，有时生理性蠕动或偶尔脐带受压也可使羊水出现胎粪，另外还有相当一部分病例不能找到明确的病因。因此不能仅凭羊水粪染即诊断胎儿窘迫，还应考虑孕妇临床高危因素和其他监测结果综合分析。如果合并电子胎心监护异常，则可能存在胎儿宫内缺氧，易引起胎粪吸入综合征，造成胎儿不良结局。

三、电子胎心监护

电子胎心监护（electronic fetal monitoring, EFM）也称胎心宫缩描记图（cardiotocography, CTG），是指应用胎心率电子监护仪记录胎心率曲线与宫缩压力波形、胎动时胎心率变化的图形，以供临床分析。作为一种评估胎儿宫内状态的手段，其目的在于及时发现胎儿宫内缺氧，以便

及时采取进一步措施。目前 EFM 已广泛地应用于全国各级助产医疗机构，包括无应激试验（non-stress test，NST）及宫缩应激试验（contraction stress test，CST）。CST 包括临产后自然宫缩所做的 CST 及运用缩宫素诱发宫缩的催产素激惹试验（oxytocin challenge test，OCT）。孕晚期通过 NST、CST 或 OCT 监测来评估胎儿宫内安危及储备能力是最常用的方法，NST 用于产前监护，CST 用于产时监护，OCT 可用于产前评价胎盘功能。

（一）产前 EFM

1. 产前 EFM 的指征和频率

（1）低危孕妇：目前尚无明确证据表明，对低危孕妇（无合并症及并发症的孕妇）常规进行产前 EFM 能够降低胎死宫内等不良妊娠结局的发生风险，故不推荐低危孕妇常规进行 EFM。但是，当低危孕妇出现胎动异常、羊水量异常、脐血流异常等情况时，应及时进行 EFM，以便进一步评估胎儿情况。

（2）高危孕妇：对于高危孕妇（母体因素，如妊娠期高血压疾病、妊娠合并糖尿病、母体免疫性疾病、有胎死宫内等不良孕产史等；胎儿因素，如双胎妊娠、胎儿生长受限、羊水偏少、胎动减少、脐血流异常等），EFM 可从妊娠 32 周开始，但具体开始时间和频率应根据孕妇情况及病情进行个体化应用：如孕妇病情需要，EFM 最早可从进入围产期（妊娠 28 周）开始。

2. 无应激试验（non-stress test，NST）
NST 是指在缺乏规律宫缩的情况下，记录胎心率的变化及其与胎动后的关系并进行分析，以了解胎儿宫内状况。通常 NST 多用于孕 32 周以上胎儿，但对孕 28 周及以上的高危妊娠也可行 NST 了解胎儿宫内状况。

根据国内专家共识的推荐，NST 分为反应型和无反应型。

（1）NST 反应型：指监护时间内出现 2 次或以上的胎心加速。妊娠 32 周前，加速在基线水平上 ≥10 次 /min、持续时间 ≥10 秒已证明对胎儿正常宫内状态有足够的预测价值。

（2）NST 无反应型：指超过 40 分钟没有足够的胎心加速。

对 NST 无反应型图形的处理应该根据监护图形的基线、变异、有无减速、是否存在宫缩以及

是否应用可能对监护图形产生影响的药物（如硫酸镁），并结合孕周、胎动及临床情况等决定复查监护，或者采用宫缩应激试验或超声等方法对胎儿宫内状态进行进一步评估。

3. 宫缩应激试验（contraction stress test，CST）
CST 是通过分析规律宫缩时胎心的变化，评价胎盘功能及胎儿的储备能力。足够的宫缩定义为至少 3 次 /10 分钟，每次持续至少 40 秒。CST 图形的判读主要基于是否出现晚期减速。①阴性：无晚期减速或明显的变异减速；②阳性：50% 以上的宫缩后出现晚期减速（即使宫缩频率 <3 次 /10min）；③可疑阳性：间断出现晚期减速或明显的变异减速；④可疑过度刺激：宫缩过频时（>5 次 /10min）或每次宫缩时间 >90 秒时出现胎心减速；⑤不满意的 CST：宫缩频率 <3 次 /10 分钟或出现无法解释的图形。

（二）产时 EFM

1. 产时 EFM 的指征和频率
目前没有研究证据表明，产程中持续 EFM 在改善围产儿预后方面优于间断胎心听诊。对于低危孕妇，推荐间断胎心听诊。产程中推荐胎心听诊频率见表 8-1。对于高危孕妇，可根据情况适当增加听诊频率，而是否进行持续 EFM，应根据医疗机构情况及患者病情决定。值得注意的是，当进行间断听诊时，应至少听诊 60 秒，并包括宫缩的前、中、后。如间断听诊发现异常，应立即行 EFM。

表 8-1 低危孕妇间断胎心听诊的频率

时期	间断听诊频率
第一产程	
潜伏期（宫口 <6cm）	每 30～60 分钟听诊一次胎心，并记录
活跃期（宫口 ≥6cm）	每 30 分钟听诊一次胎心，并记录
第二产程	每 10 分钟听诊一次胎心，并记录

2. 产时 EFM 的评价方法——三级系统
目前国际上存在多种产时 EFM 的评价系统。中华医学会围产医学分会目前推荐使用 2008 年由美国国立研究卫生院（NICHD）、ACOG 和母胎医学会（Society for Maternal-Fetal Medicine，SMFM）联合提出的产时 EFM 的三级评价系统，见表 8-2。

表8-2 产时电子胎心监护三级评价系统及其意义

分类	描述	意义
I类	同时包括以下各项： 基线：110～160次/min 正常变异 晚期减速或变异减速：无 早期减速：有或无 加速：有或无	正常的胎心监护图形，提示在监护期内胎儿酸碱平衡状态良好。后续的观察可按照产科情况常规处理，不需要特殊干预
II类	除I或III类以外的图形，包括以下任一项： 1. 基线率 胎儿心动过缓但不伴基线变异缺失 胎儿心动过速 2. 基线变异 变异缺失：不伴反复性减速 微小变异 显著变异 3. 加速 刺激胎儿后没有加速 4. 周期性或偶发性减速 反复性变异减速伴基线微小变异或正常变异 延长减速 反复性晚期减速伴正常变异 变异减速有其他特征，如恢复基线缓慢，"尖峰"（overshoot）或"双尖峰"（shoulder）	可疑的胎心监护图形，既不能提示胎儿宫内有异常的酸碱平衡状况，也没有充分证据证明是I类或III类胎心监护图形。II类胎心监护图形需要持续监护和再评估。评估时需充分考虑产程、孕周，必要时实施宫内复苏措施。如无胎心加速伴微小变异或变异缺失、应行宫内复苏；如宫内复苏后胎心监护图形仍无改善或发展为III类监护图形，应立即分娩
III类	包括以下任何一项： 1. 基线变异缺失伴以下任一项 反复性晚期减速 反复性变异减速 胎儿心动过缓 2. 正弦波形	异常的胎心监护图形，提示在监护期内胎儿出现异常的酸碱平衡状态，必须立即宫内复苏，同时终止妊娠

I类为正常EFM图形，对于胎儿正常血氧状态的预测价值极高，不需特殊干预；III类为异常EFM图形，对于预测胎儿正在或即将出现室息、神经系统损伤、胎死宫内有很高的预测价值，因此一旦出现，需要立即分娩。而在这上述两种情况之间的图形被定义为II类，是可疑的EFM图形。对于这一类图形需要后期进一步的评估、监测、必要的临床干预以及再评估，直至转为I类EFM图形。

四、胎儿生物物理评分

胎儿生物物理评分（biophysical profile，BPP）最早在1980年由Manning提出，是在30分钟内对胎儿呼吸运动、胎动、肌张力、羊水量做出评价的监护手段，结合NST共5项指标，每项满分为2分，共10分，如评分≤4分提示胎儿窘迫，6分为胎儿可疑缺氧。BPP目的在于发现胎儿在宫内可能发生不良结局的风险，以决定是否需要进一步评价、引产或行急诊剖宫产以挽救胎儿生命。BPP将电子胎心监护和超声监测下的4项胎儿生物物理特点结合起来评价，可以降低由单纯电子胎心监护评价所致的较高的假阳性和假阴性率。因BPP评价所需时间相对较长，随后提出了改良BPP（modified BPP，MBPP），只进行电子胎心监护及超声羊水量测定，如NST正常，羊水指数>5cm，可视为正常。目前认为MBPP可用于初步筛查，如有异常，再做BPP。胎儿生物物理评分与围产儿死亡结局间的关系见表8-3。

表8-3　BPP 评分和一周内围产儿死亡间的关系

评分结果	解读	若不干预一周内围产儿死亡风险	处理
10/10 8/10（羊水量正常） 8/8（未行 NST）	胎儿缺氧风险极罕见	1/1 000	按产科和母亲因素处理
8/10（羊水量异常）	可能有慢性胎儿代偿	89/1 000	明确胎儿泌尿系统功能及胎膜完整性。早产 <34 周，严密监护下至胎儿成熟
6/10（羊水量正常）	结果可疑，可能存在胎儿缺氧	多变	24 小时内重复试验
6/10（羊水量异常）	可能存在胎儿缺氧	89/1 000	足月胎儿终止妊娠。早产 <34 周，严密监护下至胎儿成熟
4/10	高度怀疑胎儿缺氧	91/1 000	按胎儿指征终止妊娠
2/10	几乎确定胎儿缺氧	125/1 000	按胎儿指征终止妊娠
0/10	明确胎儿缺氧	600/1 000	按胎儿指征终止妊娠

五、脐动脉多普勒血流测定

正常妊娠时随着孕龄的增加，子宫胎盘血流随之增加，三级绒毛及其中的细小动脉数目逐渐增多，致使胎盘血管阻抗逐渐降低，脐动脉收缩期峰值与舒张末期流速度比值（S/D 值）和脐动脉阻抗指数（RI）也随之下降。当脐血管阻力异常升高时，提示胎盘循环阻力大，胎儿供血不足，处于慢性缺氧状态，S/D 值越高，胎儿危险越大。一般认为妊娠 30～32 周后 S/D 值 <3，有研究表明 S/D 值≥3 时，胎儿慢性宫内缺氧的发生率明显增高。若出现舒张末期血流频谱消失或反向，提示胎儿缺氧严重，随时可能发生胎死宫内。

脐动脉多普勒不能作为低危孕妇的筛查手段，但在评估合并有胎儿生长受限和 / 或妊娠高血压的孕妇中具有一定作用。在预测胎儿状况不良时，脐动脉多普勒的敏感性为 50%，将 MBPP 和脐动脉多普勒联合使用，其敏感性可达 70%。

六、实验室生化检测指标

1. 胎儿头皮血 pH 值测定　20 世纪 60 年代开始应用于临床，为有创性检查手段。产时通过适当地采集胎儿头皮血测定 pH 值，该技术可以用于可疑性或者病理性 CTG。当 CTG 提示胎儿非常危急时，需要立即终止妊娠，不建议进行胎儿头皮血采样，否则会延误抢救时机。进行胎儿头皮血样测定的条件是胎膜破裂以及宫口开大至少 3cm，并且首先需进行阴道检查评估胎先露的位置和状态。pH≥7.25 为正常，pH 7.21～7.24 为可疑，pH≤7.20 为异常，提示胎儿存在缺氧及酸中毒。胎儿头皮血 pH 与胎儿全身的酸碱状态密切相关，产程中联合应用 CST 及胎儿头皮血 pH 值测定，可以减少胎儿监护的假阳性，提高胎儿窘迫诊断的正确率，但由于取血要求高、存在一定出血感染风险，临床实际应用少。

2. 胎儿乳酸盐测定　胎儿乳酸盐水平可反映无氧呼吸及组织缺氧、代谢性酸中毒程度。该检查操作方法与头皮血样采集相似，所需血量较少。但目前研究显示胎儿乳酸盐测定与胎儿头皮血 pH 值测定相比，在诊断胎儿酸中毒并无优势，且存在假阳性，参考值意义至今不明确，故未在临床广泛使用。

3. 胎儿脉冲血氧饱和度监测　胎儿脉冲血氧测定法（fetal pulse oximetry，FPO）是一种直接、连续、无创的监测胎儿氧合状态的方法。20 世纪 90 年代，欧洲开始将胎儿脉冲血氧测定应用于产程中胎儿监护，与经皮监测血氧饱和度原理类似。方法是：在产程中当宫口开大 2cm 以上时，胎膜已破者严格消毒后（胎膜未破者在外监护下，行人工破膜）在宫缩间歇期将血氧饱和度探头沿宫颈内口缓慢送入宫腔，使探头贴于胎儿颊部或颞部，其可连续监测胎儿的血氧饱和度，第一产程胎儿血氧饱和度为（50±10）%，第二产程为（40±10）%，若低于 30% 为异常。其适用于胎心监护异常图形的孕妇，但目前其临床应用的价值尚存争议。

4. 新生儿脐血血气分析 新生儿脐血血气分析无创而且相对简便，可作为重要的法医学证据。如果技术和设备允许，推荐所有怀疑胎儿缺氧和酸中毒和/或低 Apgar 评分的新生儿进行脐血血气分析。代谢性酸中毒定义为脐动脉血 pH < 7.0，同时碱缺失超过 12mmol/L。测定脐带血或者娩出几分钟内新生儿血液的血气和乳酸情况被认为是目前唯一客观且可定量分析胎儿娩出前是否存在缺氧和酸中毒的方法。应该指出的是，有代谢性酸中毒表现也不能排除其他可能导致代谢性酸中毒的因素如新生儿呼吸抑制和/或后续的障碍（早产、产伤、感染、胎粪吸入、某些先天性异常、潜在病变、新生儿缺氧）。分娩时没有代谢性酸中毒情况下也不能排除妊娠期间或者临产前的缺氧和酸中毒。

七、其他技术

1. 羊膜镜 在羊膜未破时，用羊膜镜观测羊水是否胎粪污染可了解胎儿是否存在缺氧，但需结合胎心监护的结果异常来诊断胎儿窘迫，此方法不能直接诊断胎儿窘迫，故现临床使用较少。

2. 计算机分析胎儿监护信号 CTG 信号的计算机分析应用是为了克服观察者对图像结果分析的主观认识偏差以及对一些很难肉眼评估的 CTG 图像如变异性进行客观的评价。随着计算机分析方式的不断发展和优化，分娩期胎儿监护信号的计算机分析是一种相对新颖有前途的技术，尚需进一步的研究来评估其监护胎儿缺氧和酸中毒以及预防不良结局的准确性。

（刘兴会）

第三节 诊断技术的选择及干预

一、诊断技术的选择

产前和产时对胎儿窘迫的预测和诊断缺乏单一、可靠的监测指标，需连续或动态监测上述指标方能减少假阳性。诊断技术上胎动计数是自我监测评估的最佳手段；羊水量、脐动脉 S/D 值等是胎儿宫内储备的评价指标，是早期识别胎儿窘迫重要参考指标；胎心听诊、胎心监护是评估胎儿宫内安危及储备能力最常用的方法，重点在于如何正确解读，尤其要重视进入产程后的晚期减速和变异减速。胎儿头皮血 pH 提示胎儿酸中毒，是诊断胎儿窘迫的"金标准"，但诊断滞后，因此需多项指标联合判断。

二、干预时机及方式

确定分娩时机需要对胎儿宫内储备进行充分的评估，可以通过孕期产前检查的病史来评估，包括是否存在胎儿生长受限、子痫前期、产前产时出血、绒毛膜羊膜炎、过期妊娠，这些情况均可影响胎盘功能与转运，在产时更容易发生低氧血症。

（一）急性胎儿窘迫

应判断胎儿窘迫最可能的原因，并果断积极采取宫内复苏措施及复苏后的对因处理，改善胎儿缺氧状态。

1. 常用的宫内复苏措施包括：

（1）阴道检查评估宫口情况，减慢或者停止缩宫素静滴，必要时使用宫缩抑制剂缓解宫缩。

（2）改变产妇体位为侧卧位或者膝胸卧位。

（3）开放静脉通道，加快输液滴速纠正产妇低血压。

（4）行阴道检查解除先露对脐带的压迫。

（5）缓解产妇焦虑情绪，训练产妇调整呼吸及屏气技术。

2. 寻找原因并予以处理 原因多可从宫缩过强过频、脐带受压、产程进展异常或难产、母亲体位、突发事件（如血管前置破裂、脐带脱垂、胎盘早剥、子宫破裂等）中寻找后对因处理。

如果上述宫内复苏措施在短期内不奏效，则应该尽快终止妊娠，可根据产程进展及产妇情况采取阴道助产或者急诊剖宫产。无论阴道分娩或剖宫产均应做好新生儿窒息抢救准备。

（1）宫口未开全：出现下列情况之一者，应立即行剖宫产术，

1）胎心率 < 110 次/min 或 > 180 次/min 伴羊水污染。

2）电子胎心监护 CST 或 OCT 出现频繁晚期减速或重度变异减速。

3）胎儿头皮血 pH < 7.20。

诊断急性胎儿窘迫并决定手术至胎儿娩出的

间隔时间最好小于 30 分钟，以何种方式终止妊娠取决于当时的分娩条件及医务人员对手术技术的掌握度。要求胎儿娩出的时候新生儿科医生在场，共同完成新生儿出生后的早期复苏。

（2）宫口开全：若胎头双顶径位于坐骨棘平面以下，尽快经阴道助产，至于阴道助产技术中的产钳术和胎头吸引术，两者任何一项均无明显优势。

（二）慢性胎儿窘迫

应针对病因，根据孕周、胎儿成熟度及胎儿窘迫程度决定处理。

1. 一般处理 积极治疗妊娠合并症及并发症。

2. 期待疗法 若孕周小，估计胎儿娩出后存活可能性小，应该尽量期待治疗以期延长孕周，同时促胎肺成熟，争取胎儿成熟后终止妊娠。

3. 终止妊娠 若妊娠近足月者，胎肺已成熟，出现胎儿窘迫则应该及时采取剖宫产术终止妊娠。

（刘兴会）

第四节 临床诊治中的困惑及未来研究方向

目前胎儿窘迫的临床处理中仍存在许多困惑与不足，由于胎儿头皮血 pH 值测定为有创性操作，技术较复杂，很难广泛推广于临床，而其他单一检查手段尚难做出明确诊断，存在一定的假阳性及假阴性率。电子胎心监护只能作为胎儿缺氧的筛查手段，结果异常并不一定代表合并代谢酸中毒存在，其预测脑瘫的敏感性仅为 26.9%，阳性预测值更是仅有 0.14%。此外存在人工判读的个体间及个体内误差，假阳性率高，因此多数专家认为单凭电子胎心监护出现的某些异常图形作为胎儿窘迫的诊断是不恰当的，需通过多因素综合分析。过度判读增加了不必要的干预，导致了阴道助产及剖宫产率的增加。

产时胎心监护的三级评价系统确实指导了临床，但是对于 II 类监护（产程中最常见的类型）的处理相对模糊。基于此，许多临床研究将产时胎心监护的焦点落到了产时胎儿心电图 ST 段分析（ST-analysis of the fetal electrocardiogram，STAN）上，特别是 2015 年 8 月发表于《新英格兰医学杂志》的临床随机对照试验，试图将 STAN 联合电子胎心监护作为产时胎儿的监护手段，以期改变新生儿预后结局。STAN 的理念是基于胎儿心电图的 ST 段改变与胎儿心肌缺氧有关，与胎儿窘迫相关的胎儿心电图改变有 T 波振幅增加和双相 ST 段。STAN 适应证包括：> 36 孕周、胎膜已破、没有使用胎儿头皮电极的禁忌证、在开始使用 STAN 时处于第一产程且没有主动或不自主用力。孕妇伴活动性单纯疱疹病毒感染、人类免疫缺陷病毒感染、肝炎等情况是 STAN 的禁忌证。该技术存在一定的局限性，能否广泛用于临床有待于进一步研究。

对胎儿窘迫过度诊断，可导致临床中的过度干预，导致阴道助产率及剖宫产率升高。而诊断不足则会导致对疾病认识程度不够，延误处理时机。鉴于临床处理中的困惑，在处理上应注意以下问题：对于诊断较确切的病例，应快速处理；对于可疑病例，应结合多种诊断手段做出综合判断；对于慢性缺氧的病例，宫内转运到有新生儿抢救条件的医院分娩；此外，应进行良好的医患沟通，充分尊重孕妇及家属的选择权，同时多学科共同合作（如助产士、产科医生、麻醉科医生、新生儿科医生等），减少缺氧和酸中毒引起的新生儿的不良结局。

（刘兴会）

参 考 文 献

[1] Heazell AEP，Warland J，Stacey T，et al. Stillbirth is associated with perceived alterations in fetal activity-findings from an international case control study. BMC Pregnancy Childbirth，2017，17（1）：369.

[2] Daly LM，Gardener G，Bowring V，et al. Care of preg-nant women with decreased fetal movements：Update of a clinical practice guideline for Australia and New Zealand. Aust N Z J Obstet Gynaecol，2018，58（4）：463-468.

[3] Paul RH. ACOG Practice bulletin No. 145：antepartum

fetal surveillance. Obstet Gynecol，2014，124（1）：182-192.

[4] 中华医学会围产医学分会. 电子胎心监护应用专家共识. 中华围产医学杂志，2015，18（7）：486-490.

[5] Alfirevic Z, Devane D, Gyte GM. Continuous cardiotocography（CTG）as a form of electronic fetal monitoring（EFM）for fetal assessment during labour. Cochrane Database Syst Rev, 2006,（3）：CD006066.

[6] Macones GA, Hankins GD, Spong CY, et al. The 2008 National Institute of Child Health and Human Development workshop report on electronic fetal monitoring: update on definitions, interpretation, and research guidelines. J Obstet Gynecol Neonatal Nurs，2008，37（5）：510-515.

[7] 曹泽毅. 中华妇产科学. 3 版. 北京：人民卫生出版社，2014.

[8] 刘兴会，漆洪波. 难产. 北京：人民卫生出版社，2015.

[9] 李博雅，杨慧霞. 胎儿监测方法及评价. 中华围产医学杂志，2016，19（6）：442-445.

[10] Ayres-De-Campos D, Spong CY, Chandraharan E. Corrigendum to "FIGO consensus guidelines on intrapartum fetal monitoring: Cardiotocography" Int J Gynaecol Obstet，2016，133（2016）：13-24.

[11] 赵建林，李钦，漆洪波. FIGO 产时胎儿监护指南解读（第一部分）——胎儿氧合生理和监护主要目标以及相关辅助技术. 中国实用妇科与产科杂志，2016，32（5）：432-436.

[12] Wiberg-Itzel E, Lipponer C, Norman M, et al. Determination of pH or Lactate in Fetal Scalp Blood in Management of Intrapartum Fetal Distress：Randomised Controlled Multicentre Trial. BMJ，2008，336（7656）：1284-1287.

[13] ACOG Committee on Obstetric Practice. ACOG Committee Opinion No. 348，November 2006：Umbilical cord blood gas and acid-base analysis. Obstet Gynecol，2006，108（5）：1319-1322.

[14] Nelson KB, Dambrosia JM, Ting TY, et al. Uncertain value of electronic fetal monitoring in predicting cerebral palsy. N Engl J Med，1996，334（10）：613-618.

[15] Belfort MA, Saade GR, Thom E, et al. A Randomized Trial of Intrapartum Fetal ECG ST-Segment Analysis. N Engl J Med，2015，373（7）：632-641.

[16] Amer-Wahlin I, Kwee A. Combined cardiotocographic and ST event analysis：A review. Best Pract Res Clin Obstet Gynaecol，2016，30：48-61.

第九章 胎膜早破

临产前胎膜自然破裂称为胎膜早破（premature rupture of membranes，PROM）。妊娠满 37 周后发生者称足月胎膜早破；不满 37 周发生者称未足月胎膜早破（preterm premature rupture of membranes，PPROM）。足月单胎 PROM 发生率为 8%；单胎妊娠 PPROM 发生率为 2%～4%，双胎妊娠 PPROM 发生率为 7%～20%。可见胎膜早破是妊娠期最常见的并发症之一，而未足月胎膜早破是早产的主要原因之一。一直以来胎膜早破的处理是产科临床比较棘手的问题。从胎膜破裂之后至临产期间将有一个短暂的潜伏期。对于足月胎膜早破，应缩短潜伏期尽早诱发临产；而对于未足月胎膜早破，则需根据孕周权衡延长妊娠孕周的获益及风险。胎膜早破可能并发羊膜腔感染、早产、新生儿呼吸窘迫综合征、胎盘早剥、羊水过少和胎儿窘迫等，导致孕产妇感染率和围产儿病率及死亡率显著升高。

一、国内外指南的发布及胎膜早破的释义

英国皇家妇产科医师学会（RCOG）及美国妇产科医师协会（ACOG）分别于 2010 年及 2013 年发布了胎膜早破的临床处理指南。中华医学会妇产科学分会产科学组根据国际发布的临床指南及国内的围产现状，编写了《胎膜早破的诊断与处理指南（2015）》，旨在规范和指导胎膜早破的诊治。根据最新的循证医学证据，ACOG 分别于 2016 年及 2018 年对胎膜早破指南进行了更新。

胎膜早破既往术语为 premature rupture of membranes（PROM），其中 premature 意为早产的、不成熟的。但胎膜早破实际是指临产前胎膜发生破裂，因此 2018 年 ACOG 的胎膜早破指南中更新了胎膜早破的标准术语，为 prelabor rupture of membranes（PROM），而 premature rupture of membranes 现今仅指未足月 PROM，即"preterm prelabor rupture of membranes"。

二、病因学研究

胎膜共有两层，内层为较薄的羊膜，构成羊膜腔；外层为较厚的绒毛膜，紧贴子宫底蜕膜。在早孕末期，羊膜与绒毛膜融合在一起，使得胎膜更坚韧，而羊膜比绒毛膜更有弹性。

从 20 世纪 50 年代以来，人们开始探讨自发性 PROM 的发病机制，目前 PROM 的发病机制还未完全明确，一般认为是多因素造成的。对于 PROM 的病因学研究已经从单纯的机械力学研究转至对胎膜本身结构的改变和感染的研究。近年来通过研究酶、细胞因子及细胞凋亡与 PROM 的关系，PROM 的发病机制研究已经进入分子水平。

最近 10 多年来对基质金属蛋白酶（matrix metalloproteinase，MMP）及组织金属蛋白酶抑制物（tissue inhibitor of metalloproteinase，TIMP）与 PROM 关系研究较多。胎膜的强度和完整性取决于细胞外膜蛋白，包括胶原、纤维连接蛋白和层粘连蛋白。TIMP 通过与 MMP 结合阻止蛋白水解，从而有助于维持膜的完整性。许多因素如感染、松弛素 H2 升高、细胞因子等均可诱导胎膜产生 MMP，导致胎膜细胞外基质（ECM）的降解增多，使得胎膜弱化，导致胎膜破裂。PROM 胎膜的 MMP 尤其是 MMP-8、MMP-9 水平升高，而 TIMP 无明显变化，说明 MMP 和 TIMP 相互作用失衡是 PROM 的重要机制，是多种因素引起 PPROM 的共同途径。

众所周知，感染是 PROM 发生的主要原因，与 PROM 互为因果。在 PROM 中 70% 有绒毛膜羊膜炎的组织学证据，16～26 周的 PPROM 的孕妇，即便没有明确的宫内感染征象，其羊水细菌培养感染阳性率很高（25%～30%）。

感染引起 PROM 可通过多种途径实现：

1. 许多微生物可产生内毒素和磷脂酶 A2，诱发胎膜上的磷脂分解，花生四烯酸增加，从而使前列腺素（PG）合成增多；此外，感染的胎膜可激活细胞因子，如 IL-1、IL-6、IL-8 和肿瘤坏死因子（TNF-α）的释放，刺激羊膜和蜕膜产生 PG，刺激子宫收缩，导致胎膜破裂。

2. 宫颈与阴道穹隆部的微生物可产生大量的过氧化物酶和蛋白水解酶，降解胎膜 ECM，导致胎膜破裂。

3. 研究证实绒毛膜羊膜炎孕妇的子宫下段 IL-1、IL-6、IL-8 和 TNF-α 显著升高。这些细胞因子可以诱导胎膜 MMP-8 和 MMP-9 的产生，减少 TIMP 的合成，从而降解 ECM 及各种类型胶原，加之胶原酶及弹性蛋白酶的释放引起宫颈软化和扩张，导致胎膜破裂。

4. **诱导胎膜细胞的凋亡** PROM 的胎膜破口附近可见到大量凋亡的羊膜细胞。凋亡过度可导致成纤维细胞减少，胶原合成障碍，局部胎膜变薄引起胎膜破裂。细胞凋亡可激活 MMP 而减低 TIMP 的合成。PROM 胎膜的促凋亡基因 *P53*、*Bax* 和 *MMP-2* 表达水平上调而 *Bcl-2* 表达水平下降，说明细胞凋亡加快是 PROM 的一个重要机制，但是启动凋亡的具体机制尚有待研究。

三、辅助诊断方法的进步

一旦发生胎膜早破，医生需及时准确诊断，从而给予干预措施以降低相关并发症的发生。倘若孕妇已经发生 PROM，又没有及时诊断，可能导致绒毛膜羊膜炎和早产等的发生。而误诊 PROM 的情况也时有发生，导致不必要的产科干预，如抗生素、糖皮质激素的使用和医源性早产等。

PROM 是一种临床诊断，包括病史及体格检查。孕妇主诉突然出现较多阴道流液，窥阴器检查见羊水自宫颈口流出时，诊断不难做出。但当孕妇主诉阴道流液量不多，且窥阴器检查未见羊水自宫颈口流出时，应与阴道炎、尿失禁等鉴别。这时，靠病史及体格检查做出临床诊断较困难，需要借助于一些实验室检查。

对于 PROM 的实验室检查研究经历了很长的历史。早在 90 多年前，已经有研究者利用显微镜技术观察阴道液体，如果阴道液体中观察到了胎儿细胞，则确定孕妇发生了 PROM。目前对于胎膜早破的辅助诊断方法，应用时间最长、范围最广的为阴道酸碱度测定（硝嗪试纸检测）和宫颈分泌物涂片（宫颈黏液结晶试验）。

正常情况下，阴道处于酸性环境中，其 pH 值为 4.5～5.5，尿液也呈酸性，正常尿液 pH 值为 5.0～6.0。而羊水 pH 值为 7.0～7.5。胎膜破裂后，羊水的渗漏将使得阴道液的 pH 值升高。Baptisti 等于 1938 年报道可通过测定阴道酸碱度来诊断 PROM（以 pH≥6.5 作为标准）。通常采用硝嗪试纸进行测试。但若羊水间断漏出或羊水被其他阴道分泌物稀释时，检查结果可为假阴性；而当阴道内存在血液、肥皂水、精液等碱性液体时，可能会造成试纸测定呈假阳性。采用这一方法来诊断胎膜早破，其敏感性为 90%～95%，特异性为 16%～70%。

1958 年，Paavola 报道可通过检测阴道液体涂片是否存在羊齿状结晶来诊断 PROM。取阴道后穹隆液体涂抹于载玻片上干燥至少 10 分钟。羊水表现为细腻的羊齿状型，而干燥后的宫颈黏液表现为厚而宽的树枝状型。但雌激素水平较高时的宫颈黏液以及精液可呈现假阳性结果。如果载玻片上涂抹的羊水量不足或存在血液污染等，也可出现假阴性结果。该方法诊断 PROM 敏感性为 51%～98%，特异性为 70%～88%。

以上两种 PROM 辅助诊断方法虽然存在局限性，目前仍是各指南中推荐使用的检查方法。中华医学会妇产科学分会产科学组制定的《胎膜早破的诊断与处理指南（2015）》里建议当临床无法确诊胎膜早破且证据不足时，选择阴道酸碱度测定作为辅助检查手段，若阴道酸碱度测定不能确定时，再使用宫颈分泌物涂片这一方法。

1970 年，Atlay 等报道羊膜腔内穿刺注射染料，30 分钟后观察阴道有无染料流出，以此建立了 PROM 诊断的"金标准"。但这一方法为侵入性操作，且可能导致医源性胎膜早破以及增加其他风险，如感染等，临床基本已不再使用。

1981 年，Manning 等报道可通过超声测量羊水变化进行 PROM 诊断，但妊娠期引起羊水量变化的因素很多，超声诊断 PROM 并不具有可行性。

上述这些传统的 PROM 辅助诊断方法均存在局限性，因此人类一直致力于发现新的分子诊断指标并将其应用于 PROM 的临床诊断。1981—1993 年，研究者相继报道了应用酶联免疫吸附测定（enzyme-linked immunosorbent assay，ELISA）和放射免疫测定（radioimmunoassay，RIA）检测阴道液体中的羊水特异性指标，如人类胰岛素样生长因子结合蛋白 -1（insulin-like growth factor binding protein-1，IGFBP-1）、胎盘 α 微球蛋白 -1（placental alpha microglobulin-1，PAMG-1）、可溶性细胞间黏附分子 -1（soluble intercellular adhesion molecule-1，sICAM-1）等。1993 年起，为了满足临床快速、无创、准确诊断 PROM 的需要，各国研究者通过不断努力研究出了 PROM 体外快速诊断试剂盒，并投入临床应用。

IGFBP-1 也被称为胎盘蛋白 12（placental protein 12，PP12），由蜕膜和胎盘细胞分泌，与其他体液相比，这一蛋白在羊水中的浓度非常高。1993 年，Rutanen 等评估宫颈阴道分泌物中 IGFBP-1 作为 PROM 诊断分子价值的研究发现，IGFBP-1 在胎膜完整及未临产孕妇阴道分泌物中含量为 0.5～90.0mg/L，而在破膜 8 小时内孕妇阴道分泌物中为 175～20 000mg/L。可通过检测阴道分泌物中 IGFBP-1 来诊断 PROM。利用这一方法诊断 PROM 的敏感性为 74%～97%，特异性为 74%～97%，且不受阴道炎、尿液、精液或者少量阴道流血的影响。

PAMG-1 是由胎盘的蜕膜细胞表达的一种蛋白，在孕期分泌进入羊水，胎膜破裂后可出现在阴道分泌物中。该蛋白在羊水中的浓度很高，为 2 000～25 000ng/ml，血液中的浓度低，为 5～25ng/ml，且当胎膜完好时，宫颈阴道分泌物中浓度极低，为 0.05～0.22ng/ml。AmninSure 试验采用免疫亲和色谱法，检测宫颈阴道分泌物中的 PAMG-1，能快速（5～10 分钟）、无创性诊断 PROM，其敏感性为 98%～99%，特异性为 88%～100%，且不受精液、尿素、血液或阴道炎的影响，目前已获得 FDA 批准进入临床使用。

但国内各大指南均认为当临床表现可以诊断 PROM 时，不需要使用这些分子标记物来辅助诊断。此外用于可疑 PROM 的诊断，还有一些其他生化指标包括：甲胎蛋白（AFP）、胎儿纤维连接蛋白（fFN）、催乳素、β-hCG、肌酐、尿素、乳酸盐、天门冬氨酸氨基转移酶（AST）等（表 9-1）。

四、绒毛膜羊膜炎的诊断标准的变化

历史上，绒毛膜感染、羊膜感染或两种感染并存时称为绒毛膜羊膜炎。虽然这个术语沿用至今，但由于感染通常累及羊水、胎儿、脐带或胎盘以及胎膜，因此"羊膜腔感染"也很常用。

PROM 最主要的并发症是绒毛膜羊膜炎。对于足月 PROM，尽快诱发临产可降低绒毛膜羊膜炎的发生。但是对于 PPROM，期待治疗必须建立在排除临床绒毛膜羊膜炎以后，因此监测有无绒

表 9-1 PROM 辅助诊断方法

检测项目	阈值	敏感性 /%	特异性 /%	阳性预测值 /%	阴性预测值 /%
硝嗪试验	阳性 / 阴性	90～97	16～70	63～75	80～93
羊齿状结晶	阳性 / 阴性	51～98	70～88	84～93	87～97
AFI	10cm	89.2	88.5	72.2	96
IGFBP-1	3μg/L	74～97	74～97	72～92	56～87
PAMG-1	5ng/ml	98～99	88～100	98～100	91～99
AFP	30μg/L	90～94	95～100	94～100	91～94
fFN	50ng/ml	97～98	70～97	74～93	98～100
PRL	30～50μIU/ml	70～95	76～78	72～84	75～93
β-hCG	40～65μIU/ml	68～95	70～95	73～91	78～97
尿素及肌酐	0.12～0.6mg/dl	90～100	87～100	94～100	91～100
乳酸盐	4.5mmol/L	79～86	88～92	88～92	78～87
AST	3IU/L	91	83	80	93

毛膜羊膜炎是 PPROM 期待治疗期间的重点内容。

绒毛膜羊膜炎的诊断一般基于临床表现，但其主要临床表现均无特异性。既往临床绒毛膜羊膜炎的产前诊断标准为母体发热≥38℃，并且至少符合以下 2 项：母体心动过速 > 100 次 /min、胎儿心动过速 > 160 次 /min、子宫压痛、羊水恶臭、母体白细胞计数≥15×10⁹/L。而当出现上述任何一项表现应怀疑存在绒毛膜羊膜炎。

因为与绒毛膜羊膜炎相关的临床表现都是非特异性的，其诊断一直存在争议与困惑。比如产时发热可能与使用硬膜外阻滞有关。临产期间可出现母体心动过速，可能是生理作用或与疼痛、硬膜外阻滞或药物有关。母体白细胞增多可发生于临产和产前应用糖皮质激素治疗导致。胎儿心动过速可能与胎儿窘迫相关，其他病因引起的母体发热或母体使用的某些药物也可导致胎儿心动过速。若不能很好区分绒毛膜羊膜炎与其他因素导致的母体发热，将导致对产妇的过度治疗以及医源性早产。

2017 年 ACOG 发表的《羊膜腔感染分娩时管理指南》中支持使用美国国立儿童健康与人类发展研究所专家组提出的诊断标准。

1. 疑似诊断绒毛膜羊膜炎的标准　发热≥39℃或间隔 30 分钟两次测量为 38～38.9℃且没有其他明确的发热原因且合并一个或多个临床表现：

（1）胎心基线 > 160 次 /min 且持续≥10 分钟（排除加速、减速及显著变异）。

（2）在没有使用糖皮质激素的情况下，母体白细胞 > 15×10⁹/L，若出现中性粒细胞百分比升高则诊断依据更充分。

（3）宫颈口有脓性液体流出。

此诊断标准不再强调使用母体心动过速（> 100 次 /min）和宫体压痛用于绒毛膜羊膜炎的诊断。大多数情况下，诊断为绒毛膜羊膜炎足以启动对母体的治疗。但如果因为没有典型的临床发现或与其他疾病重叠而不确定绒毛膜羊膜炎的诊断时，评估羊水可以确认或排除诊断。

2. 确诊绒毛膜羊膜炎的标准　以上所有临床表现加上 1 个或多个以下实验室检查结果：羊水革兰氏染色阳性；羊水葡萄糖水平降低；羊水细菌培养阳性；在羊水穿刺没有血液污染的情况下，羊水中白细胞计数增高。在绒毛膜羊膜炎的诊断检测中，羊水细菌培养仍然是"金标准"且特异性最高。但实际操作中获取羊水需进行有创操作，且羊水细菌培养所费时间对临床来说过长，所以应用受到限制。分娩后组织病理学证据也可确诊绒毛膜羊膜炎，但产后确诊对临床处理并无参考意义，也不影响产后治疗。

因根据临床表现诊断绒毛膜羊膜炎缺乏特异性，而获取羊水标本缺乏可操作性，目前有一些检测方法正在研究中，致力于更简单、准确的诊断绒毛膜羊膜炎，如白介素 -6 及蛋白质组生物标志物。

五、足月胎膜早破的处理及存在的问题

足月胎膜早破对母儿的危害主要是感染，且感染的风险会随着破膜时间的延长而升高。在进行初步评估之后（核实孕龄、评估胎儿宫内状况、评估胎位以及确定是否存在临产、感染以及存在内外科并发症的情况），对于无医学剖宫产指征又尚未临产的 PROM 孕妇，医生往往面临这样一个问题：究竟是积极治疗还是期待治疗处理？

尽管过去存在争议，目前的循证医学证据支持对足月 PROM 且尚未临产的孕妇给予积极引产处理。迄今为止最大的前瞻性研究发现，足月 PROM 时给予缩宫素引产将缩短产程、减少绒毛膜羊膜炎和产褥热，且不增加剖宫产或新生儿感染率。此外，尽早使用缩宫素引产的另一个益处是降低新生儿抗生素的使用。

目前用于引产和促进宫颈成熟的药物主要有缩宫素、米索前列醇、前列腺素 E2（prostaglandin E2，PGE2）阴道栓剂等。在 PROM 患者中使用机械性促宫颈成熟的安全性方面资料很少，鉴于有研究发现胎膜完整的孕妇使用机械性促宫颈成熟可导致母体感染显著增加，对于感染风险升高的 PROM 患者，应避免使用。

静脉滴注缩宫素是首选的引产方法，包括宫颈条件欠佳的孕妇。与前列腺素相比，缩宫素更容易调整剂量且更便宜（取决于前列腺素的剂型）。且有荟萃分析发现，与使用缩宫素相比，足月或近足月 PROM 后使用前列腺素引产增加绒毛膜羊膜炎和新生儿感染的发生率，而并未降低剖宫产率。然而，如果孕妇宫颈条件很差且临床医生进行了风险获益评估后认为应使用促宫颈成

熟药物,仍可选择前列腺素类药物。

足月胎膜早破发生后需预防和监测相关并发症。临产前应尽量避免反复阴道检查,频繁阴道检查可造成阴道内细菌的上行性感染,增加了绒毛膜羊膜炎及产后子宫内膜炎、胎儿感染及新生儿感染的风险。胎膜早破是 B 族链球菌(group B streptococcus,GBS)上行性感染的高危因素,是导致母体产时及产褥感染、胎儿感染及新生儿感染的重要致病菌,应重视 GBS 感染的诊治。GBS 阳性者分娩期或胎膜破裂后常规使用抗生素预防治疗;若未做 GBS 培养,预测发生早发型 GBS 感染风险升高的孕妇也应启动 GBS 感染的预防性治疗。抗生素治疗中青霉素为首选药物,如果青霉素过敏则采用红霉素或头孢类抗生素。

在充分告知引产与期待治疗风险及获益之后,一些没有并发症也不愿进行干预的孕妇可以选择尝试期待治疗。在足月 PROM 且给予期待治疗的孕妇,在破膜后 5、24、48 和 72 小时内,分别有 50%、70%、85% 和 95% 的孕妇自发临产。因缺乏高质量的数据作为依据,目前没有关于无并发症情况下期待治疗最长时限的推荐。对于选择期待治疗的孕妇,因缺乏随机试验的数据,目前也没有标准的母胎监护方案。

六、未足月胎膜早破的处理及存在的问题

PPROM 处理的总体原则,即一旦感染的风险超过早产并发症的风险,应考虑终止妊娠。根据孕周大小可将 PPROM 分为无生机 PPROM(previable PPROM,<23^{+0} 周)、远离足月 PPROM(PPROM remote from term,23^{+0}～31^{+6} 周)、近足月 PPROM(PPROM near term,32^{+0}～33^{+6} 周),近足月的 PPROM 又分为 32^{+0}～33^{+6} 周和 34^{+0}～36^{+6} 周。根据这一孕周分类制订不同的处理策略。需要注意的是由于国内各地区的早产儿救治水平,特别是 NICU 水平差异较大,PPROM 发生后,产科医生应根据孕周大小、有无羊膜腔感染和胎肺成熟度等母儿情况,结合当地 NICU 水平,权衡期待治疗的利弊,制订对母儿最佳的处理方案。

对无生机 PPROM,一项关于妊娠≤24 周 PPROM 的综述中指出,潜伏期的中位数为 6～13 天。因保胎时间长,母儿并发症显著增加,且

胎儿即便存活,出生后也面临很多早产相关并发症,花费巨大,多主张不宜继续妊娠,以引产为宜。远离足月的 PPROM 在没有感染、胎儿窘迫、胎盘早剥等情况下,充分告知保守治疗潜在宜处及风险后也可行保守治疗。对于选择保守治疗的无生机 PPROM,住院观察还是门诊随访尚未达成共识。保守治疗时需监测感染、临产、胎盘早剥等并发症,避免肛查和阴道指检,评估是否存在持续性羊水过少和肺发育不良。同时予以抗生素、宫缩抑制剂等治疗。临近可存活孕周时给与糖皮质激素促胎肺成熟。卧床期间应注意孕妇卧床过久可能导致的一些并发症,如静脉血栓等。若保守治疗中出现并发症或孕妇不愿承担母体并发症风险时,应考虑终止妊娠,而病情稳定者可期待治疗到妊娠 34^{+0} 周终止妊娠。

远离足月 PPROM,这个孕周的婴儿死亡风险很高,即便幸存下来也有近期和远期并发症,延长孕周可降低这些风险。根据各地早产儿救治水平,孕妇可选择放弃引产或尝试保守治疗。保守治疗要点为使用抗生素减少感染并发症,产前使用糖皮质激素促胎肺成熟,持续监测妊娠 PROM 并发症,一旦出现并发症或达到 34 周,考虑终止妊娠。

近足月 PROM 中,34^{+0}～36^{+6} 周的 PPROM,胎肺已成熟,期待治疗可能增加母儿感染的发生,应考虑尽快终止妊娠,除非有胎肺不成熟的证据。而对 32^{+0}～33^{+6} 周 PROM 的处理,争议很大。因为这一孕周胎肺可能尚未成熟,也可能出现一些其他早产并发症,但胎儿存活的可能性很高且远期并发症少见。目前研究发现延长孕周可以缩短新生儿住院天数,但增加感染风险,也并未明显减少新生儿并发症。医生对于这一孕周继续保守治疗的获益是否大于风险难以准确评估。目前指南中建议,32^{+0}～33^{+6} 周的 PROM 在给予促胎肺成熟治疗后,可期待治疗至 34 周终止妊娠。PPROM 处理流程见图 9-1。

(一)促胎肺成熟

早在 1972 年 Liggins 等就报道了产前皮质类固醇治疗(antenatal corticosteroid therapy,ACT)可促进胎肺成熟,减少呼吸窘迫综合征(RDS)的发生。以后的研究表明产前使用糖皮质激素促胎肺成熟能减少新生儿呼吸窘迫综合征(NRDS)、

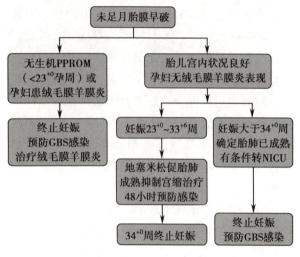

图 9-1 PPROM 处理流程

脑室内出血（IVH）和坏死性小肠结肠炎（NEC）的发生，且不会增加母儿感染的风险。目前指南均建议妊娠24~34周可能发生早产者，应给予糖皮质激素治疗。具体用法为地塞米松 6mg 肌内注射，每 12 小时 1 次，共 4 次，或倍他米松 12mg 肌内注射，每天 1 次，共 2 次。首剂给予后，24~48 小时内起效并能持续发挥作用至少达 7 天。若治疗后不到 24 小时即分娩仍可减少 NRDS 的发生。治疗后 7 天仍未分娩者，是否仍有治疗作用目前尚不清楚。

既往认为孕周超过 34 周的极少发生 NRDS，因而不宜常规使用糖皮质激素，除非有胎肺不成熟的证据。2016 年 NICHD 发表了倍他米松用于晚期早产的大型临床试验，其中 20% 的患者为 PPROM。如果 34^{+0}~36^{+6} 周的孕妇在 7 天内可能发生早产，激素治疗可降低新生儿呼吸系统并发症。ACOG 随后更新了早产指南，并于 2018 年更新了未足月胎膜早破的指南，推荐在妊娠 34^{+0}~36^{+6} 周常规使用糖皮质激素，应根据患者具体情况而定。

对于妊娠 32~34 周前使用了单疗程糖皮质激素治疗，产妇又没有分娩，之后是否应在产前重复使用糖皮质激素仍存在争议。关于产前重复使用糖皮质激素的随机对照试验所得出的结论不一致，但均未报道不良反应的风险有统计学意义的增加。2016 年欧洲围产医学协会推荐如果第 1 个疗程的糖皮质激素已使用超过 1~2 周，且妊娠 <32~34 周的孕妇又出现早产迹象，产前可以再给 1 个疗程的糖皮质激素。

（二）抗生素的使用

导致 PPROM 的主要原因是感染，30%~50% PPROM 可以找到感染的证据。PPROM 预防性应用抗生素的价值是肯定的，可有效延长 PPROM 的潜伏期，减少绒毛膜羊膜炎的发生率，降低破膜后 48 小时内和 7 天内分娩率，降低新生儿感染率以及对肺表面活性物质的需求。

虽然目前没有关于抗生素使用的最佳方案，推荐给予所有期待治疗 PPROM 的女性一个 7 日疗程的抗生素预防性治疗。具体方案为：氨苄西林联合红霉素或阿奇霉素静脉滴注 48 小时后，改为口服阿莫西林联合肠溶红霉素或阿奇霉素 5 天。青霉素过敏的孕妇，可单独口服红霉素或阿奇霉素 10 日。应避免使用氨苄西林 + 克拉维酸钾类抗生素，因其有增加新生儿发生坏死性小肠结肠炎的风险。

PPROM 孕妇，建议行会阴或肛门 GBS 培养。GBS 培养阳性，即使之前已经使用了广谱抗生素，一旦临产，应给予抗生素重新治疗，预防 GBS 垂直传播。

（三）宫缩抑制剂的使用

使用宫缩抑制剂的目的是延长孕周，争取至少延迟分娩 48 小时，从而为糖皮质激素的应用赢得时间。使用宫缩抑制剂的前提条件是：

1. 对药物无禁忌。
2. 无延长妊娠的禁忌。
3. 胎儿健康并可继续妊娠。
4. 孕周应在 24~34 周。

由于 PPROM 发生后早产常不可避免，应立即使用宫缩抑制剂，而不应等到出现宫缩后才用。目前通常把宫缩抑制剂分为 5 类：

1. **β 受体激动药** 代表药物为利托君和沙丁胺醇。
2. **硫酸镁**
3. **前列腺素合成酶抑制剂** 代表药物为吲哚美辛。
4. **钙通道阻滞剂** 代表药物为硝苯地平。
5. **缩宫素受体拮抗剂** 代表药物为 atosiban（阿托西班）。

近年通过循证医学（EBM）的原则评价宫缩抑制剂，对宫缩抑制剂的疗效有了一些新的认识。宫缩抑制剂只能暂时抑制宫缩 2~10 日，并不能很好地起到延迟分娩的作用，因此不能显著降低围产儿病率和围产儿死亡率，同时应注意对孕妇及胎儿带来的副反应。使用宫缩抑制剂的最大益处可能在于能够延长妊娠时间 48～72 小时以上，应抓紧利用这一时间，及时给予糖皮质激素促进胎儿肺成熟，减少 RDS 的发生，从而降低新生儿病率和死亡率。因此促胎肺成熟治疗是改善 PPROM 围产儿预后的关键，而宫缩抑制剂则是为这种治疗提供时间。使用宫缩抑制剂过分延长孕周会增加母胎并发症，因此应根据具体情况来决定宫缩抑制剂的疗程，包括有无感染征象、胎儿宫内安危情况、胎儿发育及胎儿存活的可能性等。使用过程中，应密切监护母胎情况，权衡利弊，选择最适时机终止妊娠，提高新生儿生存率，同时减少并发症。

（四）羊膜腔封闭治疗

PPROM 孕妇中只有 7.7%～9.7% 的胎膜破口能够自然愈合，妊娠可能继续，其围产儿预后较好，如果胎膜破口能够愈合或封闭，则可能恢复羊膜腔的内环境，从而延长孕周，同时使羊水量逐渐恢复正常，减少羊水过少导致的胎肺和骨骼发育不全。国外学者对重新封闭胎膜破口进行了许多体内及体外实验，取得了令人欣喜的成果，极有可能成为 PPROM 最有潜力的治疗方法。1996 年 Quintero 等将血小板及冷沉淀经羊膜腔滴注治愈了 1 例 PPROM 孕妇，因而推测血小板及冷沉淀在胎膜破口处形成的纤维蛋白凝块封闭了胎膜破口，使胎膜的完整性恢复。Sciscione 等经宫颈注入冷沉淀和凝血酶治疗 12 例妊娠 24 周前的 PPROM 孕妇，延长孕期 4～105 天，平均 53 天，7 例获健康活婴，推测胎膜破口处的纤维蛋白凝块能够促进胎膜生长和修复，达到胎膜完全愈合。除羊膜补片（血小板及冷沉淀）外，封闭材料还可以采用纤维蛋白胶、明胶海绵和胶原补片。目前这些封闭剂的安全性和有效性尚未得到确定，仍处于研究阶段。

羊膜腔封闭治疗尚有一些亟待解决的问题：

1. 胎膜破口被纤维蛋白封闭后是否能够促进羊膜破口处细胞生长和羊膜的愈合？

2. 应用碱性成纤维细胞生长因子（bFGF）、表皮生长因子（EGF）等是否加速胎膜破口处羊膜细胞的再生？

3. 最佳封闭及修复效果的纤维蛋白成分的筛选。

4. 副反应及并发症的防治。

5. 羊膜腔封闭的途径。

待这些问题的解决后，羊膜腔封闭治疗在临床的广泛应用则为时不远。

（五）羊膜腔灌注

20 世纪 80 年代以来，羊膜腔灌注（amnioinfusion, AI）开始应用于产时胎膜早破的治疗，通过向羊膜腔内滴注生理盐水或林格液，起到补充羊水量，解除对脐带的压迫作用。2014 年的一项系统评价和 meta 分析比较了接受产前羊膜腔灌注治疗和仅在妊娠晚期接受 PPROM 常规治疗的患者，结果发现羊膜腔灌注组在减少新生儿死亡、感染和肺发育不良方面有统计学差异，但相关数据来源于低至中等质量的小样本试验。因此，在有更好的数据支持羊膜腔灌注确实改善了妊娠结局之前，不推荐 PPROM 产妇在分娩时行羊膜腔灌注。

（六）分娩方式

PPROM 并非剖宫产术指征。若没有引产和阴道分娩禁忌证，大部分女性可阴道分娩。剖宫产仅适用于有医学指征者。分娩方式应遵循通常的产科常规，在无明确的剖宫产指征时应选择阴道试产，产程中进行电子胎心监护，有异常情况时放宽剖宫产指征。阴道分娩时应常规作会阴切开，以缩短第二产程和胎头受压时间，减少颅内出血的发生，但不主张预防性产钳术助产。

（七）亟待研究的内容

目前随已有指南指导并规范 PROM 的处理及治疗，但仍有许多问题亟须研究以取得循证医学证据。回顾最近 10 年来胎膜早破的研究以及存在的问题，应当着眼于以下研究方向：

1. 34～37 周的 PPROM 的处理，是立即终止妊娠还是期待治疗。既往认为这一孕周的期待治疗仅能短暂的延长孕周，但却增加绒毛膜羊膜炎的风险，且不能预防新生儿并发症。但最近一项多中心研究显示，妊娠 34～37 周之间 GBS 阴性的女性更适合保守治疗，因为尽快分娩并没有减少新生儿并发症。

2. PPROM 预防性抗生素使用的最佳时限及用药方案。目前已证实抗生素能够预防或治疗羊膜腔感染,从而预防延长孕周,同时抗生素治疗也可改善新生儿的健康状况。但抗生素使用的最佳方案尚未明确。

3. 探索监测绒毛膜羊膜炎的生化指标,以期能够提前预测绒毛膜羊膜炎的发生。

4. 羊膜腔封闭在 PPROM 的应用。

5. 羊膜腔灌注用于预防 PPROM 的胎肺发育不全的临床价值等。以上研究正是国际 PPROM 的研究热点,我们应当密切关注。

(漆洪波)

参 考 文 献

[1] Royal College of Obstetricians and Gynaecologists (RCOG). Preterm prelabour rupture of membranes. London(UK): RCOG, 2010.

[2] ACOG Committee on Practice Bulletins-Obstetrics. ACOG Practice Bulletin No. 80: premature rupture of membranes. Clinical management guidelines for obstetrician-gynecologists. Obstet Gynecol, 2007, 109(4): 1007-1019.

[3] Kuba K, Bernstein PS. ACOG Practice Bulletin No. 188: Prelabor Rupture of Membranes. Obstet Gynecol, 2018, 131(6): 1163-1164.

[4] 漆洪波,吴味辛. 重视未足月胎膜早破的研究. 中华妇产科杂志, 2006, 41(1): 3-6.

[5] Mercer BM, Moretti ML, Prevost RR, et al. Erythromycin therapy in preterm premature rupture of the membranes: a prospective, randomized trial of 220 patients. Am J Obstet Gynecol, 1992, 166(3): 794-802.

[6] Erdemoglu E, Mungan T. Significance of detecting insulin-like growth factor binding protein-1 in cervicovaginal secretions: comparison with nitrazine test and amniotic fluid volume assessment. Acta Obstet Gynecol Scand, 2004, 83(7): 622-626.

[7] Caughey AB, Robinson JN, Norwitz ER. Contemporary Diagnosis and Management of Preterm Premature Rupture of Membranes. Rev Obstet Gynecol, 2008, 1(1): 11-22.

[8] 中华医学会妇产科分会产科学组. 胎膜早破的诊断与处理指南(2015). 中华妇产科杂志, 2015, 50(1): 161-167.

[9] Cousins LM, Smok DP, Lovett SM, et al. AmniSure placental alpha microglobulin-1 rapid immunoassay versus standard diagnostic methods for detection of rupture of membranes. Am J Perinatol, 2005, 22(6): 317-320.

[10] Newton ER. Chorioamnionitis and intraamniotic infection. Clin Obstet Gynecol, 1993, 36(4): 795-808.

[11] Segal S. Labor epidural analgesia and maternal fever. Anesth Analg, 2010, 111(6): 1467-1475.

[12] Committee on Obstetric Practice. Committee opinion No. 712: intrapartum management of intraamniotic infection. Obstet Gynecol, 2017, 130(2): e95-e101.

[13] Higgins RD, Saade G, Polin RA, et al. Evaluation and management of women and newborns with a maternal diagnosis of chorioamnionitis: summary of a workshop. Obstet Gynecol, 2016, 127(3): 426-436.

[14] Combs CA, Garite TJ, Lapidus JA, et al. Detection of microbial invasion of the amniotic cavity by analysis of cervicovaginal proteins in women with preterm labor and intact membranes. Am J Obstet Gynecol, 2015, 212(4): 482.

[15] Hitti J, Lapidus JA, Lu X, et al. Noninvasive diagnosis of intraamniotic infection: proteomic biomarkers in vaginal fluid. Am J Obstet Gynecol, 2010, 203(1): 32.

[16] Dare MR, Middleton P, Crowther CA, et al. Planned early birth versus expectant management(waiting) for prelabour rupture of membranes at term(37 weeks or more). Cochrane Database Syst Rev, 2006, 3(1): CD005302.

[17] Tan BP, Hannah ME. Prostaglandins versus oxytocin for prelabour rupture of membranes at term. The Cochrane database of systematic reviews, 2000, 2: CD000159.

[18] Hannah ME, Ohlsson A, Farine D, et al. Induction of labor compared with expectant management for prelabor rupture of the membranes at term. N Engl J Med, 1996, 334(16): 1005-1010.

[19] Waters TP, Mercer BM. The management of preterm premature rupture of the membranes near the limit of fetal viability. Am J Obstet Gynecol, 2009, 201(3): 230-240.

[20] Harding JE, Pang JM, Knight DB, et al. Do antenatal corticosteroids help in the setting of preterm rupture

of membranes. Am J Obstet Gynecol, 2001, 184 (2):
131-139.

[21] Sweet DG, Carnielli V, Greisen G, et al. European consensus guidelines on the management of respiratory distress syndrome-2016 update. Neonatology, 2017, 111 (2): 107-125.

[22] Wojcieszek AM, Stock OM, Flenady V. Antibiotics for prelabour rupture of membranes at or near term. Cochrane Database Syst Rev, 2014, 10: CD001807.

[23] Kenyon S. Antibiotics for preterm rupture of membranes. Cochr Database Syst Rev, 2013, 8: CD001058.

[24] Mercer BM. Is there a role for tocolytic therapy during conservative management of preterm premature rupture of the membranes. Clin Obstet Gynecol, 2007, 50 (2): 487-496.

[25] Wolfensberger A, Zimmermann R, von Mandach U. Neonatal mortality and morbidity after aggressive long term tocolysis for preterm premature rupture of the membranes. Fetal Diagn Ther, 2006, 21 (4): 366-373.

[26] Sciscione AC, Manley JS, Pollock M, et al. Intracervical fibrin sealants: a potential treatment for early preterm premature rupture of the membranes. Am J Obstet Gynecol, 2001, 184 (3): 368-373.

[27] Hofmeyr GJ, Eke AC, Lawrie TA. Amnioinfusion for third trimester preterm premature rupture of membranes. Cochrane Database Syst Rev, 2014, 3: CD000942.

[28] Tajik P, van der Ham DP, Zafarmand MH, et al. Using vaginal Group B Streptococcus colonisation in women with preterm premature rupture of membranes to guide the decision for immediate delivery: a secondary analysis of the PPROMEXIL trials. BJOG, 2014, 121 (10): 1263-1272.

第十章　异位妊娠的诊疗现状

一、历史与流行病学

受精卵种植于子宫体腔外所形成的异位妊娠（ectopic pregnancy，EP），又称宫外孕（extrauterine pregnancy），常因并发腹腔内出血或并发感染导致孕妇死亡。外科医师 Albucasis 于 963 年首次描述了异位妊娠。16 世纪以后陆续有异位妊娠破裂致孕妇死亡或未破裂异位妊娠的尸体解剖报道。1883 年苏格兰外科医师 Robert Lawson Tait 首次将输卵管切除手术用于输卵管妊娠破裂的治疗，这是异位妊娠治疗史上的里程碑，之后异位妊娠死亡率逐步下降，而在此之前，异位妊娠破裂的死亡率为 72%～90%。20 世纪 40 年代血库的建立以及麻醉技术的改进，使主要致死原因为内出血的异位妊娠死亡率进一步下降。但早期诊断异位妊娠依然面临困难。目前血清 hCG 定量检测结合阴道超声检查，为确定早期妊娠部位最准确的诊断手段。

异位妊娠的发病率在 1%～2%，目前，我国异位妊娠致孕产妇死亡的比例为 5.1%～10%，位居孕产妇总体死亡原因第 5 位。异位妊娠占美国孕产妇死亡的比例约为 9%。50% 的异位妊娠妇女没有明确的高危因素。既往有过 1 次异位妊娠病史的女性，其重复异位妊娠的概率大约是 10%。有过 2 次以上者风险增加 25% 以上。其他高危因素包括：盆腔炎性疾病史、盆腔或输卵管手术史、不孕症病史、吸烟史、年龄 >35 岁。接受辅助生殖技术受孕的妇女中，异位妊娠的发病率较高，可达 2%～5%，有输卵管因素不孕和多胚胎移植者异位妊娠风险增加，带器妊娠者，异位妊娠的发生率高达 53%。

异位妊娠部位有输卵管、宫颈、剖宫产瘢痕、残角子宫、卵巢、腹腔等，也有宫内外同时妊娠。其中输卵管妊娠最为常见，占 95% 以上。以下主要讨论输卵管妊娠。

二、临床诊断的实践与思考

（一）诊断方法的历史变迁

从 963 年 Albucasis 首次描述异位妊娠到 19 世纪末，异位妊娠一直被认为是一种致死性疾病。到 19 世纪末，对异位妊娠的相关病理知识已经有一定的认识，当时，对异位妊娠的诊断主要依据患者停经，有与妊娠相关的胃肠道或乳房症状，阴道紫蓝色改变，增大的子宫旁触及包块等。在该时期，约 20% 的异位妊娠破裂被误诊，而对未破裂的异位妊娠的诊断几乎是不可能的。

1937 年腹腔镜异位妊娠诊断技术的应用、1966 年问世的 hCG 免疫学检测以及 20 世纪 70 年代超声影像学的应用，使得异位妊娠的早期诊断得到根本改善。20 世纪 60 到 80 年代，腹腔镜作为异位妊娠的早期诊断方法应用非常广泛，一度作为异位妊娠诊断的"金标准"，但由于腹腔镜操作的有创性以及其存在诊断的假阴性（2%～4%）和假阳性（5%），目前很少将腹腔镜作为诊断方法，而更多作为治疗手段。

此外，2016 年英国皇家妇产科医师学会及早期妊娠学会《异位妊娠的诊断和管理指南》指出，血清孕酮水平测定对异位妊娠的诊断没有帮助。

后穹隆穿刺常用于诊断异位妊娠，如果其穿刺结果为阳性，即有腹腔探查的指征。但后穹隆穿刺结果和妊娠的状态并不总是相符。后穹隆穿刺抽出不凝血，提示腹腔内出血的存在。但盆腔粘连时，即使存在血腹症，也极有可能抽不出不凝血，故也不能排除异位妊娠。加上诊断条件的完善，因此，目前后穹隆穿刺应用有减少趋势。

诊断性刮宫曾被认为是帮助诊断早期未破裂型异位妊娠一个很重要的方法，诊刮若无绒毛，高度怀疑宫外孕。但诊刮不是确定宫内或宫外妊娠的常规方法。

（二）异位妊娠的诊断

异位妊娠一旦破裂或流产，多数有典型的临床表现，根据停经史、不规则阴道流血、急性腹痛、腹腔内出血，妇科查体等可以诊断，并需要紧急处理，此时，忌讳不查看患者，不做基本查体，安排患者去做超声或者 CT 等辅助检查，内出血多，发展快的患者，有可能因此失去抢救机会而失去生命。在早期未出现异位妊娠破裂或流产及典型症状前，主要依靠超声和 hCG 测定来诊断。每一个有性生活史、有腹痛或阴道出血症状的育龄妇女都应考虑妊娠可能，应评估怀孕是否为异位妊娠。经阴道超声检查、血清 hCG 测定或二者联合，可以帮助确定诊断。

1. 经阴道超声检查（transvaginal ultrasound scan，TVS） 经阴道超声检查是对可疑异位妊娠患者的首选诊断方法。阴道超声可以帮助诊断所有类型的异位妊娠，也可为随后治疗方案的选择提供依据。输卵管妊娠的阴道超声诊断指标有：

（1）确诊指标：附件区探及孕囊，孕囊内见卵黄囊或胎芽伴/不伴胎心搏动，此时可明确诊断异位妊娠，但此现象仅见于 15%～20% 的患者，大部分异位妊娠不会进展到此阶段。

（2）高度怀疑输卵管异位妊娠：卵巢外附件区包块，内见空虚的妊娠囊伴高回声环（Bagel 征），这种影像可见于 20%～40% 的患者；或卵巢外附件区不均质包块（Blob 征），可见于 50%～60% 的患者。这两种超声影像对异位妊娠的阳性预测值仅为 80%，输卵管囊肿、输卵管积水、卵巢黄体、子宫肿瘤、肠管等也会有类似超声表现，需结合其他情况，如血清 hCG 水平综合评估。

（3）其他超声影像的考虑：除了少见的宫内宫外同时妊娠的情况，当阴道超声探及含有卵黄囊的宫内孕囊时，可排除异位妊娠。但 20% 的异位妊娠患者超声检查可见"假孕囊"。异位妊娠由于子宫内膜有蜕膜变化，宫腔内有积血，超声图像上亦可见椭圆形的液性暗区，称为"假孕囊"。临床工作中很难将"假孕囊"与早期宫内妊娠囊区分开来。单独的"假孕囊"不能诊断异位妊娠。事实上，宫腔内小的无回声囊性结构更可能是早期妊娠囊。输卵管妊娠破裂或流产，内出血，超声检查可发现盆腔积液，或盆腹腔积液。8%～31% 早孕妇女在初次超声检查时不能确定妊娠部位，为未知部位妊娠。

2. 人绒毛膜促性腺激素（beta human chorionic gonadotrophin，β-hCG）测定 尿 hCG 检测是简便快速诊断妊娠的方法，但对诊断早期异位妊娠更有帮助的是血清 hCG 测定，常动态观察其变化趋势及上升速度。值得注意的是，不能仅凭血清 hCG 一项指标诊断异位妊娠，需结合患者病史、症状体征和超声检查结果等做出综合判断。血清 hCG 值对异位妊娠治疗方案选择、疗效判定也有指导作用。

（1）单次血清 hCG 测定：单次 hCG 检测不能判定胚胎存活状态或妊娠部位。有学者提出了血清 hCG"超声阈值"的概念。如按孕龄算，正常妊娠时，超声检查可在孕 5～6 周于宫内探及卵黄囊，此时相对应的血清 hCG 水平即为血清 hCG 超声阈值，也就是说，当血 hCG 达到阈值时（文献报道为 1 500～3 000mIU/ml），如妊娠正常，超声检查可以探及宫内妊娠声像。当血 hCG 值超过阈值而超声检查未发现宫内孕囊时强烈提示为无活力妊娠（早期妊娠流产或异位妊娠），其中 50%～70% 为异位妊娠。但在临床工作中，部分病例在初次血 hCG 值高于阈值时，超声检查未能发现宫内妊娠，在后续超声检查随访中证实为宫内妊娠。因此 2018 年 ACOG《输卵管妊娠管理指南》指出，如果 hCG 超声阈值用于异位妊娠的诊断，那么建议阈值应予提高至 3 500mIU/ml，以避免潜在的误诊，或可能的正常宫内妊娠被意外中止。此外，多胎妊娠时，特定孕周的血 hCG 也高于同期单胎妊娠，应用超声诊断阈值时也要考虑这些少见情况。

（2）动态血清 hCG 测定：hCG 约在受精后第 6 日受精卵滋养层形成时开始分泌，之后浓度快速增长，至妊娠 8～10 周血清浓度达最高峰，约为 100 000mIU/ml，之后又呈下降趋势。血清 hCG 水平能反映妊娠滋养细胞增殖状态，因而可间接反映胚胎的生存潜能。hCG 的快速增长速率具有一定规律性。临床疑似为异常妊娠者，推荐在第 1 次血 hCG 测定后间隔 48 小时重复血 hCG 测定，后续的血清 hCG 测定根据血清 hCG 变化曲线间隔 2～7 日监测 1 次。正常宫内妊娠的血清 hCG 间隔 48 小时最低增幅取决于其初始血清 hCG 值。当正常宫内妊娠者初次检测的血清 hCG 值较高时，其血清 hCG 增长幅度较低（如初始血清 hCG 值低于 1 500U/L 时，48 小时血清 hCG 水平最低增幅为 49%；处于 1 500～3 000U/L 者为 40%；超过 3 000U/L 者为 33%）。早期妊娠中血清 hCG 水平间隔 48 小时上升幅度低于最低增幅，应高度怀疑异常妊娠（异位妊娠或早期妊娠流产），99% 的正常宫内妊娠其血清 hCG 上升快于最低增幅。但输卵管间质部妊娠，hCG 的上升规律基本同正常宫内妊娠，因此即使血 hCG 正常规律增长，也不能绝对排除异位妊娠。

血 hCG 值下降提示胚胎活力下降，有研究表明，95% 的自然流产患者 48 小时后血 hCG 下降 21%～35%，但不能据此作出诊断性结论。对异位妊娠患者，要持续监测血 hCG 直到其降至非孕水平，因为有时血 hCG 值很低，也可能发生异位妊娠破裂或者陈旧性宫外孕。

（三）异位妊娠诊断的迷局与思考

目前研究认为，将经阴道超声检查与连续测定的血清 hCG 水平相结合，是诊断输卵管妊娠最经济有效的方法。随着血 hCG 定量测定和经阴道超声技术的提高，越来越多的异位妊娠患者得到了早期诊断。但依然有异位妊娠漏诊，也有因异位妊娠误诊而产生医源性不良后果，如甲氨蝶呤（methotrexate，MTX）治疗后的副反应，或使一部分宫内妊娠意外终止。

常见误诊原因之一是过分依赖超声检查而忽略了将超声结果与患者病史、症状体征以及其他资料相结合综合考虑。例如，当超声检查没有在宫内或宫外看到明确的卵黄囊或胎芽，或血 hCG 值低于 1 500mIU/ml，超声诊断的准确性会受到影响。血 hCG 达超声诊断阈值而宫内未探及孕囊，仅提示宫内有健康单活胎的可能性较小，无活力妊娠（流产或异位妊娠）的可能性较大，但也可能是超声检查时间较早，宫内孕囊还没有出现。

在异位妊娠诊断过程中还常常出现一种暂时性状态，叫未知部位妊娠（pregnancy of unknown location，PUL）。当 hCG 阳性，而阴道超声既不能发现宫内妊娠、也不能发现异位妊娠时。未知部位妊娠多数发生在孕 4～6 周，有学者称这段时期为"妊娠盲区"，也称为早早孕阶段。不应把未知部位妊娠当作诊断，它只是一个暂时过程，要努力去探寻它的最终结局。未知部位妊娠的结局有：

1. 宫内妊娠（intrauterine pregnancy，IUP），34%～40%。

2. 异位妊娠（ectopic pregnancy，EP），8%～14%。

3. 未知部位妊娠流产和消亡（miscarriage and failed pregnancy of unknown location），占 44%～69%，指在诊断排查过程中血 hCG 转为正常，仍未发现妊娠部位（英国标准），美国标准还包括宫内妊娠自然流产（spontaneous abortion，SAB），或诊刮后血 hCG 转为正常。

4. 持续未知部位妊娠（persisting pregnancy of unknown location），发生率为 2%。指血 hCG 持续不降或较前有所升高，而超声依然不能证实为宫内或宫外妊娠者。有学者认为，这部分患者属于异位妊娠，但也有作者分析这部分患者的进一步结局可能有：未确证的异位妊娠、治疗后的持续未知部位妊娠、未知部位妊娠消亡、停滞性宫内妊娠。

对未知部位妊娠患者，要做超声及血 hCG 动态检查及测定，如果患者有生育要求，区别诊断宫内妊娠和异位妊娠非常重要，尽量避免宫内妊娠的意外终止或因使用甲氨蝶呤给胚胎带来致畸作用。如果患者没有生育要求，或血 hCG 提示为无活力胚胎，超声提示内膜有一定厚度或异常，可以适时考虑知情同意下诊断性刮宫。诊刮病检有绒毛则证实为宫内妊娠，如果未见到绒毛，则应继续监测血 hCG，若血 hCG 大幅度下降（超过 50%），考虑为宫内妊娠流产，如果血 hCG 下降不明显或还有低幅度升高，则高度怀疑异位妊娠，但也有部分异位妊娠患者会有血 hCG 的下降。

总之，异位妊娠的诊断还存在很多不确定性。如果能寻找到一些新型标志物，能帮助更准确诊断妊娠部位、胚胎存活状态以及妊娠进展状态，那将对正常或异常早期妊娠（包括异位妊娠）的诊断和处理带来极大帮助。这方面的工作还有待发展。

三、治疗方案的选择与评价

自 1883 年苏格兰外科医师 Robert Lawson Tait 首次将输卵管切除手术用于输卵管妊娠破裂的治疗以来，随着外科技术的进步，输卵管妊娠的治疗经历了从开腹到腹腔镜手术、从输卵管切除到保留输卵管，从手术治疗到药物治疗和期待治疗的变迁与进步。各种治疗方法有其适应的特定人群，治疗方法选择得当可获得最好的治疗效果，并使患者得到其他获益，如良好的再次妊娠结局。

（一）输卵管妊娠的期待治疗

指异位妊娠无须特殊治疗，仅严密观察至血β-hCG降至正常值为止。1955年异位妊娠期待治疗的概念首次应用于临床。1982年Mashiach提出部分异位妊娠会自行消亡或被吸收，输卵管妊娠完全流产或胚胎死亡是输卵管妊娠期待治疗（expectant management）的理论基础。

期待治疗适用于：①无腹痛或合并轻微腹痛的病情稳定患者；②超声检查显示输卵管妊娠肿块平均直径不超过35mm且没有心管搏动；③血清hCG水平<1 000mIU/ml且继续自然下降者；④患者知情同意，有随访条件。临床上适合期待疗法的患者占15%～20%。

血β-hCG是监测滋养细胞活力消退的一个很好指标，初次血清hCG测定后的第2、4、7天分别再次测定，如每次血清hCG值都较前下降15%，则可改为每周测定，所有患者需随访血清hCG至非孕状态。如果随访期间患者出现明显腹痛，血清hCG持续上升或血清hCG水平大于1 000U/L，则需进一步选择药物或手术治疗。病例选择合适的情况下，期待治疗成功率达57%～100%。期待治疗成功率与血清hCG水平成反比，初始血清hCG水平越高其成功率越低。血清hCG水平呈下降趋势是期待成功的预测指标。

（二）输卵管妊娠的药物治疗

甲氨蝶呤（methotrexate，MTX）是一种叶酸类似物，它与二氢叶酸还原酶催化位点结合，阻断嘌呤核苷酸以及丝氨酸、甲硫氨酸的合成与利用，从而抑制DNA合成、修复，阻断细胞复制。1956年起开始用于治疗妊娠滋养细胞疾病，1982年首次用于输卵管妊娠的治疗。目前，甲氨蝶呤是治疗输卵管妊娠最常用的药物，使用MTX前需排除正常宫内妊娠。

1. MTX治疗的适应证 适用于临床诊断明确或者高度怀疑输卵管妊娠患者：

（1）无腹痛或合并轻微腹痛，生命体征平稳。

（2）输卵管妊娠未破裂；无明显腹腔内出血；超声显示附件块小于35mm、未见心管搏动。

（3）血清hCG水平较低者（低于2 000mIU/ml治疗效果最佳，最高可至5 000mIU/ml）。

（4）具备随访条件，患者知情同意。

2. MTX治疗的禁忌证与副反应 MTX主要对增殖活跃的组织（如骨髓、胃肠道黏膜和呼吸道上皮）有影响，对肝细胞有毒性作用，通过肾脏排出体外，所以这些器官组织功能异常时不能使用MTX，治疗过程中也会对这些器官组织产生影响。

MTX治疗的禁忌证见表10-1。MTX治疗的相对禁忌证是指在一些情况下，MTX的治疗效果较差，使用时应考虑这些情况。如研究表明，当血清hCG水平>5 000mIU/ml时MTX治疗失败率（14.3%）高于血清hCG水平<5 000mIU/ml时（3.7%）。另外，孕龄较高（如超声见胎心搏动）或血清hCG水平增长较快（如48小时后血清hCG增长超过50%）治疗有效性也受影响，故列为相对禁忌证。

表10-1 甲氨蝶呤治疗禁忌证

绝对禁忌证	相对禁忌证
宫内妊娠	经阴道超声探及胚芽心管搏动
免疫功能缺陷	
中重度贫血、白细胞减少症、血小板减少症	初始高血清hCG水平（2 000～5 000U/L）
MTX过敏	经阴道超声显示异位妊娠包块超过4cm
活动期肺部疾病	
活动期消化性溃疡	拒绝输血治疗
临床显著的肝功能异常	
临床显著的肾功能异常	
哺乳期	
异位妊娠破裂	
生命体征不稳定	
无随访条件	

MTX的副反应与治疗剂量和持续时间有关。最常见的副反应有：胃肠道反应（肠胀气、恶心呕吐、口腔炎）、肝酶暂时轻度升高（停药后自然下降）。严重副反应为：骨髓抑制、肺纤维化、非特异性肺炎、肝肾功能衰竭和胃溃疡等。脱发不太常见。

3. MTX治疗方案 目前文献报道有3种MTX治疗方案用于治疗异位妊娠：①单剂量方案；②二次剂量方案；③多剂量方案，详见表10-2。

表 10-2　甲氨蝶呤治疗方案

名称	具体方案
单剂量方案	第 1 天：肌内注射 MTX 50mg/m^2 第 4、7 天：肌注 MTX 后的第 7 天监测血 hCG 如果血 hCG 下降超过 15%，每周随访血 hCG 直至正常水平 如果血 hCG 下降小于 15%，再次肌注 50mg/m^2 MTX，继续监测血 hCG 如果 2 次 MTX 肌注后血 hCG 不降，考虑手术治疗 如果血 hCG 在随访期间处于平台期或上升，考虑为持续性异位妊娠，给予 MTX 治疗
二次剂量方案	第 1 天：第 1 剂肌内注射 MTX 50mg/m^2 第 4 天：第 2 剂肌内注射 MTX 50mg/m^2 肌内注射 MTX 后的第 4、7 天监测血 hCG 如果血 hCG 下降超过 15%，每周随访血 hCG 直至正常水平 如果血 hCG 下降小于 15%，第 7 天再次肌注 50mg/m^2 MTX，第 11 天监测血 hCG 如果第 11 天血 hCG 较第 7 天下降超过 15%，每周随访血 hCG 直至正常水平 如果第 11 天血 hCG 较第 7 天下降小于 15%，第 11 天再次肌注 50mg/m^2 MTX，第 14 天监测血 hCG 如果在 4 次剂量后血 hCG 不降，考虑手术治疗 如果血 hCG 在随访期间处于平台期或上升，考虑为持续性异位妊娠，给予 MTX 治疗
多剂量方案	第 1、3、5、7 天各肌内注射 MTX：1mg/kg；第 2、4、6、8 天间隔给予肌注四氢叶酸：0.1mg/kg 每肌注 MTX 的当天测定血 hCG，持续监测直至血 hCG 较前一次下降 15% 如果血 hCG 下降超过 15%，中止 MTX 治疗，每周随访血 hCG 直至正常水平（最终可能需要 1、2、3 或者 4 次剂量） 如果在 4 次剂量后血 hCG 不降，考虑手术治疗 如果血 hCG 在随访期间处于平台期或上升，考虑为持续性异位妊娠，给予 MTX 治疗

MTX 治疗成功率 70%～95%，其成功率可能取决于 MTX 治疗方案和患者初始治疗时的血清 hCG 水平及对药物的敏感性。最新的文献综述显示单剂量与多剂量方案治疗成功率相似，而多剂量方案的副反应较高。二次剂量和单剂量方案的治疗成功率和副反应相似。二次剂量方案多用于初始血 hCG 水平较高的患者。

MTX 给药后需动态监测血清 hCG 水平以评估疗效。MTX 用药后的前几天，血清 hCG 水平可能较用药前稍有增高，对采用单剂量方案或二次剂量方案者，如果用药后第 4、7 天血清 hCG 水平下降不足 15%，则治疗失败的可能性极大，需增加用药或改行手术治疗。治疗失败患者若治疗前未行诊断性刮宫则应高度警惕正常宫内妊娠的可能。药物治疗后血清 hCG 恢复至正常水平一般需要 2～4 周，最长可至 8 周。

4. MTX 治疗的注意事项　需要告知接受 MTX 治疗的患者治疗期间输卵管妊娠有破裂的风险。在 MTX 治疗期间患者应避免服用降低药效的含叶酸成分的保健品、食品和非甾体抗炎药。同时患者应避免剧烈运动和性行为，而医生应尽量减少不必要的妇科和超声检查，以避免输卵管妊娠破裂。MTX 的体内清除时间为 4～12 周，所以建议患者在接受 MTX 最后一剂治疗后 3 个月再妊娠。

（三）手术治疗

1. 手术治疗适应证

（1）血流动力学状态不稳定、有输卵管妊娠破裂的症状（盆腔疼痛）或腹腔内出血）表现者。

（2）不适合 MTX 治疗，包括拒绝使用或有药物使用绝对禁忌和药物治疗失败者。若有 MTX 相对禁忌证也可考虑行手术治疗。

（3）也适用于临床病情稳定的未破裂患者，不适合药物治疗或期待治疗及失败者，或无密切随诊条件者。

（4）同时有其他手术指征，例如输卵管绝育，或合并输卵管积水并准备行辅助生殖技术需行输卵管切除的患者。

2. 手术方式　输卵管切除术（salpingectomy）切除部分或全部受影响的输卵管，而输卵管复通术（salpingostomy）仅去除异位妊娠病灶，保留输卵管。腹腔镜手术首选，没有腹腔镜条件时行开腹手术。

3. 手术治疗与药物治疗比较　药物治疗避免了手术和麻醉风险，但腹腔镜输卵管切除术成功率高于药物治疗，缩短随访时间、减少复诊和抽血化验次数。

4. 输卵管复通术与输卵管切除术间的比较　根据患者的临床表现、生育期望以及输卵管损伤程度来决定行输卵管切除术或输卵管复通术。研究显示，对于另一侧输卵管正常的输卵管妊娠患者，与输卵管切除术比较，输卵管复通术没有明显改善远期宫内妊娠情况，而重复异位妊娠率、持续性异位妊娠率却有所增加。当输卵管损伤严重、手术部位有明显出血的情况下，输卵管切除术是首选手术方法。英国 NICE 指南建议对有生育要求、且对侧输卵管正常的患者推荐行输卵管切除术。既往有异位妊娠史、一侧输卵管损伤、腹部手术史、盆腔炎性疾病史的患者输卵管复通术后自然妊娠率高于输卵管切除术。故对于另一侧输卵管有损伤的有生育要求的患者可考虑行输卵管复通术。但由于输卵管切除可能会影响切除侧卵巢储备功能，因此，保留输卵管的手术有增加趋势。

5. 持续性异位妊娠（persistent ectopic pregnancy，PEP）　异位妊娠诊疗过程中妊娠物未完全清除或未完全杀死，残留的滋养细胞继续有活性的情况，是异位妊娠保守治疗的最常见并发症及再次手术的主要原因，破裂率 24%，可危及生命，为医疗纠纷的常见原因。诊断：术后持续腹痛或再发腹痛，持续腹腔内出血，伴有贫血或休克表现，附件区或盆腔包块，血 hCG 升高、下降缓慢（72 小时 <20%）、下降停滞、下降后再升高、术后 12 日 hCG 未恢复至正常水平，可诊断为持续性异位妊娠。治疗原则同异位妊娠，可酌情进行观察，药物治疗或手术治疗。

（周红林　郭瑞霞）

参 考 文 献

[1] Marion LL, Meeks GR. Ectopic pregnancy: History, incidence, epidemiology, and risk factors. Clin Obstet Gynecol, 2012, 55（2）: 376-386.

[2] Lurie S. The history of the diagnosis and treatment of ectopic pregnancy: a medical adventure. Eur J Obstet Gynecol Reprod Biol, 1992, 43（1）: 1-7.

[3] Golditch IM. Lawson Tait: the forgotten gynecologist. Obstet Gynecol, 2002, 99（1）: 152-156.

[4] Tait L. Five cases of extra-uterine pregnancy operated upon at the time of rupture. Brit Med J, 1884, 1（1226）: 1250-1251.

[5] Hope R. The differential diagnosis of ectopic pregnancy by peritoneoscopy. Surg Gynecol Obstet, 1937, 64: 229-234.

[6] Antunes ML, Delascio D. Immunological diagnosis of pregnancy by the anti-HCG serum test. Matern Infanc, 1966, 25（4）: 725-732.

[7] Kobayashi M, Hellman LM, Fillisti LP. Ultrasound. An aid in the diagnosis of ectopic pregnancy. Obstet Gynecol, 1969, 103（8）: 1131-1140.

[8] Panelli DM, Phillips CH, Brady PC. Incidence, diagnosis and management of tubaland nontubal ectopic pregnancies: a review. Fertil Res Pract, 2015, 1: 15.

[9] ACOG Practice Bulletin No. 193: Tubal Ectopic Pregnancy. Obstet Gynecol, 2018, 131（3）: e91-e103.

[10] Elson CJ, Salim R, Potdar N, et al. Diagnosis and management of ectopic pregnancy. BJOG, 2016, 123: e15-e55.

[11] National Institute for Health and Care Excellence. Ectopic pregnancy and miscarriage. diagnosis and initial management in early pregnancy of ectopic pregnancy and miscarriage. NICE clinical guideline 154. Manchester: NICE, 2012.

[12] van Mello NM, Mol F, Ankum WM, et al. Ectopic pregnancy: how the diagnostic and therapeutic management has changed. Fertil Steril, 2012, 98（5）: 1066-1073.

[13] Casikar I, Reid S, Condous G. Ectopic pregnancy: Ultrasound diagnosis in modern management. Clin Obstet

Gynecol，2012，55（2）：402-409.

[14] Barnhart KT，Guo W，Cary MS，et al. Differences in serum human chorionic gonadotropin rise in early pregnancy by race and value at presentation. Obstet Gynecol，2016，128（3）：504-511.

[15] Barnhart K，van Mello NM，Bourne T，et al. Pregnancy of unknown location: a consensus statement of nomen-clature，definitions，and outcome. Fertil Steril，2011，95（3）：857-866.

[16] Mashiach S，Carp HJ，Serr DM. Nonoperative man-agement of ectopic pregnancy. A preliminary report. J Reprod Med，1982，27（3）：127-132.

[17] 王玉东，陆琦. 输卵管妊娠诊治的中国专家共识. 中国实用妇科与产科杂志，2019，35（7）：780-787.

第十一章 产 前 出 血

第一节 概 述

不管是在发达国家还是在不发达国家，产科出血、高血压和感染是造成孕产妇死亡的常见疾病，也是孕产妇进入重症监护室的主要原因。在临床上，根据出血的时期将产科出血分为产前出血（antepartum hemorrhage，APH），如前置胎盘、胎盘早剥，或产后出血（postpartum hemorrhage，PPH）。

产前出血是发生在胎儿娩出前，包括妊娠中、晚期和分娩过程中。此时胎儿具有存活能力或已经成熟，因此，当发生出血时，我们应当迅速评估母亲出血量的多少是否对胎儿造成危害。

产前出血表现以阴道出血为主，有时是宫颈黏液中混有血丝或少量暗褐色的血迹，多见于临产前的见红；也有的是宫颈疾病，如息肉、炎症或宫颈癌等。当血液来自宫颈以上位置的子宫出血时，就可能是前置胎盘或胎盘早剥甚或是子宫裂伤。罕见的是血管前置（vasa previa）断裂引起胎儿流血。在许多近足月的孕妇中，无症状来源不明的子宫出血可自行停止，在分娩时也没有发现明确的损伤或异常原因。在大多数情况下，出血可能是轻微的胎盘边缘分离造成的。

尽管如此，任何有产前出血的妊娠，即使出血已经停止或已经超声排除了前置胎盘，但仍增加母婴不良结局的风险。

一、病因

1. **胎盘因素** 胎盘早剥、前置胎盘、血管前置。

2. **宫颈因素** 宫颈柱状上皮外翻、宫颈息肉等。

3. 不明原因产前出血（unexplained APH）。

二、出血量分类

1. **少量** 出血量小于或等于50ml。

2. **中量** 出血量50～1 000ml，不伴有休克征象。

3. **大量** 出血量>1 000ml，或出现休克征象。

三、围产儿预后

产前出血围产儿预后与严重程度及出血发生的孕周密切相关。产前出血围产期不良预后包括：早产、低出生体重、窒息、死产及围产期死亡等，据统计约1/5早期早产的发生与产前出血相关。远期不良预后多与早产相关，如神经系统缺陷、脑瘫等。

前置胎盘和胎盘早剥产前出血量≥400ml者，围产儿窒息、缺氧缺血性损害、失血和凝血功能障碍的发生率显著高于产前出血量＜400ml者。胎盘早剥面积超过50%发生围产儿死亡的风险增大。

（李雪兰）

第二节 胎 盘 早 剥

一、定义与分级

胎盘早剥是指妊娠20周后正常位置的胎盘在胎儿娩出前，部分或全部从子宫壁剥离。胎盘早剥是妊娠中晚期阴道出血的重要原因之一，起病急，发展快，围产儿死亡率高。特别是一些胎盘早剥孕妇失血量与阴道出血量不符，病情往往被掩盖，延误诊治，母儿预后更差。

胎盘早剥的发生率因诊断标准的不同有差异，其平均发生率为0.5%。在一个包含近2 800万例分娩数据库（2006年到2012年）中，胎盘早剥发生率近 1%。在荷兰一个 157 万的队列研究中胎盘早剥的发病率为 0.22%。在 Parkland 分娩的超过 250 000 例孕妇中，其发病率为 0.35%。胎盘早剥导致的围产儿死亡率在国内报道为 200‰～428‰，国外报道约 150‰。

临床上推荐使用胎盘早剥的分级标准作为对病情的判断和评估（参考我国 2012 年《胎盘早剥的临床诊断与处理规范》）：

0 级：胎盘后有小凝血块，但无临床症状。

Ⅰ级：阴道出血；可有子宫压痛和子宫强直性收缩；产妇无休克发生，无胎儿窘迫发生。

Ⅱ级：可能有阴道出血；产妇无休克；有胎儿窘迫发生。

Ⅲ级：可能有外出血；子宫强直性收缩明显，触诊呈板状；持续性腹痛，产妇发生失血性休克，胎儿死亡；30% 的产妇有凝血功能指标异常。

二、病因及高危因素

胎盘早剥发病机制尚不明确，可能与以下因素有关：

1. 子宫胎盘血管病变　子痫前期、妊娠合并慢性高血压、胎儿宫内生长发育受限等疾病都存在子宫胎盘血管病变，胎盘滋养叶细胞数量减少，侵入母体蜕膜组织及血管系统程度减弱，使胎盘组织处于缺氧状态，胎盘蜕膜之间小血管痉挛，远端毛细血管缺血坏死致破裂出血，造成胎盘早剥。

2. 机械因素　腹部外伤、性交或外倒转术等都可诱发胎盘早剥。当外力较大时，可导致胎盘撕裂或损伤胎儿导致母体 - 胎儿出血。多胎妊娠和羊水过多时子宫压力较高，当发生破膜或一胎分娩时，子宫压力骤减，子宫突然收缩易形成胎盘早剥。其他如脐带过短分娩过程中牵拉胎盘也可造成胎盘早剥。

3. 宫内感染　许多研究发现胎盘早剥与胎膜早破宫内感染有关，在这些孕妇胎盘内发现基质金属蛋白酶和细胞因子增加，它们可引起细胞外基质和细胞之间连接破坏，组织坏死，致胎盘剥离。

4. 胎盘早剥史　有 1 次胎盘早剥史的孕妇再次发生胎盘早剥的风险为 4.4%，有两次胎盘早剥史的孕妇再发生胎盘早剥的风险为 19%～25%。挪威一项大规模观察研究显示，胎盘早剥

再发率为 4.4%。有 2 次胎盘早剥史的孕妇再发生胎盘早剥的危险性高达 19%～25%。胎盘早剥与妊娠期高血压疾病、胎膜早破早产、胎儿宫内生长发育受限等有关，这些疾病的发生存在共同的胎盘病理改变即胎盘血管缺血性改变，因此胎盘早剥的再发可能与这些疾病的复发有着相似的机制。

5. 血栓形成倾向　许多回顾性病例研究发现血栓形成倾向与胎盘早剥有关系，可使胎盘血流发生栓塞，继而发生胎盘早剥，如合并自身免疫性疾病时。

6. 子宫肌瘤合并妊娠　特别是当子宫肌瘤位于胎盘着床后的内膜表面附近时，更容易发生流产或胎盘早剥。

7. 妊娠早期的出血　在妊娠最初 3 个月发生出血将使妊娠后期发生胎盘早剥危险性增加。丹麦一项回顾性队列研究发现，先兆流产使胎盘早剥的危险从 1.0% 上升到 1.4%。在妊娠最初 3 个月经超声发现子宫内胎盘血肿，随后发生胎盘早剥的危险性增加。

8. 其他　高龄、经产妇易发生胎盘早剥。不良生活习惯如吸烟、酗酒及吸食可卡因也报道与胎盘早剥存在相关性。胎盘形状如球型胎盘、胎盘增厚等易发生胎盘早剥。

三、病理及病理生理变化

主要病理改变是底蜕膜出血并形成血肿，使该处胎盘从子宫壁附着处剥离。如血液很快凝固且出血停止，临床可无症状或症状轻微。如继续出血形成较大血肿，血液冲破胎盘边缘从宫颈口流出，称为显性剥离（revealed abruption）或外出血；如胎盘边缘或胎膜与子宫壁未剥离，或胎头紧贴骨盆入口压迫胎盘边缘，使得血液无法流出，称为隐性剥离（concealed abruption）或内出血。不断的内出血使得子宫底升高，宫腔积聚大量血液，宫腔压力增加，然后冲破胎盘边缘经宫颈流出，称为混合性出血（mixed type）。有时可出现血性羊水。当大量的胎盘后血液渗入子宫肌层时可造成肌纤维分离、断裂、变性，严重可浸入子宫浆膜层，在子宫表面出现紫蓝色瘀斑，称子宫胎盘卒中（uteroplacental apoplexy）。可引起子宫收缩乏力而导致产后出血。

剥离处的胎盘绒毛及蜕膜可释放大量组织凝血活酶，进入母体血液后激活外源性凝血系统，导致弥散性血管内凝血，加重组织缺氧。

四、诊断

1. 胎盘早剥的高危因素 具有以上列举的高危因素，其中既往胎盘早剥史居高危因素首位。

2. 临床表现 临床症状和体征是诊断胎盘早剥的重要依据。胎盘早剥可有多种临床表现，大多数胎盘早剥的妇女都有突然发作的腹痛、阴道流血和子宫压痛。在一项前瞻性研究中，78%的胎盘早剥患者有阴道流血，66% 有子宫压痛或背部疼痛，60% 有胎儿宫内窘迫，其他临床表现包括频繁的宫缩、子宫持续较高的张力和胎动减少或消失。

胎盘早剥的严重程度和危害主要与胎盘剥离的面积有关。如果剥离面积小（不超过 1/3），胎盘早剥仅表现为少量阴道出血而没有其他症状，无明显腹部体征，宫缩有间歇，胎心率正常，一般在分娩后检查胎盘时才作出诊断。如胎盘剥离面积超过 1/3 时，可表现为多量阴道出血伴持续性腹痛，胎盘如为后壁可表现持续性背痛。当为隐性出血时阴道出血量不多，但有明显的贫血貌及失血性休克表现，因此不能把阴道出血量作为病情严重程度的指标。腹部检查可有子宫压痛，张力增高，没有宫缩间隙，宫底随胎盘后出血增多而上升。随着胎盘继续剥离，当剥离面积大于 1/2 时，多存在严重胎儿窘迫，甚至胎儿死亡。母体出现低血容量休克的表现。

要注意的是，对于具有高危因素的孕妇来说，胎动减少可能是胎盘早剥的早期临床表现，应高度重视。

3. 辅助检查 迄今为止，还没有实验室指标或其他诊断方法能准确判断胎盘剥离的严重程度。

（1）影像学检查：超声检查诊断胎盘早剥的准确性远不如它对胎盘定位的诊断，超声检查结果阴性并不能排除胎盘早剥。从某种意义上讲，胎盘早剥的诊断主要以临床诊断为主。胎盘早剥的典型超声表现有：胎盘后血肿、绒毛膜板下血肿、胎盘边缘血肿、胎盘厚度增加、羊膜腔内血肿、羊水内由于血液渗入出现流动的点状回声等表现。但仍有 50% 的胎盘早剥超声无法诊断，如果超声能够明确诊断胎盘早剥，可能病情已经很严重了。

但是动态超声监测还是有意义的，因为胎盘早剥可能在短时间加重，及时超声检查可观察疾病的发展变化。相反，磁共振成像（MRI）的检查对胎盘早剥的诊断具有较高的灵敏度，如果早剥的诊断会改变治疗方法和时机的选择，则应考虑到磁共振成像（MRI）检查。

（2）胎心监护：可协助判断胎儿宫内状况。胎盘早剥时可出现胎心监护的异常，如基线变异消失、变异减速、晚期减速、正弦波形及胎心率缓慢等。但即使是连续的胎心监护也不能保证良好的妊娠结局。

（3）实验室检查：在胎盘早剥患者中，不同严重程度的血管内凝血几乎是普遍存在的。因此，血浆中 D- 二聚体水平升高可能是一种提示，但并没有得到充分证实。

五、处理

1. 稳定母儿生命体征 迅速开放静脉通道，补充血容量及凝血因子，以纠正休克，改善全身状况。

2. 终止妊娠时机和方式 取决于胎盘剥离的严重程度、孕妇生命体征，胎儿宫内状况、胎位、孕周、能否短期内阴道分娩。

（1）阴道分娩：胎盘早剥致胎儿死亡，无论孕周，如孕妇生命体征平稳，病情无进一步加重，无其他产科禁忌证，经评估短期内可经阴道分娩者可经阴道试产；妊娠近足月或足月时，0～Ⅰ级的胎盘早剥，母儿状况稳定，可予保守治疗经阴道分娩，若未临产，需诱发产程。

（2）剖宫产：无论孕周及胎儿情况，如产妇病情加重危及生命者立即剖宫产终止妊娠；胎儿死亡经评估孕妇不能短期经阴道分娩者或存在头盆不称、胎位异常、瘢痕子宫时宜剖宫产终止妊娠；Ⅱ级及以上胎盘早剥，胎儿存活，新生儿孕周有存活希望者建议尽快进行剖宫产术，减少新生儿死亡；Ⅰ级胎盘早剥阴道试产时，产程中需严密监测胎心情况和孕妇生命体征，若出现胎盘剥离加重致母儿状况不良，需立即剖宫产终止妊娠。

（3）期待治疗：当 0～Ⅰ级胎盘早剥发生在妊娠 20～34 周以前，如母儿状况稳定病情无明显加重可予保守治疗，延长孕周，促胎肺治疗，应密切监测胎儿宫内状况和早剥的征象，一旦出现明显阴道出血、子宫张力高、凝血功能障碍及胎儿窘迫时，应立即终止妊娠。

3. 产后出血的处理 由于凝血功能障碍及子宫收缩乏力，胎盘早剥患者常发生产后出血。在给予促宫缩药物同时，针对性补充血制品。其余按照产后出血处理。

4. 严重并发症处理 强调多学科联合治疗，在 DIC 处理方面应重点补充血容量及凝血因子，应在改善休克状态的同时及时终止妊娠，以阻止凝血物质继续进入血管内而发生消耗性凝血。对肾功能不全的处理，在改善休克后仍少尿者（尿量 <17ml/h）则给予利尿剂（呋塞米、甘露醇等）处理。注意监测肾功能，维持电解质及酸碱平衡，必要时行血液透析治疗。

六、临床中的困惑以及未来应研究的问题

1. 诊断中的困惑 目前的主要问题是慢性或非典型性胎盘早剥难以诊断，不能及时发现，才导致重度胎盘早剥的发生。

（1）多普勒超声检查的应用：根据临床表现诊断重度胎盘早剥容易，但如何诊断不典型性或慢性胎盘早剥，避免剥离加重，是我们需要进一步探讨的问题。根据胎盘循环，不管剥离面积多少，剥离区和未剥离区的血流应存在区别，是否应用超声测量胎盘能量或多普勒超声测量血流减少来协助诊断缺乏典型症状或慢性胎盘早剥？

（2）磁共振成像的应用：超声不是诊断胎盘早剥的"金标准"，尤其是后壁胎盘，那么对于高度怀疑又缺乏典型临床症状的胎盘早剥患者，可使用磁共振成像诊断，对于决定处理有重要作用。

2. 处理中的临床困惑

（1）未足月胎盘早剥期待问题：足月胎盘早剥不管是哪种类型，终止妊娠已经达成共识。威胁母体生命或胎儿窘迫或死亡的胎盘早剥处理也无争议。但是对于轻型（Ⅰ级）未足月胎盘早剥，胎心良好，母体情况稳定，是期待还是终止妊娠？原则上 34 周前建议期待并促肺成熟，34～37 周根据孕妇、胎儿、医院条件决定。在保守治疗过程中，应密切行超声检查，监测胎盘早剥情况。

一旦出现明显阴道出血、子宫张力高、凝血功能障碍及胎儿窘迫，应立即终止妊娠。

（2）产程中的鉴别：如何鉴别产程中的胎盘早剥？临产后，由于子宫节律性地收缩，使得球型、增厚或异常的胎盘容易发生早剥，此时如何鉴别是产程中的宫缩，还是胎盘早剥？严密观察和持续胎心监护，及时能发现以胎心异常表现的胎盘早剥。

（3）宫缩抑制剂的使用：胎盘早剥能否使用宫缩抑制剂尚存在争议。如疑诊胎盘早剥，且胎儿没有受到影响，一些学者提倡使用宫缩抑制。还有另一些研究者发现早产的妇女使用宫缩抑制剂可以改善妊娠结局。但在另一项研究中，Towers 等对 36 周前发生胎盘早剥的 95 例孕妇使用硫酸镁或特布他林进行保胎治疗，结果发现，无论是否采用宫缩抑制剂，两组围产儿死亡率均为 5%，类似的结果在随机临床试验中也有报道。因此，如胎盘早剥发生在早期早产孕妇、胎盘早剥孕妇需争取时间转运到有新生儿抢救能力的医院、尚未完成产前皮质类固醇治疗的情况下可酌情使用宫缩抑制剂。如果使用保胎药需选择对孕妇心血管系统副作用较小的药物，通常选用硫酸镁，β 受体激动药可使孕妇心率加快，与失血性休克临床表现混淆，钙通道阻滞剂可使孕妇低血压，应避免使用。如重度胎盘早剥，不主张使用宫缩抑制剂，毕竟胎盘早剥不是子宫收缩引起的。

3. 未来研究的问题

（1）胎盘早剥的预防：目前要做到预防胎盘早剥发生还比较困难，主要是针对降低高危因素，可能的措施有：

1）劝告、鼓励和帮助孕妇戒除可以改变的危险因素（如吸烟和滥用药物），但至今尚无关于戒烟和 APH 关系的专门研究。

2）控制妊娠期高血压疾病，预防宫内感染等。

3）挪威的一项关于补充维生素和胎盘早剥危险的观察研究显示，妊娠期服用叶酸和复合维生素的孕妇发生胎盘早剥的危险明显比未服用孕妇低。

4）尚无有力数据支持通过采用抗血栓治疗（低剂量阿司匹林加或不加低分子肝素）预防具有血栓形成倾向的孕妇发生胎盘早剥。一项关于具有胎盘早剥既往史孕妇抗血栓治疗（低分子肝素、

依诺肝素)的初步研究显示,随机分配到用药组的孕妇较少发生胎盘血管并发症(包括胎盘早剥、先兆子痫或低出生体重儿),但更大规模的多中心试验还在进行中。

(2)胎盘早剥发病分子机制研究新进展:目前已有大量研究发现了许多胎盘早剥的分子机制。

1)胎盘早剥胎盘血管内皮的病理损伤密切相关,胎盘早剥发生之前胎盘生长因子(PLGF)和血管内皮生长因子(VEGF)受到影响。

2)同型半胱氨酸(Hcy)在孕妇的静脉中形成静脉血栓;在供应胎盘的螺旋动脉中,它可引起胎盘早剥和其他相关并发症。也就是说,胎盘早剥与高水平的 Hcy 之间存在密切关系。

3)研究发现,在怀孕早期,孕妇血清中的 PAPP-A 的含量极低时,最终发生胎盘早剥的概率超过了普通孕妇。

(李雪兰)

第三节 前置胎盘

前置胎盘与孕产妇和新生儿的高发病率和死亡率有关。近些年剖宫产率增加、高龄产妇的增多及辅助生殖技术的使用使得前置胎盘的发生率逐年增加。临床观察发现,分娩期才得到确诊的前置胎盘,其母儿的并发症发生率最高。因此前置胎盘的孕期诊断及管理对降低母儿并发症至关重要。一般情况下可在妊娠(妊娠 18^{+6} 周至 21^{+6} 周)经产科超声检查确诊胎盘位置。

一、定义与分类

1. 定义 正常的胎盘附着于子宫体部的前壁、后壁或侧壁,远离宫颈内口。妊娠 28 周后,胎盘仍附着于子宫下段,其下缘达到或覆盖宫颈内口,位置低于胎儿先露部,称为前置胎盘。前置胎盘是孕晚期阴道出血的主要原因,是危及母儿生命的常见疾病之一。前置胎盘的发生率国内报道为 0.24%~1.57%,国外报道 0.3%~0.5%。

2. 分类 按胎盘边缘与宫颈内口的关系,过去将前置胎盘分为 4 种类型:完全性前置胎盘、部分性前置胎盘、边缘性前置胎盘、低置胎盘。妊娠中期超声检查发现胎盘接近或覆盖宫颈内口时,称为前置胎盘状态。

(1)完全性前置胎盘:胎盘组织完全覆盖宫颈内口。

(2)部分性前置胎盘:胎盘组织部分覆盖宫颈内口。

(3)边缘性前置胎盘:胎盘附着于子宫下段,边缘达到但未超越宫颈内口。

(4)低置胎盘:胎盘附着于子宫下段,边缘距宫颈内口的距离 <20mm(国际上尚未统一,多数定义为距离 <20mm),此距离对临床分娩方式的选择有指导意义。也有文献认为,当胎盘边缘距离宫颈内口 20~35mm 时称为低置胎盘。由于低置胎盘可导致临床上的胎位异常、产前产后出血,对母儿造成危害,临床上应予重视。

《威廉姆斯产科学》推荐分为两种类型:

(1)前置胎盘:是指胎盘组织部分或完全覆盖宫颈内口。

(2)低置胎盘:胎盘边缘距宫颈内口的距离 <20mm,但未覆盖宫颈内口,包括边缘性前置胎盘。

前置胎盘的程度可随妊娠及产程的进展而发生变化。诊断时期不同,分类也不同。建议以临床处理前的最后 1 次检查来确定其分类。

二、高危因素

一项关于前置胎盘和胎盘早剥的母体危险因素的比较研究显示,胎盘早剥更可能与妊娠期间出现的情况相关,而前置胎盘则更可能与妊娠前疾病相关。主要的高危因素包括:

1. 子宫内膜损伤 多次刮宫、分娩、产褥感染、瘢痕可损伤内膜,使子宫内膜血管缺陷,为摄取足够营养,胎盘延伸到子宫下段。随着剖宫产次数的增加发生前置胎盘相对危险性明显上升。

2. 胎盘异常 胎盘面积过大延伸到子宫下段如多胎妊娠、副胎盘、膜状胎盘。

3. 受精卵滋养层发育迟缓 由于受精卵尚未发育到能着床的阶段而继续下移至子宫下段,形成前置胎盘。

4. 高龄产妇 35 岁以上孕妇前置胎盘发生率 3 倍于 25 岁的年轻孕妇。可能与高龄产妇子宫内膜血供不良有关。

5. 吸烟、毒品影响子宫胎盘血供 与前置胎盘的发生也有密切关系。

6. 辅助生殖技术 随着辅助生殖技术的发展，流行病学调查发现在这些孕妇中发生前置胎盘危险性上升（RR = 6.0）。除了孕妇本身的因素以外，辅助生殖技术使前置胎盘发生率增加可能与受精卵体外培养和人工植入宫腔有关。因为它可使受精卵的发育和着床不同步，而且受精卵人工植入时可诱发宫缩致使其着床于子宫下段。

三、诊断要点

1. 病史 多有高危因素病史。

2. 临床症状 主要特点是孕晚期无痛性反复阴道出血。20 周以后出现阴道出血应该怀疑是否存在前置胎盘状态。阴道流血发生时间早晚、发生次数、出血量多少与前置胎盘类型有关。完全性前置胎盘往往出血时间早、发生次数较频繁、量也较大。而边缘性前置胎盘则出血时间相对较晚，量也相对较少。然而对于无产前出血的前置胎盘，更要考虑侵入性胎盘的可能性，不能放松对前置胎盘凶险性的警惕。

3. 体征

（1）贫血：患者全身情况与出血量及出血速度密切相关。反复出血可呈贫血貌，急性大量出血可致失血性休克。

（2）腹部检查：子宫软，无压痛，轮廓清楚，子宫大小符合妊娠周数。胎位清楚，胎先露高浮或伴有胎位异常。

（3）阴道检查：应采用超声检查确定胎盘位置，如前置胎盘诊断明确，不必再行阴道检查。如必须通过阴道检查以明确诊断或选择分娩方式，可在输液、备血及可立即行剖宫产术的条件下进行。禁止肛门检查或在阴道检查时进行宫颈管内的触诊剥离胎盘。

4. 辅助检查

（1）超声检查：超声检查是公认的诊断前置胎盘的最佳方法。一般采用经腹超声检查，但如为后壁胎盘或经腹超声发现胎盘位置较低或腹部超声检查诊断不满意时，可采用经阴道超声检查确诊。因为经阴道超声探头更接近宫颈和胎盘边缘，不受膀胱充盈和胎先露的影响。经阴道超声检查探头并不触及宫颈口及胎盘，故不会引起大出血。超声检查除了胎盘定位以外，对于帆状前置胎盘者还需排除血管前置问题，如存在血管前置，分娩

时机及分娩方式的选择、阴道出血量对于胎儿的影响将完全不同，少量阴道出血也可能致胎儿死亡。

（2）磁共振成像：虽然有文献报道可用于诊断前置胎盘，但磁共振成像费用昂贵不能作为常规检查手段。但在诊断前置胎盘合并侵入性胎盘时超声结合磁共振成像可提高诊断准确率。

5. 孕期随访 妊娠中期前置胎盘状态常因胎盘"移行"而发生变化，最终的诊断取决于妊娠周数、胎盘边缘与宫颈内口的关系。妊娠中期超声检查发现前置胎盘状态者建议经阴道超声随访。并根据情况增加超声随访次数。

四、处理

1. 期待治疗 前置胎盘期待疗法适用于阴道出血不多，孕妇一般情况良好，胎儿未成熟的患者。主要原则是确保母儿安全的前提下，延长孕龄，降低围产儿死亡率。反复出血的患者一旦胎儿成熟，应终止妊娠。对于一些病情稳定无阴道出血的孕妇可门诊随访，但需要保证居住地距离医院较近、转运孕妇容易、且保证及时联系。一旦出血需快速入院。

（1）观察：严密观察阴道出血，积极纠正贫血，孕晚期血红蛋白应保持在 110g/L 以上，血红蛋白压积维持 30% 以上。

（2）减少活动量：出血期间减少活动量，注意休息。但没有明确的证据证实必须卧床休息。

（3）保胎治疗：在期待治疗过程中，常伴发早产。对于有早产风险的患者可酌情给予宫缩抑制剂，防止因宫缩引起的进一步出血，赢得促胎肺成熟的时间，适用于孕妇阴道出血量不多、伴有宫缩时。抑制宫缩的药物包括：常用药物有硫酸镁、β 受体激动药、钙通道阻滞剂、非甾体抗炎药、缩宫素受体抑制剂等。

（4）促胎肺成熟：对于低置胎盘或前置胎盘孕妇，建议在妊娠 35 周前，进行单一的糖皮质激素促胎肺成熟，可降低围产儿死亡率。

（5）随访监测：超声随访监测胎儿宫内状况和胎盘位置变化。

（6）预防感染：反复阴道出血需预防宫内感染的发生。

2. 分娩时机与分娩方式选择

（1）紧急剖宫产术时机：任何情况下阴道大

量出血危及母儿生命安全者均应行紧急剖宫产术终止妊娠；如胎儿已可存活，出现胎儿窘迫者，应行急诊剖宫产术；临产时出血较多，不能在短时间内分娩者，尽快剖宫产。

（2）择期剖宫产术时机：无产前出血或出血不多的患者，可等待胎儿成熟再择期终止妊娠。RCOG 推荐对于可疑的前置胎盘合并侵入性胎盘者可于妊娠 36~37 周终止妊娠。无症状的完全性前置胎盘，妊娠达 37 周，可考虑终止妊娠；边缘性前置胎盘可以等待至 38~39 周终止妊娠；部分性前置胎盘应根据胎盘遮盖宫颈内口情况适时终止妊娠。需要强调的一点是，应该充分权衡所在医院对于这类紧急剖宫产术的应对能力，因为推迟孕周意味着紧急剖宫产术的概率及风险均增加。子宫切口的选择原则上应尽量避开胎盘，以免增加孕妇和胎儿失血。胎儿娩出后，立即子宫肌壁注射宫缩剂，待子宫收缩后徒手剥离胎盘。也可用止血带将子宫下段血管扎紧数分钟，以减少胎盘剥离时的止血，但需警惕结扎部位以下的出血。若剥离面出血多，应参照产后出血的处理。若采取各项措施均无效，应向家属交代病情，果断切除子宫。

（3）阴道分娩：边缘性前置胎盘、低置胎盘，出血少，枕先露，在有条件的医疗机构，备足血源的同时可在严密监测下行阴道试产。胎盘边缘距子宫内口 20~30mm，虽然可以阴道试产，但剖宫产的概率增加。宫口开大后行人工破膜，可使胎先露下降压迫胎盘，既可减少出血又能加强宫缩，加速产程进展。产程进展不顺利或出血增多应立即行剖宫产术。经阴道分娩而发生产后出血，胎盘剥离面的止血方法参考剖宫产术的处理。

（4）注意事项：当胎儿处于横卧位时，可以考虑腹部和 / 或子宫竖切口以避开胎盘，特别是在妊娠 28 周以下；如果在子宫切口难以避开胎盘，在胎儿娩出后立即夹闭脐带以避免胎儿过多的血液流失；如果药物措施无法控制出血，请尽快开始宫内填塞和 / 或手术止血；如果保守治疗和外科手术干预无效，建议尽早使用子宫切除术。

五、临床困惑与研究趋势

1. 孕早期胎盘位置的意义 胎盘随着子宫下段的伸展其在子宫中的位置会发生变化，我们可以称为"胎盘迁移"。随着妊娠的进展，子宫体和子宫下段的生长速度不同，子宫体部的血供较丰富，胎盘可能会朝向子宫底部方向生长。因而大部分"低置"的胎盘很可能在妊娠早期胎盘着床时根本未达到宫颈内口水平。重要的是，在既往有剖宫产史的孕妇中，低置胎盘或前置胎盘迁移的可能性较低。Sanderson 等研究了 4 300 名处于中期妊娠的女性，发现 12% 的人有过胎盘低置状态，未覆盖宫颈内口的前置胎盘并没有持续存在，这些孕妇中，没有 1 例发生出血。相反，那些孕中期胎盘覆盖宫颈内口者，有 40% 会持续存在。因此，若在妊娠第三阶段的早期，胎盘仍靠近宫颈内口但未覆盖宫颈内口者，则胎盘不太可能会一直持续前置直至分娩。然而 Bohrer 及其同事提出，孕中期的低置胎盘和产前出血及分娩时增加的出血量有关。在双胎妊娠的妇女中得到了相似的结果，此外还发现 23 周以后的前置胎盘状态一直持续的可能性较大。Stafford 及其同事发现，前置胎盘和晚孕期宫颈管长度 <30mm 增加了出血、宫缩和早产的风险。Friszer 发现因出血入院的孕妇，若宫颈管长度 <2.5mm，那她在未来 7 天分娩的可能性很大。

2. 前置胎盘使用宫缩抑制剂 前置胎盘出血的主要原因可能是无痛性子宫收缩，因此应选择宫缩抑制剂治疗和预防前置胎盘出血。对于阴道流血多、胎儿尚存活、孕周尚小（24~30 周）的孕妇，可进行抑制宫缩治疗。多项研究表明对于存在子宫收缩的孕妇给予宫缩抑制剂可以延长孕龄，增加新生儿体重，没有发现不良反应。

3. 前置胎盘进行宫颈环扎术 近年来，国内外已有报道利用宫颈环扎术治疗中央性前置胎盘。以前宫颈环扎术主要应用于宫颈功能不全的患者，可降低子宫肌纤维张力及子宫下段负荷，阻止子宫下段的延伸及宫颈口的扩张。而前置胎盘出血主要是由于孕晚期子宫下段逐渐延伸，导致前置部分的胎盘自附着处剥离而出血，宫颈环扎术使胎盘与宫壁之间不易发生错位，减少胎盘剥离出血的发生，延长孕周、减少产前大出血的风险、提高围产儿生存率。但是前置胎盘的诊断已经是 28 周，我们选择环扎的时机又成了问题，什么样的前置胎盘状态一定发展为前置胎盘，这个问题还处在探讨中，因为这个牵扯到病例的选择问题。目前宫颈环扎术尚不能作为一种公认的治疗方法，还需进一步研究。

4. 前置胎盘产后出血风险的预测与评估

（1）宫颈管长度：妊娠34周前经阴道超声测量宫颈管长度，如宫颈管长度＜3cm大出血而急诊剖宫产术的风险增加。如覆盖宫颈内口的胎盘较厚（＞1cm），产前出血、胎盘粘连、植入及手术风险增加。

（2）胎盘边缘出现无回声区：覆盖宫颈内口的胎盘边缘出现无回声区，出现突然大出血的风险是其他类型前置胎盘的10倍。

（3）位于前次剖宫产子宫切口瘢痕处的前置胎盘即"凶险型前置胎盘"常伴发侵入性胎盘、产后严重出血，子宫切除率明显增高。

（李雪兰）

第四节 血 管 前 置

血管前置是指在胎先露下方，附着于胎膜的脐带血管分支横越过子宫颈内口，常伴发于帆状胎盘、分叶胎盘或者副胎盘。血管前置破裂会直接导致胎儿失血、胎儿严重贫血，甚至胎死宫内。血管前置破裂既往报道的发病率为1∶6 000～1∶2 500，但Hasegawa等发表的一项前瞻性研究发现，血管前置破裂的发生率高达1/365。有文献报道提出血管前置中胎儿结构性畸形的发生率升高，当产前诊断血管前置时，建议行胎儿的系统性超声评估胎儿有无结构性畸形。

根据文献报道，产前已确诊的血管前置病例其新生儿生存率能够达到97.6%，而产时或产后诊断的血管前置病例仅43.6%。血管前置患者良好的妊娠结局取决于产前明确诊断，大多数文献及临床实践证明超声检查是目前国际上公认的最常用且易推广的诊断方法。由孕中期超声检查可明确显示脐带胎盘插入口，因此当超声检查发现帆状胎盘时，需仔细判断是否存在血管前置。通过超声观察宫颈内口上方血管前置的走行情况，如孕28～32周经阴道超声发现在宫颈内口上方2.0cm的范围存在至少1条异常血管，即可诊断血管前置。

血管前置出血为胎儿失血。胎儿总的循环血量约250ml，一旦失血量超过100ml，就有可能发生失血性休克甚至死亡，而对孕妇一般影响不大。血管前置破裂所致的围产儿死亡率较高。所以，血管前置的研究重点依然在于怎样更好的诊断及诊断后对胎膜早破或自发性早产的预测。血管前置一旦产前明确诊断，妊娠达34～35周胎肺已成熟需即时剖宫产终止妊娠，是改善胎儿预后较理想的方法。如已发生血管前置破裂，虽然围产儿的预后差，但是如胎儿存活，也应即行剖宫产术，同时做好抢救新生儿的准备。如胎儿已死亡，则应引产并经阴道分娩，产后仔细检查胎盘以明确诊断。

至于产前出血中的宫颈疾病，将在妇科的相关章节详细阐述。

（李雪兰）

参 考 文 献

[1] Cunningham GF, Leveno KJ, Bloom SL, et al. Williams obstetrics. 25th ed. New York: McGraw-Hill, 2018.

[2] Queenan JT, Hobbins JC, Spong CY. Protocols for High-Risk Pregnancy.5th ed. Hongkong: Blaekwell Publishing, 2010.

[3] Jauniaux E, Alfirevic Z, Bhide AG, et al. Placenta Praevia and Placenta Accreta: Diagnosis and Management: Green-top Guideline No. 27a. BJOG, 2019, 126（1）: e1-e48.

[4] Jauniaux E, Alfirevic Z, Bhide AG, et al. Vasa Praevia: Diagnosis and Management: Green-top Guideline No. 27b. BJOG, 2019, 126（1）: e49-e61.

[5] 中华医学会妇产科学分会产科学组. 胎盘早剥的临床诊断与处理规范（第1版）. 中华妇产科杂志, 2012, 47（12）: 957-958.

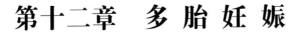

第十二章　多胎妊娠

第一节　概　述

一、辅助生殖技术及相关治疗在多胎妊娠发生中的作用

多胎妊娠的自然发生率并不高，约为 $1/89^{(n-1)}$（n 为胎数）。但近 30 年来，随着辅助生殖技术的飞速发展，促排卵方案、卵子的优选、胚胎体外培养以及优选、子宫内膜准备、胚胎冷冻保存等关键技术均取得重大突破，体外受精胚胎移植术的着床率已经由 30 多年前的不到 10% 提高到 30% 甚至更高，妊娠率也随之提高，与之相伴的是医源性多胎妊娠率的明显升高。资料显示，采取辅助生殖技术后的妊娠中多胎妊娠率较自然妊娠明显增高。美国双胎妊娠的比例从 1980 年的 1.89% 上升至 2009 年的 3.33%，三胎及更高序列多胎的比例在 1998 年曾高达 193.5/10 万，之后随着减胎术的发展下降至 2009 年的 153.4/10 万。2013 年发表于《新英格兰医学杂志》的美国不孕症治疗现状文章指出，36% 的双胎、77% 的三胎来自辅助生殖技术，而在通过辅助生殖技术产生的婴儿中，46% 为多胎妊娠（其中 43.4% 为双胎，3% 为三胎及更高序列多胎）。随着国内辅助生殖

技术的进步，多胎妊娠发生率也随之升高。大量数据显示，辅助生殖术后多胎妊娠率显著增加，双胎妊娠率高于 20%，是自然妊娠中多胎妊娠发生率的 10 倍及以上。根据 2013—2015 年北京市出生人口统计数据，北京市户籍产妇多胎妊娠的平均发生率为 2.85%（10 496/368 687）。多胎妊娠带来的问题及其对产科质量的影响是多方面的。

辅助生殖技术中多胎妊娠的发生与向宫腔移植多个胚胎有直接的关系。早在 1984 年 Wood C 总结体外受精（IVF）并发症时就已指出，IVF 妊娠率随移植胚胎数的增多而升高，而多胎妊娠率亦上升。Nico Boilen 报道在体外受精胚胎移植术（IVF-ET）中，移植 3 个胚胎有 28.4% 的临床妊娠率，其中多胎妊娠占 33%。表 12-1 资料十分清楚地显示，随着宫腔移植胚胎数目的增加，妊娠率虽有所上升，但随之而来的也伴有多胎妊娠率的升高。根据现有资料，多胎妊娠的发生与移植胚胎数目间的这种关系已成定论。

在近年的研究中发现，单个囊胚移植可大大降低多胎妊娠率，减少母婴高危风险，明显地提高新生儿出生质量。早在 2008 年 Styer 就报道，单个囊胚移植（活产率 53.8%）与双囊胚移植（活产率 54.4%）并无差异，而两者的双胎妊娠率则差异悬殊，分别为 3.1% 和 51.0%。国内陈子江团队研

表 12-1　移植胚胎数目与多胎妊娠发生率（%）的关系

移植胚胎数	移植周期	妊娠率 /%	单胎率 /%	双胎率 /%	三胎率 /%	四胎率 /%
1	46	9.0	100.0	0	0	0
2	96	20.0	79.0	21.0	0	0
3	436	35.0	68.4	23.0	8.0	0.6
4	989	40.0	68.0	21.0	9.0	2.0
5	384	41.0	75.0	22.0	2.0	1.2
6	89	30.0	86.0	7.0	7.0	0

究结果表明，与传统的新鲜单囊胚移植比较，全胚冷冻后的单囊胚移植可显著提高胚胎着床率、妊娠率及活产率，为单囊胚移植策略提供了循证依据，也为进一步控制由于辅助生殖技术带来的医源性多胎提供了有利的契机以及技术支持。

二、多胎妊娠衍生的各种值得关注的问题

众所周知，多胎妊娠不但给孕妇及其家庭带来一系列的心理、社会和经济问题，而且，多胎妊娠显著增加母儿并发症发生率及预后风险，如孕妇发生妊娠期高血压疾病、妊娠糖尿病、妊娠期肝内胆汁淤积、分娩中宫缩乏力、胎盘早剥、前置胎盘、手术产及产后出血、羊水栓塞等并发症的危险性增加，胎儿并发症如流产、早产、胎儿宫内发育迟缓、胎儿缺陷（包括单胎可能发生的出生缺陷和双胎固有的出生缺陷）、双胎输血综合征、双胎或多胎之一死亡、胎儿宫内发育不均衡、低体重儿、新生儿窒息等发生率亦显著升高。最值得重视的是，多胎妊娠极早产儿的发生明显增加，低体重儿并发症及由此带来的后遗症如呼吸窘迫综合征、小肠坏死、视网膜病变及脑瘫或神经系统发育异常等也相应增加。随着胎数增加，多胎妊娠的平均孕龄明显降低，而由于早产引起的新生儿死亡率明显增高，新生儿围产期死亡率在双胎妊娠中比单胎高 3 倍，而三胎妊娠比单胎高 5 倍。此外，多胎妊娠的胎儿畸形率也较单胎妊娠更高。多胎妊娠组与对照人群相比，新生儿先天畸形发生风险增加 2.3 倍，而在畸形 IVF 新生儿中，双胎或高序多胎子代占 70%。而由于上述原因，多胎妊娠同时也会给孕妇及家庭带来紧张、焦虑不安等心理问题，甚至可能产生长远的影响。此外，多胎妊娠在妊娠期并发症多，患者的住院时间延长，同时由于医疗或患者的选择，剖宫产比例也较单胎妊娠孕妇明显升高。西方国家平均单胎剖宫产率为 25%，双胎的剖宫产率为 59%，三胎妊娠的剖宫产率为 87%～100%。即使新生儿无明显并发症，多个孩子的抚养和教育费用也给家庭带来较大的经济压力，而这尚未包括对出现脑瘫、智力障碍和残疾等远期并发症的儿童抚养、护理等费用。

因此，多胎妊娠是围产工作管理的重点之一，属于高危妊娠的范畴；由辅助生殖技术的应用而引起多胎妊娠率的增加也应被视为辅助生殖治疗的不良结局之一，是每位从事辅助生殖技术的医务人员必须重视的问题。目前尽管许多国家及医疗机构已经设立有关的法规或指南，并努力通过胚胎减灭术、胚胎植入前诊断等相关技术的发展来弥补辅助生殖技术所带来的一系列问题，但仍然不能避免多胎妊娠的发生及其相关负效应。因此，多胎妊娠率的上升所衍生出来的一系列母儿相关问题是辅助生殖科与产科临床管理中需共同合作解决的实际课题。

（赵扬玉　原鹏波）

第二节　多胎妊娠的分类

多胎妊娠的分类方法包括卵性分类和膜性分类，其中绒毛膜性判断与复杂性双胎妊娠并发症的监测、胎儿预后和孕期处理均密切相关。以下以双胎妊娠为例分别阐述：

1. **卵性**　也称为合子性。双生子卵性诊断可分为两种：双卵双胎和单卵双胎。在一次排卵周期中有两个卵子成熟并受精形成的双胎称为双卵双胎（dizygotic twins），占双胎总数的 2/3。两个受精卵形成各自独立的绒毛膜腔、羊膜腔、卵黄囊和胎盘（双胎盘可融合成为一个胎盘）。而单卵双胎（monozygotic twins）则是胚胎在三胚层前由一个受精卵分裂形成的双胎，约占双胎妊娠的 1/3，两胎儿共用一个胎盘。一般情况下，单卵双胎的两个胎儿具有相同的遗传物质，其性别及外貌均相同，而双卵双胎则有不同的遗传物质，性别可以相同也可不同。

2. **膜性**　即双胎的绒毛膜和羊膜的组成形式。双卵双胎的每个胎囊具有独立的绒毛膜和羊膜，因此除了极个别情况以外，绝大多数双卵双胎呈双绒毛膜双羊膜形式，即两个胎囊之间通过 2 层绒毛膜和 2 层羊膜分隔。而单卵双胎根据受精卵分裂时间的不同可有不同的膜性组成。胚胎学研究发现，绒毛膜的形成约在受精后 3 天，羊膜的形成则开始于受精后 6～8 天，原始胚盘的形成约在受精后 14 天，因此，单卵双胎根据受精卵在早期发育阶段发生分裂的时间不同，产生以下几种不同的膜性：

（1）双绒毛膜双羊膜囊（dichorionic diamniotic，DCDA）双胎：受精卵分裂发生在受精 72 小时内，此时内细胞团（桑椹胚）已形成，而囊胚外层的细胞滋养细胞尚未转化成绒毛，则发展为两个羊膜和两个绒毛膜，为双绒毛膜双羊膜囊，在单卵双胎中占 20%～30%。这种单卵双胎与双卵双胎在宫内的发育情况类似，虽然两胎儿共用一个胎盘，但由于较厚的绒毛膜板间隔，两胎之间无血管交通，因此不会互相干扰，即使一胎儿发生宫内停育或死亡，对另一胎儿也不会产生不良影响。

（2）单绒毛膜双羊膜囊（monochorionic diamniotic，MCDA）双胎：受精卵分裂发生在受精 72 小时后至第 7 天的早期囊胚期，此时绒毛膜已分化形成，羊膜囊尚未出现，内细胞团在同一个囊胚腔内分裂，所以在单一的绒毛膜腔内形成两个羊膜腔、两个卵黄囊，两个胎囊之间有 2 层羊膜。这种双胎在单卵双胎中占大多数（约 70%），由于两胎儿共用一个胎盘绒毛膜板，胎盘表面及深部存在交通血管吻合，因此两胎儿之间存在血液交换，如果血流动力学不平衡或胎盘分割比例不均，可能导致双胎输血综合征、选择性胎儿生长受限、动脉反向灌注序列（即无心畸形）等复杂性双胎并发症，所以此类双胎孕妇一经诊断，应格外重视孕期产检和超声检查监测（每 2 周 1 次），以早期发现并发症及进行早期干预。

（3）单绒毛膜单羊膜囊（monochorionic mono-amniotic，MCMA）双胎：受精卵分裂发生在羊膜腔形成之后（晚期囊胚期），即受精后 8～13 天，由于羊膜腔和卵黄囊已经形成，绒毛膜腔、羊膜腔、卵黄囊都只有一个，此种情况两胎儿在一个羊膜腔内发育，中间没有任何分隔，所以两胎儿发生脐带相互缠绕打结的概率非常大，可能随时出现脐带意外导致双胎胎死宫内。总体来说，MCMA 在单卵双胎中的比例约为 1%，在整个人群中的发生率约为 4/10 万。

（4）联体双胎（conjoined twins）：若受精卵分裂发生在胚盘形成之后，即受精后的 13 天以后，可导致不同程度、不同形式的联体双胎，根据两胎儿融合部位的不同可分为胸部联体、脐部联体、骨盆联体及头部联体等类型。

3. 绒毛膜性判断的方法　超声检查是早期确诊多胎妊娠绒毛膜性构成的最主要方法。在妊娠 6～9 周可通过计数孕囊数目初步判断绒毛膜性。孕 10～14 周时通过胎儿之间的羊膜与胎盘交界的形态特征判断绒毛膜性的敏感性及准确性均较高。以双胎妊娠为例，双绒毛膜双胎最可靠的超声检查特征是：两个完全独立的胎盘，如为一个胎盘，两羊膜腔之间出现"双胎峰"即 λ 征（lamda sign）（图 12-1）则可明确诊断，而如果出现"T"字征（图 12-2），或双胎之间仅有菲薄的胎膜则为单绒毛膜双胎。超过 14 周之后胎膜可能融合，因此通过超声分辨"双胎峰"或"T"字征较为困难，可通过胎盘是否独立、胎儿性别是否相同综合判断。如孕期无法诊断绒毛膜性，建议按单绒毛膜双胎处理（图 12-3）。

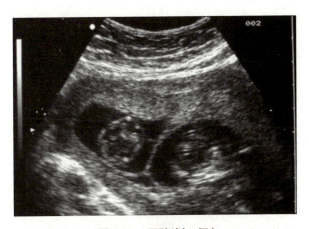

图 12-1　双胎峰（λ 征）

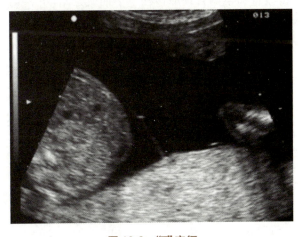

图 12-2　"T"字征

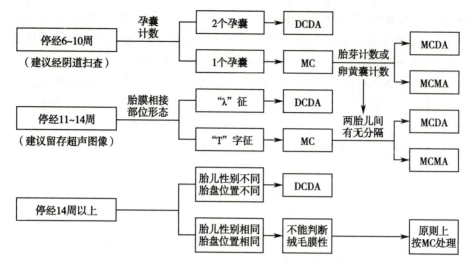

图 12-3　双胎妊娠膜性诊断流程图

DCDA：双绒毛膜双羊膜囊；MCDA：单绒毛膜双羊膜囊；MCMA：单绒毛膜单羊膜囊；MC：单绒毛膜

（赵扬玉　原鹏波）

第三节　多胎妊娠常见母体并发症

多胎妊娠较单胎妊娠更易并发多种孕产妇并发症，根据拉丁美周围产与人口疾病中心的记录，多胎妊娠的孕妇重症发病率与死亡率均明显高于单胎妊娠（表 12-2）。同时，由于多胎妊娠是一种高危的妊娠状态，很多常见的妊娠期并发症在多胎妊娠的孕妇常表现得更早、更重，也会对母亲和胎儿的安全造成更大的威胁。在妊娠期正确和及时地发现并处理各种并发症是改善多胎妊娠母儿预后的关键，因此，提倡对多胎妊娠的宣传教育和孕期管理应该在早孕期就开始，并密切贯穿于整个孕期中。

表 12-2　多胎妊娠与单胎妊娠之母体并发症比较

妊娠结局	单胎妊娠 （$n = 869\ 854$）	多胎妊娠 （$n = 15\ 484$）	相对危险度 （95% 置信区间）
先兆子痫	4.4	10.3	2.2
子痫	0.2	0.7	3.0
早产	12.3	43.1	3.8
贫血	6.8	11.3	1.8
产后出血	4.7	9.1	2.0
剖宫产	17.7	48.7	2.5
母体死亡	0	0.1	1.7

1. 早产　是多胎妊娠最常见的并发症，其发生率随着胎儿数目的增加而上升。大约 50% 的双胎和几乎全部的三胎以上妊娠均在 37 周前分娩，25% 的三胎及 50% 的四胎孕周低于 32 周。尤其是辅助生育者，IVF/ 卵质内单精子注射（ICSI）子代在 37 孕周之前早产风险增加 10 倍，32 孕周之前早产风险增加 7.4 倍。关于多胎妊娠的早产并发症及其处理将在以下的内容中详细讲述。

2. 妊娠期高血压疾病　多胎妊娠尤其是初产妇易发生妊娠期高血压疾病，单胎、双胎及三胎妊娠该病的发病率分别为 6%～8%、6%～37%、5%～46%。多胎妊娠与单胎妊娠相比，发生妊娠期高血压疾病、子痫前期及子痫的相对危险度分别为 1.2～2.7、2.8～4.4、3.4～5.1，说明多胎妊娠是妊娠期高血压疾病发生的高风险因素。故而在妊娠期应对多胎妊娠孕妇进行该疾病的筛查和风险评估，及时给予诊断和处理。多胎妊娠合并妊娠期高血压疾病的治疗原则也与单胎妊娠基本相同，但需注意的是，多胎孕妇体内水、钠潴留更严重，血容量增加更多，子宫容积及张力更大，也更易发生心力衰竭、肺水肿、胎盘早剥等妊娠期高血压疾病的并发症，在治疗过程中也要控制输液速度和输液量，慎用扩容治疗。

3. 妊娠期肝内胆汁淤积（ intrahepatic cholestasis of pregnancy，ICP ）　研究认为，双胎妊娠 ICP 发生率是单胎妊娠的 2 倍，这可能是由于多胎妊娠的胎盘较大，分泌更多的雌激素所致。更令人关注的是多胎 ICP 时更易并发妊娠期高血压疾病，也更与产后出血、胎儿窘迫甚至胎儿猝死关系密切。对单胎而言，ICP 的高发孕周为妊娠 32～35 周，而多胎妊娠 ICP 发病孕周会更早，此外，对多胎妊娠患者，尤其是三胎及以上的多胎妊娠而言，通常这一时期可能是临产或手术分娩的关键时期，子宫的异常增大会诱发越来越频繁的宫缩，一旦发生 ICP 可能对胎儿的安全影响更大。因此，在国内发布的《妊娠期肝内胆汁淤积症诊疗指南（2015）》中提出，双胎妊娠是 ICP 的高危因素，建议在孕 28～30 周时测定总胆汁酸水平和肝酶水平，测定结果正常者于 3～4 周后复查，以更及时地发现这一并发症。

4. 胎膜早破和早产　多胎妊娠由于子宫异常增大、压力增高及胎位异常使胎膜早破发生率明显增加，而胎膜早破又会增加感染、早产、脐带脱垂、胎儿窘迫等严重并发症的发生，增加胎儿风险。34 周前破膜而又无早产征象时临床处理较为棘手，应予预防感染、促胎肺成熟及抑制宫缩等处理，同时监测母儿健康状况，一旦保守治疗过程中出现绒毛膜羊膜炎、胎盘早剥、胎儿窘迫等征象应立即终止妊娠。

多胎妊娠的早产率高，以双胎为例，自发性早产的概率为 40%～50%，尤其是 <34 周早产的发生率高，低出生体重儿多见，新生儿发育多不成熟，使新生儿中枢神经损伤及呼吸窘迫综合征等的发病率也明显升高。最常见的神经系统异常是脑瘫，该病的相对危险度（RR）在 IVF 子代增高至 3.7（95% 置信区间：2.0～6.6），其相对危险度在 IVF 单胎子代为 2.8（95% 置信区间：1.3～5.8）。IVF 子代生长发育迟缓的相对危险度也是对照组的 4 倍。胎数与脑瘫发病率成正相关。因此多胎妊娠时应加强孕期保健，治疗母亲并发症，预防宫内感染，尽量延长孕周，防止早产的发生，对可能发生早产的孕妇应用倍他米松或地塞米松；产时严密监测产程，缩短产程，避免胎头长期受压，减少新生儿窒息的发生。

5. 胎盘早剥与前置胎盘　胎盘早剥和前置胎盘是双胎妊娠产前出血的主要原因。胎盘早剥可能与宫内压力高、妊娠期高血压疾病发病增加有关，此外在分娩期，第一个胎儿娩出后宫腔容积骤然缩小，胎盘附着面突然变少，也易发生早剥。而前置胎盘的比例增加往往被认为是由于多胎妊娠胎盘面积较大或多个胎盘，有时可扩展到子宫下段甚至宫颈内口而形成前置胎盘。值得注意的是，由于多胎妊娠的多个胎儿肢体遮挡、胎盘位置较大等因素存在，超声检查对胎盘位置诊断的敏感度也相对降低，因此对多胎妊娠孕妇的产前出血应注意考虑这些胎盘病理状态，更应注意不典型胎盘早剥的发生和前置胎盘的漏诊。

6. 妊娠糖尿病　多胎妊娠孕妇的糖耐量异常和妊娠糖尿病发生率较单胎者增高，尤其是辅助生育人群，有部分人群在孕前本身即存在胰岛素抵抗和代谢异常，妊娠期表现可进一步加重或更早出现血糖异常。妊娠糖尿病及血糖控制不良同时也增加子代风险。因此，对于多胎妊娠孕妇，应作为妊娠糖尿病的高危人群进行筛查。但双胎妊娠由于体重较单胎低，为供应胎儿能量，孕妇的能量需求较单胎多，血糖水平是否等同于单胎妊娠尚需要进行多中心临床研究确认。

7. 贫血　多胎妊娠孕妇在妊娠期对铁及叶酸等的需要量较单胎妊娠增加，且由于血容量的进一步增加，更易引起"稀释性贫血"。据统计，双胎、三胎及四胎以上妊娠孕妇贫血发生率分别为 40%、70%、75% 以上。妊娠期贫血不仅会引起孕妇多系统损害，而且可引起胎儿生长受限及婴幼儿长期的神经行为异常，还增加产后出血、产褥感染、产后抑郁等疾病的发生，对母儿均可造成不同影响。因此对多胎妊娠孕妇应尽早进行贫血筛查、及早补充铁剂、叶酸以及多种维生素、微量元素等营养物质，增加蛋白质的摄入量，保证母儿的营养供应。

8. 羊水过多　双胎中有 10% 合并羊水过多，单卵双胎比双卵双胎高 4 倍。单卵单绒毛膜双胎容易发生双胎输血综合征，受血胎儿血容量过多，多尿，从而导致羊水过多；而供血胎儿血容量少，导致羊水过少。此外，双胎或多胎妊娠时通常胎盘面积较大，经胎膜进入羊膜腔的透析液也会增多，从而造成羊水量增多。但对羊水过多者仍应注意首先排除胎儿神经系统及消化道畸形，再视孕周及羊水过多的程度决定治疗方案。

此外，不容忽视的是，多胎妊娠者常常可同时并发多种母体并发症如妊娠期高血压疾病、妊娠糖尿病、ICP 等，并互相影响和加重，对其临床处理和预后可谓雪上加霜。因此，在管理多胎妊娠时应具备更多元化的临床思维和更整体化的诊疗思路。

（赵扬玉 原鹏波）

第四节 胎儿并发症监测

双绒毛膜双胎的两个胎儿之间无血液交换，相对独立发育，因此胎儿并发症较少，多数与单胎的胎儿并发症表现相似。而单绒毛膜双胎妊娠由于广泛存在的胎盘血管交通吻合，容易发生复杂性双胎妊娠特殊并发症，而早期诊断并给予积极处理可以改善妊娠结局。因此在妊娠 $10\sim13^{+6}$ 周除了进行超声 NT 筛查外，尤其需注意判断绒毛膜性，如诊断单绒毛膜双胎，建议自妊娠 16 周开始每间隔 2 周行超声检查，以早期发现单绒毛膜双胎特有的并发症例如双胎输血综合征、选择性胎儿生长受限、双胎动脉反向灌注序列、单羊膜囊双胎脐带缠绕等（该部分内容在下一章节详述）。

1. 多胎妊娠一胎丢失 多胎妊娠中的胎儿丢失率较单胎高。大部分胎儿丢失发生于孕早期，在辅助生殖技术助孕的孕妇中更为常见，一般无明显临床表现或者仅有少许阴道点滴状流血，对母体或存活胎儿几乎无不良影响，可不予处理。若发生在孕中晚期，死胎组织的代谢产物可导致母体凝血功能异常甚至肝肾功能损害，单胎妊娠发生胎死宫内如果超过 4 周死胎没有排出，易导致母体凝血功能障碍，但多胎之一胎死宫内较少发生凝血功能异常，建议在发生胎儿死亡 4~5 周监测凝血功能问题，以及时发现异常。

三胎及以上妊娠在妊娠中晚期发生一胎宫内丢失后而发生母体 DIC 并不常见，原因不明，可能因为多胎孕妇早产的孕周较小有关。双胎妊娠在妊娠中晚期发生一胎死亡的情况因绒毛膜性的不同而有不同的处理原则，双绒毛膜双胎之一死亡一般不需要特殊干预，对存活胎儿一般无直接影响，注意监测母体肝肾功能及凝血功能即可，而单绒毛膜双胎之一中晚期胎死宫内则有可能给另一胎儿带来风险，具体将在后续章节中另行讲述。

2. 胎儿生长发育趋势 多胎妊娠的胎儿出生体重一般低于同孕龄单胎的胎儿出生体重，通常认为这主要和母体子宫空间及孕期营养有限有关，也需要考虑多胎的绒毛膜性。在妊娠早期和中期，双胎胎儿的生长与单胎相比并无明显差异，但在妊娠晚期尤其是 30~32 周后，由于子宫空间较小以及胎盘的因素，双胎胎儿的生长速度会下降。2017 年，美国学者利用 2 161 例无合并症双胎孕妇的孕期超声检查数据绘制出基于不同绒毛膜性双胎的超声检查估测胎儿体重（estimated fetal weight，EFW）曲线图，发现在 34 周之前，随着孕周增大，双胎的胎儿体重仍呈线性增加，但单绒毛膜双胎的胎儿估测体重均略低于同孕龄的双绒毛膜双胎，在 34 周之后逐渐趋同甚至可略高于后者。这也反映出双胎或多胎妊娠的胎儿在宫内生长发育的速率与单胎不相同。但出生后新生儿的生长发育速度同单胎无明显差异。

3. 双胎生长不一致 通常是指同一妊娠的胎儿间生长发育的差距较大，体重差异≥20%，也有学者认为 25% 更为合适。胎儿发育不平衡可使围产期的发病率和死亡率增加 8 倍。双胎妊娠中发育不平衡的发生率为 5%~15%，在三胎妊娠中发生率为 30%。需特别指出，此诊断适用于双绒毛膜双胎及单绒毛膜双胎。发生胎儿间发育不平衡的危险因素包括：胎盘因素（例如单卵双胎的胎盘分占份额不均衡或胎盘绒毛结构不正常）、脐带插入位置的差异（中央附着或帆状附着）、脐带过度扭曲、染色体异常、合并双胎输血综合征（TTTS）等。大约 4% 的胎儿发育不平衡可能与胎儿性别的差异有关，同时胎儿在宫内位置的不同也影响其生长速度。对于发育落后的胎儿，如果超声监测其血流、羊水均正常，通常在孕期不需要特殊处理，出生后其生长发育大多数会追赶上其同胞兄妹。双胎生长不一致需和选择性胎儿生长受限（sIUGR）相区分，后者特指单绒毛膜双胎的并发症，多数合并胎儿生长发育的不平衡，但因两个胎儿之间存在血管交通，存活胎儿的预后和处理与双绒毛膜双胎不同，具体将在后续章节中详述。

4. 多胎妊娠之一畸形 多胎妊娠合并胎儿畸形的发生率 4%~6%，比单胎妊娠轻度增高。以双胎为例，双胎之一畸形（另一胎儿结构正常）在双胎妊娠合并出生缺陷的人群中占到 80% 以上，其具体原因不清楚，DNA 甲基化、染色体重塑等表观遗传学因素可能参与其中。双胎妊娠中最常见的畸形为心脏畸形、神经管缺陷、面部发育异常、胃肠道发育异常及腹壁裂等中线附近的结构异常，而部分畸形为多胎妊娠所特有，如联体双胎、无心畸形、胎内胎等。与单胎相比，双胎的产前筛查和产前诊断更复杂，孕期咨询难度较大。

发生双胎之一畸形时，应综合考虑胎儿畸形的严重程度、对母体和健康胎儿的影响、选择性减胎术的风险，结合患者意愿、伦理及社会因素，制订个体化的治疗方案。如果为双绒毛膜双胎，选择行减胎术多采用经腹超声引导下氯化钾心腔内注射法，其成功率高，创伤较小；而对于单绒毛膜双胎，由于胎儿之间存在血液交通，不适于传统的氯化钾注射减胎术，只能采取脐带结扎或各种热凝固法（双极、激光、射频或微波消融等技术）闭塞目标胎儿的脐带，阻断畸形胎儿血供的同时又不引起另一胎儿的血流动力学变化。无论采用哪种技术，单绒毛膜双胎选择性减胎术后总的胎儿生存率为 67.2%（88/131），引起不良预后结局的主要因素是未足月胎膜早破和早产。

（赵扬玉　原鹏波）

第五节　复杂性双胎的处理

双胎妊娠在临床上具有特殊并发症及特殊类型，如选择性胎儿生长受限（selective intrauterine growth restriction, sIUGR），双胎输血综合征（twin to twin transfusion syndrome, TTTS），双胎贫血多血质序列征（twin anemia polycythemia sequence, TAPS），动脉反向灌注序列（twin reversed arterial perfusion sequence, TRAPS），双胎之一宫内死亡、双胎之一畸形、单羊膜囊双胎、联体双胎等。这些双胎妊娠异常，常被临床称为复杂性双胎，对其处理方案具体阐述如下。

一、选择性胎儿生长受限

胎儿生长受限的原因包括母体、胎儿及胎儿附属物（脐带、胎盘）3 个方面的因素。若母体存在营养不良，罹患妊娠期高血压疾病综合征等各种妊娠并发症等，可影响胎儿生长，推测此类影响对两个胎儿的影响是同步且一致的。而胎儿自身疾病及异常，如非整倍体、结构畸形等，也可致该胎儿出现生长受限。在双胎妊娠中，脐带、胎盘因素往往是胎儿生长受限的最常见因素，可导致双绒毛膜双胎的生长不一致以及单绒毛膜双胎发生选择性胎儿生长受限（selective intrauterine growth restriction, sIUGR）。对于单绒毛膜双胎符合以下标准时，可确诊为选择性胎儿生长受限：①双胎之一的估计体重（estimated fetal weight, EFW）为同胎龄胎儿体重的第 10 百分位数以下；②双胎中，（较大胎儿体重 - 较小胎儿体重）÷较大胎儿体重 > 20%；③双胎中，2 个胎儿的腹围相差 > 20mm。

Gratacos 按照脐动脉的多普勒超声探测的血流特征将 sIUGR 分为 3 型：舒张期血流正常者为 I 型，II 型伴有持续的舒张期血流消失或者反向，III 型是指间断的舒张期血流消失或者反向。sIUGR I 型的临床预后较好，死胎发生率为 2%～4%，病情进展为 II 型或 III 型者少见，绝大多数病例在分娩前的分型维持不变。虽然小胎儿孕期发育缓慢，但两胎儿预后均好，新生儿神经系统损伤发生率在 0～4.3%，一般终止孕周在 34～35 周。sIUGR II 型和 III 型的临床预后较差，由于多数合并小胎儿的脐带帆状附着（图 12-4），期待治疗过程中可能突发胎儿窘迫甚至胎死宫内，而孕晚期一胎死亡时，另一胎儿可能宫内失血而导致继发死亡或出现脑损伤，因此进入围产期后需严密监测胎心胎动情况，并常规给予地塞米松促胎肺成熟，32～33 周根据胎心监护及多普勒超声检查监测血流情况决定终止妊娠时机。

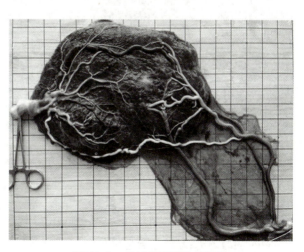

图 12-4　sIUGR III 型胎盘灌注

目前对选择性胎儿生长受限尚无公认的有效治疗方法，关键在于临床监测，其监测手段主要依靠超声检查。如发现孕周较早，可在知情同意的基础上进行选择性减胎术，阻断两胎儿血液交通，避免由于小胎儿突然胎死宫内导致大胎儿急性失血可能造成的神经系统损伤，一定程度上保护大胎儿、延长其分娩孕周。

二、双胎输血综合征

双胎输血综合征（twin to twin transfusion syndrome，TTTS）在单绒毛膜双胎中的发生率 5%～15%，亦有文献估计 10%～20%。其具体的发病机制尚不明确，目前研究多认为与两个胎儿间存在交通血管吻合及血流动力学不平衡有关。一个胎儿可表现为过多的循环血量，而另一个则表现为循环血量减少。其临床表现与双胎之间血液分流的发生时间、分流量、血管吻合类型有关（图 12-5）。供血胎儿特征为少尿、羊水过少、生长受限、体重轻、不正常的脐动脉多普勒血流图；而受血胎儿表现为多尿、羊水过多、心脏扩大或心衰，甚至积液、呼吸暂停、不正常的脐静脉多普勒血流图异常、体重较重。如果不进行有效干预的话，严重双胎输血综合征的死亡率可达 80%～100%。

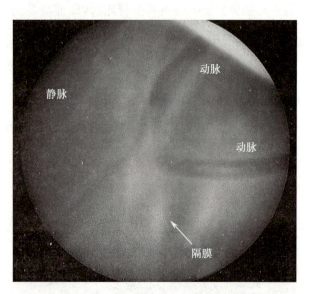

图 12-5　胎儿镜下观察胎盘血管吻合

Quintero 在 1999 年提出了 TTTS 的超声检查诊断标准及分期方法。孕期经超声检查诊断 TTTS 的标准为：①单绒毛膜双羊膜囊双胎（早孕期超声判断）；②羊水量的差异，受血儿羊水过多（羊水

最大垂直暗区 >8cm，20 周以后为 >10cm），供血儿羊水过少（羊水最大垂直暗区 <2cm）；根据胎儿膀胱是否可见、有无脐血流的极度异常、是否有胎儿水肿及死亡等情况，分为Ⅰ至Ⅴ期（表 12-3）。

表 12-3　双胎输血综合征 Quintero 分期

期别	羊水过多/过少	供血儿膀胱无充盈	严重血流异常	胎儿水肿	胎死宫内
Ⅰ	+	−	−	−	−
Ⅱ	+	+	−	−	−
Ⅲ	+	+	+	−	−
Ⅳ	+	+	+	+	−
Ⅴ	+	+	+	+	+

严重血流异常：指多普勒超声检查探测血流状态严重异常，包括，①脐动脉舒张末期血流缺如或反向；②静脉导管反向或消失；③出现脐静脉血流搏动。

TTTS 的宫内治疗目前主要包括期待治疗、连续羊水减量及胎儿镜下胎盘交通血管激光凝固术。以往的保守治疗方法包括口服药物如吲哚美辛或地高辛，其他侵入性治疗方法包括羊膜造口等方法，但均因疗效不满意，现均已较少应用。胎儿镜激光凝固胎盘交通血管术治疗 TTTS 现已成为公认的首选方案，且对于 Quintero 分期Ⅰ～Ⅴ期的患者都是一种有效的治疗选择，期别越晚，术后的胎儿生存率越低。激光手术技术从最初的非选择性激光凝固技术发展到最近几年应用的"Solomon 技术"，胎儿生存率得到进一步提高，术后复发或病情进展的发生率明显降低。在不具备激光治疗条件的医疗机构，或诊断孕周已大于 26 周时，尤其是伴有急性羊水过多症状的患者中，羊水减量可以暂时缓解孕妇腹胀症状，降低胎膜早破和早产的危险，也可以达到延长孕周的目的。羊水减量技术所需要的器械相对简单，操作简便，容易普及。但羊水减量仅为对症治疗，并不能改变双胎之间交通血管的存在，一般在 3～7 天内羊水量会再次增多而需要重复穿刺操作。

三、双胎贫血多血质序列征

双胎贫血多血质序列征（twin anemia polycythemia sequence，TAPS）是单绒毛膜双胎特有

并发症之一，发生率为 3%～5%，病情进展相对缓慢。TAPS 的特点是双胎之间出现血红蛋白的显著差异，但羊水量无差异，发生原因是单绒毛膜双胎胎盘存在双胎间较小的血管吻合支，可自然发生，也可因 TTTS 激光手术所致。TAPS 的孕期诊断主要依据胎儿大脑中动脉收缩期峰值流速（middle cerebral artery peak systolic velocity，MCA-PSV）（表 12-4）；出生后诊断则依据新生儿 Hb 差值、胎盘血管吻合情况。TAPS 病程进展缓慢，主要的宫内治疗技术包括宫内输血、激光凝固胎盘血管吻合支、减胎术等，但宫内治疗仅用于发现孕周较早且病情较严重的患者。出生后对 TAPS 的治疗包括供血新生儿对症治疗，受血新生儿换血、供血儿输血治疗等。孕期需密切观察 TAPS 有无伴发 TTTS。

表 12-4 胎儿大脑中动脉收缩期峰值流速诊断分期

分期	产前超声检查结果	产后 Hb 差值 /(g/L)
I	供血胎儿 MCA-PSV＞1.5MoM 受血胎儿 MCA-PSV＜1.0MoM	＞80
II	供血胎儿 MCA-PSV＞1.7MoM 受血胎儿 MCA-PSV＜0.8MoM	＞110
III	供血胎儿心脏危象（脐动脉舒张期血流缺失或反流，脐静脉搏动，静脉导管搏动指数增加或反流）	＞140
IV	供血胎儿因贫血导致水肿	＞170
V	双胎中，1 胎或 2 胎死亡	＞200

四、双胎之一宫内死亡

在双胎妊娠中两个胎儿同时死亡的发病率为 1.1%，一个胎儿死亡的发生率则为 1.5%。常见的胎儿死亡原因为脐带因素（脐带绕颈、脐带过短、脐带帆状附着）、胎儿畸形、TTTS、胎盘早剥、胎盘发育不良、胎儿染色体异常、羊膜腔内感染等。存活胎儿的预后与多胎的绒毛膜性种类、一个胎儿死亡的原因、孕周、有无绒毛膜炎、胎儿死亡距存活胎儿分娩时间的长短等有关。双绒毛膜双胎之一死亡对于另一个胎儿的存活影响较小，死亡的胎儿可以完全被吸收或变成纸样儿。而对于单绒毛膜双胎，一个胎儿的死亡可严重影响另一个存活胎儿的生存，使其发生胎死宫内、多器官功

能衰竭、血栓形成、远端肢体缺血坏死等并发症，这可能与单绒毛膜双胎两个胎儿之间广泛存在的血管交通有关，即在一胎儿死亡后，存活胎儿可能发生急性失血（其血流重新分布并流经死胎体内）从而引起相关缺血性疾病。有报道 20%～40% 存活胎儿的神经系统会发生损伤（多囊脑软化征）。故临床上应尽早发现和处理，重视高危因素的识别（例如 TTTS、sIUGR、TAPS 等），一胎死亡后对存活胎儿进行胎心监护，超声动态监测存活胎儿的脐带及大脑中动脉血流，如大脑中动脉血流异常增快，提示胎儿严重贫血时，需警惕其发生脑损伤，自一胎死亡后 3～4 周行胎儿头颅 MRI 检查以评估胎儿脑损伤的风险，与家属及孕妇充分沟通远期预后不良风险，孕期及分娩后均需要定期监测和随访新生儿，必要时分娩后早期进行康复以降低或减轻不良预后的风险。超过 4 周不终止妊娠者，还需定期检测母亲凝血功能，主要是纤维蛋白原及 D- 二聚体的含量，以早期发现有无凝血功能异常。

五、双胎动脉反向灌注序列（一胎无心畸形）

双胎动脉反向灌注序列（twin reversed arterial perfusion sequence，TRAPS），又称无心畸形（acardia），是单卵双胎的独特并发症。TRAPS 在单卵双胎妊娠中发病率为 1/100，总的发生率约为 1/35 000。本病的病因不明，已被广泛接受的假说是"血管反向灌注理论"。即正常胎儿（供血儿）通过双胎间的异常血管吻合支向无心畸形儿供血而支持后者继续生存。其表现为双胎之一心脏缺如、残留或无功能，称为无心胎，而另外一胎（正常胎儿）被称为"泵"血胎儿，以一种反向灌注的方式通过胎盘表面的动脉 - 动脉吻合向寄生的无心胎供血。无心胎的循环完全依赖于正常胎儿，超声检查未见异常胎儿心脏，但胎儿体内可见血液流动，其脐带为单脐动脉，即进入胎体的动脉血流，其血流频谱所显示的心率、心律与正常胎儿的心率、心律完全一致。供给无心胎儿的血流通过髂血管优先供应下肢发育，而营养成分更低的血液再回流至上半身供给上肢及心脏等器官，导致上半身发育严重受限而终成无心、无头畸形。TRAPS 如不经治疗，泵血儿可出现心衰、水肿、

早产等,其围产儿死亡率为50%～75%。Quintero于2006年提出TRAPS手术治疗的指征:

1. 无心畸胎的腹围大于等于正常胎儿的腹围。

2. 羊水过多。

3. 供血胎儿脐血流异常 脐动脉舒张期血流反向或消失,脐静脉搏动。

4. 供血儿出现水肿(2处以上组织腔隙出现积液)。

5. 单羊膜囊双胎(有脐带缠绕的风险) 目前主要的治疗方法是通过选择性减胎术阻断无心畸形儿的脐带血流。

(赵扬玉 原鹏波)

第六节 多胎妊娠的临床管理要点

一、早产的防治

(一)早产的预测

早产是多胎妊娠最常见的并发症。由于其发生率高,低出生体重儿多见,直接影响胎儿的预后,所以预测早产的发生并及时处理显得尤为重要。目前临床上预测早产主要有如下的方法:

1. 经阴道超声(TVS)监测 目前研究证实,TVS可通过监测宫颈长度、内口是否漏斗状扩张、是否有羊膜囊突出等指标来准确客观地预测早产(以宫颈长度最有意义),其敏感性可达到73%～100%,特异性为44%～94%,并具有无创性、可重复性等优点,可作为早产的早期筛查手段。最近的研究认为,24周时宫颈长度≤25mm是预测早产的最佳分界点,特别是当宫颈长度低于20mm时,应考虑给予卧床休息、宫缩抑制剂和适时糖皮质激素单疗程治疗。

2. 胎儿纤维连接蛋白 20世纪90年代初开始,胎儿纤维连接蛋白(fetal fibronectin, fFN)被应用于预测早产并取得了肯定的效果。1993年Morrison发现在双胎妊娠中fFN也能预测早产:fFN阳性提示在未来两周发生早产的可能性约20%。而其阴性预测作用更为重要,fFN阴性提示未来两周内发生早产的可能性＜1%。结合超声检测和fFN两项检查可明显地提高预测价值。

3. 监测宫缩 可用人工计数方法,或用置于孕妇腹部的电极记录子宫的肌电活动,以作为预

测早产的无创方法,但是其可靠性尚无定论,尤其多胎妊娠患者常在妊娠中期即开始出现强度较弱而频繁的宫缩,患者常难以察觉,最终却导致了不可逆转的宫口扩张、胎膜早破等早产进程。因此不可单一凭借宫缩这一点来进行临床评估,必须结合其他手段给予综合诊断。

(二)多胎妊娠早产的防治

1. 一般措施 ①在应用辅助生殖技术助孕时应注意控制移植胚胎的数量;②在早期诊断多胎后行选择性胚胎减灭,使其成为双胎或单胎,从而减少母儿并发症,延长孕周,降低围产期发病率和死亡率;③加强孕期监护和产前保健,筛查和治疗生殖道感染,孕期避免烟酒和可卡因等药物的影响,并合理补充各种营养元素,保证营养供应;④卧床休息:尚无证据表明限制孕妇活动、卧床休息和常规住院监测可以改善双胎妊娠的结局。既往的荟萃分析研究认为卧床休息及宫缩监测对于无高危因素的孕妇早产率以及新生儿NICU入住率并无明显降低。

2. 预防性宫颈环扎术 2015年发表的一项针对双胎孕妇早产治疗的荟萃分析结果显示,对于超声检测宫颈缩短的双胎孕妇,宫颈环扎组和对照组(未进行宫颈环扎术)相比,34周前早产率无显著差异(OR=1.17,95%置信区间:0.23～3.79),但宫颈环扎术组的新生儿呼吸窘迫综合征、极低出生体重儿的发生率显著高于对照组。另外,预防性行宫颈环扎术可能增加胎膜早破、早产、绒毛膜羊膜炎等并发症的潜在危险,所以对有早产高危因素的双胎孕妇,孕期注意加强阴道超声检查随访,不需要过多地干预。在治疗高危早产(宫颈漏斗形成,长度≤25mm,fFN阳性,甚至从阴道可见胎膜)时,可考虑行治疗性宫颈环扎术,但其效果也尚缺乏充分的临床证据支持,实施操作后还要注意预防感染及胎膜早破的发生。

3. 药物治疗 ①孕酮,2015年发表的一项纳入全球13个研究共计3 768对双胎孕妇早产治疗的系统综述结果提示,17α-羟孕酮及阴道用孕酮都不能降低不良围产儿结局的发生,而2017年,美国国立儿童健康与人类发展研究院(National Institutes of Health Consensus Development, NICHD)发表的一项个体病例数据meta分

析结果提示，阴道用孕酮相较于安慰剂，可降低无症状宫颈长度小于25mm的双胎孕妇30～35周早产的风险。对于无症状双胎人群，如中孕期超声提示宫颈长度小于25mm，阴道用孕酮具有一定的预防早产作用，尚需要更大样本的前瞻性研究。②宫缩抑制剂，包括：肾上腺素受体激动药，如沙丁胺醇；前列腺素合成酶抑制剂；钙通道阻滞剂等。对已有宫缩的先兆早产，可使用这些药物抑制宫缩，延长孕龄，争取时间使用肾上腺皮质激素促进胎肺成熟。尤其是近年来硫酸镁对早产儿神经系统发育的保护作用逐渐受到关注，因此，虽然无循证医学证据证明使用硫酸镁对延长孕周有效，但考虑到其神经保护效应，仍可作为宫缩抑制剂的首选药物。但是，由于多胎妊娠的孕妇血容量和心输出量增加较单胎多，所以使用此类宫缩抑制剂时，要特别注意观察其副作用，如心悸、孕妇或胎儿心动过速、心律失常、胸痛、恶心、呼吸困难、血糖增高及血钾等改变，定期进行心肺功能监护和实验室检查。③肾上腺皮质激素，应用肾上腺皮质激素可以明显改善早产儿的预后早已成为公认的观点，但是单疗程还是多疗程使用肾上腺皮质激素仍然存在争议。

二、预防妊娠贫血与妊娠期高血压疾病

妊娠期贫血是多胎妊娠的常见并发症。由于胎儿生长发育所需，从母体中摄取铁、叶酸等营养物质的量多，易引起母体缺铁性贫血和巨幼红细胞贫血。另外，由于孕妇血容量明显增多，使血液稀释，故贫血发生率高且程度严重。贫血不仅影响胎儿发育，致胎儿宫内窘迫，而且母体可并发贫血性心脏病。孕期及时补充铁剂和叶酸是预防妊娠贫血的有效方法。有学者建议孕妇一旦确诊为多胎妊娠，应每天补充铁60～100mg、叶酸1mg。此外，三胎及三胎以上妊娠发生妊娠期高血压疾病的发病率也明显增高，且直接影响新生儿预后。故孕期应密切注意血压、尿蛋白情况，及时发现妊高征并及时处理。同时建议自孕20周开始按常规予以补钙，可预防和减少妊娠期高血压疾病的发生。

三、加强胎儿宫内监护

三胎及三胎以上妊娠胎儿宫内发育迟缓的发生率高，部分资料显示可高达70%。但根据宫高和腹围难以准确估计胎儿大小，故孕期应定期予超声检查以了解胎儿发育情况，尽早发现胎儿宫内发育迟缓，推荐2～3周1次，及早治疗，以增加新生儿出生体重，提高生存率。胎心监护可准确地反映胎儿的胎心基线、变异、加速等，但目前尚无三胎及以上的同步监护仪，可通过孕妇胎动计数及定时听胎心来评估胎儿宫内的安全情况，这是多胎妊娠孕期监护中较薄弱的一环。因此，寻找一种简易有效的宫内监护方法是我们未来研究的方向之一。

四、分娩时机和分娩方式的选择

近年来的循证医学证据显示，对于无合并症及并发症的双绒毛膜双羊膜囊（DCDA）双胎，孕37周分娩可降低胎死宫内发生率，孕38周分娩有可能降低整体的新生儿复合病率，但有可能增加围产儿死亡风险。因此，在孕晚期需向患者及家属详细告知上述风险，根据本单位的产科监护能力、新生儿科救治水平结合患者及家属意愿，综合决定适宜的终止妊娠时机，推荐妊娠≥38周计划终止妊娠。而对于无并发症及合并症的单绒毛膜双羊膜囊（MCDA）双胎可以在严密监测下至孕37周分娩。

当第1胎儿的胎位是头位时，均可尝试阴道分娩，无论从近期母胎并发症还是远期新生儿预后角度看，DCDA和MCDA双胎进行阴道分娩都是安全的，无证据表明择期剖宫产可改善双胎妊娠新生儿结局。如第1胎儿为头位、第2胎儿为非头位的双胎在阴道分娩后转为剖宫产的率为6.2%，而双头位的孕妇阴道分娩联合剖宫产的率为0.9%，两组有显著差异，但两组的新生儿死亡率、死产率、新生儿监护病房入住率均无显著差异。因此第2胎儿的胎方位并不作为分娩方式选择的主要依据，当第1胎儿为头位时，无论第2胎儿的胎方位如何，如无明显产科并发症时，均可尝试阴道分娩。但接生者需要有比较丰富的助产经验，医疗机构需有条件进行紧急剖宫产术。

单绒毛膜单羊膜囊（MCMA）双胎的分娩孕周目前争议较大，由于此种类型双胎绝大多数合并脐带缠绕打结，为避免双胎胎死宫内，多数国家的诊治指南建议在32～34周行剖宫产术终

止妊娠,也可根据母胎情况适当延迟分娩孕周。2019 年发表的迄今为止样本量最大的 meta 分析(25 个研究、1 628 例 MCMA 双胎)结果显示,双胎均死亡的发生率平均为 3.8%(95% 置信区间:2.5~5.3);孕 24~30 周发生胎死宫内的发生率为 4.3%(95% 置信区间:2.8~6.2),而在孕 31~32 周仅有 1%(95% 置信区间:0.6~1.7),在孕 33~34 周胎死宫内的发生率为 2.2%(95% 置信区间:0.9~3.9)。而如果孕周超过 35 周,胎死宫内的发生率为 0。这项研究结果提示在加强母胎监护、充分知情同意的前提下,MCMA 双胎期待至孕 35 周以后分娩是相对安全的。关于 MCMA 双胎最佳的分娩孕周仍需要进一步研究。

至于对三胎及三胎以上的多胎妊娠孕妇,孕期管理的终极目标在于选择一个最恰当的、对母儿均有利的时机来终止妊娠,以保证母儿的安全,但至今仍无法拟定一个客观的、可量化的标准来作为选择终止妊娠的时机的依据。有学者主张三胎妊娠孕 34 周或胎儿体重 > 2 000g 即可决定终止妊娠,但实际情况复杂多变,临床实践中很难单纯地依据孕周和胎儿体重估计来进行判断,母亲的并发症情况、不同等级医疗机构对新生儿的救治能力等势必会影响最终的决定。因此,分娩时机的选择应根据孕妇的情况及当地的围产医疗水平,在预防并发症及促胎肺成熟的情况下尽可能延长孕周,必要时进行胎儿宫内转运,可有效地提高围产儿预后。但有宫内环境不宜继续妊娠者需及时终止妊娠,以防胎死宫内。终止妊娠的分娩方式问题,三胎或三胎以上妊娠,估计胎儿能存活者,选择剖宫产为宜。

(赵扬玉 原鹏波)

第七节 双胎妊娠产前筛查与诊断

双胎妊娠非整倍体的筛查与诊断一直是一个临床难题。双胎非整倍体的发生风险与其合子性质有关。双卵双胎中,每个胎儿的发病风险是相互独立的;而单卵双胎,则由于其遗传性质相同,发病风险是 2 个胎儿风险的平均值。双胎中至少 1 胎为染色体异常的发生率较同胎龄组单胎妊娠高 1.5 倍,而单卵双胎中胎儿畸形的发生率则为双卵双胎的 2 倍~3 倍。双胎妊娠的唐氏综合征早期超声筛查意义最大,应于 11~13^{+6} 周进行,联合筛查包括 NT 值、NB 值、静脉导管及三尖瓣反流情况,对唐氏综合征的检出率可达 80%。由于双胎妊娠的血清学筛查检出率较低,而且假阳性率较高,目前并不推荐单独使用血清学指标进行双胎的非整倍体筛查。双胎妊娠的侵袭性产前诊断包括绒毛活检、羊膜腔穿刺术和脐血采样,产前诊断指征与单胎类似。其中,绒毛活检导致的流产率为 3.0%~4.5%,羊膜腔穿刺术则为 0.3%~2.2%,均高于单胎妊娠,脐带血穿刺的胎儿丢失率同单胎无明显差异。相对而言,羊膜腔穿刺术安全性较高,宜于 15 孕周后进行,需在双胎妊娠的 2 个羊膜囊内分别采取羊水样本,穿刺时可根据胎盘位置、胎儿性别、胎儿结构有无异常等标记取样胎儿,必要时可通过向羊水内注入少量空气以分辨两个羊膜腔,以往文献曾报道通过注入染料标记两个羊膜腔,但因可能发生胎死宫内现已很少应用。由于涉及发现 1 胎异常后的后续处理(如选择性减胎术),双胎的介入性产前诊断应在有能力进行胎儿宫内干预的产前诊断中心进行。

一、超声诊断在多胎妊娠产前诊断中的困难和局限性

多胎妊娠胎儿先天畸形的发病率比单胎妊娠明显增高,除了可能合并单胎所有的畸形以外,双胎妊娠还可发生其特有的畸形,如一胎无心畸形、联体双胎等。超声检查对筛查和诊断胎儿结构畸形具有重要价值,不仅可用于评估多胎妊娠胎儿的生长发育情况,还可用于诊断胎儿畸形,以及 TTTS 时胎儿镜下胎盘吻合血管激光凝固术前后的疗效评估和随访,具有无创性、可重复性等优点,因而得到广泛应用。联体双胎只发生在单绒毛膜囊单羊膜囊双胎,发生率占所有分娩的 1/5 万(1/8 万~1/2.5 万),死亡率高,因此要利用高分辨率的阴道超声在妊娠早期就诊断出联体双胎,如果看到单羊膜囊内两个胚胎、一个卵黄囊或两个胚胎之间不能显示分隔膜时应高度怀疑。三维超声检查仅助于更准确的分类,可显示联体双胎的连接范围和程度,并可提供清晰的图像,给产前咨询和产后外科手术提供详细信息,而对妊娠的处理和预后没有影响。

但不可否认的是，超声诊断在多胎妊娠中具有比单胎妊娠更大的局限性和困难。孕周、母体腹壁的厚度、胎儿的位置、宫腔内胎儿及其附属物的增加导致各胎儿间互相遮挡等因素，均可造成超声检查的困难而影响其报道质量。相对而言，妊娠20～24周超声的诊断能力较妊娠24～34周高，这很大程度上决定于胎儿大小与羊膜腔内空间的比例。

二、磁共振成像和胎儿镜在多胎妊娠产前诊断中的应用前景

1. 胎儿磁共振成像（FMRI） 是近年来新兴的产前诊断技术。FMRI在无创的前提下却能够较精确地显示胎儿的情况甚至具体的解剖结构，尤其在多胎妊娠的胎儿显像方面不受胎儿位置的限制，与超声检查相比具有不可比拟的优越性，特别是随着快速成像技术和水成像技术等的发展，消除了既往困扰的胎动对MRI成像的影响，对胎儿肢体情况的显示也是超声所力不能及的，而对于胎儿颅脑软组织发育的观察、神经系统结构异常的筛查具有超声所不可比拟的准确性，因此具有极广阔的应用前景。

2. 胎儿镜技术 作为一种能够最直观、最近距离地观察胎儿的新技术，同时又具备治疗的功能，创伤又小，一直受到临床工作者的关注和青睐。它对胎儿体表异常（例如先天性白化病）的观察和诊断远远超过了超声的诊断能力，也可用于TTTS等先天异常的宫内手术治疗，是非常具有发展潜力的一项新兴的产前诊断和宫内治疗技术。

（赵扬玉　原鹏波）

参 考 文 献

[1] Kulkarni AD, Jamieson DJ, Jones HW, et al. Fertility treatments and multiple births in the United States. N Engl J Med, 2013, 369(23): 2218-2225.

[2] Committee on Practice Bulletins—Obstetrics Society for Maternal-Fetal Medicine. Practice Bulletin No. 169: Multifetal Gestations: Twin, Triplet, and Higher-Order Multifetal Pregnancies. Obstet Gynecol, 2016, 128(4): e131-e146.

[3] 杨惠娟, 刘凤洁, 刘凯波, 等. 北京市多胎妊娠发生趋势及"普二"政策影响因素分析. 中国妇幼保健, 2016, 31(17): 3445-3447.

[4] Vogel JP, Holloway E, Cuesta C, et al. Outcomes of non-vertex second twins, following vertex vaginal delivery of first twin: a secondary analysis of the WHO Global Survey on maternal and perinatal health. BMC Pregnancy Childbirth, 2014, 14: 55.

[5] Styer K, Wright L, Wolkovich M, et al. Single-blastocyst transfer decreases twin gestation without affectiong pregnancy outcome. Fertil Steril, 2008, 89(6): 1702-1708.

[6] Wei D, Liu JY, Sun Y, et al. Frozen versus fresh single blastocyst transfer in ovulatory women: a multicentre, randomised controlled trial. Lancet, 2019, 393(10178): 1310-1318.

[7] Hajdu J, Beke A, Marton T, et al. Congenital heart diseases in twin pregnancies. Feta Diagn Ther, 2006, 21(2): 198-200.

[8] 中华医学会妇产科学分会产科学组. 妊娠期肝内胆汁淤积症诊疗指南（2015）. 中华妇产科杂志, 2015, 50(7): 481-485.

[9] Quintero A, Bornick W, Allen H, et al. Selective laser photocoagulation of communicating vessels in severe twin-twin transfusion syndrome in women with an anterior placenta. Obstet Gynecol, 2001, 97(3): 477-481.

[10] Audibert F, Gagnon A. Sogc Clinical Practice Guideline. Prenatal screening for and diagnosis of aneuploidy in twin pregnancies. J Obstet Gynaecol Can, 2011, 33(7): 754-767.

[11] 孙路明, 赵扬玉, 段涛, 等. 双胎妊娠临床处理指南（第二部分）——双胎妊娠并发症的诊治. 中国产前诊断杂志（电子版）, 2015, 7(4): 57-64.

[12] Gratacós E, Lewi L, Muñoz B, et al. A classification system for selective intrauterine growth restriction in monochorionic pregnancies according to umbilical artery Doppler flow in the smaller twin. Ultrasound Obstet Gynecol, 2007, 30(1): 28-34.

[13] Ruano R, Rodo C, Peiro JL, et al. Fetoscopic laser ablation of placental anastomoses in twin-twin transfu-

sion syndrome using 'Solomon technique'. Ultrasound Obstet Gynecol, 2013, 42 (4): 434-439.

[14] van den Bos EM, van Klink JM, Middeldorp JM, et al. Perinatal outcome after selective feticide in monochorionic twin pregnancies. Ultrasound Obstet Gynecol, 2013, 41 (6): 653-658.

[15] 原鹏波, 王学举, 王颖, 等. 中孕期选择性减胎术在复杂性单绒毛膜双胎治疗中的应用. 中华围产医学杂志, 2016, 19 (11): 827-832.

[16] Daniilidis A, Sardeli C, Dinas K, et al. D-dimer levels following single twin death: A case report and review of the literature. Eur J Obstet Gynecol Reprod Biol, 2010, 148 (1): 96-101.

[17] 任珂, 魏瑷, 赵扬玉. 双胎妊娠孕期凝血功能变化. 中国生育健康杂志, 2019, 30 (2): 94-95.

[18] 原鹏波, 王学举, 郭晓玥, 等. 微波消融技术在复杂性单绒毛膜双胎选择性减胎术中的应用. 中华围产医学杂志, 2017, 20 (10): 733-738.

[19] Gabbay-Benziv R, Crimmins S, Contag SA. Reference Values for Sonographically Estimated Fetal Weight in Twin Gestations Stratified by Chorionicity: A Single Center Study. J Ultrasound Med, 2017, 36 (4): 793-798.

[20] Doss AE, Mancuso MS, Cliver SP. et al. Gestational age at delivery and perinatal outcomes of twin gestations. Am J Obstet Gynecol, 2012, 207 (5): 410.

[21] Cheong-See F, Schuit E, Arroyo-Manzano D, et al. Prospective risk of stillbirth and neonatal complications in twin pregnancies: systematic review and meta-analysis. BMJ, 2016, 354: i4353.

[22] Berezowsky A, Mazkereth R, Ashwal E, et al. Neonatal outcome of late preterm uncomplicated monochorionic twins: what is the optimal time for delivery. J Matern Fetal Neonatal Med, 2016, 29 (8): 1252-1256.

[23] D'Antonio F, Odibo A, Berghella V, et al. Perinatal mortality, timing of delivery and prenatal management of monoamniotic twin pregnancy: systematic review and meta-analysis. Ultrasound Obstet Gynecol, 2019, 53 (2): 166-174.

[24] Barrett JF, Hannah ME, Hutton EK, et al. A randomized trial of planned cesarean or vaginal delivery for twin pregnancy. N Engl J Med, 2013. 369 (14): 1295-1305.

[25] Asztalos EV, Hannah ME, Hutton EK, et al. Twin Birth Study: 2-year neurodevelopmental follow-up of the randomized trial of planned cesarean or planned vaginal delivery for twin pregnancy. Am J Obstet Gynecol, 2016, 214 (3): 371.

[26] Goossens SMTA, Ensing S, van der Hoeven MAHBM, et al. Comparison of planned caesarean delivery and planned vaginal delivery in women with a twin pregnancy: A nation wide cohort study. Eur J Obstet Gynecol Reprod Biol, 2018, 221: 97-104.

[27] Schmitz T, Prunet C, Azria E, et al. Association Between Planned Cesarean Delivery and Neonatal Mortality and Morbidity in Twin Pregnancies. Obstet Gynecol, 2017, 129 (6): 986-995.

[28] Hartley RS, Hitti J. Please exit safely: maternal and twin pair neonatal outcomes according to delivery mode when twin A is vertex. J Matern Fetal Neonatal Med, 2017, 30 (1): 54-59.

第十三章 死 胎

一、死胎的定义和诊断标准的变迁

死胎（stillbirth）是指胎儿在娩出前死亡。国内习惯将临产前的胎儿死亡称为死胎，临产后发生的称为死产，国际上则将之统一称为死胎。全球不同国家和地区对于死胎的孕周和体重的标准并不一致，胎龄划分的下限从16～28周，体重的定义下限从350～1 000g。

世界卫生组织（WHO）认为胎儿未完全从母亲体内娩出或取出之前死亡，且该死亡不是终止妊娠所导致的，娩出后的胎儿没有呼吸或显示任何其他生命迹象，如心跳、脐带搏动或随意肌的明确运动，不论妊娠时间长短，可定义为死胎。同时提出所有≥500g胎儿死亡应该报告；如果没有出生体重，则以≥孕22周作为报告胎儿死亡的标准；如果体重和胎龄均没有，则以头臀长≥25cm作为报告胎儿死亡和区分胎儿死亡与流产的标准。为了方便国家间的数据分析和比较，WHO又建议将"死胎"规定为出生≥28孕周或出生体重≥1 000g，娩出时没有生命迹象的胎儿。然而，新的研究显示约1/3的死胎发生于妊娠22～28周之间，因此澳大利亚等国家将死胎发生孕周定义为≥22周或出生体重≥500g；而美国国家卫生统计中心（NCHS）将死胎定义为妊娠20周后的胎儿死亡，并进一步划分为早期死胎（20～27周）和晚期死胎（28～36周），以及足月死胎（≥37周）。我国目前采用的标准是妊娠满20周后胎儿在子宫内死亡，国际死胎联盟也建议使用这一截断值。

二、流行病学

自有分娩记载以来，定义和报告胎儿死亡一直是产科医生需面对的一项挑战。由于不同国家死胎诊断标准和报告标准不同，发生率报道存在很大的差异，以妊娠20周为下限，中国死胎发生率约为4.19‰，但以妊娠28周为下限，发生率则变为0.88‰。因此比较全球死胎率时，通常使用的是晚期死胎率，即WHO定义的妊娠28周以后。按此统计，全球死胎与活产儿比率已从1980年的35:1 000下降至2015年的15:1 000，然而低收入国家的死胎率与高收入国家相比明显更高，约98%的胎儿死亡发生在中低收入国家中。近20年来，中国的死胎率虽然已经下降了4%～6%，但仍高居世界前列。

三、对死胎病因和危险因素的认识及评估

（一）死胎的病因

死胎的发生是母体、胎儿和胎盘疾病共同作用的最终结果。尤尼斯肯尼迪施莱弗国家儿童健康与人类发展研究所（NICHD）建立了"死胎合作研究网络"，以确定种族和地理上不同人群的死胎原因，标准化评估包括尸检、胎盘组织学，以及母体或胎儿血液/组织的检测，包括胎儿核型分析。根据研究结果将胎儿死亡原因分为以下八类：胎盘异常、脐带异常、胎儿畸形、感染、高血压疾病、产科并发症、妊娠合并症和尚未明确的原因。死胎的这些原因其发生概率在低收入和高收入国家之间以及在妊娠早期和晚期之间存在差异。低收入国家以难产/分娩时间过长、子痫前期和感染为常见原因，而高收入国家中，胎儿先天性疾病或核型异常、与生长受限有关的胎盘问题，以及孕产妇疾病更为常见。孕早期死胎的发生与先天性异常、感染、宫内生长受限和潜在的孕妇疾病有关，而孕晚期则与围产期并发症和合并症更相关，如胎盘早剥、前置胎盘、脐带脱垂、脐带边缘插入等，以及不明原因导致的死胎。

1. 孕妇因素

（1）严重的妊娠合并症或并发症：妊娠期高

血压疾病和妊娠糖尿病孕妇的死胎风险增加 2 倍～4 倍，是最常见的导致死胎的妊娠期疾病。无论在低收入国家还是高收入国家，高血压疾病与死胎均显著相关。胎盘灌注不足和胎盘早剥是高血压孕妇发生死胎的主要原因。其他还包括妊娠期肝内胆汁淤积、抗磷脂抗体综合征，妊娠合并肾脏或甲状腺疾病等。

（2）子宫异常：子宫张力过大或收缩力过强，以及子宫畸形均可影响胎儿、胎盘。子宫破裂是一种罕见但极具破坏性的产时死胎原因。

2. 胎儿因素

（1）胎儿生长受限：是死胎第二大病因。宫内生长受限的胎儿死亡的风险是正常生长胎儿的 3～7 倍，且此风险独立于分娩方式。在美国多家医院进行的一项包括 527 例死胎的研究中，生长受限胎儿死亡的平均胎龄为 28 周。胎盘功能障碍被认为是导致胎儿生长受限和死亡的原因。

（2）胎儿先天异常：在死胎已知的病因中，胎儿先天性异常最为常见。15%～20% 的死胎存在严重的畸形，这个比率因国家而异，并且受到产前诊断和放弃妊娠的影响。死胎发生率最高的畸形包括中枢神经系统异常、呼吸系统异常、膈疝和腹裂。8%～13% 的死胎可检测到染色体异常或显著拷贝数变异（微缺失和微重复）。大多数非整倍体是致死性的；部分非整倍体如 21、18、13 三体和 X 染色体单体存在一定的活产率，但会增加胎儿死亡的风险。核型异常所致的胎儿死亡可发生在妊娠的所有阶段，但以妊娠早期最为常见。

（3）胎儿水肿：胎儿水肿可由免疫或非免疫原因所致，往往是致死性的。

3. 感染

感染大概占据中低收入国家死胎原因的 50%，高收入国家约为 10%～25%。母体严重感染性疾病（如重症肺炎）、胎盘感染所致的胎盘功能不全或胎儿宫内感染均可导致胎儿死亡。除了细菌，病毒感染也可以引起死胎，最常见的是微小病毒 B19，柯萨奇病毒也可以导致死胎。

4. 胎盘与脐带因素

（1）脐带异常：脐带异常通常被认为是妊娠晚期胎儿死亡的重要原因，约占胎儿死亡的 10%，其中脐带绕颈和打结相对常见，因脐带受压引起脐血流供给受阻而导致胎儿窘迫死亡。Pinar 等的研究发现，在死胎和活产孕妇中，单脐动脉分别占 7.7% 和 1.7%，脐带帆状附着分别占 5% 和 1.1%。

（2）胎盘异常：胎盘原因包括胎盘早剥、前置胎盘出血、感染、肿瘤，以及胎盘结构和血管异常、血管病变和梗死等。多胎妊娠胎盘异常也是引起胎儿死亡的原因，包括双胎输血综合征和动脉反向灌注序列等。

5. 无法解释的死胎

由于缺乏足够的信息或者目前的诊断水平无法确定原因的胎儿死亡，大概占所有胎儿死亡原因的 25%～60%。相对于妊娠早中期，接近足月发生的死胎较难以找到病因。三分之二不明原因的胎儿死亡发生在妊娠 35 周后。

（二）死胎的危险因素

与死胎风险增加有关的因素包括高龄、吸烟、非法药物使用、母体疾病、辅助生殖技术、初产妇以及既往不良妊娠结局等。对于主动或被动吸烟、吸毒或两者均有的孕妇，死胎风险明显增高。相同年龄的初产妇较经产妇更易发生死胎。死胎风险可能与辅助生殖技术有关，接受辅助生殖技术与 12 个月内正常受孕者相比，出生缺陷升高 20%。近期一项该系统回顾和荟萃分析表明，前次剖宫产再次妊娠者死胎发生率增高，但原因尚不清楚。另外，胎儿死亡率随着胎儿数量的增加而增加，双胎比单胎高 2.5 倍，三胎则高达 5 倍。死胎最重要的危险因素是既往有死胎史，孕妇此次妊娠死胎风险升高 5 倍。

（三）死胎的病因评估

确定胎儿的死亡原因很重要，能更准确地进行复发风险咨询，促使预防或干预，以防止后续妊娠时再次发生类似的情况，并且有助于产妇应对和缓解内疚感。对确定死胎病因最有价值的检查依次是胎盘病理检查、尸检和细胞遗传学分析。有条件的医院可对死胎病因开展以下评估：

1. 胎盘病理。
2. 死胎尸检。
3. 感染检测。
4. 染色体核型和基因分析。
5. 抗磷脂抗体综合征和遗传性易栓症。
6. 母胎出血检查。
7. 通过超声或其他影像学检查发现子宫畸形。
8. 通过 CT 检查和磁共振成像检查可发现胎

儿结构异常。ACOG 推荐合并内科疾病的孕妇应当完善母体实验室检查,以明确诊断和了解疾病的严重程度。

四、死胎的处理、预防策略及再次妊娠的管理

(一)死胎的处理

1. 分娩处理 对死胎的处理遵循以下原则:死胎一经诊断应及时处理,尽早引产;保障孕妇安全,选择对母体影响小的方法终止妊娠,宜尽量避免剖宫取胎。无引产禁忌证者可采用前列腺素、缩宫素、水囊或乳酸依沙吖啶引产。子痫、子宫破裂及胎盘早剥等危重患者短时间不能经阴道分娩,必要时需剖宫取胎。胎儿死亡时间较长仍未排出者,应常规检查凝血功能,包括血小板、凝血酶原时间、纤维蛋白原等,警惕 DIC 的发生。

2. 心理咨询 胎儿死亡对于孕妇及其家人来说是心理创伤。研究显示经历了死胎或早期流产的女性,患抑郁症的风险增加,应该密切监测。

(二)预防死胎的策略

1. 基础干预 下述的干预措施是在全世界范围内减少死胎发生的有效方法:

(1)叶酸强化服用。

(2)梅毒的检测和治疗。

(3)妊娠期高血压疾病的监测和管理。

(4)妊娠糖尿病的监测和管理。

(5)胎儿生长受限的监测和管理。

(6)足月妊娠后期(妊娠≥41 周)的检查和引产。

(7)出生时熟练的助产人员。

(8)提供基本或全面的紧急产科护理等。

低收入国家死胎风险很高,可获得的资源少,这些干预措施非常实用,部分措施也适用于高收入国家。我国不同地区死胎的发生率极不均衡,部分地区依然较高,基础干预措施同样具有适用性。

2. 预防策略 对于那些具有死胎风险因素的孕妇,如合并高血压或糖尿病等,需要采取具体的预防策略。恰当的医疗和护理可降低妊娠合并症或并发症的发生或病程的进展,减少其带来的死胎风险。产前筛查、产前诊断和选择性终止妊娠可以减少与先天性异常相关的死胎比例。其他干预措施包括肥胖妇女孕前体重控制、避免推迟生育时间、戒烟、避免饮酒和使用药物。胎盘功能障碍会增加不良围产结局的风险,接近一半的胎儿死亡与胎儿生长受限有关联,建议在妊娠中期开始进行监测和评估。

(1)产前胎儿监护:在妊娠中期或妊娠晚期进行产前胎儿监护有助于确定胎儿安危,权衡分娩时机以及分娩方式,预防死胎的发生。产前胎儿监护可以在降低死胎率方面发挥作用的最佳证据包括使用多普勒超声检查监护生长受限的胎儿。

1)超声影像学监测:Porat 等研究显示中孕期超声测量最大胎盘厚度异常增加提示胎盘发生病理性改变,与严重的不良围产期结局相关。胎儿生长状况和羊水量变化能在一定程度上反应胎儿宫内安危,也是重要的监测指标。

2)多普勒超声监测:多普勒超声监测高危孕妇可降低围产儿死亡率,FGR 或有其他高危因素的孕妇可从孕 22~24 周开始多普勒超声监测,28 周以后应进行连续监测,包括血流和胎儿生长参数。子宫胎盘血流监测是预测 FGR 死胎发生的重要指标,包括:子宫动脉(uterine artery)、脐动脉(umbilical artery,UA)、大脑中动脉(middle cerebral artery,MCA)和静脉导管(ductus venosus,DV)。FGR 孕妇合并有 DV 血流异常时,死胎发生率明显升高,DV 血流异常是预测 FGR 孕妇发生死胎的重要指标。FGR 伴 MCA 的搏动指数异常是胎儿窘迫的重要标志,剖宫产的风险增加。依据多普勒超声探测血流参数进行 FGR 管理可以改善妊娠结局。

3)胎动监测:胎动异常包括胎动减少、增多或规律改变,感觉胎动异常的孕妇出现不良妊娠结局的风险增加,包括死胎。胎儿运动已被建议作为胎儿宫内监测和干预的一种手段,可预测胎儿死亡。但值得注意的是,大约有一半的死胎发生在胎儿运动减少之前。

(2)足月选择性分娩:妊娠晚期死胎的风险增加,特别是在妊娠 38 周之后。研究发现产前死胎的风险从妊娠 37 周时的每周 2 000 例孕妇中发生 1 例增加到妊娠 42 周时的每周 500 例孕妇中发生 1 例,到妊娠 43 周时则每周 200 例孕妇中

发生 1 例。从理论上讲，选择足月分娩应该可以减少死胎的发生。选择性引产策略在死胎高风险的妊娠中具有一定的作用，如双胎妊娠、血糖控制不良的妊娠糖尿病等。第 25 版《威廉姆斯产科学》建议高危孕妇在妊娠 39 周时终止妊娠。但是在低风险人群中择期引产并不能减少围产期不良结局或死产。

（三）死胎再次妊娠管理

如果没有阻止患者的第 1 次死胎，则应该确定该次死胎的病因并且进行适当的干预，防止复发性死胎。

1. 妊娠前管理 理想情况下，对于有过死胎史的妇女，其妊娠管理应在怀孕前就开始。主要干预措施包括评估既往死胎病因和再次妊娠的死胎风险，评估再次妊娠发生产科并发症的风险；存在内科疾病者应当改善机体情况，控制疾病处于稳定状态；停止药物、烟草和酒精的使用；优化体重指数等。

2. 妊娠期管理 对于既往有死胎史的孕妇，临床医生面临的挑战是确定妊娠期管理方案，以及产前监测的类型和频率，并确定母婴风险以及何时需要干预终止妊娠。不过目前没有证据支持任何具体的监测方案来改善妊娠的结局，根据已有的观测数据和专家的意见以及临床经验可采取以下措施：

（1）糖尿病筛查：若之前的死胎原因不明或与胎儿异常有关，可在妊娠早期筛查糖尿病，正常者在 24～28 周时重复筛查。有不明原因死胎史的孕妇，妊娠糖尿病的发生率增加 4 倍。

（2）产前遗传学筛查和诊断：完善胎儿颈后透明层厚度（NT）及血清唐氏综合征筛查，必要时进行产前遗传诊断。

（3）超声检查：既往妊娠丢失时间越早，出现不良后果的风险就越来越大。考虑到胎儿生长受限的关系，准确评估胎龄对妊娠管理至关重要。超声对胎儿生长状况的系列评估也很重要，前次死胎合并有胎儿生长受限和 / 或有子宫胎盘功能障碍证据的患者，应进行多普勒超声血流监测。推荐从孕中期开始对胎儿进行超声评估，ACOG推荐在既往死胎发生孕周前的 1～2 周开始进行胎儿监护。

（4）电子胎心监护：尽管现有研究并未证明产前电子胎心监护可降低死胎发生率，但作为联合监测方法之一，其在高危妊娠监测方面仍有不可取代的价值。一般自孕 32～34 周开始。

（5）抗凝治疗：小剂量阿司匹林已被用于预防妊娠期胎盘相关疾病。美国预防服务特别工作组（USPSTF）推荐子痫前期高危妇女每日给予阿司匹林口服。目前没有足够的证据表明，低分子肝素降低了死胎复发率或围产儿死亡率。有少量文献报道，阿司匹林联合低分子肝素对预防 FGR、反复流产或死胎具有一定作用，但需要进一步的临床证实。

3. 分娩时机 虽然有死胎史，但此次妊娠顺利，孕妇没有死胎的风险因素，如高龄或肥胖；妊娠期间孕妇和胎儿无并发症发生，如子痫前期或胎儿生长受限，专家建议于妊娠 39 周终止妊娠。若存在不良妊娠结局的风险因素，分娩时间则必须个体化平衡母亲和胎儿 / 新生儿干预的风险与期待管理的风险。

五、展望

迄今为止，全世界每年仍约有 260 万胎儿死亡，死胎是全球第五大死因，每分钟就有 5 个胎儿死亡。绝大多数死胎发生在低收入和中等收入国家，被称为"无声流行病"。为了实现到 2035 年，每个国家将死胎率降至每 1 000 名新生儿 12 人的全球目标，改善分娩护理对预防大约 130 万产时死胎、终止可预防的孕产妇和围产儿死亡至关重要。尽管近年来我国的死胎率下降幅度较大，但死胎的整体发生水平仍较高，而且死胎数据报告不完善，死胎原因的诊断水平较低，胎盘病检、死胎尸检率低，死胎防控重视程度也较孕产妇死亡和新生儿死亡低。因此，要达到全球目标仍有很多工作要做。加强死胎报告和数据收集，将死胎的防控与孕产妇死亡和新生儿死亡防控体系整合，可能是综合改善孕产妇及其胎儿结局的最可行方案，也是我们今后努力的方向。

（丁依玲）

参 考 文 献

[1] World Health Organization. International Statistical Classification of Diseases and Related Health Problems. 10th ed. Geneva: World Health Organization, 2004.

[2] Blencowe H, Cousens S, Jassir FB, et al. National, regional, and worldwide estimates of stillbirth rates in 2015, with trends from 2000: a systematic analysis. Lancet Glob Health, 2016, 4(2): e98-e108.

[3] Smith LK, Hindori-Mohangoo AD, Delnord M, et al. Quantifying the burden of stillbirths before 28 weeks of completed gestational age in high-income countries: a population-based study of 19 European countries. Lancet(London, England), 2018, 392(10158): 1639-1646.

[4] MacDorman MF, Gregory EC. Fetal and Perinatal Mortality: United States, 2013. National vital statistics reports: from the Centers for Disease Control and Prevention, National Center for Health Statistics. Natl Vital Stat Rep, 2015, 64(8): 1-24.

[5] Chen D, Cui S, Liu C, et al. Stillbirth in China. Lancet, 2016, 387(10032): 1995-1996.

[6] Zhu J, Liang J, Mu Y, et al. Sociodemographic and obstetric characteristics of stillbirths in China: a census of nearly 4 million health facility births between 2012 and 2014. Lancet Glob Health, 2016, 4(2): e109-e118.

[7] Global, regional, national, and selected subnational levels of stillbirths, neonatal, infant, and under-5 mortality, 1980-2015: a systematic analysis for the Global Burden of Disease Study 2015. Lancet(London, England), 2016, 388(10053): 1725-1774.

[8] Lawn JE, Blencowe H, Pattinson R, et al. Stillbirths: Where? When? Why? How to make the data count? Lancet(London, England), 2011, 377(9775): 1448-1463.

[9] Lawn JE, Blencowe H, Waiswa P, et al. Stillbirths: rates, risk factors, and acceleration towards 2030. Lancet(London, England), 2016, 387(10018): 587-603.

[10] Cunningham GF, Leveno KJ, Bloom SL, et al. Williams obstetrics. 25th ed. New York: McGraw-Hill, 2018.

[11] Silver RM, Varner MW, Reddy U, et al. Work-up of stillbirth: a review of the evidence. Am J Obstet Gynecol, 2007, 196(5): 433-444.

[12] Reinebrant HE, Leisher SH, Coory M, et al. Making stillbirths visible: a systematic review of globally reported causes of stillbirth. BJOG, 2018, 125(2): 212-224.

[13] Fretts RC, Boyd ME, Usher RH, et al. The changing pattern of fetal death, 1961-1988. Obstet Gynecol, 1992, 79(1): 35-39.

[14] Bukowski R, Hansen NI, Willinger M, et al. Fetal growth and risk of stillbirth: a population-based case-control study. PLoS Med, 2014, 11(4): e1001633.

[15] Morrison I, Olsen J. Weight-specific stillbirths and associated causes of death: an analysis of 765 stillbirths. Am J Obstet Gynecol, 1985, 152(8): 975-980.

[16] Groen H, Bouman K, Pierini A, et al. Stillbirth and neonatal mortality in pregnancies complicated by major congenital anomalies: Findings from a large European cohort. Prenat Diagn, 2017, 37(11): 1100-1111.

[17] Strom CM, Ginsberg N, Applebaum M, et al. Analyses of 95 first-trimester spontaneous abortions by chorionic villus sampling and karyotype. J Assist Reprod Genet, 1992, 9(5): 458-461.

[18] Angell RR, Sandison A, Bain AD. Chromosome variation in perinatal mortality: a survey of 500 cases. J Med Genet, 1984, 21(1): 39-44.

[19] Goldenberg RL, McClure EM, Saleem S, et al. Infection-related stillbirths. Lancet(London, England), 2010, 375(9724): 1482-1490.

[20] Stillbirth Collaborative Research Network Writing Group. Causes of death among stillbirths. JAMA, 2011, 306(22): 2459-2468.

[21] Pinar H, Goldenberg RL, Koch MA, et al. Placental findings in singleton stillbirths. Obstet Gynecol, 2014, 123(2 Pt 1): 325-336.

[22] Aminu M, Bar-Zeev S, van den Broek N. Cause of and factors associated with stillbirth: a systematic review of classification systems. Acta Obstet Gynecol Scand, 2017, 96(5): 519-528.

[23] Varner MW, Silver RM, Rowland Hogue CJ, et al. Association between stillbirth and illicit drug use and smoking during pregnancy. Obstet Gynecol, 2014, 123(1): 113-125.

[24] O'Neill SM, Kearney PM, Kenny LC, et al. Caesarean delivery and subsequent stillbirth or miscarriage: systematic review and meta-analysis. PLoS One, 2013, 8(1): e54588.

[25] Sharma PP, Salihu HM, Oyelese Y, et al. Is race a deter-

minant of stillbirth recurrence. Obstet Gynecol, 2006, 107(2 Pt 1): 391-397.

[26] Page JM, Christiansen-Lindquist L, Thorsten V, et al. Diagnostic Tests for Evaluation of Stillbirth: Results From the Stillbirth Collaborative Research Network. Obstet Gynecol, 2017, 129(4): 699-706.

[27] Aminu M, van den Broek N. Stillbirth in low-and middle-income countries: addressing the 'silent epidemic'. Int Health, 2019, 11(4): 237-239.

[28] Nelson DB, Freeman MP, Johnson NL, et al. A prospective study of postpartum depression in 17,648 parturients. J Matern Fetal Neonatal Med, 2013, 26(12): 1155-1161.

[29] Porat S, Fitzgerald B, Wright E, et al. Placental hyperinflation and the risk of adverse perinatal outcome. Ultrasound Obstet Gynecol, 2013, 42(3): 315-321.

[30] Alfirevic Z, Stampalija T, Dowswell T. Fetal and umbilical Doppler ultrasound in high-risk pregnancies. Cochrane Database Syst Rev, 2017, 6: CD007529.

第十四章 肩 难 产

第一节 概 述

一、定义

肩难产（shoulder dystocia，SD）是分娩前难以预测的产科急症，目前没有关于肩难产的统一的、详细的定义，其诊断主要依靠临床观察。传统定义是胎头娩出后，胎肩嵌顿在母体耻骨联合处，按常规手法不能娩出胎肩，需要用各种肩难产助娩手法协助胎肩娩出，此定义在一定程度上存在主观性。

1980 年，Resnik 将肩难产的定义为胎头娩出后除了向下牵引和会阴切开之外，尚需其他操作手法以帮助娩出胎肩。1995 年 Spong 提出，胎头娩出至胎体娩出的时间间隔大于 60 秒或需要助产技术娩出胎肩可作为诊断 SD 的客观标准（在该研究中，正常分娩胎头娩出至胎体娩出的平均时间间隔为 24 秒，加 2 个标准差仍小于 60 秒）。肩难产的发生率占经阴道分娩的 0.2%～3.0%，跨度如此大的原因可能与临床医生对肩难产主观性定义不同；研究人群不同，如研究人群中巨大儿、糖尿病的发生率高，则肩难产的发生率相应上升；以及病历资料记录的不完整，从医学记录中回顾性获取相关信息存在困难等有关。当使用客观标准诊断肩难产时（胎头娩出至胎体娩出的时间间隔大于 60 秒）其发生率达 10%，其中仅有 25%～40% 的病例被临床医生主观诊断为肩难产。

肩难产的发生是由于胎肩与骨盆入口绝对或相对不相称（胎位异常）导致。当胎儿胸围较双顶径大（如巨大儿），胎儿皮肤与阴道壁间的阻力不断增加，胎体不能正常旋转（如急产）时，胎肩的前后径就被嵌顿在骨盆腔；胎儿后肩被母体骶

骨岬嵌顿时也可发生肩难产。肩难产一旦发生，如处理不当将发生严重母婴并发症。因此，从事分娩接生的助产士、产科医生应掌握肩难产相关知识，在紧急情况下能熟练运用解除胎肩嵌顿的各种技能，减少肩难产引起的母婴并发症。

二、高危因素

多种因素被认为与肩难产相关，包括肩难产病史、巨大儿、妊娠合并糖尿病、产妇肥胖、产程异常、器械助产等。然而，其中大多数危险因素并不互相独立，并且具有以上危险因素的产妇并不总是会发生肩难产。根据文献，只有两个是肩难产的独立危险因素：既往有肩难产史和巨大儿。糖尿病和母亲肥胖也被认为会增加肩难产风险，但是从某种角度上可以用它们会增加巨大儿风险来解释，糖尿病和肥胖对肩难产独立于巨大儿外的直接影响尚待阐明。

1. 肩难产病史 孕妇既往有肩难产病史，再次发生肩难产概率为 11.9%～16.7%。可能与再次分娩胎儿体重超过前次妊娠、母亲肥胖或合并糖尿病等因素有关。

2. 巨大儿 肩难产是巨大儿严重的并发症，当出生体重≥4 500g 时，肩难产发生率上升至 9%～14%。妊娠糖尿病伴出生体重≥4 500g 时，肩难产的发生率高达 20%～50%。

3. 妊娠合并糖尿病 孕妇因高血糖与高胰岛素共同作用，胎儿常过度生长，因胎肩部组织对胰岛素更敏感，胎肩异常发育使其成为胎儿全身最宽的部分，加之胎儿过重、胎体体型改变使妊娠糖代谢异常孕妇有发生肩难产的双重风险。

4. 产程异常及助产 产程异常尤其是活跃期延长或第二产程延长也是肩难产的高危因素。分娩中使用中低位胎头吸引器或产钳助产时，胎头娩出过快，错误的干预方式、手法、操作力度亦

可成为肩难产的主要诱因，而阴道助产本身也是肩难产的高危因素之一。

三、预防的措施及存在的困惑

临床主要根据孕产妇存在的高危因素来预防肩难产，早期识别高危因素，及时采取干预措施，对预防肩难产的发生具有一定的价值。

巨大儿是肩难产发生的主要因素，且肩难产的发生率随胎儿体重增加而明显增加，应提高巨大儿的产前诊断水平。但是目前利用超声诊断巨大儿的阳性预测率平均仅有 67%，大多数巨大儿在分娩时并不发生肩难产，并且超过 50% 的肩难产发生于正常体重的新生儿，因此仅靠评估胎儿体重无法准确预测肩难产的发生。对所有可疑巨大儿实施选择性剖宫产也不符合成本效益原则。

妊娠合并糖尿病是肩难产发生的另一项主要高危因素。在普通人群中，孕前的规律运动能够降低妊娠糖尿病的发生，减少孕期尤其是孕晚期的增重。目前尚没有最适宜孕前运动量的标准，但也建议每周 3～5 次 30 分钟的锻炼；在另一方面，孕期体力活动虽然没有减少妊娠糖尿病的发生，但仍然建议每周 3～5 次 30 分钟的锻炼，因为体力活动既能减少孕期体重增长又能降低巨大儿发生风险。

虽然肩难产病史是肩难产的高危因素，但不建议所有具有肩难产史的孕妇均采用选择性剖宫产，临床医生应对有肩难产史的孕妇进行咨询，评估再次发生肩难产的风险，并交代选择性剖宫产的利弊，结合孕妇意见，制订详细的分娩计划。国内外一直在研究肩难产发生的相关因素以及预测、预防手段，但临床研究的循证医学评价显示，目前肩难产尚无有效预测和预防的方法。临床实践中，产程延长、胎先露下降缓慢，尤其是伴第二产程延长可视为肩难产预警信号，结合孕妇并发症、胎儿体重分析，理论上应该可以预测肩难产的发生。但是相关研究的数据分析结果却没有证实这一猜想。肩难产为骤然发生的产科急症，无法预测，也缺少有效的预防措施，主要还是依靠肩难产发生后的及时识别和正确、快速处理来降低母亲和新生儿的并发症。

（刘兴会）

第二节　肩难产对母儿的危害

尽管在发生肩难产时正确使用助娩手法，仍有可能发生母亲及新生儿损伤。与肩难产相关的并发症可分为两类：母体并发症及新生儿并发症。

肩难产最常见的母体并发症为产后出血和会阴裂伤（切口的延裂或会阴Ⅳ度裂伤），在 Gherman 的研究中，肩难产时这两种并发症的发生率分别为 11% 和 3.8%，其发生率与助娩手法及类型关系不大。其他报道的并发症包括阴道裂伤（19.3%）、宫颈裂伤（2%）、膀胱麻痹、子宫破裂、直肠阴道瘘及大便失禁等。此外，产妇的耻骨联合分离、股外侧皮神经病变与分娩时产妇下肢的过度屈曲有关。

新生儿并发症包括：新生儿缺氧、代谢性酸中毒、锁骨骨折、肱骨骨折、臂丛神经损伤、脑损伤甚至新生儿死亡等，其中臂丛神经损伤和锁骨、肱骨骨折是常见的新生儿并发症。

由于肩难产的病例并没有全面的报道，且缺乏关于臂丛神经麻痹等的长期随访资料，所以关于新生儿损伤的确切发生率尚难确定。一项 285 例肩难产的大型回顾性研究显示：肩难产胎儿的损伤概率为 24.9%，其中包括：臂丛神经麻痹 48 例（16.8%），锁骨骨折 27 例（9.5%），肱骨骨折 12 例（4.2%）。单侧臂丛神经损伤可能是新生儿最常见的神经损伤，其中右侧臂丛神经损伤发生概率更大（64.6%）。RCOG（2012）肩难产指南中提到臂丛神经的损伤发生占肩难产的 2.3%～16%。多数（80%）臂丛神经损伤位于 C_5、C_6 神经根（Erb 麻痹），其中 90% 以上在 1 年内恢复，仅有 5%～8% 发生持续性神经损伤；其他类型的臂丛神经损伤包括 Klumpke 麻痹（C_8～T_1），即臂丛中干麻痹和整个臂丛神经的完全麻痹，40% 需要 1 年时间恢复。大约 1/3 的臂丛神经麻痹伴有骨折，其中最常见的是锁骨骨折（94%）。新生儿桡骨骨折也与肩难产或为处理肩难产所使用的方法有关。近十几年来，已有研究发现，臂丛神经损伤并不完全与肩难产有关。Buljina 等研究显示，25.77% 的臂丛神经损伤无肩难产的证据，臂丛神经损伤可见于非肩难产者经阴道分娩、肩难产新生儿的后臂及剖宫产儿，推测这些新生儿臂丛神经损伤与分娩前的宫内受压或分娩中后肩遇到来自骶骨岬的阻力有关。

在新生儿并发症中，缺血缺氧性脑病及死亡是新生儿最严重的并发症，可能的病因包括脐带受压、胎儿颈动脉受压、胎盘早剥（发生于持续时间较长的难产）。Hope 等研究 56 例肩难产新生儿窒息及死亡，发现胎头娩出至胎体娩出的平均间隔时间为 5 分钟，胎肩娩出时间延迟与致命的新生儿结局有关。幸运的是，常用的肩难产处理方法大多数均能在有效时间内分娩，因此，肩难产导致的新生儿死亡罕见。当发生肩难产时，若胎头娩出至胎体娩出间隔时间小于 5 分钟，则胎儿酸中毒、缺血缺氧性脑病及死亡的总体发生率较低，因此建议在 5 分钟内娩出胎体。

（刘兴会）

第三节 临床处理

一、肩难产的识别和处理方法

由于预测肩难产困难，因此产科医生及助产人员应能识别肩难产，并熟练掌握处理方法，随时做好应对肩难产的准备。一旦发生肩难产，应尽量缩短从胎头娩出到胎体娩出的时间，降低肩难产导致的母婴并发症。

胎头经阴道娩出后，胎儿前肩嵌顿于耻骨联合后上方，不能顺利完成复位、外旋转，出现胎颈回缩、胎儿下颌紧贴产妇会阴部，即所谓胎头娩出后呈"乌龟征"。当发现上述肩难产的征象时，应立即组织多名人员参与抢救，同时做好抢救新生儿的准备。处理应该按照肩难产的步骤有序进行，考虑从增大骨盆的空间和减小双肩径这两个方面解除嵌顿的胎肩，不可忙乱地按压宫底及粗暴牵拉胎头。发生肩难产时，应立即让产妇停止屏气用力，因屏气用力及宫底加压可加重前肩的嵌顿。是否需要会阴切开尚存争论，因为肩难产不是会阴软组织阻碍了分娩，但若盆底软组织较紧，有必要行大的会阴侧切或扩大已有的会阴切口，为助娩手法提供操作空间。经产妇会阴软组织往往较松，可直接进行助娩手法处理。常用的临床处理方法如下：

1. McRoberts 法 又称屈大腿法。将孕妇两腿向腹部屈曲，并尽可能贴近腹部，使腹部和骨盆轴线变直，虽然本法不能使骨盆平面增大，但因耻骨联合上提，入盆角度调整，使阻塞在骨盆内的胎肩部易于娩出。应用此法可成功处理40%～80% 的肩难产，McRoberts 法和其他方法联用，可成功处理 90% 以上的肩难产。此法操作简单、有效性高、并发症少，是处理肩难产的首选方法。

2. 耻骨联合上加压法 适度在耻骨联合上加压，受压部位为胎儿前肩，使双肩径缩小，同时向下牵拉胎头，有助于胎儿前肩娩出。此方法常与其他助娩法合用。

3. 旋肩法 包括 Rubin 法和 Woods 法。操作者将手伸入阴道，放在最易触及的胎肩上，向前胸方向旋转胎肩，这样使双肩径相对缩短，并位于骨盆斜径上，使嵌入的前肩从耻骨联合下松解，继而娩出双肩，这一方法由 Rubin 等于 1964年提出。另一种旋肩法为旋后肩法，由 Woods 等于 1943 年首先报道，以一手的两指或一手伸入阴道，紧贴胎儿的后肩背面，将后肩向侧上旋转，助手协同将胎头向同侧旋转，当后肩逐渐旋转至前肩位置时娩出。

4. 牵后臂娩后肩法 操作者手沿胎儿后臂肱骨伸入阴道，胎背在左侧用右手，胎背在右侧用左手，保持胎儿肘部屈曲的同时，上抬肘关节，使其轻轻滑至胸前，然后抓住胎儿手，沿面部侧面滑过，伸展手臂，娩出后臂，随后双肩径转至骨盆斜径上，前肩松动，最后娩出前肩。

5. 四肢着床法（Gaskin 法） 又称手膝位。当采用以上手法无效时，协助产妇转身后双手、双膝着力，跪在产床上，利用胎儿的重力协助胎后肩通过骶骨岬，此时骨盆前后径增加。此体位联合 Woods 法或 Rubin 法操作简单易行。这种方法的难点在于保护会阴比较难操作，分娩镇痛状态下不易保持体位，而且从仰卧位变为手膝位可能耽误抢救时间。

当以上常规方法均无效而万不得已的情况下，还可采用一些较为极端的方法，如胎头复位法（Zavanelli 法）、切开子宫旋转胎肩阴道助产术、锁骨切断法、耻骨联合切开法，但这些方法明显增加了对母儿的伤害，需严格掌握适应证谨慎使用，临床上也极少应用。

二、肩难产临床处理流程

肩难产处理流程现多数采用 RCOG（2012）推荐的步骤，具体如下：

1. 求助 寻求助产士、有经验的产科医生、新生儿科医生及麻醉师等；排空膀胱，同时避免加压及嘱产妇平躺、将臀部移至床边。

2. 会阴侧切术 如果可以使助娩法更易于操作，可考虑行会阴侧切术。

3. 使用 McRoberts 手法（一线处理）。

4. 使用耻骨联合上加压法（一线处理）。

5. 选择旋肩法或者牵后臂娩后肩法 这两种方法均可选择不分先后，主要依赖于临床情况及操作者的经验而定（二线处理）。

6. 当上述方法失败时，如条件允许可考虑行 Gaskin 法或者再次重复上述操作。

7. 如上述方法失败，考虑行锁骨切开、Zavanelli 手法、耻骨联合切开等（三线处理）。

为方便记忆，以上步骤可以记为 HELPERR：

H: call for help（求助）。

E: evaluate for episiotomy（评估会阴侧切）。

L: legs（the McRoberts manoeuvre）（McRoberts 法）。

P: suprapubic pressure（耻骨联合上加压）。

E: enter manoeuvres（internal rotation）（旋肩法）。

R: remove the posterior arm（娩后臂后肩法）。

R: roll the patient（all-fours position）（Gaskin 法）。

三、医疗文书记录

即使按照规范的处理流程，肩难产的不良妊娠结局也容易导致医疗纠纷。因此，分娩前需充分告知产妇及其家属肩难产的并发症，包括短期以及远期，使产妇及家属在充分了解病情的情况下，选择分娩方式和后续的处理方案。肩难产处理过程中，应及时详细记载处理的信息：

1. 分娩方式 如果使用过阴道助产，记录使用指征及胎头位置。

2. 胎头娩出到胎体娩出的间隔时间。

3. 发生肩难产是哪侧肩部？是前肩或后肩？

4. 使用助产手法的时间及顺序。

5. 参与的医生及护士及其到达现场的时间。

6. 是否使用会阴切开术，产后母体会阴及阴道检查情况。

7. 估计失血量。

8. 新生儿情况 Apgar 评分、脐带血气分析、骨折征象或上肢活动情况。

9. 告知患者及家属发生的情况。

四、有关肩难产的培训

因为肩难产无法预测、难以预防，而肩难产的处理已经路线化和程序化，因此熟练、有效的处理技术显得尤为重要。医疗机构应制订肩难产的处理流程、组织团队、定期演练。与视频教学相比，在专门的肩难产模拟演练场景中使用模拟人模拟教学更能提高医护人员的技术水平。应鼓励全体产房工作人员（包括助产士和产科医生）进行肩难产抢救流程的反复培训和考核，确保在紧急情况下仍能准确无误地做好有关肩难产处置的每一项操作，为紧迫的肩难产抢救赢得时间。

总之，肩难产是一种发生率低并难以预料的产科急症，易引起母儿严重并发症，形成终生残疾，甚至发生新生儿死亡等；因此，应提高肩难产处理能力，特别是对突发难产紧急处理，同时与相关科室合作、建立产科急救小组，并与孕妇及家属保持沟通，取得配合与理解，及时作好各种记录，争取尽量减少肩难产及各种相关并发症发生。

（刘兴会）

参 考 文 献

[1] Resnik R. Management of shoulder girdle dystocia. Clin Obstet Gynecol, 1980, 23（2）: 559-564.

[2] Fetal macrosomia. Practice Bulletin No. 173. American College of Obstetricians and Gynecologists. Obstet Gynecol, 2016, 128（5）: e195-e209.

[3] 漆洪波，余昕烊. 重视肩难产的防治. 中华妇产科杂志, 2015, 50（1）: 9-11.

[4] Ouzounian JG, Korst LM, Miller DA, et al. Brachial

plexus palsy and shoulder dystocia: obstetric risk factors remain elusive. Am J Perinatol, 2013, 30(4): 303-307.

[5] Cunningham GF, Leveno KJ, Bloom SL, et al. Williams Obstetrics. 25th ed. New York: McGraw-Hill, 2018.

[6] Bulletins Obstetrics COP. Practice Bulletin No 178: Shoulder Dystocia. Obstet Gynecol, 2017, 129(5): e123-133.

[7] Sentilhes L, Sénat MV, Boulogne AI, et al. Shoulder dystocia: guidelines for clinical practice from the French College of Gynecologists and Obstetricians (CNGOF). Eur J Obstet Gynecol Reprod Biol, 2016, 203: 156-161.

[8] 何玉甜, 陈敦金. 肩难产的诊断与治疗. 中华妇产科杂志, 2015, 50(1): 64-66.

[9] Hoffman M, Bailit JL, Branch DW, et al. A comparison of obstetric maneuvers for the acute management of shoulder dystocia. Obstet Gynecol, 2011, 117(6): 1272-1278.

[10] Leung TY, Stuart O, Suen SS, et al. Comparison of perinatal outcomes of shoulder dystocia alleviated by different type and sequence of manoeuvres: a retrospective review. BJOG, 2011, 118(8): 985-990.

[11] Spain JE, Frey HA, Tuuli MG, et al. Neonatal morbidity associated with shoulder dystocia maneuvers. Am J Obstet Gynecol, 2015, 212(3): 353.

第十五章 羊水量异常

适量的羊水为胎儿正常生长发育、活动提供了必需的内环境。羊水量主要通过生成和吸收来维持平衡。羊水量异常提示羊水的产生和/或吸收出现问题，其明显影响胎儿预后及妊娠并发症的发生率。据报道，孕中期重度羊水过少的围产儿死亡率近90%～100%，而孕中期重度羊水过多的围产儿死亡率可超过50%。这两种极端情形较少见，更常见的是非显著性的羊水量异常，但仍可对妊娠结局造成不良影响。

第一节 正常羊水量

早孕期羊水的形成机制尚不明确，可能来源于母体血浆透过绒毛膜形成的透析液，或胎儿血浆透过角化前皮肤形成的透析液。中孕期开始，随着胎儿皮肤角化及各系统发育成熟，胎儿尿液及肺泡液成为羊水的主要来源。在妊娠的不同时期，羊水量的变化较大，个体差异也较大。Brace和Wolf的研究表明（图15-1），从妊娠早期到妊娠32周，羊水量呈线性增长。虽然羊水量个体间差异很大，但在妊娠32～39周，平均羊水量相对稳定在700～800ml之间，表明羊水量在整个孕期都在机体的精密调控之下。

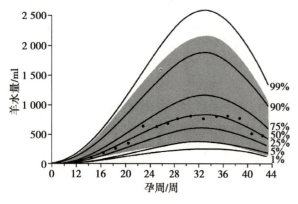

图 15-1 羊水量与孕周之间的函数关系
黑点是每两周的均值

一、羊水量调控机制及研究进展

（一）羊水的产生及其调控

1. 胎儿尿液 胎尿是羊水的主要来源，占羊水量的60%～80%，这已通过泌尿系梗阻或发育不全的胎儿几乎完全没有羊水而得到证实。人类胎儿肾脏在妊娠10～12周就开始产生尿液，随着胎儿肾发育成熟，尿液产生持续增加直到足月。至近足月，胎儿每天排出的尿液400～1 200ml，可见羊水不到24小时就可完全更换1次。

胎儿尿量受内分泌因子调节，包括精氨酸血管升压素（arginine-vasopressin，AVP）、心房肽（atrial natriuretic factor，ANF）、血管紧张素Ⅱ（angiotensin Ⅱ，ANGⅡ）及醛固酮、前列腺素等，这些因子通过调节胎儿肾血流量、肾小球滤过率及尿流率来调节胎儿尿量。

2. 胎儿肺泡液 胎儿肺泡液是羊水的另一个来源，但不到尿量的1/2。水和氯离子由肺泡毛细血管转运至肺泡腔，形成肺泡液，类似于不含蛋白质的渗出液，其渗透压与胎儿血浆相近。胎肺在近足月时每天可分泌300～400ml液体。肺泡液并不参与胎儿体液的调节，胎儿血容量也不影响肺泡液的含量。它主要是维持肺的扩张并促进肺的正常发育。肺泡液离开气管后一部分被吞咽进入消化道，一部分离开口腔直接进入羊膜腔。

胎儿肺泡液的分泌也受内分泌因子的影响，儿茶酚胺、AVP及皮质醇均能减少肺泡液的分泌。阴道分娩时胎儿血浆中的儿茶酚胺、AVP减少肺泡液的生成，随之肺泡液顺着胶体渗透压梯度被肺上皮细胞和淋巴管吸收和清除；择期剖宫产时因没有临产，缺乏这一过程，故新生儿湿肺增加。

（二）羊水的吸收及其调控

1. 胎儿吞咽 胎儿吞咽是羊水吸收的主要途径。人类胎儿在孕早期时就开始出现吞咽运动，随着胎儿神经系统的发育，胎儿吞咽主要发生在睡眠活跃期。胎儿的吞咽速度远高于成人，其自发吞咽速度约为成人饮水行为的 6 倍，近足月时每日可吞咽 200～500ml 的液体。

2. 膜内吸收　膜内吸收是指羊水通过胎膜进入胎儿、胎盘血管。近年来大量的研究表明膜内吸收是羊水吸收的重要途径。膜内吸收的机制尚不明确，一般认为主要是通过被动扩散。因为羊水渗透压低于胎儿血浆渗透压，两者之间的渗透压差使羊水被动扩散至胎儿循环。最近相关研究提示有 4 种膜内转运机制共同作用：

（1）单向批量转运：羊水和溶质从羊膜腔进入胎儿循环。

（2）溶质的双向被动扩散。

（3）水的双向被动运动。

（4）乳酸盐单向转运进入羊水。

尽管这些通路在非人类物种中得到了很好的证明，但无法在临床上测量或操作。因此，在评估明显羊水量过多的病例时，超声对胎儿吞咽功能的评估非常重要。胎儿吞咽的问题可以通过：

（1）未能看到正常大小的胃。

（2）胎儿面部和颈部的解剖异常。

（3）胸部肿块引起的潜在食管梗阻。

（4）由于腹裂或节段性闭锁引起的肠梗阻等来推断。

3. 跨膜和经皮转运　母体血浆渗透压约为 280mOsm/L，羊水渗透压约为 260mOsm/L。羊水倾向于经羊膜 - 绒毛膜界面向母体转移，但这种转移是微量的。在母体脱水的情况下，母体渗透压的增加有利于液体从胎儿转移到母体，然后从羊膜腔转移到胎儿。此外，水和其他小分子通过胎儿皮肤流动在妊娠的前半期起着一定的作用，直到 22 周至 25 周皮肤发生角质化。

尽管已经有了以上种种可喜的发现（图 15-2），但有关羊水量的调节机制仍需要进一步的研究。

二、羊水量的超声测量

羊水量的测量对于评估胎儿宫内情况有着重要的意义。通过羊膜腔穿刺术注射惰性染料技术是羊水量测量的"金标准"，但因其为有创性，这种操作在临床实践中无法广泛应用。目前超声检查是临床测量羊水量最常用的方法。常用两种半

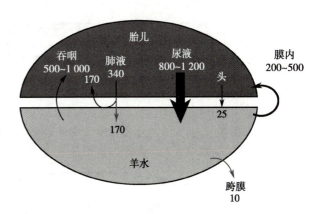

图 15-2　近足月胎儿液体和溶质进出羊水的所有已知通路

定量技术来测量羊水量，即单个最大羊水池深度（single deepest pocket，SDP）和羊水指数（amnionic fluid index，AFI），这两种测量方法均具有可重复及连续追踪对比的特点，为评估羊水量及临床决策提供依据。

（一）单个最大羊水池深度

也称为最大羊水暗区垂直深度（maximal vertical pocket，MVP）。测量时，超声探头必须垂直于地面并与孕妇长轴平行，然后在矢状面扫描时，确定并测量出最大的垂直深度，同时避开胎儿肢体和脐带。

根据 Chamberlain 等的研究结果，单个最大羊水池深度大于 2cm 且小于 8cm 为正常，分别对应第 3 和第 97 百分位数，≤2cm 为羊水过少，≥8cm 为羊水过多。Hernandez 等提出：测量双胎及其他多胎妊娠时，应测量每个羊膜囊的最大羊水池深度，正常范围与单胎相同。胎儿生物物理评分时同样使用最大羊水深度大于 2cm 来表示正常的羊水量。

（二）羊水指数

孕 20 周后，以脐为中心将子宫分为 4 个象限，测量每个象限的最大羊水池深度。测量方法与 MVP 一样，每个象限中单个最大羊水深度的总和即为 AFI（图 15-3）。普遍认为 5cm＜AFI＜24cm 或 5cm＜AFI＜25cm 是正常的，≤5cm 为羊水过少，≥24cm 或≥25cm 为羊水过多。

（三）MVP 与 AFI 测量的临床价值

多年来，学者们尝试用各种方法来证明超声检查评估羊水量与围产期结局之间联系的实用性和适用性，但要精确地测量羊水量有一定的难度。超声检查的技术差异，尤其是超声探头在母

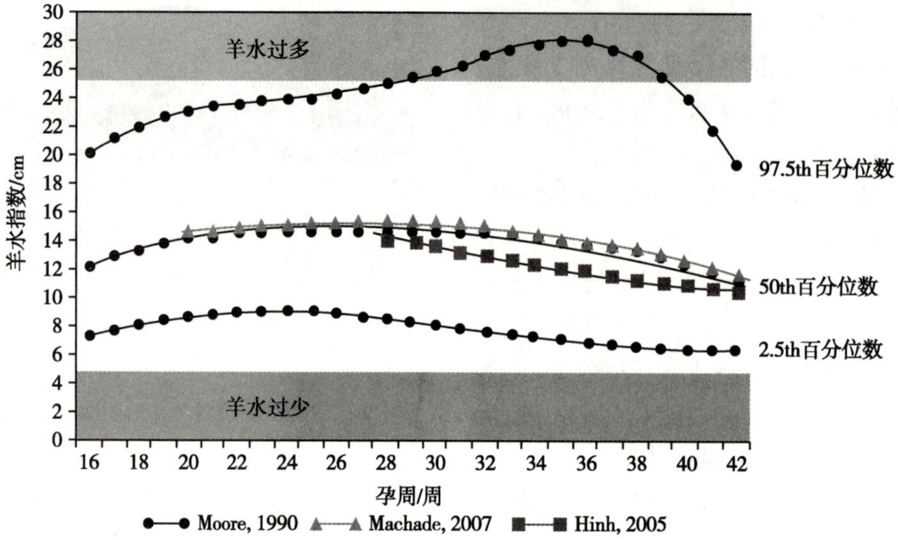

图 15-3 不同孕周 AFI 参考值

体腹部压力的大小直接影响到测量的准确性。压力过小可能导致 AFI 过高，压力过大会导致 AFI 偏小。但有学者认为由于 AFI 测量 4 个象限，一定程度上纠正了测量误差及主观因素。目前的研究认为在羊水过少时，尤其 MVP 小于 2cm 作为羊水过少诊断标准优于 AFI，而在羊水过多时，AFI 优于 MVP。超声预测羊水量异常的价值有限，建议重复、动态评估羊水量，不宜凭单次超声测量结果进行临床处置。

（张雪芹）

第二节 羊 水 过 多

羊水过多（polyhydramnios）是指羊水量异常增加。通常认为，妊娠期间羊水量超过 2 000ml 称为羊水过多，其在单胎妊娠中的发生率 1%～2%，在多胎妊娠中更为常见。据报道，羊水过多的围产儿死亡率比正常孕妇高 2 倍～5 倍。也有报道称当羊水量持续性显著增加时，母体并发子痫前期的概率增加 2.7 倍。

一、羊水过多的病因学诊断及其困惑

羊水过多的病因复杂，部分有因可循，但大部分病因不明。

（一）胎儿方面

主要是胎儿畸形，包括胎儿结构异常及遗传综合征，是引起重度羊水过多的主要原因。

1. **神经管缺陷** 最常见，约占 50%，主要是开放性神经管缺陷，包括无脑儿、脑积水、前脑无裂畸形、显性脊柱裂等。

2. **消化系统畸形** 约占 25%，主要是消化道梗阻，如食管、十二指肠狭窄或闭锁、气管 - 食管瘘。

3. **神经肌肉疾病** 包括强直性肌营养不良、关节挛缩、胎儿运动不能畸形序列征（Pena-Shokeir 综合征 I 型，单基因遗传病）。

4. **颅面部及颈部畸形** 唇腭裂、小颌畸形、颈部肿物、先天性高位气道阻塞综合征（congenital high airway obstruction syndrome，CHAOS）。

5. **胸部畸形** 包括纵隔移位、膈疝、先天性囊性腺瘤样畸形、肺隔离症等。

6. **胎儿心脏高输出状态** 通常与胎儿非免疫性水肿有关，如胎儿骶尾部畸胎瘤、胎盘绒毛膜血管瘤、胎儿甲亢、双胎输血综合征，以及胎儿严重心血管疾病。另外母儿血型不合溶血、胎儿 - 母体输血、α- 地中海贫血纯合子、葡萄糖 -6- 磷酸脱氢酶缺乏症等引起的胎儿贫血也可引起羊水过多。

7. **泌尿系统异常** 主要是胎儿先天性肾盂输尿管连接部梗阻、中胚叶肾脏肿瘤、Batter 综合征等。先天性肾盂输尿管连接部梗阻引起的羊水过多也被称为"反常羊水过多"。

8. **其他染色体 / 基因疾病** 除上述先天性遗传疾病外，遗传性假性低醛固酮症、VACTERL 联合征及染色体非整倍体异常，如 18- 三体、21- 三

体、13-三体胎儿可引起羊水过多。

9. 先天性感染 包括巨细胞病毒、弓形虫、梅毒和微小病毒。

10. 双胎妊娠 Hernandez 等发现 18% 的双胎妊娠合并羊水过多，主要是单绒毛膜双胎的并发症，包括双胎输血综合征及一胎无心畸形。

（二）母体方面

妊娠糖尿病是羊水过多的常见病因，占 10%～25%。其机制可能是：母体高血糖导致胎儿血糖增高，从而导致胎儿渗透性利尿。另外，胎盘胎膜渗出增加也可导致羊水过多。

（三）特发性羊水过多

病因不明的羊水过多称为特发性羊水过多，占羊水过多的 60%～70%，通常在 32 周到 35 周之间发现。大约 80% 的特发性羊水过多是轻度的，妊娠结局通常良好。

羊水过多的病因学诊断非常复杂，其困惑在于多数情况下其病因是不明的。特别是遗传性病因的诊断需依赖于科学家们对相关发病机制的深入探讨。

二、羊水过多的临床处理

（一）临床评估

羊水过多明显增加围产期发病率和死亡率，因此，一个全面的病史回顾、实验室和超声评估将有助于准确识别病因，并指导临床处理。

1. 临床表现 临床症状与羊水过多的程度和羊水增加的速度有关，主要是子宫膨胀以及增大的子宫压迫盆腔脏器引起的不适症状。慢性羊水过多其压迫症状往往轻微甚至无症状，查体时子宫大于孕周、张力大，液体震颤感明显。急性羊水过多因羊水迅速增加，子宫明显增大，压迫症状明显，孕妇常感腹部紧绷、胀痛，因膈肌上抬导致呼吸困难、无法平卧；因增大的子宫压迫下腔静脉，静脉回流受阻，可出现下腹部、外阴及双下肢水肿、静脉曲张。少数情况下，由于增大的子宫压迫输尿管导致输尿管梗阻而出现少尿。检查胎位不清、听诊胎心音遥远或不清。

2. 辅助检查

（1）超声检查：羊水过多的超声测量指标通常用 MVP 及 AFI。MVP≥8cm、AFI≥24cm 或≥25cm 时为羊水过多。美国母胎医学会（Society for Maternal Fetal Medicine, SMFM）选择 AFI≥24cm，而 25cm 通常用于研究中。根据 MVP 及 AFI，可将羊水过多分为轻、中、重三度，轻度，8cm≤MVP<12cm，25cm≤AFI<30cm；中度，12cm≤MVP<16cm，30cm≤AFI<35cm；重度，MVP≥16cm，AF≥35cm。这种分类主要在研究中用于风险分级。

（2）实验室检查：主要是用于排除上述母儿并发症。

值得注意的是，妊娠早期发现的严重羊水过多，除了进行详细的超声筛查外，还应完整回顾病史和家族史；严重羊水过多伴胎儿运动减少，应进行遗传咨询并排除神经系统疾病如先天性强直性肌营养不良等；另外，不是所有的异常都可以检测得到，比如胎儿食管闭锁和气管食管瘘很难在产前通过超声诊断，而且一些特发性羊水过多可能与孕期没有任何异常的遗传综合征有关。

（二）治疗

羊水过多的治疗主要是针对病因，如：控制血糖、及时宫内输血、射频消融等。轻度特发性羊水过多通常不需要治疗。研究发现，1/3 以上的轻度羊水过多有可能自行缓解，但应密切关注胎儿宫内发育速度及羊水量的变化，目前对特发性羊水过多的超声随访频率没有共识。合并胎儿畸形或染色体异常的羊水过多，根据孕妇意愿及孕周情况，考虑终止妊娠。如果羊水过多，但胎儿未发现明确异常，治疗的重点是期待治疗，尽量延长孕周，同时密切监测胎儿宫内情况和治疗孕妇并发症。

1. 一般治疗 孕妇适当减少饮水量，取左侧卧位以改善胎盘循环。

2. 胎儿和羊水量的生物物理监测 根据临床情况和患者的主诉决定，通常每 3～4 周 1 次。由于羊水过多增加死胎风险，一般建议进入围产期后开始进行胎动计数，32 周以后每周进行两次生物物理评分。

3. 预防早产 羊水过多增加未足月胎膜早破和早产的风险，建议定期超声监测宫颈长度，为早产临产提供预警，指导使用糖皮质激素促胎肺成熟及硫酸镁脑保护。发现子宫颈小于 1.5～2.0cm，尤其是胎龄小于 34 周且子宫颈胎儿纤维连接蛋白阳性时，应及时评估是否住院并给予相应的治疗。

4. 羊膜腔穿刺术 当孕妇腹胀、呼吸系统压迫症状明显，且孕周不足 37 周或胎肺不成熟时，可考虑羊膜腔穿刺术放液，延长孕周。术后酌情使用宫缩抑制剂预防早产。羊水减量术的并发症发生率约为 3%，包括绒毛膜羊膜炎、胎儿心动过缓、胎盘早剥和胎膜早破。

5. 吲哚美辛 对于重度羊水过多合并先兆早产的孕妇，药物治疗可选择前列腺素合成酶抑制剂如吲哚美辛，其可减少胎儿尿液产生。吲哚美辛的起始剂量为 25mg 每日 3 次口服，最多每日 150mg，72 小时内服用是相对安全的，长期服用需警惕胎儿动脉导管早闭、狭窄、新生儿肾发育异常以及脑室内出血、脑室周围白质软化、坏死性小肠结肠炎，32 周之后应避免使用。由于目前尚无证据证实吲哚美辛能够改善母婴结局，美国母胎医学学会指南并不推荐使用吲哚美辛治疗羊水过多（循证医学分级 1B）。

6. 分娩时机、方式的选择及产程管理 通常建议，特发性轻度羊水过多的妇女应期待至足月后自然临产，分娩方式应根据产科指征而定。重度羊水过多的孕妇应到三级医疗机构分娩，以便及时处理胎儿畸形（1C 级）。通常优先选择阴道分娩，产程中应注意胎位变化，特别是破膜前后。另外产科团队应时刻警惕胎盘早剥、脐带脱垂、胎先露转变及产后出血等并做好相关准备。有研究发现，特发性羊水过多也与新生儿 NICU 入住率增加有关，最常见的原因是新生儿短暂性呼吸急促，因此分娩时应建议新生儿科医师在场。

（张雪芹）

第三节 羊 水 过 少

羊水过少（oligohydramnios）是指羊水量的异常减少，通常认为妊娠晚期羊水量小于 300ml 为羊水过少，临床上一般以 MVP≤2cm 或 AFI≤5cm 作为羊水过少的诊断标准。MVP≤1cm 为严重羊水过少。如超声找不到可测量的羊水池，称为无羊水（anhydramnios）。由于定义不同，报道的羊水过少发生率 1%～3%。羊水过少明显增加围产儿不良预后，因此，临床工作中应高度重视并进行全面的评估，为临床处理提供依据。

一、羊水过少的病因学诊断及其困惑

任何导致羊水产生减少、丢失增加的因素都可导致羊水过少。Chamberlain 等发现 40% 的羊水过少病例合并一些复杂的情况，如胎儿生长受限、妊娠期高血压疾病和先天性畸形。另外有一些羊水过少原因不明，称为特发性羊水过少。

（一）胎儿畸形

主要是泌尿系统畸形，是导致严重羊水过少的最常见原因，除非选择胎儿治疗，否则这种原因导致的羊水过少胎儿预后都非常差。

1. 肾脏发育异常 包括先天性肾缺如（Potter 综合征）、双肾发育不全、双侧多囊肾、单侧肾发育不全伴对侧多囊肾以及多囊肾婴儿型，这是一种常染色体隐性遗传病。肾小管发育不全也可导致羊水过少，其肾脏形态正常，但新生儿期出现肾衰竭，常有家族史。

2. 尿路梗阻 如输尿管狭窄、梗阻、后尿道瓣膜、膀胱出口梗阻、巨膀胱微结肠综合征（megacystis-microcolon-intestinal hypoperistalsis syndrome）等。

3. 其他泌尿系异常 如并肢畸形（sirenomelia）、泄殖腔发育不全或不发育、梨状腹综合征（prune belly syndrome）、隐眼 - 并指 / 趾综合征（cryptophthalmos-syndactyly syndrome）及染色体、基因异常等。

（二）子宫 - 胎盘功能不全

子宫 - 胎盘功能不全是中孕后期及妊娠晚期羊水量减少的主要原因，包括胎盘异常、母体并发症、过期妊娠等，其机制可能是子宫 - 胎盘血供减少，胎儿血供、氧供减少，导致胎儿生长受限、胎儿宫内缺氧，继而胎儿尿量减少、羊水量减少。

1. 胎盘异常 如慢性胎盘早剥、胎盘栓塞、梗死等。

2. 母体因素 包括母体高血压、胶原血管病、肾脏疾病及自身免疫性疾病，如系统性红斑狼疮和抗磷脂综合征。另外，孕妇脱水、低血容量也可引起羊水过少。研究已证实羊水量与母体血管容量之间有密切的联系。

3. 过期妊娠 妊娠晚期特别是 40 周后，胎盘功能逐渐下降，羊水逐渐减少。

（三）药物暴露

包括血管紧张素转化酶抑制剂（ACEI）、血管紧张素Ⅱ受体阻滞剂（ARB）和非甾体抗炎药（NSAID）。前列腺素合成酶抑制剂吲哚美辛有抗利尿作用，可用于治疗羊水过多，但若使用时间太长，可能导致羊水过少及动脉导管早闭。

（四）胎膜早破

胎膜破裂后羊水漏出的速度大于产生的速度，可导致继发性羊水过少。

羊水过少的病因学诊断的难点在于其发病机制的多样性，需结合多学科手段与方法，才能比较准确了解其病因。

二、羊水过少的临床处理

（一）临床评估

羊水过少的评估主要是通过对孕妇进行全面的病史回顾、体格检查以及有针对性的超声检查来仔细筛查引起羊水过少的潜在病因，包括排除胎膜早破、超声检查胎儿泌尿系统解剖结构及功能、超声检查评估胎儿生长情况、评估子宫-胎盘功能。另外，胎肺发育不良的评估也是至关重要的。

1. **早发型羊水过少** 如羊水量从孕早期就明显减少，称为早发型羊水过少。预后均很差。胎儿可能发育异常、不能正常排尿，也可能胎盘严重异常。需开展针对性的超声检查以评估胎儿和胎盘异常。

2. **孕中期羊水过少** 孕中期诊断羊水过少时应排除胎膜早破、胎儿生长受限及泌尿系统畸形。显微镜下羊齿状结晶检查、pH试纸测试是目前明确胎膜早破的常用方法。近年研究发现，AmniSure检测试剂盒等可以检测阴道内羊水中的特殊蛋白，比羊齿状结晶、pH试纸具有更高的敏感性和特异性。

3. **孕晚期羊水过少** 中孕后期及孕晚期的羊水异常减少通常与胎儿生长受限、胎盘异常或母体并发症等引起的子宫胎盘功能不全有关。如果发现生长受限建议进行脐动脉多普勒检查血管阻力。

4. **评估肺发育不良可能** 长期羊水过少易导致肺发育不良，妊娠中期特别是妊娠16周至24周（肺泡增殖期）出现严重羊水过少时，肺发育不良的风险最大。目前已有多种方法用来评估肺发育不全，但没有一种方法有足够的敏感性和特异性。最近有学者提出用胎儿肺组织的磁共振成像和多普勒超声检查来预测肺发育不良。一项研究报道这一方法预测肺发育不良的敏感性为88%，假阳性率为12%。当严重羊水过少、胎儿尚未能存活，而胎儿的胸部发育明显受损时，应考虑终止妊娠。

（二）治疗

羊水过少的治疗取决于其病因及孕周。对于严重羊水过少合并胎儿畸形或染色体异常的，尊重孕妇及家属的意见，尽快引产终止妊娠；已孕足月的羊水过少病例，应积极终止妊娠以降低羊水粪染、胎儿窘迫、低Apgar评分和剖宫产风险。分娩方式取决于胎儿的宫内情况及宫颈成熟度。对于羊水过少合并胎儿生长受限的妊娠，其围产儿发病率和死亡率升高，因此密切监护胎儿情况很重要，如胎儿已可存活，应住院治疗、加强胎儿宫内情况监护，孕32周后应进行分娩评估；对于胎儿解剖结构和生长都正常且小于36周的羊水过少病例，一般在加强胎儿监护的同时进行期待治疗，但如出现产科指征，应及时终止妊娠，而不仅仅考虑早产。

（三）临界性羊水过少

通常指AFI介于5~8cm之间。不同的研究对临界性AFI的妊娠结局结论不一，可能与纳入标准不一有关。Kwon等的研究提示孕足月临界性羊水过少胎儿窘迫发生率、Apgar评分<7分以及呼吸窘迫综合征的概率显著增高。Sahin E等却发现足月的无并发症的临界性羊水过少与不良围产期结局无关。目前并无足够的证据支持让AFI 5~8cm的病例终止妊娠。因此有学者推荐，近足月的临界性羊水过少（AFI 5~8cm，MVP 2~3cm），在排除胎膜早破及胎儿发育异常后，应适当加强胎儿监护，只要MVP>2cm，就应让产妇进行补液。

（张雪芹）

第四节 亟待研究的内容

羊水异常是临床比较常见的问题。从临床实践迫切需要解决的问题与国内外相关领域的研究

现状出发,目前亟待研究的内容概述如下:

1. 羊水的形成与调控机制需进一步阐明
羊水量异常的临床处理效果与我们对于羊水形成与调控机制的了解程度密切相关。目前比较明确的是儿茶酚胺、AVP 及皮质醇等内分泌因子参与了羊水量的调控。但对于经膜内吸收调控羊水量的机制仍知之甚少。胎盘和胎儿细胞膜上的水通道蛋白是如何发挥作用的?其功能与羊水量异常存在何种关联?回答此类疑问尚需改进研究方法,创新研究思路,实现从非人类物种研究向人类研究的转换。

2. 羊水超声检查的临床价值　精确地测量羊水量仍然存在困难。目前常用超声指标 MVP 和 AFI 的敏感性与特异性有待提高。比较这两个指标之间的诊断效果,在羊水过多方面差异较小。对于羊水过少者,MVP 的特异性较高、敏感性较低,而 AFI 与之相反。

3. 羊水异常的病因学诊断　羊水异常的病因非常复杂。很多情况下其病因不能快速准确发现。孕期药物对羊水量的影响很难充分评估,遗传性病因的诊断受限于相关染色体分析与基因检测技术的发展水平。

4. 羊水异常的临床处理　羊水过多时,鉴于对胎儿发育的影响,美国母胎医学学会指南不推荐使用吲哚美辛治疗。羊膜腔穿刺减量术作为一种有创性手段存在风险,目前并不确定特发性羊水过多者进行诊断性羊膜穿刺术的必要性;羊水过少的治疗与其病因及孕周有关。其主要争论处在于:①羊膜腔灌注可否常规用于治疗孕中期严重羊水过少;②产程中羊膜腔灌注的临床应用价值尚有待进一步探讨;③母体补液是否会改善妊娠结局;④如何处理临界性羊水过少。这些问题均需基于相关基础性研究与循证医学的进展进一步深入讨论。

（张雪芹）

参 考 文 献

[1] Cunningham GF, Leveno KJ, Bloom SL, et al. Williams Obstetrics. 25th ed. New York: McGraw-Hill, 2018.

[2] Gabbe SG, Niebyl JR, Simpson JL, et al. OBSTETRICS: Normal and Problem Pregnancies. 7th ed. Philadelphia: Elsevier, 2017.

[3] Qu Ee Nan JT, Hobbins JC, Spong CY. Protocols for High-Risk Pregnancies. 5th ed. Oxford: Blackwell Publishing Ltd, 2010.

[4] 徐丛剑,华克勤. 实用妇产科学. 4 版. 北京:人民卫生出版社. 2017.

[5] Rabie N, Magann E, Steelman S, et al. Oligohydramnios in complicated and uncomplicated pregnancy: a systematic review and meta-analysis. Ultrasound Obstet Gynecol, 2017, 49(4): 442-449.

[6] Tanahashi H, Tian QB, Hara Y, et al. Polyhydramnios in Lrp4 knockout mice with bilateral kidney agenesis: Defects in the pathways of amniotic fluid clearance. Sci Rep, 2016, 6: 20241.

[7] Harman CR. Amniotic Fluid Abnormalities. Semin Perinatol, 2008, 32(4): 288-294.

[8] Aviram A, Salzer L, Hiersch L, et al. Association of Isolated Polyhydramnios at or Beyond 34 Weeks of Gestation and Pregnancy Outcome. Obstet Gynecol, 2015, 125(4): 825-832.

[9] Dashe JS, Pressman EK, Hibbard JU. Society for Maternal-Fetal Medicine(SMFM)Consult Series #46: Evaluation and Management of Polyhydramnios. Am J Obstet Gynecol, 2018, 219(4): B2-B8.

[10] Hebbar S, Rai L, Adiga P, et al. Reference Ranges of Amniotic Fluid Index in Late Third Trimester of Pregnancy: What Should the Optimal Interval between Two Ultrasound Examinations Be. J Pregnancy, 2015, 2015: 319204.

[11] Sahin E, Madendag Y, Tayyar AT, et al. Perinatal outcomes in uncomplicated late preterm pregnancies with borderline oligohydramnios. J Matern Fetal Neonatal Med, 2018, 31(23): 3085-3088.

[12] Morris RK, Meller CH, Tamblyn J, et al. Association and prediction of amniotic fluid measurements for adverse pregnancy outcome: systematic review and meta-analysis. BJOG, 2014, 121(6): 686-699.

[13] Kollmann M，Voetsch J，Koidl C，et al. Etiology and perinatal outcome of polyhydramnios. Ultraschall Med，2014，35（4）：350-356.

[14] Yefet E，Daniel-Spiegel E. Outcomes From Polyhydramnios With Normal Ultrasound. Pediatrics，2016，137（2）：e20151948.

[15] Kehl S，Schelkle A，Thomas A，et al. Single deepest vertical pocket or amniotic fluid index as evaluation test for preventing adverse pregnancy outcome（SAFE trial）：a multicentre，open-label randomised controlled trial. Ultrasound Obstet Gynecol，2016，47（6）：674-679.

[16] Berezowsky A，Ashwal E，Hiersch L，et al. Transient Isolated Polyhydramnios and Perinatal Outcomes. Ultraschall Med，2019，40（6）：749-756.

第十六章　胎儿生长受限

胎儿生长受限（fetal growth restriction，FGR）是导致围产儿死亡的第二大原因，其围产儿死亡率是正常新生儿的6～10倍。产前早期预测和诊断FGR，并进行规范化的管理，则可能降低围产儿病率和死亡率。随着FGR相关循证医学证据的呈现，美国、英国和加拿大等妇产科学会均发布了FGR诊治的临床指南。FGR的诊治正在走向规范化，然而临床仍面临一些困惑和挑战。

第一节　历史回顾

"胎儿生长发育受限"这一概念由Yippo于1919年首次提出，他将出生体重低于2 500g的新生儿定义为"不成熟（premature）"。从此产科及儿科医师开始关注胎儿生长发育受限的胎儿。20世纪70年代以前（胎儿超声检查使用前），胎儿生长情况只能依靠出生体重加以评估，如极低出生体重儿（<1 500g）、低出生体重儿（<2 500g）等。随后产科专家们认识到，只有将出生体重与相同孕周的预期胎儿体重进行比较，才能识别生长发育异常的新生儿。20世纪70年代，Lubchenco等发表了不同孕周与出生体重的对照表格，并且开始使用出生体重百分位数进行分类，如小于胎龄儿（small for gestational age infant，SGA，指出生体重<正常出生体重的第10百分位）、适于胎龄儿（第10～90百分位）等。20世纪80年代开始，随着胎儿超声检查的临床应用，对于FGR的诊断和研究进入到了产前或者宫内阶段，逐渐引入"胎儿生长潜能（growth potential）"的评估，使得我们对FGR有了更深入的认识和理解。

过去40年里，FGR的定义及分类在不断演变。以往多将SGA和FGR混淆。目前一般认为，SGA是指胎儿体重低于某个阈值，而没有明显的潜在病理因素；FGR则是某些病理因素阻碍了胎儿的生长，使其达不到应有的生长潜能。

（漆洪波）

第二节　胎儿生长受限的诊断标准

一、异常体重界值的选择

FGR是指因遗传或环境因素导致胎儿未达到预期的生长潜能，定义为估计胎儿体重低于该孕周的第10百分位；而SGA是指出生体重低于同胎龄新生儿出生体重的第10百分位。由此可见，这一定义无法区分"体重偏小的胎儿""病理因素导致体重偏小的胎儿"和"病理因素未达到其生长潜能但体重不偏小的胎儿"。估计胎儿体重（estimated fetal weight，EFW）小于该孕周第10百分位的胎儿中，70%的已达到其预期的生长潜能，尽管诊断为FGR，但发生不良结局的风险较低。因此，目前以小于第10百分位作为诊断界值，仍存在争议。若将诊断的界值调整至第5百分位数或第3百分位时，真正FGR的比例将会增加，更能筛查出需要产前严密监护的胎儿。一项大型前瞻性研究的结果支持采用较低界值定义FGR。该研究发现，体重介于第3～10百分位的胎儿中，只有2%出现不良围产儿结局；而体重小于第3百分位的胎儿中，6.2%围产儿结局不良。但采用较低界值定义FGR也面临一些问题。例如，一些轻度FGR容易漏诊，不利于提前识别和干预。总体而言，使用百分位界值定义FGR仍存在争议。体重只是评估胎儿生长状况的一个指标，不能仅依靠估计胎儿体重或出生体重评估FGR的不良围产结局。

二、胎儿生长参考标准

当评估胎儿生长状况时，是基于不同孕周的

出生体重，还是不同孕周超声估计的胎儿体重（sonographic estimated fetal weight，SEFW），还是个体定制化的标准，也一直存在争议。2015 年中华医学会儿科学分会进行了一项大规模调查，将不同孕周相应的新生儿出生体重进行了汇总分析，发布了中国不同孕周的新生儿出生体重百分位数参考值。国内有些单位诊断 FGR 时就使用该参考值。但是，将不同孕周的新生儿出生体重作为参考标准是有缺陷的，因为早产和 FGR 之间存在相关性，早产儿常合并 FGR。不同孕周出生体重数据中，早产儿的数据来源于病理妊娠分娩的新生儿，这些新生儿的出生体重并不适合作为"正常"的参考标准，同时该参考值的孕周没有经过孕早期（11～13^{+6} 周）超声检查的冠 - 臀长（crown-rump length，CRL）进行核对，孕周是回顾性确定的，因而并不准确。

国际著名的针对胎儿生长参考标准的群体研究有 3 项，分别是 INTERGROWTH-21st，美国国家儿童健康和人类发展研究所（United States National Institute of Child Health and Human Development，NICHD）以及世界卫生组织（World Health Organization，WHO）组织的研究。INTERGROWTH-21st 研究是在 8 个国家开展的多中心胎儿生长队列研究，根据超声检查的结果确定了 22～40 孕周中，不同孕周对应的胎儿体重参考值。该研究显示，不同种族的胎儿和新生儿体重相近，主要与母体营养状况和是否处于不良环境有关，因此 INTERGROWTH-21st 参考标准是不考虑种族差异性的 SEFW"通用标准"。与出生体重标准相比，SEFW 作为胎儿生长参考值更为准确。该"通用标准"已被美国、加拿大和英国的最新指南所采纳，但也有争议。2015 年 NICHD 组织的研究显示 EFW 存在种族差异，并发布了美国的种族特异性胎儿生长曲线。随后 WHO 组织了 10 个国家参加的胎儿生长队列研究，证实了 NICHD 的研究结果，即 EFW 存在种族差异。因此，不考虑种族差异，而采用 EFW"通用标准"诊断 FGR 可能并不恰当。

基于群体制订的胎儿体重参考值在评估胎儿生长时存在局限性，一些研究者制订个体化的胎儿生长模型，采用定制化胎儿体重（customized fetal weight）曲线评估胎儿生长。胎儿生长模型通常采用孕早期孕妇体重、身高、民族、产次及胎儿性别等变量估算胎儿在不同孕周和出生时的体重。定制化胎儿体重曲线不以群体通用标准评估胎儿生长，可以发现 SEFW 位于第 10 百分位以上但属于生长受限的胎儿。目前定制化胎儿体重曲线的研究尚无随机对照试验证实其优势，而且临床上广泛应用定制化胎儿体重曲线尚有难度，因为许多国家和地区尚没有建立个体化的胎儿生长模型。

三、评估胎儿生长的超声指标

包括双顶径（biparietal diameter，BPD）、头围、腹围、股骨长，并可根据这些指标计算 EFW。EFW 在高危和低危人群中都是可靠的筛查工具，对于 95% 的孕妇来说，EFW 与胎儿真实体重的误差不超过 20%。除了 EFW，英国皇家妇产科医师学院（Royal College of Obstetricians and Gynae-cologists，RCOG）推荐将腹围 < 相应孕周标准的第 10 百分位也纳入 SGA 诊断标准。Chauhan 等研究发现，将腹围和 EFW 均低于相应孕周标准的第 10 百分位作为诊断标准时，对 SGA 的预测价值更高（表 16-1）。

表 16-1　超声检测胎儿生长受限的准确性

指标	敏感性	特异性	阳性预测值	阴性预测值
FL/AC 比值升高	34～49	78～83	18～20	92～93
估计胎儿体重 < 第 10 百分位	89	88	45	
羊水量减少	24	98	55	92
HC/AC 比值升高	82	94	62	98
AC < 第 10 百分位	62	91	67	90
AC < 第 5 百分位	98		37	

（漆洪波）

第三节　胎儿生长受限病因的确定

确定 FGR 的原因时，需要进行完整的病史采集和体格检查，以评估是否存在 FGR 相关的母体疾病。此外，还要进行产科影像学检查及实验室评估，用于寻找胎儿和胎盘病因。然而，FGR 的病因不一定能够在产前确定。

1. 胎儿超声检查 应针对所有的 FGR 进行详细的胎儿系统超声筛查，因为约 10% 的 FGR 伴有先天异常，20%~60% 的畸形婴儿是 FGR。FGR 相关的异常包括：脐膨出、腹裂、膈疝、骨骼发育不良和一些先天性心脏缺陷。

2. 胎儿遗传学的检查 在下列任一情况下，由于胎儿异常的风险升高，需要进行胎儿遗传学检查：

（1）早发型 FGR（<24 周）。

（2）严重 FGR（<第 3 百分位数）。

（3）均称型 FGR。

（4）胎儿结构异常。

（5）没有胎儿结构异常，但存在非整倍体风险增加相关的超声软标志，如颈后透明层厚度增加、脉络丛囊肿和手位置异常等。

3. 胎儿感染检查 因母体病史、体格检查或胎儿超声表现而临床怀疑感染时，应检查孕妇是否存在感染，包括：巨细胞病毒感染、弓形虫病、风疹和水痘。当有临床指征时，可进行羊水或脐血 DNA 检测来检查有无感染。胎儿感染的超声影像标志往往没有特异性，但如果发现胎儿脑部和 / 或肝脏的强回声和钙化，以及积水时，要高度怀疑胎儿感染。

（漆洪波）

第四节 监测胎儿生长受限胎儿状况的方法

大部分 FGR 的病例中，胎儿结构和染色体正常，而存在子宫、胎盘和胎儿循环障碍。因此，评估胎儿血流动力学尤为重要，其目的在于避免死胎并选择最佳的分娩时机。

FGR 一经诊断即应开始严密监测。监测方案应综合应用多普勒超声胎儿血流、羊水量、电子胎心监护（electronic fetal monitoring，EFM）、生物物理评分（biophysical profile，BPP）和胎儿生长监测方法，全面评估监测 FGR 胎儿。监测应从确诊为 FGR 开始，每 2~4 周评估胎儿生长发育。多普勒胎儿血流正常时，监测的频率通常为每周 1 次；如果脐动脉多普勒血流异常，可考虑增加胎儿大脑中动脉及静脉导管血流监测，每周 2 次

EFM 或 BPP。胎儿大脑中动脉血流增加为脑保护效应，不宜用于分娩时机的决策。随着胎盘功能减退，脐动脉多普勒血流可表现为 S/D 比值升高、舒张末期血流缺失或倒置。若出现舒张末期血流倒置和静脉导管反向"a"波，围产儿死亡率高，预后差。

（漆洪波）

第五节 胎儿生长受限的早期筛查和预测

目前很难靠妊娠中晚期的处理或治疗来阻断或延缓 FGR 病程的进展，仅能对疾病病程进行观察及监测，在尽量追求孕周延长的同时，避免发生胎儿严重缺氧、酸血症甚至胎死宫内。但即便及时终止妊娠，FGR 的胎儿出生后并发症和死亡的风险仍然增加。FGR 的胎儿出生后因存在追赶性生长（catch-up growth），多数在儿童期能达到正常的体型大小，但长期的神经发育异常和认知能力下降的风险仍可能增加。FGR 也是某些成人慢性疾病（如代谢功能异常、心血管疾病等）的起源因素。因此，许多研究者将研究重点放在 FGR 的早期筛查及预防。若能在妊娠早期（胎盘形成过程中）识别出将来会发展为 FGR 的妊娠妇女并给予恰当干预措施，或将有助于减少 FGR 的发生。考虑到子宫和胎盘血流异常是 FGR 的主要原因，而异常子宫动脉血流速度波形提示子宫螺旋动脉重铸不足，因此子宫动脉 S/D 比值升高和 / 或存在舒张期切迹时，FGR 风险明显增加。

寻找能够预测 FGR 的血清标志物，一直是 FGR 的研究热点。这些血清标志物包括妊娠相关血浆蛋白 A（pregnancy associated plasma protein-A，PAPP-A）、胎盘生长因子、雌三醇、人胎盘生乳素、人绒毛膜促性腺激素和甲胎蛋白等，其中妊娠相关血浆蛋白 A（PAPP-A）和胎盘生长因子（PLGF）预测价值相对较高（表 16-2）。近年来，更主张结合临床的多个危险因素综合预测。这些危险因素包括既往子痫前期病史、母体妊娠早期体重指数、血压、子宫动脉搏动指数、PAPP-A 的 MoM 值等。综合因素预测 FGR 的敏感性为 80%~90%，假阳性率为 5%~10%。

表 16-2 早孕期和中孕期孕妇血清分析对胎儿生长受限(估计胎儿体重<第10百分位)的预测价值

指标	OR 值	95% 置信区间	敏感性	特异性	阳性预测值	阴性预测值
早孕期						
PAPP-A						
<第5百分位	2.74	2.16~2.81	10.4	95.4	18.7	91.3
<第1百分位	3.53	2.74~4.55	2.9	99.2	26.3	91.0
游离 β-hCG						
<第5百分位	1.3	0.8~2.0	5.1	95.8	7.4	93.8
<第1百分位	1.3	0.8~2.0	5.1	95.8	7.4	93.8
中孕期						
AFP						
>1.5MoM	1.41	1.07~1.87	19.6	90.4	3.9	98.3
>2.0MoM	1.65	1.28~2.12				
uE3						
<0.5MoM	1.79	1.79~2.44				

(漆洪波)

第六节　胎儿生长受限的预防

FGR 的预防一直不尽如人意。虽然大多数阿司匹林的研究以子痫前期作为主要研究结果，FGR 仅作为次要结果，但仍有高级别证据能够指导临床应用。如果 FGR 继发于子痫前期，低剂量阿司匹林可能有效。随机对照试验证明低剂量阿司匹林能轻度降低高危孕妇 FGR 的风险(95% 置信区间：0.81~1.00)，不过孕妇只有在妊娠 16 周前接受阿司匹林治疗才能发挥预防效果。目前推荐方案是：高危孕妇在妊娠 16 周之前每日口服 100~150mg 阿司匹林。低分子肝素预防 FGR 的效果仍不确切，尚需高质量的多中心研究试验对其有效性进行评估。

FGR 动物实验观察到孕期使用磷酸二酯酶 V 型抑制剂(西地那非或他达拉非)能够促进胎儿生长和氨基酸的利用率，但药代动力学研究发现西地那非很可能穿过胎盘，因此必须考虑对胎儿的影响。目前正在进行的一项大型国际多中心 RCT 研究，评估西地那非对 FGR 儿童远期影响，预计很快就会有结果发表。

(漆洪波)

第七节　胎儿生长受限的干预

一、终止妊娠的时机

目前 FGR 最有效的干预措施仍然是终止妊娠。因此，为了平衡早产和继续妊娠相关的胎儿器官损害或死亡的风险，确定合适的分娩时机至关重要。总的来讲，FGR 终止妊娠时机，必须综合考虑 FGR 的孕周、病因、类型、严重程度、监测指标和当地新生儿重症监护治疗病房(NICU)的技术水平等来决定。例如，因非整倍体或先天性感染所导致的 FGR，即使延长孕周也不会改善 FGR 的围产结局。据报道，重度 FGR 胎儿染色体异常的比率高达 19%，并且一项小型研究发现重度 FGR 不论是否存在结构异常，孕 23 周之前出现非整倍体的概率为 20%，孕 23~29 周之间为 0。因此结合现有研究，专家推荐孕<24 周或 EFW<500g 确诊的 FGR 孕妇具有遗传咨询和产前诊断检查的指征，应当进行染色体核型分析。

FGR 胎儿的死亡风险是正常同孕龄胎儿的两倍，而严重 FGR 的胎儿风险更显著增加。FGR 胎儿如果出现脐动脉舒张末期血流缺失或倒置

(absent or reversed end-diastolic velocities, AREDV)，其不良围产结局风险明显增加，同时新生儿死亡率和发病率也显著增加。因此专家认为，孕24～28周本就是早产相关性并发症和新生儿死亡的高风险阶段，若500g<EFW<1 000g考虑FGR，在出现脐动脉AREDV等指征时，如果孕妇和家属选择积极干预，那么应当充分考虑FGR的不良围产结局最好于分娩前咨询母胎医学专家，并且在具备新生儿重症监护治疗病房的医疗中心终止妊娠。总的来讲，ACOG建议如果FGR在孕34周之前终止妊娠，均应在具备新生儿救治能力的医疗中心分娩。

生长受限干预试验（growth restriction intervention trial，GRIT）是目前唯一公开发表的评估<34周FGR早产分娩时机的RCT研究。在这个研究中，纳入的588名FGR孕妇经产科医生评估均不能确定最佳的终止妊娠时机，因此被随机分为早期分娩组（48小时内分娩）或期待观察组（进行产前监测，直至出现终止妊娠的指征）。结果发现，两组倍他米松的给药率相同，胎儿的围产期生存率相似，新生儿出生后2年内的总死亡率（12% vs 11%）或严重残疾的比率相似（OR=1.1，95%置信区间：0.7～1.8），并且在出生后6～12年的随访中发现，两组儿童在认知、语言、行为和运动能力等方面均没有显著差异。这些结果表明，在不确定的情况下延迟分娩远未足月的FGR会导致一些死产，但立即分娩会产生几乎数量相等的新生儿死亡，并且这两种处理方式对新生儿远期的神经发育都没有显著作用。故结合目前研究及专家共识，ACOG、RCOG和SMFM均认为FGR出现舒张末期血流倒置（REDV），不应超过32周，出现AEDV不应超过34周。

GRIT试验中FGR出现脐动脉AREDV时，胎儿围产期死亡率为12%，当静脉导管（DV）的搏动指数（PI）（PI for veins，PIV）升高时，其中41%表现为DV的A波缺失或反向，FGR的围产期死亡率可增至39%，同时观察性研究也发现DV的PIV（OR=5.68，95%置信区间：1.67～19.32）比脐动脉AREDV（OR=2.1，95%置信区间：0.66～6.83）更能准确预测胎儿酸血症。并且大型研究已发现在孕29周之后，仅由DV多普勒即可预测新生儿的存活情况。由此，ACOG建议如果FGR

出现DV多普勒异常，若预测胎儿可存活（≥24周且EFW>500g）并且已完成糖皮质激素促胎肺成熟，则应当建议终止妊娠。

目前尚缺乏足够的随机试验来确定FGR在孕34～37周之间的最佳分娩时间。根据现有分娩时机的研究数据，专家们认为单纯FGR可以期待至孕37周，但如果>34周的FGR出现不良围产结局的危险因素，如胎儿停止生长≥14天、羊水过少、BPP<6分、NST异常、脐动脉多普勒血流异常、母亲危险因素或合并症时，需要积极终止妊娠。

有关近足月FGR分娩时机的研究并不多，在足月宫内生长受限的干预试验（DIGITAT）中，650例孕≥36周疑似FGR的孕妇随机被分为终止妊娠组或期待观察组（直至出现终止妊娠的指征）。两组新生儿的不良围产结局无差异（终止妊娠组6.1% vs 期待观察组5.3%），且两组婴儿在2岁时的发育和行为情况相似，尽管这项研究样本太小，但这两种处理方法并未发现明显差异。另外在欧洲脐带和胎儿血流试验研究（TRUFFLE）中也发现FGR延迟分娩直至DV出现显著异常（缺失或反向）并没有带来立即的新生儿益处，仅在2岁时可能有神经发育方面的微小获益。基于这些结果，RCOG认为FGR孕妇在孕37周后可以考虑积极终止妊娠，但ACOG认为可以期待至孕38～40周分娩，目前意见尚未统一，有待高质量研究佐证。

结合美国妇产科医师协会（ACOG）《胎儿生长受限指南（2019）》和中华医学会发布的《胎儿生长受限专家共识（2019）》，终止妊娠时机推荐如下：

1. 妊娠<24周，或估测体重<500g的胎儿，如果胎儿存在明确宫内生长受限的表现，应当建议至当地的产前诊断中心接受专业的咨询和评估，排除胎儿遗传学疾病。如伴发了胎儿多普勒血流异常，建议和孕妇仔细沟通胎儿的预后，明确对胎儿的态度（是否继续妊娠），帮助决定进一步诊疗计划。

2. 妊娠24～28周，500g<估测体重<1 000g的胎儿，如出现明确的脐动脉多普勒血流异常（舒张末期血流缺失、倒置），如果孕妇和家属要求积极救治，建议在具备一定的极低出生体重儿

救治能力的中心进行产前监护和分娩。如在病情稳定的情况下，基层医院可以和转诊中心进行协调沟通，争取宫内转运的机会。

3. 妊娠 28～32 周的 FGR，脐动脉血流出现异常（舒张末期血流缺失、倒置）同时合并静脉导管 A 波异常（缺失或倒置），建议尽快完成糖皮质激素促胎肺成熟后积极终止妊娠。如果是单纯的脐血流舒张末期倒置，没有其他的胎儿宫内窘迫证据如异常胎监图形、生物物理评分 <4 分、静脉导管 A 波异常等，可期待妊娠不超过孕 32 周。

4. 妊娠 32～34 周的 FGR，单纯的脐动脉舒张末期血流缺失，没有其他的胎儿宫内窘迫证据如异常胎监图形、生物物理评分 <4 分、静脉导管 A 波异常等，可期待妊娠不超过孕 34 周。

5. 妊娠 34～37 周的 FGR，单次脐动脉多普勒血流升高不作为立即分娩的指征，应考虑完善对胎儿健康情况的系统评估，密切随访病情的变化。如胎儿的监护情况良好，可期待至孕 37 周以后。>34 周的 FGR 胎儿如果出现停滞生长 >2 周、羊水过少（AFI <5cm 或 DVP <2cm）、生物物理评分 <6 分、NST 频发异常图形或明确的多普勒血流异常，可考虑积极终止妊娠。

6. 妊娠 >37 周的 FGR 可以考虑积极分娩终止妊娠，如果继续期待观察，需要和家属沟通继续期待观察与积极分娩的利弊。

7. FGR 的处理流程（图 16-1）。

二、分娩方式

分娩方式取决于胎儿宫内状况和多普勒监测结果。孤立 FGR 不是剖宫产的指征。当脐动脉舒张期血流消失或反流时，建议剖宫产；如果脐动脉血流正常、脐动脉搏动指数异常，但舒张期血流存在时，可以引产，但增加了急诊剖宫产的概率。宫缩开始、自然临产时，应该尽早入院，持续胎心监护；当出现胎心变异消失或减速时，应急诊剖宫产。不推荐在引产前行催产素激惹试验，以及分娩时常规行阴道助产或会阴侧切术。

Savchev 等调查不同医疗中心的 FGR 管理情况发现，目前对于多普勒血流异常的 FGR 的管理还是相对统一的。在终止妊娠方式上，当脐动脉血流正常、阻力增高但舒张期血流存在时，均推荐引产；当脐动脉舒张期血流消失时，有部分学者建议引产或剖宫产；当脐动脉舒张期血流反流、静脉导管血流或胎心监护异常时，均推荐剖宫产。因此，对于 FGR 的分娩问题，应该由高年资产科医师综合评估后决定，并且需要更多的前瞻性研究、随机对照试验来进一步探究。

（漆洪波）

第八节　胎儿生长受限临床处理中的一些困惑

一、FGR 使用产前皮质类固醇治疗是否真的能够带来益处

目前几乎所有的指南均建议妊娠 34 周前需要终止妊娠的 FGR 胎儿，应该接受一个疗程的糖皮质激素促胎肺成熟治疗。但有学者认为，FGR 的胎儿因为长期处于不良的宫内生长环境，这种"压力"能促使胎儿自发性成熟。这一假说的理论

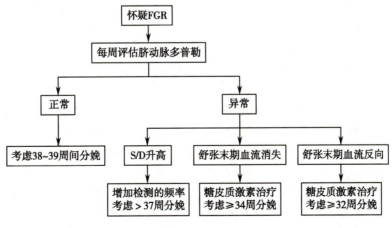

图 16-1　FGR 的处理流程

依据是：FGR 的慢性宫内应激能引起胎儿肾上腺的长期刺激，加速胎肺成熟。与正常生长的相同孕龄的胎儿相比，FGR 可能无法从产前皮质类固醇治疗中获益。此外，研究发现 FGR 胎儿的皮质醇水平较正常胎儿升高，如果再加上外源性暴露于糖皮质激素剂量和时间的增加，会导致胎儿从细胞增殖状态转变为程序性的细胞死亡状态。

由于产前皮质类固醇治疗改善 FGR 早产儿结局的研究结果不一致。在今后的临床研究中，需要解决以下一些问题：

1. 产前皮质类固醇治疗对 FGR 究竟有无益处。

2. 若 FGR 确实能从产前皮质类固醇治疗获益，那使用剂量是否需要调整。

3. 产前皮质类固醇治疗对 FGR 出生后是否存在远期影响。

二、硫酸镁保护脑神经对 FGR 是否有效

FGR 和早产均为脑瘫的高危因素。大量研究已经证实了硫酸镁对早产儿具有神经保护作用。所有的产科指南均推荐 <32 周的早产应给予硫酸镁静脉滴注。尚无 FGR 使用硫酸镁的用药推荐，目前尚没有一项临床试验观察 FGR 使用硫酸镁后的妊娠结局，尚不清楚 FGR 使用硫酸镁能否逆转胎儿的神经损伤，因为 FGR 的神经损伤可能在进行干预前已经存在。并且与健康的足月新生儿相比，FGR 足月胎儿的脐血游离镁水平较高，那么额外的硫酸镁给药可能会导致 FGR 体内镁达到毒性水平，甚至可能是神经毒性的作用。因此尚需开展 FGR 相关研究回答以下问题：

1. 硫酸镁对 FGR 发挥神经保护作用的有效性和安全性。

2. 给药的孕周上限。

3. 最佳冲击和维持剂量。

4. 硫酸镁对 FGR 早产儿神经发育的影响。

目前 FGR 的诊治，正在从经验走向循证。但是我们对 FGR 的认识还非常肤浅，针对 FGR 的预测、预防和治疗方法都极其有限，临床最有效的干预措施就是适时终止妊娠。正因为如此，FGR 是最应该去关注和研究的胎儿疾病，亟待广大围产研究者去深入探索。

（漆洪波）

参 考 文 献

[1] Lubchenco Lo, Hansman C, Dressler M, et al. Intrauterine growth as estimated from liveborn birth-weight data at 24 to 42 weeks of gestation. Pediatrics, 1963, 32: 793-800.

[2] Yerushalmy J. The classification of newborn infants by birth weight and gestational age. Journal of Pediatrics, 1967, 71(2): 164-172.

[3] Gordijn SJ, Beune IM, Thilaganathan B, et al. Consensus definition of fetal growth restriction: a Delphi procedure. Ultrasound Obstet Gynecol, 2016, 48(3): 333-339.

[4] Unterscheider J, Daly S, Geary MP, et al. Optimizing the definition of intrauterine growth restriction: the multicenter prospective PORTO Study. Am J Obstet Gynecol, 2013, 208(4): 290.e1-e6.

[5] 朱丽, 张蓉, 张淑莲, 等. 中国不同胎龄新生儿出生体重曲线研制. 中华儿科杂志, 2015, 53(2): 97-103.

[6] Grantz KL, Hediger ML, Liu D, et al. Fetal growth standards: the NICHD fetal growth study approach in context with INTERGROWTH-21st and the World Health Organization Multicentre Growth Reference Study. Am J Obstet Gynecol, 2018, 218(2S): S641-S655.

[7] Papageorghiou AT, Ohuma EO, Altman DG, et al. International standards for fetal growth based on serial ultrasound measurements: the Fetal Growth Longitudinal Study of the INTERGROWTH-21st Project. Lancet, 2014, 384(9946): 869-879.

[8] Stock SJ, Myers J. Defining abnormal fetal growth and perinatal risk: population or customized standards. PLoS Med, 2017, 14(1): e1002229.

[9] Vayssière C, Sentilhes L, Ego A, et al. Fetal growth restriction and intra-uterine growth restriction: guidelines for clinical practice from the French College of Gynaecologists and Obstetricians. Eur J Obstet Gynecol Reprod Biol, 2015, 193: 10-18.

[10] Royal College of Obstetricians and Gynaecologists.

Small-for-gestational-age fetus, investigation and management (Green-top Guideline No.31). (2014-01-22) [2016-01-10]. https://www.rcog.org.uk/en/guidelines-research-services/guidelines/gtg31/.

[11] Chauhan SP, Cole J, Sanderson M, et al. Suspicion of intrauterine growth restriction: Use of abdominal circumference alone or estimated fetal weight below 10%. J Matern Fetal Neonatal Med, 2006, 19(9): 557-562.

[12] Sagi-Dain L, Peleg A, Sagi S. Risk for chromosomal aberrations in apparently isolated intrauterine growth restriction: A systematic review. Prenat Diagn, 2017, (11): 1061-1066.

[13] Burton GJ, Jauniaux E. Pathophysiology of placental-derived fetal growth restriction. Am J Obstet Gynecol, 2018, 218(2S): S745-S761.

[14] 乔娟, 漆洪波. 胎儿生长受限: 更新的认识. 中华围产医学杂志, 2015, 18(6): 418-420.

[15] Hiersch L, Melamed N. Fetal growth velocity and body proportion in the assessment of growth. Am J Obstet Gynecol, 2018, 218(2S): S700-S711.

[16] Figueras F, Caradeux J, Crispi F, et al. Diagnosis and surveillance of late-onset fetal growth restriction. Am J Obstet Gynecol, 2018, 218(2S): S790-S802.

[17] Crispi F, Miranda J, Gratacós E. Long-term cardiovascular consequences of fetal growth restriction: biology, clinical implications, and opportunities for prevention of adult disease. Am J Obstet Gynecol, 2018, 218(2S): S869-S879.

[18] Gaccioli F, ILMH A, Sovio U, et al. Screening for fetal growth restriction using fetal biometry combined with maternal biomarkers. Am J Obstet Gynecol, 2018, 218(2S): S725-S737.

[19] Hui D, Okun N, Murphy K, et al. Combinations of maternal serum markers to predict preeclampsia, small for gestational age, and stillbirth: a systematic review. J Obstet Gynaecol Can, 2012, 34(2): 142-153.

[20] Groom KM, David AL. The role of aspirin, heparin, and other interventions in the prevention and treatment of fetal growth restriction. Am J Obstet Gynecol, 2018, 218(2S): S829-S840.

[21] 朱毓纯, 杨慧霞. 小剂量阿司匹林预防子痫前期. 中华围产医学杂志, 2015, 18(1): 3-4.

[22] Henderson JT, Whitlock EP, O'Connor E, et al. Low-dose Aspirin for prevention of morbidity and mortality from preeclampsia: A systematic evidence review for the U.S. Preventive Services Task Force. Ann Intern Med, 2014, 160(10): 695-703.

[23] 桂玉燕, 沈婕, 肖喜荣. 西地那非治疗胎儿生长受限的应用进展. 中华围产医学杂志, 2018, 21(2): 130-133.

[24] Niknafs P, Sibbald J. Accuracy of single ultrasound parameters in detection of fetal growth restriction. Am J Perinatol, 2001, 18(6): 325-334.

[25] Melamed N, Pittini A, Barrett J, et al. Antenatal corticosteroids and outcomes of small-for-gestational-age neonates. Obstet Gynecol, 2016, 128(5): 1001-1008.

[26] American College of Obstetricians and Gynecologists' Committee on Practice Bulletins—Obstetrics and the Society forMaternal-FetalMedicin. ACOG Practice Bulletin No. 204: Fetal growth restriction. Obstet Gynecol, 2019, 133(2): e97-e109.

[27] Crowther CA, Middleton PF, Voysey M, et al. Assessing the neuroprotective benefits for babies of antenatal magnesium sulphate: An individual participant data meta-analysis. PLoS Med, 2017, 14(10): e1002398.

[28] Ego A, Subtil D, Grange G, et al. Customized versus population based birth weight standards for identifying growth restricted infants: a French multicenter study. Am J Obstet Gynecol, 2006, 194(4): 1042-1049.

[29] Vergani P, Roncaglia N, Locatelli A, et al. Antenatal predictors of neonatal outcome in fetal growth restriction with absent end-diastolic flow in the umbilical artery. Am J Obstet Gynecol, 2005, 193(3 Pt 2): 1213-1218.

[30] GRIT Study Group. A randomised trial of timed delivery for the compromised preterm fetus: short term outcomes and Bayesian interpretation. BJOG, 2003, 110(1): 27-32.

[31] Thornton JG, Hornbuckle J, Vail A, et al. Infant wellbeing at 2 years of age in the Growth Restriction Intervention Trial (GRIT): multicentred randomised controlled trial. Lancet, 2004, 364(9433): 513-520.

[32] Elimian A, Verma U, Canterino J, et al. Effectiveness of antenatal steroids in Obstetric subgroups. Obstet Gynecol, 1999, 93(2): 174-179.

[33] SMFM. Doppler assessment of fetus with IUGR. Am J Obstet Gynecol, 2012, 206(4): 300-308.

[34] Baschat AA, Cosmi E, Bilardo CM, et al. Predictors of neonatal outcome in early-onset placental dysfunction. Obstet Gynecol, 2007, 109(2 Pt 1): 253-261.

[35] Baschat AA, Weiner CP. Umbilical artery Doppler screening for detection of the small fetus in need of

antepartum surveillance. Am J Obstet Gynecol，2000，182（1 Pt 1）：154-158.

[36] Gyamfi-Bannerman C，Thom EA，Blackwell SC，et al. Antenatal betamethasone for women at risk for late preterm delivery. NICHD Maternal-Fetal Medicine Units Network. N Engl J Med，2016，374（14）：1311-1320.

[37] Committee on Obstetric Practice. Committee Opinion No. 713：Antenatal corticosteroid therapy for fetal maturation. Obstet Gynecol，2017，130（2）：e102-e109.

[38] Boers KE，Vijgen SM，Bijlenga D，et al. Induction versus expectant monitoring for intrauterine growth restriction at term：randomised equivalence trial（DIGI-TAT）. BMJ，2010，341：c7087.

[39] 罗晓芳，漆洪波. 胎儿生长受限的胎盘因素及其临床诊治. 中国实用妇科与产科杂志，2016，32（4）：298-302.

[40] Savchev S，FiguerasF，G ratacosE. Survey on the current trends in managing intrauterine growth restriction. Fetal Diagn Tber，2014，36（2）：129-135.

[41] Ting JY，Kingdom JC，Shah PS. Antenatal glucocorticoids，magnesium sulfate，and mode of birth in preterm fetal small for gestational age. Am J Obstet Gynecol，2018，218（2S）：S818-S828.

第十七章　妊娠期肝内胆汁淤积

第一节　概　　述

妊娠期肝内胆汁淤积（intrahepatic cholestasis of pregnancy，ICP）是妊娠晚期特有的肝脏疾病。以皮肤瘙痒，血中肝酶、胆汁酸水平升高为其主要临床表现；偶有患者可伴黄疸、脂肪痢、恶心、呕吐、厌食、肝脾肿大。该病曾有过许多命名，反映出不同阶段对疾病某些特征的认识。1883年Ahlfeld首次报道一种妊娠期复发性黄疸并在妊娠终止后消失的妊娠并发症，曾先后被命名为妊娠黄疸（jaundice in pregnancy）、妊娠期复发性黄疸（recurrent jaundice of pregnancy）、特发性妊娠期黄疸（idiopathic jaundice of pregnancy）；20世纪50年代发现这类疾病往往有明显的瘙痒，伴或不伴黄疸，被称为妊娠瘙痒（pruritus in pregnancy）。基于该病主要为妊娠期母亲体内胆汁淤积，目前妊娠期肝内胆汁淤积（ICP）和产科胆汁淤积症（obstetrics cholestasis）是公认的命名。前者符合该病孕妇肝脏的病理改变，即肝细胞无明显损害，以肝内毛细胆管扩张、胆汁淤积为主；而产科胆汁淤积症应该更能全面反映该病的特点：妊娠母体内胆汁酸的代谢、肝肠循环异常，进而导致胎儿体内胆汁淤积。我国教科书、指南及国际上多数文献均采用ICP这一命名，英国，澳大利亚等采用"产科胆汁淤积症"这一命名。

ICP发病具有明显的区域性、复发性及家族聚集倾向。16%ICP孕妇有家族史，其复发率为40%～92%。不同国家、地区ICP的发病率差异很大。据报道，智利ICP的发生率约4%；北欧的瑞典、芬兰发病率居中，为1%～1.5%；北美ICP的发病率小于1%，但美国洛杉矶拉丁籍孕妇ICP发病率为5.6%，明显高于全美的发病率；英国报道的ICP发生率为0.7%，而亚洲血统（印度、巴基斯坦）人群的发病率达1.2%～1.5%。根据我国最近一项大于100 000例医院分娩的数据统计，ICP发生率为1.2%；而长江流域包括四川、重庆、上海、安徽、江西、江苏等地为我国ICP高发区，成都、重庆地区报道的ICP发生率为5.2%～5.9%，浙江报道的发生率高达8.47%；以上报道多为基于大医院数据的发生率，人群中的发病率可能低于以上数据。以上流行病学特点提示此病的发生与种族遗传及环境因素有关。

单纯的ICP除部分病例因严重瘙痒影响睡眠、情绪外，孕妇往往无特殊不适，妊娠终止后大部分病例的瘙痒及肝功能损害迅速恢复正常。虽然肝功能异常是ICP最主要的临床表现，但临床上发现严重肝功能损害、凝血功能障碍时需首先考虑其他肝脏疾病，如重型肝炎、急性脂肪肝等。ICP最大的危害，也是其临床关注点，是增加了早产、羊水粪染、胎儿窘迫、死胎以及新生儿窒息的风险。

（邢爱耘）

第二节　多因素参与的发病机制研究及启示

ICP的病因复杂，至今尚未十分明确。大量的流行病学资料以及实验室研究显示，ICP的发病为多因素参与的机制，妊娠期明显升高的雌激素诱导作用、家族遗传易感性、母胎免疫平衡失调以及环境等多因素的相互作用与其发病有关。

寻找ICP的易感基因为多年来ICP病因学研究的重点。ICP胎儿不良妊娠结局的病理机制也是近年来基础与临床研究的热点。而最新的有关ICP对子代远期糖脂代谢影响的研究又拓展了我们的视野。

一、遗传易感基因的研究

ICP 发病的流行病学特点支持遗传因素在其中的先决作用。ICP 易感基因的研究方向很多，由于胆汁淤积是 ICP 最基本的病理改变，因此借鉴非妊娠期胆汁淤积症——进行性家族性肝内胆汁淤积(progressive familial Intrahepatic cholestasis，PFIC)的研究成果，有关胆汁酸转运蛋白基因突变和多态性的研究最受关注。PFIC 是一种常染色体隐性遗传性胆汁淤积性肝脏疾病，研究已经证实 ATP8B1(FIC1)、ABCB11(BSEP)和 ABCB4(MDR3)的基因缺陷可分别导致 PFIC Ⅰ型、Ⅱ型和Ⅲ型的发生。De Vree 等报道多药耐药基因 3(MDR3)突变所致的 PFIC3 与 ICP 同时存在于一个家系中，是最早涉及 ICP 与 ABCB4 基因相关性的研究报道；此后多项研究均发现 MDR3 多种基因突变与 ICP 发病有关。芬兰的一项研究认为胆盐输出泵 BSEP 基因是 ICP 的易感基因。Mullenbach 等发现少数病例的 ICP 患者为 FIC1 基因突变的杂合子携带者，提示 FIC1 也可能为 ICP 的易感基因。FXR 是核受体超家族成员之一，也是多种胆汁酸的受体；FXR 调控胆汁酸代谢的多种酶、胆盐载体的表达，最近 Van Mil SW 等发现 ICP 患者存在 FXR 四种基因变异，其中 3 个与 ICP 的易感性关系密切。但另一项芬兰进行的样本量更大，种族背景更多样化的研究未证实上述结果，说明 ICP 的病因学具有基于家系或群体的遗传异质性，应采取不同的病因学研究策略。

二、胎儿病理机制的研究

ICP 的最大危害是围产儿发病率和死亡率增加。认清 ICP 胎儿病理机制，即导致胎儿不良妊娠结局的关键因素，可以为临床提供有效的诊治策略。尽管还缺乏足够的循证证据，越来越多的基础研究及大样本临床研究提示，母体淤积的胆汁酸通过胎盘导致胎儿体内胆汁酸淤积是 ICP 胎儿不良妊娠结局的关键因素。

(一)基础研究提示胆汁酸与 ICP 围产儿的不良结局有关

1. 胆汁酸与胎儿宫内缺氧 离体实验表明，胆汁酸对培养的肝细胞、红细胞和心血管内皮细胞等均具有浓度依赖性细胞毒作用。高浓度的胆汁酸可使离体人胎盘绒毛表面血管痉挛，绒毛静脉阻力增加，推测可导致胎盘血流灌注急剧下降，胎儿宫内急性缺氧。近年来研究发现胆汁酸对心肌的毒性在 ICP 胎儿猝死过程中可能起重要的作用。研究发现不同浓度的牛磺胆酸作用于离体新生鼠的心肌细胞后，其收缩率减少，并丧失了同步收缩性；ICP 大鼠模型中记录到胎鼠死亡前出现短暂的心律失常阶段。这些研究表明，胆汁酸对心脏有直接毒性作用，可能诱发胎儿心律失常，突然死亡。

2. 胆汁酸与早产 研究发现胆酸可增加正常子宫肌纤维对催产素的敏感性以及缩宫素受体的表达，ICP 子宫肌纤维对催产素刺激的反应性高于正常子宫肌纤维；啮齿类动物实验还显示胆酸可剂量依赖性地增加子宫肌纤维的收缩性以及羊水胎粪污染和早产的概率；Campos GA 等发现给羊注射胆酸可增加自然早产率；这些都提供了升高的胆汁酸可诱发早产的证据。

3. 胆汁酸与羊水胎粪污染 ICP 羊水中胆汁酸浓度明显增高，ICP 死胎病例 85%~100% 有羊水胎粪污染。母羊注射胆酸后胎羊出生时 100% 伴有羊水粪染，提示胆汁酸与羊水粪染的发生密切相关，其可能的机制为胆汁酸可刺激胎儿肠运动增加致使羊水胎粪污染；羊水中胆汁酸弥散到胎盘表面收缩脐带血管和胎盘绒毛血管，进一步导致胎儿宫内缺氧及促进羊水胎粪污染。

(二)临床研究报道提供了胆汁酸与 ICP 不良围产儿结局的直接证据

1. ICP 母体内增高的胆汁酸水平与早产、胎儿窒息及羊水粪染密切相关 Glantz A 等于 1999—2002 年对 45 485 名瑞典孕妇进行了前瞻性队列研究，其中筛查出 693 例，发现当母血中总胆汁酸≥40μmol/L 时，每 1μmol/L 总胆汁酸增加 1%~2% 胎儿并发症(早产、胎儿窒息、羊水胎盘粪染)的发生率；总胆汁酸 <40μmol/L 不增加 ICP 胎儿的并发症。从某种意义上讲，Glantz A 的研究可谓一个"里程碑"，为 ICP 的临床分度奠定了基础，该研究报道也是被相关研究引用最多的文章。为 ICP 的临床分度奠定了基础，该研究报道也是被相关研究引用最多的文章。2014 年英国的一项基于全国数据的前瞻性病例对照研究中，显示总胆汁酸(TBA)增加 1 倍，早产增加

68%，羊水粪染增加 55%，死胎增加 200%，且死胎病例的平均胆汁酸水平为 137μmol/L（四分位距 104～159），明显高于活胎的 ICP 患者。

2. Zecca E 等于 2004 年首次报道 ICP 近足月新生儿（36～37 周）发生难以解释的 RDS。进一步的系列研究发现 ICP 新生儿 RDS 发生率为 28.6%，在患 RDS 的 ICP 新生儿肺泡灌洗液中都检测到高浓度的胆汁酸，新生儿气管内给予表面活性物质后改善了症状；推测胆汁酸可能对抗磷脂酶 A2，减少肺泡表面活性物质；由此提出"胆汁性肺炎"的诊断。

三、妊娠期肝内胆汁淤积子代糖脂代谢紊乱的初识

目前多数 ICP 研究聚焦于病因学及围产儿不良结局的病理机制。Georgia P 等一项有关 ICP 子代远期影响的研究提示，ICP 胎儿宫内暴露于高胆汁酸水平增加了其成年后患代谢性疾病的易感性，即妊娠期胆汁淤积可编码其子代代谢性疾病的发生。

（一）ICP 影响子代青少年期的代谢状况

研究通过芬兰北部的出生队列资料，分析 ICP 子代在 16 岁时的代谢及人体测量学指标。结果发现，在母体 BMI 及新生儿出生体重无差异的前提下，ICP 男性子代的 BMI 及空腹胰岛素水平显著高于正常妊娠的子代；而女性子代的臀围、腰围显著高于正常对照，高密度脂蛋白胆固醇显著低于正常对照。提示 ICP 影响其子代成年后的代谢健康状况。

（二）孕鼠高胆汁酸血症导致子代代谢性疾病

通过喂食添加了 0.5% 胆酸的饮食建立高胆汁酸孕鼠模型，研究发现虽然子鼠出生大小及体重与对照组无差异，但子鼠成长过程中给予高脂饮食可诱发代谢性疾病；包括肥胖、糖耐量异常、血脂异常、肝性脂肪变性等。进一步研究显示胎儿宫内高胆汁酸暴露可导致胎盘、肝脏、脂肪的基因表型及子代表观遗传学的改变。

胎儿源性成人疾病已成为近年来的关注热点，以往主要涉及母亲肥胖及妊娠糖尿病与子代成年后患代谢性疾病高风险的研究。虽然 ICP 不增加巨大儿和胎儿宫内生长受限的风险，但 ICP 母亲存在不同程度脂代谢紊乱及容易合并妊娠糖

尿病。此研究首次提供了妊娠期胆汁淤积增加子代代谢性疾病风险的证据。研究结合临床队列研究和动物实验、体内和体外研究方法，设计严谨，多层次全面的研究角度，使其结果具有极高的科学价值；其研究思路非常值得临床研究工作者学习。

（邢爱耘）

第三节 现行诊治的要点及争议

随着近几年 ICP 研究的进展，有关其诊断及治疗达成的共识越来越多。英国皇家妇产科医师协会（RCOG）、母胎医学会（SMFM）、美国胃肠病学会（ACG）、欧洲肝脏研究协会（EASL）、西澳州政府卫生部（GWADOH）均出版了有关 ICP 的诊治指南。中华医学会妇产科学分会产科学组 2011 年发布了我国第一版 ICP 诊治指南，并于 2015 年更新了第二版。由于 ICP 发病率具有较大的地区差异性，其发病机制和死胎的原因仍不确切，目前尚缺乏足够的临床循证证据，使这些指南在一些细节的指导上具有差异性。

一、妊娠期肝内胆汁淤积的诊治要点

（一）临床表现及诊断

1. **皮肤瘙痒** 妊娠中、晚期出现的瘙痒往往是 ICP 的首发症状。无皮疹性瘙痒，有时有抓痕，常见部位在腹部，手掌和脚掌为其主要特征。瘙痒往往夜间加重，严重的可影响睡眠。妊娠期瘙痒中 28%～60% 确诊为 ICP。因此，妊娠中、晚期出现的瘙痒仅为筛查 ICP 的指征。

2. **肝功能异常** 多数 ICP 患者的转氨酶轻中度升高，以丙氨酸氨基转移酶（ALT）及天门冬氨酸氨基转移酶（AST）为主，一般不超过 1 000U/L。血清胆汁酸水平是 ICP 重要的诊断及监测指标。目前临床上多以总胆汁酸（TBA）>10μmol/L 为诊断标准，TBA≥40μmol/L，往往提示病情较重，为重度 ICP。经治疗胆汁酸水平降至正常不能排除 ICP 的诊断，需要定期复查肝功能，部分患者病情可以有反复，胆汁酸再次升高。

3. **排除其他原因导致的瘙痒及肝功能异常** 单纯 ICP 是一个排除性诊断。诊断前需筛查甲、乙、丙型肝炎病毒及 EB 病毒、巨细胞病毒，行肝胆

超声检查,以排除其他疾病(如病毒性肝炎、原发性胆汁性肝硬化、胆道疾病、子痫前期、妊娠期急性脂肪肝等)所致的肝功能异常。单纯 ICP 分娩后 2～4 周内症状消失及血液生化改变恢复正常。产后持续存在的胆汁淤积应排除 ICP 的诊断。

(二)治疗要点

治疗目标是降低胆汁酸水平,改善肝功能,延长孕周;加强产前监护、选择最佳的分娩时机和方式、获得良好的围产结局。

1. 药物治疗

(1)表面润滑剂:虽然尚缺乏循证依据,对瘙痒严重者可使用炉甘石液、薄荷醇水乳等润肤剂被认为可短暂地改善孕妇瘙痒症状。

(2)熊脱氧胆酸(ursodeoxycholic acid, UDCA):为各个指南推荐的治疗 ICP 的一线药物,妊娠中晚期使用安全性良好。可缓解皮肤瘙痒、降低肝酶及 TBA 水平。常用剂量为 10～15mg/(kg·d)或 1g/d,可分 4 次口服。常规剂量疗效不佳,又无明显的副反应时,可适当加大每日剂量。

(3)S-腺苷基甲硫氨酸(S-adenosylmethionine, SAM):目前尚无足够的证据显示 S-腺苷基甲硫氨酸改善母体症状及胎儿结局的有效性,RCOG 指南不推荐使用,我国指南推荐为 ICP 的二线药物,或与熊脱氧胆酸联合用以治疗重度、进展性、难治性 ICP。丁二磺酸腺苷甲硫氨酸(思美泰)的具体用法:静脉滴注每日 1g,或口服 500mg 每日 2 次,疗程 12～14 日。

(4)维生素 K:ICP 患者食物中脂肪的吸收减少,可影响脂溶性维生素 K 的吸收。但目前缺乏预防性使用维生素 K 有效性的证据。最新的研究发现 ICP 并不增加产后出血的风险。多数指南建议仅在 ICP 患者凝血酶原时间延长或有明显脂肪泻者,可每日口服水溶性维生素 K 5～10mg。

2. 产前监护

ICP 最大的危害是胎儿宫内急性缺氧,甚至是突然的胎儿死亡。虽然目前尚缺乏有效的预测胎儿宫内急性缺氧的手段,每周监测肝酶、胆汁酸水平的变化,孕妇重视自数胎动、每周 1～2 次电子胎心监护,必要时行胎儿生物物理评分仍是临床常用的 ICP 监护手段。

3. 适时终止妊娠

(1)终止妊娠的时机:应根据患者具体情况、药物治疗反应、有无胎儿窘迫、是否合并其他母体并发症等因素综合考虑。迄今为止,尚无高质量的随机对照试验提供不同分娩孕周与 ICP 妊娠结局关系的有效证据。各个指南对具体分娩孕周的建议不同,但多数建议对于无其他合并症的 ICP 患者,应尽量避免医源性早产,但也要考虑到妊娠晚期 ICP 死胎的风险,可于胎儿足月成熟 37 周后引产终止妊娠。

(2)终止妊娠的方式:虽然我国指南中建议重度 ICP 剖宫产终止妊娠,但其他各个国家的指南中均未将单纯 ICP 作为剖宫产指征。无其他产科指征者可严密监测下阴道试产,产程中重视对羊水粪染的监护,做好新生儿窒息复苏准备;严重肝功能损害者需监测凝血功能,必要时做好备血准备。

二、有关诊治的争议

(一)诊断标准的规范化

ICP 诊断标准的不一致导致其治疗方案的多样性。即使上述各个指南对诊断标准也存在争议。

1. 诊断依据

ICP 的诊断标准中瘙痒、胆汁酸升高、肝酶升高,三项指标都要具备还是有一或两项即可?以上各个指南中均存在差异。GWADOH 和 RCOG 指南的诊断标准为瘙痒伴发其他原因无法解释的肝酶升高或胆汁酸升高;RCOG 指南还特别强调胆汁酸升高不是诊断的必要条件。ACG,EASL 和 SMFM 指南的诊断标准为持续存在的瘙痒和血清胆汁酸水平 >10mmol/L。我国第二版 ICP 指南的诊断标准为总胆汁酸水平升高,伴或不伴肝酶水平升高足以支持 ICP 的诊断和严重程度的判别。瘙痒是 ICP 的典型症状,往往也是引起患者和医生警惕的首发症状。但妊娠期瘙痒的发生率 14%～20%,其中仅 28%～60% 确诊为 ICP。胆汁淤积为 ICP 的病理特征及胎儿不良结局的密切相关指标,因此,我们认为胆汁酸升高应该是诊断 ICP 的必备条件。妊娠期出现的排除其他原因的肝酶异常,即使胆汁酸水平正常,也需在保肝的同时密切监测胆汁酸水平的变化,以避免漏诊 ICP,而瘙痒为筛查 ICP 的指征。

2. ICP 分度的依据

依据 Glantz A 的研究结果,总胆汁酸 ≥40μmol/L 增加了围产儿不良结局的风险,为 ICP 的临床分度奠定了基础;SAMNCP

指南及我国第 2 版 ICP 指南将总胆汁酸 10～40mmol/L 诊断为轻度,>40mmol/L 诊断为重度;虽然 RCOG 指南未对 ICP 进行分度,但英国产科监测系统(UKOSS)的全国数据显示,他们仅对总胆汁酸>40mmol/L 的重度病例进行干预。2015 年的 2 项回顾性队列研究显示,TBA>40μmol/L 羊水粪染风险增加,TBA>100μmol/L 围产儿不良结局明显增加,且死胎风险为 10%。是否对总胆汁酸>40mmol/L 和>100μmol/L 作为两个不同的分度阈值,并根据病情进行分级管理,尚需要更多的大样本前瞻性或回顾性队列研究提供依据。

3. 高危因素 在我国无症状的乙型肝炎病毒感染者(乙肝病毒携带者)妊娠的人群较多。临床上该类孕妇出现孕期的瘙痒,肝酶轻度升高,胆汁酸水平升高,无明显消化道症状,分娩后肝功能恢复正常,对这类患者能否诊断为 ICP 存在很大争议。国外文献报道,丙型肝炎病毒感染增加 ICP 的发病率,6%～16%。ACG,RCOG 及 SMFM 指南均将丙肝携带者及胆石症作为 ICP 的高危因素,国外不少临床研究资料也将上述两类患者列入 ICP 的诊断。乙型和丙型肝炎病毒感染具有相同的病理特征,即不同程度肝细胞损伤,炎症、坏死、纤维化,增加了妊娠期肝脏对雌激素应激的敏感性。因此,我们认为乙肝病毒携带者孕期出现胆汁淤的表现时可作为 ICP 进行诊断及管理;当出现明显升高的肝酶和胆汁酸水平,黄疸或消化道症状时需排除急性病毒性肝炎的诊断。

双胎、既往 ICP 病史或 ICP 死胎史,均为公认的 ICP 高危因素,即患 ICP 的风险及 ICP 的严重程度可能增加,需要加强监护。我国第二版指南中将上述高危因素作为重度 ICP 的诊断依据,容易被解读为即使胆汁酸、肝酶水平轻度升高,有双胎、既往 ICP 死胎史的病例均被诊断为重度 ICP,由此可能造成在分娩时机及方式上的过度干预。

(二)分娩方式及时机的争议

1. ICP 死胎的风险有多大? 由于缺乏有效预测 ICP 胎儿宫内缺氧、死胎的手段,对 ICP 死胎的担心是临床的焦点。RCOG 指南指出,与正常妊娠相比,经过医院治疗后,ICP 增加了多少死胎概率尚无报道,但应该较少。以英文文献报道的数据统计,20 世纪 70 年代的 ICP 围产儿死亡率约为 10.6‰,20 世纪 80 年代约为 9.0‰,2001—2011 年报道为 5.7‰。随着医疗水平的进步,总的围产儿死亡率也呈下降趋势。也许,随着我们对 ICP 的早期发现,积极药物治疗及加强监护,其死胎的风险将趋于一般人群。2014 年的一项系统回顾结果显示,ICP 发生死胎的概率不具有明确的临床意义,没有足够的证据支持提前终止妊娠的益处。地处 ICP 高发地区的四川大学华西第二医院总结的近 5 年 ICP 死胎率为 0.1%,较 20 年前的 2.01% 明显降低,且平均分娩孕周为 37～38 周。期待更多相关的资料报道。

2. 什么样的分娩时机合适? ICP 发生早产的风险概率增加,包括自然早产及医源性早产。文献报道,ICP 早产多为医源性(7%～25%),而自然早产率(4%～12%)仅较一般人群轻度增加。医源性早产中医生、助产士及患者的担心占了一定比例。我国临床上普遍存在对 ICP 分娩时机及方式的过度干预,明显增加了 ICP 剖宫产率。

医源性提前终止妊娠可增加新生儿呼吸系统发病率。研究报道,妊娠 37、38、39 周择期剖宫产术后新生儿转 NICU 的概率分别为 7%～11%、6% 及 1.5%。ICP 死胎多发生在妊娠晚期,多数文献报道提示 ICP 死胎常发生 37～39 周;因此,鉴于不能预测死胎的发生,英国 88% 的产科医生和助产士选择在妊娠 37～38 周对 ICP 积极引产,终止妊娠。2 项分别为 7 年和 8 年资料的总结显示,通过 ICP 的积极管理,胎儿窒息率及死胎发生率降低,且未增加剖宫产率。一项最新完成的多中心,随机对照试验显示,37～38 周积极终止妊娠未增加剖宫产率。

3. ICP 不是剖宫产指征 所有国外指南中均强调加强分娩期的胎儿监护,均未将 ICP 作为剖宫产指征。我国指南及教科书均建议重度 ICP 剖宫产终止妊娠,加之双胎、既往 ICP 病史、ICP 相关的死胎、新生儿窒息病史等高危因素均诊断为重度 ICP,使我国 ICP 的剖宫产率很高。而大量国外的临床数据显示,经过积极有效的孕期、分娩期管理后,大多数的 ICP 病例足月后阴道分娩。以英国产科监测系统(UK Obstetric Surveillance System,UKOSS)的全国数据为依据的一项前瞻性病例对照研究显示,重度 ICP 组(胆汁酸>40mmol/L)组的平均分娩孕周为 37.5 周,ICP 组与正常对照的剖宫产率相同。重度 ICP 组的早产率、新生儿转 NICU 率及死胎率显著高于正常对照组；ICP 组的 10 例死胎中 7 例有其他产科合并症（表 17-1）。

表 17-1 重度 ICP 的妊娠结局（UKOSS）

指标	ICP n = 669	对照 n = 2 205	p
平均孕周	37.5	39.5	<0.001
早产率	25%	6.5%	<0.001
自然早产率	7.5%	3.8%	<0.001
医源性早产率	17%	2.7%	<0.001
剖宫产率	25%	23%	0.39
出生体重 /g	3 049.5	3 357.5	<0.001
死胎率	1.5%	0.5%	0.011
新生儿窒息率	2.8%	1.6%	0.101
转 NICU 率	12%	5.6%	<0.001

综上所述，异常升高的胆汁酸水平是 ICP 围产儿不良结局的关键因素及临床分度的主要标准，无其他产科指征时，为预防 ICP 发生死胎而医源性早产终止妊娠的弊大于利。积极地管理方案，包括筛查高危因素、早期诊断，加强胎儿监护及肝功能检测，使用 UDCA 改善病情、延长孕周，妊娠 37～38 周积极终止妊娠，是 ICP 获得良好围产结局的措施。

（邢爱耘）

第四节 解决问题的思路与研究方向

近十年来 ICP 受到国内外学者的关注，有关 ICP 的基础及临床研究成果使我们越来越接近疾病的本质。但 ICP 胎儿不良结局（死胎、早产、羊水粪染、胎儿宫内窒息）病理机制的不确切以及缺乏有效的临床监测、预测指标仍是制约 ICP 规范化诊治的关键。期待今后更多高质量的基础及临床研究能解疑释惑。

一、切入问题实质的基础研究

医学基础研究的目的是能为进一步解决临床难题奠定基础。如：从分子遗传学角度探索 ICP 发病相关的基因型及其表型，有助于今后筛查出 ICP 的易患人群；研究 ICP 胎儿胆汁淤积的病理机制，以及药物（如熊脱氧胆酸）对上述机制的影响，均有助于 ICP 胎儿病理机制的探讨，并为治疗提供依据（图 17-1）。

二、大样本、多中心临床研究

前述我国指南与国际指南冲突的主要原因是缺乏高质量的 ICP 临床资料总结及大样本、前瞻性的临床研究结果。这些研究应该是：

1. 多中心的临床合作研究 由于 ICP 的发病率较低，特别是围产儿死亡的例数较少，需要多中心的科研协作以获取足够的样本和检验效能，以及可靠的结论。多因素相关分析选择合理

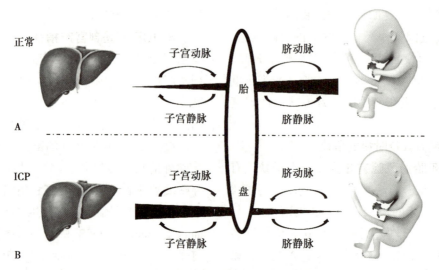

图 17-1 母体肝脏-胎盘-胎儿胆汁酸转运

的统计分析方法从大量临床资料总结中获得更多与 ICP 相关的信息，如高危因素、判断病情的指标、治疗方案的选择等。

2. 随机、双盲、对照试验是评价治疗方案有效性的基础。

3. 观察指标全面对于治疗方案有效性的评价应包括母儿两个方面，包括近期和远期效果。围产儿结局应是重点观察的指标。

（邢爱耘）

参 考 文 献

[1] Tran TT, Ahn J, Reau NS. ACG clinical guideline: liver disease and pregnancy. Am J Gastroenterol, 2016, 111（2）: 176-194.

[2] Belay T, Woldegiorgis H, Gress T, et al. Intrahepatic cholestasis of pregnancy with concomitant hepatitis C virus infection. Eur J Gastroenterol Hepatol, 2015, 27（4）: 372-374.

[3] Arthur C, Mahomed K. Intrahepatic cholestasis of pregnancy: diagnosis and management; a survey of Royal Australian and New Zealand College of Obstetrics and Gynaecology fellows. Aust N Z J Obstet Gynaecol, 2014, 54（3）: 263-267.

[4] Bicocca MJ, Sperling JD, Chauhan SP. Intrahepatic cholestasis of pregnancy: Review of six national and regional guidelines. Eur J Obstet Gynecol Reprod Biol, 2018, 231: 180-187.

[5] 中华医学会妇产科学分会产科学组. 妊娠期肝内胆汁淤积症诊疗指南（第二版）. 中华妇产科杂志, 2015, 8（5）: 402-406.

[6] Glantz A, Marschall HU, Mattsson LA. Intrahepatic cholestasis of pregnancy: Relationships between bile acid levels and fetal complication rates. Hepatology, 2004, 40（2）: 467-474.

[7] Geenes V, Chappell LC, Seed PT, et al. Association of severe intrahepatic cholestasis of pregnancy with adverse pregnancy outcomes: A prospective population-based case-control study. Hepatology, 2014, 59（4）: 1482-1491.

[8] Brouwers L, Koster MP, Page-Christiaens GC, et al. Intrahepatic cholestasis of pregnancy: maternal and fetal outcomes associated with elevated bile acid levels. Am J Obstet Gynecol, 2015, 212（1）: e1-e7.

[9] Kawakita T, Parikh LI, Ramsey PS, et al. Predictors of adverse neonatal outcomes in intrahepatic cholestasis of pregnancy. Am J Obstet Gynecol, 2015, 213（4）: 570. e1-e8.

[10] Papacleovoulou G, Abu-Hayyeh S, Nikolopoulou E, et al. Maternal cholestasis during pregnancy programs metabolic disease in offspring. J Clin Invest, 2013, 23（7）: 3172-3181.

[11] Marschall HU, Wikström Shemer E, Ludvigsson JF, et al. Intrahepatic cholestasis of pregnancy and associated hepatobiliary disease: a population-based cohort study. Hepatology, 2013, 58（4）: 1385-1391.

第十八章　妊娠期高血压疾病

妊娠期高血压疾病（hypertensive disorders of pregnancy，HDP）是妊娠期特有的疾病，其发病机制复杂，临床表现多样，伴多脏器功能和器质性损害，严重影响母婴健康，是孕产妇和围产儿病死率升高的主要原因。

一、流行病学与高危因素

曾有报道，我国妊娠期高血压疾病发病率为9.4%，国外报道发病率7%～12%。近年来，随着围产期保健的普及和临床诊治流程的规范化，发病率呈下降趋势。2017年国外报道，妊娠期高血压疾病发病率为5.2%～8.2%，其中，妊娠期高血压发病率1.8%～4.4%，子痫前期发病率0.2%～9.2%。全世界每年因子痫而死亡的妇女约5万，美国因妊娠期高血压疾病造成孕产妇死亡占孕产妇死亡总数的18%。2000—2005年，我国对31个省、自治区、直辖市的调查资料分析，妊娠期高血压疾病造成的孕产妇死亡率为4.2/10万，占死亡总数的9.3%，仍为孕产妇死亡的主要原因之一。

该病病因和发病机制至今尚未完全阐明，现有的研究表明该病是一种多因素、多机制及多通路致病的疾病，可能与下列高危因素相关：

1. 遗传因素　妊娠期高血压疾病有家族倾向性，直系亲属有子痫前期病史者，其发病率较正常人群可升高2倍～5倍；早期研究多认为该疾病倾向于母系遗传，但"危险父亲（dangerous father）"假说指出父源基因对子痫前期的发生起一定作用，比如，母亲患有子痫前期的子代男性，可增加其配偶发生子痫前期的风险；原配偶有子痫前期病史的男性，会使新配偶发生子痫前期的风险增高。

2. 妊娠相关因素　初产妇年龄＜18岁或＞40岁；妊娠间隔时间≥10年或者＜2年；有不良孕产史（如妊娠高血压病史、低出生体重儿分娩史等）；多胎妊娠；辅助生殖；孕期体重过度增加；子宫张力过高（如羊水过多、双胎、糖尿病巨大儿及葡萄胎等）。子宫动脉血流速度异常，孕妇心输出量＞7.4L/min，孕妇血尿酸升高。孕早期收缩压≥130mmHg或舒张压≥80mmHg，孕中期血压升高（平均动脉压≥85mmHg或收缩压≥120mmHg）。

3. 基础疾病　慢性高血压、糖尿病、慢性肾病、抗磷脂综合征、系统性红斑狼疮、血甘油三酯升高等。

4. 人口学因素　肥胖，根据ACOG 2019指南，孕前或初次产检时体重指数BMI［体重（kg）/身高（m）^{2}］≥30；黑人种族；高龄；社会经济地位低；药物滥用（可卡因/甲基苯丙胺）等。

5. 其他因素　精神过分紧张或受刺激致使中枢神经系统功能紊乱；寒冷季节或气温变化过大，特别是气压高时；营养不良（如低蛋白血症）等。

二、疾病的认知和命名演进

20世纪90年代初，在意大利南部发现一具形成于约公元前28000年的孕妇化石，年龄约20岁，腹中胎儿发育31～33周，头部戴有类似近代中东欧地区仍常见的用于镇静、驱魔的宗教头饰。研究者推测这可能是一对死于子痫发作的母儿死亡病例，是迄今为止时间追溯最久的疑似妊娠期高血压疾病的案例。公元前2200年，古埃及文献中出现妊娠妇女握紧拳头的疾病状态描述。公元前400年，希波克拉底记载了妊娠妇女痉挛、抽搐的病例。1619年，首次出现了子痫（eclampsia）这一词汇。1840年，首次出现了子痫患者存在蛋白尿的记载。1843年，将蛋白尿、水肿和抽搐命名为肾病毒血症。1897年，法国医生Vaquez描述了子痫抽搐孕妇存在血压升高表现。

近代以来，随着对疾病表现和发病机制认识的不断深化，该类疾病的命名和分类亦不断演进。"妊娠毒血症""妊娠中毒症""妊娠高血压综合征""水肿、蛋白尿、高血压综合征"(edema proteinuria hypertension syndrome，EPH-syndrome)，"妊娠诱发的高血压"(pregnancy induced hypertension，PIH)、"先兆子痫"(preeclampsia)等均曾作为命名出现于国内外文献和教材中。1983年，我国妊高征协作组根据当时国内的情况，将妊娠20周以后出现的血压升高、蛋白尿、全身水肿这一组综合征称为妊娠高血压综合征(pregnancy-induced hypertension syndrome，PIH)，简称妊高征，并将其分为轻、中、重度。20世纪90年代之后，对于妊娠期高血压疾病的命名和分类，国内外一直存在不同认识。随着对疾病本质的认知和理解逐渐加深，发现妊娠期高血压疾病是一组疾病，其中子痫前期-子痫的发病机制与慢性高血压合并妊娠在发病机制、病程演进、转归预后等方面区别很大，故用"子痫前期-子痫"替代传统意义的"妊高征"。1996年，美国妇产科医师协会(ACOG)提出了新的分类方法与诊断标准，按照发病基础、脏器损害程度来进行诊断，将妊娠期高血压疾病分为5类，即妊娠高血压、子痫前期、子痫、慢性高血压伴发子痫前期、慢性高血压。该系统为美国国家高血压教育项目工作组(National High Blood Pressure Education Program，NHBPEP，2000)推荐应用。2003年，我国第6版《妇产科学》开始采纳NHBPEP的命名及分类方法，用"妊娠期高血压疾病"替代传统的"妊高征"。第9版教材仍采用我国第6版《妇产科学》分类的命名及诊断系统。

近年来，国际上围绕妊娠期高血压疾病的研究十分活跃，相关的基础研究领域进展迅速，临床的循证依据不断增多，基于循证医学的指南推荐也在不断更新。2010年，英国国家卫生与临床优化研究所(NICE)提出蛋白尿不再作为子痫前期的必要条件，后续美国、英国、加拿大、新西兰等地的诊断标准和指南均做出相应调整。2018年国际妊娠期高血压研究学会(International Society for the Study of Hypertension in Pregnancy，ISSHP)发表了新的分类方法，将妊娠期高血压疾病分为两大类，6种亚型，包括：

1. 妊娠前诊断或妊娠20周前（<20周）新发现的高血压：慢性高血压(包括原发性和继发性)；白大衣高血压；隐匿性高血压。

2. 妊娠20周后(≥20周)发生的高血压　一过性妊娠高血压；妊娠高血压；子痫前期。考虑到子痫前期可以在没有任何预兆的情况下病情迅速恶化。因此，现已不建议将子痫前期区分为"轻度"或"重度"。新的妊娠期高血压疾病分类更加贴近临床，方便医师诊疗。

三、发病机制及其研究进展

(一)子痫前期的"二阶段模型假说"

子痫前期的临床症状出现于妊娠中晚期，但得到普遍认同的是，导致其发病的分子变化发生于妊娠早期。随着对其发病机制的深入研究，子痫前期的"二阶段模型假说"逐渐为学者广泛接受(图18-1)。正常妊娠早期，胎盘滋养细胞侵袭子宫内膜层和肌层上1/3，重塑子宫螺旋动脉，使其由高阻力、低容量型血管转化为低阻力、高容量型，从而有效增加子宫血流灌注，满足胎儿生长发育需求。子痫前期第一阶段则发生于妊娠早期，胎盘发育不完善，尤其是滋养细胞侵袭能力下降，子宫螺旋动脉重铸不全，导致子宫至胎盘的血流灌注不足，母胎界面缺血缺氧，但此时并未表现出明显的临床症状。第二阶段为妊娠中晚期，由于持续血流灌注不足导致胎盘遭受较强的氧化应激压力，诱使胎盘合成和释放大量因子，如抗血管因子[可溶性酪氨酸激酶-1(sFlt-1)、可溶性转化生长因子(TGF)、可溶性内皮因子(sEng)等]、促炎细胞因子等，同时滋养细胞产生过多脱落或坏死的碎片等，随血液循环进入母体，诱发广泛的血管内皮细胞损伤以及系统免疫反应，从而导致母体症状的出现。有关第一阶段胎盘发育的缺陷是如何形成的，成为研究子痫前期病因学的关

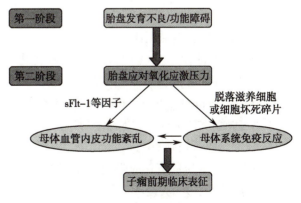

图18-1　子痫前期病因学的两阶段理论假说

键，包括父源和母源的基因、环境因素和母体行为等在内的多因素可能通过多种方式互作，影响早期胎盘发育。

对子痫前期胎盘的病理学分析显示，绒毛外滋养细胞（extravillous trophoblast，EVT）是病理变化最明显的部分。与正常妊娠相比，子痫前期蜕膜中 EVT 的数量和密度都明显减少，并且 EVT 对子宫基质的侵袭明显浅表。EVT 细胞在向子宫血管迁移过程中不能出现特异性标记分子的上调，显示出其向血管内皮表型分化的缺陷，血管内滋养细胞（endovascular extravillous trophoblast，enEVT）对螺旋动脉的改建严重不足。此外，子痫前期胎盘中，绒毛滋养细胞（villous trophoblast，VT）合体化不足，且合体滋养细胞发生过度凋亡、坏死或脱落等。

然而并非所有子痫前期胎盘中均可观察到以上病理变化。因而有学者们提出，从发病机制上看，子痫前期可能存在两种类型，即胎盘型 PE 和母源型 PE。母源型 PE 的胎盘发育相对正常，但母体本身可能存在免疫、代谢和/或心血管等方面的功能不足，不能很好地耐受妊娠这一生理压力，因而母源型 PE 的临床症状可能更加容易受到环境和母体营养条件的影响，且多表现为晚发型。而胎盘型 PE 可能主要由胎盘发育不良和子宫 - 胎盘灌注不足引起，多表现为发病时间早和严重的胎儿生长受限等。然而，这显然是比较绝对的 PE 分型法，临床上更加常见的可能是母体因素和胎盘因素共存的类型，还涉及多种风险因素，如肥胖症、传染病、酗酒、胎儿的性别和体重、辅助生殖技术的使用以及高海拔、温度和内分泌干扰性化学物质等环境因素。子痫前期的高度异质性也使其机制研究面临结果重复性差、理论多元化的困境。

（二）缺氧 - 再复氧损伤

胎盘绒毛间隙氧分压随妊娠进程而变化。据估计，妊娠 8 周和 10 周的平均氧分压分别为 $17.9mmHg\pm6.9mmHg$ 和 $39.6mmHg\pm12.3mmHg$；随后子宫血管重铸过程大大促进了母胎界面血流灌注，氧分压水平达到 $80\sim100mmHg$。妊娠过程中母胎界面氧分压的变化对调节滋养细胞分化、血管发育等胎盘形成关键环节发挥重要作用。

妊娠早期的生理性低氧浓度对于促进滋养细胞增殖并阻止其沿侵润途径分化具有重要意义，使滋养细胞能够实现快速增殖。缺氧 - 再复氧也称缺血再灌注，可导致活性氧产物（ROS）在短时间内大量生成，引发细胞坏死、凋亡等多种病理变化。胎盘发育的生理过程中有缺氧 - 再复氧现象，而胎盘绒毛可表达某些特定的抗氧化酶以保护组织免受氧化应激的损害。

子痫前期母胎界面由于血流灌注不足，导致持续缺血缺氧以及不稳定的缺氧 - 再复氧，胎盘中观察到氧自由基、脂质过氧化物等过量积存、超氧化物歧化酶（SOD）活性降低，表明 PE 胎盘内氧化应激压力增加。持续低氧使滋养细胞过度增殖、EVT 分化不足、细胞凋亡和坏死增加，进而使螺旋动脉重铸进一步受阻，形成恶性循环。目前，缺氧/缺氧再复氧被认为是子痫前期胎盘早期发育障碍的主要诱因之一。

基于此，有研究者提出抗氧化剂维生素 C、E 有望降低 PE 的发病或危害。但随机对照试验（RCT）结果表明，维生素 C、E 可缓解 PE 的母体症状，却不能降低 PE 的发病率以及伴随的胎儿生长受限。

（三）PE 发病相关的胎盘因素

妊娠过程中，胎盘合成大量激素和因子，其中很多分泌型因子能在母体外周血中检测到。与正常胎盘相比，PE 胎盘能释放不同浓度、不同形式的多种因子到母体循环中，这些因子有可能成为预测 PE 的生物标志物，同时，它们的变化也可能体现了胎盘发育的缺陷，对其作用机制的深入研究有助于揭示 PE 的发病机制。目前有较多证据支持的 PE 相关胎盘因素总结如下。

1. 血管生成因子及抗血管生成因子　血管生成因子如 PLGF 以及抗血管生成因子如 sFlt-1、sEng 等是已发现的与子痫前期发病密切相关的生物标志物。较多研究表明，外周血中 sFlt-1 和 sEng 水平显著增高以及 PLGF 水平降低与 PE 高风险相关，血清 sFlt-1/PLGF 水平比值结合子宫动脉搏动系数（PI）对妊娠早中期预测 PE 发生风险有较好的价值，PLGF/sEng 和（sFlt-1 + sEng）/PLGF 的比值对 PE 的预测比单独的分子更有效。

然而，也有一些研究提出质疑观点。如胎儿生长受限患者外周血也呈现 PLGF 的降低和 sFlt-1 及 sEng 的升高，而这些变化与是否发生子痫前期无关。meta 分析表明，这些因子预测 PE 发病风险的有效性和特异性有限，仍需大量工作加以分析。

滋养细胞体外模型中的研究证明 PLGF 和 sFlt-1 可调节滋养细胞侵袭、血管形成等。大鼠、小鼠中的研究表明孕期过量表达的 sFlt-1 可诱导高血压、蛋白尿、肾脏损伤及胎盘发育障碍等 PE 样表型；而 sFlt-1 和 sEng 同时过量表达可导致 HELLP 综合征样表型。近期有研究提示，靶向 sFlt-1 的疏水性修饰（如疏水性胆固醇修饰）的不对称干扰小 RNA（siRNA）可以选择性沉默 sFlt-1，在小鼠和狒狒 PE 模型中，这一 siRNA 可降低血清中 sFlt-1 的表达，并有效降低血压和蛋白尿水平，有望成为干预子痫前期的靶向性策略。

有关 PE 胎盘中这些血管生成因子异常释放的分子机制对探讨 PE 病因和探索 PE 治疗策略有较好价值。已有研究表明，低氧可刺激胎盘中 sFlt-1 过量表达；血红素加氧酶（HO-1）可催化一氧化碳（CO）的生成，在内皮细胞和胎盘绒毛外植体中，HO-1 可降低 sFlt-1 和 sEng 的表达，拮抗由 VEGF 诱导的 sFlt-1 的表达，干扰由 γ 干扰素（IFN-γ）和 TNF-α 所刺激的 sEng 表达，而一氧化碳释放分子 2（CORM-2）或一氧化碳也可降低 sFlt-1 的释放，因此，HO-1/CO 通路可能是胎盘中 sFlt-1 和 sEng 的负调控因子。

2. 儿茶酚胺 -O- 甲基转移酶和 2- 甲氧雌二醇 儿茶酚胺 -O- 甲基转移酶（COMT）可催化羟雌二醇转化为 2- 甲氧雌二醇（2-ME）。PE 患者胎盘中 COMT 活性受到抑制，血清中 COMT 和 2-ME 的水平也有显著降低；COMT 基因敲除小鼠可出现 PE 样症状，包括蜕膜血管损伤、胎盘细胞中低氧诱导因子 -1α（HIF-1α）积累、血浆 sFlt-1 水平增加，以及蜕膜与胎盘中缺氧信号增强等；外源补充 2-ME 可改善子痫样病变和相关的胎盘功能缺陷。低氧和胎盘功能障碍可能会导致胎盘来源的雌激素和羟雌二醇的合成不足，进而导致 2-ME 水平降低。因此，人类胎盘中很可能存在 COMT、2-ME、HIF-1α 与 sFlt-1 之间的反馈调节，这一反馈通路可能在 PE 发病中发挥重要作用。

3. Corin Corin（心房利钠肽转换酶）是存在于心脏中的跨膜蛋白酶，能激活心房利尿钠肽（ANP），ANP 是调节血压的重要心脏激素；Corin 的突变体和高血压相关。妊娠期间，Corin 在子宫和胎盘中均有表达，部分 PE 患者中发现 Corin 基因存在突变，表达水平下降。小鼠模型中，Corin 或 ANP 敲除表现为孕期高血压和蛋白尿表型，胎盘滋养细胞侵润和子宫螺旋动脉改建存在明显缺陷，而这些表型不能通过外源增加心脏中 Corin 表达得到缓解，表明可能是子宫中 Corin 的异常表达所致，也提示妊娠期高血压与慢性高血压的发生可能存在不同的机制。然而另有研究发现 PE 患者外周血中存在高水平的 Corin、ANP 前体和 ANP。因此，Corin 在妊娠期间的作用还需进一步阐明。

4. Notch 信号通路 Notch 信号是重要的发育调节通路。胎盘中 Notch 信号可调节 EVT 细胞向 enEVT 分化。PE 胎盘血管周围和血管内 EVT 细胞中 Jag1 阳性细胞数量明显降低，这与血管重铸失败密切相关，HELLP 综合征胎盘中 Jag1 表达下调是重要指标之一。虽然 Jag1 表达失调与子痫前期发病的因果关系尚不明确，但小鼠模型显示，胎盘特异性敲除 Notch2 会导致子宫血管重建障碍和胎盘灌注不足，提示 Notch 信号通路可能参与 PE 相关的胎盘功能障碍。

5. hCG hCG（人绒毛膜促性腺激素）是胎盘滋养细胞产生并参与调节胎盘发育和妊娠维持的重要激素。多项研究显示 PE 胎盘中 β-hCG 和 LHB 基因表达水平上升，母体血清中 β-hCG 和 LH 水平升高；妊娠中期 hCG 水平升高与 PE 风险相关，但似乎仅在经产妇中有较好的预测价值。hCG 在胎盘中的功能较为复杂，由于它是人类胎盘特异基因，在动物模型中研究其在体的生理功能受到较大限制，因而阐明 hCG 是如何参与 PE 发病的机制尚有待深入研究。

6. 类固醇激素 近年来有报道表明早发型子痫前期患者妊娠早中期外周血雌二醇（E₂）水平显著下降，而睾酮（T₀）水平显著增高，T₀/E₂ 的比值显著增高。妊娠过程中，外周血类固醇激素的主要来源是胎盘，研究发现早发型子痫前期胎盘中雄激素合成酶 17-HSD3 表达量显著增高，而雌激素合成酶芳香化酶水平则显著降低。胎盘外植体培养模型证实早发型子痫前期胎盘合成睾酮能力增强，而雌二醇合成能力下降。因此，子痫前期（尤其是早发型）可能与胎盘内分泌功能紊乱密切关联，深入的机制尚有待阐明。

7. 印迹基因　从 20 世纪 90 年代起，科学家陆陆续续发现了一系列特殊的基因，其父源或者母源的等位基因的表达存在差异，这种基因差异表达的调控主要受表观遗传调控。这是一种伴有基因组改变的非孟德尔遗传形式，可遗传给子代细胞，但并不包括 DNA 序列的改变。这类基因称为印迹基因（imprinting gene），这种表观遗传学现象被称为基因组印迹（genomic imprinting）。胎盘有独特的表观遗传学特征：基因组 DNA 甲基化水平很低，并拥有独特的印迹基因表达模式，与胎儿的宫内生长息息相关。近期有研究通过对胎盘转录组测序结果的系统分析，发现 PE 胎盘样本中，母源印迹基因 *DLX5* 位点甲基化水平降低，导致其去印记化和异常高表达，*DLX5* 水平与 sEng 水平正相关、与胎儿体重负相关；体外实验发现 *DLX5* 过表达导致滋养细胞增殖能力减弱、代谢增强和内质网压力应激通路激活。由于人类和模式动物之间胎盘印迹基因表达模式有较大差异，目前的关联性研究尚无法阐明印迹基因如何参与子痫前期发生。

8. 非编码 RNA　近年来有关子痫前期胎盘中非编码 RNA 差异表达的研究逐渐深入。包括长链非编码 RNA（lncRNA）、环状 RNA（circRNA）和微 RNA（miRNA）在内的多种分子在子痫前期胎盘中呈现异常表达谱，其中 miRNA 相关的研究相对深入。譬如多项研究证明缺氧诱导的 miR-210 在 PE 胎盘中显著上调，可通过靶向 Ephrin-A3 和 Homeobox-A9 抑制滋养细胞的迁移和侵润，靶向重组人铁硫簇支架蛋白（iron-sulfur cluster scaffold homologue，ISCU）参与调节线粒体呼吸，抑制类固醇合成酶 HSD17B1 表达等。然而由于 miRNA 的作用多为微调基因表达，并且由于其效应的多靶向性和复杂性，在动物模型中在体干预它们的表达（敲除和过表达）往往不能得到很好的表型，极大地限制了对其生理病理机制的深入认识。

孕妇血浆中的 miRNA 水平比未孕妇女显著升高，且 miRNA 的水平与妊娠进程相关；母体循环系统中的 miRNA 很可能来源于滋养细胞所释放的外泌体，因而外周血液循环中的 miRNA 可能成为预测妊娠结局的特异标志物。已发现妊娠早中期就能检测到 PE 患者血清中多种 miRNA 的变化。miRNA 的一个显著优势是稳定性强，不易受温度、酸碱度等外界条件的影响，因而对血标本贮存条件的要求不严苛。但是需要严格避免血细胞破裂并释放非特异性的 miRNA，影响血浆 miRNA 检测结果。目前关于子痫前期血浆 miRNA 的数据还相对缺乏，主要是由于其丰度相对很低，而现有检测手段的灵敏度和特异度还有待改进，不利于进行大规模样本的分析。但可以预见的是，利用循环 miRNA 作为妊娠疾病的预测诊断标志物具有良好应用前景。

（四）发病相关的母体因素

1. 子宫内膜蜕膜化功能不足　近期研究揭示子宫内膜蜕膜化功能不足是子痫前期的重要诱因。对子宫蜕膜的转录组分析显示，子痫前期患者的蜕膜化相关基因表达异常，蜕膜化程度降低；而产后 1~5 年间子宫内膜基质细胞的转录组分析和蜕膜化诱导实验显示，有子痫前期患病史的女性，其子宫内膜基质细胞呈现出蜕膜化能力下降。这表明胚胎种植的"土壤"——子宫内膜功能不足是子痫前期的关键母体因素，因而在孕前对子宫内膜基质细胞蜕膜化功能的评估可能对预测子痫前期风险有一定的价值，而针对子宫内膜细胞功能的修复也有望成为子痫前期的干预手段。

2. 抗血管紧张素 Ⅱ 1 型受体自身抗体（AT1-AA）　AT1-AA 是血管紧张素受体（AT1）的自身抗体，它通过作用于 AT1 受体激活下游信号通路而产生效应，可以促进血管重塑、血管收缩。AT1 受体属于 G 蛋白偶联受体家族，其肽链结构 7 次穿过细胞膜，构成胞外、胞内各 3 个环肽段和一段肽段，其中胞外部分是接受信号刺激的部位。AT1-AA 的识别部位位于 AT1 受体胞外的第 2 个环肽段，该部位由 7 个氨基酸表位肽组成。

子痫前期患者外周血中有高水平 AT1-AA。体外研究表明 AT1-AA 可以促进胎盘滋养细胞分泌纤溶酶原激活物抑制物 1（PAI-1）以促进凝血，还可通过激活 AT1 受体促进滋养细胞分泌 sFlt-1 和 sEng。小鼠模型中研究证明高水平 AT1-AA 导致高血压、蛋白尿、sFlt-1 表达升高、肾小球内皮增生等子痫前期样表型，AT1 受体拮抗剂氯沙坦或拮抗 AT1 受体活性部位的七氨基酸表位肽可逆转这些表型。机制研究证明 AT1-AA 的作用在于诱导胎盘绒毛外植体产生了凋亡信号、促进胎盘分泌大量的炎性因子、诱导 sFlt-1 和 sEng 表达，AT1-AA 还可穿过母胎屏障进入胎儿外周循环，诱发胎儿肾脏功能的损伤。这些研究提示 AT1-AA 激活 AT1 受体是子痫前期形成的重要诱因。然而 AT1-AA 导致的病理改变并非妊娠过程特有的，在肾脏移植导致的恶性高血压患者以及原发性高血压患者中都发现 AT1-AA 的上升。AT1 受体抑制剂或封闭 AT1 的七氨基酸表位肽均可有效抑制 AT1-AA 导致的高血压，为研发子痫前期干预药物提供了新思路。

3. **凝血 - 纤溶系统失调**　正常妊娠时，特别在孕晚期孕妇会出现生理性的高凝状态，各种凝血因子及纤维蛋白原均较非孕妇女增多。同时，孕期纤溶系统的活性也增强，凝血与纤溶功能处于动态平衡。妊娠期高血压疾病时，凝血系统活性包括血小板及各种凝血因子的功能增强，而抗凝因子及抗凝血酶Ⅲ与组织型纤溶酶原激活物（t-PA）、纤维蛋白溶解酶原（plasminogen）、纤维蛋白溶解酶（fibrinolysin）等活性降低，纤溶酶原抑制物（PAIs）及纤维粘连蛋白（fibronectin）升高。上述变化导致凝血系统与纤溶系统的动态平衡失调，这种"超高凝状态"，可能是妊娠期高血压疾病的发病因素之一。

4. **其他**　母体的基础性疾病，如慢性高血压、糖尿病、慢性肾病、抗磷脂综合征、系统性红斑狼疮、血甘油三酯升高等，均可导致子痫前期发病风险增高。但相关发病机制的研究尚显不足。

（五）母胎界面免疫微环境——母胎对话

对母亲而言胎儿是半异体，因此成功妊娠要求母体免疫系统必须产生和维持对胎儿的免疫耐受。在母胎界面，胎盘滋养细胞、子宫蜕膜细胞、蜕膜免疫细胞以及母体免疫细胞构成了母胎间免疫耐受的复杂环境，精细调节妊娠的免疫适应性。

子宫蜕膜中包含多种在母胎免疫耐受起重要作用的免疫细胞，包括蜕膜自然杀伤细胞（dNK）、蜕膜巨噬细胞、树突状细胞（DC）、调节性 T 细胞（Tr cell）、辅助性 T 细胞（Th cell）、效应 T 细胞等。人胎盘 EVT 细胞表达独特的 MHC I 类分子，即人类白细胞抗原（HLA），包括 HLA-C、HLA-E 和 HLA-G，而 dNK 细胞表面则表达识别这些 HLA 抗原的受体。HLA-E 可以和 dNK 抑制性受体以高亲和力相结合，二聚化的 HLA-G 对 dNK 上抑制性白细胞免疫球蛋白样受体（LIR）具有很高的亲和力，从而抑制 dNK 细胞的细胞毒性；dNK 上存在不同 HLA-C 的、具有高度多态性的抑制性受体（KIR）或激活性受体，而 EVT 细胞表面的 HLA-C 分为两个亚型，C1 亚型与 dNK 细胞的抑制性受体特异性结合，C2 亚型可同时识别并结合抑制性和激活性受体。不同的 KIR 和 HLA-C 单倍体型的组合与子痫前期的发病具相关性，EVT 表面表达 HLA-C2，而母体不表达激活性受体的妊娠具有高子痫前期风险。

子宫蜕膜细胞分泌的 Th1/Th2 细胞因子间存在平衡，Th1 细胞因子（IFN-γ 等）主要促进细胞免疫，而 Th2 细胞因子（IL-4 等）主要诱导体液免疫和免疫球蛋白的产生。Th2 细胞因子对成功的妊娠起促进作用，而 Th1 细胞因子则起抑制作用，二者的平衡对妊娠维持至关重要。子痫前期患者 T 细胞因子为 Th1 偏向性。近年来 Th1/Th2 理论逐渐演化为 Th1/Th2/Th17/Tr cell 理论，其中 Th1、Th2 和 Th17 主要起适应性免疫耐受作用，而 Tr cell 细胞起免疫抑制作用。越来越多的证据表明子痫前期患者子宫蜕膜中 Th17 细胞数量增多，而 Tr cell 的数量减少；而且在子痫前期患者中两类 Tr cell 亚群 CD4$^+$CD25^{high}FoxP3$^+$ 和 CD4$^+$CD25$^+$FoxP3^{high} 的平衡失调。

（六）PE 的遗传和表观遗传学因素

流行病学研究表明 PE 可能有遗传倾向。迄今已采用全基因组扫描、连锁分析和关联分析等方法寻找不同人群的家族性 / 散发子痫前期易感基因。位于 10q22 的 EGR2-CTNNA3-LRRTM3-DDX50-HK1-TACR2 串联基因簇和位于 2p12 的 EGR4-CTNNA2-LRRTM1-TACR1-HK2-DQX1 基因簇分别与荷兰和冰岛家族性子痫前期的发病相关。也有研究发现 2q22 区域与澳大利亚、新西兰、冰岛、挪威人群的 PE 相关，其中 ACVR2 具有最高的相关性，其易感位点位于基因调控区。目前研究的较为深入的易感基因是位于 10q22 的 STOX1，其 Y153H 突变与荷兰 / 挪威家族性早发性子痫前期相关。STOX1 Y153H 位于 DNA 结合结构域，H-allele 与编码细胞黏附分子 αT-catenin 的 CTNNA3 基因启动子有更高的结合能力。αT-catenin 的上调导致滋养细胞侵润能力下降，并由此导致子痫前期的发生。STOX1 转基因小鼠也出现 PE 症状。但这一突变与子痫前期的关联在散发人群中难以证明。对于散发子痫前期病例，某些等位基因或单倍体能够提高子痫前期的患病风险，但它不依赖单一的母体或胎儿基因，而是由多基因导致的。子痫前期可能的易感基因还包括凝血因子（F5、F2、凝血素、MTHFR）、细胞因子（TNF、IL-1A）、氧化应激调节因子（GSTP1、GSTM1）、参与脂代谢（LPL）及血管形成的基因（ACE、AGTR1、AGTR2、AGT）、与高血压相关的基因（Corin、COMT）、与氧化应激相关的基因（如2-ME）、内分泌（ER）和血管内皮功能分子（NOS3、EDN1、VEGF）等。

与子痫前期相关的表观遗传易感区域，也已在不同人群中得以研究，子痫前期患者胎盘中非印记基因 SerpinA3、SerpinB5、CAPG、GLI2、KRT13、TIMP3 和 CUL7 等基因的异常 DNA 甲基化被陆续发现。父源印记基因 p57kip2（CDKN1C）的敲除导致杂合子母鼠出现子痫前期症状，p57kip2 通过抑制 CDKI 的活性启动小鼠滋养层干细胞的核内复制，进而分化成为滋养层巨细胞，杂合母鼠的疾病表型是由其 p57kip2 敲除纯合子胚胎导致的。另外，也有研究表明胎盘中 H19 印记基因印记的缺失和异常 DNA 甲基化与子痫前 - 于子痫前期的高度异质性和受种族背景、生活环境等多重因素的影响，目前对子痫前期的遗传和表观遗传基础的认识仍然十分有限。

（七）研究方法与模型

1. 子痫前期动物模型 动物模型在人类疾病机制研究中扮演着重要的角色。在妊娠疾病所涉及的胚胎着床和胎盘发育发面，啮齿类（主要是大鼠和小鼠）和人类有很多相似之处，譬如：两者的早期胚胎都能够在简单、特定的培养基中进行体外发育；胚胎的着床，均诱导子宫基质的蜕膜化进程；两者都具有血绒毛型胎盘；介导母 - 胎互作的生理和分子调节机制存在很大的相似性。因而，对小鼠胚胎着床和胎盘发育机制的研究为揭示人类相应妊娠事件的生理和病理机制提供了重要信息。非人灵长类动物在妊娠建立和维持方面与人类有更多的相似性，作为人类妊娠疾病研究的动物模型也具有无可比拟的优势，但由于其价格昂贵、操作复杂、实验周期长，尚不能作为常规动物模型使用。目前，小鼠和大鼠仍是构建人

类子痫前期动物模型首选的实验动物。

脱氧皮质酮和氯化钠复合处理可以诱导妊娠大鼠出现高血压、蛋白尿、胎仔数减少和胎儿重量减轻等子痫前期症状；子宫血管半结扎法诱导子宫缺血（RUPP）也可导致大鼠出现子痫前期症状。但这些方法并未能有效模拟子痫前期的病理条件，在阐释病因学方面具有一定的局限性。较为成功的子痫前期动物模型是由抗血管生成因子 sFlt-1 所诱导的。基于子痫前期胎盘和外周血中 sFlt-1 特异性增高的现象，通过尾静脉注射将 sFlt-1 重组腺病毒注射到怀孕大鼠体内，可诱导高血压、蛋白尿、肾脏及胎盘的损伤；而 sFlt-1 与另一个抗血管生成因子 sEng 共同注射可使大鼠的子痫症状显著加重，表现出 HELLP 综合征的表型；慢病毒介导的胎盘特异性过表达 sFlt-1，构建小鼠模型也模拟了子痫前期症状和胎盘损伤。鉴于 sFlt-1 过量表达在人类和大小鼠模型中获得高度一致的表型，目前这是被学界广泛认可的子痫前期的理想动物模型。此外，Comt 基因缺失的小鼠、Corin 和 ANP 敲除小鼠等也具有类似子痫前期的症状，包括血栓样血管病变、氧分压降低，以及胎盘中 HIF-1α 和 sFlt-1 的表达水平上升等。AT1-AA 是存在于子痫前期患者外周血中的血管紧张素Ⅱ受体的激活型抗体，将此类抗体纯化后注射小鼠，可诱导小鼠表现出子痫前期样症状，说明自身免疫活性异常增高可能是子痫前期的发病原因之一。另有报道表明，IL-4 基因缺失的小鼠、外源注射激活 Th1 细胞的小鼠均可表现出子痫前期样表型，但相关的分子机制仍属未知。

由于子痫前期的病因贯穿胚胎着床、子宫内膜分化、母 - 胎界面免疫豁免和胎盘发育等多个过程的母 - 胎互作，并有母体复杂因素的参与，因此，上述子痫前期的各种动物模型仅从不同角度、在一定程度上模拟了人类疾病的临床表征，并不能体现人类子痫前期的复杂性和异质性。

2. 胎盘功能研究的体外模型 鉴于胎盘发育和功能障碍仍是目前发现的子痫前期典型病理变化，胎盘细胞或组织培养模型是较为常用的功能研究体外模型。常用的包括原代培养滋养细胞、滋养细胞系以及胎盘外植体。近期成功建立的人滋养干细胞也成为研究滋养细胞早期分化的一个有力工具。此外，滋养细胞和其他细胞在二

维或是三维培养体系中共培养，也可模拟妊娠过程中多细胞互作。

（1）人滋养细胞原代培养：分离原代人胎盘滋养细胞的方法最初是由 Kilman 提出的，随后又进行了不断完善。关键步骤包括胰蛋白酶消化胎盘组织、Percoll 密度梯度离心和免疫纯化等。免疫纯化的目的是依据特异性标志分子，通过免疫磁珠法或流式细胞分选法获得某种特定的滋养细胞亚型，例如，以 HLA-G 或 CD9 标志分子阳性筛选获得 EVT 细胞，而以 pan-HLA 或 CD9 阴性筛选获得绒毛滋养细胞。

选择原代培养的滋养细胞作为体外模型时一定要考虑妊娠周龄。从妊娠晚期胎盘组织中分离的滋养细胞在体外培养 48 小时后会自发融合并形成合体滋养细胞；而来源于妊娠早期的滋养细胞体外培养时难以发生合体化。妊娠早期 EVT 细胞在体外培养时所表现出来的侵润能力远强于妊娠晚期 EVT。此外，滋养细胞原代培养方法的局限性在于：

1）细胞增殖能力有限。

2）个体差异大，源于不同胎盘组织的细胞反应不均一。

（2）滋养细胞系：目前常用的人滋养细胞系可分为 3 类。

1）自发延长生命周期的细胞滋养细胞系。

2）通过外源基因的表达得以永生化的滋养细胞系。

3）源于绒毛膜癌的滋养细胞系。各种滋养细胞系具有不同的特点，其用途也有所不同。对常用滋养细胞系的特点总结见表 18-1。

表 18-1　常用各种滋养细胞系及其特征

细胞系	来源	永生化方法	分子标志				功能
			hCG	HPL	CK-7	HLA-G	
BeWo	Chc	自发	+	+	+	−	S
JAR	Chc	自发	+	−	+		I
JEG	Chc	自发	+	−	+	+	I
AC1-1	JEG-3	突变	+		+	+	I&S
ACH-3P	AC1-1	早孕胎盘 CTB 与 AC1-1 融合	+		+	+	I&S
HTR-8	FTrP	自发		+	+	+	
HTR-8/SVneo	HTR-8	pSV40neo 大 T 抗原	+		+	+	I
NPC	FTrP	自发	+		+	+	I
B6Tert-1	NPC	pGRN145-hTERT 转染	+		+	+	I
ED27	FTrP	自发	+		+	+	I
ED31	FTrP	自发	+	+		+	I
ED77	FTrP	自发	+	+	+	+	I
HP-W1	FTrP	SV40	+			+	
HP-A1/A2	FTrP	SV40 A209 TSM	+			+	
SPA-26	FTrP	tsA255 TSM	+	+	+		I
TL	TP	自发			+		
HT	TP	自发	+			+	
TCL-1	TP	逆转录病毒 ZipSV40-6 感染	+		+	+	
IST-1	FTrP	逆转录病毒 LXNS16E6E7 感染	−	+		−	I
SGHPL-5	FTrP	pSV40neo 大 T 抗原	+		+	+	I
HT-116	FTrP	自发			+	+	I
Swan 71	FTrP	携带 hTERT 逆转录病毒	+		+	+	
HPT-8	FTrP	自发	−		+	+	

注：Chc，绒毛膜上皮癌；FTrP，早孕胎盘；CTB，细胞滋养层细胞；hTERT，人端粒酶催化亚基；I，侵袭；S，合体化；TP，足月胎盘；TSM，温度敏感突变

（3）滋养层干细胞系（TS）：小鼠滋养层干细胞（mTS）较早就成功建立了，来源于 6.5 天胚胎的胚外外胚层（ExE），在体内 mTS 可发育为滋养细胞系的组织，包括 ExE、外胎盘锥（EPC）与巨细胞等，但不会参与胚胎组织发育。其他物种的 TS 也已建立，包括奶牛、猪、恒河猴和兔。

人类滋养层干细胞系的建立长期以来未能获得成功，尽管可诱导人类胚胎干细胞（ESC）向滋养细胞分化，但所获得的是多种分化状态滋养细胞的混合群。随后报道的来源于绒毛膜的滋养层祖细胞（TBPC）能够分化为多核合体滋养细胞和侵润性 EVTs。2017 年日本科学家 Okae 等人成功从人类囊胚和早期增殖型细胞滋养细胞中分离出人类滋养层干细胞（hTS），通过基因表达谱、体外诱导分化、NOD-SCID 小鼠移植等研究证明了 hTS 的特性。这为深入探究滋养细胞发育调控机制提供了最为理想的体外模型。

（4）滋养细胞/胎盘绒毛与其他类型细胞或外植体的共培养：妊娠期间，滋养细胞与子宫中的不同类型细胞，包括子宫上皮细胞、基质细胞、免疫细胞、血管内皮细胞、血管平滑肌细胞等发生复杂而有序的相互作用。共培养体系的建立可以更好地模拟这些细胞的互作方式。

二维共培养体系相对简单。比如蜕膜 dNK 细胞与绒毛滋养细胞共培养、妊娠早期绒毛外植体与单层子宫内膜基质细胞共培养、滋养细胞或绒毛外植体与螺旋动脉片段共培养、永生化子宫内膜基质细胞与上皮细胞共培养等。在共培养体系中，可通过绿色荧光蛋白或细胞追踪染料标记各种细胞，实现对不同类型细胞行为的监测。为了研究旁分泌调节对细胞间通信的作用，还可利用 transwell 小室将两种不同类型细胞进行非接触式的共培养。

三维培养体系能够更理想地模拟细胞生长的微环境。例如悬浮旋转培养体系培养滋养细胞、基质胶（matrigel）支持的滋养细胞与血管内皮细胞三维共培养、matrigel 支持的胎盘外植体与蜕膜三维共培养体系等，这些模型对于监测 EVT 侵入动脉、内皮细胞与平滑肌细胞丢失、血管内 EVT 置换等螺旋动脉重塑的动态进程有重要的价值。

（八）子痫前期机制研究的思考与展望

1. 子痫前期临床分型的重要性 子痫前期患者临床表现的高度多样化和治疗效果的差异已为临床实践所充分证实，体现了这一疾病的高度异质性。这不仅给疾病的筛查和诊治带来障碍，也使其机制研究面临结果重复性差、理论多元化的困境。对于这样一种本质上是综合征的复杂性疾病，需要利用规范的大型资源库数据，以"大数据"的思路进行其临床特征的细致分析，探寻客观而准确的临床分型方案。这对于疾病的分型预测、诊断、干预以及分子机制的阐明都是至关重要的前提。与非孕期原发性高血压研究相比，迄今为止，妊娠期高血压疾病领域缺乏高质量的随机对照试验。

2. 子痫前期预测的困难性 如何有效实现子痫前期的早期预测和/或诊断是子痫前期研究中的一个重大挑战。已有较多的研究显示通过检测孕妇外周血中特定因子的变化来预测子痫前期的发病风险是可行的，而且，某些因子的变化对于诠释 PE 发病机制具有较好的价值。因此，从外周血中筛查子痫前期预测标志分子是本领域研究的一个热点。迄今已有报道的子痫前期外周血中的预测候选分子很多，例如血管内皮生长因子（VEGF）、胎盘生长因子（PLGF）、可溶性 VEGF 受体 -1（sFlt-1）、可溶性 TGF、可溶性内皮因子（sEng）、激活素 A（activin A）、抑制素 A（inhibin A）、人绒毛膜促性腺激素（hCG）、半胱氨酸蛋白酶抑制剂 C（cystatin C）、妊娠相关血浆蛋白 A（PPAP-A）、胎盘蛋白 13（PP13）、胎盘血红蛋白（HbF）、α1- 微球蛋白（A1M）、可溶性 HGF 受体（sMet）、瘦素（leptin）、胰岛素样生长因子 1（IGF-1）、促肾上腺皮质素释放素（CRF）、CRF 结合蛋白（CRF-BP）、ADAM12、P 选择素（P-selectin）、肾上腺素皮质激素，以及Ⅰ型血管紧张素Ⅱ受体自身抗体（AT1-AA）以及多种非编码 RNA 等。伴随多组学技术的飞速发展，PE 生物标记分子的数量也在日益增加。然而，值得注意的是，所有已发现的标记分子，其预测子痫前期的特异性和准确性仍有待进一步证实。

在预测标记分子的筛选和鉴定研究中，除了如上所述要对子痫前期进行适当的分型分析外，首先需要强调的是"预测"，即在临床表现出现之前即可检测到标记分子的变化。因而需要进行前瞻性的实验设计，分析候选标记分子在妊娠早中期血或尿，甚至羊水中的变化情况。在临床表现出现前，越早发生改变的标记分子，其"预测"意义越大，同时也与疾病的分子机制有更密切的关联。其次需要关注的是标记分子的疾病特异性。这就不仅要分析候选分子在子痫前期不同亚型患者中的变化，还需要明晰相关分子与其他妊娠疾病的关系。需要将其他妊娠疾病病例纳入研究队列，综合进行比较分析，才能确定候选标记分子是否为子痫前期特异的。

毋庸置疑的是，任何一个标记分子预测价值的评估都需要在多种族、大规模的样本中进行大量的随机对照试验。搭建全球化协作平台已成为必然的发展趋势，而这一平台的重要内容之一是标本库和信息库的规范和质控，以及生物样本和数据的高效共享机制。

3. 子痫前期机制研究的困惑和展望　由于胎盘发育和功能障碍仍是目前发现的子痫前期典型病理变化，对子痫前期的机制研究多集中于胎盘功能的调节。人类胎盘发育的过程和调节非常复杂，子宫基质细胞、腺体细胞、子宫肌层、血管内皮细胞、滋养细胞、绒毛间质细胞以及母-胎界面上的多种免疫细胞之间存在复杂的、动态的、多层次的直接或间接相互作用，由此在母-胎界面建立起了一个精细的调节网络。因而以胎盘为切入点探讨子痫前期的发病机制时，需要进行格外细致的分析。

首先必须明确的是，在子痫前期胎盘中发现的表达水平或修饰状态发生改变的分子，未必与子痫前期疾病的病因有关。事实上，导致胎盘发育不完善的病理性改变的发生远远早于子痫前期临床表现出现之前，在历经数月的妊娠历程直至分娩时，我们在分娩胎盘中观察到的分子水平的改变可能与妊娠早期的情况已大相径庭了，即所谓"失之毫厘，谬之千里"。因而，在分娩胎盘中的发现可以说仅仅是可能的线索，不仅要进行相关分子与各种临床特征的相关性分析，更需要通过深入的功能研究确定与疾病的因果关系。

其次，由于胎盘结构及其细胞组成的复杂性，研究胎盘相关因子的功能时需要考虑特定时间和空间状态下不同细胞之间的互作。由于伦理学的限制，进行人类胎盘细胞功能的研究多采用体外模型，尽可能模拟在体的生理状况。需要分析各种体外模型的特点进行综合应用。而体外模型中

的研究结果仍然难以准确反映在体的生理情况，因而需要进一步的动物模型研究。人类的妊娠过程具有其明显的独特性，尚未发现与人类胎盘发育完全相同的动物体系，但小鼠在胚胎着床和胎盘发育方面与人类具备某些相似性，因而在一定程度上能够作为研究人类妊娠疾病机制的工具。然而研究过程中必须充分认识到各种模型的局限性。

四、病理生理变化

由于妊娠期高血压疾病分类中包括慢性高血压合并妊娠，本章主要介绍子痫前期的病理生理变化。全身小血管痉挛和血管内皮损伤是子痫前期的基本病理生理变化，危害母胎健康，甚至导致母胎死亡。

1. 子宫胎盘单位　血管痉挛导致胎盘灌流下降。滋养细胞侵入异常使螺旋动脉之平均直径仅为正常孕妇螺旋动脉直径之 2/5，加之伴有内皮损害及胎盘血管急性动脉粥样硬化，使胎盘功能下降，胎儿生长受限，胎儿窘迫。若胎盘床血管破裂可致胎盘早剥，严重时母儿死亡。

2. 肾脏　肾小球扩张，内皮细胞肿胀，纤维素沉积于内皮细胞。血浆蛋白自肾小球漏出形成蛋白尿，蛋白尿的多少标志着妊娠期高血压疾病的严重程度。由于血管痉挛，肾血流量及肾小球滤过率下降，导致血浆尿酸浓度升高，血浆肌酐上升约为正常的 2 倍。肾脏功能严重损害可致少尿及肾功能衰竭，病情严重时由于肾实质损害，血浆肌酐可达到正常妊娠的数倍，甚至超过 2～3mg/dl，若伴肾皮质坏死，肾功能损伤将无法逆转。

3. 心血管系统　血管痉挛，血压升高，外周阻力增加，心肌收缩力和射血阻力（即心脏后负荷）增加，心输出量明显减少，心血管系统处于低排高阻状态，心室功能处于高动力状态，加之内皮细胞活化使血管通透性增加，血管内液进入细胞间质，导致心肌缺血、间质水肿、心肌点状出血或坏死、肺水肿，严重时导致心力衰竭。

4. 血液　由于全身小动脉痉挛，血管壁渗透性增加，血液浓缩，大部分患者血容量在妊娠晚期不能像正常孕妇那样增加 1 500ml 达到 5 000ml，红细胞比容上升。当红细胞比容下降时多合并贫血或红细胞受损或溶血。妊娠期高血压疾病患者伴有一定量的凝血因子缺乏或变异所致的高凝血

状态,特别是部分患者可发生微血管病性溶血,主要表现血小板减少,血小板计数<100×10⁹/L,肝酶升高、溶血(即 HELLP 综合征),反映了凝血功能的严重损害及疾病的严重程度。子痫前期或子痫出现微血管病性溶血,可伴有红细胞破坏的表现,即碎片状溶血,其特征为溶血、裂红细胞、球形红细胞、网织红细胞增多、血红蛋白尿及血红蛋白症。

5. 神经系统 脑血管痉挛,通透性增加,脑水肿、充血、局部缺血、血栓形成及出血等。CT检查脑皮质呈现低密度区,并有相应的局部缺血和点状出血,此病理改变与脑梗死区相关,并与昏迷及视力下降、失明相关。大范围脑水肿所致中枢神经系统症状主要表现为感觉迟钝、混乱。个别患者可出现昏迷,甚至发生脑疝。子痫前期脑血管阻力和脑灌注压均增加。子痫时脑血流可呈一侧灌注压正常,另一侧明显增加,高灌注压可致明显头痛。有研究认为子痫与脑血管自身调节功能丧失相关。

6. 肝脏 子痫前期可出现肝功能异常,如分泌时间延长,各种转氨酶水平升高。血浆碱性磷酸酶升高。肝脏的特征性损伤是门静脉周围出血,严重时门静脉周围坏死。肝包膜下血肿形成,亦可发生肝破裂危及母儿生命。

7. 内分泌系统及代谢 由于血管紧张素转化酶增加,妊娠晚期盐皮质激素、去氧皮质酮升高可致钠潴留,以蛋白尿为特征的上皮受损降低了血浆胶体渗透压,患者细胞外液可超过正常妊娠,但水肿与子痫前期的严重程度及预后关系不大。通常电解质与正常妊娠无明显差异。子痫抽搐后,乳酸性酸中毒及呼吸代偿性的二氧化碳丢失可致血中碳酸盐浓度降低,患者酸中毒的严重程度与乳酸产生的量及其代谢率以及呼出的二氧化碳有关。

五、现行疾病诊断与分类

(一)妊娠期高血压疾病的五分类法

妊娠期高血压疾病为多因素发病,可存在各种母体基础病理状况,也受妊娠期环境因素的影响。妊娠期间病情缓急不同,可呈现进展性变化并可迅速恶化。2015 年,中华医学会妇产科学分会妊娠期高血压疾病学组参考美国、加拿大、英国、澳大利亚等国家和地区学术组织的相关指南,并结合我国国情和临床实践经验,发表了修订版的"妊娠期高血压疾病诊治指南",以规范我国妊娠期高血压疾病的临床诊治。尽管国际妊娠期高血压研究学会(International Society for the Study of Hypertension in Pregnancy,ISSHP)于2018 年提出更贴近临床应用的新型分类,中华医学会妇产科学分会于 2020 年 4 月发布了《妊娠期高血压疾病诊治指南(2020)》,已改为四分类法,将子痫前期和子痫合为一类。但由于指南、专家共识等行业进展文件的推广存在一定的时间迟滞,目前,仍有大量单位应用传统的妊娠期高血压疾病分类方法(表 18-2)。

表 18-2 妊娠期高血压疾病分类

分类	临床表现
妊娠期高血压	妊娠 20 周后出现高血压,收缩压≥140mmHg和 / 或舒张压≥90mmHg,并于产后 12 周恢复正常;尿蛋白(-);产后方可确诊。
子痫前期	妊娠 20 周后出现高血压,收缩压≥140mmHg和 / 或舒张压≥90mmHg,伴有尿蛋白≥0.3g/24h,或随机尿蛋白(+) 或虽无尿蛋白,但合并以下任何一项者 • 血小板减少(血小板<100×10⁹/L) • 肝功能异常(血清转氨酶水平为正常值 2 倍以上) • 肾功能损害(血肌酐水平大于 1.1mg/dl 或为正常值 2 倍以上) • 肺水肿 • 新发生的中枢神经系统异常或视觉障碍
子痫	子痫前期基础上发生不能用其他原因解释的抽搐
慢性高血压并发子痫前期	慢性高血压女性妊娠以前无尿蛋白,妊娠 20周以后出现蛋白尿; 或妊娠前有蛋白尿,妊娠后蛋白尿明显增加,或血压进一步升高,或出现血小板<100×10⁹/L,或出现其他肝肾功能损害、肺水肿、神经系统异常或视觉障碍等严重表现
妊娠合并慢性高血压	妊娠 20 周前收缩压≥140mmHg 和 / 或舒张压≥90mmHg(除外滋养叶细胞疾病),妊娠期无明显加重;或妊娠 20 周后首次诊断高血压并持续到产后 12 周后

注:①普遍认为<34 周发病者为早发型子痫前期;②大量尿蛋白(24 小时尿蛋白≥5g)既不作为评判子痫前期严重程度的标准,亦不作为终止妊娠的指征,但需严密监测;③子痫前期 - 子痫是一种动态性疾病,病情可呈持续性发展,这就是子痫前期 - 子痫严重程度的延续性。"轻度"子痫前期只代表诊断时的状态,任何程度的子痫前期都可能导致严重不良预后,子痫前期也可以在没有任何预兆的情况下病情迅速恶化,因此不再诊断"轻度""重度"子痫前期,以免造成对疾病的忽视

子痫前期 - 子痫属妊娠特有疾病，在妊娠 20 周之后发生。本病是一种动态性疾病，病情可呈持续性进展，是为疾病严重程度的延续性。任何程度的子痫前期都可能导致严重不良后果，但临床应当重视疾病的进展状况（表 18-3）。

表 18-3 子痫前期严重表现

子痫前期伴有以下任何一种表现：

- 收缩压≥160mmHg 或舒张压≥110mmHg（卧床休息，两次测量间隔至少 4 小时）
- 血小板少于 $100×10^9/L$
- 肝功能损害（血清转氨酶水平为正常值 2 倍以上），严重持续性右上腹或上腹疼痛，不能用其他疾病解释，或二者均存在
- 肾功能损害（血肌酐水平大于 1.1mg/dl 或无其他肾脏疾病时肌酐浓度为正常值 2 倍以上）
- 肺水肿
- 新发生的中枢系统异常或视觉障碍

（二）ISSHP 妊娠期高血压疾病分类方法

2018 年 5 月 23 日，ISSHP 在其官方杂志 *Pregnancy Hypertension* 在线发表了《妊娠期高血压疾病：分类、诊断和管理指南》（表 18-4），该指南基于新的临床与基础研究发现，在妊娠期高血压疾病的分类、诊断和管理等方面提出了许多新的观点和推荐建议，体现了新的理念，已得到国际产科医学会（International Society of Obstetric Medicine，ISOM）的认可。该指南将妊娠期高血压疾病分为两大类，6 种亚型：

1. 妊娠前诊断或妊娠 20 周前（＜20 周）新发现的高血压

（1）慢性高血压（包括原发性和继发性）：指妊娠前诊断或妊娠 20 周前（＜20 周）诊断的高血压，常于孕早期首次孕期保健就诊时发现，与母胎不良结局相关，需要严格的血压管理（110～140/85mmHg）、胎儿生长监测以及持续评估子痫前期和母体并发症的进展。

（2）白大衣高血压：指就诊时测量血压升高（≥140/90mmHg），但在家庭或工作时血压正常（＜135/85mmHg）。白大衣高血压患者中，50% 将发展为妊娠高血压，8% 将发展为子痫前期。

（3）隐匿性高血压：为高血压的特殊类型，临床上识别困难。其特征是就诊时血压正常，但在其他时段血压升高，24 小时动态血压监测（arteria blood pressure monitoring，ABPM）或家庭血压监测（home blood pressure monitoring，HBPM）可以明确诊断。迄今为止，隐匿性高血压在妊娠期间尚未得到充分的研究。

2. 妊娠 20 周后（＞20 周）发生的高血压

（1）一过性妊娠高血压：为妊娠中晚期新发的高血压，无须任何治疗即可缓解。一过性妊娠高血压通常在诊室检查时发现，但随后重复测量血压正常。一过性高血压会发展为妊娠高血压者约占 20%，另有约 20% 会发展为子痫前期。

（2）妊娠高血压：指妊娠 20 周后（＞20 周）血压升高，但不伴有蛋白尿、脏器功能损害和胎儿生长受限（fetal growth restriction，FGR），一般预后较好。妊娠高血压将发展为子痫前期者约占 25%，并且孕周越早的妊娠高血压发展为子痫前期的比例越高。妊娠高血压与子痫前期一样，具

表 18-4 ISSHP 妊娠期高血压疾病分类（2018）

分类	亚型	临床表现
妊娠前诊断或妊娠前 20 周诊断的高血压	慢性高血压	妊娠前诊断或妊娠 20 周前（＜20 周）诊断的高血压
	白大衣高血压	诊室血压升高（≥140/90mmHg），但在家庭或工作时血压正常（＜135/85mmHg）
	隐匿性高血压	诊室血压正常，但在其他时段血压升高
妊娠 20 周后（≥20 周）诊断的高血压	一过性妊娠高血压	妊娠中晚期发现的高血压，随后复测血压正常，无须任何治疗即可缓解
	妊娠高血压	妊娠 20 周后（≥20 周）血压升高，但不伴有蛋白尿、脏器功能损害和胎儿生长受限
	子痫前期	妊娠 20 周后（≥20 周）诊断的子痫前期，包括新发的子痫前期或慢性高血压合并子痫前期

注：由于子痫前期、妊娠高血压、一过性妊娠高血压等均定义为妊娠 20 周以后发生的高血压，因此，获取孕前以及早孕期的血压基线水平就至关重要。早孕期晚期可能发生妊娠导致的血压下降，慢性高血压的患者于此时测量血压可能表现为正常血压范围，从而掩盖病情

有远期发展为心血管代谢疾病风险。

（3）子痫前期：包括妊娠 20 周后新发的子痫前期或慢性高血压合并子痫前期。其诊断标准为：妊娠 20 周后新发的妊娠高血压，伴有以下至少一项新发的临床表现：

1）蛋白尿。

2）其他母体器官损伤，包括：

①急性肾损伤：血清肌酐≥90μmol/L 或 1mg/dl。

②肝功能损害：血清转氨酶水平升高，AST 或 ALT > 40IU/L，伴有或不伴有上腹部或右上腹部疼痛。

③神经系统症状：精神状态改变、严重头痛、脑卒中、持续视觉障碍、失明等。

④血液系统表现：血小板减少（< $1.5 \times 10^5/\mu l$）、DIC、溶血。

3）胎盘功能障碍：胎儿生长受限、胎儿脐血流超声表现异常、胎死宫内等。

（三）妊娠期高血压疾病的诊断方法

1. 高血压的定义及测量 妊娠期间的高血压定义为收缩压≥140mmHg 和 / 或舒张压≥90mmHg。建议使用电子血压计进行血压测量，测量时需选择适当的袖口大小。水银柱血压计不再适用于临床。重度血压升高（收缩压≥160mmHg 和 / 或舒张压≥110mmHg）需在 15 分钟内再次测量确认，轻度血压升高应在 4～6 小时内再次重复测量。

2. 蛋白尿 蛋白尿不再作为子痫前期诊断的必要条件。其主要临床依据为：有子痫前期临床表现和 / 或组织学表现的女性中，10% 无蛋白尿；并且 20% 的子痫（一种重度子痫前期的形式）女性在抽搐发作前并没有显著的蛋白尿。因此，当高血压伴有终末器官功能障碍的任何体征和症状时，即使无蛋白尿，都应将孕妇作为子痫前期患者进行处理。但研究显示，大量蛋白尿（≥5g/24h）与严重的胎儿不良预后相关。妊娠期蛋白尿的诊断标准是≥300mg/24h。实际操作中，24 小时尿蛋白定量可以被尿蛋白 / 肌酐比所替代。当尿蛋白≥"+"或≥30mg/dl 时，应检测尿蛋白 / 肌酐比值，临床诊断界值是≥30mg/mmol（30mg/g）。当尿蛋白阴性时，无须检测尿蛋白 / 肌酐比值。

3. 水肿 体重异常增加是许多患者的首发症状，孕妇体重突然增加≥0.9kg/ 周，或 2.7kg/4 周是子痫前期的信号。本病患者水肿的特点是自踝部逐渐向上延伸的凹陷性水肿，经休息后不缓解。水肿局限于膝以下为"+"，延及大腿为"++"，延及外阴及腹壁为"+++"，全身水肿或伴有腹水为"++++"。

4. 病史采集辅助检查 逐一询问有无各系统疾病史，了解妊娠 20 周后血压、尿、眼、肝，以及神经系统情况；做相关的血液辅助检查、超声，据情选择 CT 以及磁共振成像。

六、患者管理与治疗

妊娠期高血压疾病病情复杂、变化快，妊娠期、分娩时和产后的生理变化及各种不良刺激均可能导致病情进展，发生子痫抽搐。因此，对病情进行密切评估和监测十分重要，以便及时合理干预，评估和检测的内容及频率需根据病情严重程度决定。治疗和患者管理的目的是控制病情、延长孕周、尽可能保障母儿安全。治疗原则为休息、镇静、防抽搐、降压、合理扩容和必要时利尿、密切监测母胎状态、适时终止妊娠。应根据病情的轻重缓急和分类进行个体化治疗。

妊娠高血压：休息、镇静、监测母胎情况，酌情降压治疗。

子痫前期：预防抽搐，有指征地降压、利尿、镇静，密切监测母胎情况，预防和治疗严重并发症，适时终止妊娠。

子痫：控制抽搐，病情稳定后终止妊娠，预防并发症。

妊娠合并慢性高血压：以降压治疗为主，注意预防子痫前期的发生。

（一）评估和监测

妊娠期高血压疾病的病情复杂、变化快。对产前、产时和产后的病情进行密切监测和评估十分重要，目的在于了解病情轻重和进展情况，及时合理干预，避免不良妊娠结局的发生。子痫前期一经诊断需住院评估，如病情平稳且患者能够自我监测病情及血压，可在门诊进行管理。

1. 母体监护 子痫前期母体监护包括监测神经系统症状、视觉障碍、上腹痛等临床变现，以及血压、尿蛋白等，临床评估包括每周 2 次血常规及肝。肾功能检测。其他包括眼底检查、心电图、超声心动图、胎盘功能、胎儿成熟度检查、脑血流图检查等，视病情而定。

（1）血液检查：包括全血细胞计数、血红蛋白含量、红细胞比容、血黏度、凝血功能，根据病情轻重可反复检查。

（2）肝、肾功能检查：肝细胞功能受损可致ALT、AST升高。患者可出现白蛋白缺乏为主的低蛋白血症，白/球蛋白比值倒置。肾功能受损时，血清肌酐、尿素氮、尿酸升高，肌酐升高与病情严重程度相平行。尿酸在慢性高血压患者中升高不明显，因此可用于本病与慢性高血压的鉴别诊断。子痫前期患者应测定电解质与二氧化碳结合力，必要时做血气分析，以早期发现酸中毒并纠正。

（3）尿液检查：应测尿比重、尿常规，当尿比重≥1.020时说明尿液浓缩，尿蛋白（+）时尿蛋白含量300mg/24h；当尿蛋白（++++）时尿蛋白含量5g/24h。尿蛋白检查在子痫前期患者应每日一次。

（4）眼底检查：视网膜小动脉的痉挛程度反映全身小血管痉挛之程度，可反映本病的严重程度。通常眼底检查可见视网膜小动脉痉挛，视网膜水肿，絮状渗出或出血，严重时可发生视网膜剥离。患者可出现视力模糊或失明。

2. 胎儿的动态评估　子痫前期一经诊断，即开始评估胎儿宫内状况。在存在FGR情况下，应给予连续动态的超声评估。首次胎儿评估包括胎儿生物指标测定（双顶径、头围、腹围、股骨长、胎儿体重）、羊水体积和胎儿多普勒血流（脐动脉、子宫动脉）。

子痫前期治疗监护期间，从妊娠26周以后，应每2～4周进行1次超声检查，连续动态评估胎儿生长、羊水体积和脐动脉血流；出现FGR时，应每2周进行1次超声检查；出现脐动脉收缩末期峰值与舒张末期峰值的比值（S/D）升高时，应每周进行1次超声检查；妊娠34周前出现脐动脉舒张末期血流消失，应加做大脑中动脉血流，充分评判利弊并与家属沟通后，及时终止妊娠。

（二）处理

1. 一般处理　应注意适当休息，以侧卧位为宜。保证充足的蛋白质和热量，不建议限制食盐摄入，保证充足睡眠。

2. 镇静　应用镇静药物的目的是缓解孕产妇的精神紧张、焦虑症状、改善睡眠、预防并控制子痫。

（1）地西泮：2.5～5.0mg口服，2～3次/d，或者睡前服用；必要时地西泮10mg肌内注射或静脉注射（>2分钟）。

（2）苯巴比妥：镇静时口服剂量为30mg，3次/d。控制子痫时肌内注射0.1g。

3. 降压　降压的目的是预防心脑血管意外和胎盘早剥等严重母胎并发症，延长孕周或改变围产期结局。所有妊娠期高血压疾病降压阈值为诊室血压≥140/90mmHg（或家庭血压≥135/85mmHg）；血压管理目标值为舒张压85mmHg，收缩压110～140mmHg，以降低发生严重高血压和其他并发症的风险。严格控制血压（即舒张压85mmHg）对胎儿不会产生不良影响。降压药物选择的原则：对胎儿无毒副作用，不影响心每搏输出量、肾血浆流量及子宫胎盘灌注量，不致血压急剧下降或下降过低。

（1）拉贝洛尔（labetolol）：α，β受体阻滞剂，降低血压但不影响肾及胎盘血流量，并可对抗血小板凝集，促进胎儿肺成熟。该药显效快，不引起血压过低或反射性心动过速。用法：50～150mg口服，3～4次/d，最大量220mg/d，或者盐酸拉贝洛尔20mg静脉注射，每10分钟后剂量加倍，最大单次剂量80mg，直到血压被控制，每日最大总剂量220mg。副反应为头皮刺痛及呕吐。

（2）硝苯地平（nifedipine）：钙通道阻滞剂，可解除外周血管痉挛，使全身血管扩张，血压下降，由于其降压作用迅速，目前不主张舌下含化。用法：口服10mg，每日3～4次，必要时可以加量，一般一日30～90mg，24小时总量不超过120mg。其副反应为心悸、头痛，与硫酸镁有协同作用。

（3）尼莫地平（nimoldipine）：亦为钙通道阻滞剂，其优点在于可选择性的扩张脑血管。用法：20～60mg口服，每日2～3次；或20～40mg加入5%葡萄糖溶液250ml中静脉滴注，每日1次，每日总量不超过360mg，该药副反应为头痛、恶心、心悸及颜面潮红。

（4）甲基多巴（methyldopa）：可兴奋血管运动中枢的α受体，抑制外周交感神经而降低血压，妊娠期使用效果较好。用法：250mg口服，每日3次。其副作用为嗜睡、便秘、口干、心动过缓。

（5）硝普钠（sodium nitroprusside）：强有力的速效血管扩张剂，扩张周围血管使血压下降。由于药物能迅速通过胎盘进入胎儿体内，并保持较高浓度，其代谢产物（氰化物）对胎儿有毒性作用，不宜在妊娠期使用。分娩期或产后血压过高，应用其他降压药效果不佳时，方考虑使用。用法为 50mg 加入 5% 葡萄糖溶液 500ml 按 0.5～0.8μg/（kg•min）缓慢静脉滴注。用药不宜超过 72 小时。孕期仅适用于其他降压药物无效的高血压危象孕妇。产前应用时间不宜超过 4 小时。用药期间，应严密监测血压及心率。

（6）硝酸甘油（nitroglycerin）：作用于氧化亚氮合酶，可同时扩张动静脉，降低前后负荷，主要用于合并心力衰竭和急性冠脉综合征时高血压急症的降压治疗。起始剂量 5～10μg/min 静脉滴注，每 5～10 分钟增加滴速至维持剂量 20～50μg/min。

应当注意：肾素血管紧张素类药物：可导致胎儿生长受限、胎儿畸形、新生儿呼吸窘迫综合征、新生儿早发性高血压，妊娠期应禁用。

4. 硫酸镁的应用 硫酸镁是子痫治疗的一线药物，也是重度子痫前期预防子痫发作的预防用药。研究证实硫酸镁可使子痫发生率降低 50%。硫酸镁控制子痫再次发作的效果优于地西泮、苯巴比妥和冬眠合剂等镇静药物。患者出现严重高血压、蛋白尿、血压升高伴神经症状或体征时，应给予硫酸镁预防抽搐发生。妊娠 32 周前需终止妊娠者，建议使用硫酸镁进行胎儿神经保护。

（1）作用机制：

1）镁离子抑制运动神经末梢释放乙酰胆碱，阻断神经肌肉接头间的信息传导，改善脑部循环，控制抽搐，使骨骼肌松弛。

2）镁离子刺激血管内皮细胞合成前列环素，抑制内皮素合成，降低机体对血管紧张素Ⅱ的反应，从而缓解血管痉挛状态。

3）镁离子通过阻断谷氨酸通道阻止钙离子内流，减少血管内皮损伤。

4）镁离子可提高孕妇和胎儿血红蛋白的亲和力，改善氧代谢。

（2）用药原则：预防子痫前期发展成为子痫，控制子痫抽搐及防止再发生抽搐。子痫前期患者临产前用药，预防产时子痫或产后子痫。

（3）用药方法：静脉给药结合肌内注射。首次静脉给药负荷剂量 25% 硫酸镁 20ml 加于 10%

葡萄糖 20ml 中，缓慢静脉注入（或 5～12 分钟推完）；继之 25% 硫酸镁 60ml 加入 5% 葡萄糖液 500ml 静脉滴注，滴速为 1～2g/h。根据血压情况，决定是否加用肌内注射，晚间可以臀肌深部注射，为 25% 硫酸镁 20ml 加 2% 利多卡因 2ml。每日总量为 25～30g，用药过程中可监测血清镁离子浓度。

（4）毒性反应：正常孕妇血清镁离子浓度为 0.75～1mmol/L，有效治疗浓度为 2～3.5mmol//L，若血清镁离子浓度超过 3.5mmol/L 即出现腱反射消失，超过 5mmol/L 出现呼吸抑制。首先表现为膝反射减弱或消失，继之出现全身肌张力减退、呼吸困难、复视、语言不清，严重者可出现呼吸肌麻痹，甚至呼吸、心跳停止，危及生命。

注意事项：用药前及用药过程中应注意以下事项：定时检查膝腱反射是否减弱或消失；呼吸不少于 16 次/min；尿量每小时不少于 17ml 或每 24 小时不少于 400ml；硫酸镁治疗时需备钙剂，一旦出现中毒反应，立即静脉注射 10% 葡萄糖酸钙 10ml，逆转轻至中度呼吸抑制可使用 1g 葡萄糖酸钙静脉推注。肾功能不全时应减量或停用硫酸镁并监测血镁浓度；产后应使用 24～48 小时停药。

5. 促胎肺成熟 孕 35 周之前并预计在 1 周内分娩的子痫前期孕妇，均应接受糖皮质激素促胎肺成熟治疗。用法：地塞米松 5mg 或 6mg，肌内注射，每 12 小时 1 次，连续 4 次；或倍他米松 12mg，肌内注射，每天 1 次，连续 2 天。目前，尚无足够证据证明地塞米松、倍他米松以及不同给药方式促胎肺成熟治疗的优劣。不推荐反复、多疗程产前给药。如果在较早期初次促胎肺成熟后又经过一段时间（2 周左右）保守治疗，但终止孕周仍 <34 周时，可以考虑再次给予同样剂量的促胎肺成熟治疗。

6. 除有多脏器水肿、心衰外，不常规利尿。

7. 终止妊娠 最佳分娩时机应基于个体化，需有经验的产科和胎儿医学专家共同讨论决定。终止妊娠是治疗的唯一治疗手段。出现下列任何一种情况，应提前终止妊娠：

（1）子痫前期患者经积极治疗 24～48 小时仍无明显好转者，多种降压药仍不能控制的严重高血压。

（2）进行性血小板减少。

（3）肝肾功能异常进一步加重。

（4）肺水肿。

（5）神经系统症状或体征，如顽固性头痛、视盲或抽搐。

（6）子痫前期患者孕周已超过34周，胎儿情况恶化，或孕龄不足34周，胎盘功能减退，胎儿尚未成熟者，可用地塞米松促胎肺成熟后终止妊娠。

继续妊娠的指征如下：ACOG指南建议对于无严重症状的妊娠高血压和子痫前期患者，期待治疗的终点应为37周。终止妊娠的方式如下：

（1）引产：适用于病情控制后，宫颈条件成熟者。先行人工破膜，羊水清亮者，可给予缩宫素静脉滴注引产。第一产程应密切观察产程进展状况，保持产妇安静和充分休息。第二产程应以会阴后-侧切开术、胎头吸引或低位产钳助产缩短产程。第三产程应预防产后出血。产程中应加强母儿安危状况及血压监测，一旦出现头痛、眼花、恶心、呕吐等症状，病情加重，立即以剖宫产结束分娩。

（2）剖宫产：适用于有产科指征者，宫颈条件不成熟，不能在短时间内经阴道分娩，引产失败，胎盘功能明显减退，或已有胎儿窘迫征象者。

建议对存在胎儿生长受限病例的胎盘进行组织病理学检查，以了解胎盘病理变化并指导下次妊娠，并对出生的新生儿进行脐动脉血pH值测定。

8. 子痫抽搐的处理 子痫抽搐是妊娠期高血压疾病最严重的阶段，是妊娠期高血压疾病所致母儿死亡的最主要原因，前驱症状短暂，表现为抽搐、面部充血、口吐白沫、深昏迷；随之深部肌肉僵硬，很快发展成典型的全身高张阵挛惊厥、有节律的肌肉收缩和紧张，持续1～1.5分钟，其间患者无呼吸动作；此后抽搐停止，呼吸恢复，最后意识恢复，但易激惹、烦躁。子痫也可发生于无血压升高或升高不显著，尿蛋白阴性的病例。通常产前子痫较多，产后48小时约占25%。子痫抽搐进展迅速，应立即左侧卧位，减少误吸，开放呼吸道，开放静脉通道。

处理原则：控制抽搐，纠正缺氧和酸中毒，控制血压，抽搐控制后终止妊娠。

1）控制抽搐：25%硫酸镁20ml加于25%葡萄糖液20ml静脉推注（>5分钟），继之用以2～3g/h静脉滴注，维持血药浓度，同时应用有效镇静药物，控制抽搐；冬眠合剂：由氯丙嗪（50mg）、哌替啶（100mg）和异丙嗪（50mg）3种药物组成，通常以1/3～1/2量肌内注射，或以半量加入5%葡萄糖溶液250ml静脉滴注。氯丙嗪可使血压急剧下降，导致肾及胎盘血流量降低，而且对孕妇及胎儿肝脏有一定损害，也可抑制胎儿呼吸，故仅应用于硫酸镁控制抽搐效果不佳者。

2）20%甘露醇250ml快速静脉滴注降低颅压。

3）血压过高时给予降压药。

4）纠正缺氧和酸中毒：面罩和气囊吸氧，根据二氧化碳结合力及尿素氮值，给予适量的4%碳酸氢钠纠正酸中毒。

5）终止妊娠：抽搐控制后可考虑终止妊娠。对于早发性高血压治疗效果较好者，可适当延长孕周，但须严密监护孕妇和胎儿。

6）护理：保持环境安静，避免声、光刺激；吸氧；防止口舌咬伤；防止窒息；防止坠地受伤；密切观察体温、脉搏、呼吸、血压、神志、尿量（应保留导尿管监测）等。

7）密切观察病情变化：及早发现心力衰竭、脑出血、肺水肿、HELLP综合征、肾功能衰竭、DIC等并发症，并积极处理。

9. 产后患者的管理 产后子痫多发生于产后24小时直至10日内，故产后不应放松子痫的预防。子痫前期患者产后应继续使用硫酸镁至少24～48小时，预防产后子痫；注意产后迟发型子痫前期及子痫（发生在产后48小时后的子痫前期及子痫）的发生。子痫前期孕妇产后3～6天是产褥期血压高峰期，高血压、蛋白尿等症状仍可能反复出现甚至加重，此期间仍应监测血压，每4小时测量血压和观察临床表现。产后6天内继续降压治疗，之后逐渐减量直至撤药。哺乳期可继续应用产前使用的降压药物，禁用ACEI和ARB类（卡托普利、依那普利除外）降压药。产后血压持续升高要注意评估和排查孕妇其他系统疾病的存在。注意监测及记录产后出血量。孕妇重要器官功能稳定后方可出院。

慢性高血压、妊娠高血压和子痫前期女性均具有远期心血管及代谢疾病风险。妊娠高血压和子痫前期患远期高血压、代谢综合征、心血管疾病、脑卒中、糖尿病、静脉血栓栓塞疾病和慢性肾脏疾病的风险增加。子痫前期病史再次妊娠发生子痫前期风险为 15%，发生妊娠高血压风险为 15%。因此，建议下次妊娠时使用低剂量阿司匹林预防再发风险。

七、预测

子痫前期的预测与早期筛查是一个亟待解决又极具挑战性的课题。迄今为止，妊娠早中期尚缺乏能够可靠预测子痫前期的方法。目前预测子痫前期发生的策略主要有两种，分别是应用外周血检测特异生物标记物，以及应用超声影像评价血流动力学。

已发现可能用于筛查子痫前期发生的生物标记物（表 18-5）包括脂蛋白相关磷脂酶 A2（lipoprotein-associated phospholipase A2，LP-PLA2）、胎盘生长因子（placental growth factor，PLGF）、妊娠

表 18-5 部分子痫前期生物标记物

生物标记物	指标特点	研究支持
血管生成生物标记物		
sFlt-1/PLGF	德国子痫前期相关诊治指南将 sFlt-1/PLGF 比值列为筛查指标：全孕 sFlt-1/PLGF > 38 则可疑发生子痫前期，孕龄 <34 周比值大于 85，孕龄 >34 周比值大于 110 成为子痫前期的诊断指标之一	有研究发现，在子痫前期临床表现出现的 1 个月之前，sFlt-1 水平即已上升。在中孕期以后，存在胎盘功能下降的孕妇外周血 PLGF 水平显著下降。目前，应用 sFlt-1/PLGF 比值预测子痫前期是否在优化医疗资源应用以及降低母胎风险存在意义尚需进一步研究证实
PAPP-A	滋养细胞发育过程中产生的高糖基化蛋白，具备胰岛素样生长因子特性。推测血清低水平的 PAPP-A 与子痫前期的发生有关	有关 PAPP-A 与子痫前期发生的研究上存在争议，这些研究来自同一研究团队在不同时间段开展的独立的病例对照研究
PP13	为 56 种已知的胎盘蛋白之一，分子量 32kd，为胎盘组织所特有，可促进滋养细胞侵袭及母体血管重铸。在子痫前期患者的全孕程，PP13 均被观测到指数级的上升	Gonen 等在 2008 年一项研究中观察了孕 5～7 周期间 PP-13 水平上升与子痫前期发生的关系，发现 PP13 的上升似乎与 STBM 的释放上升存在相关性。
cystatin C	一种蛋白酶抑制剂，临床上被广泛用于评价肾功能，评估肾小球滤过率	2009 年的一项巢式病例研究发现，当肾小球滤过率下降时，cystatin C 水平上升。在子痫前期患者，胎盘表达的 cystatin C 水平在早孕期即显著上升
ADMA 和高半胱氨酸（homocysteine）	连续监测该两指标可能有益于识别子痫前期发生风险	2015 年的一项队列研究发现在子痫前期患者，ADMA 和 homocysteine 呈逐渐上升趋势，其上升起始时间点早于子痫前期发生的 1 个月之前
免疫指标		
soluble endoglin（sEng）	为 TGF-β1 和 TGF-β2 的剪切体，可干扰 TGF-β1 与其受体的结合，进而影响 NO 生成，血管舒张和毛细血管形成	一项巢式病例对照研究显示，在子痫前期发生之前 2～3 个月，血清 sEng 水平即开始维持高水平（31.0ng/ml，对照组为 13.3ng/ml（$p < 0.001$），直至妊娠终止。sEng 高水平常与 sFlt-1/PLGF 比值升高伴行
activin-A	胎盘-胎儿单位释放的 TGF-β 家族糖蛋白之一，参与多种生物学过程	2004 年的一项病例对照研究显示在子痫前期患者 activin-A 水平上升。在孕 14 周前即可检测到 activin-A 水平的上升
分子生物学指标		
miRNA	miR-16 为缺氧所激活，可抑制细胞滋养细胞的迁移行为，并抑制蜕膜间充质干细胞表达 VEGF 受体，导致细胞增殖终止于 G0/G1 间期 C19MC miRNA 在子痫前期患者特异性的呈下降水平	已发现子痫前期胎盘组织存在越来越多的 miRNA 表达异常，但其作用及机制有待进一步研究

相关血浆蛋白 A（pregnancy associated plasma protein-A，PAPP-A）、sFlt-1、胎儿血红蛋白（HbF）、子痫前期基因标记物、无细胞胎儿 DNA（cell-free fetal DNA，cffDNA）、可溶性内皮因子（soluble endoglin，sEng）、抑制素 A 和激活素 A、半乳凝素 13（galectin 13，PP13）、半胱氨酸蛋白酶抑制剂 C（cystatin C）、穿透素 3（子痫前期 pentraxin 3），P 选择素、酯酰肉碱、糖基化纤维连接蛋白、镍纹蛋白以及和肽素等。这些标记物涉及内皮功能不良、炎症反应、凝血障碍等与子痫前期相关的病理生理过程。

妊娠期高血压疾病血管重铸严重不足，管腔径仅为正常妊娠时的 1/2，管壁肌层持续存在，动脉血流阻力增加，胎盘灌注减少。子宫螺旋动脉重铸发生于妊娠全程。随孕周增加，子宫动脉阻力逐渐下降。多普勒超声测量孕期双侧子宫动脉的血流动力学参数，可了解是否存在血管阻力增高，从而推断是否存在血管重铸异常，对预测妊娠期高血压疾病有重要价值。

但有学者认为，只有子痫前期患者到一定的严重程度时，子宫动脉血流动力学参数才会出现较正常妊娠孕妇差异有统计学意义，并且认为在孕期的不同阶段，双侧子宫动脉的血流阻力是否相同、不同孕周子宫动脉各血流阻力参数的准确区间尚缺乏大量数据。因此目前尚无法以多普勒超声测量孕期双侧子宫动脉的血流动力学的单个参数来有效预测子痫前期。

联合多个指标是可能有效的预测方法。有研究认为，母体危险因素、血压、PLGF 和子宫动脉多普勒组合可能预测早产型子痫前期（<37 周）。ISSHP 支持将子痫前期早期风险筛查纳入当地孕产期保健系统，但其有效性尚待确定，且并不能给常规产检的孕妇带来更多的临床获益。因此，目前并不推荐在子痫前期预测中使用任何确诊或排除实验来评估发生子痫前期的风险。

八、预防

鉴于子痫前期对母儿的严重危害性，其预防显得尤为重要，然而对低危人群目前尚无有效的预防方法。对具有以下高危因素的孕妇：初产、多胎妊娠、既往子痫前期病史、慢性高血压、孕前糖尿病、妊娠糖尿病、易栓症、系统性红斑狼疮、

孕前 BMI>30、抗磷脂抗体综合征、高龄（大于 35 岁）、肾脏疾病、辅助生育、梗阻性睡眠呼吸暂停，目前推荐的可能有效的预防措施如下：

1. 适度体育锻炼　孕妇每周至少运动 3 天，平均每天 50 分钟，有氧运动、力量和柔韧性训练相结合。适度运动在消耗多余热量的同时可控制体重增加，且可降低妊娠期高血压疾病发生率。在一项包含 765 名孕妇的前瞻性队列研究中，使用 ACOG 指南的推荐（每周 3 次，每次 50 分钟的有氧运动）进行锻炼，明确降低了妊娠高血压和子痫前期的发生率，也可减少体重增加和巨大儿。

2. 阿司匹林　有多个研究表明，早期使用小剂量阿司匹林干预可明显降低子痫前期患病率。因此，大多指南都推荐早期使用小剂量阿司匹林进行抗凝治疗进而预防子痫前期。具有超过 1 项高危因素（子痫前期病史、多胎、肾病、自身免疫性疾病、1 型或 2 型糖尿病、慢性高血压）或超过 2 项中危因素（初产、年龄>35 岁、BMI>30、怀孕间隔 10 年以上、子痫前期家族史等）的女性，建议在 12 周至 28 周间（最好在 16 周前）开始应用小剂量阿司匹林预防子痫前期，并持续至分娩。虽然多个指南均推荐使用小剂量阿司匹林预防子痫前期，但是具体剂量并未统一，2019 年美国妇产科学会发布的指南推荐使用 81mg/d，然而另有指南推荐 100～150mg/d。虽然两者剂量不同，但均可明显减低子痫前期高危妇女的患病率。

3. 钙剂　每天至少摄入 1g 钙已被证明可降低低钙摄入女性患子痫前期的可能性，对于钙摄入水平较低的女性，补充钙剂可有效降低子痫前期的发病率。故而，多个指南将钙剂补充作为了子痫前期的预防措施。2018 年，ISSHP 及欧洲心脏协会发布的子痫前期相关指南中指出，低钙摄入量（<600mg/d）女性患子痫前期风险增加，推荐每天使用 1.2～2.5g 钙以保证充足钙摄入。

4. 维生素 C 和 E　子痫前期患者机体处于高氧化应激状态，但是仍不推荐补充维生素 C 和 E。Poston 等荟萃分析研究了补充维生素 C 和 E 对妊娠结局的影响，发现补充维生素 C 和 E 并未降低子痫前期的发病率，且还与不良妊娠结局，如低出生体重相关。

5. 低分子肝素　因为子痫前期患者处于高凝状态，所以有研究提出了低分子肝素抗凝用于

预防子痫前期。研究表明，子痫前期高危人群预防性使用低分子肝素可减少子痫前期的发病率。并且 Roberge 等在荟萃分析中发现在 16 周前联合运用低分子肝素与低剂量阿司匹林，比单用阿司匹林更能减少子痫前期和胎儿生长受限的发生率。但是部分研究结果与此相反，表明低分子肝素的应用并不能预防子痫前期。但是值得注意的是关于低分子肝素运用的研究样本量较小，仍需更大样本量研究证实其预防作用。故而并不推荐常规应用低分子肝素预防子痫前期。有胎盘功能障碍风险的妇女，如有子痫前期、肾病、胎盘早剥、胎儿死亡或胎儿生长受限既往病史者，可酌情适当使用低分子肝素。

6. 普伐他汀 子痫前期患者体内血脂代谢异常，包括高甘油三酯血症以及低密度脂蛋白（LDL）增多，已有研究证明普伐他汀的运用并不会带来不良的妊娠结局，说明普伐他汀可在孕期使用。虽有研究提示普伐他汀可预防子痫前期，但证据等级不足，尚需更多的临床研究来证实其对子痫前期的预防作用。

（李 力 王雁玲 张 华 韩 健）

参 考 文 献

[1] Brown MA，Lindheimer MD，de Swiet M，et al. The classification and diagnosis of the hypertensive disorders of pregnancy: statement from the International Society for the Study of Hypertension in Pregnancy（ISSHP）. Hypertens Pregnancy, 2001, 20（1）: IX-XIV.

[2] Brown MA，Magee LA，Kenny LC，et al. Hypertensive Disorders of Pregnancy: ISSHP Classification, Diagnosis, and Management Recommendations for International Practice. Hypertension, 2018, 72（1）: 24-43.

[3] Kleinrouweler CE，Wiegerinck MM，Ris-Stalpers C，et al. Accuracy of circulating placental growth factor, vascular endothelial growth factor, soluble fms-like tyrosine kinase 1 and soluble endoglin in the prediction of pre-eclampsia: a systematic review and meta-analysis. BJOG, 2012, 119（7）: 778-787.

[4] Kumasawa K，Ikawa M，Kidoya H，et al. Pravastatin induces placental growth factor（PGF）and ameliorates preeclampsia in a mouse model. Proc Natl Acad Sci U S A, 2011, 108（4）: 1451-1455.

[5] Turanov AA，Lo A，Hassler MR，et al. RNAi modulation of placental sFLT1 for the treatment of preeclampsia. Nat Biotechnol, 2018, 36（12）: 1164-1173.

[6] Cui Y，Wang W，Dong N，et al. Role of corin in trophoblast invasion and uterine spiral artery remodelling in pregnancy. Nature, 2012, 484（7393）: 246-250.

[7] Hunkapiller NM，Gasperowicz M，Kapidzic M，et al. A role for Notch signaling in trophoblast endovascular invasion and in the pathogenesis of pre-eclampsia. Development, 2011, 138（14）: 2987-2998.

[8] Shao X，Wang Y，Liu Y，et al. Association of imbalanced sex hormone production with excessive procoagulation factor SerpinF2 in preeclampsia. J Hypertens, 2019, 37（1）: 197-205.

[9] Zadora J，Singh M，Herse F，et al. Disturbed Placental Imprinting in Preeclampsia Leads to Altered Expression of DLX5, a Human-Specific Early Trophoblast Marker. Circulation, 2017, 136（19）: 1824-1839.

[10] Ji L，Brkic J，Liu M，et al. Placental trophoblast cell differentiation: physiological regulation and pathological relevance to preeclampsia. Mol Aspects Med, 2013, 34（5）: 981-1023.

[11] Garrido-Gomez T，Dominguez F，Quinonero A，et al. Defective decidualization during and after severe preeclampsia reveals a possible maternal contribution to the etiology. Proc Natl Acad Sci U S A, 2017, 114（40）: E8468-E8477.

[12] Xia Y，Kellems RE. Angiotensin receptor agonistic autoantibodies and hypertension: preeclampsia and beyond. Circ Res, 2013, 113（1）: 78-87.

[13] Thornton P，Douglas J. Coagulation in pregnancy. Best Pract Res Clin Obstet Gynaecol, 2010, 24（3）: 339-352.

[14] Laresgoiti-Servitje E，Gomez-Lopez N，Olson DM. An immunological insight into the origins of pre-eclampsia. Hum Reprod Update, 2010, 16（5）: 510-524.

[15] Arck PC，Hecher K. Fetomaternal immune cross-talk and its consequences for maternal and offspring's health. Nat Med, 2013, 19（5）: 548-556.

[16] Okae H，Toh H，Sato T，et al. Derivation of Human

Trophoblast Stem Cells. Cell Stem Cell, 2018, 22 (1): 50-63.

[17] Zhang L, Zhang W, Shao C, et al. Establishment and characterization of a spontaneously immortalized trophoblast cell line (HPT-8) and its hepatitis B virus-expressing clone. Hum Reprod, 2011, 26 (8): 2146-2156.

[18] Duley L, Gulmezoglu AM, Henderson-Smart DJ, et al. Magnesium sulphate and other anticonvulsants for women with pre-eclampsia. Cochrane Database Syst Rev, 2010, 2010 (11): CD000025.

[19] van Oostwaard MF, Langenveld J, Schuit E, et al. Recurrence of hypertensive disorders of pregnancy: an individual patient data metaanalysis. Am J Obstet Gynecol, 2015, 212 (5): 624 e1-e17.

[20] Stepan H, Herraiz I, Schlembach D, et al. Implementation of the sFlt-1/PlGF ratio for prediction and diagnosis of pre-eclampsia in singleton pregnancy: implications for clinical practice. Ultrasound Obstet Gynecol, 2015, 45 (3): 241-246.

[21] Kliman HJ, Sammar M, Grimpel YI, et al. Placental protein 13 and decidual zones of necrosis: an immunologic diversion that may be linked to preeclampsia. Reprod Sci, 2012, 19 (1): 16-30.

[22] Lopez-Alarcon M, Montalvo-Velarde I, Vital-Reyes VS, et al. Serial determinations of asymmetric dimethylarginine and homocysteine during pregnancy to predict pre-eclampsia: a longitudinal study. BJOG, 2015, 122 (12): 1586-1592.

[23] Hromadnikova I, Kotlabova K, Ondrackova M, et al. Expression profile of C19MC microRNAs in placental tissue in pregnancy-related complications. DNA Cell Biol, 2015, 34 (6): 437-457.

[24] Mol BWJ, Roberts CT, Thangaratinam S, et al. Pre-eclampsia. Lancet, 2016, 387 (10022): 999-1011.

[25] ACOG Practice Bulletin No. 202 Summary: Gestational Hypertension and Preeclampsia. Obstet Gynecol, 2019, 133 (1): 211-214.

[26] Barakat R, Pelaez M, Cordero Y, et al. Exercise during pregnancy protects against hypertension and macrosomia: randomized clinical trial. Am J Obstet Gynecol, 2016, 214 (5): 649. e1-e8.

[27] Greene MF, Solomon CG. Aspirin to Prevent Preeclampsia. N Engl J Med, 2017, 377 (7): 690-691.

[28] Rolnik DL, Wright D, Poon LC, et al. Aspirin versus Placebo in Pregnancies at High Risk for Preterm Preeclampsia. N Engl J Med, 2017, 377 (7): 613-622.

[29] Regitz-Zagrosek V, Roos-Hesselink JW, Bauersachs J, et al. 2018 ESC Guidelines for the management of cardiovascular diseases during pregnancy. Eur Heart J, 2018, 39 (34): 3165-3241.

[30] Bujold E, Hyett J. Calcium supplementation for prevention of pre-eclampsia. Lancet, 2019, 393 (10169): 298-300.

[31] Hofmeyr GJ, Betran AP, Singata-Madliki M, et al. Prepregnancy and early pregnancy calcium supplementation among women at high risk of pre-eclampsia: a multicentre, double-blind, randomised, placebo-controlled trial. Lancet, 2019, 393 (10169): 330-339.

[32] Poston L, Briley AL, Seed PT, et al. Vitamin C and vitamin E in pregnant women at risk for pre-eclampsia (VIP trial): randomised placebo-controlled trial. Lancet, 2006, 367 (9517): 1145-1154.

[33] Rodger MA, Carrier M, Le Gal G, et al. Meta-analysis of low-molecular-weight heparin to prevent recurrent placenta-mediated pregnancy complications. Blood, 2014, 123 (6): 822-828.

[34] Roberge S, Demers S, Nicolaides KH, et al. Prevention of pre-eclampsia by low-molecular-weight heparin in addition to aspirin: a meta-analysis. Ultrasound Obstet Gynecol, 2016, 47 (5): 548-553.

[35] van Hoorn ME, Hague WM, van Pampus MG, et al. Low-molecular-weight heparin and aspirin in the prevention of recurrent early-onset pre-eclampsia in women with antiphospholipid antibodies: the FRUIT-RCT. Eur J Obstet Gynecol Reprod Biol, 2016, 197: 168-173.

[36] Areia AL, Fonseca E, Areia M, et al. Low-molecular-weight heparin plus aspirin versus aspirin alone in pregnant women with hereditary thrombophilia to improve live birth rate: meta-analysis of randomized controlled trials. Arch Gynecol Obstet, 2016, 293 (1): 81-86.

[37] Girardi G. Pravastatin to treat and prevent preeclampsia. Preclinical and clinical studies. J Reprod Immunol, 2017, 124: 15-20.

[38] Costantine MM, Cleary K, Hebert MF, et al. Safety and pharmacokinetics of pravastatin used for the prevention of preeclampsia in high-risk pregnant women: a pilot randomized controlled trial. Am J Obstet Gynecol, 2016, 214 (6): 720.

第十九章　妊娠合并心脏病

妊娠合并心脏病包括既往有心脏病史的妇女妊娠，如风湿性心脏病、先天性心脏病以及各种心律失常患者合并妊娠，和妇女妊娠期间出现的心脏疾病，如妊娠高血压性心脏病、围产期心肌病等。妊娠合并心脏病是孕产妇非产科因素死亡的重要原因。大部分心脏病伴心功能正常的孕妇具有代偿功能，可以顺利度过妊娠分娩期，但因妊娠期血液高凝状态、血流动力学和代谢等改变，部分心脏病患者因心脏负荷增加，使病情恶化，出现严重心律失常、肺动脉高压危象、心力衰竭、血栓栓塞等严重并发症，甚至导致死亡。孕前、孕期和围分娩期关注孕产妇的心脏情况，明确妊娠风险和掌握终止妊娠的时机和方法至关重要。

第一节　妊娠合并心脏病诊治现状

一、心脏病病因分类

（一）妊娠合并心脏病

患者妊娠前即有心脏病存在，分为结构异常性心脏病和功能异常性心脏病两类。如果心脏结构异常合并严重心律失常，则疾病严重。

1. 妊娠合并结构异常性心脏病　包括先天性心脏病、瓣膜性心脏病、心肌病（肥厚性、扩张性）、心包病和心脏肿瘤等。临床比较常见的先天性心脏病包括房间隔缺损、室间隔缺损、动脉导管未闭等，若继发肺动脉高压产生双向分流或者右向左分流而出现发绀则诊断艾森门格综合征（Eisenmenger syndrome）。常见的先天性发绀型复杂性心脏病是法洛四联症。各种原因导致的心脏瓣膜形态异常和功能障碍统称为瓣膜性心脏病，包括二尖瓣、三尖瓣、主动脉瓣和肺动脉瓣病变，累及多个瓣膜者称为联合瓣膜病。最常见的原因是风湿性心脏病，部分患者是先天性瓣膜异

常。心肌病主要包括扩张性心肌病和肥厚性心肌病，往往有家族遗传性，也可以是基因突变而新发患者，表现为心室壁增厚、心肌发育异常或心腔扩大，心肌壁运动普遍减弱。

2. 妊娠合并功能异常性心脏病　大部分由病毒感染所致，少数由甲状腺功能亢进和电解质紊乱等引发，极少数是原发性心律失常。主要是各种无心血管结构异常的心律失常，包括快速型和缓慢型心律失常。快速型心律失常是临床上常见心脏病，包括室上性心律失常，如房性和结性早搏、室上性心动过速、房扑和房颤，和室性心律失常，如室性早搏、阵发性室性心动过速。缓慢性心律失常包括窦性缓慢性心律失常、房室交界性心率、心室自主心律、传导阻滞（包括窦房传导阻滞、心房内传导阻滞、房室传导阻滞）等以心率减慢为特征的疾病，临床常见的有窦性心动过缓、病态窦房结综合征、房室传导阻滞。通常妊娠合并心律失常可以安全度过妊娠分娩期，只有发生恶性心律失常，如快速房扑和房颤、有症状的高度房室传导阻滞、多源性频发室早、阵发性室上性心动过速、室性心动过速、室扑和室颤等，将会伴发急性心衰，严重危及母亲生命，需要紧急抗心律失常等处理。

（二）妊娠诱发性心脏病

孕前无心脏病史，在妊娠基础上新发的心脏病。

1. 妊娠高血压心脏病　妊娠高血压没有及时诊断和治疗，微血管痉挛导致冠状动脉缺血缺氧、心肌受损、收缩功能减退；大量蛋白尿和低蛋白血症导致心肌水肿和心包积液；长期高血压导致心脏后负荷增加，诱发心功能减退甚至心衰。严重高血压诱发急性左心衰时可以危及母胎生命。

2. 围产期心肌病（peripartum cardiomyo-pathy）　是孕产妇特有的扩张性心肌病，通常发

生于妊娠最后 1 个月至产后 6 个月内，病因不明。患者既往无心肌损害证据且孕期无明显导致心衰的心脏疾患，但主诉心悸、胸闷乏力，要高度重视，心电图提示心率加快，ST 段和 T 波改变，心脏超声为左心室扩大明显或全心扩大，室壁运动普遍减弱，左室射血分数（LVEF）<45% 或者左室短轴缩短率（FS）<30%。初次发病，及时终止妊娠并经治疗，可以康复，但再次妊娠可能再发，而诊治不及时者可以发生心衰和严重心律失常，甚至死亡。

3. 其他　如双胎、羊水过多、巨大儿等伴有严重贫血、低蛋白血症，急性羊水栓塞，急性肺栓塞等也可以诱发急慢性心功能减退。

二、妊娠合并心脏病的诊断要点

（一）病史

部分患者孕前有明确的心脏病史，甚至有心脏手术史，常见先天性心脏病和风湿性心脏病等，也可能进行了心脏矫治术或者换瓣术，有严重心律失常者已进行射频消融术，Ⅲ度房室传导阻滞者已安装起搏器等；部分患者既往因无症状和体征而未发现心脏疾病，常规产科检查或孕期疾病严重时方才诊断，多见各种异常心律和少数先天性心脏病患者；也有部分患者无心脏病史，孕期发生，如妊娠高血压心衰或围产期心肌病。部分患者不懂心脏病对妊娠的影响风险而未告诉医生，少数患者会因求子心切而隐瞒病史。因此，产科医生要注重病史的询问。

（二）症状

心功能Ⅰ级者通常没有不适主诉；随着心功能减退，患者可出现劳动能力下降、活动后气促、乏力、心悸、肢体肿胀；严重心衰者呼吸困难、胸闷、胸痛、咳嗽、咳痰、咯血、不能平卧、端坐呼吸、上腹胀、尿量减少等。

（三）体征

不同种类的妊娠合并心脏病患者有其不同的临床表现，如发绀型先天性心脏病患者口唇发绀、杵状指；有血液异常分流的先天性心脏病者有明显的收缩期杂音；风湿性心脏病者可有心脏扩大，瓣膜狭窄或关闭不全者有舒张期或收缩期杂音；心律失常者可有各种异常心律（率）；换瓣术者有金属换瓣音；妊娠高血压性心脏病有明显

的血压升高，而围产期心肌病以心脏扩大和异常心律为主；部分先天性心脏病修补手术史者可以没有任何阳性体征；心衰时心率加快、肝 - 颈静脉回流征阳性、第三心音、两肺呼吸音减弱、可闻及干湿啰音、肝脏肿大、下肢水肿等。

（四）辅助检查

1. 十二导联心电图或动态心电图　了解电生理变化，可明确心率、各种心律失常，包括快速型和缓慢型心律失常，ST 段改变和 T 波异常等。根据 24 小时异常心律的发生数量和性质判断疾病的轻重程度。

2. 心脏彩色多普勒超声检查　可了解心脏形态学改变，明确结构异常性心脏病，能显示心腔扩大、心肌肥厚、瓣膜运动异常、心内结构异常，同时进行心功能的测定，如心输出量、每搏输出量和心肌收缩舒张功能的测定等。

3. X 线检查　可了解心界有无扩大及肺部淤血情况，孕早期禁用，孕中晚期慎用，病情严重必须摄片时要铅裙保护孕妇腹部。

4. 心肌受损程度的测定　如心肌酶学（肌酸激酶，肌酸激酶同工酶，谷草转氨酶、乳酸脱氢酶）、肌钙蛋白测定。血浆 B 型利钠尿肽（b-type natriuretic peptide，BNP）（又称脑钠肽）的检测可作为一定程度上有效的心衰筛选和疗效及预后判断指标。BNP 水平均会随心衰的严重程度而呈一定比例的增高，但有心衰患者 BNP 不升高的情况。

通过全面检查，从病因、病理生理、解剖和心功能四方面明确心脏病诊断，了解疾病的性质，区分疾病的轻重，以便制订进一步的处理方案。

三、妊娠合并心脏病的治疗要点

（一）加强产前检查

允许妊娠的心功能Ⅰ级的患者可以常规产前检查，孕中晚期每次检查时要注重心功能的评估。部分原不宜妊娠的严重心脏病患者来院检查时已是孕中晚期，且心功能Ⅰ～Ⅱ级，则告知妊娠风险，对要求继续妊娠者加强孕期检查，孕 28 周以前，每 2 周产前检查 1 次，孕 28～30 周以后，每周 1 次。有心功能减退表现者及时住院观察治疗，有心衰征象应立即住院。

（二）预防心脏严重并发症的发生

妊娠和分娩期血流动力学的改变将增加心脏

负担,贫血、低蛋白血症和感染等不良因素可以导致心功能下降,双胎、羊水过多和子痫前期等产科因素可诱发心脏病加重。严重并发症包括急性和慢性心力衰竭、恶性心律失常、肺动脉高压危象、心源性休克和栓塞等。

1. 减少或者限制体力活动,增加休息时间,保证足够睡眠,保持情绪稳定,减少耗氧。

2. 左侧卧位,以保持回心血量的稳定,增加心输出量。

3. 合理营养,适当控制体重,高蛋白、少脂肪、多维生素、低盐饮食。

4. 积极防治可导致心脏负荷加重、诱发心脏并发症的各种疾病,如贫血、低蛋白血症、上呼吸道感染、妊娠期高血压疾病、甲亢、心动过速等。

5. 严重心脏病者可给予营养心肌药物,妊娠晚期适当预防性间断性应用利尿剂,注意电解质和酸碱平衡。

(三)药物治疗

1. **利尿剂** 降低心脏负荷,降低肺动脉楔压,减轻肺淤血,改善左室功能,预防和治疗心衰均可应用,并且为首选药物。妊娠期血容量的增加是心脏负担加重诱发心衰的主要因素,因此当孕产妇心功能下降时首选利尿剂的应用。

2. **血管扩张剂** 通过扩张容量血管(静脉)和外周阻力血管(动脉)而减轻心脏前后负荷,减少心肌耗氧量,改善心功能。常用药物为:

(1)静脉扩张剂:如硝酸甘油和硝酸盐类等。

(2)小动脉扩张剂:如肼屈嗪。

(3)小动脉和静脉扩张剂:如硝普钠、酚妥拉明等。应注意血管紧张素转化酶抑制剂目前在心内科心衰的治疗中应用有效,但因有严重胎儿致畸作用而产前不宜应用;对有二尖瓣、主动脉瓣狭窄及其他流出道梗阻者不宜应用动脉扩张剂,以静脉扩张为主。

3. **增加心肌收缩力** 常用洋地黄类加强心肌收缩药物,如去乙酰毛花苷、地高辛,也可用非洋地黄类正性肌力药物,包括β受体激动药,如多巴酚丁胺和磷酸二酯酶抑制剂,如米力农等。对有二尖瓣、主动脉瓣狭窄及其他流出道梗阻者同样不宜应用。

4. **抗心律失常药物** 有明显临床症状的心律失常者才需要药物治疗,如心悸、活动后心律失常增加,伴有心绞痛、气短、呼吸困难的心律失常,出现头晕、头痛或暂时性意识丧失,一过性黑朦,伴突然出现栓塞征象的心律失常等。无临床症状但动态心电图上提示恶性心律失常,如频发短阵室速等也需应用抗心律失常药物。常用药物如美西律、普罗帕酮、β受体阻滞剂等。

5. **抗凝剂** 部分心脏病患者需要应用抗凝剂,如心脏换瓣术后、风湿性心脏病伴房颤和部分肺动脉高压等患者。孕初3个月应用华法林对胎儿有致畸作用,并且容易出血,可以改用低分子肝素,孕中晚期再改用华法林,调整国际正常化比值(INR)在2.0左右,分娩前再停用华法林,桥接使用低分子肝素,术前24小时停针,减少分娩出血并提高麻醉安全性。

6. **降肺动脉高压** 重度肺动脉高压者孕期和围分娩期,应用前列环素及其结构类似物(如曲前列尼尔注射液)和磷酸二酯酶抑制剂(如西地那非)可以提高妊娠安全性。

7. **促胎肺成熟药物** 严重心脏病孕产妇孕晚期可能因心功能减退而发生医源性早产,因此可以提前促胎肺成熟,如糖皮质激素的应用。

四、终止妊娠方法和时机的选择

属于妊娠禁忌证患者,孕早期进行人工流产终止妊娠,实行无痛流产更好,减轻疼痛紧张对血流动力学的影响,孕中期根据心脏疾病严重程度和心功能决定引产方法。

围分娩期的管理:心功能Ⅰ~Ⅱ级、功能性心律失常但无器质性心脏病、左向右分流且小缺孔型先天性心脏病、无流出道梗阻者、无肺动脉高压者,原则上可阴道分娩。但临产后要严密注重生命体征的观察和心功能的判断,产程进展缓慢者,有头盆不称趋势者,或有心悸胸闷不适者及时剖宫产术。

剖宫产分娩具有以下优点:

(1)可在较短时间内结束分娩,避免长时间子宫收缩所引起的血流动力学变化,减轻疲劳和疼痛等引起的耗氧增加。

(2)在全麻或者连续硬膜外阻滞下进行手术过程中,孕妇血压、平均动脉压及心率的波动程度均小于经阴道分娩。

(3)麻醉科医生和产科医生共同处理心脏病

患者更安全。

因此目前主张放宽心脏病患者剖宫产指征。

心脏病妊娠风险分级Ⅰ级~Ⅱ级，且心功能Ⅰ级者可以妊娠至足月，如果出现严重心脏并发症或心功能下降则提前终止妊娠。心脏疾病妊娠风险分级Ⅲ级，且心功能Ⅰ级者可以妊娠至34~35周终止妊娠，如果有良好的监护条件，可妊娠至37周终止妊娠；如果出现严重心脏并发症或心功能下降则提前终止妊娠。心脏疾病妊娠风险分级Ⅳ级但仍然选择继续妊娠者，即使心功能Ⅰ级者，也建议在妊娠32~34周终止妊娠，部分患者经过临床多学科评估可能需要在孕32周前终止妊娠，如果有很好的综合监测实力，可以适当延长孕周；出现严重心脏并发症或心功能有下降者及时终止妊娠。心脏疾病妊娠风险分级Ⅴ级者属妊娠禁忌证，一旦诊断需要尽快终止妊娠，如果患者及家属在充分了解风险后拒绝终止妊娠，需要转至综合诊治和抢救实力非常强的医院进行保健，综合母胎情况适时终止妊娠。

（林建华）

第二节　妊娠合并心脏病诊治历程回顾

一、心脏病所致孕产妇死亡的流行病学

妊娠期合并心脏病发生率为1%，其中死亡率为0.5%。心脏病患者在妊娠、分娩和产褥期均可能因心脏负担加重而发生心力衰竭，甚至危及生命，多年来一直是孕产妇死亡第3顺位原因，也是产科间接死亡的首位原因。2005年我国孕产妇死亡率47.75/10万，因心脏病而死亡的发生率为城市1.6/10万，农村5.3/10万，孕产妇死亡的心脏病构成比占10.9%；2010我国孕产妇死亡率下降为30.0/10万，因心脏病而死亡的发生率为城市1.7/10万，农村3.7/10万，构成比占10.9%。2017我国孕产妇死亡率19.6/10万，因心脏病而死亡的发生率为1.7/10万，构成比占7.9%。我国孕产妇死亡率明显下降，得益于政府住院分娩补助政策的落实、政府妇幼管理机构的重视和临床医务工作者加强孕产妇管理，但心脏病孕产妇死亡率没有下降，因此，妇幼管理机构和产科医生需要更好地提高对心脏病孕产妇的风险管理和综合诊治能力。

二、妊娠合并心脏病疾病谱的改变

国内（1979年）1 432例妊娠合并心脏病的统计，风湿性占70.34%，先心病占18.08%，高血压性占5.67%，贫血性占3.0%。30多年来，妊娠合并心脏病疾病种类的构成比在发生变化。由于医疗保健覆盖率增加，先天性心脏病的诊断率也随之增加，同时由于心脏外科技术水平的提高，先天性心脏病患者矫正术后正常发育、成长、结婚和生育，因此，妊娠合并先天性心脏病的发病率在增加；抗生素的应用使风湿热减少，风湿性心脏病的发病率在下降，但城市和农村还是存在比较大的差异，贫困地区仍以风湿性心脏病为主，而城市中妊娠合并先天性心脏病的比例在增加；人群中心肌炎及各种心律失常发生率在增加，相对应，妊娠合并心律失常的发生率也明显提高；国家两孩政策出台后高龄孕产妇明显增加，妊娠合并心脏病疾病谱也出现新的变化，慢性高血压合并妊娠患者增加；非梗阻性和梗阻性肥厚性心肌病合并妊娠的病例在增加。由于饮食结构、生活习性等改变，近年来妊娠期甲亢性心脏病在增加，孕期急性心肌梗死也有报道。上海交通大学医学院附属仁济医院2000年分析266例妊娠合并心脏病病例，其中妊娠合并心肌炎、心肌炎后遗症的发生率高达42.48%，占首位，其次为不明原因性心律失常，占24.81%；妊娠合并先天性心脏病的发生率占第3位，为15.41%；妊娠合并风湿性心脏病的发生率为10.53%，围产期心肌病为2.63%。而2010年上海交通大学医学院附属仁济医院报道的1142例妊娠合并心脏病病例中心律失常占31.44%、先天性心脏病占25.48%、心肌炎和心肌炎后遗症占24.87%、风湿性心脏病占8.67%、妊娠期高血压疾病性心脏病占3.5%、围产期心肌病占2.01%。

三、妊娠风险评估方法的不断完善

心脏病患者在妊娠期间不能承受血流动力学的改变，心脏负荷过重，如果伴有贫血、感染、高血压、双胎、羊水过多等因素，则容易出现严重心脏并发症，甚至导致孕产妇死亡。以往妇产科教

科书规定了心脏病患者的妊娠禁忌证,如心功能Ⅲ～Ⅳ级、肺动脉高压、右向左分流型先天性心脏病、严重心律失常、联合瓣膜病,心脏病急性活动期间,如风湿热、急性心肌炎和细菌性心内膜炎等。但是妊娠合并心脏病涉及的疾病谱非常广,内容非常多,简单就这几个疾病定义为妊娠禁忌证显得过于简单。

为了尊重女性生育权利,同时便于临床医生具体应用,2016 年颁布的《妊娠合并心脏病诊治专家共识》参考了 WHO 的心脏病妇女妊娠风险评估分类法,结合中国育龄女性心脏病疾病谱的特点,制订了详细的心脏病患者妊娠风险分级表格(表 19-1)。同时为保障心脏病孕产妇能够得到产科、心脏内外科,重症监护科室等多学科的联

表 19-1 孕产妇心脏病危险因素分级及分层管理

风险分级	疾病种类	就诊医院级别
Ⅰ级(没有增加孕产妇死亡率,没有增加或者轻度增加母胎并发症)	无合并症的轻度的肺动脉狭窄和二尖瓣脱垂;小的动脉导管未闭(内径≤3mm) 已手术修补的不伴有肺动脉高压的房缺、室缺、动脉导管未闭和肺静脉畸形引流 不伴有心脏结构异常的单源、偶发的室上性或室性早搏	二、三级妇产科专科医院或者二级综合性医院以上
Ⅱ级(轻度增加孕妇死亡率或者中度增加母胎并发症)	未手术的不伴有肺动脉高压的房缺、室缺、动脉导管未闭 法洛四联症修补术后且无残余心脏结构异常 不伴有心脏结构异常的大多数心律失常	二、三级妇产科专科医院或者二级综合性医院以上
Ⅲ级(中度增加孕妇死亡率或者重度增加母胎并发症)	轻度二尖瓣狭窄(瓣口面积 >1.5cm²) Marfan 综合征(无主动脉扩张);二叶式主动脉瓣疾病;主动脉疾病(主动脉直径 <45mm);主动脉缩窄矫治术后 非梗阻性肥厚性心肌病 各种原因导致的轻度肺动脉高压(<50mmHg) 轻度左心功能障碍或者左心射血分数(EF)40%～49%	三级妇产科专科医院或者三级综合性医院
Ⅳ级(明显增加孕妇死亡率或者重度增加母胎并发症。需要专家咨询。如果继续妊娠,要告知风险,需要产科和心脏科专家孕期、分娩期和产褥期严密监护母儿情况)	机械瓣膜置换术后 中度二尖瓣狭窄(瓣口面积 1.0～1.5cm²)和主动脉瓣狭窄(跨瓣压差≥50mmHg) 右心室体循环患者或者 Fontan 循环术后 复杂先心和未手术的发绀心脏病(SpO₂ 85%～90%) Marfan 综合征(主动脉直径 40～45mm);主动脉疾病(主动脉直径 45～50mm) 严重心律失常(房颤,完全性房室传导阻滞,恶性室性早搏,频发的阵发性室性心动过速等) 急性心肌梗死,急性冠状动脉综合征 梗阻性肥厚性心肌病 心脏肿瘤,心脏血栓 各种原因导致的中度肺动脉高压(50～<80mmHg) 左心功能不全(左心射血分数 30%～39%)	具有良好心脏专科的三级甲等综合性医院或者综合实力强的心脏监护中心
Ⅴ级(极高的母亲死亡率和严重母胎并发症,属妊娠禁忌证。如果妊娠,要讨论终止问题。如果继续妊娠,要充分告知风险。由产科和心脏科专家孕期、分娩期和产褥期严密监护母儿情况)	严重左室流出道梗阻 重度二尖瓣狭窄(瓣口面积 <1.0cm²)或有症状的主动脉瓣狭窄 复杂先心和未手术的发绀心脏病(SpO₂<85%) Marfan 综合征(主动脉直径 >45mm);主动脉疾病(主动脉直径 >50mm);先天性的严重主动脉缩窄 有围产期心肌病史并伴左心功能不全 感染性心内膜炎 任何原因引起的重度肺动脉高压(≥80mmHg) 严重左心功能不全(LVEF<30%);纽约心功能分级Ⅲ/Ⅳ级	具有良好心脏科的三级甲等综合性医院或者综合实力强的心脏监护中心

合管理，制订了不同等级医院承担不同严重程度妊娠合并心脏疾病诊治的分级管理制度，使心脏病孕产妇分层管理更加规范、有序、安全、有效。

该风险评估系统应该贯彻应用于孕前、孕期和围分娩期，心脏病史女性孕前应该进行风险预测及咨询，明确心脏病的类型、程度以及心功能状态，确定是否可以妊娠。整个孕期也要不断地反复评估，动态监测心脏功能，不宜妊娠的Ⅳ～Ⅴ级心脏病患者孕早期应及时终止妊娠，而继续妊娠者根据风险分级掌握产前检查的医疗机构等级和终止妊娠的时机及方法。

（林建华）

第三节　面临问题和发展方向

一、孕产妇心功能判断的不准确性

目前临床上妊娠妇女心功能的判断仍然以纽约心脏病协会（NYHA）的分级为标准，依据患者对一般体力活动的耐受情况，根据患者的主诉，将心功能分为4级。该方法优点是简便易学，不依赖任何器件检查，不足之处是主要依据于孕产妇的主观感觉。妊娠妇女孕期有生理性的血容量增加，心率加快；随孕周增加，子宫增大，横膈抬高，胸廓扩张受限，孕妇对其适应性存在个体差异，部分患者出现心悸、气促，有时难以鉴别是生理性改变还是心脏病加重，另外孕产妇体质强弱不同、敏感耐受程度不同、受教育程度不同，主观症状也可不同，因此，孕产妇单独应用纽约心功能分级法欠准确。

近年来，有作者提出根据客观指标来评估心功能，2001年美国心脏病学会（ACC）及美国心脏学会（AHA）颁布心衰分组最新指南，新分类法强调疾病的演变和进展，客观地评价心脏疾病的程度，旨在补充和完善NYHA心功能分级，并提高对心衰预防重要性的认识，2017年为最新版本，但其分类描述比较抽象，部分为有创性检查，产科医生难以具体应用。心脏彩色多普勒超声检查，测定心输出量（CO）、射血分数（EF）等指标可以作为客观评价指标，但目前尚缺乏多中心大样本的孕产妇不同孕期的数据，有待研究。BNP可以预测和判断心衰，但孕产妇和非妊娠心脏病患

者有何区别，部分心肌肥厚患者可能存在假阳性结果，尚需进一步研究。6分钟步行试验方法可以应用，但产科界还缺乏相关研究报道。

二、心血管疾病诊断治疗技术的发展和产科领域应用的受限

由于科技进步，医学科学和相关学科的技术水平的提高促进了心血管疾病诊断和治疗的发展，为更多的心血管疾病患者带来了希望，但是考虑到胎儿的安全性，孕产期一些诊治手段对于心脏病患者却受到很大程度的应用限制，例如在肺动脉压的测定和急性心衰的诊断和疗效判断中肺毛细血管楔压的测定最为准确，但因是有创的检查方法而不能被推广，同时费用过高也是原因之一。MRI用于部分心脏病的诊断，尤其是心肌疾病的诊断，但开展尚少。近年来介入治疗有了快速发展，如起搏器的置入、射频消融技术、先心病介入治疗（如经皮房间隔缺损封堵术和动脉导管未闭封堵术）、风湿性心脏瓣膜病的介入治疗（如导管技术经皮狭窄的二尖瓣、肺动脉瓣和主动脉瓣扩张术等），因涉及射线问题，就阻碍了孕期手术的开展。孕期和分娩初期急性心肌梗死、肺动脉栓塞的溶栓治疗因担心抗凝剂的应用导致出血，如胎盘后出血、产后大出血等而有所顾虑。目前还是建议患者尽可能在孕前手术，严重心脏病患者终止妊娠进行心脏手术，以后再妊娠。现阶段国内孕期心脏手术只是在少数医疗条件医疗技术非常好的医院能够开展，有待发展。心脏手术中低温、低血压、抗凝等问题都将不断探索。心律失常已成为妊娠合并心脏病的首位病因，而抗心律失常药物除索他洛尔外均为FDA的C类或者D类药物，权衡母亲的安全性和胎儿的致畸性方能用药，目前缺乏相关循证资料。抗凝药物，如华法林，以往认为会导致胎儿畸形，出现华法林综合征，而临床上真正这类畸形的发生率很少，可能与应用的剂量和时机有关，也可以增加这类研究。

三、妊娠合并心脏病诊治指南的修订

疾病诊治指南或者规范可以更好地指导临床医生。心脏病孕产妇的诊治需要产科知识和心内外科知识的结合，并且不同区域、不同级别的

医院，其临床综合诊治能力不同，对于心脏病患者的妊娠风险可以有不同程度的把握和调节；权衡母亲的心脏病治疗、心功能维持和早产儿的救治能力的不同，对于孕周的延续也有所不同。可喜的是，经过多年产科和心内、心外、麻醉、重症医学科等多方面的合作探讨，终于 2016 年 6 月在《中华妇产科杂志》上发表了《妊娠合并心脏病诊治专家共识》，非常详细地从心脏病疾病诊断、妊

娠风险评估和管理、孕产期保健、终止妊娠时机和方法等很多方面给予产科医生指导。但之所以定为专家共识，原因是还缺乏中国人群的大样本的临床资料，缺乏高级别的循证医学证据，今后应该开展多中心临床研究，为制订妊娠合并心脏病的诊治指南提供依据。

（林建华）

参 考 文 献

[1] Regitz-Zagrosek V, Roos-Hesselink JW, Bauersachs J, et al. 2018 ESC Guidelines for the management of cardiovascular diseases during pregnancy. Eur Heart J, 2018, 39（34）: 3165-3241.

[2] 中华医学会心血管病学分会,中华心血管病杂志编辑委员会. 中国心力衰竭诊断和治疗指南 2014. 中华心血管病杂志, 2014, 42（2）: 98-122.

[3] 周远洋,朱军,王艳萍,等. 1996—2010 年全国孕产妇死亡变化趋势分析. 中国预防医学杂志, 2011, 45（10）: 934-935.

[4] 林建华,林其德,洪素英,等. 妊娠合并心脏病 266 例临床分析. 中华妇产科杂志, 2000, 35（6）: 338.

[5] Liu H, Xu W, Zhao D, et al. Pregnancy outcomes in women with heart disease. Chin Med J（Engl）, 2010, 123（17）: 2324-2330.

[6] 中华医学会妇产科学分会产科学组. 妊娠合并心脏病的诊治专家共识（2016）. 中华妇产科杂志, 2016, 51（6）: 401-409.

[7] Yancy CW, Jessup M, Bozkurt B, et al. 2017 ACC/AHA/HFSA Focused Update of the 2013 ACCF/AHA Guideline for the Management of Heart Failure: A Report of the American College of Cardiology/American Heart Association Task Force on Clinical Practice Guidelines and the Heart Failure Society of America. J Am Coll Cardiol, 2017, 70（6）: 776-803.

[8] WRITING COMMITTEE MEMBERS, Yancy CW, Jessup M, et al. ACCF/AHA Guideline for the Management of Heart Failure: A Report of the American College of Cardiology Foundation/American Heart Association Task Force on Practice Guidelines. Circulation, 2013, 128（16）: e240-e327.

第二十章　妊娠合并糖尿病

妊娠合并糖尿病是妊娠期最常见的内科合并症之一，它包括孕前糖尿病合并妊娠和妊娠糖尿病（gestational diabetes mellitus，GDM），发生率 17.5%～18.9%。GDM 指妊娠期发生的糖代谢异常，孕期首次诊断出糖尿病（diabetes mellitus，DM）的患者，如果血糖升高程度已经达到 DM 标准，应将其诊断为 DM。随着人群中肥胖、糖尿病发生率增加，尤其我国两孩政策放开后，高危产妇比例增加，妊娠合并糖尿病发生率进一步增加，导致孕妇、胎儿近、远期并发症的发生。许多研究均表明，妊娠合并糖尿病者孕期得到较好的血糖控制，母儿的预后将得到明显改善，严重合并症明显降低。

第一节　孕前糖尿病合并妊娠

一、概述

（一）妊娠对孕前糖尿病的影响

我国糖尿病发生率逐年增加。孕前糖尿病患者妊娠期病情常加重，而且孕期血糖波动大，应严密动态监测糖尿病血糖的变化。妊娠早期由于恶心、呕吐的存在，应用胰岛素治疗的糖尿病孕妇如果未及时调整胰岛素用量，部分患者可能会出现低血糖，严重者甚至导致饥饿性酮症、低血糖性昏迷等。随着妊娠进展，机体胰岛素抵抗作用增强，胰岛素用量需要不断增加，否则孕妇血糖会不断升高。

孕前糖尿病合并微血管病变者，如糖尿病肾病（F 期）、视网膜病变（R 期）等，妊娠是否促使其病情恶化，争议较多。孕期血糖控制不满意可能促使糖尿病原有的并发症加重。

近年来许多研究资料表明，糖尿病 F、R 期患者，妊娠期经过严格控制血糖，加强监测，母儿预后仍较好，认为不再是妊娠的禁忌证。妊娠本身对糖尿病眼底病变的影响主要与糖尿病病程及血糖控制情况有关，持续高血糖以及快速血糖正常化均能加速病情发展。糖尿病并非增殖期视网膜病变（即眼底微动脉瘤形成及点状出血）者，大多数能顺利度过妊娠期。糖尿病并发视网膜增殖期病变（即眼底有新生血管形成）者最好在孕前接受激光治疗。孕期血糖控制满意者眼底变化较小，妊娠期并发高血压时将加重眼底病变。孕前糖尿病合并妊娠的孕妇均应在早孕期进行全面的眼底检查并在整个孕期严密监测其发展变化。

尽管大多数的研究未发现妊娠会引起轻、中度的糖尿病肾病持续性的肾功能恶化，但是，仍有报道指出血肌酐≥1.5mg/dl 或伴有严重蛋白尿（3g/24h）者经过妊娠病情可进展到终末期肾病。孕前糖尿病肾病合并肾功能损害时，由于孕期肾功能恶化，发生产科合并症的危险性显著增高，包括妊娠高血压、胎盘功能减退以及医源性早产等。孕前应对肾功能进行评价，包括血肌酐和尿蛋白（尿白蛋白 / 肌酐或 24 小时尿白蛋白）测定，孕期要进行定期监测。当糖尿病患者血肌酐≥176.8μmol/L（2mg/dl），应尽量避免妊娠。

糖尿病合并慢性高血压者最好在孕前将血压控制正常。非孕期的治疗一般倾向于 ACEI 制剂或血管紧张素Ⅱ受体阻滞剂。但由于其影响胎儿肾脏血流供应导致羊水过少等并发症，一旦确定妊娠应停止应用该类药物。

（二）孕前糖尿病对妊娠的影响

孕前糖尿病对母儿的影响较大，尤其伴微血管并发症者，母儿结局更差。孕前及孕期血糖控制满意、不合并血管病变时围产儿结局良好。

研究显示，孕前血糖及孕早期高血糖与胎儿先天畸形、自然流产的发生率增高密切相关，早孕期 HbA1C 大于 10% 胎儿畸形的发生高达 25%。严重的先天畸形也是孕前糖尿病患者围产儿的首要死亡原因，占 6%～12%。

孕前糖尿病者妊娠后半期的并发症也明显增多。血糖控制不良的孕妇发生死胎和巨大儿（≥4 000g）的危险性增高。孕期血糖控制不理想时新生儿常见的并发症包括：严重低血糖、呼吸窘迫综合征、红细胞增多症、电解质紊乱、高胆红素血症。糖尿病孕妇后代的远期影响还包括肥胖、糖耐量受损。

糖尿病合并妊娠的孕妇发生早产的概率增高。在血糖控制不良的孕妇中羊水过多可能是造成早产的一个原因。1 型糖尿病而无肾脏病变的孕妇中，先兆子痫的发生率为 15%～20%，合并肾脏病时其发生率高达 50%。血糖控制不良且合并高血压者发展为先兆子痫的概率也将明显增加。另外，高血压和肾脏病变因素后，胎儿生长受限的发生率亦增加到 2 倍以上。合并孕前糖尿病的孕妇剖宫产率也有明显增加。

二、孕前糖尿病合并妊娠的诊断

1. 妊娠前已确诊为糖尿病患者。

2. 妊娠前未进行过血糖检查且存在糖尿病高危因素者，如肥胖（尤其重度肥胖）、一级亲属患 2 型糖尿病、GDM 史或大于胎龄儿分娩史、多囊卵巢综合征患者及早孕期空腹尿糖反复阳性，首次产前检查时应明确是否存在孕前糖尿病，达到以下任何 1 项标准应诊断为糖尿病合并妊娠：

（1）空腹血糖（fasting blood glucose，FBG）≥7.0mmol/L（126mg/dl）。

（2）糖化血红蛋白（GHbA1c）≥6.5%（采用 NGSP/DCCT 标化的方法）。

（3）口服葡萄糖耐量试验（OGTT）2 小时血糖水平≥11.1mmol/L（200mg/dl）。

（4）伴有典型的高血糖或高血糖危象症状，同时任意血糖≥11.1mmol/L（200mg/dl）。

如果没有明确的高血糖症状，上述（1）～（3）需要次日复测确诊。

另外，FBG≥5.6mmol/L 小于 7mmol/L 诊断为空腹血糖受损，OGTT 2 小时≥7.8mmol/L，小于 11.1mmol/L（200mg/dl）诊断为糖耐量受损。

三、糖尿病患者准备妊娠前进行孕前咨询十分重要

1. **首先进行下列的检查**　糖化血红蛋白（HbA1c）、血脂、肌酐清除率、24 小时尿蛋白、眼底检查、心电图。因 1 型糖尿病很可能合并甲状腺疾病，故通常要检测甲状腺功能。

2. **明确糖尿病妇女是否能够妊娠**　糖尿病肾病者，孕前尿蛋白＜2g/24 小时，不伴有肾功能损害者，肌酐清除率＞90mmol/min，在严密监测下可以妊娠，妊娠前血压＞150/100mmHg 或肾功能异常者不宜妊娠；糖尿病伴有增生性视网膜病变者，孕前或孕早期接受过激光凝固治疗可以妊娠。

3. **根据检验结果判断怀孕的最佳时机**　改用口服降糖药为胰岛素控制血糖，孕前最好将血糖控制到下列范围（表 20-1）。

表 20-1　妊娠前血糖控制标准

监测类型	血浆葡萄糖 /（mmol/L）
空腹和餐前血糖	4.4～6.1
餐后 2 小时	5.6～8.6
HbA1C	＜7%，尽可能降到正常
尽量避免低血糖	

4. 妊娠前和妊娠早期应补充含叶酸的多元维生素。

5. 解除本人及家属的思想顾虑，告知只要严格控制血糖，做好孕期保健，大部分可以得到满意的效果，使其配合治疗，做好孕期保健。

四、孕前糖尿病的治疗

（一）医学营养疗法

孕前糖尿病的治疗应首选合理膳食及运动治疗，饮食及运动控制失败的糖尿病患者妊娠期主要采用胰岛素来调节血糖。

医学营养疗法（medical nutrition therapy，MNT）是糖尿病孕妇基础的治疗手段。合理的膳食安排能提供妊娠所需的能量和营养素且不易导致餐后高血糖。营养治疗目的是使母亲的血糖控制在正常范围。理想的饮食控制目标在于既能保证妊娠期间的热量和营养需要，又能避免餐后高血糖或饥饿酮症出现，满足胎儿生长发育的要求。经过

合理的饮食控制和适当的运动治疗，大多数 DM 患者都能将血糖控制在满意范围，但要注意避免过分控制饮食，否则会导致孕妇产生饥饿性酮症，发生胎儿生长受限。

根据 2009 年美国国家科学院推荐，妊娠期能量摄入应基于妊娠妇女孕前体重和合适的体重增长率，以达到相对满意的孕期体重增长。增加热能的目的在于增加血容量和维持胎儿生长（表 20-2）。

表 20-2 孕期体重增加建议

体重情况	BMI/(kg/m²)	增加体重/kg	增加体重/(kg/周)
低体重	<19.8	12.5~18	略大于 0.5
正常	19.8~24.9	11.5~16	接近 0.5
超重	25~29.9	7~11.5	略少于 0.5
肥胖	≥30	4.5~7	略少于 0.3

糖尿病营养治疗中碳水化合物的含量占总热能的 40%~50%，蛋白质的需求量是 80g/d 或 1.0~1.2g/(kg·d)。膳食中脂肪总量所占的能量百分比可高于 30%。同时注意膳食纤维、维生素等的摄入。各餐及分餐比例如下（表 20-3）。

表 20-3 不同餐次能量与碳水化合物分布

餐次	能量/%
早餐	10~15
加餐点心	5~10
午餐	20~30
加餐	5~10
晚餐	20~30
加餐	5~10

总之，膳食计划必须实现个体化，要根据文化背景、生活方式、经济条件和教育程度进行合理的膳食安排和相应营养教育。

（二）运动疗法

妊娠期的运动疗法是配合饮食疗法治疗 DM 的另一种措施。通过运动使患者血糖、血压及胆固醇降低，减少患心血管疾病和卒中的危险，减轻工作和生活的压力，并增强心脏、肌肉和骨骼的力量。规律性的运动还可以改善胰岛素抵抗、血液循环，保持骨关节的灵活性。

2014 年我国妊娠合并糖尿病诊治指南建议如下：

1. **运动治疗的作用** 运动疗法可降低妊娠期基础的胰岛素抵抗，是孕前糖尿病（PGDM）的综合治疗措施之一，每餐后 30 分钟的中等强度的运动对母儿无不良影响。

2. **运动治疗方法** 选择一种低等至中等强度的有氧运动，或称耐力运动，主要是由机体中大肌肉群参加的持续性运动，常用的一些简单可用的有氧运动如步行等。

3. **运动的时间** 运动的时间可自 10 分钟开始，逐步延长至 30 分钟，其中可穿插必要的间歇时间，建议餐后进行运动。

PGDM 运动的频率一般认为适宜的运动的次数为 3~4 次/周。

（三）药物应用

1. **胰岛素的应用** 孕前糖尿病合并妊娠，在妊娠期均应强调早期治疗、综合治疗、治疗措施个体化的原则。孕前患有糖尿病者，在计划受孕前 6 周即应停止原口服降糖药物，改为胰岛素强化治疗，以使血糖和糖化血红蛋白尽可能正常。孕前糖尿病的基本治疗方案包括糖尿病教育、饮食治疗、运动治疗、药物治疗及糖尿病监测 5 个方面。

由于妊娠期糖代谢发生一定变化，所以妊娠期血糖控制方法及标准与非妊娠糖尿病不完全相同。妊娠期血糖控制标准（表 20-4）：控制满意范围是指孕妇在无明显饥饿感的情况下，空腹血糖控制在 3.3~5.6mmol/L（60~100mg/dl），餐前 30 分钟 3.3~5.8mmol/L（60~105mg/dl），餐后 1 小时 <7.8mmol/L（140mg/dl），餐后 2 小时 4.4~6.7mmol/L（80~120mg/dl）。尿酮体（-）。2005 年 3 月 ACOG 发表的《妇产科医师临床管理指南》中强调在

表 20-4 妊娠期血糖控制标准

时间	血葡萄糖/(mmol/L)
空腹	3.3~5.6
三餐前 30 分钟	3.3~5.8
餐后 1 小时	5.6~7.8
餐后 2 小时	4.4~6.7
睡前	4.4~6.7
2:00 AM—4:00AM	4.4~5.6

夜间血糖水平不得低于 3.3mmol/L（60mg/dl），平均毛细血管血糖水平要维持在 5.6mmol/L（100mg/dl），HbA1c 不超过 6%。

2. 口服降糖药物的应用　目前孕期管理血糖的一线用药为胰岛素。但胰岛素的使用存在费用高昂、操作复杂等问题，且部分患者存在胰岛素抵抗，甚至胰岛素相关情绪问题。相比之下，口服降糖药物价格低廉，使用简便，疗效确切，具备优越性。

二甲双胍是妊娠期口服降糖药的研究热点，属于 FDA 的 B 类药物，孕前及妊娠早期应用不增加胎儿畸形的发生。近年来孕期使用二甲双胍的安全性已不断得到证实。2015 年国际妇产科联盟（the International Federation of Gynecology and Obstetrics，FIGO）的《妊娠糖尿病诊治指南》已推荐将二甲双胍作为控制孕期血糖的一线用药。

二甲双胍作为一种胰岛素增敏剂，可提高组织对胰岛素的敏感性，且不直接刺激胰岛素产生，故用药后低血糖发生率较低。二甲双胍主要作用于肝脏、肌肉、脂肪组织、血管内皮细胞和卵巢组织等。

对孕前糖尿病合并妊娠孕妇，应通过调整胰岛素或二甲双胍用量，将血糖及糖化血红蛋白水平控制在正常水平后妊娠。若 2 型糖尿病患者在口服二甲双胍时妊娠，不建议在孕早期（8～12 孕周）停用二甲双胍。现有证据表明，孕期应用二甲双胍对子代 2 年内的预后无不良影响，但仍需继续随访。在制订糖尿病合并妊娠患者的用药方案时，应向患者解释二甲双胍与胰岛素的特点，以及高血糖对胚胎的诸多不良影响，并充分尊重其选择。

五、妊娠合并糖尿病酮症酸中毒

糖尿病酮症酸中毒（DKA）是一种可危及孕妇、胎儿生命的严重并发症。以高血糖、酮血症和代谢性酸中毒为主要特点。目前，经过积极正确处理，并发 DKA 孕妇的死亡率已明显下降，但是围产儿死亡率仍高达 10%～35%，且存活子代的远期并发症（智力发育障碍）极高。1 型糖尿病患者在孕期比 2 型糖尿病或 GDM 者更易发生 DKA。

孕期 DKA 多发生在以下几种情况：未能及时诊断和治疗的 GDM 孕妇；孕前糖尿病患者，妊娠后没有及时接受胰岛素治疗，或孕期胰岛素用量未及时调整；早孕期恶心、呕吐、进食量少，未及时减少胰岛素用量导致低血糖，发生饥饿性酮症；诊断 GDM 后畏惧进食，饮食控制过分严格发生饥饿性酮症；临产后宫缩疼痛，情绪波动，入量不足及手术刺激诱发 DKA；糖尿病孕妇合并感染，或应用肾上腺糖皮质激素、β 受体激动药等。

妊娠糖尿病孕妇更容易并发 DKA。非孕期 DKA 时血糖升高多在 16.7mmol/L（300mg/dl）以上，而妊娠期孕妇血糖轻度升高（11.1mmol/L，甚至更低）即可发生 DKA。

（一）临床表现及诊断

1. 症状　常见的症状依次为食欲减退、恶心呕吐、乏力、头晕、头痛、"三多"（口渴、多饮、多尿）加重，少数可有腹痛。体征：部分 DKA 患者有轻、中度脱水，皮肤黏膜干燥，弹性差，眼球下陷，脉搏细速，血压下降，酸中毒大呼吸（Kussmaul respiration）及呼气有酮臭味（烂苹果味），少数有意识障碍，严重者可昏迷。

2. 实验室检查　血糖升高 < 13.9mmol/L（250mg/dl）；尿酮体阳性；血酮：血 β- 羟丁酸增加，血酮体定量一般在 5mmol/L（50mg/dl）以上有诊断意义；代谢性酸中毒：血 pH < 7.35，CO_2-CP 常 < 13.38mmol/L（30voL/%），阴离子间隙增大；严重者并发电解质紊乱。

（二）治疗原则

立即给予胰岛素降低血糖、纠正代谢紊乱，补液改善循环血容量和组织灌注，纠正电解质紊乱，去除诱因。持续胎心监护直至代谢紊乱纠正。通过吸氧、左侧卧位、纠正孕妇代谢紊乱能够改善胎儿宫内缺氧状况。由于 DKA 所致胎儿窘迫随酸中毒纠正常可恢复，所以出现胎儿窘迫并不需要立即终止妊娠。当酸中毒不能被及时纠正或灭酮纠酸后胎儿窘迫持续存在时应尽早结束妊娠，以防胎死宫内。为防止因提前终止妊娠胎儿肺不成熟而发生 NRDS，可在终止妊娠前行羊膜腔穿刺术了解胎儿肺成熟的情况并注射地塞米松 10mg 促进胎儿肺成熟，不主张全身应用地塞米松，以防止 DKA 患者病情加重。DKA 纠正后，胎儿已成熟或孕周 > 36 周者，宜尽早结束分娩，宫颈成熟不佳者，可考虑剖宫产结束分娩。

六、孕前糖尿病的孕期和产褥期监护

孕妇合并糖尿病时，胎儿先天畸形发生率增加，自然流产率增高，而且其发生率与孕前和孕早期血糖控制程度密切相关，血糖得到理想控制后，胎儿先天畸形和自然流产发生率均明显降低。如不能将孕妇血糖控制在理想的范围内，下列母、儿并发症发生率增加，包括：巨大胎儿、产伤、妊娠高血压、羊水过多、早产、围产儿死亡等，新生儿代谢并发症包括低血糖、低血钙、低血镁、高胆红素血症等。因此，应加强母儿监护，尽可能避免由于未能及时发现或未能良好控制的高血糖对母亲和胎儿造成的不良影响，使母胎和母婴顺利经过妊娠期和产褥期。

（一）孕妇监测

1. 孕妇监护　妊娠期监护的重点围绕着控制血糖，防止或减少糖尿病相关的并发症的发生。

妊娠合并糖尿病患者的监护涉及多个科室，通过膳食指导、体育锻炼、宣教，必要时通过药物治疗达到控制血糖的目的。由于 1 型糖尿病发病与自身免疫存在一定关系，因此必要时应进行甲状腺功能的相关检查。是否考虑将体重管理单独列一条叙述，临床中过分片面关注血糖而发生的能量负平衡、体重明显下降多见。

2. 糖尿病病情评估　孕妇患糖尿病严重程度不一，因此有必要对糖尿病进行分级，以便估计妊娠风险和预后。

常用分级方式为改良 White 法（表 20-5），能够综合考虑多种因素，如糖尿病病程、发病年龄、是否存在微血管和大血管并发症。

了解病情有助于增强患者控制疾病的信心，因此糖尿病孕妇的宣教问题至关重要。一般产前监护与一般孕妇相同。包括定期检测体重增长、血压、腹围、子宫底高度，进行骨盆测量，监测胎儿生长发育等。

3. 孕期血糖监测　糖尿病患者在其治疗过程中必须定期进行血糖检测。糖尿病患者大多使用血糖仪行血糖轮廓试验，测定末梢毛细血管全血血糖代替静脉血糖测定。

随机血糖：一天中任意时刻的血糖，怀疑有低血糖和明显的高血糖的时候随时检测。

4. 尿酮体检测　检测尿酮体有助于及时发现孕妇摄取碳水化合物或热量不足，纠正其膳食结构。整个妊娠期都要避免尿酮体的出现。因妊娠时清晨易出现酮症，定期测定空腹尿酮体。

5. 糖化血红蛋白（HbA1C）　HbA1c 可以反映取血前 2～3 个月的平均血糖水平，可作为糖尿病长期控制的良好指标。

HbA1c 在糖尿病远期并发症的预测中也有重要地位。所有糖尿病患者在初次评估时均应测定 HbA1c，妊娠期应每 1～2 个月检查 1 次。正常人的 HbA1c 为 4%～6%。妊娠期理想的血糖控制要求 HbA1c < 6%。

6. 糖化白蛋白（GA）　糖化白蛋白（glycated albumin，GA）是葡萄糖与血清白蛋白发生非酶促反应的产物，反映取血前 2～3 周的平均血糖水平。GA 与 HbA1c 及平均血糖均呈直线相关，GA 对血糖控制满意度的判断有较高的敏感度与特异度，可用于孕期血糖监测。

（二）胎儿评估

妊娠晚期胎儿监护的目的是避免胎死宫内，识别胎儿窘迫，确认胎儿宫内状况，避免不必要的早产。

ACOG 建议，所有孕前糖尿病、控制不佳的 GDM 孕妇或合并其他并发症的 GDM 孕妇，都应及时进行胎儿的评估。评估的方法根据当地的医疗水平而定，如 NST、胎儿生物物理评分等。

1. 胎儿宫内状态监测　对于孕前糖尿病者，应自孕 32 周开始每周 1 次无激惹试验（NST），

表 20-5　妊娠合并糖尿病 White 分级法

分级	
A 级	妊娠糖尿病
A1 级	单纯膳食治疗即可控制血糖
A2 级	需用胰岛素控制血糖
B 级	20 岁以后发病，病程 < 10 年
C 级	10～19 岁发病，或病程长达 10～19 年
D 级	10 岁以前发病，或病程 ≥ 20 年，或眼底单纯性视网膜病变
F 级	糖尿病性肾病
R 级	眼底有增生性视网膜病变或玻璃体积血
H 级	冠状动脉粥样硬化性心脏病
T 级	有肾移植史

孕 36 周起每周 2 次，若 NST 无反应，应进一步行 OCT/CST。对于并发高血压、肾脏病变和可疑胎儿生长受限者，开始监护的时间应适当提前。有胎盘血管病变风险的孕妇中，多普勒血流测定已用于胎儿的产前监护。

2. 胎儿肺成熟度的评价 只有需要提前终止妊娠或当血糖控制不佳，或者孕周不确定时才有必要进行肺成熟度的检查。糖尿病孕妇血糖控制理想，妊娠周数准确，孕 38 周以后终止妊娠者，胎儿肺已经发育成熟，不必在终止妊娠前进行羊膜腔穿刺术。

为防止新生儿 RDS 的发生，应该在计划终止妊娠前 24～48 小时行羊膜腔穿刺术，测定胎儿肺成熟度并同时羊膜腔内注入地塞米松 10mg，促进胎儿肺成熟。国外有些学者认为，在严密监测血糖的条件下，可以肌内注射地塞米松，每次 6mg，12 小时 1 次，共 4 次，以促进胎儿肺成熟。

3. 巨大儿的预测 血糖控制不好的糖尿病或妊娠期未被诊断的糖尿病患者，是发生巨大胎儿的常见危险因素。宫底高度≥36cm 或宫底高度与腹围长度之和≥140cm，提示发生巨大胎儿可能性大。超声检查胎头双顶径＞10cm 时，应警惕巨大胎儿的发生，如胸径＞双顶径 1.4cm，胸围＞头围 1.6cm，肩围＞头围 4.8cm，腹横径＞双顶径 2.6cm 者易发生肩难产。但也应当注意，糖尿病孕妇的胎儿发育常是不对称的，常出现胎体发育超过胎头现象，即使胎儿体重不大，也有发生肩难产可能。

（三）分娩期处理

1. 分娩时机 孕前糖尿病，如果血糖控制良好，无母儿并发症的情况下，严密监测下，孕 39 周后终止妊娠；血糖控制不满意者或者出现母儿并发症，及时收入院密切母儿并发症，终止妊娠时机采取个体化处置。

糖尿病伴发微血管病变者，或者以往有不良产史者，在严密监护下，终止妊娠时机需要采取个体化处置。

足月妊娠引产的指征包括：血糖控制不满意；对产前检查和治疗依从性差；既往死胎史；出现糖尿病血管并发症或合并慢性高血压者。对于有血管并发症的孕妇，只有当高血压恶化或存在胎儿生长受限时才需要提前在足月之前分娩。如果胎儿宫内出现危险信号，应立即终止妊娠。如果没有胎儿急性窘迫的证据，应进行羊膜腔穿刺术进一步评估胎儿成熟状况。宫颈成熟条件决定何时及是否进行选择性的引产，前列腺素可以安全用于促宫颈成熟。

2. 分娩方式 糖尿病本身不是剖宫产的指征，决定阴道分娩者，应制订产程中分娩计划，产程中密切监测孕妇血糖、宫缩、胎心变化，避免产程过长。选择性剖宫产术指征：糖尿病伴严重微血管病变及其他产科指征。孕期血糖控制不好，胎儿偏大尤其估计胎儿体重在 4250g 以上者或既往有死胎、死产史者，应适当放宽剖宫产指征。羊水过多、巨大儿增加产后出血的风险。

（杨慧霞　魏玉梅）

第二节　妊娠糖尿病

一、概述

GDM 指妊娠期发生的不同程度的葡萄糖耐量异常，妊娠早期诊断的糖尿病不排除其葡萄糖耐量异常在妊娠前就已经存在的可能性。由于 GDM 孕妇血糖升高主要发生在妊娠中后期，血糖控制不理想主要导致胎儿高胰岛素血症，宫内过度生长发育，导致巨大儿发生以及将来肥胖、糖代谢异常等代谢综合征发生率增加。

妊娠期糖代谢发生明显的变化，主要表现在妊娠期血糖水平下降，尤其以空腹血糖下降最为明显。所以，妊娠期孕妇长时间空腹极易发生低血糖。妊娠期外周胰岛素抵抗增强，餐后胰岛素分泌是非孕期 2～5 倍才能维持糖代谢的平衡。妊娠期胰岛素抵抗增强主要与机体存在着许多特有的胰岛素抵抗因素有关。随着孕周的增加，胎盘分泌的细胞因子如肿瘤坏死因子及升糖激素增加，在外周组织中具有较强的拮抗胰岛素功能，于孕晚期达高峰，为了维持正常糖代谢状态，孕妇胰岛素分泌量就需逐渐增加。对于胰岛素分泌受限的孕妇而言，妊娠晚期不能维持这一生理性代偿变化而导致糖代谢紊乱，引起血糖升高，呈现出 GDM。

（一）发病率

目前各国学者对 GDM 采用的诊断方法和标

准尚未完全统一，各国报道的发生率相差悬殊，不同种族 GDM 的发生率存在极大差异。一般认为亚洲、美洲、印度洋和太平洋等人种更易发生 GDM。大量的研究资料表明，华人或中国妇女 GDM 发生率高于白人或黑人。在西方国家多种族社会中，排除了不同 OGTT 方法的影响后，华裔和亚洲人的 GDM 发生率较其他种族高 3~7 倍。目前中国大多数城市医院已普遍开展了 GDM 筛查，GDM 的检出率不断提高。2014 年我国出台《妊娠合并糖尿病诊治指南（2014）》，采纳新的诊断标准后，GDM 的发生率达 17.5%~18.9%。

（二）高危因素

GDM 的发生与种族密切相关，华人妇女属于世界上 GDM 最高患病风险人群之一，种族对于基因决定的某些代谢差异的影响可能较环境因素的影响更为重要。国内外研究表明，具有糖尿病危险因素的人群 GDM 发生率明显增高。经典的 GDM 危险因素归纳起来有母体因素、产科因素和家族史以及本次妊娠因素（表 20-6）。

表 20-6　GDM 危险因素

母体因素	家族史或既往孕产史	本次妊娠因素
年龄大	糖尿病家族史	血压升高
多产次	糖尿病母系遗传	妊娠早期高血红蛋白
孕前体重	先前产科结局	铁贮备增加
孕期体重增加	先天畸形	多胎妊娠
BMI≥27kg/m²	胎死宫内	社会经济因素
身材矮小	巨大儿	保护因素
孕妇低出生体重	前次剖宫产	年轻
多囊卵巢综合征	前次 GDM	饮用酒精
饱和脂肪摄入高		
α-地中海贫血基因携带		
乙肝病毒携带状态		

（三）GDM 对母儿结局的影响

孕妇高血糖所导致的胎儿及新生儿系列并发症均与胎儿高胰岛素血症相关。

妊娠中、晚期孕妇血糖升高，对胎儿的主要影响为血糖持续通过胎盘到达胎儿体内，引起胎儿高血糖，胰岛素分泌增加，导致胎儿高胰岛素血症。胎儿高胰岛素血症可促进组织葡萄糖的利用，增加糖原及蛋白质的合成，降低脂肪分解，因此，胎儿生长加速，形成巨大胎儿。胎儿高胰岛素血症还能抑制Ⅱ型肺泡细胞表面活性物质的合成和释放，使得胎儿肺成熟延迟，新生儿呼吸窘迫综合征（respiratory distress syndrome，RDS）发生增加。

1. **巨大儿**　常见于未得到控制的 GDM，巨大儿的发生与孕期血糖水平相关。孕妇高血糖所导致的胎儿过度生长主要见于妊娠 28 周以后，以肩胛下和腹部皮下脂肪沉积增加为主，故肩难产机会相对增多，手术产增加。

2. **新生儿 RDS**　主要与孕期血糖控制和终止妊娠的周数有关。近年来的研究表明，孕期血糖控制理想，妊娠 38 周以后终止妊娠的 GDM 者，胎儿肺发育已成熟，新生儿极少发生 RDS。早产、孕期血糖未控制或控制不理想者，新生儿 RDS 发生率增加。

3. **新生儿低血糖**　由于母体对胎儿的血糖供应中断而胰岛素分泌仍异常，此时容易发生新生儿低血糖。产程中孕妇血糖水平与新生儿低血糖的发生密切相关。另外，红细胞增多症、高胆红素血症、低钙血症等并发症也增加。

4. 宫内暴露于高血糖环境后，儿童期肥胖以及青春期和成年期糖代谢异常等代谢综合征发生概率增加。

二、妊娠糖尿病的诊断

1. 推荐医疗机构对所有尚未被诊断为糖尿病的孕妇，且在妊娠 24~28 周以及 28 周后才来就诊者，进行葡萄糖耐量试验（oral glucose tolerance test，OGTT）。

OGTT 的方法：OGTT 前禁食至少 8 小时，试验前连续 3 天正常饮食，即每日进食碳水化合物不少于 150g，检查期间静坐、禁烟。检查时，5 分钟内口服含 75g 葡萄糖的液体 300ml，分别抽取服糖前、服糖后 1、2 小时的静脉血（从开始饮用葡萄糖水计算时间）。放入含有氟化钠试管中采用葡萄糖氧化酶法测定血浆葡萄糖水平。

OGTT 的诊断标准：空腹及服葡萄糖后 1、2 小时的血糖值分别为 5.1、10.0、8.5mmol/L（92、180、153mg/dl）。任何一点血糖值达到或超过上述标准即诊断为 GDM。

2. 孕妇具有 DM 高危因素或者医疗资源缺乏地区，建议妊娠 24～28 周首先检查 FBG。FBG≥5.1mmol/L，可以直接诊断为 GDM，不必再做 OGTT；FBG＜4.4mmol/L，发生 GDM 可能性极小，可以暂时不做 OGTT。当 4.4mmol/L≤FBG＜5.1mmol/L 者，应尽早做 OGTT。

3. 孕妇具有 GDM 高危因素，首次 OGTT 结果正常者，必要时可在孕晚期重复 OGTT。

GDM 的高危因素包括：

（1）孕妇因素：年龄≥35 岁、孕前超重或肥胖、糖耐量异常史、多囊卵巢综合征。

（2）家族史：糖尿病家族史。

（3）妊娠分娩史：不明原因的死胎、死产、流产史、巨大儿分娩史、胎儿畸形和羊水过多史、GDM 史。

（4）本次妊娠因素：妊娠期发现胎儿大于孕周、羊水过多；反复外阴阴道假丝酵母菌病者。

三、妊娠糖尿病的处理

（一）医学营养疗法

GDM 孕妇中约 85% 通过生活方式的调整血糖就可以达到理想范围，但是如果治疗 1～2 周后，空腹血糖仍高于 5.3mmol/L，或餐后 2 小时血糖高于 6.7mmol/L，则应给予药物治疗。到目前为止，饮食及运动控制失败的糖尿病患者妊娠期主要采用胰岛素来调节血糖。

医学营养疗法的原则同孕前糖尿病。

（二）运动疗法

GDM 的运动疗法同孕前糖尿病。

（三）药物应用

1. **胰岛素的应用** GDM 一经确诊，应及时干预，加强母儿监测，控制妊娠期血糖，以降低母儿并发症，改善围产儿结局，减少或延缓产妇在产后发展成为 T2DM 的可能，并且预防子代 2 型糖尿病的发生。GDM 患者的血糖控制应由糖尿病专业医生及产科医生共同实施。GDM 的基本治疗方案包括糖尿病教育、饮食治疗、运动治疗、药物治疗及糖尿病监测 5 个方面。

GDM 患者经饮食治疗 3～5 天后，测定孕妇 24 小时的末梢血糖（血糖轮廓试验，blood glucose profile）包括夜间血糖（或者睡前血糖）、三餐前 30 分钟及餐后 2 小时血糖及相应尿酮体。如果夜间血糖≥5.6mmol/L，餐前血糖≥5.8mmol/L 或者餐后 2 小时血糖≥6.7mmol/L，尤其控制饮食后出现饥饿性酮症，增加热量摄入血糖又超标者，应及时加用胰岛素治疗将血糖控制在满意范围。

2. **口服降糖药物的应用** 2015 年国际妇产科联盟（the International Federation of Gynecology and Obstetrics，FIGO）《妊娠糖尿病诊治指南》已推荐将二甲双胍作为控制孕期血糖的一线用药。对于肥胖型 GDM 胰岛素用量较大，需要应用二甲双胍应充分知情告知。

四、妊娠糖尿病孕期和产褥期监护

（一）孕妇监测

1. **孕妇监护** 妊娠期监护的重点是控制血糖，防止或减少糖尿病相关的并发症的发生。

2. **孕期血糖监测** 糖尿病患者在其治疗过程中必须定期进行血糖检测。糖尿病患者大多使用血糖仪行血糖轮廓试验，测定末梢毛细血管全血血糖代替静脉血糖测定。

随机血糖：一天中任意时刻的血糖，怀疑有低血糖和明显的高血糖的时候随时检测。

3. **尿酮体检测** 检测尿酮体有助于及时发现孕妇摄取碳水化合物或热量不足，纠正其膳食结构。整个妊娠期都要避免尿酮体的出现。因妊娠时清晨易出现酮症，定期测定空腹尿酮体。

4. **糖化血红蛋白（HbA1C）** HbA1c 可以反映取血前 2～3 个月的平均血糖水平，可作为糖尿病长期控制的良好指标。妊娠期理想的血糖控制要求 HbA1c＜5.5%。

（二）胎儿评估

妊娠晚期胎儿监护的目的是：避免胎死宫内，识别胎儿窘迫，确认胎儿宫内状况，避免不必要的早产。

（三）分娩期处理

1. **分娩时机** 不需要胰岛素治疗而血糖控制达标的 GDM 孕妇，无母儿并发症的情况下，严密监测下，可等到预产期，仍未自然临产者采取措施终止妊娠。

应用胰岛素治疗的 GDM 者，如果血糖控制良好，无母儿并发症的情况下，严密监测下，孕 39 周后终止妊娠；血糖控制不满意者或者出现母儿并发症，及时收入院密切母儿并发症，终止妊娠时机采取个体化处置。

2. 分娩方式　GDM 本身不是剖宫产的指征，决定阴道分娩者，应制订产程中分娩计划，产程中密切监测孕妇血糖、宫缩、胎心变化，避免产程过长。选择性剖宫产术指征：胎儿偏大尤其估计胎儿体重在 4 250g 以上者，应适当放宽剖宫产指征。

（四）妊娠糖尿病的产后随访

推荐所有 GDM 患者在产后 6～12 周，进行随访。

产后随访时应向产妇讲解产后随访的意义；指导其改变生活方式，合理饮食及适当运动，鼓励母乳喂养。

随访时建议进行体质测量，包括：身高、体重、BMI、腰围及臀围。同时建议了解产妇产后血糖的恢复情况，建议所有 GDM 产后行 OGTT，测空腹及服糖后 2 小时血糖，按照 2014 年 ADA 的标准明确有无糖代谢异常及种类（表 20-7）。有条件者建议检测血脂及胰岛素水平。建议有条件者至少每 3 年进行 1 次随访。

表 20-7　DM 诊断标准（2014 ADA）

	空腹血糖 /（mmol/L）	服糖后 2 小时血糖 /（mmol/L）	HbA1C
正常	<5.6	<7.8	<5.7
糖耐量受损	<5.6	7.8～11.0	5.7～6.4
空腹血糖受损	5.6～6.9	<7.8	5.7～6.4
糖尿病	≥7.0	和 / 或≥11.1	≥6.5

建议对糖尿病患者后代进行随访以及健康生活方式指导，可进行身长、体重、头围、腹围的测定，必要时进行血压及血糖的检测。

（杨慧霞　魏玉梅）

参 考 文 献

[1] Zhu WW，Fan L，Yang HX，et al. Fasting plasma glucose at 24-28 weeks to screen for gestational diabetes mellitus：new evidence from China. Diabetes Care，2013，36（7）：2038-2040.

[2] Wei Y，Yang H，Zhu W，et al. International Association of Diabetes and Pregnancy Study Group criteria is suitable for gestational diabetes mellitus diagnosis：further evidence from China. Chin Med J（Engl），2014，127（20）：3553-3556.

[3] Chan JC，Zhang Y，Ning G. Diabetes in China：a societal solution for a personal challenge. Lancet Diabetes Endocrinol，2014，2（12）：969-979.

[4] Ma RC，Lin X，Jia W. Diabetes in China 2 Causes of type 2 diabetes in China. Lancet Diabetes Endocrinol，2014，2（12）：980-991.

[5] Yang W，Weng J. Diabetes in China 3 Early therapy for type 2 diabetes in China. Lancet Diabetes Endocrinol，2014，2：992-1002.

[6] Corrado F，Pintaudi B，D'Anna R，et al. Perinatal outcome in a Caucasian population with gestational diabetes and preexisting diabetes first diagnosed in pregnancy. Diabetes Metab，2016，42（2）：122-125.

[7] Yang HX；Medical Service Specialty Standard Committee of Ministry of Health. Diagnostic criteria for gestational diabetes mellitus（WS 331-2011）Chin Med J（Engl），2012，125：1212-1213.

[8] 中华医学会妇产科学分会产科学组，中华医学会围产医学会妊娠合并糖尿病协作组. 妊娠合并糖尿病诊治指南（2014）. 中华妇产科杂志，2014，49（8）：561-569.

[9] Ethridge JK Jr，Catalano PM，Waters TP. Perinatal outcomes associated with the diagnosis of gestational diabetes made by the international association of the diabetes and pregnancy study groups criteria. Obstet Gynecol，2014，124（3）：571-578.

[10] Wei YM，Yang HX，Zhu WW，et al. Effects of intervention to mild GDM on outcomes. J Matern Fetal Neonatal Med，2015，28（8）：928-931.

[11] American Diabetes Association. Standards of Medical Care in Diabetes-2017：Summary of Revisions. Diabetes Care，2017，40（Suppl 1）：S4-S5.

[12] Hod M，Kapur A，Sacks DA，et al. The International Federation of Gynecology and Obstetrics（FIGO）Initiative on gestational diabetes mellitus：A pragmatic guide for diagnosis，management，and care. Int J Gynaecol Obstet，2015，131（Suppl 3）：S173-S211.

第二十一章　妊娠合并甲状腺疾病

第一节　妊娠合并甲状腺功能减退症

一、妊娠期甲状腺疾病诊治指南的发展历程

近十多年来，国际与国内权威机构不断推出妊娠和产后甲状腺疾病诊治指南。2007 年，由美国临床内分泌学会牵头、世界多个地区的相关学会专家组共同制订发表了 2007 版《妊娠和产后甲状腺功能异常临床治疗指南》。该指南采用了近 20 年来发表的原创性研究文献，根据证据强度、权衡利弊，形成最终的推荐意见。这份指南的及时发布给当时的临床规范诊治带来了规范的参考意见，对妊娠伴有甲状腺疾病的诊治具有重要的意义。

随着对妊娠期甲状腺疾病研究的不断深入，妊娠期甲状腺疾病对孕妇和胎儿以及未来智力影响的研究不断产出。2011 年，由美国甲状腺协会（American Thyroid Association）牵头对《妊娠和产后甲状腺疾病诊治指南》进行了修订。该指南在原有基础上添加了新的循证医学证据，加入了包括美国妇产科学会、北美助产士联盟等相关领域的专家。在指南中提出了妊娠早、中、晚期促甲状腺激素（TSH）的正常参考值范围，并将妊娠早期 TSH 参考值上限界定为 2.5mIU/L，妊娠中期、晚期 TSH 参考值限定为≤3.0mIU/L。该界值后被全世界广泛采纳，这对当时妊娠期甲状腺功能减退症（甲减）以及亚临床甲减的临床诊治产生了巨大的影响。

此外，2014 年欧洲甲状腺协会发布了关于《孕妇和儿童亚临床甲减的管理指南》。2015 年美国妇产科医师协会也发布了有关指南，但这两版指南与 2011 美国 ATA 指南相比并无大的改动。

随着妊娠及产后甲状腺疾病研究的不断深入，2017 年美国甲状腺协会在 2011 版的基础上对《妊娠和产后甲状腺疾病的诊治指南》进行了修订。该指南引用了我国 18 项研究，使得数据的来源更加广泛、更具有代表性。指南除了对原有内容进行了更新，还添加了哺乳期甲状腺疾病、不孕妇女和接受辅助生殖技术（ART）妇女甲状腺疾病的处理原则，以及新生儿甲状腺疾病的治疗方法等。其中，最主要的变化之一为妊娠早期甲状腺功能 TSH 正常参考值范围的上限值由原来的 2.5mIU/L 改为 4.0mIU/L。来自多篇中国孕妇人群的研究结果显示，妊娠早期甲状腺参考值范围 TSH 上限高于 2.5mIU/L，为指南的变更提供了强有力的证据。

近年来，我国妊娠期甲状腺疾病的研究迅猛发展，妊娠期甲状腺疾病的规范化、精准化诊治受到广大学者关注。2012 年，由中华医学会内分泌学分会和中华医学会围产医学分会共同组织撰写了我国首版《妊娠和产后甲状腺疾病诊治指南》。该指南以 2011 版美国 ATA 发布的《妊娠和产后甲状腺疾病诊治指南》为蓝本，结合我国临床妇幼保健工作的实际情况，设 11 个章节，提出 68 个问题，给出 57 个推荐。该指南推荐建立本地区实验室数据的甲状腺功能正常值参考范围，在无条件建立本地区实验室数据的情况下，可采纳 2011 年美国 ATA 发表的相关指南所推荐的妊娠期甲状腺功能正常参考值范围。随着研究的不断深入，我国学者率先提出早孕期 TSH 参考值上限 2.5mIU/L 不适于中国人群，但由于当时我国相关研究甚少，引用 ATA 提供的早孕期参考值范围占多数。因此，临床上也出现了一些过度诊断的现象。

随着我国对妊娠期甲状腺疾病重要性认识的不断提高以及筛查的推广，2018 年我国相关学会

对 2012 版指南进行了修订，进一步强调使用妊娠期特异的甲状腺功能参考值范围，使我国人群的患病率更接近真实情况。

随着对妊娠期甲状腺疾病研究的不断深入，必将不断产生新的循证医学证据，妊娠期甲状腺疾病的诊治也应随着研究的深入而不断完善，使其对临床诊治更具有指导价值。

二、妊娠期甲减的研究现状

（一）妊娠期甲减的流行病学特征

妊娠期甲减的发生率因诊断界值、检测孕周以及孕期碘营养状况不同而发生变化。最新研究报告显示，美国妊娠期临床甲减的患病率为 0.3%~0.5%；国内报告妊娠期临床甲减的患病率为 1.0%。国外妊娠期亚临床甲减的患病率高于临床甲减，占整个孕妇人群的 3.5%~18.0%。中国研究表明，妊娠早期 4、8、12 周亚临床甲减患病率分别为 4.6%、6.2% 和 4.7%；妊娠中期 16 和 20 周患病率分别为 4.5% 和 6.0%。按照最新美国 ATA 的诊断标准（TSH > 4mIU/L），单纯低甲状腺素血症患病率是 1.60%~10.10%。

（二）妊娠合并甲减对母体和子代的影响

研究显示，严重临床甲减的女性生育率减低，未经治疗的女性甲减患者常由于月经迟发、不规则、量多、不排卵等原因而导致不孕。而妊娠合并甲减患者也易并发流产、早产、胎儿生长受限（FGR）、胎儿畸形及死产，围产儿患病率及死亡率升高，同时对胎儿神经系统发育也会产生不利影响。1999 年，Haddow 等通过一项严格的病例对照研究第 1 次揭示了母体甲减对子代神经认知功能的负面影响。该研究表明，与甲状腺功能正常的妊娠妇女相比，未充分治疗的临床甲减妊娠妇女其子代在 7~9 岁时的智商（IQ）值降低了 7 分，运动能力、语言能力及注意力也发育迟缓。迄今未曾开展更多严格的临床甲减随机对照试验（RCT）研究，因此，未给予治疗的临床甲减对子代智力发育的影响还缺乏明确的证据。另一项涉及美国 22 万人的大规模人群回顾性队列研究表明，妊娠期甲减发生妊娠糖尿病、子痫前期、早产、自发性流产的风险增加 1.3~1.6 倍，对子代进一步随访发现，妊娠期甲减也会增加新生儿败血症、新生儿呼吸窘迫综合征、新生儿窒息和短暂性呼吸

急促的风险。我国研究也显示，妊娠早期甲状腺激素水平降低会导致胎儿早期生长发育受限，头臀长下降，同时增加母亲妊娠糖尿病的发生风险。

与临床甲减类似，亚临床甲减与流产、胎盘早剥、早产和新生儿死亡也密切相关，但研究显示亚临床甲减增加不良妊娠结局发生的风险程度评估差别很大，这可能与不同研究采用的 TSH 上限切点值不同、是否考虑甲状腺过氧化物酶抗体（TPOAb）状态等因素有关。亚临床甲减孕妇妊娠糖尿病发生风险增加 1.6 倍，同时死产的发生率增加 3.5 倍。TPOAb 阴性、TSH 值在 2.5~5.0mIU/L 之间的妊娠妇女与 TSH < 2.5mIU/L 的妇女相比，流产的发生风险显著增高。国内一项研究表明，随着母体 TSH 水平升高，流产风险逐渐增加，TPOAb 阳性进一步增加 TSH > 2.5mIU/L 时发生流产的风险。一项荟萃分析表明，即使纳入的各项研究所采用的 TSH 参考值范围不同，亚临床甲减也增加了不良妊娠结局（如流产、早产、胎盘早剥）的发生风险。但是，大多数研究并未发现亚临床甲减与子代神经 - 智力发育的相关性。

单纯低甲状腺素血症对子代智力不良影响尚有争议。国外报道，血清 TSH 正常、血清游离甲状腺素（FT$_4$）处于第 10 个百分位数以下的妊娠妇女后代的智力发育指数和心理运动发育指数低。我国研究发现单纯低甲状腺素血症的妊娠妇女，其后代智力发育指数和心理运动发育指数也下降。荷兰鹿特丹的一项非随机前瞻性研究结果发现，单纯低甲状腺素血症（血清 FT$_4$ 低于第 5 或者第 10 个百分位数）对子代 3 岁时的语言交流能力产生不良影响，其风险升高 1.5~2.0 倍。近年来，对世界不同人群的研究显示，母体单纯低甲状腺素血症对子代造成智商降低、语言迟缓、运动功能减退、自闭症和多动症等的风险增加。目前，探讨单纯低甲状腺素血症和不良妊娠结局的研究较少，有数据表明，单纯低甲状腺素血症可增加大出生体重儿和早产的风险，并且和糖尿病、高血压的发病密切相关。

三、妊娠期甲减的诊治策略

（一）妊娠期甲减的诊断

1. **妊娠期甲状腺参考值范围的变化**　2019 年《中国妊娠和产后甲状腺疾病诊治指南》依然推荐

采用美国临床生化研究院（NACB）的标准来制定参考值范围。即满足下述条件的正常人群：

（1）妊娠妇女样本量不少于 120 例。

（2）排除 TPOAb、甲状腺球蛋白抗体（TgAb）阳性者。

（3）排除有甲状腺疾病个人史和家族史者。

（4）排除可见或者可以触及的甲状腺肿。

（5）排除服用药物者（雌激素类除外）。

通过测定上述正常妊娠妇女的 TSH 和 FT_4 值，选择 95% 的可信区间，建立妊娠期甲状腺功能的参考值范围，即第 2.5 百分位数为下限和 97.5 百分位数为上限。碘状态也会影响甲状腺激素参考值范围，因此 2017 版 ATA 指南推荐选择理想碘摄入的孕妇来建立正常甲状腺激素参考值范围。此外，胎儿数量也会影响 TSH 和 FT_4 的参考值范围，建议选择单胎妊娠的妇女入组来制订参考值范围。不同来源的试剂盒制订出的参考值范围有较大的差异。表 21-1 列举了我国常用试剂盒制订的妊娠期特异性 TSH 和 FT_4 参考值范围，可供参考。

2. 妊娠期甲减的分类和诊断　妊娠期甲减主要包括 3 种类型：妊娠期临床性甲状腺功能减退症（clinical hypothyroidism，CH）、妊娠期亚临床性甲状腺功能减退症（subclinical hypothyroidism，SCH）及妊娠期单纯低甲状腺素血症（hypothy-roxinemia）。2018 年我国指南对妊娠期临床甲减的诊断标准是：TSH ＞ 妊娠特异性参考值范围上限，且 FT_4 ＜ 妊娠特异性参考值范围下限。妊娠期亚临床甲减的诊断标准是：TSH ＞ 妊娠特异性参考值范围上限，而 FT_4 水平在妊娠特异性参考值范围内。妊娠期单纯低甲状腺素血症的诊断标准是：TSH 水平在妊娠特异性参考值范围内，而 FT_4 ＜ 妊娠特异性参考值范围下限。

妊娠合并甲减的诊断主要包括两部分，一是孕前有甲状腺功能减退病史，包括自身免疫性甲状腺炎，或甲状腺手术史和甲状腺功能亢进症进行碘 -131（^{131}I）治疗后出现甲减等；二是孕期发现和诊断的甲状腺功能减退症。前一种情况往往在孕前已经诊断明确并在治疗之中，对妊娠结局的影响不大；后一种情况多为孕期筛查发现，如果诊断不及时，易出现妊娠合并症。

典型甲减的症状和体征包括怕冷、浮肿、便秘、乏力、困倦、记忆力减退等，目前极少在妊娠妇女中见到，多数妊娠合并甲减的妇女无明显的症状和体征，且一些症状与妊娠反应带来的不适难以区分和辨别。因此，常常需要通过实验室检查方可发现。

（二）妊娠期甲减的治疗

1. 妊娠期临床甲减的治疗　针对妊娠期临床甲减，其治疗目标是将 TSH 控制在妊娠期特异

表 21-1　中国妊娠妇女血清 TSH、FT_4 参考值（2.5th ~ 97.5th）

试剂公司	TSH/(mIU/L)			FT_4/(pmol/L)			方法
	T1	T2	T3	T1	T2	T3	
DPC	0.13～3.93	0.26～3.50	0.42～3.85	12.00～23.34	11.20～21.46	9.80～18.20	化学发光免疫分析法
Abbott	0.07～3.38	0.34～3.51	0.34～4.32	11.30～17.80	9.30～15.20	7.90～14.10	化学发光免疫分析法
Roche	0.09～4.52	0.45～4.32	0.30～4.98	13.15～20.78	9.77～18.89	9.04～15.22	电化学免疫分析法
Bayer	0.03～4.51	0.05～4.50	0.47～4.54	11.80～21.00	10.60～17.60	9.20～16.70	化学发光免疫分析法
Beckman	0.05～3.55	0.21～3.31	0.43～3.71	9.01～15.89	6.62～13.51	6.42～10.75	化学发光免疫分析法
Liailon	0.02～4.41	0.12～4.16	0.45～4.60	8.47～19.60	5.70～14.70	5.20～12.10	化学发光免疫分析法
日本东曹	0.09～3.99	0.56～3.94	0.56～3.94	10.42～21.75	7.98～18.28	7.33～15.19	化学发光免疫分析法

性参考值范围的下 1/2。若无法获得妊娠特异性参考值范围，推荐血清 TSH 值可控制在 2.5mIU/L 以下。我国指南推荐使用左甲状腺素（LT₄）治疗。LT₄ 起始剂量是每天 50～100μg，妊娠期临床甲减的完全替代剂量可以达到每天 2.0～2.4μg/kg。一旦确定临床甲减，应立即开始治疗，根据患者的耐受程度增加剂量，尽早达到治疗目标。合并心脏疾病者可缓慢增加剂量。对于严重临床甲减的患者，在开始治疗的数天内给予两倍替代剂量，使甲状腺外的 T₄ 尽快恢复正常。对于正在接受 LT₄ 治疗的临床甲减患者，月经周期推迟或疑似妊娠，应尽快增加 LT₄ 剂量。一项 RCT 研究表明最简单的方法是每周额外增加 2 天的剂量（即较妊娠前增加 29%），这种方法能够尽快有效地防止妊娠期发生甲减，另一个选择是每天将 LT₄ 剂量增加 20%～30%。

2. 妊娠期亚临床甲减的治疗　亚临床甲减的治疗目标、治疗药物与临床甲减相同。妊娠期亚临床甲减的治疗需要依据血清 TSH 水平和 TPOAb/TgAb 是否阳性而选择不同的治疗方案。

2018 年我国指南推荐：

（1）TSH＞妊娠特异性参考值范围上限（或 4.0mIU/L），无论 TPOAb 是否阳性，均推荐 LT₄ 治疗（推荐级别 A）。

（2）TSH＞2.5mIU/L 且低于妊娠特异性参考值范围上限（或 4.0mIU/L），伴 TPOAb 阳性，考虑 LT₄ 治疗（推荐级别 B）。

（3）TSH＞2.5mIU/L 且低于妊娠特异性参考值范围上限（或 4.0mIU/L）、TPOAb 阴性，不考虑 LT₄ 治疗（推荐级别 D）。

（4）TSH＜2.5mIU/L 且高于妊娠特异性参考值范围下限（或 0.1mIU/L），不推荐 LT₄ 治疗。TPOAb 阳性，需要监测 TSH。TPOAb 阴性，无须监测（推荐级别 D）。

2017 版 ATA 指南关于亚临床甲减孕妇治疗的推荐：

（1）推荐 LT₄ 治疗：

1）TPOAb 阳性且 TSH＞妊娠特异性参考值范围值上限的孕妇。

2）TPOAb 阴性且 TSH＞10.0mIU/L 的孕妇。

（2）考虑 LT₄ 治疗：

1）TPOAb 阳性，TSH＞2.5mIU/L 但小于妊娠特异性参考值范围上限的孕妇。

2）TPOAb 阴性，TSH 大于妊娠特异性参考值范围上限但小于 10mIU/L 的孕妇。

（3）不推荐 LT₄ 治疗：TPOAb 阴性且 TSH 正常（TSH 在孕期特异性参考值范围之间，如果不能得到孕期特异性参考值范围，以 TSH＜4.0mIU/L 为正常）的孕妇。

3. 妊娠期单纯低甲状腺素血症的治疗　目前对于妊娠期单纯低甲状腺素血症是否治疗仍有争议。迄今为止，没有研究表明 LT₄ 干预治疗能够改善低 T₄ 血症子代的神经认知功能。目前有两项 RCT 研究，他们分别在孕 13 周和 17 周对单纯低甲状腺血症孕妇进行 LT₄ 干预治疗，均没有发现对子代认知功能的改善有益处。这两项 RCT 研究中，补充 LT₄ 的时间是孕中期，然而脑部发育的关键时期是孕早期，补充 LT₄ 的时机太晚是这两项 RCT 的共同缺憾。目前还没有在孕早期对单纯低甲状腺激素孕妇进行 LT₄ 干预治疗的临床随机对照试验。值得注意的是在 CATS 研究队列中的妇女接受高剂量的 LT₄（每天 150μg）治疗，其中 10% 的妊娠妇女由于出现过度治疗的生化或临床表现而需要减少治疗剂量。并且有研究显示，FT₄ 升高或降低都可能与儿童智力降低以及 MRI 下大脑皮层灰质体积减少有关。鉴于现有的干预研究，2017 版 ATA 妊娠期甲减的诊治指南不推荐对单纯低 T₄ 血症妇女进行 LT₄ 治疗，但是欧洲甲状腺学会的妊娠和儿童亚临床甲减管理指南推荐在妊娠早期给予 LT₄ 治疗，在妊娠中期和晚期不治疗。

四、妊娠期甲减的母儿监测

临床甲减患者妊娠后，在妊娠前半期（1～20 周）根据甲减程度每 2～4 周监测 1 次包括血清 TSH 在内的甲状腺功能，根据控制目标，调整 LT₄ 剂量，血清 TSH 稳定后可以每 4～6 周检测 1 次。每 4 周检测 1 次甲状腺功能，可以检测到 92% 的异常值。若每 6 周检测 1 次甲状腺功能，仅能发现 73% 的异常值。在妊娠 26～32 周应当检测 1 次甲状腺功能指标。

对于甲状腺功能正常而甲状腺自身抗体阳性的妊娠妇女。由于甲状腺功能正常、甲状腺自身抗体阳性的妇女 TSH 升高的风险增加。因此应加强甲状腺功能的监测，每4周检查1次，直至妊娠中期末。如果发现TSH升高幅度超过了妊娠特异性参考值范围，应及时给予治疗。TPOAb可以通过胎盘，分娩时脐带血TPOAb水平与妊娠晚期母体TPOAb浓度强相关。然而，母体TPOAb或TgAb阳性均与胎儿的甲状腺功能障碍无关。

五、妊娠期甲减的围产期处理

（一）妊娠晚期的处理

1. 病情监护　妊娠晚期（孕28～32周）应当再检测1次甲状腺功能。个体化最佳药物剂量治疗需持续至分娩。在控制较好的临床甲减孕妇，除加强自我监护外，无须提前终止妊娠，可按照产科常规给予监护。妊娠期临床甲减控制不良会增加早产、胎儿宫内生长受限、胎死宫内等风险，应密切监测胎心及胎儿宫内发育情况，可结合超声等辅助检查，指导孕妇自我检测胎动，如有异常及时住院治疗。妊娠合并甲减患者如果控制不当常会发生妊娠高血压、贫血、妊娠糖尿病及心功能改变等。应加强监测，制订正确合理的诊疗方案。甲减孕妇常易合并过期妊娠，妊娠40周后开始引产。

2. 心理干预　由于患者对疾病认识不足，加之对并发症的恐慌，易于产生悲观、焦虑、抑郁心理。医护人员应多与其沟通交流，为患者制订个体化的心理护理干预方案，鼓励患者树立正确的健康观。同时指导家属多陪伴、安慰、体贴患者，耐心解答患者及家属提出的各种问题。

3. 分娩护理　临产分娩护理与甲状腺正常孕妇无差异。给予产妇吸氧，鼓励进食，保持充分体力和精力，产程中观察生命体征、行胎心监护、观察宫缩；第二产程时，做好新生儿复苏准备，产时留脐带血检查甲状腺功能；第三产程后注意产后出血，给予宫缩剂。

（二）妊娠期甲减的产后处理

妊娠期临床甲减的孕妇对甲状腺激素需求量的增加是妊娠本身的原因所致。随着胎儿的娩出，甲状腺素的需求量减少。所以，产后LT₄剂量应相应减少。临床甲减孕妇产后LT₄剂量应降至孕前水平，并需在产后6周复查母体血清TSH水平，以此调整LT₄剂量。妊娠期亚临床甲减患者在产后甲状腺功能正常时可停用LT₄，产后6周随访甲状腺功能。甲状腺抗体阳性者需要在数周后复查，防治产后甲状腺炎。

（三）新生儿的处理

新生儿娩出后即刻评估新生儿，观察有无甲减和低血糖表现，做好抢救准备。新生儿先天性甲减筛查应当在出生后2～7天进行，2～4天内进行最好。如果在出生后1～48小时采取血标本，可能会受到新生儿出生后TSH脉冲式分泌的影响，产生假阳性结果。我国卫生部《新生儿疾病筛查技术规范（2010年版）》规定：足月新生儿出生3～7天之内采取血标本。如果足跟血TSH筛查阳性，需要立即召回患儿进行血清甲状腺功能指标检查（采取静脉血标本）。早产儿可以延缓至出生后7天采取标本。新生儿先天性甲减的诊断标准由各地实验室根据本实验室的参考值确定。先天性甲减一经确诊应尽快开始选用LT₄治疗，在1～2周之内使患儿血清T₄恢复到正常水平，2～4周维持血清TSH<5mIU/L。

六、甲减患者哺乳期处理

1. 药物治疗　甲减和亚临床甲减妇女的药物同产后处理章节。

2. 哺乳期碘营养　纯母乳喂养的婴儿仅通过母乳获碘，因此，母乳中适宜的碘浓度对后代的生长和神经发育至关重要。非哺乳人群体内90%的碘由尿液排出体外，而哺乳期妇女体内40%～50%的碘经乳汁分泌供应给婴儿，故经尿液排出的比例明显减少。WHO、联合国儿童基金会（UNICEF）及国际控制碘缺乏症理事会（ICCIDD）推荐哺乳期妇女每天至少摄入250μg碘，经由乳汁供应给新生儿的含碘量相当于110μg/d。WHO提出对于乳母和小于2岁的婴幼儿碘营养水平的适宜标准是尿碘中位数大于等于100μg/L。

3. 甲减会影响母乳量和成功母乳的能力　有研究报道甲减会影响泌乳量和成功母乳的能力。因此2017年ATA指南推荐：在没有其他确定原因的情况下泌乳不良的妇女应测量TSH，以评估甲状腺功能。由于缺乏随机对照试验等高质量的证据，这仅是弱推荐。考虑到甲减对泌乳和降低泌乳率的不利影响，ATA指南还推荐亚临床和明显的甲状腺功能减退症应在寻求母乳喂养的哺乳期妇女中进行治疗。

七、甲减妇女的备孕问题

(一)甲减妇女的孕前管理

1. 临床甲减妇女的备孕问题 妊娠期母体和胎儿对甲状腺激素的需求增加。健康妊娠妇女通过下丘脑 - 垂体 - 甲状腺轴的自身调节,可增加内源性甲状腺激素的产生和分泌。对于孕前已经诊断并正在治疗的甲减孕妇来说,人绒毛膜促性腺激素(hCG)及 TSH 无法刺激 T_4 生成,因此必须靠外源性补充。母体对甲状腺激素的需要量在妊娠 4~6 周开始增加,以后逐渐升高,直至妊娠 20 周达到稳定状态,持续至分娩。所以,正在接受左甲状腺素治疗中的甲减妇女,妊娠后 LT_4 的剂量需要增加,需要增加的剂量很大程度上取决于甲减的原因。与桥本甲状腺炎相比,因甲状腺切除和 ^{131}I 消融术而引起的临床甲减患者可能需要更大的补充剂量。为了维持妊娠期间甲状腺功能正常,妊娠前的 TSH 水平以及其他因素也可影响妊娠期 LT_4 调整的速度和程度。因此,临床甲减妇女计划妊娠时,需要调整 LT_4 的剂量,定期检测血清 TSH 水平,使其控制在正常参考值范围下限至 2.5mIU/L 之间的水平后再怀孕。具体治疗的目标是:血清 TSH 值为 0.1~2.5mIU/L,理想的目标是 TSH 上限切点值降到 1.2~1.5mIU/L 之间。虽然这两种控制水平的妊娠结局没有差别,但后者妊娠早期发生轻度甲减的风险进一步降低。一项研究证实:妊娠前血清 TSH 值在 1.2~2.4mIU/L 之间,50% 的女性妊娠期间 LT_4 剂量需要增加,与之相比,当 TSH < 1.2mIU/L 时,仅有 17% 的妇女在妊娠期间需要增加 LT_4 的剂量。

2. 亚临床甲减妇女的备孕 由于研究采用了不同的 TSH 参考值范围,亚临床甲减与妇女不孕是否相关的研究结果并不一致。横断面研究和前瞻性研究均未发现亚临床甲减和不孕相关。但有回顾性研究显示,不孕妇女中亚临床甲减患病率高于正常人群(可受孕妇女)(13.9% vs 3.9%)。在排卵功能异常和不明原因性不孕的妇女中,TSH 水平高于输卵管性不孕妇女和男性因素所致的不孕妇女。对于 TPOAb 阳性的亚临床甲减妇女,推荐补充 LT_4,将 TSH 控制在 2.5mIU/L 以下再备孕。虽然尚未有足够的证据支持 LT_4 应用于亚临床甲减、甲状腺自身抗体阴性的拟妊娠妇女(未接受辅助生殖)以提高受孕率,但 LT_4 的应用能够防止妊娠后亚临床甲减向临床甲减的发展。此外,低剂量 LT_4 治疗的(每天 25~50μg)风险较低。因此,推荐对患有亚临床甲减的拟妊娠妇女给予 LT_4 治疗。

(二)营养元素的补充

1. 碘 由于妊娠期间甲状腺激素合成增加,肾脏碘排泄增加,以及胎儿碘需求增加,妊娠妇女的碘需要量比非妊娠妇女显著增加。不同的地区需要制订不同的补碘策略。备孕的妇女每天保证摄入至少 250μg 的碘。如果每天吃含碘盐,妊娠期不需要额外补充碘剂。如果不吃含碘盐,妊娠期每天需要额外补碘 150μg。补碘的形式以碘化钾为宜(或者含相同剂量碘化钾的复合维生素)。补碘时间非常关键。如果在妊娠 10~20 周以后补碘,对子代的神经发育则无益处。如果碘缺乏妇女在妊娠前补碘,母体甲状腺功能会有所改善,其改善程度与补充碘的剂量和起始时间有关,开始补充的最佳时间是备孕前至少 3 个月。

2. 铁 碘的活化、碘化、偶联均需要含铁甲状腺过氧化物酶(TPO)的催化,缺铁会影响 TPO 的活力进而影响甲状腺激素合成。研究发现缺铁(伴或不伴有贫血)会降低体内 T_4 和 T_3 的水平;与正常健康者相比,亚临床甲减人群的血清铁浓度更低。妊娠妇女常见铁缺乏和缺铁性贫血。因此,建议甲减或亚临床甲减患者筛查有无铁缺乏,计划妊娠的妇女尽早纠正铁缺乏。甲减也会影响胃肠道对铁的吸收,形成恶性循环。研究表明,对于甲减、亚临床甲减合并缺铁的患者,LT_4 和铁剂联合应用的效果优于单用铁剂。

3. 硒 硒是人体必需的微量元素,在甲状腺肿中的浓度高于其他组织,与甲状腺关系最密切的硒蛋白是 3 种脱碘酶,其参与甲状腺激素的代谢。硒对免疫功能有重要影响,以谷胱甘肽过氧化物酶和硫氧还蛋白还原酶的形式参与调节免疫细胞功能。研究表明低血硒会导致自身免疫性甲状腺炎,补硒可降低自身抗体的滴度,阻断甲状腺的自身免疫反应。补硒也存在安全隐患,长期硒治疗可能增加罹患 2 型糖尿病的风险。因此,权衡利弊,当前不支持 TPOAb 阳性的妇女常规补硒。

八、甲状腺癌术后患者的孕期管理

近年来，甲状腺癌的发病率呈增长趋势，年龄小于 45 岁者占三分之一以上。由于甲状腺癌好发于育龄期妇女，因此，甲状腺癌患者妊娠是临床上值得关注的问题。甲状腺良性肿瘤一般不影响正常妊娠，甲状腺恶性肿瘤因病理类型不同，治疗策略也有差异，因而对妊娠过程也产生不同影响。甲状腺乳头状癌和甲状腺滤泡状癌属于分化型甲状腺癌，占甲状腺癌的 90% 以上。这类肿瘤具有惰性的生物学特性，手术治疗预后好，长期生存率高，对妇女正常妊娠一般影响不大。甲状腺髓样癌和甲状腺未分化癌少见，治疗涉及手术、化疗和放射治疗。临床预后不及分化型甲状腺癌，尤其是甲状腺未分化癌，预后极差。因此，本部分只讨论分化型甲状腺癌术后患者的孕期管理问题。

（一）甲状腺癌术后患者妊娠时机

分化型甲状腺癌确诊后，首选手术治疗，辅以 ^{131}I 治疗和左甲状腺素（LT$_4$）的内分泌抑制治疗。一般来说，年龄小于 45 岁的甲状腺癌患者，长期生存预后良好。研究显示妊娠一般不会影响甲状腺癌的预后。目前也无循证医学数据表明甲状腺癌患者有明显的妊娠风险。

甲状腺癌作一侧腺叶切除或甲状腺全切除后，引起甲状腺功能减退症，术后需要口服 LT$_4$ 替代治疗。根据肿瘤危险分级，有时还需要甲状腺素抑制治疗，使患者表现为亚临床甲亢状态。对于分化型甲状腺癌，若术前评估为低风险，经手术治疗后，给予适量 LT$_4$ 替代治疗，这类患者术后备孕与正常妇女相同，只要孕前维持促甲状腺素（TSH）、血清总甲状腺素（TT$_4$）、血清游离甲状腺素（FT$_4$）数值在合理的区间范围内即可正常怀孕。

对于风险分级为中高危的甲状腺癌患者，术后有时需要辅以放射性 ^{131}I 治疗。由于放射性 ^{131}I 半衰期长，对胎儿发育会产生不同程度的影响，因此，对于甲状腺癌术后辅以 ^{131}I 治疗的患者，建议在 ^{131}I 治疗结束 1 年后再计划妊娠，以减少可能发生的流产风险，也为了保证在 ^{131}I 治疗时停用的甲状腺激素的水平再次正常化。妊娠期放射性碘治疗是禁忌的。接受 ^{131}I 治疗的妇女，其胎儿出生率明显下降。由于 ^{131}I 治疗常可以避免或推迟，而不增加肿瘤进展的风险。因此，患者的年龄和怀孕的意愿有时是影响是否和何时进行 ^{131}I 治疗的一个因素。

（二）甲状腺癌术后患者孕期监护

理论上认为，孕期随着血中人绒毛膜促性腺激素（hCG）的升高，其与雌激素一起可以刺激甲状腺滤泡细胞增殖，可能促进肿瘤的增长，但目前尚没有临床数据表明这会增加肿瘤增长的风险。

甲状腺癌病史不影响孕期妊娠结局。由于大多数甲状腺乳头状癌孕期预后良好，因此，术后监测复发风险更有益。国内相关指南推荐有分化型甲状腺癌治疗史的妇女，若妊娠前没有器质性残留病灶或生化改变，妊娠不会增加肿瘤复发的风险，妊娠期间不需要进行额外的颈部超声检查和甲状腺球蛋白（Tg）监测。若甲状腺癌治疗效果不佳，或已知存在复发或残留病灶，应在妊娠期定期密切进行颈部超声检查和 Tg 的随访监测，以评估甲状腺癌进展。

分化型甲状腺癌患者术后，早孕期维持特定的 TSH 水平对胎儿的发育至关重要。此时，胎儿甲状腺激素的供应完全依靠母体储备，12 周后，胎儿开始合成自己的甲状腺素。由于母体及胎儿生长发育的需求，LT$_4$ 的补充剂量需要增加，一般需增加至孕前的 20%～30%。同时，在孕早期每 2～4 周检测血清甲状腺功能，根据 TSH 水平调整 LT$_4$ 的剂量。对于甲状腺全切除的患者，术后还需要检测血清 Tg 的水平，以监测肿瘤有无复发，并且在孕期密切监测。

国内相关指南推荐分化型甲状腺癌患者妊娠后 LT$_4$ 治疗的目标为保持血清 TSH 在 0.1～1.5mIU/L。对有些甲状腺癌术后的妊娠妇女，其 LT$_4$ 的治疗目标是维持患者处于亚临床甲亢的状态。研究证实这对母体或新生儿没有不良影响。因此，可以认为在整个妊娠期间维持 TSH 在妊娠前的抑制水平是安全的。TSH 抑制水平取决于妊娠前甲状腺残留或甲状腺癌复发的风险。甲状腺癌复发风险高的患者，血清 TSH 应保持低于 0.1mIU/L。如果分化型甲状腺癌患者表现出良好的治疗反应（一年内血清 Tg 受抑制和颈部超声显像阴性），则 TSH 目标值维持在参考值范围的下二分之一或 2.5mIU/L 以下。定期监测血清 TSH，每 2～4 周 1 次，直至妊娠 20 周。TSH 稳定可每 4～6 周监测 1 次。

进行颈部淋巴结清扫的甲状腺癌手术，有时会并发甲状旁腺损伤，导致术后甲状旁腺功能减退，引起低钙血症，患者需要补充钙剂和维生素 D。由于孕期母胎对钙的需求量增加以维持母体骨骼和胎儿骨架形成，孕期补充的钙剂需要适当增加剂量。

在妊娠期间禁用甲状腺核素扫描。由于母体膀胱内的 ^{131}I 释放 γ 射线，可使胎儿全身受到核辐射。^{131}I 容易穿过胎盘，胎儿甲状腺开始浓缩碘在孕 10～12 周，此时或以后的碘暴露可能造成胎儿甲减，及胎儿未来患甲状腺癌的风险。

（三）甲状腺癌术后患者产后的监测

甲状腺癌术后患者产后需要继续监测甲状腺功能，以维持 TSH 在合理的区间，并达到内分泌抑制治疗的目的。

哺乳期禁用放射性碘治疗，因为 ^{131}I 可以通过母乳传递给婴儿。甚至在 ^{131}I 治疗结束超过 5 周后，在母乳中仍然可以检测出碘。若为减少肿瘤复发风险而使用 ^{131}I 治疗时，可适当延迟到停止哺乳后再进行。然而，在局部晚期甲状腺癌或肿瘤侵袭时，^{131}I 治疗可能会给患者带来生存获益。此时，应停止母乳喂养。^{131}I 治疗后，血清生化反应效果有助于指导 LT$_4$ 的治疗和 TSH 的控制目标。当 Tg 无法检测到，又没有发现器质性病灶时，可将肿瘤的复发风险重新分类为低风险，并重新调整 TSH 的控制目标。

放射性核素扫描可在哺乳期结束后进行，以排除有无肿瘤复发灶。

九、妊娠期甲状腺疾病未来的研究方向

临床上妊娠期甲状腺疾病越来越受到重视，近年来，国内外多个相关学会陆续发布了一些相关的诊治指南。事实上，不论哪个版本的指南，其给出的推荐中，循证医学证据等级最强的仅占一小部分，妊娠期甲状腺疾病研究领域仍然缺少高质量双盲安慰剂对照试验。许多未知的关键问题需要将来进一步去研究，包括：

1. 对轻微碘缺乏孕妇（中位尿碘 100～150μg/L）进行补碘的影响研究。

2. 关于妊娠早期（4～8 周）LT$_4$ 干预治疗亚临床甲减或单纯性低甲状腺素血症的患者，对出生后儿童智商影响的临床随机对照试验（RCT）研究。

3. 哺乳期补碘对婴儿甲状腺功能及认知的影响研究。

4. 妊娠和哺乳期妇女体内碘的状况及碘摄取的安全上限的研究。

5. LT$_4$ 治疗对甲状腺功能正常伴有甲状腺抗体阳性而复发性流产的妇女的影响研究。

6. TgAb 阳性相关的不良妊娠结局的潜在机制的研究。

7. 对甲状腺肿胎儿进行甲亢或甲减的鉴别方法的研究。

（范建霞）

第二节　妊娠合并甲状腺功能亢进症的诊治

妊娠期甲状腺毒症患病率为 1%，其中临床甲亢占 0.4%，亚临床甲亢占 0.6%。分析病因，格雷夫斯病（Graves' disease, GD）占 85%，包括孕前和新发格雷夫斯病；妊娠一过性甲状腺毒症（gestational transient thyrotoxicosis, GTT）占 10%；甲状腺高功能腺瘤、毒性结节性甲状腺肿、葡萄胎等仅占 5%。

一、育龄期甲状腺功能亢进症女性如何备孕？

妊娠期甲状腺功能状态与母儿不良妊娠结局直接相关。甲状腺毒症控制不良与流产、妊娠期高血压疾病、早产、低体重儿、宫内生长受限、死产、甲状腺危象及妊娠妇女充血性心力衰竭相关。母体甲状腺激素水平过高，将导致过多的甲状腺素通过胎盘屏障，进入胎儿体内，进而抑制胎儿垂体分泌 TSH，导致胎儿甲状腺功能亢进症（甲亢）、新生儿一过性中枢性甲减。亦可能影响后代远期的神经智力发育。因此，建议甲亢女性在妊娠前控制病情稳定后再备孕。

每一位育龄女性在被诊断为格雷夫斯病的时候，需要根据病史、TRAb 水平及自己的备孕时间，充分考虑后决定治疗方法。甲亢的治疗方法主要有 3 种：抗甲状腺药物（antithyroid drug,

ATD）治疗、^{131}I 治疗和甲状腺手术，这 3 种方法各有利弊（见表 21-2）。

关于 3 种治疗方案的选择，如果没有 ATD 使用禁忌（过敏等），首选 ATD；如果存在 ATD 过敏、甲亢复发、TRAb 滴度高且近期渴望妊娠者，首选手术治疗；甲亢反复复发者也可考虑同位素治疗，选择同位素治疗后需要避孕至少半年以上。如果可能，建议待 TRAb 滴度下降后再备孕，以减少高滴度 TRAb 对胎儿的影响。选择 ATD 治疗者，虽然甲巯咪唑（methimazole，MMI）和丙基硫氧嘧啶（propylthiouracil，PTU）对母亲和胎儿都有风险，但是，鉴于 MMI 的致畸风险更大，甲巯咪唑胚胎病往往更严重，建议计划怀孕前停用 MMI，改换 PTU。

不论选择哪一种方案，均应待甲状腺功能正常、病情稳定后再妊娠。口服 ATD 者，建议最好是病情控制满意且停药后再备孕，如果暂时不宜停药，至少在甲状腺功能正常、且病情平稳（即在治疗方案不变的情况下，两次间隔至少 1 个月的甲功测定结果在正常参考范围内）的情况下备孕，以减少 ATD 可能的致畸风险。

二、甲亢女性在确诊怀孕后，如何咨询？

甲亢女性，不宜妊娠者须做好避孕；可以妊娠者需关注自己的月经情况，一旦停经应立即就诊。建议采取多学科综合诊疗团队（multi-disciplinary team，MDT）模式。由产科医生核对孕周，由内分泌科医生评估病情，判断是否可以停药。讨论时需充分考虑孕妇的病情（包括服药量、TRAb 滴度、甲状腺肿大的程度、治疗时长、近期甲功结果）、年龄、婚育史、受孕难易等情况综合评定，并由孕妇及家属知情选择。通常有以下 3 种情况：

1. 如果怀孕时，服用低剂量 MMI（≤5～10mg/d）或 PTU（≤100～200mg/d）即可保持甲功可正常，鉴于药物的潜在致畸作用，应考虑停 ATD，且越早越好，尽量在停经 6～10 周（妊娠 4～8 周）之内停药。

2. 如果评估后认为停药后可能导致甲亢复发或病情加重的风险较大时，需充分告知停药的风险（病情复发或加重，甚至出现甲状腺危象及甲亢性心脏病）及继续服药的风险（有致畸的可能）。复发风险较大的因素包括：妊娠前 ATD 治疗的时间短（<6 个月）、TSH 水平低、MMI 每天剂量超过 5～10mg 或 PTU 100～200mg 才能维持甲状腺功能正常、有活动性眼病或巨大甲状腺肿，以及高水平 TRAb 等。

3. 如果未能及时就诊（超过妊娠 8 周），且未能及时停药，需评估并告知 ATD 的致畸风险，由患者及家属知情选择。

三、孕期诊断甲亢的诊断方法与标准

妊娠期甲亢的诊断主要依靠甲状腺功能检测、甲状腺自身免疫性抗体测定及超声诊断，禁忌 ^{131}I 摄取率和放射性核素扫描检查。

1. **甲状腺毒症的诊断标准**　妊娠早期血清 TSH＜妊娠特异性参考范围下限（或＜0.1mIU/L），提示可能存在甲状腺毒症。应当详细询问病史、进行体格检查，进一步测定 T_4、T_3 和 TRAb、TPOAb、TgAb 以明确诊断。

2. **格雷夫斯病的诊断标准**　如果血清 TSH

表 21-2　拟妊娠的格雷夫斯病女性不同治疗方法的比较

方法	优点	缺点
ATD	1）1～2 个月可甲功正常 2）自身免疫逐渐缓解（抗体滴度降低） 3）方便服药、停药或调整剂量，相对廉价 4）甲状腺肿缩小	1）药物副作用（轻度 5%～8%；重度 0.2%） 2）孕期应用有致畸风险（MMI 3%～4%，PTU 2%～3%，通常更轻） 3）停药后复发风险（50%～70%）
同位素	罕见复发	1）有时需重复治疗 2）治疗后抗体升高致眼病加重或胎儿风险 3）部分患者可能出现甲减，需要终生 LT_4 替代
手术	1）效果肯定。使用 LT_4 替代易达标 2）术后自身免疫逐渐缓解 3）甲状腺肿消失	1）手术合并症（2%～5%） 2）颈部永久瘢痕 3）部分患者可能出现甲减，需要终生 LT_4 替代

低于妊娠特异性参考范围下限（或 0.1mIU/L），FT_4 > 妊娠特异性参考值上限，同时伴有弥漫性甲状腺肿、眼征及 TRAb、TPOAb 阳性，或者 T_3 升高较 T_4 更明显等情况时，需高度怀疑格雷夫斯病。

四、鉴别诊断

（一）GTT

GTT 通常发生在早孕期，呈一过性，与 hCG 产生增多、过度刺激甲状腺激素产生有关。临床特点是妊娠 8～10 周发病，心悸、焦虑、多汗等高代谢症状。血清 FT_4 和 TT_4 升高，血清 TSH 降低甚至不能测到，甲状腺自身抗体阴性。本病常与妊娠剧吐相关，排除 GD 后可考虑诊断。

（二）妊娠剧吐

30%～60% 妊娠剧吐者发生 GTT。Tan 等报告 39 例妊娠甲状腺毒症合并妊娠剧吐，妊娠 8～9 周 FT_4 升高至 40pmol/L，妊娠 14～15 周 FT_4 恢复正常，妊娠 19 周 TSH 仍处于被抑制状态。建议妊娠剧吐者测定甲状腺功能，以除外 GD 或 GTT。

五、孕期治疗

（一）孕期抗甲状腺药物的选择与剂量调整

甲亢患者的孕期 ATD 的药物选择及剂量调整需由内分泌科医生完成，产科医生可以帮助评估致畸的风险。研究发现，常用的两种 ATD 均有致畸风险，妊娠 6～10 周是 ATD 导致出生缺陷的危险窗口期。甲巯咪唑胚胎病主要包括：皮肤发育不全、脐膨出、卵黄管异常、腹裂、食管闭锁、胆管闭锁、面部畸形、肾发育不全等。既往认为 PTU 是妊娠期安全使用的药物，然而丹麦的一项研究表明，PTU 亦有致畸风险，PTU 相关畸形发生率与 MMI 相当（2%～3%），只是程度较轻，仅限于耳前窦／囊肿、瘘管和泌尿系统畸形。而且，需要了解的是：并不是所有的畸形在胎儿出生时都能发现，新生儿主要的结构缺陷占 3%，2 岁左右为 6%。

所以，在治疗开始前，需充分告知治疗与否均存在一定的风险。鉴于 MMI 的致畸风险更高，妊娠早期新诊断的甲亢首选 PTU 治疗。如果不能应用 PTU（如 PTU 过敏），MMI 可作为二线用药。如果是妊娠中晚期新诊断的甲亢，已过致畸的高风险时段，鉴于 PTU 的肝脏毒性，可以考虑应用 MMI。

除关注 ATD 的致畸风险，孕期应用 ATD 时还应考虑 ATD 的药物不良反应，特别是血常规和肝功能。美国 FDA 报告 PTU 可能引起肝脏损害，甚至导致急性肝脏衰竭，建议仅在妊娠早期使用 PTU，以减少造成肝脏损伤的概率。对于 PTU 引起的急性肝衰竭国内尚缺乏调查报告，所以，是否在中孕期将 PTU 转换为 MMI，目前尚无定论。在 PTU 和 MMI 转换时应当注意监测甲状腺功能变化及药物不良反应，特别是血常规和肝功能。MMI 与 PTU 的等效比为 1:20～1:10，PTU 每天 2～3 次，分开服用。

（二）其他治疗

除 ATD 外，其他可能需要的药物是 β 受体阻滞剂，例如普萘洛尔每天 20～30mg，每 6～8 小时服用，对控制甲亢高代谢症状有帮助。应用 β 受体阻滞剂长期治疗与宫内生长限制、胎儿心动过缓和新生儿低血糖症相关，使用时应权衡利弊，且避免长期使用。β 受体阻滞剂可用于甲状腺切除术前准备。

六、孕期监测

（一）母体甲状腺功能的监测

妊娠期甲状腺功能需要由内分泌科监测，产科医生需要告知胎儿的生长情况及有无妊娠期并发症，以协助内分泌科诊治。ATD、TRAb 和母体甲状腺激素均可以通过胎盘屏障进入胎儿体内。在胎儿甲状腺建立自主功能后，ATD 和 TRAb 会作用到胎儿甲状腺。为了避免 ATD 对胎儿的不良影响，应当使用最小有效剂量，即血清 FT_4 或 TT_4 值接近或者略高于妊娠期特异参考范围上限。

为保证母体甲状腺功能的正常，需定期监测甲功。在妊娠早期，由于 hCG 的作用，FT_4 会有轻度升高，甲功易发生波动，建议每 1～2 周监测 1 次甲状腺功能，及时调整 ATD 用量。妊娠中晚期，由于甲状腺素结合球蛋白（thyroxine binding globulin，TBG）的增加，FT_4 会有轻度下降，病情可部分或完全缓解。在妊娠晚期有 20%～30% 患者可以停用 ATD。此时 2～4 周监测 1 次，达到目标值后每 4～6 周监测 1 次。妊娠期血清 FT_4 是甲亢控制的主要监测指标，而不是 TSH。因为 TSH 的反应相对滞后，当血清 TSH 正常时，有可能导致 T_4 水平降低。临床上需要仔细评估胎儿及母体情况以达到最佳 ATD 剂量。产后，由于 TBG 的减少，FT_4 再度增加，有产后病情加重或复发的可能，必要时需再服 ATD。

（二）母体并发症的监测

甲状腺毒症控制不良与流产、妊娠高血压、早产、低体重儿、宫内生长受限、死产、甲状腺危象及妊娠妇女充血性心衰相关。孕期应定期监测血压、血尿常规、超声评估胎儿大小、胎心率及除外胎儿畸形，并及时评估孕妇的心肺功能。

（三）ATD 药物副作用的监测

ATD 常见的副作用包括：白细胞减少、肝功能损害和药物性皮疹。一般来说，ATD 的副作用主要发生于初始治疗阶段，建议每 2 周复查 1 次肝功能和血常规，病情稳定后可 1 个月复查 1 次。

（四）关注胎儿甲状腺

TRAb 滴度是格雷夫斯病活动的主要标志，且 TRAb 可以通过胎盘屏障，对胎儿的甲状腺有影响。胎儿甲状腺逐渐发育，至妊娠 20 周发育完善，如果妊娠早期 TRAb 阳性，在妊娠 20 周左右需要检测 TRAb。妊娠 20 周时 TRAb 滴度升高可能导致下列情况：

1. 胎儿甲亢。
2. 新生儿甲亢。
3. 胎儿甲减。
4. 新生儿甲减。
5. 中枢性甲减。

对于存在下列情况的孕妇应该进行胎儿监护：甲亢在妊娠后半期仍未控制良好；任何时间点检测的 TRAb 水平都很高（尤其在孕中期 TRA 超声过正常上限的 3 倍）。推荐患者咨询有经验的产科医生或母胎医学专家。监护可包括超声，以评估胎儿心率、生长发育、羊水量及是否存在胎儿甲状腺肿。胎儿甲亢的诊断标准如下：

1. 胎儿心动过速（心率 > 170 次 /min，且持续存在超过 10 分钟）。
2. 胎儿宫内生长受限。
3. 存在甲状腺肿（胎儿甲状腺功能异常的早期征象）。
4. 骨龄加速。
5. 充血性心力衰竭。
6. 胎儿水肿。

胎儿甲亢的这些表现都可以通过超声检查确认。超声检查可以评估胎儿的大小、胎心率、估测胎儿甲状腺的大小及血流、骨成熟度、心功能及有无水肿。胎儿骨成熟度通过次级骨化中心的出现时间来确定。不同部位的次级骨化中心有特定的出现时间，正常胎儿在孕 32 周后在股骨远端骺软骨内出现次级骨化中心，随后胫骨近端出现，36 周后肱骨头内出现。次级骨化中心出现早代表骨龄加速，出现晚代表骨龄延迟。

七、围分娩期处理

关于甲亢患者的围分娩期处理，目前无指南可循，强调多学科管理，主要包括分娩时机、分娩方式、围分娩期处理等几个方面。

（一）分娩时机

因为关于甲亢孕妇的分娩时机，目前并无指南给予推荐，导致临床处理并不统一。根据中国《妊娠晚期促宫颈成熟与引产指南（2014）》的建议，引产的适应证之一是"母体合并严重疾病需提前终止妊娠并能够耐受阴道分娩者"。目前，临床多认为甲亢是较严重的妊娠期合并症，如果病情控制满意，没有其他合并症者，建议预产期前终止妊娠。控制不满意者，往往出现高血压，或胎儿生长受限等合并症，建议根据病情或其他合并症的处理提前引产。

（二）分娩方式

甲亢本身不是剖宫产指征，如果孕妇具有剖宫产的产科指征或出现甲状腺危象而短期不能阴道分娩者，建议剖宫产终止妊娠。

（三）围分娩期处理

进入产程后需要制订产程计划：

1. 做好产妇思想工作，解除对分娩的顾虑。
2. 监测体温、脉搏、血压、呼吸。
3. 分娩镇痛。
4. 预防感染。
5. 避免产妇过度疲劳，放宽剖宫产指征。
6. 胎儿甲状腺肿者，可能影响胎头俯屈，影响产程进展。

（四）产儿合作

孕期有甲状腺疾病病史，包括妊娠期服用过抗甲状腺药物（PTU，MMI），或甲状腺功能或 TRAb 异常，应提前与新生儿科医生沟通。沟通内容应包括：孕期甲状腺疾病史，孕期 ATD（PTU，MMI）

剂量,甲状腺功能或 TRAb 滴度。新生儿需转儿科观察 1～2 周,至母体来源的 ATD 及 TRAb 清除后。

八、防治甲状腺危象

在甲亢发生的诱因中,占前 10 位的依次为:未规律治疗或未坚持服用抗甲状腺药物(约占40%)、感染、糖尿病酮症酸中毒、严重的精神刺激、创伤、非甲状腺的手术、放射性碘治疗、妊娠和分娩、心脑血管疾病、剧烈运动等。对于妊娠期女性来讲,甲状腺危象主要发生于围分娩期、中期引产过程中及剖宫产术的围手术期。

诊断甲状腺危象尚无特异的诊断标准,目前主要根据病史、症状、体征及化验检查几个方面综合判断。根据典型的临床表现多可做出诊断,依据如下:

1. 起病突然,甲亢临床表现加重。

2. 心率每分钟超过 160 次。

3. 体温达 39℃ 以上。

4. 伴有烦躁不安、气促,并可出现谵妄、嗜睡、昏迷等精神症状。

5. 恶心、呕吐、腹泻、黄疸、电解质紊乱和酸碱平衡失调。

6. 可伴有脱水、休克、心律失常、心衰和肺水肿。

1993 年,Burch 及 Wartofsky 提出了甲状腺危象的半定量评分系统(表 21-3)。评分≥45 分者高度怀疑甲状腺危象,评分介于 25～44 分者为甲状腺危象前期,评分 <25 分者甲状腺危象的可能性不大。

高度可疑甲状腺危象者,需请内分泌科医生共同诊治。对于有甲亢病史者,根据典型的临床表现可以作出诊断。但如果患者病情严重而病史不明确者,根据临床表现需高度怀疑甲状腺危象的可能,不必等待甲状腺功能检查结果就可给予应急处理。

九、哺乳期处理

PTU 和 MMI 都能够通过乳汁排泄,但是排泄量较低。研究显示:9 名接受 200mg 丙基硫氧嘧啶治疗的产妇,服药 4 小时后测定母乳内丙基硫氧嘧啶的浓度仅为服药剂量的 0.007%～0.077%,

表 21-3　甲状腺危象的诊断标准

临床表现	评分
体温 /℃	
37.2～37.7	5
37.8～38.2	10
38.3～38.8	15
38.9～39.4	20
39.4～39.9	25
>40.0	30
中枢神经系统影响	
无	0
轻度(烦躁不安)	10
中度(谵妄、精神错乱、昏睡)	20
重度(抽搐、昏迷)	30
消化系统异常	
无	0
中度(腹泻、恶心 / 呕吐、腹痛)	10
重度(不明原因的黄疸)	20
心血管功能异常	
心动过速 /(次 /min)	
90～109	5
110～119	10
120～129	15
130～139	20
≥140	25
充血性心力衰竭	
无	0
轻度(足部水肿)	5
中度(双侧湿啰音)	10
重度(肺水肿)	15
房颤	
无	0
有	10
诱发因素	
无	0
有(手术、感染等)	10

远低于丙基硫氧嘧啶的治疗剂量,母乳喂养的婴儿甲状腺功能未见异常。接受甲巯咪唑治疗的患者,母乳内药物浓度是服药量的 0.1%～0.2%。接受母乳喂养的婴儿的甲状腺功能均正常。接受甲

巯咪唑乳母喂养的婴儿和对照组在 48 和 74 个月时评估智商和发育状况，结果显示也无差别。因此，母亲服药量不大的情况下，哺乳对婴儿的影响较小。

因此 ATA 推荐：当哺乳期女性需要服用抗甲状腺药物时，可以使用 MMI（最高剂量 20mg/d）和 PTU（最高剂量 450mg/d）。考虑到少量的 PTU 或 MMI 可进入乳汁，故推荐使用最低有效剂量的 MMI 或 PTU。服用抗甲状腺药物的女性母乳喂养期间，在定期进行婴儿的健康状况评估时，应监测其生长发育状况。不推荐对婴儿常规检查血清甲状腺功能。我国指南推荐：正在哺乳的甲亢患者如需使用 ATD，应权衡用药利弊。ATD 应当在每次哺乳后服用。

十、关于甲亢患者妊娠期及哺乳期的补碘问题

碘是甲状腺素合成的原料，甲亢患者对碘的利用度更高。所以，为了保证治疗效果，甲亢患者在治疗期间通常需要限制碘的摄入。而妊娠期间，孕妇的甲状腺激素合成增加，肾脏碘排泄增加以及胎儿碘需求增加，妊娠妇女的碘需要量增加；哺乳期婴儿所需的碘全部来自母乳，哺乳期妇女也需要增加碘的摄入量。因此，不合并甲亢的妊娠期及哺乳期女性的碘摄入量应大于非妊娠期人群，WHO 推荐妊娠期和哺乳期妇女每天碘摄入量为 250µg。甲亢患者妊娠期及哺乳期碘摄入问题是临床医生及患者困惑的问题，目前的各国指南均无相关推荐。临床治疗中通常需关注该地区的碘营养状况，在碘充足地区，建议继续食用碘盐。是否加用碘补充剂则可根据病史，既往甲亢，一直限碘者通常体内碘储备不足，建议每天补充碘化钾不超过 150µg，甲亢初始治疗者可以食用碘盐，而不建议额外补充碘化钾。针对不同的患者需要个体化治疗，并由多学科会诊决定。

总之，妊娠期甲亢的管理需"多学科"共同管理，从孕前开始，持续至产后。

（孙伟杰）

参 考 文 献

[1] 《妊娠和产后甲状腺疾病诊治指南（第 2 版）》编撰委员会. 中国妊娠和产后甲状腺疾病诊治指南, 中华围产医学杂志, 2019, 22(8): 505-539.

[2] Alexander EK, Pearce EN, Brentet GA. et al. 2017 Guidelines of the American Thyroid Association for the diagnosis and management of thyroid disease during pregnancy and the postpartum. Thyroid, 2017, 27(3): 315-389.

[3] Laurberg P, Wallin G, Tallstedt L, et al. TSH-receptor autoimmunity in Graves' disease after therapy with anti-thyroid drugs, surgery, or radioiodine: a 5-year prospective randomized study. Eur J Endocrinol, 2008, 158(1): 69-75.

[4] Laurberg P, Krejbjerg A, Andersen SL. Relapse following antithyroid drug therapy for Graves' hyperthyroidism. Curr Opin Endocrinol Diabetes Obes, 2014, 21(5): 415-421.

[5] Goodwin TM, Montoro M, Mestman JH. Transient hyperthyroidism and hyperemesis gravidarum: clinical aspects. Am J Obstet Gynecol, 1992, 167(3): 648-652.

[6] Tan JY, Loh KC, Yeo GS, et al. Transient hyperthyroidism of hyperemesis gravidarum. BJOG, 2002, 109(6): 683-688.

[7] lementi M, Di Gianantonio E, Cassina M, et al. Treatment of hyperthyroidism in pregnancy and birth defects. J Clin Endocrinol Metab, 2010, 95(11): E337-E341.

[8] Seo GH, Kim TH, Chung JH. Antithyroid Drugs and Congenital Malformations: A Nationwide Korean Cohort Study. Ann Intern Med, 2018, 168(6): 405-413.

[9] Andersen SL, Olsen J, Wu CS, et al. Birth defect safter early pregnancy use of antithyroid drugs: a Danish nation wide study. J Clin Endocrinol Metab, 2013, 98(11): 4373-4381.

[10] Bahn RS, Burch HS, Cooper DS, et al. The role of propylthiouracil in the management of Graves' disease in adults: report of a meeting joint lysponsored by the American Thyroid Association and the Food and Drug Administration. Thyroid, 2009, 19(7): 673-674.

[11] Rubin PC. Current concepts: beta-blockers in pregnancy. N Engl J Med, 1981, 305(22): 1323-1326.

[12] Hamburger JI. Diagnosis and management of Graves' disease in pregnancy. Thyroid, 1992, 2(3): 219-224.

[13] Amino N, Tanizawa O, Mori H, et al. Aggravation of thyrotoxicosis in early pregnancy and afterdelivery in Graves' disease. J Clin Endocrinol Metab, 1982, 55(1): 108-112.

[14] Patil-Sisodia K, Mestman JH. Graves hyperthyroidism and pregnancy: aclinical update. Endocr Pract, 2010, 16(1): 118-129.

[15] 中华医学会妇产科学分会产科学组. 妊娠晚期促宫颈成熟与引产指南(2014). 中华妇产科杂志, 2014, 49(12): 881-885.

[16] 中华医学会内分泌学分会《中国甲状腺疾病诊治指南》编写组. 中国甲状腺疾病诊治指南 - 甲状腺功能亢进症. 中华内科杂志, 2007, 10(46): 876-882.

[17] Burch HB, Wartofsky L. Life-threatening thyrotoxicosis. Thyroid storm. Endocrinol Metab Clin North Am, 1993, 22: 263-277.

[18] Glendenning P. Management of Thyroid Dysfunction during Pregnancy and Postpartum: An Endocrine Society Clinical Practice Guideline. Clin Biochem Rev, 2008, 29(2): 83-85.

[19] Stagnaro-Green A, Abalovich M, Alexander E, et al. Guidelines of the American Thyroid Association for the Diagnosis and Management of Thyroid Disease During Pregnancy and Postpartum. Thyroid, 2011, 21(10): 1081-1125.

[20] Lazarus J, Brown RS, Daumerie C, et al. 2014 European Thyroid Association Guidelines for the Management of Subclinical Hypothyroidism in Pregnancy and in Children. Eur Thyroid J, 2014, 3(2): 76-94.

[21] Alexander EK, Pearce EN, Brent GA, et al. 2017 Guidelines of the American Thyroid Association for the Diagnosis and Management of Thyroid Disease During Pregnancy and the Postpartum. Thyroid, 2017, 27(3): 315-389.

[22] Shan ZY, Chen YY, Teng WP, et al. A study for maternal thyroid hormone deficiency during the first half of pregnancy in China. Eur J Clin Invest, 2009, 39(1): 37-42.

[23] Teng W, Shan Z, Patil-Sisodia K, et al. Hypothyroidism in pregnancy. Lancet Diabetes Endocrinol, 2013, 1(3): 228-237.

[24] Dong AC, Stagnaro-Green A. Differences in Diagnostic Criteria Mask the True Prevalence of Thyroid Disease in Pregnancy: A Systematic Review and Meta-Analysis. Thyroid, 2019, 29(2): 278-289.

[25] Haddow JE, Palomaki GE, Allan WC, et al. Maternal thyroid deficiency during pregnancy and subsequent neuropsychological development of the child. N Engl J Med, 1999, 341(8): 549-555.

[26] Männistö T, Mendola P, Grewal J, et al. Thyroid diseases and adverse pregnancy outcomes in a contemporary US cohort. J Clin Endocrinol Metab, 2013, 98(7): 2725-2733.

[27] Zhang, Y, Zhang, C, Yang, X, et al. Association of maternal thyroid function and thyroidal response to human chorionic gonadotropin with early fetal growth. Thyroid, 2019, 29(4): 586-594.

[28] Yang S, Shi FT, Leung PC, et al. Low Thyroid Hormone in Early Pregnancy Is Associated With an Increased Risk of Gestational Diabetes Mellitus. J Clin Endocrinol Metab, 2016, 101(11): 4237-4243.

[29] Liu H, Shan Z, Li C, et al. Maternal subclinical hypothyroidism, thyroid autoimmunity, and the risk of miscarriage: a prospective cohort study. Thyroid, 2014, 24(11): 1642-1649.

[30] Maraka S, Ospina NM, O'Keeffe DT, et al. Subclinical Hypothyroidism in Pregnancy: A Systematic Review and Meta-Analysis. Thyroid, 2016, 26(4): 580-590.

[31] Pop VJ, Brouwers EP, Vader HL, et al. Maternal hypothyroxinaemia during early pregnancy and subsequent child development: a 3-year follow-up study. Clin Endocrinol(Oxf), 2003, 59(3): 282-288.

[32] Henrichs J, Bongers-Schokking JJ, Schenk JJ, et al. Maternal thyroid function during early pregnancy and cognitive functioning in early childhood: the generation R study. J Clin Endocrinol Metab, 2010, 95(9): 4227-4234.

[33] Medici M, Timmermans S, Visser W, et al. Maternal thyroid hormone parameters during early pregnancy and birth weight: the Generation R Study. J Clin Endocrinol Metab, 2013, 98(1): 59-66.

[34] Leo´n G, Murcia M, Rebagliato M, et al. Maternal thyroid dysfunction during gestation, preterm delivery, and birthweight. The Infancia y Medio Ambiente Cohort, Spain. Paediatr Perinat Epidemiol, 2015, 29(2): 113-122.

[35] Haddow JE, Craig WY, Neveux LM, et al. Implications of high free thyroxine(FT4) concentrations in euthyroid

pregnancies: the FaSTER trial. J Clin Endocrinol Metab, 2014, 99(6): 2038-2044.

[36] Gong LL, Liu H, Liu LH. Relationship between hypothyroidism and the incidence of gestational diabetes: A meta-analysis. Taiwan J Obstet Gynecol, 2016, 55(2): 171-175.

[37] Dosiou C, Medici MM. Managment of endocrine disease: Isolated maternal hypothyroxinemia during pregnancy: knowns and unknowns. Eur J Endocrinol, 2017, 176(1): R21-R38.

[38] Baloch Z, Carayon P, Conte-Devolx B, et al. Laboratory medicine practice guidelines. Laboratory support for the diagnosis and monitoring of thyroid disease. Thyroid, 2003, 13(1): 3-126.

[39] 许诗珺, 范建霞, 杨帅, 等. 不同促甲状腺激素和游离甲状腺素检测试剂对妊娠期甲状腺功能检测结果的影响. 中华围产医学杂志, 2015, 18(2): 81-86.

[40] 李佳, 滕卫平, 单忠艳, 等. 中国汉族碘适量地区妊娠月份特异性 TSH 和 T4 的正常参考范围. 中华内分泌代谢杂志, 2008, 24(6): 605-608.

[41] Shen FX, Xie ZW, Lu SM, et al. Gestational thyroid reference intervals in antibody-negative Chinese women. Clin Biochem, 2014, 47(7-8): 673-675.

[42] Liu J, Yu X, Xia M, et al. Development of gestation-specific reference intervals for thyroid hormones in normal pregnant Northeast Chinese women: What is the rational division of gestation stages for establishing reference intervals for pregnancy women? Clin Biochem, 2017, 50(6): 309-317.

[43] Yan YQ, Dong ZL, Dong L, et al. Trimester-and method-specific reference intervals for thyroid tests in pregnant Chinese women: methodology, euthyroid definition and iodine status can influence the setting of reference intervals. Clin Endocrinol (Oxf), 2011, 74(2): 262-269.

[44] 张宁, 闫素文, 徐斌, 等. 建立地区、孕龄和方法特异性甲状腺激素参考值范围在妊娠期甲状腺功能评价中的作用. 发育医学电子杂志, 2013, 1(1): 23-27.

[45] 孙秋瑾, 闫伟. 妊娠期甲状腺筛查项目参考区间制定与分析. 国际检验医学杂志, 2015, 20: 3013-3015.

[46] Yassa L, Marqusee E, Fawcett R, et al. Thyroid hormone early adjustment in pregnancy (the THERAPY) trial. J Clin Endocrinol Metab, 2010, 95(7): 3234-3241.

[47] Lazarus JH, Bestwick JP, Channon S, et al. Antenatal thyroid screening and childhood cognitive function. N Engl J Med, 2012, 366(6): 493-501.

[48] Casey BM, Thom EA, Peaceman AM, et al. Treatment of Subclinical Hypothyroidism or Hypothyroxinemia in Pregnancy. N Engl J Med N Engl J Med, 2017, 376(9): 815-825.

[49] Hales C, Taylor PN, Channon S, et al. Controlled Antenatal Thyroid Screening II: Effect of Treating Maternal Suboptimal Thyroid Function on Child Cognition. J Clin Endocrinol Metab, 2018, 103(4): 1583-1591.

[50] Korevaar TI, Muetzel R, Medici M, et al. Association of maternal thyroid function during early pregnancy with offspring IQ and brain morphology in childhood: a population-based prospective cohort study. Lancet Diabetes Endocrinol, 2016, 4(1): 35-43.

[51] Laurberg P, Andersen SL. Nutrition: Breast milk—A gateway to iodine-dependent brain development. Nat Rev Endocrinol, 2014, 10(3): 134-135.

[52] Abalovich M, Alcaraz G, Kleiman-Rubinsztein J, et al. The relationship of preconception thyrotropin levels to requirements for increasing the levothyroxine dose during pregnancy in women with primary hypothyroidism. Thyroid, 2010, 20(10): 1175-1178.

[53] Abalovich M, Mitelberg L, Allami C, et al. Subclinical hypothyroidism and thyroid autoimmunity in women with infertility. Gynecol Endocrinol, 2007, 23(5): 279-283.

[54] Ravanbod M, Asadipooya K, Kalantarhormozi M, et al. Treatment of iron-deficiency anemia in patients with subclinical hypothyroidism. Am J Med, 2013, 126(5): 420-424.

第二十二章　妊娠合并血小板减少

血小板减少是妊娠期常见的合并症,包括孕前已诊断及妊娠期首次出现血小板减少的患者。目前对于妊娠期血小板减少的定义仍存在争议,欧美国家的诊断标准多采用血小板计数 $<150\times10^9$/L,报道发生率为 6.6%~11.6%;而国际血小板减少工作组定义为血小板计数 $<100\times10^9$/L,发生率为 1%。我国目前多采用血小板计数 $<100\times10^9$/L 为妊娠期血小板减少的诊断标准。由于妊娠期血小板减少病因多样,不同病因对母儿结局影响不同,因此,妊娠期首先应尽可能通过病史及相关检查进行病因诊断及鉴别;同时,针对严重血小板减少孕妇给予必要的治疗以维持相对安全的血小板水平,避免母体出血事件发生。同时,加强孕期、围分娩期管理及多学科合作,可改善母儿结局。在目前国内尚缺乏对妊娠期血小板减少疾患诊治规范的现状下,临床诊疗应重视以下几个方面:

一、孕期血小板减少病因诊断及鉴别

血小板减少是由血小板破坏增加或血小板生成减少引起,妊娠期大多数病例是由于血小板破坏增加引起。这种破坏可由体内 B 淋巴细胞产生血小板抗体,抗体与血小板结合后被单核巨噬细胞系破坏或使巨核细胞成熟障碍,导致血小板生成减少。血小板生成减少相对少见,常与造血系统功能障碍或营养缺乏有关。根据目前研究报道,可将妊娠期血小板减少分为单纯血小板减少与血小板减少伴系统性损害两类,并按照妊娠特异与妊娠非特异进行病因诊断,最常见的病因见表 22-1:

对于单纯性血小板减少,排除继发性、药物性、先天性血小板减少外,妊娠期主要病因为妊娠期血小板减少症(gestational thrombocytopenia, GT)及原发免疫性血小板减少症(primary immune thrombocytopenia, ITP)。而血小板减少伴系统性损害主要为严重子痫前期、HELLP 综合征、自身免疫系统疾病(系统性红斑狼疮、抗磷脂抗体综合征等)以及 TTP 等。孕期应通过以下检查尽可能对上述疾病进行诊断及鉴别。

1. 外周血涂片　可了解血小板凝集情况,有

表 22-1　妊娠特异与非妊娠特异病因

分类	妊娠特异	妊娠非特异
单纯性血小板减少	妊娠期血小板减少症(70%~80%)	免疫性血小板减少症(1%~4%) 继发性血小板减少症(<1%) 药物诱导血小板减少 血管性血友病 IIB 型 先天性血小板减少症
血小板减少伴系统性损害	严重子痫前期(15%~20%) HELLP 综合征 妊娠期急性脂肪肝	血栓性血小板减少性紫癜(TTP)/溶血性尿毒综合征(HUS) 系统性红斑狼疮 抗磷脂抗体综合征 病毒感染 骨髓造血异常 营养不良 脾脏功能亢进(肝硬化、门静脉血栓形成、贮积病等) 甲状腺疾病

无破碎红细胞,白细胞有无形态及数目异常。除外先天性巨大血小板减少症、假性血小板减少症、白血病等。

2. **血压、尿常规(蛋白、潜血、沉渣)** 肝、肾功检测:有助于诊断是否为妊娠期高血压疾病、特别是HELLP综合征所致的血小板减少。

3. 伴贫血者,需进行贫血常见病因的检测,包括血清铁、铁蛋白、叶酸、维生素B_{12}等。

4. **感染指标** 除外可导致血小板减少的感染性疾病,如幽门螺杆菌、丙型肝炎病毒、乙型肝炎病毒、人类免疫缺陷病毒感染等。

5. **自身免疫性抗体筛查** 应常规进行抗磷脂抗体综合征、系统性红斑狼疮等自身免疫性疾病抗体的筛查,鉴别自身免疫性疾病引起的血小板减少。包括抗核抗体、抗dsDNA抗体、抗心磷脂抗体、狼疮凝血因子、抗β2糖蛋白抗体、类风湿因子、补体C3、C4等。

6. **骨髓穿刺细胞学检查** 如果不伴白细胞数量及形态异常,淋巴结无肿大,不推荐常规进行骨髓穿刺。但对于血小板重度减少伴贫血或三系细胞减少,不能排除血液系统其他疾患,如再生障碍性贫血(AA)、骨髓异常增生综合征(MDS)以及白血病等疾患时,应行骨髓穿刺、染色体活检,有条件者行细胞遗传学及流式细胞术检测。骨髓穿刺虽为有创检查,但对血液疾病的诊断意义重大,孕期骨穿对孕妇及胎儿是安全的。

在诊断及鉴别诊断中,应关注病史中是否存在家族血小板减少、孕前血小板减少、特殊用药、输血及反复自然流产、血栓形成等病史,这些对鉴别遗传性、假性、药物性及免疫性疾病所导致的血小板减少有较大帮助。相关实验室检查中,免疫指标筛查可排除免疫系统相关疾患;外周血涂片对发现部分血液系统疾患有帮助,当存在破碎红细胞时应可疑存在血栓性微血管障碍,如TTP,应每一步进行相关检查明确。针对妊娠期以血小板减少为主的GT及ITP,其临床具有以下特点:

1. **妊娠期血小板减少症(GT)** GT约占妊娠期血小板减少的75%,发病机制尚不明确。部分学者认为是一种正常妊娠生理性变化,与妊娠期血容量增加、血液稀释、高凝状态血小板损耗增加、胎盘循环中血小板收集和利用增多等原因而导致血小板相对减少有关,非血小板破坏增加

所致。无血小板质的改变及凝血系统紊乱,为良性自限性过程。临床上常具有以下特征:

(1)妊娠前无血小板减少的病史,孕早期血小板计数正常;多于孕中晚期首次出现。

(2)血小板降低程度较轻,一般计数大于$(50\sim70)\times10^9$/L,多数不随妊娠进展而加重,无出血症状,分娩后2~12周内血小板水平恢复正常,再次妊娠时可重复发生。

(3)凝血功能正常,抗血小板抗体一般阴性,免疫相关抗体阴性,骨髓检查无异常。

(4)一般不引起胎儿血小板减少。

2. **免疫性血小板减少性紫癜(ITP)** 妊娠合并ITP发生率为1‰~5‰。多数研究认为ITP在妊娠期易加重,其原因可能与免疫改变、雌激素水平升高等因素有关。孕期ITP患者中约1/3为孕期首次出现,在孕期诊断上缺乏特异的症状、体征和诊断性试验,为排除性诊断。抗血小板抗体(PA-IgG)阳性支持诊断,但不能作为确诊和排除诊断的标准。临床诊断需通过病史、血小板减少出现的孕周、程度及实验室检查排除其他引起血小板减少的疾病。少部分需通过产后随访而确诊。对于孕早期血小板计数$<50\times10^9$/L、程度随妊娠进展而加重;抗血小板抗体(PA-IgG)阳性;骨髓形态学表现为巨核细胞增多或正常、伴有成熟障碍等特点时均支持ITP的诊断。但骨穿、抗血小板抗体均不能作为ITP的确诊依据。血小板膜糖蛋白GPⅡb/Ⅲa及Ⅰb/Ⅸ特异性自身抗体检测的特异性较高,对ITP的诊断有较高的特异性。血小板生成素(thrombopoietin, TPO)仅在诊断困难时帮助鉴别血小板生成减少(TPO升高)和破坏增加(TPO正常),以鉴别ITP与不典型再生障碍性贫血或低增生性骨髓增生异常综合征。目前文献支持孕期血小板计数$<50\times10^9$/L者、在排除其他病因后,应按ITP诊断及处理。

二、血小板减少分度标准及病情严重程度的评估

妊娠期血小板减少程度的诊断标准,多年来国内外相关文献、*Williams obstetrics*均采用血小板计数$(100\sim150)\times10^9$/L为轻度;血小板计数$(50\sim99)\times10^9$/L为中度;血小板计数$<50\times10^9$/L为重度,但此诊断标准与临床上病情严重程度的

表现及治疗指征并不一致，应用上述诊断标准常导致临床过度干预治疗，增加治疗可能带来的母体并发症，因此，不适宜临床应用。2009 年 Dino Veneri 提出妊娠期血小板减少程度的诊断标准采用血小板计数 > 50 × 10⁹/L 为轻度，血小板计数（30～50）× 10⁹/L 为中度，血小板计数 < 30 × 10⁹/L 为重度。也有文献将血小板计数 < 10 × 10⁹/L 或 < 5 × 10⁹/L 为极重度。上述诊断标准与目前对妊娠期血小板减少治疗的指征较为符合。因此，综合病情本身严重的程度、孕期治疗指征及对母儿结局影响的多方面因素，此分度标准更适合临床。

对于血小板减少与病情程度的评估，非孕期多认为血小板计数 > 30 × 10⁹/L 时自发出血风险较低，是相对安全的血小板水平；血小板计数 < 20 × 10⁹/L，特别是 < 10 × 10⁹/L 时自发出血的风险增加，需要积极给予药物治疗提高血小板水平；当伴发出血倾向、特别是脏器出血时病情视为严重，需要同时输入血小板控制出血。但妊娠期由于生理性变化，多数凝血因子增加，血液呈高凝状态，目前尚缺乏妊娠期血小板减少程度与自发出血、重要脏器出血相关的高质量研究数据。有研究显示，妊娠期血小板计数 < 10 × 10⁹/L 时，患者皮肤黏膜出血点、瘀斑以及牙龈出血发生率增加，但脏器出血发生率较低，且出血倾向及程度与血小板减少程度并不完全相一致。因此，如何更准确评估妊娠期血小板减少程度与病情的严重程度尚存在局限，需要更多的研究结果支持。在目前有限的临床观察中，参考非孕期对病情严重程度的认识，建议妊娠期应根据孕妇血小板计数水平、临床自发出血表现及程度、凝血功能及是否伴有产科并发症等因素综合进行评估。在未伴发其他合并症或产科并发症时，当血小板计数 < 10 × 10⁹/L，并伴有自发出血表现时，提示病情较重，需要在积极给予提高血小板药物治疗的同时输注血小板控制出血倾向，严密监测凝血功能及母儿情况。如出现凝血功能异常，提示病情危重，需要同时输注血浆或凝血因子、浓缩红细胞，尽快终止妊娠。

三、孕期治疗指征及药物应用面临的相关问题

血小板减少治疗的目的是预防严重血小板减少引起的出血性并发症。由于目前国内尚缺乏妊娠期血小板减少的治疗规范，治疗指征尚不统一，为避免风险，临床存在过度治疗、过早终止妊娠，以及药物治疗对母儿影响评估不足等问题。

除外继发病因所致的血小板减少，妊娠期严重血小板减少的主要病因为 ITP。因此目前治疗指征及药物选择主要参考 ITP 的诊治指南及专家共识。推荐治疗指征为血小板计数 <（20～30）× 10⁹/L 或伴发出血倾向；血小板计数 > 30 × 10⁹/L 且无出血倾向者需密切监测。公认的一线治疗药物为糖皮质激素或丙种球蛋白。

1. 糖皮质激素　可抑制血小板抗体合成、抑制抗原抗体反应而减少血小板的破坏，及阻断单核巨噬细胞系统破坏已被抗体结合的血小板，延长血小板寿命，同时还可降低血管壁通透性而减少出血。关于激素治疗的剂量，2011 年美国血液病协会在 ITP 循证实践指南中推荐参考非妊娠期激素的剂量，即口服泼尼松 1mg/(kg·d)。由于此剂量泼尼松用于妊娠期 ITP 的治疗，缺乏其有效性、对母体并发症影响及胎儿安全性等方面高质量临床研究证据的支持，所以推荐证据的等级较低。近年有研究表明，ITP 孕妇口服 1mg/(kg·d) 泼尼松治疗剂量的有效率低于非孕期，且增加妊娠糖尿病、妊娠期高血压疾病的发生率，并与胎膜早破、胎盘早剥发生增加有关。回顾性临床研究显示，口服低剂量泼尼松（0.25～0.5mg/kg）在妊娠期 ITP 治疗中取得一定效果。2013 年日本关于妊娠期 ITP 治疗共识中推荐口服泼尼松 10～20mg/d 为起始剂量，有明显出血倾向或严重血小板减少时口服泼尼松 0.5～1mg/(kg·d) 剂量，有效后减量，维持血小板计数 > 30 × 10⁹/L 的最小有效剂量。2016 年和 2019 年美国妇产科医师协会（ACOG）关于妊娠期血小板减少症指南中推荐泼尼松使用剂量 0.5～2mg/(kg·d)。因此，关于激素应用的合理剂量、有效性、对母体并发症影响及胎儿安全性等方面尚需进一步高质量临床研究的结果。

2. 丙种球蛋白　可抑制自身抗体产生，阻断巨噬细胞表面 Fc 受体而降低血小板清除率，减少血小板的破坏。其优点为安全性好，起效快，副作用较少，优于糖皮质激素，但药物价格较高。常用剂量为 400mg/(kg·d)，连续 3～5 天；也可使

用 1g/(kg·d) 连续 1～3 天，二者疗效相似，报道治疗有效率可达 80%，但疗效较短，维持 2～4 周后血小板计数可降至治疗前水平。丙种球蛋白不适于长期用药，妊娠期推荐在血小板严重减少并伴出血倾向时使用，以期快速升高血小板，或围分娩期前使用，在升高血小板后实施计划分娩。

3. 输注血小板　由于血小板消耗快速、作用短暂，且血小板输入后能刺激体内产生抗血小板抗体，加快血小板破坏。因此，不推荐预防性输注血小板治疗。仅在以下情况下输注：血小板计数 $<10\times10^9/L$ 或存在自发黏膜出血以及需要控制危及生命的脏器出血；血小板计数 $<(30\sim50)\times10^9/L$，需要阴道分娩或实施剖宫产术，或需要进行有创性产前诊断的操作。

4. 难治性 ITP 患者　对于一线药物治疗失败的难治性 ITP 患者，既往曾将脾切除作为治疗的最后手段，建议在血小板计数 $<10\times10^9/L$，并有严重出血倾向时考虑应用，但基于妊娠期脾切除相关并发症问题，目前临床已较少应用。关于非妊娠期难治性 ITP 治疗的二线药物在妊娠期应用及疗效已有较多个案及小样本的报道，主要为促血小板生成药物：包括重组人血小板生成素（rhTPO）、艾曲波帕和罗米司亭，及抗 CD20 单克隆抗体（利妥昔单抗）。近年国内已有 rhTPO 治疗妊娠期难治性 ITP 的前瞻性多中心随机对照临床研究，报道有效性达到 70%，为难治性 ITP 患者妊娠期的治疗带来了希望，但其安全性尚需进一步的临床研究。

四、围分娩期处理应重视的问题

围分娩期产科处理主要考虑分娩时机、方式、血小板水平对分娩及产后并发症的影响。

1. 分娩时机及方式　结合文献观点，建议应结合血小板数目、药物治疗的有效性、是否伴有产科并发症、胎儿宫内成熟情况以及医院血源供给、综合救治能力等多方面因素综合评估。血小板计数控制正常的情况下，可等待自然临产，但超过预产期、具有产科引产指征、胎膜早破无宫缩时均需考虑人工引产。血小板计数 $(50\sim100)\times10^9/L$ 者，可在妊娠 38～40 周计划分娩；血小板计数 $(30\sim50)\times10^9/L$ 者，妊娠足月后计划分娩。如果患者对治疗无效，血小板进行性下降或存在出血倾向

时，可遵循以下原则计划分娩时机：妊娠不足 34 周者，尽可能保守治疗，延长孕周；妊娠 34 周后，则考虑终止妊娠。关于血小板减少的分娩方式，目前尚无阴道分娩血小板数目的明确阈值，有限的病例研究结果显示，血小板计数 $>50\times10^9/L$ 以上者经阴道分娩较为安全。因此在分娩前可采取治疗措施提高血小板计数 $>50\times10^9/L$ 后计划分娩。但对于血小板计数 $<50\times10^9/L$ 者有阴道分娩的安全性报道，认为经产妇、头盆评估阴道分娩条件好的初产妇，在备好血小板的条件下可以考虑阴道分娩。由于没有证据证实血小板减少患者剖宫产较阴道分娩更能避免新生儿颅内出血的发生，已报道的新生儿出血性并发症多发生在出生后 24～48 小时，并未显示与分娩方式有明确相关性。且研究认为胎儿血小板数目与母体的血小板数目并无相关性，对母体治疗并不能提高胎儿血小板数目，目前提出的母体血小板计数的安全阈值只为避免发生分娩期母体出血事件。因此，多数文献认为分娩方式应由产科指征及血小板水平共同决定，但应尽可能避免采取可能引起胎儿或新生儿出血的操作，如胎儿头皮取血、胎吸、产钳助产等。

2. 围分娩期升高血小板的治疗措施及注意事项　围分娩期可通过短期使用激素或丙种球蛋白治疗以升高血小板水平，推荐血小板计数 $<50\times10^9/L$，预产期前 2 月口服泼尼松，以 10mg/d 起始剂量，根据血小板上升情况增加剂量；或计划分娩前输入丙种球蛋白 400mg/(kg·d)，连续 3～5 天，在血小板计数上升后 1～2 周内计划分娩。对丙种球蛋白或激素治疗无效者，根据血小板水平分娩前备相应数量的血小板输注。此外，计划分娩或临产后应根据血小板、血红蛋白水平配备相应的血制品，包括血小板、红细胞、血浆。产后应积极应用强有效的宫缩剂预防产后出血，并持续维持至产后 12～24 小时。在止血措施的实施上，由于术后子宫动脉栓塞常常受限，在发生产后出血时，有效止血措施的应用应更加积极，阴道分娩产后出血时及时使用球囊或宫腔填塞止血；剖宫产术中可积极实施子宫动脉上行支结扎及宫腔填塞。同时，需注意在发生产后出血时更容易并发凝血功能异常，在容量复苏、积极输注红细胞的同时，应更注重血浆及凝血物质补充，预防 DIC 的发

生。在抢救产后出血的同时，应警惕长期贫血的患者易伴有低蛋白血症，在产后大出血、大量补充液体时可进一步加重低蛋白血症、加上产后回心血量增加，容易发生肺水肿及心力衰竭，应加强术后对血氧的监测，必要时使用利尿剂。

五、新生儿血小板减少的监测及处理

在妊娠期血小板减少中，ITP 患者分娩的新生儿约 20% 发生被动免疫性血小板减少（passive immune thrombocytopenia，PIT），严重者可造成消化道出血或颅内出血（intracranial hemorrhage，ICH），但机制目前尚不完全清楚。新生儿血小板计数 $<50×10^9/L$ 的发生率约为 10%，颅内出血的发生率约为 1%。文献报道可能为 ITP 孕妇体内的部分抗血小板抗体通过胎盘进入胎儿体内，导致胎儿血小板破坏所致。既往有文献建议孕期通过经皮脐血穿刺及分娩时胎儿头皮血采集测定血小板数目以明确是否存在胎儿血小板减少。但由于脐血穿刺本身存在 1%～2% 的胎儿病死

率，与 ITP 患者分娩新生儿病死率相似，弊大于利；胎儿头皮血采集测定血小板数目可能因血液凝固、羊水污染等因素干扰，结果并不可靠。因此不推荐上述操作的应用。建议分娩后取脐血查新生儿血小板计数，并动态监测，一般在出生后第 2～5 天血小板可降至最低。新生儿血小板计数 $<50×10^9/L$ 时应行头颅超声检查或 CT 检查。推荐丙种球蛋白输注为新生儿 ITP 的一线治疗方案。如新生儿血小板计数 $<30×10^9/L$、存在出血倾向时，可给予输注丙种球蛋白 1g/（kg·d）、输注血小板治疗，维持血小板计数 $>50×10^9/L$，根据治疗后出血症状以及血小板计数的变化决定是否反复使用。糖皮质激素为二线治疗方案，剂量为泼尼松 2mg/（kg·d），2 周后根据血小板计数的变化逐渐减量。目前认为根据母体血小板计数、血小板抗体水平预测胎儿或新生儿发生血小板减少并不可靠，既往分娩过血小板减少患儿是预测胎儿或新生儿发生血小板减少的独立因素。

（梁梅英）

参 考 文 献

[1] British Committee for Standards in Haematology General Haematology Task Force. Guidelines for the investigation and management of idiopathic thrombocytopenic purpura in adults, children and in pregnancy. Br J Haematol, 2003, 120（4）: 574-596.

[2] Provan D, Stasi R, Newland AC, et al. International consensus report on the investigation and management of primary immune thrombocytopenia. Blood, 2010, 115（2）: 168-186.

[3] Neunert C, Lim W, Crowther M, et al. The American Society of Hematology 2011 evidence-based practice guideline for immune thrombocytopenia. Blood, 2011, 117（16）: 4190-4120.

[4] Miyakawa Y, Kashiwagi H, Takafuta T, et al. Committee for clinical practice guide of primary immune thrombocytopenia in pregnancy. Consensus report for the management of pregnancy with primary immune thrombocytopenia. Rinsho Ketsueki, 2014, 55（8）: 934-947.

[5] Thrombocytopenia in pregnancy. Pregnancy Bulletin No.166. American College of Obstetricians and Gynecol-

ogists. Obstet Gynecol, 2016, 128: e43-e53.

[6] Thrombocytopenia in pregnancy. Pregnancy Bulletin No.207. American College of Obstetricians and Gynecologists. Obstet Gynecol, 2019, 133: e181-e191.

[7] Refuerzo JS, Garg A, Rech B, et al. Continuous glucose monitoring in diabetic women following antenatal corticosteroid therapy: a pilot study. Am J Perinatol, 2012, 29（5）: 335-338.

[8] 徐雪，梁梅英，郭天元. 2014 年日本"妊娠合并特发性血小板减少性紫癜诊疗共识"解读. 中华围产医学杂志，2015, 18（4）: 246-251.

[9] Kong Z, Qin P, Xiao S, et al. A novel recombinant human thrombopoietin therapy for the management of immune thrombocytopenia in pregnancy. Blood, 2017, 130（9）: 1097-1103.

[10] Xu X, Liang MY, Dou S, et al. Evaluation of glucocorticoid compared with immunoglobulin therapy of severe immune thrombocytopenia during pregnancy: Response rate and complication. Am J Reprod Immunol, 2018, 80（4）: e13000.

第二十三章　围产期感染

第一节　TORCH 感染

一、妊娠期 TORCH 感染的共同特征

TORCH 宫内感染与围产儿不良妊娠结局和出生缺陷相关。TORCH 一词最早由美国免疫学家 Andre Nahmia 在 1971 年提出。"TO"指弓形虫病（toxoplasmosis，TOX），"R"指风疹病毒（rubella virus，RV），"C"指巨细胞病毒（cytomegalovirus，CMV），"H"单纯疱疹病毒（herpes simplex virus，HSV）。后来，有学者将"O"单独分出，代表其他有致畸作用的病原体，如人微小病毒 B19、带状疱疹病毒、梅毒螺旋体、乙肝病毒以及近年来发现的寨卡病毒等。在人群中 TORCH 感染广泛存在，但成人感染后多无明显临床症状，对于孕妇来说 TORCH 感染主要危害是可能造成胎儿发育异常，包括肝、肾、心、脑等多个器官出现发育缺陷和功能障碍或导致严重的智力、视力、听力障碍等功能异常。胎儿 TORCH 感染的主要途径是通过胎盘垂直传播，只有 HSV 主要是分娩时经产道传播。对于胎儿和新生儿，TORCH 感染的后果可以是轻微的，也可以是很严重的。对 TORCH 感染的妊娠期处理需要明确孕妇是否感染、何时感染、胎儿是否感染、胎儿是否受到损害、是否能继续妊娠等问题。

二、对 TORCH 筛查和诊断的认识

孕妇 TORCH 感染，并不一定发生胎儿宫内感染，胎儿即使感染也不一定发生严重的后果。其严重程度与感染时孕周、感染类型等有关。

目前各国指南均不建议孕期常规进行 TORCH 筛查，应只对高风险人群进行筛查。高风险包括孕前或孕期宠物接触史，风疹患者接触史，夫妻或单方曾患生殖器、口唇或其他部位皮肤疹或疱疹，孕期有发热和 / 或上呼吸道感染症状等。高风险人群推荐在孕前筛查。

孕妇感染 TORCH 的诊断，除了水痘带状疱疹的诊断主要依据临床皮肤疱疹的表现，其他病毒感染主要依据血清学抗体检测。目前各地 TORCH 筛查所采用的试剂繁多，但多数只是做定性检测，而没有做定量试验，且很多采用的是 ELISA 方法，因此假阳性率高。应尽量采用定量的检测方法，最好可测定 IgG 抗体亲和力。超声检查如果发现感染相关异常，如胎儿生长受限、侧脑室增宽、羊水过多、脏器（肠、肾脏等）回声增强、脉络膜囊肿、脾肿大、颅内及肝内钙化等，应进一步进行 TORCH 检查。大部分学者认为，在孕 21 周以后且距离孕妇首次发现感染 6 周以上，通过羊膜腔穿刺术等手段，取得羊水、脐血等胎儿样本检测病原体特异性 DNA 或 RNA，是产前诊断胎儿宫内感染的首选方法。其中 CMV 感染的孕妇取羊水标本做 PCR 确诊宫内感染灵敏度最高。

三、血清学检测的指标和临床意义

血清抗体 IgG 的检查可确定机体对某种病毒是否具有免疫力，其滴度进行性变化可反映是否在急性感染期；IgM 抗体可明确是否处于急性感染期；IgG 抗体亲和力检测有助于区别原发感染和复发感染，如果 IgG 抗体亲和力高，说明是复发感染，不是原发感染。

如果 IgG 和 IgM 抗体同时阴性，则说明未曾感染过，因而在妊娠期有原发感染的高风险。如果检查结果为 IgG 抗体阳性同时 IgM 抗体阴性，说明曾经感染过，已经获得免疫力，但应注意在少数情况下有再次感染的风险。如果 IgM 抗体阳性，IgG 抗体无论阴性或阳性，都说明可能处于急

性感染期,尤其动态监测到 IgG 抗体由阴性转阳性且滴度逐渐升高,则为急性感染的明确证据。

四、TORCH 感染诊断中的常见问题

1. 原发感染　是指机体第一次受到某种病原体的感染。在出现感染症状前血清学检测结果确定 TORCH 抗体基础状态为 IgG 抗体阴性,而症状出现后再次检测相应血清抗体转化为 IgG 抗体阳性。

2. 复发感染　是指潜伏状态的病原体重新激活所导致的感染。在出现感染症状前有可靠的血清学筛查结果确定 TORCH 抗体基础状态为 IgG 抗体阳性,而在受到感染间隔 2～3 周后再次检测血清抗体,IgG 抗体滴度上升 4 倍以上(IgM 抗体可以是阳性或阴性),可以判定为 TORCH 复发感染。

3. 既往感染　是指受检者既往曾有过症状明显的特定病原体感染史,或有可靠的血清学检测结果,如 TORCH 抗体检测结果为 IgG 抗体阳性、IgM 抗体阴性,表示受检者曾经感染过相应的病原体,机体产生了相应抗体。而病原体可以完全被机体清除,也可以在机体内长期潜伏存在。

4. IgM 抗体假阳性　主要由于类风湿因子或者血清内其他因素引起的非特异性干扰所致。表现为初次检测结果为 IgM 抗体阳性而 IgG 抗体阴性,在 2～4 周后再次检测仍然 IgM 抗体阳性 IgG 抗体阴性且 IgM 滴度变化不显著,甚至 IgM 抗体转阴,就可以认定为初次检查的 IgM 抗体为假阳性。

5. IgM 抗体长期携带　在极少数受检者中,无相应的感染症状,在 IgG 抗体阳性的情况下,IgM 抗体阳性的检出时间可长达 1 年以上。追溯患者病史可了解到感染发生在很久以前,并非近期复发感染。反复定量检测 IgG 和 IgM 抗体滴度均无明显变化。

五、不同病毒感染与出生缺陷

1. 巨细胞病毒感染　先天性巨细胞病毒感染主要导致胎儿中枢神经系统和眼、耳器官的损害。胎儿期感染后主要表现为小头畸形、脑室扩张、颅内钙化点、胎儿生长受限等,新生儿期可出现肝脾肿大、血小板减少性紫癜、智力障碍等,但

85%～90% 的感染新生儿在出生时无明显症状。新生儿感染后结局不同主要与感染孕周及感染类型有关。妊娠孕周越大,其胎儿感染率越高,但远期并发症越少;孕周越小,胎儿不良结局越重,包括流产、胎儿致畸的风险等明显上升。原发感染者,15%～20% 的胎儿可能出现远期并发症。而在继发感染者中极少发生胎儿宫内感染,即使发生,胎儿出现远期并发症的风险也很低。

2. 弓形虫感染　弓形虫病是由刚地弓形虫引起的一种人畜共患病。主要通过食用未煮熟的肉类、接触病畜的排泄物或飞沫而感染。感染后,病原体形成包囊长期潜伏在中间宿主(如猫)受感染的组织中。我国妊娠早、中、晚期孕妇的感染率分别为 17%、25% 和 65%。弓形虫主要通过胎盘、血液及被污染的羊水感染胎儿。孕妇在妊娠最初 3 个月内的初次感染对胎儿造成的影响最严重,可导致危及视力的脉络膜视网膜炎、耳聋、智力低下、癫痫发作及发育迟缓等。

3. 风疹病毒感染　风疹病毒感染会导致风疹,是一种呼吸道传染病。人类对风疹病毒普遍易感,患过风疹后一般可终生免疫。由于大规模免疫接种的开展,风疹的发病率已大大降低。风疹病毒可以通过胎盘屏障感染给胎儿,在妊娠最初 12 周内感染风疹病毒后,发生先天性风疹综合征,可累及多器官,眼、耳、心血管是风疹病毒最常侵袭的部位。在孕 16 周后受感染的胎儿很少发生损害。

4. 单纯疱疹病毒感染　单纯疱疹病毒是一种双链 DNA 病毒,分为 I 型和 II 型,HSV-II 是造成生殖器疱疹和新生儿感染的主要病原体。HSV 在母胎间的传播途径主要是经产道接触传播,经胎盘感染的情况极其少见,但一旦发生宫内感染胎儿预后不良。先天性的 HSV 感染可导致胎儿皮肤缺损、小头畸形、无脑畸形、大脑和小脑坏死、颅内钙化等,往往会导致胎儿死亡。在存活儿中,有 40% 在围产期发病,主要为慢性神经系统后遗症。新生儿 HSV 感染可表现为皮肤、眼部、口腔和中枢神经系统的局部感染或弥散性感染。

5. 细小病毒 B19　是幼儿传染性红斑的主要病原体,主要通过飞沫和手-口接触传播。因此孕妇感染该病毒多由于家中幼儿感染所致。妊娠 20 周前急性 B19 感染后,易发生自然流产、胎

儿重度贫血、胎儿水肿、死胎。妊娠 20 周后感染多数胎儿无不良结局。

6. 水痘带状疱疹病毒 该病毒初次感染表现为水痘，此期间传染性较强。妊娠期水痘可造成对胎儿的垂直传播，妊娠早中期感染可导致先天性水痘综合征，表现为皮肤瘢痕、四肢发育不良、脉络膜视网膜炎和小头畸形。水痘恢复期病毒潜伏在神经节，当免疫力下降时病毒复发感染表现为带状疱疹。而带状疱疹基本不会发生母胎传播。

六、TORCH 感染的治疗和预防

1. CMV 治疗方面，目前尚没有针对母体及胎儿巨细胞病毒感染的有效干预措施。抗病毒药物对于巨细胞病毒感染孕妇基本无治疗价值。也没有充分的证据证明巨细胞病毒免疫球蛋白在预防及治疗先天性巨细胞病毒感染方面的价值。有效的预防措施为孕妇注意个人卫生和手卫生，尤其儿童保健工作者和有幼童的家庭。例如，接触幼童的物品（如尿布或呼吸道分泌物）时，应戴乳胶手套，或者接触后严格洗手。又如，如果唾液存在 CMV 的时候，应避免与孩子共用餐具或亲吻孩子。目前正在进行 CMV 疫苗开发的研究。

2. 弓形虫 螺旋霉素可用于母体弓形虫感染的治疗，如血清学检查考虑母亲原发感染，可予以螺旋霉素口服用于阻断垂直传播。如羊水 PCR 检查证实胎儿已经感染弓形虫，则予以磺胺嘧啶、乙胺嘧啶和甲酰四氢叶酸。早孕期禁止联合使用乙胺嘧啶，有致畸作用，但可使用磺胺嘧啶。

3. 风疹病毒 目前抗病毒药物对于妊娠期风疹病毒感染治疗的有效性未得到证实，也没有证据支持免疫球蛋白可以降低胎儿致病的风险。先天性风疹的预防依赖于在孕前进行积极的免疫接种。最佳预防策略为孕前 3 个月筛查风疹 IgG 抗体，抗体阴性的妇女应到当地疾病预防控制中心注射麻风腮三联疫苗，避孕 3 个月后再计划妊娠。

4. 单纯疱疹病毒 对于原发 HSV 感染者，应在孕 36 周起给予阿昔洛韦治疗直至分娩。对于生殖道存在病灶者建议剖宫产终止妊娠，尽可能地避免人工破膜及胎吸助产术等。

5. 细小病毒 B19 病毒 孕妇急性感染 B19 病毒后的 8～12 周内对胎儿进行系列超声监测，通过测量胎儿大脑中动脉收缩期峰值流速，判断胎儿是否贫血，同时评估胎儿是否水肿、心脏是否扩大及胎儿生长情况等。如出现胎儿重度贫血和胎儿水肿，则可进行宫内输血治疗。

6. 水痘带状疱疹病毒 已经感染水痘带状疱疹病毒的孕妇，口服阿昔洛韦可减轻症状，但不能减少和阻断先天水痘综合征的发生。对水痘性肺炎孕妇，可应用静脉阿昔洛韦。接触了感染者的高危易感孕妇，可在暴露 96 小时内及时注射水痘带状疱疹免疫球蛋白。围分娩期感染水痘孕妇，新生儿娩出后及时给予水痘带状疱疹免疫球蛋白，可在一定程度上预防水痘发生。在孕前接种水痘疫苗是预防妊娠期水痘感染的重要措施。

（孙　瑜）

第二节　乙型病毒性肝炎

一、流行病学概况

乙型病毒肝炎（hepatitis B virus，HBV）主要是经血液、母婴及性接触传播疾病，呈世界性流行，但不同地区流发生率差异较大；据统计，全球约有 20 亿人受到感染，其中 75% 为亚裔。每年约有 65 万人死于 HBV 感染所致的肝功能衰竭、肝硬化和肝细胞癌（hepatocellular carcinoma，HCC）。全球肝硬化和 HCC 患者中，由 HBV 感染引起的比例分别为 30% 和 45%。中国资料显示，由 HBV 感染所导致肝硬化和 HCC 比例为 60% 和 80%。我国是慢性乙型肝炎（chronic hepatitis B，CHB）高发国家；中国乙型肝炎血清流行病学调查显示：2006 年 1～59 岁普通人群 HBsAg 携带率为 7.18%，据此推算，我国有慢性 HBV 感染者约 9 300 万人，其中 CHB 患者约 2 000 万例；2014 年 0～4、5～14 和 15～29 岁人群流行率分别为 0.32%、0.94% 和 4.38%、总体发生率有所降低，但育龄女性的感染率仍然维持在 6%～8%。围产期 HBV 传播是最常见的传播形式之一，在未接受适当免疫预防措施感染的新生儿中，慢性感染发生率高达 90%，由此发生的慢性 HBV 感染的患者中，20% 最终将死于 HBV 感染的并发症，包括肝硬化、终末期肝病和肝细胞癌。

二、筛查和一级预防

（一）HBV 感染的筛查

孕前、孕期 HBV 筛查是降低母胎垂直传播有效措施。临床上，共识推荐对所有孕妇进行 HBsAg 筛查并对 HBsAg 阳性患者做好病情的评估和追踪。中国是乙肝高发地区，对所有在门诊初次产检的孕妇须筛查乙型肝炎。乙型肝炎病毒血清标志物包括 HBsAg、抗 -HBs、HBeAg、抗 -HBe 和抗 -HBc；HBsAg 阳性孕妇，需进一步检测 HBV 的 DNA 水平、肝功能生化指标、必要时行上腹部超声检查。2017 年《SOGC 临床实践指南：乙型肝炎与妊娠》建议所有 HBsAg 阳性的孕妇进行 HBeAg、抗 -HBe、HBV DNA 水平、ALT 和超声检查，妊娠期间确诊的 HBV 感染患者需肝病等专科医师联合诊治。2018 年美国肝病研究学会（AASLD）《慢性乙型肝炎指导意见》推荐：HBsAg 阳性孕妇应补充检查（如 ALT、HBV-DNA），如有指征者行影像学检查，筛查原发性肝癌（HCC），并确定是否需抗病毒治疗。虽然各国指南推荐检测指标不一，但都推荐 HBsAg 检测，对 HBsAg（+）孕妇，大多数指南推荐进一步检测 HBV DNA 水平。

（二）HBV 垂直传播感染的预防

预防是消除乙型肝炎病毒传播的第一步。主要包括母胎垂直传播预防和围产期以外（水平传播）的预防两方面。

母胎垂直传播预防的措施为对所有孕妇进行 HBsAg 的筛查，并对 HBsAg 阳性孕妇所生的婴儿进行乙肝疫苗和乙肝免疫球蛋白的免疫预防。对 HBsAg 阳性母亲的新生儿，应在出生后 24 小时内尽早（最好在出生后 12 小时内）注射乙型肝炎免疫球蛋白（hepatitis B immunoglobulin，HBIG），剂量应≥100IU，同时在不同部位接种 10μg 重组酵母乙型肝炎疫苗，在 1 个月和 6 个月时分别接种第 2 和第 3 针乙型肝炎疫苗。近年来，针对 HBV-DNA 高拷贝数患者，在妊娠期给予抗病毒治疗、新生儿给予免疫预防的相关临床研究，也取得一定进展。

水平传播的预防是指对出生后未接种疫苗的儿童和青少年接种疫苗，并对有乙肝感染风险的育龄期妇女接种疫苗，对免疫功能低下或无应答者，应增加疫苗的接种剂量和针次。对高危人群建议进行抗 -HBs 监测，如抗 HBs＜10mIU/ml，可给予加强免疫，可以降低乙肝传播率。

三、自然史及发病机制

HBV 感染时的年龄是疾病慢性化的最主要因素。在母胎垂直传播和婴幼儿时期感染 HBV 者中，分别有 90% 和 25%～30% 病例将发展成慢性感染，而 5 岁以后感染者仅有 5%～10% 发展为慢性感染。近年来，因母胎垂直传播发生的 HBV 感染虽有减少，但与国外发达国家相比，仍占较高比例。

婴幼儿期 HBV 感染的自然史一般可人为划分为 4 期：

（一）免疫耐受期

患者血清检测：HBsAg 和 HBeAg 阳性、合并 HBV DNA 水平升高；病理学检查：肝组织学无明显异常或轻度炎症坏死，无或仅有缓慢肝纤维化的进展。

（二）免疫清除期

患者血清检测：HBV DNA 载量＞2 000IU/ml，ALT 持续或间歇升高；病理学检查：肝组织学中度或严重炎症坏死，肝纤维化可快速进展，部分可发展为肝硬化和肝衰竭。

（三）非活动或低复制期

患者血清检测：HBV DNA 水平低或检测不到，血清 HBeAg 阴性、抗 -HBe 阳性；病理学检查：ALT 正常肝组织学无炎症或仅有轻度炎症。此期患者，在发展为明显肝病之前出现 HBeAg 血清学转换，发生肝硬化和 HCC 的风险明显减少。

（四）再活动期

HBeAg 阴性，抗 -HBeAb 阳性，但 HBV DNA 中到高水平复制，ALT 持续或反复异常，成为 HBeAg 阴性 CHB。也可再次出现 HBeAg 阳性。青少年和成年时期感染 HBV 多无免疫耐受而直接进入免疫清除期。慢性 HBV 感染的疾病谱和自然史存在多样性和可变性，可从非活动性携带状态转为进展性慢性乙型肝炎，而后者可进一步发展为肝硬化和肝细胞癌。

HBV 不直接杀伤肝细胞，其引起的免疫应答是肝细胞损伤及炎症发生的主要机制；具体机制较为复杂，至今尚未阐明。但临床病例显示，炎症反复存在是 CHB 患者进展为肝硬化甚至 HCC 的重要因素。

HBV 急性感染时，主要是固有免疫系统激活、T 细胞通过抗体依赖细胞介导的细胞毒作用（antibody-dependent cell-mediated cytotoxicity，ADCC）诱导肝细胞凋亡及分泌 IFN-γ，通过非细胞裂解机制抑制 HBV 在肝细胞内复制，同时诱导 B 细胞产生中和抗体抑制病毒扩散。若病毒不能被及时清除，HBV 的多种蛋白成分可干扰 Toll 样受体（Toll-like receptors，TLRs）及维甲酸功能，从而抑制抗病毒信号转导途径，削弱固有免疫。进入慢性期时，HBV 特异性 T 细胞容易凋亡，且 T 细胞功能进行性减弱，病毒持续复制。

慢性 HBV 感染者的非特异免疫应答是导致肝细胞损伤的主要机制。HBV 可通过自身 HBeAg 和 HBx 等多种蛋白成分，通过干扰 TLRs 和维甲酸诱导基因（retinoic acid inducible gene-Ⅰ，RIG-Ⅰ）两种抗病毒信号转导途径，抑制非特异免疫应答的强度。其结果是，CHB 患者常表现为髓样树突状细胞（mDC）、浆细胞样树突状细胞（pDC）在外周血中频数低，mDC 存在成熟障碍，pDC 产生 IFNα 的能力明显降低，从而导致机体直接清除病毒和诱导 HBV 特异性 T 淋巴细胞功能产生的能力下降，不利于病毒清除。HB 特异性免疫应答在 HBV 清除中起主要作用。主要组织相容性复合物（MHC）Ⅰ类分子限制性的 CD8+ 细胞毒性 T 淋巴细胞可诱导肝细胞凋亡，也可分泌 IFN-γ，以非细胞裂解机制抑制其他肝细胞内 HBV 基因复制和表达。慢性感染时，HBV 特异性 T 淋巴细胞易凋亡，单克隆存在，分泌细胞因子功能和增殖能力显著降低，T 淋巴细胞功能耗竭，HBV 持续复制。

四、诊断学进展

根据 HBV 感染者的血清学、病毒学、生化检测及其他临床和辅助检查结果，可将慢性 HBV 感染分为以下几种：

（一）慢性 HBV 携带者

多为年龄较轻的处于免疫耐受期的 HBsAg、HBeAg 和 HBV DNA 阳性者，1 年内连续随访 3 次，检测间隔≥3 个月，血清 ALT 和 AST 多在正常范围，但 HBV-DNA 升高，肝组织病理检查无病变或病变轻微。

（二）HBeAg 阳性 CHB

血清 HBsAg 持续阳性，HBeAg 阳性，HBV-DNA 阳性，ALT 持续或反复异常或肝组织学检查有肝炎病变。

（三）HBeAg 阴性

CHB 血清 HBsAg 阳性，HBeAg 持续阴性，HBV-DNA 阳性，ALT 持续或反复异常，或肝组织学有肝炎病变。

（四）非活动 HBsAg 携带者

血清 HBsAg 阳性、HBeAg 阴性、抗 -HBe 阳性或阴性，HBV-DNA 低于检测下限或 <200IU/ml，1 年内连续随访 3 次以上，≥3 个月检测 1 次；ALT 和 AST 均在正常范围。

（五）隐匿性 CHB

血清 HBsAg 阴性，但血清和 / 或肝组织中 HBV-DNA 阳性，并有 CHB 的临床表现。除 HBV DNA 阳性外，患者可有血清抗 -HBs、抗 -HBe 和 / 或抗 -HBc 阳性；有 20% 隐匿性 CHB 患者的血清学标志物均为阴性；诊断主要通过 HBV-DNA 检测，尤其对抗 -HBc 持续阳性者。

五、母婴传播阻断

（一）预防乙型肝炎病毒的围产期传播

围产期传播主要发生在出生时或出生后，以及宫内传播。预防 HBV 围产期传播最主要的策略是对所有孕妇进行 HBsAg 检测（妊娠前，3 个月），并对受感染母亲所生的婴儿及时给予预防（乙肝疫苗和乙型肝炎免疫球蛋白）。

在未接受免疫预防措施的新生儿中，约 90% 感染患者可发展为慢性乙型肝炎感染；围产期导致的慢性 HBV 感染的患者中，20% 最终将死于 HBV 感染的并发症，包括肝硬化、终末期肝病和肝癌。对所有孕妇进行 HBsAg 检测，并对受感染母亲所生的婴儿及时给予乙肝疫苗和乙型肝炎免疫球蛋白的主被动联合免疫，即在出生后 12 小时内注射 HBIG，在出生后 0、1、3 或 6 个月时注射乙型肝炎疫苗，已经成为预防 HBV 母婴传播的推荐策略。

（二）孕期抗病毒疗治疗是降低母胎垂直传播的有效措施

HBV-DNA 载量是围产期传播的独立危险因素。即使进行了适当的新生儿免疫预防，但高水平 HBV-DNA 的 HBeAg 阳性孕产妇仍有 8%～10% 的阻断失败率。随着病毒负载量升高,母胎垂直传播发生率增加,当孕妇病毒载量分别为 <10^6 拷贝/ml、$10^{6.99}$ 拷贝/ml、10^7 拷贝/ml、10^8 拷贝/ml、10^9 拷贝/ml,即使出生后常规进行乙肝免疫预防,其母胎传播率为 0、3.2%、6.6%、7.6%～14.6%、27.7%。国内外研究结果已经证实,妊娠合并高 HBV-DNA 负载量患者进行孕期抗病毒治疗、出生后进行预防,可显著降低围产期 HBV 传播率、具有较好成本效益。但 HBV-DNA 病毒载量干预阈值,国内外指南有差异,但大部分指南以 HBV DNA 大于 10^6 拷贝/ml 作为抗病毒治疗的阈值。

六、抗病毒药物的选择

目前,用于孕期抗病毒主要是拉米夫定、替比夫定和富马酸替诺福韦二吡呋酯片。2018 年美国肝病学会(AASLD)指南、2018 美国免疫实践咨询委员会(ACIP)指南、2015 年亚太肝病学会(APASL)指南及 2015 年中国《慢性乙型肝炎防治指南》均提出,在与患者充分沟通并权衡利弊后,对于 HBV-DNA 病毒载量高的乙型肝炎孕妇,可于妊娠中后期开始给予替诺福韦酯(TDF)、替比夫定(LdT)或拉米夫定(LAM)抗病毒治疗,以降低母婴垂直传播的风险。

由于病毒抗药性、基因突变的限制,拉米夫定和替比夫定的使用受到一定的限制。而近年来研究发现,替诺福韦孕期使用,虽然可能导致婴儿的骨钙含量降低,但由于抗药性低、临床疗效好,是目前孕期抗乙肝病毒最常用的药物。对于何时开始干预用药,意见不一,有建议,替诺福韦的标准剂量是每天 1 次口服 300mg,从妊娠 28～32 周开始,一直持续至分娩。为了使产后肝炎暴发的可能性降到最低,可以考虑替诺福韦延长使用至产后 4～12 周。尚无高质量的证据比较拉米夫定、替诺福韦和替比夫定这 3 种药物。

七、抗病毒治疗的安全性及停用药物的健康问题

(一)抗病毒治疗的安全性

关于孕期抗病毒药物有效性以及安全性均来自有限的病例资料。拉米夫定、替诺福韦和替比夫定的安全性一直由抗逆转录病毒怀孕登记处(Antiretroviral Pregnancy Registry)和母性风险组织报告。

用于治疗慢性 HBV 抗病毒感染药物主要为替诺福韦和替比夫定。拉米夫定用于妊娠中晚期间抗病毒治疗,已有超过 4 600 病例,无明显出生缺陷报道,但由于随访时间过短,数据存在缺陷,其安全性仍然值得进一步观察;此外,约 20% 的患者存在拉米夫定耐药可能,影响干预效果。

替比夫定可抑制 HBV-DNA 的复制,动物实验无致畸作用,且耐药风险较低。对 230 名 HBsAg 阳性、且 HBV DNA 大于 1×10^6 拷贝/ml 的妊娠妇女,于妊娠中晚期用替比夫定抗病毒治疗研究发现,替比夫定加疫苗较单纯 HBIG 加疫苗更有效(0 vs 8%)。但该研究存在的缺陷是随访时间过短,仅为产后 7 个月,缺乏病毒学突破和耐药的数据观察。

目前,基于在妊娠期间使用具有安全和有效临床效果的数据提示孕期常用药物为替诺福韦(TDF)。2016 年 Pan 等最新研究结果显示:对于高病毒载量、HBeAg 阳性的乙型肝炎孕妇,TDF 治疗组(孕 30～32 周开始 TDF 治疗至产后 4 周)与未治疗组相比,产后 28 周 HBV 的母婴传播率明显降低;治疗组与未治组出生婴儿的出生缺陷率无显著性差异(2% vs 1%,$p=1.00$)。抗逆转录病毒治疗妊娠登记系统对 17 322 例应用抗病毒治疗的孕妇(其中有 4 013 例孕妇应用 TDF 治疗)进行分析,结果显示应用 TDF 治疗的孕妇分娩的新生儿发生出生缺陷的比率(2.4%)与普通人群(2.7%),未增加出生缺陷发生率。也有研究表明替诺福韦的使用可能与婴儿的骨矿物质含量降低有关。但数据大多来自感染 HIV 的妇女使用替诺福韦的研究,结果是否适用于 HBV 感染产妇还是未知的。

(二)停用药物的健康问题

母体抗病毒治疗一般开始于妊娠中晚期,在分娩后 3 个月停止。由于担心产后立即停药会导致孕妇乙肝活动,一般建议产后 1～3 个月停药。停药标准同一般慢性乙肝患者。对妊娠期间未接受抗病毒治疗,或在怀孕期间或出生后不久就停止 HBV 治疗患者,由于存在肝炎爆发的风险,需要严密监测。2015 年《慢性乙型肝炎特殊患者抗病毒治疗专家共识:2015 年更新》建议,

应用核苷类药物（NAs）进行母婴阻断患者、应根据患者 HBV-DNA 及 ALT 情况于分娩后 4 周～4 个月停止 NAs 治疗，停药后需密切监测患者 ALT 及 HBV DNA 情况。2018 年美国肝病学会（AASLD）的乙型肝炎指南推荐：分娩时或产后早期停止抗病毒药物的 HBV 感染孕妇，应在产后 6 个月内密切监测肝炎复发和血清学转换情况。

八、随访管理

（一）产妇随访管理

对于感染 HBV 的孕妇，包括 HBV 携带者和乙肝患者随访，需要制订个体化随访计划。无论是否接受抗病毒治疗和产后是否停药，都需要定期监测和管理。

1. 孕期随访 对于乙肝表面抗原阳性的孕妇，需进一步检测 HBV-DNA 水平、肝功能生化指标、必要时行上腹部超声，根据结果决定是否抗病毒治疗，整个孕期需要随访。

2. 孕期抗病毒治疗过程中的随访 主要是抗病毒治疗疗效、用药依从性，以及耐药和不良反应；应定期监测孕妇的血常规、生化学指标、HBV-DNA、HBsAg/ 抗 -HBs/HBeAg/ 抗 -HBe、AFP、腹部超声、肌酐、血磷等指标。

3. 抗病毒治疗结束后的随访 随访的目的在于能够评估抗病毒治疗的长期疗效，监测疾病的进展以及 HCC 的发生。多在停药后 3 个月内应每月检测 1 次肝功能，HBV 血清学标志物及 HBV-DNA；之后每 3 个月检测 1 次肝功能，HBV 血清学标志物及 HBV DNA，至少随访 1 年。此后，对于 ALT 正常且 HBV-DNA 低于检测下限者，建议至少半年进行 1·次 HBV-DNA、肝功能、AFP 和超声影像检查。对于 ALT 正常但 HBV DNA 阳性者，建议每 6 个月进行 1 次 HBV-DNA 和 ALT，AFP 和超声影像检查。对于肝硬化患者，应每个月检测 AFP 和腹部超声显像，必要时做 CT 或 MRI 以早期发现 HCC。对肝硬化患者还应每 1～2 年进行胃镜检查，以观察有无食管胃底静脉曲张及其进展情况。

（二）婴儿随访管理

HBsAg 阳性产妇分娩的新生儿在出生后尽早，或者于 12 小时内接种乙型肝炎疫苗并注射乙型肝炎免疫球蛋白。婴儿完成乙型肝炎全程免疫接种 1 个月后，抽静脉血查 HBsAg 和抗 -HBs，如 HBsAg 阳性，加查 HBV-DNA 和肝功能，评估是否形成了对疫苗的保护性免疫反应或是否需要对乙型肝炎感染进一步处理。

九、临床处理其他问题

（一）乙肝病毒感染母亲能否母乳喂养？

目前，对已经进行标准免疫预防的婴儿，国内外的指南均鼓励乙肝病毒感染母亲母乳喂养。但产褥期仍需要抗病毒治疗患者是否可以母乳喂养，目前还存在争议。部分学者认为，由于抗病毒药物排泄到母乳可用数据有限，以及抗病毒药物是否对新生儿影响，不推荐母乳喂养；但有临床资料显示，采用拉米夫定和替诺福韦抗病毒治疗时母乳中两种药物的暴露浓度较低，对新生儿产生显著毒性作用甚微。由于缺乏足够的数据，产褥期抗病毒治疗时，应与母亲讨论婴儿低水平接触药物的未知风险，充分沟通、知情同意下尊重母亲的哺乳意愿。

（二）侵入性产前诊断是否会增加 HBV 感染孕妇母胎垂直传播的风险？

理论上，对病毒载量较高的 HBV 感染孕妇，如羊膜腔穿刺术或绒毛活检有可能增加母胎间 HBV 传播的风险。但对以往未进行病毒载量测试病例分析，结果显示羊膜腔穿刺术并不增加 HBV 宫内感染的风险。然而新近的研究数据表明，病毒载量较高的孕妇，羊膜腔穿刺术后的宫内感染率显著增加。基于上述资料，有指南建议：对高病毒载量的 HBsAg 阳性孕妇行羊水穿刺术有潜在的母婴传播 HBV 风险，应权衡利弊。因此，对于需要进行侵入性产前检查的孕妇，应向其说明在病毒载量较高时存在 HBV 宫内感染的风险。

十、亟待研究的内容

（一）抗病毒药物的安全性

由于随访时间过短，数据资料有限，抗病毒药物对婴儿的长期影响仍不确切，有待进一步研究，且妊娠期间 HBV 感染的自然病程是否与非妊娠患者区别有何尚不清晰；所以，妊娠期间是否开始抗病毒治疗必须权衡母亲和胎儿利弊；此外，需要谨慎考虑在妊娠期间何时开始抗病毒治疗；以及终止抗病毒治疗时间、完全终止治疗会造成什么结果？鉴于目前有个案报道妊娠晚期HBV感染可以出现无症状者出现肝衰竭。开展此项研究，十分必要。

尽管美国儿科协会申明，在充分主被动免疫婴儿的条件下，未服用核苷类药物的HBV携带者母亲可以母乳喂养。但如果患者正在进行抗病毒治疗，能否母乳喂养是有争议的。目前对于服用抗病毒药物的母亲，母乳喂养的安全性我们所知甚少，还有待进一步的研究去验证。

妊娠期间HBV的治疗仍是一大挑战，必须仔细权衡利弊，我们在这方面的知识还有很大空缺。为了避免胎儿持续暴露于药物，一方面严格评估患者有无抗病毒指征，另一方面需要严格把握开始治疗和终止治疗的时机，并加强监测和随访。对于妊娠期抗病毒治疗的远期安全性、更为明确的治疗启动、停药时间及孕妇停药与产后ALT波动的相关性问题仍有待更多研究数据的公布。

（二）基于"精准医疗"理念的HBV母婴传播阻断

"精准医疗计划"的4个要素分别为精确、准时、共享和个体化。近年来，国内外学者应用HBV感染最新流行病学、基因检测和循证医学的研究成果，开展了基于"精准医疗"理念的HBV母婴传播阻断技术研究，使HBV母婴传播阻断的成功率得到有效提高，值得重视。

目前，对HBV-DNA准确检测、HBV基因型分型、HBsAg和HBeAg定量检测有望成为进一步降低HBV母婴传播。已有研究证实，影响HBV母婴传播的主要因素为HBeAg、HBsAg滴度及HBV-DNA载量高低，通过降低以上指标的水平可降低母婴传播的发生率。但短期内降低HBeAg和HBsAg水平较困难，长期等待HBeAg和HBsAg下降到理想水平对生育期女性来说是不现实的，而通过抗病毒治疗有望HBV-DNA载量达到上述目的。

随着基础研究的进步，在标准母婴传播阻断技术的基础上衍生了基于HBV宫内感染的抗病毒治疗，提高了HBV感染母婴传播阻断的效果。随着HBV基础研究的进展和转化医学的不断普及，有望对HBV基因型、耐药位点、HBV-DNA检测技术发展、衍生出基于HBV-DNA、HBV基因型、HBV耐药筛查和肝功能变化的HBV母婴传播精准阻断技术，未来HBV母婴传播阻断将在目前阻断的盲点如生殖细胞HBV传播、HBV感染与母婴免疫间的关系等方面开展研究，力争进一步提高阻断成功率。

（陈敦金　孙　雯）

第三节　妊娠期梅毒

梅毒是由梅毒螺旋体（Treponema pallidum）感染引起的性传播疾病。免疫反应是梅毒重要的发病机制，梅毒螺旋体因体液免疫应答产生多种抗体，可在病程早期（硬下疳消退时）检出抗体。细胞免疫在晚期梅毒的发病中发挥重要作用，在梅毒螺旋体感染后经过21天左右的潜伏期，初始表现为局部皮肤丘疹，丘疹很快溃烂，形成一期梅毒的硬下疳。在硬下疳出现数周或数月后，约25%的患者发展为二期梅毒，表现为全身感染，包括急性炎症反应（发热、头痛等）、淋巴结肿大、梅毒性肝炎、胃肠道广泛性浸润性溃疡等。未经治疗的梅毒中，25%～40%患者可在最初感染1～30年后的任何时间发生晚期疾病，包括心血管梅毒、树胶肿性梅毒和神经系统受累。

梅毒螺旋体可存在经胎盘感染胎儿的风险，且先天性感染梅毒可导致严重不良结局，因此妊娠期梅毒尤其需要关注。近年来，妊娠期梅毒的发生率有明显的升高趋势。根据WHO的数据，2016年孕妇梅毒感染988 000例（0.69%），先天性梅毒661 000例（473例/100 000例活产），其中预后不良355 000例、死胎143 000例、新生儿死亡61 000例和先天性梅毒109 000例。自2013—2017年，美国育龄妇女梅毒发病率增加了143%。我国梅毒发生率亦有上升趋势，根据对中国45种感染性疾病的2004—2013年的发展趋势分析，梅毒发生率每年增加16%。因此，妊娠梅毒的母婴阻断非常重要。

一、母婴传播

母体筛查不足或母体治疗不充分可导致先天性梅毒。梅毒螺旋体容易侵犯胎盘，经胎盘传播胎儿。此外，分娩时新生儿接触含有螺旋体的母体分娩或血液也可以被感染。

胎儿异常源于对梅毒螺旋体强烈的炎症反应，在妊娠前半期胎儿的免疫反应发育不成熟，胎儿异常在妊娠 20 周后最明显。先天性梅毒表现为肝脏感染、肝功能异常，进而引起血液系统异常（贫血、血小板减少）、腹水、水肿，最后导致胎死宫内。围产儿不良结局包括流产、早产、死胎、胎儿发育受限、先天性感染和新生儿死亡。胎儿的损害程度受到孕龄、母体梅毒阶段、治疗情况以及胎儿免疫反应情况影响。

二、筛查和诊断

所有孕妇均应在首次产前就诊时接受梅毒筛查，高危人群分别在妊娠 28～32 周和分娩前重复筛查；妊娠期未筛查的孕妇或妊娠 20 周后死胎孕妇均应在分娩期筛查。许多全球性和国家性组织（包括中国）均推荐所有孕妇产前初诊时进行常规筛查。梅毒筛查的成本和并发症低，但检出和治疗梅毒对母亲和孩子都有很大的获益。

梅毒筛查采用血清学检查，包括非梅毒螺旋体试验和特异性梅毒螺旋体试验两类。非梅毒螺旋体试验包括快速血浆反应素试验（rapid plasma reagin，RPR）、性病研究实验室试验（venereal disease research laboratory test，VDRL test）及甲苯胺红不加热血清试验（toluidine red unheated serum test，TRUST）。特异的梅毒螺旋体试验包括荧光密螺旋体抗体吸收试验（fluorescent treponemal antibody absorption test，FTA-ABS test）、梅毒螺旋体抗体颗粒凝集试验（T. pallidum enzyme immunoassay，TPPA）、梅毒螺旋体酶免疫试验（T. pallidum enzyme immunoassay，TP-EIA）和化学发光免疫分析法（chemiluminescence immunoassay，CAI）等。上述试验的敏感性和特异性相近。

梅毒筛查的主要危害是假阳性结果导致焦虑。如果妊娠期非梅毒螺旋体试验结果为低滴度阳性，而后续的梅毒螺旋体试验阴性，患者无症状且急性梅毒风险低，可认为是妊娠造成的一过性生物学假阳性结果。导致假阳性的因素可能与急性发热性疾病或近期免疫接种有关，还可能与年龄较大、肿瘤、透析和自身免疫性疾病等因素有关。

三、治疗

梅毒感染首选的药物是青霉素，青霉素是妊娠合并梅毒的标准治疗方案。目前尚未发现青霉素耐药的梅毒螺旋体菌株。妊娠期青霉素治疗对于治疗母体疾病，预防母胎传播，治疗先天性梅毒均有效；甚至对青霉素过敏的妊娠妇女，也建议脱敏后再用青霉素治疗。

对于早期梅毒，一般采用 240 万 U 的单剂苄星青霉素肌注；也有专家基于妊娠期的药代动力学数据，建议在 1 周后追加 1 次，但临床缺乏随机对照试验。对于晚期梅毒，推荐三剂疗法，1 次 240 万 U，1 周 1 次，持续 3 周。对于无症状的疑似梅毒患者，曾接受过治疗，但无法验证方案是否恰当，应使用推荐晚期的三剂青霉素方案。

只有发生严重的过敏反应患者，脱敏治疗有一定的风险，可采用非青霉素治疗方案，如红霉素（500mg，1 日 4 次，口服，持续 14 日）、头孢曲松（1g，肌注，每日 1 次，持续 10～14 日）或阿奇霉素（2g，单次口服）。

四、妊娠期管理

1. **临床症状监测**　对于早期梅毒，临床上评估症状（皮疹、溃疡）是否消退，对于晚期有心血管或非皮肤橡胶肿病变患者，症状不会有显著变化。

2. **血清学监测**　在治疗过程中检查抗体滴度，确定基线以便观察疗效，随着时间推移抗体逐渐消失，符合临床治愈。治疗后非梅毒螺旋体滴度增加至 4 倍表示治疗失败，滴度下降至 1/4，相当于下降两个稀释度，认为治疗有效，在非妊娠期需要 12～24 个月。在妊娠期考虑对胎儿的影响，为了谨慎起见宁可过度治疗。如果治疗后 6 个月，抗体滴度没有下降到原来的 1/4，可重复治疗。

3. **胎儿监测**　在妊娠 20 周后，至少进行 1 次超声检查，以寻找先天性感染的征象。根据超声诊断为先天性感染妊娠的孕妇，应每 1～2 周复查超声，评估胎儿的健康状况，以及对治疗的反应。评估指标包括大脑中动脉血流、肝脏大小、胎儿胎盘水肿、腹水等指标。虽然胎儿贫血是先天性梅毒的不良结果之一，适当的母体治疗通常可以纠正胎儿贫血，很少病例需要宫内输血治疗。

4. **新生儿评估**　由于孕妇病史多种多样，新生儿可能缺乏明显的体征，以及延迟诊断或漏诊先天性梅毒可能带来严重的后果，在先天性梅毒的诊断和治疗上均采用"安全第一"的原则。因此，对于孕妇抗体阳性的母亲所生的新生儿，均应进行仔细检查和评估，排除先天性梅毒。

五、预后评估

在大多数情况下，母体青霉素治疗对于胎儿感染有治愈效果。但是即使在妊娠期充分治疗的情况下，仍有有 1%～2% 的新生儿存在先天性感染。在妊娠期未治疗的子代中 70%～100% 新生儿被诊断为先天性感染。治疗失败的可能原因有：①治疗时抗体滴度高；②分娩时间小于 36 周；③治疗与分娩的时间间隔短（小于 30 天）。上述原因造成的治疗反应时间不足，可能导致失败引起胎儿宫内感染。

（李笑天）

第四节　妊娠合并艾滋病

艾滋病是人类免疫缺陷病毒（human immunodeficiency virus，HIV）引起的感染性疾病。HIV 病毒以人体免疫系统中最重要的 $CD4^+T$ 淋巴细胞为攻击靶标，破坏该 T 细胞，使人体丧失免疫功能。人体易感染各种疾病，并可发生各种罕见的恶性肿瘤，且病死率高。HIV 在人体内潜伏期平均为 8～9 年，在此期间可无任何症状。

一、流行病学

1981 年首次报道 HIV 病毒感染病例依赖，到 2016 年末，全球共有 3 600 万病例。其中 2016 年，有 160 万新发病例，100 万人死于艾滋病。由于抗病毒治疗的应用，艾滋病的生存率有所上升。根据 2007 年的报告，我国共有 88 万 HIV 感染患者，发病率为 0.05%。但是，全球有近 170 万的儿童感染 HIV 病例，大部分患儿在妊娠、分娩、母乳喂养阶段的母婴传播（mother-to-child transmission，MTCT），且抗逆转录病毒治疗（antiretroviral treatment，ART）可以降低母儿传播的风险。因此，HIV 的母婴阻断是儿童感染率与艾滋病的母儿阻断是否成功有直接的关系。

二、母婴传播及其防治策略

（一）影响因素

孕妇血浆和乳汁中 HIV RNA 载荷量是母婴传播最重要的危险因素。在没有抗逆转录病毒治疗的患者，HIV 的母婴传播的风险为 15%～45%；即使在使用抗逆转录病毒预防性干预的孕妇中，病毒的载荷量与母婴传播的风险直接相关。孕妇血浆 HIV RNA 病毒载荷量为 400～999 拷贝 /ml、50～399 拷贝 /ml 以及低于 50 拷贝 /ml 的母婴传播率分别为 2.6%、1.0% 和 0.09%。其他因素包括母体的免疫状态和疾病的临床阶段，具体因素包括 CD4 细胞计数低、贫血、HIV 疾病晚期、母体乳腺炎等。

（二）传播途径

在儿童新发病例中，90% 是围产期的母婴传播，主要通过妊娠期的宫内传播、分娩期的产时传播以及分娩后的母乳喂养传播 3 条途径。

妊娠期的宫内传播主要发生在妊娠晚期，在妊娠早期和中期流产胎儿组织中 HIV RNA 病毒检出率很低。一项大样本的研究采用齐多夫定预防母婴传播，孕 36 周开始治疗的患者母婴传播率为 5.1%，孕 28 周开始治疗的传播率为 1.6%。目前认为，传播机制与胎盘的完整性破坏有关，生殖道感染和胎盘炎症性疾病可增加 HIV 的感染风险。

分娩期的传播机制可能是分娩过程中婴儿的黏膜接触到了孕妇血液或分泌物中的 HIV 病毒。胎膜破裂时间 4 小时以上与传播风险增加有关。其次临产宫缩导致少量孕妇血液经胎盘输送到胎儿也可能使母婴传播风险增加。

通过母乳喂养传播的主要及时是通过乳汁中存在的 HIV 病毒传播。母体乳汁（包括初乳）中可检测到 HIV RNA。与游离 HIV 病毒相比，母乳中 HIV 感染的细胞核能在母婴传播中发挥更重要的作用。

三、HIV 筛查

全球约有 50% 的 HIV 患者不知道自己感染，美国约近 15% 的未诊断患者。这些未诊断患者是母婴传播的高风险人群。通过提高 HIV 筛查的普及率和简化检测流程，提高艾滋病的早期诊断率的策略是可行的。很多国家的指南推荐，对于无任何 HIV 感染危险因素的 13 岁以上人群，至少接受 1 次 HIV 筛查试验；特别是妊娠妇女，即使以往接受过 HIV 筛查，也应在妊娠早期初诊时按照"知情不拒绝"(opt-out)的原则筛查 HIV 病毒。

HIV 检测的方法很多，筛查应该选择敏感性高的方法。首选方法推荐第四代联合 HIV1/2 免疫法。因其最敏感可以识别早期感染，该方法可检测 HIV-1 和 HIV-2 抗体和 HIV P24 抗原。其次是单纯抗体的快速检测法，该方法可在 20 分钟内得出结果，优点是可在同一次就诊时为患者提供初步结果，且非常适合随机就诊的患者。该方法对于慢性疾病的敏感性和特异性均在 99% 以上，但对于急性感染患者约有 12% 漏诊。

四、诊断

（一）病史和体格检查

对于 HIV 感染的妊娠妇女，应进行详细的病史询问和体格检查，以评估是否存在健康隐患。病史询问包括妊娠期的感染、结合、性传播疾病、药物史、免疫状态、毒品接触情况。体格检查重点评估 HIV 感染征象，如鹅口疮、消瘦等；或者伴随性传播性疾病征象，如生殖器溃疡、阴道分泌物异常等。许多 HIV 感染者易患病毒性感染的风险，因此也需要仔细检查有无进展性肝病的表现，如肝脾肿大、蜘蛛痣等。

（二）产前实验室检查

CD4 细胞计数：初次就诊时评估 CD4 细胞计数，并在妊娠期至少每 3 个月评估 1 次。妊娠本身可能导致 CD4 细胞计数绝对值降低，可能与血浆容量增加有关，但 CD4 细胞比例通常不受影响。

病毒载荷量监测：妊娠期间需要频繁监测血浆 HIV 的 RNA，以确定病毒抑制治疗的有效性。开始治疗后 1 个月，血浆 HIV RNA 至少下降 1 个 log。在治疗 16～24 周，应实现病毒完全抑制。病毒载荷量与子代感染风险有直接的关联，因此，妊娠期需要密切监测病毒载荷量。HIV RNA 监测的时间设定通常的做法是：产前初诊、ARV 治疗开始、开始治疗（或改变方案）后 2～4 周分别监测，以后每月 1 次，直到病毒完全抑制改为每 3 个月监测 1 次。此外，妊娠 34～36 周需要评估病毒载荷量，以帮助决定分娩方式和时机。

HIV 相关的检查还包括耐药性检测、药物毒性监测（包括肾功能、肝功能、全血细胞计数等）、病毒性肝炎检测、结核病检测、性传播性疾病筛查、TORCH 筛查等。

五、处理

（一）干预策略

妊娠期 HIV 感染的干预的主要目的是预防母婴传播和治疗孕妇 HIV 感染。预防母婴传播的策略包括 HIV 感染干预和产科处理两方面。妊娠妇女 HIV 感染的早期筛查诊断和早期抗逆转录病毒干预，产科处理包括加强产前保健，选择合适分娩方式，阻断母乳喂养等措施。在美国，实施综合干预策略之后，13 岁以下的儿童艾滋病感染率从 1991 年的 1 650 例下降到 2018 年的 78 例。

（二）抗逆转录病毒干预

妊娠妇女及其孩子使用抗逆转录病毒干预是妊娠期、分娩期和产后预防 HIV 母婴传播的关键。WHO 在 2015 年修订了其指南，推荐对包括妊娠女性和哺乳女性在内的所有 HIV 感染者（不论其 CD4 细胞计数如何）启动终生 ART。所有感染 HIV 的妊娠女性均应尽早开始 ART 并持续终生。HIV 感染母亲所生的所有婴儿均应接受暴露后抗逆转录病毒预防治疗。推荐用于妊娠和哺乳女性的一线抗逆转录病毒干预方案与推荐用于非妊娠成人的方案相同：替诺福韦 + 拉米夫定（或恩曲他滨）+ 依非韦伦，作为固定剂量、1 日 1 次的联合方案使用。

（三）产科处理

1. **超声检查** 妊娠早期超声评估胎孕龄对 HIV 感染的妊娠妇女尤为重要，因为可能需要提前分娩以降低胎儿 HIV 感染的风险。其次妊娠中期进行胎儿畸形筛查。虽然有限数据显示大多数 ARV 药物的妊娠早期暴露不会增加出生缺陷的发生率，但新型 ARV 药物在妊娠早期的安全性数据有限。妊娠晚期需要超声胎儿生长评估，因为孕期应用抗逆转录病毒药物与新生儿低体重有关。

2. **侵袭性诊断操作** HIV 感染孕妇进行侵袭性操作似乎能够增加母婴传播的风险。因此尽量避免采用侵袭性操作。如果非常必要，接受侵袭性操作的前提是孕妇接受了有效的抗逆转录病毒治疗且 HIV RNA 达到无法检测的水平。

3. **终止妊娠**　对于未接受抗逆转录病毒药物干预或干预后 HIV RNA 没有充分抑制的状况下，应在临产前选择性剖宫产，以降低母婴传播率。

4. **母乳喂养**　在分娩前，告知产妇母乳喂养存在母婴传播的风险，不推荐母乳喂养。因为 ARV 治疗可以显著降低产后母婴感染的风险，但并没有完全消除这种风险。由于分娩过程短期暴露，婴儿也需要预防性应用抗逆转录病毒药物。

（李笑天）

参 考 文 献

[1] ACOG. Practice bulletin No.151: cytomegalovirus, parvovirus B19, varicella zoster, and toxoplasmosis in pregnancy. Obstet Gynecol, 2015, 125(6): 1510-1525.

[2] Albright CM, Emerson JB, Werner EF, et al. Third-Trimester Prenatal Syphilis Screening: A Cost-Effectiveness Analysis. Obstet Gynecol, 2015, 126(3): 479-485.

[3] Blumberg, Emily A. Prevention of hepatitis B virus infection in the United States: Recommendations of the Advisory Committee on Immunization Practices: A summary of the MMWR report. Am J Transplant, 2018, 18(5): 1285-1286.

[4] Chien RN, Kao JH, Peng CY, et al. Taiwan consensus statement on the management of chronic hepatitis B. J Formos Med Assoc, 2019, 118(1): 7-38.

[5] Chou R, Cantor AG, Zakher B, et al. Screening for HIV in pregnant women: systematic review to update the 2005 U.S. Preventive Services Task Force recommendation. Ann Intern Med, 2012, 157(10): 719-728.

[6] Committee on Obstetric Practice, HIV Expert Work Group. ACOG Committee Opinion No. 751: Labor and Delivery Management of Women With Human Immunodeficiency Virus Infection. Obstet Gynecol, 2018, 132(3): e131-e137.

[7] Drake AL, Wagner A, Richardson B, et al. Incident HIV during pregnancy and postpartum and risk of mother-to-child HIV transmission: a systematic review and meta-analysis. PLoS Med, 2014, 11(2): e1001608.

[8] European Association for the Study of the Liver. EASL 2017 Clinical Practice Guidelines on the management of hepatitis B virus infection. J Hepatol, 2017, 67(2): 370-398.

[9] Fowler MG, Kourtis AP, Aizire J, et al. Breastfeeding and transmission of HIV-1: epidemiology and global magnitude. Adv Exp Med Biol, 2012, 743: 3-25.

[10] Fowler MG, Qin M, Fiscus SA, et al. Benefits and Risks of Antiretroviral Therapy for Perinatal HIV Prevention. N Engl J Med, 2016, 375(18): 1726-1737.

[11] Gilleece DY, Tariq DS, Bamford DA, et al. British HIV Association guidelines for the management of HIV in pregnancy and postpartum 2018. HIV Med, 2019, 20 Suppl 3: s2-s85.

[12] Goldstein ST, Zhou F, Hadler SC, et al. A mathematical model to estimate global hepatitis B disease burden and vaccination impact. Int J Epidemiol, 2005, 34(6): 1329-1339.

[13] Han GR, Cao MK, Zhao W, et al. A prospective and open-label study for the efficacy and safety of telbivudine in pregnancy for the prevention of perinatal transmission of hepatitis B virus infection. J Hepatol, 2011, 55(6): 1215-1221.

[14] Han L, Zhang HW, Xie JX, et al. A meta-analysis of lamivudine for interruption of mother-to-child transmission of hepatitis B virus. World J Gastroenterol, 2011, 17(38): 4321-4333.

[15] Korenromp EL, Rowley J, Alonso M, et al. Global burden of maternal and congenital syphilis and associated adverse birth outcomes-Estimates for 2016 and progress since 2012. PLoS One, 2019, 14(2): e0211720.

[16] Kourtis AP, Bulterys M, Nesheim SR, et al. Understanding the timing of HIV transmission from mother to infant. JAMA, 2001, 285(6): 709-712.

[17] Liang X, Bi S, Yang W, et al. Epidemiological serosurvey of hepatitis B in China-declining HBV prevalence due to hepatitis B vaccination. Vaccine, 2009, 27(47): 6550-6557.

[18] Liang X, Bi S, Yang W, et al. Evaluation of the impact of hepatitis B vaccination among children born during 1992-2005 in China. J Infect Dis, 2009, 200(1): 39-47.

[19] Lozano R, Naghavi M, Foreman K, et al. Global and

regional mortality from 235 causes of death for 20 age groups in 1990 and 2010: a systematic analysis for the Global Burden of Disease Study 2010. Lancet, 2012, 380(9859): 2095-2128.

[20] Lu FM, Zhuang H. Management of hepatitis B in China. Chin Med J(Engl), 2009, 122(1): 3-4.

[21] Nesheim S, Taylor A, Lampe MA, et al. A framework for elimination of perinatal transmission of HIV in the United States. Pediatrics, 2012, 130(4): 738-744.

[22] Pan CQ, Duan ZP, Bhamidimarri KR, et al. An algorithm for risk assessment and intervention of mother to child transmission of hepatitis B virus. Clin Gastroenterol Hepatol, 2012, 10(5): 452-459.

[23] Pan CQ, Duan Z, Dai E, et al. Tenofovir to prenent hepatitis B transmission in mothers with high viral load. N Engl J Med, 2016, 374(24): 2324-2334.

[24] Rac MW, Bryant SN, McIntire DD, et al. Progression of ultrasound findings of fetal syphilis after maternal treatment. Am J Obstet Gynecol, 2014, 211(4): 426.

[25] Rac MW, Revell PA, Eppes CS. Syphilis during pregnancy: a preventable threat to maternal-fetal health. Am J Obstet Gynecol, 2017, 216(4): 352-363.

[26] Rac MW, Sheffield JS. Prevention and management of viral hepatitis in pregnancy. Obstet Gynecol Clin North Am, 2014, 41(4): 573-592.

[27] Rogozińska E, Kara-Newton L, Zamora JR, et al. On-site test to detect syphilis in pregnancy: a systematic review of test accuracy studies. BJOG, 2017, 124(5): 734-741.

[28] Sarin SK, Kumar M, Lau GK, et al. Asian-Pacific clinical practice guidelines on the management of hepatitis B: a 2015 update. Hepatol Int, 2016, 10(1): 1-98.

[29] Schillie S, Walker T, Veselsky S, et al. Outcomes of infants born to women infected with hepatitis B. Pediatrics, 2015, 135(5): 1141-1147.

[30] Society for Maternal-Fetal Medicine(SMFM). #38: Hepatitis B in pregnancy screening, treatment, and prevention of vertical transmission. Am J Obstet Gynecol, 2016, 214(1): 1-14.

[31] Terrault NA, Lok ASF, McMahon BJ, et al. Update on Prevention, Diagnosis, and Treatment and of Chronic Hepatitis B: AASLD 2018 Hepatitis B Guidance. Hepatology, 2018, 67(4): 1560-1599.

[32] The Society of Obstetricians and Gynaecologists of Canada. No. 342-Hepatitis B and pregnancy. J Obstet Gynaecol Can, 2017, 39(3): 181-190.

[33] Trivedi S, Williams C, Torrone E, et al. National Trends and Reported Risk Factors Among Pregnant Women With Syphilis in the United States, 2012-2016. Obstet Gynecol, 2019, 133(1): 27-32.

[34] US Preventive Services Task Force, Curry SJ, Krist AH, et al. Screening for Syphilis Infection in Pregnant Women: US Preventive Services Task Force Reaffirmation Recommendation Statement, JAMA, 2018, 320(9): 911-917.

[35] Wang FS, Fan JG, Zhang Z, et al. The global burden of liver disease: the major impact of China. Hepatology, 2014, 60(6): 2099-2108.

[36] Wang KD, Xu DJ, Su JR. Preferable procedure for the screening of syphilis in clinical laboratories in China. Infect Dis(Lond), 2016, 48(1): 26-31.

[37] Warszawski J, Tubiana R, Le Chenadec J, et al. Mother-to-child HIV transmission despite antiretroviral therapy in the ANRS French Perinatal Cohort. AIDS, 2008, 22(2): 289-299.

[38] Wiseman E, Fraser MA, Holden S, et al. Perinatal transmission of hepatitis B virus: an Australian experience. Med JAust, 2009, 191(6): 489-492.

[39] Workowski KA, Bolan GA, Centers for Disease Control and Prevention. Sexually transmitted diseases treatment guidelines, 2015. MMWR Recomm Rep, 2015, 64(RR-03): 1-137.

[40] Zash R, Souda S, Chen JY, et al. Reassuring Birth Outcomes With Tenofovir/ Emtricitabine/Efavirenz Used for Prevention of Mother-to-Child Transmission of HIV in Botswana. J Acquir Immune Defic Syndr, 2016, 71(4): 428-436.

[41] Zou H, Chen Y, Duan Z, et al. Virologic factors associated with failure to passive-active immunoprophylaxis in infants born to HBsAg-positive mothers. J Viral Hepat, 2012, 19(2): 18-25.

[42] 慢性乙型肝炎特殊患者抗病毒治疗专家委员会. 慢性乙型肝炎特殊患者抗病毒治疗专家共识: 2015 年更新. 中国肝脏病杂志(电子版), 2015, 7(1): 115-120.

[43] 孙路明, 段涛. 孕期 TORCH 感染产前筛查、诊断和临床咨询. 中国实用妇科与产科杂志, 2011, 27(8): 564-567.

[44] 章锦曼, 阮强, 张宁, 等. TORCH 感染筛查、诊断与干预原则和工作流程专家共识. 中国实用妇科与产科杂志, 2016, 32(6): 535-540.

[45] 郑勤田,杨慧霞.产科学.7版.北京:人民卫生出版社,2018.

[46] 中国肝炎防治基金会,中华医学会感染病学分会,中华医学会肝病学分会.乙型肝炎母婴阻断临床管理流程.中华肝脏病杂志,2017,25(4):254-256.

[47] 中华医学会肝病学会,中华医学会感染病学分会.慢性乙型肝炎防治指南(2015年更新版).中国病毒病杂志,2015,5(6):401-424.

第二十四章 产后出血

产后出血（postpartum hemorrhage，PPH）是分娩期的严重并发症，一直是导致全球范围内的孕产妇死亡的主要原因，目前也仍然是我国孕产妇死亡的首位原因。产后出血常见的严重并发症包括休克、弥散性血管内凝血（DIC）、急性肾衰竭、成人呼吸窘迫综合征、生育力丧失和垂体坏死（Sheehan 综合征）等。产后出血国内发病率为2%～3%，国外发病率为5%，但由于分娩时收集和测量失血量较困难，估计失血量偏少，实际发病率可能更高。

早期正确估计出血量、早期识别产后出血的症状和体征是产后出血诊治的关键。由于临床估计失血量常常偏少；以及由于孕期血容量的增加及血液相对稀释，部分产妇直至大量出血达到总血容量的25%（大约达到或超过 1 500ml）时才会出现心动过速、低血压等临床表现，但此时已经接近失代偿了，因此产后出血的早期正确识别与处理，对于改善产妇结局有着非常重要的实际意义。

第一节 产后出血的定义及
出血量评估

一、产后出血的定义

目前中国产后出血的定义多数采用我国《产后出血预防与处理指南（2014）》中的指导意见，即阴道分娩出血量≥500ml，剖宫产失血量≥1 000ml 时定义为产后出血。严重产后出血是指胎儿娩出后 24 小时内出血量≥1 000ml；难治性产后出血是指经联合使用宫缩剂、持续性子宫按摩或按压等保守措施无法止血，需要外科手术、介入治疗甚至切除子宫的严重产后出血。临床中评估产后出血还包括出血速度，短时间内大量出血，即使

出血量没有达到上述标准，也应列入严重产后出血，例如每分钟出血大于 150ml 应视为严重产后出血。

美国妇产科学会 2017 年更新了对产后出血最新的定义：胎儿娩出后 24 小时内累积出血量达到或超过 1 000mL，或出血伴有血容量减少的症状或体征，不受分娩方式的制约。更新的定义并非意指超过 500ml 但未达到 1 000ml 的产后出血可以忽视或不予处理，仍然强调在出血超过一定量（即阴道分娩出血量≥500ml，剖宫产失血量≥1 000ml）以后，积极对产妇的情况进行全面详尽地评估，考虑出血量增多的原因并进行对因、对症处理。

二、产后出血量的评估

正确估计识别产后出血量的严重程度，对其治疗至关重要，但产后出血常被低估：对出血量的目测估计尤其是大量失血时误差较大，实际出血量往往多于临床估计值；持续少量的出血和隐匿的血肿也容易被忽视。产后出血的绝对值和产后出血量占总血容量百分比的准确计量，在临床实践中一直未能很好解决。妊娠末期总血容量的简易计算方法为非孕期体质量（kg）×7%×（1＋40%），或非孕期体质量（kg）×10%。通常采用的相对准确的出血量估计方法有以下几种：

1. **称重法** 出血量 =（物品用后重量－物品用前重量）/1.05。通常用于阴道分娩时出血计量，应当注意收集所有沾染血的纱布及敷料，以及移除羊水沾染的敷料。

2. **容积法** 根据刻度测量留于集血容器内的血液。

3. **面积法** 根据血液浸润纱布的面积来大致估计出血量，如 10cm×10cm 为 10ml，15cm×15cm 为 15ml。

4. 休克指数法 休克指数＝心率（次/min）/收缩压（mmHg），正常值为 0.5～0.8。休克指数为 1 时，估计失血量为 1 000ml，休克指数 1.5，失血量 1 500ml，休克指数 2.0，失血量约 2 000ml（见表 24-1）。需要说明的是临床中如果通过静脉快速补充液体后休克指数估计出血量可能存在偏移应引起关注。

表 24-1 休克指数预估出血量

休克指数	估计出血量/ml	失血量占总血容量的百分比/%
<0.9	<500	<20
1	1 000	20
1.5	1 500	30
2	≥2 500	≥50

5. 血红蛋白水平测定 血红蛋白每下降 10g/L，出血量为 400～500ml。但是在产后出血的早期，血红蛋白值常不能准确反映实际出血量。有研究显示严重产后出血者（阴道分娩后 2 小时内出血大于等于 1 000ml），产后 2 小时的血红蛋白变化不能准确评估失血量，而产后 24 小时的血红蛋白变化才能较准确反应失血量。

值得注意的是，出血速度以及孕产妇生命体征（如血压、心率、呼吸、尿量、精神状态等）变化，也是反映产后出血量及病情轻重的重要指标。如果患者出血速度 >150ml/min；3 小时内出血量超过总血容量的 50%；24 小时内出血量超过全身总血容量；持续性出血，失血量大于或等于 1 500ml，或出现异常生命体征（心动过速和低血压）时，表明病情严重。

（赵扬玉　刘兴会）

第二节　产后出血病因及高危因素

产后出血最常见的原因包括子宫收缩乏力、生殖道裂伤、胎盘组织残留，较少见的原因还包括胎盘早剥、凝血功能障碍、羊水栓塞、侵入性胎盘或子宫内翻等。常见的原因可概括为"4Ts"：tone（子宫收缩）、tissue（胎盘因素）、trauma（软产道裂伤）及 thrombin（凝血功能障碍）。各种原因可以合并存在，也可以互为因果，见表 24-2。

表 24-2 产后出血的原因及高危因素

原因或病因	对应的高危因素
子宫收缩乏力	
全身因素	产妇体质虚弱、合并慢性全身性疾病或精神紧张等
药物	过多使用麻醉药、镇静剂或宫缩抑制剂等
产程因素	急产、产程延长或滞产、试产失败等
产科并发症	子痫前期等
羊膜腔内感染	胎膜破裂时间长、发热等
子宫过度膨胀	羊水过多、多胎妊娠、巨大儿等
子宫肌壁损伤	多产、剖宫产史、子宫肌瘤剔除术后等
子宫发育异常	双子宫、双角子宫、残角子宫等
产道损伤	
子宫颈、阴道或会阴裂伤	急产、手术产、软产道弹性差、水肿或瘢痕形成等
剖宫产子宫切口延伸或裂伤	胎位不正、胎头位置过低等
子宫破裂	子宫手术史
子宫体内翻	多产、子宫底部胎盘、第三产程处理不当
胎盘因素	
胎盘异常	多次人工流产或分娩史、子宫手术史、前置胎盘
胎盘、胎膜残留	胎盘早剥、侵入性胎盘、多产、既往有胎盘粘连史
凝血功能障碍	
血液系统疾病	遗传性凝血功能疾病、血小板减少症
肝脏疾病	重症肝炎、妊娠期急性脂肪肝
产科 DIC	羊水栓塞、Ⅱ～Ⅲ度胎盘早剥、死胎滞留时间长、重度子痫前期及休克晚期

（赵扬玉　刘兴会）

第三节　产后出血重在预防

尽管根据高危因素可以识别出多数会发生产后出血者，但仍有许多产后出血发生在不具有相关危险因素的产妇，因此无论产妇是否具有产后出血的高危因素，都应当严密关注并监测，预防并及时发现产后出血的发生。

一、重视产前保健

医护人员应当充分认识产后出血的高危因素，

在产前检查时进行仔细评估：不适宜继续妊娠者如子宫剖宫产切口处妊娠等，应及早终止；孕期积极治疗各种合并症及并发症；存在产后出血高危因素的患者，尤其是侵入性胎盘谱系疾病的患者，应充分评估后决定分娩方式与时机，分娩前及时转诊到有输血和抢救条件的医院分娩，做好产后出血的抢救准备。

二、积极管理第三产程

通过积极的管理第三产程可减少产后出血的发生率。管理要点主要包括以下 3 个方面：缩宫素的使用、子宫按摩和脐带牵拉。

1. 预防性应用缩宫素 缩宫素为首选促宫缩药物，效果最好、副反应较少。在头位胎儿前肩娩出后、胎位异常胎儿全身娩出后、多胎妊娠最后一个胎儿娩出后，预防性缩宫素 10U 肌内注射或静脉滴注。

2. 控制性牵拉脐带 胎儿娩出后 1~3 分钟钳夹脐带，有控制地牵拉脐带协助胎盘娩出。仅在接生者熟练牵拉方法且认为确有必要时选择性使用，以免造成子宫内翻。

3. 按摩子宫 胎盘娩出后按摩子宫不作为第三产程预防产后出血的常规推荐措施。接生者应该在产后常规触摸宫底，了解子宫收缩情况，子宫收缩不良时子宫按摩可以减少因宫缩乏力造成产后出血。

三、产后严密监测

产后 2~4 小时是发生产后出血的高危时段，产妇应及时排空膀胱以免影响子宫收缩，医护人员应密切观察产妇生命体征、子宫收缩和阴道失血量的变化。

（赵扬玉　刘兴会）

第四节　产后出血救治思路及多学科团队组建

一、产后出血的救治思路

产后出血的救治应当根据患者的自身状况和导致出血的原因采用个体化的处理措施，包括维持患者生命体征和血流动力学稳定，同时鉴别导致出血的原因后对因处理。产后出血的管理应采用多学科、多方面综合管理的模式。

当产妇出血量较多时（超过 500ml），应及时对产妇的情况进行全面、详尽地评估。子宫收缩乏力是最常见的引起出血的原因，因此应该首先排空膀胱，进行盆腔双合诊的检查，通常在检查宫颈、阴道、外阴和会阴后可以查明或鉴别出血的原因。

（一）子宫收缩乏力

收缩乏力的子宫柔软、收缩差（似沼泽样），或按摩后子宫收缩好转很快又转差。由宫缩乏力引起的产后出血的治疗包括促宫缩药物的使用、按摩子宫、宫腔内压迫（宫内球囊或纱布填塞）、外科手术控制出血（B-Lynch 缝合）、盆腔动脉栓塞以及子宫切除等。通常应首先选用创伤最小的治疗方法，如果失败的话再使用有创治疗。应根据产妇病情、病因、医疗技术条件等综合考虑，个体化制订治疗方案。

1. 促宫缩药物 缩宫素为预防和治疗产后出血的一线药物，常见的二线促宫缩药物有马来酸麦角新碱、卡前列素氨丁三醇以及米索前列醇等。作用机制在于加强子宫收缩、压迫子宫螺旋动脉及减少子宫血供。

（1）缩宫素：10U 肌内注射或子宫肌层或子宫颈注射，以后 10~20U 加入 500ml 晶体液中静脉滴注，给药速度根据患者的反应调整，约 80mU/min。静脉滴注半衰期短（1~6 分钟），需持续静脉滴注。缩宫素大剂量应用时可引起高血压、水中毒和心血管系统副反应；快速静脉注射未稀释的缩宫素，可导致低血压、心动过速和/或心律失常，禁忌使用。因缩宫素有受体饱和现象，故 24 小时总量应控制在 60U 内。

（2）卡贝缩宫素：半衰期长（40~50 分钟），起效快（2 分钟），100μg 单次静脉推注可减少治疗性宫缩剂的应用，其安全性与缩宫素相似。

（3）麦角新碱类：马来酸麦角新碱 0.2~0.4mg 直接肌内注射，按需每隔 2~4 小时可重复用药。可引起短暂但明显的血压上升，禁用于高血压以及有潜在心血管病变者。

（4）卡前列素氨丁三醇：前列腺素 F2α 衍生物（15- 甲基 PGF2α），能引起全子宫协调强有力的收缩。用法为 250μg 深部肌内注射或子宫肌层注射，3 分钟起作用，30 分钟达作用高峰，可维持 2 小时；必要时重复使用，总量不超过 2 000μg。哮喘、心脏病和青光眼患者禁用，高血压患者慎用；副反应常见的有暂时性的呕吐、腹泻等。

（5）米索前列醇：前列腺素 E1 的衍生物，可引起全子宫有力收缩。200～600μg 顿服或舌下给药。但副反应较大，恶心、呕吐、腹泻、寒战和体温升高较常见；高血压、活动性心、肝、肾疾病及肾上腺皮质功能不全者慎用，青光眼、哮喘及过敏体质者禁用。

促宫缩药物的选择应由医护人员按医疗机构和患者的具体情况、药物的适应证及禁忌证做出个体化选择。若患者对一种药物没有明显的宫缩反应和持续性出血，应该尽快采用多种促宫缩药联合用药。当促宫缩药物不能充分控制产后出血时，应及时采取其他干预措施（如填塞压迫或外科技术），同时启动多学科应对团队积极开始复苏。

2. 子宫按摩或压迫法 可采用经腹按摩或经腹及阴道联合按压（一只手置于前穹隆固定子宫前壁，另一只手在腹部按摩压迫子宫）。时间以子宫恢复正常收缩并能保持收缩状态为止，应配合应用宫缩剂。

3. 宫腔填塞术 可有效减少子宫收缩乏力的出血，可根据患者情况和医师的熟练程度选用宫腔水囊压迫或宫腔纱条填塞。水囊放置前先大致估计宫腔的容量；球囊部分插入宫腔后注入无菌生理盐水 250～300ml，不超过 500ml；末端放入宫颈并固定，球囊放置时间 12～24 小时，注意如果胎盘附着于子宫底部伴随宫缩乏力的出血，球囊压迫止血效果欠佳。纱布填塞时将纱布仔细从子宫角的一侧到另一侧，来回叠放压实，避免遗留空腔，其末端通过宫颈内口放置入阴道，填塞物在放置 24～28 小时后取出。宫腔填塞术后应密切动态监测出血量、子宫底高度、生命体征变化、血红蛋白、凝血功能状况，预防感染。

4. 子宫压迫缝合术 在剖腹产的情况下，最常用的压迫止血方法是 B-Lynch 缝合术。应用可吸收线从子宫颈到子宫底缝合，纵向给予宫体压力从而压迫减少出血。针对经典的 B-Lynch 缝合术适用于宫体部及子宫上段收缩乏力的产后出血、而对于子宫下段收缩乏力缺乏有效的问题，发展了许多改良术式，核心要点都在于"在有需

要的地方缝合"。B-Lynch 缝合术后并发症的报道较为罕见，但仍有感染和组织坏死的可能，应掌握手术适应证。

5. 选择性子宫动脉栓塞术 适用于有条件的医院。适应证通常是血流动力学稳定，经保守治疗无效仍持续性缓慢出血的患者。禁忌证包括生命体征不稳定、不宜搬动的患者；合并有其他脏器出血的 DIC；严重的心、肝、肾和凝血功能障碍；对对比剂过敏者。

6. 盆腔血管结扎术 包括子宫动脉结扎和髂内动脉结扎。推荐实施 3 步血管结扎术法：双侧子宫动脉上行支结扎→双侧子宫动脉下行支结扎→双侧卵巢子宫血管吻合支结扎，对于后者可能影响卵巢血液供应而影响卵巢内分泌功能。髂内动脉结扎术手术操作困难，费时且成功率较低，并可伴有术中输尿管误伤及其他并发症，故目前髂内动脉结扎的使用明显减少。

7. 子宫切除术 适用于各种保守性治疗方法无效者，一般为子宫次全切除术，前置胎盘或部分侵入性胎盘子宫颈时可能需行子宫全切除术。在紧急产后子宫切除术的情况下，应该选择最快最安全的手术方法。对子宫切除术后盆腔广泛渗血者，可用大纱条填塞压迫止血并积极纠正凝血功能障碍。

（二）产道损伤的处理

产道的损伤包括外阴、阴道、宫颈、子宫、盆底，甚至阔韧带、盆腔的损伤，可以仅为轻微黏膜撕裂到造成危及生命的出血或血肿。

1. 裂伤及血肿的处理 应当充分暴露手术视野，在良好照明下，充分彻底查明损伤部位，注意有无多处损伤，缝合时注意恢复解剖结构，并应在超过裂伤顶端 0.5cm 处开始缝合，必要时应用椎管内麻醉。发现血肿尽早处理，可采取切开清除积血、缝扎止血或碘伏纱条填塞血肿压迫止血（24～48 小时后取出）。

2. 子宫体内翻 是指子宫体内陷下降，严重时完全通过宫颈。双合诊检查发现子宫颈内或宫颈下方的实性包块，腹部触不到子宫体。阴道分娩中的发病率为 1/20 000～1/3 700，有子宫内翻病史的产妇再次发生的风险增加。针对出血、休克进行支持和治疗的同时，在子宫松弛状态下将内翻子宫体还纳，还纳困难者可在麻醉后还纳。

如果子宫内翻发生在胎盘尚未剥离前，应先复位子宫再分离或剥离胎盘。如经阴道还纳失败，可改为经腹子宫还纳术。还纳后应用促宫缩药物。

3. 子宫破裂 立即开腹行手术修补或行子宫切除术。治疗方案取决于破裂的范围和程度，患者目前的临床状态及其对生育能力的保留愿望。

（三）胎盘因素的处理

胎盘因素导致的产后出血包括胎盘残留和胎盘异常附着等。近年来胎盘异常附着随着剖宫产术后再次妊娠以及高龄孕妇的比例上升而发生率增高，包括前置胎盘（见相应章节）、胎盘粘连、侵入性胎盘等，是导致孕产妇出血及死亡的重要原因。

1. 胎盘残留 在胎盘娩出后，应该对胎盘胎膜进行详细、全面的检查，注意宫腔内是否有残余妊娠附属物。超声检查能够帮助诊断胎盘残留。当确定有胎盘残留时，可徒手或者采用大而钝的刮匙或卵圆钳清除残留组织，动作要轻柔，避免子宫穿孔。有条件的医院可在超声的引导下进行。

2. 侵入性胎盘 是指胎盘部分或全部侵入子宫肌层，不能与子宫壁分离，可引起严重产后出血，甚至危及患者生命的状况。侵入性胎盘的发生与底蜕膜缺陷及胎盘绒毛侵袭力有关，发病危险因素包括子宫手术史特别是剖宫产史和前置胎盘病史等，剖宫产瘢痕妊娠与同一次妊娠侵入性胎盘的发生密切相关。在有前置胎盘和剖宫产史的情况下，妇产科医师应高度临床怀疑侵入性胎盘。产前详细的超声检查是目前的主要诊断方法，MRI 仅作为难以明确诊断时的辅助检查。近年来国内学者提出产前超声检查预测侵入性胎盘凶险程度的评分，对指导基层医院及时转诊及合理术前准备有一定的指导价值。

侵入性胎盘的处理应当包括产前及时细致的诊断，以及建立有组织、多学科的管理团队，并制订分娩计划。包括：

（1）组织有经验的团队（包括血管介入外科、泌尿外科、麻醉科、血库、成人和新生儿重症监护治疗病房，以及护理人员等）和相关资源（包括血制品、手术室、手术器械、监测及抢救设备等）。

（2）正确完整的术前评估及准备：根据影像学以及必要时内镜检查例如膀胱镜等，评估病情严重程度，与团队讨论确定分娩日期、麻醉方式、手术方式，以及具体术前准备内容（包括确定抢救小组人员分工、场地、资源以及与患者沟通等），并监督确保执行。

（3）及时有效的手术：手术方式包括保留子宫手术及胎盘在位子宫切除术，必要时行预防性腹主动脉球囊放置以减少术中出血，应根据术前及术中二次评估情况个体化选择，由于其为有创操作，需要严格掌握指征，避免过度使用。

（4）动态详尽的监测与产后出血的复苏：应密切关注产妇的生命体征，包括动脉血压、中心静脉压、左心室搏动变异幅度、尿量和体温等。根据术中出血量及产妇情况，动态关注实验室检查指标的变化，包括凝血功能、血常规、动脉血气、肝肾功能等，必要时采用血栓弹力图监测凝血功能等。依据孕妇的生命体征、出血量、出血速度以及实验室检查指标等进行产后出血的液体复苏，及时调整复苏时液体的使用方案。

（5）术后管理：根据术中情况进行个体化的术后管理，必要时转入 ICU 进一步监测。

部分侵入性胎盘未能在分娩前得到诊断，如果阴道分娩出现产后出血、胎盘不容易分离，应高度怀疑侵入性胎盘，应立即停止在分娩室再进一步尝试分离胎盘，评估侵入性胎盘的严重程度，做好产后出血复苏、输血和子宫切除等准备，酌情行血管介入栓塞或转移到手术室进一步处理。

（四）凝血功能障碍的处理

各种原因导致的凝血功能障碍都可引发及加重严重的产后出血，严重的出血又可导致凝血功能障碍进一步加重而形成恶性循环，一旦发生凝血功能障碍和 / 或严重产后出血应及早输注凝血物质及抗纤溶药物。产科 DIC 常见病因有胎盘早剥、羊水栓塞、血栓性微血管病、急性肾损伤、急性脂肪肝、重度子痫前期、HELLP（溶血、肝酶水平升高、血小板计数降低）综合征等。

1. 血小板 若产后出血尚未控制时血小板计数低于 $(50\sim75)\times10^9$/L，或血小板计数降低并出现不可控制的出血时，需考虑输注血小板，治疗目标是维持血小板计数在 50×10^9/L 以上。

2. 新鲜冰冻血浆 是新鲜抗凝全血于 6～8 小时内分离血浆并快速冰冻，几乎保存了血液中所有的凝血因子、血浆蛋白、纤维蛋白原。应用剂量为 10～15ml/kg。

3. 冷沉淀 输注冷沉淀主要为纠正纤维蛋白原的缺乏，如纤维蛋白原水平高于 1.5g/L 不必输注冷沉淀。冷沉淀常用剂量为 0.10～0.15U/kg。

4. 纤维蛋白原 输入纤维蛋白原 1g 可提升血液中纤维蛋白原 0.25g/L，1 次可输入纤维蛋白原 4～6g（也可根据患者具体情况决定输入剂量）。

补充凝血因子的主要目标是维持凝血酶原时间及活化凝血酶原时间均 <1.5 倍平均值，并维持纤维蛋白原水平在 1g/L 以上。

二、多学科应对团队的组建

在产后出血，尤其是大量出血或需要进行有创手术操作时，组建一个包含多个学科的应对团队至关重要，应当包括多学科手术团队（通常还包括泌尿外科、血管介入外科等）、产科管理团队、麻醉科、输血科、手术室、成人及新生儿重症医学科以及护理人员等。

多学科应对团队应当分工协作，快速反应，以保证准确、高效地对危重患者进行救治：多学科资深手术医师团队负责手术操作；产科管理团队负责动态监测（包括产妇生命体征、出血量、出血速度、各项检验指标的变化等），并对病情进展做出实时、准确、快速的判断（包括未来半个小时内面临的出血风险和预计出血量等），及时与麻醉团队沟通协调以保证及时有效的复苏治疗，与手术团队沟通以保证及时有效地发现问题或调整手术方式；其他各科室负责完成相应工作，多个学科密切配合以保证上述多维度的救治顺利完成。

（赵扬玉 刘兴会）

第五节 产后出血早期复苏

产妇如果出现或可疑出血过多时，应采取措施确定出血来源止血的同时立即开始复苏。包括失血性休克的早期识别、监测与评估，基本治疗措施包括有效的气道管理、液体复苏、预防及纠正凝血异常以及其他对症治疗等。多学科应对团队应尽早介入参与复苏。

一、失血性休克的早期识别、监测与评估

当可疑产后出血量多时，应当早期识别是否发生失血性休克。失血性休克较早期即代偿期的临床症状可以不典型：患者皮肤或面色苍白、手足发凉、口渴、心动过速、精神紧张、焦虑、注意力不集中、烦躁、呼吸加快、尿量正常或减少等，此时期血压可能正常甚至偏高。

可疑失血性休克即应开始动态严密监测与评估。一般监测指标包括生命体征（血压、脉搏、呼吸、血氧饱和度、体温等）、尿量、皮肤灌注状态和神志状态等。休克指数可用于失血量粗略评估及休克程度分级。血流动力学监测可进行无创的床旁超声检查动态评估心脏功能、血管外肺水、下腔静脉变异度等指标。实验室监测指标包括血常规、动脉血气分析、凝血功能指标（有条件时可用 TEG）、生化指标电解质和肝肾功能等。

二、气道与呼吸管理

保持呼吸道通畅，高流量吸氧（10～15L/min），如果自身不能维持其气道通畅及有效通气，快速诱导麻醉插管（RSI）是保证气道安全的确切方法。

三、循环通路建立与止血复苏

止血复苏（hemostatic resuscitation）强调在大量输注红细胞时，早期、积极的输注血浆及血小板以纠正凝血功能异常（无须等待凝血功能检查结果）。

首选建立有效的外周静脉通道，至少两条大的静脉通道，并尽早建立中心静脉通道。在开始输血之前，可快速补充等渗晶体溶液，过多的晶体液可能导致稀释性凝血功能障碍及增加 ARDS 和 MOF 的发生，最初的晶体液入量是估计失血量的 2 到 3 倍。

一般根据对已有失血量和预估继续失血量评估来确定是否需要输血治疗。持续性出血妇女，失血量大于或等于 1 000ml 或出现异常生命体征（心动过速和低血压）时，应准备立即进行输血。大量血液流失的同时会出现凝血因子的消耗，需要输注浓缩红细胞、血浆、血小板和凝血因子等。浓缩红细胞，新鲜或冰冻血浆，血小板和冷沉淀按照一定比例进行补充治疗。注意如果短时间内出血汹涌即使未达到 1 000ml，也应快速启动备血及输血准备。

大量输血方案（massive transfusion protocol，

MTP）通常指 24 小时内输入大于或等于 10 个单位浓缩红细胞，1 小时内输送 4 个单位浓缩红细胞且需要持续补充，或者全血置换。产后出血的大量输血方案应成为治疗产后出血止血复苏的一部分。目前并无统一的产科大量输血方案，按照国内外常用的推荐方案，建议红细胞∶血浆∶血小板以 1∶1∶1 的比例（如 10U 红细胞悬液＋1 000ml 新鲜冰冻血浆＋1U 机采血小板）或 6∶4∶1 比例输注。

四、预防及纠正凝血功能障碍

（一）氨甲环酸

氨甲环酸是一种合成的赖氨酸类似物，通过抑制纤溶酶、纤溶酶原与纤维蛋白结合，从而抑制纤溶过程。产妇纤溶活性增加，休克或羊水栓塞等并发症纤溶活性更是亢进，限制纤溶亢进应作为产后出血的获得性凝血障碍治疗的第一步。大量研究表明早期使用氨甲环酸能够显著降低产后出血患者的死亡率及开腹手术概率，并且不增加血栓、肾损伤等并发症的风险。一旦产后出血明确应尽早使用氨甲环酸，而不是等候促宫缩药物起效的时间。可首剂 1g（给药时间＞10 分钟），后续 1g 输注持续 8 小时。同时，对于纤维蛋白原减少者，应同时补充纤维蛋白原，联合氨甲环酸和纤维蛋白原的作用，增强止血效力。

（二）纤维蛋白原（FIB）

研究显示 FIB＜2g/L 时发生产后大出血阳性预测价值接近 100%，而 FIB＞4g/L 时不发生产后大出血的阴性预测价值 79%，FIB＜2g/L 是需采取侵入性手段的独立预测指标，发生产后出血时 FIB 至少提升至 2g/L，因此主张早期一次性、大量输注 FIB。

（三）冷沉淀

在 DIC 的妇女中，也应考虑使用冷沉淀纠正凝血功能。当胎盘早剥或羊水栓塞出现 FIB 低时，应尽早使用冷沉淀作为复苏的一部分。

（四）重组因子Ⅶ

如果条件允许，还可以考虑及早应用重组因子Ⅶ（rFⅦa）。rFⅦa 仅在 FIB＞1g/L，血小板＞75×10⁹/L 时发挥药效，使用前需明确患者的凝血状态。但 rFⅦa 不是公认一线治疗药物，只在严重的产后出血及大量输血时，参考本领域专家意见后使用，以减轻病情。

五、早期防治"致死三联征"

大量产后出血休克患者极易出现低体温、酸中毒和凝血功能障碍的"致死三联征"。救治过程注意保温复温，包括去除湿冷衣服、使用加温毯、增加环境温度、输注温热液体等。注意动脉血乳酸等组织酸中毒指标，应用 5% 的碳酸氢钠纠正酸中毒。注意止血复苏各种液体及成分血配比，减少稀释性凝血障碍的发生，及时应用凝血物质及抗纤溶药物纠正凝血功能。

（赵扬玉　刘兴会）

第六节　产后出血输血方案合理性问题

产后出血病因、病情等个体差异大，与创伤性失血常有很大不同，而目前产科患者最佳血液制品替代治疗和输血时机的选择建议，主要限于专家共识性意见，调整后的创伤性失血治疗方案和少数临床报告，是否真正适用于所有的产科出血患者，需要在临床实践中进一步评估、研究及探讨。

一、产科出血特点

1. 妊娠期妇女血容量增加 30%～50%，并且血浆增加（50%）多于红细胞增加（20%～30%），血液呈相对稀释状态，凝血功能增强，抗凝、纤溶功能减弱，产妇常能耐受一定量的失血，而使得早期产后出血难以辨认。

2. 产后出血的主要出血部位在子宫，常常速度快、量大、评估困难、难以迅速止血。

3. **不同原因的产后出血引起凝血功能改变不同**　因子宫收缩乏力、软产道裂伤或胎盘粘连所致的出血与创伤性失血类似，大量失血可导致稀释性凝血病，不宜过早输注血制品及凝血物质；而胎盘早剥、羊水栓塞等因素造成的产后出血则常继发严重而快速的消耗性凝血病，迅速发展为 DIC，造成不良后果，应早期补充血制品和凝血物质。

二、输血方案的制订

目前尚无启动输血时机的统一规定。应综合

患者临床情况（包括失血程度、速度、是否已经止血及后续失血量的预估、是否已经出现失血性休克其他征象如急性缺氧等）、患者血液化验指标，以及各医疗机构具体情况（救治水平、血源的储备情况）做出个体化的输血决定。

1. 浓缩红细胞 通常血红蛋白（Hb）浓度下降到大约 70g/L，或红细胞比容下降到 20% 时，心输出量才有实质性下降。当 Hb＞100g/L 时，输血需求罕见；当 Hb＜70g/L 时，几乎都需要输血。由于急性失血期 Hb 的下降常无法反应真实失血量，不可因此延误输血治疗。如果出血较为凶险且出血尚未完全控制或继续出血的风险较大，可适当放宽输血指征。Williams 产科学（25 版）建议对于正在发生的产科出血，当红细胞比容小于 25% 时，进行快速输血；美国妇产科医师学会（ACOG）指南（2016）提出，出血超过 1 500ml 且持续出血伴生命体征的异常（心动过速和低血压）是启动输血的辅助征象。

医疗机构的救治水平、血源的储备情况也应当充分考虑：对于血源充足的三级医院，出血超过 1 000ml 且仍活动性出血可以考虑启动输血，动态监测、评估病情和输血效果；而对于血源紧张、需要较长时间才能获得血源的基层医院，输血流程应提前启动。

2. 新鲜冰冻血浆 新鲜冰冻血浆含有包括纤维蛋白原在内的所有稳定和不稳定凝血因子，常被用于治疗消耗性或稀释性凝血障碍。

早期输注血浆对止血复苏非常重要，目的是通过早期输注血浆给予促凝物质，避免出现严重的凝血功能障碍。在产后出血没有继发严重而快速的消耗性凝血病时，仅凭经验早期快速输入血浆也会引起稀释性凝血功能异常。

在大量输血时，各国指南通常建议红细胞：血浆按 1：1（10U 悬浮红细胞匹配 1 000ml 新鲜冰冻血浆）输注，以模拟全血替代；也有许多机构建议输注红细胞占更大的比例，按 1.4：1 的比例输注；而英国指南则建议按 6：4 的比例输注。建议大量出血时输入血浆 10～15ml/kg，不超过 30ml/kg，以免引起循环负荷过重及稀释性凝血功能异常。

止血复苏中，开始输血的时机可能比输血制品的比例更加重要：及时开始输血、改善循环，缩短失血性休克的时间，对患者脏器功能保护及改善预后，更具有重要意义。

3. 血小板 除羊水栓塞、胎盘早剥及血小板减少性疾病外，其他原因导致的产后出血，血小板＜75×10⁹/L 不常见。各机构建议输注时机有所不同：我国指南中推荐血小板＜75×10⁹/L 且仍继续出血时输注血小板，而《威廉姆斯产科学（第25 版）》中建议按血小板＜50×10⁹/L 且仍继续出血为输注指征。输注的血小板的红细胞血型最好与受血者相同。ABO 不同型血小板输注与血小板提高效果不佳相关，但是临床止血效果没有明显差异，因此当血小板供应紧张时可以考虑 ABO 不同型血小板的输注。

三、大量输血方案

建立一个合适的大量输血方案（massive transfusion protocol，MTP）可以加快血液制品运输，提高止血复苏的效率。MTP 指在需要紧急大量输血时，按预先制订好的输血成分投递方案，以达患者的预后最大化和血液成分管理的系统化。

MTP 的实施有赖于产科、麻醉科、输血科及检验科等科室团队协作。经临床及麻醉科医生评估，认为需要启动 MTP 后，通知输血科，输血科即刻按照 MTP 自动地、分次、按一定比例投递血液及血制品（包括红细胞、血浆、血小板、冷沉淀和纤维蛋白原，可包括重组活化Ⅶ因子），直至出血控制或患者死亡；同时评估 MTP 疗效，根据检验指标及预测继续出血情况，调整输血内容。通常在输注 4～5U 的红细胞之前不需要启动大量输血方案。

目前产科领域 MTP 主要借鉴于创伤外科的经验，仍缺乏大量输血方案在产科出血应用的相关证据。

四、输血方案效果的评估

输血方案效果的评估主要依据患者临床症状体征改善情况、有无并发症发生，以及血常规和凝血等化验结果。

血栓弹力图（TEG）费时短、可获得凝血全图景，优于传统检验方法，推荐作为大量失血及输血时的指导管理工具。TEG 可全面动态反映从开始凝血至血凝块溶解的全过程，包括凝血因子、血小板、FIB 在这一过程中的作用及纤维蛋白溶解情况，可准确分析导致患者凝血功能障碍的影响因素，从而选择相应的血液制品进行补充纠正。

目前尚无经过验证的采用 TEG 指导产科输血的方案。有研究推荐当凝血反应时间（R）>8.3 分钟或凝血形成时间（K）<2.0 分钟时给予冰冻血浆，凝固角（α）<63.8°时给予冷沉淀或纤维蛋白原，最大振幅（MA）<69.4 分钟时给予血小板，当开口逐渐减小时考虑纤溶亢进。

（赵扬玉 刘兴会）

第七节　产后出血容量管理及监测问题

一、容量复苏策略

产科出血止血复苏的容量复苏策略，主要来源于创伤失血性休克的研究，而产科出血则缺乏相应的研究证据。中国《产后出血预防与处理指南（2014）》中建议止血复苏应当限制早期输入过多的液体来扩容（晶体液不超过 2 000ml，胶体液不超过 1 500ml），允许在控制性低压的条件下进行复苏。

限制性液体复苏，或称为允许性低压复苏，是指在指对于有活动性出血的失血性休克患者，限制液体输入量或输入速度，使机体维持在一个可控的低血压范围，直至彻底止血。限制性液体复苏可达到既适当地恢复组织器官的血流灌注，又不至于过多地扰乱机体的代偿机制和内环境，较常规复苏能在多方面更好地保护机体的功能与恢复。

来自有关创伤失血性休克的研究和指南建议：对非控制性出血性休克患者（有活动性出血），在手术彻底控制活动性出血之前，采取限制容量、允许性低压复苏策略；对出血已控制者，在心肺功能耐受的情况下，进行确定性复苏，以恢复机体有效循环血容量，稳定血流动力学。而对于复苏所需液体及血制品则建议：在无法获得成分血时，对活动性出血的患者可应用等渗晶体液进行扩容治疗；可获得血源时，对活动性出血的患者建议按照 1∶1 使用血浆和红细胞。考虑可能会导致稀释性凝血病的发生，过多的晶体液和胶体液都被建议限制使用。《威廉姆斯产科学（第25

版）》中总结了产科出血的相关研究及帕克兰医院的经验，也建议使用晶体液及血液来进行液体复苏，出血患者生存率较单用血液复苏明显升高。

允许性低压复苏建议目标血压控制在收缩压 80～90mmHg（平均动脉压在 50～60mmHg）为宜。低压复苏时间不宜过长，最好不超过 120 分钟，若允许性低压复苏时间过长，可利用短时间低温（局部）辅助措施，以降低机体代谢，保护重要器官功能。而产科出血止血复苏的应用时机和时限、临界血压选定等，尚待进一步产科的临床研究。

二、止血复苏中容量监测问题

血流动力学监测及一些检验指标是止血复苏的重要容量监测指标，其动态变化更具指导意义。

1. 血流动力学监测　包括无创和有创手段。常用的无创监测方法包括生命体征监测：血压、心率、脉搏、血氧饱和度，尿量、皮肤、神志状态都可以反映局部组织灌注情况。心脏超声和其他无创检测手段可以动态监测每搏输出量（SV）、心输出量（CO）、心脏指数（CI）、左室收缩及舒张末期容积（LEESV 和 LVEDV）、左室射血分数（EF）及 E/A 比值等。

具备条件的救治单元可采用脉搏指数连续心输出量监测（PiCCO）、肺动脉导管（PAC）监测作为有创血流动力学监测方法，用于监测复杂、难治性休克的患者。脉搏指数连续心输出量监测可以监测：① CO、心脏前负荷、全心舒张末期容积（GEDV）、每搏量变异（SVV）、心肌收缩力、全心射血分数（GEF）；②全身血管阻力（SVR）/全身血管阻力指数（SVRI）；③容量性指标，GEDV、胸内血容量（ITBV）和血管外肺水（EVLW）。肺动脉导管监测可以监测右房压（RAP）或中心静脉压（CVP）、右室压（RVP）、肺动脉收缩压（PASP）和肺动脉楔压（PAWP）等。

2. 检验指标监测　胃黏膜 pH 值、乳酸盐、碱剩余和氧供、氧利用（氧摄取率）是判定组织灌流和预后的敏感指标。此外，凝血功能、电解质和肝肾功能指标也可反映局部组织血容量的变化。

（赵扬玉 刘兴会）

第八节 晚期产后出血

晚期产后出血定义为分娩 24 小时后至 12 周内出现的大量出血。发生率大约 1%。

一般认为晚期产后出血在产后 1～2 周发病最为常见，亦有迟至产后 6～8 周发病者。引起晚期产后出血的原因有：胎盘或蜕膜组织残留、子宫复旧不良、胎盘附着部位复旧不良、感染、剖宫产术后子宫切口裂开等，其中胎盘或蜕膜组织残留为最常见和最主要的原因。晚期产后出血也可能是出血性疾病的首发征兆。剖宫产术后晚期出血多发生在术后 2～3 周，常出现大量阴道流血，甚至引起休克。主要原因与术中形成局部血肿、或局部组织感染、愈合不良、甚至坏死有关。

治疗采取对因处理，少至中等量阴道出血者应用广谱抗生素及宫缩剂；如果药物治疗不能控制出血，或怀疑宫内残留问题，则需要进行刮宫术，超声引导下刮宫有助于防止子宫穿孔；剖宫产术后子宫切口裂开轻者可保守治疗，重者需手术治疗。

（赵扬玉　刘兴会）

参 考 文 献

[1] 丰有吉. 妇产科学. 2 版. 北京：人民卫生出版社, 2010.

[2] Cunningham G, Leveno J, Bloom L, et al. Williams obstetrics. 23rd ed. New York: McGraw-Hill, 2010.

[3] Khan S, Wojdyla D, Say L, et al. Who analysis of causes of maternal death: A systematic review. Lancet, 2006, 367(9516): 1066-1074.

[4] 中华医学会妇产科学分会产科学组. 产后出血预防与处理指南（草案）. 中华妇产科杂志, 2009, 44: 554-557.

[5] Burtelow M, Riley E, Druzin M, et al. How we treat: Management of life-threatening primary postpartum hemorrhage with a standardized massive transfusion protocol. Transfusion, 2007, 47(9): 1564-1572.

[6] British Committee for Standards in Haematology, Stainsby D, MacLennan S, et al. Guidelines on the management of massive blood loss. Br J Haematol, 2006, 135(5): 634-641.

[7] Hess JR, Holcomb JB, Hoyt DB. Damage control resuscitation: The need for specific blood products to treat the coagulopathy of trauma. Transfusion, 2006, 46(5): 685-686.

[8] Harris T, Thomas GO, Brohi K. Early fluid resuscitation in severe trauma. BMJ, 2012, 345: e5752.

[9] Leduc D, Senikas V, Lalonde B, et al. Active management of the third stage of labour: Prevention and treatment of postpartum hemorrhage. J Obstet Gynaecol Can, 2009, 31(10): 980-993.

[10] Tunçalp Ö, Hofmeyr GJ, Gülmezoglu AM. Prostaglandins for preventing postpartum haemorrhage. Cochrane Database Syst Rev, 2012, 2012(8): CD000494.

[11] Widmer M, Blum J, Hofmeyr J, et al. Misoprostol as an adjunct to standard uterotonics for treatment of postpartum haemorrhage: A multicentre, double-blind randomised trial. Lancet, 2010, 375(9728): 1808-1813.

[12] American College of Obstetricians and Gynecologists. Acog practice bulletin: Clinical management guidelines for obstetrician-gynecologists number 76, october 2006: Postpartum hemorrhage. Obstet Gynecol, 2006, 108(4): 1039-1047.

[13] Flood KM, Said S, Geary M, et al. Changing trends in peripartum hysterectomy over the last 4 decades. Am J Obstet Gynecol, 2009, 200(632): e631-e636.

[14] 罗方媛, 陈锰, 张力, 等. 难治性产后出血的五种止血手术疗效的比较及止血失败原因分析. 中华妇产科杂志, 2012, 47(9): 641-645.

[15] 种轶文, 张爱青, 王妍, 等. 超声评分系统对胎盘植入凶险预测研究. 中华围产医学杂志, 2016, 19(9): 705-709.

[16] Cengiz H, Yasar L, Ekin M, et al. Management of intractable postpartum haemorrhage in a tertiary center: A 5-year experience. Niger Med J, 2012, 53(2): 85-88.

[17] O'Keeffe T, Refaai M, Tchorz K, et al. A massive transfusion protocol to decrease blood component use and costs. Arch Surg, 2008, 143(7): 686-690.

第二十五章　羊水栓塞的诊治

羊水栓塞（amniotic fluid embolism，AFE）是产科严重致死性并发症。因其罕见，所以大多数医生都没有丰富临床案例处理经验，突然遭遇 AFE 时难免紧张及恐慌。因此，为保证母婴安全，减少 AFE 患者的不良结局，需要广大的产科医护人员重视 AFE 的快速诊断和急救问题。虽然 AFE 罕见，但是 AFE 的大多数临床表现较常见，比如心肺功能衰竭、肺动脉高压（pulmonary artery hypertension，PAH），尤其凝血功能障碍是临床较为常见的情况。所以，对于 AFE 的临床处理应该针对不同个体的临床表现，采取个体化"各个击破"的原则，抢救时需要快速对症处理。保证生命体征平稳是提高孕产妇生存率的关键。近些年来，随着相关学科的快速发展，一些新的诊疗技术包括：治疗 PAH 的靶向药物应用于临床、不同类型的血管活性药物的重新认识、体外膜氧合（extracorporeal membrane oxygenation，ECMO）等有创性血流动力学支持技术的应用等，AFE 的临床救治水平有了一定程度的提高。2016 年美国母胎医学会（Society of Maternal-Fetal Medicine，SMFM）的《羊水栓塞诊断和治疗指南》（简称 SMFM 指南）和 2018 年中国的《羊水栓塞临床诊断与处理专家共识》（简称中国共识）的颁布将会推动这些新的理念和方法的应用。

第一节　羊水栓塞的流行病学特征

羊水栓塞是一种罕见但致死性高的一类疾病。由于缺乏相关诊断标准的国际共识，AFE 的发病率和死亡率的差异很大，根据现有的文献，AFE 的发病率为 1.9/10 万～7.7/10 万，死亡率高达 19%～86%。近年来，由于各相关学科的发展及支持治疗能力的提高，AFE 孕产妇的死亡率已有明显下降。

（杨慧霞　孙伟杰）

第二节　发病机制的探讨

组织病理学上的发现常常能够揭示疾病的发生机制。1926 年，Meyer 最先报道了在产时猝死的产妇肺血管中发现胎儿成分，1941 年病理学家 Steiner 和 Lushbaugh 从 9 名妊娠晚期死亡妇女的肺血管系统中发现了胎儿成分，包括黏蛋白，无定形嗜酸性物质及鳞状细胞，首次将这一疾病定义为 AFE。近几十年来，关于 AFE 的机制研究一直在进行，至今尚未明确。临床研究和动物实验的证据显示，在母体血液循环中发现羊水的有形成分与 AFE 的发病并没有直接的联系。

客观解读尸检结果需全面考虑组织学发现是否反应疾病本身、机体抵御疾病的方式、对治疗是否有效及死亡之后的组织学变化。死于 AFE 者尸检组织学显示：肺脏和子宫组织中肥大细胞增多、CD88 免疫组化染色阳性，支持肥大细胞介导的机体对羊水中的抗原产生类过敏反应的假说，这可能是导致 AFE 的主要机制。AFE 患者体内 C1 酯酶抑制因子活性下降也解释了为什么该疾病罕见。AFE 患者出现的快速、严重心肺功能衰竭像是栓子或机械机制引起的泵衰。而考虑到 AFE 常常合并弥散性血管内凝血（disseminated intravascular coagulation，DIC），把类过敏反应作为 AFE 主要机制，生物学上似乎更有道理。因此，Tamura 等认为：AFE 临床征象可能源于产妇暴露于羊水抗原后的机体的抑制机制失控，从而导致体内异常反应发生。

（杨慧霞　孙伟杰）

第三节　及时识别羊水栓塞

Clark 根据美国国家登记处的数据分析显示，

70% 的 AFE 发生在产程中，11% 发生在阴道分娩之后，19% 发生在剖宫产术中。AFE 也有可能发生于早中孕期、终止妊娠或羊膜穿刺术时，但较罕见。

AFE 的典型表现为三联征，包括突然低氧和低血压及随后出现的凝血障碍，这些往往都与产程和分娩有关。任何女性，在孕期或产后即刻突发心力衰竭或心脏停搏（cardiac arrest，CA）、抽搐、严重呼吸困难或缺氧，尤其是伴随这些症状之后出现凝血障碍，而不能用其他疾病解释，在鉴别诊断时都应考虑 AFE。

典型的 AFE 往往有前驱症状，包括：焦虑、精神状态的改变、激动和厄运感。患者可能会迅速发展为 CA，心室颤动或无脉性室性心动过速。发生于胎儿娩出前者，随着子宫缺氧，电子胎心监护可能显示减速、变异性缺失和心动过缓。

高达 83% 的 AFE 病例存在 DIC。DIC 可能与心肺衰竭同时发生，或者在心肺复苏完成后才表现出来，极少数病例可能仅表现为 DIC。DIC 通常表现为多个部位的出血，包括静脉穿刺或手术部位出血、血尿、鼻黏膜出血、胃肠道出血和阴道出血，其中最多见的是阴道出血。然而，需要鉴别的是由于宫缩乏力导致的产后出血引起的消耗性凝血功能障碍、低血容量性休克救治过程中输液过多导致的稀释性凝血障碍，以及突发心力衰竭之后数小时发生的轻度凝血障碍（不伴有间断出血和低血容量等临床表现），这些情况不能归因于 AFE。AFE 的过度诊断倾向可能导致其他原因引起的原发性出血病例被报告为 AFE。

（杨慧霞　孙伟杰）

第四节　如何诊断羊水栓塞

如前所述，典型的 AFE 通常具备低血压、低氧血症和随后出现的凝血障碍三联征，AFE 的诊断主要是基于这些临床表现（同时排除其他可能原因）。但是，并不是所有的 AFE 都有典型的临床表现，目前尚无国际统一的 AFE 诊断标准和有效的实验室诊断依据。因此，SMFM 指南及中国共识均强调 AFE 是临床诊断，而不再强调实验室证据。中国共识建议的诊断标准如下：

1. 诊断 AFE，需以下 5 条全部符合：

（1）急性发生的低血压或心脏停搏。

（2）急性低氧血症：呼吸困难、发绀或呼吸停止。

（3）凝血功能障碍：有血管内凝血因子消耗或纤溶亢进的实验室证据，或临床上表现为严重的出血，但无其他可以解释的原因。

（4）上述症状发生在分娩、剖宫产术、刮宫术或是产后短时间内（多数发生在胎盘娩出后 30 分钟内）。

（5）对于上述出现的症状和体征不能用其他疾病来解释。

2. 其他原因不能解释的急性孕产妇心、肺功能衰竭伴以下 1 种或几种情况　低血压、心律失常、呼吸短促、抽搐、急性胎儿窘迫、CA、凝血功能障碍、孕产妇出血、前驱症状（乏力、麻木、烦躁、针刺感），可考虑为 AFE。这不包括产后出血但没有早期凝血功能障碍证据者，或其他原因的心肺功能衰竭者。

如果是典型的 AFE，比较容易快速诊断。而对于不典型的 AFE 则需要更为细致的鉴别诊断。在此，必须强调的是，如果出现 CA，应该立即开始高质量的心肺复苏，在救治的过程中综合考虑，再行鉴别诊断。

（杨慧霞　孙伟杰）

第五节　鉴别诊断时需快速评估、综合考虑

鉴别诊断时应首先考虑患者出现的症状和体征，需要从临床表现逐一去鉴别。需要反复强调的是：CA 出现后最重要的不是鉴别诊断，而应是立即开始心肺复苏。因为无论病因如何，立即给予高质量的心肺复苏（有初级心脏生命支持和高级心脏生命支持方案）是救治成功的关键。

出现心肺功能衰竭者，需根据患者的特点，排除可能导致心肺功能衰竭的其他病因，如肺栓塞、子痫、急性心梗、过敏反应或麻醉并发症（随着分娩镇痛的普及，需特别注意）等，这些疾病通常可以根据孕妇的年龄、病史、发病时间及用药情况，在快速评估、综合考虑后通常比较容易"锁定诊断"。如果患者在心肺功能衰竭的同时出现 DIC，则 AFE 的可能性较大。

心肌梗死往往具有高危因素，如高龄、糖尿病、慢性高血压、吸烟、肥胖、血脂异常和既往有冠状动脉疾病史等，化验心肌肌钙蛋白和心电图可以帮助诊断。床边超声心动图可能有助于诊断继发于心肌缺血的心源性休克，或排除围产期扩张型心肌病等情况。

肺栓塞也会导致右心衰竭和 PAH。计算机断层扫描（computed tomography，CT）血管造影或通气灌注扫描可能有助于诊断，但在并发 DIC 时，血栓栓塞不太可能发生。

空气栓塞亦导致急性心肺损害。孕产妇相关的空气栓塞可见于前置胎盘、子宫破裂、徒手剥离胎盘、内倒转术、碎胎术、剖宫产术、人工流产术等情况下。心电图可出现右心负荷增加的改变。中心静脉压可升高，在中心静脉抽到空气有确诊的意义。

麻醉并发症也是在鉴别诊断时需要考虑的，在目前普遍开展分娩镇痛的背景之下，产科麻醉几乎与每一位产妇相关。高位脊髓麻醉可导致呼吸暂停，但不太可能导致心输出量的急剧下降或出血症状。局麻药进入血管可能导致癫痫发作和心血管毒性作用。从药物注射到出现症状之间的时间间隔可能提示或者除外这一诊断。

产妇迅速出现休克或支气管痉挛时尚需鉴别过敏性休克，如果上述症状是在服用已知会引起过敏反应的药物后立即出现，且同时出现荨麻疹等表现应考虑过敏性休克。然而，过敏反应相关的低血压主要是由于血管扩张和血管通透性增加，通常不伴有凝血障碍，心脏功能障碍一般不严重。

抽搐需要鉴别的是癫痫和子痫。癫痫往往有病史，在妊娠后半期新发的抽搐，如果同时合并高血压，最大的可能显然是子痫，但子痫通常不与心肺骤停和急性严重凝血障碍相关。

AFE 在出现 DIC 时易发生产后出血，需要与宫缩乏力、胎盘残留或产道裂伤导致的常见产后血崩（postpartum haemorrhage，PPH，产后出血）相鉴别。如果对出血量估计不足，或救治不及时易发生消耗性凝血功能障碍，但往往出血量与凝血功能障碍的严重程度一致，如果自始至终都没有心肺功能衰竭和低氧的表现，则 AFE 的可能性不大。

AFE 的凝血功能障碍往往在心肺衰竭发生的同时或稍后出现，2017 年美国 ACOG 关于 PPH 的实践公报特别强调产后急性凝血功能障碍的第一位原因是胎盘早剥，其次是 AFE。而临床所诊断的病例很多并不是 AFE，更多的是 PPH 导致的消耗性或稀释性凝血功能障碍。

分娩过程中对出血量的准确估计是个难题，临床医生需要进行培训和采用更科学的方法（称重法、容积法等）准确评估出血量，并及时应用血红蛋白和红细胞比容等进行纠正。另外，PPH 在救治过程中，如果输注晶体或人工胶体过多，而血液制品或凝血物质输注不及时，则易发生稀释性凝血功能障碍。所以，准确评估出血量、限制性的液体输注、及时有效的血液制品及凝血物质（如纤维蛋白原等）输注可以有效减少产后出血处理不当导致的凝血功能障碍。

（杨慧霞　孙伟杰）

第六节　及时应用有价值的辅助检查

建议临床医生更新 AFE 的辅助诊断方法，推荐采用超声心动及血栓弹力图（thromboelastography，TEG）。AFE 的病理生理学机制尚未明确，目前学术界一致认可的是：羊水成分进入母体后导致的最初变化往往是 PAH 及右心衰竭，同时或随后发生 DIC，导致 PPH。在 AFE 的发病初期，准确判断 PAH 及右心衰竭首选超声心动图。超声心动图通常有两种方法，一种是经胸超声心动图（transthoracic echocardiography，TTE），一种是经食管超声心动图（transesophageal echocardiography，TEE）。TEE 是近年被引入并应用于临床麻醉监测的一种超声诊断技术，超声衰减较少，在评价心脏结构与功能方面具有独特的优点，并且可以持续观察，更适用于 AFE 发病初期的诊断。

超声心动的价值之一是可以观察到右心扩大，正常情况下，心脏短轴切面左心室呈"O"型（因左心压力大于右心。室间隔偏向右心室），而 PAH 时，右心压力增加，室间隔偏向左心室，使左心室呈"D"型。超声心动的价值之二是可以较为准确估测肺动脉的压力。以色列麻醉科医生 Shechtman 等在 1999 年报道 TEE 用于 AFE 的早期诊断 PAH 和右心衰竭。随后不断有学者报道在抢救过程中超声心动检查可以看见团状的

"AFE 物质"从下腔静脉移行至右心房和右心室。因此，SMFM 指南及中国共识推荐在 AFE 的最初阶段使用超声心动图。

传统凝血指标主要为血小板计数、纤维蛋白原浓度、凝血酶原时间、活化部分凝血活酶时间和凝血时间。这些检查不够准确、全面，且检测时间较长（45～60 分钟）。TEG 能够对凝血因子、血小板聚集功能及纤维蛋白等进行综合评价，得出的结果更接近体内凝血过程的发生、发展。操作简便，短时间内快速报告结果。因此，推荐在 AFE 的救治过程中使用血栓弹力图，以精准鉴别出血患者的凝血功能状态，指导临床治疗。

TEE 与 TEG 的临床应用对于 AFE 的及时诊治大有裨益，但是，在资源不足的地区，快速、有效的治疗更有价值，切不可为完善诊断而贻误治疗时机。

（杨慧霞 孙伟杰）

第七节 治 疗

一、高质量的心肺复苏尤为重要

心脏停搏（CA）是指心脏泵血功能的突然停止，造成全身血液循环中断、呼吸停止和意识丧失。引发 CA 常见的心律失常类型包括心室纤颤（ventricular fibrillation，VF）、无脉性室性心动过速（ventricular tachycardia，VT）、心室停顿以及无脉性电活动（pulseless electrical activity，PEA），后者并称为电 - 机械分离。CA 本质上是一种临床综合征，是多种疾病或疾病状态的终末表现，也可以是某些疾病的首发症状，常常是心源性猝死的直接首要因素。CA 发作突然，约 10 秒即可出现意识丧失，黄金救援时间为 4～6 分钟。

CA 患者往往预后不良，通常与孕产妇死亡及永久性的神经系统损害相关，因此，早期高质量的心肺复苏和高级心脏生命支持尤为重要。产科医生在诊断 CA 的第一时间需要立即开始救治（自救），同时呼救相关科室（首先是麻醉科）迅速组成有效的抢救团队。不论什么原因导致的 CA 都需要即刻进行高质量的胸外按压恢复循环，气管插管改善缺氧。部分医院有麻醉医生进驻产房，则会为抢救争取时间，如果麻醉科医生不能

够在第一时间到场，则需要产科医生立即开始胸部按压。与非孕妇相似，按压者的手应放在胸骨的下半部分。胸部按压应快速有力，深度至少达到 2 英寸（1 英寸 = 2.54cm），并允许两次按压之间的胸部完全反冲。未分娩的患者最好由助手将子宫侧移，以防止妊娠子宫压迫腔静脉及主动脉从而加剧心肺功能衰竭。血管加压药、抗心律失常药和除颤剂量的使用与非孕妇相同。

AFE 及 CA 都是较为罕见的危急重症，模拟培训可以提高团队救治能力，因此，增加平时团队合作的模拟培训十分必要。

二、合理应用磷酸二酯酶抑制剂

PAH 是一类以肺血管阻力进行性升高为特征的恶性心血管疾病，常因发生右心衰竭而导致死亡，预后差。1990 年以前为 PAH 传统药物治疗时代，主要为一般支持治疗及钙通道阻滞剂治疗，治疗效果并不满意；1990 年以后，PAH 进入新药治疗时代，三大类靶向药物（前列环素及其衍生物、内皮素受体拮抗剂和 5 型磷酸二酯酶抑制剂）陆续问世，1998 年，靶向药物陆续进入临床，改善了 PAH 患者临床症状和运动耐量，使生存率提高。近年来，国内外的学者陆续报道使用前列环素及其衍生物、内皮素受体拮抗剂及磷酸二酯酶（phosphodiesteras，PDE）抑制剂控制 PAH，取得了一定的效果。综合比较这 3 种靶向药物，吸入或静脉用前列环素、吸入一氧化氮在剂量调控、药效持续性合稳定性方面均不及磷酸二酯酶抑制剂米力农（milrnone）静脉滴注。

磷酸二酯酶抑制剂拥有抑制磷酸二酯酶活性的功效，降低第二信使环磷酸腺苷（cyclic adenosine monophosphate，cAMP）或环磷酸鸟苷（cyclic guanosine monophosphate，cGMP）的水解，因而提升细胞内 cAMP 或 cGMP 的浓度，增强心肌收缩力，同时有直接扩张血管的作用。磷酸二酯酶（PDE）抑制剂有多种亚型，每一种亚型存在的部位不同，作用也有所不同，最重要的亚型有两种：3 型（phosphodiesterase type 3 inhibitor，PDE3I）和 5 型（phosphodiesterase type 5 inhibitor，PDE5I）。PDE3I 的主要药物是米力农，以正性肌力为主，兼有扩张血管和降低心率的作用，从而改善心室舒张功能，目前国外学者认为米力农在 AFE 救治

中优于其他药物；PDE5I 的代表药物是西地那非（sildenafil），其可直接扩张肺血管，可以用于治疗 AFE 的 PAH。但是，抢救中口服西地那非难以迅速起效，对于渡过抢救阶段，转运入监护病房的产妇出现持续性 PAH 时，或可应用。

在使用磷酸二酯酶抑制剂时，因其对体循环动脉扩张导致的低血压，可以联合去甲肾上腺素对抗，临床上米力农和去甲肾上腺素联合用药取代了传统的安全范围更小、毒性更大、作用单一的强心苷、罂粟碱和氨茶碱。

但是，国内仅有部分大医院拥有这些靶向药物，大大限制了临床的应用。建议各医院的产房常备米力农和西地那非，利于临床使用。对于短时间内不能使用这些靶向药物的医院，国内学者使用多年的强心苷、罂粟碱和氨茶碱，与米力农一样，都是通过 cAMP- 钙偶联作用，能够非特异的扩张肺动脉和解除支气管痉挛，在不具备米力农的情况下，仍然可以作为抢救 AFE 的药物。

三、合理选择血管活性药物

临床上常用的儿茶酚胺类药物包括：多巴胺、多巴酚丁胺、肾上腺素、去甲肾上腺素、异丙肾上腺素、苯肾上腺素等，前 4 种常用于各种休克的治疗。这些药物对心脏和血管的作用特性取决于受体在不同部位的分布情况和药物对不同受体的激动作用。主要的儿茶酚胺类受体是 α_1、α_2、β_1、β_2、多巴胺受体 $_1$（DA_1）和 DA_2 等。β 肾上腺素受体激动增加体循环阻力（systemic vascular resistance，SVR）和心率而增加心输出量（cardiac output，CO），同时降低血管张力促进肝脾血流。α 肾上腺素受体激动可以收缩血管，增加脑部和冠状血管的灌注压力。DA_1 激动选择性增加肾脏和肠系膜血管扩张，而 DA_2 激动可以引起交感神经末梢释放去甲肾上腺素，抑制催乳素和防止恶心。

肾上腺素可作用于 α_1、α_2、β_1、β_2 受体，主要作用于心肌、传导系统和窦房结的 β_1 和 β_2 受体，加强心肌收缩性及自律性，使室颤易被电复律等。因而作为 CA 治疗的一线药物。但大量应用可能使心肌耗氧量增加，引起心肌缺血和心律失常，甚至心室纤颤，应严格掌握用量。去甲肾上腺素可作用于 α_1、α_2、β_1 受体。更明显作用于

α 受体，通过收缩血管升高血压。多用于液体复苏后、多巴胺使用效果不理想、心肌收缩力还可以但低血压仍然明显时。多巴胺可作用于 DA_1、DA_2、β_1、β_2 受体，增加收缩力和血管阻力。小剂量可促进血管扩张，中等剂量和大剂量主要增加血管阻力。因此，多种类型休克时，被首先考虑，在液体复苏同时或者复苏后立即使用。多巴酚丁胺主要作用于 β_1 受体，可增加心肌收缩力而不增加血管阻力。可引起外周血管扩张、心动过速甚至心律失常。

血管活性药物的临床应用并无统一标准，对不同的患者，同样患者的不同病理时期，不同的医疗条件等需要有具体的分析和判断。通常情况下，选择血管活性药物的关键是需要明确治疗的具体目的：CA 的一线药物为肾上腺素，正性肌力主要是多巴酚丁胺，升高血压主要是去甲肾上腺素和多巴胺。

四、产科处理

若患者未分娩，应迅速分娩。

AFE 很少发生在早孕期和中孕期，绝大多数发生在产程中，此时胎儿多已有存活的能力。原则上讲，产前发生的 AFE CA 抢救 4 分钟后自主呼吸未能恢复者，为减少胎儿缺氧，需要立即终止妊娠，宫口开全者需阴道助产，否则即刻剖宫产。而在 AFE 的抢救过程中往往很难做到，所以，建议各位产科医生在心肺复苏的同时做好剖宫产的准备。对于胎儿已经死亡者，为减少妊娠期增大的子宫对下腔静脉及主动脉的压迫，有时也需要剖宫取胎。

AFE 发生于产后者，产科处理主要是针对 PPH，此时，产科医生面对的一定是"难治性 PPH"。纠正 PPH 可以参照"产后出血预防与处理指南（2014）"。鉴于良好的子宫收缩对于减少 PPH 的重要性，指南及共识均不排除在 AFE 过程中使用子宫收缩药物。可以使用的创伤性较小的方法：双手按摩子宫、子宫填塞和压迫。

在纠正子宫收缩乏力时需要同时查看有无产道裂伤，并除外胎盘残留。查看产道需仔细、严密，包括外阴、阴道、阴蒂周围和会阴。查看胎盘可以使用手法探查宫腔，也可以选择超声检查。手法检查的优点是可以同时取出残留胎盘或积血

块，并可同时双手按压并按摩子宫，减少出血，缺点是增加创伤的风险。超声检查可以避免二次损伤的风险，并可明确胎盘残留的部位及有无植入的可能，有条件者应为首选，但是在超声仪器不能方便使用时，可以直接选择手法检查。

在抢救过程中需要牢记：在凝血物质补充之前，常规的控制 PPH 法通常效果不佳。首先需要的往往是填塞或压迫，切忌反复宫腔操作，造成新的创伤。在保守的治疗方法无效时，需要及时进行子宫切除，在进行子宫切除术前，仍需要纠正 DIC 为前提。指南并不主张预防性子宫切除。

五、纠正弥散性血管内凝血

AFE 时发生的产后出血是弥散性血管内凝血（DIC）所致，出血往往是全方位的，包括整个产道，以及产道以外的地方，比如穿刺部位、鼻黏膜及消化道等。产科处理只是一个方面，更重要的是按照大量输血方案，及时补充成分血和凝血物质。（详见第二十四章　产后出血）在凝血物质补充之前，手术止血效果不佳。

有报道在 AFE 的病例中使用重组活化因子Ⅶ。然而，一些作者认为，AFE 的 DIC 与组织因子水平升高有关，重组活化因子Ⅶ可能导致过度广泛的血栓形成和多器官功能衰竭，因此，中国共识并未推荐，SMFM 指南则建议"在大量输血和外科干预不能止血的情况下，使用这种药物可能被视为最后的手段"。

六、新的技术手段的应用

ECMO 是一种用于治疗严重心肺衰竭的方法，静脉 - 动脉模式体外膜氧合（VA-ECMO）有被用于常规复苏操作难以治愈的 AFE 病例的报道。然而，ECMO 过程中使用抗凝药物可能会加重凝血障碍伴活动性出血患者的出血。因此，在 AFE 的治疗中不常被推荐。SMFM 指南中并未推荐，中国共识则建议在初步复苏无效的情况下可以考虑应用。

主动脉球囊反搏（intra-aortic balloon pump，IABP）技术是由动脉系统植入一根带气囊的导管至降主动脉内左锁骨下动脉开口远端，进行与心动周期相应的充盈扩张和排空，使血液在主动脉内发生时相性变化，从而达到治疗目的。是一种

重要的心室机械辅助装置，通过反搏这一过程改善心肌氧供 / 氧耗之间的平衡。用于多种原因所致的心衰及心源性休克。有报道将 IABP 技术用于 AFE 病例的救治。"中国共识"则建议在初步复苏无效的情况下可以考虑应用。

七、成功复苏后的脏器保护

CA 成功复苏后的治疗至关重要。复苏后血流动力学不稳定很常见，可能需要继续给予液体复苏、血管活性药和正性肌力药物。其目的是维持平均动脉压 65mmHg。

产后发热可能加重脑缺血再灌注损伤，应积极治疗。美国心脏协会（American Heart Association）建议亚低温治疗（将患者冷却至 32℃ 至 34℃ 之间的温度，持续 12～24 小时），以改善神经系统预后，并降低 CA 后的死亡率。最近的一项研究发现，在接受亚低温治疗的 CA 幸存者中，目标温度为 33℃ 到 36℃ 之间，预后并无差异。目前的指南建议针对 CA 患者的体温管理，目标温度 32℃ 到 36℃ 之间。因担心增加出血的风险，SMFM 共识建议对于没有表现出明显 DIC 和出血的患者，应考虑治疗性低温。目标温度为 36℃（而不是可能增加出血风险的更低的温度）。

高氧也会加重缺血再灌注损伤，美国心脏病协会建议：应避免在 CA 复苏后给予 100% 氧气。吸入的氧分应保持脉搏血氧值在 94%～98%，以上救治策略需要多学科团队共同讨论后决定。

（杨慧霞　孙伟杰）

第八节　在关键节点及时交代病情并签字

AFE 的预后可能很差，甚至部分患者发生死亡，因此需要及时交代病情。虽然 AFE 的抢救需要快速组建一个多学科团队来完成，但是有些事情必须靠产科医生自己完成，其中就包括向家属交代病情，通常有几个节点需要交代病情：

第一个节点是诊断 AFE 的第一时间，往往表现为 CA 或心肺衰竭，需要明确告知家属 AFE 的表现及不良预后，如果需要剖腹探查，尚需手术知情同意。第二个节点是抢救效果不满意，病情急转直下时，需要告知家属病情的变化，对不良

的预后有心理准备。第三个节点是抢救成功转至监护病房时。虽然暂时抢救成功，后边还有多脏器功能衰竭的风险。

交代病情需言简意赅，近年来，由于产科工作者及媒体的宣传作用，公众对 AFE 的不良预后是有所了解的，通常会配合医务人员的抢救。对于不能配合的家属，需要及时请相关法律人士介入。

（杨慧霞　孙伟杰）

第九节　争议问题需要更多的证据来解决

AFE 的诊治过程仍有很多的争议点，主要包括：AFE 的病理生理机制；典型与非典型病例的诊断；液体管理；纠正 PAH 药物的选择；糖皮质激素、肝素及宫缩剂的使用；子宫切除与否等问题。

这些问题之所以有争议，主要在于证据不足，比如肝素的应用和糖皮质激素的应用；另一个原因是某些药物，比如特异性降低 PAH 的药物（如内皮素受体拮抗剂、一氧化氮和磷酸二酯酶（PDE）均不是医院的常备药物。对于证据不足的争议点，需要相关研究人员设计并完成相关研究，为临床处理提供依据。而对于有用但临床不常备的药物，近期只能根据国情、院情在有限的条件下选择可用的药物，但是，远期则需要医院领导的高度重视，在产房常备特异性降 PAH 的药物，如米力农和西地那非。

AFE 是一种罕见但常常致命的疾病。过去几十年中，产妇和围产儿死亡率似乎有所下降，这可能是因为产科急救水平的提高，也有可能是因为 AFE 的过度诊断。无论如何，对于临床高度怀疑的病例，快速开始治疗是至关重要的。

AFE 的抢救包括心肺复苏、呼吸循环衰竭的纠正、凝血功能异常的纠正及抢救成功后各个器官系统的保护等，每一项都是专业性极强的工作，好比"满汉全席"，团队合作十分重要。产科医生抢救的同时快速组建一个多学科团队，而且，团队处理贯穿始终。临床医生需要重视孕产妇的 AFE 问题，平时多演练，在发生 AFE 后，首先需要自救，并迅速组织多学科团队共同管理。另外，需要关注相关学科的发展。把新的技术手段应用于 AFE 的救治过程中。

（杨慧霞　孙伟杰）

参 考 文 献

[1] Society for Maternal-Fetal Medicine（SMFM）. Amniotic fluid embolism: diagnosis and management Am J Obstet Gynecol, 2016, 215（2）: B16-B24.

[2] 中华医学会妇产科学分会产科学组. 羊水栓塞临床诊断与处理专家共识（2018）. 中华妇产科杂志, 2018, 53（12）: 831-835.

[3] Tamura N, Farhana M, Oda T, et al. Amniotic fluid embolism: Pathophysiology from the perspective of pathology. J Obstet Gynaecol Res, 2017, 43（4）: 627-632.

[4] Clark SL, Hankins GD, Dudley DA, et al. Amniotic fluid embolism: Analysis of the national registry. Am J Obstet Gynecol, 1995, 172（4 Pt 1）: 1158-1169.

[5] Fitzpatrick KE, Tuffnell D, Kurinczuk JJ, et al. Incidence, risk factors, management and outcomes of amniotic-fluid embolism: a population-based cohort and nested case-control study. BJOG, 2016, 123（1）: 100-109.

[6] Conde-Agudelo A, ROMERO R. Amniotic fluid embo-lism: an evidence-based review. Am J Obstet Gynecol, 2009, 201（5）: 445.

[7] Steiner PE, Lushbaugh CC. Pulmonary Embolism by Amniotic Fluid. JAMA, 1941, 117（15）: 1245-1254.

[8] Ecker JL, Solt K, Fitzsimons MG, et al. Case 40-2012. A 43-year-old woman with cardiorespiratory arrest after a cesarean section. N Engl J Med, 2012, 367（26）: 2528-2536.

[9] American College of Obstetricians and Gynecologists. ACOG Practice Bulletin No. 183: Postpartum Hemor-rhage. Obstet Gynecol, 2017, 130（4）: e168-e186.

[10] Natrella M, Di Naro E, Loverro M, et al. The more you lose the more you miss: accurary of postpartum blood loss visual estimation. A systematic review of the litera-ture. J Matern Fetal Neonatal Med, 2018, 31（1）: 106-115.

[11] 经食管超声心动图临床应用中国专家共识专家组. 经

食管超声心动图临床应用中国专家共识. 中国循环杂志, 2018, 33(1): 11-23.

[12] Shechtman M, Ziser A, Markovits R, et al. Amniotic Fluid Embolism: Early Findings of Transesophageal Echocardiography. Anesth Analg, 1999, 89(6): 1456-1458.

[13] Maack KH, Munk K, Dahl K, et al. Right heart masses demonstrated by echocardiography in apatient with amniotic fluid embolism during labour. Acta Aneasthesiol Scan, 2018, 62(1): 134-137.

[14] 乔磊, 华绍芳. 血栓弹力图在高危妊娠中的研究进展. 国际妇产科学杂志, 2017, 44(1): 60-63.

[15] 中国研究型医院学会心肺复苏学专业委员会. 2016 中国心肺复苏专家共识. 中华灾害救援医学, 2017, 5(1): 1-23.

[16] Feneck R. Phosphodiesterase inhibitors and the cardiovascular system. Continuing Education in Anaesthesia Critical Care & Pain, 2007, 7(6): 203-207.

[17] Pofi R, Gianfrilli D, Badagliacca R, et al. Everything you ever wanted to know about phosphodiesterase 5inhibitors and the heart(but never dared ask): How do theywork?. J Endocrinol Invest, 2016, 39(2): 131-142.

[18] Franchini M, Manzato F, Salvagno GL, et al. Potential role of recombinant activated factor VII for the treatment of severe bleeding associated with disseminated intravascular coagulation: a systematic review. Blood Coagul Fibrinolysis, 2007, 18(7): 589-593.

[19] Nielsen N, Wetterslev J, Cronberg T, et al. Targeted Temperature Management at 33℃ versus 36℃ after Cardiac Arrest. N Engl J Med, 2013, 369(23): 2197-2206.

[20] Callaway CW, Donnino MW, Fink EL, et al. Post cardiac arrest care: 2015 American Heart Association guidelines update for cardiopulmonaryresuscitation and emergency cardiovascular care. Circulation, 2015, 132(Suppl 2): S465-S482.

第二十六章　瘢痕子宫相关的产科问题

第一节　中国瘢痕子宫妊娠流行病学特征

导致瘢痕子宫主要原因为剖宫产、子宫肌瘤剔除术、宫角妊娠切除术，其中以剖宫产史常见。近年来，全球的剖宫产率呈上升趋势；调查结果显示，中国剖宫产率为 36%～46%，存在地域上的差异。随着我国两孩政策出台，瘢痕子宫患者再次妊娠发生率增加，且其中高龄妊娠、IVF、多胎妊娠发生率升高。瘢痕子宫再次妊娠率升高。瘢痕子宫再次妊娠增加了瘢痕处妊娠发生率（cesarean scar pregnancy，CSP）。据统计 CSP 的发生率为 1:2 216～1:1 800，占有剖宫产史妇女的 1.15%，占有前次剖宫产史妇女异位妊娠的 6.1%。瘢痕子宫妊娠可以增加围产期感染、前置胎盘、侵入性胎盘、子宫破裂、产后出血、孕产妇死亡等不良妊娠结局发生率，瘢痕子宫妊娠属于严重高危妊娠之一，是妇产科医师值得关注的临床问题。

（陈敦金　张慧丽）

第二节　TOLAC 与 VBAC 指征以及分娩过程中需注意的问题

瘢痕子宫再次妊娠孕妇以往多以选择性再次剖宫产（selective repeat cesarean section，ERCS）终止妊娠，但近年来资料显示，瘢痕子宫再次妊娠选择性再次剖宫产术的难度及产后出血风险增加，危及母婴的安全；而剖宫产术后再次妊娠阴道试产（trial of labor after cesarean section，TOLAC）成功率为 60%～80%、子宫破裂发生率＜1%，实践证明瘢痕子宫再次妊娠 TOLAC 是可行，但一旦发生子宫破裂，孕妇输血率、子宫切除

率和围产儿发病率、死亡率明显增加。所以，对瘢痕子宫再次妊娠的孕妇提倡阴道分娩同时，应严格把握好 TOLAC 指征，以防子宫破裂、产后出血，预防严重不良妊娠结局。瘢痕子宫再次妊娠阴道试产适应证：首先应充分告知孕妇及家属 TOLAC 风险，此为是 TOLAC 的必要条件；由于 TOLAC 有子宫破裂风险，开展 TOLAC 的医疗机构应具备紧急剖宫产、以及紧急子宫切除条件；此外，开展 TOLAC 前，应对前次手术方式进行仔细了解、对此次妊娠是否具备新的剖宫产指征等多种因素进行综合评估。在分娩过程中密切观察，确保分娩安全；对不具备阴道试产条件者，择期剖宫产，或者转运患者至有条件的医疗机构。

一旦孕妇选择 TOLAC 后，应注意时刻动态评估和观察。有引产指征的孕妇可考虑使用水囊促子宫颈成熟、小剂量缩宫素引产，对瘢痕子宫再次妊娠阴道试产患者，多不建议使用前列腺素类药物（如米索前列醇）促子宫颈成熟。如引产≥8 小时仍未临产应再次评估是否适合阴道分娩，并再次与家属交代病情，必要时中转剖宫产。孕妇一旦进入产程应提前备血，开放静脉通道，必要时留置尿管，做好紧急手术准备。进入第一产程，重点观察产妇是否存在子宫破裂的情况，观察子宫瘢痕疼痛情况、宫缩强度、持续时间、血尿等，持续胎心监护，监测生命体征，必要时超声检查子宫瘢痕情况。若产程进展缓慢，需要缩宫素静脉滴注加强宫缩时，尽量使用小剂量；当产程停滞或胎头下降停滞时，可放宽剖宫产指征；适当缩短第二产程，禁止加腹压，必要时可行会阴侧切、胎头吸引、产钳等阴道助产，助产前需排除先兆子宫破裂；当试产过程中发现胎心异常、先兆子宫破裂或子宫破裂等征象时应实施紧急剖宫产，尽快娩出胎儿，手术中请新生儿科医师到场协助抢救新生儿。第三产程中，胎盘娩出后注意按摩子宫，

孕妇应持续心电监护。若发生产妇烦躁、心率增快、血压下降等情况，密切观察宫缩及出血情况，应警惕子宫破裂及产后出血，产后监测血红蛋白、红细胞比容变化情况，必要时进行阴道检查或盆腔超声检查。产程中选择分娩镇痛时，可早期采用、具体方案由麻醉科医师制订，尽量通过最小的剂量达到最佳的镇痛效果，采用分娩镇痛时，有增加第二产程延长和手术助产的风险。

（陈敦金　张慧丽）

第三节　子宫瘢痕处妊娠临床处理中的困惑

两孩政策放开，瘢痕子宫再次妊娠率升高，CSP 妊娠发病率升高。CSP 诊断：主要依靠病史、症状、体征、影像学检查；病史询问主要了解子宫手术病史；当剖宫产产妇术后切口愈合不良、子宫瘢痕憩室形成时、≥50% 再次妊娠时可发生瘢痕处妊娠；由于瘢痕处妊娠患者子宫破裂发生前或者阴道出血前，往往无临床症状与体征，为提高瘢痕处妊娠诊断早期诊断率，孕 12 周前影像学检查，十分重要；当超声检查不能完全确诊或者考虑瘢痕妊娠合并其他盆腔异常时，MRI 有助于进一步确诊；目前辅助检查诊断 CSP 及分型主要依据超声指标进行判断，妊娠囊外子宫肌层厚度，是否向膀胱方向凸出，血流信号是否丰富等方面分成 I、II、III 型。目前，对 CSP 的治疗临床上没有统一标准，除了药物治疗、传统清宫手术、切除子宫等，还有介入栓塞后清宫、超声聚焦、腹腔镜或经腹子宫瘢痕切除后修补等几种新的方式。结合患者个体情况选择最适合的治疗方式也是当前急需解决的难题。近年来，针对 I、II、III 型 CSP 继续妊娠的临床观察也取得了一定进展。研究发现 CSP 患者的产后出血发生率明显增加。

（陈敦金　张慧丽）

第四节　瘢痕子宫再次妊娠患者亟待研究的内容

剖宫产是瘢痕子宫最常见原因，剖宫产作为一种解决难产的方法在各级医院已相当普及。在剖宫产率提高的同时，瘢痕子宫育龄妇女所面临的问题也越来越多。

1. 关于剖宫产子宫瘢痕缺损（PCSD）的诊断和治疗，国内外无统一的标准和指南，需大样本的随机对照试验等循证医学证据。

2. 关于瘢痕子宫再次妊娠的相关问题，如瘢痕子宫再次妊娠的最佳分娩时间等，仍需随机对照试验等进一步研究。

3. 关于 CSP 该如何诊断、分型及处理。

（陈敦金　张慧丽）

第五节　侵入性胎盘性疾病

侵入性胎盘（placenta accreta）是指胎盘绒毛异常侵入子宫肌层，实际上是一种侵入性胎盘异常疾病（placenta accreta disorder），近年来国外将侵入性胎盘称为 placenta accreta spectrum（PAS）。根据胎盘侵入深度，又可分为胎盘粘连（placenta adherence，绒毛侵入子宫浅肌层），植入性胎盘（placenta increta，绒毛侵入子宫深肌层）和穿透性胎盘（placenta percreta，绒毛穿透子宫肌壁达浆膜层、甚至侵入子宫比邻器官）；根据侵入面积可分为：部分侵入性胎盘（胎盘部分植入子宫肌层）（partial placenta accreta）和完全侵入性胎盘（整个胎盘均植入子宫肌层）（complete placenta accreta）。

一、侵入性胎盘性疾病高危因素

剖宫产史是最常见的高危因素。有剖宫产史的妇女再次妊娠时前置胎盘的发生率较无剖宫产史者升高（分别为 2.54% 和 0.44%）；有剖宫产史的前置胎盘患者中，发生侵入性胎盘的比例也高于无剖宫产史者（分别为 38.2% 和 4.5%）；其他因素有孕妇年龄≥35 岁、既往子宫穿孔史、人工流产≥2 次、分娩次数≥2 次、既往有胎盘粘连病史。

二、侵入性胎盘性疾病分娩前诊断

侵入性胎盘诊断主要依据病史（高危因素）、症状、体征及辅助检查。但侵入性胎盘患者的临床症状和体征在分娩前较为少见，因此侵入性胎盘的分娩前诊断主要依靠临床的高危因素结合彩色多普勒超声和 / 或磁共振成像（magnetic resonance imaging，MRI）进行影像学检查，最终确诊需要根据手术中或分娩时所见或分娩后的病理学诊断。

三、侵入性胎盘性疾病患者手术治疗

目前侵入性胎盘分娩孕周选择仍有争议，推荐妊娠34～37周分娩，可以改善母儿结局。侵入性胎盘患者多为剖宫产分娩，尤其合并前置胎盘和/或合并其他剖宫产指征者。腹壁切口可个体化选择，考虑腹腔严重粘连和/或需要腹腔其他操作的患者宜选择腹部纵切口，方便腹腔探查与手术操作。子宫切口依胎盘附着位置而定，原则上应避开胎盘或胎盘主体部分。

（一）麻醉方式

应由具有产科麻醉经验的医师进行操作。麻醉方式可以为硬膜外阻滞、腰硬联合麻醉和全身麻醉，具体方式应根据患者胎盘侵入程度、估计出血量、手术治疗方案及手术时间综合考虑。因侵入性胎盘患者出血量多达1 000～8 000ml，低血压及凝血功能障碍增加脊椎硬膜外血肿风险，宜选择全身麻醉，或手术过程中将局部麻醉改为全身麻醉较为安全，且便于扩大手术范围和延长手术时间。

（二）防治产后出血的措施

血管阻断术、子宫压迫缝合术和宫腔填塞等为防治产后出血的辅助方法。

1. 血管阻断术 目的是防治侵入性胎盘患者严重产后出血。主要采用髂内动脉结扎、子宫动脉结扎、双侧髂内动脉栓塞术（internal iliac artery embolization，IIAE）、双侧子宫动脉栓塞术（uterine artery embolization，UAE）和腹主动脉下段阻断术。髂内血管结扎、子宫动脉上行支结扎简便，可避免X射线暴露，可减少40%～70%的盆腔血液供应，但有效率只有40%～70%。因此近年来逐渐被IIAE、UAE以及腹主动脉下段阻断术取代，但在缺乏血管栓塞介入设备的医院，血管结扎对治疗盆腔广泛出血仍是值得考虑的方法。腹主动脉下段阻断术操作难度较大，目前仅有个案报道。选用何种方法应综合考虑患者的具体情况、各方法的治疗效果、并发症、对胎儿的影响以及医院实际水平进行个体化选择。

2. 子宫压迫缝合（uterine compression suture，UCS） UCS已经广泛用于产后出血的

治疗。胎盘侵入面积比较局限，或侵入性胎盘局部病灶切除术，和/或胎盘剥离面出血时行局部缝扎有较好疗效。

3. 宫腔填塞（uterine tamponade） 宫腔填塞包括纱布填塞及球囊填塞。适用于胎盘侵入面积较小、胎盘剥离面出血者。宫腔纱布填塞是一种传统方法，其缺点是不易填紧，且因纱布吸血而易发生隐匿性出血。子宫球囊填塞是对宫腔纱布填塞的改良和发展，使用简便，近年来使用较为广泛，但价格较高。纱布与球囊取出时间为放置24～48小时后，无活动性出血，情况稳定。无论采用何种填塞方法，应预防性使用抗生素。

（三）子宫切除

1. 指征 子宫切除已成为治疗侵入性胎盘患者合并产后出血的主要措施。由于胎盘血液循环达700ml/min（500～1 200ml/min），当未行子宫血管阻断时，徒手剥离胎盘，可增加不必要的出血。

当患者有下列情况时应行子宫切除术：①产前或产时子宫大量出血，保守治疗效果差；②保守治疗过程中出现严重出血及感染；③子宫破裂修补困难；④其他因素需切除子宫。子宫膀胱腹膜反折粘连紧密或子宫前壁胎盘侵入严重甚至累及膀胱，导致粘连无法分离者，应注意分清膀胱与子宫。但由于子宫切除将使患者永久丧失生育能力，所以子宫切除应根据病情及患者意愿个体化考虑。

2. 双侧输尿管支架置管 可降低手术中输尿管损伤、入住重症监护病房＞24小时、输血量≥4U红细胞、凝血功能障碍，以及早期再次手术的风险，尤其对可疑膀胱植入者，可在膀胱镜下观察植入膀胱的程度。但输尿管支架置管增加患者血尿、腰腹痛及尿路刺激症状等并发症发生率。因此，手术前输尿管支架置管应根据患者病情，权衡利弊。

（四）器官损伤的处理

1. 膀胱损伤 穿透型侵入性胎盘患者，有可能发生胎盘侵及膀胱后壁甚至穿透膀胱。行剖宫产术时，膀胱损伤的机会极大。加之子宫下段创面糟脆，层次不清，难以分辨膀胱损伤，必要时请泌尿外科医师协助手术。建议经尿管注入300～400ml含亚甲蓝的生理盐水，使膀胱充盈，仔细检查是否有亚甲蓝液漏出，发现损伤，及时修补。

2. 输尿管损伤 由于胎盘前置状态和侵入性胎盘，子宫下段明显增宽，在子宫切除时应避免损伤输尿管。子宫切除、大出血控制后，仔细检查双侧输尿管蠕动情况，发现异常时，请泌尿外科医师协助处理，子宫术前行输尿管置管可降低输尿管损伤。

（五）中孕期侵入性胎盘引产的处理要点

1. 终止妊娠的方式包括剖宫取胎术、子宫局部病灶切除及修补术、乳酸依沙吖啶（又名利凡诺）羊膜腔内注射引产术、米非司酮配伍前列腺素引产术。目前，剖宫取胎术和子宫局部病灶切除及修补术报道的病例数相对较多。乳酸依沙吖啶羊膜腔内注射引产术和米非司酮配伍前列腺素引产术的报道极少。为减少大出血等严重并发症以及保障强有力的救治力量，推荐行择期剖宫取胎术或子宫局部病灶切除及修补术。术前24～48小时内先行双侧子宫动脉栓塞术（UAE）（也可放置腹主动脉或髂内动脉球囊），能有效减少术中出血。

2. 已诊断或可疑诊断为胎盘前置状态伴侵入者，若要求终止妊娠，应该转诊到具备行开腹子宫切除术或子宫动脉栓塞术条件，且有救治产后大出血经验的医院。

3. 一旦决定终止妊娠，无须等待，尽快手术；如患者出现活动性阴道流血，应立即终止妊娠。

4. 必要情况下切除子宫

（1）当发生术中或引产后大出血，手术创面止血困难，生命体征难以维持时，为了孕产妇的生命安全，建议当机立断即刻行子宫次全切除术；若病灶累及子宫颈则需行子宫全切除术。

（2）当残留的胎盘继发感染危及孕产妇生命安全、且无法及时经阴道取出时，建议行子宫全切除术，清除感染灶。

（3）子宫发生严重损伤难以修补时，建议行子宫次全切除术。

（六）侵入性胎盘患者保守性治疗措施 - 胎盘原位保留

1. 方法及指征 胎盘原位保留（leaving the placenta in situ）的目的是保留生育功能、减少产后出血量和手术并发症。适应证为产后患者出血量少、生命体征平稳，且满足以下条件者：

（1）患者要求保留生育功能。

（2）具备及时输血、紧急子宫切除、感染防治等条件。

（3）术中发现侵入性胎盘，但不具备子宫切除的技术条件，可在短时间内安全转院接受进一步治疗者。胎盘原位保留处理前应充分告知患者：20%～30% 的胎盘原位保留者在保守治疗过程中因感染、晚期产后出血须行子宫切除。胎盘原位保留的处理方式主要有：

1）部分胎盘和 / 或部分子宫壁切除，然后行子宫缝合和 / 或子宫重建。

2）胎盘原位保留，部分侵入性胎盘或完全性侵入性胎盘均可以行胎盘原位保留，后期药物治疗或再次手术。

2. 其他问题

（1）感染监测与抗生素使用：胎盘保守治疗患者不建议按常规剖宫产术预防性感染。抗生素使用时间、药物选择应依据患者实际情况处置。

（2）化疗药物：甲氨蝶呤曾经作为侵入性胎盘患者保守治疗的辅助用药。但甲氨蝶呤的剂量、治疗周期、治疗效果等尚不明确，且存在化疗不良反应，近期文献认为甲氨蝶呤治疗不能改善侵入性胎盘患者的结局。

（陈敦金 张慧丽）

参 考 文 献

[1] Li HT, Luo S, Trasande L, et al. Geographic variations and temporal trends in cesarean delivery rates in China, 2008-2014. JAMA, 2017, 317（1）: 69-76.

[2] Wang X, Hellerstein S, Hou L, et al. Caesarean deliveries in China. BMC Pregnancy Childbirth, 2017, 17（1）: 54.

[3] 中华医学会妇产科分会计划生育学组. 剖宫产术后子宫瘢痕妊娠诊治专家共识（2016）. 中华妇产科杂志, 2016, 8（51）: 568-572.

[4] Wilson-Leedy JG, DiSilvestro AJ, Repke JT, et al. Reduction in the cesarean delivery rate after obstetric care consensus guideline implementation. Obstet Gyncol,

2016，128（1）：145-152.

[5] 中华医学会妇产科分会产科学组. 剖宫产术后再次妊娠阴道分娩管理的专家共识（2016）. 中华妇产科杂志，2016，51（8）：561-564.

[6] Tsakiridis I，Mamopoulos A，Athanasiadis A，et al. Vaginal Birth After Previous Cesarean Birth：A Comparison of 3 National Guidelines. Obstet Gynecol Surv，2018，73（9）：537-543.

[7] Committee on Practice Bulletins-Obstetrics. Practice Bulletin No. 184：Vaginal Birth After Cesarean Delivery. Obstet Gynecol，2017，130（5）：e217-e233.

[8] 中华医学会计划生育学分会. 剖宫产后中期妊娠胎盘前置状态伴植入终止妊娠的专家共识. 中华妇产科杂志，2018，53（9）：585-589.

[9] 汪志辉，周冬梅，李剑琦，等. 剖宫产术后子宫瘢痕妊娠干预治疗与期待治疗效果分析. 中国实用妇科与产科杂志，2019，2（35）：311-313.

[10] 贺芳，李剑琦，唐小林，等. 剖宫产术后子宫瘢痕妊娠期待治疗 11 例临床分析. 中华妇产科杂志，2017，9（52）：594-599.

[11] Jauniaux E，Silver RM，Matsubara S. The new world of placenta accreta spectrum disorders. Int J Gynecol

Obstet，2018，140（3）：259-260.

[12] Jauniaux E，Chantraine F，Silver RM，et al. FIGO consensus guidelines on placenta accreta spectrum disorders：Epidemiology. Int J Gynecol Obstet，2018，140（3）：265-273.

[13] 中华医学会围产医学分会学组. 胎盘植入诊治指南. 中华围产医学杂志，2015，18（7）：481-485.

[14] Sentilhes L，Kayem G，Chandraharan E，et al. FIGO consensus guidelines on placenta accreta spectrum disorders：Conservative management. Int J Gynecol Obstet，2018，140（3）：291-298.

[15] Allen L，Jauniaux E，Hobson S，et al. FIGO consensus guidelines on placenta accreta spectrum disorders：Nonconservative surgical management. Int J Gynecol Obstet，2018，140（3）：281-290.

[16] Society of Gynecologic Oncology. Placenta Accreta Spectrum. AJOG，2018，219（6）：e259-e272.

[17] D'Antonio F，Iacovelli A，Liberati M，et al. Role of interventional radiology in pregnancies complicated by placenta accreta spectrum disorders：a systematic review and meta-analysis. Ultrasound Obstet Gynecol，2019，53（6）：743-751.

第二十七章 生殖系统炎症

第一节 阴道微生态

人体是微生物的宿主，微生物与宿主之间是互惠共生的关系，形成了人体的另一个系统——人体微生态系统。女性阴道微生态系统是人体微生态系统的组成之一，由阴道内的微生物菌群、内分泌调节系统、阴道解剖结构和局部免疫系统共同组成。阴道微生物菌群种类繁多，相互共生和拮抗，受到体内、外各种因素的影响，参与形成结构复杂的人体微生态系统。健康女性的阴道微生物菌群以乳杆菌为优势菌，可伴有少量其他杂菌共生；阴道 pH 值在 3.8～4.5 之间。阴道微生态平衡失调时，可发生以阴道菌群异常和阴道 pH 值异常为特征的改变，是一种趋势性的变化，可导致阴道对致病微生物的抵抗力降低，继发感染。2016 年中华医学会妇产科学分会感染性疾病协作组发布了《阴道微生态评价的临床应用专家共识》，其中涵盖了阴道微生态系统的采样方法、形态学检测指标及功能学检测指标。

一、阴道微生态评价系统

阴道微生态系统检测主要包括形态学检测及功能学检测。前者包括菌群密集度、多样性、优势菌、病原微生物及各项疾病评分等形态学指标；后者通过功能学检测补充判定微生物功能的状况，主要是测定阴道微生物的代谢产物及酶的活性；两者互为补充，从而综合评价阴道微生态状况。若形态学检测与功能学检测结果不一致，目前以形态学检测为主要参考指标。

1. 形态学检测 取膀胱截石位，用窥器暴露阴道、子宫颈，以干棉签从阴道上 1/3 侧壁刮取分泌物，并在清洁载玻片上均匀涂抹阴道分泌物涂片，干燥、固定后，行革兰氏染色，油镜下检

查阴道菌群的密集度、多样性、优势菌种类及病原微生物，包括真菌、阴道毛滴虫、细菌性阴道病（BV）和需氧性阴道炎（AV）。

2. 功能学检测 另取 1 根棉签（化纤成分最佳）于相同部位刮取分泌物，置于试管内，检测需氧菌、厌氧菌、真菌、滴虫等的代谢产物、酶的活性及 pH 值。其中 H_2O_2 酶阴性代表乳杆菌功能正常；白细胞酯酶阳性提示阴道分泌物中有多量多核白细胞被破坏从而释放该酶，阴道黏膜受损，存在炎症反应；神经氨酸酶（neuraminidase）阳性提示厌氧菌感染可能性大；部分 β 葡糖醛酸糖苷酶（β-glucuronidase）及凝固酶（coagulase）阳性提示有需氧菌感染可能性；部分门冬酰胺蛋白酶（asparaginasum）及乙酰葡糖胺糖苷酶（acetylglu-cosaminidase）阳性提示白假丝酵母菌感染可能；部分胱氨酰蛋白酶（cysteinase）阳性提示滴虫感染；还有一些非特异性酶指标还在研究开发阶段。

二、正常阴道微生态的特点及影响因素

健康育龄期女性阴道是对外开放的空腔器官，内覆复层鳞状上皮，表层鳞状上皮随激素有周期性变化，且雌激素给上皮内赋予糖原而成为细菌的食物。阴道内的鳞状细胞随女性激素的周期性变化而发生脱落和增殖，附着其上的细菌也会发生脱落和更迭。健康、年轻的微生物会继续存在，衰老、不健康的微生物将随着月经血和分泌物排出体外。阴道上皮表面有一层由宿主细胞、分泌的代谢物、细胞因子和各种微生物构成的生物膜来保护人体。加之阴道内有大量产 H_2O_2 为主的乳杆菌存在，使得正常女性阴道内 pH 值在 3.8～4.5 之间，这样的酸性环境使得阴道内嗜碱性的微生物不得生存，从而起到部分自净的作用。由于阴道口与肛门相邻近，其温润的环

境使得消化道来源的微生物能够容易到达阴道，这也是近年来分子生物学在阴道内检出人体内大量菌种的原因。所以说阴道内可以是多种微生物共生的环境，但其健康状态是由其中的优势菌所决定的。健康育龄女性阴道内应该是大量产乳酸和 H_2O_2 乳杆菌为主的环境，还可以有念珠菌的孢子、部分的厌氧菌和白细胞存在。当阴道内乳杆菌数量锐减，大量的厌氧菌和 / 或需氧菌出现，念珠菌菌丝、芽生孢子出现，阴道毛滴虫等致病微生物出现，阴道 pH 值在 3.8~4.5 之外，则显示阴道微生态紊乱、疾病产生了。正常阴道微生态的定义为：阴道菌群的密集度为 Ⅱ~Ⅲ 级、多样性为 Ⅱ~Ⅲ 级、优势菌为乳杆菌、阴道 pH 值为 3.8~4.5、乳杆菌功能正常（H_2O_2 分泌正常）、白细胞酯酶等阴性。当阴道菌群的密集度、多样性、优势菌、阴道分泌物白细胞计数等炎症反应指标、pH 值和乳杆菌功能任何 1 项出现异常，即诊断为微生态失调状态。目前研究认为，微生态失调状态大部分是暂时性的，机体抵抗力好转即可恢复正常；当外来病原微生物数量增加或机体抵抗力下降，则可导致疾病的出现，如 BV、AV、外阴阴道假丝酵母菌病（VVC）、滴虫阴道炎等。

年龄、月经、妊娠、分娩、哺乳、避孕和性生活等生理活动均能影响阴道微生态环境，一些病理情况如感染性疾病、阴道手术、内分泌疾病以及抗菌药物使用、免疫抑制剂和化疗药物的使用等也会打破阴道微生态的平衡。因此临床评估疾病时一定要考虑这些因素，综合评估决定是否需要干预。

三、阴道炎治疗理念的转变

微生态评价系统是目前对阴道微生态环境整体评估的有效手段，可以一次性全面评估阴道微生态环境的各个方面。当环境因素或者外界干预打破了阴道微生态的平衡，会使阴道微生态环境进入一个脆弱的状态，不容易抵御致病菌的繁殖、侵犯，随时会出现各种阴道炎症。BV、VVC 和 AV 是临床上最多见的阴道微生态紊乱，优势乳杆菌减少甚至缺失、其他菌过度繁殖，虽然抗生素治疗有效，但其复发问题仍是目前有待攻克的难题。既往研究多关注于微生物耐药导致的难治和复发问题，现在越来越多的学者开始研究

阴道微生态环境的紊乱所造成的恶果。有研究发现，各种阴道炎症在治疗后的一段时间内菌群结构不能恢复正常可能是炎症反复发作的真正原因，即治疗后阴道微生态没有恢复到一个健康的、能抵御致病菌侵袭的平衡状态。因此，阴道炎的治疗理念已经从传统的单纯杀菌逐步转变为杀菌、黏膜修复、恢复阴道微生态状态的"三部曲"。杀菌是治疗阴道炎症的第一步，使用敏感抗生素抑制或者杀灭病原微生物，包括过度增殖的需氧菌或厌氧菌、芽生孢子、菌丝、滴虫等。病原菌被抑制或杀灭后，还应该通过应用各种黏膜修复剂帮助修复阴道黏膜，应用阴道微生态制剂恢复已有功能的乳杆菌为主的弱酸性环境，促进阴道微生态的平衡和免疫调节，减少阴道感染的反复发作，阴道黏膜的免疫修复和优势乳杆菌的恢复才是我们治疗阴道炎的最终目标。

四、阴道微生态未来的研究热点问题

近年关于 HPV 的多项研究均证实，宫颈癌的发生与阴道微生态平衡失调有关，乳杆菌减少，阴道加德纳菌或混合性厌氧菌大量繁殖，产生许多有害的代谢产物，在 HPV 致癌因素作用下，加速了宫颈癌的发生发展，但其具体机制研究尚不十分清楚，BV 是否在 HPV 致癌机制中起到了协同作用，仍需要大样本前瞻性研究。这可能为子宫颈癌的预防、筛查及治疗找到新的突破口，也是目前研究的热点问题。

在产科方面，阴道微生态研究也开展的越来越广泛，改善阴道微环境，抑制阴道异常致病菌群的生长，降低不良妊娠结局的风险是目前研究的热点。动物实验中给予妊娠小鼠宫内注射脂多糖和 / 或鼠李糖 GR-1 上清，结果发现，鼠李糖 GR-1 上清可明显降低脂多糖诱导的早产及相关细胞因子，这说明给予妊娠患者乳杆菌治疗可在一定程度上降低早产。

治疗用的乳杆菌均为商品化的非人源性乳酸杆菌，由于个体差异及免疫等因素而不能在阴道中长期定植和增殖，也不能长期维持阴道微生态平衡，如何将具有高定植、高增殖能力的人源性乳杆菌种植到患者阴道中是目前恢复阴道微生态平衡治疗的难点和重点。随着国家信息产业的发展以及人工智能的发展，女性阴道微生态大数据

平台会给中国女性健康感染领域提供大量有用的数据，为将来科研和临床提供重要支撑。

（廖秦平　张　蕾）

第二节　生殖系统炎症概述

女性生殖系统炎症是常见的妇科疾病，包括下生殖道的外阴炎、阴道炎、子宫颈炎和上生殖道的盆腔炎性疾病。此外，还有生殖器结核、性传播疾病。不同年龄组的病原体感染特点有所不同，育龄期妇女性活动频繁，容易受到损伤及外源性病原体的感染；婴幼儿局部抵抗力下降，病原体容易侵入发生感染；绝经后妇女雌激素水平低下，容易发生萎缩性阴道炎，易合并泌尿系统感染。引起炎症的病原体包括多种微生物如细菌、病毒、真菌及原虫等，由于现代生活方式的不断变迁以及新的病原体出现，引起生殖器炎症的病原体种类也有变化趋势，使得生殖道炎症的诊治愈加复杂。一些性传播疾病，也可表现为生殖系统炎症。对于有性传播疾病高危因素的患者，应注意查找性传播疾病病原体以及加强性伴侣的告知及诊治，降低性传播疾病在社会上的传播及流行。

一、病原菌种类多样，新病原体不断出现

女性生殖系统由于其解剖和生理上的特点，可以遭受多种致病微生物的侵袭而发生感染，随着时代的变化、大气物理改变、生活条件、生活观念以及治疗手段的改变，致病微生物也发生了变迁。过去20世纪四五十年代是以细菌感染性疾病为主，而近十多年则以病毒感染性疾病为主，且有些20世纪60年代已近绝迹的性传播疾病又开始猖獗。总的致病微生物包括以下几种：细菌、病毒、真菌和原虫。

细菌属原核生物界，原核生物没有核膜，核质暴露在细胞质内。革兰氏阴性或阳性菌、螺旋体、抗酸杆菌、放线菌、支原体、衣原体、立克次体等致病微生物都属于细菌范畴。在正常情况下，下生殖道中尤其是阴道内寄居着不同种类和数量的菌群，本质上属于体内的内源性微生物，多数从正常皮肤和大便的菌群中进化而来，分为常居菌群（亦称原籍菌群）和过路菌群（亦称外籍

菌群）两大部分。主要有乳酸杆菌、消化链球菌、葡萄球菌、肠球菌、产黑素普雷沃菌、阴道加德纳菌（*Gardnerella vaginalis*）、脆弱类杆菌、拟杆菌、梭形杆菌、类白喉样棒状杆菌、解脲支原体、人型支原体等，其中乳酸杆菌是阴道内健康生态系统中的优势菌，维持阴道微生态平衡，常见的乳酸杆菌有卷曲乳杆菌（*L. crispatus*）、詹氏乳杆菌（*L. jensinii*）、加氏乳杆菌（*L. gasseri*）以及惰性乳杆菌（*L. inners*），最近研究发现产乳酸的细菌也可能是阴道的优势菌，如巨球型菌属（*Megasphaera*）和纤毛菌属（*Leptotrichia*）等。常居菌群是由相对固定的微生物组成，成为宿主不可缺少的组成部分。过路菌群是由非致病菌或机会致病菌所组成，来自周围环境或其他环境，可在皮肤或黏膜上存留数小时、数天或数周。常见的过路菌群指来自肠道、尿道、口腔的菌群，如双歧杆菌、大肠埃希菌、脆弱类杆菌、表皮葡萄球菌、粪肠球菌、B族链球菌、产气肠杆菌、肺炎克雷伯菌等。只有当宿主免疫功能受损、常居菌群出现紊乱、妊娠、大量使用抗生素或者有侵袭性操作时，过路菌群可在体内定植、繁殖引起疾病。此外，生殖系统炎症常见的致病菌还有金黄色葡萄球菌、淋病奈瑟菌、沙眼衣原体等。

随着抗生素的广泛应用，目前L型细菌越来越多。通常将细胞壁缺陷的细菌，包括原生质体和原生质球，统称为L型细菌。L型细菌的致病性有所减弱，但在一定条件下L型又可复原为细菌型，导致病情加重。变形后的细菌其形态、培养特性均发生了改变，因此查不出致病原，使许多患者贻误诊治。临床遇有症状典型而标本常规细菌培养阴性者，应考虑L型细菌感染，应作L型细菌的专门培养。有人对阴道菌群进行研究后发现，有近30%的革兰氏阳性菌为L型细菌，并且这种L型细菌也会随着分娩进入到新生儿口腔内，成为新生儿L型细菌败血症感染的重要来源。

病毒的最重要特征是非细胞结构，只含有一种核酸，没有产生能量的酶系，只能在活细胞内以复制的方式进行繁殖，故被称为超级寄生。根据病毒的核酸种类，病毒大体上分为两种，即DNA病毒和RNA病毒。女性生殖系统常见病毒感染的种类有人乳头瘤病毒（human papilloma virus, HPV）、单纯疱疹病毒（HSV）、人类免疫缺

陷病毒（human immunodeficiency virus，HIV）等。

近年新发现的病原体多为病毒，但也有细菌以及支原体，如生殖道支原体，在子宫颈炎以及盆腔炎性疾病中的作用越来越受到关注，近年新发现的性传播疾病常见病原体见表27-1。

表 27-1　自 1975 年以来新发现和新出现的性传播疾病病原体

病原体	发现时间
人乳头状瘤病毒（多于 40 种生殖道类型）	1976 年至今
人类 T 细胞淋巴瘤 / 白血病病毒（HTLV）Ⅰ型和Ⅱ型	1980—1982
生殖支原体	1981
柯氏动弯杆菌，羞怯动弯杆菌	1981
菲氏螺杆菌，同性恋螺杆菌	1985
人类免疫缺陷病毒（HIV）1 型，2 型，O 亚型	1983，1986，1990
丙型肝炎病毒	1989
新型人类疱疹病毒 6 型，7 型，8 型	1986，1990，1994

随着科技的发展，抗生素的广泛应用，检测技术的提高，新的病原体层出不穷，生殖道感染的病种越来越多，混合感染情况也日益突出。生殖道感染占妇科门诊患者的一半以上，如果长期得不到有效治疗，可引起不孕症、子宫内膜异位症、宫颈癌等并发症，严重影响妇女的生活质量，因此对生殖道炎症的研究至关重要。

二、生殖系统炎症的临床思维

对于生殖系统感染患者，最常见的症状为阴道分泌物异常（色、量、气味异常）及下腹痛，如何进行鉴别诊断，从而确定为何种生殖系统炎症至关重要。女性生殖系统炎症的正确诊断依赖于异常阴道分泌物及下腹痛的鉴别诊断。诊断妇科炎症的一般规律是根据病史、临床特征初步判定感染部位，再根据辅助检查，确定具体疾病。

1. **病史**　仔细询问近期有无不洁性生活史、抗生素使用史、糖尿病史、宫腔操作史及盆腔炎性疾病病史。滴虫阴道炎、淋病以及衣原体感染均为性传播疾病，不洁性生活史对诊断有帮助。对考虑 HIV 或 HPV 感染的患者，需询问性伴侣

情况。抗生素使用史、糖尿病史对诊断 VVC 有帮助。宫腔操作史以及盆腔炎性疾病病史结合下腹疼痛可能提示为盆腔炎性疾病。

2. **临床特征**　对以阴道分泌物异常、外阴不适及外阴瘙痒为主诉的患者，首先考虑为下生殖道感染，在妇科检查时注意异常分泌物来自阴道还是宫颈，若分泌物来自阴道，则注意阴道黏膜有无充血、水肿，分泌物颜色以及性状的改变，初步判断为何种阴道炎症，并取阴道分泌物做 pH 测定、胺试验，以及显微镜湿片检查滴虫、真菌及线索细胞。若分泌物来自宫颈管，则注意宫颈有无充血、水肿以及有无接触性出血，取宫颈分泌物做白细胞检测以及淋病奈瑟菌、衣原体的检测。

对以下腹疼痛为主诉的患者，注意有无发热、恶心、呕吐等全身症状。由于上生殖道感染可与下生殖道感染同时存在，注意有无阴道分泌物异常。腹部查体注意有无下腹痛。妇科检查时注意宫颈触痛、子宫压痛、附件区压痛或附件区是否存在有压痛的包块等，结合 B 型超声及其他检查，排除妊娠相关疾病及外科疾病，明确盆腔炎性疾病的诊断。

3. **分泌物检查**

（1）阴道分泌物检查：

1）pH 测定：采用精密 pH 试纸测定阴道上 1/3 处分泌物的 pH。滴虫阴道炎以及细菌性阴道病 pH 升高，而外阴阴道假丝酵母菌病则多在正常范围内。

2）病原菌检查：取阴道分泌物分别放于滴有生理盐水及 10% KOH 的两张玻片上，进行显微镜检查。生理盐水湿片用于检查滴虫、线索细胞，10% KOH 湿片用于假丝酵母菌的检查及胺试验。阴道分泌物中若找到滴虫或假丝酵母菌，可确诊滴虫阴道炎或外阴阴道假丝酵母菌病；若找到线索细胞和 / 或胺试验阳性，结合分泌物的性状及 pH，可明确细菌性阴道病的诊断。

3）白细胞检查：滴虫阴道炎白细胞增加，而细菌性阴道病及外阴阴道假丝酵母菌病白细胞不增加。宫颈管淋病奈瑟菌及衣原体感染白细胞也可以增加。白细胞检查有助于发现混合感染。

（2）宫颈分泌物检查：

1）白细胞检查：宫颈分泌物革兰氏染色中性粒细胞 >30/ 高倍视野对于诊断宫颈管炎症有意义。

2）病原体检查：进行淋病奈瑟菌、衣原体及支原体的检查。

4. B 型超声及其他检查　B 型超声及其他检查如血常规、血沉、C- 反应蛋白以及腹腔镜检查等可协助盆腔炎性疾病的诊断。

虽然阴道分泌物异常及下腹痛是生殖系统炎症的常见表现，但生理情况以及一些其他妇科疾病也可导致。正常妇女排卵期阴道分泌物虽有一定量的增加，但分泌物清亮、透明、无味，不引起外阴刺激症状。除妇科炎症外，妇科其他疾病以及非妇科疾病也可导致下腹痛，因此在做出妇科炎症的诊断之前，还应排除妇科其他疾病以及非妇科疾病，这样才能对女性生殖系统炎症做出正确诊断。

三、几个特殊时期的女性生殖系统炎症

胚胎时期女性尿道与阴道均起源于尿生殖窦，尿道及膀胱三角区，雌激素受体与阴道相似，均为雌激素的靶器官。女性一生中几个特殊时期由于体内雌激素水平的不足，发生的生殖器炎症亦有独特的表现。

1. 围绝经期泌尿生殖综合征（genitourinary syndrome of menopause，GSM）　2014 年，北美绝经学会（North American Menopause Society，NAMS）和国际妇女性健康研究协会（International Society for the Study of Women's Sexual Health，ISSWSH）两大学术组织提出和通过了"GSM"这一新术语。GSM 是指由雌激素水平降低引起的外阴阴道症状（如阴道干涩、烧灼感、刺激感、性交痛和性交后出血等症状）及下泌尿道症状（如尿频、尿急、尿痛、夜尿、遗尿、尿失禁及反复性的泌尿道感染等症状），影响近 50% 的绝经后女性。GSM 虽然很常见，但未被足够认识和得到充分治疗，目前已成为困扰围绝经期妇女的常见病及多发病。诊断主要依靠症状和体征。治疗主要分为全身系统治疗和局部治疗两大类。全身系统治疗包括：

（1）非激素治疗：如在西方国家，黑升麻作为激素治疗的替代品在治疗绝经综合征方面应用广泛。然而，其对泌尿生殖系统的作用效果尚有争议。

（2）激素治疗：性激素替代治疗对围绝经期症状是有效的。

（3）选择性雌激素受体调节剂（selective estrogen receptor modulator，SERM）：欧司哌米芬是一种口服的非雌激素药物，对阴道上皮组织有雌激素激动效应。

（4）组织选择性雌激素复合物（tissue selective estrogen complexe，TSEC）：代表药物 TSEC——巴多昔芬 - 雌激素复合制剂 Duavee。

局部治疗包括：

（1）非激素治疗：常见的有水溶剂型、硅脂剂型、油基剂型等。

（2）激素制剂：局部雌激素治疗适用于单纯泌尿生殖系统症状的妇女。

（3）激光治疗：激光可以激活人体自身的修复机制，帮助组织修复、成长和愈合。

GSM 在不同的个体上表现出的症状不尽相同，正确认识 GSM 并给予针对性的治疗尤为重要。对于有性生活要求的妇女，局部润滑剂的使用可作为一线推荐；雌激素补充无论口服及局部用药均有较好的疗效；对于存在激素依赖性肿瘤或者过度担心雌激素安全性的妇女，SERM 和 TSEC 是很好的选择。

2. 青春期生殖道炎症的诊治　青春期生理上表现为身体迅速生长，雌激素增加，阴道鳞状上皮增厚，阴道抵抗非特异感染能力增加，但宫颈柱状上皮异位，局部抗感染能力差；心理上表现为性意识增加，对性充满渴望与好奇，开始性行为，但自我保护意识较差。因此，青春期女性易发生子宫颈炎、盆腔炎及性传播疾病。

在美国，每年新发现的 1 500 万例性传播疾病（sexually transmitted disease，STD）中，大约 1/4 发生在青春期。青春期女性容易发生生殖道感染，尤其是 STD 的影响因素很多，包括不安全性行为、生殖道抵御感染的能力较差、缺乏自我保护能力、缺乏性知识等。若要正确诊断青春期生殖系统炎症，有赖于详尽的了解病史及必要的辅助检查。首先应询问有无性生活史，对有性生活史者，需询问性伴侣情况，性行为方式以及发病与性生活的关系。对无性交史者注意询问月经期卫生用品的使用及父母有无性传播疾病等情况。在检查方面，对无性生活史者应用棉拭子取阴道分泌物化验，可做肛门检查以触摸阴道有无异物。

四、泌尿生殖道的混合感染——妇产科与泌尿科的交叉学科

女性尿路感染是成年女性常见的感染性疾病，每年尿路感染的发病率近10%，大约有50%的妇女在她们的一生中，至少会经受一次尿路感染。由于女性外阴的解剖特点是尿道与阴道毗邻，泌尿系统感染与生殖系统感染常常混合存在，因此妇产科医师应对尿路感染有所认识。女性尿路感染的发病率是男性的8倍，主要原因有女性尿道较短而宽，尿道的外1/3部分持续受到从阴道和直肠来的致病菌的污染；且女性不能像男性那样完全排空膀胱；性交过程中细菌易进入膀胱等。此外，更年期、经期抵抗力下降，细菌易在血中繁殖，妊娠期输尿管蠕动减慢，妊娠后期子宫增大压迫尿路致尿流不畅等也易诱发尿路感染。研究表明，粪便菌群中的部分细菌如大肠埃希菌、克雷伯菌和变形杆菌等是妇女尿路感染的主要病原菌，其中以大肠埃希菌最为常见，占80%～90%。肠道菌群和尿路病原菌之间的这种密切关系引出了获得性尿路感染机制的学说，这一学说认为，获得性尿路感染是由一条上行途径实现的：病原菌从大肠到阴道前庭，然后经尿路到达膀胱。最近，Stapleton等发现，含黏附因子P和F的大肠埃希菌（即P和F菌毛的大肠埃希菌）持续性的直肠内移生与相同菌毛的微生物持续性阴道内大肠埃希菌移生有关，泌尿道中的P和F黏附因子为大肠埃希菌提供了一个选择性优势，一旦进入阴道和膀胱上皮，其他因素如使用了杀精剂、性交、排尿行为、阴道菌群中细菌的种类及局部免疫因素等在决定是否清除移生到阴道黏膜的大肠埃希菌方面起到了相同的作用。

新鲜清洁中段尿沉渣每高倍视野白细胞>5个，提示尿路感染；中段尿标本培养的病原学检查是诊断尿路感染的"金标准"。具备典型尿路感染症状，如泌尿道刺激症状、感染中毒症状等，符合下列指标之一者，可诊断为尿路感染：①新鲜中段尿沉渣革兰氏染色后用油镜观察，细菌>1个/视野；②新鲜中段尿细菌培养计数≥10^5/ml；③膀胱穿刺的尿培养阳性。药物治疗的原则是根据尿的细菌学培养药物敏感试验选择有效的抗生素，一般喹诺酮类对泌尿道感染效果较好，严重感染时要联合使用抗生素。

五、生殖系统炎症中存在的问题与挑战

1. 生殖系统炎症病原体方面存在的困惑

女性生殖系统炎症，即使在发达国家也是最主要的传染性疾病，虽然它的病死率很低，但发生率极高，我国多中心流行病学调查发现生殖系统炎症占妇科、计划生育门诊患者的55.6%。但是有些具有生殖系统炎症临床表现的患者，病原体不清楚或现有的检测手段难以检测出病原体，如近年发现的需氧菌阴道炎，其病原体目前研究不明确；细菌性阴道病是由阴道内乳杆菌减少，加德纳菌、厌氧菌等增加所致，但具体何种病原体导致细菌性阴道病目前仍不清楚；部分导致子宫颈炎的病原体不明确。

2. 生殖系统炎症的发病机制仍需探索

部分生殖系统炎症发病机制仍不明确，如细菌性阴道病是由何种原因促使阴道菌群发生变化，导致其发生目前仍不清楚；复发性VVC及BV反复发作的发病机制、子宫颈炎患者反复发作或症状持续存在的原因、HPV导致的宫颈上皮内瘤变的发病机制目前仍不清楚，这些问题仍需进一步探索。

3. 生殖系统炎症诊断方面的不足

所有感染均应找到相应的直接病原体确诊，但引起生殖系统炎症的部分病原体，由于目前技术上的限制，有些病原体难以直接检测，而是根据患者临床表现间接地检测病原体，如可疑沙眼衣原体感染者，通过血清学检测、ELISA方法检测其相应的抗原，但敏感度及特异度较低。虽然通过核酸杂交及核酸扩增方法检测病原体，敏感度及特异度较高，但目前国内许多实验室尚未通过相关机构认定，并不能开展此项试验。

4. 生殖系统炎症治疗上的困惑

生殖系统炎症的治疗主要为针对病原体的药物治疗，但部分生殖系统炎症缺乏有效的药物，如HPV感染所致的尖锐湿疣，目前的治疗方法为去除疣体的物理疗法以及减轻症状体征的药物，缺乏有效的抗病毒药物；对于复发性VVC、复发性滴虫阴道炎、复发性细菌性阴道病、阴道混合感染、复发性及持续性子宫颈炎尚缺乏有效规范的治疗方案；盆腔炎性疾病如何做到正确及时的诊断和处理，

以防止盆腔炎性疾病后遗症的发生，这些问题还需要将来在临床工作及科研工作中进行多中心、前瞻性随机研究来提供更多的数据支持。

（薛凤霞　范爱萍）

第三节　外阴阴道假丝酵母菌病

外阴阴道假丝酵母菌病（vulvovaginal candidiasis，VVC），又称外阴阴道念珠菌病，为最常见的外阴、阴道炎症。美国疾病控制中心（CDC）2010年的资料显示，约 75% 的女性一生中至少患过 1 次 VVC，40%～50% 的女性患过 2 次或以上，10%～20% 患过复杂性 VVC。约有 10% 的非妊娠妇女，30% 的妊娠妇女阴道中有假丝酵母菌寄生而无症状。外阴阴道瘙痒、灼痛感是 VVC 的主要症状，可伴有排尿或性交时疼痛，其性伴侣可发生包皮龟头炎。根据临床表现、微生物学、宿主因素以及对治疗的反应，可将 VVC 分为单纯性 VVC 和复杂性 VVC，复杂性 VVC 包括严重 VVC、妊娠期 VVC、非白假丝酵母菌性 VVC 及复发性 VVC。单纯性 VVC 可以选用阴道或口服抗真菌药物，对于复杂性 VVC 应根据不同情况选择不同的个体化治疗方案，可选用阴道或口服抗真菌药物，但需要延长治疗疗程。

一、外阴阴道假丝酵母菌病致病菌的发现以及病原体认识观念的改变

外阴阴道假丝酵母菌病的病原菌是真菌，早在 Hippocrates（公元前 460 年—公元前 370 年）时代，即知真菌可致病。1849 年，Wilkinson 首次证实真菌对生殖道的致病性。1931 年 Plass 及 1934 年 Hesseltine 等，再次发现"孕期真菌性阴道炎与新生儿鹅口疮的关系"，促进了对 VVC 的现代认识。1937 年，Hesseltine 将培养的念珠菌接种于正常人可感染致阴道念珠菌病。1939 年，"第 3 届国际微生物学大会"正式采用 Candida（念珠菌）作为病原体的属名（念珠菌属）。在过去的 40 年里，由于人们对该病的病原菌有一个逐渐了解的过程，命名也发生了相应的变化。20 世纪 70 年代恢复高考制度后，1981 年第 1 版全国高等医药院校教材《妇产科学》使用的名称为霉菌性阴道炎，认为其病原体为霉菌。在第 2 版（1984）、第 3

版（1994）、第 4 版（1996）、第 5 版（2001）均使用念珠菌性阴道炎这一名称。

随着对真菌学认识的不断深入，目前的观点认为，真菌以组织发生学、生理学及形态学特征为基础，分为酵母型真菌（类酵母型真菌）和丝状真菌（霉菌）。酵母菌是单细胞真菌，人工培养生长时菌落呈乳酪样，以孢子为主，如啤酒酵母，粘红酵母等，白假丝酵母菌等属于酵母菌，以往称为白色念珠菌。而霉菌是多细胞真菌，人工培养生长时菌落表面有毛样结构，菌体以菌丝为主，如毛霉菌（可用来制作豆腐乳），曲霉菌（可用来酿酒），青霉菌（可用来制作青霉素）等属于霉菌。由于引起阴道炎症的真菌多为假丝酵母菌，而后者归为酵母型真菌，而非丝状真菌（即霉菌），因此既往将假丝酵母菌阴道炎（念珠菌阴道炎）称为霉菌阴道炎是不恰当的。

2002 年人民卫生出版社出版七年制教材《妇产科学》在国内第一次提出外阴阴道假丝酵母菌病的命名，一方面与国际接轨，该病的英文名称为 vulvovaginal candidiasis，假丝酵母菌在女性生殖道的感染常常是同时侵犯外阴与阴道，引起这两处器官皮肤黏膜的炎症，除有症状的外阴阴道炎外，还包括无症状寄居，应为疾病而非炎，所以应统称为外阴阴道假丝酵母菌病；另一方面临床与基础的衔接：2001 年人民卫生出版社出版的全国高等医药院校教材第 5 版《微生物学》将念珠菌的命名统一修改为假丝酵母菌，临床应与微生物学接轨。念珠菌在以往的微生物学上归于念珠菌属，由于其菌丝形态为假菌丝，现在归为假丝酵母菌属，临床上假丝酵母菌的假菌丝以及芽生孢子具有致病性，《微生物学》上明确提出由假丝酵母菌引起的疾病称为假丝酵母菌病。2004 年出版的第 6 版《妇产科学》教材正式使用外阴阴道假丝酵母菌病这一名称。2012 年中华医学会妇产科分会妇产科感染学组制订的外阴阴道假丝酵母菌病的诊治指南（修订版）也采用了外阴阴道假丝酵母菌病这一名称。

外阴阴道假丝酵母菌病主要由白假丝酵母菌所引起，以往均认为 85%～90% 是白假丝酵母菌，其他为非白假丝酵母菌（热带假丝酵母菌、光滑假丝酵母菌、近平滑假丝酵母菌等）。但是随着时代的变迁，假丝酵母菌耐药率增加，假丝酵母

菌的菌种发生改变,近年来非白假丝酵母菌引起的 VVC 有上升的趋势,特别是在难治性 VVC 或复发性 VVC 中。

Sobel 等在 1998 年提出根据外阴阴道假丝酵母菌的流行情况、临床表现、微生物学、宿主情况、治疗效果而分为单纯性外阴阴道假丝酵母菌病(uncomplicated VVC)和复杂性外阴阴道假丝酵母菌病(complicated VVC),见表 27-2。目前美国疾病预防控制中心在美国性传播疾病诊治指南以及中华医学会妇产科分会感染协作组所修订的 VVC 诊治指南中均采用了该分类方法。

表 27-2　VVC 临床分类

项目	单纯性 VVC	复杂性 VVC
发生频率	散发或非经常发作	复发性
临床表现	轻到中度	重度
真菌种类	白假丝酵母菌	非白假丝酵母菌
宿主情况	免疫功能正常	免疫功能低下或应用免疫抑制剂或未控制糖尿病、妊娠

二、国内外有关外阴阴道假丝酵母菌病的诊治指南

目前国外关于 VVC 最新的诊治指南主要有国际性病控制联盟(IUSTI)/WHO 制订的 2018 年欧洲生育年龄妇女阴道炎处理指南、2016 年美国感染病学会(IDSA)念珠菌病临床实践指南以及 2015 年美国疾病预防控制中心制订的性传播疾病治疗指南。在国内,中华医学会妇产科分会感染协作组致力于制定及修订妇产科感染性疾病诊治指南,曾于 2004 年制定了 VVC 诊治指南第 1 版,2012 年对该指南进行了修订,刊登在《中国实用妇科与产科杂志》上。目前国内外指南主要将 VVC 分为单纯性 VVC 和复杂性 VVC,治疗主要为口服或局部应用抗真菌药物。对于单纯性 VVC 的治疗,治疗效果相对较好,无论是口服或阴道用药,均选择短疗程方案;常用的局部药物为硝酸咪康唑栓、克霉唑栓以及制霉菌素片,国外的局部用药还有布康唑及特康唑可以选择,常用的口服药物为氟康唑。对于重度 VVC 的治疗,强调应延长疗程,对于瘙痒症状严重者,局部应用低浓度糖皮质激素软膏或唑类霜剂。对于妊娠

期 VVC 的处理,强调了选择对胎儿无害的唑类阴道用药,如:克霉唑阴道栓、制霉菌素阴道片,硝酸咪康唑阴道栓尚有争议,禁用口服抗真菌药物治疗,并提出长疗程方案疗效会优于短疗程方案。对于复发性 VVC 的处理,治疗原则包括强化治疗和巩固治疗。根据培养和药物敏感试验选择药物。在强化治疗达到真菌学治愈后,给予巩固治疗至半年。关于巩固治疗,目前国内外尚无成熟的治疗方案。三种口服抗假丝酵母菌制剂(氟康唑、伊曲康唑、酮康唑)中,酮康唑因存在肝脏毒性作用而不能广泛用于治疗 VVC,氟康唑和伊曲康唑对 VVC 有较高的治愈率。在缓解症状方面,口服制剂起效略慢于局部制剂,故对症状严重的 VVC 患者,有必要在治疗最初 48 小时同时应用局部制剂。因制霉菌素不能经肠道吸收,故口服制霉菌素治疗外阴阴道假丝酵母菌病是明显不恰当的。

三、外阴阴道假丝酵母菌病诊治中面临的问题与解答

1. VVC 是否常规真菌培养　临床上,可疑为 VVC 的患者除了常规做阴道分泌物湿片外,并非都需要做阴道分泌物真菌培养,以下情况时需做阴道分泌物培养:

(1) 具有 VVC 临床表现,显微镜湿片检查未发现芽孢或菌丝,应做真菌培养。

(2) VVC 反复发作患者,RVVC 在开始治疗前及治疗后随诊中应做真菌培养明确诊断。

(3) VVC 治疗失败者,为确定有无氟康唑耐药,筛选抗真菌药物。

2. 性伴侣是否需要治疗　VVC 是自身感染性疾病,性伴侣无须常规治疗,但其也可以通过性交传播,15% VVC 性伴侣有真菌性龟头炎,未治愈之前性交时务必使用安全套。对于 RVVC 患者,要考虑到性传播的可能,性伴侣应同时检查,必要时给予治疗。

3. 阴道冲洗在 VVC 治疗中的作用　在 VVC 感染的过程中,引起瘙痒的原因除分泌物的刺激以外,也可能存在真菌感染后引起的过敏反应,因此 VVC 患者的瘙痒症状比较严重。在治疗过程中,清理大量的豆渣样分泌物(内含孢子、菌丝体及阴道分泌物),减少或去除过敏原,无疑对改

善症状是有好处的。另外，应用阴道抗真菌药物时，大量分泌物的存在不利于药物的崩解和吸收利用。基于这样的考虑，可以对阴道进行冲洗或擦洗。但是，为了保护阴道正常的微生态环境，不建议长期进行阴道冲洗或擦洗。而且，对于口服用药或瘙痒症状不严重者，可以不做阴道冲洗。

4. 重视混合感染　VVC 易合并其他病原体感染，常见的混合感染有 VVC 合并细菌性阴道病、滴虫阴道炎，以及需氧菌性阴道炎等，其中最常见的为细菌性阴道病与 VVC 的混合感染，积极寻找是否存在合并感染，也是提高治疗效果的关键。对于阴道混合感染的发生率，国外报道为30%，国内报道为 50% 左右，而对于混合感染的治疗，并没有统一的处理规范。一般原则是：如有可能，应同时治疗；重点先治疗症状重的（如VVC）、危害大的（如滴虫阴道炎）阴道炎；建议选用针对各种阴道炎的规范治疗方案。在治疗方法的选择上，可以同时使用阴道局部治疗，也可以选择一种药物口服，一种药物局部应用。目前也有使用针对多种致病微生物混合感染的阴道用药，如一些阴道杀菌剂、中药等。

四、外阴阴道假丝酵母菌病的再发与复发性外阴阴道假丝酵母菌病

1. 如何理解 VVC 的再发与复发性 VVC　有关 VVC 的反复发作或复发问题，是临床最常见的问题，也是临床处理中最困难的问题，有关 VVC 再发与复发性 VVC 的定义、发病机制以及治疗方案都存在不确定性，治疗效果差，如何预防VVC 的再发及复发，提高治疗效果是临床中亟须解决的问题。

有学者对 1985—2016 年发表的文献分析推测，在全球范围内，每年约有一亿三千万女性受到复发性 VVC 的困扰，到 2030 年，将上升到一亿五千万，应引起临床医师重视。复发性外阴阴道假丝酵母菌病（recurrent vulvovaginal candidiasis，RVVC）的定义也几经修改，最初 RVVC 定义是指妇女患 VVC 后经过治疗，临床症状和体征消失，连续 3 次月经前真菌学检查阴性后，又出现症状，经真菌检查又阳性，为 VVC 复发，如 1年内发作 4 次或以上，称为 RVVC。

由于 RVVC 的诊断标准过于严格，按此标准

基本无患者能达到 RVVC 的诊断。目前，国内外一致的 RVVC 的定义为凡是有症状的 VVC，1 年内发作 4 次或以上称为 RVVC。在这样的定义中，并未强调每次月经前复查 1 次，而是从实际出发，VVC 患者每次发作治疗好转后，有可能不再去医院检查而被证实治愈。但每次发作、治疗好转后有真菌学证实阳性的再次发作，我们认为是又一次的发作。因此，RVVC 定义的修改大大接近了临床实际，更便于妇科医生的实际工作。RVVC 的发生率在 VVC 中占 5%～10%。临床中 VVC 复发常见，而 RVVC 不多见。多数复发患者每年复发 1～2 次，但达不到 4 次，达不到RVVC 的诊断标准。如何定义、治疗这些患者国内外无统一认识。中华医学会妇产科分会感染协作组于 2012 年在 VVC 诊治指南修订版中提出了VVC 再发的概念，主要目的是与 RVVC 进行区分，VVC 再发定义为曾经有过 VVC，再次确诊发作，由于 1 年内发作次数达不到 4 次，不能诊断为复发性 VVC，称为 VVC 再发。

2. RVVC 的发病机制不明　目前 RVVC 的发病机制不明。最近的研究主要集中在两个方面，即致病菌因素和宿主的研究。在致病菌方面，研究发现 RVVC 的发生与假丝酵母菌菌株变异或再感染有关，因此临床上对于 RVVC 应检测是否为同一菌株感染。在宿主方面，主要集中在宿主免疫方面。研究发现 RVVC 发生与宿主免疫缺陷相关，尤其是 Th1 细胞免疫缺陷有关。此外，RVVC 与宿主局部过敏反应有关，可能是假丝酵母菌特异性 IgE 或组胺诱发生成前列腺素 E_2 所引发的过敏反应。近年来研究发现阴道微生态失调与 VVC 再发有关，阴道乳杆菌减少或功能缺陷，阴道微环境平衡被破坏，增加了 VVC 的复发。因此不少学者提出 VVC 治愈的标准还应包括阴道 pH 及阴道乳杆菌数量或功能的恢复。因为阴道 pH 和乳杆菌是反映阴道微生态的重要指标，同时也是防止炎症复发或再感染的重要因素之一。然而这些观点尚缺乏大样本临床研究资料证实，仍需进一步研究。

3. 临床中的难点——RVVC 及 VVC 再发的治疗问题　复发性 VVC 的处理比较复杂。治疗原则包括强化治疗和巩固治疗。根据培养和药物敏感试验选择药物。在强化治疗达到真菌学治愈

后，给予巩固治疗至半年。关于巩固治疗，目前国内外尚无成熟的治疗方案，对每月规律性发作1次者，建议可在每次发作前预防用药1次，连续6个月。对无规律发作者，可采用每周用药1次，如每周1次口服氟康唑150mg或每周1次阴道应用克霉唑栓500mg预防发作，连续6个月。对于RVVC患者的处理，更应强调治疗的个体化，寻找并去除诱因是成功的关键。但是多数患者无诱因，这也是处理的难点所在。

目前，对于RVVC的治疗，常规采用抗真菌药物的长疗程、巩固治疗，研究提示RVVC的发病机制与宿主免疫有关，那么免疫治疗能否预防RVVC的发作。一项免疫治疗性疫苗NDV-3A（含有重组白色念珠菌黏附素/侵袭素蛋白）治疗RVVC的随机、双盲、安慰剂对照的二期临床试验结果显示，NDV-3A是安全的，且具有高度免疫原性，年龄<40岁的女性服用能减少RVVC的发作频率达12个月，这些结果支持进一步研发NDV-3A疫苗，并为RVVC的免疫治疗提供有意义的临床指导。

临床上对于VVC再发者，按照症状体征评分，分为单纯性VVC或重度VVC。治疗上，建议根据此次发作严重程度，按照单纯性VVC或重度VVC治疗，根据发作规律可以适当在月经前或月经后巩固1～2疗程。积极寻找该类患者好发因素，及时去除诱因。

五、重视微生态平衡——治疗新理念

传统病因论认为，感染是由致病微生物引起的。微生态学却认为，感染不一定是致病菌或病原体引起的，而是正常微生物菌群易位或易主的结果。人们渐渐意识到机体是否感染以及感染后的发展结局不仅取决于病原微生物，还要取决于机体正常微生物的平衡状态，从微生态的角度重新审视感染的发生、发展和转归过程，由原来的纯粹杀菌转向杀菌同时促菌的微生态治疗新理念。

假丝酵母菌为条件致病菌，10%～20%非孕妇女及30%孕妇阴道中有此菌寄生，但菌量极少，正常情况下，对宿主无致病性，还能协同乳杆菌分解乳酸产生糖原。乳杆菌是维持阴道微生态平衡的主要优势菌群，各种诱因，如长期使用抗生素等在杀灭阴道内致病菌的同时，也可能杀灭乳杆菌，导致乳杆菌数量减少或功能缺陷，阴道微生态平衡被破坏，削弱了正常菌群尤其是乳杆菌对假丝酵母菌的抑制能力，假丝酵母菌就会大量繁殖和发芽，阴道内寄居率大约由10%上升到30%，即可导致VVC的发生。

目前，国内外虽已对多种阴道炎制订了治疗方案或指南，但均从杀灭或抑制病原体角度出发，而未考虑恢复阴道微生态平衡的问题。乳杆菌是维持正常妇女阴道菌群平衡及阴道pH的重要因素，研究也同时发现，外源性的补充益生菌可以改善和治疗阴道炎症，这就是阴道微生态疗法。这种疗法通过补充阴道中的乳杆菌来抑制多种病原体的生长，恢复阴道的微生态平衡，在临床运用中也取得了良好的疗效，而且可以避免使用抗生素引发的耐药性、继发感染、过敏反应等不良反应。国外学者研究发现，使用氟康唑同时预防性使用乳杆菌活菌制剂后提高了治愈率。Ehrstrom等发现常规治疗VVC后连续5天给予乳酸酵母菌层粘连蛋白（LN）阴道用药治疗，观察半年，证实该方法有利于阴道乳杆菌定植，可降低复发率及减少阴道不适感。综上所述，用阴道微生态学来研究VVC已越来越得到重视，乳酸菌治疗VVC的时代已经来临。用益生菌来恢复和维持人体健康，已显示出巨大的应用前景和潜在的商业价值。但目前关于阴道微生态的知识仍不完整，需要更多的研究来揭示其中的矛盾现象。

（薛凤霞　范爱萍）

第四节　细菌性阴道病

细菌性阴道病（bacterial vaginosis，BV）是以阴道乳杆菌为主的正常菌群减少或消失，相关微生物增多为特征的临床综合征，其临床及病理特征可无炎症改变。BV是育龄期妇女最常见的阴道感染性疾病，占外阴阴道感染的50%～60%。我国报道已婚妇女BV患病率为5.3%～12.5%。约50%的妇女无症状。临床表现主要为均质稀薄阴道分泌物增多，有鱼腥臭味，性交后加重，可伴有轻度外阴瘙痒或烧灼感，治疗选用抗厌氧菌药物，旨在恢复正常阴道菌群。

一、细菌性阴道病的命名演变

关于 BV 命名的历史演变最早可追溯到 1894 年的"非特异性阴道炎"，那时认为该病是非单一病原微生物所引起的疾病。1955 年 Gardner 和 Dukes 分离出一种独立的兼性微生物，即"阴道嗜血菌"，将该菌接种至健康人体阴道内成功复制出这种疾病，并认为该菌是以前所谓的"非特异性阴道炎"的病因，同时发现了"线索细胞"的存在，故将"非特异性阴道炎"重新命名为由该病原体感染引起的阴道炎，即"嗜血杆菌阴道炎"。1963 年因该菌并不完全符合流感嗜血杆菌的特性，Zinnemann 和 Turner 再次将其更名为"棒状杆菌阴道炎"。1980 年，Greenwood 和 Pickett 通过总结生物学证据，发现该菌并不具有嗜血菌属或棒状菌属的特征，而是一种尚未描述过的细菌属，为了纪念 Gardner 首次发现该菌与该病的关系，故将该菌命名为"阴道加德纳菌"。随后，研究者在无症状女性阴道内分离出阴道加德纳菌，同时发现其他厌氧菌的存在，两者共同作用可导致最早所谓的"非特异性阴道炎"的症状。1981 年，Holmes 等人发现阴道加德纳菌及厌氧菌的过度生长并未引起阴道的炎症性改变，因此将"阴道炎"定义为"阴道病"。1984 年瑞典召开国际专题学术会议上正式将该病命名为"细菌性阴道病"，并被广泛接受。国内，1980 年第 1 版全国高等医药院校教材《妇产科学》详细讲述了"阴道嗜血杆菌性阴道炎"的病因、临床表现、诊断及治疗方法，而第 2 版、第 3 版并未讲述该疾病，第 4 版《妇产科学》和国际接轨，更名为"细菌性阴道病"，并沿用至今。

二、细菌性阴道病的病因学研究

1. 细菌性阴道病有关微生物的发现历程　BV 是阴道内产 H_2O_2 的乳杆菌减少，而其他微生物（如加德纳菌、动弯杆菌、紫单胞菌、普雷沃菌以及人型支原体等）大量繁殖所致的一种混合感染。上文提到的"阴道加德纳菌"最早于 1955 年由 Gardner 和 Dukes 从非特异性阴道炎（即 BV）女性阴道分泌物中培养而得，而后 Greenwood 和 Pickett 将其正式命名为"阴道加德纳菌"。健康女性体内存在该菌，作为条件致病菌并不致病，而菌群失调的 BV 患者可检测到该菌大量存在。"人型支原体"最早

由 Freundt 等人根据胸膜肺炎样微生物体外培养所得形态而定义，1973 年 Bercovici 等首次从 BV 患者阴道分泌物中检出人型支原体，该菌除参与阴道炎外，还与子宫颈炎、盆腔炎及产褥期感染等有关。紫单胞菌和普雷沃菌最早归属于"拟杆菌属"。该菌属包含多种菌种，可作为共生菌定位于正常人肠道、呼吸道及泌尿生殖道内，也可导致多种器官脓肿性疾病，如皮下、肺、肝、脑、关节脓肿以及多种妇产科感染性疾病等。1980 年 Spiegel 等在非特异性阴道炎（即 BV）女性阴道分泌物中检出部分拟杆菌（即不解糖卟啉单胞菌、解糖胨拟杆菌和双路拟杆菌），但 Shah 等人发现这些细菌的主要生化特征与微生物学所描述的"拟杆菌"存在差异，根据其不同的生化特征，分别定义为紫单胞菌和普雷沃菌。BV 患者可检出此两类菌增加，其中不解糖卟啉单胞菌可能与克林霉素耐药有关，普雷沃菌可产生胺类物质使 BV 患者阴道 pH 升高。"动弯杆菌"为革兰氏染色阴性、新月形弯曲状、可快速活动的多鞭毛棒状生物体，1981 年 Hjelm 等人在非特异性阴道炎（即 BV）女性阴道分泌物内发现该菌，随后 Spiegel 和 Roberts 正式将其命名为"动弯杆菌"，包括柯式和羞怯动弯杆菌，该类细菌可导致 BV 患者出现阴道刺激症状。

随着分子生物学技术的发展，如广谱 16S 核糖体 DNA（broad-range 16S ribosomal DNA，16S rDNA）PCR、实时定量 PCR（quantitative real-time PCR，qPCR）、变性梯度凝胶电泳（denaturing gradient gel electrophoresis，DGGE）以及 454 焦磷酸测序（454 pyrosequencing）等，使得许多难以培养的病原体得以发现。1992 年 Collins 和 Wallbanks 通过 16S 核糖体 RNA（16S ribosomal RNA，16S rRNA）技术发现了一种新的细菌，即阿托波菌，兼性厌氧、不活动、革兰氏阳性小球菌。1999 年 Jovita 等人首次从健康女性阴道内分离出阴道阿托波菌，2004 年 Verstraelen 等人首次从 BV 患者体内发现该菌，其参与生物膜形成，与甲硝唑耐药有关，可导致 BV 的反复发作。2005 年 Fredricks 等通过广谱 16S rDNA PCR 方法发现 BV 患者阴道分泌物中存在 3 个新的细菌，命名为细菌性阴道病相关菌 1（bacterial vaginosis-associated bacteria 1，BVAB1）、BVAB2、BVAB3，属于梭菌门类，黏附于上皮细胞，参与线索细胞的形成。近几年发

现的其他难以培养的细菌还包括：伊格尔兹氏菌（*Eggerthella spp*）、1型巨球菌（*Megasphaera type* 1）、*Leptotrichia amnionii* 以及需血斯尼思氏菌（*Sneathia sanguinegens*）等。

上述这些细菌在 BV 致病过程中的作用机制不同，可能存在协同作用，但目前确切机制尚不明确，需要进一步研究。

2. 病因学研究　关于 BV 的病因，目前认为有 3 种假说：乳杆菌消耗型模型、主要病原体（阴道加德纳菌）模型和多微生物病原体模型。从不同角度说明 BV 的可能病因，但仍强调生物膜形成是 BV 致病及复发的重要原因。

（1）乳杆菌消耗型模型：乳杆菌的定植维持健康阴道微环境是该模型的核心。1892 年 Albert Doderlein 首次从无症状孕妇的阴道分泌物中分离出一种微生物德得来因氏杆菌（*Doderlein's bacillus*），后来更名为嗜酸乳杆菌，是正常阴道微生物菌群的一部分。1997 年，Pavlova 等提出阴道乳杆菌的减少是因外部因素引起的，从而引起阴道 pH 值的升高（> 4.5）和 BV 有关菌的过度生长。乳杆菌可从以下机制来维持阴道健康环境：

1）产生乳酸，酸化阴道。

2）干扰病原菌的黏附和生长。

3）产生 H_2O_2 和细菌素。

4）乳杆菌生物膜的形成：过度冲洗、使用杀精剂、应用抗生素及噬菌体的存在等外部因素可导致产 H_2O_2 乳杆菌减少，阴道 pH 值升高；BVAB 和其他 BV 有关菌（如阴道加德纳菌、动弯杆菌、厌氧消化链球菌、普雷沃菌等）利用乳酸产生丁酸、琥珀酸以及其他酸类来调节免疫反应，抑制剩余乳杆菌的杀伤活性；同时普雷沃菌、戴阿利斯特菌、巨球型菌等产生多胺类物质来中和过多的酸，最终导致 BV 的发生。

（2）主要病原体（阴道加德纳）模型：与"乳杆菌消耗型模型"不同，"主要病原体模型"认为，性行为将阴道加德纳菌引入阴道微环境，形成"中间微生物菌群（intermediate vaginal microbiota, IVM）"，并使乳杆菌数量减少，导致阴道氧化还原能力降低（阴道 pH 值增加）和厌氧菌过度生长。1955 年 Gardner 和 Dukes 成功地从嗜血杆菌性阴道炎（即 BV）患者体内分离出阴道嗜血杆菌（即阴道加德纳菌），并认为是该病的唯一病原体。

在此模型基础上 Schwebke 等人提出阴道加德纳菌是 BV 发病的关键病原体，可能存活于男性尿道和精液中，通过性行为传播给女性伴侣，不属于正常阴道微生物群的一部分。"主要病原体模型"的机制包括：

1）阴道加德纳菌耐受高氧化还原的阴道环境（pH 4～5），并黏附于阴道上皮细胞。

2）阴道加德纳菌形成生物膜，并产生拮抗物质取代乳杆菌。

3）阴道加德纳菌产生氨基酸和酮酸，促进 BV 厌氧菌的生长，从而产生"IVM"。

4）"IVM"的过度生长使阴道的 pH 值升高（> 4.5），并以精氨酸等氨基酸作为前体生成氨和多胺，进而刺激阴道加德纳菌和其他 BV 有关厌氧菌的生长，最终导致 BV 菌群建立。

（3）多微生物病原体模型：多种厌氧菌参与 BV 的致病过程为该模型的核心。该模型与"主要病原体模型"相似，但不同之处在于性行为时 BV 有关菌（包含阴道加德纳菌）直接取代乳杆菌，没有"IVM"过程。厌氧菌联合抑制乳杆菌的生长，或产生氨基酸及毒力因子等促进 BV 有关厌氧菌的生长。1991 年 Nagy 等的研究表明 BV 有关厌氧菌具有取代乳杆菌的能力，如柯氏动弯杆菌、消化链球菌、双路普雷沃菌和解糖胨普雷沃菌等可抑制乳杆菌的生长。双路普雷沃菌和双歧杆菌可以产生氨基酸，促进其他厌氧菌如迟缓埃格特菌（*Eggerthella lenta*）和阴道加德纳菌的生长。加德纳菌及动弯杆菌也可产生细胞毒素，破坏阴道上皮细胞。此外，BV 生物膜不仅含有阴道加德纳菌，还含有多种 BV 有关菌，如阴道阿托波菌、普雷沃菌、拟杆菌、链球菌和韦荣球菌等，相互作用共同促进生物膜的形成。此外，柯氏动弯杆菌和羞怯动弯杆菌亦可形成生物膜，参与多微生物 BV 生物膜的形成。

关于 BV 病因机制还包括阴道鳞状上皮细胞摄取、内化阴道加德纳菌，性交后加德纳菌取代乳杆菌及多菌的自体感染，固有免疫系统的基因多态性等，但仍需进一步研究支持。

三、诊断中存在的问题——完善、严谨的过程

目前 BV 的诊断主要参考 Amsel 临床诊断标

准和 Nugent 评分诊断标准（表 27-3），而 2018 年欧洲 IUSTI/WHO 指南（以下简称欧洲指南）推荐最佳的 BV 诊断标准为 Hay-Ison 评分（表 27-4）。1983 年 Spiegel 及其同事采用阴道拭子涂片革兰氏染色法诊断 BV，该方法包含正常和 BV 两种标准。正常：仅出现革兰氏阳性大杆菌（乳杆菌）或混合革兰氏染色可变小杆菌；BV：乳杆菌消失或乳杆菌数量少（1+ 到 2+，1+：少于 1 个细菌；2+：1～5 个细菌），同时加德纳菌形态及其他形态菌为优势菌。Spiegel 评分标准存在缺陷，并未说明正常和 BV 之间的疾病中间状态。在此基础上，1991 年 Nugent 及其同事提出了新的革兰氏染色评分系统，即 Nugent 评分，利用 Spiegel 标准内提到的细菌形态，将其进行连续性定量评分并结合疾病严重程度诊断 BV，该标准对中间态菌群进行了描述，弥补了 Spiegel 评分标准的不足，使得革兰氏染色评分系统更加标准、完善。之后，1994 年 Hay 等人也认识到了 Spiegel 标准诊断的不足之处，提出革兰氏染色诊断 BV 的三级标准，Ⅰ级正常，乳杆菌占优势；Ⅱ级中间态，乳杆菌减少，混合其他菌群；Ⅲ级异常，几乎没有或缺乏乳杆菌，主要是阴道加德纳菌和 / 或其他细菌。2002 年，Hay 和 Ison 两人正式提出 Hay-Ison 标准，该标准在 1994 年Ⅰ、Ⅱ、Ⅲ级标准基础上增加了 0 级和Ⅳ级两项评分标准。0 级，与 BV 无关，仅为上皮细胞，无乳杆菌，提示近期使用抗生素；Ⅳ级，与 BV 无关，仅存在革兰氏阳性球菌，无乳杆菌，即需氧菌性阴道炎（aerobe vaginitis，AV）菌群。与 Amsel 临床诊断标准相比，该方法诊断 BV 的敏感度及特异度更高。

表 27-3 Nugent 评分

评分	乳杆菌	加德纳菌	动弯杆菌
0	4+	0	0
1	3+	1+	1+ 或 2+
2	2+	2+	3+ 或 4+
3	1+	3+	
4	0	4+	

注：按每 10 个油镜视野下（×1 000 倍）观察到的每类细菌形态的平均数量进行计数并分配分值。0：未见细菌；1+：少于 1 个细菌；2+：1～4 个细菌；3+：5～30 个细菌；4+：30 个以上细菌。0 到 3 分为正常，4 到 6 分为中间态，7 到 10 分为 BV

表 27-4 Hay-Ison 评分

0 级：与 BV 无关，仅为上皮细胞，无乳杆菌，提示近期使用抗生素
Ⅰ级（正常）：乳杆菌占优势
Ⅱ级（中间型）：含有乳杆菌的混合菌群，但也存在阴道加德纳菌或动弯杆菌
Ⅲ级（BV）：主要是阴道加德纳菌和 / 或动弯杆菌形态，可见线索细胞，几乎没有或缺乏乳杆菌
Ⅳ级：与 BV 无关，仅存在革兰氏阳性球菌，无乳杆菌（AV 菌群）

Amsel 临床诊断标准，直接观察患者阴道分泌物性状，操作简便，成本低，目前广泛应用于临床中，但易受主观经验性因素影响，标准化程度差，准确度不高，客观性、重复性差，标本不能长期保存，不利于科学研究。Nugent 评分量化各种细菌的浓度，阅片标准客观、统一，使得评分更加精确，且标本可长久保存，重复性好，是实验室诊断 BV 的"金标准"，但操作过程复杂，需要相关设备仪器，对阅片人员技术水平要求高。Hay-Ison 评分与 Nugent 评分相比二者诊断效力相当，但简化了 Nugent 评分细菌定量评分与疾病严重程度的换算过程，不仅可以诊断 BV 及 BV 中间态，还对菌群抑制（0 级）以及 BV 菌群外的革兰氏染色阳性球菌（AV）（Ⅳ级）进行了分类，使得诊断更加全面，将临床常见微生态菌群失衡囊括在内，符合目前阴道微生态理论的临床应用趋势。但一项系统综述认为，采用 Hay-Ison 标准可能使 BV 患病率升高。因此，关于 Hay-Ison 评分的应用有效性仍需进一步研究。

四、复发性细菌性阴道炎诊治中的问题

1. 复发性 BV——临床面临的难点问题 BV 治愈率虽高，但易复发。关于 BV 的复发问题，是临床处理中最困难的问题。有关复发性 BV 的定义、发病机制以及治疗方案都存在不确定性，如何预防 BV 复发，提高治疗效果是临床中亟待解决的问题。

关于复发性 BV（recurrent bacterial vaginosis，RBV）定义，即每年 BV 发作次数并无一致意见。2004 年 Wilson 建议按每年 BV 发作 3 次或以上诊断 RBV，而 Faro 建议按每年 BV 发作 4 次或以上诊断 RBV。2006 年 Sobel 建议按每年 BV 发

作至少 2 次诊断 RBV，而樊尚荣等则认为按每年 BV 发作 4 次或以上诊断 RBV 更好。研究显示，BV 的初始治愈率为 70%～90%，治疗后 1～2 周的治愈率为 85%～95%，治疗后 4～5 周的复发率为 25%～35%，治疗后 2～3 个月的复发率可达 30%～50%，治疗后 12 个月复发率可高达 60%。BV 持续、反复发作会严重影响女性生殖健康，导致严重并发症，如不利产科结局及有性传播感染（sexually transmitted infections，STIs）风险等。因此应重视该病的治疗及预防的意义。

2. 复发性 BV 的发病机制不明——研究热点

目前 RBV 发病机制不明，每种菌在致病过程中作用机制不同，且各种菌之间存在相互作用使得疾病的致病过程更为复杂。已知的发病机制包括阴道微生态失衡、微生物感染、阴道细菌生物膜形成及阴道免疫改变等。热点研究主要集中在 BV 生物膜引起的复发及耐药。BV 时形成以阴道加德纳菌为中心、致病菌间相互协同作用的模式，形成多微生物生物膜，为细菌提供生存繁殖的保护膜，进而使抗生素治疗敏感性降低、抗生素耐药不断增加，导致 BV 复发。研究生物膜的形成、耐药以及针对生物膜的靶向治疗将为 BV 以及 RBV 的治疗开辟一个新的方向，但靶向生物膜治疗目前仍处于体外及动物实验研究阶段。BV 的耐药、复发机制也可能与加德纳菌的基因组有关，研究发现加德纳菌进化支 3 和 4 的甲硝唑耐药率可达 100%。目前认为复发性 BV 的致病过程是多种细菌参与、多个机制共同影响的结果，仍需要深入研究。

3. 复发性 BV 的治疗——初见眉目

目前对于 RBV 患者尚无最佳治疗方案。应根据不同情况选择不同的个体化治疗。2015 年美国疾病预防控制中心指南（以下简称美国指南）建议对初次治疗后出现 BV 复发的患者可考虑再次采用同种（推荐 / 替代）治疗方案或更换治疗方案。针对 RBV 可推荐的治疗策略包括：强化治疗、巩固治疗、联合治疗或微生态治疗。强化治疗：在甲硝唑 500mg 口服，2 次 /d，连用 7 天的基础上，增加甲硝唑治疗剂量（750mg）或者增加治疗天数（14 天）。巩固治疗：每晚睡前阴道内用 0.75% 甲硝唑凝胶共 10 天，停药 3～5 天后，开始阴道用 0.75% 甲硝唑凝胶每周 2 次，连用 4～6 个月，减少 BV 复发。欧洲指南支持持续性或 RBV 最佳治疗方式为阴道内应用甲硝唑。联合治疗：口服硝基咪唑类药物（甲硝唑或替硝唑 500mg，2 次 /d）7 天，同时阴道硼酸上药（600mg/d）21 天，随后在患者病情缓解期应用 0.75% 甲硝唑凝胶（2 次 / 周）4～6 个月抑制性维持治疗；或每月口服甲硝唑 2g 和氟康唑 150mg 的抑制性治疗等，联合治疗可降低 BV 的发生率，改善 BV 治愈率，并能促进阴道正常菌群的建立。关于微生态治疗，欧美指南均认为，乳杆菌制剂或益生菌治疗预防 BV 的有效性尚存在争议，需进一步研究微生态疗法在 BV 治疗和预防中的作用。对于治疗后症状仍存在的患者应密切随访。临床工作中存在 BV 治疗 1 周后，临床症状体征检查基本正常，Nugent 革兰氏染色评分 3～6 分，提示阴道可能处于疾病与痊愈之间的过渡状态，存在复发的可能性，应加强对此类人群的随访。

五、妊娠期治疗——临床中的棘手问题

由于 BV 可导致上生殖道感染，与不良妊娠结局及产后感染有关，如绒毛膜羊膜炎、胎膜早破、早产、产褥期感染、新生儿感染等。美国指南推荐对于妊娠期有症状的 BV 女性均应进行积极治疗，目的是：①减轻妊娠期阴道感染的症状体征；②减轻妊娠期 BV 相关的感染并发症；③减少其他合并感染的风险，如艾滋病和 STIs 风险。治疗可采用局部或口服用药方式，治疗方式与非妊娠期相同。欧洲指南亦推荐对有症状妊娠期 BV 女性均应进行治疗，但认为妊娠期最佳治疗药物为克林霉素。而对于妊娠期无症状 BV 患者是否需要常规筛查和治疗以预防早产两指南均存在争议；关于妊娠期是否需要阴道微生态制剂预防妊娠并发症，同样存在争议，均需进一步研究。甲硝唑可通过乳汁分泌，对于哺乳期 BV 患者，美国指南推荐甲硝唑 2g 顿服，但应推迟哺乳 12～24 小时，而认为低剂量治疗者可正常哺乳。但欧洲指南则认为服用高剂量甲硝唑时应避免哺乳。由于妊娠合并 BV 可能对母儿产生不良影响，且 BV 远期复发率较高，强调对妊娠合并 BV 治愈者应密切随访。

（薛凤霞 范爱萍）

第五节　滴虫阴道炎

滴虫阴道炎(trichomonas vaginitis,TV)是由阴道毛滴虫引起的常见阴道炎症,也是常见的性传播疾病。据估计,全世界每年有 1.43 亿人新感染阴道毛滴虫。美国 CDC 统计数据显示,2016年滴虫阴道炎首次就诊病例为 22.2 万人次。阴道毛滴虫是一种厌氧寄生的动鞭毛原虫,常寄生在人体阴道和泌尿道,主要经性接触直接传播,也可通过公共浴池等间接传播。其生活史简单,仅有滋养体而无包囊,滋养体既是其繁殖阶段,也是感染和致病阶段。大多数感染者(70%～85%)症状轻微或无明显不适,因此未治疗的感染可持续数月至数年。女性感染者可表现为有恶臭的黄绿色分泌物、外阴瘙痒等,部分患者也可出现尿频等泌尿系感染症状。

一、滴虫阴道炎致病菌的认识及致病机制的研究

滴虫阴道炎的病原菌是阴道毛滴虫,1836 年 Alfred Francois Donné(1801—1878)在法国《科学院每周会议报告》上发表了一篇题为《在男性和女性生殖器脓性分泌物中观察到的微生物》的文章,第一次描述了通过"显微镜观察阴道或宫颈分泌物中运动的原虫"来诊断滴虫病的方法。1838 年 Ehrenberg 建议将其命名为阴道毛滴虫。直到 1936 年,Hohne 描述了阴道内出现阴道毛滴虫与阴道分泌物增多的关系。后来 Trussel 和 Plaus 将阴道毛滴虫接种到健康志愿者的阴道内,证实阴道毛滴虫可以引起阴道炎。1947 年 Trussel 发表专著阐述了阴道毛滴虫是阴道炎的病原体。国内,1959 年人民卫生出版社出版的《阴道滴虫病》对滴虫所致的阴道炎的诊治进行详细的描述,为指导临床工作提供参考。20 世纪 70年代恢复高考制度后,1980 年第 1 版全国高等医药院校教材《妇产科学》详细讲述了滴虫阴道炎。

阴道毛滴虫是一种寄生在人体阴道及泌尿道的具有鞭毛的真核生物,活体无色透明,固定染色后则呈椭圆形或梨形。阴道毛滴虫在 32～35℃之间最为适宜生长繁殖,略酸性的环境(pH 5.2～6.6)有利于虫体繁殖,但 pH 5.0 以下或 pH 7.5 以上时也会抑制或杀死虫体。阴道毛滴虫以二分裂法繁殖,通过直接或间接接触方式在人群中传播。

目前研究发现阴道毛滴虫的致病机制包括以下三种。

1. 损伤阴道上皮　滴虫可以分泌黏蛋白破坏阴道上皮表面的黏液层,使滴虫穿透黏液层到达阴道上皮,产生半胱氨酸蛋白酶(CP30)使滴虫黏附上皮细胞,虫体产生并释放大量酸性水解酶损伤上皮细胞,亦能分泌 CP30、CP65 降解细胞外基质蛋白,破坏阴道黏膜正常结构。

2. 吞噬作用　毛滴虫能吞噬乳杆菌,改变阴道环境;吞噬阴道上皮细胞表面微绒毛或其他成分,造成组织破坏;摄取上皮细胞表面丰富的黏多糖,为滴虫活动提供能量;吞噬红细胞释放脂质、血红蛋白和铁,为阴道毛滴虫的生长繁殖提供养分。

3. 阴道毛滴虫免疫逃避反应　滴虫可以分解机体产生的具有抗微生物作用的一氧化氮(NO);滴虫可降解机体产生的 IgA 及 IgG,进而逃避体液免疫反应;滴虫能诱导激活巨噬细胞中 NLRP3 炎性小体进而诱导巨噬细胞凋亡,逃避细胞免疫反应;滴虫还能降解补体 C3 并阻碍 C3b 的形成,逃避补体介导的免疫途径。

二、滴虫阴道炎治疗观念的演变以及国内外诊治指南的理解

在美国,阴道毛滴虫的传统治疗方法是口服甲硝唑(又称灭滴灵)。1974 年,Wallin J 等研究发现替硝唑对于治疗滴虫阴道炎亦有良好疗效。中华人民共和国成立初期,国内采用的治疗方法主要为高锰酸钾等局部清洁和砷化物等局部用药。1972 年《灭滴灵的合成方法》在《医药工业》发表后,国内才开始应用甲硝唑治疗阴道毛滴虫。1980 年,第 1 版《妇产科学》讲述治疗滴虫阴道炎时必须针对阴道毛滴虫的特性(包括抗药性)及机体的情况,才能达到较理想的效果,认为全身用药(即口服甲硝唑)能够在治疗阴道炎的同时治疗其他部位的滴虫感染,治疗效果较好,但同时指出局部用药和中药治疗对控制局部症状比较有效,对于不能耐受口服药物或不适宜全身用药者,可选择局部用药或中药治疗。1984 年,黄美

玉等进行了替硝唑治疗阴道毛滴虫的体外研究，发现替硝唑体外抗阴道毛滴虫与甲硝唑有相同的效果。2000年，第5版《妇产科学》明确提出滴虫阴道炎可同时有尿道、尿道旁腺、前庭大腺滴虫感染，治愈此病，首选全身用药，主要为甲硝唑。不能耐受口服药物或不适宜全身用药者，可选择甲硝唑阴道局部用药。2008年，第7版《妇产科学》提出，治疗滴虫阴道炎除可选择口服甲硝唑外，还可以替硝唑2g顿服。

国内，中华医学会妇产科分会感染协作组致力于制订妇产科感染性疾病诊治指南，于2008年开始着手制订《滴虫阴道炎诊治指南》，历经3次讨论和修改，于2011年4月制订《滴虫阴道炎诊治指南（草案）》，刊登在《中华妇产科杂志》上。目前国外关于滴虫阴道炎最新诊治指南主要有2018年欧洲IUSTI/WHO和2015年美国CDC颁布的指南。国内外指南推荐对滴虫阴道炎患者应用硝基咪唑类药物治疗；对硝基咪唑类药物过敏或不能耐受的患者，可以选择硝基咪唑类以外的药物治疗，但疗效较差；考虑滴虫阴道炎经常合并其他部位的滴虫感染，推荐全身用药，不建议局部用药；建议对性伴侣应进行治疗，并告知患者及性伴侣治愈前应避免无保护性交。

三、滴虫阴道炎诊断方法的不足

由于诊断技术的限制，显微镜生理盐水湿片法是传统滴虫阴道炎诊断方法，也是目前最常用的诊断方法，这种方法操作简便、成本低，但是阴道毛滴虫离体时间越久，动力越差，使得滴虫阴道炎临床确诊率低。培养法是诊断阴道毛滴虫感染的"金标准"，敏感度和特异度高，但由于操作烦琐、报告结果时间长，较难在临床推广应用。酶联免疫吸附测定（ELISA）试剂盒检测阴道毛滴虫抗体，可以在体液中识别针对阴道毛滴虫的免疫球蛋白，操作简便，但是敏感度和特异度均较低，不适宜应用于临床诊断。目前国外指南推荐临床上运用核酸扩增检测法（NAATs）诊断滴虫阴道炎，敏感度和特异度均很高，但由于与显微镜生理盐水湿片法相比，NAATs需要技术较高，且国内多数实验室尚未通过国家规定的相关认定，临床开展相对困难。对于镜检阴性、有症状及临床可疑者，可以应用NAATs以明确诊断。

四、滴虫阴道炎诊治中面临的问题与解答

1. 婴、幼女滴虫阴道炎的诊治 针对于婴、幼女滴虫阴道炎，多数患者是因直接接触受感染的母亲外阴阴道分泌物而患病。典型临床表现为：白带增多、糊状，有腥臭味，阴道口红肿，婴儿哭闹，较大幼儿诉外阴瘙痒，个别患儿可有尿路感染症状。涂片检查时可能找不到滴虫，可根据临床症状以及病原体接触史诊断。治疗可用甲硝唑，婴儿每次50mg，口服，每8小时1次，共5天。较大幼儿甲硝唑用量可增至每次125mg，口服，每天3次，共5天。

2. 妊娠期、哺乳期滴虫阴道炎的治疗 针对妊娠期滴虫阴道炎，尽管滴虫阴道炎与妊娠不良结局存在相关性，但尚没有足够的研究结果表明对其进行治疗可降低妊娠不良结局的发生。对孕妇滴虫阴道炎进行治疗，可缓解阴道分泌物增多症状，防止新生儿呼吸道和生殖道感染，阻止阴道毛滴虫进一步传播。国内指南推荐临床上应权衡利弊，知情选择，可选择甲硝唑400mg，口服，每天2次，共7天。最新的荟萃分析显示，没有证据表明在妊娠早期使用甲硝唑有致畸作用，因此2015年美国CDC诊治指南更强调对有症状孕妇，无论妊娠任何阶段，均应检测及治疗滴虫阴道炎，患者可予以甲硝唑2g，顿服。同时国外指南均提出，替硝唑对孕妇的安全性尚不明确，因此目前在妊娠期应避免使用替硝唑。

哺乳期滴虫阴道炎患者，国内外指南均推荐在服用甲硝唑后12~24小时内避免哺乳，服用替硝唑后3天内避免哺乳，以减少药物对婴儿的影响。

3. 滴虫阴道炎患者随访问题 我国指南以及欧洲指南建议治疗后无临床症状者不需随访。然而月经后阴道处于接近中性的环境，利于阴道毛滴虫复发或再感染，因此美国CDC指南推荐性活跃期妇女在初次治疗后3个月内进行复查。鉴于滴虫阴道炎临床症状严重程度不同，部分患者症状轻微或者无症状，且可能存在慢性感染或难治性滴虫阴道炎，治疗后患者即使无临床症状，也应警惕临床未治愈的情况，临床上需要认真诊断及鉴别，同时告知患者预防措施，防止复发及再感染的发生。

五、难治性滴虫阴道炎诊治中面临的问题与解答

1. 难治性滴虫阴道炎的治疗方法　大部分滴虫阴道炎患者甲硝唑规范治疗有效。Peterman 等报道 15~39 岁患滴虫阴道炎的妇女经治疗后仍有较高的复发率，16.5% 患者经治疗 3 个月后培养阳性，18.5% 患者经治疗 6 个月后培养阳性，12.5% 患者经治疗 9 个月后培养阳性。目前首次治疗失败患者，国外指南推荐采用重复 7 天标准疗程，即口服甲硝唑 400~500mg，每天 2 次，共 7 天治疗，40% 患者治疗有效。治疗失败的患者亦可以采用高剂量硝基咪唑，即甲硝唑或替硝唑 2g，顿服，连续 5~7 天，或口服甲硝唑 800mg，每天 3 次，共 7 天，70% 患者治疗有效。

2. 难治性滴虫阴道炎的病因分析　对于治疗失败的患者，还需要针对具体问题调整相应的治疗措施。

（1）治疗期间与其他药物存在相互作用，应尽早更换其他药物。

（2）患者口服甲硝唑胃肠道的耐受性差，可以应用其他胃肠道耐受性好的硝基咪唑类药物或局部用药治疗。

（3）阴道其他细菌对药物的灭活作用，应更换其他药物。

（4）新伴侣或未治疗伴侣再次感染，应治疗患者患病期间所有的性伴侣，治愈前应避免无保护性交。

（5）患者依从性差，应对患者进行充分医疗知识的教育，提高患者依从性。

3. 甲硝唑耐药型滴虫阴道炎的发病机制及解决方法　研究发现，阴道毛滴虫对甲硝唑耐药的发生率很低，体外耐药仅有 2%~5%。对阴道毛滴虫进行基因组测序发现，阴道毛滴虫有两种类型（1 型和 2 型），这两种阴道毛滴虫在携带阴道毛滴虫病毒比例方面存在显著差异，其中 1 型阴道毛滴虫携带阴道毛滴虫病毒，而 2 型阴道毛滴虫则没有携带阴道毛滴虫病毒。研究发现，阴道毛滴虫病毒是一种专性寄生于阴道毛滴虫体内的开环的、线性的、双链 RNA 病毒，阴道毛滴虫病毒寄生对阴道毛滴虫虫体的生长和分裂无显著影响，但是病毒的存在可以影响虫体蛋白的表达，进

而影响虫株的致病力和耐药性。阴道毛滴虫病毒的缺失与甲硝唑耐药存在显著的正相关，1 型阴道毛滴虫对甲硝唑更敏感，而 2 型阴道毛滴虫对甲硝唑的耐药率更高。因此，对于甲硝唑耐药者，可能是感染 2 型阴道毛滴虫，应当及时更换治疗药物。与甲硝唑相比，替硝唑具有血清半衰期长、组织渗透性好、副作用少、耐药性低的优点，当甲硝唑治疗无效时，应考虑替硝唑，患者可用替硝唑 1g，口服，每天 2 次或 3 次，共 14 天；或替硝唑 2g，口服，每天 2 次，共 14 天；严重者可以联合替硝唑 500mg，阴道用药，每天 2 次，共 14 天治疗。近年来，部分学者研究发现，桦木酸衍生物、金诺芬（有机金化合物）、双苯并咪唑、熊果酸衍生物等药物具有抗滴虫活性，对于甲硝唑耐药患者或许是新的治疗药物，但尚需大样本临床数据验证。

4. 滴虫阴道炎与阴道微生态　随着阴道微生态理论的提出，人们对于阴道感染有了新的认识。微生态学者认为，阴道炎即为阴道微生态失调的表现，阴道微生态的失调主要表现为阴道菌群的失调，阴道毛滴虫可以直接影响阴道微生态，阴道微生态变化也会影响阴道毛滴虫感染的病程和临床症状严重程度。Brotman 等发现滴虫阴道炎与阴道菌群异常相关，包括乳杆菌比例降低，支原体、微单胞菌、纤毛菌等厌氧菌比例升高。Hillier 和 Gatski 等发现，对于 Nugent 评分中间态的妇女，滴虫阴道炎发病率最高。焦磷酸测序数据热图分析显示，滴虫阴道炎女性阴道菌群中支原体或脲原体比例较高，乳杆菌和加德纳菌的丰度相对较低。因此，通过改善阴道微生态影响滴虫阴道炎的进展，应用阴道微生态制剂有望成为难治性滴虫阴道炎治疗的新方法。

5. 展望　随着滴虫病对公共卫生的影响越来越被人们重视，耐药性性传播疾病的管理日益为人们所关注，未来 5 年应针对滴虫持续感染和甲硝唑耐药的机制研究，应用更新、更灵敏的检测方法进行诊断，重点确定治疗滴虫病的新药物疗法。

（薛凤霞　范爱萍）

第六节　子宫颈炎症

子宫颈炎症是妇科常见疾病之一，按部位可分为子宫颈阴道部炎症及子宫颈管黏膜炎症；按

病程及病理表现可分为急性和慢性子宫颈炎症；按引起子宫颈炎的病因可分为特异性病因相关的感染性子宫颈炎和非感染性子宫颈炎（非特异性），引起感染性子宫颈炎的病原体可进一步分为细菌、病毒、真菌、原虫和寄生虫。非感染性病因包括局部炎症，如上皮损伤的修复、宫内节育器、放化疗、局部病变（如宫颈子宫内膜异位症）及与肿瘤相关的炎症，系统性炎症如结节性动脉炎也可以有子宫颈炎症的表现。临床多见的为感染性子宫颈炎，以淋病奈瑟菌及沙眼衣原体引起的子宫颈管黏膜炎（黏液脓性子宫颈炎）较常见，近些年的研究发现，支原体可能与急性子宫颈炎的发病有关。

一、急性子宫颈炎病原体的变迁

在中国，20 世纪 80 年代以前，引起急性子宫颈炎的病原体多为阴道内源性菌群上行感染所引起，如通过子宫颈的宫腔操作、分娩时导致的子宫颈裂伤的基础上引起的炎症，病原体多为大肠埃希菌、葡萄球菌、链球菌等。20 世纪 80 年代以后，随着性生活观念的开放以及性生活方式的逐步改变，性传播疾病病原体在我国急性子宫颈炎中的比例越来越高。沙眼衣原体和淋病奈瑟菌是最常见的引起子宫颈管炎的病原体，但是由这两种病原体感染引起的急性子宫颈炎不到 50%，其他相关的病原体包括各种支原体、细菌性阴道病相关病原体、单纯疱疹病毒、巨细胞病毒和腺病毒以及阴道毛滴虫和白假丝酵母菌等，但其在急性子宫颈炎致病中的作用尚存在争议。

近年来的研究显示支原体亦可能是急性子宫颈炎的致病因素。支原体（mycoplasma）及脲原体（ureoplasma）是可自我复制的最小原核微生物，广泛存在于自然界，分类学上归属于柔膜体纲。目前与泌尿生殖系统相关的脲原体及支原体主要有 3 种，即生殖支原体（Mycoplasma genitalium，Mg）、解脲支原体（Ureaplasma urealyticum，Uu）、和人型支原体（Mycoplasma hominis，Mh）。1981 年，Tuny 首次从非淋菌性尿道炎患者的尿道分泌物标本中分离出生殖支原体，是第 12 种自人体分离的支原体，其与子宫颈炎的关系得到了普遍认可。在针对生殖支原体感染的子宫颈炎患者的治疗中，阿奇霉素被认为是一线治疗

用药，在过去几年该药物的治疗失败提示可能耐药菌株的存在，有研究发现大环内酯类药物的耐药菌株的出现归因于生殖支原体 23S rRNA 的基因突变，最近也有报道作为替代阿奇霉素的二线治疗用药莫西沙星，部分菌株也出现了针对该药物的耐药菌株，基因突变位于 *parC* 和 *gyrA* 基因上。国外的一项研究报道，应用核酸扩增及 DNA 序列分析方法检测耐药菌株，大环内酯类药物的耐药菌株占 43%，喹诺酮类药物的耐药菌株占 15%。随着抗生素的广泛应用，耐药菌株出现越来越多，如何找到针对耐药菌株的药物已经迫在眉睫。

解脲支原体及人型支原体与子宫颈炎的关系一直存在争议。目前认为解脲支原体是女性下生殖道常见的一类条件致病菌或共生物。解脲支原体在成年女性生殖道中检出率为 40%～80%，有研究显示解脲支原体阳性患者子宫颈炎的相对风险为 2.7，认为其为子宫颈炎相关的病原体，并与不良妊娠结局及产后感染有关，但也有研究不支持此观点。而人型支原体多被认为是阴道内正常存在的病原体，但有研究显示，在高风险的孕妇中，人型支原体与子宫颈炎存在显著相关性（相对风险 2.96，95% 置信区间：1.76～4.99）。此外，人型支原体导致的子宫颈炎可能与人型支原体共生的细菌所导致的细菌性阴道病有关。在细菌性阴道病的妇女中，人型支原体的血清抗体滴度要高于没有细菌性阴道病的妇女。然而，解脲支原体、人型支原体在子宫颈炎中的致病机制尚需进一步研究。

有研究提示，阴道微生物菌群与子宫颈炎的发生可能有关，阴道细菌，如 *Mageeibacillus Indolicus* 在子宫颈的定植可能导致子宫颈炎的发生，而詹氏乳杆菌的减少可能与子宫颈炎呈正相关，但尚需进行一系列宫颈阴道微生物菌群对子宫颈炎发生的纵向研究。

二、子宫颈糜烂的再认识

随着 20 世纪 80 年代阴道镜技术的普及与提高，对于"子宫颈糜烂"的认识与以往有很大的不同，经历了一个漫长的历程。

1. 子宫颈糜烂的历史沿革　子宫颈糜烂这一术语最初由 Bennett 在 1850 年开始使用，随后

在 1878 年由 Ruge 以及 Veit 采用。有关子宫颈糜烂的发生机制，Ruge 认为阴道的碱性环境破坏了子宫颈复层鳞状上皮，在阴道致病菌的作用下使其脱落，糜烂面由基底的柱状或立方形细胞覆盖。Meyer 于 20 世纪初期（1910 年）提出子宫颈糜烂的形成是由于子颈管内膜炎时，柱状上皮向外伸展到阴道部，使鳞状上皮脱落，形成糜烂，此时糜烂面很快由柱状上皮覆盖，称为 I 期糜烂愈合。当炎症消退时，复层鳞状上皮再度恢复，将柱状上皮推回至子宫颈外口，称为 II 期愈合。Meyer 学说虽然有难以解释之处，如在糜烂形成中，必须先有上皮脱落，然后为 I 期愈合。然而在临床上很少见到上皮脱落的真性溃疡阶段。后来有学者 Kaufmann 将子宫颈上皮刮除，但结果是创面由鳞状上皮覆盖而不是柱状上皮。尽管如此，早期有关子宫颈糜烂的形成是先形成溃疡的学说还是被大家所认可的，尤其是 Meyer 的观点。美国著名的妇产科专家及病理学家 Emil 在他 1956 年编著的第 3 版妇产科病理学中，介绍了 Ruge 以及 Meyer 的观点，并同意 Meyer 的观点。这些观点逐渐被我国妇产科工作者熟悉和接受。从新中国成立初期至 20 世纪 80 年代我国妇产科专著及教材在描述子宫颈糜烂的发生机制时采纳了以上两种观点。20 世纪 90 年代对子宫颈糜烂更强调被覆的柱状上皮抵抗力弱，容易发生感染，仍将其归为慢性子宫颈炎的最常见病理类型。

随着阴道镜及病理学的发展，逐渐认识到：

（1）临床所称的"子宫颈糜烂"，其表面由柱状上皮及不成熟化生的鳞状上皮覆盖，而非病理学中上皮脱落的真性糜烂。

（2）"子宫颈糜烂"在阴道镜下为正常的阴道镜图像之一，即鳞柱交界外移形成的宽大转化区及内侧的柱状上皮，转化区中不成熟化生的鳞状上皮以及内侧未化生的单层柱状上皮均由于上皮菲薄，其下方间质中的血管透出，呈现肉眼所见的红色，也即过去所称的"子宫颈糜烂"。

（3）组织学上发现子宫颈间质中仅存在散在的淋巴细胞，可作为免疫细胞存在，并不能作为慢性子宫颈炎症的诊断。因此，基于以上认识，妇科、阴道镜及病理学家意见趋向统一，认为子宫颈糜烂不再是一个恰当的临床诊断术语，也不代表慢性子宫颈炎症。国外妇产科专著、教科书以及

杂志发表的文章于 20 世纪 80 年代陆续取消了"子宫颈糜烂"这一术语，而将柱状上皮外移所致的阴道镜下的表现称为子宫颈柱状上皮异位（cervical columnar ectopy）。早在 1954 年，Hinselmann 在首次提出的阴道镜术语中提到正常阴道镜图像包括原始黏膜（相当于现代术语中的鳞状上皮），柱状上皮异位（columnar ectopy）以及正常转化区。目前，阴道镜及病理学中子宫颈糜烂这一术语仍然存在，但此时的糜烂是指由于各种原因导致的上皮脱落的真性糜烂，如单纯疱疹病毒、梅毒、阿米巴原虫等感染性疾病引起的溃疡，化学或物理因素所致的上皮剥脱以及癌症所致溃疡等。

2. 如何正确理解、诊治"子宫颈糜烂"　除子宫颈生理性柱状上皮异位外，慢性子宫颈炎、子宫颈鳞状上皮内病变（SIL），甚至早期子宫颈癌也可表现为子宫颈糜烂。对表现为子宫颈糜烂样改变者，应警惕临床处理中的两个误区：①诊断不足，不能对糜烂样改变视而不见，遗漏子宫颈炎症、子宫颈 SIL、甚至早期子宫颈癌；②治疗过度，不能见糜烂就治，不仅给予物理治疗，甚至 LEEP 等子宫颈锥切术治疗。因此，对这一常见的临床表现应该进行初步鉴别，然后再决定是否需要处理及处理方案。首先，在诊断方面，应行子宫颈细胞学筛查或联合 HPV 检测，根据筛查结果决定是否行阴道镜检查及活检，排除子宫颈 SIL 及子宫颈癌。对充血、水肿明显者，尤其是触之易出血、子宫颈管有脓性分泌物者，需注意有无沙眼衣原体、淋病奈瑟菌等感染。对于生理性的子宫颈柱状上皮异位，现在的研究结果还不支持对其治疗可以减少相关感染（如 HPV 感染、沙眼衣原体、淋病奈瑟菌等）或者子宫颈 SIL 及子宫颈癌的发生。在治疗方面，对于无症状的生理性柱状上皮异位无须治疗，若伴有分泌物增多、乳头状增生或接触性出血且反复药物治疗无效者，可试用局部物理治疗，包括激光、冷冻、微波等方法；对合并感染者需要治疗。若为子宫颈 SIL/子宫颈癌，按子宫颈 SIL/子宫颈癌诊治流程处理。

三、子宫颈炎诊断及治疗中的难点与问题

1. 黏液脓性宫颈炎（mucopurulent cervicitis, MPC）与慢性子宫颈管黏膜炎的区别　两者在临

床表现、实验室检查等方面很难鉴别,慢性子宫颈炎大部分患者无症状。有症状者主要表现为阴道分泌物增多,呈黏液脓性,阴道分泌物刺激可引起外阴瘙痒及灼热感,亦可出现经间期出血、性交后出血等症状。此外,就诊时一定要详细询问病史及病程,特别注意询问既往有无子宫颈炎症。临床上无法区别急慢性炎症时,可以考虑结合组织学来鉴别。急性炎症反应的特征是间质水肿,血管充血,间质和上皮内显著的中性粒细胞浸润;慢性炎症反应为大量淋巴浆细胞浸润伴生发中心形成,并且伴有多少不等的肉芽组织及间质纤维化。但诊断慢性炎症应限于临床和组织学上有明显且确凿的慢性炎症,而仅仅在镜下见到散在的淋巴细胞就诊断慢性子宫颈炎是没有临床意义的。

2. 复发性和持续性子宫颈炎面临的难点 临床中,少数子宫颈炎患者症状持续存在或反复发作,对持续性子宫颈炎患者应再次评估,以确定是否重新感染性传播疾病。如果排除复发或再感染性传播疾病以及患细菌性阴道病的可能性,且性伴侣已评估并治疗,则持续性子宫颈炎无肯定有效的治疗方法。此外,对持续性子宫颈炎进行重复或延长抗生素治疗是否有效,尚不清楚。因此对于持续性或复发性子宫颈炎应进行密切随访及评估,判断治疗效果,还应进一步研究持续性子宫颈炎病因或高危因素,包括生殖支原体感染、阴道宫颈微生物菌群分布、阴道冲洗、细菌性阴道病的存在等。

3. 子宫颈炎病原学诊断的局限性 目前,对于急性子宫颈炎,比较常见的病原微生物主要是沙眼衣原体和淋病奈瑟菌,而这两种病原微生物引起的子宫颈炎只占不足一半,其余还有支原体、巨细胞病毒、疱疹病毒等。常用的检测方法很难检测出这些病原微生物,应用核酸杂交以及核酸扩增法检测,虽敏感性高,但假阳性率也增加,且该方法比较复杂,适合应用于实验室研究,不适宜推广。同时,我们目前比较常用的诊断方法,也存在争议。

在急性子宫颈炎诊断方面,对分泌物进行白细胞计数是传统的诊断方法,但该方法目前存在很多争议,争议的关键点在于分泌物取材部位(阴道还是子宫颈管)、白细胞计数(10~30个/高

倍镜视野)、革兰氏染色涂片或分泌物湿片。目前国内外均无统一的诊断子宫颈炎的标准。自1984年 Brunham 等提出黏液脓性宫颈炎这一概念后,关于子宫颈炎的诊断标准问题国外学者进行了非常多的讨论。目前关于子宫颈体征方面的认识比较一致,对于子宫颈管内流出黏液脓性分泌物及子宫颈表面棉拭子易诱发出血这两个重要体征,各国学者都是认可的。Brunham 最初提出这一概念时采取的标准是子宫颈分泌物湿片白细胞计数 >10个/高倍视野。他发现该标准是子宫颈衣原体感染的独立相关因素。2015年美国 CDC 提出阴道分泌物湿片白细胞计数 >10个/高倍视野可作为诊断子宫颈炎的附加标准。全球权威著作 Novak 妇科学中关于子宫颈炎的实验室诊断标准所采用的是子宫颈分泌物革兰氏染色多形核白细胞 >30个/高倍视野,但美国 CDC 指南认为该诊断方法阳性预测值低,不能诊断子宫颈炎。然而,有研究显示,该诊断方法联合子宫颈分泌物性状对诊断子宫颈炎有较高的阳性预测值及特异度。因此,目前该诊断方法尚需标准化,如何改进革兰氏染色法,制订白细胞计数的标准尚需进一步探讨。

(薛凤霞 范爱萍)

第七节 盆 腔 炎

一、急性盆腔炎的诊断要点——如何兼顾敏感性和特异性

女性内生殖器及其周围结缔组织和盆腔腹膜发生炎症,称为盆腔炎(pelvic inflammatory disease,PID),属上生殖道感染,包括子宫内膜炎、输卵管炎、输卵管-卵巢脓肿、盆腔结缔组织炎及盆腔腹膜炎。盆腔炎最重要的病原体为沙眼衣原体和淋病奈瑟菌,其他相关病原体包括阴道菌群(如厌氧菌、阴道加德纳菌、流感嗜血杆菌、革兰氏阴性肠杆菌和无乳链球菌等)。另外,巨细胞病毒、人型支原体、解脲支原体和生殖道支原体等也可能与 PID 有关。对所有 PID 患者需要检查沙眼衣原体和淋病奈瑟菌,也应筛查 HIV 感染。

急性 PID 的症状和体征千变万化,难以诊断。许多 PID 患者症状轻微,不易被发现。延误诊断

和无效治疗均可导致上生殖道感染后遗症（如输卵管因素不育和异位妊娠）。以腹腔镜检查做"金标准"，对症状性 PID 的阳性预测率为 65%～90%。没有任何方法根据单一病史、体检或实验室检查可同时敏感（即诊断所有 PID）和特异（即除外所有非 PID）地诊断 PID。目前临床上普遍采用美国疾病与预防控制中心（Centers for Disease Control and Prevention，CDC）2015 版盆腔炎性疾病诊治指南推荐的诊断标准，旨在帮助医务人员认识在何种情况下需要怀疑 PID 及如何进一步评价，从而提高诊断的准确性。

（一）最低诊断标准

性生活活跃女性及其他有性传播疾病危险的患者，如满足以下条件又无其他病因，应开始 PID 经验治疗。

1. 子宫触痛。

2. 附件触痛。

3. 子宫颈举痛。

满足所有最低标准可能会降低高危患者的敏感性。有盆腔疼痛又有下生殖道感染的患者，应考虑 PID 的诊断。

（二）附加诊断标准

误诊与处理不当有可能导致其他并发症，常需要更详细地评价。以下附加诊断标准可以提高上述最低诊断标准的特异性。

1. 发热（≥38.3℃）。

2. 子宫颈有脓性分泌物。

3. 阴道分泌物盐水湿片镜检发现大量白细胞。

4. 血沉增快。

5. C- 反应蛋白升高。

6. 特异性病原体，如淋病奈瑟菌或沙眼衣原体阳性。

（三）最特异诊断标准

1. 子宫内膜活检发现子宫内膜炎的组织学证据。

2. 经阴道超声检查或磁共振成像显示输卵管壁增厚、管腔积液、合并或不合并盆腔积液或输卵管、卵巢脓肿。

3. 腹腔镜检查有符合 PID 的异常发现。

二、慢性盆腔炎的诊断标准难以统一

很久以前，古希腊著名医学家 Aetius 和 Paul 就对盆腔炎进行了描述。那时人们认为子宫是盆腔炎病变的唯一靶器官，直至 19 世纪这个概念才被颠覆。1847 年，Simpson 在其介绍盆腔炎症的书中提出"盆腔蜂窝织炎（pelvic cellulitis）"这一说法。1862 年，Gustav Bernutz 和 Ernest Goupil 检查 99 例盆腔炎尸体时发现，炎症首发于输卵管和卵巢，然后向盆腔腹膜蔓延；且其中 28 例炎症为淋病引起。现代观点认为，慢性盆腔炎指的是急性过程的后遗症，例如粘连、瘢痕和输卵管梗阻。目前对慢性盆腔炎的诊断标准尚未达成统一，一般可从以下几方面考虑。

（一）病史

慢性盆腔炎是急性盆腔炎治疗不彻底或治疗不恰当或患者体质较差病程迁延所致，但也有部分患者起病缓慢，无明显的急性盆腔炎病史。

（二）症状和体征

1. **慢性子宫内膜炎** 主要为下腹正中坠痛，经期加重，伴有白带增多、经血量增多。临床上多见于产后、流产后或宫腔内放置节育器后，子宫黏膜下肌瘤并发感染或老年妇女由于雌激素水平低下，内膜萎缩，也可导致慢性子宫内膜炎。妇检为子宫大小正常或稍大、触痛，双侧附件区无明显异常。

2. **慢性输卵管、卵巢炎** 表现为下腹部持续性坠痛。隐痛、胀痛，常以一侧为重，累及周围器官时，可出现腰骶部疼痛，月经期及劳累后症状加重。由于输卵管炎使输卵管阻塞，造成输卵管不通而导致不孕。如卵巢功能受损使月经失调也可引起不孕。妇检子宫活动欠佳，附件区可触及条索状物、囊性或质韧包块，活动欠佳、触痛。

3. **盆腔结缔组织炎** 其症状主要为腰骶部疼痛、下腹部胀痛及性交痛。妇检子宫大小正常或饱满，常呈后位，活动受限；宫旁组织增厚，骶韧带增粗，触痛，若子宫固定或封闭于周围的炎性瘢痕化组织中，则呈"冰冻骨盆"状态。

（三）辅助检查

实验室检查白细胞和中性多核细胞增加，血沉加快。宫颈分泌物衣原体、支原体血清学实验可作为辅助诊断。宫颈分泌型免疫球蛋白 A 升高或降低可间接反应炎症的轻重。超声检查见盆腔积液、输卵管增粗、卵巢略大、周围有水肿征象等有助于慢性盆腔炎的诊断。

此外，宫腔镜的应用及子宫内膜活检对慢性子宫内膜炎明确诊断有一定价值。腹腔镜可窥视盆腔全貌、观察盆腔脏器粘连范围、程度及判定输卵管的功能，不但能发现输卵管卵巢慢性炎症的典型改变，还可通过输卵管亚甲蓝液了解输卵管的通畅程度。

三、治疗方法的沿革——抗生素的联合应用和合理应用至关重要

在过去的几十年里，人们对盆腔感染微生物学的研究取得了很大进展，治疗观念也随之发生了较大变化。例如，革兰氏阳性菌（G⁺）（如 A 组溶血性链球菌）感染在缺乏抗生素时代是导致妇女死亡的主要原因。20 世纪 50 年代随着金黄色葡萄球菌的发现，人们开始注意对细菌耐药性的研究。到了 20 世纪 60 年代，革兰氏阴性菌（G⁻）、肠杆菌，尤其是大肠埃希杆菌和棒状产气荚膜梭菌成为关注的热点。20 世纪 70 年代初，又认识到厌氧菌的重要性。20 世纪 70 年代后期至 20 世纪 80 年代初期，研究表明混合菌感染才是妇产科炎症的重要发病因素。近年盆腔炎的指南指出，盆腔炎最重要的病原体为沙眼衣原体和淋病奈瑟菌。因此，传统的用一种抗生素对抗一种单独病因的治疗已经过时，抗生素的联合应用成为必然选择。

传统的治疗盆腔需 - 厌氧菌混合感染的途径是青霉素 - 氨基糖苷类联合用药，单独氨苄西林或是第一代头孢菌素，治愈率仅为 70%～90%。对那些在一定时期无反应的患者，改用克林霉素或氯霉素，针对性的治疗可能存在的脆弱拟杆菌感染，大多数患者有效，但少数感染无法控制的患者可能发展为盆腔脓肿、菌血症和盆腔脓毒性血栓性静脉炎等。治疗盆腔感染的一个主要转折点是 diZerega 等的经典研究，即早期对有抵抗性的厌氧菌进行针对性的治疗，可以很大的提高医疗效果及降低医疗费用。不同种类抗生素的联合应用或单独应用可以有效治疗厌氧菌，包括脆弱拟杆菌和产黑素普雷沃菌，以及许多与女性生殖道相关的兼性菌。这些药包括：克林霉素或甲硝唑与氨基糖苷类联合应用。当选择联合用药方案时，氨基糖苷类一直是治疗由厌氧革兰氏阴性杆菌所致盆腔软组织感染的传统选择。新近观

点认为，氨基糖苷类药每日单次剂量应用效果更好，改变过去 1 天多次用药的方法，主要因为药物浓度由细菌的活性决定和一个常规用药后效应（7.5 小时以上）。这就允许存在一个延长的用药间歇。在这期间，细菌的重新生产不会发生，尽管血清中药物浓度低于最低抑菌浓度（minimum inhibitory concentration，MIC）。

2015 年 CDC 盆腔炎指南指出，有关无症状 PID 或非典型 PID 的理想治疗方案和早期治疗的价值尚未确定，需根据经验选择抗生素。治疗盆腔炎所选择的抗生素必须同时对需氧菌、厌氧菌及沙眼衣原体感染有效。因为宫颈管筛查淋病奈瑟菌和沙眼衣原体并不能排除上生殖道淋病奈瑟菌和沙眼衣原体感染的可能，故所有治疗方案均应对这两种病原体感染有效。对于亚临床 PID，推荐肠道外抗生素治疗方案为头孢类与多西环素合用，或克林霉素与庆大霉素联合。由于药物不良反应，庆大霉素和克林霉素联合方案在国内应用较少，国内的多数专家建议庆大霉素和克林霉素联合方案仅适用于其他方案治疗无效的患者。对于存在输卵管、卵巢脓肿的病例，多西环素加甲硝唑、或多西环素加克林霉素效果更佳。由于淋病奈瑟菌对喹诺酮类抗生素的耐药问题严重，所有包含喹诺酮类抗生素的盆腔炎治疗方案均在 2015 年 CDC 盆腔炎新指南中未再推荐。

抗生素的使用在治疗中是必需的，但目前我国临床抗生素的使用随意性很强，缺乏必要的原则和更换依据，存在剂量不足或过大、抗生素用于单纯的病毒感染、不恰当的预防用药、联合用药时出现拮抗作用或药物的相互作用等问题。此外，临床上最常见的错误是在病情刚刚稳定，体温正常之后不久就停止使用抗生素。这是盆腔炎性疾病反复发作的主要原因之一。盆腔炎性疾病往往是混合感染，细菌易于隐藏，所以疗程一定要足够长，一般都要达到 14 天以上，或者在体温正常后再用药 14 天以上，以便将所有的细菌全部杀灭。

然而，在临床工作中想要做到抗生素的合理使用绝非易事，选择抗生素必须以对微生物的特性、感染的特点及性质，以及对抗生素的敏感性等方面的充分了解为基础。此外，保证抗生素能到达感染部位，根据病原菌及药敏试验的结果对

所用的抗生素进行适当调整，在疗效和安全性相同的基础上考虑治疗费用等方面也至关重要。

四、腔镜治疗盆腔炎症的应用价值评估

盆腔炎是由多种病原体混合感染所致。传统的治疗方法是抗炎治疗，疗程7～10天。因治疗时间长，患者往往难以坚持，导致病程迁延。近年来新的抗生素不断问世，细菌培养技术的进步以及药敏试验的配合，临床得以合理使用药物，使急性盆腔炎患者多数得以治愈。但近年的临床实践表明，对盆腔炎传统的处理方法可能因炎症引起的致密粘连导致生殖功能的损害。Ahrsnhole等曾对PID患者盆腔内的纤维粘连带作了一些研究，认为在这些纤维带中尚含有相当数量的细菌，若对其清除得不够和未进行盆腔的认真清洗，很容易再次诱发盆腔炎症和盆腔脓肿的发生。

目前认为，腹腔镜是诊断急性PID最精确的方法，并能提供获得病原微生物诊断的样本。腹腔镜手术及早清除脓液及纤维素炎性渗出，分离粘连组织，不但清除了体内致病原，而且可使血中抗生素有效渗入，发挥机体免疫作用，加快病变愈合，可防止日后严重粘连，保存生育能力。此外可同时采用腹腔内用药以提高药物在感染部位的浓度，增加药物与炎症部位的接触时间和面积，使疗程缩短，药物不良反应减轻，治愈率提高，复发率下降。对于未生育的急性PID患者，建议在发病7天内行腹腔镜诊断和治疗。术毕整个盆腔用大量林格液冲洗，术后继续用抗生素，至少10天。

1945年前，输卵管卵巢脓肿（tubo-ovarian abscess，TOA）破裂的病死率高达90%。当采用全子宫切除及双侧输卵管-卵巢切除术后，至1954年该病病死率下降至12%。20世纪70年代提出TOA破裂保守性手术，手术切除感染病灶但保留生殖器官，术后腹腔置引流管，术后静脉应用抗生素，病死率降至9%。1972年，Dellenbach等首先提出腹腔镜处理盆腔脓肿。继之，许多报道采用腹腔镜对TOA和盆腔脓肿的保守性手术取得满意疗效。手术要点为腹腔镜脓肿腔引流，去除脓肿壁及坏死组织，分解粘连及广泛冲洗盆腹腔，术后静注抗生素。腹腔镜凭借着镜头的放大作用，更有利于对盆腔粘连带及细小粘连带的清除；同时腹腔镜的灌洗装置非常有利于盆腔局部脓液的清除和充分清洗，因此对于TOA患者腹腔镜手术有着经腹手术无法比拟的优势。

综上所述，腹腔镜集诊断和治疗于一体，在急性PID的早期诊断和治疗，尤其是保留生育功能方面有广阔的应用前景。

（王世宣　陈　刚）

第八节　性传播疾病

一、概念的演变与更新

性传播疾病（sexually transmitted disease，STD）简称性病，现代概念是指通过性行为或类似性行为传播方式而引起的一组传染性疾病。旧的概念中，性病又称花柳病，是指通过性交传染的，具有生殖器官明显损害的多种全身性疾病，通常指淋病（gonorrhea）、梅毒（syphilis）、软下疳（chancroid）、性病淋巴肉芽肿（lymphogranuloma venereum，亦称第四性病）和腹股沟肉芽肿五种疾病，它们又称为经典性病，在20世纪初期已为医务界所共识。

自20世纪60年代起，性病包括的疾病逐渐增多，1975年世界卫生组织（WHO）正式决定使用"性传播疾病（STD）"取代"性病（venereal disease，VE）"的概念，将可通过性接触传染的20余种疾病均列入STD的范畴，如生殖器疱疹、尖锐湿疣、传染性软疣、阴虱病、阴道滴虫病、生殖器念珠菌病、疥疮、腹股沟肉芽肿、乙型肝炎、细菌性阴道病（又称阴道棒状杆菌或嗜血杆菌阴道炎）、非淋菌性尿道炎、艾滋病（acquired immune deficiency syndrome，AIDS）等，大大地更新和扩展了对STD的观念，此为"第二代"STD。这些疾病分属于皮肤性病、泌尿、妇产科、内科和传染科等各个医学分科。

新概念中将传播方式扩大化，类似性行为包括了所有正常的、病态的或同性恋间的密切肌肤接触，如肛交、口交、接吻等。使性病概念发生改变的原因是：

1. 性的传统观念被打破，出现了性解放、性行为改变等现象。

2. 避孕药具的广泛应用。

3. 交通发达、人口流动、旅游兴旺、城市增多等因素。

4. 微生物学、临床医学知识的进步。

随着社会的发展和医学的进步，目前性病病原体的种类已发展为30余种微生物，见表27-5。病原体种类增加一部分是由于许多已知的病原菌被发现可通过性传播，例如巨细胞病毒、乙型肝炎病毒、丙型肝炎病毒、肠道菌和寄生虫等；此外，新的病原体不断被发现也是重要原因。

表27-5　性病病原体

淋病奈瑟球菌	人乳头状瘤病毒
沙眼衣原体	单纯疱疹病毒
梅毒螺旋体	甲型肝炎病毒
阴道加德纳菌	乙型肝炎病毒
杜克雷嗜血杆菌	丙型肝炎病毒
志贺菌属	巨细胞病毒
胚胎弯曲杆菌	传染性软疣病毒
B组链球菌	人类免疫缺陷病毒1型，2型和O亚型
柯氏动弯杆菌，羞怯动弯杆菌	
菲氏螺杆菌，毕氏螺杆菌	人类T细胞淋巴瘤/白血病毒I型、II型
生殖道支原体	人类疱疹病毒8型
人型支原体	原虫
解脲支原体	阴道毛滴虫
生殖支原体	溶组织阿米巴
真菌	蓝氏贾第鞭毛虫
白色念珠菌	体表寄生虫
	阴虱
	疥螨

二、流行病学的历史、现状与趋势

STD在全世界广泛流行。近20多年来西方的性自由、同性恋、性犯罪，使欧美国家的性病急剧增加，人们已经认识到STD对健康及社会影响越来越大。据世界卫生组织统计，全世界每年患性病的人约有3亿，占世界人口的6%。艾滋病发病急剧增加，衣原体感染、新发现的生殖器疱疹逐渐增加。目前STD增加的原因：

1. 各种疾病对抗生素抵抗性增强，新的耐药菌株不断产生给有效治疗带来困难。

2. 一般女性STD患者增加，患持久性性病

有所增加，如单纯疱疹病毒感染。

3. 除职业性女性以外，STD已向普通人群中传播并扩大。

随着感染人群结构的变化，性病的种类增加，且其发生的频度、部位及症状也随之而发生变迁。例如国外淋病多年一直处于领先地位，现在被非淋菌性尿道炎所取代。软下疳、第四性病几乎减少到罕见之列，相反病毒性性病（生殖器疱疹、尖锐湿疣等）逐年剧增，淋病疼痛症状明显减轻，而青霉素无效病例显著增加。近年来性行为的变化，如口交、肛交的普遍以及同性恋的流行，促使性病内容出现很大变化，病原微生物感染部位在性器官以外的口腔、肛门等处出现。由于口腔性交使口腔、咽部感染，因此在咽部可分离出梅毒螺旋体、淋球菌、衣原体等病原体。

最近性病在临床常见不显示症状或显示轻微症状的病例有所增加，又是现代性病一大特点。既往由于感染性病，局部症状突出而又剧烈，迫使患者早期就医治疗。目前，由于病原体变异，特别是近代性病以衣原体感染为主流，并伴有多种病毒性性病如疱疹、尖锐湿疣、艾滋病，其症状均较为轻微或无症状型居多，感染者无查觉，仍依旧与其性伴侣接触，或由嫖娼感染带回家中发生家人感染。另外，由于多数嫖客不使用避孕套，也促成感染的日益扩大。目前的现状是国人的防病意识不够，有形成潜在大流行的危险。

早在20世纪60年代在党和政府的领导下，坚决"废娼"，基本上一举消灭了数百年来危害民族健康的四大性病。改革开放以来，我国与外界的交流增多，不仅原有的"四大性病"死灰复燃，而且以往在我国从来没有出现过的第二代STD，也随着某些机遇悄悄潜入大陆，从南到北，从沿海到内地，从城市到农村，从无到有，由少到多，如艾滋病等在我国的蔓延已成为客观事实。总结起来，我国STD变化趋势有以下特点：

1. 高收入阶层发病率下降，普通收入阶层发病率增加。

2. 大城市人口感染率逐渐下降，中小城市人口感染增加。

3. STD从城市走向农村，农村患者增多。

4. 儿童患者增多。

因此，防治STD已成为十分重要的课题。

三、HIV 病毒的发现及研究进展

人类免疫缺陷病毒（human immunodeficiency virus，HIV）是一种感染人类免疫系统细胞的慢病毒，属反转录病毒的一种。普遍认为，人类免疫缺陷病毒的感染导致艾滋病，因此该病毒通常也俗称为"艾滋病病毒"或"艾滋病毒"。

1959 年，在现在的刚果共和国，一名成年男子在进行血浆测试时发现一种怪异病毒，但当时仍不知道艾滋病毒的存在。20 世纪 60 到 70 年代，欧美国家均有个别病死后体内发现 HIV 的患者。1981 年，美国首先报道了 5 例同性恋男子患有肺孢子菌肺炎（pneumocystis carinii pneumonia，PCP）和黏膜念珠菌病。同时，在纽约和旧金山发现了 26 例同性恋男人患有卡波西肉瘤（Kaposi's sarcoma）。由于这些机会感染通常只在免疫力十分低下的患者身上发生，因此，美国疾病控制与预防中心（CDC）认定这是一种新的疾病，并在 1981 年秋天报告了 100 多例获得性免疫缺陷综合征（艾滋病）。1983 年，法国科学家蒙塔尼尔从同性恋卡氏肺囊虫感染者的血浆里分离出了一种新的病毒，成为最早发现 HIV 病原体的科学家。1986 年 7 月 25 日，国际病毒分类委员会统一命名为人类免疫缺陷病毒（human immunodeficiency virus，HIV）。1987 年，在西非艾滋病人中发现一种新的 HIV 逆转录病毒亚群，与免疫缺陷关系密切，且临床症状与艾滋病非常相似，被命名为 HIV-2。至此，可以感染人类并发展为艾滋病的病毒有两种：HIV-1 和 HIV-2。Evans 等已经证明一个人可以同时感染这两种 HIV。

HIV 所攻击的是人体免疫系统的中枢细胞——T4 淋巴细胞，致使人体丧失抵抗能力，不能与那些对生命有威胁的病菌战斗，从而使人体发生多种极为少见的、不可治愈的感染和肿瘤，最终导致感染者死亡。值得一提的是，HIV 本身并不会引发任何疾病，而是当免疫系统被 HIV 破坏后，人体由于失去抵抗能力而感染其他的疾病导致死亡。HIV 作为反转录病毒，在感染后会整合入宿主细胞的基因组中，而目前的抗病毒治疗并不能将病毒根除。

AIDS 的广泛传播不仅严重威胁着人类的生命健康，对国家的经济发展和社会稳定也造成了极大的破坏，所以世界各国均投入了大量的人力和财政力量支持 AIDS 的研究和防治工作，也取得了一些研究进展。对 HIV 致病机制方面的进展主要有：

1. HIV 感染进入细胞时必须由病毒膜蛋白 gp120 与主要受体 CD4 以及辅助受体 CCR5、CXCR4 形成一个较大的复合物。

2. 病毒编码的蛋白 Nef 在病毒复制和致病过程中发挥重要作用，可以阻止感染细胞的凋亡和 CTL 的识别，并可活化感染细胞，从而有利于病毒复制。

3. HIV 感染天然寄生的猿猴种时并不导致 AIDS，因为在猿猴的细胞中含有 HIV 的抑制因子：Ref-1 和 CEM-15。而人类细胞中，亲环蛋白（cyclophilin）等蛋白可以阻止上述抑制因子与病毒结合，有利于病毒的生存和复制。

4. HIV 感染后，除了造成 CD4$^+$T 淋巴细胞减少外，也可影响 B 细胞功能，造成 B 细胞增殖反应低下，CD25 表达减少，体液免疫功能障碍。

客观上讲，现代科学研究在 HIV 感染——艾滋病（AIDS）防治基础科学研究方面，至今未取得突破性进展。HIV 复制速度快、高变异性、病毒序列多样性使得 HIV 现代科学研究存在难点。HIV 研究任重而道远，从 HIV 的免疫性、抗 HIV 疫苗的合成、HIV 的被抑制性和 HIV 的活性抵抗等方面深入探索，是寻求突破的关键所在。

四、2018 版《中国艾滋病诊疗指南》解读

为规范艾滋病治疗，提高艾滋病诊疗水平，保护公众健康和生命安全，维护社会稳定，由中华医学会感染病学分会艾滋病丙型肝炎学组牵头，于 2005 年制订了我国《中国艾滋病诊疗指南》（后文简称《指南》）第 1 版。该指南包括流行病学、病原学特征、发病机制、病理改变、临床表现和分期、实验室检查、诊断标准、抗逆转录病毒治疗、常见机会性感染的诊断和治疗以及母婴传播阻断原则和职业暴露的处理，尤其对目前艾滋病治疗最为关键的高效联合抗逆转录病毒治疗做了重点介绍。该诊疗指南的特点包括了艾滋病从基础到临床、从治疗到预防各方面的处理原则，并根据循证医学研究原则撰写，而对于未定论的观

点和临床疗效尚未肯定的防治手段不予推荐,同时尽可能汇集国内专家的共识,尽可能结合我国的具体情况和我国艾滋病患者的临床特点。近年来随着国内外最新研究进展的更新和临床实践的积累,中华医学会感染病学分会分别于2011年、2015年和2018年对该指南进行了更新。下文将对2018版《指南》中的重点内容和更新之处作一解读。

(一)诊断原则

HIV/AIDS的诊断需结合流行病学史(包括不安全性生活史、静脉注射毒品史、输入未经抗HIV抗体检测的血液或血液制品、HIV抗体阳性者所生子女或职业暴露史等)、临床表现和实验室检查等进行综合分析,慎重作出诊断。2018版指南显示,不需要等待抗体确认,只要患者进行初筛检查时显示阳性或者可疑,同时加上核酸定性或定量检测,就可以对患者进行诊断。对于艾滋病期的诊断,只要患者确诊感染艾滋病,同时有超过1个月发热大于38℃、腹泻每日大于3次超过1个月等16项症状中的1种,即可确诊已进入艾滋病期。

(二)治疗

新版《指南》增加了降低非艾滋病相关疾病的发病率和病死率,将患者获得正常的期望寿命及改善生活质量作为首要目标来完成,并且增加了减少免疫重建炎性反应综合征这一具体目标,应该说新版《指南》抗病毒治疗目标更具体,更人性化,更高标准。旧版指南显示,部分艾滋病感染者需要每天服用2片复方新诺明预防机会性感染,然而越来越多的中国医生在临床实践中发现,患者服用1片的效果和2片相同,而且由于减量,副作用也随之变小。通过相关调查和数据搜集,最终2018版《指南》将用量改为每日1片。依非韦伦用量由原来的600mg,改为:对于成年人,体重大于60kg的患者用药按照每次600mg,小于60kg则按照每次400mg。

由此可见,诊断艾滋病主要根据流行病学、临床症状及实验室检查。艾滋病病毒感染的流行病学危险因素有利于疾病诊断,但感染艾滋病病毒后必须以实验室检查为基础,特别要以检测艾滋病病毒感染者血清中的特异性抗体作为感染的依据,结合临床症状最终确诊。AIDS的治疗包括抗逆转录病毒治疗(ART)和机会性感染的治疗。高效抗逆转录病毒疗法(HAART)可以长期抑制HIV的复制,但还不能根除体内的HIV病毒,必须终身用药。对抗艾滋病的最好武器是预防。

五、HIV感染的母婴传播及其防治

艾滋病母婴传播(mother to child transmission,MTCT)是指感染艾滋病病毒的妇女在怀孕、分娩或产后哺乳等过程中将艾滋病病毒传染给胎儿或婴儿,导致胎儿或婴儿感染的过程。艾滋病母婴传播是儿童感染艾滋病的主要途径,在儿童HIV感染中90%以上是经母婴传播获得。随着艾滋病在我国迅速流行,女性感染者的比例在逐年上升,势必也会增加母婴传播的比例,因而需采取有效可行的预防措施,以减少艾滋病对妇女、儿童的伤害。我国卫生部公布的数据显示,全国艾滋病母婴传播比例已由1997年的0.1%上升到2003年的0.6%,没有对高危生育期妇女进行有效的HIV监测及咨询,没有采取有效干预措施是造成婴儿HIV感染的主要原因。

(一)母婴垂直传播的途径和时机

1. 宫内传播 占母婴传播的25%~30%。妊娠早期可经胎盘感染HIV最初被Marion等描述为AIDS胎盘病综合征。此后通过羊水中可以分离到HIV病毒等多种方法证实了宫内传播的存在。

2. 产时传播 分娩过程中因吞咽、暴露于HIV感染的血液或其他体液(如羊水、宫颈分泌物)可发生产时传播,占母婴传播的70%~75%。

3. 产后哺乳传播 母乳喂养传播占母婴传播的10%左右。HIV可从感染妇女的乳汁中复苏,母乳中可测到前病毒和RNA病毒负荷的存在或缺乏免疫因素,如母乳中的IgM水平极低和分泌型白细胞蛋白酶抑制物的存在。Lederman提出,与慢性感染者相比,因输注污染血液而感染HIV的哺乳母亲具有更高的传播危险性。未接受临床治疗的妇女其婴儿在母乳喂养1年后,通过母乳感染HIV的危险性是10%~20%。母乳喂养传播HIV的危险性在婴儿出生后第1个月最严重,并且随着母乳喂养的继续,其危险性持续存在。

美国艾滋病临床研究小组对HIV母婴传播

的定义是：对于非母乳喂养婴儿，若母亲妊娠期血清 HIV 阳性，婴儿在出生 48 小时内外周血 HIV 培养阳性或用 PCR 法检测到 *HIV* 基因，则认为是宫内感染；婴儿出生后第 1 周外周血病毒分离或 *HIV* 基因检测阴性，而后转为阳性，则认为系分娩过程中感染；对于母乳喂养婴儿，出生后 90 天内病毒标记阴性，90～180 天病毒标记阳转，可认为系产后经母乳传播。

（二）HIV 母婴传播综合干预措施

研究表明，经母婴传播感染 HIV 的儿童预后极差，至少 1/3 的婴儿在 1 岁内发展成为 AIDS 而过早死亡；只有 1/3 的婴儿在 2 岁以前不会出现明显临床症状，但存在不同程度感染；约 60% 在 3 岁以前夭折，75% 死于 5 岁前。因此，母婴传播 HIV 已引起广大研究者的关注和兴趣，目前认为可行的主要预防和干预措施包括以下几个方面。

1. 产前预防与筛查　针对育龄妇女进行预防艾滋病母婴传播的健康教育，使她们充分了解危害性及预防措施。产前及孕期进行 HIV 筛查，帮助育龄妇女知晓自己的艾滋病病毒感染状态，强调妊娠、分娩和产后哺乳有将 HIV 传染给胎儿/婴儿的危险，但是否终止妊娠应根据其个人意愿而定。为选择终止妊娠的孕妇提供安全的人工流产服务，对选择继续妊娠的孕妇应给予优孕、优育、孕期保健以及产前哺乳准备、产后母乳喂养等问题的咨询，并采取相应的阻断措施。

2. 抗病毒治疗　在资源有限的机构中，各种短期抗逆转录病毒治疗方法已经明显减少了艾滋病在孕产妇哺乳期和非哺乳期的传播。而在出生前保健覆盖率很低的地区和孕晚期孕妇才去医院的地方，HIV 感染的产妇在产时及新生儿产后 72 小时内各服单剂量的奈韦拉平（nevirapine，NVP）可使母婴传播发生率降低 47%，而且被认为是最经济有效的方法。《指南》中指出孕妇开始抗病毒治疗的时机与普通成人相同，但必须同时考虑以下问题：

（1）所采用的治疗方案要能同时降低母婴传播的风险。

（2）必须权衡抗逆转录病毒治疗（ART）药物对孕妇、胎儿和新生儿的影响。一般原则是孕前已使用高效抗逆转录病毒治疗（HAART）的，不建议停用治疗；如原方案中无齐多夫定（zidovudine，

AZT），在可能的情况下，应加入 AZT；如未开始治疗的孕妇在怀孕的前 3 个月一般不推荐治疗。在 HIV 感染的孕妇中，不主张应用含司他夫定的方案；至少在怀孕的前 3 个月应避免使用依非韦仑；一般不推荐使用蛋白酶抑制剂类药物。推荐 AZT + 拉米夫定（3TC）+ 奈韦拉平（NVP）作为孕妇的一线治疗方案。

3. 分娩期干预　分娩期间应尽可能避免直接接触感染 HIV 的母体血液及阴道分泌物，能有效降低 HIV 传播的危险性。胎儿头皮电极、头皮 pH 测量等使胎儿暴露于血液和体液危险增加的操作建议不要采用。此外，缩短产程，尤其在破膜后尽快使产妇分娩可减少婴儿感染的机会。

4. 新生儿人工喂养　1988 年 7 月，世界卫生组织提出建议，发展中国家的 HIV 感染妇女必须了解母乳喂养的利弊，以使她们有机会选择是否进行母乳喂养。新版《指南》则着重讨论了哺乳期妇女应避免母乳喂养，如果坚持母乳喂养，则整个哺乳期应继续抗病毒治疗，治疗方案与怀孕期间抗病毒治疗方案一致，且新生儿在 6 月龄时立即停止母乳喂养，减少母婴垂直传播。

六、艾滋病引发的社会问题

自 1981 发现首例艾滋病病例以来，全世界已有 2 500 多万人死于艾滋病，另有约 4 000 万人感染上 HIV。联合国艾滋病规划署和世界卫生组织联合发表的《2006 世界艾滋病报告》中显示，2006 年全球艾滋病病毒感染者为 3 950 万，其中新感染者为 430 万；2005 年全球有大约 290 万人死于艾滋病。从全球整体来看，艾滋病感染人数与死亡人数，继续呈现上升趋势。艾滋病成为历史上最具有破坏性的疾病之一。

社会对 HIV 携带者还存在很大的偏见，即使是医务人员，也不是完全具备这方面的知识。一旦某人 HIV 阳性，就会感到被社会隔绝和孤立。现在，对于什么人应该做 HIV 检查，往往考虑到这个人的社会地位、经济状况以及他们的生活行为等。我国目前主要在吸毒人群、性传播性疾病患者和国外回国人员等群体中进行普查，而对同性恋群体很难进行检查。这样，就很有可能将相当一部分同性恋人群与双性恋人群漏诊。特别是 HIV 阳性的妇女往往有一个 HIV 阳性配偶和

HIV 阳性的孩子，需要得到她的照料，她本人的健康状况反而会受到忽视。无论国外国内，都认为 HIV 阳性妇女不应该怀孕，以免给她本人和社会带来负担与麻烦。因此，在进行 HIV 检查前后，就有必要对患者进行咨询，强调普查 HIV 的重要性。在我国，由于人口众多以及计划生育的特殊性，建议 HIV 阳性妇女不要妊娠，已经妊娠者，最好尽快终止。

现代医学无力制止越来越严重的性病流行。现代医学技术对性病的防治能力十分有限，远不如性道德对性放纵行为的约束更能有效地控制性病蔓延。发展中国家卫生资源严重缺乏，人民缺医少药，卫生条件差，唯有性道德对性行为的约束，才能使这些国家免于艾滋病灾难。合理的性道德不仅在古代有力地维护了人类的生存发展，而且当今的事实还表明性道德将继续在人类的生存发展中呈现巨大的作用。性道德传统是中华文化不可分割的组成部分，作为世界上唯一已经连绵不断地发展了六千年而从未中断过的中华文明，其所以具有如此强大的生命力，是不可能与性道德的存在无关的。正确对待中华文化的传统价值观，把性道德中的合理成分作为宝贵的文化遗产来继承，这是现实的需要，也是中国性学工作者及整个中华民族的一项光荣使命。

（王世宣　薛凤霞）

七、HPV 感染与携带的处理

（一）HPV 病毒的历史沿革

人乳头状瘤病毒（human papilloma virus, HPV）是乳多空病毒家族成员，为双股 DNA 结构，分子量为 $5×10^6kD$。HPV 具有嗜上皮性，病毒的分化需有鳞状上皮分化的存在。HPV 可以引起尖锐湿疣、寻常疣、扁平疣、跖疣、鲍恩样丘疹病等良性病变及宫颈癌、肛门、外阴、阴道、阴茎和口咽部恶性肿瘤等恶性疾病。自公元 1 世纪就有关于生殖道疣的描述。然而直到 19 世纪末，人们才首次弄清这些病变的感染特征；直到 1907 年，人们才发现 HPV 感染是生殖器疣及普通的皮肤疣的病因。自 20 世纪 50 年代 Barrett 等的研究公布后，生殖器疣以及其他生殖道 HPV 感染的性传播途径才被人们广泛接受。虽然现在人们所认识的宫颈 HPV 感染的典型细胞学表现最早是在 1956

年被观察并描述出来的，但直至 20 世纪 70 年代中期，人们还未意识到这些细胞变化是由 HPV 感染引起。1976 年，Hausen 首先提出 HPV 可能是宫颈癌的致癌病毒的猜想，随后从宫颈癌标本中分离 HPV 病毒，1989 年，Keerti Shah 等通过大样本研究发现 99.7% 的宫颈癌与 HPV 感染有关，证实了宫颈癌与 HPV 感染有直接关系，随后人们通过许多流行病学及分子学研究证实了多种 HPV 型别与肛门及其他生殖道肿瘤之间的关系，在 1995 年，国际癌症研究机构（IARC）专题讨论会通过——HPV 感染是宫颈癌的主要原因，故宫颈癌成为目前人类唯一病因明确的癌症。

（二）HPV 感染的流行病学现状

近 30 年来，美国等发达国家 HPV 感染率呈下降趋势，而发展中国家呈上升趋势，中国大陆女性的 HPV 总体感染率为 21.69%，高危 HPV 感染率为 19.0%，15～25 岁及超过 45 岁均是感染 HPV 感染的高峰，故呈"双峰分布"。美国目前 HPV 感染率为 26.7%，高危型 HPV 感染率为 15.30%，15～25 岁感染率达最高峰，呈"单峰分布"。

目前已发现了上百种 HPV 型别，其中与生殖道感染有关的有 40 余种。常见的生殖道 HPV 型可根据致癌力分为两大类型：具有低危致癌危险的低危型 HPV 包括 6、11、42、43、44 型等，它们主要与尖锐湿疣及一些低级别鳞状上皮内病变有关。在育龄期女性中，尖锐湿疣的患病率约为 7.2%，其中 15～24 岁女性发病率最高，是目前最常见的性传播疾病之一，近 90% 以上的尖锐湿疣与 HPV6 或 11 感染有关，其中 HPV6 感染占 70% 以上；致癌高危组的高危型 HPV 包括 16、18、31、45、55、56 型等，在高级别鳞状上皮内病变及浸润癌中常可查出此型 HPV 感染，以 HPV16、18 最为常见。

（三）HPV 病毒的致病机制

急性生殖器 HPV 感染可能发生在局部微创伤的情况下，病毒通过微创面进入生殖道皮肤或黏膜。病毒侵入上皮的基底层细胞，并逐渐通过上皮基底旁层、棘层进入粒细胞层，此时病毒 DNA 复制，晚期蛋白合成且病毒微粒进行排列。Briston 及 Montz 发现，在急性 HPV 感染后，可有三种不同的临床结局：第一，潜在感染，约占 90%，发生于 HPV 基因组稳定于非结合附加体阶段，而存在于宿主细胞内时，不引起生殖道鳞状上皮任何临床或形态学的变化，平均8～14个月可被自然清除；第二，活跃感染，占5%～10%，表现为上皮细胞增生的良性肿瘤（生殖道疣，湿疣），发生于HPV呈进行性生长复制时；第三，与高度增生病变有关的高危型HPV整合入宿主细胞，干扰控制增生的癌基因和抑癌基因表达，临床上表现为高级别上皮内瘤变，多发生于HPV感染1～2年时，而高级别的上皮内瘤变发展为宫颈癌还需要大约10年时间。

（四）预防性HPV疫苗的应用与争议

2006年6月美国成功上市世界上第1支预防性HPV疫苗，预防性HPV疫苗的出现在人类癌症研究史中具有里程碑式意义，目前国内外共上市了3种预防性HPV疫苗，分别是二价疫苗Cervarix®（针对HPV16、18），可预防70%的宫颈癌，二价HPV疫苗适用于9～25岁女性；四价疫苗Gardasil®（针对HPV6、11、16、18），可以预防70%的宫颈癌与90%的生殖道疣，适用于20～45岁女性；Gardasil 9®（针对HPV6、11、16、18、31、33、45、52、58）预防70%的宫颈癌与90%的生殖道疣，用于16～26岁的女性。目前发达国家由于宫颈癌疫苗的应用及宫颈癌筛查的普及，宫颈癌的发病率呈下降趋势。我国也有很多公司正在从事新型HPV疫苗的研究，但是目前尚未应用于临床。预防性HPV疫苗的不良反应主要为接种部位疼痛、红肿、疲劳、头痛、发热、消化系统症状（腹泻、恶心、呕吐）、肌肉及关节疼痛等，大多症状持续不超过4～5天，无须特殊治疗，并且接种疫苗不会增加患脑卒中、吉兰-巴雷综合征、严重过敏甚至过敏性休克的风险，同时对育龄期女性的生育力无影响。尽管已经上市的3种预防性HPV疫苗能显著降低相关型别HPV持续感染上皮内瘤变的发生，但仍存在一些争议性问题：

1. 预防性HPV疫苗的临床试验终点是CINⅡ/Ⅲ，诚然癌前病变已被确认为癌症的必要经过，但是很多癌前病变不会进展成癌症甚至自愈，因此并不确定已有疫苗是否对预防宫颈癌真正有效。

2. 疫苗的有效时间仍未确定，已有的实验数据显示Cervarix®为9.4年，Gardasil®为5年。即使根据模型预测其有效期为20年，是否具有长

时疗效，是否在特定时间段加强免疫仍需进一步探讨。

3. 有学者认为病毒基因突变往往导致新亚型的出现，已有的预防性疫苗会对HPV产生一个自然选择效应，产生新的高危型别，目前还需要更长时间监测。

4. 已上市的疫苗并未覆盖所有已知HPV高危型别，因此即使接种疫苗，仍需定期进行宫颈筛查，而且不同地区主要高危HPV类型并不完全相同，可能导致HPV疫苗覆盖效果降低。同时没有实验对比已上市的3种疫苗，指出哪一种更有效，现有随访时间不足，无法评估疫苗的远期效力，但是以目前的实验结果来看预防性HPV疫苗的安全性及有效性得到了广泛的认可。尽管接种HPV疫苗会让女性受到一定保护，但是随接种年龄增加，现有疫苗保护力降低的现象使其难以成为预防癌症的首要手段。因此，理想的下一代预防性HPV疫苗不仅要有更高的保护效力及更长的持续保护性，更低的价格，还要覆盖更广的年龄层，使更多人群受益。

（五）HPV感染的治疗进展

对于已感染HPV的人群，目前无任何证据证明现有的治疗方法可清除HPV或影响其感染的自然病程，因此治疗主要是针对由HPV引起的宫颈或外生殖器的局部病变。治疗宫颈病变的方法包括微波、激光、冷冻、光动力、外科切除等。病灶局部应用干扰素有一定效果，其有效率及复发率与其他治疗方法有可比性，但因其价格昂贵、给药途径的限制以及全身不良反应（感冒样综合征、白细胞减少、血小板减少等），不被推荐作为常规治疗。此外，咪喹莫特、足叶草毒素、茶多酚、氟尿嘧啶对HPV治疗有一定的效果，但效果均有限。近年也有研究者提出应用病毒侵入抑制剂降低生殖道HPV病毒载量预防宫颈病变发生。由于预防性HPV疫苗对已经感染HPV的机体并没有治疗作用，治疗性HPV疫苗因此成为研究的热点。高危型HPV可以表达癌蛋白E6和E7，这2种癌蛋白可以与机体内的抑癌基因 *p53* 和 *Rb* 结合，导致正常的细胞周期出现调节异常使细胞过度增殖从而发生癌变。治疗性疫苗的研制从HPV的致癌原理出发，以E6和E7为靶抗原，刺激细胞产生免疫反应，特异性识别并杀伤表达靶

抗原 E6 和 E7 的细胞，阻止癌变的发生。目前研制的疫苗有蛋白疫苗、DNA 疫苗、细胞疫苗、肽类疫苗和载体疫苗等，治疗性 HPV 疫苗经历了试验探索和研发阶段，已在临床前研究及临床试验中取得了较为显著的进展，但因其作用机制复杂，种类较多，真正应用于广大患者还需要相当长的一段时间。妊娠期 HPV 感染及处理基本同非妊娠期，但禁用咪喹莫特、足叶草毒素、三氯醋酸、茶多酚、氟尿嘧啶。新生儿有发生喉乳头状瘤的风险，目前尚不清楚剖宫产是否能预防喉乳头状瘤的发生，故不能作为剖宫产指征，但若产生巨大生殖道疣阻塞产道或经阴道分娩可能导致大出血者，应行剖宫产术。

（六）妊娠期人乳头瘤病毒感染

随着 HPV 筛查的普及以及国民健康意识的提高，20 世纪 90 年代到 21 世纪 10 年代我国大陆女性妊娠期 HPV 感染率由 34.8% 下降至 19.0%，与一般人群相比，妊娠并未引起 HPV 感染率增加，但仍处于较高的感染水平。性传播仍是 HPV 最主要感染途径，而母婴垂直传播和密切接触传播次之。与一般人群相比，妊娠期 HPV 感染者的临床表现也更加严重，同时可能对胎儿造成一定程度的危害或导致新生儿感染。

1. 妊娠期 HPV 感染的特点

（1）妊娠期妇女对 HPV 的易感性增加：由于人胚胎细胞表达来自父系和母系的人类白细胞抗原，因此，对于母体来说，胚胎细胞在一定程度上相当于外来者，母体免疫系统可能对其发动攻击。事实上，母体免疫系统通过抑制细胞免疫而不是体液免疫，从而对胎儿抗原产生免疫耐受。尽管这种免疫学调节发生在母胎界面，但仍然会削弱整个机体的抗感染能力，使妊娠期妇女对寄生于细胞内的微生物，如病毒和胞内寄生菌具有易感性。

（2）妊娠加重 HPV 感染：妊娠期生殖道的特殊生理改变可能协同免疫系统的抑制状态，促进 HPV 在宫颈上皮细胞的持续感染、增殖和刺激病变进展。研究发现，妊娠期 HPV 感染者体内的 HPV 病毒复制活跃、载量增加，而在产后下降。此外，妊娠期血性激素水平上升，宫颈复层鳞状上皮的基底细胞和旁基底细胞增殖活跃，宫颈管腺体的黏液分泌增加，宫颈鳞 - 柱上皮交界外移，这些生理性改变均使得宫颈上皮对外界刺激，包括对 HPV 感染的敏感性增加，从而出现 HPV 感染的相关临床表现，或者使原有病变加重，甚至导致妊娠期宫颈癌的发生。

2. 妊娠期 HPV 感染对母儿的影响

（1）妊娠期 HPV 感染对母体影响：与非妊娠者相似，大部分妊娠期 HPV 感染者无任何临床表现，仅小部分患者表现为宫颈上皮内瘤变、尖锐湿疣或宫颈癌。目前没有证据表明妊娠期 HPV 感染会影响宫颈，妊娠期 HPV 感染多为暂时、一过性的，并常于产后清除，一般不造成持续感染，因此宫颈癌及其癌前病变不是妊娠期 HPV 感染的主要危害但妊娠合并尖锐湿疣是较为常见，尖锐湿疣主要由低危型 HPV 感染所致。妊娠期甾体激素水平增高使母体免疫功能受到抑制，生殖道局部血液循环丰富、分泌物增多，使妊娠期 HPV 感染呈现以下特点：

1）妊娠期感染 HPV 后易患尖锐湿疣。妊娠期尖锐湿疣好发部位和一般临床表现与非妊娠期无差异，但疣体可迅速增多、增大、呈多形态，有时甚至覆盖会阴、充满整个阴道，可堵塞产道、影响会阴切开，甚至造成阴道分娩时大出血。HPV 感染可表现为多灶性，故大部分有外阴病灶的孕妇也同时有宫颈病灶，反之亦然。

2）妊娠期尖锐湿疣易溃烂、出血、复发，可增加生殖系统感染率。

3）产后免疫抑制解除，抗病毒感染能力增强，疣体多迅速消退。

（2）妊娠期 HPV 感染对胎儿或子代的影响：HPV 病毒在羊水、胎膜、脐血、胎盘滋养细胞以及新生儿口腔、呼吸道和外阴分泌物的检出，提示妊娠期 HPV 感染可垂直传播给胎儿或新生儿，并可能存在宫内感染。垂直传播的主要方式有：经胎盘的血源性途径；经生殖道上行感染，特别是在胎膜早破的患者；阴道分娩时，胎儿通过产道或接触母体分泌物而发生 HPV 感染。一项关于 HPV 垂直传播的系统评价纳入 9 个原始研究，共计 2 111 例产妇和 2 113 例新生儿，其中合并 HPV 感染的产妇 513 例，新生儿 HPV 感染 139 例，综合计算出 HPV 感染的垂直传播率为 27%（139/513）。Rombaldi 等报道，在合并生殖道 HPV 感染的 49 例产妇的新生儿中，有 11 例新生儿的

HPV 检测为阳性（口腔黏膜、鼻咽部分泌物、脐血任一种标本检出 HPV DNA 即判断为阳性），其中 8 例新生儿的 HPV 型别与母体生殖道的 HPV 感染一致，HPV 垂直传播率为 22.4%（11/49）。研究发现，妊娠期宫内 HPV 感染可能导致自然流产、早产或胎儿宫内生长受限，但尚缺乏大样本的资料，存在争议。围产期 HPV 病毒的垂直传播被认为与子代呼吸道乳头状瘤病（recurrent respiratory papillomatosis, RRP）、口腔乳头状瘤（oral papilloma）、皮肤疣（skin warts）等病变的发生相关。其中，呼吸道乳头状瘤病的危害较大，甚至可导致患儿死亡，但发生的风险较低，仅为 0.25% 或更低，若新生儿在出生后无明显 HPV 感染症状，多在出生后 6 个月内转阴。呼吸道乳头状瘤病是发病率最高的儿童喉部良性肿瘤，同时是导致儿童声嘶的第 2 常见原因。近年来，越来越多的产科医生、儿科医生和耳鼻喉科医生开始关注此病。

3. 妊娠期 HPV 感染的诊断 妊娠期 HPV 感染的诊断应包括两个方面，第一是母体 HPV 感染的诊断，其次是胎儿宫内 HPV 感染的诊断，从理论上来说，后者的诊断需建立在前者的基础之上。迄今为止，在妇产科临床广泛应用的 HPV 感染检测手段有第二代杂交捕获法（hybrid capture 2, HC-2），其针对的是宫颈管细胞 HPV 感染。此外，还有基于分子生物学和免疫组织化学技术检测病变组织 HPV 的方法，目前在临床实践中也有应用。若孕妇出现典型的尖锐湿疣病灶即可诊断。至于胎儿宫内 HPV 感染的检测，由于取样困难且复杂，并且缺乏对胎儿宫内 HPV 感染的有效治疗措施，现阶段这一领域的进展较缓慢。

4. 妊娠期 HPV 感染的处理策略 妊娠期尖锐湿疣治疗的目的在于缩小病灶以免影响分娩，减少患者不适和心理负担。妊娠期 HPV 感染的处理应注意从整体的角度，时刻考虑到治疗措施对胎儿的可能影响。通常来说，无症状 HPV 感染可不予任何处理，目前尚无证据表明妊娠期治疗 HPV 感染可以降低母婴垂直传播的概率以及新生儿儿童喉乳头状瘤的发生率。

（1）妊娠合并尖锐湿疣的处理：尖锐湿疣在妊娠期的体积会增大，但在产后 6 个月内通常会逐渐缩小。加拿大人类乳头瘤病毒诊治共识指出，妊娠合并尖锐湿疣可予以期待，在妊娠期通常不需要治疗，对引起明显症状、影响分娩的尖锐湿疣或产后疣体消退不明显的患者可以考虑去除疣体。研究发现，如果产程超过 10 小时，HPV 感染者分娩的新生儿长大后青少年呼吸道乳头状瘤的发病率将明显升高，即经阴道分娩时间的长短主要与新生儿呼吸道 HPV 感染导致的病变有关。但是，HPV 感染或尖锐湿疣的存在并不是剖宫产的绝对指征。剖宫产虽有可能降低新生儿经阴道接触 HPV 感染，但 HPV 还可通过宫内感染，剖宫产并不能完全阻断母婴间的垂直传播，同时儿童喉乳头状瘤的发病风险很低。在有不适需缓解症状的情况下，局部应用三氯醋酸是安全的，可于妊娠期使用。在巨大尖锐湿疣可能阻塞产道或导致分娩时大出血时，需要剖宫产终止妊娠。

（2）妊娠合并宫颈癌或宫颈上皮内瘤变的处理：妊娠合并宫颈癌的处理主要取决于宫颈癌的期别，诊断宫颈癌的时间（孕早期、孕中期还是孕晚期），以及患者对于持续妊娠的意愿。宫颈上皮内瘤变和 I a 期宫颈癌无论发生在妊娠的哪个时期，可以期待至胎儿肺成熟并分娩后再行治疗，对母体的预后没有显著影响。待胎儿成熟后再行治疗的患者应选择剖宫产结束妊娠。

5. 妊娠期 HPV 感染的预防 HPV 疫苗是针对 HPV 感染的最好的一级预防方法，这个观点现在已得到公认。虽然目前越来越多的研究表明，妊娠期注射 HPV 疫苗与妊娠不良结局没有相关性，但因随访时间短，远期影响尚有待观察，目前国外指南仍不推荐妊娠期常规注射 HPV 疫苗，对于因妊娠而中断疫苗注射的妇女，在产后应补打 HPV 疫苗。预防妊娠期 HPV 感染的最好方法可能是在妊娠前完成 HPV 疫苗的接种。

（胡丽娜　李　虎）

八、单纯疱疹病毒感染

（一）概述

生殖器疱疹（genital herpes, GH）是由 1 型单纯疱疹病毒（HSV-1）和 2 型单纯疱疹病毒（HSV-2）感染引起的常见的慢性、终生感染性性传播疾病，以周期性复发为特征。HSV 具有嗜神经型性，主要侵犯外阴、生殖器以及周围皮肤及黏膜。尽管多数 HSV 感染者无症状，但在免疫缺陷患者中，常呈周期性复发。孕晚期的原发性生殖器疱疹可导致致死性新生儿疱疹或持久性神经损伤。此外，生殖器疱疹可使患者感染艾滋病病毒（HIV）的风险提高 2～3 倍，HSV-2 近期感染者此风险更高。近年来也有研究发现，无症状感染者生殖道持续排泌 HSV 是感染传播的主要途径。

（二）流行病学

目前全球 15～49 岁个体 HSV-2 感染者总数为 4.17 亿人次（11.30%），每年新增感染者 1 920 万，且在 29 岁以下的年轻群体中，发病率随着年龄增加而增加。生殖器疱疹感染的危险因素包括年龄、性别、种族、人种、多性伴侣、社会经济学地位等。近年来 HSV-2 感染高发于女性、非西班牙裔黑人、男 - 男同性恋、包括 HIV 感染在内的免疫缺陷者。HSV-1 感染多发生于儿童时期，经非性传播途径引起口唇疱疹，但它同样可导致生殖器疱疹。目前研究表明导致生殖器原发感染的 HSV-1 例数是 HSV-2 的 2 倍多，因此改变了 HSV-1 仅导致口唇疱疹的传统观念，促使我们重新认识生殖器疱疹的病因学及开发新的疫苗设计策略。另一方面，由于生殖道 HSV-1 复发频率低于 HSV-2，原发感染 1 年内复发率为 1.3 次 /a，次年复发率为 0.7 次 /a 也导致生殖器疱疹呈现新的临床特点。

（三）发病机制

1. 病毒潜伏、再激活及无症状排泌 发生皮肤 - 皮肤或皮肤 - 黏膜直接接触后，HSV 进入表皮中下层的表皮细胞内复制，并感染邻近细胞，引起细胞特征性水疱或溃疡性损害。后经感觉神经元轴突到达背根神经节内复制，长期潜伏。复发即 HSV 在多种因素下再激活，导致临床可见的症状。57% 的生殖器原发性 HSV-1 感染者会发生复发，平均每年发作 1.3 次，而 89% 的生殖器原发性 HSV-2 感染者会发生复发，平均每年发作 4 次。HSV 再激活发生频繁，病毒沿神经元轴突移行至神经末梢支配的表皮，引起生殖道多位点皮肤或黏膜表面无症状性病毒排泌。HSV-2 感染第 1 年内生殖道病毒排泌量最高，随后数年开始下降，有 HSV-2 感染 20 年病史的患者其病毒排泌量相对稳定，排泌期占受访期的 11%。也有研究认为，生殖道 HSV-2 排泌无法预测。目前普遍认为，高频性无症状病毒排泌是生殖器疱疹新发病者的首要传染源。

2. 机体抗病毒免疫 在 HSV 感染过程中，病毒潜伏和激活需要天然免疫和适应性免疫的精细平衡。HSV 侵入机体在生殖道上皮细胞复制均可诱发，涉及 Toll 样受体（toll like receptors，TLR）、细胞因子释放、巨噬细胞、树突状细胞及自然杀伤细胞激活在内的天然免疫应答。已知 HSV 糖蛋白 gH/gL 和 gB 可结合并激活细胞膜上 Toll 样受体 2（TLR2），活化核因子 -κB（NF-κB）和细胞因子产生。特化性的浆细胞样树突细胞内 TLR9 可识别 HSV-2 DNA，分泌 IFN-α。同时，HSV-2 DNA 尚可通过激活人阴道上皮细胞内 DNA 依赖的 IFN 调节因子激活物（DNA-dependent activator of IFN regulatory factors，DAI）及干扰素诱导蛋白家族成员 IFI-16，诱导强烈的抗病毒炎症反应。天然免疫应答缺陷常伴随严重的 HSV 感染，提示其在抗 HSV 感染中的重要地位。临床及实验资料都表明适应性免疫，特别是 CD4$^+$ 和 CD8$^+$T 细胞在清除 HSV 感染、阻止病毒感染神经元细胞及降低潜伏期病毒拷贝数等方面仍发挥一定的重要作用。HSV 可选择性扩展至 T 细胞低密度寄居区域。因此，HSV 特异性细胞免疫与患病个体是否保持潜伏或复发有关，也决定了病毒排泌部位的解剖分布。

（四）临床特点及诊断

1. 流行病学史 有不安全性行为，多性伴侣或性伴侣感染史。

2. 临床表现

（1）初发生殖器疱疹：是指第 1 次出现临床表现的生殖器疱疹。初发可以是原发性生殖器疱疹，也可以是非原发性感染。

1）原发性生殖器疱疹：既往无 HSV 感染，血清 HSV 抗体检测阴性，为第 1 次感染 HSV 而出现症状者，是临床表现最为严重的一种类型，潜伏期 1 周（2～12 日）。男性好发于龟头、冠状沟、阴茎体等，女性好发于大小阴唇、阴道口、会阴、肛周等。少见的部位包括阴囊、阴阜、大腿、臀部等，有肛交行为者常见肛门、直肠受累。最初的表现为红斑、丘疹或丘疱疹，很快发展为集簇或散在的小水疱，2～4 日后破溃形成糜烂和溃疡。局部可出现瘙痒、疼痛或烧灼感。病程持续 15～20 日，常伴发热、头痛、肌痛、全身不适或乏力等症状。可有尿道炎、膀胱炎或宫颈炎等表现。腹股沟淋巴结可肿大,有压痛。

2)非原发性生殖器疱疹:既往有过 HSV 感染(主要为口唇或颜面疱疹),血清 HSV 抗体检测阳性,再次感染另一型别的 HSV 而出现生殖器疱疹的初次发作。与上述的原发性生殖器疱疹相比,自觉症状较轻,皮损较局限,病程较短,全身症状较少见,腹股沟淋巴结多不肿大。

(2)复发性生殖器疱疹:首次复发多出现在原发感染后 1~4 个月。个体复发频率的差异较大,平均每年 3~4 次,有达数十次者。多在发疹前数小时至 5 日有前驱症状,表现为局部瘙痒、烧灼感、刺痛、隐痛、麻木感和会阴坠胀感等。皮损数目较少,为集簇的小水疱,很快破溃形成糜烂或浅表溃疡,分布不对称,局部轻微疼痛、瘙痒、烧灼感。病程常为 6~10 日,皮损多在 4~5 日内愈合。全身症状少见,多无腹股沟淋巴结肿大。

(3)亚临床感染:无临床症状和体征的 HSV 感染。但存在无症状排毒,可有传染性。

(4)不典型或未识别的生殖器疱疹:不典型损害可为非特异性红斑、裂隙、硬结(或疖肿)、毛囊炎、皮肤擦破、包皮红肿渗液等。

(5)特殊类型的生殖器疱疹

1)疱疹性宫颈炎:表现为黏液脓性宫颈炎。出现宫颈充血及脆性增加、水疱、糜烂,甚至坏死。

2)疱疹性直肠炎:多见于有肛交行为者,表现为肛周水疱或溃疡,肛门部疼痛、里急后重、便秘和直肠黏液血性分泌物,常伴发热、全身不适、肌痛等。

3)新生儿疱疹:为妊娠期生殖器疱疹的不良后果。可分为局限型、中枢神经系统型和播散型。常在出生后 3~30 日出现症状,侵犯皮肤黏膜、内脏和中枢神经系统。表现为吃奶时吸吮无力、昏睡、发热、抽搐、惊厥或发生皮损,可出现结膜炎、角膜炎,可伴有黄疸、发绀、呼吸困难、循环衰竭以致死亡。

4)并发症:少见。中枢神经系统并发症包括无菌性脑膜炎、自主神经功能障碍、横断性脊髓炎和骶神经根病。播散性 HSV 感染包括播散性皮肤感染、疱疹性脑膜炎、肝炎、肺炎等。

(6)实验室检查

1)培养法:细胞培养 HSV 阳性。

2)抗原检测:酶联免疫吸附测定或免疫荧光试验检测 HSV 抗原阳性。

3)核酸检测:PCR 等检测 HSV 核酸阳性。核酸检测应在通过相关机构认证的实验室开展。

4)抗体检测:HSV-2 型特异性血清抗体检测阳性。此外,型特异性血清学诊断试验可检测不同 HSV 型别的血清抗体,可用于复发性生殖器疱疹患者无皮损期的辅助诊断,也可用于对患者性伴侣的 HSV 感染状况的判断及不典型生殖器疱疹的辅助诊断。在血清中检出不同型别的 IgM 抗体,表明有该型 HSV 的首次感染,且只出现在近期感染时。而 IgG 抗体持续存在的时间更长,其阳性则更能提示 HSV 感染,尤其对无明显皮损患者的辅助诊断。但不同试剂的敏感性和特异性相差较大,该试验检测结果不能作为确诊病例的依据。

(7)诊断分类

1)临床诊断病例:符合临床表现,有或无流行病学史。

2)确诊病例:同时符合临床诊断病例的要求和实验室检查中的任一项。

(五)治疗

1. 一般原则　无症状或亚临床型生殖器 HSV 感染者,通常无须药物治疗。有症状者治疗包括全身治疗和局部处理两方面。全身治疗主要是抗病毒治疗和治疗合并感染,局部处理包括清洁创面和防止继发感染。由于生殖器疱疹极易复发,常给患者带来心理压力,引起紧张、抑郁或焦虑等不良情绪,而心理因素又可影响该病的自然病程。因此,应在患病早期及时给予医学咨询、社会心理咨询、药物治疗等综合处理措施,以减少疾病复发。所有感染生殖器疱疹的患者都应接受梅毒及 HIV 检测。

2. 治疗方案

(1)系统性抗病毒治疗

1)初发生殖器疱疹推荐方案:口服阿昔洛韦 200mg,每日 5 次,共 7~10 日;或阿昔洛韦 400mg,每日 3 次,共 7~10 日;或伐昔洛韦 500mg,每日 2 次,共 7~10 日;或泛昔洛韦 250mg,每日 3 次,共 7~10 日。

2)疱疹性直肠炎、口炎或咽炎:适当增大剂量或延长疗程至 10~14 日。

3)播散性 HSV 感染:阿昔洛韦 5~10mg/kg,

静脉滴注，每 8 小时 1 次，疗程为 5～7 日或直至临床表现消失。肾损害者，应根据损害程度调整剂量。

4）复发性生殖器疱疹的间歇疗法：用于病情复发时，可减轻病情的严重程度，缩短复发时间，减少病毒排出。间歇疗法最好在患者出现前驱症状时或症状出现 24 小时内使用。推荐方案：口服阿昔洛韦 200mg，每日 5 次，共 5 日；或阿昔洛韦 400mg，每日 3 次，共 5 日；或伐昔洛韦 500mg，每日 2 次，共 5 日；或泛昔洛韦 250mg，每日 3 次，共 5 日。

5）生殖器疱疹频繁复发（每年复发超过 6 次）：可采用长期抑制疗法。推荐方案：口服阿昔洛韦 400mg，每日 2 次；或伐昔洛韦 500mg，每日 1 次；或泛昔洛韦 250mg，每日 2 次。需长期持续给药，疗程一般为 4～12 个月。

6）妊娠期生殖器疱疹：（详见妊娠期生殖器疱疹章节）。

（2）局部处理：皮损局部可采用生理盐水溶液或 3% 硼酸液清洗，要保持患处清洁、干燥。可外用 3% 阿昔洛韦乳膏或 1% 喷昔洛韦乳膏等，但单独局部治疗的疗效远逊于系统用药。

（六）药物治疗进展

现抗病毒药物的治疗并未达到令人满意的效果，抗病毒药物联合免疫调节剂有一定的效果，虽然免疫调节剂没有直接的抗病毒作用，但可以提高机体的免疫功能，对于病毒感染的治疗有一定的促进作用。常见的有干扰素、甘露聚糖肽、匹多莫德和重组人白介素 -2 等。

1. 甘露聚糖肽　甘露聚糖肽是我国新创的一种新型免疫调节剂，是经过 α- 溶血性链球菌发酵、提取、精炼而成的一种多糖物质，可以改善患者血清补体 C3 和免疫球蛋白的水平，不仅能够升高白细胞、中性粒细胞比例，还能活化巨噬细胞及淋巴细胞，改善机体免疫功能状态，改善患者局部皮损的愈合时间。

2. 胎盘多肽　胎盘多肽是通过肌内注射来发挥免疫功能的免疫调节剂，其取自健康人胎盘小分子量多肽，具有改善细胞免疫功能、抗病毒、抑制机体过氧反应、促进骨髓造血细胞生成等作用，尤其对病毒性感染所致疾病效果较好，且有研究发现，该药联合抗病毒药物可以调节患者 T

淋巴亚群功能紊乱，提高治疗效果。

3. 胸腺肽　胸腺肽可以影响自然杀伤前体细胞的趋化，增强机体的免疫能力，促进 T 淋巴细胞的成熟，在各种抗原和致丝分裂原的激活下，促使 T 细胞分泌相关的淋巴因子，且增加了 T 细胞淋巴因子的受体数量，从而达到治疗效果。

4. 物理治疗　近年国内有研究药物联合微波照射治疗，亦可以提高临床治疗效果，通过微波在皮损处产生的能量，使得局部温度升高、代谢加快，以促进炎症的吸收和消散，从而起到治疗作用。

5. 疫苗治疗　近几年，针对 2 型单纯疱疹病毒的治疗性疫苗正在进行临床研发，并表现出良好的临床治疗效果。GEN-003 是一种新型治疗性疫苗，可降低生殖道 HSV-2 感染脱落及损伤率，并激活人体体液和细胞反应，有望成为治疗生殖道疱疹感染的新途径，但其安全性和长期有效性还需要进一步评估。

（七）随访和预后

对于初发生殖器疱疹患者，经治疗后，全身症状消失，皮损消退，局部疼痛、感觉异常及淋巴结肿大消失，即为临床痊愈。但本病易复发，尤其在初发感染后 1 年内复发较频繁。生殖器 HSV-2 感染较 HSV-1 感染者易复发。随着病程的推迟，复发有减少的趋势。有临床发作的患者均存在亚临床或无症状排毒，生殖器疱疹的性传播和垂直传播大多发生在亚临床或无症状排毒期间。生殖器疱疹的复发与一些诱发因素有关，饮酒、辛辣食物、疲劳、感冒、焦虑、紧张、性交、月经等是常见诱因。规律的生活习惯，适当体育锻炼，良好的心理状态和避免诱发因素是减少和预防复发的重要措施。随访的目的是向患者提供进一步的健康教育及咨询，同时可考虑随访时向患者提供下一次治疗的药物，以便患者在前驱症状或发作 24 小时内能及时服药。

（八）预防

生殖器疱疹的预防有其自身的特点，要强调咨询和健康教育。

1. 咨询

（1）解释本病的自然病程，强调其复发性和无症状排毒的可能性，无症状期间也可发生 HSV 性传播。

（2）告诉患者本病复发的常见诱因，避免心理紧张、抑郁或焦虑等不良情绪，通过避免复发诱因可减少复发。

（3）告知育龄期患者（包括男性患者）有关胎儿和新生儿HSV感染的危险性。

（4）告诉初发患者，抗病毒治疗可缩短病程，抗病毒抑制疗法可减少或预防复发。

（5）取得患者对治疗的积极配合，以减少疾病的传播。

2. 健康教育

（1）强调将病情告知其性伴侣，取得性伴侣的谅解和合作，避免在复发前驱症状或皮损出现时发生性接触，或更好地采用屏障式避孕措施，以减少HSV传染给性伴侣的危险性。

（2）提倡安全套等屏障式避孕措施，安全套可减少生殖器疱疹传播的危险性，但出现皮损时性交，即使使用安全套也可能发生HSV性传播。

（3）改变性行为方式，避免非婚性行为，杜绝多性伴侣，是预防生殖器疱疹的根本措施。

（九）妊娠期生殖器疱疹

孕期女性HSV-2和HSV-1的血清学阳性率分别为15.7%～22.0%和53.9%～63.0%。加拿大新生儿HSV感染监测数据显示，每17 000名活产新生儿中有1名感染，而美国的数据则显示，新生儿HSV的感染率为1/3 500。妊娠期HSV感染可能通过胎盘或在阴道分娩时发生母婴垂直传播，由于妊娠期生殖器疱疹可能发生垂直传播导致严重的甚至致命的新生儿疱疹，且有研究发现近年来新生儿与HSV相关的死亡率逐渐升高，因此妊娠合并生殖器HSV感染愈发受到重视，其预防和管理也成为皮肤科、妇产科和新生儿科的重要研究课题。

1. HSV感染途径及高危因素
HSV垂直传播的主要途径包括宫内感染（经胎盘感染和经宫颈逆行感染，约占5%）和经产道感染（占85%～90%），还有一少部分新生儿疱疹在出生后通过其他途径获得（约5%）。大多数新生儿疱疹来自经产道传播。目前导致垂直传播的危险因素主要包括：

（1）母体产道内检出HSV。

（2）感染的类型（原发还是复发）。

（3）HSV的型别（HSV-1还是HSV-2）。

（4）母体抗体的情况。

（5）分娩方式。

（6）皮肤屏障的完整性。产道内检出HSV会增加垂直传播风险，而经产道的植入性操作（如胎头电极等）分娩时的侵入性操作也会增加感染风险。

2. 临床表现

（1）妊娠期生殖器疱疹的临床表现：妊娠期生殖器疱疹与非妊娠期相似，典型临床表现为在外阴、阴唇、肛周、宫颈等处出现的1个或数个红色丘疹，自觉疼痛、痒、灼热等不适，丘疹融合后可形成水疱、溃疡，之后结痂，皮损消退，偶有发热、倦怠、肌痛等全身症状。需要注意的是，有部分患者在感染HSV后，不出现任何临床症状或皮损，而处于亚临床的潜伏感染状态。根据是否初次出现临床症状和血清HSV抗体检测结果，将HSV感染分为下述3种类型。原发感染（primary infection）是指初次出现生殖器疱疹的临床表现，既往无生殖器疱疹病史，血清HSV抗体为阴性。非原发感染首次发作（non-primary first-episode）也是初次发病，但血清HSV-1或HSV-2抗体呈阳性，对机体具有保护作用，故临床表现较原发感染轻。复发感染（recurrent infection）指的是既往有生殖器疱疹病史，再次出现临床症状者，同时血清HSV抗体阳性并与既往感染的型别一致。复发前可有前驱症状，如皮肤局部出现瘙痒、灼热或刺痛感。

（2）妊娠期HSV感染对胎儿的危害：HSV可导致胎儿发生先天性感染（congenital infection），是经胎盘传播的宫内感染，虽然比较少见，但可能造成严重后果，如自然流产、先天畸形、死胎等。因此，我国已将HSV抗体检测纳入孕前常规体检项目。TORCH筛查中的"H"就是指HSV。先天性HSV感染的患儿在出生时即可能有皮肤疱疹、角膜结膜炎、视网膜脉络膜炎、小眼球、小头畸形、肝脾肿大、脑积水、颅内钙化灶等病变，预后多不良。

（3）新生儿HSV感染：新生儿HSV感染多由HSV-2所致，主要是指在分娩期或分娩后接触母体生殖道分泌物中的HSV而获得的感染。此外，也有少部分经医源性或家庭成员间密切接触而传播。妊娠晚期发生的HSV原发感染，其新生儿发生 HSV 感染的可能性最高。原发感染产妇，新生儿感染的风险最大，其次为非原发感染（约25%），复发性感染的可能性最低（仅约 2%）。存在 HSV 抗体有助于减少新生儿疱疹的风险，这是由于抗体阴性的孕妇在分娩前可能发生原发感染，而抗体阳性者多为风险很低的复发性感染；同时母体的抗体可通过被动转运保护胎儿。新生儿出生时无异常，多在出生后数日发病。在产后48 小时，结合新生儿的临床表现，如能找到 HSV 感染的病原学证据，即可诊断新生儿 HSV 感染。根据 HSV 累及器官及病变广泛程度的不同而分为下述几种类型：

1）皮肤、眼、口腔黏膜病变：病变较轻，主要表现为皮肤、黏膜疱疹，角膜结膜炎、视网膜脉络膜炎、白内障等，也有发生视网膜坏死的报道。除前述病变外，约 38% 的患儿会出现中枢神经系统后遗症。如不能及时诊治，可能发展为全身播散型 HSV 感染。

2）中枢神经系统炎症：患儿出现烦躁、嗜睡、昏迷、惊厥等脑膜脑炎的表现，也可合并皮肤、眼、口腔黏膜病变。头颅 CT 或 MRI 常提示颞叶局灶病变。

3）全身播散型：多脏器广泛受累，包括皮肤、肝、肾、肺、脑等，主要表现为皮肤疱疹、发热、惊厥、昏迷、呼吸困难等，预后差。在抗病毒药物应用之前，85% 全身播散型和 50% 中枢神经系统 HSV 感染的新生儿会在 1 年以内死亡，而随着抗病毒药物在临床的广泛应用，全身播散型和中枢神经系统 HSV 感染的新生儿病死率已分别降至29% 和 4%。

3. 诊断与鉴别诊断

（1）临床诊断：根据生殖器疱疹的典型临床表现，基底呈红色的丘疹样病变，可融合成水疱，形成溃疡，最终结痂，病变消退，不难做出临床诊断。然而，部分患者的临床表现不典型，可能与其他皮肤病相混淆，对于可疑 HSV 感染者，需要采用实验室技术来确诊。

（2）实验室诊断：刮取生殖器疱疹基底部组织进行病毒分离培养是诊断的"金标准"，并且能同时进行 HSV 的分类和药敏试验，但敏感性较低，所需时间长，因此在临床应用不多。目前，推荐采用 PCR 技术检测病灶组织中的 HSV DNA 为首选的诊断方法。此外，也可检测血清中的 HSV 抗体，包括 HSV IgG 和 IgM，来协助诊断 HSV 感染。HSV IgG 阳性提示既往有 HSV 感染，而HSV IgM 阳性提示新近感染。血清 HSV-2 抗体阳性支持生殖器疱疹的临床诊断。

4. 妊娠期生殖器疱疹的处理及预防

妊娠期生殖器疱疹的处理方式主要有抗病毒和对症支持治疗，与非妊娠期的不同之处在于，尽量选择对胎儿影响小的药物和减少母婴垂直传播的风险。

（1）原发感染的处理：妊娠期原发生殖器疱疹是否需要抗病毒治疗主要根据母体病变的情况，早孕及中孕期使用阿昔洛韦的安全性尚未得到证实，故孕 36 周前的孕妇发生复发感染发作时不推荐进行抗病毒治疗，但如果症状非常严重和 / 或孕妇不能耐受时，可采取个性化的治疗。在妊娠 36 周以后，给予阿昔洛韦 400mg，每日 3 次，或者 500mg，每日 2 次，直至分娩，可以预防临近分娩时 HSV 病变的出现和降低剖宫产率。

（2）复发感染的处理：对复发 HSV 感染者而言，不推荐在妊娠 36 周前应用抗病毒药物治疗，但症状严重者除外。从妊娠 36 周起，服用阿昔洛韦 400mg，每日 3 次，以降低分娩时出现 HSV 病灶和潜伏感染的可能性。

（3）剖宫产指征：对于孕晚期发生的 HSV 原发感染，胎儿将会在缺乏母体被动的 IgG 保护下分娩，此时的新生儿疱疹感染率为 30%～60%，建议剖宫产分娩。无论是原发感染还是复发感染，如临近分娩时出现 HSV 感染的前驱症状或发现 HSV 病灶，应采用剖宫产分娩。对于合并胎膜早破的 HSV 感染者，若短时间内不能分娩，剖宫产应在破膜后 4 小时内完成。

（4）配偶 HSV 感染的处理：如配偶 HSV 抗体检测呈阳性，而妊娠妇女血清 HSV 抗体为阴性，治疗目的在于降低性传播和妊娠期原发 HSV 感染的发生风险，因此，禁止性生活是最有效的方法，也可使用安全套或对其配偶采用抗病毒药物治疗。

（5）预防：在孕前体检时，应常规询问既往是否有生殖器疱疹病史并检测血清 HSV，特别是 HSV-2 抗体。此外，研发 HSV 疫苗可能是预防HSV 感染的最有效策略。近年来，有许多学者致力于 HSV 疫苗的研究。尽管 HSV 疫苗在临床前研究阶段显示出明显疗效,但在人体试验中还未得到证实。

(胡丽娜　李　虎)

九、淋病

淋病是由淋病奈瑟菌引起的主要侵犯泌尿、生殖系统的化脓性炎症,近年来发病率居我国性传播疾病首位。男性最常表现为尿道炎并发附睾炎和前列腺炎,女性则主要为宫颈炎可以并发子宫内膜炎和盆腔炎。也可造成眼、咽喉、直肠,甚至全身各脏器的损害。淋病是目前世界上最常见的 STD,可在分娩时由母亲传给胎儿。咽部、直肠和眼结膜亦可为原发性感染部位。淋球菌经血行播散可导致播散性淋球菌感染(DGI),但临床上罕见。

(一)传播途径

1. 性接触感染　是主要的感染途径,占成人淋病的99%~100%。

2. 间接接触感染　通过淋病分泌物污染的衣物、便盆、毛巾等感染,是幼女感染的主要方式。

3. 产道感染　阴道分娩时胎儿经过被感染的宫颈时可被感染。

(二)临床表现

1. 无并发症淋病　约50%女性感染者无明显症状。常因病情隐匿而难以确定潜伏期。

(1)宫颈炎:阴道分泌物增多,呈脓性,子宫颈充血、红肿,子宫颈口有黏液脓性分泌物,可有外阴刺痒和烧灼感。

(2)尿道炎:尿痛、尿急、尿频或血尿,尿道口充血,有触痛及少量脓性分泌物,或挤压后尿道口、尿道旁腺有脓性分泌物溢出。

(3)前庭大腺炎:通常为单侧性,大阴唇下1/3部位局限性隆起,红、肿、热、痛。可形成脓肿,触及有波动感,局部疼痛明显,可伴全身症状和发热。

(4)肛周炎:肛周潮红、轻度水肿,表面有脓性渗出物,伴瘙痒。

2. 有并发症淋病　淋菌性子宫颈炎上行感染可导致淋菌性盆腔炎,包括子宫内膜炎、输卵管炎、输卵管卵巢囊肿、盆腔腹膜炎、盆腔脓肿,以及肝周炎等。淋菌性盆腔炎可导致不孕症、异位妊娠、慢性盆腔痛等不良后果。

(1)盆腔炎:临床表现无特异性,可有全身症状,如畏寒、发热(38℃),食欲不振、恶心、呕吐等。下腹痛,不规则阴道出血,异常阴道分泌物。腹部和盆腔检查可有下腹部痛、宫颈举痛、附件压痛或触及包块,宫颈口有脓性分泌物。

(2)肝周炎:表现为上腹部突发性疼痛,深呼吸和咳嗽时疼痛加剧,伴有发热、恶心、呕吐等全身症状。触诊时右上腹有明显压痛,X 线胸透可见右侧有少量胸腔积液。

(三)实验室检查

1. 显微镜检查　取男性尿道分泌物涂片作革兰氏染色,镜检多形核细胞内见革兰氏阴性双球菌为阳性。适用于男性无合并症淋病的诊断,不推荐用于咽部、直肠和女性宫颈感染的诊断。

2. 淋球菌培养　为淋病的确诊试验。适用于男、女性及所有临床标本的淋球菌检查。

3. 核酸检测　用 PCR 等技术检测各类临床标本中淋球菌核酸阳性。核酸检测应在通过相关机构认定的实验室开展。

(四)治疗

1. 一般原则　应遵循及时、足量、规则用药的原则;根据不同的病情采用不同的治疗方案;治疗后应进行随访;性伴侣应同时进行检查和治疗。告知患者在其本人和性伴侣完成治疗前禁止性行为。注意多重病原体感染,一般应同时用抗沙眼衣原体的药物或常规检测有无沙眼衣原体感染,也应作梅毒血清学检测以及 HIV 咨询与检测。

2. 治疗方案　以抗生素治疗为主,原则是及时、足量、规范、彻底,同时治疗性伴侣。注意复查,并兼治其他 STD。2016 年世卫组织建议对各国淋病治疗指南做出更新。由于淋病奈瑟菌对喹诺酮类药物(抗生素中的一类)存在广泛高度耐药,因此世卫组织新指南不建议将其用于淋病治疗。

(1)无并发症淋病:淋菌性尿道炎、子宫颈炎、直肠炎推荐方案,头孢曲松 250mg,单次肌内注射;或大观霉素 2g(宫颈炎 4g),单次肌内注射;如果衣原体感染不能排除,加抗沙眼衣原体感染药物。替代方案,头孢噻肟 1g,单次肌内注射;或其他第 3 代头孢菌素类,如已证明其疗效较好,亦可选作替代药物。如果衣原体感染不能排除,加抗沙眼衣原体感染药物。

（2）淋菌性盆腔炎门诊治疗方案：头孢曲松 250mg，每日 1 次肌内注射，共 10 日；加口服多西环素 100mg，每日 2 次，共 14 日；加口服甲硝唑 400mg，每日 2 次，共 14 日。

住院治疗推荐方案 A：头孢替坦 2g，静脉滴注，每 12 小时 1 次；或头孢西丁 2g，静脉滴注，每 6 小时 1 次，加多西环素 100mg，静脉滴注或口服，每 12 小时 1 次。注意：如果患者能够耐受，多西环素尽可能口服。在患者情况允许的情况下，头孢替坦或头孢西丁的治疗不应 <1 周。对治疗 72 小时内临床症状改善者，在治疗 1 周时酌情考虑停止肠道外治疗，并继以口服多西环素 100mg，每日 2 次，加口服甲硝唑 500mg，每日 2 次，总疗程 14 日。

住院治疗推荐方案 B：克林霉素 900mg，静脉滴注，每 8 小时 1 次，加庆大霉素负荷量（2mg/kg），静脉滴注或肌内注射，随后给予维持量（1.5mg/kg），每 8 小时 1 次，也可每日 1 次给药。注意：患者临床症状改善后 24 小时可停止肠道外治疗，继以口服多西环素 100mg，每日 2 次；或克林霉素 450mg，每日 4 次，连续 14 日为 1 个疗程。多西环素静脉给药疼痛明显，与口服途径相比没有任何优越性；孕期或哺乳期妇女禁用四环素、多西环素。妊娠头 3 个月内应尽量避免使用甲硝唑。

（3）妊娠期感染推荐方案：头孢曲松 250mg，单次肌内注射；或大观霉素 4g，单次肌内注射。如果衣原体感染不能排除，加抗沙眼衣原体感染药物，禁用四环素类和喹诺酮类药物。

（五）治愈标准

1. 症状体征全部消失。
2. 尿液常规检查正常。
3. 在治疗结束后一周宫颈分泌物涂片和培养检查两次，均阴性者。

（廖秦平　张　岱）

十、生殖道沙眼衣原体感染和支原体感染

沙眼衣原体（chlamydia trachomatis，CT）是一种人类特异易感的病原体。所有的衣原体都共有种属特异性抗原（即衣原体脂多糖复合物），沙眼衣原体在血清学水平还可进一步分型。目前已发现血清型可造成 3 类感染。血清型 L1、L2、L3 引起性病性淋巴肉芽肿，较其他血清型具有更强的侵袭力；血清型 A、B、Ba 和 C 引起地方性致盲性沙眼，其余血清型（即血清型 D、E、F、G、H、I、J、K）可引起结膜炎、新生儿肺炎、尿道炎、宫颈炎、附睾炎、盆腔炎和围产期感染。

衣原体具有独特的生长周期，以此区别于其他微生物。衣原体有两种存在形式：①原体（elementary body，EB），是衣原体的感染形式，可侵入未感染细胞内；②始体（reticulate body，RB），是衣原体代谢活跃形式，并具繁殖能力，通过二分裂的繁殖方式产生包涵体，可经细胞染色识别。

衣原体的生命周期可包括以下几个步骤：①首先 EB（衣原体的感染形式）附着于宿主细胞；② EB 进入宿主细胞；③形态上转为 RB，继而在胞内生长复制；④ RB 转为 EB；⑤感染性 EB 释放出来，感染邻近细胞，EB 上行至上生殖道，可导致垂直传播或性传播。

生殖道沙眼衣原体感染现已成为最常见的性传播疾病。常与淋病奈瑟菌感染同时存在。宫颈沙眼衣原体可上行感染子宫内膜、输卵管，引起盆腔炎（PID）而导致不育及异位妊娠等。其疾病谱及临床表现与淋病奈瑟菌感染者相似，唯潜伏期较淋病长。下生殖道沙眼衣原体感染时多数无临床症状，故对 STI 高危者应做筛查。沙眼衣原体宫颈炎征候：异常阴道分泌物、异常子宫出血、宫颈充血水肿及宫颈接触性出血等，可以出现前庭大腺炎，常伴有排尿困难、尿频等泌尿系感染的症状。约 25% 未治疗的宫颈沙眼衣原体感染患者发生亚临床 PID（无症状或未被发现），进而发生不孕或宫外孕的风险显著增加，可以合并急性盆腔炎，有可能出现肝周围炎，宫颈感染沙眼衣原体的孕期妇女中，60%～70% 可通过产道将沙眼衣原体垂直传播至新生儿，25%～50% 接触沙眼衣原体的新生儿在出生后 2 周发生衣原体性结膜炎，10%～20% 新生儿在出生后 3～4 个月发生衣原体性肺炎，因此妊娠期需要筛查衣原体。

可以取宫颈内口分泌物及尿液标本检测沙眼衣原体，通常推荐核酸杂交测试和核酸扩增检测衣原体核酸，敏感性好，特异性高，并且可同时检测其他病原体。

支原体（mycoplasma）是一类缺乏细胞壁、呈高度多形性、能通过滤菌器、可在无生命培养基

中生长繁殖的最小原核细胞型微生物。女性泌尿生殖道中最重要的当属解脲支原体（*U. urealyticum*，UU）、人型支原体（*M. hominis*，MH）和生殖支原体（*M. genitalium*，MG）。

解脲支原体首先从非淋菌性尿道炎（nongonococcal urethritis，NGU）患者中分离到，按其能分解尿素的特性命名为解脲支原体。在液体培养基多为单个或成双的短链，较少见到丝状体，可出芽生长。固体培养基上菌落很小，营养条件好时呈"荷包蛋"状。生长除胆固醇外，尚需尿素，有尿素酶能水解尿素产氨，不分解葡萄糖和精氨酸。解脲支原体寄居于人泌尿生殖道，性成熟无症状妇女超过半数在阴道后穹隆或阴道内携带解脲支原体，孕妇可更高，男性尿道携带率较低。解脲支原体共分为14个血清型，这14个血清型可分为2种生物型。Parvo 生物型由解脲支原体血清型1、3、6、14组成；T960 生物型则包括解脲支原体2、4、5、7、8、9、10、11、12、13血清型。这两种生物型基因组之间有较大差异，最近，具有 parvo 生物群特征的支原体（血清型1、3、6、14）被划分为新的菌种微小脲原体（ureaplasma parvum，UP），UP 常见于临床无症状携带，有些人认为属于正常菌群。有 T960 生物群特征的支原体（包括2、4、5、7、8～13型10个血清型）被称为解脲支原体（ureaplasma urealyticum，UU）。

人型支原体在有氧及无氧环境中均能生长，生长除胆固醇外，尚需要精氨酸。液体培养基下呈球形，双球形及丝状体，球形者直径为300～800nm。目前至少7个血清型。人型支原体寄居于生殖道，性成熟女子阴道后穹隆或阴道中常有携带，男性尿道携带率低。

生殖支原体于1981年自 NGU 患者中分离出。能分解葡萄糖，不分解精氨酸与尿素。营养要求高，在一般支原体培养基中不生长。在固体培养基上菌落大小极不一致，由于分离培养难度大，血清学方面与肺炎支原体有很多交叉反应的抗原决定簇，目前主要靠 DNA 探针和 PCR 核酸检测技术进行研究，以克服血清学上的交叉反应。生殖支原体是比较确定的 PID 致病微生物，与衣原体一样可以导致不孕和宫外孕的发生，故临床意义较大。

新生儿体内支原体的定植通常是在阴道分娩时经母亲的宫颈或阴道时感染获得的。当女性性成熟并有性生活后，支原体检出率大大增加，尤其是 UU。

支原体比较确定能够导致的疾病包括以下几种。

1. 尿道炎　非淋菌性尿道炎 NGU 是指淋菌以外的其他病原体感染而引起的尿道炎，病因非常复杂，一般认为 NGU 中30%～50% 的病例由沙眼衣原体引起，10%～20% 的病例由 UU 和 MG 引起。一般认为，此类病原体常常感染同时泌尿道和生殖道，引起一系列症状。尿道炎的主要症状为尿频、尿急、尿痛、排尿不适、尿道口异常分泌物等。

2. 宫颈炎　在宫颈炎病原体的研究中采用 PCR 法检测阴道分泌物拭子和尿液中衣原体、MG、淋菌和滴虫，发现衣原体和 MG 在宫颈炎人群中检出率分别为15.8% 和28.6%；经多元回归分析显示，MG 与宫颈炎相关。

3. 盆腔炎　对盆腔痛患者进行的研究中发现，58 例病理学确诊的子宫内膜炎患者中，9 例（16%）MG 阳性；57 例无子宫内膜炎者仅1 例阳性（2%），提示生殖支原体与子宫内膜炎相关。对产后发热（125 例）和未发热者（60 例）进行血培养，MH 阳性率分别为7.2% 和0（$p < 0.005$）。因此，MH 可致产后发热，这很可能是由于患有子宫内膜炎所致。

MH 是公认的细菌性阴道病的病原体之一，研究显示 MH 与盆腔炎亦有一定相关性。对1 140 例 BV 患者进行多中心研究，分析 BV 病原体与盆腔炎之间的关系，发现 BV 菌群的生长提示 PID 风险增高。上述研究说明支原体在盆腔炎发病中也具有重要作用。

4. 绒毛膜羊膜炎　很多研究显示，UU 能够导致妊娠期的宫内感染，但必须从羊膜腔取样，在阴道取样没有意义。在一项涉及近5 000 产妇的多中心大样本研究中发现，产前下生殖道培养发现 UU 并不能增加妊娠不良结局（胎膜早破、早产、低出生体重）。对孕期下生殖道支原体检出的试验性红霉素治疗也未能改善妊娠不良结局。因此，妊娠期不推荐进行下生殖道支原体的检测。

支原体有可能参与发病的疾病有以下几类：

1. 精子异常　精子活力可能受支原体影响，

但是并不是唯一的影响因素，因此不能把精子活力异常完全归因于支原体感染。所以《支原体诊治专家共识》中建议，对这一类患者，仅治疗一个疗程，无论复查支原体阳性与否，不再继续治疗。

2. 细菌性阴道病　细菌性阴道病BV是指阴道乳杆菌缺乏，其他致病微生物增多导致的阴道菌群紊乱。BV的致病微生物种类非常多。在BV中可以观察到人型支原体增多的现象，但是不能确定为BV的致病微生物，原因是使用对人型支原体没有治疗作用的甲硝唑治疗后，BV会缓解，人型支原体也会下降。

3. 自发性流产　自发性流产与支原体检出有一定相关性，但是未能确定因果关系。因此不能说支原体导致胎停育或者流产。

由于沙眼衣原体和不同支原体的致病性完全不同，临床处理原则也大相径庭。对所有诊断为沙眼衣原体感染者的性伴侣均应同时治疗。宫颈沙眼衣原体感染常常和淋病奈瑟菌感染并存，需同时检查及治疗。对于沙眼衣原体感染引起的盆腔炎者，应同时加用针对其他需氧菌和厌氧菌的抗生素，并延长治疗时间到10～14天。

由于中国的大部分临床机构仅能采用培养法检测解脲和人型支原体。对于下生殖道支原体检出的意义就更为有限。目前，把支原体作为条件致病微生物对待，确诊支原体的感染，首先要求患者有明确的感染征象，即具备临床症状、体征，按照临床标准可以诊断为感染性疾病；并且患者的支原体实验室检查结果阳性。同时具备上述两条时再考虑患者是否为支原体性感染。若患者没有临床表现，仅支原体阳性，应注意是否存在支原体携带。支原体性感染治疗后症状体征消失，仅支原体实验室的检查结果阳性时，应考虑是否是转为支原体携带，不必继续用药物治疗。

（廖秦平　张　岱）

参 考 文 献

[1] Autran B，Carcelain G，Li TS，et al. Positive effects of combined antiretroviral therapy on CD4＋T cell homeostasis and function in advanced HIV disease. Science，1997，277（5322）：112-116.

[2] Barre-Sinoussi F，Chermann JC，Rey F，et al. Isolation of a T-lymphotropic retrovirus from a patient at risk for acquired immune deficiency syndrome（AIDS）. Science，1983，220（4599）：868-871.

[3] Barrett TJ，Silbar JD，McGinley JP. Genital warts-a venereal disease. J Am Med Assoc，1954，154（4）：333-334.

[4] Bernstein DI，Pullum DA，Cardin RD，et al. The HSV-1 live attenuated VC2 vaccine provides protection against HSV-2 genital infection in the guinea pig model of genital herpes. Vaccine，2019，37（1）：61-68.

[5] Bonanni P，Zanella B，Santomauro F，et al. Safety and perception: What are the greatest enemies of HPV vaccination programmes. Vaccine，2018，36（36）：5424-5429.

[6] Centers for Disease control and Prevention，Workowski KA，Berman SM. Sexually transmitted diseases treatment guidelines，2006. MMWR Recomm Rep，2006，55（RR-11）：1-94.

[7] Chemaitelly H，Nagelkerke N，Omori R，et al. Characterizing herpes simplex virus type 1 and type 2 seroprevalence declines and epidemiological association in the United States. PloS one，2019，14（6）：e0214151.

[8] Dawson AE. Can we change the way we screen?: the ThinPrep Imaging System. Cancer，2004，102（6）：340-344.

[9] Donders G，Vereecken A，Bosmans E，et al. Definition of a type of abnormal vaginal flora that is distinct from bacterial vaginosis: aerobic vaginitis. Br J Obstet Gynaecol，2002，109（1）：34-43.

[10] Doyle B，O'Farrell C，Mahoney E，et al. Liquid-based cytology improves productivity in cervical cytology screening. Cytopathology，2006，17（2）：60-64.

[11] Ehrstrom S，Daroczy K，Rylander E，et al. Lactic acid bacteria colonization and clinical outcome after probiotic supplementation in conventionally treated bacterial vaginosis and vulvovaginal candidiasis. Microbes Infect，2010，12（10）：691-699.

[12] Evans LA，Moreau J，Odehouri K，et al. Simultaneous isolation of HIV-1 and HIV-2 from an AIDS patient. Lancet，1988，2（8625）：1389-1391.

[13] Ferenczy A, Winkler B. Anotomg and histology of cervix. In: Kurman RJ, ed. Blanstein's Pathology of the female cenital tract. 3rd ed. Berlin: Springer Verlag, 1987.

[14] Galask RP, Larsen B. Infectious diseases in the female patient. New York: Springer-Verlag, 1986.

[15] Gheit T. Mucosal and cutaneous human papillomavirus infection and cancer biology. Front Oncol, 2019, 9: 355.

[16] Gillet E, Meys JF, Verstraelen H, et al. Association between bacterial vaginosis and cervical intraepithelial neoplasia: systematic review and meta-analysis. PLoS One, 2012, 7(10): e45201.

[17] Gillet E, Meys JF, Verstraelen H, et al. Bacterial vaginosis is associated with uterine cervical human papillomavirus infection: ameta-analysis. BMC Infect Dis, 2011, 11: 10.

[18] Hancock G, Hellner K, Dorrell L. Therapeutic HPV vaccines. Best Pract Res Clin Obstet Gynaecol, 2018, 47: 59-72.

[19] Ho DD, Neumann AU, Pereison AS, et al. Rapid turnover of plasma virions and CD4 lymphocytes in HIV-1 infection. Nature, 1995, 373(6510): 123-126.

[20] Holland J, Young ML, Lee O, et al. Vulvovaginal carriage of yeasts other than Candida albicans. Sex Transm Infect, 2003, 79(3): 249-250.

[21] Jolise E, Martens, Frank S, et al. Reserve cells in human uterine cervical epithelium are derived form Mullerian epithelium at midgestational age. Int J Gyn Patho, 2007, 26(4): 463-468.

[22] Koedooder R, Mackens S, Budding A, et al. Identification and evaluation of the microbiome in the female and male reproductive tracts. Hum Reprod Update, 2019, 25(3): 298-325.

[23] Krüger W, Vielreicher S, Kapitan M, et al. Fungal-bacterial interactions in health and disease. Pathogens, 2019, 8(2): 70.

[24] Lacey CJ, Woodhall SC, Wikstrom A, et al. 2012 European guideline for the management of anogenital warts. J Eur Acad Dermatol Venereol, 2013, 27(3): e263-e270.

[25] Looker KJ, Magaret AS, Turner KM, et al. Global estimates of prevalent and incident herpes simplex virus type 2infections in 2012. PLoS One, 2015, 10(1): e114989.

[26] Lu L, Yang X, Li Y, et al. Chemically modified bovine beta-lactoglobulin inhibits human papillomavirus infection. Microbes Infect, 2013, 15(6-7): 506-510.

[27] Mirabello L, Clarke MA, Nelson CW, et al. The intersection of HPV epidemiology, genomics and mechanistic studies of HPV-mediated carcinogenesis. Viruses, 2018, 10(2): 80.

[28] Payne MS, Cullinane M, Garland SM, et al. Detection of Candida spp.in the vagina of a cohort of nulliparous pregnant women by culture and molecular methods: Is there an association between maternal vaginal and infant oral colonization? Aust N Z J Obstet Gynaecol, 2016, 56(2): 179-184.

[29] Peres AL, Camarotti JR, Cartaxo M, et al. Molecular analysis and conventional cytology: association between HPV and bacterial vaginosis in the cervical abnormalities of a Brazilian population. Genet Mol Res, 2015, 14(3): 9497-9505.

[30] Portman DJ, Gass ML, Vulvovaginal Atrophy Terminology Consensus Conference Panel. Genitourinary syndrome of menopause: new terminology for vulvovaginal atrophy from the International Society for the Study of Women's Sexual Health and The North American Menopause Society. Climacteric, 2014, 17(5): 557-563.

[31] Richard L.Sweet, Ronald S.Gibbs. 女性生殖道感染性疾病. 第4版. 董建春, 王波, 译. 济南: 山东科学技术出版社, 2004.

[32] Roperto S, Russo V, De Falco F, et al. Congenital papillomavirus infection in cattle: Evidence for transplacental transmission. Vet Microbiol, 2019, 230: 95-100.

[33] Schiffer JT, Swan DA, Prlic M, et al. Herpes simplex virus-2 dynamics as a probe to measure the extremely rapid and spatially localized tissue-resident T-cell response. Immunol Rev, 2018, 285(1): 113-133.

[34] Sherrard J, Wilson J, Donders G, et al. 2018 European (IUSTI/WHO)International Union against sexually transmitted infections(IUSTI)World Health Organisation(WHO)guideline on the management of vaginal discharge. Int J STD AIDS, 2018, 29(13): 1258-1272.

[35] Workowski KA, Bolan GA. Sexually transmitted diseases treatment guidelines, 2015. MMWR Recomm Rep, 2015, 64(RR-03): 1-137.

[36] Xue H, Lin X, Li T, et al. Prevalence and genotype distribution of human papillomavirus infection in asymptomatic women in Liaoning province, China. J Med Virol, 2015, 87(7): 1248-1253.

[37] Yang S, Li W, Challis JR, et al. Probiotic Lactobacillus rhamno-sus GR-1 supernatant prevents lipopolysaccha-ride-induced preterm birth and reduces inflammation in pregnant CD-1 mice. Am J Obstet Gynecol, 2014, 211(1): 44.

[38] Zhang S, Batur P. Human papillomavirus in 2019: An update on cervical cancer prevention and screening guidelines. Cleve Clin J Med, 2019, 86(3): 173-178.

[39] 安瑞芳, 曾宪玲. 阴道微生态诊治的最新进展. 中国实用妇科与产科杂志, 2017, 33(8): 787-791.

[40] 曹泽毅. 中华妇产科学. 4版. 北京: 人民卫生出版社, 2014.

[41] 单玮, 张涛, 张铁军, 等. 我国女性人乳头瘤病毒(HPV)感染的流行病学现状. 中华疾病控制杂志, 2017, 21(1): 89-93.

[42] 贾文祥. 医学微生物学. 北京: 人民卫生出版社, 2010.

[43] 李兰娟. 感染微生态学. 北京: 人民卫生出版社, 2002.

[44] 廖秦平, 吴文湘. 女性阴道微生态评价体系的临床应用. 中国妇产科临床杂志, 2010, 11(3): 163-164.

[45] 刘朝晖, 廖秦平. 外阴阴道念珠菌病(VVC)诊治规范修订版. 中国实用妇科与产科杂志, 2012, 2012(6): 401-402.

[46] 刘朝晖, 薛凤霞. 女性生殖道沙眼衣原体感染诊治共识. 中国实用妇科与产科杂志, 2015, 31(9): 791-793.

[47] 石一复. 外阴阴道疾病. 北京: 人民卫生出版社, 2005.

[48] 陶址, 廖秦平. 阴道微生态的研究进展及临床意义. 实用妇产科杂志, 2018, 34(10): 721-722.

[49] 杨淑哲, 王文娟, 邓耀, 等. 我国大陆妊娠期女性 HPV 感染情况分析. 中国计划生育学杂志, 2017, 25(6): 364-368.

[50] 张岱, 刘朝晖. 生殖道支原体感染诊治专家共识. 中国性科学, 2016, 25(3): 80-82.

[51] 张惜阴. 实用妇产科学. 2版. 北京: 人民卫生出版社, 2003.

[52] 中国疾病预防控制中心性病控制中心, 中华医学会皮肤性病学分会性病学组, 中国医师协会皮肤科医师分会性病亚专业委员会. 梅毒、淋病、生殖器疱疹、生殖道沙眼衣原体感染诊疗指南(2014)中华皮肤科杂志, 2014, 47(5): 365-372.

[53] 中国女医师协会肾脏病与血液净化专委会. 中国女性尿路感染诊疗专家共识. 中华医学杂志, 2017, 97(36): 2827-2832.

[54] 中华妇产科学分会感染性疾病协作组. 外阴阴道念珠菌病诊治规范(草案). 中华妇产科杂志, 2004, 39(6): 40-42.

[55] 中华医学会妇产科学分会感染性疾病协作组. 阴道微生态评价的临床应用专家共识. 中华妇产科杂志, 2016, 51(10): 721-723.

[56] 中华医学会妇产科学分会感染性疾病协作组. 滴虫阴道炎诊治指南(草案). 中华妇产科杂志, 2011, 46(4): 318.

[57] 朱新群, 贾殿举, 马楠. 妇产科感染基础与临床. 北京: 科学出版社, 2002.

[58] 左绪磊. 妇产科感染. 北京: 人民卫生出版社, 2000.

第二十八章　下生殖道上皮内病变

第一节　下生殖道病变概述

下生殖道病变包括宫颈、阴道、外阴以及肛周等由高危型人乳头瘤病毒（human papilloma virus，HPV）持续感染引起的下生殖道上皮内病变及相应部位的肿瘤；也包括低危型 HPV 持续感染引起如上部位的低级别病变及生殖器疣。

一、病因

20 世纪末德国 Harald zur Hausen 教授发现高危型 HPV 感染与子宫颈癌发生密切相关，从 HPV 感染至发生癌前病变，再进展到子宫颈癌需要 5～10 年，甚至更长的时间。随着 HPV 疫苗应用，发现 HPV 感染与下生殖道病变和肿瘤发生也密切相关。我国下生殖道恶性肿瘤中 HPV 感染与 5.4% 的女性肿瘤和 0.5% 的男性肿瘤相关，主要感染型别为 HPV16 和 18 型，下生殖道疣主要与低危型 HPV6 和 11 型感染有关。通过筛查可以早期发现和治疗癌前病变，在预防子宫颈癌及其下生殖道恶性肿瘤的发生上有重要的意义。

二、下生殖道病变的分类

2003 年第三版 WHO 分类中将这种癌前鳞状上皮病变命名为子宫颈上皮内瘤变（cervical intraepithelial neoplasia，CIN），并分为 3 级，根据异性细胞占鳞状上皮的下 1/3、2/3 和超过 2/3 分别为轻度、中度和重度鳞状上皮内非典型增生（CIN1、CIN2、CIN3）。

2014 年第四版 WHO 分类将其命名为鳞状上皮内病变（squamous intraepithelial lesion，SIL），并且采用两级分类，根据其现阶段或是未来癌变的风险性，分为低级别鳞状上皮内病变（low-grade squamous intraepithelial lesion，LSIL）和高级别鳞状上皮内病变（high-grade squamous intraepithelial lesion，HSIL）。低级别病变包括 CIN1 和单纯 HPV 感染所致的扁平湿疣以及挖空细胞病等。高级别病变包括大部分 CIN2 和 CIN3，原位腺癌（adenocarcinoma in situ，AIS）是子宫颈腺性肿瘤癌前病变，也属于腺上皮高级别病变。

下生殖道其他部位，如阴道、外阴以及肛周等也均相应将鳞状上皮内病变改为 LSIL 和 HSIL。

三、诊断

无论是 LSIL 或 HSIL 均以病理学为诊断依据。P16 免疫组化可以评估 SIL 未来发生癌变的风险。SIL 分类方案较好地反映了 HPV 相关病变的生物学过程，能更好地指导临床处理及预后判断。

四、处理

LSIL 进展为癌的风险较低，病变可自行消退，临床上可以观察或物理治疗。HSIL 有进展为浸润性癌风险，故需要进行治疗，主要为局部手术，而且治疗后需要长期随访。

中华预防医学会（2017）制订的《子宫颈癌综合防控指南》提出了子宫颈癌的一级预防的主要措施是开展健康教育和接种 HPV 预防性疫苗；二级预防是对适龄妇女定期进行子宫颈癌筛查，并对发现的子宫颈癌前病变予以治疗，同时强调对于成年女性，在 HPV 预防性疫苗接种同时，应定期接受子宫颈癌筛查；三级预防是对确诊的子宫颈浸润癌及时治疗。开展子宫颈癌的三级预防策略，有效地预防子宫颈癌。

（李明珠　赵　霞）

第二节　子宫颈上皮内病变

一、病因

宫颈鳞状上皮内病变（SIL）是与子宫颈癌密切相关的一组子宫颈病变，其发生发展与 HPV 持续感染密切相关。2015 年我国新发子宫颈癌 9.89 万例，死亡 3.05 万例。我国子宫颈鳞癌患者中，HPV16（76.6%）为最常见亚型，其后依次是 HPV18（7.9%）、HPV31（3.2%）、HPV52（2.2%）和 HPV58（2.2%）；子宫颈腺癌患者中 HPV16、18 型的感染率分别是 35.1% 和 30.6%。其发生除了与高危 HPV 持续感染相关外，性生活过早（< 16 岁）、多个性伴侣、吸烟、性传播疾病、经济状况低下、口服避孕药、免疫缺陷疾病或长期口服免疫抑制剂也是宫颈病变发生的高危因素。

大部分低级别鳞状上皮内病变（LSIL）可自然消退，但高级别鳞状上皮内病变（HSIL）具有癌变潜能，CIN 发展为浸润癌总的风险率为 15%，CIN1、2、3 进展的概率分别是 15%、30% 和 45%，其持续状态的概率分别是 31%、35% 和 56%，消退的可能性则分别是 47%、43% 和 32%。

二、病理和分级

2014 年 WHO 女性生殖器官肿瘤分类，将子宫颈上皮内瘤变三级（CIN1、CIN2、CIN3）更新为二级分类法，即低级别鳞状上皮内病变和高级别鳞状上皮内病变。该分类法提高了诊断的可重复性，反映了临床进展。

（一）LSIL 显微镜下表现

鳞状上皮的基底及副基底样细胞增生，细胞核极性轻度紊乱，呈轻度异型性，但异常增生的细胞一般不超过上皮的下 1/3 层。大部分 LSIL 对 p16 呈现阴性或是点状及小灶状阳性表达，约 1/3 的 LSIL 可呈 p16 阳性表达。鳞状上皮的上 2/3 层为分化成熟的上皮成分，其间常可见挖空细胞，表层可见角化不全及角化不良细胞。

（二）HSIL 显微镜下表现

HSIL 全层鳞状上皮缺乏分化，或仅有上 1/3 层保留少量分化的细胞，而异型增生的细胞扩展到上皮 1/2 以上层面（CIN2），甚至上皮全层（CIN3），这些细胞核浆比例增加，核分裂象数增多。p16 在 HSIL 时病变上皮呈现连续大片状深棕色染色。HSIL 如果不及时治疗，有进展为浸润性癌风险。

原位腺癌列入子宫颈腺性肿瘤癌前病变，同时将高级别宫颈腺体上皮内瘤变（HG-CGIN）列为原位腺癌的同义词。由于病变主要位于子宫颈管，难以通过阴道镜发现病变。多数 AIS 是局灶性的，但有 13%～17% 的病例为弥漫多灶性，少数病例可以呈跳跃性。因此，临床活检时，子宫颈管内膜搔刮术（endocervical curettage，ECC）对于排除 AIS 及腺性肿瘤非常重要。显微镜下可见几乎所有的 AIS 均累及子宫颈表面上皮和腺体。黏膜上皮或腺腔上皮被覆核大、深染且有核仁的恶性细胞，细胞核分裂活性增加，胞质内黏液减少，病变上皮细胞与正常腺上皮细胞之间可见转化。

三、临床表现

一般无症状，部分患者可有类似慢性宫颈炎的非特异性症状，如分泌物增多，伴或不伴异味，接触性出血或分泌物夹杂有血丝，多发生于性生活或妇科检查后。肉眼观察部分患者子宫颈光滑，另有部分患者体征表现为柱状上皮外移、宫颈充血、上皮缺失等，与慢性子宫颈炎体征无明显区别。

四、诊断

（一）子宫颈细胞学检查（cytology test）

此为发现 SIL 和早期宫颈癌的主要方法，特异性高，但敏感性较低。近二十年来已采用液基细胞学制片和 TBS 描述性诊断法代替了巴氏染色法，提高敏感性。近几年其他检测手段如 P16 免疫组化检测等也在发展。由于细胞学敏感性较低，目前不少国家和地区采用细胞学与 HPV 联合筛查，或 HPV 作为初筛方法。

（二）高危型 HPV 检测

敏感性高和其阴性预测值弥补了细胞学的不足，且快速、方便，可高通量、自动化进行。主要检测方法包括杂交捕获 HPV-DNA、酶切信号放大法、荧光定量 PCR。HPV16 和 18 型的分型检测对于临床上追踪 HPV 的持续感染、CIN 及宫颈癌的治疗后追踪评价均有意义。在应用 HPV 筛查中要避免由于 HPV 一过性感染引发的过度治疗，以及引起被筛查者因 HPV 阳性而过度焦虑。

（三）阴道镜检查及活检

当筛查发现异常，如细胞学为不典型鳞状细胞（ASCUS）或更高级细胞学异常，包括高度可疑不典型鳞状细胞（ASC-H），鳞状上皮低度或高度病变（LSIL，HSIL），腺细胞异常（AGC）；HPV16、18 阳性；连续 2 次细胞学 ASCUS；高危 HPV 阳性持续 1 年以上，以及筛查无异常但病史体征异常者，均需要转诊阴道镜。子宫颈活检病理学检查是确诊子宫颈病变的可靠方法，对于阴道镜检查为可疑异常者均应活检，有目标的多点活检对于避免漏诊有一定帮助，但应避免无指征的过度活检。若需要了解宫颈管的病变情况，应行宫颈管搔刮术（ECC）。

（赵　超）

五、治疗

（一）治疗原则

1. LSIL 的处理原则　对组织病理学确诊的 LSIL，原则上建议随访观察，无须特殊治疗，但应根据之前筛查的细胞学结果进行分层管理。如 LSIL 持续 2 年及以上可选择进一步随访观察或进行治疗。如选择进行治疗时，宫颈鳞柱交接转化区可见或不完全可见，也称充分和不充分（1 型和 2 型）者，可选择子宫颈诊断性切除术或消融性治疗，宫颈鳞柱交接转化区不可见者建议选择诊断性切除术。

2. HSIL 的处理原则　对组织病理学确诊的 HSIL，建议进行子宫颈局部的切除性治疗。治疗方案的选择原则应根据患者年龄、生育要求、阴道镜下转化区类型、病变的组织病理学程度、患者的随诊条件以及治疗者的经验等决定，治疗应遵循个性化的原则。转化区 1 和 2 型者，可行子宫颈锥切术，个别可慎重选择局部消融治疗；转化区 3 型者建议选择子宫颈锥切术。子宫全切术不作为 HSIL 的首选治疗方法。

3. ECC 阳性　可能病灶位于子宫颈管，为明确有无子宫颈管腺癌或原位腺癌（AIS）应行子宫颈锥切术。

（二）治疗方法

1. 子宫颈消融性治疗　包括子宫颈冷冻、激光、电凝、冷凝射频治疗等，操作简单，疗效明确，可用于阴道镜 1 型转化区、病灶较小且位于子宫颈表面的 HSIL，也可用于有治疗需求的持续性 CIN1 者。对 2 型转化区者应慎重选择。治疗前应慎重除外子宫颈浸润癌及 AIS。

2. 子宫颈切除性治疗　包括环形电切术（loop electrosurgical excision procedure，LEEP）、冷刀锥切术（cold knife conization，CKC）、激光锥切术等。目前国内常用的方式为 LEEP 和 CKC，切除的宫颈组织应行 12 点连续切片进行组织病理学的再诊断。对于可疑子宫颈浸润癌或腺上皮高级别病变者，为进一步病理诊断以及评估切缘病理，应保持标本完整性且注意减少对切缘的电损伤，便于病理评价的准确性。

六、随访及预后

（一）LSIL 的随访

其目的是及时发现病情进展者或 HSIL 漏诊者。建议 12 个月、24 个月进行细胞学及 HPV 联合检查，两次检查结果均阴性，转为常规筛查；任何一项检查异常时应行阴道镜检查，并按照组织病理学的结果进行相应的管理。

（二）HSIL 治疗后的随访

HSIL 治疗后均存在病变持续存在、复发、进展为子宫颈浸润癌风险，尤其是治疗后的 2 年内，其 20 年内子宫颈浸润癌的风险明显高于普通人群，所以应强调长期随访 20～30 年。

（三）AIS 治疗后随访

因病灶位于子宫颈管，需要高度重视，防治病灶未切净漏诊以及复发。

（魏丽惠　赵　昀）

第三节　阴道上皮内病变

阴道上皮内病变发生率低，我国为 0～0.5/10 万（IARC，2018），60 岁以上妇女多见，常与宫颈上皮内病变和外阴上皮内病变并存。

一、病因

HPV 感染也是引起阴道上皮内病变的主要

原因。患有自身免疫性疾病、长期使用免疫抑制剂、放射治疗等是其高危因素。

二、病理和分级

阴道上皮内瘤变（VaIN）根据非典型鳞状细胞占鳞状上皮的下 1/3、2/3 和超过 2/3，分别为轻度、中度和重度。在 WHO（2014）新的分类中同子宫颈鳞状上皮病变一样，将阴道上皮内瘤变（VaIN）也统一命名为阴道鳞状上皮内病变，其中 VaIN1 为低度鳞状上皮内病变（LSIL），也包括阴道尖锐湿疣和扁平阴道疣等亚临床 HPV 感染病变；VaIN2、3 为高度鳞状上皮内病变（HSIL），是癌前病变，病变持续存在者可进一步发展为癌。

三、临床表现

阴道 LSIL 多发生于相对年轻的女性，进展率远低于宫颈 LSIL，且大部分可自然消退。阴道 HSIL 多见于围绝经期或绝经后妇女。多数无任何症状，病灶可发生于阴道壁的任何部位，以阴道穹隆部位多见，可单发、多发或散在，有时病变处黏膜呈轻度糜烂或溃疡。当发生于宫颈癌或癌前病变手术后的患者，病变多位于阴道穹隆角和阴道残端缝线内。当合并阴道炎时，可出现阴道分泌物增多、臭味等，偶有接触性阴道出血。

四、诊断

1. VaIN 时阴道细胞学检查异常，高危型 HPV 检测阳性，但大多数阴道 HPV 阳性者并无细胞学改变和组织学的异常，需在阴道镜下取活检组织病理学检查确诊。

2. 在阴道镜下可见阴道壁黏膜醋酸白和复方碘试验阳性。LSIL 的阴道镜征象包括弥散性微小点状斑、醋酸白点状分布上皮和碘阴性反应上皮。HSIL 的阴道镜征象除较少见到异形血管和镶嵌外，其余同于子宫颈 HSIL。阴道镜下醋酸白现象常为 HSIL 最重要的发现，在涂醋酸后病变部位会出现轻微隆起、表面粗糙的白色区域，但其醋酸白反应较慢、与正常上皮对比不够明显，加上阴道壁多皱褶，使之较子宫颈病变更难以诊查。阴道 HSIL 虽可与较低级别多发病灶共存，但其病灶常单发。复方碘染色在确定病变部位和边界更有价值。在阴道镜指示下于醋酸白区

域及碘不着色区多点活检，可提高诊断准确率。活检时需注意取材深度要达到黏膜下层。

五、治疗

遵循个体化原则，根据患者年龄、有无生育要求及病灶部位、范围、大小、级别、全面评估风险，确定治疗方法。

1. LSIL 进展为 HSIL 或阴道癌的概率极低，病灶多可自行消退，对于无症状、有随访条件，经满意的阴道镜组织活检除外高度病变者，推荐随访观察。

2. HSIL 应给予治疗，以减少进展为浸润癌的风险。

3. 治疗方法包括非手术治疗和手术治疗。

（1）非手术治疗：适用于年轻希望保留生育功能和广泛多灶性 HSIL 患者。

1）局部药物治疗：予 5% 氟尿嘧啶（5-FU）软膏涂于病灶。5 日疗法：每日 1 次，5 次为 1 疗程，连用 6 疗程；低频次疗法：每周 1 次，连续使用 10 周。由于用药反应和并发症发生因人而异，用药期间须每 3～4 周进行阴道镜监测。

2）物理治疗：CO_2 激光对 HSIL 有较好疗效。因阴道壁厚度仅为 0.27～0.5cm，并毗邻直肠等重要器官，实施阴道激光治疗对术者的操作技巧有更高的要求。HSIL 累及上皮深度一般小于 2mm，CO_2 激光的汽化深度保持在 2～3mm 即能达到清除病变，且不损伤邻近器官。当病变于阴道穹隆或涉及阴道残端时，应慎用 CO_2 激光治疗。

3）放射治疗：老年患者、病变范围广泛可采用后装腔内放射治疗。

（2）手术治疗：手术治疗的适应证，①单发病灶或绝经后 HSIL；②宫颈癌或癌前病变手术后阴道残端 HSIL；③不能除外浸润癌。手术范围可以根据病灶部位与范围选择阴道病灶切除术、阴道顶端切除术或全阴道切除及阴道重建术。

六、随访及预后

阴道上皮内病变复发率 10%。随时间延长，复发率增加，故治疗后需长期随访。持续高危型 HPV 感染、持续阴道壁病变及免疫功能减退是病变复发的高危因素。

（吴瑞芳）

第四节　外阴上皮内病变

一、病因

外阴上皮内病变是指发生于女性外生殖器皮肤黏膜的鳞状上皮内病变,主要由高危型人乳头瘤病毒(HPV)感染所致,特别是 HPV16 亚型感染可高达 64%～93%。近年来其发病率呈明显的上升和年轻化趋势。在过去的 30 年中,外阴 SIL 的发病率明显升高,其中 50 岁以下女性外阴 SIL 的患病数增加了 3～9 倍。根据美国国立癌症研究所 SEER 数据库监测流行病学,从 1973 年到 2000 年,VIN 增加了 411%,dVIN 增加了 9 倍。

二、病理和分级

2015 年国际外阴疾病研究学会(ISSVD)将外阴上皮内病变分为 3 类,低级别外阴上皮内病变(LSIL),包括扁平湿疣和 HPV 感染;高级别外阴上皮内病变(HSIL),相当于普通型外阴上皮内瘤变(vulvar intraepithelial neoplasia,VIN)1 级或 VIN2/3 和分化型 VIN(dVIN)。外阴 HSIL 被视为外阴癌的癌前病变,需要进行规范治疗和管理。

三、临床表现

外阴 SIL 多发生于 30～59 岁女性,发病的高峰年龄为 40～49 岁。其中与高危型 HPV 感染相关者常发生于 50 岁以下女性,占 80%～96.5%;与高危型 HPV 感染无关的 dVIN 多发生于老年女性,占 3.5%～20%,主要与外阴硬化性苔藓、扁平苔藓或外阴慢性皮肤病有关。由于外阴 SIL 常与阴道、子宫颈或肛周病变共存,呈多灶性及多中心性的特点,其中年轻患者中合并 CIN 较为常见,占 14.81%～56%。因此,全面、仔细的妇科检查非常重要。

1. **症状**　外阴 SIL 临床表现缺乏特异性,以瘙痒为主,其次可有外阴不适、灼烧感,疼痛等,40% 的患者可无症状。

2. **体征**　外阴 HSIL 临床表现多样,病变大小不等,颜色各异,可呈白色、红色、灰色、褐色、黑色等,甚至多色的扁平、乳头、疣状、斑块、斑点、丘疹、隆起、角化,或仅表现为表面粗糙性病变。典型的 HSIL 多表现为大阴唇、肛周皮肤色素沉着性病灶。外阴 SIL 可发生于外阴的任何部位,但多见于大小阴唇、阴唇后联合、会阴体、肛周等。

dVIN 多发于绝经后老年女性,多为单病灶,表面不平的色素减退病变,或边界不清、厚的白色斑块,或隆起结节,其恶变风险 >45%,而且恶变时间(平均 22.8 个月)短于外阴 HSIL。

四、诊断

由于外阴 SIL 的临床表现缺乏特异性,对可疑病灶活检是诊断的"金标准"。对怀疑恶变,经常规规范治疗无效,有不典型血管,稳定病变出现明显的变化,尤其对绝经后女性及外生殖疣对常规治疗无效者,以及持续固定性瘙痒、疼痛,可行阴道镜或其他放大镜下检查,并取活检。外阴醋酸白试验采用浸湿 3%～5% 醋酸棉球外敷病变部位 3～5 分钟后观察。外阴 HSIL 多呈典型的边缘清楚、隆起的厚醋酸白,少数可见点状血管,镶嵌上皮非常少见。注意对不同性质的病变应行多点取材。免疫组化有助于诊断和分型,HSIL 时 p16 可呈弥漫表达,dVIN 中 p53 通常在基底层细胞呈强阳性。

五、治疗

对于外阴 LSIL,因其进展风险较低,推荐观察,定期复查。对于外阴 HSIL,因其进展风险较高,因此推荐治疗和规范管理。治疗前仔细询问病史和查体,多点活检确定诊断,排除浸润癌,并确定病变范围,以进行个体化评估和治疗选择。治疗方法的选择依赖于病变程度、范围、大小、部位、类型、年龄、患者意愿,以及是否有随访条件、医生掌握的技术。

1. **手术治疗**　手术切除仍是目前治疗 HSIL 的主要方法,尤其是可疑癌或 dVIN。包括病灶局部扩大切除、外阴皮肤切除和单纯外阴切除等。

2. **药物治疗**　如无局部浸润病灶且有长期随访条件,可采用药物治疗。目前有效的药物治疗包括 5% 咪喹莫特和西多福韦,最长用药 16 周。有效率 26.7%～100.0%。但注意知情选择,副反应包括局部红斑、水肿及溃疡等。

3. **物理治疗方法**　包括冷冻、CO_2 激光、超声空化抽吸术和光动力疗法等。强调治疗前行多点活检除外浸润癌。

六、随访及预后

外阴 HSIL 的自然病史尚不完全确定，多数患者预后良好，进展率为 2%～20%。进展危险因素有老年、盆腔放疗史、免疫抑制等，特别是病灶大、持续时间长。各种治疗方法治疗后均有较高的复发率，复发因素包括多发病灶、切缘阳性及高危型 HPV 持续感染。大部分患者复发在术后3 年内。HPV 疫苗对外阴 HSIL 和癌有预防作用。

一般推荐在初次治疗后 6 个月和 12 个月后常规随访，此后每年随访，强调患者终生随访，以减少浸润癌的发生。

（魏丽惠　李静然）

第五节　肛周上皮内病变

一、病因

肛周上皮内瘤变（anal intraepithelial neoplasia，AIN）的发生与宫颈上皮内瘤变（CIN）类似，AIN也与 HPV 感染密切相关，并且形态上类似 CIN。

男性同性恋者（men who have sex with men，MSM），尤其是 HIV 阳性的 MSM 患者、吸烟、免疫功能不全或者免疫功能抑制的患者为高危人群。其他危险因素包括慢性刺激如痔疮，皲裂和肛瘘等。虽然肛门性交目前已被确认是 AIN 的高危因素，但大多数 AIN 患者并无肛交史，其他性活动也会使 HPV 感染肛周肛管。女性发病较男性少。

二、病理和分级

AIN 可分为低级别 AIN（LGAIN）和高级别AIN（HGAIN）。LGAIN 是低危型或高危型 HPV感染所致，组织病理学表现为 HPV 感染引起的反应性改变，包括湿疣，轻度不典型增生或 AIN1。HGAIN 是一个潜在的癌前病变，一般是高危型HPV 感染所致，包括中重度不典型增生、原位癌、AIN2 和 AIN3 等。

三、临床表现

可表现为排便疼痛、性交痛、出血或肛门赘生物表现。晚期肛门癌患者可表现为肿块或疼痛症状或不明原因出血。

四、诊断

肛门癌的筛查与宫颈癌的三阶梯筛查模式相似，主要有以下方法。

尽管在 AIN 中 HPV16 为主要感染，但高危型 HPV 检测是否常规用于肛门癌筛查或用于细胞学筛查的分流是有争议的，因为在高危人群中，HPV 的感染率本来就高。

1. 肛门细胞学联合高分辨率肛门镜（high resolution anoscopy，HRA）检查　包括整个肛管从远端直肠穹隆到肛管边缘的上皮细胞，包括肛门转化区（AnTZ）和肛管中角化和非角化部分，故正常的肛门细胞学检查中含有直肠柱状细胞、鳞状化生细胞、有核及无核鳞状上皮细胞。肛门细胞学的分类同巴氏染色。腺细胞异常在肛门细胞学中较少见。

2. 直肠肛门指诊（digital anorectal examination，DARE）　是肛门癌筛查的重要组成部分，主要在肛门细胞学采集后和 HRA 检查之前进行。DARE 的目标是检测任何可扪及的异常，以帮助指导进一步肛门镜检查和活检评估。DARE 建议先使用水溶性润滑剂，将戴手套的手指慢慢插入肛门，全面触诊可触及范围内的直肠及肛管四周表面的黏膜，感知是否有疣、肿块、硬结。如触及局部增厚、疼痛或肿块等可疑早期肛门浸润癌征象。

3. 高分辨率肛门镜（high resolution anoscopy，HRA）引导下活检　是诊断肛门癌及肛门上皮内病变的"金标准"。HRA 要求的设备较普通阴道镜检查高，建议采用金属或一次性塑料肛门窥器代替阴道窥器，采用微量活检钳（<3mm）以减少出血感染的风险。HRA 需要比常规阴道镜具有更大的放大倍数，至少要求放大 25 倍。HRA 检查时，建议采用左侧卧位，肛门时钟与结直肠惯例一致，肛门后侧为 12 点，与妇科时钟正好相反。HRA 检查的术语包括醋酸白环状腺开口、柱状上皮岛、病变颜色、轮廓、边缘、血管形态等描述。典型的低度病变为醋酸白改变。尖锐湿疣通常有轮廓变化，如微乳头或乳头中央细环状毛细血管。有脑回状轮廓的尖锐湿疣常常类

似高级别病变的血管改变，需活检确诊。HGAIN 表现为平坦或厚重的醋白上皮，可有粗大的点状血管和镶嵌。上皮蜂窝和条纹状血管是 AIN 不同于 CIN 的两种描述，条纹状血管为变异的细点状血管，在 AIN 中可见，但也常见于红外线凝结治疗后。上皮蜂窝是类似蜂窝状的上皮形态，可在肛门转化区中看到，提示鳞状上皮化生活跃、不典型化生或 HGAIN。LGAIN 的革兰氏染色差别很大；可以呈阳性、部分染色或阴性。大多 HGAIN 是碘染阴性。

五、治疗

一旦病理活检证实为 AIN，应制订个体化处理策略，降低 HGAIN 进展为癌的风险。

1. 药物治疗　对于小面积的肛周或肛门内病变可局部使用 85% 三氯乙酸、5% 咪喹莫特乳膏或 0.5% 鬼臼毒素，用药期间可能出现肛周炎症、红斑、烧灼感、糜烂或疼痛等不适。

2. 手术切除　当需要组织病理报告以排除肿瘤时，手术切除是首选的治疗方法。对于 HGAIN 和湿疣，有多种物理消融技术可供选择，包括红外线凝固疗法（IRC）、除痣疗法、电烙术、激光消融和氩气束凝固术。

六、随访及预后

细胞学检查结果为 ASCUS、LSIL，病理确诊为低级别 AIN 的患者可以每隔 6 个月复查细胞学、肛门指检及 HRA；对于细胞学 ASC-H，HSIL，病理确诊为高级别 AIN 因具有很高的复发率，经治疗后 3~6 个月内常需要复查 HRA，必要时进行活检以排除疾病复发。

（魏丽惠　李静然）

参 考 文 献

[1] Waxman AG, Chelmow D, Darragh TM, et al. Revised Terminology for Cervical Histopathology and Its Implications for Management of High-Grade Squamous Intraepithelial Lesions of the Cervix. Obstet Gynecol, 2012, 120(6): 1465-1471.

[2] de Martel C, Plummer M, Vignat J, et al. Worldwide burden of cancer attributable to HPV by site, country and HPV type. Int J Cancer, 2017, 141(4): 664-670.

[3] Chen W, Zhang X, Molijn A, et al. Human papillomavirustype-distribution in cervical cancer in China: the importance of HPV 16 and 18. Cancer Causes Control, 2009, 20(9): 1705-1713.

[4] Chen W, Molijn A, Enqi W, et al. The variableclinicopathological categories and role of human papillomavirus in cervical adenocarcinoma: A hospital basednationwide multi-center retrospective study across China. Int J Cancer, 2016, 139(12): 2687-2697.

[5] Frega A, Sopracordevole F, Assorgi C, et al. Vaginal intraepithelial neoplasia: a therapeutical dilemma. Anticancer Res, 2013, 33(1): 29-38.

[6] Jentschke M, Hoffmeister V, Soergel P, et al. Clinical presentation, treatment and outcome of vaginal intraepithelial neoplasia. Arch Gynecol Obstet, 2016, 293(2): 415-419.

[7] W CCHCM. Epithelial tumours of the vulva: WHO Classification of Tumours of Female Reproductive Organs Lyon. Lyon: IARC, 2014.

[8] Fox PA, Seet JE, Stebbing J, et al. The value of anal cytology and human papillomavirus typing in the detection of anal intraepithelial neoplasia: a review of cases from an anoscopy clinic. Sex Transm Infect, 2005, 81(2): 142-146.

第二十九章　宫颈癌诊疗相关问题

第一节　宫颈癌诊断中的注意事项

ⅠA 期及部分 ⅠB1 期宫颈癌患者无明显特异性症状，妇科检查无法发现异常，仅能依靠病理诊断，过去称为镜下诊断的宫颈癌。这部分患者往往是通过宫颈癌三阶梯诊断程序来确诊的。微浸润癌，也称早期浸润性癌或者表浅浸润性鳞癌，是癌细胞突破黏膜或腺体基底膜、浸润间质的最早期形式（属于 FIGO 分期 ⅠA 期）。ⅠA 期的病理阅片标准，病理科医师一直是有争议的，比如腺癌病灶具有多中心性，如将浸润范围进行叠加计算，很多极早期的宫颈腺癌会被分为 ⅠB1 期等。2018 年 FIGO 分期对宫颈癌 ⅠA 期的诊断去除了浸润范围规定，只有浸润深度定义（＜5mm）。如活检病理诊断为微小浸润，宫颈活检取材局限，需要进一步行诊断性锥切术进行完整病灶的病理检查来明确分期。临床与病理医生应有很好的沟通和共识。在限定条件下，也可以用宫颈切除甚至全子宫切除的标本进行诊断。锥切切缘仍有浸润癌则诊断为 ⅠB 期。

部分 ⅠB 期及以上期别的宫颈癌，往往通过临床表现，直接活体组织活检病理学确诊即可诊断宫颈癌，通过妇科检查及影像学等来确定分期，诊断常无困难。

三阶梯诊断程序对于宫颈腺癌的诊断却不尽如人意。宫颈腺癌位置较深，部分位于宫颈间质内，取材不易。宫颈腺癌起病隐匿、病理类型多样，更具侵袭性，相较鳞癌预后更差。感染 HPV 同患宫颈腺癌之间不存在必然的关系，部分宫颈腺癌患者无症状，经诊断性锥切确诊，现在宫颈腺癌发病率升高，且具有年轻化趋势，迫切需要更为有效的筛查及早诊手段。

绝经后宫颈癌，鳞柱交界退回至宫颈管内，一般为颈管型，宫颈外观可正常，常常需要宫颈管搔刮来明确诊断。老年妇女由于各种原因并不重视宫颈疾病的检查，当出现相关症状时也不能第一时间得到治疗，通常会错过治疗宫颈癌的最佳时期，就诊时局部晚期或者晚期宫颈癌为主。

妊娠期合并宫颈癌主要指妊娠期或产后 6 个月内确定的宫颈癌，发病率较低，有文献报道子宫颈癌合并妊娠的发生率为 1/10 000～1/1 200，但仅 1%～3% 的患者被确诊。妊娠妇女在社会上作为一个特殊的人群，有较多女性在怀孕前的 1 年或者 1 年以上没有做过宫颈癌方面的筛查。女性怀孕之后会积极到医院接受检查，往往医生不会对其进行宫颈癌方面的检查，造成疾病不易被发现。另外，妊娠妇女就算在日常生活中出现少量的阴道出血也通常会误以为是妊娠期间出现的一些病理症状，不会意识到宫颈疾病的出现，而不进行阴道检查，会造成宫颈疾病的误诊或漏诊而错过最佳治疗时机。因此孕前未接受妇科检查和宫颈细胞学筛查的女性，特别是伴随阴道不规则出血的女性，妊娠期间应常规进行阴道、细胞学检查，以妊娠早期检查为佳，如细胞学检查结果异常，则应进一步行阴道镜检查，明确病变部位后，进行阴道镜下活检；如妊娠早期阴道镜检查无法全面识别转化区和病变者，可于妊娠期 20 后再次复查阴道镜进一步明确。并非所有的妊娠期出现宫颈癌女性均需立即终止妊娠接受治疗，具体的治疗方案应根据孕周，病情和对胎儿期望程度等多方面因素，个体化处理，可参考有关专家共识来进行。

（郭瑞霞　邱海峰）

第二节　宫颈癌分期变迁及新分期解读

一、宫颈癌分期的目的和原则

肿瘤分期是依据肿瘤生长及扩散的规律，结合最新的诊疗手段和预后进行分期，为肿瘤病变程度及治疗方案提供依据，为正确评价疗效并为预后提供参考，有利于提高恶性肿瘤的诊断准确率和肿瘤的治愈率。分期是确定恶性肿瘤治疗方案的先决条件，是判断治疗效果及预后的重要因素。临床诊疗过程中通常用恶性肿瘤的分期这一相对客观的指标对肿瘤的发生、发展、扩散程度进行标准化分类，为诊断提供科学依据，利于临床资料的比较和分析，疗效的评价，预后判断，临床实验等提供统一的评定标准。子宫颈癌的分期是子宫颈癌患者治疗的首要环节。准确的分期是选择治疗方案和判断预后最重要的影响因素，子宫颈癌的分期同时也表明其发生、进展的一个连续发展过程，因此此子宫颈癌分期的意义非常重要。目前全世界范围内子宫颈癌主要采用的是FIGO分期和TNM分期。

宫颈癌分期原则上应考虑的问题包括：简明、精确、可重复性和对临床诊疗的指导性，在同一分期原则下不同期别患者的生存率差异改变，当然也要考虑经济效益分析和易操作性等。

宫颈癌临床分期应根据有经验的医师于治疗前仔细地临床检查确定，包括详尽的病史采集、全身及盆腔检查、三合诊检查、影像学检查等，分期之前必须具备病理确诊。手术病理分期时均取决于治疗前肿瘤的大小、范围和扩散程度来确定。当无法确定具体分期或对分期有争议时，应将分期定为低一级的分期或较早期别。可疑直肠、膀胱受累者，要有病理学检查证实。一旦分期确定，不能因放疗或化疗效果（肿瘤缩小或增大恶化）而改变。复发宫颈癌仍诊断保持原分期，不得再分期。

二、宫颈癌分期系统及历史

（一）宫颈癌分期系统

主要为FIGO分期和TNM分期，FIGO分期

由国际妇产科联盟（The International Federation of Gynecology and Obstetrics，FIGO）妇科肿瘤委员会制订，用于全世界妇科肿瘤的分期，TNM分期是由美国癌症协会（American Joint Committee on Cancer，AJCC）与国际抗癌联盟（Union for International Cancer Control，UICC）制订的为大多数实体肿瘤的分期方法，它是建立在"T""N""M"3个要素上的描述肿瘤解剖学范围的分期方法：T（primary tumor）表示原发肿瘤的大小，N（regional lymph nodes）表示淋巴结转移情况，M（distant metastasis）表示有无远隔转移。宫颈癌FIGO分期最新的版本是2018年发布的，而AJCC的TNM分期是2017年发布的。如果是老版的FIGO分期（2009版）和TNM分期（2017版），那么对于同一个宫颈癌患者，FIGO分期和TNM分期是一样的。但是对同一个患者，新版FIGO分期（2018版）和TNM分期（2017版）略有差别。FIGO最新版增加了Ⅰb3，ⅢC（含Ⅲc1和Ⅲc2）几个更细致的分期。

（二）宫颈癌 FIGO 分期的变迁

宫颈癌的分期是全世界宫颈癌诊治的基础，1929年由国际妇产科联盟（FIGO）、美国癌症联合会（AJCC）及国际抗癌协会（UICC）联合颁布最早的宫颈癌分期后，直至1961年颁布第一版FIGO宫颈癌临床分期，至今已近60年，历经FIGO妇科肿瘤专家委员会多次修订，在2009年FIGO分期后，2018年10月在FIGO大会上颁布了新版FIGO分期，从长期以来的单纯临床分期变更为临床与手术病理分期相结合，这也是FIGO分期历史上的一个巨大变化。

纵观FIGO分期的改变也是宫颈癌诊断技术和诊疗水平的长足变迁。1985年FIGO分期将ⅠA期从肉眼诊断转为镜下诊断；1994年FIGO分期将ⅠA期细分为Ⅰa1期和Ⅰa2期，将Ⅰb期以4cm为界分为Ⅰb1期和Ⅰb2期；2009年FIGO分期（表29-1）取消0期（即取消原位癌，将其纳入宫颈癌前病变范畴），同时将Ⅱa期细分为Ⅱa1期及Ⅱa2期，更精准的引入局部晚期宫颈癌概念，诊疗手段也随之改变。2014年FIGO分期将Ⅰa期增加了水平宽度浸润限制<7mm。

FIGO 2018年10月发布的宫颈癌新分期（表29-2），一改既往的单纯临床分期，新分期中

表 29-1 子宫颈癌 FIGO 临床分期（2009 年）

Ⅰ期：癌灶局限于子宫颈（宫体是否受累不予考虑）

　Ⅰa：早期浸润癌，微癌，镜下诊断癌

　　Ⅰa1：浸润深度距基底膜向下≤3mm，宽度≤7mm

　　Ⅰa2：浸润深度 >3mm，≤5mm，宽度≤7mm 血管、淋巴管侵犯不改变期别

　Ⅰb：凡超过Ⅰa2 范围或肉眼可见癌灶者，均为Ⅰb 期

　　Ⅰb1：癌灶直径≤4cm

　　Ⅰb2：癌灶直径 >4cm

Ⅱ期：癌灶超出宫颈，但阴道浸润未达下 1/3，宫旁浸润未达盆壁

　Ⅱa：仅阴道浸润未达下 1/3

　　Ⅱa1：阴道浸润≤4cm

　　Ⅱa2：阴道浸润 >4cm

　Ⅱb：宫旁浸润但未达盆壁

Ⅲ期：宫旁浸润达盆壁或阴道浸润达下 1/3，一侧输尿管梗阻或无功能肾

　Ⅲa：病变未达盆壁但阴道浸润已达下 1/3

　Ⅲb：宫旁浸润达盆壁，增厚为结节状，三合诊与盆壁间无间隙

　即使检查为Ⅰ或Ⅱ期但无其他原因的肾盂积水或无功能肾或癌性输尿管狭窄而产生肾盂积水或无功能肾时也应为Ⅲb 期

Ⅳ期：盆腔器官浸润或远隔转移

　Ⅳa：膀胱、直肠浸润达黏膜层。膀胱泡样水肿不是Ⅳ期应做膀胱镜活检，病理证实才能定为Ⅳ期

　Ⅳb：肺、肝、骨、肠等远处转

表 29-2 子宫颈癌 FIGO 分期（2018 年）

Ⅰ期：癌灶局限于子宫颈（宫体是否受累不予考虑）

　Ⅰa：仅限显微镜下可见浸润癌，最大浸润深度 <5mm

　　Ⅰa1：间质浸润深度 <3mm

　　Ⅰa2：间质浸润深度≥3mm，<5mm

　Ⅰb：浸润癌浸润深度≥5mm（超过Ⅰa 期）癌灶局限在子宫颈

　　Ⅰb1：间质浸润深度≥5mm，病灶最大经线 <2cm

　　Ⅰb2：癌灶最大经线≥2cm，<4cm

　　Ⅰb3：癌灶最大经线≥4cm

Ⅱ期：癌灶超越子宫，但未达阴道下 1/3 或未达骨盆壁

　Ⅱa：侵犯上 2/3 阴道，无宫旁浸润

　　Ⅱa1：病灶最大经线 <4cm

　　Ⅱa2：病灶最大经线≥4cm

　Ⅱb：有宫旁浸润，未达盆壁

Ⅲ期：病灶累及阴道下 1/3 和 / 或扩展到骨盆壁和 / 或引起肾盂积水或肾无能和 / 或累及盆腔和 / 或主动脉旁淋巴结

　Ⅲa：病灶累及阴道下 1/3，没有扩散到骨盆壁

　Ⅲb：病灶扩散到骨盆壁和 / 或引起肾盂积水或肾无功能

　Ⅲc：不论肿瘤大小或扩散程度，累及盆腔和 / 或有主动脉旁淋巴结 [注明 r（影像学）或 p（病理）证据]

　　Ⅲc1：仅累及盆腔淋巴结

　　Ⅲc2：腹主动脉旁淋巴结转移

Ⅳ期：肿瘤侵犯膀胱黏膜或者直肠黏膜（活检证实）和 / 或超出真骨盆（泡状水肿不算Ⅳ期）

　Ⅳa：转移到邻近器官

　Ⅳb：转移到远处器官

注：分期如存在争议，应归于更早的期别。①可利用影像学和病理学结果对临床检查的肿瘤大小和扩散程度进行补充用于分期；②淋巴血管间隙（LVSI）浸润不改变分期，不再考虑病灶浸润宽度；③注明Ⅲc 期的影响和病理发现，如影像发现盆腔淋巴结转移，则分期为Ⅲc1r，如果是病理学发现，则分期为Ⅲc1p，需记录影像和病理技术的类型

允许影像学检查和病理诊断结果补充临床发现，根据肿瘤大小和转移情况，尤其是将盆、腹淋巴结转移纳入分期。新分期更倾向于临床与影像、手术病理相结合，对评价肿瘤大小、阴道和宫旁组织浸润、淋巴结转移等方面更具优势，对临床诊疗指导更有价值。但是需要更精准的影像学和病理学支持。目前，宫颈癌的 FIGO 分期已被全世界的妇产科医生使用。

　　比较 FIGO 分期（2009 版）和 TNM 分期（2017版），对于同一个宫颈癌患者，FIGO 分期和 TNM 分期是一致的。但是新版 FIGO 分期（2018 版）和 TNM 分期（2017 版）对同一患者略有差别。如 FIGO 最新版增加了Ⅰb3，Ⅲc（含Ⅲc1 和Ⅲc2），2018 版 FIGO 的Ⅲc2（腹主动脉淋巴转移）在 TNM 分期中为Ⅳb 期。

三、新分期的特点和解读

（一）新分期的总体特点

　　从既往的临床分期改变为临床及手术病理分期：增加了淋巴结转移的影像学和病理学诊断；取消了镜下浸润宽度 7mm；将过去的肿瘤浸润深度或大小等于（=）的数值升级，如过去属于Ⅰa1 期间质浸润深度 =3mm，升级为Ⅰa2；=5mm升级为Ⅰb1，肿瘤 =2cm 升级为Ⅰb2，=4cm 升级

为Ⅰb3；增加了一个新的肿瘤大小2cm的临界值（cut-off）；增加了以淋巴结转移为特色的Ⅲc期。

（二）新分期的变化解读

（1）Ⅰa期：间质浸润深度<5mm，不再考虑是否有7mm的水平浸润。

因为宫颈鳞癌<5mm者其浸润宽度>7mm者极少见，宫颈腺癌则常为多中心病灶，7mm宽度不适用于腺癌，故新分期取消了对肿瘤浸润宽度的描述。而浸润深度<5mm属于Ⅰa期，等于或超过5mm深度属于Ⅰb期。Ⅰa1浸润深度改为<3mm，Ⅰa2浸润深度改为≥3mm。这样可以将原分期中Ⅰa1浸润深度=3mm，LVSI的患者治疗方式升级。Ⅰa期的诊断主要通过宫颈锥切（LEEP或冷刀）切除完整病灶后的镜下诊断，或基于对宫颈切除、全子宫切除的标本进行诊断。

（2）Ⅰb期：新分期将以过去分期中的肿瘤浸润深度>5mm及≤4cm为界的Ⅰb1～Ⅰb2两型变更为Ⅰb1～Ⅰb3三型，以间质浸润深度≥5mm，2cm和4cm为界，分为Ⅰb1（≥5mm，<2cm），Ⅰb2（≥2cm，<4cm），Ⅰb3（≥4cm）。新增肿瘤大小2cm为临界点，将<4cm者细分为Ⅰb1（癌灶最大径<2cm）和Ⅰb2（2cm≤癌灶最大径<4cm）两个亚类。

（3）Ⅱa期：将原分期Ⅱa1中癌灶等于4cm者划为Ⅱa2。

对于早期宫颈癌的这样划分，主要对包括保留生育功能的ⅠA期锥切以及Ⅰb1期（<2cm）的根治性宫颈切除术患者具有重要意义。在Ⅰb1期<2.0cm的患者中，与那些在2～4cm患者相比较，复发率显著降低。而对于新分期后的局部晚期宫颈癌（locally advance cervical cancer，LACC），即根据2018版FIGO分期标准，LACC定义为局部肿瘤直径≥4cm的Ⅰb3及Ⅱa2期宫颈癌更能突出其临床和诊治特色：肿瘤大、高危因素多，治疗困难，且预后差。按照新分期，ⅠB期的5年生存率（OS）分别为：Ⅰb1 97%、Ⅰb2 92.1%、Ⅰb3 83.1%，Ⅱa1期为79.7%，Ⅱa2期降至50%～60%。对LACC直接行根治性手术可准确评估淋巴结转移情况，为年轻患者提供保留卵巢功能的机会，但术后并发症、术后高危因素比例、术后辅助治疗比例均增加。

在Ⅲ期，Ⅲa及Ⅲb没有改变，但需要强调当肿瘤已经扩散到阴道下1/3，和/或达骨盆壁，无论其他的结果如何，采用任何方法确诊肾积水或无功能肾时，均将病例划为Ⅲb期。

（4）Ⅲc期：是新版FIGO分期最重要的变化，首次将淋巴结转移纳入分期系统，提示淋巴结转移在肿瘤进展及判断预后中的重要性。新版分期中无论其他结果如何，只要存在盆腔或腹主动脉旁淋巴结转移，均将列为Ⅲc期，其中仅累及盆腔淋巴结为Ⅲc1期，累及腹主动脉旁淋巴结为Ⅲc2期。在分期上，影像学发现盆腔淋巴结转移，则分期标注为Ⅲc1r。如果是病理学发现的，则分期标注为Ⅲc1p。同样，如果是影像学发现腹主动脉淋巴结转移，则分期为Ⅲc2r，如果是病理学诊断，则分期为Ⅲc2p。

影像诊断技术包括MRI、CT、PET、PET/CT、PET/MRI和经阴道超声等检测宫颈癌淋巴结转移情况，作为影像学诊断依据或者提供选择性活检淋巴结组织病理诊断的依据。在一项荟萃分析中，72项研究5 042个宫颈癌患者，其中PET的敏感度为75%，特异度为98%，MRI和CT分别为：MRI：56%，93%；CT：58%，92%，PET/CT在判断淋巴结转移中比单纯PET或CT更具优势。

（5）Ⅳ期：在新分期中没有改变，但是如果影像学上可能提示膀胱与直肠受累，不一定暗示着被肿瘤浸润，还是建议采用膀胱镜与直肠乙状结肠镜分别评估膀胱与直肠。只有黏膜受累才可以算作Ⅳa期，单纯泡状水肿不算Ⅳ期改变。如果遇到宫颈管桶状肿物、肿物扩散到阴道前壁的病例，建议膀胱镜检查，除外膀胱黏膜受累，并作出应有的病理学确诊。

四、新分期后的争议和思考

FIGO新分期是依据肿瘤大小、阴道或宫旁浸润、淋巴结转移、膀胱或直肠侵犯和远隔转移等来确定，我们会思考一些关于影像、病理、肿瘤大小判断等很多问题。

1. 原发肿瘤的大小及转移判断 可以根据临床评估（术前或术中）、影像学结果和/或病理测量确定。如果做了先期放疗或者化疗一定要以治疗前的数据为分期依据。

2. 新分期中的影像学诊断 FIGO分期所需的影像学方法包括超声、CT、磁共振成像（MRI）、正电子成像术（PET）、PET/CT、PET/MRI 等。其中，MRI 评估病变大小和宫旁浸润的敏感性和特异性最好，但是对阴道上段受累，特别是有感染或者宫颈巨大肿瘤存在使得阴道上段扩张时容易存在假阴性及假阳性结果。建议借助临床检查或者阴道镜等。已经表明对宫旁评估，MRI 比 CT 更准确，必要时可以应用 PET 检查。在一些发展中国家，经验丰富的超声检查同样可以提供诊断依据。但是影像学检查评估宫旁和阴道浸润情况很容易出现假阴性和假阳性，而影像学分期往往高于临床分期，所以依据影像学结果来评估宫旁和阴道情况决定分期是否合理，还需进一步探索。

3. 对于非手术患者淋巴结转移的影像学诊断确实存在挑战，尤其是一些微小转移。淋巴结转移可以分为存在孤立肿瘤细胞 ITCS（<0.2mm）、微转移（0.2～2.0mm）或大转移（>2.0mm）。存在 ITCS 或微转移表明转移灶体积小，其意义未明，存在与否并不影响分期。对于比较明确的肿大淋巴结也要与感染相鉴别，如伴随有结核或者 HIV 感染的宫颈癌患者。目前对于确定转移还是感染的淋巴结，并没有明确的影像学标准。因此手术病理评估淋巴结受累可以作为一个选择，如采取微创手术如腹膜后淋巴结活检，前哨淋巴结切除等得到病理确诊的"金标准"。但是影像学的淋巴结转移诊断也可以标记为Ⅲc1r 或Ⅲc2r。

4. **关于新分期中的病理诊断**　肿瘤的浸润深度、脏器受累范围、淋巴结转移等都需要准确的病理诊断，尤其是对膀胱黏膜或者直肠黏膜受累的病理诊断。新分期中静脉／淋巴脉管浸润（LSVI）仍然不改变分期。

5. **淋巴结转移的Ⅲc 期患者的预后的判断**　因任何淋巴结转移均纳入Ⅲc 期，有淋巴结转移的局部早期病例也归入Ⅲc 期，其治疗首选同步放化疗抑或手术治疗存在争议。很多研究发现新分期Ⅲc1 期患者预后变化较大，统计学分析表明预后与 TNM 中的 T（肿瘤大小）分期密切相关。FIGO Ⅲ期组共纳入 1988 年至 2014 年间 11 733 名患者，其中根据最新分期系统ⅢA 期 1 033 例，Ⅲb 期 3 812 例，Ⅲc1 期 6 888 例。单因素生存分析提示Ⅲc1 期患者预后在统计学上明显优于Ⅲa 和Ⅲb 期。结果发现：对Ⅲc1 期进行亚组分析，根据 TNM 分期中 T 分期分为 T_1（癌灶局限在宫颈）

58.7%，T_2（癌灶超越子宫，但未达阴道下 1/3 或未达骨盆壁）58.7%，T_3（癌灶累及阴道下 1/3 和／或扩展到骨盆壁和／或引起肾盂积水或肾无功能和／或累及盆腔）39.3%。多因素回归分析提示对于Ⅲc1 期宫颈癌患者，T 分期是影响预后的独立危险因素。其中，Ⅲc1 期中的 T_{3b} 期（结合 T 分期）的患者预后明显差于Ⅲb 期，即无淋巴结转移的患者；而Ⅲc1 期中的 T_{3a} 期患者与Ⅲa 期患者预后相比无统计学差异。所以临床中，对于Ⅲc 的患者还需要与 T 分期相结合，作为评估治疗和预后。

6. **尚未纳入新分期中的高危因素的思考**
目前新分期中淋巴脉管间隙浸润没有纳入分期，宫体受累不改变分期，卵巢受累不改变分期，如：有报道在早期宫颈癌中，鳞状细胞癌病例中卵巢受累 <1%，非鳞状细胞癌病例 <5%。宫颈腺癌发生卵巢转移是否会对预后有影响等，这些在临床中都会是一些高危转移或者预后不良的因素，常常作为独立危险因素，对生存率可能存在影响，在未来的研究中希望可以收集更多的数据。

（陈春玲）

第三节　影像学检查在宫颈癌病情评估中的作用

在宫颈癌的诊断注意事项中我们介绍过我国宫颈浸润癌分期采用的是 FIGO 临床分期。2018 年以前，原 FIGO 分期基于临床检查。临床分期能为临床制订具体治疗方案提供重要支持，但在判断宫旁浸润、盆腔深处、后腹膜淋巴结及远隔转移方面存在较大的局限。研究证实，宫颈病局部病变大小、淋巴结是否转移、是否存在远隔转移与预后密切相关。影像学检查包括 CT、MRI、超声、PET/CT 在这方面表现出相对优势。随着相关技术的不断发展和突破，影像学检查对宫颈恶性肿瘤诊断分期的准确性越来越高，为临床治疗方案的制订、疗效评估、预后的分析等提供了更为准确的依据，越来越得到临床认可。2018 年，FIGO 妇科肿瘤委员会对宫颈癌分期进行了修订，纳入影像学或病理证据，形成了 2018 年 FIGO 宫颈癌分期。我国宫颈癌治疗主要是参考 NCCN（National Comprehensive Cancer Network）每年公布的《宫颈癌临床实践指南》，自 2017 年开始 NCCN《宫颈癌临床实践指南》新增了"影像学检查原则"部分，包括初始处理和后续随访中影像学检查的原则。

一、超声检查

二维超声，又称黑白超声、灰阶超声、B型超声，即利用回声不同的振幅等级，在声像图中应用相对应的黑白层次来反映灰度分层的等级程度进而了解组织脏器的结构。多普勒超声是利用人体内血液流动产生的多普勒效应诊断疾病，在超声基础上引入彩色多普勒技术进行的工作，可以形成彩色多普勒超声血流图像，提供结构图像及血流动力学信息。三维超声检查是将连续不同平面的二维图像进行计算处理得到一个重建的有立体感的图形，三维超声检查的体积自动测量技术可以测量不规则结构的体积，并可将相关数据储存进行分析，与能量多普勒结合可以进行感兴趣区域的体积定量分析及能量托普多普勒信号。超声造影是将与机体组织声学特性不同的物质（超声对比剂）注入体内，增强病变部位与周围组织的对比，根据对比剂进入病变部位的方式及时间特性曲线，评价病变部位的性质。超声弹性成像提供组织硬度的图像，也就是关于病变的组织特征的信息，根据不同组织间弹性系数不同，在受到外力压迫后组织发生变形的程度不同，将受压前后回声信号移动幅度的变化转化为实时彩色图像，借图像色彩反映组织的硬度，是新兴的技术。

宫颈癌早期病变往往无形态学改变，超声亦往往无阳性表现。随着病情的进展，可出现宫颈肿物、宫颈体积增大、病灶累及宫体或宫旁组织、输尿管积水、远处淋巴结肿大等情况。研究认为二维超声对宫颈局部病灶的诊断准确率不如妇科检查，尤其是对阴道受累情况的判断。彩超及三维超声检查对宫颈局部病灶的诊断准确率明显升高，仍很难对宫颈癌浸润程度、宫旁侵袭及盆腔淋巴结转移等作出准确判断。超声造影可以显示病灶内的微循环改变，较常规超声能更清楚的显示宫颈病灶边界及范围，为宫颈癌局部的诊断分期提供更多的信息，超声弹性成像目前在妇科应用较少，二者在宫颈癌方面有待进一步研究。

目前临床上超声主要应用于宫颈局部病灶、泌尿系是否受累的初步判断、浅表肿大淋巴结的鉴定。大部分研究认为诊断宫颈癌时，超声与 MRI/CT 等存在很大差距。但经济、无创、快速和简便、可反复操作的特点使其成为宫颈癌早期筛查的常规方法之一，并用于治疗后的随访。

二、计算机断层扫描

计算机断层扫描（CT）根据人体不同组织对射线的吸收与透过率的不同，发射射线同时应用灵敏度极高的仪器围绕人体某一部位进行一个又一个的断面扫描测量，通过计算机重建技术，获取连续薄层图像。临床常用射线为 X 线。CT 能在一个横断解剖平面上探测各种不同组织间密度的微小差别，空间和密度分辨力较高，因此在探查胸部病变、盆腔肿块的密度尤其是与周围脏器如膀胱、肠管、输尿管等关系方面具有优势。

CT 平扫又称普通扫描或非增强扫描，宫颈癌患者无可疑胸部病变时，可用于胸部的评估。CT 虽然具有很高的密度分辨率，但由于有些病灶与所属器官之间没有明显的密度差异，为了增加病变组织或者血供丰富病变与正常组织间的对比度，静脉注射对比剂增强对比，以期望更准确地对疾病做出诊断，这就是增强 CT。CT 血管成像造影扫描是在对某一器官或结构进行造影后再进行扫描的方法，与增强扫描不同，主要目的在于显示大血管。CT 灌注成像是在静脉快速团注对比剂，对目标层面扫描，从而获得时间-密度曲线，计算灌注参数值，能更有效反映出活体内肿瘤血管生成的微血管变化，CT 常规扫描与 CT 灌注成像术联用，可用于肿瘤的分期、分级判断、预后评估以及肿瘤的疗效观察。CT 三维重建是指在计算机上应用三维重建软件，把影像学的二维数据重建成直观的立体结构，显示肿瘤的位置、大小、和毗邻器官的关系，更重要的是可以清晰完整重建肿瘤的供血情况，为判断肿瘤的性质提供参考。

有研究显示 ⅠB 期宫颈癌中，超过 50% 的宫颈癌病灶与正常宫颈组织呈现为等密度表现，因此宫颈癌 Ⅰ 期 CT 检查极易呈现假阴性，准确率很低，Ⅱ 期涉及对阴道侵犯范围及宫旁浸润诊断，有研究认为 CT 诊断 Ⅱ 期准确率有所升高，有些研究得出相反结论。宫颈旁结构侵犯和淋巴结转移是影响 Ⅲ 期和 Ⅳ 期宫颈癌准确率的主要因素，

CT 对Ⅲ期及Ⅳ期宫颈癌的诊断准确率有所升高。总的来说，CT 对宫颈癌的诊断准确度高，分期的准确度与期别相关。但是毕竟目前早期宫颈癌患者所占比例越来越高，而普遍认可的是 CT 对早期宫颈癌的诊断相对 MRI 不占优势。

在淋巴结转移方面，研究认为 CT 相较 MRI 更具优势。但是目前 CT 判断淋巴结转移的标准并不统一，主要是形态学标准，普遍将淋巴结的最短横径大于 10mm 作为标准。从此可以看出假阴性不可避免，因为不是所有转移的淋巴结均大于 10mm，大小相同时，CT 很难鉴别转移淋巴结与炎症、结核等情况可引起淋巴结增大。因此 CT 诊断淋巴结转移特异性高，但灵敏性偏低、准确性较差。有研究显示 CT 灌注成像提高转移性淋巴结诊断的准确率。宫颈癌瘤体血管生成与肿瘤的浸润和转移具有显著相关性，是评价治疗效果的重要参考因素。因此，灌注成像技术的应用可应用于指导宫颈癌的治疗效果及预后评定等。

三、磁共振成像

磁共振是一种物理现象，为了避免与核医学中放射成像混淆，把它称为磁共振成像（magnetic resonance imaging，MRI）。MRI 检查是把人体置于特殊的磁场中，通过对静磁场中的人体施加某种特定频率的射频脉冲，改变人体中水分子周围的氢质子的自旋方向而发生共振现象，通过对 MR 信号的接收、空间编码和图像重建等处理而成像。

磁共振不断出现新的功能成像序列，例如磁共振扩散加权成像（diffusion weighted imaging，DWI）反映活体内水分子的扩散运动，表观弥散系数（ADC）值作为其定量参数，其准确性受到活体组织中血管内微循环的影响，空间结构分辨率差。1986 年 Le Bihan 等人提出了双指数模型的 DWI，并将其定义为体素不相干运动（intravoxel incoherent motion，IVIM）成像。IVIM 模型可以同时显示灌注和细胞弥散的信息，了解病灶血流灌注与细胞密度与结构等情况，IVIM 可能在预测以及监视肿瘤治疗疗效方面有效，但研究较少。

动态增强 MRI（dynamic contrast-enhanced MRI，DCE-MRI）是通过注射对比剂获得各个时期的连续动态增强过程的图像，获得反映组织微循环的参数，分析病变与正常组织间的强化差异，反映病变的形态和功能变化，目前，关于 DCE-MRI 在较多研究中被用于监测肿瘤放化疗后的疗效，DCE-MRI 结合 DWI 成像及 ADC 值能提高对肿瘤的诊断、分级。

宫颈癌分期中最重要的是对宫旁有无浸润的判断，也是妇科检查最容易出现误差的环节。一项 meta 分析显示，MRI 诊断宫旁浸润的灵敏度可达 84%，明显高于妇科检查的 40%。同 CT 相似，MRI 对ⅠA 期宫颈癌诊断价值不大，易漏诊，但是对于ⅠB 期至ⅡB 期患者，MRI 具有较高的诊断准确率和灵敏度，要优于 CT，这一结论得到国际认可。NCCN 认为 MRI 是宫颈癌治疗前分期评估的首选影像学方法。

宫颈局部大块病灶对周围组织的压迫影响、宫颈局部的操作、长时间的出血等引起宫旁的炎症容易导致 MRI 诊断的假阳性。而宫旁组织的早期受侵尚未导致宫旁形态改变时或非连续性病变可导致 MRI 造成的假阴性。研究证实 MRI 提示宫颈周围低信号环受到侵犯，并不一定存在宫旁浸润。DWI 图像上癌灶表现为高信号，ADC 值减低，可与肿瘤组织周围的水肿、炎症等区分出来，明显提高 MRI 对宫旁浸润的诊断效能。MRI 是通过淋巴结的大小、形态以及周边情况评价淋巴结是否转移的，判断淋巴结转移灵敏度并不高，报道为 24%～73%，DWI 不受淋巴结大小影响，可以量化分析非转移性淋巴结、转移性淋巴结的差异性，提高常规 MRI 诊断淋巴结转移的灵敏度和准确率。

四、PET/CT 与 PET/MRI

PET 是一种依据恶性肿瘤细胞葡萄糖代谢增加的功能显像方法，将微量的正电子核素示踪剂 [常用葡萄糖类似物氟 -18 标记的 2- 氟 -2- 脱氧 -D- 葡萄糖（FDG）] 注射到人体内，探测正电子核素在人体的分布情况，通过计算机断层扫描的方法显示人体正常组织和病灶的代谢信息。CT 或者 MRI 在解剖学水平对病灶做出评价。正电子发射计算机体层显像仪（positron emission tomography and computed tomography，PET/CT）是 PET 与 CT 两种不同成像原理的设备同机组合并进行图像融合。正电子发射计算机断层扫描 / 磁共振成像（positron emission tomography/magnetic resonance imaging，PET/MRI）则是 PET 与 MRI 的同机组合及图像融合。靶肿瘤对 FDG 的最大标准摄取值（SUVmax）反映了肿瘤的葡萄糖代谢水平，SUVmax 值同时可用于评估治疗效果及预后，随访了解有无复发等，MTV 为摄取 FDG 的肿瘤体积，SUVmax、ADCmin、MTV 均是影响宫颈癌患者生存率的重要预后因素。

PET/CT 对宫颈癌局部病灶、宫旁、盆腔内、外淋巴结转移以及远隔转移具有较高的检出率，均表现为典型的高 FDG 摄取，但是局部评估似乎并不比 MRI 更准确。《NCCN 宫颈癌临床实践指南》推荐，宫颈癌患者首诊时建议行盆腔 MRI 检查以评估测量病灶范围，ⅠB1 期及以上患者可行全身 PET/CT 或胸、腹及盆腔 CT 检查以评估转移情况。

CT、MRI 等传统影像学法通常只能检出短径大于 10mm 的转移性淋巴结，PET/CT 的优势表现在通过测量小淋巴结（0.5～1.0cm）的代谢状态，可提高早期淋巴结转移的检出率。总的来说，PET/CT 在评估晚期病变中的淋巴结的准确度较高，在早期病变中容易漏诊。PET/MRI 诊断宫颈癌盆腔淋巴结转移的敏感度、特异度及准确率高于 PET/CT，限于 CT 的特点，PET/MRI 比 PET/CT 具有更好的软组织分辨率。

对于无法手术的初始治疗或者复发患者，二者可指导治疗策略、监测患者对治疗的反应，适时调整治疗方案。比如 PET/CT 可直接应用于放疗靶区的勾画，从而指导放疗方案的制订。相较于目前已经成熟应用于临床的 PET/CT，PET/MRI 虽缺乏循证医学证据，但是具有较多 PET/CT 无法比拟的优势，需要进一步研究。

（郭瑞霞）

第四节　宫颈癌手术范围优化进展

子宫颈癌广泛子宫切除术已有 110 年的历史，从 Wertheim 到 Meigs，再到现代的多种手术治疗方案，总是在不断改进、优化和提高。从既往的单纯根治性手术，到近代根据病变的分期和个性化需求，在强调早期患者更高治愈率的基础上，更加重视在缩小手术范围、保留功能、提高生存质量、微创等多因素的原则下，手术范围更具细化和精准性及多样性。

一、子宫颈癌手术治疗的历史

1. 宫颈癌手术初期　1878 年 Freund 首次报道了经腹广泛子宫切除术，1879 年 Czerny 开展了经阴道广泛子宫切除术，1893 年 Schuchardt 报道了改进的经阴道广泛子宫切除术，但是鉴于当时的医疗及手术条件限制，患者手术的死亡率高达到 60%～70%。

2. Wertheim 期（广泛根治性手术范围）

（1）1898 年 11 月 Wertheim 改良了 Rumpf 手术，开创了延续现代一直被采纳的经腹广泛子宫切除术并首次演示了盆腔淋巴结清扫术，成为经典的子宫颈癌广泛子宫切除术，也被称为宫颈癌 Wertheim 手术，当时的手术死亡率仍然高达 25.2%。

（2）1901 年 7 月 1 日 Schauta 进一步改良 Schuchardt 术式，成为经典的经阴道广泛子宫切除术，也被称为 Schauta 手术，当时手术死亡率仍为 19%。

3. 发展期（改进广泛性手术方式，降低手术相关的死亡率）　1907—1936 年 Bonny 改进经腹广泛子宫切除术，死亡率降低到 11%～20%，1941 年日本的冈林（Okabayashi）教授改进了经腹广泛子宫切除术，并提出了保留神经的宫颈癌根治手术，死亡率 10%，1944 年 Meigs 改进经腹广泛子宫切除术，手术死亡率降为 0。

4. 近代期（精准、精细、微创、保留功能、多样性）　1950 年 Brunschwig 提出盆腔扩清手术，为中心性复发的宫颈癌患者提供了治愈的可能。1951 年 Meigs 报道改良 Wertheim 手术，使经腹广泛子宫切除术更广泛，更安全，5 年生存率在Ⅰ期及Ⅱ期宫颈癌中分别达到了 81.8% 和 61.8%。

1987 年法国 Dargent 等首先完成了腹膜外淋巴结切除加经阴道的 Schauta 式广泛性子宫切除术，同年，美国 Rich 教授报道了世界首例腹腔镜下全子宫切除术。

1989 年法国人 Querleu 等人完成世界第 1 例腹腔镜辅助经阴道广泛子宫切除术。1990 年法国人 Canis 报道了完全腹腔镜下广泛子宫切除术。

1994 年 Dargent 报道了保留生育功能的腹腔镜辅助的经阴道广泛性宫颈切除术（trachelectomy），为年轻的宫颈癌患者保留生育功能提供了可行性。

继日本 Okabayashi（1921 年）最早提出保留神经的宫颈癌手术后，2000 年后日本的 Fuji Shingo、Sakamoto、Yabuki 等不断改进，形成了系统的宫颈癌保留神经的广泛手术。

2018 年美国的 Romier 等在《新英格兰医学杂志》发表前瞻性和回顾性两篇论文，提出了开腹宫颈癌广泛性手术方式与腹腔镜（或机器人）宫颈癌广泛手术比较，开腹手术患者获益更高，引起我国妇科肿瘤学界极大的重视和思考。

二、子宫颈癌的广泛子宫切除术的 Piver-Rutledge-Smith 分型

宫颈癌的广泛子宫切除手术（Wertheim）手术经过百年的发展和改进，Piver-Rutledge-Smith 又将广泛子宫切除术分成五型（Ⅰ、Ⅱ、Ⅲ、Ⅳ、Ⅴ），目前国际上多被采纳。另外也有 QM（Querleu/Morrow）的 A、B、C、D 的四种类型手术作为补充，PRS 的Ⅲ型手术切除骶、主韧带和阴道 3cm 与 QM 的 C 类手术相当而且补充了保留神经的信息，C1 为保留神经；C2 为不保留神经，两种手术均可以左右侧不对称。广泛子宫切除术不包括输卵管、卵巢的切除，要结合患者的具体情况进行保留或者切除。

1. **Ⅰ型** 即筋膜外子宫切除术，在输尿管的内侧沿子宫将子宫颈旁组织切下来，不包括盆腔淋巴清扫术。适合Ⅰa1 期子宫颈癌。

2. **Ⅱ型** Wertheim 手术又称次广泛子宫切除术，切除范围包括主韧带、子宫骶韧带的一半以及 1～2cm 的阴道和整个子宫。输尿管推向外侧，不需分离子宫膀胱韧带。子宫动脉也在输尿管内侧结扎。通常需要行盆腔淋巴清扫术。适合Ⅰa2 及多数Ⅰb1 期宫颈癌患者。

3. **Ⅲ型** 为标准的、典型的广泛子宫切除术，整块切除子宫和靠盆壁切除宫旁组织（包括圆韧带、主骶韧带）及阴道旁组织，包括切除上 1/3 到 1/2 的阴道。子宫动脉在髂内动脉根部结扎，打开输尿管隧道后，再分离切断膀胱宫颈韧带，再切除阴道旁组织。常规盆腔淋巴清扫，适合Ⅰb～Ⅱa 患者，是最常用的手术。

4. **Ⅳ型** 在Ⅲ型手术的基础上，更广泛的整块切除宫旁、阴道旁及输尿管周围组织，需要更仔细的分离髂血管，结扎膀胱上动脉，并切除 3/4 的阴道。

5. **Ⅴ型** 即盆腔廓清术（pelvic exenteration），除上述广泛子宫切除术外，还包括切除部分输尿管和部分膀胱或直肠。因此，需要行输尿管再植入膀胱或做结肠/回肠代膀胱和结肠造瘘/人工肛门的手术。由于手术的范围广泛，合并症多，因此严格掌握手术指征和获得手术切缘阴性至关重要。

术中需特别注意盆腔的解剖结构和血管、神经，多采用锐性分离，从阴道前后游离膀胱、直肠，谨慎处理两侧盆侧壁的血管和膀胱角的静脉丛，避免大量出血。卵巢输卵管的处理可以根据患者年龄和临床情况采取保留或者切除。

三、宫颈癌手术范围的变迁

宫颈癌的手术范围从初创期单纯广泛性根治性手术逐渐细分成 Piver-Rutledge-SmithⅤ型的手术。从根治性子宫切除发展成可以保留生育功能的宫颈广泛切除。近年来随着诊断技术和分期的细化，对于极早期的宫颈癌Ⅰa1 期，而且没有中高危因素的宫颈癌患者愿意接受非根治性的手术，可以采用宫颈锥切或者筋膜外子宫切除（Ⅰ型）手术。

宫颈癌的手术途径也发生了很大的变化，从最初的经腹和经阴道广泛子宫切除手术，发展为腹腔镜手术及达芬奇的机器人手术。

1. **经腹广泛子宫切除术加盆腔淋巴清扫术** Ⅰa2，Ⅰb1 及多数Ⅰb2，Ⅱa1。

2. **经阴道广泛子宫切除术（schauta radical vaginal hysterectomy）+ 腹腔镜盆腔淋巴清扫（laparoscopic pelvic lymphadenectomy）** 适合于Ⅰa2-Ⅰb1，Ⅱa1。

3. **腹腔镜（或达芬奇）子宫广泛切除术 + 盆腔淋巴清扫术（laparoscopic radical hysterectomy + pelvic lymphadenectomy）** 适合于Ⅰa2-Ⅰb2，Ⅱa1。

4. **子宫颈广泛切除术 + 盆腔淋巴清扫术（radical trachelectomy + pelvic lymphadenectomy）** 可以开展经阴道或经腹腔镜或开腹子宫颈广泛切除术，适合于Ⅰa2，Ⅰb1 及少数Ⅰb2 希望

保留生育功能的年轻宫颈癌患者。术中先行淋巴结清扫，淋巴结阴性，无高危因素者才可以完成手术。

5. 宫颈锥切或单纯子宫切除术（或筋膜外子宫切除术）　适合 I a1 期，没有中 - 高危因素的早期宫颈癌患者。

6. 盆腔廓清术适合于中心性复发的宫颈癌患者和 IV a 期有条件的宫颈癌患者。

四、子宫颈癌手术治疗的选择

I a1 期：没有淋巴血管浸润（LVSI），没有中高级的危险因素（如病理为非鳞癌或腺癌），即使不考虑保留生育功能也可以首选宫颈锥切（冷刀）或者单纯子宫切除术，不需要做盆腔淋巴结清扫。但是一定要达到充分的阴性切缘。有中高危因素，要求保留生育功能者，可以选择宫颈广泛切除；无保留生育要求的可以做子宫切除或者 I 型广泛子宫切除。

I a1 有 LVSI，I a2，I b1 期：有保留生育要求者，可以选择宫颈广泛切除术（II 型）+ 盆腔淋巴结清扫；无保留生育要求者，可行子宫广泛切除术（II 型）+ 盆腔淋巴清扫术。

I b2，II a1 期：子宫广泛性切除术（II 型或 III 型）+ 盆（腹）腔淋巴结清扫术，有保留生育要求者，建议先给予新辅助化疗后再行宫颈广泛手术，保留生育功能，患者要充分知情告知，并手术后严密随访。

I b3，II a2，II b～III b 期：首选联合放化疗，对于特殊希望手术患者，术前 1～3 个新辅助化疗评估后，再考虑行宫颈癌广泛切除术（III 型或 IV 型）+ 盆（腹）腔淋巴结清扫术，术后有高危因素的患者有补充放疗的可能性，此类患者合并症相对较高。

五、宫颈癌保留生育功能的手术范围

保留生育功能的手术包括宫颈（大）锥切、单纯宫颈切除（含宫颈管的桶型切除）、经阴道宫颈广泛切除（vaginal radical trachelectomy，VRT）和经腹或腹腔镜宫颈广泛切除术。

适应人群：I a1 期，无 LVSI，I a2，I B1<2cm，但是对于淋巴结的情况和肿瘤大小及手术切缘的精准评估都至关重要。几个大样本的研究报告，

上述各种保留子宫的宫颈癌手术获得了乐观的临床效果，但是强调要以宫颈癌病灶 <2cm。不良的临床结局与病变 ≥2cm，病理为腺鳞癌和淋巴结阳性有关。所有保留生育功能的手术，术前评估非常重要，包括前期的宫颈锥切标本的病理诊断，手术前最好做盆腔 MRI 或者 PET 检查，充分了解宫颈肿瘤及宫旁及淋巴状态。

1. 宫颈锥切术（conization）　手术范围：冷刀行宫颈锥形切除，而 LEEP 锥切还是建议用在癌前期病变（CIN）的诊治。手术切除范围强调一定要在所有宫颈病灶范围外，包括宫颈管内病变，充分切除病灶，并保持阴性切缘。

2. 单纯宫颈切除（simple trachelectomy）　为圆柱形的切除大部分宫颈而不是锥切的圆锥形。手术范围：很像阴式子宫切除术，先在宫颈表面注射含有肾上腺素的水垫充盈宫颈，在环形切开宫颈阴道部的皮肤（整个宫颈切除），分离膀胱和直肠，通常不需要打开前后腹膜，不进入直肠子宫陷凹，需要钳夹切断并结扎宫颈旁组织，在宫颈内口下方（子宫峡部）冷刀切断宫颈。一般不会结扎子宫动脉，只是切断了部分宫颈阴道旁的侧支血管。宫颈标本整个做冰冻病理检测，病理诊断最好能有 5mm 的阴性切缘。如果边缘阳性或者比较近可以再多切除部分宫颈。也可以同时做一个剩余宫颈内口的诊刮，也可以选择性的切除部分阴道残端的边缘送检，确保在缝合时手术切缘的阴性。

3. 阴式宫颈广泛切除术　手术范围：类似 II 型阴式宫颈癌广泛子宫切除范围，经阴道整块切除宫颈及 1～2cm 的阴道黏膜和部分宫旁组织。在环切的上方行宫颈环扎术形成一个"新宫颈"后，再与阴道段黏膜缝合。一般阴式手术前先行腹腔镜淋巴结切除，完全除外淋巴结受累后才可以做宫颈广泛手术，有 10% 左右的患者可能会因为术中发现淋巴结阳性而放弃 VRT 手术。

具体步骤如下：淋巴结清扫术结束后，在距离宫颈病灶至少 2cm 的阴道穹隆黏膜处钳夹，环形切开，锐性分离阴道黏膜，分离前面的膀胱阴道间隙，暴露膀胱子宫腹膜反折，分离直肠阴道间隙，暴露后腹膜，分离两侧膀胱宫颈间隙，钝性游离输尿管膝部，钳夹子宫动脉阴道下支及宫颈支。直至充分暴露子宫骶韧带及主韧带。在距

宫颈 2cm 处，钳夹切断并缝扎子宫骶韧带及主韧带。Hegar 扩宫棒扩张宫颈至 6mm，在距子宫峡部下 1cm 处，切除宫颈。缝合子宫峡部形成新宫颈后，行重建缝合阴道黏膜上皮与子宫峡部。

4. 开腹广泛子宫颈切除术（abdominal radical trachelectomy） 手术范围：纵切口，先做淋巴结清扫，阴性病理报告后，行宫颈广泛切除，类似开腹的宫颈癌广泛切除手术（Ⅲ型），需要打开膀胱侧窝和直肠侧窝等，切除宫旁和阴道旁的组织和血管，打开输尿管隧道，充分游离宫颈，切除骶韧带，主韧带和阴道各 2cm，切除部分阴道 2~3cm，子宫内口大约 5mm 以下切开宫颈，切除宫颈后同样环扎形成"新宫颈"后与阴道残端进行缝合。

开腹广泛宫颈切除术手术比阴式手术有一些优势在于，手术相对简单，医生比较熟悉传统的宫颈癌手术就很容易掌握此手术，手术的范围可以达到Ⅲ型手术，对于相对较大的肿瘤切除范围广，容易获得足够的宫旁组织和阴性的手术切缘。开腹手术的弊端在于开腹手术出血多、住院时间长、双侧子宫动脉离断率高，后期子宫内膜萎缩和宫颈瘢痕狭窄等影响妊娠率等。

5. 腹腔镜（达芬奇）宫颈广泛切除术 手术范围与开腹宫颈广泛切除手术类似，步骤与腹腔镜子宫广泛切除手术相似。虽然目前没有很大样本的临床报告，但是不少研究已经显示了其微创、恢复快、术后并发症少等优势。

六、保留神经的宫颈癌广泛子宫切除术

1. 保留神经的宫颈癌手术（nerve-sparing radical hysterectomy）历史 1921 年，由日本的 Okabayashi 最早提出保留神经的宫颈癌手术，之后日本的 Fuji Shingo、Sakamoto、Yabuki 等不断改进，形成了系统的宫颈癌保留神经的广泛手术。但是开展此类手术时，在顾全保留神经过程中，也不能忽视残留了宫旁可能存在的肿瘤而增加复发率，因此手术的适应证、手术范围、手术技巧都非常重要。

2. 盆腔自主神经和功能 盆腔自主神经包括腹下神经、盆内脏神经、下腹下丛（盆丛）和上述三种成分的周围支。其中，交感神经：来自 T_{11}~L_2 腹下神经，腹下神经丛（上、下）的下行支

和盆腔内脏神经融合成为盆腔神经丛再分布到宫旁、膀胱、直肠、阴道。功能有控制调节膀胱的感觉；尿道的收缩力；直肠的收缩力并保持阴道润滑。副交感神经来自 S_2~S_4 的骶神经根和腹下神经丛（下），主要负责直肠功能；阴道润滑和生殖道的充胀等。

3. 宫颈癌广泛子宫切除手术对盆底神经的损伤 在宫颈癌Ⅲ型广泛子宫切除手术时，因为手术要切除宫旁范围大，切除阴道长，很容易损伤盆腔神经而造成尿潴留和肠道功能、阴道功能障碍。其中神经最容易损伤的手术步骤包括分离切断子宫骶骨韧带时容易损伤腹下神经，分离主韧带和子宫深静脉时容易损伤盆腔神经丛，在结扎切断阴道旁时容易损伤膀胱支，造成膀胱功能问题。

4. 宫颈癌手术中关于保留神经手术范围和要点

（1）保留腹下神经：在输尿管下方疏松组织结构内可以辨认出进入腹下神经丛的腹下神经，锐性分离该神经纤维和宫骶韧带间的组织，游离出该侧神经纤维或在分离、切断骶韧带时，注意骶韧带内侧和外侧腹下神经的保留。

（2）保留盆内脏神经丛：盆内脏神经走行至直肠周围间隙时可被辨认出来。其中一部分神经纤维走行于子宫主韧带的下方，另一部分神经纤维从直肠周围间隙底部向上走行并通过该间隙。宫颈两侧的宫旁组织包括主韧带和外侧韧带。这些束样结构将子宫和直肠的两侧壁与盆壁内侧面紧密连接起来。当在接近盆壁切断并缝扎主韧带时，识别暴露出下腹下丛的盆内脏神经和腹下神经，保留这些神经。

（3）保留膀胱神经支：多数从下腹下丛发出的远端神经分支位于膀胱下动静脉水平。辨别并保留膀胱下动静脉，作为辨识并保留膀胱神经支的重要标记。膀胱子宫韧带的后叶切开后暴露和分离神经平面，从阴道穹隆旁和直肠阴道韧带分离子宫神经支和膀胱神经支，可以切断的子宫神经支和阴道神经支，向外分离保留膀胱神经支。

（4）保留神经手术的改进：保留神经的手术在Ⅲ型Ⅳ型宫颈癌广泛子宫切除手术中同样可以应用，不受期别的限制。手术中可以将子宫骶骨韧带分为内侧和外侧两部分，于外侧输尿管下分

离腹下神经并保留。再按传统手术做广泛手术；将主韧带分上下层切断，注意子宫深静脉，切断后，保护下面的腹下神经丛，将输尿管后叶膀胱子宫韧带单独分开，分离膀胱静脉后，注意保护下面的膀胱神经支。

（陈春玲）

第五节 宫颈癌前哨淋巴结示踪临床研究进展

宫颈癌转移途径以直接浸润和淋巴转移为主。淋巴转移沿着特定规律，癌灶局部浸润后侵入淋巴管形成瘤栓，随淋巴液引流进入局部淋巴结，在淋巴管内扩散。淋巴结转移影响宫颈癌患者的预后及生存期，因此，充分评价盆腔以及腹主动脉旁淋巴结的转移情况十分必要。但宫颈癌患者中超过70%处于疾病早期、不伴淋巴结转移，系统的淋巴结切除术使患者术中血管、输尿管、肠管、神经等周围结构损伤的风险增加，术后有出现淋巴囊肿/淋巴水肿、感染、瘘、肠梗阻、血栓性静脉炎等风险，严重影响患者的生活质量，也降低了卫生经济学效益。有效评估腹膜后淋巴结状况，进行个体化治疗，避免过于过度切除淋巴结，提高患者的生活质量成为临床有待解决的问题。近十余年来，前哨淋巴结（sentinel lymph node，SLN）示踪在宫颈癌中应用越来越多，使如何安全、可行的避免淋巴结切除术成为可能。

一、前哨淋巴结的概念

SLN最早是由Gould等在1960年发表的一篇关于腮腺癌的论文中提出的术语，Cabanas等于1977年对阴茎癌的治疗中解释了SLN的概念：SLN是解剖学区域或原发肿瘤淋巴引流最先累及的1个或1组淋巴结。SLN的转移状况应代表整个淋巴引流区，如果SLN为阴性，整个淋巴引流区非SLN就应为阴性。随着SLN在乳腺癌、外阴癌及黑色素瘤等浅表肿瘤研究取得进展，宫颈癌SLN的研究亦逐渐展开。

二、前哨淋巴结的识别方法

常用的SLN示踪方法有生物活性染料示踪法、放射性胶体示踪法、荧光示踪法。

（一）生物活性染料示踪法

常用的生物染料主要有蓝染剂如异硫蓝（isosulfan blue）、专利蓝（patent blue）、亚甲蓝（methylene blue）和纳米炭（nanocarbon）等。

蓝染剂通常于术前5~15分钟注射，染料可沿淋巴管分布至淋巴结并滞留约60分钟。该方法的优点是费用低廉、简单易行，缺点是盲目性大，检出率低，并且和手术医师的操作方法、水平和经验等因素密切相关。

相比于亚甲蓝，纳米炭具有不进入血液循环、淋巴组织中停留时间长，不易引起周围大量组织染色的优点，因此有助于辨认和完整切除SLN。

（二）放射性胶体示踪法

术前将放射性胶体（常用^{99m}Tc标记的硫胶体、锑胶体或人血白蛋白等）注射到原发肿瘤周围组织，药物随淋巴管分布到附近淋巴结并在第一站内滞留数小时，胶体微粒的大小影响着它在淋巴系统里扩散的速度和强度。最小的微粒小于50nm，可快速运送到次级淋巴结。部分放射性示踪剂进入体循环，被网状内皮系统捕获（肝，脾）。由于放射性核素能发出γ-射线，因此在术前行淋巴闪烁成像初步定位，术中用γ-探测仪精确定位SLN后手术切除送检。放射性胶体示踪法相对于生物染料法检出率高、假阴性率低、盲目性小，但费用高、有放射性污染。

（三）荧光示踪检测法

近年来实时荧光显像技术应用于SLN检测，利用其可视性降低手术操作难度，提高成功率。吲哚菁绿（indocyanine green，ICG）是一种水溶性试剂，微粒直径约1.2nm，具有近红外特种吸收峰（800nm），表现为绿色，是美国FDA批准的可用于临床诊断的近红外荧光染料。ICG用于SLN检测时，大部分ICG注射入组织间隙，当与白蛋白结合的ICG被吸收后立刻转运到淋巴管中。ICG在血液中稳定，当用760nm波长红外光激发时，其发射出波长为800nm的荧光，通过荧光接收仪处理后，其图像可反映在屏幕上。手术前将25mg ICG粉剂用10~20ml灭菌注射用水稀释（浓度1.25~2.5mg/ml）后使用。ICG用于SLN示踪的优势在于可实时监测，避免放射性的同时提高检出率。但因其设备昂贵，临床中未得到广泛使用。

三、示踪剂的注射方法

目前广泛使用的 2 种方法：黏膜下（表皮 - 上皮下）注射 0.1～1.0ml，或间质（10～15mm 深，从针头最深处到上皮下）缓慢注射 1～2ml。应使用直径小的针头或脊髓穿刺针，将示踪剂直接注射到宫颈内：在 4 个象限中最接近宫颈 - 肿瘤交界处的正常组织中进针，也可于 3、9 点位置注射（图 29-1）。如患者曾接受宫颈锥切术，应在锥切创面或创面边缘注射。

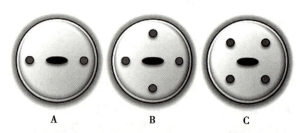

图 29-1 宫颈癌前哨淋巴结示踪剂注射部位
A. 两点注射法（3、9 点）；B. 四点注射法（3、6、9、12 点）；C. 四点注射法（2、4、8、10 点）

四、前哨淋巴结活检流程

根据国外文献及 NCCN 指南，早期宫颈癌 SLN 示踪流程：①切除所有显影淋巴结；②切除任何肿大、可疑转移的淋巴结（无论是否显影）；③一侧盆腔没有显影淋巴结时，需系统切除该侧盆腔淋巴结；④完整切除肿瘤及宫旁组织。

五、影响前哨淋巴结检出率的因素

SLN 的评价标准主要有：① SLN 总体检出率，术中成功检出 SLN 的病例数占研究总病例数的比例；②灵敏度，腹膜后淋巴结有转移的病例中，SLN 有转移的病例所占的百分比；③阴性预测值，SLN 无转移的病例中，无腹膜后淋巴结转移的病例所占的比例。

荟萃分析显示宫颈癌 SLN 的平均检出率可达到 89%～92%，灵敏度可达到 89%～90%。影响检出率的因素主要包括不同的示踪方法、患者相关因素、医生因素等。

（一）不同示踪方法对检出率的影响

SLN 的检出率与示踪剂的类型相关。单独使用蓝染剂的 SLN 检出率最低，联合使用示踪剂可明显提高检出率。荟萃分析发现，ICG 示踪 SLN 的检出率及双侧检出率均明显高于蓝染剂，而 ICG 与放射性染料在 SLN 检出率上无显著差异。同时研究还发现，ICG 单独使用与蓝染剂联合放射性染料对比的 SLN 检出率也无显著差异。

（二）患者因素对 SLN 检出率的影响

有研究认为，肿瘤过大或存在转移的淋巴结可能会影响淋巴液在淋巴管中的回流，从而降低 SLN 的检出率，而淋巴液引流方向的改变，可能使示踪剂转运、吸收和浓聚，使 SLN 识别的准确性下降。最新 NCCN 指南指出，虽然 SLN 检测可用于肿瘤直径至 4cm 的宫颈癌患者，但肿瘤小于 2cm 的宫颈癌患者 SLN 检出率更高。

（三）手术医生对检出率的影响

在宫颈癌的研究中，Plante 等和 Seong 等的研究都认为 SLN 示踪技术存在学习曲线，SLN 检出率与医生经验有关。单个中心的学习曲线大于 30 例时，SLN 检出率可从 77% 升至 94%。故在研究过程中应考虑到该因素对 SLN 检出率的影响。

六、宫颈癌前哨淋巴结超分期

（一）超分期概念

使用前哨淋巴结活检替代盆腔淋巴结切除，意味着需要对前哨淋巴结进行更为准确的检查，常规病理检测会漏掉某些隐匿转移病灶，如果能够进一步提高前哨淋巴结活检的灵敏度和阴性预测值，降低假阴性率，将更有利于评估早期宫颈癌患者的分期、预后及指导辅助治疗，病理超分期是 SLN 示踪中的重要部分。

2003 年 Dargent 和 Enria 提出了宫颈癌微转移的概念，他们发现使用连续切片和免疫组化染色使得检测出微转移肿瘤病灶的可能性增加 10 倍。参照美国癌症联合委员会（AJCC）对乳腺癌低体积转移的定义，低体积转移包括孤立肿瘤细胞（isolated tumor cell，ITC）和微转移（micrometastasis，MM）。ITC 是指孤立肿瘤细胞或肿瘤转移病灶最大径≤0.2mm，MM 是指肿瘤转移病灶最大径＞0.2mm 且≤2mm。而将病理学可以发现的最大径＞2mm 的肿瘤转移病灶称为宏转移（macrometastasis，MAC）。Hafner 等指出使用常规苏木精 - 伊红染色（HE 染色）病理检测发现 3 个细胞以下的肿瘤细胞簇的概率只有 1%。淋巴结超分期是指通过连续切片和免疫组化染色对淋巴结进行系统的检测，从而发现低体积转移。

（二）宫颈癌前哨淋巴结超分期方法

目前国际上对宫颈癌前哨淋巴结超分期方法尚无统一的检测标准，不同的研究机构使用的病理检测方法各有不同，统一的标准化超分期检测方法需要进一步建立。下面介绍临床研究中采用的几种超分期方法。

1. 连续切片方法　连续切片对获得准确分期，降低假阴性率十分重要，通过缩短切片间距，以提高检出率，理论上切片间距越小，切片数越多，漏诊率越低，但大量的切片工作耗时、耗力，无法在临床工作中开展。因此，找到最佳的切片间距及切片数，是目前的研究热点。连续切片的厚度、间距及切片数在研究报道中尚不统一。

Ballester 等在 125 例患者的研究中，其将所有淋巴结垂直长轴，间隔 3mm 切块，前哨淋巴结每间隔 200μm 切成 4 个水平，每个水平切片 2 张，分别在每个水平上行 HE 染色和免疫组化染色，淋巴结阳性率为 16%。Koskas 和 Naoura 将淋巴结切片间隔缩短为 150μm，得到的淋巴结阳性率分别为 20%（总例数 184）和 14%（总例数 180）。Euscher E 对文献报道的 SLN 超分期方法进行了系统回顾，并对 SLN 连续切片方法进行探索，其对所有常规 HE 染色阴性的前哨淋巴结进行再次检测，对比两种方法，方法 1 为将前哨淋巴结分为 5 个水平切片，每个水平间隔 250μm，每个水平切片 3 张，共 15 张切片，每个水平取 1 张切片行 HE 染色，若 HE 染色均为阴性，则取第 1 水平的切片行免疫组化染色；方法 2 为每个前哨淋巴结取 1 张切片行 HE 染色，另外再间隔 250μm 切片 2 张，共 3 张切片，若 HE 染色为阴性，则将另外 2 张切片行免疫组化染色。结果显示方法 1 与方法 2 的淋巴结转移率分别为 17%、15%，两者差异无统计学意义。因此任务简单的 3 张切片方法有更大的推广意义。

2. 免疫组织化学染色　免疫组化染色是目前在淋巴结低体积转移检测研究中较成熟、使用较广泛的方法，通常与连续切片结合。Lentz 等对 132 例宫颈癌患者的 3 106 枚常规 HE 染色阴性的淋巴结，进一步行连续切片＋免疫组化检测，新发现 19 例患者淋巴结低体积转移阳性（15%，95%

置信区间：9%～22%）。Silva 等强调了免疫组化在淋巴结低体积转移检测中的重要性，在 52 名早期宫颈癌患者共 98 枚 HE 染色阴性前哨淋巴结中，发现了 5 枚免疫组化染色阳性的淋巴结。

Marchiole 等使用免疫组化方法在 23% 的患者中检测到了淋巴结低体积转移。但他们强调与良性腺包涵体相关的低体积转移假阳性的可能。Cibula D 等强调了细胞形态在细胞角蛋白（cytokeratin，CK）免疫组化法检测肿瘤细胞中的重要性。对于宫颈腺癌或腺鳞癌，子宫内膜异位症会造成肿瘤细胞鉴别困难。正常组织细胞可能被误认为是肿瘤细胞，反之，ITC 也会被误认为是正常组织细胞，细胞角蛋白免疫组化染色联合组织细胞标记物 CD68 染色对鉴别有所帮助。前哨淋巴结内的树突状细胞角蛋白免疫组化染色也会呈阳性表现，但其细胞形态与肿瘤细胞不同，在免疫组化诊断中需注意到这一点。

3. 聚合酶链反应（polymerase chain reaction，PCR）　细胞生物学与分子技术结合的发展，为淋巴结低体积转移检测提供了新的方法。PCR 是细胞分子基因水平的检测方法，在淋巴结低体积转移检测中应用较多的是逆转录酶聚合酶链反应（reverse transcriptase polymerase chain reaction，RT-PCR）。这种基于分子生物学的检测方法已经成为血液系统恶性肿瘤低体积转移的标准方法，但能否运用于实体肿瘤仍存在争议。在 Wang 等针对早期宫颈癌患者的研究中，46 例患者使用常规 HE 染色检测出淋巴结阳性的有 11 例，HE 染色结果阴性而 RT-PCR 法和／或 IHC 法检测出阳性淋巴结的共 17 例，其中 10 例仅由 RT-PCR 法检出，2 例仅由 IHC 检出，5 例两种方法均检出阳性。得出的结论是 RT-PCR 法在检测前哨淋巴结低体积转移上比 IHC 法有更高的敏感性。虽然 RT-PCR 可能比 IHC 敏感性更高，但其特异性相对较低，且在区分淋巴结宏转移与微转移上缺乏准确性。

（三）宫颈癌前哨淋巴结超分期临床价值

1. 宫颈癌前哨淋巴结低体积转移发生率　文献中报道的宫颈癌前哨淋巴结低体积转移发生率差异较大，对部分文献进行回顾，前哨淋巴结低体积转移在淋巴结阳性病例中占比 0～50%，占所有病例的 0～12.9%。详见表 29-3。

表 29-3　宫颈癌前哨淋巴结低体积转移发生率

文献	超分期方法	病例数	淋巴结阳性病例占总体比例 /%	SLN 低体积转移占淋巴结阳性病例比例 /%	SLN 低体积转移占总病例比例 /%
Cibula	HE + SS + IHC	645（多中心）	207/645 (32.1)	71/207 (34.3)	71/645 (11.0)
Lantzsch	HE + SS + IHC	14	1/14 (7.1)	0	0
Plante	HE + SS + IHC	70	8/70 (13.1)	3/8 (37.5)	3/70 (4.3)
Dargent	HE + SS + IHC	70	19/70 (27.1)	9/19 (47.4)	9/70 (12.9)
Pijpers	HE + SS + IHC	34	12/34 (35.3)	4/12 (33)	4/34 (11.8)
Silva	HE + SS + IHC	56	17/56 (30.4)	3/17 (17.6)	3/56 (5.4)
Angioli	HE + SS + IHC	37	6/37 (16.2)	0	0
DiStefano	HE + SS + IHC	50	9/50 (18)	2/9 (22.2)	2/50 (4)
Yuan	HE + SS + IHC	81	17/81 (21.0)	4/17 (23.5)	4/81 (4.9)
Bats	HE + SS + IHC	25	2/25 (12)	1/2 (50)	1/25 (4)

注：HE, 苏木素 - 伊红染色；SS, 连续切片；IHC, 免疫组织化学

2. 宫颈癌前哨淋巴结超分期临床价值　Marchiole 等在 2005 年发表了 268 例 ⅠA～ⅡB 期宫颈癌淋巴结低体积转移与预后关系的研究，268 例早期宫颈癌患者均接受腹腔镜辅助下经阴道广泛子宫切除术，以及盆腔淋巴结清扫术，且术后常规病理盆腔淋巴结均为阴性。对 268 例患者进行随访，中位随访时间为 122 个月，有 26 例复发，并从未复发病例中随机挑选 26 例为对照组，将这 52 例患者的盆腔淋巴结进行连续切片和免疫组化检测淋巴结低体积转移（包括微转移和孤立肿瘤细胞）。结果发现存在 ITC 者，复发组 5 例，对照组 1 例（19% vs 4%，$p = 0.09$）。且在复发组中，淋巴结低体积转移患者（11 例）均合并 LVSI。分析得出 LVSI 患者复发的相对危险度（relative risk, RR）为 2.64（95% 置信区间：1.67～5.49，$p < 0.01$），淋巴结微转移患者复发的 RR 为 2.30（95% 置信区间：1.65～3.20，$p < 0.01$），孤立肿瘤细胞患者复发的 RR 为 2.22（95% 置信区间：1.30～3.80，$p = 0.09$）。从而认为早期宫颈癌淋巴

结低体积转移与 LVSI 高度相关，且 LVSI 和淋巴结微转移为早期宫颈癌的不良预后预测因子，并建议早期宫颈癌 LVSI 阳性的患者行淋巴结低体积转移检测，若同时存在 LVSI 和淋巴结微转移，需采取放疗和化疗相结合等辅助治疗。

七、早期宫颈癌前哨淋巴结示踪临床价值

（一）减少不必要的系统性淋巴结切除术

SLN 的高检出率与高阴性预测值可能在未来使更多早期宫颈癌患者避免系统淋巴结切除术，从而减少大范围手术带来的严重降低生活质量的并发症。根据 NCCN 指南的推荐，宫颈癌 SLN 切除的流程包括：①应切除所有的 SLN，对 HE 染色阴性的 SLN 进行超分期检测；②无论 SLN 检出结果如何，所有可疑的淋巴结均予切除；③如仅有单侧 SLN 检出，对侧盆腔需行系统淋巴结切除；④所有原发肿瘤切除需保证充分的宫旁组织。根据指南及上述研究，只要一侧盆腔

淋巴结检出 SLN，同时处在疾病早期，无明显高危因素，避免行该侧系统淋巴结切除术是安全可行的。虽然目前仍缺少仅行 SLN 切除的大样本随机对照试验，但作者认为，选择特定的早期低危人群行 SLN 切除术将在未来逐渐替代系统淋巴结切除术，给患者带来福音。

（二）有利于提高微转移的检出率

学界普遍认为，临床转移由微转移发展而来。在乳腺癌、肺癌、胃肠道癌、肝癌、胰腺癌、食管癌等实体瘤的研究中，人们已发现，微转移的阳性检出率与患者的预后有密切关系。宫颈癌的几项队列研究发现，微转移患者生存期较无转移患者显著下降，是宫颈癌的独立危险因素，孤立肿瘤细胞转移对无复发生存期和总生存期无明显影响。早期发现微转移可能有助于更有效地治疗宫颈癌。如果对所有行系统性切除的盆腔淋巴结均行连续切片超分期检查，费时费力，成本高昂，难以应用于临床。但选择少数有代表性的 SLN 行连续切片超分期检查及免疫组化法检测，能提高淋巴结微转移的检出率和检测效率，更准确地判断患者预后并指导治疗。

（三）有利于发现非经典引流途径的淋巴结转移

研究发现，大多数宫颈癌的 SLN 位于髂内、髂外及闭孔区，但有少数患者 SLN 位于腹主动脉旁、骶前、腹股沟等非常规淋巴清扫区域。SLN 检测可能发现隐匿的淋巴结转移，从而避免了这些可能的漏诊，有利于指导辅助治疗和改善患者预后。

（四）指导对辅助治疗的选择

如果发生淋巴结转移，宫颈癌患者手术后均需行辅助性放化疗。在治疗效果相当的前提下，仅行根治性放化疗的损伤和并发症小于根治性手术＋辅助性放化疗。由于 SLN 的阳性预测值几乎为 100%，对于 SLN 有转移的患者，可考虑在切除可疑的淋巴结后不切除子宫，而行根治性放化疗，可减少患者并发症的发生率，提高生活质量。

八、前哨淋巴结的前景与展望

随着 SLN 在早期宫颈癌患者中的应用和临床经验的积累，未来越来越多的宫颈癌患者将从改良的手术治疗方式中获益，在保证生存期的前提下减小创伤，降低并发症。

未来 SLN 用于宫颈癌的发展方向可能有几个方面：①进一步明确 SLN 活检术的适应证，使特定的患者避免不必要的系统淋巴结清扫及损伤。②提高妇科肿瘤医生对宫颈癌 SLN 示踪技术的认知及推广，积累经验，缩短学习曲线，使 SLN 检出率及阴性预测值稳定于单个医学中心，使 SLN 示踪安全有效在多个医学中心推广。③提高 SLN 术中病理诊断转移及微转移的技术，及时发现盆腔淋巴结转移的患者，使其避免根治性手术而选择直接行放化疗，减少根治性手术造成的并发症。④对 SLN 示踪剂改进为肿瘤靶向示踪剂，提高术中 SLN 显影效率，并且对诊断是否转移提供新思路。

（王建六　梁斯晨）

第六节　宫颈癌术后的辅助治疗

宫颈癌治疗中，早期患者以手术治疗为主，特别是年轻宫颈癌患者，腺癌者能手术尽量手术切除，中晚期宫颈癌患者及身体状况差的早期患者则以放疗为主。ⅠA 期推荐全宫颈锥切术或者全子宫切除术，ⅠA2～ⅠB1/ⅡA1 期推荐根治性子宫切除术＋盆腔淋巴结切除术加或不加腹主动脉淋巴结切除术。术后大多数患者预后良好，不需再行术后辅助治疗。但是淋巴结转移、子宫旁组织浸润、阴道残端切缘癌细胞阳性、深间质浸润、淋巴脉管间隙浸润（lymphatic vascular space invasion，LVSI）、原发肿瘤大小、不良病理类型和肿瘤分化差等可能会增加术后复发风险需要辅助治疗。

研究证实淋巴结有无转移与预后直接相关，病理证实切缘阳性和宫旁阳性者复发概率大大增加，需要辅助治疗。NCCN 指南将其定义为术后复发的"高危因素"。具备任何一个高危因素均推荐术后补充盆腔外照射＋顺铂同期化疗（证据等级 1 级）加或不加阴道近距离放疗。

肿瘤大小、间质浸润、淋巴脉管间隙阳性定义为中危因素。最具有争议的是中危因素患者如何处理。目前多按照美国 Sedlis 标准补充辅助治疗。NCCN 推荐具有一个中危因素者，可定期随访和观察，具有两个及以上中危因素者进行盆腔外照射（证据等级 1）加或不加含顺铂同期化疗（化疗证据等级 2B）。

Sedlis 标准（根治性手术后淋巴结、切缘和宫旁阴性者辅助放疗）见表 29-4。

表 29-4　Sedlis 标准

淋巴脉管间隙浸润	间质浸润	肿瘤大小
+	深 1/3	任何大小
+	中 1/3	最大径≥2cm
+	浅 1/3	最大径≥5cm
−	中或深 1/3	最大径≥4cm

宫颈腺癌的生物学特征及对放疗敏感性与鳞癌不同。宫颈腺癌组织类型多样、预后差，因此组织学类型及分化对预后的影响可能较大，但有研究认为对患者的生存率并无影响。NCCN 指南对于鳞癌或腺癌的术后辅助治疗并未区分，并未将病理类型及分化纳入危险因素。

术后辅助治疗主要包括放疗（体外照射、腔内照射）、同步放化疗、化疗等。

1. 放疗　对于年龄偏大、体弱、不能耐受化疗者可选择行单纯放疗。放疗包括体位照射和腔内照射。

（1）体外照射：三维适形放疗和调强放疗已经逐渐取代了既往的常规放疗。宫颈癌靶区勾画指南也在不断更新，RTOG 宫颈癌术后临床靶区勾画指南建议全盆腔淋巴引流区照射。NCCN 指南推荐照射靶区应包括宫颈旁及宫旁盆壁组织、主动脉分叉以下盆腔各组淋巴引流区，如发现髂总淋巴结或腹主动脉旁淋巴结转移，应加行延伸野照射。Taylor 等认为全盆腔淋巴引流区照射可能不适合所有患者，建议根据患者的临床病理资料选择合适的淋巴引流区照射范围。一般术后 2~4 周（腹壁切口愈合后）开始进行，术后体外照射应在术后 3 个月内完成。盆腔野照射推荐剂量 DT 4 000~5 000cGy，5 次 / 周，连续照射 4~5 周。多组盆腔淋巴结（不含髂总淋巴结）转移，术后是否需要延伸野照射目前尚存争议。

（2）腔内照射：即腔内近距离放射治疗（intracavitary brachytherapy，ICBT）是宫颈癌根治性放疗不可缺少的一部分，但 ICBT 在早期宫颈癌根治术后的适应证、选择等方面尚未完全明确。美国近距离治疗协会（American Brachytherapy Society，ABS）2012 年提出的宫颈癌根治术后 ICBT 共识推荐，对于未达到根治性手术标准的患者或达到根治术后病检提示存在以下情况之一者：肿瘤近切缘、切缘阳性、肿瘤体积较大、浸润较深、宫旁或阴道受侵、广泛淋巴脉管间隙浸润者，ICBT 用于宫颈癌根治术后外照射同步化疗后补充。对于术后盆腔淋巴结阳性、宫旁阳性患者是否补充 ICBT，NCCN 未作明确推荐。

有研究认为对于至少含一项高危因素的宫颈癌根治术后同步放化疗患者，再补充 IBCT 能够增加肿瘤局部控制率和延长无疾病生存期（disease free survival，DFS）。

2. 化疗　化疗是全身用药，可用于控制微病灶及转移病灶，减少远处复发。顺铂被认为最有效的化疗单药，基础用药还有氟尿嘧啶，顺铂不耐受者可选择卡铂。有研究认为顺铂与卡铂相比效果无明显差异，卡铂更益于耐受。临床上通常将铂类与其他化疗药（紫杉醇、氟尿嘧啶、托泊替康、贝伐单抗等）联用。对于具有高危复发因素的早期宫颈癌，根治术后患者单行辅助化疗的效果有待考证，相关报道较少。Wen 等研究分析具有中危因素的 119 例早期宫颈癌术后患者的辅助治疗结果，认为单纯化疗与放疗的疗效无显著差异，还有待进一步研究。

3. 同步放化疗　1999 年美国妇科肿瘤学组（GOG）同时完成了 2 项试验，GOG#120、GOG#123 试验，发现放疗同时辅以小剂量铂类化疗，相较单纯放疗组，可以获得更高的 3 年总生存率（OS）。同年美国国立癌症研究所建议对于需要接受放疗的宫颈癌患者同时辅以含铂化疗。大量的相关研究认为对于需要接受放疗的宫颈癌患者，与单纯放疗相比，在放疗的同时加含铂化疗可有效降低患者死亡风险，延长总生存期。同步放化疗与单纯放疗相比，可明显延长具有高危复发因素的早期宫颈癌术后患者的总生存期和无病生存期。关于具有"中危因素"的早期宫颈癌患者术后辅助治疗回顾性分析研究，亦认为同步放化疗较单纯放疗具有更好的疗效。但其是否具有更高的毒副作用是临床上较为担心的，相关研究还存在争议。目前普遍应用的是小剂量顺铂，具有较好的局部控制率和低毒性。其他可供选择的同步放化疗药物还有紫杉醇、卡铂、氟尿嘧啶、拓扑替康等。

对于宫颈腺癌术后同期放化疗后，再给予巩固性化疗是否可进一步改善预后，有待临床研究的验证。

4. 序贯放化疗 指的是化疗 1~2 个疗后放疗，放疗结束后对患者进行评估，再决定继续化疗的疗程。多数研究认为效果不如同步放化疗。

隐匿性宫颈癌（occult invasive cervical cancer, OICC）多因未规范筛查、因急诊手术或者其他良性病变仅切除子宫，术后病理发现为宫颈癌。因其有自身特点，其诊断及治疗需要单列。研究显示全子宫切除术后进行辅助治疗的效果不如规范治疗后的效果。关于术后如何辅助治疗是存在争议的，如放疗方案如何制订。但是对于除了 I A1 期以外均需要辅助治疗的无可争议的。NCCN 指南推荐 I A1 期无淋巴脉管间隙浸润者，随访观察；其余者均需要完善检查及影像学检查进一步治疗。

（1）切缘及影像学检查均阴性者可选择放疗或手术：放疗行盆腔外照射＋含顺铂同期化疗加或不加个体化近距离放疗。

对于全子宫切除病理如无 Sedlis 标准所述危险因素者（无中危因素）可行宫旁广泛性切除加阴道上段切除＋盆腔淋巴结切除术加或不加腹主动脉旁淋巴结取样；术后淋巴结阴性且无残余病灶（可理解为无高危因素）建议观察，手术最能获益，但是手术难度增加，术后发生副损伤的概率增加；术后淋巴结或切缘或宫旁阳性者（有高危因素）建议盆腔外照射加或不加含顺铂的同期化疗。

（2）存在残留病灶、影像学检查阳性、或宫旁阳性和／或切缘阳性或肿瘤特征符合 Sedlis 标准中危因素者，淋巴结阴性建议行同期放化疗加或不加阴道近距离放疗；淋巴结阳性可考虑切除淋巴结后再行同期放化疗。阴道切缘阳性者，建议行个体化近距离放疗。

首选手术的宫颈癌患者多为早期患者，其预后受多因素影响，往往需要给予辅助治疗。但具体的辅助治疗方式，即使是指南亦存在争议。我们应在其基础上，依据患者的自身状况和病情制订个体化的合理的治疗方案，控制副作用，最终目的就是预防复发，延长其无病生存期及总生存期。

（郭瑞霞　王　倩）

第七节　宫颈癌患者心理及治疗后康复

一、宫颈癌患者的心理问题

宫颈癌患者的心理问题容易发生在三个阶段，第一阶段是最初的诊断治疗期，可以表现为比较强烈的焦虑、抑郁、愤怒、质疑等。第二阶段是完成了所有治疗后到 5 年的随访中，多数心理问题会围绕担心复发的恐惧、治疗后各种并发症的痛苦应对压力，手术或放化疗后丧失生育功能和卵巢功能导致的心理、精神、内分泌问题等；治疗后各种功能障碍，导致生活质量的下降而发生的心理焦虑抑郁，如膀胱功能、肠道功能障碍、性功能下降、夫妻关系障碍、社交和人际关系变化等都会对患者产生心理和生活质量影响。宫颈癌常见的合并症，如淋巴水肿导致下肢增粗、活动受限，功能障碍，这些会加重患者的心理问题并降低生活质量。第三阶段是 5 年以后虽然作为宫颈癌幸运的长期生存者也会面临在第二阶段类似的心理问题，同时，更多的会是一些治疗长期存留的合并症及社会心理问题，这些与患者本身的文化教育、性格、家人与朋友支持等密不可分。

1. 宫颈癌患者心理问题的表现 宫颈癌患者比其他妇科癌症幸存者报告的焦虑、抑郁和压力更大。宫颈癌长期幸存者的社会心理问题表现在以下几个方面：

1）情绪障碍：与其他妇科癌症相比，宫颈癌幸存者表现出更多的情绪障碍，特别是焦虑、烦躁不安、愤怒和困惑。有近 50% 的长期幸存者可以出现不同程度的情绪障碍，其中 20%~25% 表现为严重的焦虑，经过心理干预后仍然有 10%~15% 的患者焦虑持续存在，因此需要重视对这些人群进行咨询和干预。对于长期幸存者来说，抑郁状态少于焦虑，但是仍然有负面情绪。病因尚不清楚，可能与生活方式因素（例如吸烟、就业和人际关系）或者内分泌改变等有关。研究发现情绪障碍还与较低的教育水平、失业、有合并症、年龄＞50 岁、缺乏家庭社会支持等相关。

2）担心复发：担心癌症会复发会导致幸存者出现情绪失控和恐惧。这些不仅会影响患者心理，还会影响其治疗康复效果及影响家人。在一项研究中发现多达91%的宫颈癌女性承认担心复发，这些会加剧焦虑，尤其是伴随手术后出现一些不适症状时更高发，如：阴道出血、分泌物多、疼痛等症状时更容易担心癌症的复发。

3）身体变化后的自尊心降低：由于手术、化疗、放疗后造成身体发生很多变化，如体型、体重、头发、面色、气质等改变，造成了自信心和自尊心下降，尤其是多发生在卵巢切除的患者身上。

2. 面对不同诊疗方案的心理问题

1）手术治疗患者的心理问题：手术前多会担心手术和麻醉的风险和对疼痛的恐惧，手术后会担心手术是否切除干净，是否会有合并症，是否切除干净不会复发。会不会再增加化疗或者放疗等。因此主治医生应该在手术前后充分与患者及家属沟通，交代她所关心的相关事项，让患者解除焦虑，配合各项治疗，减少相关的各种并发症。

2）放射治疗患者的心理问题：患者常对放射治疗有较多的疑虑，会不会不如手术切除干净，甚至会被误解为姑息治疗，不会彻底清除肿瘤。医生的耐心解释尤为重要，对于早期宫颈癌，因严重合并症、过度肥胖等不能行手术治疗，放疗也可达到手术同样的效果。对于中晚期宫颈癌联合放化疗也可以达到很高的治愈率。在放疗期间的一些副反应，也要提前与患者沟通，让她在充分知情下去面对往往会减少焦虑，主动配合治疗。

3）化学治疗患者的心理问题：对化学治疗的焦虑恐惧非常常见，特别是出现化疗副反应时，如白细胞下降、贫血、疲劳、恶心、呕吐等会更加重。医生一方面要及时药物纠正副反应，同时也要做好心理疏导和生活指导，让其建立战胜疾病的信心和寻找一些帮助度过困境的方法。不断地鼓励患者坚持治疗，树立消除肿瘤获得痊愈的信念，这些对于缓解心理问题会有很大帮助。

3. 宫颈癌患者生殖内分泌改变后的心理问题

1）月经改变的心理问题：无论是子宫切除术还是放疗以后的宫颈癌患者都不再会有月经，而月经被多数人认为是一个成熟、健康女性的特有象征之一，关系着女性的青春与美丽。子宫颈癌根治术使患者月经不再，女性卵巢内分泌功能丧失，甚至更年期症状出现等，使患者产生焦虑、抑郁及丧失自尊。即使做了保留生育功能的宫颈广

泛手术后，也会因为月经量减少或不规律，或者因为新宫颈狭窄造成的痛经等，患者既担心复发又担心不孕，也会促进出现焦虑、抑郁等负面情绪。

2）子宫切除的心理问题：子宫是孕育生命的摇篮，因手术失去子宫，会使女性产生"女人性别"的认同障碍。有些年轻未育患者因为丧失生育能力产生很多的负面心理问题，包括抑郁、焦虑、愧疚及自卑等。

3）卵巢丧失功能的心理问题：卵巢是分泌雌孕激素、保持女性特征并产生卵子的重要器官。因宫颈癌治疗切除卵巢或丧失功能，也会让女性产生性别认同障碍及生育能力丧失的负面影响。另外，由于雌孕激素水平的急速降低，很多人短时间内出现严重的更年期综合征表现，加剧抑郁、焦虑、易怒、注意力、记忆力下降及性欲降低。

4）性功能障碍的心理影响：宫颈癌治疗前后均存在性功能障碍，导致性欲丧失以及高潮障碍，使女性变得性冷淡，进而导致患者与伴侣关系紧张，加重焦虑、抑郁及自卑感。根治性子宫切除术导致多种解剖学改变，表现为：阴道缩短、分泌减少，甚至出现阴道挛缩，阴道周围纤维化；手术或放疗也可以造成自主神经损害，导致性唤起和性高潮障碍，分别有23%和17%的患者发生性高潮障碍和性交中断。

5）保留生育功能的宫颈癌手术后的心理影响：这些患者既希望能够尽快怀孕，有担心肿瘤会复发，也会因为手术后的一些不适症状或者补充治疗，担心同房后出血、不孕。即使怀孕后也会担心流产、早产或者母儿安全。因此，医生更多的心理疏导和医疗指导都会改善这些心理问题。另外，宫颈癌患者的丈夫的心理问题也会影响成功受孕，在很多的机构也采取了夫妻双方的咨询和指导。

6）生殖内分泌问题的干预措施：综上，宫颈癌患者出现的各种生殖内分泌变化多伴随雌激素降低，治疗后的各种并发症，健康科普知识缺乏等。因此，除了常规的心理干预、健康教育、家人和社会团队支持，对于雌激素降低造成的各种变化可以在宫颈癌完成治疗后，考虑通过全身或者阴道雌激素治疗与绝经相关的更年期问题和性功能障碍。因为在宫颈癌患者并不禁忌使用雌激素。宫颈癌患者生殖能力、内分泌功能及性功能

的下降或丧失，是造成其生活质量下降的主要原因。因此，在子宫颈癌治疗中追求探索功能保留就更加重要。

4. 宫颈癌患者心理问题的应对方案　要重视和分辨所有患者在各个阶段出现的心理问题和生殖内分泌变化造成的身心改变，做好这些患者的心理评估和干预，及时进行健康教育和心理疏导。对于有严重心理问题的患者，除了要作出充分的疾病告知，合并症的积极处理，内分泌相关的调节外，也要重视寻求心理医生的会诊和专业的心理或者药物干预，让所有的宫颈癌患者顺利的度过各个时期，获得心理康复对整个的宫颈癌未来康复都是至关重要的。

二、宫颈癌患者的治疗后康复

1. 宫颈癌患者的整体康复理念及康复计划　当宫颈癌患者的初次治疗全部结束之后，很多人会面临各种问题，如膀胱功能障碍相关的排尿困难、尿潴留或尿失禁；肠道功能障碍造成的便秘或者大便次数增多，放射性结肠炎等；失去卵巢和阴道受损所带来的性功能障碍；放化疗手术后造成的营养代谢问题，营养不良，还有根治手术加放疗后常见的下肢淋巴水肿问题，这些都不仅会影响到生活质量，还会加剧心理焦虑，甚至会影响到免疫功能状态，增加疾病复发的可能。因此建议医生要给予充分的重视，在随访中不仅关注复发问题，还要关注影响生活质量的合并症，并积极地治疗和康复，重视改善患者的营养问题及淋巴水肿的预防和康复，重视恢复各种功能等方面制订一系列的宫颈癌康复计划。

整体的康复计划中应该包括：定期随访预防复发；治疗和缓解各种治疗后的并发症；预防未来可能出现的并发症；制订详细的个性化的预防和康复方案。最终希望实现宫颈癌患者的五大康复目标：疾病康复（治愈，不复发）、身体康复（恢复到治疗前的身体状态）、功能康复（膀胱功能、肠道功能、尽可能保护女性的内分泌功能、生育功能（保留子宫的）、性功能等）、心理康复（心理健康）、职能康复（回归家庭和社会工作岗位）。

2. 关于宫颈癌患者治疗后随访

（1）随访目的：宫颈癌治疗后随访的核心目的是早期发现复发，尤其是中心性复发和远处孤立性转移，以便可以通过手术或治疗而达到再次治愈。另外通过随访可以诊治各种合并症，对患者进行宣教，提升生活质量。

（2）随访时间：根据 FIGO（2018 年）建议宫颈癌的随访时间根据病变分期和治疗方案有所不同。有高危因素的患者（中晚期，初次治疗为联合放化疗，手术后辅助放化疗）或者复发的宫颈癌患者，建议在前 2～3 年每 3～4 个月复诊 1 次，随后每 6 个月复诊 1 次，直到 5 年后每年 1 次。对于低风险的患者（早期宫颈癌，单纯手术治疗，没有其他辅助治疗）可以在前两年每 6 个月复诊 1 次，以后每年 1 次。

（3）随访内容：临床问诊和全身及妇科查体，阴道穹隆处的 TCT/HPV 检测，超声或影像学检查，合并症相关的检查。建议不要忽视双下肢的周径测量（淋巴水肿的早期发现）。

3. 治疗和缓解各种治疗后的并发症

（1）膀胱功能障碍：宫颈癌长期生存者，膀胱功能障碍是常见的长期问题，在接受放化疗而非根治性子宫切除术治疗的患者中尤为突出。其发生率不同，多数报告超过 20%。有报告放疗后有 25% 的患者 2 年内出现膀胱症状，如尿频、尿急、排尿困难、血尿。放疗后患者还容易出现膀胱逼尿肌不稳定、膀胱溃疡、黏膜皮肤瘘等。放疗相关的膀胱并发症多在 2～3 年后逐渐缓解。但是也有些认为 20%～50% 放疗相关的膀胱问题，在后续的 20 年期间显著影响生存质量。对于手术患者，由于支配膀胱的自主神经纤维常在根治性子宫切除术过程中被破坏，导致术后恢复过程中出现膀胱症状（包括高张性膀胱和膀胱充盈感降低）。有研究显示，30%～75% 的患者的膀胱症状，包括漏尿、尿急、频发泌尿道感染等泌尿系统症状，在 2 年后可以有所改善。目前尚无具体的治疗指南，但治疗方法取决于出现的症状。

（2）尿潴留的处理：严重的尿潴留可能需要患者自我导尿或者膀胱造瘘，期待恢复后再拔出。或者定时定点的腹压辅助排尿等。伴有炎症的需要积极治疗膀胱炎症，帮助恢复尿潴留。

（3）尿失禁的处理：要判断是压力性尿失禁还是急迫性尿失禁。压力性尿失禁可以采取各种锻炼盆底肌或尿道括约肌功能的方法，如凯格尔训练、生物电刺激、呼吸调节盆底训练或者阴道点阵激光治疗压力性尿失禁等,但是一定要结合患者的具体情况,因为手术、放疗造成的阴道膀胱损伤,上述治疗一定要在充分评估风险后才可以实施。

(4)肠道功能障碍:多数放疗后的患者更易出现肠道功能障碍。尤其是根治性手术加放疗的患者,甚至高达60%的患者。多数肠道功能障碍的症状要在2~3年后才得以改善。RT相关的肠道功能障碍的症状包括腹泻、恶心和呕吐。10%~27%的患者会出现盆腔RT导致的大便急促和漏便,这些症状可在盆腔RT后5年仍然存在,影响生活质量。手术,接受根治性子宫切除术的患者去除了支配肠道的神经,也有出现排便症状的风险,包括便秘、排便不畅和大便失禁。但是手术后的症状多数在2年内可以缓解。

(5)性功能障碍:宫颈癌的治疗可通过多种方式对性健康造成显著的不良影响。根治性子宫切除术可导致多种解剖改变,包括:阴道缩短和润滑液减少均可导致25%的人出现性交痛。手术导致的阴道残端周围纤维化会加重性交痛。自主神经损害可导致难以达到性唤起和获得性高潮。有23%的患者报告性高潮频率减少,17%的患者会有性交中断等。盆腔放疗也可导致显著的性功能障碍及更年期症状,包括潮热、阴道干燥、性唤起困难、阴道润滑液减少和总体性满意度降低。

对此类的问题要进行评估,找到原因并对症治疗同时进行夫妻双方的心理干预。如雌激素下降造成的可以使用激素疗法,如全身和/或阴道雌激素疗法可安全的治疗绝经相关的性功能方面的问题。对于因手术或者放疗造成的结构改变或者纤维化则需要个性化的方案,如外阴或阴道的局部用药或物理性的干预。对于心理障碍则需要进行心理调节及疏导。可以使用一些评估工具,为了有效评估阴道和外阴的健康状况和治疗干预措施的有效性,有两种新的临床工具:阴道评估量表(VAS)和外阴评估量表(VuAS)可以帮助临床医生迅速确定患者的性健康问题,并提供简单的解决方案,以改善外阴组织质量。通过干预,缓解外阴萎缩和改善性健康和亲密。

三、宫颈癌淋巴水肿的诊治及预防

下肢淋巴水肿是宫颈癌治疗后的一个严重问题,可以出现在根治性子宫切除术后,尤其是实施了盆、腹腔淋巴结清扫及放疗后。多项研究证实,在根治性子宫切除术后5年,高达25%的女性出现中重度的淋巴水肿,如果不进行有效干预,长期随访后淋巴水肿也不会随时间推移而改善。

淋巴水肿是因为淋巴循环障碍引起的淋巴液在组织间隙滞留所引起的包括组织水肿、慢性炎症和组织纤维化等一系列的病理改变。淋巴水肿发生的部位常见于四肢,也可以出现在腹部、会阴等地方。根据WHO(2012年)报告,全球淋巴水肿的患者达3亿,在中国也有逾千万患者。淋巴水肿有先天发育异常的原发性淋巴水肿和继发性淋巴水肿,可以继发于感染、损伤和恶性肿瘤等对淋巴系统的损伤和破坏。宫颈癌患者是下肢淋巴水肿的高发人群。因为淋巴结切除手术及放化疗破坏了盆腹腔淋巴系统,因而出现下肢增粗肿胀、继而皮肤增厚、粗糙,并可继发感染,形成溃疡,少数可恶变。

(一)淋巴水肿的分期

根据国际淋巴水肿学会制定了ISL分期,根据肢体容积(体积)增大的严重性分为Ⅲ期:Ⅰ期,轻度(<20%增量);Ⅱ期,中度(20%~40%增量);Ⅲ期,重度(>40%增量)。另外根据肢体是否存在纤维化又分为"软性肿"或"硬性肿"。

由于肢体容积测量在临床中有一些难度,目前常见的分期按照临床特点分为0~Ⅲ期。

1. 0期 是一个亚临床或潜在的状态,存在淋巴回流受阻,但是肿胀不明显。大多数患者是无症状的,但有些人有肢体沉重的感觉。可以在淋巴水肿(Ⅰ~Ⅲ期)出现前存在几个月或几年,属于隐匿性淋巴水肿。

2. Ⅰ期 特点是蛋白含量相对较高的液体积聚在肢体,在抬高患肢24小时内,水肿容易自行消退。水肿外观是软性肿,可凹性,没有皮肤纤维化的表现。又称为可逆性水肿,属于轻度的淋巴水肿。

3. Ⅱ期 患者抬高肢体后水肿不能缓解,已经发生了真皮的纤维化。随着纤维化的进展,肢体检查不再有水肿的凹陷,有时被称为自发的不可逆转的淋巴水肿,属于中度的淋巴水肿,查体中有时发现在部分可凹性水肿中存在硬性皮肤改变。

4. **Ⅲ期** 特点是出现了淋巴象皮肿。检查时，皮肤没有可凹性水肿，出现皮肤的营养性改变，如脂肪沉积，棘和疣样增生，属于严重的淋巴水肿。

美国物理治疗协会（APTA）使用肢体的最大周长差用来确定淋巴水肿的分期，但是这个分期对于双下肢水肿的患者不适合，在临床工作中也可以作为参考：轻度淋巴水肿：最大周长差异<3cm；中度淋巴水肿：最大周长差异在3～5cm；重度淋巴水肿：最大周长差异>5cm。

（二）宫颈癌淋巴水肿的临床特点及诊断

淋巴水肿是子宫颈癌术后常见的合并症，也可以发生于单纯放疗。手术加放疗患者更增加了淋巴水肿的发生机会。淋巴水肿除了大量的组织间液的外渗之外，更重要的是伴有大量的高渗的蛋白质渗出，使得局部组织间脂肪细胞堆积，胶体渗透压增高，让渗出的组织间液很难吸收，严重者会刺激周围组织纤维化，因此淋巴水肿很难痊愈。宫颈癌生存者中淋巴水肿属于最容易致残的治疗后并发症。多项研究证实，在根治性子宫切除术后5年，高达25%的女性有中度或严重痛苦的淋巴水肿。即使是长期随访后，淋巴水肿也可能不会随时间推移而改善。

1. **淋巴水肿的临床表现** 早期多发生在脚踝或下肢肿胀，呈凹陷性水肿，抬高患肢后可减轻。随着病情的发展，抬高患肢后凹陷性水肿不能减轻，皮肤逐渐增厚变硬粗糙，发展到晚期皮肤外观似大象皮肤，称为象皮肿，这个时期患者肢体功能受限，甚至长期卧床，不能行走。淋巴水肿范围：脚趾、脚背、脚踝、小腿、大腿、会阴部、下腹部皮肤都有可能出现淋巴水肿的表现。首次发病可以是继发于一次下肢皮肤感染或者剧烈运动后，并容易反复下肢感染，发生丹毒或者局部有恶变的可能。发生的时间多数为治疗后的1～3年内发生，也可以出现在治疗后十余年发生。在作者100余例宫颈癌淋巴水肿病例统计中，治疗后1年内发生的占61.2%，1～3年占26.9%，>3年占11.9%。双侧发生的占12%，左右侧无差别。手术加放疗（或放化疗）的占82%，单纯手术仅占18%。双侧淋巴水肿可以同时出现或者相继出现，在宫颈癌淋巴水肿患者中占5%～10%。下肢淋巴水肿也可以发生在其他妇科恶性肿瘤做过盆腹腔淋巴结清扫或者放化疗的患者中。如：子宫内膜癌、卵巢癌、外阴阴道癌等。也可以继发于淋巴结转移的复发妇科肿瘤患者中。

2. **下肢淋巴水肿的诊断** 根据既往宫颈癌、子宫内膜癌、卵巢癌等肿瘤手术史、放化疗史，或下肢丹毒反复发作史，结合临床症状和物理检查即可诊断。少数患者需要完善磁共振成像、淋巴管造影等明确诊断。诊疗中也要排除淋巴转移复发后因为肿瘤阻塞出现的淋巴水肿，治疗方案则应该以姑息治疗为目的。

鉴别诊断中对于有心脏或肾脏慢性疾病的患者需要排除心源性水肿、肾源性水肿及癌症晚期低蛋白血症性水肿。这些水肿一般都是双侧发生，同时伴随基础病的典型特征，在临床中容易排除，必要时需要请内科医生会诊。

3. **肢体测量** 所有的淋巴水肿的患者都要进行肢体测量，肢体体积可通过肢体周长测量值来估计，或者通过水置换法、光电子体积分析法来确定，或应用截锥公式来计算。下肢周径是临床中常用的测量患侧和对侧下肢周长来评估水肿的一个简单直接的方法。测量值可依据美国理疗师协会分类系统对淋巴水肿严重程度进行分类。在放松的情况下，可以分别对患侧和对侧肢体取4个点进行简化的肢体测量：

对于下肢：跖趾关节（如果水肿）处；内踝上方2cm处；髌骨上极点的上方10cm处；髌骨下极点的下方10cm处。临床中有时对于水肿特别严重的点会增加测量周径的点数，同时测量对侧肢体作为比较。

（三）淋巴水肿的治疗和康复

淋巴水肿的治疗分为以手法和物理治疗为主的综合消肿治疗（complete decongestive therapy, CDT），手术治疗或吸脂治疗等。这里主要介绍CDT综合消肿治疗。这是国际上应用最广、疗效最为肯定的淋巴水肿治疗方案，可以在医院和家庭共同开展的一种首选治疗方法，目的是减轻淋巴水肿的程度并保持皮肤和支持结构的健康状态。95%以上的宫颈癌患者都可以通过CDT治疗得到控制和缓解，甚至完全康复。只有不到5%的严重患者才需要手术或者其他干预。无论是手术还是CDT治疗后都存在一定水肿复发比例，因此康复训练及CDT维持治疗也是非常重要的。

1. CDT 治疗的适应证及禁忌证

（1）CDT 适应证：适应于轻、中度和部分重度患者，不含有禁忌证的。轻/中度效果显著，重度淋巴水肿患者如果 CDT 效果不满意，则需要寻求其他治疗方案。如果存在蜂窝织炎，一定要充分消炎后才可以开始治疗。

（2）CDT 禁忌证：活动性蜂窝织炎、肿瘤或其他患肢炎症（CDT 可能导致感染扩散或加重症状）；中至重度心力衰竭（淋巴液回流增加导致中心静脉容量增加从而可能加重心力衰竭）；急性深静脉血栓形成（因为栓塞可能由血凝块的脱落导致）。相对禁忌证指患者可接受治疗但可能需要监测。包括未控制的高血压（由 MLD 和加压包扎导致中心静脉血容量增加可能会使高血压恶化），治疗过程中应监测患者的心脏功能；糖尿病（因为相关血管病变或神经病变会使患者对不合适加压衣物所带来的疼痛的感知能力下降，从而可能导致组织损伤和感染）；哮喘（可出现副交感神经激活，有可能会促使哮喘发作）。治疗中可以相对缩短时间，再逐渐延长；瘫痪（因为当使用加压包扎或加压弹力袜时因感觉减退可能造成损伤）。

2. CDT 治疗及维持治疗

（1）CDT 治疗通常分两期，即治疗期和维持期。治疗期包括由经过严格淋巴水肿培训的物理治疗师（护士）进行的手法治疗。以皮肤护理，手法淋巴引流（manual lymph drainage，MLD）、空气压力波治疗、弹力绷带肢体加压（淋巴水肿专用）等。患者接受 1 周 5 天的日常治疗，并且每周测量 1 次患肢周径和体积以评估改善程度，通常以 2 周为 1 周期，严重患者可以增加到 4 周。

除了常规下肢淋巴水肿的 CDT 治疗，对于伴有会阴部及下腹壁淋巴水肿的患者还要进行相关的淋巴引流疏通的专有手法及加压方法。治疗过程中要做好皮肤防护，避免破损和感染。

疗效评价：患肢治疗前后的周径或体积进行比较，或者健肢与患肢治疗前后的周径或体积的差。单侧淋巴水肿的患者，可以与健侧比较。双侧淋巴水肿的患者以同一侧肢体治疗前后进行比较。有些患者以单侧下肢淋巴水肿为主诉来治疗，很多健侧肢体也会随着淋巴循环的疏导出现了体积缩小。同时也要关注治疗后对于膝关节和踝关节活动的改善，治疗后体重下降等变化。还有其他部位水肿的消退，如会阴及腹壁。

第二期为维持期，目的是维持并优化第一期治疗达到的效果。治疗手段包括：清醒时穿戴淋巴水肿弹力袜，必要时夜间进行自我加压包扎，皮肤护理、持续锻炼，以及根据需要进行自我手法淋巴引流。自我运动康复建议以有氧运动和抗组运动为主，运动时一定要在弹力绷带或弹力袜束缚下进行，这样可以促进淋巴循环，舒缓消除淋巴水肿。作者所在淋巴水肿中心会培训患者进行专门的淋巴水肿瑜伽操，获得很好的康复和维持效果。另外对于 BMI>28 肥胖的患者，适当减肥也会降低再次复发，促进康复。

（2）淋巴水肿的治疗流程及随访：国际淋巴水肿学会推荐的预防策略中包括：早期识别、患者教育、监测高危人群；鉴别、评估和确诊要通过淋巴水肿专业团队；患者为中心的宣教可以帮助自我管理淋巴水肿；要为每个患者根据个人需求和水肿特点定制综合消肿治疗方案；在医生的指导下正确的使用压力绷带和弹力袜和着装；有效的控制淋巴水肿相关的蜂窝织炎和预防复发；严密的随访和及时反馈支持。

因此作者所在淋巴水肿中心的诊疗流程包括：

1）淋巴水肿病史及病例采集：包括详尽病史及手术放疗史，高危因素采集，水肿的发生时间，诱因等。

2）淋巴水肿的评估和测量：包括双下肢的周径和体积测定，每侧对应的 4~5 个点及水肿最明显处测量。皮肤状态和水肿的软硬度评价。了解会阴部和下腹壁是否有水肿。

3）超声检测：下肢淋巴水肿的超声测量，同时除外深静脉血栓。必要时做淋巴造影或者磁共振成像检查。

4）相关化验检测：血常规、感染筛查、凝血等。

5）确定淋巴水肿的分期及制订个性化的治疗方案，如：下肢 CDT 手法 20 次，会阴 3 次，腹壁 3 次，空气压力波及弹力绷带，瑜伽训练每天 2 次。

6）开始 CDT 治疗（2~4 周），及每周的治疗效果评估。

7）宣教及康复训练计划，包括治疗期间及康复期。

8）患者需要掌握的方法，学会自我测量、皮肤护理及简单的手法引流，弹力袜的使用，自己打弹力绷带或在家人辅助下完成，学会淋巴水肿瑜伽操。

病例分享：宫颈癌ⅠB1期手术加放化疗后淋巴水肿Ⅲ期，46岁，手术加放化疗后1年内出现左下肢淋巴水肿7年，下肢肿胀、疼痛、麻木、膝关节无法弯曲、肢体运动受碍，外观呈象皮肿、皮肤发紫，质硬。给予CDT综合消肿治疗。第1天给予局部皮肤护理，第2天手法＋设备淋巴引流，第3天外周淋巴交通支的疏导，低弹力绷带加压治疗，后期给予腿部功能锻炼。经2周治疗后，患者水肿明显改善，最大周径减少23cm（表29-5），膝关节正常弯曲、行动自如。随访3年至今仍保持良好状态。

表 29-5　患肢治疗前后周径数据对比

测量部位	时间		减少数值
	8月7日	8月25日	
髌骨上5cm	68cm	45cm	−23cm
髌骨下15cm	62.5cm	44cm	−18.5cm
足背踝关节上5cm	45cm	29cm	−16cm

随访：治疗后可以每3～6个月监测1次，包括肢体周径和体积。如果期间有水肿加重，建议到医院进行评估或者再次CDT治疗。

（四）淋巴水肿的预防

国外研究发现术后（3～5个月）开展早期宣教、早期外周淋巴通道建立和CDT无创保守治疗的患者发生下肢淋巴水肿的发生率仅为7%，而没有进行术后早期宣教、早期干预治疗的患者1年内下肢淋巴水肿的发生率高达25%。因此淋巴水肿的宣教和预防极其重要。

淋巴水肿的预防可以从三个方面进行，首先由医生来做的预防即第一级预防，注重术前的分期判断，选择适宜的手术，最好不要手术＋放疗＋化疗这种三合一的诊疗方案，淋巴水肿的后期发生率可以高达25%～45%。采取精准的手术方式并结合前哨淋巴结切除等，减少手术对淋巴系统的破坏及补充放疗的叠加作用。围手术期预防感染也很重要。第二级预防是对患者的宣教，重视出院前的患者教育，尤其是有淋巴水肿高危因素

的人（如手术加放疗，肥胖者）。如注重下肢皮肤的护理，避免蚊虫叮咬，治疗脚癣，避免感染；避免长时间坐位或完全不动（飞行＞4.5小时），最好穿上预防淋巴水肿的弹力袜；避免长时间高强度的下肢运动，如暴走、登山、跳广场舞等，而散步、瑜伽、太极、游泳、温泉都是比较适宜；下肢不能输液；一旦脚趾或下肢出现感染要及时抗生素治疗，很多淋巴水肿都是诱发于一次偶然的感染；平时要关注脚踝和下肢的粗细，学会自我测量。第三级预防是对已经发生了淋巴水肿后的患者进行的，要及早发现水肿，学会测量肢体周径并积极进行医生干预和自我康复，旨在同时最大程度地减轻水肿程度并延缓疾病进展速度。根据美国国家淋巴水肿网络的指南，建议如下：应教导患者如何监测其淋巴水肿，包括测量尺寸。应建议患者及时报告水肿尺寸、感觉、颜色、温度或皮肤状态方面的任何改变。应保持细致的皮肤清洁和趾甲护理，防止感染，引起蜂窝织炎。应保护暴露的皮肤，如果出现小的伤口如擦伤、蚊虫叮咬等，要使用润肤剂和局部用抗生素。应进行锻炼和负重练习，在练习过程中要穿戴弹力袜或打上弹力绷带。所有的蜂窝织炎发作都应治疗。如果患者1年内出现3次或更多次蜂窝织炎，则建议延长口服抗生素的治疗时间。患者不应使肢体保持长时间重力影响的姿势，例如长时间站立、久坐或跷二郎腿。应避免患肢穿着紧身裤或袜，因为它可能产生止血带作用并阻碍淋巴液回流，建议可以穿上淋巴水肿专用的弹力袜或者弹力绷带，才可减轻淋巴水肿的程度。应尽可能避免对受累的肢体进行医疗操作，如输液、针灸、下肢静脉造影等。避免患淋巴水肿的肢体暴露在温度过高或过低的条件下，因为这可能增加组织损伤的风险。如：桑拿浴、蒸汽浴或热水桶浴都可能会加重淋巴水肿。应鼓励患者保持理想体重；肥胖不仅是发生淋巴水肿的促进因素，还可能限制空气压力波和弹力袜的效果。

最后，淋巴水肿在宫颈癌患者中发生率高，早发现、早治疗、合理有效微无创治疗非常重要，防范由其所致的不良结局。让宫颈癌患者可以远离淋巴水肿，拥有一双漂亮的腿和健康的生活。

（陈春玲）

第八节 妊娠期宫颈癌的处理

一、妊娠期子宫颈癌的概述

妊娠期子宫颈癌是指妊娠期或产后 6 个月内新诊断的子宫颈癌，其发生率较低，发生于妊娠期女性的仅占所有子宫颈癌发病率的 1/10 000～1/1 200。

在妊娠期，为适应宫内胎儿的发育，女性的生理功能会发生剧烈变化，子宫增大、盆腔血运的增加，流产的风险等使得子宫颈癌的确诊、手术治疗以及临床用药都受到一定的限制，这些都导致了妊娠期子宫颈癌的处理颇为棘手。

传统观念认为妊娠期女性处于免疫抑制状态，恶性肿瘤的发展会较快，主张一旦确诊妊娠期子宫颈癌，为尽快治疗肿瘤应立即终止妊娠。但近年有研究发现，妊娠并未加快子宫颈癌前病变和子宫颈癌的进展。同时，随着化疗药物的研究进展、妊娠期子宫颈癌的治疗处理经验的积累，目前对于妊娠期子宫颈癌的处理并非所有患者均需立即终止妊娠后治疗子宫颈癌。文献报道，对于妊娠 16 周后确诊的子宫颈癌，延迟治疗并未显示出对母体预后有不利影响，且有报道治疗妊娠期子宫颈癌保留并获得健康新生儿的成功经验。因此，妊娠期子宫颈癌的治疗逐步规范，并获得大多数临床医师的认可，就此中国优生科学协会阴道镜和子宫颈病理学分会（CSCCP）于 2018 年发布了针对妊娠期子宫颈癌的《妊娠合并子宫颈癌管理的专家共识》。

二、妊娠期子宫颈癌的筛查与诊断

（一）妊娠期子宫颈癌的筛查

鉴于妊娠期间子宫颈高级别病变（HSIL）对妊娠及母儿结局并不构成威胁，妊娠期筛查的目的在于发现子宫颈癌。对妊娠女性的筛查同非妊娠期：①孕前未规范参加子宫颈癌筛查的女性，尤其是从未接受过筛查的女性；②既往接受过规范的子宫颈癌筛查，但已到需要再次进行筛查时间间隔的女性，此类妊娠女性在孕前检查或第一次产前检查时应进行子宫颈癌筛查。在整个妊娠期，接受细胞学检查（TCT）及高危人乳头瘤病毒

（HPV-HR）检测不会对母儿构成威胁。

（二）妊娠期阴道镜检查

1. 阴道镜转诊指征　妊娠并非阴道镜禁忌，转诊阴道镜指征同非妊娠期女性。转诊阴道镜指征包括：

（1）细胞学为不能明确意义的不典型鳞状细胞（ASC-US）且 HPV-HR 阳性。

（2）细胞学正常但 HPV16/18 型阳性。

（3）细胞学为低度鳞状上皮内病变（LSIL）、非典型鳞状上皮细胞不除外高度鳞状上皮内病变（ASC-H）、高度鳞状上皮内病变（HSIL）、非典型腺细胞（AGC）、原位腺癌（AIS）和癌者。

近年研究发现相当一部分在妊娠期发现子宫颈上皮内病变，在产后病变很少进展。文献报道，妊娠期 LSIL（CIN1）有 86% 产后可自然消退；妊娠期 HSIL（CIN2/3）自然消退率也可达 48%～70%。因此，对于妊娠期子宫颈细胞学为 ASC-US 或 LSIL，如没有临床可疑病史和体征，可在产后 6 周再行子宫颈癌筛查。

此外，临床上妊娠期女性如出现不能解释的非产科因素的阴道出血或者同房后出血、或产检时发现子宫颈肿物、肉眼可见明显异常外观、或盆腔检查明显异常、临床可疑浸润癌时，也可直接转诊阴道镜检查以除外子宫颈癌。

2. 阴道镜检查时间及注意事项　虽然整个妊娠期均可进行阴道镜检查，但以妊娠早期或中期进行阴道镜检查较好。由于妊娠期雌孕激素的作用，子宫颈可充血变软，因此，应在充分取得患者的知情同意后，由有经验的阴道镜医师进行操作。妊娠期不能进行子宫颈管搔刮术（ECC）。如高度可疑子宫颈高级别病变或癌，可在异常部位取活检送病理学检查，取材后注意观察出血情况并及时止血。如果在妊娠早期阴道镜检查不能全面识别并评价转化区和病变者，可于妊娠 20 周后复查阴道镜。

3. 阴道镜阳性结果的进一步处理

（1）如果阴道镜检查或组织学评估为 LSIL（CIN1），建议不处理，可于产后 6 周复查。

（2）如阴道镜病理组织学诊断 HSIL（CIN2/3），在除外子宫颈浸润性癌后，可间隔 12 周复查细胞学和阴道镜检查，如仍不除外浸润癌，可于妊娠晚期和产后 6 周重新评估子宫颈细胞学及阴道镜。

（3）如阴道镜病理高度可疑子宫颈浸润癌，则考虑子宫颈锥形活检。

（三）妊娠期子宫颈电环切术和冷刀锥切术

只有阴道镜病理高度可疑子宫颈浸润癌的情况下才考虑妊娠期行子宫颈电环切术（LEEP）或冷刀锥切术（CKC）。手术的目的只是为明确诊断是否存在子宫颈癌，而不是对转化区的病变进行治疗，因此，手术应严格限定切除范围。由于存在子宫颈出血、流产和早产的风险，术前应和患者及家属充分沟通、并签署知情同意书，做好充分术后止血、保胎等预案及措施后，方可实施手术。

三、妊娠期子宫颈癌的治疗

妊娠期子宫颈癌患者的治疗应综合考虑患者的肿瘤情况，包括疾病的分期、组织病理学类型、肿瘤细胞分化等；同时又应当考虑患者的妊娠情况，包括孕周、胎儿宫内发育情况；此外，还应充分参考患者及家属的意愿、有无强烈生育的愿望及诸多社会因素。因此，对于妊娠期子宫颈癌的治疗应由妇科肿瘤、产科、儿科、病理学、化疗、放疗、影像学医师共同协商，进行多学科管理，此类患者应于有条件的三甲综合医院进行治疗。

（一）妊娠期子宫颈癌的评估

1. 对肿瘤的评估　在阴道镜或子宫颈锥形活检确诊子宫颈癌的组织学类型及组织分化程度后，由于妊娠期子宫的增大等改变，妊娠期靠盆腔检查确定子宫颈癌分期有一定困难，因此，影像学成为确定妊娠期子宫颈癌分期（FIGO，2018）的主要方法。目前尚未有报道发现妊娠期 MRI 暴露会对胎儿的发育产生影响，因此，结合超声及 MRI 可初步判定子宫颈癌的分期。MRI 有助于评估肿瘤大小、间质浸润、阴道及宫旁受侵程度，对于有无淋巴结转移情况也有一定的参考价值。此外，肿瘤标志物，即鳞状细胞癌抗体（SCC）血清水平也有助于评估子宫颈鳞癌疾病进展程度。

2. 对妊娠状况的评估　确诊子宫颈癌时的妊娠周数对于后续的处理至关重要。其不同的处理原则根据妊娠分期决定，分为：妊娠早期（≤13周）、妊娠中期（14～27^{+6}周）和妊娠晚期（>28周）。现在不少文献以妊娠 20 周为界，评估妊娠及肿瘤状况以决定是否保留胎儿。

3. 胎儿评估　主要是对中、晚期妊娠者全面评估宫内胎儿的情况。当决定保留胎儿时，应对胎儿生长发育情况做全面评估。

（二）妊娠期合并子宫颈癌的处理原则

目前对妊娠各期子宫颈癌的治疗尚无成熟方案，根据目前的一些报道，可以参照以下原则：

1. 选择不继续妊娠　在充分评估并告知病情后，根据患者及家属的意愿，决定是否终止妊娠并治疗子宫颈癌。如患者及家属不希望继续妊娠，在终止妊娠后，其肿瘤治疗原则同非妊娠期子宫颈癌的处理。对需要保留生育功能的早期子宫颈癌患者，可以在终止妊娠后行保留生育功能的手术。

2. 对选择希望继续妊娠保留胎儿的患者　应当根据疾病分期、疾病诊断的孕周等采取个体化处理原则。妊娠期子宫颈癌的管理应首先考虑孕妇的安全，同时兼顾到胎儿的安全与发育。

（1）ⅠA1 期子宫颈癌患者：可在患者及家属明确的知情同意、严密监测下期待治疗，包括妊娠期间每间隔 12 周的重复细胞学、阴道镜检查，如未发现肿瘤进展，可以推迟到产后治疗。

（2）ⅠA2 期及以上的子宫颈癌患者

1）妊娠 20 周前发现的子宫颈癌，原则上建议终止妊娠并尽快开始子宫颈癌常规手术治疗。

2）在妊娠 20～30 周期间发现的子宫颈癌，对于ⅠA2～ⅠB1，可进行单纯的子宫颈切除术或大锥切，不推荐在妊娠期间进行根治性子宫颈切除术。另外，由于技术难度较大，在我国妊娠期进行腹腔镜淋巴结切除应慎重抉择。ⅠB2 期及以上的患者，可采用新辅助化疗（NACT）2～3 疗程后，促进胎儿肺成熟后行剖宫产术，结束妊娠后再进行子宫颈癌的手术治疗或放化疗。

3）妊娠 30 周以上的子宫颈癌患者，因妊娠周数较大，不主张终止妊娠，可进行一次 NACT 治疗 3 周后终止妊娠。

4）妊娠 33 周以后发现的子宫颈癌患者，可在直接促胎肺成熟后终止妊娠后治疗。

（三）妊娠期的新辅助化疗

文献报道，在妊娠中期进行新辅助化疗（NACT），是使妊娠期ⅠA2 以上子宫颈癌患者得以完成妊娠的唯一有效方案。目前有许多成功报道的案例。推荐的妊娠期子宫颈癌的 NACT 是以铂类为基础的联合化疗。化疗方案报道较多的是顺铂（70～75mg/m²）＋紫杉醇（135～175mg/m²），每 3 周 1 次。目前尚未发现这些以铂类为主的化疗方案对新生儿造成损伤。

（四）妊娠期子宫颈癌治疗后终止妊娠的时机

NACT 的治疗为胎儿发育赢得了时间，对于分娩时间，国际妇科肿瘤学会（IGCS）和欧洲妇科肿瘤学会（ESGO）共识（2009）建议分娩应推迟至妊娠 35 周以后，甚至建议推迟至足月妊娠（≥37周）（IGCS 和 ESGO 共识，2014），但如孕妇病情进展或需要放射治疗，则应尽早终止妊娠。但有文献报道，妊娠 34 周后发生自发早产的可能性大，而化疗后应当间隔 3 周后再终止妊娠，以避免化疗对母、儿产生骨髓抑制、出血、感染及贫血等风险，因此，建议最后一个疗程到预计分娩时间应有 3 周间隔，在妊娠 33 周后不再进行 NACT。

关于分娩方式，对妊娠期子宫颈癌患者建议进行剖宫产术，术中应仔细检查胎盘是否存在转移。妊娠合并子宫颈癌患者在终止妊娠并治疗子宫颈癌后，均应按常规进行随访。

总之，妊娠期子宫颈癌的处理应结合患者肿瘤和妊娠状况，选择适宜的个体化治疗方案，保障母子的安全。

（魏丽惠 王 悦）

第九节 复发性宫颈癌治疗方式的选择

宫颈癌治疗后，约 30% 的患者会出现肿瘤复发，绝大多数患者在疾病诊断后 2 年内复发。而复发后宫颈癌患者治疗困难，大多数患者死于疾病未控，预后极差，1 年生存率仅为 10%～15%。因此，如何提高复发性宫颈癌患者的治疗效果，延长生存期，提高生存质量，是值得关注的问题。

一、复发性宫颈癌的定义及分类

（一）复发性宫颈癌的定义

复发性宫颈癌是指在宫颈癌患者经根治性治疗后肿瘤再现。最常见的复发部位是：阴道断端、骨盆和远处复发。最常见的远处复发部位是主动脉旁淋巴结（81%）、肺（21%）和锁骨上淋巴结（7%），其发病率与疾病分期有关：Ⅰa 期为 0～3%，Ⅰb 期为 13%～16%，Ⅱa 期为 22%～31%，Ⅱb 期为 22%～26%，Ⅲ 期为 32%～39%，Ⅳa 期为 75%。

根据宫颈癌不同治疗方式，其复发的标准也不同。

放疗后复发是指宫颈癌患者接受放射治疗后局部肿瘤消失，在放疗结束 3 个月后盆腔内或远处再发现肿瘤，称为复发；3 个月内出现的病灶称为未控。

手术后复发是指患者在接受根治性手术治疗后，手术切缘无肿瘤残留，术后 6 个月以后，发现肿瘤出现，则称为手术后复发。术后 6 个月内发现同类型的癌，称为手术后未控。

（二）复发性宫颈癌的分类

根据肿瘤复发的部位又可以分为：盆腔复发和远处复发。宫颈癌盆腔复发根据复发病灶是否累及侧盆壁的情况，又可分为中央型复发（即阴道顶端复发或无盆腔侧壁受累的盆腔复发）和非中央型复发。其中盆腔中央型复发宫颈癌占 22%～56%，盆腔侧壁复发的占 28%～37%，远隔转移或多部位复发的占 15%～61%。

二、复发性宫颈癌的诊断标准

宫颈癌复发早期往往症状不明显，取决于肿瘤病灶的位置、癌灶大小及周围组织受累的范围和程度，可以表现为阴道流血、阴道排液、白带增多、骶髂部疼痛、腰痛、排尿困难等症状，查体可及盆腹腔包块等，晚期可出现全身广泛转移，多器官功能障碍或衰竭。

血清肿瘤标志物：用于宫颈癌检测的血清标记物主要为鳞状上皮细胞癌抗原 SCC。SCC 主要与子宫颈鳞状细胞癌相关，在复发的病例中有 70%～92% 出现升高。

细胞学和阴道镜检查：对于早期诊断宫颈癌复发有较好的临床价值，尤其是中央型复发。但对于放疗后复发的患者，阴道局部上皮的改变、萎缩坏死等，准确性存在一定的限制。

影像学检查：可以通过胸部 X 线检查、腹盆腔 CT 或 MRI 扫描、超声、同位素骨扫描、静脉肾盂造影等进行检测。PET/CT 可以用于盆腹腔复发或转移病灶的检查，对治疗计划的选择有一定的参考价值。

病理组织学：病理组织学是确诊依据，可以

通过阴道镜下多点活检、超声或 CT 引导下穿刺等方式取得病理学依据。

三、复发性宫颈癌的治疗原则

复发性宫颈癌治疗困难，预后极差，平均无进展生存时间（PFS）为 10 个月，总生存时间为 11.9 个月。复发性宫颈癌的治疗方式选择较为困难，主要原因有：①宫颈癌治疗后出现解剖变异、组织间粘连或放射性损伤，再次进行治疗增加难度，并且易出现较多并发症；②根治性放疗后复发，无论进行腔内还是体外照射放疗，组织对放疗耐受剂量明显减低，容易出现较多并发症；③手术瘢痕、放疗后组织纤维化，影响肿瘤局部化疗药物浓度，降低了化疗效果。根据患者先期治疗手段，治愈情况及临床表现，复发后可采取不同的治疗方案。

复发后宫颈癌患者的治疗应根据患者的体能状况、复发和/或转移的部位、病变的程度以及初始治疗的方式来选择个体化治疗，从而延长患者的生存期，提高生存质量，使患者最大程度获益。

复发性宫颈癌治疗原则：①凡术后盆腔复发者首选放射治疗，若有手术切除可能时，尽可能手术切除所有肉眼可见肿瘤；②放疗后中央型复发者以手术治疗为主，不宜手术者可考虑以化疗为主、辅以姑息性放疗的综合治疗，然而再次放疗时须格外谨慎；③对于非中心性复发者，可选择个体化外照射化疗或切除加术中放疗或参加临床试验或全身治疗；④远隔转移多需综合治疗，可采取相应部位的放疗、手术或以化疗为主的综合治疗。

四、复发性宫颈癌的手术治疗

有研究显示，复发性宫颈癌如下情况行手术治疗，效果相对较好：①肿瘤局限于盆腔而既往无放疗；②既往接受放疗的中央型复发而无盆壁受侵；③远隔转移可切除或根治性放疗（主动脉旁淋巴结、颈部淋巴结、腹股沟淋巴结等）以及孤立性肺转移或虽为多处转移但是局限于 1 个肺叶。

（一）盆腔复发的宫颈癌手术治疗

盆腔复发即宫颈癌根治术后局部复发，30%～45% 为中央型复发，多位于阴道残端顶部。对宫颈癌根治术后盆腔复发患者，如为局部、单一病灶，首先选择手术，术后辅助放化疗，能取得较满意疗效；但如为多灶或广泛复发，则手术效果差。再次复发的患者建议参与临床试验或选择化疗或支持治疗。

盆腔局部复发的病例，如果既往没有接受放疗或者复发部位在原来放射野之外，能切除者可以考虑手术切除后继续个体化外照射加或不加同期化疗及阴道近距离放疗。放疗后中心性复发者可考虑盆腔器官廓清术，加或不加术中放疗（IORT）。复发病灶直径小于 2cm 的中心性复发病例，也可以考虑行广泛性子宫切除术或阴道近距离放疗。

对放疗后局部中央性复发的患者，接受根治性子宫切除术或盆腔廓清术，术后 5 年生存率可达 30%～40%。盆腔廓清术是整块切除包括女性生殖器官、下泌尿道、部分直肠和乙状结肠，甚至需要切除肛门、尿道及部分外阴的超根治性手术。

按照手术的前后范围可以分为全盆腔廓清术、前盆腔廓清术和后盆腔廓清术。

根据手术切除的结构又可以分为 3 型：Ⅰ型，肛提肌以上切除；Ⅱ型，肛提肌以下，不包括会阴部切除；Ⅲ型，为肛提肌以下，同时切除会阴。盆腔中心性复发宫颈癌的主要根治性的治疗手段，由于手术范围广、手术风险大、围手术期和术后并发症多，往往需要进行多学科联合手术，并且在较大型综合医院施行。随着医疗条件改善、手术技术的提高，以及手术指征的掌握，盆腔廓清术的死亡率降至 0～1%，5 年生存率可达到 40%～60%。

盆腔廓清术一般不作为姑息性治疗手段，但为了改善患者的生活质量，如缓解盆腔巨大肿瘤引起的顽固性疼痛、阴道大出血、放疗引起的出血性膀胱炎和直肠炎、严重感染等，特别是当出现尿瘘或粪瘘，以及出现肠道受累梗阻或泌尿道梗阻时，可行姑息性盆腔廓清术，但不能改善患者预后。

对于晚期宫颈癌或盆侧壁复发患者，可进行扩大的盆腔内侧壁切除（laterally extended endopelvic resection，LEER）手术，手术范围除盆腔脏器廓清以外，还包括切除部分盆侧壁髂内血管系统、耻骨尾骨肌和血管、髂骨尾骨肌及尾骨肌全部切除，保留骨性骨盆和神经。有学者认为，对于周围型复发，LEER 手术效果等同于中心型复发，5 年的无瘤生存率可达 62%。对于盆腔中央型及侧壁型复发的子宫颈癌患者，如果能达到根治性切除，其 10 年生存率分别为 45.8% 和 33.3%，无明显差异，但在侧壁复发患者，如果存在镜下切缘阳性甚至残存大块肿瘤，其 10 年生存率仅为 8%。因此，对于子宫颈癌侧壁型复发的患者，应非常谨慎选择手术治疗，争取手术能达到根治性切除，才能有助于改善患者预后。

（二）盆腹腔复发的宫颈癌手术治疗

腹主动脉旁淋巴结复发是第 2 位的宫颈癌复发部位，仅次于盆腔复发。对孤立的腹主动脉旁淋巴结局部复发患者，可选择：①腹主动旁淋巴结手术切除，术后补充放化疗；②选择根治性局部放疗或放化疗。通过上述处理，有 30% 左右的患者可获得长期存活。

五、复发性宫颈癌的化疗

化疗在宫颈癌治疗中的作用越来越引起重视，主要应用于放疗时单药或联合化疗进行放疗增敏（即同步放化疗），也用于远隔转移及复发性宫颈癌患者的姑息性治疗。

（一）单药化疗

单药顺铂是进展期和复发宫颈癌的基础化疗药物，是目前临床上宫颈癌的主要化疗药物之一。有研究表明单药顺铂在整体患者中缓解率为 38%，在曾接受化疗的患者中仍有 17% 缓解。也有越来越多的实验表明，使用顺铂化疗的肿瘤患者缓解率达到了 20%～30%。2018 年 NCCN 宫颈癌治疗指南中，对于复发或转移癌的推荐的可供选择的一线单药化疗药物有：卡铂、顺铂、紫杉醇、吉西他滨和拓扑替康。

（二）联合化疗

由于单药化疗对宫颈癌的疗效有限，临床上复发性宫颈癌的化疗药物的选择，以铂类为基础的联合化疗，优先选择化疗方案主要有：顺铂＋紫杉醇、卡铂＋紫杉醇方案等。对于不能使用紫杉醇的患者，也可使用顺铂＋拓扑替康或顺铂＋吉西他滨作为化疗方案。

六、复发性宫颈癌的放射治疗

放疗包括体外照射和近距离放疗及二者联合应用。放疗的原则：恶性肿瘤的放疗原则与其他治疗手段一样，要最大限度地杀灭癌细胞，尽最大可能保护正常组织和重要器官，降低并发症。因此，对于复发性宫颈癌混着，选择适宜的照射方式及范围、足够的照射剂量是放疗的基本要求。

局部复发的病例，如果既往没有接受放疗或者复发部位在原来放射野之外，能切除者可以考虑手术切除后继续个体化外照射加或不加同期化疗及阴道近距离放疗。而初始治疗接受后放疗的复发性患者，受放疗累积计量、组织的耐受性及毒性风险的影响，再次进行放射治疗较少。

（一）常规放疗

对于未接受过放疗的复发性宫颈癌患者，进行补救性常规放疗可以达到根治性效果，2 年、5 年生存率可以达到 66% 和 43%，而盆腔肿瘤控制率达到 77% 和 69%。并且盆腔孤立病灶复发的宫颈癌患者接受放射治疗可以达到更高的缓解率。对于盆腔外远处复发的宫颈癌患者可以进行超分割放疗联合化疗，部分患者可以达到缓解效果。

（二）立体定向放射治疗

在初次宫颈癌治疗后接受放射性治疗的患者，再次进行放射治疗出现器官耐受性降低，并发症增加的风险。随着放疗技术的发展，特别是三维图像的近距离照射技术和立体定向体部放疗（stereotactic body radiotherapy，SBRT）技术的应用，对既往放疗野内复发宫颈癌患者行再次放疗取得了较好的效果，有报道称 2 年和 5 年局部无进展生存率可达 82.5% 和 78.8%，总生存率分别为 57.5% 和 32.9%。使用超分割方式可极大降低再放疗后的不良反应。

（三）术中放疗

最初是在扩大盆腔内侧壁切除术中发现切缘阳性的患者中使用术中放疗。术中放疗是指在开腹手术时，对存在风险的肿瘤区域或无法切除的孤立性残留病灶进行单次、靶向、大剂量放疗。在进行术中放疗时，可限制放疗的面积和深度，避免周围正常组织接受不必要的照射。在盆腔廓清手术中，常规路径手术不可切净，可给予残留病灶 10～20Gy 术中放疗。患者的 5 年生存率从 11% 上升到 42%，但同时出现严重的胃肠道及神经系统的影响分别为 25%、30%。术中放疗装置所用设备昂贵，临床推广使用受限。

（四）放射性粒子组织间近距离治疗

放射性粒子组织间近距离治疗多用于治疗界限较清楚的复发性宫颈癌，是一种可行、有效、安全的治疗方式，可用于复发性宫颈癌的补救治疗和姑息治疗。

七、复发性宫颈癌的分子靶向治疗

研究发现在宫颈癌组织中血管内皮生长因子水平增高，从而可以使用贝伐珠单抗。贝伐珠单抗是针对血管内皮生长因子 VEGF 的单克隆抗体，以使控制异常增生的肿瘤血管，提高肿瘤的氧合，减少间质流体压力。在研究中发现对复发性宫颈癌的患者使用化疗联合贝伐珠单抗，贝伐珠单抗联合化疗中可改善总生存期、无瘤生存期。

在宫颈癌患者中发现程序性死亡蛋白-1（PD-1）和程序性死亡蛋白-配体1（PD-L1）表达，从而 PD-1、PD-L1 抑制剂可能作为宫颈癌的一种治疗方法。肿瘤免疫治疗 PD-1 和 PD-L1 抑制剂

帕博利珠单抗已在 2017 年 5 月被美国 FDA 批准可用于任何成人和儿童不可切除或转移的微卫星高度不稳定（MSI-H）/ 错配修复缺陷（dMMR）实体肿瘤的一线治疗。NCCN 2019 年宫颈癌临床实践指南（第一版）推荐帕博利珠单抗可用于程序性死亡蛋白1配体（PD-L1）阳性或错配修复缺陷的复发或转移性宫颈癌的二线治疗。同时，在 NCCN 指南中，依然是贝伐珠单抗作为一线治疗方案。帕博利珠单抗适用于 PD-L1 阳性或 MSI-H/dMMR 肿瘤，作为二线治疗。也有其他研究，进行了西妥昔单抗或埃罗替尼的实验研究，结果表明可能使复发性或持续性宫颈癌患者获益。

复发性宫颈癌治疗困难，预后差，个性化给予根治性手术、放疗、化疗及分子靶向药物治疗等，将多种治疗模式结合，并寻求更有效的化疗药物和化疗方案，可延长患者的生存期，提高生活质量，使患者最大限度地获益。

（王建六　邓　浩）

参 考 文 献

[1] 曹泽毅. 中华妇产科学. 北京：人民卫生出版社,2014.

[2] 崔悦,王俊杰. 复发性宫颈癌的放射治疗进展. 癌症进展,2018,16(5):546-549.

[3] 李睿歆,林仲秋. 复发性宫颈癌手术治疗. 中国实用妇科与产科杂志,2015,31(3):201-203.

[4] 刘继红,黄鹤,万挺. 盆腔器官廓清术在复发宫颈癌治疗中的价值. 中国实用妇科与产科杂志,2018,34(11):1223-1226.

[5] 王丹青,宋亮,郭娜. 复发性宫颈癌优化治疗策略. 西部医学,2017,29(5):593-597.

[6] Dreyer G, Snyman LC, Mouton A, et al. Management of recurrent cervical cancer. Best Pract Res Clin Obstet Gynaecol,2005,19(4):631-644.

[7] Kim HJ, Chang JS, Koom WS, et al. Radiotherapy is a safe and effective salvage treatment for recurrent cervical cancer. Gynecol Oncol,2018,151(2):208-214.

[8] Kamura T, Ushijima K. Chemotherapy for advanced or recurrent cervical cancer. Taiwan J Obstet Gynecol, 2013,52(2):161-164.

[9] Liontos M, Kyriazoglou A, Dimitriadis I, et al. Systemic therapy in cervical cancer: 30 years in review. Crit Rev Oncol Hematol,2019,137:9-17.

[10] Koh WJ, Abu-Rustum NR, Bean S, et al. Cervical Cancer, Version 3.2019, NCCN Clinical Practice Guidelines in Oncology. J Natl Compr Canc Netw,2019,17(1):64-84.

[11] Ring KL, Yemelyanova AV, Soliman PT, et al. Potential immunotherapy targets in recurrent cervical cancer. Gynecol Oncol,2017,145(3):462-468.

[12] Regalado Porras GO, Chávez Nogueda J, Poitevin Chacón A. Chemotherapy and molecular therapy in cervical cancer. Rep Pract Oncol Radiother,2018,23(6):533-539.

[13] Bray F, Ferlay J, Soerjomataram I, et al. Global cancer statistics 2018: GLOBOCAN estimates of incidence and mortality worldwide for 36 cancers in 185 countries. CA Cancer J Clin,2018,68(6):394-424.

[14] Holl K, Nowakowski AM, Powell N, et al. Human papillomavirus prevalence and type-distribution in cervical glandular neoplasias: Results from a European multinational epidemiological study. Int J Cancer,2015,137(12):2858-2868.

[15] Ciapponi A, Bardach A, Glujovsky D, et al. Type-specific HPV prevalence in cervical cancer and high-grade lesions in Latin America and the Caribbean: systematic review and meta-analysis. PloS One, 2011, 6(10): e25493.

[16] Pirog EC, Lloveras B, Molijn A, et al. HPV prevalence and genotypes in different histological subtypes of cervical adenocarcinoma, a worldwide analysis of 760 cases. Mod Pathol, 2014, 27(12): 1559-1567.

[17] Chen W, Sun H, Molijn A, et al. The Variable Characteristics of Human Papillomavirus in Squamous Cell Carcinoma and Adenocarcinoma of Cervix in China. J Low Genit Tract Dis, 2018, 22(4): 355-361.

[18] Mabuchi Y, Yahata T, Kobayashi A, et al. Clinicopathologic Factors of Cervical Adenocarcinoma Stages IB to IIB. Int J Gynecol Cancer, 2015, 25(9): 1677-1682.

[19] Huh WK, Ault KA, Chelmow D, et al. Use of primary high-risk human papillomavirus testing for cervical cancer screening: interim clinical guidance. Gynecol Oncol, 2015, 136(2): 178-182.

[20] Eduardo MG, Campaner AB, Silva MA, et al. Apoptosis Phenomena in Squamous Cell Carcinomas and Adenocarcinomas of the Uterine Cervix. Pathol Oncol Res, 2015, 21(4): 887-892.

[21] 魏丽惠, 赵昀, 沈丹华, 等. 中国子宫颈癌筛查及异常管理相关问题专家共识. 中国妇产科临床杂志, 2017, 18(3): 286-288.

[22] Goodman J, Lynch H. Improving the International Agency for Research on Cancer's consideration of mechanistic evidence. Toxicol Appl Pharmacol, 2017, 319: 39-46.

[23] Bhatla N, Aoki D, Sharma DN, et al. Cancer of the cervix uteri. Int J Gynaecol Obstet, 2018, 143(Suppl 2): 22.

[24] Benedet JL, Bender H, Jones H 3rd, et al. FIGO staging claasifications and clinical practice guildelines in the management of gynecoloigc cancers: FIGO Committee on Gynecologic Oncology. Int J Gynaecol Obstet, 2000, 70(2): 209-262.

[25] Selman TJ, Mann C, Zamora J, et al. Disgnostic accuracy of tests for lymoh node status in primary cervical cancer. A systematic reviw and meta-analysis. CMAJ, 2008, 178: (7): 855-862.

[26] Matsuo K, Machida H, Mandelbaum RS, et al. Validation of the 2018 FIGO cervical cancer staging system. Gynecol Oncol, 2019, 152(1): 87-93.

[27] Jolly S, Uppal S, Bhatla N, et al. Improving global outcomes in cervical cancer: The Time has come for international Federation of Gynecology and Obstetrics staging fo formally incorporate advanced imaging. J Glob Oncol, 2018, 4: 1-6.

[28] Testa AC, Ferrandina G, Fruscella E, et al. The use of contrasted transvaginal sonography in the diagnosis of gynecologic diseases: a preliminary study. J Ultrasound Med, 2005, 24(9): 1267-1278.

[29] HRICAK H, GATSONIS C, CHI DS, et al. Role of imaging in pretreatment evaluation of early invasive cervical cancer: results of the intergroup study American College of Radiology Imaging Network 6651-Gynecologic Oncology Group 183. J Clin Oncol, 2005, 23(36): 9329-9337.

[30] Thomeer MG, Gerestein C, Spronk S, et al. Clinical examination versus magnetic resonance imaging in the pretreatment staging of cervical carcinoma: systematic review and meta-analysis. Eur Radiol, 2013, 23(7): 2005-2018.

[31] Okuno K, Joja I, Miyagi Y, et al. Cervical carcinoma with full-thickness stromal invasion: relationship between tumor size on T2-weighted images and parametrial involvement. J Comput Assist Tomogr, 2002, 26(1): 119-125.

[32] Kong TW, Kim J, Son JH, et al. Preoperative nomogram for prediction of microscopic parametrial infiltration in patients with FIGO stage IB cervical cancer treated with radical hysterectomy. Gynecol Oncol, 2016, 142(1): 109-114.

[33] Valentini AL, Gui B, Micco M, et al. MRI anatomy of parametrial extension to better identify local pathways of disease spread in cervical cancer. Diagn Interv Radiol, 2016, 22(4): 319-325.

[34] Patterson DM, Padhani AR, Collins DJ. Technology insight: water diffusion MRI-a potential new biomarker of response to cancer therapy. Nat Clin Pract Oncol, 2008, 5(4): 220-233.

[35] Erbay G, Onal C, Karadeli E, et al. Predicting tumor recurrence in patients with cervical carcinoma treated with definitive chemoradiotherapy: value of quantitative histogram analysis on diffusion-weighted MR images. Acta Radiol, 2017, 58(4): 481-488.

[36] Perrone A, Guerrisi P, Izzo L, et al. Diffusion-weighted MRI in cervical lymph nodes: differentiation between

benign and malignant lesions. Eur J Radiol, 2011, 77(2): 281-286.

[37] Im HJ, Yoon HJ, Lee ES, et al. Prognostic implication of retrocrural lymph node involvement revealed by (18) F-FDG PET/CT in patients with uterine cervical cancer. Nucl Med Commun, 2014, 35(3): 268-275.

[38] Herrera FG, Prior JO. The role of PET/CT in cervical cancer. Front Oncol, 2013, 3(1): 34.

[39] Loubeyre P, Navarria I, Undurraga M, et al. Is imaging relevant for treatment choice in early stage cervical uterine cancer. Surg Oncol, 2012, 21(1): e1-e6.

[40] Viswanathan C, Faria S, Devine C, et al. [18F]-2-Fluoro-2-Deoxy-D-glucose-PET Assessment of Cervical Cancer. PET Clin, 2018, 13(2): 165-177.

[41] Brandmaier P, Purz S, Bremicker K, et al. Simultaneous [18F] FDG-PET/MRI: Correlation of apparent diffusion coefficient (ADC) and standardized uptake value (SUV) in primary and recurrent cervical cancer. PLoS One, 2015, 10: e0141684.

[42] Kim SK, Choi HJ, Park SY, et al. Additional value of MR/PET fusion compared with PET/CT in the detection of lymph node metastases in cervical cancer patients. Eur J Cancer, 2009, 45(12): 2103-2109.

[43] Querleu D, Morrow CP. Classification of radical hyesterectomy. Lancet Oncol, 2008, 9(3): 297-303.

[44] Fujii S. Original film of th Okabayashi's radical hysterectomy by Okabayashi himself in 1932 and two films of the precise anatomy necessary for nerve-spring Okabayashi's radical hysterectomy clarified by Shingo Fujji. Int J Gynecol cancer, 2008, 18(2): 383-385.

[45] Dargent D. Radical abdominal trachelectomy and pelvic lymphadenectomy with uterine conservation and subsequent pregnancy in the treatment of early invasive cervical cancer. Am J Obstet Gynecol, 2002, 187(6): 1728.

[46] Ramirez PT, Frumovitz M, Pareja R, et al. Minimally invasive versus abdominal Radical Hysterectomy for cervical cancer. N Engl J Med, 2018, 379(20): 1895-1904.

[47] Bats AS, Mathevet P, Buenerd A, et al. The sentinel node technique detects unexpected drainage pathways and allows nodal ultrastaging in early cervical cancer: insights from the multicenter prospective SENTICOL study. Ann Surg Oncol, 2013, 20(2): 413-422.

[48] Cibula D, Abu-Rustum NR, Dusek L, et al. Prognostic significance of low volume sentinel lymph node disease in early-stage cervical cancer. Gynecol Oncol, 2012, 124(3): 496-501.

[49] Cormier B, Diaz JP, Shih K, et al. Establishing a sentinel lymph node mapping algorithm for the treatment of early cervical cancer. Gynecol Oncol, 2011, 122(2): 275-280.

[50] Diaz JP, Gemignani ML, Pandit-Taskar N, et al. Sentinel lymph node biopsy in the management of early-stage cervical carcinoma. Gynecol Oncol, 2011, 120(3): 347-352.

[51] Eiriksson LR, Covens A. Sentinel lymph node mapping in cervical cancer: the future. BJOG, 2012, 119(2): 129-133.

[52] Euscher E, Malpica A, Atkinson EN, et al. Ultrastaging improves detection of metastases in sentinel lymph nodes of uterine cervix squamous cell carcinoma. Am J Surg Pathol, 2008, 32(9): 1336-1343.

[53] Jewell E L, Huang J J, Abu-Rustum N R, et al. Detection of sentinel lymph nodes in minimally invasive surgery using indocyanine green and near-infrared fluorescence imaging for uterine and cervical malignancies. Gynecol Oncol, 2014, 133(2): 274-277.

[54] Koh WJ, Abu-Rustum NR, Sarah B, et al. Cervical Cancer, Version 3.2019, NCCN Clinical Practice Guidelines in Oncology. J Natl Compr Canc Netw, 2019, 17(1): 64-84.

[55] Lintner B, Saso S, Tarnai L, et al. Use of abdominal radical trachelectomy to treat cervical cancer greater than 2 cm in diameter. Int J Gynecol Cancer, 2013, 23(6): 1065-1070.

[56] Seong SJ, Park H, Yang KM, et al. Detection of sentinel lymph nodes in patients with early stage cervical cancer. J Korean Med Sci, 2007, 22(1): 105-109.

[57] Plante M, Renaud MC, Têtu B, et al. Laparoscopic sentinel node mapping in early-stage cervical cancer. Gynecol Oncol, 2003, 91(3): 494-503.

[58] Dargent D, Enria R. Laparoscopic assessment of the sentinel lymph nodes in early cervical cancer. Technique-preliminary results and future developments. Crit Rev Oncol hematol, 2003, 48(3): 305-310.

[59] Bézu C, Coutant C, Ballester M, et al. Ultrastaging of lymph node in uterine cancers. J Exp Clin Cancer Res, 2010, 29(1): 5.

[60] Cibula D, Abu-Rustum N, Dusek L, et al. Prognostic

significance of low volume sentinel lymph node disease in early-stage cervical cancer. Gynecol Oncol, 2012, 124: 496-501.

[61] Lantzsch T, Wolters M, Grimm J, et al. Sentinel node procedure in Ib cervical cancer: a preliminary series. Br J Cancer, 2001, 85(6): 791-794.

[62] Pijpers R, Buist M, van Lingen A, et al. The sentinel node in cervical cancer: scintigraphy and laparoscopic gamma probe-guided biopsy. Eur J Nucl Med Mol Imaging, 2004, 31(11): 1479-1486.

[63] Silva L, Silva-Filho A, Traiman p, et al. Sentinel node detection in cervical cancer with (99 m) Tc-phylate. Gynecol Oncol, 2005, 97(2): 588-595.

[64] Angioli R, Palaia I, Cipriani C, et al. Role of sentinel lymph node biopsy procedure in cervical cancer: a critical point of view. Gynecol Oncol, 2005, 96(2): 504-509.

[65] Di Stefano A, Acquaviva G, Garozzo G, et al. Lymph node mapping and sentinel node detection in patients with cervical carcinoma: a 2-year experience. Gynecol Oncol, 2005, 99(3): 671-679.

[66] Yuan S, Liang X, Jia W, et al. Molecular diagnosis of sentinel lymph node metastases in cervical cancer using squamous cell carcinoma antigen. Clin Cancer Res, 2008, 14(17): 5571-5578.

[67] Ballester M, Dubernard G, Lecuru F, et al. Detection rate and diagnostic accuracy of sentinel node biopsy in early stage endometrial cancer: a prospective multicentre study(SENTIENDO). Lancet, 2011, 12(5): 469-476.

[68] Koskas M, Chereau E, Ballester M, et al. Accuracy of a nomogram for prediction of lymph node metastasis detected with conventional histopathology and ultrastaging in endometrial cancer. Br J Cancer, 2013, 108(6): 1267-1272.

[69] Naoura I, Canlorbe G, Bendifallah S, et al. Relevance of sentinel lymph node procedure for patients with high-risk endometrial cancer. Gynecol Oncol, 2015, 136(1): 60-64.

[70] Machiolé P, Buénerd A, Benchaib M, et al. Clinical significiance of lympho vascular space involvement and lymph node micrometastases in early-stage cervical cancer: a retrospective case-control surgico-pathological study. Gynecol Oncol, 2005, 97(3): 727-732.

[71] Euscher E, Sui D, Soliman P, et al. Ultrastaging of Sentinel Lymph Nodes in Endometrial Carcinoma According to Use of 2 Different Methods. Int J Gynecol Pathol, 2018, 37(3): 242-251.

[72] Lentz S, Muderspach L, Felix J, et al. Identification of micrometastases in histologically negative nodes of early-stage cervical cancer patients. Obstet Gynecol, 2004, 103(6): 1204-1210.

[73] Rampaul R, Miremadi A, Pinder S, et al. Pathological validation and significance of micrometastasis in sentinel nodes in primary breast cancer. Breast Cancer Res, 2001, 3(2): 113-116.

[74] 陈春林. 中国宫颈癌临床诊疗与大数据. 中国实用妇科与产科杂志, 2018, 34(1): 25-29.

[75] 周晖, 白守民, 林仲秋.《2019 NCCN 宫颈癌临床实践指南（第 1 版）》解读. 中国实用妇科与产科杂志, 2018, 34(09): 54-61.

[76] Pol FJ, Zusterzeel PL, van Ham MA, et al. Satellite lymphovascular space invasion: An independent risk factor in early stage cervical cancer. Gynecol Oncol, 2015, 138(3): 579-584.

[77] Winer I, Alvarado-Cabrero I, Hassan O, et al. The prognostic significance of histologic type in early stage cervical cancer-A multiinstitutional study. Gynecol Oncol, 2015, 137(3): 474-478.

[78] Du XL, Tao J, Sheng XG, et al. Intensity-modulated radiation therapy for advanced cervical cancer: a comparison of dosimetric and clinical outcomes with conventional radiotherapy. Gynecol Oncol, 2012, 125(1): 151-157.

[79] Small W Jr, Mell LK, Anderson P, et al. Consensus guidelines for delineation of clinical target volume for intensity-modulated pelvic radiotherapy in postoperative treatment of endometrial and cervical cancer. Int J Radiat Oncol Biol Phys, 2008, 71(2): 428-434.

[80] Taylor A, Powell ME. Conformal and intensity-modulated radiotherapy for cervical cancer. Clin Oncol(R Coll Radiol), 2008, 20(6): 417-425.

[81] Small W Jr, Beriwal S, Demanes DJ, et al. American brachytherapy society consensus guidelines for adjuvant vaginal cuff brachytherapy after hysterectomy. Brachytherapy, 2012, 11(1): 58-67.

[82] Li L, Kou XX, Feng XJ, et al. Postoperative external beam irradiation with and without brachytherapy in pelvic node-positive IB1-IIA2 cervical cancer patients: a retrospec tive clinical study. Radiat Oncol, 2015, 10(1): 189-194.

[83] Lan ML, Yu X, Xiao H, et al. Comparison of chemora-

diotherapy with and without brachy therapy as adjuvant therapy after radical surgery in early-stage cervical cancer with poor prognostic factors: an observational study. Medicine, 2017, 96(46): e8384-e8389.

[84] Wen H, Liu T, Feng Z, et al. Treatment Results of Adjuvant Chemotherapy after Radical Hysterectomy for Intermediate-Risk Stage IB-IIB Cervical Cancer. Journal of Cancer Therapy, 2015, 12: 1075-1082.

[85] Qin AQ, Liang ZG, Ye JX, et al. Significant efficacy of additional concurrent chemotherapy with radiotherapy for Post-operative cervical cancer with risk factors: a systematic review and meta-analysis. Asian Pac J Cancer Prev, 2016, 17(8): 3945-3951.

[86] Maher EJ, Denton A. Survivorship, late effects and cancer of the cervix. Clin Oncol, 2008, 20(6): 479-487.

[87] Herzog TJ, Writht ID. The impact of cervical cancer on quality of life-the compnents and means for management. Gynecol Oncol, 2007, 107(3): 572-577.

[88] International Society of Lymphology. The diagnosis and treatment of peripheral lymphedema: 2013 Consensus Document of the international society of lymoholology, lymphology, 2013, 46(1): 1-11.

[89] Bakar Y Tugral A. Lower extremity lyphedema Management after Gynecological Cancer Surgery: a review of Current management Strategies. Ann Vasc Surg, 2017, 44: 442-450.

[90] Haves SC, Janda M, Ward LC, et al. Lymphedema following gynecological cancer: Results from prospective longitudinal cohort study on prevalence, incidence and risk factors. Gynecol Oncol, 2017, 146(3): 623-629.

[91] Amant F, Han SN, Gziri MM, et al. Management of cancer in pregnancy. Best Pract Res Clin Obstet Gynaecol, 2015, 29(5): 741-753.

[92] Han SN, Verheecke M, Vandenbroucke T, et al. Management of gynecological cancers during pregnancy. Current Oncol Rep, 2014, 16(12): 415.

[93] 魏丽惠, 赵昀, 谢幸, 等. 妊娠合并子宫颈癌管理的专家共识. 中国妇产科临床杂志, 2018, 19(2): 190-192.

[94] Hunter MI, Monk BJ, Tewari KS. Cervical neoplasia in pregnancy. Part 1: screening and management of preinvasive disease. Am J Obstet Gynecol, 2008, 199(1): 3-9.

[95] Fader AN, Alward EK, Niederhauser A, et al. Cervical dysplasia in pregnancy: a multi-institutional evaluation. Am J Obstet Gynecol, 2010, 203(2): 111-113.

[96] Coppolillo EF, DE Ruda Vega HM, Brizuela J, et al. High-grade cervical neoplasia during pregnancy: diagnosis, management and postpartum findings. Acta Obstet Gynecol Scand, 2013, 93(3): 293-297.

[97] Siegler E, Lavie O, Amit A, et al. Should the risk of invasive cancer in pregnancy and the safety of loop electrosurgical excision procedure during the first 15 weeks change our practice?. J Low Genit Tract Dis, 2017, 21(4): 299-303.

[98] 李明珠, 赵昀, 李小平, 等. 妊娠合并局部晚期子宫颈癌的治疗与妊娠结局. 中国妇产科临床杂志, 2017, 18(2): 180-181.

[99] Ilancheran A. Neoadjuvant chemotherapy in cervical cancer in pregnancy. Best Pract Res Clin Obstet Gynaecol, 2016, 33, 102-107.

[100] Zagouri F, Sergentanis TN, Chrysikos D, et al. Platinum derivatives during pregnancy in cervical cancer: a systematic review and meta-analysis. Obstet Gynecol, 2013, 121(2 Pt 1): 337-343.

[101] Amant F, Vandenbroucke T, Verheecke M, et al. Pediatric outcome after maternal cancer diagnosed during pregnancy. N Engl J Med, 2015, 373(19): 1824-1834.

[102] Amant F, Halaska MJ, Fumagalli M, et al. Gynecologic cancers in pregnancy: guidelines of a second international consensus meeting. Int J Gynecol Cancer, 2014, 24(3): 394-403.

[103] Peccatori FA, Azim HA Jr, Orecchia R, et al. Cancer, pregnancy and fertility: ESMO clinical practice guidelines for diagnosis, treatment and follow-up. Ann Oncol, 2013, 24(Suppl 6): vi160-i170.

第三十章 子宫肌瘤和子宫肉瘤

第一节 子宫肌瘤病因及发病机制

一、子宫肌瘤发病危险因素

尽管多年来许多学者进行了大量的流行病学调查和研究，但迄今为止子宫肌瘤的确切病因尚不十分清楚。高危因素为年龄＞40岁、初潮年龄小、未生育、晚育、肥胖、多囊卵巢综合征、激素补充治疗、黑色人种及子宫肌瘤家族史等，这些因素均与子宫肌瘤的发病风险增加密切相关。

（一）饮食习惯

流行病学调查显示子宫肌瘤的危险性与牛肉、羊肉和火腿的过多摄入有明显相关性，而大量食用绿色蔬菜似乎有防止肌瘤发生的作用。对未绝经素食妇女与非素食妇女的研究表明，素食者的粪便中雌激素水平高3倍，而血浆中雌激素水平下降15%～20%，这种下降很显然与粪便中雌激素排泄能力有关，素食者未消化及未吸收纤维素的增加可能限制了雌激素的重吸收，低脂饮食可能也会减少雌激素的摄入，说明饮食结构的调节可以影响未绝经妇女体内雌激素的代谢，进而影响肌瘤发生的危险性。

（二）肥胖

英国的一项回顾性调查显示，体重每增加10kg，子宫肌瘤的危险性约增加21%。肥胖与子宫肌瘤危险性增加之间的关系可能与肥胖相关的激素有关，通过多余脂肪组织，循环中的肾上腺雄激素可转化成雌激素；肝脏产生的性激素结合球蛋白减少导致游离的有生理活性的雌激素水平升高，肥胖的未绝经妇女体内雌激素通过2-羟基化路径代谢减少导致雌激素向无活性雌激素转化降低，从而产生相对的高雌激素状态。

（三）种族与遗传

种族是重要的流行病学因素。回顾性研究表明黑人妇女子宫肌瘤的发病率是白人妇女的3倍，且确诊和切除时间更年轻化。过去认为子宫肌瘤是继发于盆腔感染的子宫肌层激惹引起的异常增生，因为盆腔感染在黑人妇女中较常见。但支持这一解释的资料极少。另外，子宫肌瘤的发病存在着家族聚集现象。在家系调查中发现，子宫肌瘤患者的亲代患子宫肌瘤的发生率约占24.7%，高于正常人群2.2倍，目前对这种家族易患性的本质尚不十分清楚。人群中单个肌瘤的高发及无症状肌瘤患者的存在，使相关基因的定位及鉴别变得复杂。

（四）月经周期和生殖因素

对初潮年龄与肌瘤发生危险相关性研究发现，与12岁初潮的妇女相比，初潮年龄≤10岁者危险性升高，而≥16岁者危险性下降，提出月经周期的过早建立使生殖期子宫肌层细胞分化数量增加，从而导致控制子宫平滑肌增殖基因突变的概率升高。生殖因素也影响着子宫肌瘤的发生，许多研究表明经产（曾经有1次或多次超过20周的妊娠）降低了子宫肌瘤的发病率，与妊娠使暴露于雌激素的时间减少有关。

二、子宫肌瘤的发病机制

子宫肌瘤的发病机制可能与遗传易感性、性激素水平和干细胞功能失调有关。

（一）遗传易感性学说

该学说是基于以下研究结果：

1. 子宫肌瘤患者的女性一级亲属患病风险增高。

2. 单卵双胎女性都发生子宫肌瘤的概率远高于双卵双胎女性。

3. 子宫肌瘤的进展和临床严重程度与种族密切相关。

4. 子宫肌瘤的发生与某些遗传性疾病相关，40%~50% 的子宫肌瘤患者存在染色体结构异常。另外，分子遗传学研究表明，酶的异常、细胞凋亡、高速泳动族蛋白家族与子宫肌瘤的发病相关。

（二）性激素学说

该学说认为子宫肌瘤是性激素依赖性的良性肿瘤，主要基于以下证据：

1. 子宫肌瘤好发于性激素分泌旺盛的育龄期妇女，青春期前少见，而绝经后发展停止或肌瘤缩小。

2. 妊娠期雌、孕激素的分泌量增加，肌瘤有增大的倾向。

3. 外源性性激素摄入如激素补充治疗会引起肌瘤增大。

4. 抑制性激素分泌的药物治疗能使肌瘤缩小。然而，雌、孕激素在子宫肌瘤发病中的作用及机制尚未完全明确，是否为子宫肌瘤发生的启动因子目前仍存在争议。

（三）干细胞突变学说

分子生物学研究揭示，子宫肌瘤是由单克隆平滑肌细胞增殖形成，而单个肌瘤中的不同细胞均起源于单个母细胞，提示单个母细胞应具备全能干细胞的特性，子宫肌瘤可能是由单一干细胞的突变所致。

（郑建华 安 媛）

第二节 子宫肌瘤的分型及治疗

子宫肌瘤在治疗方案的选择上，既要考虑解除或改善患者的症状，也要考虑到对患者卵巢内分泌功能、生殖功能、生活质量、劳动力、器官完整性以及对美观等方面的影响。该不该治疗（期待治疗或药物、手术治疗）？选择什么手术方式（肌瘤切除、全子宫切除、次全子宫切除）？通过什么途径（经腹、经阴道、腹腔镜、宫腔镜）？需要根据患者年龄、生育力、子宫肌瘤大小，与子宫的位置关系等制订综合化、个性化的治疗方案。

一、子宫肌瘤分型

根据肌瘤与子宫壁的关系可大致分为 3 类：黏膜下肌瘤、肌壁间肌瘤和浆膜下肌瘤。国际妇产科联盟（FIGO）2010 年对子宫肌瘤进行分型见表 30-1。

表 30-1 子宫肌瘤分型

分型	分型方法
0 型	有蒂黏膜下肌瘤
Ⅰ 型	无蒂黏膜下肌瘤，肌壁内部分 ≤50%
Ⅱ 型	无蒂黏膜下肌瘤，肌壁内部分 >50%
Ⅲ 型	肌壁间肌瘤，位置靠近宫腔，瘤体外缘距子宫浆膜层 ≥5mm
Ⅳ 型	肌壁间肌瘤，位置靠近子宫浆膜层，瘤体外缘距子宫浆膜层 <5mm
Ⅴ 型	浆膜下肌瘤，肌壁内部分 ≥50%
Ⅵ 型	浆膜下肌瘤，肌壁内部分 <50%
Ⅶ 型	肌瘤完全位于浆膜下（有蒂）
Ⅷ 型	其他特殊类型或部位的肌瘤（子宫颈、宫角、阔韧带肌瘤）

二、无症状子宫肌瘤的期待疗法

对于无症状的子宫肌瘤是否需要治疗，特别是是否需要手术的问题，长期以来存在争议。在国内出版的妇产科学教材或专著中，关于子宫肌瘤的手术指征中大都有提到"子宫超过 10 周（或 12 周）"或"肌瘤较大"这一指征，在全国统编教材临床医学《妇产科学》第 7 版教材中，则删去了这一手术指征。实际上，切除无症状肌瘤的唯一目的是预防肌瘤恶性变，但肌瘤发生肉瘤变的概率只有 0.5%，也就是说绝大多数的肌瘤是不会发生恶性变的。所以，对大多数无症状的患者来说，切除肌瘤是没有意义的。在国际经典妇产科专著 *Berk & Novak's Gynecology* 中，明确提出了"无症状肌瘤一般不需治疗"也即期待疗法的观点。也就是说子宫肌瘤的大小并不是是否需要手术治疗的唯一指征，判断一个患有子宫肌瘤的妇女是否需要手术主要是依据她有无症状来决定，这些症状包括月经改变、是否痛经、有无压迫症状和影响生育等。

随着生活水平的提高，人们对生活质量的要求也在逐步提高，期待疗法在子宫肌瘤诊疗中的应用也逐渐被患者认识并接受。期待疗法主要适用于无症状的子宫肌瘤，尤其是近绝经期妇女，因绝经后肌瘤大多可自然萎缩或逐渐消失。应用期待疗法的患者应每3～6个月复查1次，随诊期间注意有无症状出现，子宫是否增大及增大的速度。每次随诊须做妇科检查，必要时辅以超声检查。

但是，目前尚有两个问题未解决：一是肌瘤增长较快的标准尚无定论；二是还没有判断肌瘤恶性变的可靠指标。尚需要大样本的流行病学调查来完善疾病的诊断。

三、子宫肌瘤的药物治疗

子宫肌瘤药物治疗的目的主要是对症治疗，缓解或改善症状，并使肌瘤有一定程度地缩小。

（一）适应证

1. 子宫肌瘤导致月经过多、贫血和压迫症状，不愿手术者。

2. 子宫肌瘤剔除术或子宫切除术前预处理纠正贫血、缩小肌瘤和子宫体积，为手术治疗做准备。

3. 子宫肌瘤患者孕前可使用药物缩小子宫体积和肌瘤体积，为妊娠做准备。

4. 多发性子宫肌瘤剔除术后，预防肌瘤近期复发。

5. 有手术治疗禁忌证者。

（二）禁忌证

肌瘤生长较快或肌瘤发生变性，不能排除恶变者；有异常子宫出血时须除外子宫内膜病变，必要时行宫腔镜检查和诊刮；怀疑浆膜下肌瘤发生蒂扭转时应手术治疗。

（三）治疗药物

治疗子宫肌瘤的药物可以分为两大类：一类既可改善贫血症状又能缩小肌瘤体积，如促性腺激素释放激素激动剂（GnRH-a）和米非司酮等。另一类，只能改善月经过多的症状，不能缩小肌瘤体积，如激素避孕药、氨甲环酸、非甾体抗炎药（NSAID）等。目前，临床上常用的药物有以下几种：

1. 促性腺激素释放激素激动剂（GnRH-a）

间接地减少垂体分泌促性腺激素，用药7～14天达到药物性垂体 - 卵巢去势，使女性处于低雌激素水平，类似人工绝经状态，从而抑制子宫肌瘤生长，使肌瘤萎缩，体积缩小。目前，临床常用的制剂包括亮丙瑞林（leuprorelin，抑那通）、曲普瑞林（triprorelin，达菲林）、戈舍瑞林（goserelin，诺雷得）、布舍瑞林（buserelin）等。自月经期第1～5天内开始，每4周1针。研究表明，GnRH-a治疗3个月时子宫肌瘤体积较前平均缩小约50%，闭经率达95%以上，患者临床症状明显减轻，贫血得到纠正或改善，部分不孕患者停药后得以妊娠。子宫和肌瘤体积缩小后，降低了手术难度，使阴式子宫切除术和腹腔镜、宫腔镜下手术易于进行。患子宫肌瘤的围绝经期妇女，若应用GnRH-a药物使患者平稳过渡到绝经期，部分患者可避免手术治疗。GnRH-a治疗停止6～8周后正常月经周期可重建；3～6个月后子宫肌瘤往往会"反弹"到治疗前的大小，因此，要维持疗效需要持续用药。

GnRH-a的不良反应主要为低雌激素引起的围绝经期综合征及骨质丢失。患者出现不同程度的潮热、失眠、性欲减退、阴道干燥、情绪不稳定、头痛等。使用GnRH-a3个月以上者可采用反向添加疗法（add back），即在GnRH-a用药期间同时使用低剂量雌激素。但反向添加疗法目前尚无成熟的方案。国外的少量经验表明，配合反向添加治疗可以较安全地延长GnRH-a的使用时间至3～5年甚至更长时间。近年来，黑升麻提取物和GnRH-a联合应用即所谓的"联合调节"开始用于控制患者的围绝经期症状。建议从GnRH-a注射第1针开始服用黑升麻提取物，服用至GnRH-a治疗停止后1个月。由于"联合调节"不能阻止低雌激素状态导致的骨质丢失，应注意防范。

2. 米非司酮

米非司酮为抗孕激素制剂，与孕酮受体的相对结合力是孕酮的5倍，使体内孕激素水平降低，抑制肌瘤生长；米非司酮可使肌瘤组织中的孕激素受体（PR）数量明显降低，影响肌瘤组织中表皮生长因子受体（EGFR）、血管内皮生长因子（VEGF）的表达，减少子宫动脉血流，使子宫肌瘤组织缺氧、变性、坏死以致肌瘤体积缩小。米非司酮治疗子宫肌瘤的剂量不尽相同，但目前多采用每天10mg，连服3～6个月。用药期间患者可能会出现停经、潮热、头痛、头晕、恶心、呕吐、乏力、乳房胀痛等，停药后，这些症状会逐渐消失。长期应用米非司酮治疗可能会导致子宫内膜增生和抗糖皮质激素作用，故在治疗期间应考虑使用时间、剂量和定期观察子宫内膜的变化，严重的心、肝、肾疾病患者及肾上腺皮质功能不全者禁用米非司酮。

3. 非甾体抗炎药（NSAID） NSAID 抑制环氧合酶，在子宫内膜水平减少前列腺素的合成，减少月经出血。Cochrane 系统评价（包括 18 项随机对照试验）发现，经 NSAID 治疗可减少 30% 患者的月经出血量，疗效优于安慰剂，可作为治疗月经过多的一线药物，同时能缓解痛经。不同类型 NSAID 的疗效无差异，控制与月经相关的贫血和疼痛的同时不影响肌瘤或子宫大小。

4. 止血药 氨甲环酸能抑制纤溶酶、纤溶酶原与纤维蛋白结合，从而达到止血效果。用于治疗月经过多疗效确切，也适用于子宫肌瘤合并月经过多。用法为静脉滴注，一般成人 1 次 0.25～0.50g，必要时可每日 1～2g，分 1～2 次给药。应用本品要警惕血栓形成并发症，有血栓形成倾向及有心肌梗死倾向者慎用。

5. 复方口服避孕药（COC） COC 不能缩小子宫肌瘤的体积，但可以减少月经量，控制月经周期，能治疗子宫肌瘤相关的点滴出血和月经过多。WHO 推荐子宫肌瘤患者可以使用 COC。

四、子宫肌瘤手术方式的选择

迄今为止，手术仍是子宫肌瘤的主要治疗方法。

（一）手术适应证

1. 月经过多或异常出血甚至导致贫血，或压迫泌尿系统、消化系统、神经系统等出现相关症状，经药物治疗无效。

2. 能确定肌瘤是不孕或反复流产的主要原因。

3. 子宫肌瘤患者准备妊娠时若肌瘤直径≥4cm建议剔除。

4. 绝经后未行激素补充治疗但肌瘤仍生长。

（二）手术途径

1. 经腹手术（包括腹腔镜和开腹两种术式） 经腹子宫肌瘤剔除术适用于有生育要求、期望保留子宫者。具体选择腹腔镜还是开腹手术，取决于术者的手术操作技术和经验，以及患者自身的条件。对于肌瘤数目较多、肌瘤直径大（如＞10cm）、特殊部位的肌瘤、盆腔严重粘连手术难度增大或可能增加未来妊娠时子宫破裂风险者宜行开腹手术。无生育要求、不期望保留子宫者可行子宫全切除术。对于年轻希望保留子宫颈者也可行子宫

次全切除术，术前应注意子宫颈癌的筛查，以减少子宫颈残端癌的发生。

充分暴露手术视野：首先要辨认盆腔解剖，如有粘连应先行分离粘连，充分显露肌瘤，并避免对邻近器官如肠管和输尿管的损伤。如果肌瘤较大，腹腔镜第一穿刺孔的位置可选择在脐上。子宫切口的选择应尽可能从 1 个切口取出更多的肌瘤，并避开宫角、输卵管和宫旁等。开腹子宫肌瘤剔除术的子宫切口为纵切口，即平行于外层子宫平滑肌走向；腹腔镜手术时子宫切口的选择应考虑手术操作的便利性，考虑缝合的角度和难度，根据肌瘤的位置、肌纤维及血管的走行选择合适的切口位置。对于有生育要求的患者，尽量使用功率较小的电切模式或者剪刀切开肌层，以减少及避免热损伤对肌层愈合的影响。

尽可能剔除所有肌瘤。对于有生育要求者要尽量减少对正常肌层的破坏。术中可使用子宫颈环扎带、缩宫素或垂体后叶素局部注射以减少术中出血，缩短手术时间。缝合要注意分层缝合，保证子宫肌层的良好对合，不留死腔。应彻底止血并在手术完毕时反复冲洗盆腹腔。推荐术后子宫创面应用防粘连制剂以减少粘连，有助于减少再次手术的难度，但在改善生育及妊娠结局方面尚无足够的数据证实。

2. 宫腔镜手术 适合于：0 型黏膜下肌瘤；Ⅰ、Ⅱ型黏膜下肌瘤，肌瘤直径≤5cm；肌壁间内突肌瘤，肌瘤表面覆盖的肌层≤0.5cm；各类脱入阴道的子宫或子宫颈黏膜下肌瘤；宫腔长度≤12cm；子宫体积＜孕 8～10 周大小，排除子宫内膜及肌瘤恶变。除通用禁忌证外，子宫颈瘢痕致子宫颈坚硬不能充分扩张者为宫腔镜手术的禁忌证。

手术在硬膜外阻滞或全身麻醉下实施。常规外阴、阴道消毒，子宫颈扩张至 Hegar 扩张棒 10～12 号，经子宫颈置入宫腔电切镜，全面探查宫腔，明确肌瘤位置及类型，同时注意子宫内膜的情况，以及双侧输卵管的开口。可用单极或双极环形电极进行电切割。0 型肌瘤通常有根蒂，直接切断瘤蒂钳出瘤体；Ⅰ型肌瘤以环状电极于瘤体上下或左右侧方切割缩小肌瘤体积，待肌瘤切成"沟槽状"形态后，以卵圆钳钳夹瘤体取出。对Ⅱ型及肌壁间内突肌瘤，通常可用电极切开肌瘤最突出部位的子宫内膜组织，使瘤核外突，以

环状电极电切瘤体组织。对于有生育要求的患者注意保护肌瘤周边的正常子宫内膜。

手术并发症：①出血及子宫穿孔，Ⅰ型、Ⅱ型肌瘤由于瘤体向子宫肌层内扩展，施术中时容易引起肌壁组织损伤、大出血甚至子宫穿孔。可以通过超声监护提示宫腔镜切割电极作用的方向和深度，避免子宫穿孔。②子宫颈损伤，多由于肌瘤体积过大、术前没有充分进行子宫颈预处理，术中暴力扩张子宫颈所致。③灌流液吸收与稀释性低钠血症，是宫腔镜手术的特有并发症，宫腔镜子宫肌瘤切除术更易发生。施术中应注意观察灌流液的入量和出量，警惕低钠血症的发生。

3. 经阴道手术　可行子宫切除术及子宫肌瘤剔除术。与开腹手术相比，具有减少围手术期并发症、缩短住院时间、减少疼痛、恢复快、医疗费用低等特点。尤其是对于伴有肥胖、糖尿病、高血压、肺心病等内科合并症，不能耐受开腹或腹腔镜手术的患者是理想术式。对合并盆腔器官脱垂的患者，可同时进行盆底修复手术。但经阴道手术也有一定的局限性，由于阴道手术视野小，操作空间局限，手术难度大，若有盆腔粘连、2次或2次以上妇科腹部手术史，子宫体积大等会更增加手术难度，操作不当易损伤邻近器官，增加感染机会，对术者的操作技巧有较高要求。

经阴道子宫肌瘤剔除术应选择子宫活动好的已婚患者、肌瘤数目≤2个、肌瘤直径≤6cm，位于子宫颈、子宫颈峡部、子宫下段、子宫前后壁的子宫肌瘤。术前充分掌握患者的病情，严格选择适应证并做好中转开腹的准备。

（三）术后处理

术后3个月常规行妇科检查及超声检查，子宫肌瘤剔除术后若发现仍有肌瘤为肌瘤残留；若此后检查出有肌瘤，为复发。远期随访，子宫肌瘤的术后复发率接近50%，约1/3的患者最终需要再次手术治疗。应根据子宫肌瘤分型指导术后避孕时间，0型、Ⅰ型和Ⅶ型避孕3个月；Ⅱ型～Ⅵ型及Ⅷ型为6～12个月。

五、子宫肌瘤的其他微创治疗或局部治疗

与传统的子宫肌瘤剔除术和子宫切除手术相比，这些方法多数通过缩小肌瘤体积，或破坏子宫内膜达到缓解子宫肌瘤症状的目的，不易取到肌瘤组织进行病理检查，但是多数更加微创甚至无创，其治疗方法各有其优势及局限性。

（一）经导管子宫动脉栓塞术

经导管子宫动脉栓塞术（transcatheter uterine artery embolization，UAE）是血管介入治疗，用于治疗子宫肌瘤已经有20多年的经验。经皮股动脉穿刺插管，确认导管插入子宫动脉。栓塞剂一般为聚乙烯醇（polyvinyl alcohol，PVA）颗粒，用量以完全阻断子宫肌瘤血流为度。适用于子宫肌瘤剔除术后复发、有多次腹部手术史、不能耐受或不愿意手术治疗者。并发症有栓塞后综合征，如下腹痛、发热、恶心、呕吐等。

（二）高强度超声聚焦消融

在超声或MRI引导下，将体外低强度的超声波聚焦于体内的目标区域，形成高能量密度的焦点，致焦点区域的组织快速升温，在很短的时间内发生凝固性坏死，即消融。适应证基本同手术治疗，适用于要求保留子宫者，尤其适合于不能耐受或不愿意手术治疗者。并发症有皮肤损伤、发热、水肿、消化道症状、泌尿道症状、腹壁水肿、疼痛、阴道出血或血性分泌物（常见于黏膜下肌瘤）等，多与治疗超声的热效应和机械效应导致的无菌性炎症反应有关，通常在数周内恢复。

（三）其他

临床使用更少。主要是破坏或去除子宫内膜，治疗子宫肌瘤合并月经过多。包括：

1. 射频消融术（radiofrequency ablation，RFA）　通过将高频率的交流电（300～500kHz）转化为热能，使目标组织发生不可逆的凝固、变性、坏死效应，又称自凝刀。

2. 微波消融术（microwave ablation，MWA）　使用微波辐射器把某个频率的电磁波（常用为2 450MHz和915MHz）能量转换成微波的辐射能，后者被组织吸收而转换成热能，致使被作用组织的局部温度瞬间升高而发生凝固、坏死。常应用于肝、肾和肺等部位的恶性肿瘤治疗，近年来应用于子宫肌瘤治疗的报道逐渐增多。

3. 冷冻治疗（cryosurgery）　通过宫腔内冷冻治疗小型黏膜下肌瘤，或损坏子宫内膜以控制子宫肌瘤合并月经过多，改善贫血甚至达到闭经目的。

4. 子宫热球治疗（uterine balloon therapy） 主要机制是使子宫内膜受热而损毁，以控制子宫肌瘤引起的月经过多。

六、妊娠合并子宫肌瘤

妊娠合并子宫肌瘤的发生率为 0.1%～3.9%。妊娠期间，雌、孕激素水平明显增高、子宫平滑肌细胞肥大、血液循环增多等因素，引起子宫肌瘤体积增大。超声监测发现，子宫肌瘤体积增大在孕 20 周内约占 45%；之后仅占约 25%，而约 75% 的肌瘤体积缩小。子宫肌瘤确实增加了难产率、剖宫产率和早产率。尤其是大的黏膜下肌瘤和胎盘附着处的肌瘤会导致并发症，例如阴道出血、胎盘早剥、胎儿生长受限和早产。子宫肌瘤合并妊娠应按高危孕妇进行管理。绝大多数孕妇无须特殊处理，但应定期监测肌瘤大小、与胎盘的关系及母儿状况。

妊娠期间子宫肌瘤快速增长，肌瘤内血液循环障碍，容易引起子宫肌瘤变性，包括肌瘤红色变性、无菌性坏死、恶变及出血梗死。子宫肌瘤红色变性，首选保守治疗，包括卧床休息、补液及一般支持治疗，应用抗生素预防感染，有宫缩者予宫缩抑制剂，必要时予镇静剂、止痛剂。国内也有报道小剂量肝素（25mg）治疗妊娠期子宫肌瘤红色变性取得良好疗效，用药 3 天后有效率达 95%。若保守治疗失败或诊断不清楚时，可考虑手术探查。

妊娠期子宫肌瘤手术的适应证：

（1）肌瘤短期增长迅速，高度怀疑恶变者。

（2）肌瘤红色变性，经保守治疗无效。

（3）浆膜下子宫肌瘤发生蒂扭转、继发感染等，经保守治疗无效。

（4）肌瘤压迫邻近器官，出现严重症状。

术前应告知孕妇手术的相关风险，做到充分知情同意。手术宜在孕 24 周前进行，并根据孕妇及胎儿情况决定是否终止妊娠。术后给予宫缩抑制剂和抗生素，加强胎儿监护。无论是开腹手术还是腹腔镜手术对妊娠结局的影响均缺乏循证医学证据。

妊娠合并子宫肌瘤的分娩方式，应根据肌瘤大小、部位及母儿情况而定。子宫肌瘤小，不影响产程进展，可选择阴道分娩。如子宫肌瘤位于子宫下段、子宫颈等位置，影响胎先露衔接和入盆，阻碍胎儿下降及娩出，应在足月后择期行剖宫产术。关于剖宫产术中是否行子宫肌瘤剔除术的问题，目前尚存争议，应根据肌瘤大小、部位、孕妇的情况、术者的技术熟练程度、医院的输血急救条件等而定。对于直径 >8cm、多发性肌瘤、不易暴露的肌瘤（如子宫下段、子宫颈肌瘤、黏膜下肌瘤）以及靠近子宫动静脉、输卵管间质部的大肌瘤应谨慎对待。对危重孕妇，不主张在剖宫产术同时行子宫肌瘤剔除术。

（郑建华　安　媛）

第三节　子宫肉瘤

子宫肉瘤约占所有女性生殖道恶性肿瘤的 1%，子宫体恶性肿瘤的 3%～7%。因其罕见和组织病理学的多样性，目前仍缺乏最佳治疗方案和与不良预后相关危险因素的共识。

一、子宫肉瘤的分类变迁及解读

在 2014 年出版的第 4 版《WHO 女性生殖器官肿瘤分类》中，子宫肉瘤包括如下类型：平滑肌肉瘤（包括上皮样平滑肌肉瘤和黏液样平滑肌肉瘤）、子宫内膜间质及其相关肉瘤（包括低级别子宫内膜间质肉瘤、高级别子宫内膜间质肉瘤、未分化子宫肉瘤、类似于卵巢性索间质肿瘤的子宫肿瘤）、混合性上皮和间叶性肿瘤中的腺肉瘤、杂类间叶性肿瘤（包括横纹肌肉瘤、恶性血管周上皮样细胞肿瘤及其他肿瘤）。

与 2003 年的分类相比，2014 年子宫肉瘤的分类变化体现在以下几个方面。

1. 既往将横纹肌肉瘤归于恶性米勒混合瘤，仅单相分化。而新版分类中被定义为异质性显著伴骨骼肌分化的恶性间叶性，分为 4 型。宫体的发病率仅次于宫颈，多形型常发生于绝经后，诊断时多已有子宫外扩散。胚胎型生育期妇女常见，而梭形细胞型及腺泡型较罕见。

2. 与低级别子宫内膜间质肉瘤相对应，新增了高级别子宫内膜间质肉瘤，其定义为一种起源于子宫内膜间质的高级别恶性肿瘤。

3. 将 2003 版的"未分化子宫内膜肉瘤"更改名称为"未分化肉瘤"，但其实质及内容并无变化。

4. 新版分类在"间叶肿瘤"末尾设立"其他"一项,表明所列分类不是一个封闭系统,尚包含其他许多罕见肿瘤,尚有待进一步研究。

5. 在新版中癌肉瘤仍然归入混合性上皮和间叶性肿瘤,但目前认为其是去分化的子宫内膜癌,将其按照高级别上皮样肿瘤处理,因此其分期及处理方案均按照高危子宫内膜癌,请参阅子宫内膜癌相关章节。

以上各类子宫肉瘤中,子宫平滑肌肉瘤是子宫肉瘤中最常见的类型,占63%,子宫内膜间质肉瘤约占21%、一些少见的类型如腺肉瘤约占6%,未分化肉瘤约占5%,其他类型约占5%。

二、子宫肉瘤的临床病理特征及目前存在问题

(一)子宫平滑肌肉瘤

大体标本多为单发的肿块,或者当与子宫平滑肌瘤有关联时,常为其中最大的肿块。典型的子宫平滑肌肉瘤体积大,平均直径10cm(仅有25%直径<5cm)。肿瘤切面质软、膨出、鱼肉状,常见坏死灶、易出血,缺乏平滑肌瘤明显的旋涡状结构。病理学诊断子宫平滑肌肉瘤通常较为简单,因为绝大多数临床恶性的子宫平滑肌肉瘤都表现为明显的细胞富集与核异型、活跃的有丝分裂象(通常>15/10HPF)。其他临床病理特征包括:多发生于围绝经期或绝经后期、病变累及子宫外、巨块(直径超过10cm)、包膜侵犯、坏死以及常见的异常有丝分裂象。

子宫平滑肌肉瘤通常表达平滑肌组织的标志物,比如结蛋白(desmin)、钙调蛋白结合蛋白(h-caldesmon)、平滑肌肌动蛋白(smooth muscle actin,SM)和组蛋白脱乙酰酶8(histone deacety-lase 8,HDAC8)等;但是,在上皮样平滑肌肉瘤和黏液样平滑肌肉瘤中,这些标志物的表达较低。平滑肌肉瘤也常表达CD10(子宫内膜向间质分化的标志物)以及上皮性标志物,如角蛋白(keratin)和上皮细胞膜抗原(epithelial membrane antigen,EMA),后者更常见于上皮样平滑肌肉瘤。30%~40%的平滑肌肉瘤表达雌、孕、雄激素受体。虽然有报道称某些子宫平滑肌肉瘤有c-Kit的免疫表达活性,但目前尚未发现c-Kit相关的基因突变。

与良性平滑肌瘤相比,Ki-67在子宫平滑肌肉瘤中的表达水平更高。在子宫平滑肌肉瘤中过表达的p16有望成为区分子宫平滑肌肉瘤良恶性的一个免疫学指标。绝大多数的子宫平滑肌肉瘤呈散发性。携带延胡索酸酶种系突变的患者发生子宫平滑肌肉瘤和子宫平滑肌瘤的风险高。子宫平滑肌肉瘤表现出复杂的染色体结构异常和极度易受干扰的基因调控,这可能是多基因缺陷累积的结果。

当子宫平滑肌瘤出现了一些可疑的组织学特征如坏死、核异型或者有丝分裂象,但并未达到平滑肌肉瘤的全部诊断标准时,可将其诊断为恶性潜能未定的平滑肌肿瘤。然而,由于组织类型不同,其诊断恶性的标准也不一致,因此有可能导致不同的临床预后及治疗方案。因此,这一诊断应尽量少用,如有可能,要将每一例平滑肌瘤患者分类到一个特定的病理类型。至于何种肿瘤可以归入恶性潜能未定的平滑肌肿瘤,文献报告也不一致,2006年Crum和Lee等提出其诊断标准为:①有可疑的凝固性地图状肿瘤坏死,无论核分裂象多少,有或无细胞的异型性;②没有凝固性肿瘤坏死,但核分裂象>15/10HPF,细胞缺乏异型性;③没有凝固性肿瘤坏死,核分裂象接近但是<10/10HPF,有弥漫性或多灶性的显著的非典型性;④上皮样或黏液样平滑肌肿瘤,细胞具有异型性,但核分裂象介于良性和恶性之间;⑤令人担忧的肿瘤,即怀疑但又不能确定肿瘤出现了上皮样或黏液样分化的特征。因此,关于恶性潜能未定的平滑肌肿瘤的最佳诊断标准仍有待斟酌。

(二)子宫内膜间质肿瘤

虽然占所有子宫肿瘤的比例不到1%,但却是第2常见的子宫间质性肿瘤。特征性表现为肌壁间肿瘤。根据肿瘤边界的类型分为:肿瘤边界清楚者为良性间质性结节,而出现了肌层浸润和淋巴脉管浸润者为肉瘤。

1. 低级别子宫内膜间质肉瘤 显微镜下见子宫内膜间质肉瘤由分化良好的子宫内膜间质细胞组成,仅有轻度的核异型性,并以侵犯肌层的淋巴脉管间隙为特征。肿瘤细胞的坏死少见。

CD10在低级别子宫内膜间质肉瘤的肿瘤细胞中呈强阳性表达,平滑肌肌动蛋白通常也为阳

性，结蛋白不常表达（30%），而钙调节蛋白和组蛋白脱乙酰酶 8 则是阴性。雌激素受体（estrogen receptor，ER）（仅 α 亚型）、孕激素受体（progesterone receptor，PR）、雄激素受体（androgen receptor，AR）和 WT-1 呈特异性阳性，高达 40% 的病例表达细胞核的 β-catenin。最常见的细胞遗传学异常是反复出现的 7 号染色体和 17t（7；17）（p15；q21）的异位，由此导致了 JAZF1 和 SUZ12 的核融合（命名为 JJAZ1）。这一核融合可以用荧光原位杂交和逆转录聚合酶链反应检测出来。

2. 高级别子宫内膜间质肉瘤 肿瘤常表现为宫腔内的息肉样赘生物或者肌壁结节。直径可达 9cm（平均 7.5cm），诊断时常伴有子宫外侵犯。切面鱼肉状，合并广泛出血和坏死。镜下见肿瘤主要由高级别的圆形细胞组成，有时可见低级别的梭形细胞成分（主要是纤维黏液样肉瘤）。有丝分裂象活跃，通常 >10/10HPF。偶有灶性典型的低级别子宫内膜间质肉瘤成分。高级别子宫内膜间质肉瘤的形态特点包括：①伴有低级别子宫内膜间质肉瘤的低级别成分的肿瘤组织突然向高级别区域转变；②肿瘤细胞缺乏均匀一致高级别核的特点，但具有渗透样浸润性生长方式；③肿瘤细胞比低级别子宫内膜间质肉瘤的更大，圆形或卵圆形，核膜光滑，染色体清晰，无明显的核仁。但是只是从形态学来区分低级别和高级别子宫内膜间质肉瘤可能会存在偏差。在最早提示高级别子宫内膜间质肉瘤是一类新的子宫肉瘤的研究中显示，这一类肿瘤存在 t（10；17）（q22；p13），因此会特征性地引起 YWHAE-FAM22 的基因融合，而不存在低级别子宫内膜间质肉瘤常见的 JAZF1-SUZ12、JAZF1-PHF1、EPC1-PHF1 和 MEAF6-PHF1 基因融合。另外，最近也有一些研究发现高级别子宫内膜间质肉瘤存在重复性 ZC3H7B-BCOR 基因融合。所以从基因方面来区分两种类型的子宫内膜间质肉瘤会更为准确。期待将来有新的基因发现，能够更加精准诊断各种类型的子宫肉瘤。

CD10、ER 和 PR 在高级别子宫内膜间质肉瘤组织中不表达，但周期蛋白 D1（cyclin D1）呈弥散的强阳性（>70% 的细胞核表达），c-Kit 也常为阳性，而 DOG1 则是阴性。

3. 未分化子宫肉瘤 该病的诊断需要具备以下特征：肌层浸润、核异型明显、有丝分裂象活跃和 / 或肿瘤细胞坏死，缺乏向平滑肌或子宫内膜间质分化的证据。肿瘤的组织学外观更像是癌肉瘤的间质部分，而不是典型的子宫内膜间质肿瘤。CD10 的阳性程度不等，雌、孕激素受体的表达为弱阳性或者阴性。

4. 腺肉瘤 米勒管腺肉瘤占所有子宫肉瘤的 5%～10%，是一种具有低度恶性潜能的混合性肿瘤，由良性的腺上皮和低级别肉瘤紧密混合而成，肉瘤常为子宫内膜间质成分。绝大多数的腺肉瘤来源于子宫内膜（包括子宫下段），少数发生于宫颈管内膜（5%～10%）以及子宫外部位。腺肉瘤外观为息肉样肿瘤，最大径线 5～6cm（1～20cm），肿瘤占据子宫腔，并使宫腔膨大。腺肉瘤合并肉瘤成分过度增生时体积可能更大，外观为鱼肉状、出血，切面有坏死灶，比常见的腺肉瘤更容易侵犯肌层。

镜下见致密的环绕腺体的基质成分，形成腺体周围富含细胞的袖口状结构。高分化肿瘤可能仅有轻度的核异型性，间质成分中的有丝分裂象少见或者消失。这种特征性的袖口状结构有助于鉴别诊断腺肉瘤和与其相对应的更为罕见的良性肿瘤——腺纤维瘤。在 10%～15% 的病例中可以发现异源性的间叶成分（常为横纹肌肉瘤）。25%～30% 的患者在 5 年内出现阴道或者盆腔复发，几乎仅见于有子宫肌层浸润和肉瘤成分过度增生的患者。约 15% 的患者出现肌层浸润，但仅有 5% 为深部浸润。肉瘤的过度增生定义为镜下可见单纯的肉瘤成分，通常为高级别，不含腺体成分，且至少占到肿瘤的 25%。据报道，出现肉瘤成分过度增生的患者占子宫腺肉瘤的 8%～54%。

与常见的腺肉瘤相比，肉瘤成分过度增生的腺肉瘤会表达更强的细胞增殖相关的标志物（Ki-67 和 p53）；相反，细胞分化相关的标志物（CD10 和 PR）则在常见的腺肉瘤中表达更高。

三、子宫肉瘤的诊断方法、存在问题及对策

目前仍没有可靠的方法在术前诊断子宫平滑肌肉瘤。有些患者可能会出现 LDH、CA125 升高，但这些标志物并不具有特异性。术前或术中的子宫内膜活检有一定价值，但是活检结果阴性

并不能排除子宫平滑肌肉瘤的诊断。活检或者刮宫的方式取得标本进行病理诊断，对于病理医生进行准确判断也有一定的挑战。首先需要鉴别是子宫平滑肌肉瘤还是子宫内膜间质肉瘤，其次，要鉴别是高级别肉瘤还是低级别肉瘤。对于手术切除的大体标本来讲，通过形态学及常规的免疫组织化学并不困难。但是对于活检组织标本，准确诊断并不容易。虽然有一些免疫组化指标，如ER、PR、结蛋白、SM、钙调节蛋白 h 和 CD10 等可以辅助诊断，但这些指标在子宫平滑肌肉瘤和子宫内膜间质肉瘤之间有交叉。因此，不断有研究去寻找差异表达的新基因及蛋白，希望能够对子宫肉瘤进行更加精准的诊断。这些新的基因包括：SLCA7A10/ASC1、EFNB3、CCND2、ECEL1、ITM2A、NPW、PLAG1、GCGR、CDKN2A、FABP3、TAGLN、JPH2、GEM 等。但这些基因所表达的蛋白是否在鉴别诊断方面有意义，以及其特异性、敏感性如何，这些蛋白之间如何组合以达到最高的诊断效率，目前仍需要更多的研究。

MRI 是目前鉴别子宫肿物性质的最佳术前检查，可以根据肿物的边界、肿物内血流情况、肿瘤中心未增强区域性质来判断是属于子宫平滑肌肉瘤还是不典型的平滑肌瘤。由于 MRI 检查的客观性，因此有必要进行更多术前影像学检查的相关研究，尤其是对于肿块满足多个影像学特征的患者，评估其最终的病理诊断能否与术前诊断一致，从而为子宫平滑肌肉瘤的术前准确诊断积累数据和资料。

四、子宫肉瘤手术治疗相关问题及对策

（一）能否保留生育功能

在全球临床医师广泛认可和遵循的指南之一的美国国立综合癌症网络（National Comprehensive Cancer Network，NCCN）指南中对于子宫肉瘤的治疗未提及保留生育功能相关的治疗方案。而对于子宫肉瘤的标准手术治疗方案，包括全子宫双侧附件切除术，因此关于子宫肉瘤患者保留生育功能的研究很少。子宫腺肉瘤由良性的腺上皮和恶性的间质成分组成，且恶性成分多为低度恶性病变。因此，有研究对有生育要求的子宫腺肉瘤患者的治疗方案进行回顾性分析，提出对于有生育要求的患者经过严格筛选及充分知情，可

以进行保留生育功能的子宫肿物切除术。但是对于有高危因素者，比如肉瘤成分过度增生者，因其复发率高，保留生育功能需谨慎。由于此类患者例数不多，且保留生育功能者更少，因此需要更多的研究去证实最佳的保留生育功能的方案，如是否需要辅助化疗、化疗的疗程数，都有待进一步研究。在其他类型的子宫肉瘤中，目前尚未见到保留生育功能的报道。

（二）能否保留卵巢

原发的子宫平滑肌瘤肉瘤患者卵巢转移率低于 5%，一些研究表明行全子宫切除的同时切除卵巢并不能改善患者的预后。在病灶局限于子宫的早期患者中，保留卵巢者与不保留卵巢者相比，五年生存率分别为 74.2% 和 70.8%，肿瘤相关死亡率分别为 74.2% 和 70.8%。二者相比无统计学差异，说明对于保留卵巢的患者来讲并没有明显的不良后果，且同时保留了患者的内分泌功能。因此，在早期的、经过选择的希望保留内分泌功能的子宫平滑肌肉瘤患者，如肿瘤 ER 和 PR 均阴性，则可以考虑保留患者的卵巢。对于此类患者，需要充分评估且与患者充分沟通后，才可以考虑进行个体化处理的手术，从而保留卵巢。遗憾的是，目前尚没有制定出可以遵循的标准化原则。

低级别子宫内膜间质肉瘤肿瘤对激素通常敏感，通常认为保留卵巢的患者有非常高的复发率，几乎达 100%，因此不建议保留卵巢。但也有些回顾性病例对照研究发现，是否保留卵巢并不影响患者的总生存期。

高级别子宫内膜间质肉瘤通常不表达 ER、PR，但保留卵巢是否影响生存仍然不明确。有极少数回顾性研究报道，局限于子宫的 I 期的高级别子宫内膜间质肉瘤患者保留卵巢不影响无疾病复发率和总生存率。但由于例数太少，尚不具有说服力。

腺肉瘤的标准治疗方案为经腹全子宫双侧输卵管卵巢切除术。多数报道显示腺肉瘤卵巢转移率低，对于未绝经的女性保留卵巢不影响总生存率和肿瘤相关生存率。在这些有限的研究中，病例数均不多。因此，目前还不能给出肯定的结论。

（三）淋巴结是否有必要切除

子宫平滑肌肉瘤切除淋巴结有争议。平滑肌

肉瘤淋巴结转移率为 5%～11%。通过手术切除证实淋巴结转移，增加了术后辅助放疗或者化疗的应用，对于判断预后和提高生存有好处。有研究显示，淋巴结转移者与无转移者的五年生存率分别为 26% 和 64.2%。但目前都是一些小样本的研究，尚未有大样本队列研究加以证实。考虑到子宫平滑肌肉瘤的术后辅助治疗并无特异性推荐，且手术并不能切除所有的镜下转移灶，因此尚不能将淋巴结切除作为标准术式予以推荐。

低级别子宫内膜间质肉瘤的淋巴结转移率为 10% 左右，多数回顾性研究认为切除淋巴结的意义主要在于分期，对预后影响不大。因此，淋巴结切除在低级别子宫内膜间质肉瘤的治疗中可能并无作用。多数低级别子宫内膜间质肉瘤患者仅行全子宫双侧附件切除术，并不常规切除盆腔淋巴结。

对于高级别子宫内膜间质肉瘤及未分化子宫肉瘤，通常认为由于其恶性度高，易发生血性转移至肺等远处器官，而不常发生淋巴转移，考虑到其侵袭性高，术后多数患者会行辅助治疗，切除淋巴结并不能改善预后。但也有大样本的回顾性研究认为，高级别子宫内膜间质肉瘤及未分化子宫肉瘤淋巴结转移率为 20% 左右，多因素分析显示是否行淋巴结切除术以及淋巴结是否有转移对总生存期有显著影响。因此，建议对此类患者行淋巴结切除，甚至建议对于初次手术未行分期手术者，病理明确诊断后需行二次手术进行淋巴结切除。因此，对于高级别子宫内膜间质肉瘤及未分化子宫肉瘤患者，是否行淋巴结切除并无一致意见。但在 NCCN 指南中，并无推荐切除淋巴结。

子宫腺肉瘤的淋巴结转移率较低，SEER 研究显示仅为 3%，因此，对于大多数的患者可以考虑不做淋巴结切除。

（四）辅助放疗和 / 或化疗

对于子宫平滑肌肉瘤和高级别子宫内膜间质肉瘤，辅助治疗能否提高生存率尚不能肯定。对于早期患者，有多项研究证实是否行辅助治疗对无复发生存率和总生存率无明显影响。尤其是其中一项为期 4 年的随机对照试验，显示观察组的平均生存时间较化疗组长，分别是 46.4 个月和 34.3 个月。尽管这项研究仅纳入 38 名患者，且由

于难以招募到符合条件的患者而提前关闭，但仍然提示我们对于完整手术切除的 I 期患者，避免化疗而进行观察可能对患者有益。但是，由于缺乏更多的前瞻性随机对照试验，对于这些患者，一方面要进行严密的随访以早期发现复发，另一方面，进行多中心合作的随机对照临床研究非常有必要。放射治疗可能对控制局部复发有帮助，对于晚期或复发患者，可以选择化疗，反应率为 17%～36%，一些平滑肌肉瘤患者可能对激素治疗有效。

低级别子宫内膜间质肉瘤的辅助治疗包括辅助性放疗以及孕激素、芳香化酶抑制剂等激素治疗。切除卵巢后不推荐进行雌激素替代治疗。

晚期或复发的高级别子宫内膜间质肉瘤患者对激素治疗无效，应该接受包括放疗、化疗和激素治疗在内的积极的联合治疗。

（五）激素治疗

子宫肉瘤激素治疗的基础是不同类型的子宫肉瘤有不同比例的雌激素受体（ER）和孕激素受体（PR）表达。低级别子宫内膜间质肉瘤 ER 和 PR 表达率在子宫肉瘤中表达率最高，分别为 53% 和 67%；子宫平滑肌肉瘤为 45% 和 65%，而高级别子宫内膜间质肉瘤则为 23% 和 31%。因此，激素治疗主要应用于低级别子宫内膜间质肉瘤和 ER 和 / 或 PR 阳性的子宫平滑肌肉瘤。激素治疗的药物主要有孕激素、芳香化酶抑制剂、促性腺激素释放激素类似物（gonadotrophin releasing hormone agonist，GnRH-a）。

低级别子宫内膜间质肉瘤作为一种预后较好的肉瘤，近几年其疾病相关死亡率从 19%～50% 下降至 <10%，研究认为与激素治疗的应用有关。孕激素、芳香化酶抑制剂和 GnRH-a 可用于复发、晚期及保留生育功能的低级别子宫内膜间质肉瘤的辅助治疗，有时也可以两种药物联合应用。但术后选择性雌激素受体调节剂（selective estrogen receptor modulators，SERMs）他莫昔芬的应用可能导致疾病进展，因此在欧洲肿瘤内科学会（European Society for Medical Oncology，ESMO）指南和 NCCN 指南中，均已将 SERM 从激素治疗的药物列表中剔除。

由于 ER 和 PR 表达比例高，因此子宫平滑肌肉瘤对激素的反应较好。但即使病灶局限于子宫

的Ⅰ期患者，其复发率仍超过50%，因此，不推荐子宫平滑肌肉瘤保留生育功能。激素治疗主要用于晚期或复发的子宫平滑肌肉瘤患者。在体外试验中，孕激素会促使子宫平滑肌瘤细胞的生长，并可以逆转GnRH-a对子宫平滑肌瘤细胞的抑制作用，因此孕激素不能用于子宫平滑肌肉瘤的治疗。他莫昔芬用于子宫平滑肌肉瘤的治疗尚存争议，目前可选择的药物主要为雌激素阻滞剂，包括芳香化酶抑制剂和GnRH-a。

虽然目前激素治疗作为子宫肉瘤的辅助治疗手段显示出一定的前景，但也存在较多问题。首先，由于肉瘤的发病率低，目前的资料除了一项来曲唑用于子宫平滑肌肉瘤的Ⅱ期临床研究，其余的均为病例报道或者小样本的回顾性分析。其次，用药过程中同样存在药物不良反应、患者不耐受等问题，合适的药物剂量及用药时长目前也不明确。再次，能否将激素类药物与其他辅助治疗如靶向治疗药物等联合应用，目前也缺乏相关的研究。因此，需要更多的大样本前瞻性研究来回答上述问题。

（六）新型药物

曲贝替定是一种从海洋生物体内分离提取出来的烷化剂，可通过多种机制发挥抗癌活性。美国食品药品监督管理局（Food and Drug Administration，FDA）批准可用于一线方案治疗失败的晚期或复发性子宫平滑肌肉瘤。

帕唑帕利是一种血管内皮生长因子受体酪氨酸激酶抑制剂，2012年由美国FDA批准可用于治疗既往化疗失败的晚期软组织肉瘤。在Ⅲ期随机、双盲、安慰剂对照的研究中，帕唑帕利在延长中位PFS方面与对照组相比显示出了优势（4.6个月 vs 1.6个月），但两组之间中位总生存期无显著性差异。目前，关于帕唑帕利在子宫肉瘤中的研究只有少数的回顾性研究。

尼鲁单抗和帕博利珠单抗均是抗PD-1抗体，对多种实体肿瘤有抗癌活性，目前正在各种实体肿瘤中进行临床试验。

以上药物虽然已经批准可用于子宫肉瘤的治疗，但目前多是一些小样本的，甚至是回顾性研究。这些药物能否与化疗联合应用，与化疗联合应用时用药顺序是否影响疗效，能否用于子宫肉瘤的维持治疗等一系列问题尚缺乏证据。

五、子宫肉瘤的随访及预后影响因素

子宫肉瘤治疗后的随访内容包括：病史询问、体格检查及实验室检查。实验室检查包括腹部和盆腔MR、胸部CT、必要时行PET/CT检查。随访间隔，推荐再前2~3年每3~4个月1次，之后每6~12个月1次。影像学检查前3年每3~6个月1次，第4~5年每6~12个月1次，之后每年1次。

预后影响因素多样，包括临床指标和免疫组化指标。临床指标包括，肿瘤分级、疾病分期、肿瘤大小、有丝分裂指数等，免疫组化指标包括Ki-67、p53、p16、Bcl-2等。有学者将子宫平滑肌肉瘤患者的年龄、肿瘤分级、肿瘤大小、有丝分裂比例、是否有宫颈侵犯、是否局部转移、是否远隔转移构建列线图，建立预后预测模型，与传统的单因素或多因素分析相比，预测价值更高。在其他类型的子宫肉瘤中尚缺少此类预后预测模型，期待有更多的数据积累、新的预后指标出现以及预测模型的应用能够更加精准预测不同类型子宫肉瘤患者的预后。

（林仲秋　王丽娟）

参 考 文 献

[1] 子宫肌瘤的诊治中国专家共识专家组. 子宫肌瘤的诊治中国专家共识. 中华妇产科杂志, 2017, 52（12）: 793-800.

[2] Expert Panel on Interventional Radiology, Knuttinen MG, Stark G, et al. ACR Appropriateness Criteria® Radiologic Management of Uterine Leiomyomas. J Am Coll Radiol, 2018, 15（5S）: S160-S170.

[3] Munro MG, Critchley HO, Broder MS, et al. The FIGO Classification System（"PALM-COEIN"）for causes of abnormal uterine bleeding in non-gravid women in the reproductive years, including guidelines for clinical investigation. Int J Gynaecol Obstet, 2011, 113（1）: 3-13.

[4] Parker WH. Etiology, symptomatology, and diagnosis of uterine myomas. Fertil Steril, 2007, 87(4): 725-736.

[5] Vilos GA, Allaire C, Laberge PY, et al. The management of uterine leiomyomas. J Obstet Gynaecol Can, 2015, 37(2): 157-178.

[6] Arend R, Bagaria M, Lewin SN, et al. Long-term outcome and natural history of uterine adenosarcoma. Gynecol Oncol, 2010, 119(2): 305-308.

[7] Chan JK, Kawar NM, Shin JY, et al. Endometrial stromal sarcoma: a population-based analysis. Br J Cancer, 2008, 99(8): 1210-1215.

[8] Friedlander ML, Covens A, Glasspool RM, et al. Gynecologic Cancer Intergroup (GCIG) consensus review for mullerian adenosarcoma of the female genital tract. Int Gynecol Cancer, 2014, 24(9 Suppl 3): S78-S82.

[9] Hemming ML, Wagner AJ, Nucci MR, et al. YWHAE-rearranged high-grade endometrial stromal sarcoma: Two-center case series and response to chemotherapy. Gynecol Oncol, 2017, 145(3): 531-535.

[10] Hensley ML, Enserro D, Hatcher H, et al. Adjuvant gemcitabine plus docetaxel followed by doxorubicin versus observation for high-grade uterine leiomyosarcoma: A phase III NRG Ooncology/Gynecologic Oncology Group study. J Clin Oncol, 2018, 36(33): 3324-3330.

[11] Hoang LN, Aneja A, Conlon N, et al. Novel high-grade endometrial stromal sarcoma: A morphologic mimicker of myxoid leiomyosarcoma. Am J Surg Pathol, 2017, 41(1): 12-24.

[12] Zhang YY, Li Y, Qin M, et al. High-grade endometrial stromal sarcoma: a retrospective study of factors influencing prognosis. Cancer Manag Res, 2019, 11: 831-837.

[13] Lee CH, Ou WB, Marino-Enriguez A, et al. 14-3-3 fusion oncogenes in high-grade endometrial stromal sarcoma. Proc Natl Acad Sci USa, 2012, 109(3): 929-934.

[14] Lee YJ, Kim DY, Suh DS, et al. Feasibility of uterine preservation in the management of early-stage uterine adenosarcomas: a single institute experience. World J Surg Oncol, 2017, 15(1): 87-91.

[15] Machida H, Nathenson MJ, Takiuchi T, et al. Significance of lymph node metastasis on survival of women with uterine adenosarcoma. Gynecol Oncol, 2017, 144(3): 524-530.

[16] Nasioudis D, Chapman-Davis E, Frey M, et al. Safety of ovarian preservation in premenopausal women with stage I uterine sarcoma. J Gynecol Oncol, 2017, 28(4): e46.

[17] Zivanovic O, Jacks LM, Iasonos A, et al. A nomogram to predict postresection 5-year overall survival for patients with uterine leiomyosarcoma. Cancer, 2012, 118(3): 660-669.

[18] Roberts ME, Aynardi JT, Chu CS. Uterine leiomyosarcoma: A review of the literature and update on management options. Gynecol Oncol, 2018, 151(3): 562-572.

[19] Sciallis AP, Bedroske PP, Schoolmeester JK, et al. High-grade endometrial stromal sarcomas: a clinicopathologic study of a group of tumors with heterogenous morphologic and genetic features. Am J Surg Pathol, 2014, 38(9): 1161-1172.

[20] Seagle BL, Shilpi A, Buchanan S, et al. Low-grade and high-grade endometrial stromal sarcoma: A National Cancer Database study. Gynecol Oncol, 2017, 146(2): 254-262.

[21] Shah JP, Bryant CS, Kumar S, et al. Lymphadenectomy and ovarian preservation in low-grade endometrial stromal sarcoma. Ob7.stet Gynecol, 2008, 112(5): 1102-1108.

[22] Wen KC, Horong HC, Wang PH, et al. Uterine sarcoma Part I-Uterine leiomyosarcoma: The Topic Advisory Group systematic review. Taiwan J Obstet Gynecol, 2016, 55(4): 463-471.

[23] Zang Y, Dong M, Zhang K, et al. Hormonal therapy in uterine sarcomas. Cancer Med, 2019, 8(4): 1339-1349.

第三十一章 子宫内膜癌诊疗相关问题

第一节 子宫内膜增生诊治相关问题

子宫内膜增生（endometrial hyperplasia）是一种非生理性、非侵袭性的内膜腺体增生性病变，具有一定癌前病变倾向。病理医生对子宫内膜的诊断包括 3 种类型：正常周期的子宫内膜、子宫内膜增生、子宫内膜癌。其中，子宫内膜增生约占活检标本的 15%，不同程度及类型的增生发展为子宫内膜癌的风险不同。目前国内外尚无对子宫内膜增生统一的诊疗标准和治疗规范。为了更好地诊治子宫内膜增生，并与国际接轨，本节将对该病的诊疗现状及进展进行讨论，以达到规范诊断和治疗子宫内膜增生患者的目的。

一、子宫内膜增生的病理分类变迁

对子宫内膜增生进行正确的病理分类对临床诊断、治疗以及判断预后具有重要指导价值。由于子宫内膜增生难以通过标准化特征加以明确区分，其分类、诊断经历了一系列的变迁。

（一）WHO 分类法

1961 年，Campbell 提出子宫内膜增生分为良性增生与不典型增生两类。

1972 年，Vellios 提出将子宫内膜增生分为腺囊性增生，腺瘤性增生和非典型增生。此种分类在病理诊断中易造成肿瘤和增生之间的混淆，目前已基本不再采用。

1981 年，Scully 等使用了"复杂性增生"这个术语。

1986 年，Kurman 和 Norris 根据子宫内膜增生的组织结构和细胞学特征，提出将增生性病变中有无腺上皮细胞的异型性作为子宫内膜增生分类的主要依据，1987 年国际妇科病理协会采用了这种分期法，将子宫内膜增生分为单纯增生、复杂增生和非典型增生。

该分类法于 1994 年被 WHO 国际妇科病理协会以及 2003 年 WHO 女性生殖道肿瘤分类所采用，是妇产科临床及病理学诊断中应用最广泛的分类方法。这一分类法根据子宫内膜腺体结构的特点以及细胞有无不典型将子宫内膜增生分为 4 类：先根据子宫内膜腺体结构的特点分为单纯性和复杂性，再根据细胞学改变分为典型性和非典型性进行分类（表 31-1）。

表 31-1 子宫内膜增生症 WHO 分类（2003 版）

典型性增生
不伴非典型性的单纯性增生
不伴非典型性的复杂性增生
非典型增生
单纯性增生伴非典型性
复杂性增生伴非典型性

循证医学证据表明，子宫内膜增生是否伴有不典型者的治疗、预后有很大差异，因此 2014 年 WHO 又对其分型方法进行了修订，修订版的 WHO 分类根据是否存在细胞不典型将子宫内膜增生分为两类，即子宫内膜增生不伴不典型增生（endometrial hyperplasia without atypia，EH）和子宫内膜不典型增生（atypical hyperplasia，AH）。

1. 子宫内膜增生不伴不典型增生 是子宫内膜对雌激素刺激的过度增生反应，子宫内膜表现为腺体和间质均呈弥漫性增生，属良性病变。分为单纯性增生和复杂性增生。

单纯性增生的内膜腺体轻度拥挤扩张、腺腔基本规则，可见囊状扩张。被覆上皮细胞呈假复层，细胞形态规则，细胞核长形没有非典型性。其发展为子宫内膜癌的概率仅为 1%。

复杂性增生的内膜腺体重度拥挤、腺体形状明显不规则，上皮不规则向腺腔内及间质出芽而表现出广泛的复杂性结构变化，增生细胞呈假复层，细胞形态规则，细胞核一致，排列整齐有极向，可见鳞状上皮桑椹状化生。最常见的是腺体和间质比例发生变化，腺体和间质比大于 1:1。约 3% 可发展为子宫内膜癌。

2. 子宫内膜不典型增生 在前两种增生的基础上，存在细胞异型性，细胞极性消失，大小不一，核深染，但无间质浸润。表现为增生的腺上皮细胞排列失去极向，细胞核变圆，核膜不规则，核仁明显，染色质增粗等。不典型多呈灶状改变，10%～15% 可发展为子宫内膜癌。

单纯性增生伴非典型十分少见；复杂性增生伴非典型较为常见。一般而言，多数不典型增生均伴有复杂的腺体结构。需要重视的是，当病理为非典型增生时，应结合临床表现、辅助检查结果等综合判断有无同时存在子宫内膜高分化腺癌的可能。

（二）子宫内膜上皮内瘤变分类法

2000 年 Mutter 及国际子宫内膜合作组提出了一种新的分类方法即子宫内膜上皮内瘤变（EIN）。EIN 强调了子宫内膜癌前病变的恶性潜能，分为：

1. 良性 良性子宫内膜增生（EH）。

2. 恶性前期 子宫内膜上皮内瘤变（EIN），对应 WHO 2014 年分类系统的 AH。

3. 恶性 子宫内膜腺癌（ECa）（表 31-2）。

表 31-2　子宫内膜上皮内瘤变诊断术语

类型	分布	功能范畴	治疗方法
良性子宫内膜增生	弥漫	长期雌激素作用	激素治疗
子宫内膜上皮内瘤变	局灶到弥漫	癌前病变	激素或手术
子宫内膜腺癌	局灶到弥漫	恶性	手术和/或放疗、化疗

（1）良性子宫内膜增生（benign endometrial hyperplasia，EH）：指长期雌激素刺激所致的子宫内膜过度增生。伴腺体大小和形态的不规则，腺体和间质比例增加，有些区域比例超过 1:1，不伴有细胞的不典型性变化，单个腺体可以是管状、囊性或分枝状，但无腺体的拥挤。EH 进展为分化良好的子宫内膜癌的风险为 1%～3%。

（2）子宫内膜上皮内瘤样变（endometrial intrae-pithelial neoplasia，EIN）：指过度增生的子宫内膜腺体存在细胞异型性，但缺乏明确浸润证据。在子宫内膜单克隆增生的基础上，形态学上出现可辨认的癌前病变腺体，表现为细胞形态改变与背景腺体不同、腺体结构拥挤（腺体与间质比例 >55%，由计算机确认）、病变最小直径 1mm。这一分类结合了组织形态学、计算机形态测量、分子遗传学、细胞生物学以及临床随访资料，并采用 D-score 计算间质体积百分比（VPS）、最短核轴标准差、腺体外表面密度等。

（三）WHO 分类法与 EIN 分类法的临床意义及评价

WHO 分类法剔除了易于混淆的术语，明确了形态学诊断标准；将增生性病变中有无腺上皮细胞的异型性作为子宫内膜不典型增生的主要依据，与进展为恶性的危险程度具有较好相关性。其重要意义在于高达 20%～60% 的复杂性不典型增生可同时伴有子宫内膜癌，且 20%～40% 的患者将在 10 年内进展为癌。缺点是：诊断的可重复性较差；过分强调细胞的非典型性，对结构的变化重视不够，部分高分化子宫内膜腺癌的细胞形态较好，而非典型增生的细胞异型有时比腺癌更明显；没有明确将子宫内膜增生分为良性病变和癌前病变两种类型，虽然一定程度上改善了既往内膜增生与癌诊断中的混乱现象，但存在过度诊断内膜增生及癌变的现象。

子宫内膜上皮内瘤变强调了子宫内膜的恶性潜能，与宫颈、阴道、外阴等部位的命名惯例一致。EIN 的定义联合了 3 种形态特征，反映了腺体的体积、结构复杂性及细胞异常，同时在分子生物学的基础上借助计算机等辅助工具完成。但同样存在缺陷，例如该分类中把病变的最小直径定为 1mm，小于 1mm 的病变忽略不计有可能漏诊；子宫内膜腺体与间质的比例 >55% 则受到更多质疑：在复杂性增生的内膜、分泌期子宫内膜、子宫内膜息肉中可能 >55%，而腺癌中也可能 <55%；存在影响计算机诊断的因素等。有研究显示，EIN 的可重复性高，预测癌的结果优于 WHO 分类法，但这些结论多为同一研究团队的结果，尚缺乏单用 EIN 进行诊断及预后的循证医学证据。

WHO 分类法与 EIN 分类法无对应关系，多数临床医生认为复杂性不典型子宫内膜增生基本上就是癌前病变的代名词。虽然大多数 WHO 分类法中的复杂性增生伴非典型增生与 EIN 重叠，Lacey 等研究显示 70% 以上的 WHO 分类中的不典型增生即为 EIN 病变，但复杂性增生伴非典型并非都是 EIN。目前诊断子宫内膜增生症多采用 WHO 标准，如果病变符合 EIN 的诊断标准，可以附加说明。2016 年英国皇家妇产科学院（RCOG）及妇科内镜学会（BSGE）联合发布的《子宫内膜增生管理指南》中推荐应用 2014 年修订版 WHO 分类。

二、子宫内膜增生的诊断问题

子宫内膜增生的临床症状可表现为异常子宫出血，如周期延长或缩短、出血时间长、出血量时多时少，有时表现为经间期出血等。绝经后不规则阴道流血需特别警惕子宫内膜癌。其他症状包括阴道异常排液、宫腔积液、下腹疼痛等。

超声及 MRI 对内膜增生具有一定的筛查作用，确诊子宫内膜增生需要行子宫内膜组织病理学检查。

获取满意子宫内膜标本的方法及准确性极为重要。诊断性刮宫是经典获取子宫内膜的方法；内膜吸取活检法与诊断刮宫相比可能漏取率高，但缺乏足够的临床证据；诊断性宫腔镜下获取内膜标本的准确性及敏感性均优于单纯诊断性刮宫。

三、子宫内膜增生的治疗相关问题

（一）良性子宫内膜增生的治疗

良性子宫内膜增生（EH）在 20 年内发展为子宫内膜癌的风险小于 5%，超过 80% 可以自动转归正常。对存在长期异常子宫出血、肥胖、应用孕激素受体拮抗剂等高风险患者建议定期使用孕激素治疗，治疗目的是控制异常子宫出血、逆转子宫内膜及防止少数患者发展为子宫内膜癌。

1. 药物治疗　为首选治疗方式，大部分患者可以通过药物治疗转化为正常内膜。单纯孕激素口服或局部治疗为首选。方案包括：

（1）孕激素后半周期序贯治疗：推荐的药物包括醋酸甲羟孕酮（MPA）10～20mg/d、黄体酮胶囊 300mg/d、醋酸甲地孕酮（MA）80mg/d、地屈孕酮 10～20mg/d 等。每个周期用药至少 12～14 天，连续用药 3～6 个周期。孕激素后半周期治疗的内膜逆转率可达 80%～98%。

（2）孕激素连续治疗，连续用药 3～6 个周期。

（3）含左炔诺孕酮的宫内节育系统（LNG-IUS）。有报道其内膜逆转率高达 100%，国外推荐为 EH 的首选方案。

2. 药物治疗的随访　国内外对 EH 合适的随访和活检间隔时间尚无共识。一般每 3～6 个月行内膜活检 1 次，至少连续 2 次间隔 6 个月组织学检查结果为阴性后，可考虑终止随访；但对于内膜增生风险依然存在的患者，如长期无排卵或稀发排卵、肥胖、胰岛素抵抗、用孕激素拮抗剂等，建议 2 次转阴后改为每年活检随访 1 次。如果发生 AH/EIN、子宫内膜癌，应予以相应治疗。对于有生育要求者，在逆转子宫内膜后积极促卵受孕。

3. 手术治疗　多数 EH 经规范孕激素治疗可逆转至正常，无须手术。在下列情况下可考虑选择全子宫切除术：

（1）随访过程中进展为 AH/EIN 而不愿意继续药物治疗。

（2）完成孕激素规范治疗后复发的子宫内膜增生。

（3）EH 治疗 12 个月内膜无逆转。

（4）持续的异常子宫出血。

（5）不能定期随访或治疗依从性差的患者。

（二）子宫内膜不典型增生（AH/EIN）的治疗

应根据患者的年龄、有无生育要求、不典型增生的程度、癌家族史、有无 I 型子宫内膜癌的高危因素等，个体化制订治疗方案。治疗一般采用手术治疗和药物治疗。

1. 无生育要求者　由于 AH/EIN 有 14%～30% 的概率发展为子宫内膜癌，同时合并子宫内膜癌的比例也较高，因此，对没有生育要求的患者，全子宫切除术是该病的治疗首选，不建议内膜切除术。绝经前女性是否同时切除双侧卵巢应个体化处理，但推荐行子宫切除术同时行双侧输卵管切除，可减少以后发生卵巢癌的风险。

2. 有生育要求者　对于有生育要求者或不能耐受手术的患者选择药物治疗，孕激素是首选治疗方法。如果治疗 9～12 个月病灶持续存在或进展,则应进行手术治疗。

(1) AH/EIN 保留生育功能适应证:

1)强烈要求保留生育能力。

2)年龄小于 45 岁。

3)无药物禁忌证或妊娠禁忌证。

4)依从性好,能定期随访并进行内膜病理检查。

对于希望保留生育功能的女性,应充分告知可能的获益及风险。19%~45% 子宫内膜不典型增生者同时存在子宫内膜癌。1/4~1/3 的 AH/EIN 患者在诊断后立即行子宫全切手术时,或诊断后 1 年内发现有子宫内膜癌。子宫内膜不典型增生患者患子宫内膜癌的长期风险增加 14~45 倍。保守治疗前,应全面评估,排除子宫内膜癌和可能合并的卵巢癌,并签署知情同意书。应进行多学科会诊,结合组织学、影像学特征和肿瘤标志物表达情况,制订管理和随访方案。鉴于保守治疗存在较高的复发率,一旦患者放弃保留生育功能,应进行手术切除子宫。

(2) AH/EIN 保留生育功能治疗方法:采用药物治疗,首选大剂量孕激素治疗。可以选择如下方法,

1) MA:160mg,每天 1~2 次,口服。

2) MPA:250mg,每天 1~2 次,口服。

3) LNG-IUS:有报道 LNG-IUS 对 AH/EIN 的逆转率可达 90%。

4)其他方案:①宫腔镜切除病灶及其周围组织 +MA 160mg 6 个月;②存在胰岛素抵抗或糖尿病者采用二甲双胍联合达英 -35(炔雌醇环丙孕酮片)的治疗方法,但目前报道的病例数较少;③促性腺激素释放激素激动剂(GnRH-a),多用于肥胖、肝功能异常等孕激素治疗有禁忌或孕激素治疗无效的患者,可单独使用或联合 LNG-IUS/ 芳香化酶抑制剂使用,用法为 3.5~3.75mg/4 周,3~4 个月后进行评估,一般连续使用不超过 6 个月。但治疗停止后 1.5~2 年复发率为 19%~25%。

(3)药物治疗的随访

1)评估疗效:治疗期间每 3 个月进行 1 次内膜检查,可以在用药过程中或撤退性出血后进行诊刮或宫腔镜联合诊刮评估疗效,根据对药物的反应情况调整治疗剂量或方案,直到连续两次内膜活检阴性;对保留子宫、无症状、活检已经连续两次转阴的妇女,建议每 6~12 个月进行 1 次内膜活检。

2)去除风险因素:治疗期间应积极去除导致内膜增生的危险因素,如肥胖、胰岛素抵抗等。

3)不良反应监测:长期大剂量孕激素的应用可能发生体重增加、水肿、头痛、不规则阴道出血、肝肾功能受损及血栓风险,要定期随访并监测相应指标。

4)有生育要求者,内膜病变逆转后要尽快考虑妊娠,国外建议对完成生育的患者尽快手术切除子宫,国内对此处理尚有争议,建议长期随访、观察。

(4)生育调节:子宫内膜病变逆转后要尽快考虑妊娠。由于多数子宫内膜增生患者存在排卵障碍,自然妊娠率较低,建议积极进行促排卵或辅助生育治疗。对于近期无生育要求的患者,建议孕激素保护子宫内膜预防复发(可采用后半周期孕激素撤退或置入 LNG-IUS)。治愈后每 3~6 个月超声随访内膜情况,必要时行子宫内膜活检。国外建议对完成生育的患者尽快手术切除子宫,国内对此处理尚有争议,建议长期随访、观察。

(唐良萏 段赵宁)

第二节 影像学在子宫内膜癌病情评估中应用

一、影像学检查的意义

子宫内膜癌是最常见的女性生殖系统三大肿瘤之一,主要表现为绝经后不规则阴道出血。临床治疗方案的制订需根据肿瘤的病理类型、临床分期及患者个体差异等因素进行综合考虑,而本病的准确诊断和合理评估对子宫内膜癌的管理有着重要意义。子宫内膜癌的临床诊断主要通过诊断性刮宫和细胞学检查,可提供肿瘤病理类型、细胞分化程度等信息,但对于诸如子宫肌层浸润深度、肿瘤对其他组织器官的侵犯和淋巴结转移等情况并不能准确判定,而需借助影像学检查获取更多辅助临床分期的信息。近年来,随着子宫内膜癌分期的不断完善,以及影像学技术的不断发展,影像学检查在了解子宫肌层病变及盆腔情

况、进行肿瘤分期、制订治疗方案及治疗后随访等方面发挥着越来越重要的作用。

二、影像学检查方法

目前常用的影像学检查技术包括超声、MRI、CT、PET/CT检查等。

（一）超声检查

1. 概述 超声是子宫内膜病变的首选筛查手段。

按照扫查方式的不同可分为经腹部超声和经阴道超声（transvaginal ultrasound, TVS）。经腹超声检查范围广，可对整个腹部情况进行评价。经阴道超声探头靠近宫颈，无须充盈膀胱，不受患者腹壁条件、肠道气体干扰等影响。TVS图像分辨力较经腹超声明显提高，能够准确测量子宫内膜厚度及发现内膜病变，可显示宫腔内病灶范围、评估肌层浸润和双侧附件受累情况，是妇科最常用的影像学检查手段。目前推荐绝经后出血的患者将TVS作为初步检查。

2. 不同超声技术对子宫内膜癌的诊断和评估作用 超声检查可分为灰阶超声（包括二维超声、三维超声）、多普勒超声、超声造影等，在子宫内膜癌的诊断和评估中发挥不同的作用。

（1）二维超声：子宫内膜癌的二维超声表现为子宫增大，内膜增厚，局限性或弥漫性不均回声区；当病变侵犯肌层时，表现为局部内膜基底线消失，子宫肌层内有不规则回声紊乱区等；当肿瘤侵犯宫体外时，宫旁出现低回声团影。

大量临床研究表明，当子宫内膜发生病变时其厚度会增加，因此测量子宫内膜的厚度有助于子宫内膜癌的早期筛查。有研究显示，对绝经后妇女进行超声检查，以子宫内膜≥4mm为界限，超声筛查子宫内膜癌的敏感性可达100%，但特异性不高，约71.1%。因此还需通过观察内膜回声特征、病灶边缘情况提高诊断特异性。当病灶侵犯肌层，造成内膜基底线不连续或肌层变形时，诊断较明确。有研究显示，经阴道超声判断深肌层侵犯（浸润深度≥50%肌层）的准确性为65%～85%，在评价宫颈浸润情况的准确性为35%～75%，当肿瘤侵犯宫外组织时，经阴道超声可能对肿瘤的宫外侵犯和转移情况评估不足，需联用经腹超声或其他影像学检查进行全面评价。

（2）三维超声检查：三维超声检查通过特殊探头，可收集比二维超声更多的信息，并具有处理三维图像和数据的特殊软件，可实现二维超声检查无法实现的多平面成像。三维超声检查对子宫内膜冠状面显示更为清晰，且能够测量子宫内膜和病灶的体积。有研究显示，三维超声检查在评估子宫内膜浅肌层浸润方面优于二维超声检查，但在深肌层浸润评估方面与二维超声检查相比没有显示出明显的优越性。

（3）多普勒超声：子宫内膜癌多普勒超声可见丰富的斑点状或棒状血流信号，流速高，方向不定。多普勒超声检测子宫动脉的阻力指数（resistance index, RI）值有助于辅助评估肌层浸润，当子宫肌层浸润超过50%时，双侧子宫动脉的RI值明显降低，且RI值随着肿瘤分级的增高而降低。

3. 超声造影 子宫内膜癌的超声造影表现为动脉期子宫内膜癌的滋养血管先强化，随即整个病灶与肌层同步强化，静脉期病灶强化消退稍快于肌层，呈相对低回声，与正常肌层组织界限相对较清楚，因此可较好地判断肌层浸润的深度。研究显示，超声造影检查对子宫内膜癌肌层浸润程度的敏感度约为89%，精确度达86%，总符合率在66%～75%。

（二）磁共振成像

1. 概述 磁共振成像（magnetic resonance imaging, MRI）是子宫内膜癌应用于分期的首选影像学检查方法。

MRI能够清晰显示子宫内膜及肌层结构，可明确内膜病变的位置、范围、肌层侵犯深度、宫颈、阴道、附件受累情况；能够显示病变是否侵犯子宫体外、膀胱及直肠，以及肿瘤在盆腔内的播散情况；并可观察盆腔、腹膜后区及腹股沟区的淋巴结转移，有助于术前对肿瘤进行分期，以及肿瘤的鉴别诊断、评价化疗的疗效和治疗后随诊。

2. 扫描序列 目前推荐使用经子宫的矢状位和斜轴位T$_2$WI、DWI和动态增强磁共振成像（dynamic contrast-enhanced MRI, DCE-MRI）来对子宫内膜癌的侵袭情况进行评价。经子宫的矢状位和斜轴位T$_2$WI是MRI子宫内膜癌分期的基础，斜轴位序列扫描应垂直于子宫内膜腔。

DWI在评价子宫内膜癌肌层浸润深度方面有较好的效果，对于评估子宫内膜癌并发子宫腺肌病患者的肌层浸润深度有优势，特别适用于不能静脉注射钆对比剂或者在增强图像上肿瘤相对子宫肌层呈等或高信号的情况。有研究显示 DWI 检测肌层浸润深度的准确率为 94%，而DCE-MRI 检测肌层浸润深度的准确率为 88%。

DCE-MRI 对于子宫内膜癌而言是非常有价值的影像检查序列之一，特别是对于患者同时患有子宫腺肌病时，增强扫描能够更有效地区分子宫肌层和内膜病变。而且，于对比剂注射后约 2 分 30 秒采集增强图像可获得最佳肿瘤病灶 - 子宫肌层对比图像。

3. MRI 影像信号释义

（1）正常子宫和阴道的 MRI 表现：正常子宫体、宫颈和阴道在 T_2WI 上呈分层表现，宫体自内向外分为三层，中心的高信号为子宫内膜及分泌物；中间薄的低信号带称联合带（junctional zone, JZ）或结合带，为子宫肌内层，对于辅助评估子宫肌层浸润情况有重要意义；最外层的中等信号为子宫肌外层。宫颈自内向外分四层，即高信号的宫颈管内黏液、中等信号的宫颈管黏膜皱襞、低信号的宫颈纤维基质（与宫体结合带相连续）、中等信号的宫颈肌层（与宫体子宫肌外层相连续）。阴道分为内层高信号的阴道上皮和内容物、外层低信号的阴道壁两层结构。在 T_2WI 上的软组织信号对比，可以清晰区分阴道、宫颈和子宫各层结构，因此适合于原发肿瘤的成像评价。

（2）子宫内膜癌的 MRI 征象及评估

1）子宫内膜癌在 T_1WI 上呈等信号，在 T_2WI 上通常为中等信号，相对子宫内膜为低信号，相对于肌层为高信号，在 DWI 上为高信号，增强扫描一般呈轻度强化。当肿瘤局限于子宫内时，正确评估肿瘤侵犯子宫肌层深度对肿瘤分期有重要意义，其测量最好在垂直宫腔的斜轴位图像上进行（图 31-1）。当某些情况下（如合并子宫内膜异位症、子宫肌瘤等）斜轴位 T_2WI 图像评估肌层浸润深度效果欠佳时，可由 DWI 及 DCE-MRI 图像辅助判断肌层浸润情况。

2）宫颈基质侵犯在 T_2WI 图像上表现为低信号的宫颈纤维基质带破坏和中断；在动态强化图像上表现为正常强化的宫颈纤维基质被低强化的肿瘤破坏，在延迟期图像（注射对比剂后 4～5 分钟时）上观察为最佳。

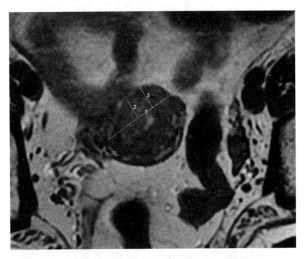

图 31-1 MRI 测量局限于子宫的肿瘤浸润肌层深度
图示为在垂直宫腔的斜轴位 T_2WI 图像上测量肿瘤浸润肌层的深度。首先，画一条平行于假定的肌层内边缘的线（线 1）。然后画两条线：一条测量肌层的整个厚度（线 3），另一条测量肿瘤向肌层的最大延伸（线 2）。通过线 2 与线 3 长度的比值来划分 I A/B 期

3）肿瘤侵犯子宫浆膜在 T_2WI 上表现为中等到高信号的肿瘤破坏正常平滑的子宫壁最外层轮廓，增强图像和 DWI 可以改善肿瘤边缘的显示。

4）盆腔和 / 或腹主动脉旁可疑转移淋巴结主要表现为短径 > 1cm，异形、边缘不规则，内见坏死区域，淋巴结信号与肿瘤信号类似等。

4. 2018 年欧洲泌尿生殖放射学会（European Society of Urogenital Radiology，ESUR）更新的子宫内膜癌 MRI 分期见表 31-3，图 31-2。

（三）计算机断层扫描

胸部、腹部及盆腔的增强 CT 扫描被广泛用于界定中晚期子宫内膜癌病变范围，反映肿瘤侵犯宫旁组织、膀胱、直肠情况，显示淋巴结转移以及腹盆腔其他器官、腹膜转移以及远隔转移（如肺转移等）。

由于在 CT 图像上，子宫内膜癌的肿瘤组织与子宫肌层、宫颈组织的对比差异较小，因此常通过增强扫描来增加组织对比以提高诊断的准确性，原发肿瘤病灶在增强 CT 上，与正常强化的肌层组织相比一般呈相对低密度灶。有研究显示，CT 在显示肿瘤肌层侵犯的准确性仅约为 60%，因此在对疾病的早期评价方面作用有限，但 CT 扫描可以完整的扫描胸部、腹部及盆腔，并且检查时间短，可重复性好，费用也较 MRI 低，因此

表 31-3　ESUR 子宫内膜癌（FIGO 2018 MRI 分期）

分期	描述
FIGO MRI Ⅰ期	肿瘤局限于宫体
ⅠA 期	肿瘤侵犯 <50% 的子宫肌层厚度
ⅠB 期	肿瘤侵犯 ≥50% 的子宫肌层厚度
FIGO MRI Ⅱ期	肿瘤侵犯宫颈间质，但未超出子宫
FIGO MRI Ⅲ期	肿瘤的局部和 / 或区域播散
ⅢA 期	肿瘤侵犯子宫浆膜和 / 或附件
ⅢB 期	肿瘤侵犯阴道和 / 或宫旁组织
ⅢC 期	盆腔和 / 或腹主动脉旁淋巴结转移
ⅢC1 期	盆腔淋巴结转移
ⅢC2 期	腹主动脉旁淋巴结转移
FIGO MRI Ⅳ期	侵犯膀胱和 / 或直肠黏膜，和 / 或远隔转移
ⅣA 期	侵犯膀胱和 / 或直肠黏膜
ⅣB 期	肿瘤远隔转移，包括腹膜种植、腹腔内器官转移、盆腔及腹主动脉旁淋巴结以外的淋巴结转移

在明确病变范围、评估转移及术后随访方面仍具有重要意义。对于有磁共振成像检查禁忌证的患者也应选择 CT 检查对病灶进行评估。

（四）正电子发射计算机层显像

由于空间分辨率的限制，正电子发射计算机层显像（PET/CT）目前在评估肿瘤病灶肌层浸润深度和宫颈侵犯等方面不太可能替代 TVS 和 MRI。但 PET/CT 可整合形态学、功能及代谢信息，在对于评估肿瘤的远隔转移和淋巴结转移方面优于 MRI 和增强 CT。有研究显示，PRT/CT 检测淋巴结转移的敏感度可达 74%～85%，特异度为 91%～96%。目前 PET/CT 较少用于子宫内膜癌初诊患者，但在某些情况下，如临床可疑存在肿瘤子宫外播散、转移；或活检病理提示为高级别肿瘤，包括低分化子宫内膜癌、乳头状浆液性癌、透明细胞癌和癌肉瘤时，可推荐有条件的患者使用 PET/CT 对病情进行评估。PET/CT 不推荐常规应用于子宫内膜癌治疗后的随访，当可疑出现复发转移时考虑行 PET/CT 检查，其对有症状的肿瘤复发者诊断的准确率高达 96%。

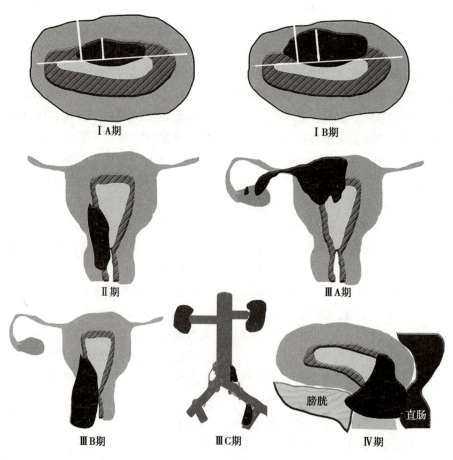

ⅠA 期　　ⅠB 期

Ⅱ期　　ⅢA 期

ⅢB 期　　ⅢC 期　膀胱　直肠　Ⅳ期

图 31-2　2018ESUR 子宫内膜癌 FIGO MRI 分期示意图

影像学检查目前已被广泛应用于子宫内膜癌术前诊断、辅助分期以及治疗后随访和复发的诊断，应根据患者的具体情况和临床需求来选择适当的影像学检查。对于子宫内膜癌患者，治疗前常规行胸部 X 线平片，如果发现异常，可以进行胸部 CT 平扫以除外肺转移。使用盆腔 MRI 来确定肿瘤的起源（宫颈内或子宫内膜）并评估局部病变程度。对于高级别恶性上皮肿瘤，包括：低分化子宫内膜样癌、浆液性癌、透明细胞癌、未分化癌、癌肉瘤，或术后偶然发现的子宫内膜癌患者，可通过胸部、腹部、盆腔增强 CT 来评估转移情况；必要时，考虑全身 PET/CT 检查来评估转移情况。

（王　屹　王建六）

第三节　早期子宫内膜癌患者保留生育功能治疗相关问题

子宫内膜癌（endometrial carcinoma，EC）是常见妇科恶性肿瘤。据文献报道子宫内膜癌发病率呈明显上升和年轻化的趋势，45 岁前患病者占 7%～14.4% 多数患者尚未完成生育功能。子宫内膜癌的首选治疗方式是手术治疗，基本术式为全子宫 + 双附件切除术，手术后意味着患者永久丧失生育和卵巢内分泌功能，生活质量严重受影响，也直接影响家庭幸福和社会和谐。年轻子宫内膜癌患者保留生育功能治疗逐渐受到重视，临床上也逐步推广应用，但还存在一些问题。

一、对年轻早期子宫内膜癌患者保留生育功能治疗认知问题

子宫内膜癌发病逐年年轻化趋势，但对于年轻患者保留生育功能的问题，存在关注不足，临床上并未广泛重视，分析其有以下两个方面的原因。

1. 患者对子宫内膜癌疾病认知不全面　患者诊断为子宫内膜癌后，因担心疾病会影响生命，尽管是早期，也要求进行手术彻底切除子宫和卵巢，甚至切除盆腔和腹主动脉旁淋巴结。这种心理状态可以理解，但需要临床医生向患者讲解子宫内膜癌的临床特征：①预后相对较好，子宫内膜癌是一种常见的妇科肿瘤，可以早期诊断，经过规范的治疗，预后较好。特别是早期患者，发生淋巴结转移的概率很低，仅 1%～2%，如

果没有合并肿瘤高危因素，5 年生存率近 100%；②疗效好，特别是保留生育功能治疗完全缓解率达 80% 以上。年轻的子宫内膜癌患者发病多与雌激素长期刺激有关，而孕激素可以拮抗雌激素的作用。早在 19 世纪 50 年代，Kistne 首例高效孕激素治疗子宫内膜癌获得成功，之后以孕激素为主的子宫内膜癌保留生育功能治疗在临床上推广应用。北京大学人民医院经验表明，早期子宫内膜癌患者保留生育功能治疗，病情完全缓解率高达 84.4%，妊娠率达 42.8%，分娩率 28.6%。表明临床上有较好的治疗方案，保证肿瘤的安全性，并有一定的妊娠率和生育率。因此，我们应消除患者对子宫内膜癌的恐惧心理，符合保留生育功能要求的患者，应积极配合治疗。

2. 临床医师对子宫内膜癌保留生育功能治疗效果认识不足　近年来，随着子宫内膜癌发病逐年年轻化趋势，保留生育功能治疗逐渐受到重视，新的治疗理念、治疗方法不断出现和完善，治疗效果逐步提高，文献报道单纯药物治疗肿瘤完全缓解率达 80% 以上，妊娠率和分娩率也不断提升，分别达 40% 和 30%。但是该方面的进展并没有得到普及，许多医院医生，特别是基层医院医生仍然遵循既往的观点，或者与患者同样的心理，担心肿瘤复发等，首选手术治疗。针对此问题，我们应当与时俱进了解和学习国内外最新进展，特别是要学习和应用国内专家达成的共识，严格适应证，规范治疗，严密监测，多学科协作，满足患者的生育需求。

二、子宫内膜癌保留生育功能适应证选择问题

根据国内外文献及相关指南和专家共识，一般认为符合以下全部条件者，可考虑保留生育功能治疗：①年龄小于 40 岁；②组织学类型为子宫内膜样腺癌；③高分化（G1）；④影像学明确病变仅局限于子宫内膜；⑤孕激素受体表达阳性；⑥有强烈保留生育功能需求；⑦无其他明显生育功能障碍；⑧有良好随访条件。

临床工作中，需要对以上适应证认真理解，科学、严谨而不失灵活的去执行。首先，对于年龄超过 40 岁而没有其他特殊情况，有强烈意愿者，也可考虑进行保留生育功能治疗。对于符合

其他条件而肿瘤为中分化（G2）或仅有浅肌层浸润者，在有经验的医疗团队严密监测下，也可进行保留生育功能治疗。有条件的患者，可以行基因检测，排除 Lynch 综合征。

无论何种情况，应充分告知患者，保留生育功能治疗有一定风险，会有部分患者治疗无效，甚至病情进展，影响生命。另外，治疗期间要严密监测病情变化，需定期随访，因此患者的依从性非常重要。

三、子宫内膜癌患者保留生育功能治疗方案选择问题

子宫内膜癌保留生育功能治疗，首选孕激素，如有特殊情况，可联合促性腺激素释放激素激动剂（gonadotropin releasing hormone agonists，GnRH-a）、芳香化酶抑制剂或二甲双胍等治疗，建议治疗方案如下。

（一）单药治疗方案

高效孕激素类药物是保留生育功能首选药物，代表性药物有醋酸甲羟孕酮（medroxyprogesterone acetate，MPA）或醋酸甲地孕酮（megestrol acetate，MA），建议治疗剂量为 MPA 250～500mg/d 或 MA 160～320mg/d。治疗期间可根据有无阴道流血、子宫内膜厚度的变化在上述剂量范围内增减剂量。治疗 12 周评估疗效，最好选用宫腔镜检查，可准确观察病灶位置、大小，精准活检。治疗后如果没有明确的病灶，建议在初次诊断中病灶的部位取活检。

大剂量孕激素治疗常见不良反应为肝功能异常、体重增加、抑郁、头痛以及血栓风险等，需密切观察，对症治疗。

（二）联合治疗方案

首选单药治疗未获完全缓解时，应重新评估保留生育功能的风险，如继续治疗，可选用孕激素联合如下药物的治疗方案：① GnRH-a，3.60～3.75mg，每 28 日皮下注射 1 次；②芳香化酶抑制剂，如来曲唑，2.5mg，每日口服 1 次；③合并有 2型糖尿病的患者，联合使用二甲双胍，每日 750～2 000mg，分 3 次服用。治疗满 3 个月评估治疗效果。

关于治疗效果，有研究比较单一用药和联合用药的疗效，结果发现单一口服孕激素完全缓解率，复发率及妊娠率分别为 76.3%、30.7% 和 52.1%。联合治疗的完全缓解率，复发率及妊娠率则为 95.3%、14.1% 和 47.8%。提示联合机制用药效果可能较单一能达到更高的缓解率及更低的复发率。

四、子宫内膜癌保留生育功能治疗后复发患者的临床处理问题

子宫内膜癌保留生育功能治疗有较高的完全缓解率，文献报道高达 84%～95%，但是由于目前的治疗方案均为拮抗雌激素治疗，并未去除子宫内膜癌的发病原因，因此，存在停药后复发率较高的问题。文献报道子宫内膜癌保留生育功能治疗后，如未能成功妊娠，短期复发率高达 20.0%～33.2%，如何处理复发的患者存在争议。有学者认为，子宫内膜癌患者保守治疗后复发，不应再行保守治疗，应手术治疗。也有学者认为，子宫内膜癌初次治疗通常是单药治疗，如果复发，可以采用加大剂量或联合用药，仍可取得满意疗效。Park 等报道了 33 例完全缓解后复发（13 例子宫内膜非典型增生和 20 例子宫内膜样腺癌），经过再次孕激素治疗，28 例（85%）再次达到完全缓解，5 例患者因疾病无反应而行手术治疗，5 例成功妊娠并分娩 6 例活婴。北京大学人民医院尚未公开发表的研究数据表明，子宫内膜非典型增生和早期子宫内膜癌复发后，接受再次保留生育功能治疗的完全缓解率为 81.5%，妊娠率 62.5%，活产率为 31.3%。以上研究均表明，子宫内膜癌患者行保留生育功能治疗后复发，如果病情无特殊，行再次保留生育功能治疗，是安全有效的。但是，再次治疗的完全缓解率要低于首次治疗，因此要充分知情同意，并在治疗过程中，密切监测病情变化。

五、子宫内膜癌患者完成生育功能后子宫去留问题

多数专家建议子宫内膜癌患者完成生育后切除子宫。其原因是子宫内膜癌的发生原因尚不明确，尽管经过治疗后病情完全缓解，并完成生育功能，但病因尚未除去，仍存在肿瘤复发转移甚至死亡的风险。但是也有患者生育后要求保留子宫，甚至有意愿再次生育，因此，应在充分告知疾病的复杂性和风险性，及医务人员的严密观察

下，对无复发高危因素的患者，可以尝试保留子宫，终生严密随访。

总之，子宫内膜癌相较其他妇科癌症有更早发现、更早获得治疗的优势，约80%子宫内膜癌在早期可获诊断，5年生存率超过95%，而年轻的早期子宫内膜癌患者以孕激素为首的治疗在临床上应用已被广泛接受。因此，我们应加大力度向患者宣教相关知识，使更多的患者保留生育功能，圆做妈妈的愿望。同时，妇科临床医生应科学严谨地规范诊治，在保证肿瘤安全性的前提下，让更多的年轻患者留住子宫，保留生育能力，构建幸福家庭和和谐社会。

（王建六）

第四节 子宫内膜癌淋巴结 切除"利弊"谈

子宫内膜癌的主要转移途径为淋巴转移，子宫内膜癌的标准分期手术为筋膜外全子宫切除＋双附件切除＋盆腔淋巴结及腹主动脉旁淋巴结切除，但淋巴结切除所带来的手术并发症严重影响着患者的生活质量。近年来相关临床研究不断出现，子宫内膜癌的淋巴结切除也从常规系统切除演变到选择性淋巴结切除及前哨淋巴结示踪活检，但也存在许多争议和有待深入研究的问题。

一、子宫内膜癌淋巴结切除的"利"

淋巴结切除的"利"即临床价值，主要体现在：明确肿瘤分期以及改善患者预后两个方面，对于子宫内膜癌，有若干相关研究进行了分析。

（一）淋巴结切除对于子宫内膜癌的分期作用

曾有研究认为，即便患者术前考虑分期为Ⅰ期，仍有较高的淋巴结转移概率，应常规进行淋巴结切除术。Benedetti Panici P等选取了514例术前诊断为Ⅰ期的子宫内膜癌患者，将其随机分为淋巴结切除组（264例）和对照组（250例），淋巴结切除组进行了全子宫、双附件切除及系统的盆腔淋巴结切除，对照组进行全子宫及双侧附件切除，仅对可疑淋巴结进行活检或切除，结果发现淋巴结切除组患者因淋巴结转移而分期提高的比例为13.3%，而对照组仅为3.2%，两组有显著性差异（$p < 0.001$）。有学者等对监测、流行病学

和预后（surveillance epidemilolgy and end results，SEER）注册研究中患者数据进行回顾性分析，发现ⅠA期G1、ⅠA期G2、ⅠA期G3、ⅠB期G1、ⅠB期G2、ⅠB期G3、ⅠC期G1、ⅠC期G2、ⅠC期G3患者盆腔淋巴结转移率分别为1%、2%、2%、2%、3%、3%、7%、8%、12%，腹主动脉旁淋巴结转移率分别为0、0、1%、0、1%、2%、3%、5%、8%，认为子宫内膜癌的淋巴结转移率较既往文献报道低。北京大学人民医院对244例接受分期手术的子宫内膜样腺癌患者淋巴结转移情况进行回顾性分层分析，当不考虑淋巴结病理结果的情况下，诊断为FIGO（2009年分期）Ⅰa期161例、Ⅰb期29例、Ⅱ期35例、Ⅲa期8例、Ⅲb期6例，而如加入淋巴结病理结果后，部分患者分期升级为Ⅲc期，对于之前考虑为Ⅰb期、Ⅱ期、Ⅲa期和Ⅲb期的患者，分别有6例（20.7%）、6例（17.1%）、1例（1/8）和1例（1/6）因淋巴结转移分期提高，而对之前考虑为Ⅰa期的患者仅有4例（2.5%）。因此，对于早期低危子宫内膜癌患者常规淋巴结切除的分期作用并不大。

（二）淋巴结切除对于子宫内膜癌的预后改善作用

关于淋巴结切除是否改善子宫内膜癌患者的预后，目前一般认为切除淋巴结对早期患者预后的改善作用不明显。Benedetti Panici P等研究中患者随访时间的中位数为49个月，出现78例复发，共53例死亡，淋巴结切除组与对照组相比，患者复发的风险比（HR）为1.10，死亡的风险比为1.20，淋巴结切除组5年无瘤生存率和总生存率分别为81.0%和85.9%，而对照组分别为81.7%和90.0%，因而提出淋巴结切除没有改善生存的作用。2009年柳叶刀发表内膜癌治疗研究组（ASTEC）的一项多中心随机对照试验，对术前评估病灶局限于子宫体的内膜癌患者随访中位时间37个月，发现与标准手术组相比，淋巴结切除组患者死亡的HR为1.16，5年总生存率的绝对差异为1%，淋巴结切除组患者复发的HR为1.35，5年无瘤生存率的绝对差异为6%；调整基线和病理特征后，总生存率和无瘤生存率的HR分别为1.04和1.25，提示对于早期子宫内膜癌患者，盆腔淋巴结切除对于总生存率和无瘤生存率均没有显著益处。

二、子宫内膜癌淋巴结切除的"弊"

子宫内膜癌淋巴结切除的弊端主要体现在延长手术和住院时间、增加治疗费用、淋巴囊肿形成、下肢淋巴水肿、下肢深静脉血栓形成等风险。Benedetti Panici P 等的研究提示淋巴结切除组与对照组患者相比，尽管手术失血量和输血概率无差异，但平均手术时间和住院日延长，淋巴囊肿、淋巴水肿、下肢静脉血栓及肺栓塞等术后早期和晚期并发症的发生率在淋巴结切除组均高于对照组。一项荟萃分析纳入 1 922 例子宫内膜癌患者，认为切除淋巴结未明显增加手术直接并发症，但手术相关全身并发症增加，尤其是淋巴水肿和淋巴囊肿明显增加，其相对危险度（RR）为 8.39。淋巴水肿可显著影响患者的生活质量，有学者对子宫内膜癌患者进行术后生活质量测定，采用癌症患者生命质量测定量表（QLQ-C30）和内膜癌生活质量测定量表（QLQ-EN24），结果发现在各种症状中，只有淋巴水肿在淋巴结切除患者评分显著高于对照组患者。

淋巴结是发挥免疫调节的部位，其免疫微环境由三个细胞群组成，即间质细胞、髓样细胞和淋巴细胞，其中间质细胞包括成纤维细胞、网状细胞和血管淋巴管内皮细胞，髓样细胞包括巨噬细胞和树突状细胞，淋巴细胞包括 T 淋巴细胞和 B 淋巴细胞。外来抗原或致病性抗原均在淋巴结中积聚，抗原加载树突细胞与效应 T 淋巴细胞促进免疫反应，从而清除外来和致病性抗原。切除无肿瘤转移的淋巴结理论上可能会对局部免疫造成不利影响。

三、如何科学处理子宫内膜癌淋巴结切除问题

子宫内膜癌淋巴结切除存在利与弊，因此，不能一概而论所有的患者均行淋巴结切除术，或均不行淋巴结切除术，应该科学对待此问题。近年来，通过大量临床研究观察，国内外对此问题有基本共识，即对子宫内膜癌患者进行选择性淋巴结切除术和前哨淋巴结示踪活检术。

（一）选择性淋巴结切除

由于低危的子宫内膜癌患者淋巴结转移概率较低，可以不必常规进行淋巴结切除。但何为淋巴结转移低危尚无统一的标准。有学者提出，G1 或 G2 子宫内膜样腺癌、肌层浸润 <1/2、子宫颈未受累和无腹腔内转移的患者淋巴结转移低危，符合该标准的 179 例患者，仅 3 例于术后平均 43.7 个月复发，5 年总生存率可达 95.8%。也有学者同时关注了病灶大小的情况，指出病灶最大直径是预后的重要相关因素。美国国立综合癌症网络（NCCN）采用的是梅奥诊所（Mayo Clinic）的淋巴结转移低危的标准，即病理分级为 G1 或 G2、肌层浸润 < 1/2 以及肿瘤直径≤2cm。根据 SEER 资料的回顾性研究发现，19 329 例进行手术分期的内膜癌患者中，1 035 例（5.3%）有淋巴结转移，其中根据梅奥诊所标准确诊的淋巴结转移低危和高危患者分别为 4 095 例和 15 234 例，低危患者淋巴结转移率明显低于高危患者（分别为 1.4% 和 6.4%，$p < 0.001$）。北京大学人民医院认为，子宫内膜癌患者淋巴结转移低危的判定标准包括：病理类型为子宫内膜样腺癌、病理分级为 G1 或 G2、肿瘤局限于子宫体、肌层浸润 <1/2 以及肿瘤直径≤2cm，其中前 2 项活检病理结果可提供，后 3 项需结合彩超、MRI、术中肉眼剖视标本及冰冻病理等方式来进行判断。

（二）子宫内膜癌的前哨淋巴结切除

有学者又发现即使符合子宫内膜癌淋巴结转移低危标准，也有少数患者淋巴结阳性，不符合低危标准的患者，其淋巴结阳性率也并不高，因此，根据乳腺癌等肿瘤较成熟的前哨淋巴结理论，有学者提出了子宫内膜癌前哨淋巴结切除的理念。前哨淋巴结是指某一解剖学区域或原发肿瘤淋巴引流最先累及的 1 个或者 1 组淋巴结。从理论上讲，淋巴结转移是一个有序的过程，即淋巴结引流的特定模式是由肿瘤向远处引流，因此，如果前哨淋巴结（或第 1 站淋巴结）无肿瘤转移，则其后的淋巴结亦为阴性。前哨淋巴结检测在子宫内膜癌中的价值主要体现在以下几个方面。

1. **减少不必要的系统淋巴结切除**　为避免对未发生淋巴结转移早期内膜癌患者过度治疗，有研究比较了两个策略的淋巴结切除率：策略一是仅根据子宫切片快速冰冻结果决定是否进行盆腔淋巴结系统切除而忽略前哨淋巴结的结果，策略二是优先考虑前哨淋巴结检测的结果，如果有淋巴结显影，则根据显影淋巴结的冰冻结果决定

是否进行系统淋巴结切除，只有当双侧的盆腔淋巴结均未显影时才根据子宫标本的快速冰冻结果决定，分析结果为策略一和策略二的系统盆腔淋巴结切除率分别为 36.8% 和 9.2%（$p=0.004$），并且策略二的淋巴结转移检出率（8/8）并未低于策略一（5/8），由此说明以前哨淋巴结检测为基础和导向的临床策略比传统方法更能使早期内膜癌患者获益，在不降低淋巴结转移检出率的情况下减少不必要的系统淋巴结切除及其带来的并发症。Eriksson AG 等对 1 135 例子宫内膜癌患者研究发现，前哨淋巴结切除治疗方案和选择性淋巴结切除治疗方案相比，患者的预后无明显差异。

2. 降低漏诊转移淋巴结的概率 系统淋巴结切除常规切除血管周围的淋巴结及脂肪组织，但是也可有部分淋巴结遗漏，前哨淋巴结示踪可以发现非常规部位的转移淋巴结，从而降低漏诊转移淋巴结的概率。Holloway 等对系统淋巴结切除同时行 SLN 示踪的早期内膜癌患者与单纯进行系统淋巴结切除的患者进行对比研究，发现 SLN 示踪组患者切除淋巴结数目为 26.4 个 ± 10.5 个，多于对照组（18.8 个 ± 8.5 个，$p<0.001$），SLN 示踪组发现淋巴结转移比例为 30.3%，高于对照组的 14.7%（$p<0.001$）。How 等的前瞻性研究中发现，100 例内膜癌患者中 14 例患者的前哨淋巴结位于骶前、髂内和宫旁等部位，而这些部位在系统淋巴结切除中常被忽略，提示进行 SLN 示踪可以发现这些部位的淋巴结，从而避免转移淋巴结的漏诊概率。

3. 利于提高低体积转移的检出率 近年来，子宫内膜癌中低体积转移的概念被提出，它包括微转移（肿瘤大小 0.2~2mm）和孤立肿瘤细胞（肿瘤大小≤0.2mm），这些转移用常规的检测方法难以检出，前哨淋巴结连续切片组织病理学和免疫组化检测（即病理超分期）可检出传统组织学无法检出的转移淋巴结。Kim 等对 508 名术中前哨淋巴结成功显影的子宫内膜癌患者进行研究，这 508 名患者术中所获淋巴结（包括前哨及非前哨淋巴结）均做常规苏木精-伊红染色（HE 染色），对 HE 染色阴性的前哨淋巴结再做超分期检测，结果得到 64 例淋巴结阳性的患者，其中 SLN 转移的有 58 例，包括常规 HE 染色检出的 35 例（6.9%）和 HE 染色阴性而由超分期检出的 23 例

（4.5%，4 例微转移及 19 例孤立肿瘤细胞）。尽管 SLN 超分期有助于发现低体积转移，但低体积转移对患者预后的意义还有待进一步研究。

四、关于主动脉旁淋巴结切除

子宫内膜癌的发生与肥胖相关，肥胖患者进行主动脉旁淋巴结切除手术较困难，而哪些子宫内膜癌需要进行主动脉旁淋巴结切除，以及切除范围上界为肠系膜下动脉或肾静脉，均存在争议。关于主动脉旁淋巴结切除的适应证，一般认为，主动脉旁淋巴结切除适用于深肌层浸润、高级别或特殊病理类型（浆液性腺癌、透明细胞癌和癌肉瘤）患者。也有学者认为，盆腔淋巴结转移对主动脉旁淋巴结转移有较重要的提示作用。Kumar 等对 514 例淋巴结转移高危的子宫内膜癌患者研究发现，在盆腔淋巴结有转移的患者中，51% 存在主动脉旁淋巴结转移，而盆腔淋巴结无转移的患者中，仅 3% 存在主动脉旁淋巴结转移，作者提出对于盆腔淋巴结阳性患者应注意切除主动脉旁淋巴结。关于主动脉旁淋巴结切除的范围，多数学者认为子宫内膜癌患者主动脉旁淋巴结切除应达肾血管水平。Odagiri 等研究了 266 例子宫内膜癌患者，在 19 例肠系膜下动脉水平以上主动脉旁淋巴结有转移的患者中，有 6 例肠系膜下动脉以下的主动脉旁淋巴结无转移。但是对于肥胖的患者肠系膜下动脉以上的主动脉旁淋巴结切除是相当具有手术难度的。

总之，淋巴结切除术有助于明确子宫内膜癌患者分期，但该病患者常为早期，淋巴结转移率低，淋巴结切除对患者预后改善作用不明显，常规切除存在一定弊端，因此选择性切除和前哨淋巴结切除等新观念陆续产生，但如何在尽可能保证患者预后的基础上，提高患者生活质量，淋巴结处理方面仍需进一步深入探讨。

（王建六 王志启）

第五节 子宫内膜浆液性癌发病起源的争议

子宫内膜浆液性癌（endometrial serous carcinoma，ESC）虽然只占子宫内膜癌的 10%，但是，其恶性程度高，早期就有深肌层浸润和浆膜浸润，

甚至远隔转移,死亡率高,占子宫内膜癌的40%。研究发现卵巢高级别浆液性癌起源于输卵管伞端的浆液性输卵管上皮内癌(serous tubal intraepithelial carcinoma, STIC),并成为学术界共识。然而,关于子宫内膜浆液性癌的起源,尚存争议。

一、子宫内膜起源学说

(一)子宫内膜起源学说的发展历程

20世纪90年代很多临床医生和病理医生发现,相较于I型子宫内膜癌,子宫内膜浆液性癌主要见于年龄较大的女性,主要发生于萎缩的子宫内膜。Sherman于1995年提出子宫内膜浆液性癌起源于萎缩的子宫内膜中浆液性子宫内膜上皮内癌(serous endometrial intraepithelial carcinoma, SEIC)的假设。浆液性子宫内膜上皮内癌被Ambros等定义为子宫内膜上皮和腺体被类似于侵袭性高级别浆液性癌的恶性细胞替换,是子宫非浸润生长的癌。Mary等发现浆液性子宫内膜上皮内癌出现在大多数子宫内膜浆液性癌的病例中,且子宫内膜浆液性癌的发生一般晚于浆液性子宫内膜上皮内癌,进一步证实了这个观点。但是,正常子宫内膜是如何发展为上皮内癌?有研究认为子宫内膜浆液性癌来源于静止的子宫内膜,首先表现为子宫内膜腺体异型增生,然后发展为浆液性子宫内膜上皮内癌,最后发展为子宫内膜浆液性癌。张文静通过特异性敲除小鼠子宫内膜腺细胞中TP53基因,使p53蛋白表达失活,以建立能呈现子宫内膜浆液性癌完整发生发展过程的模型。研究最早在12周龄小鼠的子宫中发现子宫内膜腺体异型增生,在≥32周龄小鼠的子宫中发现浆液性子宫内膜上皮内癌,在54周龄小鼠的子宫中发现子宫内膜浆液性癌,进一步验证了该假设。

(二)子宫内膜起源学说的相关分子

目前认为p53突变、胰岛素样生长因子IImRNA结合蛋白3(insulin like growth factor-II mRNA-binding proteins, IMP3)和核因子NF-E2相关因子(nuclear factor-erythroid 2-related factor 2, Nrf2)以及高速泳动族蛋白A2(high mobility group A2, HMGA2)等过表达在其中发挥着重要作用。

1. 蛋白53(protein 53, p53) 抑癌基因p53位于染色体17p13.1,由p53基因编码的蛋白质是一种转录因子,用于感知过多的环境压力和细胞压力,野生型p53蛋白可维持细胞生长、抑制恶性增殖,而p53突变会影响蛋白磷酸化,使部分癌变基因转录失控,从而导致肿瘤形成。

约90%的ESC患者与p53突变有关,突变主要发生在外显子。夏良兵等发现p53阳性表达与ESC患者的临床病理分期有关。癌的发展往往与基因突变的累积呈正相关,Jia等发现,p53基因突变由p53印记的子宫内膜(42%)到子宫内膜腺体异型增生(43%)到浆液性子宫内膜上皮内癌(63%~72%)到子宫内膜浆液性癌(96%)逐渐增多,说明p53突变与子宫内膜浆液性癌的发生、发展有关,提示p53可作为其起源的标志分子之一。

2. IMP3 IMP3基因位于染色体7p11.5,IMP3过表达与肿瘤发生有关。IMP3可调控IGFII基因的表达,IGFII通过激活和结合IGFI受体,使酪氨酸激酶氧化磷酸化,氧化磷酸化的IGFI再次将传导促有丝分裂的信号传到细胞内,参与肿瘤形成。

Zheng等发现IMP3基因表达由子宫内膜腺体异型增生(14%)到浆液性子宫内膜上皮内癌(89%)到子宫内膜浆液性癌(94%)逐渐增多,邓玉等发现IMP3在子宫内膜浆液性癌和子宫内膜腺体异型增生中表达的阳性率明显高于正常子宫内膜和子宫内膜单纯性增生,说明IMP3与子宫内膜浆液性癌的发生、发展有关,提示IMP3可作为子宫内膜浆液性癌起源于子宫内膜的标志分子之一。

3. Nrf2 Nrf2是抗氧化和细胞保护系统的主要调控因子,在生理条件下,Nrf2定位于细胞质中,于Kelch类ECH相关蛋白1结合,Kelch类ECH相关蛋白1与Cul3和Rbx1形成复合物,而E3泛素连接酶复合物可结合并泛素化Nrf2,导致Nrf2蛋白酶体降解,稳定的Nrf2在细胞核中积聚,与小的Maf蛋白形成异二聚体,通过抗氧化反应原件(ARE)/亲电反应原件(EpRE)激活靶基因进行细胞保护,而Nrf2过表达会破坏这种稳定状态,导致肿瘤发生。

陈宁发现Nrf2在子宫内膜浆液性癌中阳性率远高于子宫内膜样腺癌和透明细胞癌,子宫内膜腺体异型增生和浆液性子宫内膜上皮内癌的

Nrf2 阳性率与 I 型癌和透明细胞癌相比有显著差异，说明 Nrf2 的表达是子宫内膜浆液性癌发生发展中的重要分子，Zheng 等发现 Nrf2 表达由子宫内膜腺体异型增生（40%）到浆液性子宫内膜上皮内癌（75%）增多，提示 Nrf2 与子宫内膜浆液性癌的早期发展有关，可支持子宫内膜起源学说。

4. HMGA2 HMGA2 基因是一种结构转录因子。在人类，HMGA2 蛋白主要由位于染色体 12q14-15 位点上的基因编码，是一种含 109 个氨基酸的蛋白。可通过增强人类端粒酶逆转录酶的转录，从而提高肿瘤的发生。

HMGA2 可在乳腺癌、胰腺癌、肺癌、卵巢癌等不同的人类上皮细胞肿瘤中检测到。魏麟萱建立了小鼠模型，发现 HMGA2 在子宫内膜浆液性癌中过表达，HMGA2 能促进内膜癌细胞系增殖、浸润转移能力，在子宫内膜腺体异型增生、浆液性子宫内膜上皮内癌及子宫内膜浆液性癌中 HMGA2 均为阳性，说明 HMGA2 过表达在从子宫内膜腺体异型增生发展为浆液性癌的过程中发挥一定的作用，可能支持子宫内膜浆液性癌起源于子宫内膜这一学说。

以上研究支持子宫内膜浆液性癌的子宫内膜起源学说，其演变过程可能与其他上皮性癌类似，由正常子宫内膜到子宫内膜腺体异型增生，再发展为浆液性子宫内膜上皮内癌，最后演变为癌。p53、IMP3、Nrf2、HMGA2 等分子可能直接参与了 ESC 的发生和发展，可以作为标记物来确定内膜起源。

二、输卵管起源学说

从组胚学上看，子宫内膜、输卵管、卵巢均起源于米勒管，输卵管是子宫最近的可原发产生浆液性上皮内癌的器官；输卵管可在 p53 的驱使下进行细胞迁移，这种细胞迁移可能可使细胞种植到子宫内膜。Jarboe 等最早提出子宫内膜浆液性癌的输卵管起源假设，此后不断有学者进行研究。

（一）*p53* 突变类型研究

p53 突变可以发生病变早期，且 *p53* 并非"热点突变"，即 *p53* 的突变范围非常广且突变类型多样，因此，测定两处病变 *p53* 外显子突变类型是否一致可以基本确定两处病变是否为原发灶和转移灶的关系。Jarboe 等人对 22 例 ESC 的患者进行双侧输卵管鉴定，其中 5 例患者同时存在 ESC 和 STIC，对此 5 例患者的子宫内膜和输卵管进行 p53 免疫染色，其中有 2 名患者子宫内膜和输卵管 p53 均阳性，进一步对其 *p53* 突变类型分析发现，此两个患者两处病变 *p53* 突变类型一致，证明这两处病变具有相同克隆性。

（二）原发灶研究

Jia 等人发现子宫来源的浆液性癌，相应输卵管管腔中只有游离肿瘤细胞，没有上皮内癌，而输卵管来源的浆液性癌一般有上皮内癌。推测输卵管有拒绝子宫来源的浆液性癌种植生长的能力，因此具有相同克隆性的子宫内膜和输卵管病变较大可能是输卵管起源。WT-1 一般在输卵管或卵巢来源的浆液性癌中呈现强阳性，在子宫来源的浆液性癌中呈现阴性。Jarboe 等人对上述提到的具有相同克隆性病变的两个患者行 WT-1 分析，结果为其表达均为强阳性，他认为这两个患者均为输卵管原发。然而，Hedley 等人发现有 44% 的子宫内膜浆液性癌是 WT-1 阳性，因此，WT-1 确定起源具有一定的争议性。

CCNE1 拷贝数、端粒酶长度等也可用来确定癌的起源。*CCNE1* 的增加通过引起异常中心体复制导致染色体不稳定，癌的侵袭转移需要更多的 *CCNE1*，因此 *CCNE1* 拷贝数少的为原发灶的可能性大。Kuhn 认为在肿瘤细胞中，短端粒不能支持侵袭性癌所需的复制率，因此端粒酶较短的为原发灶的可能性大，但尚未有学者采用实验验证这些观点。

（三）癌转移方式研究

倘若部分子宫内膜浆液性癌来源于输卵管，那么浆液性输卵管上皮内癌或癌如何转移到子宫内膜？Jarboe 提出"脱落种植"学说。Jarboe 和 Kommoss 等人发现起源于输卵管的子宫内膜浆液性癌患者的子宫内膜病变大部分为非肌层浸润或仅为浅肌层浸润，推测子宫病变可能通过输卵管黏膜片状剥落种植。Kommoss 等发现起源于输卵管的子宫内膜浆液性癌患者的输卵管病变大部分来源于靠近子宫的位置，推测由于输卵管的逆蠕动，位于输卵管伞部的浆液性癌不大可能通过直接蔓延或片状剥落种植引起子宫内膜的病变。

牟田等通过对 30 例 ESC 患者输卵管伞端组

织的病理特征研究发现，有 2 例 I 期 ESC 患者的输卵管发生 STIC，说明 STIC 可能与 ESC 的发生有一定的关系，ESC 患者的输卵管伞端组织中 p53 蛋白表达情况与相应内膜癌组织中 p53 蛋白的表达呈中度正相关，提示其发病机制可能存在一定的关联性。

以上研究表明，部分子宫内膜浆液性癌可能起源于输卵管，可通过检测 *p53* 突变类型确定肿瘤是否同源，通过检测 *WT-1*、*CCNE1* 拷贝数、端粒酶长度来确定原发灶位置，转移途径可能为脱落种植，但还需更多研究证实。

综上所述，子宫内膜浆液性癌的发病起源主要有子宫内膜起源和输卵管起源两种学说。更多的研究支持子宫内膜起源学说，而输卵管起源的依据相对较少。子宫内膜起源学说的相关分子有 p53、IMP3、Nrf2、HMGA2 等，这些分子直接参与了子宫内膜浆液性癌的发生和发展，但要完全阐明子宫内膜浆液性癌的发病机制，更深入了解子宫内膜浆液性癌的起源、癌前病变、生物学行为，需进行系列深入研究。

（王建六　陈　茜）

第六节　子宫内膜癌特殊组织类型的临床处理

子宫内膜癌特殊组织类型是高危子宫内膜癌，包括浆液性癌、透明细胞癌、未分化/去分化癌、癌肉瘤等，均属于 II 型子宫内膜癌，尽管子宫内膜癌特殊组织类型发病率仅占子宫内膜癌的 15%，但由于其恶性度高、易复发、预后差，已引起人们越来越多的关注。

一、病因

根据子宫内膜癌发病机制、流行病学因素、预后因素等进行的临床病理分型，将子宫内膜癌分为 I 型和 II 型：I 型为雌激素依赖性，约占子宫内膜癌的 80%。II 型子宫内膜癌主要是浆液性癌、透明细胞癌、未分化癌及鳞状细胞癌等，约占 15%，与雌激素刺激无关，也很少与子宫内膜增生有关联。多见于绝经后妇女。平均发病年龄比 I 型子宫内膜癌推后 10 年左右，约 60 岁为发病高峰，不伴肥胖和代谢综合征。伴随分子生物学

的进展，研究发现，以基因特征的子宫内膜癌分类在子宫内膜癌特殊组织类型中更为明显。特殊类型组织子宫内膜癌均为高级别癌，染色体为多倍体，有很高的 *P53* 突变率（90% 以上），并多伴有 *TP53*、*PIK3CA*、*PPP2R1A* 突变，很少有 *PTEN* 基因突变（不超过 3%）。而 I 型子宫内膜癌 *TP53* 突变率仅为 11.4%。临床上特殊类型子宫内膜癌疾病进展迅速，癌细胞分化差、侵袭性强，易发生淋巴血管浸润以及更高的临床分期，预后差。

子宫癌肉瘤（uterine carcinosarcoma，UCS），又称子宫恶性米勒混合瘤（malignant mixed Müllerian tumor，MMMT），是一种少见的、高度恶性的肿瘤，在子宫恶性肿瘤所占比例为 1.5%～3%，但死亡率高。近年组织病理学和分子学研究结果显示，间叶组织来自上皮组织的化生，其恶性成分中的上皮来源部分决定肿瘤的生物学行为及远处播散的状况。FIGO（2009）将其归入子宫内膜癌范畴。WHO（2014）将子宫恶性中胚叶混合瘤（癌肉瘤）归为 II 型子宫内膜癌。

二、病理和分级

子宫浆液性癌是子宫内膜癌中恶性度最高的肿瘤。组织学特征为具有乳头状结构，细胞成簇，核异型明显，可见多形和巨大的嗜酸性核仁，核分裂象易见，免疫组化染色：p53 常常呈现弥漫的强阳性表达，ER 和 PR 常呈低表达。

近年来研究发现，一部分浆液性癌的细胞仅仅位于子宫内膜表面或其下的腺体中，没有或是仅有微小的间质浸润，并且这些异型肿瘤细胞对 p53 呈强阳性表达。在 WHO（2014）最新分类中将其命名为浆液性子宫内膜上皮内癌（serous endometrial intraepithelial carcinoma，SEIC），并且将其作为子宫内膜癌的特殊亚型单独列出。SEIN 常与浸润性浆液性腺癌共同存在，即使仅为 SEIC 时，它同样具有高度侵袭性，也可发生盆腔及腹膜播散性病变。因此，一旦病理诊断 SEIC，临床应按照浸润性浆液癌，进行手术，并通过术后病理学检查确定患者的预后。

透明细胞癌（clear cell carcinoma）在发病学分类中也属于 II 型子宫内膜癌，它比浆液性癌少见，也常见于老年女性。组织学上，肿瘤由透明细胞或鞋钉样细胞组成，可排列呈实性、腺管状、

乳头状等形态。临床预后与浆液性癌相似，多数透明细胞癌患者在诊断时已属临床晚期。

混合性腺癌（mixed adenocarcinoma）是由 I 型（子宫内膜样癌，包括它的各种亚型或黏液腺癌）和 II 型癌（浆液性或透明细胞性）组成的子宫内膜癌。近年研究发现，即使在肿瘤中仅出现 5% 的浆液性癌，也会影响预后，因此，第四版 WHO 分类特别提出只要在子宫内膜癌中出现浆液性癌成分，无论多少都应写在病理报告中，提示临床医生应特别予以关注。

子宫癌肉瘤含有两种恶性成分，分别来源于上皮组织和间叶组织，所占比例不定。但上皮来源部分决定肿瘤的生物学行为和恶性程度。

三、临床表现

子宫内膜癌特殊组织类型不伴肥胖和代谢综合征，大多为围绝经期或绝经后女性，很少见发生在年轻女性。其主要临床表现同子宫内膜癌。由于特殊组织类型癌属于高级别癌，一旦发现，大部分已是晚期。

四、诊断

临床表现没有明显特异性表现，主要依靠病理学诊断。

五、治疗

1. 手术

I 期：特殊类型子宫内膜癌，因其恶性程度高，尽管仅在子宫内膜局部为 EIC，癌变局限于子宫内膜，30%～50% 患者已有子宫外病变，包括远处的转移病灶，以及淋巴转移及盆腹腔转移。故对该类子宫内膜癌手术范围除切除子宫及双附件外，应切除盆腔及腹主动脉旁淋巴结，大网膜及阑尾切除。不能保留生育功能。

II 期：需进行子宫扩大根治术，盆腔及腹主动脉旁淋巴结，大网膜及阑尾切除。

III 期或 IV 期：手术范围同卵巢癌，应做减瘤术。切除子宫、双附件及盆腔和腹主动脉旁淋巴结、大网膜阑尾外，尽可能切除肿瘤，残留癌 <1cm。

2. 术后的辅助治疗

作为特殊组织类型子宫内膜癌外，属于高危型子宫内膜癌，术后应给予放化疗（详见子宫内膜癌的辅助治疗）。

六、随访及预后

特殊类型子宫内膜癌的随访同子宫内膜癌。因其恶性度高、易复发、预后差。

（魏丽惠　王建六）

第七节　子宫内膜癌内分泌治疗相关问题

子宫内膜增生属于良性病变，具有一定癌变倾向，其内分泌治疗的有效性在第一节已有阐述。子宫内膜癌的治疗方案应该根据肿瘤累及范围及组织学类型，结合患者年龄及全身情况个体化制订治疗方案。早期患者以手术为主，术后根据高危因素选择辅助治疗。高危因素包括：非子宫内膜样癌、高级别腺癌、深肌层浸润、脉管间隙受侵、肿瘤直径大于 2cm、宫颈间质受侵、淋巴结转移和子宫外转移等。晚期患者采用手术、放疗、药物等综合治疗。孕激素治疗可用于保留生育功能的早期子宫内膜癌患者，也可用于子宫内膜癌术后孕激素受体阳性及晚期或复发子宫内膜癌患者的综合治疗。本节重点讨论子宫内膜癌患者孕激素辅助治疗的相关问题。

一、子宫内膜癌内分泌治疗的可行性

子宫内膜癌是发生于子宫内膜的一组上皮性恶性肿瘤，多见于围绝经期及绝经后妇女，但也有 3%～10% 的患者发生于 40 岁以前，且年轻患者比例不断增加。子宫内膜癌分为两种类型，I 型是雌激素依赖性（estrogen-dependent），其发生可能与无孕激素拮抗的雌激素长期作用下，发生子宫内膜增生、不典型增生，继而癌变有关。I 型子宫内膜癌均为子宫内膜样癌，患者较年轻，常伴有肥胖、高血压、糖尿病、不孕、绝经延迟，或伴有无排卵性疾病、功能性卵巢肿瘤等病史，肿瘤分化较好，雌、孕激素受体阳性率高，预后好。II 型子宫内膜癌是非激素依赖型（estrogen-independent），发病与雌激素无明确关系，病理类型属少见类型，如子宫内膜浆液性癌、透明细胞癌、癌肉瘤等，多见于老年妇女，肿瘤恶性程度高，分化差，雌、孕激素受体多呈阴性，预后差。子宫内膜癌内分泌治疗主要针对 I 型患者。

另外,对于晚期和复发的子宫内膜癌患者,尽管无残留的减瘤手术及辅助化疗和放疗有助于改善患者预后,但是,对于部分难以完整切除肿瘤的患者或存在手术禁忌证者,也需要有能够延长患者生存的治疗方案,其中内分泌治疗获得了妇科肿瘤学家的认可。

子宫内膜癌的内分泌治疗作用机制尚不完全明确,现有的治疗理论认为,孕激素与孕激素受体(PR)结合,拮抗雌激素,从而在治疗中发挥主要作用。具体作用机制可能涉及包括细胞因子、性激素结合球蛋白、细胞内酶等在内的诸多方面,进而影响肿瘤细胞转移能力以及肿瘤细胞增生、分化。有学者在对孕激素受体阳性子宫内膜癌细胞系的研究中发现,应用高剂量孕激素后247个基因的表达发生变化,其中126个基因上调,121个基因发生降调,这些基因中有135个与细胞周期、细胞增殖和分化、转录因子、细胞信号、免疫反应、细胞内蛋白质转运等有关,认为孕激素作用是通过多种基因表达改变,经多种复杂的途径发挥生物学效应。

二、子宫内膜癌内分泌治疗的适应证及方案

(一)适应证

1. EH 及 AH/EIN　内膜增生的内分泌治疗详见本章第一节。

2. 子宫内膜癌　内分泌治疗主要适应证:

(1)年轻的早期患者保留生育功能。

(2)晚期、复发子宫内膜癌患者。

(3)因严重合并症等不适宜接受手术等系统治疗的患者,作为姑息治疗手段之一。

(4)PR 受体阳性的低级别内膜样腺癌,在手术治疗后应用大剂量孕激素治疗,减少复发机会,延长患者生存时间。但是近年对子宫内膜癌的内分泌治疗,临床研究报道不多,尚需前瞻性临床研究证实。

(二)内分泌治疗方案

1. EH　单纯孕激素口服或局部治疗为首选方案(参见第一节)。

2. AH/EIN　首选大剂量孕激素治疗(参见第一节)。

3. 子宫内膜癌　选择高效、大剂量、长疗程

孕激素治疗为宜,至少应用12周以上方可评定疗效。对肿瘤分化良好、孕激素受体阳性者有效率可达80%,远处复发者疗效优于盆腔复发者。治疗时间尚无统一标准,但至少应用1年以上。最常用的孕激素主要有3种:

(1)MPA 500~1 000mg/d。

(2)MA 160~320mg/d。

(3)己酸羟孕酮(HPC),500mg,每周2次,肌内注射。不推荐早期患者术后常规应用激素治疗,但对希望保留生育功能的早期子宫内膜癌患者、孕激素受体阳性的术后患者及晚期或复发子宫内膜癌患者的获益会更多。用药剂量也并非越大越好,给药途径除了口服和肌注给药以外,有学者提出对于手术风险大的 I A 期高分化内膜癌患者应用含孕酮 IUD 也有较好的效果,目前仍存在争议。

尽管高效孕激素对子宫内膜癌有较好的疗效,但长期应用孕激素也会出现耐药现象。有文献报道,用孕激素3~6个月后靶器官的PR水平下降,可能出现对孕激素耐受的现象。有学者对他莫昔芬(TAM)治疗子宫内膜癌中的作用进行了实验研究,对诊刮后的绝经后子宫内膜癌患者给予 TAM 30mg/d,7~10天后发现 PR 增加、而 ER 减少。因此 TAM 可以增加子宫内膜癌患者 PR 水平,即使初始 PR 水平较低的患者,TAM 也可以诱导 PR 合成,使得这些患者对孕激素治疗有潜在的反应。美国 GOG 对晚期复发内膜癌患者的两项研究中,采用了不同的联合用药方案,分别为 MA 80mg 每天2次,共3周,与 TAM 20mg 每天2次,共3周交替应用;TAM 40mg/d 联合每隔1周应用1周 MPA 200mg/d,分别取得了 27% 和 33% 的反应率,均提示 TAM 联合孕激素对子宫内膜癌有效,也是目前国际上普遍赞同的观点。

另有学者探讨了其他药物治疗内膜癌的可能性。通过对晚期复发子宫内膜癌患者的研究提示,GnRH-a 对预后较差的子宫内膜癌患者是一种安全、易控制、毒性低的治疗药物。第三代选择性雌激素受体调节剂阿佐昔芬对晚期/复发子宫内膜癌患者的反应率约为30%。还有研究提示达那唑、溴隐亭以及雌激素受体拮抗剂氟维司群对晚期复发内膜癌有微弱疗效。尽管尝试了多种药物用于内膜癌的内分泌治疗,并取得了一定疗

效，但目前内分泌治疗仍以孕激素或孕激素联合其他药物治疗为最佳。

（三）内分泌治疗的随访问题

EH 和 AH/EIN 内分泌治疗的随访详见本章第一节。

所有子宫内膜癌患者治疗后均应定期随访，75%～95% 患者在术后 2～3 年内复发。随访内容包括询问病史、盆腔检查、阴道细胞学检查、盆腹腔超声、血清 CA125 检测等，必要时行胸部 X 摄片、CT 及 MRI 检查。一般术后 2～3 年内，每 3 个月随访 1 次，3 年后每 6 个月 1 次，5 年后每年 1 次。

有生育要求的年轻早期子宫内膜癌患者，经内分泌治疗内膜逆转后，建议积极助孕，尽早受孕，完成生育后需行手术治疗。

三、子宫内膜癌内分泌治疗存在的问题

（一）药物副作用

孕激素因副作用较轻、安全性较高而为广大医生和患者所接受，常见的副作用有体重增加、血糖升高、消化道反应和精神抑郁等。也有可能与孕激素治疗有关的心血管疾病所致死亡的报道。美国 GOG 研究认为孕激素的副作用较少，最常见为血栓性静脉炎，发生率约 5%，其他副作用有水肿、贫血等，另有 1% 发生了肺栓塞。Kaibara 等发现应用 MPA 3～6 个月后凝血时间缩短，红细胞比容、血小板计数和纤维蛋白原水平均无明显变化；而活化部分凝血时间（APTT）明显延长，抗凝酶Ⅲ活性、纤维蛋白降解产物（FDP）等明显增加，认为应用大剂量 MPA 后凝血系统活性增强，但是抗凝及纤溶系统活性也增强，血栓栓塞并发症可以得到预防。尽管大剂量孕激素对血栓栓塞的影响还存在争议，但在子宫内膜癌的内分泌治疗过程中仍应严密随访，警惕血栓形成或栓塞发生。

以下情况禁用或慎用内分泌治疗：严重肝、肾功能不全者；严重心功能不全者；有血栓病史者；糖尿病患者；脑膜瘤患者；精神抑郁者；对孕激素类药物过敏者。

（二）子宫内膜癌术后常规辅助内分泌治疗问题

子宫内膜癌患者手术治疗后是否常规辅助内分泌治疗，前瞻性研究报道较少。von Minck-witz

等选取Ⅰ期和Ⅱ期子宫内膜癌进行多中心前瞻性研究，MPA 治疗组给予 MPA 500mg/d 口服，随访时间中位数为 56 个月（3～199 个月），术后 MPA 治疗组与术后观察组的无瘤生存率及总生存率差异无统计学意义，MPA 治疗组副反应更为频繁、严重，作者认为早期内膜癌患者常规辅助内分泌治疗无明显治疗效果，但副反应明显增加，不建议常规辅助内分泌治疗。但是，也有学者提出不同观点，Vishnevsky 等对 540 例子宫内膜癌患者术后、放疗后辅助内分泌治疗进行随机对照临床试验，发现内分泌治疗可改善患者 5 年生存率。Martin-Hirsch 等对多项研究进行分析，发现与无进一步治疗相比，辅助内分泌治疗没有明显减少 5 年后患者总的死亡风险（RR = 1.00，95% 置信区间：0.85～1.18），两组患者因癌死亡、心血管疾病和并发症风险也均无显著差异。其中的一项研究提示孕激素治疗组肿瘤复发风险降低（HR = 0.71，95% 置信区间：0.52～0.97，5 年 RR = 0.74，95% 置信区间：0.58～0.96），但另一项研究中 7 年后肿瘤复发情况两组差异无统计学意义（RR = 1.34，95% 置信区间：0.79～2.27）。北京大学人民医院的回顾性研究结果提示，辅助内分泌治疗效果与用药时间相关，持续 12 个月以上的内分泌治疗可以在一定程度上改善Ⅰ期子宫内膜癌患者的预后。目前认为，内分泌治疗对内膜癌进展无促进作用，但有无治疗作用还不明确，对术后内膜癌患者是否常规辅助内分泌治疗，应权衡药物副反应与不明确的治疗益处之间的关系，建议向患者沟通治疗可能存在的利与弊，对患者进行分层，有中、高危因素者给予辅助内分泌治疗，并密切观察并发症的情况。

（三）治疗时间问题

内分泌治疗需要持续一定的时间患者才会对治疗有反应，通过对大量文献的分析发现，高分化内膜癌患者用药后出现反应时间的中位数为 12 周（4～60 周），中低分化患者可能反应出现更迟。有学者通过对孕激素作用下 AH 和高分化子宫内膜癌组织学改变的研究发现，孕激素治疗不应少于 6 个月。还有学者通过临床研究提出内分泌治疗不应少于 3 年。北京大学人民医院的研究中，内分泌治疗≥12 个月的患者预后明显好于未应用内分泌治疗及应用内分泌治疗 <12 个月的

患者。所以，认为子宫内膜癌患者应用内分泌治疗应至少持续 12 个月以上。

（四）持续治疗问题

早期内膜癌患者经内分泌治疗缓解并妊娠、分娩后，仍不能放松随访，应考虑进一步手术治疗。单纯内分泌治疗后的高分化内膜癌患者复发率约为 24%，出现复发时间的中位数为 19 个月（6～44 个月），对于中低分化患者或有其他复发危险因素的患者可能复发出现更早。Chira L 等报道 3 例分娩后 6 个月、8 个月和 22 个月后手术，标本中存在残余肿瘤，提出对于早期子宫内膜癌患者虽经大剂量孕激素治疗有效，并顺利妊娠和足月分娩，但是仍不能彻底清除癌灶，需要进一步治疗。

（五）内分泌治疗失败的可能影响因素

一项系统综述对 391 例 AH 及早期子宫内膜样癌（EEC）患者采用孕激素治疗 39 个月，其中 49% 的患者使用 MA，25%MPA，19% LNG-IUS，0.8% 己酸羟孕酮，另有 13.5% 的患者使用的孕激素不详，结果显示，77.7% 的患者对孕激素治疗有反应；子宫内膜病变完全逆转的中位时间为 6 个月（1～18 个月）；39 个月时的平均逆转率为 53.2%，其中 AH 的完全逆转率为 65.8%，EEC 为 48.2%；子宫内膜病变逆转成功后停用孕激素，停药后 AH 的复发率为 23.2%，EEC 为 35.4%。内分泌治疗疗效是可观的，但是仍有约 50% 的 AH 及 EEC 患者孕激素治疗失败。可能的原因有：

1. 高胰岛素水平 高胰岛素水平可放大雌激素对子宫内膜腺细胞的促癌生物学活性，雌激素与胰岛素的信号通路存在共同的物质基础和信号交叉，两者在促进肿瘤细胞增殖、分化的过程中存在交叉协同作用。高胰岛素水平也可直接刺激卵巢和肾上腺组织分泌雄激素，产生高雄激素血症；同时，高胰岛素水平还刺激子宫内膜间质产生的芳香化酶活性上调，促进雄激素转化为雌激素，使子宫内膜组织局部雌激素水平升高。

2. 持续高水平雄激素 持续高水平雄激素环境造成子宫内膜局部胰岛素抵抗（insulin resistance，IR）持续存在，使子宫内膜局部胰岛素样生长因子 1（IGF-1）浓度升高，导致促癌细胞增殖的作用持续存在。

3. 合并卵巢恶性肿瘤 同时合并卵巢恶性肿瘤的 EEC 患者，孕激素治疗无效。

总之，内分泌治疗可用于年龄较轻、肿瘤分级低、ER 和 PR 阳性、要求保留生育能力的子宫内膜癌患者以及需要姑息治疗的晚期、复发患者；内分泌治疗作为子宫内膜癌综合治疗的一部分，疗效尚存在争议，仍有待于进一步积累大量前瞻性临床资料进行探讨。

（唐良萼　段赵宁）

第八节　子宫内膜癌患者卵巢的去留问题

据国家癌症中心统计，2000 年至 2011 年子宫内膜癌的发病率年均增长达 3.7%，城市地区尤为显著；2015 年我国发病率达 63.4/10 万，死亡率 21.8/10 万。且 20～49 岁年龄组较 50 岁及以上年龄组的增长速度更快，40 岁以下妇女发生子宫内膜癌的比例从 3%～5% 升至 13.5%。常规治疗方案如手术、放疗和化疗极易导致患者失去生育及生理功能，且易导致心理焦虑，严重影响生活质量。随着现代生物医学技术的发展及新化疗药物和分子靶向药物的临床应用，极大改善了癌症患者尤其是年轻恶性肿瘤患者的 5 年生存率。保留年轻子宫内膜癌患者的生育及生理功能已成为临床治疗决策的重要目标，保留生育功能已在第三节阐述，本节重点讨论保留生理功能即子宫内膜癌患者卵巢的去留问题。

一、子宫内膜癌保留卵巢的争议

早期子宫内膜癌的标准手术治疗方式为子宫内膜癌全面分期术，包括子宫全切术（total hysterectomy，TH）、双侧输卵管卵巢切除（bilateral salpingo-oophorectomy，BSO）、盆腔及腹主动脉旁淋巴结清扫，并留取腹腔冲洗液。但卵巢切除术后的低雌激素状态会严重影响有望获得长期生存的年轻患者生活质量，除了很快出现的潮热、多汗、失眠、阴道干涩等更年期症状外，心血管疾病风险、认知功能减退、骨质疏松和骨折等远期并发症明显增加。目前对无生育要求的年轻患者是否保留卵巢报道较少，尽管已有文献报道，早期子宫内膜癌保留卵巢并不影响患者的生存率，但是否保留卵巢仍有争议，需要权衡利弊做出决策。保留卵巢可能存在的潜在风险包括：①术前分期为临床Ⅰ期者存在术后手术病理分期2期以上的病变，3%～5%组织学1级（G1）者有盆腔转移；②年轻子宫内膜癌患者同时发生卵巢癌的比例高，尤其有妇科肿瘤家族史（乳腺癌和卵巢癌）和/或有肿瘤遗传倾向的Lynch综合征者风险更高；③药物治疗完全缓解后仍有40%的复发率；④<45岁的子宫内膜癌患者约70%合并不孕症；⑤接受大剂量孕激素治疗可能发生体重增加、血栓问题等。

文献报道子宫内膜癌卵巢转移的发生率2.4%～14.1%。一项美国多中心回顾性研究102例24～45岁子宫内膜癌患者，26例同时存在卵巢肿瘤；其中23例为双原发，3例为转移癌，12例为G1级子宫内膜癌，4例术前检查附件无异常，4例术中所见附件无异常，但术后病理均证实并发卵巢癌。Richter等回顾性分析了251例年龄<45岁子宫内膜癌患者，11例并发卵巢癌，发现Ⅰ期子宫内膜癌患者，切除卵巢可拥有更长的无瘤生存期，从而建议年轻早期子宫内膜癌患者手术治疗时应切除双附件，但该研究没有将Ⅰc期与Ⅰa、Ⅰb期分开统计，而深肌层浸润是影响子宫内膜癌卵巢转移以及生存率的重要因素。

Gemer等报道的临床Ⅰ期患者仅有4%有卵巢转移，且发生卵巢转移者均存在分化程度低、子宫浆膜层浸润等高危因素。Lee等随访了175例保留卵巢子宫内膜癌患者，发现7例复发，而这7例均存在非子宫内膜样腺癌、深肌层浸润、宫颈受累等高危因素，其余Ⅰ期子宫内膜样腺癌保留卵巢者无一例复发。吕等报道了25例保留卵巢的Ⅰ期子宫内膜样腺癌（Ⅰa期18例，Ⅰb期7例），病理分级G1～G2，均进行了腹腔冲洗液检查及盆腔淋巴结清扫，术中对淋巴结和拟保留卵巢进行了快速冷冻病检确定无癌转移，无肿瘤家族史。随访27～144个月，中位随访时间78个月，无一例复发及转移，保留卵巢对预后未产生不良影响。Lau等报道了未行标准双侧输卵管卵巢切除术的64例患者，在中位时间为44.6个月的随访中，5年无复发生存率为98.3%，作者认为无危险因素的早期子宫内膜癌患者保留卵巢不增加疾病相关死亡率。

综合大量文献，质疑年轻患者保留卵巢的原因主要有两方面。第一，卵巢分泌的雌激素可能刺激子宫内膜癌微小残存病灶生长。然而，GOG进行的一项纳入超过1 200例患者的前瞻性研究，发现早期子宫内膜癌患者术后进行雌激素补充治疗并不增加肿瘤的复发风险，故担心内源性雌激素激活癌细胞的提法值得商榷。第二，也是最主要的，保留卵巢可能会漏掉卵巢隐匿的转移病灶或者卵巢原发的恶性肿瘤。研究发现，卵巢受累的重要原因是子宫外转移，Lee等报道了260例子宫内膜癌中，7.31%同时存在卵巢恶性肿瘤，但术中没有发现子宫外转移的患者同时存在卵巢恶性肿瘤的风险低于1%。Pan等研究了976例临床Ⅰ期的子宫内膜癌患者，发现低危患者发生卵巢转移或同时存在卵巢癌的发生率为2%。中国的一项纳入203例年龄小于45岁子宫内膜癌患者的研究发现，合并卵巢癌的发生率为5.4%。多因素分析发现，术中发现子宫外转移是与卵巢转移相关的最重要因素。术中无肉眼可见子宫外病灶者，同时合并卵巢癌的发生率更低，仅为1.2%。Akbayir认为术中仔细探查附件对判断良性或正常卵巢组织非常准确。基于上述研究结果，早期年轻子宫内膜癌患者在术中仔细探查附件后保留卵巢的生理功能可能是安全的。

二、如何提高子宫内膜癌患者保留卵巢的安全性

在不影响年轻子宫内膜癌患者生存率的同时保留卵巢功能，提高生活质量一直是临床关注的问题，但需全面评估获益与风险。

（一）明确有无子宫内膜癌卵巢转移的高危因素并积极应对

子宫内膜癌卵巢转移的高危因素包括盆腔淋巴结转移、非子宫内膜样腺癌、病理组织学高级别、深肌层浸润、腹腔冲洗液阳性、宫颈浸润、脉管浸润、子宫外病变等，对存在高危因素者，不应保留卵巢。因此，对年轻要求保留卵巢的子宫内膜癌患者应进行全面的手术病理分期，术中对切除的子宫及淋巴结送冰冻病检并对拟保留的卵巢进行活检，了解肿瘤病理类型、病理分级、子宫肌层浸润深度、宫颈峡部有无受累及卵巢有无转移等。由于淋巴结转移是卵巢转移的独立危险因素，对于拟保留卵巢者，应行淋巴结清扫，并于术中送冰冻病理检查以确定有无淋巴结转移，提高

保留卵巢患者的安全性。

（二）严格把握子宫内膜癌患者保留卵巢的条件并严密随访

目前没有明确统一的适应证，多数学者认为，符合以下条件者可保留卵巢：①年龄＜45 岁，了解保留卵巢的可能风险，有保留卵巢的强烈愿望；②病理类型为子宫内膜腺癌，组织学分级 G1 或 G2；③无肌层浸润或浅肌层浸润（Ⅰa 期）；④腹腔冲洗液阴性；⑤术中盆腔淋巴结冰冻病检无癌转移；⑥术中对拟保留卵巢行楔形活检无癌转移；⑦有条件长期随访；⑧无肿瘤家族史、无卵巢隐性转移及转移高危因素，同时进行充分沟通。

保留生理功能，提高肿瘤患者生活质量是所有肿瘤患者的愿望，对于子宫内膜癌等激素依赖性肿瘤能否保留卵巢，必须全面评估病情后采用个体化方案。现代医学强调，患者是一个整体，医生在治病的同时，应该考虑并重视患者生活质量的改善，生命质量（quality of life，QOL）已逐渐成为肿瘤治疗的终极评价指标。由于目前仍缺乏大量高质量研究数据对该治疗方案的长期安全性支撑，在选择卵巢去留的时候，必须综合评估患者病情，明确保留卵巢在内膜癌治疗中的利与弊，并与患者及家属进行充分沟通后方可进行。

三、子宫内膜癌保留卵巢的前景

近 20 年来，妇科恶性肿瘤患者保留生理功能的治疗日益受到重视，作为激素依赖性肿瘤的子宫内膜癌患者的固有治疗模式已悄然改变，从内分泌治疗积累的治疗经验，以及各项检查技术及新型药物的研发为实现该目标奠定了基础。目前子宫内膜癌保留卵巢的相关研究几乎均为回顾性分析，仍需要开展大规模的前瞻性临床研究进一步证实。总的来说，子宫内膜癌保留卵巢的治疗决策应该高度个体化，在保证患者安全的基础上，提高患者生活质量是治疗方式发展的方向。

（唐良苕　段赵宁）

第九节　子宫内膜癌术后辅助治疗的选择

子宫内膜癌发病率逐年增高，其可早期诊断，手术是首选治疗，预后好。但是部分患者特别是合并有高危因素者，有一定的复发转移和死亡率。临床上对于晚期患者以及合并有复发转移高危因素的患者，需要辅助放疗或化疗，以降低复发转移率，提高无瘤生存时间和总体生存率。但是，关于辅助治疗适应证以及治疗方式选择，临床上尚存争议。下面简要论述子宫内膜癌高危因素，以及辅助治疗原则、辅助治疗适应证及临床效果评价等。

一、子宫内膜癌高危因素及分组

子宫内膜癌复发转移高危因素较多，且国际上并未完全达成共识，欧洲肿瘤内科学会（ESMO）、欧洲妇科肿瘤学会（ESGO）和欧洲放射肿瘤学会（ESTRO）根据子宫内膜癌合并高危因素情况，将子宫内膜癌分为以下 6 个组。

（1）低危组：Ⅰ期、G1～2、＜50% 肌层浸润和 LVSI 阴性。

（2）中危组：Ⅰ期子宫内膜样癌 G1～2、≥50% 肌层浸润和 LVSI 阴性。

（3）高 - 中危组：

1）Ⅰ期子宫内膜样癌、G3、＜50% 肌层浸润、不考虑 LVSI 状态。

2）Ⅰ期子宫内膜样癌、G1～2、明确的 LVSI 阳性、肌层浸润深度不考虑。

（4）高危组：

1）Ⅰ期子宫内膜样癌、G3、≥50% 肌层浸润、不考虑 LVSI 状态。

2）Ⅱ期。

3）Ⅲ期子宫内膜样癌无术后肿瘤残存。

4）特殊类型即非子宫内膜样癌（浆液或透明细胞或未分化癌、癌肉瘤）。

（5）进展期组：Ⅱ期术后有肿瘤残留和Ⅳa 期。

（6）转移组：Ⅳb 期子宫内膜癌。

临床上，根据子宫内膜癌合并高危因素情况，选择相应的治疗方案。

二、子宫内膜癌化学药物治疗

1. 辅助化疗适应证　目前子宫内膜癌的化疗主要应用于术后辅助化疗、晚期子宫内膜癌无法进行手术的单纯性化疗、术前新辅助化疗等。

（1）术后辅助化疗：主要用于具有高危因素的Ⅰ期和Ⅱ期患者。影响子宫内膜癌患者预后的高危因素包括：

1）年龄＞60岁。

2）肿瘤深肌层浸润。

3）分化为G3。

4）淋巴脉管间隙浸润。

5）肿瘤病灶大于2cm。

6）子宫下段或宫颈间质浸润。

7）腹膜后淋巴结转移者。

8）术后盆腔有残存病灶。

9）孕激素受体（PR）、雌激素受体（ER）表达阴性。

10）非子宫内膜样癌，如子宫浆液性癌（USC），透明细胞癌、癌肉瘤等。

（2）子宫内膜癌化疗：对于晚期子宫内膜癌，首次发现的无法切除的子宫外盆腔肿瘤，如阴道、膀胱、直肠等受侵，考虑放疗＋近距离放射性治疗＋/－化疗或单纯化疗。腹腔外或肝转移时，应化疗/放疗/激素治疗。

2. 禁忌证　子宫内膜癌化疗禁忌证与其他肿瘤一致：①出现骨髓抑制患者（白细胞总数＜40×10⁹/L，中性粒细胞＜20×10⁹/L，血小板＜80×10⁹/L，血红蛋白＜8g/L）；②中到重度肝肾功能异常；③心功能不全者，禁用蒽环类抗癌药物；④一般情况差、年老体弱，KPS评分≤40分；⑤严重感染、肾上腺功能不全或有严重并发症患者；⑥精神病患者依从性差不能合作患者；⑦过敏体质者慎用，对抗癌药物过敏者禁用。

3. 化疗方案选择　子宫内膜癌联合化疗的药物选择原则是单用时有疗效的药物，单药化疗有效的药物有顺铂、卡铂、阿霉素、阿霉素脂质体、紫杉醇、多西他赛（2B级证据）、异环磷酰胺（用于癌肉瘤）、白蛋白紫杉醇、拓扑替康等。若患者能耐受，推荐多药联合化疗方案，首选的联合化疗方案卡铂联合紫杉醇（TC），其他多药联合化疗方案有顺铂＋紫杉醇（TP），顺铂＋阿霉素（AP），顺铂＋阿霉素＋紫杉醇（TAP），卡铂＋多西他赛，异环磷酰胺＋紫杉醇（癌肉瘤1类证据），依维莫司/来曲唑（用于内膜样腺癌）。

由于联合化疗药物的毒副作用较严重，在制订晚期和复发子宫内膜癌患者化疗方案时，需要综合评估，遵循个体化原则，在确保疗效前提下，降低毒副作用，提高生活质量。

三、子宫内膜癌辅助放疗

肿瘤细胞分化差、深肌层侵犯、脉管受累、淋巴转移、宫旁受累等均应考虑术后放疗。对于阴道切缘未净，或肿瘤离切缘近者均应予阴道后装治疗。

（一）术后放射治疗适应证

以下情况，应考虑选择放射治疗：①腹膜后淋巴结转移者；②子宫深肌层浸润伴G2、G3；③特殊组织病理类型，如腺鳞癌、透明细胞癌、浆液性癌、癌肉瘤、未分化癌等；④阴道切缘有癌残留。具备上述1～3种情况给予全盆照射，必要时加用延伸野，单纯第④种情况术后补充腔内放疗，剂量20～30Gy。

（二）子宫内膜癌术后放疗方案

根据ESMO、ESGO和ESTRO对子宫内膜癌的分组标准，推荐治疗方案如下：

1. 低危组　术后无须辅助治疗，严密随访。

2. 中危组　推荐术后阴道近距离放疗，也可选择观察尤其是年龄＜60岁的患者，进一步根据年龄、分化、外1/3肌层浸润、脉管浸润分为高中危和低中危组，高中危组建议行辅助放疗，低中危组放疗作用不明显。建议在接受分期手术和淋巴结清扫彻底的患者，可行单纯阴道近距离放疗，但对于接受非淋巴结清扫手术患者，仍建议盆腔放疗。

3. 高到中危组

（1）行分期手术者，单纯阴道近距离放疗或观察。

（2）未行分期手术者，LVSI阳性者推荐体外放射治疗（external beam radiation therapy，EBRT），LVSI阴性G3患者推荐单纯阴道近距离放疗。

（3）LVSI阳性患者，淋巴结转移率高，因此在LVSI阳性，未行淋巴清扫患者，术后应行盆腔放疗。对LVSI阳性淋巴结清扫彻底患者，是否需行术后盆腔放疗有待进一步研究。

4. 高危组　高危组患者病情差异较大，包括从Ⅰb G3到Ⅱ期术后无残留，以及子宫内膜样和非子宫内膜样患者，除Ⅱ期G1～2、LVSI阴性和Ⅰa期浆液性癌及透明细胞癌可单纯阴道近距离放疗外，均推荐盆腔（必要时延伸野包括腹主动脉旁）体外放疗加或不加阴道放疗。考虑到单纯化疗局部复发率仍较高,可在化疗同时或序贯辅以局部放疗。

(三)术后放射治疗方法

1. 术后腔内照射 术后腔内照射剂量参考点已不能用 A 点及 F 点表示。多采用阴道黏膜表面或黏膜表面下 0.5cm 为参照点,放疗范围限于阴道上段,高剂量率剂量为 21Gy 分 3 次,3 周完成;或 30Gy 分 5 次,3~5 周完成。

2. 术后体外照射 术后体外照射采用全盆腔照射方式,剂量为 45~50Gy,5~6 周完成。对于有腹主动脉旁淋巴结转移或潜在转移者可行延伸野照射,若采用三维适形放射治疗(3-dimensional conformal radiotherapy,3-DCRT)或调强放射治疗(intensity modulated radiotherapy,IMRT)病灶剂量可达到 60Gy。

需要特别强调的是广泛子宫切除手术后的术后照射,并发症特别是严重的并发症明显增加,如肠梗阻、肠穿孔、肠粘连等,应引起重视。

四、子宫内膜癌联合放化疗

(一)适应证

美国国立综合癌症网络(NCCN)2019 年的指南中建议推荐早期高危同时存在年龄≥60 岁、深肌层浸润和淋巴脉管间隙浸润,则推荐术后行外照射放疗 + 化疗;Ⅲ、Ⅳ期患者的术后处理,只需按分期而不需考虑病理分化程度,特殊组织类型子宫内膜癌的治疗需要放化疗。

(二)方案

目前Ⅲ、Ⅳ期患者术后补充治疗推荐个体化治疗。单纯化疗疗程数至少 6 疗程。同期放化疗,化疗 4 疗程。即Ⅲa~Ⅳa 期患者予术后外照射放疗 + 阴道近距离放疗 + 化疗,或术后化疗 + 阴道近距离放疗,Ⅳb 期患者予术后化疗 + 外照射放疗 + 阴道近距离放疗。

特殊组织类型子宫内膜癌术后如为ⅠA 期首选全身治疗 + 阴道近距离放疗,或外照射放疗 + 阴道近距离放疗(2B 级证据),或对于某些仅限于黏膜层的病灶行阴道近距离放疗,或可观察(仅适用于全子宫切除标本没有肿瘤残留的浆液性腺癌及透明细胞癌患者);如为ⅠB~Ⅳ期,则行全身治疗 + 外照射放疗 + 阴道近距离放疗。

(三)评价

临床上对合并多项高危因素的子宫内膜癌患者,进行序贯(化疗 + 放疗)及夹心疗法(化疗 - 放疗 - 化疗,CRC)等治疗,取得较好的疗效。国内张果等对高危子宫内膜癌患者术后先行 1~4 个疗程化疗(化疗方案有 AP、TP、TC、CAP),化疗后行外照射放疗和阴道残端近距离放疗,然后再行 1~4 个疗程同方案巩固化疗,结果发现晚期子宫内膜癌患者术后放化疗联合应用优于单纯化疗或放疗,序贯放化疗模式在晚期子宫内膜癌患者术后辅助治疗中可能具有较好的疗效和耐受性。

五、分子靶向治疗

越来越多靶向药物应用于子宫内膜癌。除单药和多药联用化疗外,推荐贝伐珠单抗(卡铂 / 紫杉醇 / 贝伐珠单抗)和替西罗莫司(mTOR 抑制剂)治疗持续、晚期复发、转移性子宫内膜癌的治疗。卡铂 / 紫杉醇 / 曲妥珠单抗(HER-2/neu 单克隆抗体),后者适用于 HER-2 阳性的子宫浆液性腺癌,PD-1 抑制剂帕博利珠单抗(pembrolizumab)(适用于存在 MSI-H/dMMR 的肿瘤)等。目前,子宫内膜癌分子靶向治疗多主张用于晚期复发患者,因临床应用有限,尚缺乏临床多中心大数据研究结果。

(王建六 沈晓燕)

参 考 文 献

[1] Andreano A,Rechichi G,Rebora P,et al. MR diffusion imaging for preoperative staging of myometrial invasion in patients with endometrial cancer:a systematic review and meta-analysis. Eur Radiol,2014,24(6):1327-1338.

[2] Baker J,Obermair A,Gebski V,et al. Efficacy of oral or intrauterine device-delivered progestin in patients with complex endometrial hyperplasia with atypia or earlyendometrial adenocarcinoma:a meta-analysis and systematic review of the literature. Gynecol Oncol,

2012, 125 (1): 263-270.

[3] Black A, Guilert E, Costescu D, et al. Canadian contraception consensus (part 3 of 4): chapter 7-intrauterine contraception. J Obstet Gynaeeol Can, 2016, 38 (2): 182-222.

[4] Colombo N, Creutzberg C, Amant F, et al. ESMO-ESGO-ESTRO consensus conference on endometrial cancer: Diagnosis, treatment and follow-up. Radiother Oncol, 2015, 117 (3): 559-581.

[5] Committee on Gynecologic Practice, Society of Gynecologic Oncology. The American College of Obstetricians and Gynecologists Committee Opinion No.631. Endometrial intra epithelial neoplasia. Obstet Gynecol, 2015, 125 (5): 1272-1278.

[6] Costales AB, Schmeler KM, Broaddus R, et al. Clinically significant endometrial cancer risk following a diagnosis of complex atypical hyperplasia. Gynecol Oncol, 2014, 135 (3): 451-454.

[7] Ema rh M. Cyclic versus continuous medroxyprogesterone acetate for treatment of endometrial hyperplasia with out atypia: a 2-year observational study. Arch Gynecol Obstet, 2015, 292 (6): 139-1343.

[8] Eriksson AG, Ducie J, Ali N, et al. Comparison of a sentinel lymph node and a selective lymphadenectomy algorithm in patients with endometrioid endometrial carcinoma and limited myometrial invasion. Gynecol Oncol, 2016, 140 (3): 394-399.

[9] Fan Z, Li H, Hu R, et al. Fertility-preserving treatment in young women with grade 1 presumed stage 1A endometrial adenocarcinoma: a meta-analysis. Intl J Gynecol Cancer, 2018, 28 (2): 385-393.

[10] FIGO Committee on Gynecologic Oncology. FIGO staging for carcinoma of the vulva, cervix, and corpus uteri. Int J Gynaecol Obstet, 2014, 125 (2): 97-98.

[11] Gu H, Li J, Gu Y, et al. Survival Impact of Ovarian Preservation on Women With Early-Stage Endometrial Cancer: A Systematic Review and Meta-analysis. Int J Gynecol Cancer, 2017, 27 (1): 77-84.

[12] Gunderson CC, Fader AN, Carson KA, et al. Oncologic and reproductive outcomes with progestin therapy in women with endometrial hyperplasia and grade 1 adenocarcinoma: a systematic review. Gynecol Oncol, 2012, 125 (2): 477-482.

[13] Haldorsen IS, Salvesen HB. What Is the Best Preoperative Imaging for Endometrial Cancer. Curr Oncol Rep,

2016, 18 (4): 25.

[14] Hedley C, Sriraksa R, Showeil R, et al. The frequency and significance of WT-1 expression in serous endometrial carcinoma. Hum Pathol, 2014, 45 (9): 1879-1884.

[15] Holloway RW, Gupta S, Stavitzski NM, et al. Sentinel lymph node mapping with staging lymphadenectomy for patients with endometrial cancer increases the detection of metastasis. Gynecol Oncol, 2016, 141 (2): 206-210.

[16] How J, Gotlieb WH, Press JZ, et al. Comparing indocyanine green, technetium, and blue dye for sentinel lymph node mapping in endometrial cancer. Gynecol Oncol, 2015, 137 (3): 436-442.

[17] Jia L, Yuan Z, Wang Y, et al. Primary sources of pelvic serous cancer in patients with endometrial intraepithelial carcinoma. Mod Pathol, 2015, 28 (1): 118-127.

[18] Jia P, Zhang Y. Ovarian preservation improves overall survival in young patients with early-stage endometrial cancer. Oncotarget, 2017, 8 (35): 59940-59949.

[19] Kinjyo Y, Kudaka W, Ooyama T, et al. Ovarian preservation in young women with endometrial cancer of endometrioid histology. Acta Obstet Gynecol Scand, 2015, 94 (4): 430-434.

[20] Ko EM, Stürmer T, Hong JL, et al. Metformin and the risk of endometrial cancer: a population-based cohort study. Gynecol Oncol, 2015, 136 (2): 341-347.

[21] Koh WJ, Abu-Rustum NR, Bean S, et al. Uterine neoplasms, version 1.2018 clinical practice guidelines in oncology. J Natl Compr Canc Netw, 2018, 16 (2): 170-199.

[22] Kommoss F, Faruqi A, Gilks CB, et al. Uterine serous carcinomas frequently metastasize to the fallopian tube and can mimic serous tubal intraepithelial carcinoma. Am J Surg Pathol, 2017, 41 (2): 161-170.

[23] Kudesia R, Singer T, Caputo TA, et al. Reproductive and oncologic outcomes after progestin therapy for endometrial complex atypical hyperplasia or carcinoma. Am J Obstet Gynecol, 2014, 210 (3): 255.

[24] Kurman RJ, Carcangiu ML, Herrington CS, et al. WHO classification of tumours of female reproductive organs. 4th ed, Lyon: IARC press, 2014.

[25] Laas E, Ballester M, Cortez A, et al. Supervised clustering of immunohisto-chemical markers to distinguish atypical and non-atypical endometrial hyperplasia. Gynecol Endocrinol, 2015, 31 (4): 282-285.

[26] Lau HY, Chen MY, Ke YM, et al. Outcome of ovarian

preservation during surgical treatment for endometrial cancer: a Taiwanese Gynecologic Oncology Group study. Taiwan J Obstet Gynecol, 2015, 54 (5): 532-536.

[27] Lavie O, Ben-Arie A, Segev Y, et al. BRCA germline-mutantions in women with uterine serous carcinoma-still a debate. Int J Gynecol Cancer, 2010, 20 (9): 1531-1534.

[28] Lee FK, Yen MS, Wang PH. Is it safe to preserve the ovary of premenopausal women with supposed early-stage endometrial cancer. Taiwan J Obstet Gynecol, 2016, 55 (1): 1-2.

[29] Lee WL, Huang BS, Chen YJ, et al. Overcoming the barriers of osteoporosis treatmentda better route and a longer use. J Chin Med Assoc, 2015, 78 (10): 567-568.

[30] Li X, Guo YR, Lin JF, et al. Combination of diane-35 and metformin to treat early endometrial carcinoma in PCOS women with insulin resistance. J Cancer, 2014, 5 (3): 173-181.

[31] Li YT, Teng SW. Surgery for endometrial cancer. Taiwan J Obstet Gynecol, 2016, 55 (1): 152.

[32] Moulder JK, Yunker A. Endometrial ablation: considerations and complications. Curr Opin Obstet Gynecol, 2016, 28 (4): 261-266.

[33] Nomura H, Aoki D, Takahashi F, et al. Randomized phase II study comparing docetaxel plus cisplatin, docetaxel pluscarboplatin, and paclitaxel plus carboplatin in patients with advanced or recurrent endometrial carcinoma: a Japanese Gynecologic Oncology Group study (JGOG2041). Ann Oncol, 2011, 22 (3): 636-642.

[34] Nougaret S, Horta M, Sala E, et al. Endometrial Cancer MRI staging: Updated Guidelines of the European Society of Urogenital Radiology. Eur Radiol, 2018, 29 (2): 792-805.

[35] Ott PA, Bang YJ, Berton-Rigaud D, et al. Safety and Antitumor Activity of Pembrolizumab in Advanced Programmed Death Ligand 1-Positive Endometrial Cancer: Results From the KEYNOTE-028 Study. J Clin Oncol, 2017, 35 (22): 2535-2541.

[36] Oza AM, Elit L, Tsao MS, et al. Phase II study of temsirolimus in women with recurrent or metastatic endometrial cancer: a trial of the NCIC Clinical Trials Group. J Clin Oncol, 2011, 29 (24): 3278-3285.

[37] Park JY, Kim DY, Kim JH, et al. Long-term oncologic outcomes after fertility-sparing management using oral progestin for young women with endometrial cancer (KGOG 2002). Eur J Cancer, 2013, 49 (4): 898-874.

[38] Patricia P, Eun JN, et al. Gynecologic Cancer Inter-Group (GCIG) consensus review for high-grade undifferentiated sarcomas of the uterus. Int J Gynecol Cancer, 2014, 24 (9 Suppl 3): S73-S77.

[39] Rodolakis A, Biliatis I, Morice P, et al. European society of gynecological oncology task force for fertility preservation: clinical recommendations for fertility-sparing management in young endometrial cancer patients. Int J Gynecol Cancer, 2015, 25 (7): 1258-1265.

[40] Royal College of Obstetricians and Gynecological Endoscopy (BSGE). Manage-ment of endometrial hyperplasia green-top guidline 67 RCOG/BSGE joint gulideline. London: RCOG, 2016.

[41] Sarfstein R, Friedman Y, Attias-Geva Z, et al. Metformindownregulates the insulin/IGF-I signaling pathway and inhibits different uterine serous carcinoma (USC) cellsproliferation and migration in p53-dependent or-independent manners. PLoS One, 2013, 8 (4): e61537.

[42] Shan W, Wang C, Zhang Z, et al. Conservative therapy with metformin plus megestrol acetate for endometrial atypical hyperplasia. J Gynecol Oncol, 2014, 25 (3): 214-220.

[43] Siegel RL, Miller KD, Jemal A. Cancer statistics, 2015. CA Cancer J Clin, 2015, 65 (1): 5-29.

[44] Singh N, Gilks CB, Wilkinson N, et al. Assignment of primary site in high-grade serous tubal, ovarian and peritoneal carcinoma: a proposal. Histopathology, 2014, 65 (2): 149-154.

[45] Sinno AK, Peijnenburg E, Fader AN, et al. Reducing overtreatment: A comparison of lymph node assessment strategies for endometrial cancer. Gynecol Oncol, 2016, 143 (2): 281-286.

[46] Sun L, Sheng XG, Wei L, et al. Which is the appropriate surgical procedure for Stage I endometrial carcinoma. Eur J Gynaecol Oncol, 2015, 36 (6): 637-642.

[47] Tergas AI, Buell-Gutbrod R, Gwin K, et al. Clinico-pathologic comparison of type II endometrial cancers based on tamoxifenexposure. Gynecol Oncol, 2012, 127 (2): 316-320.

[48] Tolcher MC, Swisher EM, Medeiros F, et al. Characterization of Precursor Lesions in the Endometrium and Fallopian Tube Epithelium of Early-Stage Uterine Serous Carcinoma. Int J Gynecol Pathol, 2014, 34 (1): 57-64.

[49] Wang ZQ, Wang JL, Shen DH, et al. Should all endo-metrioid uterine cancer patients undergo systemic lymphadenectomy. Eur J Surg Oncol, 2013, 39(4): 344-349.

[50] Yamagami W, Susumu N, Makabe T, et al. Is repeated high-dose medroxyprogesterone acetate(MPA)therapy permissible for patients with early stage endometrial cancer or atypical endometrial hyperplasia who desire preserving fertility. J Gynecol Oncol, 2018, 29(2): e21.

[51] Zhang HS, Zhang ZG, Du GY, et al. Nrf2 promotes breast cancer cell migration via up-regulation of G6PD/HIF-1α/Notch1 axis. J Cell Mol Med, 2019, 23(5): 3451-3463.

[52] Zheng, W, Xing L, Fadare O, et al. A proposed model for endometrial serous carcinogenesis. Am J Surg Pathol, 2011, 35(1): p.el-el4.

[53] Zhou R, Yang Y, Lu Q, et al. Progenostic factors of oncological and reproductive outcomes in fertility-sparing treatment of complex atypical hyperplasia and low-grade endometrial cancer using oral progestin in Chinese patients. Gynecol Oncol, 2015, 139(3): 424-428.

[54] 白人驹. 医学影像诊断学. 北京: 人民卫生出版社, 2005.

[55] 曹泽毅. 中华妇产科学. 3版. 北京: 人民卫生出版社, 2014.

[56] 丰有吉, 沈铿. 妇产科学. 2版. 北京: 人民卫生出版社, 2010.

[57] 冯凤芝, 向阳. 年轻妇女子宫内膜癌治疗中的几个问题. 实用妇产科杂志, 2012, 28(7): 528-530.

[58] 洪秋慧, 周留林. 子宫内膜癌术前影像学评估的研究进展. 现代肿瘤医学, 2016, 24(7): 1143-1146.

[59] 牟田, 李慧燕, 王建六, 等. 子宫内膜浆液性癌患者输卵管伞端组织的病理特征研究. 中华妇产科杂志, 2015, 50(10): 757-761.

[60] 全国卫生产业企业管理协会妇幼健康产业分会生殖内分泌学组. 中国子宫内膜增生诊疗共识. 生殖医学杂志, 2017, 26(10): 957-960.

[61] 王永学, 金滢, 李艳, 等. 年轻早期子宫内膜癌患者保留卵巢的安全性及预后. 基础医学与临床, 2017, 37(4): 443-447.

[62] 王志启, 王建六. 子宫内膜癌内分泌治疗. 中国实用妇科与产科杂志, 2011, 27(11): 820-823.

[63] 夏良兵. 子宫内膜癌组织中的 p53 及 Ki-67 蛋白的表达及与临床病理特征的关系分析. 中国实验诊断学, 2019, 23(5): 857-859.

[64] 谢燕. 超声、CT 与 MRI 的影像学检查在子宫内膜癌术前肌层浸润及淋巴结转移诊断中的价值. 医学综述, 2015, 21(21): 4022-4024.

[65] 余英豪. 子宫内膜癌的影像学及病理学评价模式. 功能与分子医学影像学, 2015, 4(3): 1-5.

[66] 张果, 索红燕, 沈晓燕, 等. 晚期子宫内膜癌序贯放化疗的初步研究. 中华妇产科杂志, 2019, 54(2): 103-109.

[67] 周琦, 吴小华, 刘继红, 等. 子宫内膜癌诊断与治疗指南(第四版). 中国实用妇科与产科杂志, 2018, 34(8): 880-886.

[68] 周蓉, 鹿群, 刘国莉, 等. 早期子宫内膜癌保留生育功能治疗专家共识. 中国妇产科临床杂志, 2019, 20(4): 369-373.

第三十二章 卵巢肿瘤与原发性腹膜癌

卵巢是原发肿瘤组织学类型最繁多的器官，根据世界卫生组织（WHO）制订的女性生殖器肿瘤组织学分类（2014版），卵巢肿瘤可以分为14大类，其中最主要的包括上皮性肿瘤、生殖细胞肿瘤、性索间质肿瘤以及转移性肿瘤。根据其生物学行为又可以分为良性肿瘤、交界性肿瘤和恶性肿瘤。

第一节 卵巢良性肿瘤

一、临床表现

卵巢的良性肿瘤比较小的时候一般没有症状，通常是在常规妇科检查或者早孕超声时偶然发现。随着肿瘤增大，患者可能感到腹胀或者腹痛，有的患者主诉为腹围增大，甚至有患者可以自己扪及腹部包块。当肿瘤很大占据盆腹腔时，还会出现气短、进食困难、尿频、便秘等压迫症状。特殊类型的肿瘤还会有其特定表现。

肿瘤较大时腹部检查通常表现为腹部膨隆、叩诊呈实音。双合诊和三合诊常常可以在子宫旁触及圆形或类圆形包块，多呈囊性，表面光滑，活动度好。

与生理性囊肿随着月经周期变化不同，这类肿瘤连续观察3个月会持续存在。

二、病理类型

（一）上皮性肿瘤

上皮性肿瘤（ovarian epithelial tumor）是最为常见的组织学类型，占全部卵巢肿瘤的50%～70%，占儿童卵巢肿瘤的15%～20%，并且比例随年龄增加而升高。其中浆液性囊腺瘤（serous cystadenoma）（占20%～25%）和黏液性囊腺瘤（mucinous cystadenoma）（15%～20%，占黏液性肿瘤的80%）是最常见的良性卵巢肿瘤类型，多见于20～40岁女性。

浆液性囊腺瘤表现为表面光滑的薄壁囊肿，囊内充满淡黄色清亮液体，约15%的为双侧性，通常直径在5～8cm。超声提示为无回声，有的可见细小的分隔，如果有囊内出血可能表现为小的高回声区，没有明显的血流信号。镜下见囊壁为纤维结缔组织，内衬浆液性单层柱状上皮。

而黏液性囊腺瘤表现为灰白色表面光滑的多房囊肿，圆形或卵圆形，囊腔内充满胶冻样黏液，囊内很少有乳头生长，体积较大（甚至巨大），平均直径18cm，79%的为单侧，可伴压迫症状。囊内液在超声检查时表现为低回声，没明显的血流信号。镜下见囊壁为纤维结缔组织，内衬单层黏液柱状上皮，可见杯状细胞及嗜银细胞。

子宫内膜样肿瘤（endometrioid tumor）良性较少见，多为单房，表面光滑，囊壁衬以类似正常子宫内膜的单层柱状上皮，间质内可有含铁血黄素的吞噬细胞。

当肿瘤上皮间质成分占优势时，称为腺纤维瘤（adenofibroma）。囊腺纤维瘤（cystadenofibroma）比较少见，大部分是浆液性的。超声常提示单房实性包块伴单一乳头状突起，较少表现为多房实性肿物伴薄壁无回声囊性结构。包块存在高回声实性成分伴声影和低-中度血流信号可以帮助诊断。

（二）生殖细胞肿瘤

生殖细胞肿瘤（germ cell tumor，GCT）是一组来源于生殖细胞的肿瘤，占卵巢肿瘤的20%～40%，但仅占所有卵巢恶性肿瘤的5%。具体类型包括：畸胎瘤、无性细胞瘤、卵黄囊瘤、胚胎性癌、非妊娠性绒癌、混合型生殖细胞肿瘤等。生殖细胞肿瘤多发生于年轻妇女及幼女，青春期前患者占60%～90%，绝经后患者仅占4%，大多为恶性。与更常见的卵巢上皮肿瘤不同，生殖细胞肿瘤生长迅速。肿瘤的良、恶性及恶性程度取决于组织分化程度。

成熟囊性畸胎瘤（mature teratoma），也称为皮样囊肿（dermoid cyst），由分化成熟的组织构成，是一种良性的生殖细胞肿瘤，占卵巢肿瘤的10%～20%、生殖细胞肿瘤的85%～97%、卵巢畸胎瘤的95%以上。可发生于任何年龄，以20～40岁居多。多为单侧，10%～15%的患者为双侧性。皮样囊肿通常中等大小，呈圆形或卵圆形，壁光滑、质韧。多为单房，可以包含所有3个胚层的成分：来自外胚层的成熟组织（如皮肤、毛囊、皮脂腺）、中胚层的成熟组织（如肌肉组织、泌尿组织）和内胚层的成熟组织（如肺、胃肠组织），其形成的机制可能是因为第2次减数分裂失败或减数分裂前细胞第1次减数分裂失败。腔内充满油脂和毛发，有时可见牙齿或骨质，囊壁内层为复层鳞状上皮，囊壁常见小丘样隆起向腔内突出，称为"头节"。因为这些特殊的成分，所以畸胎瘤超声诊断的特异性可达98%～100%，常表现为单房混合回声的囊性结构，可见非强化的壁结节（Rokitansky结节）和高回声区，常伴声影。腹平片常显示有钙化成分。多数患者无症状，通常因为腹围增大或腹痛就诊。85%的生殖细胞肿瘤患者同时存在腹痛和腹部包块。由于畸胎瘤成分不均一，重心常常是偏心的，在运动后容易发生卵巢囊肿扭转出现腹痛。腹痛还可能跟卵巢增大、或囊肿破裂囊内液流入盆腹腔有关。腹水、破裂（术前或术中）、扭转的病例分别占20%、20%和5%。

偶见向单一胚层分化，形成高度特异性畸胎瘤，其中最常见的类型是卵巢甲状腺肿（struma ovarii）和类癌（carcinoid）。卵巢甲状腺肿，主要成分是异位的甲状腺组织，占成熟性畸胎瘤的比例＜5%，甲状腺组织必须占整个组织的50%以上才能归为卵巢甲状腺肿。肿瘤可以分泌甲状腺激素，有25%～35%的患者会出现临床甲状腺功能亢进。对于持续性（＞3～6个月）甲状腺功能亢进（游离T_4和/或T_3水平升高，促甲状腺激素（TSH）水平低的女性，如果没有甲状腺肿、颈部无放射性碘摄取但可检测到血清甲状腺球蛋白水平，应考虑卵巢甲状腺肿，应进行盆腔超声检查。卵巢甲状腺肿在超声上常表现为表面光滑的高回声圆形组织，血流信号增加，这种特殊结构被称为甲状腺肿珠（struma pearl）。类癌是一种分化良好的神经内分泌瘤，罕见，多见于单侧，局限于卵巢，由具有内分泌特点和恶性程度相对低的巢状、条索状排列的细胞及细血管网构成的。部分类癌可分泌具有生物活性的多肽类或胺类，产生一系列症状，主要表现为潮红和腹泻。

还有一种与畸胎瘤相关的罕见疾病是抗N-甲基-D-天冬氨酸（N-methyl-D-aspartate，NMDA）受体脑炎，患者会出现从记忆下降、精神行为异常到意识障碍的多种症状。确诊依靠临床症状和抗NMDA受体阳性。这类患者，在畸胎瘤被剔除前病情会逐渐进展，所以要注意检查双侧卵巢，一旦发现畸胎瘤应及时切除病灶，部分患者可在术后自行恢复正常，部分还需要辅助免疫治疗。

（三）性索间质肿瘤

性索间质肿瘤（ovarian sex cord stromal tumor，OSCST）是一类来源于原始性腺成分的性索和间叶组织肿瘤，占5%～8%，由性索演化形成的肿瘤为颗粒细胞瘤或支持细胞瘤，由间质演化形成的肿瘤为卵泡膜细胞瘤或间质细胞瘤。肿瘤可以由单一细胞构成，也可由不同细胞混合构成。这类肿瘤大多为良性，少数为低度恶性或恶性，常常有内分泌功能。

颗粒细胞瘤（granulosa cell tumor）：分为成人型和幼年型两种。成人型颗粒细胞瘤占卵巢肿瘤的1%，占颗粒细胞瘤的95%，为低度恶性肿瘤，可发生于任何年龄，高峰为45～55岁。肿瘤能分泌雌激素，表现为青春期前性早熟，生育年龄月经失调，绝经后不规则阴道流血，常合并子宫内膜增生，甚至子宫内膜癌。肿瘤多为单侧，圆形或椭圆形，呈分叶状，表面光滑，实性或部分囊性；切面组织脆而软，伴出血坏死灶。预后较好，5年生存率达80%以上，但有晚期复发倾向。幼年型颗粒细胞瘤仅占颗粒细胞瘤的5%，主要发生在青少年，98%为单侧。镜下见肿瘤呈卵泡样结构、结节或弥散状生长，肿瘤细胞胞质丰富，核分裂常见，明显的核异型占10%～15%。多数肿瘤局限于一侧卵巢，故预后良好。

睾丸支持细胞-间质细胞瘤（sertoli-leydig cell tumor of testis）又称为男性母细胞瘤（androblastoma），罕见，多发生在40岁以下妇女，高分化者属良性。单侧居多，通常较小，实性，表面光滑而滑润，有时呈分叶状，囊内壁光滑，含血性浆液或黏液。镜下见不同分化程度的支持细胞及间质细胞。患者可有男性化表现，少数无内分泌功能者可能出现雌激素升高。

卵泡膜细胞瘤（theca cell tumor）和卵巢纤维瘤（fibroma）都是间质来源的良性卵巢肿瘤。卵泡膜细胞瘤常与颗粒细胞瘤同时存在，多为良性，单侧多见。镜下见瘤细胞短梭形，胞质富含脂质，细胞交错排列呈旋涡状，瘤细胞团为结缔组织分隔。常合并子宫内膜增生甚至子宫内膜癌。纤维瘤来源于产生胶原蛋白的梭形细胞，占卵巢肿瘤2%~5%，多见于中年妇女，单侧居多，中等大小。镜下见由梭形瘤细胞组成，排列呈编织状。纤维瘤同时伴有腹腔积液和/或胸腔积液者，称为梅格斯综合征（Meige综合征），手术切除肿瘤后，胸腔积液、腹腔积液可自行消失。卵泡膜纤维瘤（fibrothecoma）同时起源于梭形细胞和卵泡膜细胞，可产生少量的雌激素。三者共同的超声特点是圆形或者卵圆形的实性包块，边界清楚，切面为灰白色。偶有瘤内出血、水肿或坏死造成的囊性区域；周边很少有血流信号。

（四）卵巢勃勒纳瘤

卵巢勃勒纳瘤（Brenner's tumor）又称为移行细胞瘤（transitional cell tumors），在组织学上与尿路上皮相似，占卵巢肿瘤的2%，是卵巢肿瘤中最罕见的类型，其中约99%为良性。大部分是50~70岁的女性体检时发现的。绝大部分是单侧，左侧为多，体积通常较小，生长比较缓慢，常与卵巢浆液性或黏液性囊腺瘤同时存在。超声有时出现声影，易与纤维瘤或浆膜下肌瘤混淆。典型的CT表现为囊性或者囊实性，多房薄壁而规则的包块，增强后实性部分多呈轻中度强化。

三、诊断

结合病史和体征，配合必要的辅助检查以确定：①包块是否来源于卵巢；②包块是生理性的还是肿瘤；③包块是良性还是恶性（表32-1）；④包块可能是哪种组织学类型。常用的辅助检查包括：

（一）影像学检查

1. 超声检查 经阴道超声（transvaginal US，

TVUS）是附件区肿物最常用的检查方法。结合灰度和彩色多普勒检查可以了解包块的形态特征和血流信号情况，判断肿块性质，诊断符合率>90%。

包块纯囊性或者有细小分隔，并且不伴有血流信号的赘生物或突起多为良性，浆液性或黏液性囊腺瘤可能性大。如果包块多房、内容物稠厚，最大可能是黏液性囊腺瘤。如果囊肿边界清晰，仅有1~2个实性小乳头凸起或者虽然凸起超过1cm但是没有血流信号多为囊腺瘤。而畸胎瘤通常在包块内可见明显的强回声小结节，尤其是其后方伴有有声影。还有的表现为均匀的或有线状或点状的强回声。部分可见包块内有液平或钙化。

2. 磁共振成像（MRI）、CT、PET检查 磁共振成像对于区分盆腔包块的性质具有高密度分辨率和多维图像效果的优势，可以帮助进一步评价性质不明的附件包块情况，尤其是包块大边界不易完全看清的病例；还可以更好地判断包块与周围器官的关系，有利于病灶的定位。而CT主要用于判断周围组织受侵犯、淋巴结及远隔转移情况。PET或PET/CT很少用于初步诊断。

（二）肿瘤标志物

不同的肿瘤标志物可以帮助判断某些肿瘤的性质。

1. 血清CA125 部分良性肿瘤患者的血清CA125水平可有升高，但CA125在子宫内膜异位症和炎性疾病中也会有轻度升高，故不宜单独用于早期诊断，更多用于病情监测和疗效评估。

2. 血清AFP 对卵巢卵黄囊瘤有特异性诊断价值。卵巢未成熟畸胎瘤、混合性无性细胞瘤、胚胎细胞癌中含卵黄囊成分者，AFP也可升高。

3. 血清β-hCG 在非妊娠性绒癌有特异性，胚胎细胞癌、混合性生殖细胞肿瘤和某些无性细胞瘤也可能升高。

4. 血清乳酸脱氢酶（lactate dehydrogenase, LDH） 在无性细胞瘤中可能升高。

5. 性激素 卵巢颗粒细胞瘤、卵泡膜细胞瘤产生较高水平雌激素，而浆液性、黏液性囊腺瘤或勃勒纳瘤有时也可分泌一定量雌激素。

6. 血清HE4 与CA125联合应用来判断盆腔肿块的良、恶性。β-hCG、AFP和CA125或者β-hCG、AFP和LDH同时升高提示恶性。

7. 血清甲状腺激素　卵巢甲状腺肿可能出现 T_3 和 / 或 T_4 升高、TSH 降低。

（三）腹腔镜检查

可直接观察肿块外观和盆腔、腹腔及横膈等部位，在可疑部位进行多点活检，抽取腹腔积液行细胞学检查。

（四）细胞学检查

抽取腹腔积液或腹腔冲洗液和胸腔积液，查找癌细胞。

表 32-1　卵巢良性与恶性肿瘤的鉴别

鉴别点	良性	恶性
患者年龄	20～40 岁多见（上皮性肿瘤）	50 岁以后多见（上皮性肿瘤）
病程	较长，包块逐渐增大	较短，包块短期内迅速增大
体征	多为单侧，囊性表面光滑，可活动，多不伴腹水	多为双侧，实性或囊实性，表面不平，多房，固定，常伴腹水
一般情况	良好	可能有恶病质
超声表现	光滑的单房囊性包块或多房肿物最大径线 <10cm；可有细小分隔；边界清晰；实性成分 <0.7cm；存在声影；无血流信号	不规则的非强回声实性或以实性为主肿物；有 4 个以上的乳头状突起；边界不清；不规则的多房实性包块最大径线≥10cm；有较厚的分隔（> 2～3mm）；有较丰富或丰富的血流信号；伴腹水

（五）鉴别诊断

1. 卵巢瘤样病变（ovarian tumor like condition）　以滤泡囊肿和黄体囊肿最为常见。滤泡囊肿多为单侧壁薄囊肿，直径通常≤8m，在超声上表现为无回声，后伴声影。而黄体囊肿通常表现为厚壁的高回声囊肿，周边可见环状血流信号。部分黄体囊肿内部可见出血形成的细小网状回声。不同于真正的分隔，这些网状结构在彩色多普勒上一般没有血流信号。

这类病变多在 6～8 周内自行消退。如果观察或口服避孕药 2～3 个月后在卵泡期（周期的第 7～12 天）复查超声包块仍持续存在或增大，卵巢肿瘤的可能性较大。

2. 盆腔假囊（peritoneal pseudocyst）和输卵管积液（hydrosalpinx）　多见于绝经前女性，前者多由于卵巢排卵产生的液体积蓄在粘连包裹组织中形成的；而后者常见于盆腔炎症引起输卵管伞端粘连，导致输卵管分泌物或脓液聚集。患者常有盆腔炎性、既往盆腔手术以及子宫内膜异位病史。可能有腹痛或腹胀等症状，有盆腔急性炎症时还会出现发热、脓性白带，但大部分没有症状。

查体可触及双侧附件区不规则条形囊性包块，边界较清楚，但活动差，伴有急性盆腔炎症的还会有宫颈举痛。

正常输卵管在超声检查中不可见。急性输卵管炎的典型表现为内为无回声或者低回声的梨形单房包块，囊壁增厚（> 0.5cm），其内可有不全分隔，形成"齿轮征（cogwheel sign）"，直肠窝可见积液，彩色多普勒可见明显的血流信号。而慢性输卵管炎表现为充满液体回声的长条状包块，内有不全分隔，形成"串珠征"，但囊壁增厚不明显。盆腔假囊超声检查可见形态不规则的分叶状囊肿，分隔很薄，可随着囊内液体震动而波动形成"扬帆征（flapping sail sign）"。而输卵管卵巢脓肿则表现为单房实性或者多房混合性的包块，内为混合或者毛玻璃样回声。

3. 卵巢旁囊肿（paraovarian cysts）　起源于输卵管或阔韧带，占附件区包块的 5%～20%，多为良性，其中卵巢冠囊肿比较常见。由于超声检查很多时候不能看到输卵管和阔韧带，这些包块常被认为来源于卵巢或子宫这些肿瘤更常发生的部位。多在盆腔超声检查或手术过程中偶然发现，部分患者可能出现单侧的盆腔钝痛。

超声检查常表现为邻近卵巢的薄壁单房无回声包块，但约 30% 可有乳头状突起，通常直径 <5cm，多无明显血流信号。超声通常可见看到同侧正常的卵巢，并且通过推挤囊肿还可以看到囊肿移动，可以帮助与卵巢肿瘤鉴别。

4. 异位妊娠（ectopic pregnancy）　有的时候输卵管妊娠可能与卵巢肿瘤混淆。患者病史中多有停经，部分伴有阴道少量出血或者腹痛。查体可能触及附件区包块，伴有腹腔内出血者还会有宫颈举摆痛。超声检查常提示子宫轻度增大、内膜增厚宫腔，部分可见单环状暗区；附件区常可见混合性回声包块，但通常位于同侧卵巢内侧，彩色多普勒可显示滋养层血流特点；有的还伴有直肠窝液性暗区。血、尿 hCG 检查阳性可以确定妊娠。

5. 子宫肌瘤 浆膜下肌瘤或肌瘤囊性变,容易与卵巢肿瘤混淆。多见于 30~40 岁的育龄期女性。通常发生于子宫,但也可见于阔韧带。超过一半的患者没有临床症状,部分女性会出现月经过多、痛经、腹痛和盆腔器官受压(尿频、便秘等)的症状。

体格检查常发现子宫增大、形状不规则,仔细检查包块是与子宫相连的,可随宫体及宫颈移动。

超声常表现为低回声实性包块,可能看到蒂部;在肌瘤囊性变时可呈混合性包块。多普勒检查可以帮助探测血管蒂。

6. 子宫内膜异位囊肿(endometriomas) 多见于育龄期女性,患者常有进行性加重的痛经和月经改变。查体可能触及活动性差的包块和直肠窝结节,容易与恶性肿瘤相混淆。

超声对于典型的内膜异位病灶敏感度较高,常提示单房性或多房性囊性包块,内为均匀低至中回声,可能有强光点。部分可能表现为单房的实性包块伴乳头状突起,需要警惕恶性的情况,尤其是绝经后女性。在孕期也可能出现有血流信号的乳头,但对于既往没有发现过内膜异位囊肿的患者与恶性病变比较难鉴别。内膜异位症患者通常会有 CA125 轻到中度升高。

7. 腹腔积液 也可能表现为腹围增大、腹胀。查体平卧时腹部两侧突出如蛙腹,叩诊移动性浊音阳性。而巨大的卵巢包块平卧时是腹部中间膨隆,叩诊呈浊音,移动性浊音阴性。影像学检查可以帮助鉴别。但是要注意卵巢纤维瘤、纤维上皮瘤、泡膜细胞瘤、颗粒细胞瘤等卵巢良性实性肿瘤也可能同时伴有腹腔积液和胸腔积液(Meige 综合征)。

四、并发症

1. 蒂扭转 约 10% 卵巢肿瘤可发生蒂扭转。多见于瘤蒂较长、中等大、活动度良好、重心偏于一侧的肿瘤,如成熟性畸胎瘤,常发生在体位改变、妊娠期或产褥期。典型表现是体位改变后突然发生一侧下腹剧痛,常伴恶心、呕吐甚至休克。双合诊检查可扪及压痛的肿块,以蒂部最明显。有时不全扭转可以自然复位,腹痛缓解。扭转的蒂部包括输卵管、卵巢固有韧带和骨盆漏斗韧带。发生蒂部扭转后,因为静脉回流受阻,瘤内充血或血管破裂引起瘤内出血,可能导致瘤体迅速增大。而动脉血流受阻后卵巢和输卵管可能坏死,肿瘤可能破裂、继发感染。

一旦确诊,应尽快行手术,尤其是年轻患者。根据卵巢血供情况可以复位并行肿瘤剔除或者直接切除患侧附件。

2. 破裂 约 3% 卵巢肿瘤会发生破裂,包括自发破裂和外伤性破裂。自发破裂多由于因肿瘤浸润性生长穿破囊壁或者内容物增多囊壁无法容纳所致。而外伤性破裂多见于腹部受到重击、分娩及穿刺后。患者多有腹痛,其症状的轻重取决于破口大小以及囊液的量和性质。小的囊肿或浆液性囊腺瘤破裂时,腹痛较轻微;而大的囊肿或畸胎瘤破裂后,常有剧烈腹痛伴恶心、呕吐的症状。破口位置如果有血管还会引起腹腔内出血。查体可发现腹部压痛、腹肌紧张,盆腹腔原有的包块缩小或消失,叩诊可能有移动性浊音。

发现肿瘤破裂后应立即手术,尽量吸净囊液,并行腹水细胞学检查,剔除囊肿或者切除附件后彻底清洗盆腹腔。

3. 继发感染 比较少见,多见于蒂扭转或破裂后或者由于邻近器官(如阑尾)感染灶的扩散。患者常有发热、腹痛,查体有腹部压痛及反跳痛和腹肌紧张,妇科检查可及盆腹腔肿块,化验可见白细胞升高等。

4. 恶变 如果肿瘤增大迅速,需要警惕恶变可能,应尽早手术探查明确。成熟囊性畸胎瘤恶变的发生率为 0.2%~4%,多见于绝经后妇女,成熟囊性畸胎瘤的任何成分均可能发生恶变,"头结"的上皮细胞最易恶变,形成鳞状细胞癌,预后差。恶变的危险因素包括年龄大于 45 岁、肿瘤直径大于 10cm、生长迅速、影像学发现肿瘤内低阻血流。

五、治疗

治疗方法以手术为主,手术的目的包括:①明确诊断;②切除肿瘤。根据患者年龄、生育要求及对侧卵巢情况,决定手术范围(图 32-1)。

对于年轻、单侧肿瘤的患者一般行患侧卵巢肿瘤剔除或患侧附件切除术,双侧肿瘤应行肿瘤剔除术,绝经后妇女可行子宫及双侧附件切除术。多在腹腔镜下手术,也可经阴道或开腹完成,术中尽可能防止肿瘤破裂,避免囊液刺激引起化学性腹膜炎也避免瘤细胞种植于腹腔,尤其是黏液性囊腺瘤。术中应剖检肿瘤,必要时作冰冻切片组织学检查。巨大的良性囊性肿瘤可先穿刺放液,待体积缩小后取出,但穿刺前须保护穿刺周围组织,以防被囊液污染。放液速度应缓慢,避免腹压骤降发生休克。

既往认为对于黏液性的肿瘤,即使是良性的,因为阑尾也是黏液性上皮容易复发所以需要在术中同时切除阑尾,然而目前的证据支持只要阑尾外观正常、没有腹膜假黏液瘤的证据就不用切除阑尾。

卵巢良性生殖细胞和性索间质肿瘤治疗原则基本同上皮性肿瘤。但卵巢甲状腺肿未经治疗或控制不佳的显性甲状腺功能亢进患者,手术等刺激可诱发甲状腺危象。因此,对于新发现的显性甲状腺功能亢进,建议在患者甲状腺功能亢进已充分控制(通常为3~8周)后再行手术。而亚临床甲状腺功能亢进的患者可择期手术。

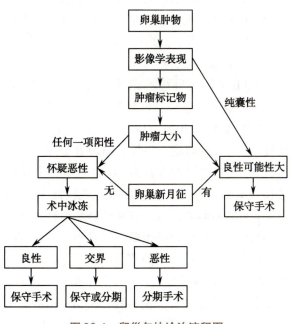

图 32-1 卵巢包块诊治流程图

六、妊娠合并卵巢肿瘤

妊娠合并卵巢肿瘤比较常见,但多为良性肿瘤,其中以成熟囊性畸胎瘤及浆液性囊腺瘤最为常见,约占90%,而恶性肿瘤者则以无性细胞瘤及浆液性囊腺癌为多。患者通常没有明显症状,多在早孕检查时发现。孕期因盆腔充血、激素和免疫状态变化,肿瘤可能迅速增大。在中孕期间容易发生蒂扭转,到了晚孕期可能因为肿瘤阻挡引起胎位异常,而如果肿瘤位置低在分娩时可阻塞产道导致难产,肿瘤也可能受到挤压导致破裂。

在早孕期发现的良性肿瘤可等待至妊娠14~16周手术,可以采用腹腔镜手术,避免引起流产也保证子宫不太大,能有手术操作的空间;孕晚期发现的可以等到足月行剖宫产术同时切除肿瘤。

(任 常 朱 兰)

第二节 卵巢交界性肿瘤

卵巢交界性肿瘤(borderline ovarian tumor, BOT)是一种原发性上皮性卵巢病变,组织学显示为上皮细胞增生活跃及细胞核分裂象异型、但无间质浸润的非典型上皮细胞增殖;生物学特征介于良性和恶性卵巢上皮性肿瘤之间,具有低度恶性的潜能;临床表现具有恶性肿瘤的某些特点,可有腹膜种植和转移,但进展缓慢,复发晚,预后相对较好,5年生存率超过80%。FIGO 和 WHO 分别于 1961 年和 1973 年正式将 BOT 引入卵巢肿瘤的分类,由于其组织学特点、生物学行为和临床特征的特殊性,BOT 几经更名,目前,用于描述卵巢交界性肿瘤的术语包括:卵巢交界性肿瘤、交界性上皮性卵巢肿瘤、低度恶性潜能卵巢肿瘤、低度恶性潜能(low malignant potential, LMP)的上皮性卵巢癌、卵巢非典型增生性肿瘤等。BOT 占卵巢肿瘤的 10%~15%。主要发生于年轻女性,好发年龄为 35~53 岁。

一、病因及发病机制

BOT 的病因及发病机制尚不清楚,可能与肥胖、吸烟、不孕不育和激素治疗等有关,辅助生殖超促排卵过程中出现一过性黄体生成素、促性腺激素释放激素激动剂急剧升高刺激卵巢是否会导致卵巢交界性肿瘤复发率升高尚不能确定。妊娠、哺乳、产次增加、口服避孕药可能降低其发病风险。BOT 的发生可能与 β 连环蛋白基因、

PTEN 基因、微卫星不稳定性基因以及 *KRAS* 突变有关，*BRCA1* 和 *BRCA2* 突变是否增加 BOT 风险目前尚不清楚。

二、组织学分类及特点

BOT 病理类型包括卵巢浆液性交界性肿瘤（serous BOT，S-BOT）、黏液性交界性肿瘤（mucinous BOT，M-BOT）、子宫内膜样性肿瘤、透明细胞样肿瘤、移形细胞肿瘤（Brenner 瘤）及混合上皮性肿瘤等，其中 S-BOT 和 M-BOT 最常见，S-BOT 占全部 BOT 的 65%，发病年龄为 34~40 岁，15%~40% 的 S-BOT 为双侧，且伴有卵巢外病灶（腹膜种植或淋巴结累及）。M-BOT 占 32%，平均发病年龄为 45 岁。

S-BOT 包括经典型及微乳头型两种不同的病理亚型，其中经典型的 S-BOT 约占 S-BOT 的 90%，微乳头型 S-BOT 占 5%~10%，微乳头型 S-BOT 是经典型 S-BOT 向低级别浆液性癌转变的中间类型。微乳头型 S-BOT 虽然发生率低，但更容易侵犯双侧卵巢，间质微浸润和腹膜浸润性种植也较经典型 S-BOT 高，癌变风险高，预后相对差，S-BOT 腹膜种植分为非浸润性和浸润性种植，大部分为非浸润性种植。卵巢浆液性癌二元论模型认为，S-BOT 到浸润性浆液性癌是一个疾病连续发展的过程。

M-BOT 分为肠型和颈管黏液型，其中肠型 M-BOT 约占 85%，颈管黏液型 M-BOT 约占 15%。肠型 M-BOT 多为单侧，颈管黏液型约 40% 为双侧的，因组织学上有时可见到病变部位同时存在良性、交界性和浸润性癌，有学者认为从 M-BOT 到卵巢黏液性上皮内癌到浸润癌是一个连续发展的过程。M-BOT 与 S-BOT 相比更加容易出现浸润性复发。

三、临床表现

BOT 发病隐匿，临床表现无特异性，16%~23% 的患者疾病初期无临床症状，多在体检时意外发现，或患者自行扪及腹部肿块而就诊，一部分患者因肿瘤较大出现腹胀、尿频等压迫症状就诊，少数患者因肿瘤破裂或扭转引起急腹症就诊。与 M-BOT 相比，S-BOT 出现临床症状比例相对高。

四、诊断与鉴别

BOT 除非肿瘤较大出现压迫症状或因破裂出现急腹症就诊，绝大多数患者早期无特异性临床表现，诊断主要依据影像学检查、血清肿瘤标记物及术中快速冰冻病理切片，最终诊断依据术后石蜡切片病理。BOT 易与卵巢良性肿瘤和卵巢恶性肿瘤相混淆。病史、肿瘤标记物和影像学特征可为鉴别诊断提供一定的帮助，但价值有限。

（一）影像学检查

1. **B 型超声** B 型超声是卵巢肿瘤最常用的影像学检查方法，盆腔 B 型超声卵巢肿瘤检出率高达 90%，但缺少与交界性肿瘤相关的特征性超声影像。虽然超声检查可见卵巢囊性肿物内出现乳头状突起，或囊实不均、密集房隔或房隔增厚，但诊断准确率仅为 29%~69%。

2. **其他影像学检查** CT 虽然能显示肿瘤的复杂结构，但对卵巢交界性肿瘤与良恶性肿瘤的鉴别价值有限。CT 显示 S-BOT 单房或双房，囊液均质性较高，而 M-BOT 则以多房为主，囊液均质性较低，不同囊腔之间密度差异较大；MRI 联合 CA125 检测可提高 BOT 诊断的敏感性和特异性；PET 虽然准确性高于其他影像学检查，但因价格昂贵，较少用于初始检查。

（二）肿瘤标记物

BOT 常用的肿瘤标记物是血清 CA125 和 CA199，部分卵巢交界性肿瘤血清 CA125 可升高，CA125 诊断 BOT 的敏感度为 80%，但特异度较差，浆液性卵巢交界性肿瘤患者中升高更为显著，尤其是进展期 S-BOT；CA199 和癌胚抗原（CEA）与黏液性 BOT 关系密切；CA125 和 HE4 以及与女性绝经状态联合评估的卵巢恶性肿瘤风险（ROMA）指数，可减少单一因素所导致的假阳性率，除用于卵巢癌风险概率预测，提高术前诊断的特异性及敏感性外，也有助于良性、交界性以及早期卵巢上皮性癌的鉴别，ROMA 指数对于卵巢交界性肿瘤的预测性优于 CA125 和 HE4 单独及联合检测。

（三）术中冰冻切片

冰冻切片可诊断卵巢良性肿瘤和恶性肿瘤，为临床医生术中诊断和术式的选择提供帮助，但对 BOT 诊断的敏感性和特异性较差，阳性预测值较低，尤其是黏液性 BOT 冰冻切片常出现诊断不足，与石蜡切片的总体符合率 48%～79%。

五、治疗

卵巢交界性肿瘤主要和基本的治疗方式是手术治疗，手术方式需根据年龄、组织学类型、临床特征、肿瘤分期、病变累及的部位及范围、患者对生育的需求及保留生育功能的意愿等综合考虑。总体原则是无生育要求的患者，行全面分期手术或肿瘤细胞减灭术（减瘤术），有生育要求的患者可在全面分期手术的基础上行保留生育功能的手术，BOT 术后是否行辅助化疗需根据患者具体情况而定。

（一）手术治疗

1. 全面分期手术/减瘤术 适合于年龄较大，且无生育要求者。早期患者行全面分期手术，即进行全面的盆腹腔探查、全子宫及双侧附件切除术、大网膜切除术、盆腔及腹主动脉淋巴结切除、腹水或腹腔冲洗液细胞学检查、腹膜多点活检或切除所有肉眼可见的可疑病灶，如为 M-BOT，需常规行阑尾切除术；对晚期有卵巢外病灶的患者，应行减瘤术，即在分期手术基础上。尽可能切除所有肉眼可见的病灶。

与开腹手术相比，BOT 腹腔镜手术具有恢复较快，术后盆腔粘连轻等优势。但对于肿瘤较大、术中粘连严重者，如行保留生育功能的肿瘤剥除术，腹腔镜手术中肿瘤破裂造成肿瘤盆腹腔种植、肿瘤细胞播散以及切口部位转移等风险较开腹手术多，因此，对于肿瘤较大（特别是 M-BOT）、术中肿瘤破裂可能性大或术前检查、术中所见及快速冰冻并不能完全准确的排除浸润性癌的患者行腹腔镜下保留生育功能的手术应慎重选择。

卵巢交界性肿瘤是否行系统性淋巴结切除一直存在较大的争议，淋巴结切除术虽可能提高分期，但目前尚没有充分证据证明能降低卵巢交界性肿瘤患者的复发率及死亡率，而淋巴结切除增加了手术并发症及术中出血的发生率，故有学者提出全面分期手术时无须常规行淋巴结切除术。但如 BOT 患者 FIGO 分期晚、存在复发的高危因素以及肿瘤组织学提示可疑浸润癌的情况下，行腹膜后淋巴结切除仍然是必要的。

2. BOT 再分期手术 是指对初始没有进行全面分期手术而术后诊断为 BOT 者再实施的分期手术，目前尚有争议。尽管再分期手术可为评估病情及预后提供信息，延长无进展生存期，但对能否改善患者总生存率结果不一致，且会增加手术相关并发症。2019 年 NCCN 指南建议，对于无生育要求且无浸润性种植或无法确定有无浸润性种植的患者，可行再分期手术或观察；对于初次手术证实有浸润性种植者，可行全面分期手术，也可进行观察或参照低级别浆液性上皮性卵巢癌进行治疗；如患者有生育要求、初次手术未发现浸润性种植或无法确定有无浸润性种植者，可观察或行保留生育功能的分期手术；如初次手术已发现浸润性种植，可选择观察或行保留生育功能的全面分期手术或按低级别浆液性上皮性卵巢癌处理。

3. 保留生育功能手术（即保守性手术） BOT 预后良好，即使复发，多为交界性，可再次手术治疗，对患者的生存和预后并无明显影响。因此，对于有生育要求的患者，只要子宫未受累，均可行保留生育功能的全面分期手术。术式包括：患侧肿瘤剥除术、患侧附件切除术、患侧附件切除术 + 对侧卵巢活检术、单侧附件切除术 + 对侧肿瘤剥除术、双侧肿瘤剥除术、双附件切除保留子宫等。究竟选择哪一种术式，需根据卵巢受累情况（单侧/双侧）、有无附件切除史、对复发风险的认知等决定。对于肿瘤局限于一侧者，单侧附件切除术可降低术后复发率，单纯肿瘤剥除术与单侧附件切除术相比，可能会增加术后复发率，但不影响术后生存率；如一侧卵巢已有缺失，可行患侧卵巢肿瘤剔除术；对于肿瘤累及双侧卵巢者，可选择单侧附件切除术 + 对侧肿瘤剥除术或双侧卵巢肿瘤剥除术。累及双侧卵巢的 BOT 如选择单侧附件切除术 + 对侧肿瘤剥除术，原则上应选择包膜完整、周围组织粘连较轻的一侧行肿瘤剥除术，病变较重的一侧行附件切除术；如肿瘤累及双侧卵巢，且无法剥除，在取未受累的部分卵巢组织冷冻后，也可考虑行双附件切除，保留子宫，为辅助生殖提供条件。

单侧 BOT 术中是否进行对侧卵巢活检，目前仍存在争议。一方认为，外观正常的卵巢，有 5%～10% 可能存在镜下肿瘤，因此行对侧卵巢剖视/活检/楔形切除是必要的，然而，有研究发现，影像学未发现异常、术中肉眼观察也正常的患者卵巢病理学检查也多无病灶，而术中剖视或楔形切除可能会造成卵巢粘连，影响卵巢的储备功能导致不孕，因此不主张常规行对侧卵巢活检。NCCN 建议，对于单侧 BOT 患者，如术前超声检查未提示对侧卵巢有明显病变、术中探查对侧卵巢外观正常者，可不行对侧卵巢活检。保守性手术保留生育功能的同时，可提高生活质量，但术后需严密随访，在完成生育后是否立即进行根治性手术，仍然存有争议。

（二）化疗

卵巢交界性肿瘤在手术治疗后是否需要化疗以及化疗的益处目前仍存在较多的争议。卵巢交界性肿瘤的生物学特征之一是肿瘤细胞代谢接近于正常上皮细胞，病变组织分化程度高，而化疗药物对细胞增殖迅速、代谢活跃的细胞有效。BOT 对化疗的敏感性较差，与不行辅助化疗者相比，化疗并不能提高患者的生存率，也没有减少术后复发率及死亡率，相反的，过度化疗还可能会引起并发症，甚至会增加患者死亡的风险，同时，还可能降低患者的生活质量，加重患者的心理及经济负担。目前认为，早期、无浸润种植的 BOT 患者术后随访观察即可，不建议化疗。中晚期 BOT 患者术后化疗虽然在总生存率、复发和生育能力方面没有显现出有利的结果，但对于 FIGO 分期为Ⅲ～Ⅳ期者、特殊组织学类型（黏液性、透明细胞等）者、或具有复发高危因素的患者（如微乳头、浸润性种植、残余病灶、肿瘤破裂、腹腔细胞学阳性、DNA 为非整倍体等）术后行辅助化疗对预防术后复发或进展为卵巢浸润性癌可能会获益。BOT 化疗方案与上皮性卵巢癌相同，可参照卵巢低级别浆液性上皮性癌的处理办法，选择以铂类为主的较温和的化疗方案。

六、预后

BOT 多发生于生育期妇女，初始治疗时多为早期，总体预后良好，早期患者 5 年生存率可达到 100%，晚期患者可达 80%。BOT 有复发和进展为浸润性癌的风险，BOT 复发的影响因素包括年龄、肿瘤的组织学类型、是否有微乳头结构或浸润性种植、FIGO 分期及初始手术术式等，浆液性 BOT 较黏液性 BOT 更易复发，浸润性种植、FIGO 分期晚以及保留生育功能的保守性手术是影响复发和生存率的主要高危因素。交界性肿瘤微乳头结构或浸润性种植有可能转化或进展为浸润性低级别浆液性癌，即便如此，其长期预后也好于一般卵巢癌。复发者大部分仍为交界性，手术治疗仍为最主要的治疗方式，术后仍可获得较好的疗效，不影响总生存率。如复发仅限于卵巢，对有生育需求的患者，在病灶切除的前提下，仍可行保留生育功能的保守性手术，术后仍可获得较高的妊娠率，如无生育要求，可行子宫及双侧附件切除术，如为卵巢外复发，行减瘤术，尽可能切除肉眼所见的肿瘤组织，病灶残留是再次手术复发患者预后的主要影响因素。

七、随访与监测

BOT 按上皮性卵巢癌进行随访和监测。保留生育功能者术后复发率较高，少数患者可能有恶变倾向，因此，建议患者术后尽早妊娠，完成生育后可考虑全面分期手术。建议随访间隔：2 年内每 3 个月 1 次，术后 3～5 年，每 6 个月 1 次，5 年后每年 1 次。监测手段包括常规妇科检查、B 型超声（经腹或经阴道）和血清 CA125、CA199、HE4（或 ROMA 指数）等，必要时应进一步行 CT 或 MRI 检查。

（崔满华）

第三节　卵巢非上皮性肿瘤

卵巢非上皮性肿瘤主要包括生殖细胞肿瘤和性索间质肿瘤两类。这两类肿瘤均有良性、恶性，其发病机制、临床特征及诊治也有各自的特点。

一、卵巢生殖细胞肿瘤

卵巢生殖细胞肿瘤（ovarian germ cell tumor, OGCT）起源于原始生殖细胞，约占全部卵巢肿瘤的 20%，但恶性者只占卵巢恶性肿瘤的 5% 左右。根据组织分化程度可将其分为良性（成熟畸胎瘤）、恶性（未成熟畸胎瘤、无性细胞瘤、卵黄囊瘤、胚胎性癌、非妊娠绒毛膜癌、混合性生殖细胞肿瘤等）（表 32-2）。

表 32-2　WHO2014 卵巢生殖细胞肿瘤分类

卵巢生殖细胞肿瘤
无性细胞瘤
卵黄囊瘤
胚胎癌
非妊娠绒毛膜癌
成熟畸胎瘤
未成熟畸胎瘤
混合性生殖细胞肿瘤

（一）良性生殖细胞肿瘤

绝大部分是成熟性畸胎瘤（mature teratoma），成熟性囊性畸胎瘤常被称为皮样囊肿（dermoid cyst）。

1. 临床特点　发病人群集中于 20～40 岁的年轻女性，但青春期前及绝经后女性也可发病，大部分为单侧卵巢发病，双侧同时受累者仅占 15% 左右。肿瘤生长速度缓慢，呈圆形或卵圆形，肿瘤表面光滑，其内含有来源于多胚层的组织成分，比如毛发、油脂、牙齿、神经组织等。囊壁内层为复层鳞状上皮，常见局部囊壁向内的实质突起，称为"头节"。少数成熟性畸胎瘤仅单一胚层分化，形成特异性畸胎瘤。比如卵巢甲状腺肿（struma ovarii），可分泌甲状腺激素，导致患者出现相关症状。成熟性畸胎瘤的恶变率小于 5%，多见于年老女性或"头节"部位的恶变。

2. 诊断　大部分成熟性畸胎瘤可借助超声进行诊断，通常表现为混合的高回声团块（"面团征"），无明显血流信号。如超声诊断困难，必要时可借助 CT 和 MRI。血清 CA199、AFP 的轻度升高对诊断也有一定的价值。

3. 治疗　首选手术治疗，在切除肿瘤的同时可排除畸胎瘤恶变、避免肿瘤增大对卵巢功能的破坏。肿瘤较小（<3cm）、无症状者也可定期复查，如肿瘤短期内迅速长大、出现不适症状，应考虑尽快手术治疗。成熟性畸胎瘤虽为良性，仍有一定的复发率和恶变率，加之患者往往年轻，故应进行长时间的随访。随访内容包括妇科检查、超声、CT、肿瘤标志物（尤其是术前肿瘤标志物有异常者）等。

（二）恶性生殖细胞肿瘤

该类肿瘤的发病高峰在 20 岁左右，一般只累及单侧卵巢，其中以未成熟畸胎瘤、无性细胞瘤、卵黄囊瘤为最多见。

1. 临床特点

（1）未成熟畸胎瘤（immature teratoma）占卵巢畸胎瘤的 2% 左右，肿瘤多为实性或囊实性包块，含有数种分化程度不一的未成熟胚胎组织，其恶性程度视各组织含量、分化程度、原始神经组织比例而定。

（2）无性细胞瘤（dysgerminoma），占卵巢恶性肿瘤的 1%～2%，中度恶性。肿瘤为实性，质韧，表面光滑或呈分叶状。显微镜下肿瘤细胞为圆形或多角形，核大深染，细胞质丰富，细胞间有纤维组织分隔和淋巴细胞浸润。

（3）卵黄囊瘤（yolk sac tumor），又称内胚窦瘤，较前两者为少见。起源于卵黄囊，故而得名。肿瘤体积通常较大，兼具囊性、实性成分，其内多有出血坏死，容易发生肿瘤破裂。肿瘤细胞形态多样，能够分泌甲胎蛋白（AFP）。卵黄囊瘤恶性程度高、生长快、易转移。

2. 诊断

（1）临床症状和体征：由于年轻女性定期体检的比例低，多数患者到出现明显的盆腹腔包块、腹水、疼痛、食欲减退时才会就诊。此外，还可见到因肿瘤蒂扭转、坏死、破裂、感染诱发急腹症来就诊的病例。

（2）实验室检查：未成熟畸胎瘤可能伴有 CA199、CEA、CA724 等标志物的异常升高，无性细胞瘤可产生低水平的人绒毛膜促性腺激素（hCG）、乳酸脱氢酶（LDH）；而卵黄囊瘤可分泌 AFP。上述肿瘤标志物对术前诊断和术后随访都有一定的帮助。

（3）影像学检查：超声是临床最常用的手段，性价比较高。CT、MRI 可评估盆、腹腔各脏器的情况，PET/CT 用于筛查有无远隔转移，这不仅可以帮助诊断，还有助于术前评估和制订后续治疗方案。恶性生殖细胞肿瘤的分期参照上皮性卵巢癌的分期标准。

3. 治疗

（1）手术：手术兼具诊断和治疗的双重作用，可以在获取病理组织的同时切除病灶。由于患者多数较年轻且生殖细胞肿瘤对化疗很敏感，目前国内外均建议各种期别的恶性生殖细胞肿瘤均可行保留生育功能的手术（手术范围要依据术中探查情况而定，但至少要保留子宫和 / 或正常的对侧附件）。对于儿童/青少年，美国儿童肿瘤协作组（COG）建议进行更为保守的手术（表 32-3），目的是在保证治疗效果的前提下尽可能减少对患者的伤害。如患者已完成生育计划，或拒绝保留生育能力，也可行较彻底的全面分期手术或减瘤术。

表 32-3　COG 关于儿童/青少年恶性生殖细胞肿瘤的手术指南

1. 收集腹水/腹腔冲洗液做细胞学检查
2. 全面检查腹膜并在可疑病变取组织做病理学检查
3. 探查腹膜后淋巴结，仅对异常（质硬、固定、增大）淋巴结进行切除、病检
4. 检查大网膜并在可疑病变处活检
5. 检查对侧卵巢，必要时活检
6. 完整切除病变侧卵巢（不能穿刺放液），若输卵管未受侵犯可予保留

（2）化疗：根据 NCCN 指南，除 I 期无性细胞瘤和 I 期 G1 的未成熟畸胎瘤，其他的卵巢恶性生殖细胞肿瘤均需要进行化疗。目前公认的一线化疗方案为博来霉素+依托泊苷+顺铂的（BEP）联合方案（表 32-4）。早期者推荐进行 3～4 疗程化疗，晚期者需进行 6 疗程或视化疗过程中肿块、肿瘤标志物的下降趋势来确定化疗次数。

需要特别注意的有两点：

1）博来霉素可能导致不可逆性肺纤维化，故在治疗过程中要监测肺功能的变化。有临床试验证明博来霉素减量或彻底不用对治疗效果无明显影响，这要根据患者情况而定。

2）化疗药物有一定的生殖毒性，对于已月经来潮的患者建议使用 GnRH-a 类药物来保护卵巢功能。目前已有多项临床试验证明该方案是安全、有效的。

（3）放疗：在 20 世纪，研究发现无性细胞瘤对放疗较敏感，但放疗对正常卵巢组织和其他器官的损害同样巨大，现已很少采用。

肿瘤复发：如影像学评估为孤立的可切除病灶，可行手术治疗。如病灶大、累及周围脏器或伴有远隔转移，则可行穿刺进行病理证实后进行化疗（方案包括 TIP、VAC、VIP 等）、放疗、免疫治疗等。

（4）随访：随访内容包括症状、体格检查、肿瘤标志物、影像学检查等。该类肿瘤有远期复发的特点，加之部分患者较年轻，故应延长其随访期至 10 年、20 年或更长。5 年生存率：I 期 95%，II 期 70%，III 期 60%，IV 期 30%。

二、卵巢性索间质肿瘤

卵巢性索间质肿瘤（ovarian sex cord stromal tumor）约占所有卵巢肿瘤的 7%，是一组起源于原始性腺中性索和间质组织的肿瘤的统称，常见类型包括颗粒细胞瘤、卵泡膜细胞瘤、纤维瘤、支持-间质细胞瘤等。因该类肿瘤常常能分泌一定量的雌激素、雄激素等，有时也被称为功能性卵巢肿瘤。

颗粒细胞瘤（granulosa cell tumor）：约占所有卵巢恶性肿瘤的 1%，大部分为低度恶性，高发年龄在 50 岁上下。组织学上分为成人型（占 95%）和幼年型（占 5%）两种。肿瘤形态多样，通常是

表 32-4　卵巢恶性生殖细胞肿瘤的常用化疗方案

方案	药物	剂量及方法	疗程间隔
BEP	博来霉素（B）	$15mg/m^2$，第 2 日，每周 1 次，静滴或肌注	3 周
	依托泊苷（E）	$100mg/(m^2 \cdot d) \times 3$ 日，静滴	
	顺铂（P）	$30 \sim 35mg/(m^2 \cdot d) \times 3$ 日，静滴	
BVP	博来霉素（B）	$15mg/m^2$，第 2 日，每周 1 次，深部肌注	3 周
	长春新碱（V）	$1 \sim 1.5mg/m^2 \times 2$ 日，静注	
	顺铂（P）	$20mg/(m^2 \cdot d) \times 5$ 日，静滴	
VAC	长春新碱（V）	$1.5mg/m^2$，静注	4 周
	放线菌素 D（A）	$200\mu g/(m^2 \cdot d) \times 5$ 日，静滴	
	环磷酰胺（C）	$200mg/(m^2 \cdot d) \times 5$ 日，静注	

注：博来霉素终生剂量为 $250mg/m^2$，单次剂量不可超过 30mg

单侧，质地取决于其内的实性成分，有时也会有多房样表现。成人型颗粒细胞瘤恶性程度低，异型性不显著，细胞分裂不活跃。幼年型颗粒细胞瘤在儿童及年轻女性中更多见，因实性成分多而质地偏硬，恶性程度偏高，镜下可见较活跃的细胞增殖和核分裂象。颗粒细胞瘤能够合成并分泌一定量的雌激素，可导致儿童出现假性性早熟、异常子宫出血、子宫内膜癌前病变/癌变等。部分患者即是因为出现上述症状就诊时发现卵巢肿瘤。因颗粒细胞瘤发病率低，很难进行大样本的研究，故目前其发病机制尚不明了。据报道，*FOXL2* 基因在成人型颗粒细胞瘤中的突变率高达 96.6%，提示该基因的异常可能是重要的致病因素。

卵泡膜细胞瘤（theca cell tumor）：绝大多数为良性，有时与颗粒细胞瘤共存。一般为单侧、灰白色、被覆光滑包膜的圆形/椭圆形肿瘤。显微镜下肿瘤细胞呈短梭形，交织排列，细胞团间有纤维结缔组织分隔。卵泡膜细胞瘤也可分泌雌激素导致子宫内膜增生、癌前病变/癌变，患者常伴有异常子宫出血、绝经后阴道出血等症状。

纤维瘤（fibroma）：高发年龄在 40 岁左右，通常为单侧、实性、质韧、光滑的肿瘤。梭形肿瘤细胞呈编织状排列，分裂并不活跃。部分纤维瘤患者同时出现胸腔、腹腔积液，成为 Meige 综合征，具体发生原因不明。手术切除肿瘤后积液自行消退。

支持-间质细胞瘤（sertoli-leydig cell tumor）：占所有卵巢恶性肿瘤的比例不足 0.5%，高发年龄在 30 岁左右。恶性度与组织分化程度密切相关，高分化者近乎良性，中、低分化者为中度恶性。多数肿瘤发生于单侧卵巢，表现为光滑、球形或分叶状的囊实性肿块，显微镜下可见支持细胞、间质细胞。还有极少见的肿瘤仅含有单一的支持细胞或间质细胞成分。肿瘤细胞可分泌雄激素，从而导致患者出现闭经、乳腺萎缩、喉结发育、多毛、声音低沉等男性化特征，这也是部分患者前来就诊的主要原因。

（一）临床表现及诊断

1. 盆、腹腔的大包块往往是患者的首发症状。通过体格检查、辅助检查（超声、CT、MRI）可做出初步诊断。

2. 该类肿瘤具有一定的内分泌功能，部分患者在包块未引起不适前即出现月经异常、第二性征改变等症状，因此，激素相关检查也有助于诊断。但最终确诊需依靠病理检查。恶性性索间质细胞肿瘤的分期参照上皮性卵巢癌的分期标准。

（二）治疗

1. **手术** 卵巢性索间质肿瘤以手术治疗为主。良性者可行肿瘤剥除或附件切除术，已绝经者还可考虑同时切除子宫。如肿瘤可分泌雌激素或可疑子宫内膜病变，保留子宫的手术前最好行宫腔镜检查或分段诊刮排除内膜病变。

恶性性索间质细胞肿瘤的手术与上皮性卵巢癌相同，早期行全面分期手术，晚期行减瘤术。但如患者有生育要求且肿瘤为 Ia、Ic 期（肿瘤局限于一侧卵巢），则可行保留对侧卵巢和子宫的全面分期手术。也有研究证明 Ib 期仅行双侧卵巢肿瘤剥除的保留生育手术是安全的，但目前仍有较大争议。

2. **术后辅助治疗** I 期低危者术后仅需定期随访，有高危因素（低分化、肿瘤破裂、直径≥10cm）者可结合患者意愿进行随访或放化疗。II 期以上者需进行化疗，病灶局限者还可放疗。常用的化疗方案包括 BEP（博来霉素、依托泊苷、顺铂）、PVB（顺铂、长春新碱、博来霉素）、TP（紫杉醇、顺铂/卡铂）等。通常需化疗 4～6 个疗程。

3. **肿瘤复发** 大多数肿瘤复发发生在术后的 1～3 年，孤立病灶且身体条件尚可的患者可选择手术切除。无法手术者需进行化疗、放疗。由于该类肿瘤少见，目前对于复发病例尚无推荐的二线、三线化疗方案。

4. **预后** 大部分患者预后较好，I 期肿瘤的 5 年生存率可达 90% 以上。

（郭瑞霞 邱海峰）

第四节 卵巢上皮性恶性肿瘤

一、概述

（一）流行病学与致病高危因素

1. **流行病学** 卵巢恶性肿瘤的发病率及死亡率在常见恶性肿瘤中位于第 8 位。据统计，2018 年全球卵巢恶性肿瘤新发病例 295 414 例，死亡病例达 184 799 例。我国 2015 年统计数据显示卵巢恶性肿瘤死亡病例 25 000 例，位于女性恶性肿瘤死亡率第 10 位，东部较发达地区死亡病例高于中西部地区。卵巢上皮性恶性肿瘤的发病与地域及人种也存在一定关联。据国际癌症研究机构统计，斯堪的纳维亚半岛、以色列和北美地区是上皮性卵巢恶性肿瘤的高发地区，而在日本和一些发展中国家发病率则较低。

卵巢上皮性恶性肿瘤（epithelial ovarian cancer）是卵巢恶性肿瘤中最常见的一种，占原发卵巢恶性肿瘤的 90%～95%，多见于中老年妇女，诊断时平均年龄超过 60 岁，很少发生青春期前的女孩和婴幼儿，40 岁以后发病率随年龄增长而逐渐上升，其中 60～80 岁是发病的高峰，此后发病率逐渐下降。据美国癌症协会及美国国家癌症研究所 2018 年统计，确诊时为 Ⅰ～Ⅳ期的卵巢上皮性恶性肿瘤比例分别为 22%、8%、37%、28%。该疾病的总体 5 年生存率为 47%，其中早期患者 5 年生存率可达 71%～89%，而晚期患者仅为 20%～41%。由于卵巢位于盆腔深部，发病隐匿，早期可无显著临床症状，且尚无有效的早期筛查手段，约 3/4 的患者确诊时已为晚期，应高度警惕。

2. 致病高危因素 上皮性卵巢恶性肿瘤的发病原因目前仍不清楚，积极开展病因学研究对上皮性卵巢恶性肿瘤的预防及早期诊断十分重要。下列高危因素与上皮性卵巢癌的发病存在关联。

（1）遗传家族史：研究发现 5%～10% 的卵巢癌与遗传因素相关，并将与遗传因素相关的卵巢癌分为家族性卵巢癌和遗传性卵巢癌。家族性卵巢癌是指家族成员中存在卵巢癌患者；遗传性卵巢癌是指家族成员中至少有两个一级亲属罹患卵巢癌。据统计，正常人群中，女性发生卵巢癌的危险指数约为 1.3%，而家族成员中有一名亲属患卵巢癌的女性发病的危险指数为 4%～5%，当有两名亲属患卵巢癌时发病的危险指数则上升至 7%。对于遗传性卵巢家族成员发生卵巢癌危险指数高达 20%～59%。

（2）持续排卵：持续排卵可使卵巢上皮细胞的反复损伤与修复，在此过程中，表层上皮内陷到卵巢内形成包涵囊肿，在间质激素的刺激下，形成上皮性肿瘤；另外长期细胞增殖错误的累积，可使上皮细胞出现异常增生与恶性转化。流行病学调查发现妊娠期间排卵减少，可以对卵巢癌的发病提供保护作用，与不孕患者相比，妊娠可以使卵巢癌的发生风险降低 30%～60%。因此，未产、不孕、月经初潮早、绝经晚、不哺乳者，应用促排卵药物等是卵巢癌发病的高危人群。长期口服避孕药可抑制排卵进而减少 30%～60% 的卵巢癌发病的机会，且服药时间越长，保护作用越明显。

（3）子宫内膜异位症：卵巢子宫内膜异位病灶的周期性改变可诱导局部炎症反应分泌细胞因子等介质，被认为是导致卵巢癌发生的高危因素之一。与其他卵巢癌高危因素不同，卵巢子宫内膜样癌和透明细胞癌可能来源于子宫内膜异位症的病灶恶变。抑癌基因 *ARID1A* 基因突变不仅见于卵巢子宫内膜样癌和透明细胞癌的癌组织，同时见于邻近的子宫内膜异位症和癌变前期病灶，这是卵巢子宫内膜样癌和透明细胞癌起源异位子宫内膜的有力证据。有子宫内膜异位症病史的女性罹患卵巢癌的风险较正常女性增加 1.6 倍，子宫内膜样癌和透明细胞癌分别占 24.4% 和 21.9%。

（4）激素替代疗法：近年来研究发现，绝经后激素替代疗法可以轻度增加卵巢癌的发病率。绝经后单纯口服雌激素者卵巢癌的发病风险逐年增高，激素替代疗法导致卵巢癌发病风险增高的原因可能与雌激素的长期刺激有关，而应用孕激素可抑制卵巢上皮增生，对卵巢癌具有保护作用。

（5）年龄：约 80% 的卵巢上皮性恶性肿瘤发生于绝经后，50% 发生于 65 岁以上女性。年轻女性卵巢癌发病率约为 2/10 万，而 60～70 岁发病率高达 55/10 万。

（6）身高和体重指数（BMI）：身高超过 1.7m 的女性卵巢癌发病风险增加 1.38 倍，尤其表现在未绝经女性。BMI 与卵巢癌的发病呈正相关，BMI 超过 30kg/m² 是卵巢癌发病危险因素。

（二）发病机制

1. 上皮性卵巢癌发病原因 上皮性卵巢癌的发病原因一直未明，近年来的研究证据表明，卵巢癌上皮化生理论缺乏科学依据，而卵巢外起源学说认为上皮性卵巢癌的发生具有异质性，不同病理亚型上皮性卵巢癌中生物标志物表达谱的差异性使得该学说得到支持。目前认为卵巢高级别浆液性腺癌起源于远端输卵管上皮形成的浆液性输卵管上皮内癌这一观点已被普遍接受，临床研究和遗传学证据提示输卵管上皮内癌可能为高级别浆液性卵巢癌的癌前病变。

近来的研究基于卵巢外起源学说提出了卵巢癌发生的二元理论，根据形态学、分子机制和临床表现将上皮性卵巢癌分为Ⅰ型和Ⅱ型，见表32-5。Ⅰ型卵巢癌包括低级别卵巢浆液性癌、低级别卵巢子宫内膜样癌、黏液癌、透明细胞癌和移行细胞癌。Ⅰ型卵巢癌进展缓慢，发病时局限于卵巢，往往由交界性癌逐步发展而来，常有癌前病变，多为临床早期，预后较好，很少累及 *p53* 基因，但常存在 *KRAS*、*BRAF*、*PTEN* 和 *β-catenin* 等基因突变和微卫星基因的不稳定性。Ⅱ型卵巢癌约占75%，包括高级别卵巢浆液性癌、高级别子宫内膜样癌，癌肉瘤和未分化癌等，具有典型的 *p53* 以及 *BRCA1/2* 基因突变。Ⅱ型卵巢癌直接起源于表面上皮或包涵囊肿，发展迅速，多无癌前病变，侵袭性强，多为临床晚期，预后不良。

2. 遗传性卵巢癌发病相关基因　研究发现5%~10%的卵巢癌与遗传因素相关，并将与遗传因素相关的卵巢癌分为家族性卵巢癌和遗传性卵巢癌。家族性卵巢癌是指家族成员中有卵巢癌患者，而遗传性卵巢癌是指家庭成员中至少有两个一级亲属患卵巢癌。

遗传性卵巢癌与3个遗传性卵巢癌综合征有关：

（1）遗传性乳腺癌-卵巢癌（hereditary breast and ovarian cancer，HBOC）：占遗传性卵巢癌的80%~90%，属于常染色体显性遗传。发病年龄早，主要为非黏液性上皮性癌，预后较好。

（2）遗传性位点特异性卵巢癌（hereditary site-specific ovarian cancer，HSSOC）：即在一个家族中卵巢癌聚集，目前还没有发现其易感性相关的基因，因此 HSSOC 和 HBOC 目前被认为属于同一类疾病谱。

（3）遗传性非息肉病性结直肠癌（hereditary nonpolyposis colorectal cancer，HNPCC）：又称Lynch Ⅱ综合征，约占遗传性卵巢癌的10%，是以非息肉型结肠癌、子宫内膜癌、乳腺癌和卵巢癌等易感性增高为特征的常染色体显性遗传性疾病。

HBOC 和 HSSOC 与 *BRCA1/2* 基因的突变有关，10%~15%的卵巢癌患者可检测到 *BRCA1* 或 *BRCA2* 基因突变，而高级别浆液性卵巢癌患者的突变比例更高。*BRCA1* 基因突变者终身罹患乳腺癌及卵巢癌的风险分别高达67%及45%，*BRCA2* 基因突变者终身罹患乳腺癌及卵巢癌的风险分别为66%及12%。家族性乳腺癌患者 *BRCA1* 和 *BRCA2* 突变频率相同，而遗传性卵巢癌患者的 *BRCA1* 突变频率高于 *BRCA2* 突变。*BRCA1/2* 基因表达产物主要作用是参与卵巢癌细胞的转录调控以及对 DNA 损伤进行识别和修复。HNPCC 家族中卵巢癌的累积患病风险 >12%，主要与 DNA 错配修复基因 *hMLH1/2* 突变相关。相较于正常人群或 *BRCA1/2* 因突变者，HNPCC 相关性卵巢癌患者多数在绝经前确诊，预后良好。

除了 *BRCA1/2* 基因以外，许多参与同源重组修复的基因与遗传性肿瘤的发生具有相关性，常见有 *ATM*、*CHEK2*、*BARD1*、*BRP1*、*MRE11*、*DD50*、*NBS1*、*RAD51C*、*RAD51D* 和 *PALB2* 等。最初这些基因被发现与乳腺癌易感性相关，进一

表 32-5　卵巢癌发生的二元理论

分类	病理亚型	癌前病变	主要基因突变	基因不稳定性
Ⅰ型卵巢癌	低级别浆液性癌	浆液性囊腺瘤或交界性肿瘤	*KRAS*、*BRAF*	低
	低级别子宫内膜样癌	子宫内膜异位	*CTNNB1*、*PTEN*、*ARID1A*	低
	透明细胞癌	子宫内膜异位	*PI3KCA*、*ARID1A*、*FBXW74*	低
	黏液癌	黏液性囊腺瘤或交界性肿瘤	*KRAS*、*CDX-2*	高
Ⅱ型卵巢癌	高级别浆液性癌	输卵管上皮内癌	*P53*、*BRCA1/2*	高
	高级别子宫内膜样癌		*P53*	高
	癌肉瘤		*P53*	
	未分化癌			

步研究证实 *BRIP1*、*RAD51C* 和 *RAD51D* 与遗传性卵巢癌发病相关。

（三）临床特点

超过 80% 的卵巢上皮性癌发生在绝经后妇女。卵巢浸润性上皮癌的高发年龄是 56～60 岁。在卵巢上皮性癌患者中，年龄 <21 岁者所占比例不到 1%。绝经后妇女的卵巢原发上皮性肿瘤中，约 30% 为恶性，而绝经前妇女中，仅约 7% 为恶性。

卵巢上皮性癌往往扮演安静的"杀手"，早期患者往往无症状或症状不特异，但这是一种错觉。事实上，患者在诊断前的数个月常常有症状，即使在疾病早期也会有。主要困难在于如何将它与其他因素导致的不适相鉴别。一般来讲，如果症状持续出现，必须进一步的评估。卵巢癌患者的症状每月通常会出现 20～30 次。主要表现包括腹围增加、腹胀、腹部肿块、腹水、尿急、盆腔痛。此外，疲劳、消化不良、无法正常进食、便秘、腰痛也可能出现。一般不表现为阴道流血。肿瘤广泛转移者偶尔会表现为恶心、呕吐、肠梗阻。很不幸的是，很多妇女和医生将这些症状归结于月经期、绝经、饮食改变、应激、抑郁症、功能性肠病。症状轻重取决于肿瘤大小、位置、组织学类型、侵犯邻近器官的程度及有无并发症。如果盆腔包块压迫直肠或膀胱，患者可能有尿频或便秘。当盆腔或腹腔有种植转移病灶、肿瘤向周围组织浸润或压迫神经时，可引起腹痛、腰痛或下肢疼痛；若压迫盆腔静脉，可出现下肢水肿；若为功能性肿瘤，产生相应雌激素或雄激素过多的症状，如阴道不规则流血、月经失调、多毛、痤疮等。晚期患者的症状多与腹水、网膜转移、肠转移有关。肿瘤破裂或扭转导致的疼痛等急腹症少见。

1. 腹胀最为常见的症状 当早期盆腹腔包块较小时，患者不易察觉。包块较大或有腹水时，可有腹胀感。

2. 腹水较为常见的症状 不少患者是因为腹水引起的一系列症状前来就诊。晚期患者，尤其是有大网膜转移病灶严重的患者，腹水量大，可导致严重的腹胀。部分患者伴有胸水，其发生率约为 10%，可出现胸闷、气紧等相应症状。

3. 阴道不规则流血或月经不调偶见的症状 出血的原因有以下几种可能：

（1）肿瘤间质组织产生雌激素使子宫内膜增生。

（2）同时合并子宫原发癌。

（3）卵巢癌转移至子宫、宫颈或阴道。

4. 晚期卵巢癌 可有发热、食欲不振、恶心、呕吐、便秘和腹泻等胃肠道症状，有时还伴有气短和尿频等压迫症状。一部分患者还可出现贫血、消瘦等恶病质表现，肿瘤压迫或转移严重者甚至出现肠梗阻。

卵巢上皮性癌的最重要体征是体格检查时扪及盆腔包块。但是，仍然没有特异的体征能将良恶性肿瘤进行鉴别。更为矛盾的是，一个充满腹盆腔的巨大包块往往可能是良性或交界性肿瘤。三合诊检查非常重要。在阴道后穹隆触及盆腔内硬结节，肿块多为双侧，实性，表明凹凸不平，不活动。同时存在上腹部包块和腹水，高度提示卵巢癌。仅有腹水，未扪及盆腔包块，需排除肝硬化和其他原发性恶性肿瘤，如胃癌、胰腺癌等。如晚期转移的患者。上腹部扪及包块，往往提示大网膜转移。

（四）上皮性卵巢癌的手术病理分期

1. 卵巢癌分期的必要性 肿瘤的分期是依照其生物学行为特点、病程进展规律、治疗和预后诸因素而指定的。卵巢癌的分期不但是评估病情和预后的根据，更重要的是合理地选择治疗方案、比较各种治疗方法效果的不可缺少、不可模糊的内容。治疗对象要在同一分期，其结果才有可比性。每种分期如何确定较好的治疗方案，必须有统一的分期标准和内容，否则会造成概念不清、资料混乱，影响结果的科学性。

卵巢上皮癌的分期采用手术病理分期。肿瘤局限于卵巢的卵巢癌患者中有 1/3 的患者在分期术后进行组织病理学评估后期别升级而需要补充术后化疗。不同期别卵巢癌的预后不同，5 年生存率分别为 I 期 89%，II 期 65%，III 期 33.5%，IV 期 18%（表 32-6）。

2. 卵巢癌分期的特点及原则 近年来，一些肿瘤将分子遗传学改变纳入分期和预后评估，但妇科癌症仍然采用物理检查、影像学检查和手术探查来进行分期。虽然 CT 扫描可以评估宫颈癌的盆腹腔扩散情况，但卵巢癌应该实行手术分期，因为手术探查可以进行更加准确的组织学诊

表 32-6　卵巢癌 5 年生存率（所有病理类型）

期别	例数	5年生存率 /%
Ⅰa	632	89.6
Ⅰb	69	86.1
Ⅰc	663	83.4
Ⅱa	72	70.7
Ⅱb	93	65.5
Ⅱc	241	71.4
Ⅲa	128	46.7
Ⅲb	271	41.5
Ⅲc	2 030	32.5
Ⅳ	626	18.6

断和分期，从而更加准确地评估患者的预后。对于晚期卵巢癌，可能需在手术前先进行化疗，但新辅助化疗开始前必须先获得组织学或细胞学诊断；胸部放射可筛查胸水；对于远隔转移证据不足，除非有症状，否则不要求做其他放射性检查。血清 CA125 对评估化疗效果有帮助，但对分期并无作用。因此，卵巢癌的分期是手术分期。

肿瘤减灭之前的手术发现决定了手术分期，组织病理学结果和临床评估、影像学评估可能改变分期结果。剖腹探查、切除卵巢肿瘤以及全子宫切除是卵巢癌分期手术的基础，同时需对所有可疑地方进行活检如大网膜、肠系膜、肝、横膈、盆腔、腹主动脉旁淋巴结。术后的组织学结果（必要时细胞学检查）应被纳入分期考虑中。如果考虑卵巢癌，临床判断包括常规胸部放射检查。CT 成像对初次分期和肿瘤随访有作用。

卵巢癌的分期标准参照 TNM 分期系统，并与其他癌瘤的 TNM 分期意义匹配，T、N、M 三个字母分别代表原发肿瘤、局部淋巴结和远隔转移，每个字母后附加 a、b 和 0、1、2 等，表示肿瘤大小、累计范围。TNM 分期系统被国际抗癌联盟（Union for International Cancer Control，UICC）和美国癌症联合会（American Joint Committee on Cancer，AJCC）认可，而国际妇产科联盟（The International Federation of Gynecology and Obstetrics，FIGO）自 1976 年以来一直与 UICC 和 AJCC 在妇科癌症分期上紧密联系，FIGO 分期系统和 TNM 分期系统在分类和细节上具有相同本质和对应关系。

3. FIGO 分期的历史演变及最新分期　FIGO

根据全球最新研究数据，每 3 年召开一次 FIGO 全球会议（FIGO world congress）并发布 FIGO 癌症报告 *FIGO cancer report*，该报告中采用的 FIGO 分期自 1973 年以来定期进行更新，第一次 FIGO 卵巢癌分期发表在 1973 年 15 卷的 FIGO 癌症报告中，自此以后出现了两次较大的修订，分别是 1988 年和 2012 年。最后一次分期更新是在 2012 年 10 月 7 日在意大利罗马举行的 FIGO 全球大会上达成共识，2012 年 10 月 12 日提交 FIGO 执行委员会并于 2 周后获得批准，随后提交美国癌症协会（AJCC）并获通过，2013 年 5 月提交国际抗癌协会（UICC）并获通过，2014 年 1 月在 FIGO 官方杂志 *International Journal of Gynecology & Obstetrics* 上发布分期指南。新分期将卵巢癌、输卵管癌和原发性腹膜癌归入同一分期系统，原因是组织学、分子学、遗传学证据显示 80% 的卵巢或腹膜高级别浆液性癌可能来源于输卵管伞端。相比旧分期进行了如下更新：

（1）删除ⅡC 期，将Ⅰ C 期分为Ⅰ C1 期（肿瘤术中破裂）、Ⅰ C2 期（肿瘤术前破裂或肿瘤位于卵巢和输卵管表面）、Ⅰ C3 期（腹水或腹腔冲洗液有恶性肿瘤细胞）。

（2）文献数据显示，仅有腹膜后转移的患者其预后要优于腹腔腹膜组织受累的患者，因此新分期对Ⅲ期进行了修改，对仅有腹膜后淋巴结转移、无腹腔内扩散者归为ⅢA1，其中：ⅢA1（i）期，转移淋巴结最大径不超过 10mm；ⅢA1（ii）期，转移淋巴结最大径超过 10mm；ⅢA2 期，仅镜下可见的盆腔外腹膜转移，伴或不伴腹膜后淋巴结转移；ⅢB 期，盆腔外腹膜转移病灶≤2cm；ⅢC 期，盆腔外腹膜转移病灶＞2cm。

（3）将Ⅳ期细分为ⅣA 期和ⅣB 期，其中指出腹股沟淋巴结转移为ⅣB 期。2019 年 NCCN 指南第一版中采用 FIGO 2014 年卵巢上皮癌（图 32-2）、输卵管癌和原发性腹膜癌的分期标准，并与美国癌症联合会（American Joint Committee on Cancer，AJCC）的 TNM 分期（2017 年第 8 版）进行对照，具体见表 32-7。卵巢上皮癌的分期标准同样也适用于卵巢恶性生殖细胞肿瘤和性索间质肿瘤。

4. 卵巢癌分期的注意事项　卵巢癌的 FIGO 分期是建立在手术探查和病理诊断基础上的分期，有几点值得讨论，强调对其正确认识。

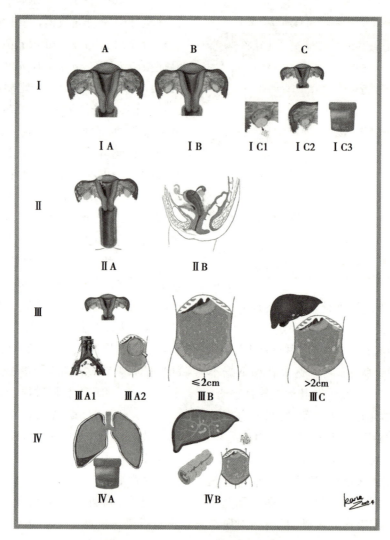

图 32-2 FIGO 2014 年卵巢上皮癌分期
（引自四川大学华西第二医院王卡娜副教授）

（1）手术时应进行全面细致的探查：早期文献报道，未进行全面细致分期的 I 期上皮性卵巢癌的 5 年生存率仅 60% 左右。自此以后，文献报道经过准确的分期术诊断为的 I A 或 I B 期的卵巢癌患者的 5 年生存率为 90%～100%。未进行全面细致的分期，可能遗漏隐匿性的转移，导致术后补充治疗的不足。卵巢癌在盆腹腔的各个脏器、各个部位都可以发生种植转移，因此进腹后应进行全面细致的检查，尽量不漏掉转移病灶。应作腹水或腹腔冲洗液细胞学检查。要系统全面地检查盆腹腔内各器官包括结肠、小肠、肠系膜及淋巴结、大网膜、横膈、结肠旁沟、粘连带等，可疑部位要取活检。

（2）腹膜后淋巴结转移及清除术：腹膜后淋巴结转移仅仅靠术中探查甚至选择性活检，都是

不确切的，应施行系统性腹主动脉旁及盆腔淋巴结清扫术。I 期病例也有 10%～20% 的淋巴结转移率。所以，对早期卵巢癌施行系统性腹膜后淋巴结清扫术是合理的、必要的。

（3）腹腔镜手术在卵巢癌分期术中的利弊：目前对腹腔镜卵巢癌分期手术的主要顾虑是分期不够充分、肿瘤破裂和穿刺孔转移。随着手术器械的改进和外科医生技术的提高，越来越多的腹腔镜卵巢癌分期手术被开展。腹腔镜分期术对早期上皮性卵巢癌患者的初始治疗的主要优点为快速康复、缩短住院时间、为术后尽早开展化疗赢得时间，而缺点为手术时间长、腹部探查空间受限。对于熟练的妇科肿瘤医生，腹腔镜可以安全、有效地完成分期术所要求的手术步骤。避免肿瘤破裂、穿刺孔污染以及分期全面准确是关

表 32-7 卵巢上皮癌、输卵管癌、腹膜癌 FIGO 分期（2014 年）

FIGO 分期	表现	TNM 分期
I	肿瘤局限在一侧或双侧卵巢/输卵管	$T_1N_0M_0$
I A	肿瘤局限在一侧卵巢/输卵管 包膜完整、卵巢和输卵管表面无肿瘤 腹水或腹腔冲洗液无肿瘤细胞	$T_{1a}N_0M_0$
I B	肿瘤局限在双侧卵巢/输卵管 包膜完整、卵巢和输卵管表面无肿瘤 腹水或腹腔冲洗液无肿瘤细胞	$T_{1b}N_0M_0$
I C	肿瘤局限在一侧或双侧卵巢/输卵管并合并以下特征	$T_{1c}N_0M_0$
I C1	肿瘤术中破裂	$T_{1c1}N_0M_0$
I C2	肿瘤术前破裂或肿瘤位于卵巢和输卵管表面	$T_{1c2}N_0M_0$
I C3	腹水或腹腔冲洗液有恶性肿瘤细胞	$T_{1c3}N_0M_0$
II	局限在真骨盆的一侧或双侧卵巢/输卵管癌 原发腹膜癌	$T_2N_0M_0$
II A	肿瘤侵犯或种植于子宫/输卵管/卵巢	$T_{2a}N_0M_0$
II B	肿瘤侵犯或种植于其他盆腔脏器	$T_{2b}N_0M_0$
III	卵巢/输卵管/原发腹膜癌伴病理证实的盆腔外腹膜或腹膜后（盆腔/腹主动脉旁）淋巴结转移	$T_1/T_2N_1M_0$ $T_3N_x/N_0/N_1M_0$
III A1	病理证实仅腹膜后淋巴结阳性	$T_1/T_2N_1M_0$
III A1i	转移淋巴结最大径≤10mm	$T_1/T_2N_{1a}M_0$
III A1ii	转移淋巴结最大径>10mm	$T_1/T_2N_{1b}M_0$
III A2	仅镜下可见的盆腔外腹膜转移，伴或不伴腹膜后淋巴结转移	$T_{3a}N_x/N_0/N_1M_0$
III B	肉眼可见盆腔外腹膜转移病灶最大径≤2cm，伴或不伴腹膜后淋巴结转移	$T3bN_x/N_0/N_1M_0$
III C	肉眼可见盆腔外腹膜转移病灶最大径>2cm，包括未累及实质的肝脾被膜转移，伴或不伴腹膜后淋巴结转移	$T_{3c}N_x/N_0/N_1M_0$
IV	远隔转移：包括伴有细胞学阳性的胸腔积液，肝脾实质转移，腹腔外脏器转移（包括腹股沟淋巴结和超出盆腹腔的淋巴结），肿瘤侵透肠壁全层	任何 T 任何 NM_1
IV A	伴有细胞学阳性的胸腔积液	任何 T 任何 NM_{1a}
IV B	肝脾实质转移 腹腔外脏器转移（包括腹股沟淋巴结和超出盆腹腔的淋巴结） 肿瘤侵透肠壁全层	任何 T 任何 NM_{1b}

N_x：局部淋巴结不能评估

键。机器人手术可提供高分辨率三维成像、可转腕器械、消除手抖，具有一定优势，但因费用昂贵，目前并未获得广泛开展。

（4）组织学分级：除了肿瘤期别、残留肿瘤大小外，肿瘤细胞分级也是影响卵巢癌预后的重要因素之一。上皮性卵巢癌根据细胞分化程度分为G1级（高分化）、G2级（中分化）、G3级（低分化）。G1级指有正常的腺上皮外观；G3级指不具有正常腺结构外观，代之以簇状实性细胞；G2级介于G1级和G3级之间。所有透明细胞癌可认为是低分化（G3级）肿瘤。肿瘤组织学分级是卵巢癌患者的重要预后因素之一。文献数据显示，I期卵巢癌患者中，低分化或透明细胞癌者5年总体生存率明显低于高中分化浆液性癌，分别为60%和90%。但肿瘤组织学分级的重复性是个问题，为减少分级的不一致性，需进一步完善组织学分级系统（整合核分裂评分、核不典型和细胞结构），以简化分级标准和提高评估预后的能力。

（5）关于新分期的讨论

1）应尽量避免在初次手术时发生医源性肿

瘤破裂，但是当遇到致密粘连时，往往容易发生医源性肿瘤破裂。包膜完整的卵巢癌，术中发生肿瘤破裂，按新分期应归为 I C1 期，两者预后是否不同，目前仍存在争议。

2）期需准确定义：将腹膜转移分为盆腔内和盆腔外是否合理？盆腔内腹膜转移与Ⅲ期早期的预后有无差别，尚需进一步研究；另外，乙状结肠位于盆腔，肿瘤侵犯乙状结肠浆膜面或肌层，也属于ⅡB 期，若进一步侵透乙状结肠黏膜，便使分期增加至ⅣB 期，这种ⅡB 期和盆腔其他部位腹膜种植的ⅡB 期预后可能是不一样的，是否需细分仍需进一步研究。

3）期约占卵巢癌的 85%，其中绝大多数为高级别浆液性腺癌（high-grade serous carcinomas，HGSC）。而各期卵巢癌伴有淋巴结转移发生率不同，Ⅰ期为 9%，Ⅱ期为 36%，Ⅲ期为 55%、Ⅳ期为 88%。文献证据显示仅有腹膜后淋巴结转移具有更好的预后，故新分期将此类归为ⅢA1 期。应注意的是，ⅢA1 期以 10mm 大小为界再细分，指的是肿瘤大小而不是淋巴结大小。另外，以 2cm为界是否合理，比如大网膜 2cm 的孤立肿瘤与上腹部乃至横膈弥漫性小肿瘤相比谁预后更差，也值得探讨。

（五）诊断与鉴别诊断

1. 诊断要点　卵巢肿瘤虽无特异性症状，但可根据患者的年龄、病史特点及局部体征，初步判断是否为卵巢肿瘤，并对其良、恶性进行估计。

（1）病史

1）年龄：卵巢肿瘤在各年龄组均可发病。根据肿瘤的组织学类型不同，其好发年龄也有所差异，卵巢上皮性肿瘤好发于 50～60 岁的妇女。

2）危险因素：卵巢癌的病因至今未明，但高龄、未孕，以及乳腺癌、结肠癌或子宫内膜癌病史、卵巢癌家族史均被视为是卵巢癌发病的高危因素。近年来研究认为绝经后激素替代治疗可能增加卵巢癌的发病率。2011 年，Leeuwen 等报道的一项大规模队列研究表明，接受体外受精（IVF）治疗的妇女其 15 年后罹患卵巢恶性肿瘤的风险是未接受 IVF 治疗者的 2 倍，其中半数为交界性肿瘤。

3）临床症状：卵巢恶性肿瘤早期亦无明显症状，随着病情进展，除肿瘤长大出现腹胀、腹部包块以及尿频、便秘、气急、心悸等压迫症状外，卵巢恶性肿瘤还可出现腹水，患者可自觉腹部不适、腹胀。腹水多为血性，部分患者可能出现胸水，有时在腹股沟、腋下或锁骨上等部位可触及肿大的淋巴结。若为功能性肿瘤，则可能出现相应雄激素或雌激素过多的症状。若为转移性肿瘤，则可能合并原发灶症状，如胃肠道不适、不规则阴道流血、白带增多等，但多数患者原发灶症状不明显。卵巢恶性肿瘤患者病情进展到晚期，可出现低热、食欲不振、恶心、呕吐、便秘、腹泻等胃肠道症状，可伴尿频、呼吸困难等压迫症状，当肿瘤压迫盆腔静脉，可致下肢水肿，若肿瘤向周围组织浸润或压迫神经，可引起相应部位疼痛。晚期患者可出现纳差、进行性消瘦、严重贫血等恶病质征象。症状的轻重取决于肿瘤的大小、位置、邻近器官受累的程度、肿瘤的组织学类型及有无并发症等。

（2）体征

1）腹部肿块：卵巢良性肿瘤妇科检查时在子宫一侧或双侧扪及球形肿块，囊性或实性，边界清楚，表面光滑，与周围无粘连，活动良好，若肿块巨大、充满盆、腹腔，则可见腹部膨隆，包块活动度差，叩诊鼓音，移动性浊音阴性。卵巢恶性肿瘤妇科检查可于阴道后穹隆扪及盆腔内散在质硬结节，肿块多为双侧，实性或半实性，表面凹凸不平，固定不动。

2）腹水：卵巢恶性肿瘤常伴腹水征。此外，卵巢纤维瘤也可伴胸腹腔积液，切除后即可消失。

3）淋巴结肿大：有时可于腹股沟、腋下或锁骨上扪及肿大的淋巴结。

4）若肿块扭转、破裂、感染时可出现相应急腹症体征，如全腹或局部压痛、反跳痛、肌紧张等。

（3）辅助检查

1）影像学检查

①B 型超声检查：阴道超声检查（TVS）是目前临床上最常用的一种无创性的影像学诊断方法，对盆腔肿块的检查有重要的意义，可以直接观察肿瘤的大小、部位、形态，提示肿块为囊性或实性，囊内有无乳头等，帮助鉴别卵巢肿瘤、腹水和结核、包裹性积液，提示肿瘤的良恶性。通常用作初次筛选试验或高危女性的二次检查。B 型超声检查的临床诊断符合率 ＞90%，但分辨率较

低，对直径＜1cm 的实性肿瘤不易测出。利用彩色多普勒超声扫描，可以测定卵巢及其新生组织血流变化，有利于诊断。另外，使用微泡对比剂颗粒为肿瘤发生、转移和癌症分期的形态学改变提供了依据。

②盆腔和上腹部 CT 及 MRI：CT 检查可清晰的显示肿块，良性肿瘤多呈均匀性吸收、囊壁薄、光滑；恶性肿瘤轮廓不规则，向周围浸润或伴腹水。CT 对于腹膜后淋巴结转移、腹部包块、肝脾转移最为敏感，而对网膜、肠系膜和腹膜的种植或肠管的浸润则敏感性较差。研究表明普通 CT 扫描难以发现直径小于 1.5cm 的肿瘤，而高分辨增强 CT 可发现直径小于 5mm 的肿瘤种植灶，比普通 CT 的发现率高 2~4 倍。MRI 也被用于卵巢癌病灶的检测，可显示肿瘤的侵犯范围，发现盆腔及远处的转移。但总的来说，CT 和 MRI 对于临床上微小病灶的监测均不甚理想，尤其是对于复发性卵巢癌。CT、MRI 不能替代二次探查手术。

③胸、腹部 X 线摄片：胸、腹部 X 线摄片对于判断有无胸腹水、肺转移和肠梗阻有诊断意义。

④必要时可选择：胃镜、肠镜检查可用于排查胃肠道来源的转移性肿瘤。乳腺钼靶摄片及乳腺彩色多普勒用于了解乳腺有无肿瘤存在，从而排查乳腺来源转移性肿瘤。放射免疫显像和正电子发射体层显像（PET），该技术应用正电子核素为示踪剂，采用代谢显像和定量分析方法，可监测人体内代谢情况，或药物在人体内的生理生化变化。PET/CT 将 PET 与 CT 的优势加以融合，由 PET 提供病灶详尽的功能与代谢状况，CT 对病灶进行精确解剖定位，具有灵敏、准确、定位精确等特点，对于卵巢恶性肿瘤的早期诊断与定性以及术后复发的监测具有重要的意义，但由于检查费用昂贵等因素目前尚未作为常规检查。肾图及静脉肾盂造影可用于观察肾脏的功能，了解泌尿系统压迫或梗阻的情况。

2）血清肿瘤标记物：目前尚无一种血清肿瘤标记物对某一肿瘤诊断的敏感性和特异性达到 100%，但各种类型的卵巢肿瘤常具有其相对特异的肿瘤标记物，可用于辅助诊断及病情监测。以下是临床上较常用的几种血清肿瘤标记物。

①CA125：目前普遍认为 CA125 是对卵巢上皮性癌最为敏感的指标，卵巢上皮性癌的患者中 80%~90% 可出现 CA125 水平的升高；并且其消长与病情的变化相一致，可用于术前的辅助诊断及术后的病情监测，尤其对于卵巢浆液性腺癌更具特异性。但其特异性较低，无法帮助卵巢癌的早期诊断。在子宫内膜异位症、盆腔炎性疾病，甚至妊娠的女性中，CA125 水平均可能升高。

② CA199：对于卵巢黏液癌及透明细胞癌具有较高的敏感性，可与 CA125 一起用于卵巢上皮性癌的辅助诊断及病情监测。

③人附睾蛋白 4（HE4）：HE4 属乳清酸性蛋白家族，最早于附睾的远端上皮中分离得到。研究表明，HE4 在卵巢癌组织及患者血清中高表达，而在癌旁组织及正常人血清中不表达。HE4 作为卵巢恶性肿瘤单一的肿瘤标记物，其敏感性为 72.9%，特异性可达 95%。有研究表明，HE4 与 CA125 联合应用，其敏感性可增加到 92%，临床医生可采用 HE4 联合 CA125 计算 ROMA 指数，将盆腔肿块的上皮性卵巢癌风险进行分级，从而预测卵巢癌的可能性。

④ CEA：CEA 对使用患者血清检测 OC 的敏感性和特异性较低。可作为黏液性囊腺癌的标记物，但缺乏特异性，胃肠道来源的肿瘤、恶性 Brenner 瘤时也可呈阳性，如果 CA125 和 CEA 的比值高于 25∶1 则支持卵巢原发，但不能完全排除原发于消化道的肿瘤。

⑤ hCG：滋养细胞具有产生 hCG 的功能，除作为滋养细胞肿瘤的标志外，卵巢原发绒癌、胚胎癌及一些生殖细胞肿瘤 hCG 均可呈阳性。

⑥骨桥蛋白（OPN）：骨桥蛋白是一种骨基质糖蛋白，在正常组织中低表达，在许多肿瘤中高表达并参与其发生、发展、转移等过程。文献中报道，OPN 的表达与卵巢癌患者生存期呈负相关，与癌灶转移数量呈正相关，研究者在 CA125 阴性的卵巢癌组织检测到 OPN 表达，认为联合检测 CA125 和 OPN 可在一定程度上降低漏诊率，OPN 可作为诊断卵巢癌的补充。

结合多种肿瘤标记物进行检查比使用单个标记物具有更高的敏感性。目前，对于肿瘤标记物在诊断与筛查中的研究包括使用多变量指数分析（MIA），如 OVA1。它检测 CA125、前白蛋白、载脂蛋白 A-1、β2- 微球蛋白和转铁蛋白，并生成 0 到 10 的指数评分,以评估恶性肿瘤的可能性高低。研究表明,OVA1 的敏感性在 92.2% 到 94% 之间,结合超声和盆腔检查之后的敏感性为 98.1%,明显高于 CA125,但其检测卵巢癌的特异性却低于 CA125。2016 年,有研究者推出被命名为 Overa 的第二代 MIA(MIA2G),结合了 CA125、HE4、载脂蛋白 A-1、促卵泡激素和转铁蛋白,以保持检测灵敏度并增加特异性。但 Overa 依旧无法独立成为卵巢癌诊断方法。另外,检测血清肿瘤标记物属于侵入性操作,会使患者不适,增加感染风险及医疗成本,为弥补这一缺陷,大量研究者研究使用血液以外的液体标本进行卵巢肿瘤诊断。

3)细胞学检查:腹水或腹腔冲洗液细胞学检查对明确卵巢癌的诊断、临床分期的确定及选择治疗方法有意义。腹水明显者可直接从腹部穿刺,若腹水量少可从后穹隆穿刺,穿刺困难者可在 B 型超声监测下进行。若合并胸水应做细胞学检查以确定有无胸腔转移,并用以随访观察疗效。

4)腹腔镜检查:对于高度怀疑卵巢恶性肿瘤者可行腹腔镜检查以明确诊断。腹腔镜检查的意义:①取得腹水或腹腔冲洗液行细胞学检查;②直视下活检,明确肿瘤的性质、组织学类型及来源;③观察肿瘤侵犯的范围,做初步的临床分期;④对于一些一般情况较差,估计手术难度大、难以耐受的晚期肿瘤患者,可在腹腔镜下取得恶性肿瘤证据后行姑息性化疗或先期化疗以争取手术机会;⑤用于术前放腹水或腹腔化疗,行术前准备。值得注意的是,若肿块过大或估计盆腹腔粘连严重,则不宜行腹腔镜检查。

5)组织病理学检查:是确诊卵巢肿瘤的"金标准"。腹水细胞学、影像学检查及血清肿瘤标记物均不能作为卵巢肿瘤的确诊依据。

6)其他:在精准肿瘤学领域,液体活检通过对以血液为主的液体生物样本,包括粪便、尿液、唾液等的取样分析,用于肿瘤的诊断、筛查、用药指导和预后判断,其作为一种创新的非侵入性检测方法可以克服目前组织活检的局限性,具有临床价值。有关循环肿瘤细胞(CTC)、循环游离 DNA(cfDNA)、循环肿瘤 DNA(ctDNA)、miRNA 等在卵巢癌诊断中的应用是目前的研究热点。

2. 鉴别诊断要点

(1)卵巢良性肿瘤与卵巢恶性肿瘤的鉴别见表 32-8。

(2)卵巢良性肿瘤的鉴别诊断

1)卵巢瘤样病变:以卵泡囊肿和黄体囊肿最多见。直径常 <5cm,壁薄,可随月经周期变化。暂行观察或口服避孕药,2~3 个月内可自行消失。若持续存在或长大,应考虑为卵巢肿瘤。

2)输卵管积水和输卵管卵巢囊肿:患者可有急、慢性盆腔炎以及不孕史,或有发热、下腹痛、脓性白带等病史,于一侧或两侧附件区扪及囊性包块,边界清或欠清,活动受限,可伴触痛,抗炎治疗有效。

3)子宫肌瘤:浆膜下肌瘤或肌瘤囊性变易与卵巢实性肿瘤或囊肿混淆。肌瘤患者可伴月经量增多或周期延长等改变。查体肌瘤与子宫相连,检查时随子宫体或宫颈移动。探针探测宫腔、超

表 32-8 卵巢良性肿瘤与卵巢恶性肿瘤的鉴别

因素	卵巢良性肿瘤	卵巢恶性肿瘤
年龄	育龄期	多为幼女、青少年或绝经期妇女
病程	病程长,包块逐渐增大	病程短,包块迅速增大
一般情况	良好	逐渐呈现恶病质
体征	单侧多,活动,囊性,表面光滑,通常无腹水	双侧多,固定,实性或囊实性,表面呈结节状,常伴血性腹水,腹水细胞学阳性
血清肿瘤标记物	多正常	可显著升高
超声	呈液性暗区,可有间隔光带,边界清晰	液性暗区内有杂乱光斑、光点,肿块界限不清
腹腔镜	囊性包块,多为单侧,表面光滑,与周围无粘连,活动可,无腹水	实性或囊实性包块,多为双侧,表面结节状不平,与周围有粘连,固定,晚期者可见腹腔内散在癌灶,常伴血性腹水

声或腹腔镜检查可协助诊断。

4）妊娠子宫：妊娠早期或中期宫颈峡部变软，检查时宫体或宫颈似不相连黑加征（hegar sign），查体时可能将柔软的宫体误诊为卵巢肿瘤。仔细询问患者可有明确的停经史，血尿 hCG 及超声检查可以协助判断。

5）腹水：大量腹水应与巨大卵巢囊肿相鉴别。腹水常有心、肝、肾等慢性疾病病史，平卧时腹部呈向两侧突出呈蛙腹，不能扪及肿块，叩诊腹部中央鼓音，两侧浊音，移动性浊音阳性。妇科检查盆腔内无肿块，子宫似有漂浮感。超声查见不规则液性暗区，内有肠管漂浮其中，液平面随体位改变变化。巨大卵巢囊肿患者可有肿块逐渐长大的主诉，平卧时腹部中间隆起，叩诊中央浊音，两侧鼓音，移动性浊音阴性。妇科检查可扪及盆腔包块，子宫被压向一侧。超声见球形液性暗区，边界清，光滑，体位变化时液平面无移动。

（3）卵巢恶性肿瘤的鉴别诊断

1）子宫内膜异位症：子宫内膜异位症形成的粘连性肿块及直肠子宫陷凹结节有时与卵巢恶性肿瘤很难鉴别，且子宫内膜异位症患者血清 CA125 亦可能升高。但前者常有进行性痛经、经量增多、不规则阴道流血等症状，孕激素治疗可以控制症状，超声、腹腔镜检查可以协助诊断。有时甚至需要剖腹探查、病理检查方能确诊。

2）盆腔炎性包块：由于可有粘连、包块、增厚，包块界限不清，故有时与卵巢恶性肿瘤难以鉴别。但前者可有流产或产褥感染病史，有发热、下腹痛的症状，经抗炎治疗后，症状缓解，肿块可缩小。若经规范治疗后症状体征无改善，肿块不缩小反而增大，则应考虑可能为卵巢恶性肿瘤。超声可协助鉴别。对不易鉴别的病例，可行剖腹探查、病理检查确诊。

3）结核性盆、腹膜炎：多发生于年轻妇女，可有不孕和其他部位结核病史。常合并腹水及盆、腹腔粘连性肿块形成。全身症状有低热、盗汗、消瘦、乏力、食欲不振，月经稀发、量少甚至闭经。妇科检查肿块形状不规则，界限不清、固定。叩诊腹部鼓音和浊音无明显分界。鉴别需结合超声、腹部 X 线摄片、腹水细胞学检查以及结核菌素试验等，必要时剖腹探查。

4）生殖道以外的肿瘤：如腹膜后肿瘤、直肠癌、乙状结肠癌等。腹膜后肿瘤固定不活动，位置低者使子宫、直肠或输尿管移位。肠癌可有消化道症状，如便秘、黑便等。可结合超声、钡剂灌肠、直肠镜检、静脉肾盂造影等帮助鉴别。

5）转移性卵巢肿瘤和原发性卵巢恶性肿瘤的鉴别：前者多为双侧性、实性、中等大小、肾形、活动的实性肿块，部分患者有明确的原发灶相关的症状。若患者有明确的胃肠道、乳腺肿瘤的病史及临床特征对判断更有帮助。

二、上皮性卵巢癌的治疗

上皮性卵巢癌治疗的目的及原则：治疗目标是对早期患者争取治愈；尤其对年轻的早期患者应严格掌握指征，尽量实施单侧卵巢切除术，保留生育功能。对晚期患者控制复发，延长生存期，改善生活质量。治疗要强调医生的资格论证，最好是由经过正规训练的妇科肿瘤专科医生实施，治疗手段分以下几方面。

（一）上皮性卵巢癌的手术治疗

手术为卵巢恶性肿瘤最主要的治疗手段之一。手术目的：明确诊断；切除肿瘤；取肿瘤组织进行药敏筛选；恶性肿瘤进行手术 - 病理分期。术中不能明确诊断者，应将切下的卵巢肿瘤送快速冰冻组织病理学检查，进行确诊。手术可通过腹腔镜和 / 或剖腹进行，遵循个体化原则。腹腔镜可用于进行卵巢肿瘤的取样、诊断、评估，以及早期卵巢恶性肿瘤的全面分期探查，而期别较晚的卵巢恶性肿瘤则多为经腹手术。应根据卵巢肿瘤的性质，组织学类型，手术 - 病理分期和患者的年龄等因素来决定治疗的目的和是否进行手术后的辅助治疗。根据目的手术可分以下三大类：

1. 诊断性手术

（1）术中取活检获得病理诊断。

（2）明确肿瘤分期。

（3）评价治疗的效果。

2. 治疗性手术　首次减瘤术和再次减瘤术，尽量彻底切除肿瘤。

3. 姑息性手术　解除患者症状，改善生活质量，卵巢恶性肿瘤的手术目的、范围和操作应根据肿瘤的组织学类型、临床分期以及患者之具体情况而有所不同。

近年来，有关卵巢恶性肿瘤手术治疗的研究

主要集中在早期卵巢癌手术治疗、减瘤术的意义、间隙性减瘤术、腔镜手术探索及利弊、保留生育功能手术和二次探查术等方面。一些新观点、新概念的提出，使卵巢恶性肿瘤的手术治疗方案更加完善和明确。

具体手术方案如下：

1. 全面分期手术治疗 根据 FIGO 指南，早期卵巢癌的标准手术方式是行全面分期手术，包括子宫全切除＋双侧附件切除＋盆腔和腹主动脉旁淋巴结切除＋大网膜切除＋腹膜多点活检＋阑尾切除术，术中同时行腹腔冲洗液检查。早期卵巢癌进行全面准确的手术分期，对合理评估患者预后、指导术后治疗、提高患者生存率有极其重要的意义。

要点如下：

（1）充分暴露视野：一般取腹部纵切口（从耻骨联合至脐上 4 横指），应保证腹腔内有足够显露和视野，上腹部器官和腹膜后淋巴结能仔细探查。进入腹腔后，首先取腹水行细胞学检查。若无腹水，以生理盐水冲洗腹盆腔，取冲洗液行细胞学检查。

（2）全面盆腹腔探查：仔细探查包括所有壁腹膜表面，除可疑部位取活检外，还应对膀胱腹膜反折、直肠子宫陷凹、双侧结肠旁沟腹膜、膈下腹膜（也可使用细胞刮片进行膈下细胞学取样）进行活检。原发肿瘤若局限于卵巢，应仔细检查包膜是否完整。

（3）切除全子宫和两侧卵巢及输卵管，于横结肠下切除大网膜以及任何肉眼可见病灶。手术中尽量完整切除肿瘤，避免肿瘤破裂。肿瘤所在侧的骨盆漏斗韧带应行高位结扎以切除。

（4）肉眼可疑阑尾表面或系膜肿瘤受累或卵巢黏液癌应行阑尾切除。由于卵巢原发黏液癌并不常见，所以卵巢黏液性肿瘤患者必须对消化道进行全面评估，以排除消化道来源的可能。

（5）双侧盆腔淋巴结和腹主动脉旁淋巴结切除，切除腹主动脉旁淋巴结时，上界应达肾静脉水平。

应注意的问题：

（1）腹膜后淋巴结的探查和切除：腹膜后淋巴结是卵巢癌的主要转移途径，即使探查时发现肿瘤局限在卵巢，也可有 10.7%～18% 的腹膜后淋巴结转移，其中盆腔淋巴结转移率为 9%，腹主动脉旁淋巴结转移率为 9.8%。此外，仅靠徒手触诊或选择性的淋巴结活检都可能会有遗漏，系统的淋巴结切除术更为准确、可靠。所以，包括腹主动脉旁淋巴结在内的腹膜后淋巴结的探查和切除应作为全面分期探查术的重要内容。

（2）横膈部位的探查：横膈也是卵巢癌常见的转移部位，临床 I 期的卵巢癌也可有 11% 的横膈转移。由于早期卵巢癌横膈转移灶较小，大多为亚临床状态，加上横膈位于腹腔的较深部位，探查很困难，只能靠徒手触诊，常不够完全、准确。如能补充细胞学刮片检查，或术中使用腹腔镜放大检查，可能会提高横膈探查的准确性。

（3）腹腔液细胞学检查：术中留取腹水或腹腔冲洗液进行细胞学检查是进行全面分期探查术的重要内容之一。I 期卵巢癌可有 20%～30% 的腹腔冲洗液细胞学检查阳性。但是，也有一些研究的阳性率较低。充分冲洗腹腔后，尽量收集较多的标本，先加抗凝剂，再用固定液固定，离心后收集沉渣进行检查，有可能会提高阳性率。

（4）卵巢上皮癌保留生育功能：对于上皮性卵巢癌施行保留生育功能（保留子宫和对侧附件）的手术仍有一些争论，但是，对未生育的年轻妇女发生卵巢癌后，尤其是早期卵巢癌，应充分评估并考虑患者保留生育功能的可能性。一般认为，对于上皮性卵巢癌施行保留生育功能（保留子宫和对侧附件）的手术应是谨慎和严格选择的，须具备以下条件方可施行：

1）患者年轻，渴望生育。

2）I A 期。

3）细胞分化好（G1）或交界性肿瘤。

4）对侧卵巢外观正常、活检阴性。

5）腹腔细胞学阴性。

6）"高危区域"（直肠子宫陷凹、结肠旁沟、肠系膜、大网膜和腹膜后淋巴结）探查及活检均阴性。

7）有随诊条件。

8）完成生育后视情况再行手术切除子宫及对侧附件。

但对卵巢生殖细胞肿瘤，不论期别早晚，均可施行保留生育功能的手术。对低度恶性肿瘤和交界性肿瘤，可根据情况施行保留生育功能的手术。

（5）再分期手术：再分期手术（restaging laparotomy）是在充分理解全面分期探查术的意义后提出的一个新的手术名称，是指首次手术未进行确定分期，未行减瘤术，未用药，而施行的全面探查和完成准确分期的手术。通常是在急诊手术（如卵巢肿瘤扭转），或由于认识和技术原因，只做了肿瘤切除或附件切除之后，再次进行的手术。手术的内容和步骤与全面分期探查术一致，如已经给予了化疗，则不能称为再分期，而属二次剖腹探查手术。

全面分期探查术是近年来提出的新的手术名称，适合于早期（临床Ⅰ、Ⅱ期）卵巢癌，主要的目的是准确分期。众所周知，卵巢癌的FIGO分期是建立在手术探查和病理诊断基础上的手术分期，是全世界统一的判断病期早晚和评价预后的指标。分期不同，治疗效果和预后有极大的差别。FIGO Ⅰ期卵巢癌患者5年生存率为60%～90%，而Ⅲ、Ⅳ期患者5年生存率为2.4%～23%。另外，在寻找有效治疗方法和方案时，其治疗对象必须是同一FIGO期别，治疗效果才有可比性。否则，将严重影响对卵巢癌有效治疗方案的探索。由此可见，获得准确的FIGO分期是治疗卵巢癌最关键的一环。然而，卵巢癌准确分期的重要意义，并未得到普遍的重视，往往只是根据开腹后粗略的探查结果进行分期，这样就可能会遗留一些亚临床的转移。近20年来的大量临床资料表明，一些术中大体检查肿瘤局限在卵巢的卵巢恶性肿瘤，已有卵巢外的隐性转移。McGowan等分析了291例卵巢原发癌，发现46%的分期是不准确的，常偏低。美国妇科肿瘤学组（GOG）曾对100例第一次手术诊断为Ⅰ期和Ⅱ期早期卵巢癌的患者再行第二次分期探查术，发现需要期别提高者竟达31%，在这些患者中，约75%实际上是Ⅲ期卵巢癌。北京协和医院沈铿等人的研究也表明，对术中大体检查肿瘤局限在卵巢的卵巢上皮癌患者施行全面分期探查术，腹膜后淋巴结转移为13.5%，这些患者也属FIGO Ⅲ期。由此可见，对早期卵巢癌患者，应按照FIGO的分期标准，进行手术及病理的全面细致检查，才能得到准确的分期结果。全面分期探查术的另一个重要意义是指导术后的治疗。这不仅对需要化疗的患者有利，对不需要化疗的患者更是重要。美国

GOG对81例FIGO ⅠA或ⅠB高/中分化的卵巢癌进行前瞻性随机对照试验，结果表明：化疗组5年生存率为94%，观察组5年生存率为98%，两组间无统计学差异（$p > 0.05$）。结论为：对于预后好（ⅠA、ⅠB且肿瘤分化好）的早期卵巢癌患者，全面分期的手术已是较为充分的治疗，术后不必再用化疗。早期卵巢癌的术后化疗仅用于具有高危因素（中分化或低分化肿瘤、透明细胞癌、包膜破裂或包膜不完整、腹水或腹腔冲洗液阳性、肿瘤与盆腔粘连）、预后不良的患者。

关于腹腔镜技术对于卵巢癌手术治疗一直存在争议。许多妇科肿瘤医师提出，腹腔镜下行全面分期手术不易彻底，且易致肿瘤包膜破裂、CO_2气腹所致肿瘤扩散以及切口种植转移等潜在风险，从而导致人为的术后分期升高而影响术后化疗方案的制订及引起预后不良的后果。但也有研究报道腹腔镜比开腹手术时间明显缩短，腹腔镜手术对患者胃肠功能的影响较小，术后恢复更快。在国外随访时间较长的文献中，早期卵巢癌腹腔镜分期手术后肿瘤复发率为5.6%～8.3%。还有文献因随访期较短（中位随访时间为17～19个月），尚无复发患者或仅个别患者复发。但目前大多数妇科肿瘤学家认为采用腹腔镜可能加速肿瘤的复发与转移。在腹腔镜下行阑尾切除术和大网膜切除术，对于妇科医师而言，有一定的难度，术中卵巢肿瘤破裂可人为导致分期上升以及引起腹腔内种植甚至转移，但是否影响患者的预后，学术界一直有争论，目前尚无明确结论。CO_2气腹可使腹腔内肿瘤细胞短暂抑制后快速生长，并可引起穿刺部位或切口转移的可能，但是穿刺部位转移多见于晚期卵巢癌，对于早期卵巢癌患者罕见。同开腹手术相比，腹腔镜手术对于深部血管和组织。对于早期卵巢癌患者选择腹腔镜手术时应特别慎重，不能盲目追求微创，需严格遵循病例选择原则。因疾病本身或手术人员技术和设备条件等问题不能顺利完成腹腔镜手术时，应及时中转开腹。

2. 上皮性卵巢癌淋巴结系统切除相关问题　淋巴结转移是卵巢癌转移的重要途径。卵巢癌通过淋巴结转移其中一条途径为沿卵巢血管上行注入腹主动脉旁淋巴结或腰淋巴结，表明卵巢癌有直接转移至腹主动脉旁淋巴结的可能。Onda等发现

卵巢癌单独腹主动脉旁淋巴结转移者有 15.0%，FIGO 分期将盆腔及腹主动脉旁淋巴结切除作为手术病理分期的重要的一部分，但是腹膜后淋巴结清扫术仍存在争议。33%~67% 卵巢癌患者未行完整的分期手术。FIGO 将腹膜后淋巴结转移定为ⅢC 期，因此只切除盆腔淋巴结范围是不够，需切除至腹主动脉旁淋巴结。研究资料显示组织学分级、FIGO 分期、病灶位于双侧卵巢是卵巢癌盆腔淋巴结转移的独立危险因素，盆腔淋巴结转移为卵巢癌腹主动脉旁淋巴结转移的独立危险因素。说明对组织学分级低、浆液性癌、病灶位于双侧卵巢的患者，盆腔淋巴结转移率高，同时较容易发生腹主动脉旁淋巴结转移，因此对于这部分患者，有必要行腹主动脉旁淋巴结切除，从而得到更完整的分期，指导治疗。

Chang 等报道在 12 例腹主动脉旁淋巴结转移的病例中，有 6 例为左肾静脉下淋巴结转移，Harter 报道左肾静脉下淋巴结是最容易发生淋巴结转移的区域，转移率为 32%，淋巴结转移是预后的影响因素，左肾静脉水平淋巴结转移率较高，对于有高危因素的患者，腹主动脉旁淋巴结切除有必要达到左肾静脉水平。虽然通过手术及以铂类为基础的化疗使多数患者达到临床完全缓解，但仍有 60% 以上的患者会复发，严重影响患者生存时间。卵巢癌复发与淋巴结转移、组织学分级、病理学类型、临床期别等有关。研究显示卵巢癌复发与病灶及腹主动脉旁淋巴结转移有关，病灶位于双侧卵巢及腹主动脉旁淋巴结转移是卵巢癌复发的独立影响因素。更进一步证实腹主动脉旁淋巴结切除是卵巢癌手术的必要组成部分。

卵巢癌有高达 50% 以上的淋巴结转移率，淋巴结转移又是Ⅲ期的重要指标，无论是分期手术抑或减瘤术，都强调腹膜后淋巴结清除。腹膜后淋巴结在卵巢癌准确分期方面有重要作用，腹膜后淋巴结清扫可避免将晚期卵巢癌误诊为早期导致治疗不足和治疗不规范。对于晚期卵巢癌是否进行淋巴结清扫虽然对判断分期价值不大，但切除已经受累且无功能的淋巴结既可减轻肿瘤负荷又可减少肿瘤诱导免疫抑制的发生。晚期卵巢癌的手术原则是进行减瘤术，并尽量达到满意减灭，即术后没有肉眼可见病灶或残留病灶最大直径 <1cm，对于肿大的腹膜后转移淋巴结实施切

除，是晚期卵巢癌减瘤术的一个组成部分。50% 以上的晚期卵巢癌患者在术后病理证实有腹膜后的淋巴结转移。由于化疗药物在腹膜后淋巴结中难以达到有效浓度，而淋巴结清扫则能够将潜在的转移淋巴结清除，避免了腹膜后转移淋巴结对预后造成的不良影响，从而使晚期卵巢癌患者生存获益。中国《卵巢癌诊疗规范（2018 年版）》对于晚期卵巢癌在实施减瘤术时也建议切除能够切除的肿大或者可疑受累的淋巴结，如盆腔外肿瘤病灶≤2cm，则进行盆腔和主动脉旁淋巴结切除术，切除范围同全面分期手术。然而不同学者研究对晚期卵巢癌患者是否需要做腹膜后淋巴结清扫以及哪些晚期患者需要实施淋巴结清扫一直存在争议。有 meta 分析研究显示腹膜后淋巴结清扫虽不能改善早期卵巢癌患者的总生存期，但可改善达到理想减瘤术的晚期卵巢癌患者的总生存期。有学者通过随机对照试验研究发现晚期上皮性卵巢癌患者进行淋巴结清扫组并不能提高 3 年及 5 年总生存率，由于晚期卵巢癌广泛播散至盆腹腔，完全切除这些癌灶一般都有难度，手术创面大、失血多、副损伤率高，贸然行腹膜后淋巴结清扫并不能明显提高患者生存率，反而会破坏后腹膜导致癌细胞污染种植等风险增高。综上，晚期卵巢癌是否行腹膜后淋巴结清扫仍存在争议，需进行进一步的临床研究分析。

3. 肿瘤细胞减灭术　尽管几十年来，妇科肿瘤学家坚持不懈的努力寻找早期诊断卵巢癌的方法，但是大部分患者在诊断时已达 FIGO Ⅲ期或Ⅳ期。这些患者常伴有大量腹水和盆腹腔包块。在剖腹探查时，要想完全切除肉眼所见的肿瘤常常相当困难。对于这样的患者，分期显而易见已不再是重要的问题，外科医生面临的问题是能否将肿瘤切除及手术切除的彻底性。

肿瘤细胞减灭（减瘤术，cytoreductive surgery 或 debulking surgery）即是指尽最大努力切除原发灶及一切转移瘤，使残余癌灶 <1cm。主要适合于晚期卵巢上皮性癌，晚期性索间质肿瘤等。其手术方法和 / 或范围是：

（1）足够大的纵切口。

（2）腹水或腹腔冲洗液细胞学检查。

（3）全子宫双附件或盆腔肿物切除，卵巢动静脉高位结扎。

（4）从横结肠下缘切除大网膜，注意肝、脾区转移并切除。

（5）膈肌、结肠旁沟、盆壁腹膜、肠系膜及直肠子宫陷凹转移灶切除及多点活检。

（6）肝、脾转移处理。

（7）腹主动脉旁及盆腔淋巴结切除。

（8）阑尾切除及肠道转移处理。

对于绝大多数人类实体瘤来说，只有将所有的肿瘤彻底切净，手术才有意义。但是对卵巢癌来说，即使肿瘤不能被彻底切除，只要将肿瘤体积尽可能缩减，手术就有意义，这一点已被理论和实践充分证明。Griffiths 等在细胞生长动力学和细胞毒性化疗药物对肿瘤细胞杀伤的影响的研究，为充分的减瘤术与卵巢恶性肿瘤的预后正相关提供了有力的理论支持。目前认为，人类实体性肿瘤的生长和退化是遵循冈伯兹（Gompertzian）的模型进行的，也就是说，肿瘤细胞的生长速率随着肿瘤本身体积的增大而下降，这主要是由于血供和营养的相对缺乏所导致。此外，大块状的肿瘤中含有较多的静止期或非增殖期的细胞，这对化疗很不利。减瘤术在理论上最重要的意义直接反映在残余肿瘤结节对化疗的敏感性上。大块的肿瘤切除去除了血供差的肿瘤，这些肿瘤对化疗是不敏感的。另外，根据冈伯兹的模型，减瘤术可导致大量的静止期细胞转向活跃的分裂期，以此来增加化疗的敏感性。Griffiths 等人的研究还表明，体积在 $0.1 \sim 5mg$ 之间的小的肿瘤种植结节中 100% 的肿瘤细胞处在活跃的分裂期。近期的研究发现，化疗耐受的产生是由于肿瘤细胞自发突变转向药物耐受型细胞所导致。随着肿瘤体积和细胞数量的增加，突变和药物耐受细胞集落形成的概率也随之增加。因此，减瘤术在理论上另一个重要意义是它可去除已经形成的耐药细胞集落，同时还可以减少新的耐药细胞产生。一些研究还揭示，减瘤术主要的意义在于手术切除了大块肿瘤，剩下较小的肿瘤依靠术后化疗来消灭。如果手术能将 1kg 的肿瘤缩减为 1g，这就代表着将肿瘤细胞数从 10^9 减至 10^6。当然，这样彻底的减瘤术通常很难达到。即使能做到，肿瘤细胞在化疗期间也还会再次生长。从这一点来看，减瘤术仅对手术将肉眼所见的肿瘤全部切除，残余瘤小于 1g 的患者才有意义。

在临床上，卵巢癌减瘤术的意义是不言而喻的。但迄今为止，还未见与此相关的前瞻性临床随机研究报道。美国的妇科肿瘤学组（Gynecologic Oncology Group，GOG）曾经想做这项工作，但后来因为对照组的病例较少未能实现。这从另一方面也反映了减瘤术对于卵巢恶性肿瘤的重要性。

卵巢癌减瘤术的临床意义主要表现在以下几个方面：

（1）解除患者的症状，改善生活质量：对于晚期卵巢癌患者，减瘤术切除了大块肿瘤，解除了大量腹水产生的来源，不仅改善了患者的症状，而且还去除了肠梗阻的潜在危险，同时也减少了因肿瘤生长对代谢造成的影响，有助于患者维持较好的营养状态。

（2）增强术后化疗的效果：在理论上，减瘤术对术后化疗的影响已得到很好的阐述。临床上 Matthew 等的研究也对此进行了很好的论证，他们分析了近 10 年来的有关文章 12 篇，发现满意的减瘤术后患者对化疗的完全缓解率达 43%，而不满意的减瘤术后患者对化疗的完全缓解率仅为 24%。减瘤术的彻底性直接影响术后化疗的效果。

（3）改善患者的预后：这是卵巢癌减瘤术最重要的临床意义。有关这方面的研究很多，Matthew 等人分析了近 10 年来的有关文章，得出的结论是，经过满意的减瘤术后，患者的疾病缓解期（progression-free interval）平均可达 31 个月，生存期可达 36 个月；而不满意的减瘤术后，患者的疾病缓解期仅平均为 13 个月，生存期也仅为 16 个月。最有说服力的研究是最近 Hoskins 等报道的 GOG 两项研究，结果显示，对于 FIGO Ⅲ 期卵巢癌，在减瘤术后，无肉眼可见残余瘤者，4 年生存率为 60%；残余瘤 <2cm，4 年生存率为 35%；残余瘤 >2cm，4 年生存率小于 20%。结论是：满意的减瘤术（残余瘤 <2cm）可明显改善患者的预后，然而，一旦残余瘤 >2cm，无论手术多大，均不能改善患者的预后。在这个研究的基础上，美国国立健康研究院（NIH）发表了有关卵巢癌合理治疗的声明，文中指出最大限度的肿瘤细胞减灭是非常重要的，因为微小的残余瘤与改善患者的预后密切相关。

4. "中间性"（或间隔性）减瘤术 对于绝大部分卵巢癌患者，要想将残余瘤缩减为 <2cm 是

相当困难的,根据文献报道仅 35% 的患者能够达到满意的减瘤术(残余瘤缩减为 <2cm)。由于残余瘤 >2cm 的患者预后差,怎样对他们进行合理的治疗是妇科肿瘤医生面临的又一个严峻挑战。为了解决这一问题,对于某些估计难以切净或基本切净的晚期卵巢癌病例,先用 ≤4 疗程新辅助化疗后若反应良好或疾病稳定,再行减瘤术,这就是所谓的"中间性"(或间隔性)减瘤术。"中间性"减瘤术的可行性、有效性及其对于患者预后的改善问题,都是近年来引起广为关注并引发争议的问题。欧洲癌症治疗研究协作组(EORTC)最近对中间性(或间隔性)减瘤术在晚期卵巢癌中的治疗价值进行了大规模的前瞻性临床随机对照试验。他们针对晚期卵巢癌先用 3 个疗程的顺铂 + 环磷酰胺联合化疗,然后一组患者进行中间性(或间隔性)减瘤术,另一组患者不予手术,然后继续完成另外 3 个疗程的顺铂 + 环磷酰胺联合化疗。结果显示,与对照组相比,行中间性(或间隔性)减瘤术的患者预后较好,疾病缓解期为 18 个月(对照组为 13 个月)总生存期为 26 个月(对照组为 20 个月)。北京协和医院也对中间性(或间隔性)减瘤术进行了初步研究,结果提示这种手术可提高减瘤术的质量和成功率,但并不能有效改善患者的预后。也有一些研究显示中间性(或间隔性)减瘤术对日后化疗不利,患者容易产生耐药,仍应力争尽早完成减瘤术。总之,中间性(或间隔性)减瘤术对卵巢癌的治疗价值目前尚存争议,还需要进行更深入的研究。

5. 再谈"卵巢二探手术" 是指经过满意的、成功的减瘤术 1 年内,又施行了至少 6 个疗程的化疗,通过临床物理学检查及辅助或实验室检测(包括 CA125 等肿瘤标记物检测)均无肿瘤复发迹象,而施行的再次剖腹探查术(second-look laparotomy)。其目的在于了解盆腹腔有无复发癌灶,作为进一步监测和治疗之依据:①切除所见癌灶;②阴性发现,巩固化疗或停止化疗;③阳性发现,改变化疗或治疗方案。"二探"的内容包括全面细致的探查与活检、腹腔冲洗液细胞学、多点活检。这适于原来晚期的卵巢上皮癌病例,但对于交界性肿瘤、I 期上皮性癌、恶性生殖细胞肿瘤、性索间质肿瘤等可不作"二探",这些肿瘤如在监测下有复发可再行手术切除。

对"二探"的临床价值,近年来也有较多的争论。尽管普遍认为,对晚期卵巢癌,"二探"的结果可用来指导今后的治疗。但是,至今还没有有关"二探"手术本身是否具有治疗价值的前瞻性研究。回顾性研究结果支持"二探"和再次减瘤术可改善卵巢癌患者总的生存率。虽然早先的资料提示"二探"并不提高卵巢癌患者的生存率,但是这些研究并没有使用新的二线化疗药物,如拓扑替康(topotecan)、阿霉素脂质体(liposomal doxorubicin)、多西他赛(taxotere)等。最近美国 GOG 的研究表明,对"二探"发现微小残余瘤的患者给予腹腔紫杉醇化疗,可获得 65% 的手术完全缓解。尽管缓解期还没有最后确定,但这些研究提示对于某些患者,"二探"可能会有治疗作用。尤其对于"二探"阴性随后巩固治疗和"二探"发现微小残余瘤随后腹腔化疗的患者,二次探查术的意义可能会更大些。另外,"二探"毫无疑问是评价化疗效果最精确,最有效的方法。"二探"的结果可有助于研究者在较短时间内制订出新的有效化疗方案,不需要等待到研究后的 5~7 年才能做出决策。

获得二次探查阴性的概率与首次减瘤术的彻底性有关。不满意的减瘤术后,二次探查阴性率为 23%;而满意的减瘤术后,其阴性率可达 50%。III 期卵巢癌患者首次减瘤术如能切除所有肉眼可见的肿瘤,"二探"阴性率可达 70% 以上。然而,"二探"阴性并不意味着治愈了卵巢癌。因为即使再仔细的二次探查也会遗漏隐形的微小病变,有时卵巢癌也会转移到腹腔以外的部位,这些部位仍是二次探查无法发现的。大量的研究已证实,"二探"阴性的卵巢癌还会有 50% 的复发。与复发有关的因素是分期、组织学分级、首次减瘤术残余瘤的大小等。一旦肿瘤复发,预后都很差,很少患者能够治愈。在二次探查术中发现较大的残余瘤,约 80% 的患者在术后 36 个月内死亡。而"二探"为镜下阳性者,预后都很好,5 年生存率可达 70%。对于这一组患者,应该格外重视,应给予积极的治疗。

对卵巢癌"二探"中盆腔和腹主动脉旁淋巴结清扫的价值,学者们有不同的意见。Goldberg 等比较了初次减瘤术中淋巴结阴性和阳性卵巢癌患者行"二探"时的淋巴结阳性率,结果发现初次手术时淋巴结有转移者，"二探"时33%的患者淋巴结仍旧阳性，而淋巴结阴性者，"二探"时淋巴结仍为阴性。从而认为，初次减瘤术时淋巴结阴性的卵巢癌患者，在进行"二探"时若淋巴结无可疑，则不必再进行淋巴结清扫。而Vaccarello等在分析"二探"阴性的卵巢癌患者再次发生肿瘤复发情况时发现，12%的复发发生在腹膜后淋巴结，基于这个结果，认为"二探"时应该进行盆腔和腹主动脉旁淋巴结清扫。Friedman等报道了78例晚期卵巢癌患者"二探"时，肉眼阳性和镜检淋巴结阳性率44.8%。Brenner等报道"二探"时淋巴结阳性率高达67%，可能与当时进行"二探"前仅考虑临床缓解，而未考虑血清学肿瘤标志物有关。

近年来腹腔镜在妇科恶性肿瘤领域中的应用越来越多受到关注，目前对腹腔镜技术应用于卵巢癌"二探"术的优势，特别是其能否改善患者生存率及生存期仍有争议。腹腔镜技术具有微创优势，患者创伤小，胃肠功能受影响小，有利于患者术后恢复。"二探"术的意义在于对卵巢癌患者初次手术和术后化疗疗程的治疗效果、患者预后进行全面的评价，以指导下一步治疗方案的选择。以往一些研究资料发现，常规开腹二次探查术伴有与手术相关的并发症，且即使探查阴性，仍然可能发生术后复发。虽然目前"二探"术在提高患者的生存率方面作用甚微，但是它对指导卵巢癌的治疗方面的作用是积极的。应用腹腔镜微创技术进行二次探查术是否安全、可靠，能否代替传统的开腹二次探查术，这已经成为国内外学者们值得研究的课题。大量研究证实腹腔镜下二次探查术能取得与开腹二次探查术相当的准确性和安全性，不增加手术并发症，且二次探查术阳性与开腹二次探查术基本相同。腹腔镜二次探查术具有创伤小、并发症少、患者恢复快、患者易于接受等微创优势，且能取得与开腹二次探查术相当的安全性和准确性，可以作为卵巢癌二次探查术的重要手段。

考虑到卵巢癌"二探"存在的问题，目前卵巢癌的"二探"手术进展缓慢。

（二）上皮性卵巢癌的化疗

近年来卵巢癌的化疗发展很快，以规范手术为主、规范化疗为辅的上皮性卵巢癌治疗明显提高了患者五年生存率，现已形成公认的、标准的化疗方案。卵巢癌有效的化疗药物包括铂类、紫杉醇类、环磷酰胺、依托泊苷（口服）、吉西他滨、阿霉素脂质体、托泊替康等。多中心（跨国或区域）临床试验确定了卵巢癌主要的一线方案及其毒副作用，探索了卵巢癌先期化疗、腹腔化疗、超大剂量化疗的应用价值。

上皮性卵巢癌化疗的发展得益于有效药物的问世和基于科学的多中心（跨国或区域）临床试验。参考近年来国内外的有关资料，以下着重讨论早期卵巢癌的化疗、晚期卵巢癌的化疗、卵巢癌的腹腔化疗以及卵巢癌的先期化疗和卵巢癌的超大剂量化疗。主要内容如下：①早期卵巢癌的化疗，着重介绍GOG#95，GOG#157和ICON的研究结果，强调哪些早期卵巢癌患者需要化疗，哪些方案较好；②晚期卵巢癌的化疗，重点介绍GOG#111，GOG#158和ICON#111的化疗方案及研究结果，明确指出紫杉醇和铂类药（卡铂或顺铂）联合化疗是当前晚期卵巢癌一线化疗的首选方案；③分析腹腔化疗治疗卵巢癌的价值及优缺点；④介绍先期化疗和超大剂量化疗治疗卵巢癌的初步结果；⑤化疗毒副作用的防治。

1. 早期卵巢癌的化疗 早期卵巢癌主要指FIGO分期中的Ⅰ期卵巢癌。根据预后情况，早期卵巢癌可分为两大类：低危型早期卵巢癌和高危型早期卵巢癌。

低危型的早期卵巢癌包括组织分化低级别（1和2级）、包膜完整、包膜面无种植、无腹水、术中无包膜破裂、无致密粘连以及染色体核型为二倍体。大量的临床资料表明，低危型早期卵巢癌患者术后5年生存率>90%。

高危型早期卵巢癌包括组织分化高级别（3级）、癌细胞生长穿破包膜或种植包膜表面、腹水、腹水中含癌细胞、术前包膜破裂、致密粘连、染色体核型为非整倍体以及透明细胞型。高危型的早期卵巢癌预后差，30%～40%患者有复发的危险、25%～30%在首次手术后5年内死亡。

顺铂、卡铂、紫杉醇类和环磷酰胺均为治疗卵巢癌有效的化疗药物。

（1）基于科学的多中心（跨国或区域）的临床试验确定了早期卵巢癌的化疗价值与方案。

1）低危型早期卵巢癌术后是否需要辅助化

疗：美国卵巢癌研究组和妇科肿瘤研究组（OCSG和GOG研究）#7601研究表明：将Ⅰ期低危型卵巢癌81例随机分为两组，治疗组美法仑0.2mg/（kg·d），连续5天，每4周重复，12疗程。观察组无进一步治疗措施，仅术后随诊、观察（随访6年以上）。结果显示，治疗组5年无瘤生存率（DFS）为98%，5年总生存率（OS）为98%；观察组患者5年无瘤生存率（DFS）为91%，5年总生存率（OS）为94%。两组生存率比较无明显差异（$p > 0.05$）。而OCSG和GOG另一项研究（#7602）表明：将高危型Ⅰ期，Ⅱ期卵巢癌141例随机分为两组，一组用 ^{32}P 15mCi 腹腔灌注，另一组用美法仑0.2mg/（kg·d），连续5天，每4周重复，12疗程。结果显示：美法仑组5年无瘤生存率（DFS）为80%，5年总生存率（OS）为78%；^{32}P组，5年无瘤生存率（DFS）也为80%，5年总生存率（OS）为81%。两组生存率比较无明显差异（$p > 0.05$）。OSCG/GOG#7601和#7602的研究结果提示：①分期探查术可明确哪类患者需要化疗，哪类患者不需要化疗；②预后好的早期卵巢癌，经过全面分期探查术后，可不用辅助化疗。

2）高危型早期卵巢癌化疗方案、疗程的确定：在早期研究的基础上，GOG又进行了进一步的研究（GOG#95研究）。该研究将204例经过全面分期探查术（comprehensive staging laparotomy）具有高危因素的早期卵巢癌分为两组：一组用 ^{32}P 15mCi 腹腔灌注，另一组用PC方案［DDP 100mg/m^2/D1（D1，第1天）静脉滴注，CTX 1 000mg/m^2/D1 静脉滴注，21天为一疗程，总共3疗程］，平均随诊期为5年。结果表明：5年无瘤生存率（DFS）PC组为78%；^{32}P组为66%；5年总生存率（OS）PC组为83%，^{32}P组为76%。尽管在生存率方面，两组并没有统计学的差异，但是PC组具有较好的疾病缓解期，而且使用方便，并发症少。此后，1996年美国GOG#111临床试验和2003年GOG#158临床试验分别验证了紫杉醇联合顺铂、紫杉醇联合卡铂的应用价值，结果显示，紫杉醇联合卡铂为卵巢癌化疗的首选方案。

（2）除了GOG的研究外，欧洲很多肿瘤中心也对早期卵巢癌的化疗进行了研究。

其中较有影响的是意大利妇科肿瘤学组的研究。共有278例早期卵巢癌患者进入该项研究，

研究分两部分进行。第一部分是对预后好的早期卵巢癌进行顺铂（DDP，50mg/m^2）单药化疗与观察治疗的随机化对比研究，平均随诊期为6年。结果显示，DDP组无瘤生存率83%，观察组无瘤生存率64%（$p > 0.05$）。第二部分是对具有高危因素的早期卵巢癌进行的顺铂（DDP，50mg/m^2）单药化疗与 ^{32}P 15mCi 腹腔灌注治疗的随机化对比研究，平均随诊期为六年。结果表明DDP组无瘤生存率81%，^{32}P组无瘤生存率56%（$p < 0.01$）。挪威镭研究所（Norwegian Radium Institute）也对早期卵巢癌化疗随机研究。研究结果显示：在平均随诊 > 5年的期限内，5年无瘤生存率：^{32}P组为81%，DDP组为75%，（$p > 0.05$）；总的生存率：^{32}P组为83%，DDP组为81%，（$p > 0.05$）；Ⅰ期患者：^{32}P组为82%，DDP组为79%，（$p = 0.8$）；Ⅱ期患者：^{32}P组为55%，DDP组为68%，（$p = 0.15$）。^{32}P组肠道并发症为9%，明显高于DDP组（2%）。

综上所述，顺铂应作为早期卵巢癌术后的首选化疗药物。对于早期卵巢癌的化疗：

1）全面分期探查术是首要的基本治疗，以此来确定术后是否需要进一步辅助化疗。

2）尽管 ^{32}P 腹腔灌注、烷化剂等均可用于术后化疗，但以铂类为主的联合化疗仍是首选的辅助治疗方案。

3）虽然对于联合化疗是否比单独使用顺铂或卡铂好，以及辅助治疗能否明显提高早期患者的生存率等问题上目前仍未得出明确结论。但根据2013年美国国家综合癌症网络（National Comprehensive Cancer Network，NCCN）卵巢癌指南，组织学分级（histologic grade）在指导早期卵巢癌辅助化疗中具有重要意义：Grade 1的ⅠA、ⅠB期完全分期术后可不必化疗；Grade 2的ⅠA、ⅠB期者术后可不化疗，也可采用紫杉醇联合卡铂（静脉）3～6个疗程；Grade 3的ⅠA、ⅠB期或透明细胞型则需紫杉醇联合卡铂（静脉）3～6疗程；ⅠC期（Grade 1、2或3）者都需紫杉醇联合卡铂（静脉）3～6个疗程。

2. 晚期卵巢癌的化疗 卵巢癌对化疗属中度敏感，对铂类药物联合化疗有70%～80%的反应率，但大部分肿瘤都可能会产生耐药性，20%～30%的患者对化疗无反应。卵巢癌的一线治疗：目前国内部分地区以紫杉醇＋顺铂，紫

杉醇＋卡铂为主要的一线方案，部分地区仍以顺铂＋环磷酰胺（PC）和顺铂＋阿霉素＋环磷酰胺（PAC）为主要的一线方案。但在国外，则以紫杉醇＋顺铂，紫杉醇＋卡铂或紫杉醇每周疗法为主要的一线方案。美国 GOG#111 研究结果表明：紫杉醇／顺铂与紫杉醇／环磷酰胺比较使复发率下降 28%，死亡率下降 34%。而欧洲 OV-10 研究结果也表明：紫杉醇／顺铂化疗使卵巢癌的复发率下降 34%。因此，紫杉醇／顺铂联合化疗推荐为卵巢癌首选的一线化疗方案。但是，紫杉醇／顺铂方案比顺铂／环磷酰胺毒性反应大，主要为肾毒性、神经毒性、肌肉和关节疼痛。为了解决这个问题，GOG 又进行了 #158 研究。该研究目的是比较卡铂／紫杉醇与顺铂／紫杉醇的疗效及毒性作用。GOG#158 研究结论：

（1）卡铂／紫杉醇与顺铂／紫杉醇具有相同的疗效。

（2）紫杉醇 3 小时滴注与 24 小时滴注具有相同的效果。

（3）对手术满意的Ⅲ期卵巢癌二探手术（SLS）不影响无瘤生存（RFS）。

（4）卡铂／紫杉醇优于顺铂／紫杉醇，因为它易于给药，毒副作用轻，患者易接受。在 GOG#158 研究的基础上，卡铂的应用得到广泛的支持。美国国立卫生研究院（NIH）及晚期卵巢癌试验组（Advanced Ovarian Cancer Trial Group）都支持卡铂用于卵巢癌一线化疗。基于卡铂副作用小、可用于门诊化疗、可提高患者的生活质量等优点，紫杉醇加卡铂已成为卵巢癌化疗的基础方案。

紫杉醇注射液（泰素）是 20 世纪 90 年代出现的卵巢癌有效化疗药物。新近的药代动力学研究发现，紫杉醇的药代动力学模型是非线型的，药物的血浆浓度并不一定与投药剂量相关。延长或反复的紫杉醇治疗可增加其疗效。Fennelly 等人的研究表明，使用较低剂量的紫杉醇进行每周化疗，可维持紫杉醇血浆浓度高于 $0.01\mu mol/L$，但又低于 $0.05\mu mol/L$，这样的血药浓度既能维持有效的抗肿瘤作用，又不会引起太重的骨髓抑制，较为理想。紫杉醇每周化疗的理论基础：

（1）紫杉醇每周方案能在血中保持有效的浓度但低于骨髓抑制的浓度（小于 $0.05\mu mol/L$ 或大于 $0.01\mu mol/L$）。

（2）最新的研究发现紫杉醇有独立于其微管作用的细胞凋亡及抗血管形成作用，此作用与药物的持续时间有关。

（3）增加药物强度减少间隙期可能增加肿瘤细胞的杀灭作用。有关紫杉醇周疗的临床研究近年来十分活跃。在 1999 年 10 月意大利罗马的国际妇科肿瘤双年会上，北欧瑞典／芬兰卵巢癌研究小组（Swedish/Finnish Ovarian Cancer Study Group）比较了紫杉醇周疗与紫杉醇 3 周疗法作为卵巢癌二线化疗的疗效及毒副作用。该研究将 208 例患者随机分为 2 组：A 组，紫杉醇 $67mg/m^2$（3h／周）；B 组，紫杉醇 $200mg/m^2$（3h/3 周）。预后危险因素在 2 组间很好匹配，平均观察期限 27 个月。通过 208 例疗效评价及 205 例毒副作用评价，结果表明：紫杉醇周疗与紫杉醇 3 周疗法作为卵巢癌二线化疗均有相似的疗效，但周疗的毒副作用明显减轻。中国妇科肿瘤学组也完成了紫杉醇＋卡铂每周化疗与紫杉醇＋卡铂 3 周化疗治疗卵巢癌的临床随机对照试验，并得到相似结果。

2013 年美国国家综合癌症网络（National Comprehensive Cancer Network，NCCN）卵巢癌指南建议：Ⅱ、Ⅲ、Ⅳ期患者术后可采用紫杉醇联合卡铂（静脉）6～8 疗程，若Ⅱ、Ⅲ期患者手术残留病灶 <1cm 也可采用腹腔化疗［intraperitoneal（IP）chemotherapy］。

3. 腹腔化疗　理论上说，腹腔化疗是卵巢癌最为理想的化疗途径。因其具有以下优点：

（1）肿瘤局部的药物浓度明显增高。

（2）增加了药物与肿瘤的广泛接触和药物对肿瘤的渗透。

（3）血液循环中浓度较低，减少了化疗的毒副作用。

（4）可经门静脉吸收，治疗肝转移。

因此，临床医生对于腹腔化疗极为重视，并有较多的研究及方案问世。大多数方案都以顺铂、阿霉素、阿糖胞苷和氟尿嘧啶为基础的联合用药，据统计其有效率为 40%～70%。然而，腹腔化疗对卵巢癌的治疗价值，在原则上目前仍局限于：

（1）种植在腹腔脏器表面或腹膜表面的微小病灶。

（2）全身化疗失败，耐药或复发的患者。

（3）控制恶性腹水生长。

（4）第二次探查阳性者。

主要禁忌证：

（1）腹腔严重粘连。

（2）全腹放疗史。

（3）病变已超过腹腔范围。主要并发症有感染、化学性腹膜炎、肠穿孔、脏器损伤及腹痛。

影响腹腔化疗临床应用的因素：

（1）腹腔内有严重的粘连，影响药物分布。

（2）化疗药物渗透到肿瘤内部的能力有限。

（3）局部给药后药物通过毛细血管进入肿瘤的药物剂量不足。

（4）在腹腔内要达到克服肿瘤耐药的高剂量受限等。

针对以上局限性，临床上经不断探索，在腹腔化疗的给药方式上做出了较多改进。常用投药方式：

（1）单次细针穿刺，此法较简便、安全，可反复进行，在临床上也使用最多。单次穿刺的并发症显著少于长期导管法。

（2）导管给药，以往是在手术完成后即放置两根塑料导管，一根置于膈肌下，另一根放入盆腔。但是，塑料导管常会遇到固定困难，密封性差，腹水及化疗药物外渗，较易感染和堵塞等问题。以后又改用腹膜透析管，但仍然存在着感染和堵塞问题。近年来又多主张使用 Port-A 导管植入，既可使药物容易弥散，又降低了感染率。随着导管材料的不断改进和多种化疗药物相互作用研究的不断深入，卵巢癌的腹腔化疗将会更加突显显示其特有的临床价值。

腹腔化疗的评价：当完成初始腹腔化疗后，对所有患者应进行再次临床评估。对于完全临床缓解的患者予以观察，而对于肿瘤进展、持续存在、无缓解的患者应予以二线治疗方案。临床评估可通过临床症状，生物学证据以及影像学证据来进行。当出现盆腔疼痛、腹部膨隆、早期腹胀、肠梗阻、体重降低、疲倦等临床症状，应予以警惕，同时行胸腹盆 CT、MRI、PET/CT 扫描等影像学检查辅助诊断。对于初始患病时 CA125 升高的患者，化疗后推荐动态监测 CA125 水平。

腹腔热灌注化疗进展：手术结束前将含化疗药物的灌注液，精准恒温、循环灌注腹腔内，并维持一定时间的化疗称为腹腔热灌注化疗（hyperthermic intraperitoneal chemotherapy，HIPEC）。通过加温增加了化疗在腹膜表面的渗透，并通过阻碍 DNA 修复以增加癌症对化疗的敏感性。同时加温还可诱导细胞凋亡，并激活作为自然杀伤细胞受体的热激蛋白，抑制血管生成，并通过促进蛋白质变性以产生直接细胞毒性效应。

在减瘤术结束时，通过热交换器及滚压泵将加热后的生理盐水循环灌注腹腔，使腹腔内温度保持在 40℃。随后以 1L/min 的流速以及 100mg/m² 的剂量灌注顺铂，起始灌注总量的 50%，30 分钟时灌注 25%，60 分钟时灌注 25%，确保整个腹腔浸入灌注液中。HIPEC 总时长为 120 分钟，在灌注期结束后，使用引流管尽可能排空腹腔内灌注液。为预防肾毒性，在灌注开始时，静脉推注硫代硫酸钠（9g/m²，共 200ml），然后在 6 小时内持续输注（9g/m²，共 1 000ml）。热灌注期间及手术后 3 小时内，尿量应保持在至少 1ml/（kg·h）。

近年来《新英格兰医学杂志》《妇科肿瘤》等权威杂志报道，通过多中心、随机对照、Ⅲ期临床试验等研究发现，在患晚期卵巢癌的患者中，相较于未接受 HIPEC 的患者，术中接受 HIPEC 的患者无复发生存时间及总生存时间显著延长，而 HIPEC 几乎未增加任何严重不良反应的发生率。这使得 HIPEC 成为治疗晚期卵巢癌的新热点。

4. 新辅助化疗在卵巢癌治疗应用 卵巢癌的首选治疗模式是初始减瘤术联合铂类为基础的化疗，其中仅部分患者能获得满意的肿瘤细胞减灭效果，而术后残余肿瘤病灶的大小与预后密切相关。新辅助化疗（neoadjuvant chemotherapy，NACT），即在减瘤术前给予全身性化疗，在减小肿瘤负荷以后再进行减瘤术，以提高满意缩瘤的成功率和减少手术并发症，已形成一种新的治疗模式。NACT 的优势在于可以降低临床病理期别，缩小原发病灶和转移的淋巴结，提高缩瘤手术切除率，为无手术条件的患者提供手术可能；并可杀灭潜在的微小转移病灶和血液、淋巴液中的肿瘤细胞，抑制肿瘤细胞增殖活力；评估肿瘤对化疗药物的反应，为后续治疗提供依据。但由于 NACT 也可能是诱导化疗耐药的重要因素，因此卵巢癌的 NACT 仍存在一定的争议性。

新辅助化疗患者的筛选标准尚不统一：多

个指南指出，经妇科肿瘤医生评估，初始减瘤术（primary debulking surgery，PDS）难以达到满意的肿瘤细胞减灭效果（残余病灶≤1cm）的患者，以及一般状况差、并发症多而难以耐受 PDS 的患者可考虑进行 NACT。在明确病理学证据的基础上，影像学检查（腹盆 CT、MRI、FDG-PET 等）、CA125、特别是腹腔镜探查是新辅助化疗的主要筛选方法。总体而言，盆腔处有固定不动的大包块、大量胸腹水、肝肺肾实质转移，或大量门静脉周围淋巴结、肠系膜浸润及无法切除的腹膜后淋巴结，合并较为严重的内科疾病且身体状况较差的患者可考虑行 NACT，CA125≥500U/ml 也有一定的指导意义。但能否达到满意的肿瘤细胞减灭效果不仅与患者本身病灶相关，更与手术医生、团队及机构的能力密切相关。因此，NACT 必须由经验丰富的妇科肿瘤医生评估后决定。

NACT 中化疗周期、时机及方式尚无统一标准：目前认为，3～6 个疗程的先期化疗后，如疾病得到控制，应行间歇性减瘤术（interval debulking surgery，IDS）。但何时行手术仍无法预估，取决于医生对于患者个体化评估。如果新辅助化疗效果较差，即使勉强进行了手术，患者的预后也不是很理想。IDS 后应至少进行 3 疗程的术后辅助化疗。虽然目前认为 NACT＋IDS 方案化疗的总周期数与 PDS 后的化疗周期应相当，但 IDS 术后化疗周期数仍缺乏足够的分析证据。铂类/紫杉醇依然是新辅助化疗方案的首选。在给药途径方面，腹腔化疗对恶性腹腔积液的控制作用较好，是腹腔积液患者化疗的理想给药途径。部分研究表明，接受腹腔/静脉化疗患者的中位生存期较单纯接受静脉化疗者长，但腹腔/静脉联合化疗也增加骨髓抑制及神经毒性发生率，对于无腹腔积液的 NACT 患者，是否需要腹腔化疗尚缺乏足够的证据。

NACT 能否提高患者生存预后尚存争议：目前认为，NACT 可以使肿瘤缺血坏死、瘤体减小、腹水减少，从而不同程度的减低肿瘤负荷、反应性水肿，并减轻了肿瘤与周围组织的粘连，从而更易获得满意的减瘤术及更好的生活质量，并能降低围手术期并发症的发生率及死亡率。然而，对于患者无进展生存时间（progression free survival，PFS）及总生存时间（overall survival，OS）能否改善，不同研究差异很大。部分研究表明，当晚期卵巢癌患者被评估无法行满意的减瘤术时，NACT-IDS 组的 OS 较残余病灶＞1cm 的 PDS 组显著延长；但也有研究发现虽然 NACT 组较 PDS 组达到满意的减瘤术的概率更高，但两组生存预后差异无统计学意义。其原因可能是 NACT 组患者较 PDS 组身体一般状况更差或转移灶更广泛，但也可能是因为 NACT 组患者更易或更早发生化疗耐药从而影响预后。当晚期卵巢癌患者进行 NACT 时，化疗能杀伤敏感细胞，但化疗耐药细胞却不受其影响并继续进展。且新辅助化疗后肿瘤虽坏死形成瘢痕，但这些组织中仍然可能存有肿瘤干细胞。但对于Ⅳ期患者，近期研究表明 NACT 组预后可能更好。

虽然卵巢癌的首选治疗模式仍是初始减瘤术联合铂类为基础的化疗，但有围手术期高风险或预估无法满意缩瘤的患者，可在取得病理学确诊证据的基础上接受 NACT。在临床实践中，NACT 的病例筛选评估尤为重要，如何准确评估并筛选出适宜患者从而最大限度发挥 NACT 的作用，以及深入研究 NACT 诱导耐药的机制从而针对性地进行靶向治疗，对改善晚期卵巢癌患者的预后意义重大，值得进一步研究和关注。

5. 超大剂量化疗和外周血干细胞移植 为了克服卵巢癌耐药，提高卵巢癌的化疗效果，近年来，人们开始研究超大剂量化疗（HDC）加上外周血干细胞移植（PBSCT）治疗卵巢癌。初步的研究结果表明，这种化疗对卵巢癌还是十分有效的，可将 5 年生存率提高至 60%，无瘤生存率达 24%～51%。选择患者十分重要，较为适应于对化疗敏感、手术基本切净及初治的肿瘤患者。对"二探"阳性者，也可以试用本方法进一步治疗。由于 HDC＋PBSTC 技术先进，设备要求很高，费用也很昂贵，目前尚不能取代常规化疗，但对提高卵巢癌的疗效仍是一项重要的治疗方法，值得进一步研究。

6. 化疗毒副反应的防治 在给卵巢癌患者化疗时，不但要观察疗效，而且还要注意化疗的毒副反应。只有高效低毒的化疗才是理想的化疗方案。胃肠道反应和骨髓抑制是化疗药物最常见的毒副反应，应引起重视，给予及时的对症处理。一些化疗药物特有的毒副作用，如顺铂的肾、耳、神经毒性，博来霉素或平阳霉素的肺纤维化，阿霉素和表柔比星的心脏毒性，应格外重视，定期进行必要的监测和预防。对于有终生剂量的化疗药物，如博来霉素、阿霉素、表柔比星和长春新碱等，每次化疗时都应精确计算药物的累计剂量，避免超过药物的极量。为了达到高效低毒的化疗效果，最近临床上在卵巢癌化疗时，同时使用正常细胞保护剂氨磷汀。这种药物可选择性地保护正常组织细胞免受化疗药物的作用，减少和避免化疗药物的毒副作用。临床试验已经证实，氨磷汀可降低多种化疗药物的毒副作用，从而提高化疗药物的使用剂量，以达到更好的疗效。

7. 卵巢癌化疗今后的研究方向 如何进一步提高卵巢癌 5 年生存率将是妇科肿瘤临床与基础研究者所面临的挑战，也是得以很好发展的机遇。今后研究方向如下：

腹腔化疗在满意的减瘤术后残余病灶＜1cm 的患者中的治疗价值、给药方法的改进？

新近研制的化疗药物哪些可以作为一线化疗？怎样配伍？

卵巢透明细胞癌、黏液性囊腺癌的适宜化疗方案？巩固化疗是否能改善预后？

化疗毒副反应的防治。

（三）上皮性卵巢癌的放疗

传统的放疗技术所导致的放疗副反应较多，限制了上皮性卵巢癌放疗的临床应用，因此上皮性卵巢癌的治疗一直是以化疗为主导。目前放疗可用于缓解晚期上皮性卵巢癌引起的疼痛、出血或压迫症状。如上皮性卵巢癌转移引起有脊髓压迫症状时，放疗可维持或者改善这类患者的运动功能。在化疗及二次减瘤术对肿瘤基本控制的情况下，对微小残余癌灶放疗也有一定效果。但此应用仅适用于有镜下残留者，二次探查术后有肉眼残留病灶的患者其放疗效果并不优于化疗。

近年随着上皮性卵巢癌同步放化疗的研究不断增多，加上卵巢癌的放疗技术特别是三维适形放疗和调强放疗应用，上皮性卵巢癌放疗方面也有了新的进展。尽管化疗对晚期卵巢上皮癌有较好疗效，尤其以紫杉醇和顺铂为主的化疗近期疗效显著，但未明显提高生存期，而放疗和化疗相结合可起到协同抗癌的作用。研究表明，对晚期卵巢癌患者行同步放化疗显示出较好的近期疗

效，患者的症状、体征得到明显改善，生活质量明显提高。近年研究发现，从组织学类型看，对于 I 期及 II 期的卵巢透明细胞癌、子宫内膜样癌及黏液性囊腺癌来说，辅以放疗可提高患者的生存时间；然而对于 III 期的卵巢上皮癌及卵巢浆液性囊腺癌来说，放疗并没有这一优势。从分期上来说，放疗对于 I A 期和仅有包膜破裂的 I C 期卵巢上皮癌的治疗效果没有明显优势，然而对于腹腔积液中肿瘤细胞学阳性及卵巢表面有肿瘤细胞的 I C 期及 II 期卵巢上皮癌来说，加用放疗，其 5 年无疾病生存率提高了 20%。此外，几项对 II～III 期卵巢癌术后存在肉眼残留病灶的患者接受全腹放疗的随访发现，残留病灶小于 2cm 相较于 2cm 以上的患者在无复发及生存方面有明显的提高。因此，为了提高疗效，在放疗前，应对上皮性卵巢癌患者根据分期、残存肿瘤的大小、肿瘤分级等因素进行综合考虑来制订治疗计划。

放疗对上皮性卵巢癌有治疗作用。放疗作为综合治疗方法之一，可作为辅助性或姑息性治疗方法。近年研究表明对卵巢透明细胞癌等患者进行术后辅助性放疗可提高其生存时间。新技术引导下的调强放疗的应用，提高了对肿瘤的控制率并减少了周围正常组织的损伤，显示了上皮性卵巢癌新的治疗前景，但新技术仍有很多不足，在临床应用方面尚不成熟，需大规模、多中心临床研究来验证，从而使上皮性卵巢癌的放疗技术取得更大的进步。

（四）上皮性卵巢癌的生物治疗

近年来，随着分子生物学、免疫学、基因过程等学科的飞速发展，以基因治疗和免疫治疗为代表的生物治疗为卵巢癌的治疗开辟了新的思路，正逐渐成为继手术、化疗、放疗之后上皮性卵巢癌治疗的第四大手段。

1. 基因治疗 是将外源基因导入肿瘤细胞并有效表达，产生抑制或杀伤肿瘤细胞的效应。目前基因治疗已发展出了多种具有应用前景的治疗方案，大致可分为以下几类：

（1）自杀基因治疗：又称分子化疗、药物敏感基因疗法。即通过将自杀基因导入肿瘤细胞并进行表达，将无毒性的前体药物在肿瘤内代谢为毒性产物后特异性地引起肿瘤细胞死亡。它与普通化疗的最大区别在于具有特异性。目前

研究最广的自杀基因是单纯疱疹病毒胸腺核苷激酶（HSV-TK）。HSV-TK 是一种作用于 DNA 补救合成中的酶，可催化与核苷类似的无毒性抗病毒药物如更昔洛韦（ganciclovir，GCV）和阿昔洛韦（acyclovir，ACV）的磷酸化反应，GCV 磷酸化后进入 DNA 内，抑制 DNA 合成和 RNA 多聚酶的功能，从而发挥对肿瘤细胞的杀伤作用。46.5%～98% 的人卵巢癌细胞株能被 HSV-TK 转导，因此 HSV-TK/GCV 系统可能成为选择性的杀伤卵巢癌细胞的有效毒素。有研究者提出，使用 ACV 能增加治疗效果且不会增加毒性作用。

（2）基因表达封闭：又称为反义基因疗法，是利用反义核酸技术在转录和翻译水平上阻断某些异常基因的表达，使其不表达或呈低表达，从而达到减少基因产物、抑制细胞恶变的作用。Lui 等利用核酶结合 U6RNA 促进子靶向 *HBR2/neu* 基因，能够产生特异性的 c2neu RNA 和蛋白表达抑制作用，并在鼠模型体内使 SKOV3 细胞株系生长受抑。Pirollo 等针对 *raf-1*、*H-ras*、*c-erbB-2* 基因设计合成的硫代 ASO，不仅能抑制卵巢癌细胞生长，而且能增加对放疗的敏感性。由于该疗法着眼于生命的最根本点——核酸，因此是一种最根本、最有前途的治疗方法。

（3）基因突变修复：特定的肿瘤总是存在特异性的与控制细胞凋亡和细胞周期有关的基因改变。基因突变修复是将特异性基因导入肿瘤细胞，矫正肿瘤细胞的基因缺陷，使细胞周期停滞，诱导细胞程序性死亡或使肿瘤细胞对化疗和放疗敏感。*p53* 基因是目前卵巢癌中研究较多的抑癌基因，抑癌基因 *p53* 功能丧失是肿瘤发生发展过程中最常检测到的变化之一。Balachandran 等将带有野生型 *p53* 基因的 ADV 载体转染卵巢癌细胞，发现 *p53* 基因成功表达出蛋白质，然后将此载体转染紫杉醇耐药的卵巢癌细胞，结果显示转染野生型 *p53* 基因的癌细胞克隆形成明显减少。Kigawa 等发现将野生型 *p53* 导入卵巢癌细胞，能提高其对化疗药物卡铂的敏感性。Wolf 等报道，在对铂类和紫杉醇耐药卵巢癌患者的 I 期临床实验中，用携带有 *p53* 基因的 ADV 基因载体进行腹腔内给药治疗，结果发现，ADV 载体介导的 *p53* 基因通过在腹腔内给药治疗耐药卵巢癌是安全可行的，而且还可以降低部分患者的血清 CA125 水平，也可用于治疗复发性卵巢癌，现即将进入 I 期临床试验。

（4）免疫基因治疗：通过导入能使机体产生抗肿瘤免疫力的基因，增强肿瘤细胞免疫原性，提高机体对肿瘤的免疫应答。包括主动免疫和被动免疫。被动免疫是指应用自身或异体免疫物质（血清或免疫细胞）以增强对肿瘤细胞的免疫反应。主要涉及的细胞因子有白细胞介素（IL）、干扰素（IFN）、肿瘤坏死因子（TNF）等。主动免疫是对以前免疫原性较弱或无免疫原性的肿瘤抗原的免疫应答的活化和增强，通过激发机体自身的免疫保护机制，提高机体免疫系统对肿瘤细胞的识别与反应能力，达到治疗肿瘤的目的，具有作用范围广、不良反应小等优点。近年来许多肿瘤疫苗已进入临床试验研究。

（5）基因靶向治疗

1）*BRCA1/2* 突变与 PARP 抑制剂：*BRCA1* 和 *BRCA2* 均为抑癌基因，其突变与遗传性卵巢癌的发生密切相关。一般人群的卵巢癌终生发病风险约 1%，而 *BRCA1* 突变携带者卵巢癌发病风险高达 49%，*BRCA2* 基因突变携带者卵巢癌发病风险升高至 18%。PARP 抑制剂针对有 *BRCA* 基因缺陷的卵巢癌患者发挥治疗作用，可通过协同致死效应杀灭肿瘤细胞，为一种精准的靶向治疗。PARP 抑制剂的研发一直是卵巢癌研究的热点。目前临床上与 PARP 抑制剂合用的治疗方案主要分为以下三类：与化疗药物或放疗合用，临床前研究表明，PARP 抑制剂通过抑制 PARP 参与的 DNA 修复，明显增强化疗或放疗的疗效；与靶向药物合用，越来越多的临床试验表明，PARP 抑制剂与阻断癌症相关信号通路的靶向药物联合用药可增强抗肿瘤效果，如磷脂酰肌醇 3 激酶抑制剂、蛋白激酶 B 抑制剂和西罗莫司（sirolimus，又称 rapamycin）；与免疫疗法合用：临床前研究显示 PARP 抑制剂与免疫抑制剂合用前景广阔，如 Higuchi 等的研究发现，在 CTLA4 抑制剂和 PARP 抑制剂联合给药治疗 *BRCA1* 缺陷的卵巢癌动物实验中，两者合用可明显提高动物的生存率。

2）HER2 抑制剂：*HER2* 基因是表皮生长因子受体家族的一个成员，具有酪氨酸激酶活性，受体的聚合作用会导致受体酪氨酸残基的磷酸化，并启动导致细胞增殖和肿瘤发生的多种信号通路。有报道发现 HER2 在卵巢癌中存在过表达，并有可能作为一个潜在的治疗靶点。近期研究发现在上皮性卵巢癌中 HER2 过表达较 HER2 低表达或不表达的患者总生存期更短，并发现 HER2 的表达与卵巢癌对铂类化疗敏感性相关。如果这个机制一旦确定，对于具有此靶点的卵巢癌患者可以进行 HER2 抑制剂治疗。如曲妥珠单抗和帕妥珠单抗，它们通过自身结合 HER2 而阻止其他受体在 HER2 上的附着，从而减缓癌细胞的生长。

卵巢癌的基因治疗作为一种全新的治疗方法，具有远大的临床应用前景。目前，基因治疗研究无论是在动物实验或临床试验中均取得了很大的进展，但基因治疗在临床实际应用中还存在着一些问题。如现阶段尚缺乏高效的载体系统。现存的载体均有各自的局限性，主要为靶向性差，转导的效率低、稳定性不佳以及可能引起毒性反应等。此外，多数肿瘤的形成都是多基因联合作用的结果，因此，以单一突变基因为靶向的治疗难以控制整个肿瘤的进展，故需要有多基因为靶向的研究。这些问题的解决有利于促进基因治疗在卵巢癌中的应用。总之，卵巢癌的基因治疗方法和思路正在逐步完善中，相信随着分子生物学技术的进一步发展和人类基因组计划的完成，卵巢癌的基因治疗必将在卵巢癌的治疗中发挥更为重要的作用。

2. 免疫治疗 是卵巢癌生物治疗的主要组成部分，也是目前卵巢癌治疗研究的热点问题。免疫治疗的目的在于通过提高机体的免疫识别能力和免疫介导的肿瘤杀伤能力，打破患者的免疫耐受和免疫抑制状态，从而达到杀灭残存的肿瘤细胞，提高生存率的目的。卵巢癌的免疫治疗分为主动免疫治疗和被动免疫治疗。

（1）主动免疫治疗：卵巢癌的主动免疫治疗主要是利用肿瘤细胞的免疫原性，采用各种有效的免疫手段，使患者机体免疫系统产生针对肿瘤抗原的免疫反应。具体方式主要是给患者注射具有抗原性的肿瘤疫苗。用于主动免疫的肿瘤细胞疫苗主要有两类：

1）完整细胞疫苗：如经过各种方法处理和修饰的、灭活的自体肿瘤细胞，经各种抗原修饰的自体树突状细胞等。

2）以抗原为基础的疫苗：如肿瘤特异性抗原疫苗和 DNA 疫苗等。

（2）被动免疫治疗：肿瘤的被动免疫治疗即给机体输注外源性的免疫效应物质。包括：

1）抗体治疗：近年来随着抗体制备技术和其他相关学科的发展，应用抗体治疗肿瘤再次成为研究的热点。除了完整抗体外，现多采用基因工程小分子抗体，原因是其穿透性强，易于在基因水平上进行改造。此外，抗体和核素偶联，双功能抗体，抗体与毒素、光敏物质、细胞因子等基因重组构建免疫毒素和免疫因子等融合蛋白均为目前研究的前沿课题。此外，用抗血管内皮生长因子（VEGF）抗体来抑制 VEGF 活性是较有特色的研究。由于该方法很少产生耐药性，毒副作用少，可长期用药，故适用于各种肿瘤，并可与几种抗血管药物共用，也可与其他药物共用。目前此类药物已开始应用于临床并且可能会成为最主要的肿瘤生物治疗手段之一。

2）细胞因子治疗：细胞因子具有多种抗肿瘤效应，包括直接破坏肿瘤细胞，激活机体的抗肿瘤免疫，破坏肿瘤血管，诱导机体的炎性反应等。

综上所述，生物治疗正在成为卵巢癌治疗的重要方法之一，显示出远大的应用前景。但现阶段绝大多数方法仍停留在实验室或初期临床试验阶段，要达到大规模的临床应用尚需较长的时间和更大的努力。

三、复发性卵巢癌的处理

卵巢癌死亡率始终高居女性生殖系统恶性肿瘤首位，治疗后 70% 的患者将会复发，且复发后的治疗效果极差。如何正确处理复发性卵巢癌，是临床上极为棘手和迫切需要解决的问题。对于复发性卵巢癌的处理来说，应遵循个体化原则，分层进行治疗，且大多数为姑息性治疗，因此在制订治疗方案时要充分考虑患者的生活质量。目前，复发性卵巢癌的治疗策略未臻完善，相关研究仍不断深入。

（一）复发性卵巢癌的诊断

卵巢癌复发的迹象和证据包括：①肿瘤标记物升高；②出现胸腹水；③体检发现肿块；④影像学检查发现肿块；⑤不明原因肠梗阻。出现其中 1 项，即可考虑复发；出现 2 项，复发的可能性更大。若能获得组织细胞学的证据,则可明确诊断。经上述详细分类后有助于在临床工作中制订复发性卵巢癌的治疗时机和治疗策略。

(二)复发性卵巢癌的分型

从严格意义上说,复发(recurrence,relapse)是指患者经过满意的肿瘤细胞减灭术(减瘤术)和正规足量的化疗达到临床完全缓解,停药半年后临床上再次出现肿瘤复发的证据。广义的复发性卵巢癌还包括未控(failure of the treatment),即治疗后达到临床完全缓解,在半年内再次出现肿瘤,或经治疗后肿瘤持续存在甚至仍在进展。为了正确合理地治疗卵巢癌以及客观评价治疗效果,GOG建议将复发性卵巢癌分为:

1. 化疗敏感型　初次采用以铂类为基础的化疗并已获临床证实的有效,停用化疗6个月以上才出现复发病灶。

2. 化疗耐药型　患者对初次化疗有反应,但在完成化疗后6个月以内出现复发,应考虑对铂类药物耐药。

3. 顽固型/持续性卵巢癌　是指已经完成初次化疗并明显缓解,但存在残余病灶的患者。例如:CA125持续高水平、体格检查或影像学异常、"二探"阳性的患者。

4. 难治型卵巢癌　是指初次化疗达不到部分缓解,包括在初次化疗期间,肿瘤稳定或不断进展的患者,大约占20%的病例。这类患者对二线化疗的有效反应率最低。

在临床实践和研究中,常把耐药型、顽固型/持续性、难治型归为一组,和化疗敏感型区分开。

(三)复发性卵巢癌的治疗

1. 治疗目的　总的原则是姑息而不是为了治愈。尽管再次治疗可能产生暂时有意义的主观或客观临床缓解;但是,再次治疗并不具有真正治愈价值。应当尊重患者的意愿,关注患者的生活质量。

2. 治疗方案的选择和制订　应根据患者既往疗效、临床缓解时间间隔和是否符合临床试验的入选标准等因素,制订个体化的治疗方案。首先必须了解初次手术情况(病例分期、组织学类型及分级、缩瘤满意程度、残留病灶的大小和部位)、有无先期化疗、术后化疗情况(方案、途径、疗效与副作用)、停止化疗时间、复发时间、是否

做过*BRCA*基因检测等,此外还需评估患者目前的身体状况、复发类型、复发病灶部位及范围,甚至患者及家属对疾病诊治的态度、经济状况等,以制订个体化科学化的治疗方案。

3. 根据复发类型制订治疗策略

(1)化疗敏感型卵巢癌:对铂类及紫杉醇等均可能保留一定的敏感性。一般认为,停铂类化疗的时间越长,再治疗缓解的可能性越大;初次治疗后,无病生存超过两年,重新治疗缓解的可能性最大。以铂类为基础的联合化疗明显提高了铂敏感性复发卵巢癌患者的总生存期和无疾病进展生存期。针对化疗敏感型卵巢癌的复发,NCCN指南建议继续以铂类为基础方案进行6个疗程化疗;化疗方案包括:卡铂+紫杉醇、卡铂+阿霉素脂质体、卡铂+吉西他滨或顺铂+吉西他滨等。

(2)化疗耐药型卵巢癌:如何治疗铂耐药性复发卵巢癌已成为临床医师棘手的难题。总的原则是,应该接受可以耐受的单药治疗;或者鼓励参与临床试验,以期发掘并评价新的有效的抗癌药物以及生物治疗方法;姑息放疗或支持疗法,尤其是对活动状态差的患者。对该类患者,原则上选择非铂类的单药化疗方案。NCCN指南推荐的方案包括:多西他赛、口服依托泊苷、吉西他滨、阿霉素脂质体、拓扑替康、紫杉醇周疗;单药治疗有效率分别为多西他赛(22%)、口服依托泊苷(27%)、吉西他滨(19%)、阿霉素脂质体(26%)、拓扑替康(20%)、紫杉醇周疗(21%);可接受的其他潜在有效药物包括卡培他滨、环磷酰胺、异环磷酰胺、伊立替康、奥沙利铂、紫杉醇、白蛋白紫杉醇等,但总的疗效都不尽如人意。指南强调,应选择作用机制不同和副作用较小的药物,并在2至3个疗程以后,评价其缓解率。在可接受的毒性反应基础上,获得稳定的疗效,就已经达到较为满意的临床目的。

(四)复发性卵巢癌的手术治疗

手术对复发性卵巢癌的治疗价值尚未确定,手术的指征和时机还存在一些争论。复发性卵巢癌的手术治疗主要用于切除或减灭病灶、解除症状(肠梗阻)。

手术种类包括以下两种:

1. 再次剖腹探查术　其目的在于明确是否

复发，可疑部位进行活检；分离粘连、解除梗阻及肠改路、肠造瘘。当手术中发现腹腔各脏器及组织呈弥漫性复发及转移、转移灶难以切除、大量腹水、肠梗阻难以缓解、脏器广泛粘连及解剖紊乱时，剖腹探查术旨在探查、缓解症状，提高患者生活质量，而非切除病灶。

2. 再次减瘤术 其目的在于复发灶彻底或非彻底切除，肠、肝、脾、淋巴结、膀胱等转移灶或转移脏器的部分或全部切除。主要适用于：完成一线化疗，12个月后复发；残余瘤或复发灶经评估有完整切除的可能；对先前的化疗有很好的反应；有很好的生活状态评分；患者年龄较轻，在上述情况下进行再次减瘤术并发症相对较少，达到预期的治疗目的的可能性大，患者可从中受益。

再次减瘤术主要包括以下几种情况：

1. 间歇性减瘤术（interval debulking surgery） 是指在首次减瘤术后，腹腔内仍存有大块的肿瘤，经1~2疗程化疗后，再次进行肿瘤大块切除。

2. 临床上复发迹象不明显，但在"二探"中发现有可以切除的病灶。

3. 在首次减瘤术和完成化疗后临床出现明显的复发。

4. 在首次减瘤术后一线化疗其间肿瘤进展。

第1、2两种情况的患者有再次进行减瘤术的指征，而对第4种情况的患者再次减瘤术没有任何意义。因此对于临床复发的患者，手术受益的人群仅局限于化疗敏感型患者。但应该注意的是，在手术中若发现下列的情况，不应该继续再次减瘤术：

1. 肝实质内的多发大块转移灶。

2. 肝门部位的大块病灶。

3. 腹主动脉旁大淋巴结紧包肾静脉。

4. 小肠系膜根部和周围组织的多发转移，使整个小肠挛缩成"麻花"状。

5. 大块的横膈转移灶（>5cm）。在上述情况下进行再次减瘤术并发症增多，手术风险增高，患者获益甚少。

（五）复发性卵巢癌的其他治疗

1. 放疗 主要用于晚期卵巢恶性肿瘤局部未控和单个转移或复发病灶不宜手术或化疗耐药的患者，以达到延长患者生命、提高生活质量的目的；不适用于腹部有广泛粘连，既往有肠梗阻史，腹部严重炎症，炎症性肠病的患者。

2. 分子靶向治疗 随着高通量测序技术的飞速发展及卵巢癌发病机制的深入研究，分子靶向药物的出现为卵巢癌的治疗提供了新的治疗策略。分子靶向药物是指针对恶性肿瘤发生、发展的关键靶点进行干预的治疗性药物。分子靶向药物种类繁多，目前用于卵巢癌临床治疗的靶向药物以抗血管生成药及PARP抑制剂为主。

抗血管生成药物通过阻断多种促血管生成因子及其受体，进而抑制肿瘤内新生血管形成、控制肿瘤的生长。主要包括抗血管内皮生长因子（vascular endothelial growth factor，VEGF）单克隆抗体，如贝伐珠单抗（BV）等。多项已完成的多中心试验均证明BV用于铂敏感和铂耐药卵巢癌均有显著疗效，可延长患者总生存期（overall survival，OS）和无进展生存期（progression-free survival，PFS）。FDA已批准BV用于卵巢癌的初始治疗和复发治疗。BV作为晚期卵巢癌的一线治疗药物，可单独使用，也可与铂类加紫杉醇类经典方案协同使用，以改善卵巢癌的客观缓解率和延长PFS。

如前所述，*BRCA1/2*突变与卵巢癌的发生密切相关，*BRCA1/2*缺陷的细胞内，由于缺少同源重组修复途径，造成DNA双链断裂不能修复或由易出错的非同源重组末端连接修复，从而大大增加癌变率。PARP抑制剂通过与PARP催化位点的结合，导致PARP蛋白无法从DNA损伤位点上脱落进而阻断DNA单链断裂修复；尤其是*BRCA1/2*基因突变的细胞中，*BRCA1/2*抑制剂可选择性杀死同源重组修复缺陷的肿瘤细胞，而不损伤正常细胞。在PARP抑制剂中，奥拉帕利（olaparib）、雷拉帕利（rucaparib）和尼拉帕利（niraparib）已获FDA批准上市。奥拉帕利是第一个通过FDA批准用于*BRCA1/2*突变的卵巢癌的PARP抑制剂。SOLO1、SOLO2等研究发现奥拉帕利对*BRCA1/2*突变的晚期卵巢癌及铂敏感复发性卵巢癌患者均有不错疗效，可明显延长患者无进展生存期。此外，奥拉帕利联合化疗用于铂敏感复发性卵巢癌患者，可增加化疗疗效。我国自主研发的PARP抑制剂氟唑帕利现在也处于临床实验研究阶段。对于铂类药物敏感的复发卵巢癌患者，在铂类药物化疗后，推荐使用 PARP 抑制剂进行维持治疗，可显著延长患者的无疾病进展时间。

此外，还有多种类型靶向药物处于临床试验阶段，如 PI3K/Akt/mTOR 通路抑制剂通过靶向阻断 PI3K/Akt/mTOR 信号通路上的关键分子，进而抑制肿瘤细胞增殖、生存、RNA 转录和血管生成，代表药物为西罗莫司（temsirolimus）；MEK 通路抑制剂通过靶向抑制 MEK 相关信号通路，控制细胞增殖及代谢，促使细胞凋亡，代表药物为司美替尼（selumetinib）；叶酸受体相关靶向药物可通过与叶酸受体特异性结合阻断叶酸与其受体结合，干扰肿瘤细胞的叶酸代谢及 DNA 复制。

分子靶向治疗的出现为卵巢癌患者带来了新的希望，靶向药物不仅可与化疗联用，亦可作为维持治疗改善患者的预后。然而，面对种类繁多的靶向药物，如何合理选择靶向药物使患者受益尚需进一步考量。随着精准医学时代的到来，如何为患者提供更为个体化的分子靶向治疗仍有待进一步研究。

（六）复发性卵巢癌的治疗时机

复发卵巢癌的治疗时机选择，目前尚未定论。有学者指出，单凭 CA125 升高就干预，可能太早；而等到出现广泛复发灶再治疗，又可能太晚。为了选择适宜治疗时机，可参考以下三个依据：

1. 无论 CA125 是否上升，出现症状和临床或影像学检查有复发证据。

2. 无症状，CA125 升高、临床或影像学检查提示复发灶大于 2～3cm。

3. 出现症状，CA125 升高，但临床或影像学检查无复发证据。

总的来说，复发性卵巢癌患者的无进展生存期逐次缩短，且患者多次复发后对铂类药物的耐药性增加，治疗的难度和治疗方案的选择越来越困难，严重影响患者的生存和生活质量。然而，复发性卵巢癌的治疗，目前尚没有标准的治疗方案，其治疗宗旨是少部分争取治愈，大部分帮助缓解症状、延缓疾病进展、延长生存期及提高生活质量。在未来的临床试验中，重视复发卵巢癌患者生活质量的研究是有积极意义的。但另一方面，对于卵巢癌治疗的基础研究投入巨大，在细胞及动物实验中均取得了很多可喜的成果，但当这些成果真正应用到患者进行临床研究时，结果却不尽如人意，这仍有待进一步的研究。

四、卵巢癌面临的临床难题及困扰

（一）卵巢癌筛查的难题与困惑

1. 筛查的意义　卵巢癌在妇科三大恶性肿瘤中死亡率居首位，虽然手术技巧的提高和有效化疗方案的应用使卵巢癌的治疗效果有了很大的提高，但其总的生存率并未得到根本的改善，特别是卵巢上皮癌 5 年生存率徘徊于 30%～50%，其主要原因是卵巢位于盆腔深部，早期临床症状不明显，往往诊断时病变已属晚期，治疗效果差，治疗后多数仍会出现疾病进展或复发。因此，如能建立有效的卵巢癌筛查手段，在临床前期或可诊断卵巢癌，改善卵巢癌的预后，最终减少卵巢癌对妇女生命的威胁。

2. 筛查目标人群的筛选　卵巢癌在人群中发病率较低，如进行普通人群筛查，耗资巨大、不易推行。目前认为对有卵巢癌高危因素的高危人群进行筛查是一种切实可行的方法。通常将具有以下高危因素者视为卵巢癌发生的高危人群。

（1）高龄：卵巢癌的死亡峰值年龄在 55 到 59 岁之间，因此卵巢癌的筛查可考虑从 50 岁开始。

（2）遗传家族史：目前的研究认为 5%～10% 的卵巢癌与遗传因素相关，并将与遗传因素相关的卵巢癌分为家族性卵巢癌和遗传性卵巢癌。家族性卵巢癌是指家族成员中有卵巢癌患者。而遗传性卵巢癌是指家庭成员中至少有两个一级亲属患卵巢癌。同时，抑癌基因 *BRCA1* 及 *BRCA2* 基因突变可增加卵巢癌与乳腺癌的发病机会。

（3）生殖内分泌因素：研究认为，排卵过程中，卵巢上皮持续受损，需要再生细胞分裂修复卵巢伤口，长期累计细胞繁殖出现错误，导致癌细胞的发生。因此，不育、少育、不哺乳者以及应用促排卵药物的不育者是卵巢癌发生的高危人群。近年来有研究指出绝经期妇女使用激素替代疗法可能轻度增加卵巢癌发生的风险。

（4）其他因素：子宫内膜异位症也被认为是卵巢癌发生的高危因素之一，但危险度较小。

3. 筛查手段的选择与局限

（1）病史询问及盆腔检查：病史询问和体格检查仍然是发现疾病最重要的手段。应特别重视是否存在高危因素。盆腔检查包括双合诊及三合诊。

（2）CA125 和 HE4：CA125 对卵巢浆液性癌较为敏感，对卵巢黏液癌及其他类型敏感性较差。其特异性不够强，一些妇科良性疾病如子宫内膜异位症或其他类型的腹腔内恶性肿瘤如子宫内膜癌也可使血清内 CA125 升高，甚至月经、早孕、剖腹探查术等情况也可使 CA125 水平升高。

人附睾分泌蛋白 4（HE4）：HE4 在卵巢癌组织中高表达，而在癌旁组织中则不表达；在早期卵巢癌中的敏感性及检测卵巢癌总的敏感性均优于 CA125，是卵巢癌敏感及特异的标志物，可用于对卵巢癌的早期诊断及辅助监控卵巢癌患者的治疗情况。

（3）超声检查：对盆腔包块的诊断及鉴别诊断有重要价值。1982 年，Campbell 最早将超声检查用于卵巢癌的筛查。卵巢癌新生血管的形成在彩色多普勒血流显像中表现为血流阻力降低，是肿瘤发生的早期阶段的重要指标，临床上常用脉冲指数（PI）和阻力指数（RI）作为衡量指标，为鉴别肿瘤的良、恶性提供参考，进一步提高筛查的特异性。

（4）其他筛查手段

1）CA724：目前认为 CA724 是卵巢上皮癌，尤其是黏液性卵巢癌较好的肿瘤标记物。

2）血浆溶血磷脂酸（lysophosphatidic acid，LPA）：卵巢癌细胞分泌的 LPA 可刺激卵巢癌细胞增殖、浸润和血管再生介质水平增高，正常卵巢上皮细胞不表达 LPA。

4. 筛查的策略及思考　目前尚未发现卵巢癌筛查单一、实用、敏感性和特异性兼具的方法。大多数学者认为应根据患者的年龄、家族史，结合盆腔检查、CA125 及阴道超声检查等方法提高早期卵巢癌的诊断率。目前主要有以下几种策略：

（1）经阴道超声作为一线方法，如有异常发现则定期复查超声。

（2）CA125 作为一线方法，对于 CA125 升高者，经过 CA125 的连续测定，并计算接受筛查者的卵巢癌危险，对高风险者采用阴道超声作为二线方法。

（3）对于高危人群，同时使用 CA125 和阴道超声检查作为一线方法。

（4）对于 CA125 联合 HE4 筛查早期卵巢癌。

（二）卵巢癌手术治疗的难题与困扰

1. 关于预防性卵巢切除

（1）什么是预防性卵巢切除：预防性卵巢切除（prophylactic oophorectomy，PO）一般是指因良性疾病行子宫切除或其他腹部手术的同时切除正常无病变的卵巢，其目的在于预防将来卵巢癌的发生。

（2）哪些人是预防性卵巢切除的适应人群：由于是否具有卵巢癌发生的高危因素，卵巢癌的发生率不同，因此，对不同人群应采取不同的措施。

遗传性卵巢癌与三个遗传性卵巢癌综合征有关，即遗传性乳腺癌 - 卵巢癌、遗传性位点特异性卵巢癌、和遗传性非息肉性结直肠癌综合征。以上综合征占全部卵巢癌的 5%～10%，多为 BRCA1 和 BRCA2 突变所致，呈常染色体显性遗传。有研究表明，BRCA1 突变者终生患乳癌及卵巢癌的风险分别高达 84% 及 40%，BRCA2 突变的乳癌易感性与 BRCA1 相似，但卵巢癌的患病风险相对 BRCA1 较低。对此类患者施行预防性卵巢切除可降低卵巢癌的危险性、减少乳腺癌的危险性，缓解患者的心理压力，提高生活质量。目前一般认为，对于有遗传性卵巢癌家族史、BRCA1 和 BRCA2 检测阳性的妇女，在 35 岁以后、已完成生育的情况下，可考虑行预防性卵巢切除，而该家族成员中 BRCA1 和 BRCA2 阴性的妇女则不必行预防性卵巢切除。对于年轻、有生育要求的妇女，可采用口服避孕药预防卵巢癌的发生，待完成生育后再行预防性卵巢切除。对于无条件行 BRCA1 和 BRCA2 检测者，只能根据家族史决定是否行预防性卵巢切除。

2. 关于腹腔镜对于卵巢癌诊治的价值　腹腔镜技术是外科手术发展的一个重大的里程碑。截至 2018 年，已有众多 RCT 研究已证实微创手术的肿瘤控制效果与开放手术无明显差异。腹腔镜手术具有创面出血少、损伤小、住院时间短、恢复快等优点；其多角度、倍增术野是开腹无法比拟的，对病灶的清除更彻底、更精准。因为这些优势，腹腔镜在在妇科临床上获得了快速的推广及应用。然而，2018 年 10 月，《新英格兰医学杂志》发表了两篇论文，对腹腔镜在妇科恶性肿瘤中的应用提出了质疑和挑战，表明"接受微创手

术治疗的早期宫颈癌患者总体生存率较开腹手术患者明显降低"。其中在 Alexander 2018 多中心回顾性队列研究中，指出微创组患者死亡风险较开腹组增加 65%（$HR = 1.65$，$p = 0.002$）。LACC 2018 多中心 RCT 研究指出，微创手术 4.5 年生存率为 86%，开腹手术 4.5 年生存率为 96.5%；微创手术组早期宫颈癌患者 3 年总体生存率高于开腹手术组（99% 比 93.8%）；阴道顶端与盆腔局部复发率及远隔转移率，微创手术组明显高于开腹组。这两篇论文的发表，一石激起千层浪，使得我们不得不重新审视腹腔镜手术对于妇科恶性肿瘤诊治的利与弊。

（1）腹腔镜在卵巢癌诊断中的价值与利弊：腹腔镜可以直视盆、腹腔脏器，明确盆腔包块的性质和来源，并且可以在直视下取腹水、腹腔冲洗液及活检以明确诊断；对于一些晚期患者，有盆、腹腔广泛播散，病灶与周围组织粘连、解剖关系不清，不能进行满意的减瘤术，或患者的一般情况差，大量腹水，不能耐受手术的情况下，可在腹腔镜下取得恶性肿瘤的证据，以便于先期化疗；对于不明性质的盆腔肿块，可考虑尽早行腹腔镜检查明确诊断，以免延误治疗或使患者接受过度治疗。这些都是腹腔镜在卵巢癌诊断中不可或缺的价值和优势。但另有观点提出质疑：腹腔镜下活检可能会人为造成肿瘤破裂而致临床期别升高，故需进一步权衡利弊。

（2）腹腔镜在卵巢癌分期手术中的应用价值与利弊：上皮性卵巢癌腹腔镜分期手术的利与弊：

1）有利于发现上腹部尤其是横膈的转移病灶：卵巢癌的主要转移方式为盆腹腔各脏器表面的广泛种植，横膈和肝表面是卵巢癌主要的种植部位。腹腔镜可贴近组织借助强光源仔细观察，并且具有放大作用，因此更有利于发现横膈、肝胆、胃底及大网膜的微小病灶。

2）有利于复发性卵巢癌的探查确诊：多数学者认为，由有丰富腹腔镜经验的妇科肿瘤医生施行腹腔镜"二探"手术是可行、可信的，特别是应用显微腹腔镜技术，更能提高手术的安全性。腹腔镜"二探"手术具有出血少，恢复快，住院时间短等优点。

3）腹腔镜下上皮性卵巢癌分期手术可能存在的弊端：腹腔镜手术特有的并发症，如高碳酸血症、皮下气肿、气体栓塞、腹腔穿刺导致腹内空腔或实质性脏器损伤、腔镜器械所致热损伤等；腹腔镜下取得的活检标本数量可能较开腹手术少；如果盆腹腔粘连情况严重，可能导致腹腔镜手术失败，继而中转开腹；对手术操作者本身的要求较高。腹腔镜手术的学习曲线长于开腹手术，不同医师手术技巧存在极大的差异，操作不熟练、手术时间过长、肿瘤切缘阳性率等均可能与恶性肿瘤术后不良因素呈正相关。

此外，有专家指出腹腔镜技术在妇科恶性肿瘤中的应用，目前所面临的不良因素可能还有"无瘤原则"的忽视问题。所谓"无瘤原则"是指有效减少手术后恶性肿瘤复发和转移的操作规范。这就牵涉到腹腔镜下若行子宫切除术所用举宫杯是否直接暴力推挤肿瘤、肿瘤的完整性和取出方式、气腹压力和"烟囱"效应的关系、是否及时取出标本及标本暴露在腹腔内的时间长短、缝合前是否彻底冲洗盆腔等一系列问题。

体外实验研究显示，宫颈癌细胞在体外 CO_2 气腹环境中，短暂的抑制期之后其增殖能力增加，故而提出长时间标本暴露于腹腔 CO_2 气腹可能与术后肿瘤复发转移有一定关系。CO_2 气腹压力过大、腹腔镜穿刺套管针"烟囱"效应导致的穿刺孔肿瘤复发转移密切相关。而子宫切除术毕的阴道端断离方式可能也与术后阴道断端局部复发及腹腔种植转移的发生有一定联系。

故而基于以上诸多问题，对于上皮性卵巢癌行腹腔镜分期手术，仍需充分考虑利弊，做好术前准备，术前患者知情选择和充分告知利弊尤为重要。严格手术指征，遵循"无瘤原则"，扬长避短。

（3）腹腔镜在卵巢癌治疗中的价值：腹腔镜下减瘤术，多数情况为早期病例行腹腔镜探查术时发现肿瘤局限于一侧卵巢，且包膜完整，但又不能排除恶性肿瘤时，可以先在腹腔镜下切除肿瘤或行患侧附件切除并将其完整取出，尽可能避免人为所致的肿瘤破裂。切除肿瘤送快速冰冻病理检查，视具体情况决定是否补充手术，如镜下子宫切除、大网膜切除、盆腔淋巴结切除等。

尽管有晚期卵巢癌应用腹腔镜行减瘤术的病例报道，但目前多数学者认为，晚期卵巢癌盆腔包块多固定，不活动，盆腹腔广泛粘连，有时开腹手术都十分困难，腹腔镜技术自身的特点决定了利用腹腔镜行满意的减瘤术更加困难，并且存在入路伤口肿瘤种植转移等风险，故开腹行减瘤术是晚期卵巢癌手术治疗的首选。

（4）腹腔镜手术在卵巢癌诊治中面临的难题

1）腹腔镜手术自身的限制：腹腔镜手术在卵巢癌诊断、分期及治疗中具有一定的优越性，但其应用也有一定的局限性。如果出现盆腔包块固定，盆、腹腔广泛粘连等情况，腹腔镜下所见范围狭小、局限，且不能直接触诊检查，对后腹膜和盆底病灶检查有一定困难，加之所取组织较小，易致误诊。腹腔镜手术中肿瘤破裂的风险相对升高，从而导致肿瘤临床期别提高。

2）腹腔镜入路伤口肿瘤种植或转移问题：腹腔镜穿刺部位出现肿瘤种植和转移的概率远高于开腹手术，其发生的机制主要有以下几种假说，机械性机制、代谢/免疫学机制、血源性机制、腹腔镜特殊的气腹环境作用机制等。因此，在临床工作中，应严格选择病例，并采取必要的预防措施，如尽量完整切除肿块并及时用内袋完整取出，避免肿瘤组织长时间暴露于 CO_2 气腹环境；将穿刺针与腹壁固定或选择一次性穿刺 Trocar，以避免气体释放速度过快，减少器械更换次数，取出穿刺套管后冲洗穿刺部位，关闭穿刺部位腹膜等，以减少穿刺孔局部肿瘤种植和转移。

3）腹腔镜技术的革新与改进、严格"无瘤原则"的遵循：有学者提出腹腔镜技术能否最终克服其不良因素，在卵巢癌的诊治中获得更高的认可和应用，无瘤原则是核心，改进技术是关键。也有待于腹腔镜精密器械的改革应用及一些腔镜新技术的探索发展；并需严格掌控腹腔镜手术的监管与技能培训，有规范的手术范围和患者准入标准及充分的患者知情选择等。

（三）卵巢癌化学治疗的难题与困扰

1. 卵巢癌化疗的历史变迁　卵巢癌的化疗经历了三个里程碑时代：20 世纪 70 年代的烷化剂化疗、20 世纪 80 年代的铂类化疗和 20 世纪 90 年代的紫杉醇化疗。目前，卵巢癌的化疗多采用铂类为主的联合化疗。

2. 耐药型卵巢癌的化学治疗　化疗耐药性是指肿瘤对化疗药物呈现无反应状态，是卵巢癌化疗失败的中心环节。耐药可发生在宿主与肿瘤两个方面，前者主要表现在药代动力学方面；后者主要是在细胞水平上，可分为固有性耐药和获得性耐药。固有性耐药是指肿瘤在首次化疗前即存在的化疗药物耐受，对一线化疗药物无反应。获得性耐药是指肿瘤在首次化疗时表现出较高的反应性，而肿瘤复发再次化疗时对先前敏感的化疗药物产生抵抗。在首次化疗中化疗反应率约为80%，复发性卵巢癌的反应率降至 20%。对卵巢癌来说，获得性耐药是卵巢癌化疗失败的主要原因。逆转化疗耐药性对提高治疗效果、改善患者预后有重要的意义。

尽管目前已有大量关于卵巢癌耐药机制的研究，但迄今为止，其确切机制尚未完全清楚，临床上尚无法从根本上解决耐药问题。因此，在临床上应特别注意预防，避免或延迟耐药的发生。

（1）熟悉各种化疗药物的理化性质、体内代谢特点和抗肿瘤作用机制，做到抗癌药物的合理化应用。

（2）足量、及时、规范：减瘤术后应及早开始化疗，不要轻易延长间歇期，坚持及时、规范的化疗。

（3）联合化疗：选择药物时应注意选择作用机制和作用细胞增殖周期时相不同者联合，几种药物疗效应为相加或协同作用，且无毒副反应相加。

（4）个体化原则：由于各种原因，个体对化疗药物的敏感性存在差异，故有必要提倡根据药敏结果指导化疗药物的选择，使化疗个体化，减少化疗的盲目性，提高疗效，避免耐药的发生。

（5）减少不必要的先期化疗：这是由于，

1）对卵巢癌的有效化疗必须建立在尽可能切净肿瘤、使残留癌灶最小化的基础上。切除大块肿瘤，有利于化疗药物对残存小病灶的杀灭，并且切除大部分肿块后，使残存的处于 G0 期的癌细胞进入增殖分裂期，有利于化疗药物的作用。

2）目前绝大多数的回顾性分析均显示先期化疗的主要作用在于控制腹水，减轻或缩小肿瘤粘连或体积，为理想的减瘤术创造条件，并不改善预后，延长生存期。

（四）几种特殊类型卵巢恶性肿瘤处理的难题与困扰

1. 卵巢交界性肿瘤　卵巢交界性肿瘤（borderline ovarian tumor，BOT）亦称为低度潜在恶性卵巢肿瘤（low potential malignant tumor of the ovary），是介于良性与恶性之间的一种性质较为特殊的肿瘤。卵巢交界性肿瘤占所有卵巢上皮性肿瘤的10%～20%，其平均发病年龄约比卵巢上皮性癌年轻10岁。有无破坏性间质浸润是区别鉴别交界性肿瘤与浸润癌最重要的标准。

（1）卵巢交界性肿瘤诊断的困难性：卵巢交界性肿瘤一般无症状，多数为妇科检查时偶然发现。卵巢交界性肿瘤的确诊依赖于术后病理，术前肿瘤标记物及影像学检查均只能作为参考，缺乏特异性。术中肉眼难以与卵巢良、恶性肿瘤相鉴别，术中须行快速冰冻病理切片检查，以便及时指导手术治疗。但术中冰冻结果有时与术后的病理诊断不一致。对于高度怀疑卵巢交界性肿瘤的患者切片需请有经验的病理学专家阅片。然而，术后的病理诊断有时也存在一定的问题与困难：

1）原发肿瘤一般体积较大，因此可能漏诊发生浸润的病变。

2）间质浸润的确定有时十分困难。

3）目前趋向把卵巢交界性肿瘤、卵巢交界性肿瘤伴微浸润及卵巢交界性肿瘤伴上皮内癌作为一组病变。目前的研究认为虽然伴微浸润或伴上皮内癌已超越了典型的交界性肿瘤的诊断标准，但由于它们的预后相似，并可采取同样的治疗方法，因此可以作为一组病变。然而，有时要判断微浸润及上皮内癌变十分困难。即使是几个经验丰富的病理专家阅读同一张切片，诊断都可能不一致。

（2）卵巢交界性肿瘤的治疗选择

1）手术治疗的策略：手术是卵巢交界性肿瘤最重要、最基本、最有效的治疗手段。但鉴于该类肿瘤的特点即发病较年轻、预后好、晚期复发、复发亦多为交界性，因此对于年轻、早期的患者，尤其是有生育要求者，可行保留生育功能的手术，切除患侧附件、保留子宫及对侧附件，同时建议行分期手术。仔细检查对侧卵巢，必要时活检。对于双侧交界性肿瘤，只要有正常卵巢组织存在，也可行单纯肿瘤剥除术。需要强调的是，需将切缘进行病理检查，了解有无肿瘤细胞残留。对于单侧交界性肿瘤的患者，既往认为术中应常规行对侧卵巢活检，但目前有研究发现，很多肉眼观正常的卵巢组织在显微镜下也未发现病灶，相反，很多复发性交界肿瘤首次手术时，曾行对侧卵巢活检也并未发现病灶。而且活检可能影响卵巢功能，导致卵巢早衰，并且可能增加术后粘连等并发症，导致生育力下降，影响患者的生活质量。因此，目前观点认为，除非术中肉眼观察对侧卵巢有可疑病灶，否则不建议常规行对侧卵巢活检。很多大样本的研究均认为，保守性手术不会影响患者的生存率。因此，对于卵巢交界性肿瘤患者采用保守性手术是安全的，但需要密切随访。

2）化疗的循证医学及争论：卵巢交界性肿瘤辅助化疗的效果目前仍存在争议。多数学者认为卵巢交界性肿瘤分化好，代谢活性类似于良性肿瘤，对化疗药物不敏感，甚至表现出抗化疗的特性。循证医学研究证明，卵巢交界性肿瘤术后化疗不能提高患者的5年生存率，B级建议术后不予常规化疗，在制订辅助治疗决策时应衡量患者的获益和化疗并发症的利弊。目前多主张对于早期卵巢交界性肿瘤采取单独手术治疗，而不必行辅助化疗。而对于期别较晚，有浸润性种植和DNA为非整倍体的卵巢交界性肿瘤术后也可辅以3～6个疗程化疗（方案同卵巢上皮性癌），但化疗能否最终提高患者的生存率还有待于进一步研究。

2. 复发性卵巢癌

（1）关于复发性卵巢癌的几个概念：目前，国内外对于复发性卵巢癌的定义尚存有争议。国外将所有治疗无效的患者均定义为复发。2002年中国妇科肿瘤学组提出复发和未控两个概念。复发（recurrence, relapse）是指经过满意的减瘤术和正规足量化疗后达到临床完全缓解，停药半年后临床上再次出现肿瘤复发的征象。未控（failure of treatment）指虽然经过减瘤术和正规足量的化疗，但肿瘤仍进展或稳定，二探手术发现残余灶，或停药半年之内发现复发证据。卵巢癌复发的证据包括：

1）CA125水平升高。

2）体格检查发现肿块。

3）影像学检查发现肿物。

4）出现胸、腹水。

5）出现不明原因的肠梗阻。

凡出现上述中的两项或以上者,均应考虑肿瘤复发。复发的诊断最好有病理学证据支持。

(2) 复发性卵巢癌的治疗难点及争议

1) 治疗时机:何时开始复发性卵巢癌的治疗,目前学术界意见尚未统一。多数意见认为,临床上出现下列情况可开始复发性卵巢癌的治疗,①临床上出现症状,临床或影像学检查有复发的证据,伴或不伴 CA125 升高;②临床上无症状,但 CA125 升高,临床上或影像学检查提示复发灶大于 2~3cm;③有临床症状,CA125 升高,但临床和影像学检查没有复发证据;④连续测定 CA125 持续升高,除外其他 CA125 升高的原因。

2) 治疗原则和治疗策略:复发性卵巢癌总的治疗原则一般是趋于保守性的,如何减轻症状、改善生活质量、延长生存期是再次治疗最应该考虑的问题。复发性卵巢癌治疗方案的制订应根据患者既往治疗的反应性、完全缓解的时间间隔和是否符合临床试验的入选标准等因素,选择个体化的治疗方案。在制订二线化疗方案时,常把耐药型、顽固型/持续性和难治型归为一组,与化疗敏感型分开来考虑。

3) 手术治疗的思考及契机:手术对于复发性卵巢癌的治疗价值至今尚未确定。手术的指征和时机还存在争议。复发性卵巢癌的手术治疗主要用于 3 个方面,①解除肠梗阻;②减灭 >12 个月的复发灶;③切除孤立的复发灶。再次减瘤术可补充切除第 1 次手术未切除的内生殖器、残留的大网膜,切除受侵的腹膜、肠管、淋巴结及肝脾转移灶等。复发性卵巢癌在施行二次减瘤术时 7.1%~22.6% 未能完成预计的减瘤术,而仅施行了探查术。

4) 化学治疗的现状与困惑:对于复发性卵巢癌,化疗常是首选的治疗方法。虽然目前二线化疗药物种类繁多,但总的来说药物的反应率都相近,徘徊于 10%~20% 之间,疗效有限并且维持的时间短。对于化疗耐药型、持续性以及难治型的卵巢癌,总的来说,治疗相当棘手,预后极差。

五、原发性输卵管癌及腹膜癌

(一)概述

原发性输卵管癌(primary fallopian tube cancer, PFTC)是一种临床上少见的恶性肿瘤,仅占妇科生殖道恶性肿瘤 0.14%~1.80%。PFTC 在 18~88 岁的女性中均有所发现,常见发病年龄为 40~65 岁。流行病学调查显示其发病率波动于(2.9~5.7)/1 000 000,平均发病率约为 3.6/1 000 000。由于少见,且无特异性症状和体征,常被忽略或误诊。Reynaud 在 1847 年首次报道。随着手术及病理技术的发展,研究者发现原发性输卵管癌的实际发病率可能比目前报道的更高。

原发性腹膜癌(primary peritoneal carcinoma, PPC)是一组原发于卵巢外腹膜的多灶性恶性肿瘤的总称,其组织学类型、临床表现与原发于卵巢的分化程度相同的同类型肿瘤相似或一致,但缺乏原发于卵巢的证据。该病发病率占同期卵巢癌的 7%~14%。本病由 Swerdlow 于 1959 年首次报道,被称为"盆腔腹膜卵巢乳头状囊性腺癌样间皮瘤"(mesothelioma of the pelvic peritoneum resembling papillary cystadenocarcinoma of the ovary),酷似乳头状囊腺癌。之后文章中关于本病的名称包括卵巢正常大小的癌综合征(normal-sized ovary carcinoma syndrome, NOCS)、卵巢外原发性腹膜癌(extra-ovarian primary peritoneal carcinoma, EOPPC)、腹膜原发性浆液性腺癌(primary peritoneal serous adenocarcinoma)、腹膜原发性浆液性乳头状癌(primary peritoneal serous papillary carcinoma)、卵巢外腹膜浆液性乳头状癌(extraovarian peritoneal serous papillary carcinoma, EPSPC)等。虽然原发性腹膜癌中绝大多数(约 99%)为浆液性乳头癌,但也有关于其他病理类型如透明细胞癌(clear cell carcinoma)、黏液癌(mucinous carcinoma)、移形细胞癌(transitional cell carcinoma)、恶性米勒混合瘤(malignant mixed Müllerian tumor)等的报道。随着对本病认识的不断提高,由于本病不完全都是浆液性乳头状癌,故称为原发性腹膜癌(PPC)更为合理。多数研究认为,原发性腹膜癌与上皮性卵巢癌临床特征相似,预后无显著性差异。原发性腹膜癌起病隐匿,症状缺乏特异性,故发现时盆、腹腔腹膜往往已被肿瘤弥漫浸润,常与晚期卵巢癌和晚期胃肠道恶性肿瘤难以区分。因对其来源、性质认识不清,临床和病理科医生常将本病误诊为卵巢癌腹膜广泛转移或腹膜恶性间皮瘤。国内外的多数研究资料均表明 PPC 的平均发病年龄高于同期卵巢癌的发病年龄，且多为绝经后妇女。2007年土耳其的Ayas S等报道PPC的平均发病年龄为65.5岁。国内北京协和医院报道PPC的平均发病年龄高于同期卵巢癌的发病年龄（62.7岁∶53.6岁），与国外的资料相近。

（二）组织来源假说及病因

原发性腹膜癌的组织来源尚不明确，有人提出PPC来源于"第二米勒系统"。第二米勒系统由女性盆腔和下腹部间皮及其下方的间充质组成，与第一米勒系统（即米勒管）在胚胎发生上密切相关。因其具有向米勒上皮或间叶组织分化的潜能，在受到刺激时，同样可发生米勒管上皮源性的肿瘤。这些肿瘤不仅组织学特征与女性米勒管上皮发生的肿瘤一致，而且通过免疫组化的方法可检测出一些相同的抗原。致病机制尚未明确，目前认为主要归因于基因与环境因素。

（1）基因因素：原发性输卵管癌、腹膜癌主要发生于*BRCA1/2*基因突变的女性中。

（2）环境因素：①激素，芬兰的一项调查研究显示绝经后长期激素替代治疗使其罹患输卵管癌的风险增加。②炎症，研究表明，许多肿瘤与慢性炎症的刺激有关，慢性盆腔炎症疾病史亦被考虑可能与输卵管的癌变有关。有研究表明输卵管炎症与输卵管的增生、增长、假癌性增生和未分化的变化密切相关。③研究发现绝大多数子宫内膜样癌和透明细胞癌来源于子宫内膜异位症。

（三）病理学组织学分型

准确的组织病理诊断对于正确分类和治疗至关重要。卵巢、输卵管和腹膜癌组织学分类方法如下：①浆液性肿瘤；②黏液性肿瘤；③内膜样肿瘤；④透明细胞肿瘤；⑤伯纳勒（Brenner）肿瘤；⑥未分化癌（属于恶性上皮结构肿瘤，但其分化极差，无法归入任何一组）；⑦混合型上皮性肿瘤（肿瘤由5种常见上皮性肿瘤中的两种或以上组成；具体种类通常会明确说明）；⑧腹膜癌或原发部位不明确的浆液性癌（患者为高级别浆液性癌，外观上卵巢和输卵管被附带累及且其并非原发部位，需根据病理学判断）。

（四）诊断要点

1. 临床表现 两病最初的确诊往往很困难，原发性输卵管癌只有≤10%的患者在术前能够诊断，50%的患者错过了术中诊断。原发性输卵管

癌临床三联征为不规则阴道流液、腹痛（可能是输卵管扩张，过度蠕动导致的绞痛）和腹部包块，约15%的患者会出现三联征，60%的患者表现为盆腔包块，腹水占15%，输卵管积水的发生率只有5%。

原发性腹膜癌起病更加隐匿，早期多无明显症状。当肿瘤生长到一定大小或范围，累及到其他脏器器官后方出现临床症状。

（1）腹胀：是患者出现最早的症状，这一症状感觉的早晚和轻重，与患者本人的敏感性有很大关系。

（2）腹痛：早期感觉腹部隐痛、坠痛，当发生肠道梗阻或排尿困难时，即表现为绞痛或剧痛。

（3）腹围增大：患者自觉腹围逐渐增大。以上是本病较早期的典型三大症状。

（4）腹部肿块：当疾病发展到晚期患者可出现腹部肿块。

（5）低热、食欲减低、消瘦等是晚期患者的症状。约6%患者可无症状。

2. 体征 早期体征均不明显。原发性输卵管癌可于妇科检查时扪及附件肿物。晚期可表现为贫血貌、腹水、腹部压痛、腹部包块等，但原发性腹膜癌可能触不到明显的附件区包块。部分原发性腹膜癌患者合并胸水。

3. 辅助检查

（1）影像学检查：包括B型超声检查、CT检查、MRI、PET检查等。影像学表现缺乏特异性，原发性输卵管癌主要表现为附件肿物、增粗输卵管等；原发性腹膜癌主要表现为腹腔积液、腹腔内多发性结节及腹膜肿块、腹膜线样增厚、饼状网膜等，影像学上难以与卵巢癌、其他部位肿瘤转移所致的癌性腹膜炎鉴别。

（2）血清肿瘤标记物：多数患者的血清CA125升高，可作为判断疗效和复发的指标。但CA125缺乏特异性，无法作为与其他肿瘤鉴别的依据。但CA125是原发性输卵管癌根治性手术治疗、两病化疗后的一个很有价值的随访指标。

（3）腹腔镜检查：可以直接观察到肿瘤、输卵管、卵巢及盆腹腔情况，一般原发性腹膜癌肿瘤在盆腹腔及脏器表面呈多灶性生长，网膜结节性增厚或呈饼状，双侧卵巢正常大小或稍增大，表面有肿瘤种植，术中取腹水或腹腔冲洗液行细

胞学检查，并可同时在直视下取活检行病理学检查。原发性输卵管癌可能输卵管及卵巢均有肿物，肉眼无法区分，仍需相关病理检查等综合检查确定原发部位。

（4）细胞学检查腹水或腹腔冲洗液中找到癌细胞有助于术前诊断，但特异性低，对肿瘤原发部位的判断意义不大。有时，在常规巴氏染色中发现砂粒体有助于原发性腹膜癌的诊断。

（5）组织病理学检查病理检查是诊断的"金标准"，最终仍需病理检查明确诊断。

1993 年美国妇科肿瘤学组（GOG）拟定的卵巢外腹膜浆液性乳头状癌（EPSPC）的诊断标准定义原发性腹膜癌为：

1）双侧卵巢正常大小，或生理性增大，或因良性疾病增大。

2）卵巢外的肿瘤病灶必须大于卵巢表面的病灶。

3）光镜下卵巢病理必须满足：卵巢无肿瘤浸润；肿瘤浸润仅限于卵巢皮质，间质未受累；肿瘤侵犯卵巢皮质和皮质下间质，范围 <5mm×5mm×5mm；无论有否卵巢皮质受累，肿瘤侵犯卵巢组织的范围 <5mm×5mm×5mm。

4）肿瘤组织学特征以浆液性类型为主，类似卵巢浆液性乳头状腺癌。

输卵管癌病理分型中 >90% 为乳头状腺癌，输卵管癌 >50% 为低分化级别。

（6）其他：如基因检测，检测 *BRCA1/2* 基因。

4. 分期　2013 年 FIGO 新分期将卵巢癌、原发性腹膜癌、原发性输卵管癌 3 种米勒管肿瘤合并在一组进行临床诊治，是基于以下近年来的肿瘤生物学基础研究进展和临床实践的变化：

（1）大多数起源于米勒管的浆液性肿瘤来源于输卵管。

（2）临床治疗这些起源于卵巢、输卵管和腹膜的恶性米勒管肿瘤均采用相同的方法，即手术联合化疗。

（五）鉴别诊断

由于本病发病率低，与原发性卵巢癌相比，其起病更加隐匿，且缺乏特异性临床表现，临床上可表现为腹胀、腹围增大、腹部隐痛、食欲减退、消瘦等。体征与晚期卵巢癌相似，如贫血貌、腹部轻压痛、腹水等，但触不到明显的附件区包块。大部分患者血清 CA125 升高。术前超声、CT 等影像学检查也缺乏特异性，对其术前诊断作用有限。故术前多被误诊为卵巢癌的广泛腹膜转移、肝脏的恶性肿瘤或肝硬化、结核性腹膜炎合并腹水等。术前误诊率高达 40%～100%。对于有腹胀、腹水、CA125 异常升高、腹水中查见癌细胞，但盆腔检查未发现附件区明显包块者，应高度怀疑本病，确诊必须依据术中情况及组织病理学检查。

1. 卵巢癌广泛腹膜转移　两者组织来源、组织学特征及临床表现均类似，且卵巢浆液性腺癌 CA125 也可能出现升高，故两者术前鉴别非常困难，原发性腹膜癌与卵巢癌患者相比，平均发病年龄大 3～7 岁。原发性腹膜癌患者术中多见病变累及上腹部腹膜、横膈、肠系膜、结肠系膜和大网膜表面，盆腔受累相对较轻；而卵巢癌腹膜转移者病变主要位于单侧或双侧卵巢，盆腹膜如直肠子宫陷凹、膀胱腹膜反折等受累明显。其病理鉴别要点在于卵巢实质有无肿瘤浸润。

2. 弥漫型腹膜恶性间皮瘤（malignant peritoneal mesothelioma，MPM）　症状、体征、疾病程度多与 PPC 相似，但腹膜恶性间皮瘤多发生于男性，且多有石棉接触史，而 PPC 多发生于女性。腹膜恶性间皮瘤的血清 CA125 通常无明显升高。由于间皮瘤细胞具有活跃的产生透明质酸的特性，测定血清及腹水中的透明质酸水平有助于鉴别诊断。术中肉眼所见与 PPC 类似，光镜下，弥漫型间皮瘤形成管状、乳头状和实性结构，胞质呈嗜酸性，与 PPC 相比，细胞异型性和核分裂象较少，仅偶见砂粒体形成。形态不典型时，组织化学和免疫组化反应可帮助鉴别，原发性腹膜癌中 S100、CEA、LeuM1，B72.3、CA125、胎盘碱性磷酸酶等表达阳性，而恶性间皮瘤中不表达。

3. 结核性腹膜炎（peritoneal tuberculosis，PT）　结核性腹膜炎与 PPC 都可表现为腹部包块、腹水、血清 CA125 水平升高，但 PT 可能有较明确的结核病史和接触史，结核菌素试验、腹水细胞学检查及抗酸染色等有助于鉴别。但有时无明确病史，上述检查又缺乏特异性，当诊断不肯定时，腹腔镜下活检可帮助鉴别。

**4. 原发性输卵管癌需与输卵管结核、输卵管良性肿物等相鉴别。

其中，结核菌素试验、影像学与肿瘤标志物有辅助鉴别的作用，最终仍需手术结合组织病理学检查以鉴别。

（六）治疗方案

由于原发性腹膜癌发病率低，目前学术界对本病的认识有限，故治疗尚缺乏统一规范。由于原发性腹膜癌的组织学特性和生物学行为与晚期卵巢癌相似，因此，目前治疗上仍沿袭卵巢癌的治疗模式，治疗原则与晚期卵巢癌相同，即手术结合化疗。

研究表明，满意的减瘤术是取得良好预后的关键。手术应尽可能最大限度地切除肿瘤，使残余癌灶的最大直径 <2cm，即满意的减瘤术。但原发性腹膜癌起病更加隐匿，且盆腹腔累及范围更广，腹水量多，患者就诊时常常已属晚期，满意缩瘤更加困难，从而影响治疗效果。文献报道的晚期原发性腹膜癌满意减瘤术成功率为 39%～70.4%。有学者为提高满意缩瘤率，将手术范围扩大，加入上腹部部分脏器切除，如横膈、脾切除、胰腺末端、部分肝、胆囊切除等，可将满意缩瘤率提高至 76%，但手术范围的扩大也伴随手术创伤的加大，必然影响术后治疗及生活质量，对于患者总体生存时间的影响尚有待于进一步的观察。

由于原发性腹膜腺癌在对以铂类为基础的化疗的反应性及耐药性方面均与上皮性卵巢癌相似，因此两者在治疗方案上类似，一般采取铂类为主的联合化疗，如 TP 方案（紫杉醇＋顺铂/卡铂）、CAP 方案（顺铂＋阿霉素＋环磷酰胺）、CP方案（顺铂＋环磷酰胺）等，也有单用铂类者，化疗疗程不少于晚期卵巢癌，且有学者认为腹腔化疗在提高原发性腹膜癌疗效方面优于静脉化疗。由于原发性腹膜癌在腹腔内广泛种植，可选择腹腔注射放射性胶体作为手术和化疗的辅助治疗。腹腔注射放射性胶体后，胶体均匀分布于腹腔各部位腹膜表面，胶体被吞噬细胞摄取后，可沿淋巴管引流到淋巴结，作为手术和化疗的补充，可以提高疗效。铂敏感第 1 次复发再次使用以铂为基础的联合化疗方案后临床缓解者，建议根据病情变化而定。

（七）预后

由于多数原发性腹膜癌患者接受治疗时已属晚期，其治疗效果多不理想。Chao 等临床研究显示原发性腹膜癌的生存期较卵巢癌患者短，预后不良。目前观察到的影响预后因素有年龄、疾病期别、切除器官的多寡、残余病灶的大小、化疗药物种类和实施情况以及个体健康状况等。

原发性输卵管癌在腹膜后淋巴结和远处的复发更常见，复发患者预后极差，二次减瘤术对提高生存率的意义有限。与生存率相关的预后因素主要有疾病临床分期、患者年龄、疾病进展情况、术后肿瘤残存量及其化疗敏感度等；还与病理分型、有无肿瘤破裂、阳性的腹腔液脱落细胞检查结果、病变部位（是否包括伞端）、$HER2/nu$ 基因的表达、$P53$ 基因的突变和治疗前 CA125 的水平等有关。总体来说，输卵管癌的 5 年生存率在22%～57%。

六、终末期卵巢癌的姑息治疗和临终关怀

姑息医学是指临床各专业学科的疾病经过早、中期的诊断和治疗不能完全康复，由于病程进展导致患者多器官功能衰竭，使基本的生活功能、生理功能丧失，需要家人、他人陪护，以及社会、医疗护理的全程照顾，目的在于改善患者生活质量和精神状态，使之较为轻松和体面地度过生命最后时间的一门临床学科。

临终关怀模式在概念上和哲学上被认为是对接近临终的病患的最佳护理。对于恶性肿瘤终末期的患者应尽早引入临终关怀作为支持，以便患者和家属能够理解该护理模式的作用及益处和局限性。

现代姑息医学发展至今已有近 50 年的历史，我国恶性肿瘤姑息治疗事业始于 20 世纪 80 年代，1987 年成立的中国癌症基金会安徽肿瘤康复医院是我国第一个以收治晚期恶性肿瘤患者为主的医疗机构。20 世纪 90 年代初，我国开始进行WHO 癌症三阶梯止痛治疗的推广工作。1994 年8 月，中国抗癌协会癌症康复与姑息治疗专业委员会正式成立。恶性肿瘤疼痛的规范化处理促进了姑息治疗工作广泛、全面地开展。

目前国内尚无明确的专家共识针对终末期卵巢癌的姑息治疗和临终关怀，根据国外经验，可考虑借鉴如下原则：

1. 可将姑息治疗纳入临床医生提供的日常

医疗服务中，并由姑息治疗专家提供教育培训和支持，强调患者和家庭的参与、沟通，也强调护理的协调以及整个医疗机构姑息治疗及临终关怀的连续性。

2. 重视患者的疾病状态　首先要了解患者的身体、功能状态，评估和护理计划的重点是缓解症状，改善或维持生活功能状态和生活质量。所有的护理、急性和慢性症状的管理都需要通过参与其中的所有专业人员（包括初级和专业护理提供者）相互沟通，协作和协调来实现。

3. 重视患者的心理和精神状态　姑息治疗应系统地评估患者在严重疾病背景下的心理和精神状态，可直接问询或转诊到专科级心理、精神疾病治疗中心。

4. 尊重患者的文化、宗教和信仰　评估和尊重患者与健康有关的价值观、宗教信仰和传统、社会阶层地位；通过综合评估收集的信息用于制订优质的护理计划，以满足患者和家庭成员的需求；若患者及其家庭拒绝讨论其信仰时也应尊重他人。

5. 重视患者临近生命结束时的护理　当患者接近死亡时，对疼痛和其他身体症状以及精神、心理状态进行细致而全面的评估和管理至关重要。尤其需要确保患者在去世前几天能可靠地获取支持与关怀，并对患者及家人在患者濒临去世和去世之后"会发生什么"进行适当的宣教。

6. 恪守道德和法律底线　终末期的肿瘤患者可能会提出超越医疗允许范围的要求（如安乐死）。医务人员在对终末期肿瘤患者进行临终关怀时应恪守道德和法律的底线，熟悉国家法律和各省、国家部委的相关条例（如精神类药品的使用管理）。特别是在照顾特定群体例如未成年人、囚犯、有发育障碍或精神疾病的患者时更应坚守道德和法律的底线。

目前，终末期卵巢癌的姑息治疗医疗手段主要有如下几种方式：

1. 姑息性手术　旨在减轻患者痛苦、延长患者生命，如各种造瘘术、姑息性肿瘤切除术、输尿管支架置入术等。姑息性手术的实施必须严格掌握适应证。

2. 姑息性化疗　姑息性化疗在中晚期恶性肿瘤患者治疗中的应用尚存在争议。在采用姑息性化疗前应根据患者全身情况、肿瘤病理类型及化疗药耐药情况等充分评估疗效和不良反应。

3. 姑息性放疗　是指应用放疗方法治疗晚期肿瘤或复发、转移灶，以达到改善症状的目的。

4. 合理止痛　根据 NCCN 指南，在终末期肿瘤患者生命的最后几周可考虑予以阿片类药物持续性镇痛治疗，以缓解患者疼痛，但应警惕阿片类药物的神经毒性作用，并定期由疼痛科医师及护理专家评估患者情况。

姑息医学和临终关怀目前在欧美国家已形成了较为完善的医疗服务体系，但在我国仍是一门多学科交叉的新兴学科。国内在这方面虽然起步较晚，但近年来我国在姑息医学领域的临床、科研工作推进迅速，我们相信国内的姑息医学与临终关怀会取得更大进步。

（郄明蓉　李　林　廖光东　易　棵）

参 考 文 献

[1] Adeleye A, Johnson D, Abellar R, et al. Discordance between intraoperative frozen and final pathology of borderline ovarian tumors. Obstet Gynecol, 2016, 127: 134S-135S.

[2] Alcazar JL, Errasti T, Minguez JA, et al. Sonographic features of ovarian cystadenofibromas: spectrum of findings. J Ultrasound Med, 2001, 20(8): 915-919.

[3] Ameye L, Timmerman D, Valentin L, et al. Clinically orientedthree-step strategy for assessment of adnexal pathology. Ultrasound Obstet Gynecol, 2012, 40(5): 582-591.

[4] Ang C, Chan KK, Bryant A, et al. Ultra-radical(extensive)surgery versus standard surgery for the primary cytoreduction of advanced epithelial ovarian cancer. Cochrane Database Syst Rev, 2011, 13(4): CD007697.

[5] Anthoulakis C, Nikoloudis N. Pelvic MRI as the gold standard in the subsequent evaluation of ultrasound-indeterminate adnexal lesions: a systematic review.

Gynecol Oncol, 2014, 132(3): 661-668.

[6] Armstrong D, Bundy B, Wenzel L, et al. PhaseⅢ randomized trial of intravenous cisplatin and paclitaxel versus an intensive regimen of intravenous paclitaxel, intraperitoneal cisplatin, and intraperitoneal paclitaxel in stage Ⅲ ovarian cancer: a Gynecologic Oncology Group study. N Engl J Med, 2006, 354(1): 34-43.

[7] Billmire DF, Cullen JW, Rescorla FJ, et al. Surveillance after initial surgery for pediatric and adolescent girls with stage I ovarian germ cell tumors: report from the Children's Oncology Group. J Clin Oncol, 2014, 32(5): 465-470.

[8] Bjornholt SM, Kjaer SK, Nielsen TS, et al. Risk for borderline ovarian tumours after exposure to fertility drugs: results of a population-based cohort study. Hum Reprod, 2015, 30(1): 222-231.

[9] Boger-Megiddo I, Weiss NS. Histologic subtypes and laterality of primary epithelial ovarian tumors. Gynecol Oncol, 2005, 97(1): 80-83.

[10] Borrelli GM, de Mattos LA, Andres MP, et al. Role of Imaging Tools for the Diagnosis of Borderline Ovarian Tumors: A Systematic Review andMeta-Analysis. J Minim Invasive Gynecol, 2017, 24(3): 353-363.

[11] Boussios S, Moschetta M, Zarkavelis G, et al. Ovarian sex-cord stromal tumours and small cell tumours: Pathological, genetic and management aspects. Crit Rev Oncol Hematol, 2017, 120: 43-51.

[12] Brown DL, Laing FC, Welch WR. Large calcifications in ovaries otherwise normal on ultrasound. Ultrasound Obstet Gynecol, 2007, 29(4): 438-442.

[13] Dara E, Fauvet R, Uzan C, et al. Fertility and borderline ovarian tumor: a systematic review of conservative management, risk of recurrence and alternative options. Hum Reprod Update, 2013, 19(2): 151-166.

[14] De Rubis G, Rajeev Krishnan S, Bebawy M. Liquid Biopsies in Cancer Diagnosis, Monitoring, and Prognosis. Trends Pharmacol Sci, 2019, 40(3): 172-186.

[15] Dierickx I, Valentin L, Van Holsbeke C, et al. Imaging in gynecological disease(7): clinical and ultrasound features of Brenner tumors of the ovary. Ultrasound Obstet Gynecol, 2012, 40(6): 706-713.

[16] du Bois A, Ewald-Riegler N, de Gregorio N, et al. Borderline tumours of the ovary: a cohort study of the Arbeitsgmeinschaft Gynäkologische Onkologie(AGO) Study Group. Eur J Cancer, 2013, 49(8): 1905-1914.

[17] Färkkilä A, Haltia UM, Tapper J, et al. Pathogenesis and treatment of adult-type granulosa cell tumor of the ovary. Ann Med, 2017, 49(5): 435-447.

[18] Gershenson DM. Management of borderline ovarian tumours. Best Pract Res Clin Obstet Gynaecol, 2017, 41(1): 49-59.

[19] Helpman L, Beiner ME, Aviel-Ronen S, et al. Safety of ovarian conservation and fertility preservation in advanced borderline ovarian tumors. Fertil sterility, 2015, 104(1): 138-144.

[20] Hoffman BL, Williams JW. Williams gynecology. 2nd ed. USA: McGraw-Hill Education, 2012.

[21] Jonathan SB, Sean TK, Lalit K, et al. Cancer of the ovary, fallopian tube, and peritoneum. Int J Gynecol Obstet, 2018, 143(Suppl. 2): 59-78.

[22] Karnezis AN, Cho KR, Gilks CB, et al. The disparate origins of ovarian cancers: pathogenesis and prevention strategies. Nat Rev Cancer, 2017, 17(1): 65-74.

[23] Keyver-Paik D, Zivanovic O, Rudlowski C, et al. Interval Debulking Surgery in Patients with Federation of Gynecology and Obstetrics(FIGO)Stage ⅢC and Ⅳ Ovarian Cancer. Onkologie, 2013, 36(6): 324-332.

[24] Kurman RJ, Carcangiu ML, Herrington CS, et al. WHO classification of tumours of female reproductive organs. Lyon: IARC, 2014.

[25] Lazarou A, Fotopoulou C, Coumbos A, et al. Long-term follow-up of borderline ovarian tumors clinical outcome and prognostic factors. Anticancer Res, 2014, 34(11): 6725-6730.

[26] Matsuo K, Machida H, Takiuchi T, et al. Role of hysterectomy and lymphadenectomy in the management of early-stage borderline ovarian tumors. Gynecol Oncol, 2017, 144(3): 496-502.

[27] Nasioudis D, Chapman-Davis E, Frey MK, et al. Management and prognosis of ovarian yolk sac tumors: an analysis of the National Cancer Data Base. Gynecol Oncol, 2017, 147(2): 296-301.

[28] Oh S, Kim R, Lee YK, et al. Clinicopathological aspects of patients with recurrence of borderline ovarian tumors. Obstet Gynecol Sci, 2015, 58(2): 98-105.

[29] Park JY, Kim DY, Suh DS, et al. Analysis of outcomes and prognostic factors after fertility-sparing surgery in malignant ovarian germ cell tumors. Gynecol Oncol, 2017, 145(3): 513-518.

[30] Park JY, Kim DY, Suh DS, et al. Outcomes of pedi-

atric and adolescent girls with malignant ovarian germ cell tumors. Gynecol Oncol, 2015, 137 (3): 418-422.

[31] Park SY, Oh YT, Jung DC. Differentiation between borderline and benign ovarian tumors: combined analysis of MRI with tumor markers for large cystic masses (≥5 cm). Acta Radiol, 2016, 57 (5): 633-639.

[32] Pascual MA, Graupera B, Pedrero C, et al. Long-term Results for Expectant Management of Ultrasonographically Diagnosed Benign Ovarian Teratomas. Obstet Gynecol, 2017, 130 (6): 1244-1250.

[33] Rades D, Schild SE, Dunst J, et al. Radiotherapy is effective or metastatic spinal cord compression in patients with epithelial ovarian cancer. Int J Gynecol Cancer, 2007, 17 (1): 263-265.

[34] Seagle BL, Ann P, Butler S, et al. Ovarian granulosa cell tumor: A National Cancer Database study. Gynecol Oncol, 2017, 146 (2): 285-291.

[35] Seong SJ, Kim da H, Kim MK, et al. Controversies in borderline ovarian tumors. J Gynecol Oncol, 2015, 26 (4): 343-349.

[36] Song T, Kim MK, Jung YW, et al. Minimally invasive compared with open surgery in patients with borderline ovarian tumors. Gynecol Oncol, 2017, 145 (3): 508-512.

[37] Song T, Lee DH, Jung YW, et al. Elevated preoperative CA125 or CA19-9 in borderline ovarian tumors: could it be suggestive of advanced stage or a poor prognosis. Gynecol Obstet Invest, 2018, 83 (1): 45-51.

[38] Swenerton KD, Santos JL, Gilks CB, et al. Histotype predicts the curative potential of radiotherapy: the example of ovarian cancers. Ann Oncol, 2011, 22 (2): 341-347.

[39] Talukdar S, Kumar S, Bhatla N, et al. Neo-adjuvant chemotherapy in the treatment of advanced malignant germ cell tumors of ovary. Gynecol Oncol, 2014, 132 (1): 28-32.

[40] Tantitamit T, Lee CL. Is It the Time for Laparoscopic Management of Early-stage Ovarian Malignancies? Gynecol Minim Invasive Ther, 2018, 7 (3): 93-103.

[41] Tilli TM, Franco VF, Robbs BK, et al. Osteopontin-c splicing isoform contributes to ovarian cancer progression. Mol Cancer Res, 2011, 9 (3): 280-293.

[42] Wang J, Li J, Chen R, et al. Contribution of lymph node staging method and prognostic factors in malig-nant ovarian sex cord-stromal tumors: A world wide database analysis. Eur J Surg Oncol, 2018, 44 (7): 1054-1061.

[43] Winter-Roach A, Kitchener C, Lawrie A: Adjuvant (post-surgery) chemotherapy for early stage epithelial ovarian cancer. Cochrane Database Syst Rev, 2009, 3: CD004706.

[44] Zhao T, Hu W. CA125 and HE4: measurement tools for ovarian cancer. Gynecol Obstet Invest, 2016, 81 (5): 430-435.

[45] 曹泽毅, 乔杰. 妇产科学. 2 版. 北京: 人民卫生出版社, 2014.

[46] 曹泽毅. 中华妇产科学. 3 版. 北京: 人民卫生出版社, 2014.

[47] 戴宇, 姚吉龙, 金平, 等. 骨桥蛋白、血管内皮生长因子及基质金属蛋白酶 9 在上皮性卵巢癌中的表达及相关性. 中国妇幼保健, 2016, 31 (17): 3606-3608.

[48] 金丹, 徐亮, 范国华, 等. 卵巢交界性浆液性与黏液性肿瘤的 CT 鉴别诊断价值. 临床放射学杂志, 2018, 37 (5): 777-781.

[49] 李晶, 吴妙芳, 林仲秋.《FIGO 2018 妇癌报告》——卵巢癌、输卵管癌、腹膜癌诊治指南解读. 中国实用妇科与产科杂志, 2019, 35 (3): 304-314.

[50] 李爽, 史小荣, 成思荣, 等. 卵巢交界性肿瘤的诊治现状. 国际妇产科学杂志, 2017, 44 (1): 18-22.

[51] 林仲秋, 吴妙芳, 李晶, 等.《FIGO 2015 妇癌报告》解读连载三——卵巢癌、输卵管癌、腹膜癌诊治指南解读. 中国实用妇科与产科杂志, 2015, 31 (12): 1074-1081.

[52] 卢淮武, 霍楚莹, 林仲秋.《2019NCCN 卵巢癌包括输卵管癌及原发性腹膜癌临床实践指南 (第 1 版)》解读. 中国实用妇科与产科杂志, 2019, 35 (5): 536-546.

[53] 马丁, 沈铿, 崔恒. 常见妇科恶性肿瘤诊治指南. 5 版. 北京: 人民卫生出版社, 2016.

[54] 谢幸, 孔北华, 段涛. 妇产科学. 9 版. 北京: 人民卫生出版社, 2018.

[55] 徐丛剑, 华克勤. 实用妇产科学. 4 版. 北京: 人民卫生出版社, 2018.

[56] 赵建国, 刘彩艳, 刘静, 等. 卵巢交界性肿瘤保留生育功能的手术途径选择, 国际妇产科学杂志, 2017, 44 (5): 529-532.

[57] 周先荣, 2014 年 WHO 卵巢上皮性肿瘤分类解读. 实用妇产科杂志, 2017, 33 (11): 801-803.

第三十三章　妊娠滋养细胞与滋养细胞疾病

第一节　妊娠滋养细胞发育、分化与分类

妊娠滋养细胞疾病（gestational trophoblastic disease，GTD）是一组来源于胎盘滋养细胞的疾病，根据组织学可分为葡萄胎、侵蚀性葡萄胎、绒毛膜癌（简称绒癌）、胎盘部位滋养细胞肿瘤及上皮样滋养细胞肿瘤（epithelioid trophoblastic tumor，ETT）。传统认为，除葡萄胎外，其余均为恶性肿瘤，统称妊娠滋养细胞肿瘤（gestational trophoblastic neoplasia，GTN）。2014 年，世界卫生组织根据妊娠滋养细胞疾病的组织学特征及其生物学的认识，将绒癌、胎盘部位滋养细胞肿瘤及上皮样滋养细胞肿瘤归类为肿瘤，侵蚀性葡萄胎归为葡萄胎妊娠（molar pregnancy）。因该分类颁布后时间较短，故目前临床上尚未广泛应用。胎盘部位滋养细胞肿瘤和上皮样滋养细胞肿瘤在临床表现及处理上与妊娠滋养细胞肿瘤明显不同，故分别列举。滋养细胞肿瘤除继发于妊娠外，尚有极少数来源于卵巢或睾丸生殖细胞，称为非妊娠性绒癌，不在本章节讨论范围。

滋养细胞在组织来源、发育过程、形态特征及生物学特性等多方面与人体其他细胞不同，是一种特殊类型的细胞。

卵子与精子受精后，即开始了细胞分裂（卵裂）的过程，随着卵裂球数目的增加，到第三日，形成了一个实性细胞团体，称为桑椹胚，此时已由输卵管运行到子宫腔。桑椹胚细胞继续分裂及分化，外围的细胞和内部的细胞之间出现了一些小腔隙，随后融合成一个大腔，并充满液体，这时称为胚泡。空腔内一侧有一群细胞，称为内细胞群，以后发育成胚胎；空腔的周围为一层扁平细胞，可直接从母体吸收养分，供胚胎生长，称为

滋养层，这些细胞即为原始的滋养细胞。因此滋养细胞来源于胚胎外层的细胞，它很早就从胚胎细胞分化出来，与来源于胚胎的外胚层上皮细胞不同。

胚泡在受精后 5～6 日在合适子宫内膜处着床，着床后的胚囊称为胚胎。此时滋养细胞由原来一层的扁平细胞逐渐分为两层细胞。外层细胞多核、胞核深染、胞质丰富致密，细胞界限不清，称为合体滋养细胞（syncytiotrophoblast cell，ST）。ST 属于功能性细胞，能合成多种蛋白质和糖类，产生多种激素，其中最为重要的激素是人绒毛膜促性腺激素（hCG）；ST 无核分裂活动与增殖活性，但有侵蚀能力。由单核细胞组成内细胞群侧的滋养细胞，细胞小、核圆、透明、核浆比例高，轮廓清晰，称为细胞滋养细胞（cytotrophoblast cell，CT）。CT 是绒毛干细胞，具有潜在恶性。还有一类称为中间滋养细胞（intermediated trophoblast，IT），由 CT 演变而来，向母体蜕膜和肌层浸润，其细胞大多为单核，核大而圆，胞质丰富，透亮，边界清，有时与蜕膜细胞难以分辨。IT 包括三种细胞，分别是：绒毛中间性滋养细胞（villous intermediate trophoblast）、种植部位中间性滋养细胞（implantation site intermediate trophoblast）和绒毛膜型中间型滋养细胞（chorionic laeve intermediate trophoblast）。一般 CT 先分化为绒毛中间型滋养细胞，而绒毛中间型滋养细胞可进一步分化为胎盘种植部位中间型滋养细胞以及绒毛膜型中间型滋养细胞。不同滋养细胞的免疫组化特征见表 33-1。

滋养细胞生长很快，在胚胎表面形成许多毛状突起，并出现分支，形状如绒毛，故名"绒毛"。绒毛外层的许多合体滋养细胞胞质互相交织、融合，最终连成一片，称为绒毛间隙。绒毛继续发育，产生许多分支和小枝，同时游离在胚囊中的

表 33-1　不同滋养细胞免疫组化特征

指标	细胞滋养细胞	合体滋养细胞	绒毛中间性滋养细胞	种植部位中间性滋养细胞	绒毛膜型中间性滋养细胞
β-Catenin	+++	−	+++	+	+
hCG	−	++++	−	±	±
HPL	−	++++	+	+++	+
P63	++++	−	−	−	++++
CK18	+++	+++	?	+++	+++
CD146	−	−	++	++++	+
Cyclin E	++	−	+++	++++	−
MUC-4	−	+	++++	++++	−
Ki-67	++	−	++	−	+

胚外中胚层细胞也迅速发展，并沿滋养细胞层内壁展开，形成一层新的组织，进入绒毛，构成绒毛的间质，并再分化成绒毛内微小血管，血管互相沟通联结，最后与胎儿血管相通，并构成了胎盘血液循环的基础。母婴之间血液被滋养细胞隔开，其物质交换通过滋养细胞进行。

在胎盘形成之前，绒毛覆盖在整个胚胎之上，此时的绒毛称为绒毛膜，以后只有向蜕膜底层的绒毛继续发育，与相应的蜕膜结合，形成胎盘。面向蜕膜表层的绒毛则逐渐退化，绒毛膜表面因无绒毛而见光泽，称为滑泽绒毛膜，并与胎儿羊膜融合而成胎膜。胎盘发育到一定阶段，细胞滋养细胞开始逐步退化或消失，合体滋养细胞变薄，绒毛间质变少，血管更加明显，母婴间物质交换更为简便。直到分娩后，胎盘娩出，大部分滋养细胞被排出体外，而深入蜕膜底层的滋养细胞在产褥期随蜕膜脱落而消失。

因此，滋养细胞按照解剖部位分为绒毛滋养细胞和绒毛外滋养细胞。前者指生长于绒毛的滋养细胞，主要由 ST 和 CT 组成；而后者主要指胎盘部位浸润蜕膜，子宫肌层和血管的滋养细胞，以 IT 为主。滋养细胞生物学特性复杂，它的发育形成了胎盘，胎盘的各种功能基本都由滋养细胞所完成。而最为特殊的是滋养细胞侵入母体的侵蚀作用和抑制母体抗异体移植的能力。妊娠滋养细胞疾病发生于胚胎的滋养细胞，其中部分可经恶变形成妊娠滋养细胞肿瘤。妊娠滋养细胞肿瘤的滋养细胞和正常妊娠的滋养细胞之间仍存在许多的相似之处，如在形态上都能看到由滋养细胞

分化的 ST、CT 及 IT；在功能上，滋养细胞都具有生长活跃和侵蚀母体组织的特点，并都有取代血管内皮细胞而形成血管内皮层的生物学特性，从而使滋养细胞极易侵入母体血液中而发生血行远隔转移。

（凌　斌）

第二节　葡萄胎妊娠

一、概述

葡萄胎（hydatidiform mole）是由妊娠后胎盘绒毛滋养细胞增生、间质水肿而形成，也称水泡状胎块，我国发生率为 0.81‰（以千次妊娠计算），其本质属于妊娠相关的良性疾病，但小部分可进展成恶性。根据病理，葡萄胎可分为完全性葡萄胎（complete hydatidiform mole，CHM）和部分性葡萄胎（partial hydatidiform mole，PHM）两类，两者的发病率基本接近，但两者在临床特征及预后转归方面有所不同。

二、葡萄胎发生的原因

葡萄胎发生的确切原因，虽尚未完全清楚。但通过对完全性葡萄胎的流行病调查有两点重要发现：发病存在地域差异，亚洲和南美国家的发生率显著高于北美和欧洲国家；同一种族居住在不同地域，发生率也不相同，提示造成葡萄胎发生地域差异的原因除种族外，尚有其他的因素。细胞遗传学研究发现，完全性葡萄胎的染色

体核型为二倍体，根据基因起源可分为两组染色体均来源于父系的完全性葡萄胎（androgenetic CHM，AnCHM）和两组染色体分别来自父亲和母亲的双亲来源的完全性葡萄胎（biparental CHM，BiCHM）。BiCHM 代表 CHM 的一种独特类型，约占完全性葡萄胎的 20%，常与家族性复发性葡萄胎相关。而部分性葡萄胎其核型多为三倍体，一套多余的染色体也来自父系。目前认为，多余的父源基因物质是造成滋养细胞增生的主要原因。

完全性葡萄胎大体病理的特征是病变组织呈葡萄样水泡，可作为葡萄胎临床诊断的依据。在镜下病理变化中，滋养细胞增生是组织学诊断的必要依据。近期有将完全性葡萄胎分为发育良好完全性葡萄胎（well-developed complete hydatidiform mole）和极早期完全性葡萄胎（very early complete hydatidiform mole，VECM）。发育良好完全性葡萄胎典型的病理特征是广泛的绒毛水肿与明显的滋养细胞增生。VECM 是指在妊娠 12 周前被终止的完全性葡萄胎，常因为临床表现及病理特征的不典型而造成完全性葡萄胎的漏诊。其病理特征为：①正常大小的绒毛，外观呈息肉状或菜花样；②富于细胞、黏液样绒毛间质，伴有明显的细胞核碎片；③轻～中度滋养细胞增生，可呈环周型或无序增生；④绒毛间质细胞及细胞滋养细胞 *p57* 阴性。部分性葡萄胎病理与完全性葡萄胎的重要区别是它的病变程度较轻，12%～59% 病例有胎儿存在证据，镜下证据十分重要，间质内可见胎源性血管及其中的有核红细胞，这是胎儿存在的重要证据。有时即使在镜下，完全性和部分性葡萄胎的鉴别也十分困难，需要核型检测来进行鉴别。近年来葡萄胎的遗传学研究表明，部分性葡萄胎拥有双亲染色体，所以表达父源印迹、母源印迹基因（如 *P57KIP2*），而完全性葡萄胎无母源染色体，不表达该类基因，因此检测母源表达印迹基因可区别完全性和部分性葡萄胎。

三、葡萄胎的诊治

（一）葡萄胎的诊断

在典型葡萄胎的临床表现中，最常见的症状是停经后阴道流血，在阴道排出物中见到葡萄样水泡组织具有临床诊断意义。最重要的体征是子宫异常增大。卵巢黄素化囊肿虽然常见，但由于受异常增大子宫的影响，在葡萄胎排空前一般较难通过妇科检查发现。由于诊断技术的进展，越来越多的葡萄胎患者在尚未出现症状或仅有少量阴道流血之时，已做出诊断并得以治疗，所以症状典型的葡萄胎已越来越少见。

B 型超声检查是临床诊断葡萄胎的最重要辅助检查手段，推荐采用经阴道彩色多普勒超声检查。由于正常妊娠、流产时滋养细胞也分泌 hCG，因此选择 hCG 测定作为葡萄胎临床诊断的辅助手段时必须根据其动态变化或结合超声检查作出诊断。hCG 超过 80 000mIU/ml 而超声未见胎心搏动时可诊断为葡萄胎。

组织学诊断是唯一的确诊依据，所以，葡萄胎每次刮宫的刮出物必须送组织学检查。完全性葡萄胎组织学特征为滋养细胞呈不同程度增生，绒毛间质水肿，间质血管消失或极稀少。部分性葡萄胎在水肿间质可见血管及红细胞，是胎儿存在的重要证据。

染色体核型检查有助于完全性和部分性葡萄胎的鉴别诊断。完全性葡萄胎的染色体核型为二倍体，部分性葡萄胎为三倍体。

（二）葡萄胎的处理

一旦确定诊断为葡萄胎，应尽快予以清除。一般选用吸刮术，几乎适用于所有患者。若存在休克、合并重度妊娠期高血压疾病、心力衰竭、甲状腺功能亢进、水电解质紊乱及贫血等时，应在控制稳定病情后施行清宫术。清宫应在手术室内由有经验的医生操作，若子宫大于孕 12 周，应充分术前准备，以便一旦发生子宫穿孔和大出血时可及时处理。在宫颈扩张过程中，常常会出血较多，但一般开始吸刮后就会减少。应在输液、备血条件下清宫，充分扩张宫颈管，选用大号吸管吸引，以免葡萄胎组织堵塞吸管而影响操作，如遇葡萄胎组织堵塞吸头，可迅速用卵圆钳钳夹，基本吸净后再用刮匙沿宫壁轻刮 2～3 周。出血多时可给予缩宫素静脉滴注（10U，加至 5% 葡萄糖液 500ml 中），但应在宫口已扩大，开始吸宫后使用，避免因宫口未开，子宫收缩，葡萄胎组织挤入血管；若有需要可持续用至术后 24 小时。由于葡萄胎子宫极软，易发生穿孔，故第 1 次吸宫时，如果子宫较大，并不要求 1 次彻底吸净，常在第 1 次清宫后 1 周左右行第 2 次刮宫术。一般不主张进行第 3 次刮宫，除非高度怀疑有残存葡萄胎必须再次刮宫；目前主张对子宫大小于妊娠 12 周者，应争取 1 次清宫干净。大部分内科并发症在清宫后可快速自行缓解而不需特殊处理。子宫大于孕 16 周的完全性葡萄胎患者在清宫后容易发生急性呼吸窘迫，发生率约为 27%。常表现为清宫后很快出现焦虑、意识不清、气急、心动过速。呼吸窘迫发生的原因是多方面的，可能是葡萄胎组织引起的肺栓塞，也可以是贫血、甲亢、子痫前期或医源性的补液过多导致的充血性心衰。这些并发症大多发生在清宫后 4～6 小时内，一旦发生，应及时在中心静脉压指导下给予心血管及呼吸功能支持治疗，处理恰当大多数患者 72 小时内好转。因此为安全起见，建议子宫大于妊娠 16 周的葡萄胎患者应转送至有治疗妊娠滋养细胞疾病经验的医院进行清宫。

（三）预防性化疗

大多数葡萄胎可经清宫治愈，但仍有部分病例可发展为侵蚀性葡萄胎。完全性葡萄胎恶变率约 20%，然而当存在某些高危因素时，恶变率将明显上升。如当血 hCG>106U/L、子宫体积明显大于停经月份或并发黄素化囊肿（直径>6cm）时，恶变率可高达 40%～50%，且随着年龄的增加，恶变率也将升高。研究表明，当患者年龄大于 40 岁时，恶变率可达 37%，而大于 50 岁时，56% 的患者将发展为侵蚀性葡萄胎。重复性葡萄胎患者，其恶变机会也将增加 3～4 倍。对有恶变高危因素的葡萄胎患者进行预防性化疗是有必要的。预防性化疗以单药方案为宜，可选用氟尿嘧啶（5-FU）、放线菌素 D 或甲氨蝶呤（MTX）。

（四）随访

随访是葡萄胎的处理原则之一，其重要性几乎与清宫相同。定期、定量 hCG 测定是最主要的随访内容。每周应随访血 hCG 或 β-hCG，滴度应呈对数下降，8～12 周恢复正常。正常后再随访血 hCG 3～4 次，之后应该每个月监测 1 次，至少 6 个月。

葡萄胎随访期间应可靠避孕，避孕方法首选避孕套或口服避孕药。不选用宫内节育器，以免穿孔或混淆子宫出血的原因。由于葡萄胎后滋养细胞肿瘤极少发生于 hCG 自然阴性以后，故葡萄胎后个月若 hCG 已降至阴性者可以妊娠。即使发生随访不足 6 个月的意外妊娠，只要 hCG 已阴性，也不需考虑终止妊娠。在 1 次葡萄胎妊娠后再次葡萄胎的发生率为 0.6%～2%，但在连续葡萄胎后更高，所以对于葡萄胎后的再次妊娠，应在早孕期间行超声和 hCG 测定，以明确是否正常妊娠。分娩后也需随访 hCG 直至阴性。

（凌　斌）

第三节　妊娠滋养细胞肿瘤

一、概述

妊娠滋养细胞肿瘤（gestational trophoblastic neoplasia，GTN）是指胎盘滋养细胞发生恶性增生而形成的肿瘤。根据 2014 年 WHO 分类，GTN 在组织学上包括绒毛膜癌（简称绒癌，choriocarcinoma）、胎盘部位滋养细胞肿瘤（placental site trophoblastic tumor，PSTT）和上皮样滋养细胞肿瘤（epithelial trophoblastic tumor，ETT）。侵蚀性葡萄胎（invasive hydatidiform mole）列为葡萄胎妊娠（molar pregnancy），WHO 新分类将侵蚀性葡萄胎列为交界性或不确定行为肿瘤，2018 年 FIGO 肿瘤报告和临床仍将侵蚀性葡萄胎归类于 GTN。GTN60% 继发于葡萄胎妊娠，30% 继发于流产，10% 继发于足月妊娠或异位妊娠。其中侵蚀性葡萄胎全部继发于葡萄胎妊娠，绒癌可继发于葡萄胎妊娠，也可继发于非葡萄胎妊娠。胎盘部位滋养细胞肿瘤、上皮样滋养细胞肿瘤与临床上所称的妊娠滋养细胞肿瘤在临床表现、发病过程及处理上存在明显不同，故分节介绍。

与其他实体肿瘤相比，GTN 主要临床特点有：①疾病进展快，具有较强的亲血管性生物学特征，早期即可发生血行播散；②几乎均继发于妊娠之后，肿瘤细胞产生特异而敏感的肿瘤标记人绒毛膜促性腺激素（hCG）；③对化疗极为敏感，是实体瘤中对化疗最敏感者；④是目前唯一可以没有组织病理学证据就可进行临床诊断的恶性肿瘤。

二、妊娠滋养细胞肿瘤的诊断问题

（一）滋养细胞肿瘤的诊断要点

无转移滋养细胞肿瘤主要临床表现为：①葡萄胎排空、流产或足月产后，有持续的不规则阴道流血，或表现为一段时间的正常月经后再停经，然后又出现阴道流血。长期阴道流血者可继发贫血；②子宫复旧不全或不均匀性增大；③部分患者可出现卵巢黄素化囊肿、腹痛和假孕症状。

转移性妊娠滋养细胞肿瘤主要经血行播散，转移发生早而且广泛。最常见的转移部位是肺（80%），其次是阴道（30%），以及盆腔（20%）、肝（10%）和脑（10%）等。由于滋养细胞的生长特点之一是破坏血管，所以各转移部位症状的共同特点是局部出血。转移性滋养细胞肿瘤可以同时出现原发灶和继发灶症状，但也有不少患者原发灶消失而转移灶发展，仅表现为转移灶症状，容易造成误诊。

血清 hCG 水平的测定是诊断 GTN 的主要依据，影像学证据支持诊断，但非必需。组织学证据对于滋养细胞肿瘤的诊断也非必需，但有组织学证据时，诊断应以组织学诊断为准。若在子宫肌层内或子宫外转移灶组织中见到绒毛或退化的绒毛阴影，则诊断为侵蚀性葡萄胎；若仅见成片滋养细胞浸润及坏死出血，未见绒毛结构，则诊断为绒癌。若原发灶和转移灶诊断不一致，只要在任一组织切片中见有绒毛结构，均诊断为侵蚀性葡萄胎。

2018 年 FIGO 颁布了修订后的葡萄胎后 GTN 诊断标准，符合下列标准中的任何一项即可诊断为 GTN：①葡萄胎排空后血清 hCG 测定 4 次呈平台状态，并持续 3 周或更长时间，即 1、7、14、21 日；②葡萄胎排空后血清 hCG 测定连续 3 次上升，且至少持续 2 周或更长时间，即 1、7、14 日；③组织学诊断为绒癌。有关 hCG 呈平台和上升的标准大多采用美国妇产科学院 2004 年颁布的葡萄胎后 GTN 的诊断标准，hCG 每周变化小于 10% 为平台状态，hCG 每周变化 > 10% 则为上升。与 2015 年 FIGO 颁布的葡萄胎后 GTN 诊断标准相比，删除了"葡萄胎排空后 hCG 水平持续异常达 6 个月或更长"，因该现象临床罕见，发生率文献报道仅为 1%，且此类患者中 80% 不需化疗就能自行缓解。

非葡萄胎后 GTN 患者的诊断标准：当流产、足月产、异位妊娠后，出现异常阴道流血，或腹腔、肺、脑等脏器出血，或肺部症状、神经系统症状等时。其临床症状和体征不典型或无，往往容

易误诊和漏诊，在鉴别诊断时要关注阴道异常流血或脏器部位出血等症状，应将血清 hCG 测定作为鉴别流程的组成部分，及时检测，对血清 hCG 异常者，结合临床表现并除外妊娠物残留或再次妊娠，可诊断为妊娠滋养细胞肿瘤。

（二）妊娠滋养细胞肿瘤的临床分期

正确的分期建立在全面严格的评估基础上，用于评估的检测和方法远远超过用于诊断者，包括仔细询问病情、全面体格检查、血清 hCG 测定、盆腔超声、胸部 X 线摄片、盆腔和 / 或全身 CT 及 MRI、血、尿常规、心电图、肝肾功能及甲状腺功能测定等。有以下注意点：①盆腔超声是估计子宫原发病灶和盆腔内转移灶的常用有效方法，尤其是彩色多普勒检查可进一步提高敏感性，有利于术前手术定位及病变范围评估。②胸部 X 线摄片阴性的患者并不完全排除肺转移，比如在胸片阴性而改用肺 CT 检查时，常可发现肺微小转移，但目前对胸部 X 线阴性者是否常规做肺 CT 尚无统一意见。美国推荐脑、腹部 MRI 检查和肺部 CT 检查用于 GTN 患者治疗前评估。ESMO 推荐葡萄胎后 GTN 患者常规接受肺部 X 线检查，如阴性则不建议行肺 CT 检查。如肺部存在可疑病灶或病灶大于 1cm，则建议进一步行肺 CT 检查，若病灶大于 1cm 则进一步建议行脑 MRI 检查以排除转移可能。未准确分期及肺 CT 阳性可能为低危病例初次化疗失败的高危因素，应对胸部 X 线阴性者再行肺 CT 以排除肺转移。③大部分肝功能检查异常的患者经腹部超声或 CT 及 MRI 检查可发现存在肝转移。颅脑 CT 或 MRI 检查可早期诊断无症状的脑转移，而无肺或阴道转移的患者发生肝、脑转移的可能性极低。因此，对于有肺或阴道转移的绒癌患者应选择行颅脑及上腹部 CT 或 MRI 检查，以除外肝、脑转移。

由于滋养细胞肿瘤生物学行为特殊，单以解剖学为基础的解剖学分期在准确反映肿瘤病程进展、预测肿瘤对化疗耐药的可能性及评估预后方面均存在不足。为了更好地实现分层和个体化治疗，国际上推荐联合应用解剖学分期和预后评分系统。经大量临床实践表明此方法行之有效，FIGO 妇科肿瘤委员会于 2000 年审定并于 2002 年颁布了 GTN 临床分期，该分期有机融合了解剖学分期和预后评分系统两部分（表 33-2、表 33-3），其中

解剖学分期保留了北京协和医院分期法的基本框架,分为Ⅰ、Ⅱ、Ⅲ和Ⅳ期;而预后评分则在原WHO评分的基础上,对不明确或不完善部分进行了修改,总分≤6分者为低危,≥7分为高危。在FIGO分期中,对常见转移灶的确定方法进行了规定,预后评分中肺转移灶数目的计数根据胸部X线摄片,分期中有无肺转移可根据肺CT检查,肝转移的确定可采用腹部超声或CT检查,颅脑转移采用CT或MRI检查。2015年FIGO肿瘤报道中新提出了极高危(ultra high-risk)滋养细胞肿瘤概念,指评分≥12分及对一线联合化疗反应差的肝、脑或广泛转移的高危病例。2018年FIGO肿瘤报道中对极高危滋养细胞概念进行了修改,将评分改为≥13分或有肝、脑转移或全身广泛转移。该FIGO分期更准确地反映了患者的实际情况,更有利于治疗方案的制订和预后的评估。

表 33-2　滋养细胞肿瘤解剖学分期(FIGO,2000年)

分期	病变范围
Ⅰ期	病变局限于子宫
Ⅱ期	病变扩散,但仍局限于生殖器官(附件、阴道、阔韧带)
Ⅲ期	病变转移至肺,有或无生殖系统病变
Ⅳ期	所有其他转移

(三)妊娠滋养细胞肿瘤的诊断难点

由于滋养细胞肿瘤的生物学行为和治疗的特殊性,它是目前唯一一种在没有组织病理学证据的情况下就可以进行临床诊治的恶性肿瘤。正因

为如此,一旦误诊则会导致患者接受不必要的治疗,因此,临床上应强调诊断的准确性。

1. 肺结节不是诊断葡萄胎后GTN的诊断依据　肺是GTN最常见的转移部位,2012年FIGO颁布的诊断标准中认为胸片发现肺部结节可诊断为葡萄胎后GTN。由于部分葡萄胎清宫后患者、甚至正常妊娠妇女胸片和/或CT检查可发现肺结节,因此在2015年FIGO公布的诊断标准中删除了"胸片发现肺部结节诊断为葡萄胎后GTN",但临床医师对此还存在一些困惑,主要是担心延迟诊断,影响疾病的进展,增加患者预后评分和治疗的难度。有研究团队回顾性分析了葡萄胎清宫时、清宫后胸片和/或CT发现肺结节、但血hCG未达到诊断标准的53例患者临床资料,其中17例患者立即进行化疗,18例患者先进行随访、但随后达到诊断GTN标准而接受化疗,最后18例患者进行随访,无任何干预且血hCG降至正常范围。立即化疗组患者达到完全缓解所需化疗疗程和初次化疗的失败率均高于先随访后达到GTN诊断标准而接受化疗的患者,差异有统计学意义($p<0.05$)。因此,葡萄胎后仅肺结节不是诊断GTN的依据,其规范的随访策略是安全的。

2. 持续低水平血清hCG升高的诊断　第十一届(2001年)世界滋养细胞疾病学术大会首次报道了持续低水平血清hCG升高的病例,由于病例数较少,迄今临床对其认识不足,其主要特点为:①血清hCG持续呈低水平升高,可持续3～10年;②体格检查及影像学检查未发现病灶存在;③多数病例接受过化疗和/或手术,但血

表 33-3　改良FIGO预后评分系统(FIGO,2000年)

项目	评分			
	0	1	2	4
年龄/岁	<40	≥40	—	—
前次妊娠	葡萄胎	流产	足月产	
距前次妊娠时间/月	<4	4～<7	7～12	>12
治疗前血 hCG/(IU/L)	≤10^3	>10^3～10^4	>10^4～10^5	>10^5
最大肿瘤大小(包括子宫)	—	3～<5cm	≥5cm	
转移部位	肺	脾、肾	胃肠道	肝、脑
转移病灶数目		1～4	5～8	>8
先前失败化疗	—	—	单药	两种或两种以上药物

清 hCG 水平未降至正常。持续低水平 hCG 升高可分为假性和真性，其中假性低水平血清 hCG 升高是由于测定方法导致的一种假象，实际上其血清中并不真正存在异常水平的 hCG。目前文献报道判断 hCG 假阳性的方法有：①尿液 hCG 试验，若血 hCG > 50IU/L，而尿液阴性，则为假阳性；②血清稀释试验，若血清稀释试验无线性关系，则可能为异源性抗体干扰，可判断为假阳性；③异源性抗体阻断剂的使用，hCG 试验进行前使用阻断剂预处理待测定血清，若结果为阴性，判断为异源性抗体导致假阳性结果；④不同实验室、不同实验方法重复测定。真性低水平 hCG 升高是血清中确实存在着低水平升高的 hCG，包括：①静止期滋养细胞疾病，2002 年由美国 hCG 咨询服务中心首次提出，继发于葡萄胎清宫术后或 GTN 治疗后，血清 hCG 下降到接近正常水平后不再下降呈低水平升高，但大部分患者在发病后 6 个月内血清 hCG 自行下降至正常范围，当血 hCG 出现反复持续上升时，往往提示侵袭性疾病。②无法解释的 hCG 升高，继发于正常妊娠、流产或异位妊娠，主要症状为不规则阴道流血，文献报道 10% 患者进展为 GTN。③垂体来源的低水平 hCG 升高，hCG 和 LH 有着相同的 α 亚基，垂体的促性腺激素细胞在促性腺激素释放激素的作用下分泌 LH β 亚基，并同时分泌少量 hCG β 亚基，罕见病例可继发于垂体肿瘤，其特点是水平更低和激素治疗后血清 hCG 可下降。持续低水平 hCG 升高诊断流程首先应排除假性 hCG 升高，若其 hCG 水平很低或是围绝经期妇女，应排除垂体来源的可能；排除上述两种可能后，应考虑静止期滋养细胞疾病或无法解释的 hCG 升高，建议密切随诊，不宜化疗或手术。

3. 宫腔镜和腹腔镜在 GTN 诊断中的作用　非葡萄胎后 GTN 临床病史、体征不明确，影像学特征不典型，常与妊娠物残余、特殊部位妊娠和特殊类型滋养细胞肿瘤相混淆。尽管宫、腹腔镜检查在 GTN 的诊断中并不作为常规推荐，但宫腔镜可直观宫腔形态，明确占位病灶的解剖位置、大小及性状，协助定位、获取组织以明确诊断，腹腔镜检查也能直观、准确地定位子宫表面、子宫角以及盆腹腔脏器病变，因此在妊娠相关疾病的鉴别诊断和不明原因持续低水平 hCG 升高的

诊断中可发挥特殊作用。冯凤芝等回顾性分析了 2003 年 9 月至 2006 年 3 月收治的外院疑诊为 GTN 或外院诊断为 GTN 并已接受化疗、转入北京协和医院后因不能确诊而进行宫腔镜和 / 或腹腔镜检查及治疗的 27 例患者的临床资料，并分析宫腔镜和腹腔镜在 GTN、不全流产和异位妊娠鉴别诊断中的价值。研究发现最终诊断为 GTN 只有 4 例患者，23 例为非 GTN 疾病，包括子宫角妊娠 12 例、子宫残角妊娠 1 例和不全流产 10 例，研究认为结合临床病史、超声检查和血清 hCG 水平检测等综合分析，仍不能明确诊断时，宫腔镜和 / 或腹腔镜检查是可供选择的诊断方法，并能同时进行有效的手术治疗。

总之，临床上强调 GTN 诊断的规范化。一般而言，依据血清 hCG 值动态变化，结合影像学检查结果，GTN 能够明确诊断。而对难以诊断的病例，可通过腹腔镜、宫腔镜、甚至开腹手术来明确诊断。

三、妊娠滋养细胞肿瘤治疗问题

GTN 处理的总原则是以化疗为主，手术、放疗为辅的综合治疗。目前国内外大多数学者认为，GTN 的处理必须在明确临床诊断的基础上，根据现有分期分类系统，实施分层或个体化治疗。

1) 低危 GTN 治疗原则是首选单药化疗。大量文献报道，单一药物化疗治疗的完全缓解率达 80%～90% 以上，对于极少数单一药物化疗耐药病例，通常在改用联合化疗后达到完全缓解。目前国外常用的一线单一化疗药物有甲氨蝶呤（MTX）和放线菌素 D（Act-D）。国内常用的一线单一化疗药物除 MTX 和 Act-D 外，可选择氟尿嘧啶（5-FU）。

2) 高危 GTN 治疗原则首选联合化疗，并在此基础上适时选择合适的放疗和 / 或手术等其他治疗。目前治疗高危 GTN 的联合化疗方案首选 EMA-CO 方案（放线菌素 D、依托泊苷、甲氨蝶呤、长春新碱和环磷酰胺），国内也选择以 5-FU 为主的联合化疗方案。多数文献报道高危 GTN 一线治疗的完全缓解率为 70%～80%，经综合治疗后高危 GTN 患者生存率为 90%。对于极高危患者则建议直接给予 EMA-EP（顺铂 - 依托泊苷、放线菌素 D、依托泊苷和甲氨蝶呤）或其他更强力的联

合方案化疗，但对于一般情况较差的重症患者，直接使用一线方案副反应大，可先给予依托泊苷 100mg/m² 及顺铂 20mg/m²，第1、2日用药，每周 1 次，用药 1～3 周后，再开始 EMA-EP 化疗。

（一）妊娠滋养细胞肿瘤的治疗进展

1. 对于低危 GTN 患者一线化疗方案的选择　目前研究最多的是关于低危 GTN 患者首选 MTX 还是 Act-D，以及给药方式（一次性大剂量给药还是 5 日或 8 日连续给药，疗程一般间隔 2 周）的问题。根据 2016 年发表在 *Cochrane library* 的系统回顾性综述，分析了 7 个 RCT 研究，比较了不同剂量及给药方案的 Act-D 与 MTX 在低危 GTN 治疗中的临床效果。尽管证据级别不高，结果提示作为一线化疗方案，Act-D 可能比 MTX 获得更高的完全缓解率；而 Act-D 的毒副反应较 MTX 大，但证据级别同样较低。在此后的各项研究中，学者们同样关注了 Act-D 和 MTX 作为低危 GTN 一线方案的疗效和毒副反应的比较。发表在 2017 年的一项前瞻性研究比较了 5 日 MTX 肌注和 Act-D 1 日大剂量注射，每 2 周 1 次的疗效及毒副反应，发现缓解率分别为 78% 及 80%，无统计学差异，但随机入组的样本量仅 30 余例。同年发表的另一项回顾性研究表明，Act-D 大剂量方案或 5 日方案和 MTX 8 日或每周方案相比较，缓解率分别为 83.3% 和 62.2%，虽然看似 Act-D 的缓解率较高，但是并无统计学差异，毒副反应也无显著性差异。另外，在给药方式的选择上也有相关研究发现。2018 年一项回顾性队列研究分析了在新英格兰滋养细胞疾病中心治疗的 325 名 FIGO 定义为低风险葡萄胎后 GTN 患者，发现 8 日 MTX 隔日 / 亚叶酸钙（CF）隔日解毒和 1 日大剂量静脉注射方案（30 分钟内 100mg/m²，后 12 小时内 200mg/m²，24 小时后亚叶酸钙解毒）作为一线方案相比较，前者缓解率 84%，显著高于后者的 62%。而 8 日方案的毒性反应明显增加，尤其表现在胃肠道反应，骨髓抑制等，但是这些毒副反应都可耐受，没有长期的后遗症。也有回顾性研究发现 MTX 8 日方案的 50mg/d，隔日使用 CF 解毒，与 1mg/（kg·d）肌注，隔日使用 CF 解毒的疗效和毒副反应均相当。Act-D 单日大剂量方案（1.25mg/m²，静脉注射每 2 周 1 次）和 5 日方案（10～12μg/kg，静脉内

注射连续 5 日，每 2 周 1 次）的疗效相当而毒副反应无明显差异。综上所述，因 GTN 为少见病，大样本量的随机对照试验较少，无论是把 Act-D 或者 MTX 的各种剂量方案作为一线化疗来推荐证据级别均不高。而我国作为 GTN 发病率较高的国家，有条件进行临床前瞻性和回顾性研究探索低危 GTN 一线化疗方案，进一步给出可靠的循证学依据。因此，浙江大学医学院附属妇产科医院联合华中科技大学同济医学院附属同济医院、山东大学齐鲁医院等 6 家医院联合进行单疗程 MTX 在低危妊娠滋养细胞肿瘤中的多中心随机对照试验，样本量达到 283 例，研究以 FIGO 推荐的 MTX 5 日常规多疗程方案为对照，分析 MTX 5 日单疗程方案和 MTX 联合 Act-D 大剂量治疗方案的疗效和毒副反应，研究发现 37% 的患者仅需单疗程 MTX 5 日方案就能获得完全缓解，在较低水平 HCG 患者中疗效更为满意。单疗程 MTX 5 日方案值得在低水平 hCG 的低危 GTN 患者中进行进一步的研究，特别是对于依从性高、有强烈生育要求的女性。

2. 高危 GTN 治疗方案的研究　高危 GTN 的一线化疗方案经历了各种变化。20 世纪 70 到 80 年代为 MAC 方案（甲氨蝶呤、放线菌素 D、环磷酰胺），20 世纪 80 年代早期则被 CHAMOCA 方案（环磷酰胺、羟基脲、放线菌素 D、甲氨蝶呤、阿霉素、美法仑、长春新碱）所代替。此后不同国家和地区的滋养细胞疾病中心均采用各自的治疗方案，临床治愈率及生存率报道各不相同。Newlands 于 1986 年开始使用 EMA-CO 方案，随后大量的研究结果证明 EMA-CO 方案初始治疗高危 GTN 完全缓解率为 71%～80%，长期生存率为 85%～94%，因此该方案是目前 FIGO 推荐的一线高危 GTN 初始治疗方案。但是临床应用过程中发现化疗毒副反应极大，依托泊苷有可能诱发第 2 种肿瘤，方案中的环磷酰胺对卵巢功能有明确的影响，能导致卵巢衰竭，且毒性作用的强度与开始使用的患者年龄呈正相关。目前的研究数据也明确提出使用 EMA-CO 方案后提早绝经的风险显著增加，40 岁绝经达 13%，而 45 岁绝经达 36%。因此有研究者提出探索 EMA-CO 方案的替代方案。浙江大学附属妇产科医院联合多家中心探索"紫杉醇 + 铂类"联合治疗疗效及毒副

反应，以及能否取代常规的 EMA-CO 方案，"紫杉醇 + 铂类"操作比较简单，住院时间缩短，更易管理。

（二）妊娠滋养细胞肿瘤的治疗难点

特殊脏器转移患者的处理：恶性滋养细胞肿瘤由于其高度亲血管性的特点，使其很早就可以发生血行转移，全身各脏器和组织几乎无一幸免。其中以肺转移最为常见，肝、脑转移预后最差。

（1）肺转移：肺是 GTN 最常见的转移部位，全身性化疗可使 90% 以上的肺部病灶得到完全缓解。少数疗效不好的，如病变局限于肺的一叶，可考虑肺叶切除。为防止术中扩散，需行术前化疗。但肺叶切除的作用是有限的。只有严格掌握指征，才能取得预期效果。Tomoda 等提出肺叶切除的指征：①可耐受手术；②原发灶已控制；③无其他转移灶；④肺转移局限于一侧；⑤血 hCG < 1 000IU/L。在决定行肺叶切除前，必须注意鉴别肺部耐药病灶和纤维化结节，因为在血 hCG 正常后，肺部纤维化结节仍可在 X 线胸片上持续存在。对于难以鉴别的肺部阴影，国外推荐使用放射同位素标记的抗 hCG 抗体显像，有助于鉴别。最近 Powles 等比较了血清 hCG 正常后仍存在肺部病灶和肺部病灶消失的Ⅲ期 GTN 患者的复发情况，发现两者复发率并无显著差异，因此建议血 hCG 正常后仍存在肺部病灶者无须接受肺叶切除。对多次化疗未能吸收的孤立、耐药病灶，也可考虑放射治疗，放疗对于直径小于 2cm 的病灶效果好，大于 2cm 的病灶效果差。

发生肺转移的患者其临床表现差异较大，轻者可无任何症状，转移灶较大时可出现咳嗽甚至咯血，邻近胸膜的转移灶破裂出血，可引起胸膜腔积血而发生呼吸困难，广泛肺转移患者因换气和通气功能障碍可发生呼吸衰竭。尽管该并发症发生率低，但预后较差。在化疗初期可选用剂量强度适中的化疗方案，在肿瘤负荷明显下降并且呼吸状况明显改善后再改用剂量强度较大的多药联合化疗方案，以尽量避免呼吸衰竭的加重，同时使肿瘤得到有效治疗。对出现低氧血症或呼吸衰竭的患者，呼吸支持疗法及时正确的应用是治疗成败的关键。呼吸支持治疗包括鼻导管间断给氧、面罩持续高流量给氧和呼吸机正压给氧，同时要高度重视肺部感染的预防与处理。

（2）脑转移：脑转移是 GTN 的主要致死原因，均继发于肺转移，一般可分为 3 个时期，首先为瘤栓期或起病期，表现为一过性脑缺血症状如猝然跌倒、暂时性失语、失明等；继而发展为脑瘤期，患者可出现头痛、喷射性呕吐、偏瘫、抽搐等症状；最后进入脑疝期，颅内压逐步增高，脑疝形成，压迫生命中枢，最终死亡。脑转移患者一般在全身联合化疗的基础上给予局部化疗、放射治疗，必要时行急诊开颅手术。脑转移患者的预后与脑转移发生的时间有关，曾治疗或正治疗时出现脑转移的 GTN 患者治疗效果往往不理想。

脑转移患者全身联合化疗方案既往首选 EMA-CO 方案，但出现脑转移往往提示治疗难度的增加，近年来建议全身联合化疗方案首选 EMA-EP 方案。英国 Charing Cross 医疗中心以化疗为主、结合开颅切除病灶的方案治疗 35 例脑转移 GTN 患者，总生存率可达 85.7%。值得注意的是对于病情十分危急的脑转移患者，治疗初期应选择相对缓和的化疗方案，待病情有所缓解后再给予强烈的联合化疗。全身化疗的同时可给予局部化疗，主要为鞘内给药。鞘内给药通常选择 MTX，总量 50mg，一般为 15mg、15mg、10mg、10mg 分 4 次注射，腰穿时需预防脑疝发生。

急诊开颅手术一般用于患者出现颅内压急剧升高或出现脑疝前期症状，以降低颅内压、控制颅内出血，给患者创造生存和接受化疗的机会；非急诊开颅手术一般用于化疗耐药孤立病灶的切除。

一旦明确 GTN 患者存在脑转移，有学者提出应在强烈化疗的同时，积极给予全脑放疗。全脑放疗的目的主要是杀灭肿瘤细胞和控制病灶出血。Yordan 等报道 25 例单纯接受联合化疗的脑转移 GTN 患者最后有 11 例死亡，而接受化疗联合放疗的 18 例患者则无 1 例死亡。对脑转移患者是否选择全脑放疗也有不同的看法，如上所述的英国 Charing Cross 医疗中心则推荐以化疗为主、结合开颅切除病灶的方案。

应急治疗也是治疗中的一个重要部分。主要在控制症状，延长生命，使化疗药物有机会充分发挥作用。治疗包括以下几方面：①降低颅压，减轻症状，可以每 4～6 小时给予甘露醇 1 次（20% 甘露醇 250ml 静脉快速点滴，半小时滴完），持续 2～3 日；也可静脉注射地塞米松 10mg 和甘露醇交替应用。②镇静止痛剂以控制反复抽搐和剧烈头痛等症状，肌注副醛 6ml 或地西泮 15～20mg，以后酌情给以维持量。如同时有头痛，也可用哌替啶 100mg 即刻，2 小时后再用 100mg 缓慢静滴，共 12 小时。③控制液体摄入量，以免液体过多，增加颅压，每日摄入量宜限制在 2 500ml 之内并忌用含钠的药物。所用葡萄糖水也以 10%（高渗）为宜。④防止并发症如咬伤舌头、跌伤、吸入性肺炎以及褥疮等，急性期应有专人护理。

（3）肝转移：GTN 患者肝转移发生率为 2%～8%，是 GTN 不良预后因素之一，研究报道合并肝转移的 GTN 患者 5 年生存率仅为 27%。多药联合化疗是首选治疗方案。GTN 肝转移患者的最大危险为肝出血，尤其是在第 1 个疗程化疗期间。为减少肝转移灶出血的发生率和致死率，有学者推荐全肝放疗（剂量为 2 000cGy）联合全身化疗。发生大出血时，立即采用肝动脉血管栓塞止血行之有效。近年发现采用肝动脉插管化疗联合全身化疗，对肝转移瘤的治疗及肝出血的控制均有效，并有助于改善生存率。

（三）耐药与复发性滋养细胞肿瘤的处理

1. 耐药和复发性滋养细胞肿瘤的概念

（1）耐药性滋养细胞肿瘤：迄今为止，对耐药性 GTN 的定义尚未统一，一般认为患者经 2～3 个疗程化疗后血 hCG 水平下降 $<10^{-1}$，或呈平台状，甚至上升；或影像学检查提示肿瘤病灶不缩小或反而增大，甚至出现新的病灶。当出现该现象时可诊断为耐药。

（2）复发性滋养细胞肿瘤：是指滋养细胞肿瘤患者经治疗达到临床治愈标准后出现 hCG 升高（除外再次妊娠）或影像学检查发现新病灶，则提示复发。

2. 耐药和复发性滋养细胞肿瘤的治疗

（1）化学治疗：2018 年 FIGO 癌症报告提出了低危 GTN 患者初次化疗失败后二线化疗方案选择意见，①初次单药治疗后若血 hCG 降至正常前处于平台状态或出现严重的毒副反应，可使用另一种单药方案；②若初次治疗后血 hCG 进行性上升或新的转移病灶出现或两种单药均耐药，需更换成联合药物化疗方案。对于高危耐药 GTN 患者迄今并没有肯定的治疗方案。一般来说，初次化疗方案为非 EMA-CO 的耐药患者二线方案

建议选择 EMA-CO，而初次化疗方案为 EMA-CO 者则推荐二线方案为 EMA-EP 方案。浙江大学附属妇产科医院自 20 世纪 80 年代末开始使用 EMA-CO 方案治疗高危、耐药 GTN 患者，结合手术治疗，有效率达 85% 以上。Newland 等用顺铂和依托泊苷代替 EMA-CO 方案中的 CO，组合成 EMA-EP 方案，治疗对 EMA-CO 耐药的 GTT 患者，部分患者同时结合辅助性手术治疗，结果 34 例患者中 30 例（88%）达到治愈，其中单纯行 EMA-EP 化疗的 11 例患者中有 9 例达到治愈，说明对于 EMA-CO 方案耐药的 GTN 患者采用 EMA-EP 方案治疗是合适的。对于耐药病灶部位明确者，EMA-EP 化疗联合手术治疗对大多数耐 EMA-CO 的 GTN 患者仍然有效。对 EMA-EP 耐药者目前尚未发现疗效确切的化疗方案，研究发现采用 TP/TE（紫杉醇、依托泊苷和顺铂）方案治疗高危耐药患者可取得理想临床疗效，2008 年 Wang 等报道了 TP/TE 方案在顺铂为基础的治疗失败 GTN 患者中能获得 45% 的缓解率，在从未接受过铂类化疗的患者中能获得 75% 的总生存率，且耐受性良好。北京协和医院报道对耐药患者采用氟尿嘧啶脱氧核苷（FUDR）为主的联合化疗方案，也可获得满意的临床治疗效果。

（2）手术治疗：经多疗程化疗，其他部位转移灶明显吸收的患者，如可疑子宫病灶耐药的患者，在更改化疗方案的同时进行手术治疗，以改善治疗效果。对于无生育要求者，以行子宫全切除术为宜；而对于年轻尚无子女者，可行保守性手术，切除子宫病灶，保留子宫。Lehman 等曾对 29 例子宫耐药病灶的患者进行了全子宫切除术，术后联合化疗后完全缓解率达 82%。Pisal 等也报道对 12 例 GTN 患者的子宫耐药病灶进行了全子宫切除术，其中 9 例获完全缓解，无效的患者通常是由于存在亚临床转移。由此说明，对耐药的 GTN 患者，采用化疗结合手术是一条可取的治疗途径。

（3）介入治疗：介入治疗学指在医学影像设备指导下，结合临床治疗学原理，通过导管等器材对疾病进行诊断治疗的一系列技术。近年来介入治疗发展很快。其中动脉栓塞以及动脉灌注化疗在治疗中均具有一定的应用价值。动脉灌注化疗可提高抗癌药物疗效，降低全身毒副反

应,其作用机制包括:①药物直接进入肿瘤供血动脉,局部浓度高,作用集中;②避免药物首先经肝、肾等组织而被破坏、排泄;③减少了药物与血浆蛋白结合而失效的概率。动脉灌注化疗适用于 GTN 的子宫耐药病灶以及肝耐药病灶等。杨秀玉等采用超选择性动脉插管持续灌注联合全身静脉用药治疗绒癌耐药患者取得了较好疗效。

(4)其他治疗:除了上述的治疗手段以外,近年来有关 GTN 的免疫治疗也在探索研究中。目前 PD-1 免疫疗法是比较热门的肿瘤治疗新方法,在部分肿瘤中已显示其临床价值。吕炳建等利用免疫组化技术检测了妊娠滋养细胞肿瘤中滋养细胞 PD-L1 的表达情况,结果发现所有 63 例绒癌、12 例 ETT 和 41 例 PSTT 组织中 PD-L1 强表达,提示与其他实体瘤一样,PD-1 免疫疗法可能也适用于滋养细胞肿瘤。

总之,滋养细胞肿瘤虽然已成为最早可以治愈的实体瘤之一。耐药病例是肿瘤治疗失败的主要原因。迄今尚无有效的治疗方法,因此,预防肿瘤耐药的发生至关重要。预防 GTN 耐药的发生应熟悉各种抗癌药物的特点,包括药物本身的生化物理特性,在体内的吸收、分布、代谢、排泄及其抗癌的作用机制;严格掌握用药的剂量和用药方法;合理联合用药,多途径用药;全面了解患者情况,制订合理的治疗方案。一旦发生耐药,则需根据患者的具体情况进行化疗方案的个体化选择,同时结合放射介入治疗与手术治疗。

(吕卫国　许君芬)

第四节　特殊类型滋养细胞肿瘤

一、胎盘部位滋养细胞肿瘤

胎盘部位滋养细胞肿瘤(placental site trophoblastic tumor, PSTT)是起源于胎盘种植部位中间型滋养细胞的一种特殊类型的滋养细胞肿瘤。临床罕见,对其生物学行为尚不明确,目前尚未建立完善的治疗体系。肿瘤进展缓慢,30%~50% 的患者出现转移,通常发生于肺部。

(一)发病特点

PSTT 临床罕见,英国 Sheffield 滋养细胞肿瘤中心从 1984 年到 2004 年的数据显示,PSTT 仅占妊娠滋养细胞疾病的 3.5%(17/489);英国 Charing Cross 医疗中心从 1975 年到 2001 年的数据显示,PSTT 也仅占妊娠滋养细胞疾病的 2%(34/1 685)。大多数患者继发于足月产,也可继发于流产、葡萄胎(文献报道继发于完全性葡萄胎者仅 5%~8%)。肿瘤进展缓慢,距前次妊娠时间短者 6 个月到最长 22 年不等,平均 18 个月左右。临床常见症状为闭经或不规则阴道流血。血清 hCG 测定多数阴性或轻度升高,而人胎盘催乳素(HPL)测定一般为轻度升高或阴性。

最近的研究认为子宫外转移发生率为 30%~50%,其最常见的转移部位为肺、盆腔和淋巴结,而肝、肾和中枢神经系统的转移相对较少见。多数文献报道 I 期未转移患者生存率近 100%,而有转移患者生存率 50%~60%。

(二)诊断和分期

1. 诊断　与其他滋养细胞肿瘤不同,PSTT 的症状、体征不典型,容易误诊。确诊靠组织学诊断。取材主要来自子宫切除标本,也有来自刮宫、宫腔镜等活组织检查的报道。典型的组织学变化为形态单一的单核(中间型)滋养细胞增生,成片状、条索状或单细胞穿插在平滑肌纤维之间,不破坏平滑肌组织结构,呈分离性的肌束间浸润。肿瘤细胞多边形、圆形或梭形,胞质较丰富,透亮或嗜酸性,可见少数瘤巨细胞。出血坏死较少,伴有纤维素样物质沉积。对于 PSTT 而言,血清肿瘤标志物 HPL 较血清 hCG 更敏感,对疾病诊断及肿瘤监测更有意义。超声检查是最常用的影像学检查,最好采用经阴道彩色多普勒超声。二维超声图像为子宫不同程度增大,宫腔内无妊娠囊,子宫肌层内可见多个囊性结构或蜂窝状低回声区或类似于子宫肌瘤的低回声,或腔内见光点紊乱区。彩色多普勒超声可见肌壁间蜂窝状暗区内血流丰富、呈"火球征"肿瘤病灶内低阻力型血流频谱。磁共振成像可显示病灶部位呈匍行的血管扩张和血流增加,是一个有价值的辅助诊断方法。

2. 分期　FIGO 妇科肿瘤委员会于 2002 年颁布了的 GTN 临床分期可用于 PSTT 的分期,但其预后评分系统并不适合 PSTT。影响 PSTT 预后最主要的因素为子宫外转移和距前次妊娠时间大于等于 48 个月,其余的不良预后因素还包括:

年龄≥40 岁、肿瘤体积较大、肌层浸润深度 >1/2、肿瘤坏死、有丝分裂指数 >5 个 /10HPF。

（三）处理

因为 PSTT 临床罕见，治疗方法的选择只能依靠仅有的文献报道的积累。手术是首选治疗，有高危因素的患者联合化疗，放疗较少应用。

手术是首选治疗手段，原则上切除一切病灶，手术范围为全子宫及双附件切除术。年轻妇女若病灶局限于子宫、卵巢外观正常可保留卵巢。对子宫外转移的患者，手术范围包括经腹子宫切除及尽可能地子宫外转移灶切除，术后联合化疗。肿瘤细胞减灭具有重要意义，理想的肿瘤细胞减灭能改善肿瘤的预后。

PSTT 绝大多数发生于生育期年龄，因此有部分患者迫切希望保留生育功能。由于保留生育功能治疗尚缺乏大样本临床资料支持，故目前对其适应证、方法及预后等均尚未达成共识。保留生育功能治疗仅在充分知情同意的前提下，对年轻、渴望生育、低危且病灶局限患者实施，若随访过程中持续性子宫病灶和 hCG 水平异常，则应考虑行子宫切除术。保留生育功能治疗的方法有刮宫、子宫局部病灶切除 + 子宫重建术、化疗后经腹子宫局部病灶切除、宫腔镜下病灶切除 + 化疗和子宫动脉药物灌注 + 栓塞治疗等。但各种方法目前均限于个例报道，其安全性尚有待证实，具体实施时必须十分谨慎。1996 年，Leiserowitz 等报道了一个行子宫病灶切除 + 子宫重建术的 25 岁患者在术后数年足月妊娠并剖宫产分娩的案例。Machtinger 等对一名患者进行了宫腔镜下病灶切除，并在术后给予 3 个疗程化疗，2005 年文献报道时该患者已无瘤生存 29 个月。北京协和医院报道了 6 例保留生育功能的 PSTT 患者，其均获得了完全缓解，随访时间为 10～104 个月，随访期内均恢复正常月经、未见明显复发征象，其中一例患者足月分娩一健康活婴。在行保留生育功能手术前，超声、磁共振成像、数字减影血管造影等影像学检查均有助于病灶定位和手术方式的选择。因有病灶区血管扩张者刮宫时有发生难以控制大出血的报道，则应避免行刮宫术。

以往认为 PSTT 对化疗不敏感，但陆续有对转移性 PSTT 进行子宫切除联合化疗治疗后长期无瘤生存的病例报道，也有 I 期患者为了保留生育功能而仅采用化疗的个例报道，因此对化疗在 PSTT 中的作用进行重新评价。现认为联合化疗是转移性 PSTT 初次治疗的一部分，而对有手术无法切除的残余病灶尤为重要。由于距末次妊娠 2 年以上或核分裂大于 5/10HPF 的 I 期患者单独手术后有较高的复发率，建议有上述高危因素的 I 期患者手术后也应给予化疗。

化疗方案主要有 EMA-CO 和 EMA-EP。有报道在 EMA-CO 治疗后复发病例改用 EMA-EP 后获完全缓解并长期存活的报道，因而不少学者认为 EMA-EP 在治疗转移性 PSTT 时优于 EMA-CO。对手术联合 EMA-EP 化疗后复发或进展的患者尽可能再次手术予病灶切除，然后给予其他联合化疗方案如 BEP、VIP 或 PC（卡铂、紫杉醇），但未见有长期存活的报道。有报道 4 例手术联合 EMA-EP 化疗后复发或进展的患者，其中 3 例患者分别在诊断后第 13、30、33 个月死于疾病，1 例随访 20 个月仍带瘤生存。

（四）随访

治疗后应随访，随访内容同 GTN。尽管大部分 PSTT 患者血 hCG 阴性或轻度升高，但目前多数学者建议通过血 hCG 水平的测定来监测治疗的疗效和疾病是否复发。磁共振成像（MRI）对 PSTT 病灶的监测具有较高的敏感性，因此在 PSTT 的随访中 MRI 具有一定的重要性。

二、上皮样滋养细胞肿瘤

上皮样滋养细胞肿瘤（epithelioid trophoblastic tumor，ETT）是一种罕见的滋养细胞肿瘤，在所有 GTN 中所占比例不到 2%。以往被称为非典型绒毛膜癌、多发性中间滋养细胞结节等。由于 ETT 临床罕见，迄今仅有 100 余例的文献报道，因此目前对其生物学行为的认识很不充分。研究表明 ETT 起源于绒毛膜型中间型滋养细胞，但其发病机制至今仍不清楚。对 ETT 分子遗传起源的研究表明，ETT 的肿瘤组织中含有可能来自父源的新等位基因和 Y 染色体基因位点，而肿瘤周围的正常组织内未见上述成分，提示 ETT 来源于妊娠，而并非患者自身。

（一）临床特征

ETT 多见于育龄期妇女，绝经后罕见。发病年龄多数在 15～48 岁之间（平均 36 岁）。可继发于足月产、流产、葡萄胎和绒癌，距前次妊娠时间在 1～18 年之间。ETT 好发于宫颈部及子宫下段，有少数患者可仅发现子宫外转移灶，部位包括阴道、输卵管、阔韧带、肺、肝脏等。异常阴道流血是 ETT 最常见的临床表现。此外，ETT 患者的血 hCG 水平几乎都有升高，但大多低于 2 500IU/L；而高水平的血 hCG 往往提示较大的肿瘤体积和较高的肿瘤分裂能力。

（二）诊断

由于 ETT 临床少见，症状不典型，故临床诊断及鉴别诊断较困难。ETT 较之绒癌 hCG 水平升高不明显，但目前临床仍主要依靠监测血清 hCG 的水平来评价 ETT 的治疗效果。CT 是临床常用的检查手段，虽然盆腔 CT 可发现肿块，但 ETT 在 CT 图像上缺乏特异性表现。肿块内坏死组织中的钙化灶往往体积较小，也难以在 CT 图像上有所表现。MRI 亦可发现子宫占位，但由于 ETT 未包含如纤维组织等信号特殊的成分，因此难以与其他子宫内肿瘤鉴别。超声在 ETT 的诊断中起重要作用，有研究表明 ETT 在超声中可表现为边界清晰的肿块，周围伴有多普勒信号，且该信号不随疾病的进展或缓解而变化，提示此信号为 ETT 本质性特征。PET/CT 虽对于 ETT 患者诊断及临床分期意义不大，但是对于高危患者仍有一定的价值。ETT 患者镜下可见中等大小的肿瘤细胞片状、巢状、条索状排列，呈结节样生长、地图样坏死。巢团中心及肿瘤细胞周围有特异性嗜酸透明样物质沉积。细胞内有中等量的嗜酸性颗粒物质，细胞核清晰，可见核仁。ETT 细胞核异性程度一般较低，但在少数病例中发现肿瘤细胞较大，细胞核异型性明显且深染（表 33-4）。免疫组织化学结果：细胞角蛋白（cytokeratin，AE_1/AE_3/CK18）、人类白细胞抗原 G（human leukocyte antigen G，HLA-G）、P63、细胞周期蛋白 E（cyclin E）、上皮细胞膜抗原（epithelial membrane antigen，EMA）、抑制素 A（inhibin A）、上皮性钙黏附蛋白（E-cadherin）、表皮生长因子受体（epidermal growth factor receptor，EGFR）呈阳性。人绒毛膜促性腺激素（human chorionic gonadotropin，hCG）、人胎盘催乳素（human placental lactogen，HPL）及胎盘碱性磷酸酶（placental alkaline phosphatase，PLAP）呈局灶阳性。

表 33-4　ETT 的组织病理学特征

大体特征	1. 病灶位于宫颈（约 50%），位于宫体（约 50%），宫外（少见）
	2. 边界清楚，大小常在 0.5～5cm 的结节
	3. 囊实性，切面呈棕褐色，可见出血
	4. 侵犯宫颈或子宫肌层较深
镜下特征	1. 结节样，呈外生性生长
	2. 单核中间滋养细胞
	3. 中量细粒状苍白或嗜酸性细胞质
	4. 肿瘤细胞呈巢状、索状实性肿块
	5. 肿瘤细胞团周边可见坏死及透明样基质
	6. 肿瘤坏死呈地图样
	7. 肿瘤组织中微小脉管旁可见透明样坏死
	8. 相邻的宫颈基质或子宫内膜细胞退化
	9. 宫颈上皮细胞被肿瘤细胞取代

（三）鉴别诊断

同为来自妊娠滋养细胞肿瘤，ETT 应与绒毛膜癌及 PSTT 相鉴别。绒毛膜癌镜下可见细胞滋养细胞和合体滋养细胞排列成巢状或条索状，肿瘤细胞异型性明显，核分裂象易见；肿瘤内无间质和血管，肿瘤组织和周围正常组织有明显出血坏死；免疫组化 hCG 呈强阳性，P63 及 HPL 呈阴性。PSTT 由单一增生的胎盘中间滋养叶细胞组成，呈浸润生长。镜下肿瘤细胞形态单一，体积稍大于滋养细胞，呈浅红色，胞质丰富，边界清晰，多为单核，一般呈条索状、片状或岛屿状排列；免疫组化 hCG 呈阳性，HPL 呈弥漫阳性，P63 阴性。

病灶位于子宫下段或子宫颈的 ETT 需要与子宫颈鳞状细胞癌及上皮样平滑肌瘤等相鉴别。子宫颈鳞状细胞癌镜下肿瘤浸润生长，呈不规则巢状或条索状，细胞间可见细胞间桥、角化珠等鳞癌标志性特征；hCG 及 HPL 阴性表达。上皮样平滑肌瘤镜下可见肿瘤细胞弥散分布，黏液样变性，部分区域可见玻璃样变，间质含有丰富血管，细胞大小一致，呈上皮样，可见明显胞质空泡，无核分裂象；免疫组化雌激素受体（estrogen receptor，ER）、孕激素受体（progesterone receptor，RR）、平滑肌肌动蛋白（smooth muscle actin，SMA）呈阳性，而细胞角蛋白（cytokeratin，AE_1/AE_3）、抑制素 A（inhibin A）阴性。

（四）治疗

由于 ETT 的发病率极低，目前治疗尚缺乏统一的规范，通常认为对于病变较局限的 ETT 患者，手术是治疗的主要手段。患者一经确诊，应及时行子宫切除及淋巴结切除术，年轻患者可保留双侧附件。对病变局限于子宫、有强烈生育要求、血清 hCG 水平经反复刮宫转阴且能密切随访的患者，可以行刮宫或局部病灶切除术以保留子宫。但若血清 hCG 不能迅速下降，仍需行子宫切除术。对于子宫外的孤立病灶，可考虑手术切除，血清 hCG 通常在病灶切除后降至正常水平。

化疗在 ETT 治疗中的价值尚不确定，有研究显示 ETT 对 GTN 常规的化疗方案并不敏感。迄今为止，其化疗指征并不明确，通常建议具有高危因素或存在远隔转移的患者行辅助化疗。化疗方案尚未达成共识，文献报道有 EMA-EP、EMA-CO、EMA＋博来霉素、MTX 等，但疗效欠佳。也有文献报道表明手术联合化疗与单独手术相比，并不能增加患者获益。因此 ETT 患者化疗指征的把握以及化疗方案的确定需积累更多的病例。

（五）预后

总体而言，多数学者认为其预后良好，生物学行为倾向于良性表现，浸润性小于绒毛膜癌，而与 PSTT 极为相似。有研究认为，发病时间距末次妊娠时间大于 2 年，浸润深度，坏死组织占肿瘤比例，高倍镜下核分裂象大于 6/10 等为 ETT 的高危因素。但迄今为止报道病例数量有限，缺乏大样本长期随访的研究，缺少对其生物学行为的清晰阐述。

（六）随访

按照 GTN 方式随访，第 1 次在出院后 3 个月，然后每 6 个月 1 次至 3 年，此后每年 1 次直至 5 年。随访内容包括：血清 hCG 水平，月经是否规律，有无异常阴道流血，有无咳嗽、咯血及其他转移灶症状，并做妇科检查，必要时行超声、CT 等检查。

（吕卫国　许君芬）

参 考 文 献

[1] Alazzam M，Tidy J，Hancock BW，et al. First-line chemotherapy in low-risk gestational trophoblastic neoplasia. Cochrane Database Syst Rev，2016，6（1）：CD007102.

[2] Berkowitz RS，Goldstein DP. Gestational trophoblastic diesase// Berek JS.Berek & Novak's Gynecology. 15th ed. Philadelphia: Lippincott Williams & Wilkins，2012，1581-1603.

[3] Bolze PA，Riedl C，Massardier J，et al. Mortality rate of gestational trophoblastic neoplasia with a FIGO score of ≥13.Am J Obstet Gynecol，2016，214（3）：390.

[4] Braga A，Mora P，de Melo AC，et al. Challenges in the diagnosis and treatment of gestational trophoblastic neoplasia worldwide. World J Clin Oncol，2019，10（2）：28-37.

[5] Davis MR，Howitt BE，Quade BJ，et al. Epithelioid trophoblastic tumor: A single institution case series at the New England Trophoblastic Disease Center. Gynecol Oncol，2015，137（3）：456-461.

[6] Eysbouts YK，Massuger LFAG，IntHout J，et al. The added value of hysterectomy in the management of gestational trophoblastic neoplasia. Gynecol Oncol，2017，145（3）：536-542.

[7] Feng F，Xiang Y，Wan X，et al. Salvage combination chemotherapy with floxuridine，dactinomycin，etoposide，and vincristine（FAEV）for patients with relapsed/chemoresistant gestational trophoblastic neoplasia. Ann Oncol，2011，22（7）：1588-1594.

[8] Frijsteina M，Lok CAR，Short D，et al. The results of treatment with high-dose chemotherapy and peripheral stem cell support for gestational trophoblastic neoplasia. Eur J Cancer，2019，109：162-171.

[9] Horowitz NS，Goldstein DP，Berkowitz RS. Placental site trophoblastic tumors and epithelioid trophoblastic tumors: Biology，natural history，and treatment modalities. Gynecol Oncol，2017，144（1）：208-214.

[10] Kurman RJ，Carcangiu ML，Herrington CS，et al. WHO Classification of Tumours of Female Reproductive Organs. Lyon: IARC Press，2014，156-167.

[11] Lawrie TA，Alazzam M，Tidy J，et al. First-line chemotherapy in low-risk gestational trophoblastic neoplasia.

Cochrane Data-base Syst Rev，2016，6：CD007102.

[12] Lee YJ，Park JY，Kim DY，et al. Comparing and evaluating the efficacy of methotrexate and actinomycin D as first-line single chemotherapy agents in low risk gestational trophoblastic disease. J Gynecol Oncol，2017，28（2）：e8.

[13] Li X，Xu Y，Liu Y，et al. The management of hydatidiform mole with lung nodule: a retrospective analysis in 53 patients. J Gynecol Oncol，2019，30（2）：e16.

[14] Lu B，Teng X，Fu G，et al. Analysis of PD-L1 expression in trophoblastic tissues and tumors. Hum Pathol，2019，84：202-212.

[15] Mangili G，Cioffi R，Danese S，et al. Does methotrexate（MTX）dosing in a 8-day MTX/FA regimen for the treatment of low-risk gestational tropboblastic neoplasia affect outcomes? MITO-9 study. Gynecol Onco，2018，151（3）：449-452.

[16] Mu X，Song L，Li Q，et al. Comparison of pulsed actinomycin D and 5-day actinomycin D as first-line chemotherapy for low-risk gestational trophoblastic neoplasia. Int J Gynaecol Obstet，2018，143（2）：225-231.

[17] Ngan H，Seckl M，Berkowitz R，et al. Update on the diagnosis and management of gestational trophoblastic disease. Int J Gynecol Obstet，2018，143（suppl.2）：79-85.

[18] Ngan HY，Seckl MJ，Berkowitz RS，et al. FIGO Cancer report 2015: Update on the diagnosis and management of gestational trophoblastic disease. Int J Gynecol Obstet，2015，13（Suppl 2）：s123-s126.

[19] Park JW，Bae JW. Epithelioid Trophoblastic Tumor in a Postmenopausal Woman: A Case Report. J Menopausal Med，2016，22（1）：50-53.

[20] Qian XQ，Chen LL，Li BH，et al. Long-term outcome of patients with persistent low-level elevation of human chorionicgonadotrophin. J Obstet Gynaecol Res，2016，42（6）：694-700.

[21] Qin J，Ying W，Cheng X，et al. A Well-Circumscribed Border with Peripheral Doppler Signal in Sonographic Image Distinguishes Epithelioid Trophoblastic Tumor from Other Gestational Trophoblastic Neoplasms. PLoS One，2014，9（11）：e112618.

[22] Seckl M，Sebire N，Fisher R，et al. Gestational trophoblastic disease: ESMOClinical Practice Guidelines for diagnosis，treatment and follow-up. Ann Oncol，2013，24（Suppl 6）：vi39-vi50.

[23] Shen X，Xiang Y，Guo L，et al. Fertility-preserving treatment in young patients with placental site trophoblastic tumors. Int J Gynecol Cancer，2012，22（5）：869-874.

[24] Yang J，Xiang Y，Wan X，et al. Primary treatment of stage Ⅳ gestational trophoblastic neoplasia with floxuridine，dactinomycin，etoposide and vincristine（FAEV）: A report based on our 10-year clinical experiences. Gynecol Oncolo，2016，143（1）：68-72.

[25] Yarandi F，Mousavi A，Abbaslu F，et al. Five-Day Intravascular Methotrexate Versus Biweekly Actinomycin-D in the Treatment of Low-Risk Gestational Trophoblastic Neoplasia: A Clinical Randomized Trial. Int J Gynecol Cancer，2016，26（5）：971-976.

[26] Zhang X，Lv W，Lv B. Epithelioid Trophoblastic Tumor An Outcome-Based Literature Review of 78 Reported Cases. Int J Gynecol Cancer，2013，23（7）：1334-1338.

[27] Zhang X，Zhou C，Yu M，et al. Coexisting epithelioid trophoblastic tumor and placental site trophoblastic tumor of the uterus following a term pregnancy: report of a case and review of literature. Int J Clin Exp Pathol，2015，8（6）：7254-7259.

[28] 钱学茜，万小云. 持续性低水平 HCG 升高的诊治. 现代妇产科进展，2011，20（1）：3-4.

[29] 沈涛，陈丽莉，秦佳乐，等. EMA/CO 方案治疗极高危滋养细胞肿瘤 24 例临床分析. 中华妇产科杂志，2018，53（6）：371-376.

[30] 向阳，宋鸿钊滋养细胞肿瘤学. 3 版. 北京：人民卫生出版社，2011.

[31] 谢幸，孔北华，段涛. 妇产科学. 9 版. 北京：人民卫生出版社，2018.

[32] 朱婷婷，鹿欣. 宫腔镜和腹腔镜在妊娠滋养细胞肿瘤诊治中的应用. 国际妇产科学杂志，2017，44（1）：31-34.

第三十四章　妇科急腹症

第一节　腹腔内出血性妇科急腹症

妇科腹腔内出血性疾病在妇科急诊患者多见，因起病急、病程凶险，常会危及患者生命，临床上常见的主要包括异位妊娠流产或破裂，卵巢破裂（包括卵巢破裂、卵巢巧克力囊肿破裂、卵巢肿瘤破裂）、出血性输卵管炎等。

一、常见的腹腔内出血性妇科急腹症及其诊断要点

（一）异位妊娠流产或破裂

异位妊娠流产或破裂是妇科急腹症中发病最急、病情进展最快的疾病之一。生育年龄的妇女，一段时间内一侧下腹部隐痛或者酸胀感，后突发下腹一侧撕裂样疼痛，伴恶心、呕吐、晕厥等表现，疼痛可由下腹部扩散至全腹、伴肩胛部或胸部疼痛，患者可伴有停经或阴道不规则出血等病史。出血较多时可出现失血性休克的征象。腹部查体：腹部稍膨隆，一侧下腹部有明显压痛及反跳痛，轻度肌紧张，腹腔内出血多时叩诊移动性浊音阳性。双合诊：阴道后穹隆饱满，宫颈举痛明显，常有子宫漂浮感，子宫可稍大、质软，子宫一侧可触及肿块、边界不清晰、触痛明显。阴道后穹隆穿刺可抽出暗红色不凝血。尿或血 hCG 化验阳性。超声发现宫腔内无妊娠囊，而附件区可见不均质包块及盆腹腔游离液性暗区，可诊断为异位妊娠破裂或流产。对临床难以明确诊断的异位妊娠，可利用腹腔镜进行辅助诊断和治疗。

（二）卵巢破裂

指由各种原因（如卵泡、黄体、卵巢巧克力囊肿及卵巢肿瘤）引起卵巢表皮破溃，导致卵巢肿瘤内液体外溢或卵泡膜血管破裂，不能迅速止血而导致的腹腔内出血。

1. 卵巢破裂　包括卵泡破裂、黄体或黄体囊肿破裂。已婚、未婚妇女均可发生，以生育年龄最为多见。卵巢破裂因缺乏典型的临床症状，容易被误诊为异位妊娠、阑尾炎、卵巢肿瘤蒂扭转及盆腔炎等疾病。鉴别的关键点在于破裂时间与月经周期的关系，若月经周期规则，卵泡破裂多发生于月经周期的第 10～18 天的成熟卵泡，黄体破裂多发生于月经前 7～10 天的黄体期。临床上一般无明显月经不规则或停经史，通常不会伴有阴道不规则流血；起病急骤，患者常以无诱因的急性下腹痛为主要症状，发病早期腹痛局限在一侧下腹，之后疼痛可蔓延至全腹、并向肩背部放射，轻者短时间内可缓解，重者全腹痛明显并渐变为持续性下腹坠痛，腹腔内出血多时可出现恶心、呕吐、肛门坠胀感及失血性休克的征象。腹部查体：下腹部有压痛、反跳痛，以患侧明显，轻度肌紧张，腹腔内出血多时叩诊移动性浊音阳性。双合诊：宫颈有举痛，腹腔内出血多时后穹隆饱满，子宫正常大小，子宫一侧有时可触及增大的卵巢并伴压痛。超声可见病变侧卵巢增大，外形不规则。尿或血 hCG 化验阴性可作为与异位妊娠的鉴别点之一。腹腔镜往往能明确诊断及治疗。

2. 卵巢巧克力囊肿破裂　随着子宫内膜异位症发病率逐年上升，卵巢巧克力囊肿破裂在临床上日趋多见。患者多有痛经及卵巢肿块病史，由于月经期前后卵巢巧克力囊肿囊腔内出血，致囊内压急剧升高、破裂，故发病多见于黄体后期或月经期。多数患者无明显失调或停经史，也无阴道流血，突然出现一侧下腹剧痛，继而波及全腹，持续加重，伴恶心、呕吐，部分若破裂累及囊壁血管还可合并腹腔内出血及失血性休克的征象。腹部查体：腹膜刺激征明显，下腹压痛、反跳痛及肌紧张阳性，多数出血量小可无明显移动性

浊音。双合诊：宫颈举痛阳性，盆腔内可扪及界限不清包块，常与子宫紧贴、固定、压痛明显；部分行后穹隆穿刺可抽出咖啡色混浊液。超声可见盆腔厚壁囊肿、囊内可见细小的絮状光点，或见分隔状。尿或血 hCG 化验阴性，伴有 CA125 的升高。

3. 卵巢肿瘤破裂　约 3% 的卵巢肿瘤会发生自发性破裂。自发性破裂提示肿瘤生长迅速、囊壁血供不足，以恶性肿瘤浸润性生长为多见。患者有或无盆腔包块史，突然出现下腹疼痛，症状的轻重与肿瘤破裂口大小、肿瘤内容物的性质及流入腹腔量的多少有关。小囊肿或破口小，则症状轻；大囊肿或成熟囊性畸胎瘤破裂，恶性肿瘤溃破致癌组织及坏死组织大量涌出时，腹痛剧烈，并可伴恶心、呕吐；若供应肿瘤的血管破裂，可有失血性休克及腹腔内出血征象。腹部及双合诊查体的特点：腹膜刺激征明显，宫颈举痛阳性，出血多时伴移动性浊音阳性及后穹隆饱满，宫旁压痛明显、原有肿块缩小或消失。后穹隆穿刺可抽出囊液或暗红色的不凝血。超声提示宫旁原有肿块缩小或消失，肿块边界不规则。尿或血 hCG 化验阴性。

（三）出血性输卵管炎

当病原体侵入输卵管黏膜后，黏膜血管扩张、淤血、肿胀，白细胞大量侵入，黏膜极度充血，可出现含大量红细胞的血性渗出液，称为出血性输卵管炎；出血性输卵管炎是输卵管炎的一种特殊类型，多以急性腹痛和腹腔内出血为主要临床特征，临床发病率低、误诊率高。主要表现为腹痛始于一侧下腹部向全腹蔓延，呈持续性疼痛，伴恶心、呕吐、肛门坠胀感，部分患者可伴有阴道流血，严重者出现心悸、晕厥等失血性休克征象。腹部查体：下腹压痛、反跳痛阳性，严重者移动性浊音阳性。双合诊：宫颈抬举痛阳性，后穹隆触痛阳性，附件区增厚或触及包块、触痛阳性。实验室检测：白细胞和中性粒细胞升高，尿或血 hCG 化验阴性。后穹隆穿刺抽出淡红色、血水样液体或暗红色的不凝血。因其与异位妊娠、急性阑尾炎、卵巢破裂的临床表现相似，往往容易被误诊。

二、腹腔内出血性妇科急腹症都要手术治疗吗？——期待疗法与药物治疗

临床观察已证实一些早期异位妊娠患者可以通过输卵管妊娠流产或吸收自然消退。保守观察适用于：

1. 病情稳定，无明显症状或症状轻微。
2. 异位妊娠包块直径小于 3cm，无胎心搏动，腹腔内无出血或出血 <100ml。
3. 血 β-hCG 小于 1 000IU/L 且呈下降趋势者。治疗期间应密切观察临床表现、生命体征，连续测定血 β-hCG、红细胞比容、超声。血 β-hCG 是检测滋养细胞消退的一个很好的指标，如连续 2 次血 β-hCG 不降或升高，不宜继续观察，需立即处理。个别病例血 β-hCG 很低时仍可能破裂，需警惕。

药物保守治疗适用于有生育要求的年轻妇女，特别是对侧输卵管已切除或有明显病变者。决定采取这种治疗时应具备以下条件：

1. 患者生病体征平稳，无明显腹腔内出血。
2. 输卵管妊娠包块 <4cm。
3. 血 β-hCG<2 000IU/L。
4. 肝功能正常，红细胞、白细胞及血小板正常。目前应用甲氨蝶呤（MTX）治疗已得到广泛的认可。MTX 是一种叶酸拮抗剂，抑制细胞内四氢叶酸和叶酸衍生物的生成，可抑制滋养叶细胞 DNA 合成、细胞复制和细胞生长。MTX 可肌内注射和病灶局部注射。近年来应用米非司酮与 MTX 或中药联合治疗异位妊娠的研究，也取得良好的临床效果。

卵巢破裂，轻者可卧床休息，严密观察，必要时应用止血药，并可服用活血化瘀、攻坚破积为主的中药；病情危急，腹腔内出血过多伴有失血性休克征象者，应积极手术治疗。

卵巢巧克力囊肿破裂或卵巢肿瘤破裂，一经确诊应立即手术治疗，以免延误病情造成不良后果。

出血性输卵管炎以抗炎、止血为主，选用药物敏感的抗生素控制感染，但腹腔内出血量多或不能排除异位妊娠时，则考虑手术治疗。

三、腹腔镜在妇科腹腔内出血治疗中的应用

腹腔镜技术将使原来 10～20cm 的手术切口缩小到几毫米的小开孔，大大减少了手术给患者带来的创伤和瘢痕，腹腔镜是电子显示系统及高科技手术器械与传统外科手术相结合的前沿技术。

腹腔镜手术对腹、盆腔脏器干扰少，术后康复快，缩短住院时间，且腹腔镜具有放大功能，能发现腹、盆腔微小病灶，对妇科急症的诊断和治疗具有明显优势，近些年腹腔镜技术在妇科疾病领域快速普及，使腹腔镜在妇科急诊手术中正在逐步取代常规开腹手术。

治疗异位妊娠是腹腔镜在妇科手术中进行得最早、最成熟的手术之一。以往认为，异位妊娠破裂大出血是腹腔镜手术的相对禁忌证，但近年来国内外不少学者认为，在有丰富的手术经验及良好设备的前提下，异位妊娠破裂大出血患者仍可安全地接受腹腔镜手术。对于要求保留生育功能的年轻患者，输卵管妊娠腹腔镜下输卵管造口术具有创伤小、术后恢复快的优势；腹腔镜直视下异位妊娠病灶注入 MTX 或行宫角切除术，为治疗输卵管间质部妊娠开辟了新途径。

对于卵巢巧克力囊肿破裂，由于常常伴有盆腔粘连，解剖结构不清，手术难度大，易引起周围器官如输尿管或肠管的损伤，故要遵循微创的原则，仔细操作，尽量使用低功率的能量器械进行止血或者进行卵巢缝合，从而达到去除病灶、保护卵巢功能、防止术后粘连、促进生育的目的。

（孙宇辉　郑建华）

第二节　医源性妇科急腹症

一、计划生育手术引起子宫穿孔、脏器损伤的临床分析

计划生育手术大部分在盲视或小切口操作，手术具有一定难度，一些手术并发症可产生严重后果。放置与取出宫内节育器、负压吸宫术、钳刮术、清宫术等均可引起子宫和邻近脏器损伤，导致急腹症。

子宫损伤分为：子宫不全性损伤（子宫肌层损伤而子宫浆膜层完整，形成子宫肌壁间血肿）和子宫完全性损伤（子宫肌层及浆膜层均损伤）。子宫完全性损伤可分为单纯性子宫损伤和复杂性子宫损伤。前者指手术器械穿出子宫浆膜层、但未造成严重不良后果；后者包括较大、多处子宫损伤或合并盆腹腔内出血、阔韧带血肿、膀胱损伤或肠管损伤等。

（一）原因

1. 受术者有以下高危因素易发生子宫损伤

（1）子宫较小、较软：如哺乳期和绝经前后的子宫，雌激素水平低，子宫肌层薄，子宫柔软，宫颈管狭窄使手术操作困难。

（2）存在子宫瘢痕者：如剖宫产术后、较大肌壁间或黏膜下肌瘤剥除术后。

（3）子宫复旧不良者：足月分娩后 3 个月内、近期有引产史或连续多次人工流产术。

（4）生殖道畸形：如阴道横隔、双子宫等畸形。阴道横隔等生殖道发育畸形导致宫颈暴露困难，宫颈宫腔方向扭曲，导致手术器械难以进入宫腔。双子宫畸形两个子宫内侧壁均相对薄而软，更易损伤。

（5）子宫位置高度倾曲或因粘连使子宫相对固定：多因前次手术造成子宫与腹壁粘连，手术器械不易进入宫腔。

2. 施术者原因

（1）施术者技术不熟练，未按流程查体、探查宫腔走行及深度；操作粗暴，手术器械进入宫腔速度过快、过深。

（2）子宫位置检查错误，易发生子宫峡部穿孔；子宫大小检查错误，易发生子宫角部穿孔。

（3）施术者经验不足，未能及时发现单纯性子宫损伤，继续手术操作可导致复杂性子宫损伤及邻近脏器损伤。

（二）诊断

1. 单纯性子宫损伤的诊断

（1）单纯性子宫损伤常无临床症状或仅有轻度下腹痛。术者在操作中有"落空感"或"无底感"，手术器械进入宫腔深度超过探针探测的宫腔深度。

（2）术者用吸管进行负压吸引时，感到空荡而滑，吸不出宫腔内容物，甚至无出血，应警惕吸管穿孔在宫腔外操作，如不及时停止操作可造成其他脏器（膀胱、肠管、大网膜）的损伤。

（3）手术操作中感到器械进入宫腔方向与原妇科检查子宫位置有误。

以上为子宫损伤预警信号，需再次妇科检查及探针探查宫腔予以确诊或超声协助诊断。

2. 复杂性子宫损伤的诊断

（1）下腹部剧烈疼痛，并出现腹腔内出血或

明显的腹膜刺激征。腹腔内出血较多，可出现移动性浊音阳性、失血性休克的征象。

（2）当出现阔韧带血肿时，妇科检查发现子宫偏向一侧，另一侧可触及包块，局部压痛明显。

（3）当合并肠管损伤时，除腹痛外常伴有进行性腹胀，腹部叩诊可发现肝浊音界消失，腹部 X 光透视膈下可见游离气体可协助诊断。

（4）合并膀胱损伤时可吸出淡黄色尿液，留置尿管出现血尿。

（5）吸出或夹钳出异常组织，如：脂肪组织、大网膜组织或肠管组织等。

（三）处理

1. 单纯性子宫损伤的处理

（1）确诊后立即停止手术操作，注意观察血压、脉搏、腹痛变化及腹部体征，严密观察有无活动性出血，特别是腹腔内出血。

（2）在严密观察下采用保守治疗：给予缩宫素和抗生素。

（3）宫腔内妊娠组织尚未吸出或未清除完全，如生命体征稳定，在术后保守治疗观察 1 周后，由有经验医师避开穿孔处再次操作，建议在超声监视下进行；如宫腔内容物未清除导致子宫活动性出血较多，建议在超声监视下由有经验的医生尝试完成清宫术，同时应做好剖腹探查或者腹腔镜探查的手术准备。

2. 复杂性子宫损伤处理

（1）立即进行腹腔镜或剖腹探查术，应根据穿孔部位、大小、有无感染决定手术方式。一般进行子宫修补术。如胚胎及妊娠组织尚未清除干净，避免在破口处进行吸引及刮宫，可在腹腔镜监视下经阴道宫腔手术清除宫腔内残留组织。

（2）术中全面探查肠管、膀胱、大网膜、附件等邻近脏器，发现损伤及时修补，必要时请外科医师协助处理。

（3）子宫损伤严重、多处损伤、不能控制的感染，同时结合患者年龄、生育要求，必要时行子宫切除术。

（四）预防

1. 严格遵守手术操作规程，术前查清子宫大小、位置、软硬度、有无畸形，对过度倾屈的子宫，尽可能纠正到中位。

2. 手术操作要轻柔、仔细，特别是对具有高危因素的个体更要慎重，宜在超声监视下进行。

3. 子宫颈口过紧时，术前可给予药物软化宫颈，术中一定要先扩张宫口至满意。

4. 绝经期妇女若宫颈条件差，取环术前 1 周补充少量雌激素，改善宫颈条件。

5. 确定子宫穿孔后，严禁任何器械再反复通过子宫壁的穿孔部位，特别是严禁用取环器反复钩取节育器。

二、与辅助生殖技术相伴随的妇科急腹症

近年来，随着辅助生殖技术的普及和超促排卵药物的普遍使用，卵巢过度刺激综合征（ovarian hyperstimulation syndrome，OHSS）的发生呈上升趋势。OHSS 是由于患者对外源性促性腺激素高反应而造成，发生于排卵后黄体阶段或妊娠早期的一种医源性并发症。OHSS 确切的发病机制尚不清楚，有研究认为年轻、体重指数较低、多囊卵巢综合征、高血清抗米勒管激素（anti-Müllerian hormone，AMH）、高雌二醇峰值、多个卵泡发育及获卵数目多均与疾病的发生相关。

（一）诊断要点

OHSS 的特征表现为毛细血管通透性明显增加，导致体液从血管内向第三体腔转移，腹水、胸水形成，继而造成血液浓缩，低血容量，电解质紊乱，肝、肾功能受损，还可引起凝血功能障碍、卵巢或附件扭转等。

临床症状通常始于腹胀，继之胃纳差、恶心、呕吐、腹痛、腹泻、少尿，甚至无尿。体检发现体重快速增加，临床腹水征或胸水征。超声显示卵巢囊性增大和明显腹水。实验室检查发现血液浓缩，电解质紊乱，肝、肾功能异常等。

（二）治疗

OHSS 是一种自限性疾病，若没有妊娠，病程约 14 天。轻、中度患者一般不需特殊处理，但需要严密随访，而重度患者应住院治疗。

1. **监护内容**　嘱患者卧床休息，避免剧烈运动，防止卵巢发生破裂或扭转。每天记录液体出入量及腹围、体重。及时复查血常规、C- 反应蛋白、电解质、肝功、肾功及凝血功能。检查有无胸腔积液，必要时行血气分析。

2. **支持治疗**　鼓励患者多饮水，高蛋白饮

食。维持体液外渗期的血容量和及早纠正低血容量，是预防各种循环障碍并发症的关键。依病情使用白蛋白、6%羟乙基淀粉或血浆代制品扩容。少尿时多巴胺静滴用以扩张肾静脉和增加肾血流量。

3. 腹水的处理 张力性腹水患者虽经扩容，但效果不佳仍持续少尿，腹胀难忍，不能平卧，此时最好的治疗方法为超声定位腹腔穿刺放腹水治疗，腹压下降后可迅速增加肾血流量，使尿量增多。要改变传统的每次放腹水量控制在 2 000～3 000ml 的常规方法，而是尽量放净腹腔内腹水，直至引流管中无液体流出为止。有研究报道腹腔穿刺留置术或合并胸水的患者给予胸腹腔置管定期引流，临床观察取得了良好的治疗效果，但这些方法在临床广泛应用还需大样本临床观察，同时也受到人员设备等的一定限制。

4. 适当给予抗生素预防穿刺后感染或腹水后自发性腹膜炎的发生。

5. 严重患者果断终止妊娠。

6. 卵巢扭转的处理 不规则增大的卵巢各极重量差异，明显腹水使局部空间增大，如果加上不恰当的突然动作，有可能导致卵巢扭转或附件扭转。经阴道取卵后出现严重的一侧下腹部疼痛而其他原因不能解释时，应考虑卵巢扭转的可能。妇科检查在病变侧多可触及增大的卵巢，伴有压痛，腹膜刺激征明显。多普勒超声检查显示扭转的卵巢根部有无血流存在对选择治疗方法有重要意义。当多普勒提示患侧卵巢血流减少，考虑卵巢不完全扭转时，可在住院密切观察下屈腿卧床休息，定期复查彩色多普勒，有时不全扭转的卵巢可自行复位，腹痛随即缓解。若腹痛无好转，多普勒提示卵巢血流明显减少或无血流，不能排除卵巢完全蒂扭转时，应急诊手术，根据术中情况尽可能保留正常卵巢组织。

（三）预防

由于目前缺乏针对性强的有效治疗方法，预防远较治疗更为重要。

1. 充分认识 OHSS 的高危因素，在促排卵前全面评估，对于年轻、瘦小、多囊卵巢综合征、过敏体质的患者给予足够重视，促性腺激素低剂量启动，血清雌二醇联合超声严密监测卵巢反应，及时调整促性腺激素用量。采用个性化促排卵方案能够有效预防和减少 OHSS 的发生。

2. 减少促发卵母细胞成熟的 hCG 用量，或不注射 hCG，直接取卵，准备未成熟卵母细胞体外培养。

3. 取卵手术时尽量吸空所有卵泡，减少雌二醇分泌。

4. 预防性应用白蛋白或血浆代用品。

5. 黄体期不用 hCG，加用孕酮支持黄体功能。

6. 滑行疗法 患者出现明显的 OHSS 倾向，继续每日应用 GnRH-a，停止使用促性腺激素 1 至数天，再使用 hCG，文献报道可减少重度 OHSS 发生。但滑行方法使妊娠率降低（尤其滑行＞3 天），卵子质量、子宫内膜容受性是否发生改变也存在争议。

7. 单侧卵巢提前抽吸 于注射 hCG 后 10～12 小时，先抽吸一侧卵巢，36 小时后再行另一侧卵巢取卵，可减少 OHSS 的发生。

8. 冻存所有胚胎，取消新鲜周期胚胎移植。

（郑建华　孙宇辉）

第三节　蒂　扭　转

一、蒂扭转——一个表现多样化和广泛化的妇科疾病

蒂扭转是妇科常见急腹症，最常见于卵巢囊肿蒂扭转，其次是附件急慢性炎症后形成输卵管卵巢囊肿、输卵管积水等的蒂扭转、输卵管囊肿蒂扭转、子宫浆膜下带蒂肌瘤蒂扭转。

卵巢肿瘤的特性决定了蒂扭转的病理和年龄的特点：右侧卵巢靠近回盲部，由于肠管蠕动及活动的空间较大，因此较左侧卵巢更容易发生蒂扭转；任何卵巢肿瘤的病理类型（良性或恶性）都可发生蒂扭转，但良性卵巢肿瘤更为多见（尤其为卵巢畸胎瘤）；卵巢肿瘤扭转可分为不全扭转和完全扭转，当扭转没达到 360° 称为不全扭转，腹痛不明显且多可以自然复位，当扭转超过 360° 称为完全扭转，多不能自然复位；卵巢扭转发病年龄从青春期前至绝经期女性，80% 的病例发生在 50 岁以下的女性，妊娠期由于卵巢随子宫增大，逐渐进入腹腔，活动空间增大，因此当妊娠合并卵巢囊肿时可发生卵巢囊肿蒂扭转。

二、蒂扭转治疗——风险与机遇并存

早在 1946 年，Way 提出急性蒂扭转的保守性治疗，但是在很长一段时间内治疗上采用开腹后不复位扭转附件，而是直接进行附件切除术，目的是避免潜在的静脉血栓栓塞的并发症。Zweizig 等比较了腹式激进和保守术式的术后栓塞并发症，发现两者在统计学上无显著性差异，但如何判断附件的活性还需要进一步的研究。术前影像学的检查可以提示卵巢病理学特征的有无，有助于医生初步判断扭转组织的生物活性从而决定是否保留卵巢。一般认为蒂扭转首先导致静脉和淋巴管的梗阻，经过一段时间后，会殃及卵巢动脉的血液供给，从而导致卵巢梗死。但 Oelsner 回顾性研究了 102 例卵巢肿瘤蒂扭转的病例，患者术中均行卵巢复位，67 例行卵巢囊肿剥除，34 例囊肿囊液吸引术，1 例行囊肿剥除及卵巢固定术，研究认为完全的动脉梗死并不常见，其认为尽管附件看上去类似坏死，附件缺血或出血的原因是由于静脉和淋巴的阻滞而并非坏死，因此在其临床观察中无一例患者切除附件，其研究认为尽管缺血时间延长，表面上受损严重的卵巢仍然有较好的结局，数据表明约 90% 扭转复位后的卵巢恢复排卵功能。McGovern PG 等回顾性研究 309 例卵巢肿瘤蒂扭转行复位术的患者，统计研究表明发生栓塞的概率为 0.12%，认为栓塞的发生与手术本身无关。

由于腹腔镜的长足发展及其优势，目前腹腔镜正在逐步取代传统的开腹手术。由于蒂扭转的发病年龄及病理，决定了其治疗策略的不同选择。卵巢蒂扭转对青春期少女及年轻女性的未来生育能力有着不可逆的影响。当年轻女性下腹痛并且超声提示盆腔包块时，推荐尽早进行腹腔镜探查为早期诊断和治疗提供可能。就蒂扭转本身而言，时间因素（从就诊到最后的诊断和治疗）是影响治疗效果的唯一重要的可变因素。因此，一旦怀疑蒂扭转，应立即进行诊断性腹腔镜探查，手术中行扭转复位，如卵巢能恢复正常血供，可考虑保留患侧卵巢。除了出现卵巢扭转缺血性坏死表现外，手术行扭转复位或切除部分卵巢是保留生育功能的操作，如卵巢的功能可以被保留应尽量避免行患侧附件切除术。对于已经行一侧附件切除术的患者，如果术中发现患侧轻度扭转，可将扭转复位后行卵巢固定术。

Mathevet 等认为妊娠期卵巢蒂扭转在治疗时，除了广泛粘连和止血困难外，任何时期都可以进行腹腔镜手术，与传统手术相比，腹腔镜手术缩短住院时间、减少术后并发症、降低母儿的发病率。

绝经期患者不考虑保留卵巢功能，因此发生蒂扭转通常行双侧附件切除术并且行术中冰冻病理检查确定肿瘤性质。进行腹腔镜手术时应将切除的标本放在取物袋中，避免将瘤体或瘤液播散腹腔。绝经期患者发生的蒂扭转较非绝经期患者更易发生坏死，因此可能会影响术中冰冻病理对恶性肿瘤的诊断。

三、容易被误诊的妇科急腹症——蒂扭转

其一，由于内、外科医师对蒂扭转没有充分的认识，在排除了异位妊娠引起的腹痛后往往首先考虑最常见的内外科疾病，如急性阑尾炎、急性胃肠炎等，导致误诊、延误治疗的最佳时机；其二，由于对基本的病史采集不详细，对女性患者没有常规询问月经史、生育史等妇科情况，漏掉了重要的诊断资料；其三，在实际工作中过分依赖影像学检查，没有进行常规的妇科查体导致漏诊和误诊。临床上因输卵管积水扭转未能早期诊断，最终行患侧附件切除术的病例也屡见不鲜。

对女性下腹疼痛的患者，在询问病史后应常规请妇科会诊，排除妇科急腹症，有时随着疾病的不断发展，隐匿的症状逐渐明显，必要时需反复会诊才能确定诊断，因此需密切观察病情的变化。住院医生应详细询问病史，特别是月经及生育史，了解腹痛发病的特点及与月经的关系，掌握好腹部及妇科专科查体的要领，查体要全面、仔细。本节重点强调蒂扭转的重要性主要是帮助临床医生提高诊断的正确性，避免不可弥补的后果：包括卵巢组织的缺失和卵巢功能的丧失。

（孙宇辉　郑建华）

第四节　剖宫产瘢痕妊娠

剖宫产瘢痕妊娠即剖宫产切口部妊娠（cesarean scar pregnancy，CSP）指受精卵着床于既往剖宫产瘢痕处的异位妊娠，仅限于早孕期（≤12 周）；

如在孕早期未能及时终止妊娠可发展侵入性胎盘、前置胎盘、凶险性前置胎盘等严重产科并发症，导致子宫破裂甚至孕产妇死亡。剖宫产瘢痕妊娠的具体发病机制不清，研究认为可能与剖宫产切口部位愈合不良及受精卵因某种原因未能在宫腔内种植相关。剖宫产瘢痕妊娠出现症状可早至妊娠5~6周，出现停经后不规律阴道流血、轻微下腹痛等，因症状常不明显，容易与先兆流产、稽留流产、不全流产等相混淆。如在妊娠早期未能及时诊断及治疗，随着妊娠的进展，可出现突发下腹痛、阴道大量流血、晕厥和失血性休克的征象，当出现腹腔内出血表现时提示有子宫破裂可能。

剖宫产瘢痕妊娠的诊断主要是根据病史、血β-hCG测定及超声检查。剖宫产瘢痕妊娠如误诊为宫内妊娠而给予药物流产或人工流产，因子宫瘢痕处局部肌层薄弱、收缩力差、不能有效控制出血而引发阴道大出血、刮宫术中子宫破裂、周围器官损伤，严重者导致切除子宫，如处理不当可危及患者生命。

目前根据超声检查将剖宫产瘢痕妊娠分为3型：Ⅰ型，妊娠囊部分位于瘢痕处，部分或大部分位于子宫腔内，少数甚至达宫底部。妊娠囊与膀胱间子宫肌层变薄，厚度≥3mm。彩色多普勒血流成像（CDFI），瘢痕处见滋养层血流信号（低阻血流）；Ⅱ型，妊娠囊部分位于瘢痕处，部分或大部分位于子宫腔内，少数甚至达宫底部。妊娠囊与膀胱间子宫肌层变薄，厚度<3mm。CDFI，瘢痕处见滋养层血流信号（低阻血流）；Ⅲ型，妊娠囊着床子宫前壁瘢痕处，向膀胱方向外凸。妊娠囊与膀胱间子宫肌层变薄，厚度<3mm。CDFI，瘢痕处见滋养层血流信号（低阻血流），Ⅲ型中还有1种特殊的包块型，位于子宫下段瘢痕处的混合回声（呈囊实性）包块，有时呈类实性，包块向膀胱方向隆起，包块与膀胱间子宫肌层明显变薄、甚至缺失。CDFI，包块周边见较丰富的血流信号，可为低阻血流，少数也可仅见少许血流信号、或无血流信号。

剖宫产瘢痕妊娠的治疗原则为早期明确诊断，及时终止妊娠。需根据患者症状、孕周、临床类型等，选择个体化治疗方案。药物保守治疗可选用甲氨蝶呤（MTX）全身用药、局部用药、全身与局部联合用药等方案；适用于孕周小、血

β-hCG低、生命体征平稳，无MTX药物禁忌证的患者。单纯清宫术对于治疗剖宫产瘢痕妊娠的治疗成功率较低，甚至可造成严重子宫出血、子宫破裂，近年来大量研究在术前应用新鲜明胶海绵颗粒行双侧子宫动脉或髂内动脉前干栓塞术，尽量在栓塞后72小时完成清宫术，取得了良好的治疗效果；术式包括：超声监视下清宫手术、宫腔镜下剖宫产瘢痕妊娠物清除术、剖宫产瘢痕妊娠物清除术及子宫瘢痕修补术。当保守性药物、微创手术治疗失败，可疑子宫破裂、先兆子宫破裂时，需考虑开腹或腹腔镜下病灶切除术，不仅可切除瘢痕处妊娠物，还可以清除与宫腔相连的腔隙或窦道，减少再次出现剖宫产瘢痕妊娠的风险；对于无生育要求或在大出血等危及患者生命的紧急情况下，可行全子宫切除术。

近年来，随着剖宫产率的逐渐增加，作为剖宫产术后远期严重并发症之一的剖宫产瘢痕妊娠发病率也逐渐增加。对于有生育要求的妇女，建议治愈后半年以上再次妊娠，并告知再次发生剖宫产瘢痕妊娠的可能；对于无生育要求的妇女，建议使用长期有效的避孕方式避免再次剖宫产瘢痕妊娠的发生。

（孙宇辉　郑建华）

第五节　子宫内膜异位症与化学性盆腔腹膜炎——容易误诊的妇科急腹症

子宫内膜异位症（简称内异症）在生育年龄妇女中发病率在10%~15%，且呈逐年上升趋势。大样本统计研究表明，内异症的发生与社会经济地位有一定的相关性，在美国的一项调查显示，内异症在白种人的发病率明显高于黑种人，因此有人亦称之为"富贵病"。

一、卵巢子宫内膜异位囊肿破裂——化学性腹膜炎

近年来，随着人们对内异症疾病认识的不断深入和影像学诊断技术的不断进步，内异症的早期诊断率不断升高，但临床上仍易将卵巢子宫内膜异位囊肿（卵巢巧克力囊肿）破裂与黄体破裂、异位妊娠破裂、卵巢囊肿蒂扭转、急性盆腔炎、急

性阑尾炎、急性胃肠炎等相混淆。卵巢巧克力囊肿的囊壁脆而缺乏弹性，囊壁内的异位内膜组织随着卵巢激素水平变化出现周期性出血，囊肿内压力不断增高。当破裂孔较小时往往无明显临床症状或因症状较轻而被患者忽视；当受到外力作用时（如用力加腹压、性生活、腹部外伤等），短时间内大量的黏稠巧克力样囊液溢入腹腔、刺激腹膜，形成化学性腹膜炎，患者会出现一系列的腹膜刺激征。临床表现为：

1. 突发下腹部疼痛迅速扩散至全腹，伴有恶心、呕吐及肛门坠胀感。

2. 随后出现发热及白细胞升高；合并明显内出血时可伴贫血改变。

3. 血 CA125 异常升高。

4. **腹部查体**　全腹压痛、反跳痛、肌紧张阳性，以下腹部为著，随着病情的发展出现肠管胀气、肠鸣音减弱；妇科检查：子宫的一侧或双侧附件区可触及活动性差的张力低的囊性包块或盆腔有触痛性结节。

5. **后穹隆穿刺**　抽出黏稠咖啡色液体可以协助诊断，内异症容易造成直肠子宫陷凹粘连，因此临床上穿刺的阳性率并不高。

6. **超声提示**　子宫侧方或后方囊性或混合性包块，内有密集细小光点可协助诊断。

Uharcek P 等报道的一例 53 岁患者，急腹症行腹腔镜探查术，术前行 CA125 测定大于 100IU/ml、D- 二聚体提示纤溶亢进，术中诊断为一侧卵巢子宫内膜异位囊肿破裂，术中行患侧附件切除术，术后监测 CA125 及 D- 二聚体明显下降，提示卵巢子宫内膜异位囊肿破裂可诱发血液凝聚改变，监测该项指标可能有助于疾病的诊断。通常卵巢子宫内膜异位囊肿患者血清中 CA125 会升高，但很少超过 100IU/ml，但是出现破裂、恶变等情况时 CA125 会异常升高。Fujiwara H 等报道监测一例卵巢子宫内膜异位囊肿破裂患者凝血项变化，提出当卵巢子宫内膜异位囊肿破裂，囊肿内的纤维蛋白降解产物进入腹腔，引起炎症反应的同时诱发凝血变化。

二、容易被误诊的妇科急腹症——卵巢子宫内膜异位囊肿破裂

卵巢子宫内膜异位症破裂通常不会引起大量腹腔内出血，主要以内容物引起的化学性腹膜炎症状为主，因此容易与外科的急性阑尾炎相混淆，临床上以急性阑尾炎行剖腹探查术，术中诊断为卵巢子宫内膜异位囊肿破裂的情况亦有发生。急性阑尾炎穿孔和卵巢子宫内膜异位囊肿破裂均发生腹痛、发热、腹膜刺激征、尿妊娠试验阴性、白细胞升高、无明显腹腔内出血。由于对病史询问不够详细，尤其对于月经史的询问不够详细，既往痛经的病史没有得到足够的重视，在排除异位妊娠后往往不再考虑妇科急腹症的可能。因此对于下腹痛的女性患者必要的妇科查体和妇科超声等辅助检查，对于疾病的诊断和鉴别诊断是必不可少的。对于疾病的诊断一方面是对疾病发生、发展的正确认识，另一方面也需要不断在临床工作中积累经验、教训，要善于总结。

卵巢巧克力囊肿破裂早期一旦确诊应考虑及时手术治疗；但如果囊肿破口较小、破裂时间超过 48 小时、腹膜刺激征不明显、临床症状体征改善等情况，应首先考虑保守治疗。随着破裂时间的延长，病灶局部组织充血水肿逐渐加重，组织的脆性增加，病灶本身存在与周围组织的粘连，手术难度加大，病灶不容易彻底切除，容易造成周围脏器的损伤（包括直肠、膀胱的损伤）。手术方式可以根据实际情况选择腹腔镜手术或开腹手术，同时结合患者的年龄、症状和生育要求，以及内异症的部位、分期和病灶的活动性等决定手术的方式和范围，手术分为：保守性手术（保留生育功能）、半根治性手术（保留卵巢功能）、根治性手术。Loh FH 等 1998 年报道一例妊娠期卵巢子宫内膜异位囊肿破裂的病例，成功行腹腔镜下卵巢囊肿剥除术，术后患者足月顺产一名健康女婴。因为妊娠期本身对子宫内膜异位症病程发展具有改善的效果，所以对于妊娠期卵巢子宫内膜异位囊肿破裂的相关研究报道较少。

虽然卵巢子宫内膜异位囊肿破裂的发生占内异症总体发病率的 10%，但是由于其容易与妇科其他急腹症、内外科急腹症相混淆，因此很久以来没有得到足够的认识，误诊率较高，其引起的化学性腹膜炎如不能及时得到治疗，将引起盆腹腔广泛粘连的进一步加重，继发不孕和肠梗阻的发病率增加，为今后的治疗带来困难，因此作为妇产科急腹症一定要引起广大医生的重视。

（孙宇辉　郑建华）

参 考 文 献

[1] Uharcek P, Mlyncek M, Ravinger J. Elevation of serum CA 125 and D-dimer levels associated with rupture of ovarian endometrioma. Int J Biol Markers, 2007, 22 (3): 203-205.

[2] Fujiwara H, Kosaka K, Hamanishi S, et al. Acute elevation of plasma D-dimer levels associated with rupture of an ovarian endometriotic cyst: Case report. Hum Reprod, 2003, 18 (2): 338-341.

[3] Loh H, Chua P, Khalil R, et al. Case report of ruptured endometriotic cyst in pregnancy treated by laparoscopic ovarian cystectomy. Singapore Med J, 1998, 39 (8): 368-369.

[4] Hung FY, Wang PT, Weng SL, et al. Placenta Percreta Presenting as a Pinhole Uterine Rupture and Acute Abdomen. Taiwan J Obstet Gynecol, 2010, 49 (1): 115-116.

[5] 王世阆. 卵巢疾病. 北京：人民卫生出版社, 2004.

[6] Zweizig S, Perron J, Grubb D, et al. Conservative management of adnexal torsion. Am J Obstet Gynecol, 1993, 168 (6 Pt 1): 1791-1795.

[7] Oelsner G, Cohen B. Minimal surgery for the twisted ischaemic adnexa can preserve ovarian function. Hum Reprod, 2003, 18 (12): 2599-2602.

[8] Rody A, Jackisch C, Klockenbusch W, et al. The conservative management of adnexal torsion—a case-report and review of the literature. Eur J Obstet Gynecol Reprod Biol, 2002, 101 (1): 83-86.

[9] McGovern G, Noah R, Koenigsberg R, et al. Adnexal torsion and pulmonary embolism: case report and review of the literature. Obstet Gynecol Surv, 1999, 54 (9): 601-608.

[10] Chapron C, Capella-Allouc S, Dubuisson B. Treatment of adnexal torsion using operative laparoscopy. Hum Reprod, 1996, 11 (5): 998-1003.

[11] Mathevet P, Nessah K, Dargent D, et al. Laparoscopic management of adnexal masses in pregnancy: a case series. Eur J Obstet Gynecol Reprod Biol, 2003, 108 (2): 217-222.

[12] Eitan R, Galoyan N. The risk of malignancy in postmenopausal women presenting with adnexal torsion. Gynecol Oncol, 2007, 106 (1): 211-214.

[13] Jurkovic D, Hillaby K, Woelfer B, et al. First-trimester diagnosis and management of pregnancies implanted into the lower uterine segment Cesarean section scar. Ultrasound Obstet Gynecol, 2003, 21 (3): 220-227.

[14] Fylstra DL. Ectopic pregnancy within a cesarean scar: A review. Am J Obstet Gynecol, 2002, 187 (2): 302-304.

[15] 向阳. 关于剖宫产瘢痕妊娠的分型与治疗方法的选择. 中国妇产科临床杂志, 2012, 13 (6): 401-404.

[16] 金力, 陈蔚琳, 周应芳. 剖宫产术后子宫瘢痕妊娠诊治专家共识 (2016). 全科医学临床与教育, 2017, 1 (15): 5-9.

[17] Fylstra DL. Ectopic pregnancy within a cesarean scar: A review. Am J Obstet Gynecol, 2002, 187 (2): 302-304.

[18] Habek D, Premuzić M, Cerkez Habek J. Syndrome of acute abdomen in gynaecology and obstetrics. Acta Med Croatica, 2006, 60 (3): 227-235.

[19] Sivanesaratnam V. The acute abdomen and the obstetrician. Baillieres Best Pract Res Clin Obstet Gynaecol, 2000, 14 (1): 89-102.

[20] Bottomley C, Bourne T. Diagnosis and management of ovarian cyst accidents. Best Pract Res Clin Obstet Gynaecol, 2009, 23 (5): 711-724.

[21] Joseph J, Irvine M. Ovarian ectopic pregnancy: aetiology, diagnosis, and challenges in surgical management. J Obstet Gynaecol, 2012, 32 (5): 472-474.

[22] Craig B, Khan S. Expectant management of ectopic pregnancy. Clin Obstet Gynecol, 2012, 55 (2): 461-470.

[23] Jurkovic D, Hillaby K, Woelfer B, et al. First-trimester diagnosis and management of pregnancies implanted into the lower uterine segment Cesarean section scar. Ultrasound Obstet Gynecol, 2003, 21 (3): 220-227.

第三十五章　生殖内分泌疾病

第一节　多囊卵巢综合征的发病机制及长期管理

多囊卵巢综合征（polycystic ovary syndrome，PCOS）是一种常见女性内分泌及代谢异常所致的病理状态，是慢性无排卵的主要原因。根据美国卫生研究院（NIH）标准，其患病率为 6%～10%，根据更广泛的鹿特丹标准则高达 15%。我国汉族社区育龄女性患病率为 5.61%。PCOS 的临床表现不一，但通常包括稀发排卵/无排卵、高雄激素血症（临床性或生化性）以及卵巢多囊样改变。

一、多囊卵巢综合征的发病机制

PCOS 的病因尚不明确，其表现形式多样，至今尚未完全阐明。除了研究较多的遗传因素外，在青春期或更早发病的 PCOS 可能还与环境、青春期发育亢进等因素有关。青春期前与 PCOS 相关的因素有：

1. 基因、环境、情绪。

2. 胎儿起源（宫内营养不良或营养过剩，宫内高雄激素环境）。

3. 早发肥胖。

4. 月经初潮提早或肾上腺皮质功能早现。

以上因素作用点主要在胰岛素抵抗为主的代谢异常和高雄激素血症为主的内分泌异常。

（一）遗传因素

目前认为 PCOS 是一种遗传与环境共同作用的疾病，其病因学尚不清楚，表型各不相同。美国、欧洲和亚洲正在进行一些单独针对 PCOS 的全基因组关联的研究，并且已发现一些有趣或令人困惑的新候选基因。我国陈子江教授牵头的对多中心大样本 PCOS 和对照组女性全基因组关联分析显示，PCOS 可能与胰岛素信号通路、性激素

功能和 2 型糖尿病的相关基因有关，此外，还可能与钙信号通路及细胞内吞作用的相关基因有关，这为发现 PCOS 的生物学机制提供了新的视野和方向。

（二）高雄激素血症的形成机制

有确切证据表明 PCOS 患者卵巢的卵泡膜细胞可持续分泌过多雄激素，但也有研究提示 PCOS 患者同时还存在肾上腺性雄激素合成异常。许多与 PCOS 相关的因素同时也与交感神经活动增多相关。卵巢的交感神经活动增强可通过刺激雄激素的分泌来促进 PCOS 形成。神经生长因子（NGF）是交感神经活动一个明显标志物，最近有研究显示，PCOS 患者卵巢 NGF 明显升高，有实验数据提示卵巢 NGF 过度产生是造成多囊卵巢形态学改变的一个原因。低频率电刺激和运动（两者均被证明可调节交感神经活动）可降低体内循环中高水平的性激素前体、雌二醇、雄激素和雄激素结合球蛋白代谢水平，改善 PCOS 患者月经规律性，打破雄激素过多的恶性循环。这个发现起码可以部分解释低频电刺激和运动对 PCOS 女性的益处。

（三）卵泡闭锁的机制

研究发现，雄激素可能促进卵泡闭锁，停止发育，导致无排卵及多囊性卵巢的出现；而胰岛素导致 LH 受体的过早获得又可能会使卵泡过早黄体化。研究发现，PCOS 患者抗米勒管激素（AMH）水平升高，且无排卵的 PCOS 患者较排卵的 PCOS 患者明显，最近的数据显示那些 AMH 水平下降的患者对诱导排卵的应答最好。这些研究提示，过高 AMH 可能有抑制卵泡发育的作用。Kit 配基（KL）是一个卵巢内细胞因子，其在动物模型中对卵泡发育具有多方面促进作用，有研究显示多囊卵巢（PCOS）中卵母细胞发育异常、卵泡增多和间质密度增厚、卵泡膜增厚以及内膜细

胞雄激素合成增加,这些生物过程紊乱好发于伴高雄激素血症,尤其是无排卵的 PCOS 患者。因此,KL 可能在多囊卵巢的形成过程中起重要作用。

(四)卵巢形态的决定因素——促性腺激素的影响

PCOS 中存在从增加的卵泡池向优势卵泡选择过程的丢失,这可能与甾体激素合成增加、雄激素过多、高胰岛素血症及生长分化因子 9(GDF9)缺乏有关,但卵泡刺激素(FSH)不应性可能是关键。腹腔镜下卵巢打孔术后,有反应的患者会出现 FSH 水平反应性快速上升。因此,2～5mm 大小卵泡池对卵泡闭锁似乎有独立而重要的促进作用。卵巢内适当的促性腺激素活性对女性和 PCOS 患者具有恢复卵泡发育和排卵的作用,而 PCOS 患者不适当的促性腺激素分泌是造成卵巢形态改变的主要决定因素,尽管该说法目前仍存在争议。

(五)发育起源学说

关于 PCOS 的胎儿期睾酮过多模型显示,成年雌性或雄性恒河猴均可存在代谢缺陷。用睾酮处理母猴,可导致其出现轻度到中度的糖耐量异常,即宫内暴露于过多雄激素可能导致出生后代谢紊乱,这可以用来解释宫内暴露于过多雄激素的雌性和雄性后代均会在成年时出现代谢缺陷现象。宫内暴露过多睾酮的雌性后代亦显示出胎儿头围增长及出生后体重轻微增加,并且出现部分胎儿高血糖症和出生后高胰岛素。在暴露于过多雄激素的雌性新生儿中,高胰岛素血症可能与高雄激素血症在增加脂肪合成和肌肉蛋白质合成方面有协同作用,使得其胰岛素敏感组织质量增加,从而参与其成年后脂肪堆积和胰岛素抵抗的机制。母亲在妊娠期间伴有 PCOS 或代谢异常的青春期前女孩被发现伴有胰岛素抵抗,亦为 PCOS 表型的一种重要发育学说提供了证据。

(六)青春发育亢进学说

有学者通过比较 PCOS 病理生理与青春期生理变化的关系发现,两者有较多相似之处,存在着重叠现象。故认为 PCOS 可能是青春期的延续及扩大,因青春期启动异常与发育亢进而发病,称为青春期发育亢进现象,其中最主要的原因是青春期生理性胰岛素抵抗由于某种原因发展为病理性胰岛素抵抗和 / 或胰岛素抵抗持续到成年

期,成为 PCOS 发病的中心环节。较多研究认为代谢异常可能起源于围青春期,近年来多项研究显示,在部分人群中,肾上腺皮质功能出现提前与胰岛素抵抗有关,且可导致月经初潮后发生卵巢高雄激素风险增加,这种相关性在早产女孩中尤为显著。在卵巢的第二个生长时期,临近初潮前和青春期促性腺激素水平升高、生长激素(GH)增加、胰岛素样生长因子 1(IGF-1)和胰岛素活动,这些因素均对卵巢产生作用。有学者提出,部分女孩 PCOS 可能起源于青春期高胰岛素和 IGF-I 导致的 PCOS 改变,这种状况持续到青春期后发展成 PCOS。

(七)脂肪因子异常分泌

有研究显示,脂肪组织不仅是一个被动的能量储存器,还具有调节机体内分泌、能量代谢及炎症的内分泌作用。以脂肪因子为切入点研究相关内分泌因子异常与肥胖、胰岛素抵抗(IR)、代谢综合征(MBS)和 PCOS 的关系已成为当前热点。脂肪细胞分泌多种细胞因子,参与胰岛素抵抗的形成和发展,胰岛素抵抗与 PCOS 的肥胖又存在明显关联,脂肪细胞因子与胰岛素抵抗相互促进的恶性循环可能是 PCOS 发生发展的主要机制之一。PCOS 以生殖功能异常为基本特征,伴有免疫细胞、细胞因子的分泌及调节异常。对脂肪因子的深入研究可能可以为内脏型肥胖与全身低度炎症反应、IR、PCOS 及糖尿病、心血管疾病的发生发展提供新的视野,并可能把这些内分泌紊乱作为一个连续变化的统一整体来理解。

二、多囊卵巢综合征的长期管理

PCOS 患者多起病于青春期,而对 PCOS 代谢异常起源的研究,使我们发现 PCOS 不单纯是育龄妇女的疾病,而是可能从围青春期,甚至是胎儿期就开始发生发展的。出生前就雄性化的动物实验提示 PCOS 的某些激素变化可以出生时就存在,这提示在生命早期,PCOS 可能存在一些"易感因素"在青春期的生理变化和多因素作用中获得"活化"或"激化"而表现出典型的 PCOS。相关的代谢异常可以在早期至初潮前就表现出来。由于生理情况下下丘脑 - 垂体 - 性腺轴逐渐发育成熟即建立稳定的正反馈机制、最终建立排卵型月经周期往往在月经初潮 1～3 年后,PCOS

的卵巢功能异常往往也在此后才突显出来,在此之前,相关的代谢异常易被忽略。因此,PCOS是会持续影响妇女一生的疾病,对其及早诊断、评估和治疗管理尤为重要。

(一)多囊卵巢综合征筛查以及风险评估

1. 月经不规律和排卵功能障碍　在初潮后第1年青春过渡期发生月经不规律属于正常现象;初潮后1～3年,月经周期<21天或>45天为月经不规律;月经初潮后3年至围绝经期,月经周期<21天或>35天,或1年内少于8个月经周期为月经不规律;初潮1年后任何时间>90天的月经周期为月经不规律;年龄>15岁的原发性闭经,或者是有乳房发育后3年仍无月经来潮者。当出现以上描述的不规则的月经周期时,应考虑根据指南进行PCOS诊断的评估。

对于月经周期不规则的青少年,应考虑年龄阶段以及心理社会和文化因素方面问题,根据具体情况进行PCOS的评估和诊断。对于具有PCOS特征但不符合诊断标准的青少年,可将其列为考虑"高风险"人群,并在初潮后8年内(即完全性成熟时或之前)进行重新评估。"高风险"青少年包括在口服避孕药(COCP)开始使用之前具有PCOS特征的少女、长期具有PCOS临床表现的少女和在青春期体重明显增加的少女。

月经周期正常并不能完全排除排卵功能障碍,必要时可通过测量血清孕酮水平来确认是否有排卵。

2. 高雄激素血症(生化指标)　游离睾酮,游离雄激素指数或计算睾酮生物利用度可作为PCOS诊断中的高雄激素血症的生化指标。推荐应用高质量检测,如液相色谱-质谱(LCMS)和提取/色谱免疫检测,以最准确地评估PCOS的总睾酮或游离睾酮。如果总睾酮或游离睾酮水平正常,可考虑检测雄烯二酮和硫酸脱氢表雄酮(DHEAS)水平;但这对诊断PCOS所提供的辅助信息有限。受限于灵敏度、准确度和精确度,直接游离睾酮测定法(如放射性或酶联测定)不适用于评估PCOS高雄激素血症。由于激素避孕药物会影响性激素结合球蛋白水平,改变促性腺激素依赖性雄激素的生成,目前医学无法对正在使用激素避孕的女性进行可靠的高雄激素血症生化指标。如果对正在使用激素避孕女性进行高雄激

素血症评估很必要,建议在测量前停药至少3个月时间,此期间需要使用非激素方式避孕。

在缺乏雄激素过多临床表现时(特别是多毛症),高雄激素血症对PCOS诊断尤为重要。雄激素水平的解读需要具体实验室的参考范围指导,不同检测方法和实验室的范围差异很大。正常参考值应取自于健康对照群体的水平或通过考虑年龄和青春期特定阶段一般群体的大型聚类分析。当雄激素水平明显高于实验室参考范围时,需要考虑可能引起高雄激素血症的其他原因,如一些分泌雄激素的肿瘤可能仅引起高雄激素血症的生化指标轻度至中度增加。

3. 高雄激素临床特征　应对青春期少女或有严重痤疮或多毛症患者进行全面病史采集,并进行详细体格检查来评估临床高雄激素的症状和体征,包括痤疮、脱发和多毛症。临床医师应该意识到临床高雄激素血症可能对患者造成的潜在负面心理影响,无论临床症状是否严重,若患者表达了对过量毛发生长和/或脱发的不满,都应该被重视。

评估多毛症时,首选标准化视觉量表,例如改良的Ferriman Gallwey评分(mFG),根据不同的种族,≥4～6即可诊断多毛症(要注意识别患者是否已经自行治疗多毛症)。多毛症在不同种族之间的患病率相似,但是mFG确定多毛症的诊断与严重程度的截点值因种族而异,我国人群简便评分可取上唇、下腹部、大腿内侧3部分,≥2即可诊断多毛症。由于毳毛生长密度有着明显的种族差异,如果将毳毛与终毛混淆,可能导致多毛症的过度诊断。应仅将终毛作为多毛症的诊断依据,包括:未治疗时长度>5mm,其形状与质地因人而异,切面通常为深色。Ludwig视觉评分是评估脱发程度和分布的首选。目前为止并无普及公认的视觉评分法来评估痤疮。

4. 超声和卵巢多囊样改变(PCOM)　月经初潮后8年内超声PCOM表现很常见,因为此阶段不适用此诊断特征。随着超声技术的发展,PCOM的检测标准应该不断被修改,应重新定义特定年龄的PCOM临界值。在性活跃并可接受经阴道超声检测的女性中,经阴道超声检查可作为PCOS诊断的首选。

使用频率带宽为8MHz的经阴道超声检测

PCOM 标准为：单侧卵巢卵泡数≥20 个，和 / 或单侧卵巢体积≥10ml，并且无黄体、囊肿或优势卵泡的存在。如使用较旧的超声检查技术，PCOM 标准可能为：单侧卵巢体积≥10ml。如患者已有月经周期紊乱和高雄激素血症表现，则超声检查不是 PCOS 诊断所必需的，但其仍有助于 PCOS 表型的鉴定。由于经腹部超声难以准确地评估卵泡数量，卵巢多囊样改变的阈值应以卵巢体积≥10ml 为主。

建议使用清晰的方案来报告超声检查的窦卵泡计数（AFC）和卵巢体积。报告标准的最低限度应包括：末次月经时间、超声换能器的频带宽、超声评估方式（经阴道 / 经腹部）、单侧卵巢中直径 2～9mm 的卵泡数量、单侧卵巢的三维径线及体积，若能报告子宫内膜的厚度和外观更佳，子宫内膜三线征的评估或许有助于子宫膜异常的筛查，其他卵巢改变包括：卵巢囊肿、黄体囊肿和直径≥10mm 的优势卵泡。

5. 抗米勒管激素检测　血清 AMH 水平尚不能单用来诊断 PCOS，也不能使用 AMH 检测取代其他诊断 PCOS 的指标。随着 AMH 检测方法的改进和规范，以及在不同年龄和种族人群中进行大规模验证以确认临界值，或许将来 AMH 会有助于评估 PCOM。

6. 种族差异　PCOS 临床表现存在种族差异，如高加索人的表型比较轻微；高加索女性的体重指数（BMI）较高（特别是在北美和澳大利亚）；多毛症在中东、西班牙裔和地中海女性表现更为严重；东南亚人和澳大利亚土著人的腹型肥胖、胰岛素抵抗、糖尿病、代谢异常风险和黑棘皮病患病率明显升高；东亚人的 BMI 较低，多毛症状较轻微；非洲人的 BMI 和代谢异常发生率较高。

7. 绝经期　绝经后倘若还有高雄激素血症的症状或高雄激素水平，可以考虑诊断 PCOS。如既往育龄期诊断为 PCOS，并伴有长期月经周期紊乱、高雄激素血症和 / 或 PCOM 病史的患者可考虑诊断为绝经后 PCOS。绝经后妇女出现新发、出现严重或恶化的高雄激素血症（包括多毛症），需要检查除外分泌雄激素的肿瘤和卵泡膜细胞增殖症。

8. 心血管疾病风险　所有 PCOS 患者都应该定期监测体重变化及是否超重，并且针对与可接受患者进行个体化监测，可以在每次访问时进行，或至少每月 1 次，持续 6～12 个月，监测频率由医师与患者本人协商决定。应测量体重、身高以便计算 BMI，在 BMI 理想情况下，也应该测量患者的腰围，并应考虑到以下因素：BMI 分类及腰围计算应遵循世界卫生组织的指导方针并考虑到种族差异及青少年差异；推荐对亚洲人种及有高风险种族群体进行腰围监测。

应对所有 PCOS 女性的个人及整体心血管疾病（CVD）风险进行评估，如筛查显示 CVD 风险因素（包括肥胖、吸烟、血脂异常、高血压、糖耐量受损、缺乏运动等），应考虑 PCOS 女性的 CVD 风险增加。超重或肥胖的 PCOS 女性，无论年龄大小，都应检测空腹血脂（胆固醇、低密度脂蛋白胆固醇、高密度脂蛋白胆固醇和甘油三酯）水平。此后，测量频率应基于是否存在高脂血症和整体心血管疾病风险。所有患有 PCOS 的女性都应该每年测量血压，或者根据整体 CVD 风险而增加筛查频率。目前关于 PCOS 女性的心血管疾病风险尚无高质量研究，但很确定的是 CVD 风险因素在 PCOS 患者中是增加的，应该定期对 PCOS 患者筛查这些危险因素。在决定风险评估的频率时还需要考虑到不同种族 CVD 风险的差异性。

9. 妊娠糖尿病、糖耐量异常和 2 型糖尿病　医疗专业人员及 PCOS 患者需意识到，无论年龄大小，PCOS 患者患妊娠糖尿病，糖耐量异常及 2 型糖尿病的风险均显著增加（亚洲 5 倍、美洲 4 倍、欧洲 3 倍），这些风险独立于肥胖之外，但会随肥胖存在而加剧。所有 PCOS 女性应有基础血糖水平评估，此后应该每隔 1～3 年评估 1 次，其频率取决于是否存在其他糖尿病危险因素。采用口服葡萄糖耐量试验（OGTT），空腹血糖测定或 HbA1c 测定来评估血糖状况。对于患有 PCOS 的高风险女性（包括 BMI > 25kg/m^2 或亚洲人 > 23kg/m^2、空腹血糖受损、糖耐量降低或妊娠糖尿病史、2 型糖尿病家族史、高血压或高危人群）建议使用 OGTT 筛查。由于 PCOS 患者患糖尿病及相关妊娠并发症风险高，在其计划妊娠或助孕治疗时均需进行 OGTT 试验。如未在孕前进行 OGTT 试验，则应在妊娠 20 周时提供 OGTT 检查，且所有 PCOS 患者都应在妊娠 24～28 周时接受 OGTT 试验。

10. 阻塞性睡眠呼吸暂停（OSA）　筛查目的仅为 PCOS 中 OSA 患者的识别以及对其相关症状的缓解，如打鼾、睡醒后没精神、白天嗜睡、潜在的疲劳所致的情绪障碍。在一般人群和 PCOS 患者中，治疗 OSA 并不能改善心血管代谢风险，故该筛查不应以此为目的。OSA 可以应用简单的筛查问卷，推荐使用柏林问卷，如果结果为阳性可以转诊至专科咨询。阳性筛查结果仅提示患 OSA 的可能性升高，但并不能量化症状亦没有治疗指征。如果 PCOS 患者同时具有 OSA 症状和阳性筛查结果，可以考虑转诊至专科医疗中心进行进一步评估。

11. 子宫内膜癌　医疗专业人士及 PCOS 患者应该意识到其子宫内膜癌的患病风险增加 2～6 倍，且常发生在绝经前；但子宫内膜癌的绝对风险仍然相对较低。对于 PCOS 患者或有 PCOS 病史的患者，其子宫内膜癌的筛查门槛较低。推荐子宫内膜持续增厚的患者，及具有子宫内膜癌高风险的患者（包括长期闭经、异常子宫出血或超重的患者）进行经阴道超声检查和 / 或子宫内膜活检，但不推荐 PCOS 患者常规筛查子宫内膜厚度。

子宫内膜增殖症和子宫内膜癌的最佳预防措施尚不明确。最可行的方法是对月经周期超过 90 天的患者进行 COCP 或孕激素治疗。

（二）情绪障碍的患病率、筛查和诊断评估

1. 生活质量　应了解 PCOS 对生活质量的不利影响，及时发现并优先考虑疾病症状及对患者生活质量的影响以改善治疗效果。PCOS 生活质量调查问卷（PCOSQ）或改良版的 PCOSQ 在临床上有助于突出最困扰患者的 PCOS 特征，并对患者最关注方面的治疗结果进行评估。

2. 抑郁和焦虑症状的筛查和治疗　应该意识到在成年 PCOS 患者中，中度至重度焦虑和抑郁症状的患病率很高，并且青少年的患病率可能会增加。对于所有确诊 PCOS 的青少年和成年女性都应定期进行焦虑和抑郁症状的筛查。如果这些症状和 / 或其他方面的情绪障碍的筛查结果为阳性，则需要根据当地的指南进一步的评估和 / 或转诊评估。如需治疗，则应根据区域临床实践指南提供 PCOS 心理治疗和 / 或药物治疗。

焦虑和抑郁症状的筛查最佳间隔尚不明确，可行方法是根据临床判断进行重复筛查，可将包括危险因素、合并症及生活事件纳入参考。对焦虑和 / 或抑郁症状的评估包括评估其危险因素、临床症状和严重程度。临床症状的筛查可以根据区域指南筛选症状，或逐步使用简单筛查症状方法进行筛查。在为 PCOS 患者提供焦虑和抑郁的药物治疗时，应同时考虑以下几点：需要谨慎使用抗抑郁药或抗焦虑药以避免不适当的治疗，当出现明确精神障碍或者自杀倾向时，需根据临床区域实践指南进行抑郁症或焦虑症的治疗，如使用加剧 PCOS 症状（包括体重增加）的药物时需要格外谨慎。为治疗 PCOS 而应用激素类药物时应同时考虑包括肥胖、不孕和多毛症在内的各种因素，因为这些可能独立地加剧抑郁和焦虑症状或情绪健康等方面的影响。

3. 性心理健康　应该意识到 PCOS 患者中性心理功能障碍患病率的增加，包括多毛症和体型，对 PCOS 患者性生活及情侣关系的影响。如怀疑有性心理功能障碍者，可以考虑使用女性性功能指标量表等工具评估。

4. 体态　应该意识到 PCOS 特点会对身体形态产生负面影响。负面的身体形象，可以根据区域指南或使用阶梯式方法进行筛查。

5. 进食障碍和不良饮食行为　应该意识到进食障碍和不良饮食行为在 PCOS 患者中的患病率明显增加。如果怀疑进食障碍和不良饮食行为，可依靠经过培训的医疗专业人士进行进一步评估、转诊和治疗，包括心理治疗。

6. 信息资源、医护模式、文化和语言考量　为 PCOS 女性所提供的信息和教育资源不但要质量高，而且应该为符合当地文化而量身定制。本着尊重、体谅的态度，提倡自我护理并注明同伴支持协会或组织。专业医疗保健人员的信息和教育资源应包括该疾病的诊断标准、适当的合并症筛查、有效的生活方式和药物治疗。以循证医学为基础提供关于 PCOS 全面的信息，包含有关 PCOS 生物心理社会等各层面信息。在提供文化及语言关怀时应考虑患者的信仰、文化和沟通偏好。在条件允许时，需要考虑 PCOS 患者的跨学科医疗保健。初级保健通常适用于诊断、筛查和协调跨学科医疗保健，并且需要以人为本，解决女性的首要忧虑事项，并与患者及其家人合作。对于 PCOS 诊治指南传播和翻译应采取多样式教育联动,更重要的是在国际上与利益相关方咨询并合作参与。

(三)健康的生活方式

1. 生活方式干预的有效性 健康的生活方式与行为应包括健康饮食和定期体育锻炼,并推荐所有 PCOS 患者达到和/或保持健康体重,并在不断优化激素水平、整体健康状况和生活质量。推荐对所有合并超重、向心性肥胖、胰岛素抵抗的 PCOS 患者进行生活方式干预(包括饮食、运动和行为治疗等多元化策略)。应设下具体可行的目标,如超重患者在 6 个月内体重减轻 5%～10% 会产生显著的临床效果并代表减重成功,对所有 PCOS 患者体重减轻及保持的不断监督及评估尤为重要。SMART(可测量性、可实现性、真实性及及时性)的目标设定和自我监督有助于实现现实生活的目标。同时需对心理因素如焦虑和抑郁症状、体型问题产生的焦虑、不良饮食行为进行干预,以优化生活方式。围绕健康生活方式的健康专业互动,包括饮食和锻炼,都需要尊重患者并以患者为中心,重视女性个性化的健康生活方式偏好、文化、社会经济地位和种族差异,并且需要考虑到个人敏感性、被边缘化和因体重所受到的偏见。在优化生活方式和体重时需要考虑到青少年和种族特定的 BMI 和腰围参考标准。即使在没有减重的情况下,健康的生活方式也可以有助于健康和生活质量的改善。健康的生活方式和理想的体重管理对 PCOS 患者及普通人群同样有效,所有医疗专业人士都有责任与 PCOS 患者合作,提倡健康生活以及体重管理,当出现复杂问题时需要转诊至经过培训的专职医疗人员。具有心血管疾病风险的 PCOS 种族更需要健康的生活方式和生活方式干预。

2. 行为疗法及策略 对 PCOS 患者生活方式的干预可以包括行为策略,如目标设定、自我监控、刺激控制、解决问题、自信训练、慢食、加强行为改变和预防不良行为复发,从而达到优化体重管理,健康的生活方式和情绪健康的目标。强调考虑全面的健康行为或认知行为干预,以增强 PCOS 女性健康生活方式的支持、参与、坚持和维护,从而改善 PCOS 女性的健康结局。

3. 饮食干预 建议对 PCOS 合并超重或肥胖的女性采用一般人群推荐的均衡的饮食方法来减少膳食能量的摄入并减重。建议所有 PCOS 患者都遵循一般人群的健康饮食原则。要求有减重需要的超重患者,能量摄入 <30% 或 500～750kcal/d(1 200～1 500kcal/d),同时需考虑到个人能量需求、体重和活动量。尚无明确证据表明,与非 PCOS 患者相比,PCOS 患者采用任何特定的能量等效饮食类型对体重管理干预有益。与一般人群相同,调整饮食习惯、改变食物偏好、允许灵活和个性化的方法减少能量摄入,避免过度限制和营养不均衡的饮食是十分重要的。

4. 运动干预 为防止体重增加和保持健康,应鼓励并建议以下措施:在 18～64 岁的成年人中,至少每周 150 分钟的中等强度运动,或 75 分钟的剧烈强度运动,或 2 个非连续日的两者等效组合运动(包括肌肉强度训练在内)。青少年中,每天至少进行 60 分钟中度至剧烈的体能运动,每周至少 3 次体能运动(包肌肉和骨骼的强化训练)。体能训练至少 10min/次或 1 000 步/次,目标为坚持每日运动至少 30 分钟。

应鼓励并建议以下适当的减肥方式,预防体重反弹和改进健康状态:2 个非连续日/周的体能训练,包括主要肌群的肌肉强化运动;至少 250min/周的中等强度运动或 150min/周的剧烈强度运动或两者的等效组合。尽量减少屏幕前久坐或坐着的时间。

体能活动包括休闲时间的体育运动、交通方式(如步行或骑自行车)、日常生活的家务劳动、职业工作、游戏、运动或有计划的体能锻炼。理想状态是 10 000 步/d,包括日常生活活动和 30 分钟的规划性体能活动或走 3 000 步。体能活动的规划/安排需要考虑女性和家庭惯例以及文化偏好。现实锻炼盈遵循 SMART(个体化的、可测量的、可实现的、及时的)标准,以 10 分钟为单位,每周逐渐增加 5% 的体能活动,最终达到建议锻炼的目标。自我监测,包括健身追踪装置和技术来计算步数和体能活动强度,可作为支持和促进积极生活方式的辅助手段,并尽量减少久坐不动的行为。

5. 肥胖和体重评估 应该意识到 PCOS 女性体重增加和肥胖的患病率较高,患有 PCOS 的女性对此十分关切,甚至影响了她们的健康和幸福感。预防体重增加和肥胖是明确且必须的。所有 PCOS 患者都应定期监测体重变化和体重超标。在评估体重时，应该考虑到患者因为体重所受到的偏见、负面身体形象和/或自卑感，并以尊重和体贴的态度进行评估。事先应向患者解释体重评估的目的和信息使用方式，同时应该提供患者询问的机会并取得她们的同意及了解她们对体重检测方法的喜好以便进行恰当的秤和尺度测量。应该向患者解释体重检测结果的含义，并且在患者情绪被影响时给予适当支持。预防体重增加，监测体重以及鼓励循证和社会文化适当的健康生活方式在 PCOS 中影响尤为重要，尤其是青春期。

（四）非生育药物治疗的适应证和多囊卵巢综合征的药物治疗原则

在推荐药物治疗时，考虑患者的个性、偏好和价值观非常重要。开药之前，应考虑并与患者讨论药物治疗对于 PCOS 患者及一般人群的益处、副作用和禁忌证。COCP、二甲双胍和其他药物治疗 PCOS 通常为非适应证用药。即便如此，这些非适应证用药大多有循证依据，并且在许多国家都允许。在允许的前提下，医疗专业人员应充分告知，并与患者讨论药物治疗的依据和相关副作用，解答患者的任何疑虑。

建议采用综合治疗，药物治疗联合健康生活方式指导和其他治疗（如美容治疗和辅导）。

1. 复方口服避孕药　对于患有 PCOS 的成年女性，应建议单独使用 COCP 来控制雄激素过多症和/或月经不规律。对于青少年 PCOS，建议仅使用 COCP 来治疗临床雄激素过多症和/或月经不规律。COCP 可以考虑用于治疗有 PCOS 高风险但尚未被诊断此病的青少年临床雄激素过多症和月经周期不规则。目前，PCOS 成人和青少年不推荐使用特定类型或剂量的孕激素、雌激素或 COCP 组合，并应按一般人群指南进行实践。由于包括静脉血栓栓塞风险在内的不良反应，同一般人群指南，35μg 乙炔雌二醇加醋酸环丙孕酮制剂不应被视为 PCOS 的一线用药。

在成人和青少年 PCOS 患者中使用 COCP 时，各种 COCP 制剂在治疗多毛症方面具有相似的功效。在平衡疗效、代谢风险、副作用、成本和药物供应量基础上，选择最低有效剂量的雌激素（如 20~30μg 的乙烯雌二醇等效）或天然雌激素

制剂。应意识到 COCP 对 PCOS 的疗效大都证据有限，并应根据一般人群的指南方针（世界卫生组织指南）使用。向 PCOS 患者推荐 COCP 时，应考虑 COCP 的相对和绝对禁忌证和副作用，并与患者单独讨论。需要考虑 PCOS 特异性危险因素，如超重、高脂血症和高血压。

2. 复方口服避孕药联合二甲双胍和/或抗雄激素药物　若 COCP 和生活方式干预治疗未能达到预期目标，应考虑联合使用二甲双胍调节代谢异常。若 COCP 和生活方式干预治疗未能达到预期目标，对 BMI≥25kg/m² 的青少年 PCOS 患者可考虑 COCP 联合二甲双胍调节代谢异常。与 COCP 联合使用时，二甲双胍可能对高代谢风险人群最有益，包括糖尿病危险因素、糖耐量异常或高危人群。经过六个月或更长时间的 COCP 和美容治疗未能充分改善多毛症状者，可考虑 COCP 联合抗雄激素药物治疗多毛症。抗雄激素药物联合 COCP 治疗雄激素相关的脱发。对 PCOS 女性，抗雄激素药物必须与有效的避孕措施一起使用，以避免男性胎儿男性化不足。需要注意的事项包括各个抗雄激素药物的不同供应量和监管状况，而且一些抗雄激素药物含有肝毒性，所以必须谨慎使用。

3. 二甲双胍　除了调整生活方式之外，二甲双胍可以推荐给患有 PCOS 的成年女性，用于控制体重、治疗激素和代谢异常。对 BMI≥25kg/m² 的成年 PCOS 女性，应考虑生活方式调整联合二甲双胍控制体重和治疗代谢异常。除调整生活方式之外，对于青少年，在明确诊断为 PCOS 之前或出现 PCOS 症状时可考虑联合使用二甲双胍。二甲双胍可能对代谢异常高发人群更有益（包括糖尿病高危因素，糖耐量减低或高风险种族）。

如果使用了二甲双胍，则需考虑以下几点：必须与患者讨论二甲双胍的不良反应（包括常见的具有剂量依赖性和自限性的胃肠道副作用）；从低剂量开始，每 1 至 2 周缓慢增加 500mg，或者使用缓释剂以减少副作用；基于在其他人群中的使用资料显示，长期服用二甲双胍是安全的，但医疗专业人员应考虑是否有必要长期用药，并且需要意识到二甲双胍可能会降低维生素 B₁₂ 水平；使用二甲双胍治疗 PCOS 属于非适应证用药；医疗专业人员应该告知患者相关的证据和副作用，

并解答患者的疑虑。

4. 减肥药物　同对一般人群的建议,在生活方式干预后,可以添加减肥药物来管理 PCOS 患者的肥胖症。对于减肥物,需要考虑成本、禁忌证、副作用、供应量和监管状态,并且在服药期间严格避孕。

5. 抗雄激素药物　如果存在 COCP 使用禁忌或耐受性差,在严格避孕情况下,可以考虑使用抗雄激素药物来治疗多毛症和雄激素相关的脱发。因证据不足目前尚不能为 PCOS 患者推荐特定类别的抗雄激素药物或剂量。

6. 肌醇　肌醇(任何形式)用于治疗 PCOS 还处于实验阶段,虽然某些研究显示肌醇有效,但仍需进一步的研究提供更有力的证据。应鼓励 PCOS 患者告知医疗专业人员其正在使用的肌醇和其他的辅助治疗方法。

(五)评估和治疗不孕症

1. 评估可能影响生育率,治疗反应或妊娠结局的因素　如同对一般人群的建议,PCOS 患者应优化血糖、血压、吸烟、饮酒、饮食、运动、睡眠以及精神、情绪和性健康等因素,改善生殖和产科结局,请参阅生活方式、情绪健康和糖尿病风险部分。鉴于母儿不良结局的风险增高,妊娠期间的监测对 PCOS 患者非常重要。对于精液结果正常,单纯的无排卵的 PCOS 不孕女性,应该根据患者的个体情况与患者讨论输卵管通畅性检测的风险、益处、成本和时机。对于疑似输卵管性不孕的 PCOS 女性,应在诱导排卵前考虑输卵管通畅性检查。

2. 促排卵原则　促排卵药物(包括来曲唑、二甲双胍和枸橼酸氯米芬)在许多国家都属于非适应证用药。如条件允许,医疗专业人员应告知 PCOS 患者相关的使用依据和副作用,并解答患者的疑虑。在促排卵前需要排除妊娠。应避免在诱导排卵失败的女性中长期持续使用促排卵药,因为这种情况的成功率不高。

3. 来曲唑　单纯无排卵性不孕的 PCOS 患者,首选来曲唑诱导排卵、改善妊娠结局、提高活产率。如果没有来曲唑或不能使用或成本过高,医务人员可以使用其他促排卵药。医务人员和女性需要认识到,与枸橼酸氯米芬相比,来曲唑的多胎妊娠风险较低。

4. 枸橼酸氯米芬和二甲双胍　单纯无排卵性不孕的 PCOS 患者,可单独使用枸橼酸氯米芬诱导排卵、改善妊娠结局。单纯无排卵性不孕的 PCOS 患者,可单独使用二甲双胍诱导排卵,改善妊娠结局,提高活产率。但应告知患者有更有效的促排卵药物。合并肥胖(BMI≥30kg/m²)的单纯无排卵性不孕的 PCOS 患者,在枸橼酸氯米芬和二甲双胍之间,可以优先考虑使用枸橼酸氯米芬。合并肥胖(BMI≥30kg/m²)的单纯无排卵性不孕的 PCOS 患者,在使用二甲双胍促排卵的同时,可考虑加用枸橼酸氯米芬改善排卵、妊娠结局和提高活产率。枸橼酸氯米芬抵抗的单纯无排卵性不孕的 PCOS 患者,不应持续单独使用枸橼酸氯米芬,而应联合二甲双胍改善排卵、提高妊娠率。使用枸橼酸氯米芬可增加多胎妊娠的风险,因此需要严密监测。

5. 促性腺激素　促性腺激素可用作单纯无排卵性不孕的 PCOS 患者口服促排卵治疗失败后的二线药物。在有超声监测的前提下,向患者充分交代促性腺素的成本及潜在多胎妊娠的风险后,可将促性腺激素作为促排的一线治疗药物。对枸橼酸氯米芬抵抗的单纯性无排卵性不孕的 PCOS 患者,在成本和供应允许的前提下,优先使用促性腺素而非枸橼酸氯米芬联合二甲双胍来改善排卵、提高妊娠率和活产率。枸橼酸氯米芬抵抗的单纯性无排卵性不孕的 PCOS 患者,使用促性腺素联合二甲双胍可以改善排卵、提高妊娠率和活产率。枸橼酸氯米芬抵抗的单纯性无排卵性不孕的 PCOS 患者,在与患者分析利与弊后,可以选择促性腺激素或者腹腔境卵巢手术来治疗不孕。

使用促性腺激素时,需要考虑的因素包括:成本和供应;用于排卵诱导所需的医学专业知识;所需超声监测的频率;不同促性腺激素制剂之间的临床疗效并无差异;低剂量促性腺激素导致单个卵泡细胞发育;潜在的多胎妊娠的风险和影响;促性腺激素诱导的排卵仅在少于 3 个成熟卵泡时才会给予扳机用药,如果有多于两个以上的成熟卵泡,则需要取消周期,建议患者避孕。

6. 减肥药物　用减肥药来改善 PCOS 患者的生育力正处在实验阶段。医疗专业人员不应该提倡此方案,到目前为止此方案的风险与效益并不明确。

7. 腹腔镜手术　对枸橼酸氯米芬抵抗的单纯性无排卵性不孕的 PCOS 患者，腹腔镜卵巢手术为二线治疗方案。如单纯性无排卵性不孕的 PCOS 患者存在其他腹腔镜手术指征时，可考虑将腹腔镜卵巢手术作为一线治疗方案。必须向所有考虑腹腔镜卵巢手术的 PCOS 患者解释手术相关的风险。

如果要推荐腹腔镜卵巢手术，需要考虑以下几点：费用高；使用腹腔镜卵巢手术来诱导排卵所需的专业知识；超重和肥胖妇女术中和术后的风险更高；较低但潜在的卵巢储备功能下降和卵巢功能丧失的风险；潜在的子宫附件粘连风险。

8. 减肥手术　减肥手术应被视为 PCOS 患者生育治疗中的实验性治疗方案，到目前为止此方案的风险与效益并不明确。

如果要实施减肥手术，需要考虑以下因素：手术费用成本；术后需要一个完善的体重管理计划，包括饮食和运动干预治疗，以改善心理、肌肉骨骼和心血管健康；潜在的围产期风险（如小于胎龄儿，早产和新生儿死亡率增加）；潜在益处（如减少大于胎龄儿和妊娠糖尿病的发生风险）；建议在快速减肥期间和减肥手术后至少 12 个月内严格避孕。

如果怀孕，需要考虑以下因素：术前和术后对营养缺乏的筛查和预防性管理十分重要。在理想的情况下，这应该在跨学科的专业护理中心进行；在怀孕期间监测胎儿的生长情况。

9. 体外受精胚胎移植术　在其他诱导排卵治疗失败后，且没有 IVF/ICSI 绝对适应证时，可向无排卵性不孕的 PCOS 患者推荐体外受精作为三线治疗方案。在无排卵 PCOS 的女性中，使用 IVF 是有效的，且选择性单胚胎移植，可显著降低多胎妊娠。

PCOS 患者在进行 IVF/ICSI 治疗前应被告知：实用性、成本和便利性；卵巢过度刺激综合征（OHSS）的风险增加；减少卵巢过度刺激综合征的方案。

尿源性或重组 FSH 均可用于 PCOS 患者接受 IVF/ICSI 助孕的控制性促排卵过程，没有足够的证据来推荐具体的卵泡刺激素（FSH）类型。PCOS 患者接受 IVF/ICSI 控制性促排卵过程中，不应常规将外源性重组黄体生成素与 FSH 联合使用。对进行 IVF/ICSI 助孕的 PCOS 患者，与长方案相比，拮抗剂方案可以减少促排卵时间，总促性腺激素剂量，降低 OHSS 的发生率。进行 IVF/ICSI 助孕的 PCOS 患者，应使用最低剂量的 HCG 诱发卵母细胞成熟，以减少卵巢过度刺激综合征的发生。

若进行 IVF/ICSI 助孕的 PCOS 患者有卵巢过度刺激综合征的高危因素，或无新鲜周期移植计划，应考虑使用 GnRH-a 诱发卵母细胞成熟并冻存所有胚胎。PCOS 患者在 IVF/ICSI 助孕过程中，可考虑全胚冻存。在接受 GnRH 激动剂方案促排的 PCOS 患者，在使用 FSH 期间或之前，加用二甲双胍可以提高临床妊娠率，降低 OHSS 风险。

在接受 GnRH 激动剂方案同时添加二甲双胍治疗的 PCOS 患者，可考虑以下因素：二甲双胍在 GnRH 激动剂治疗开始时使用；二甲双胍每日的使用剂量为 1 000mg 至 2 550mg；确定妊娠后或月经期停用二甲双胍（除非有其他二甲双胍使用的适应证）；二甲双胍的副作用；在 IVF/ICSI 周期，应告知 PCOS 患者 GnRH 拮抗剂方案中添加二甲双胍的潜在益处，可降低卵巢过度刺激综合征的风险。

未成熟卵母细胞体外成熟（in vitro maturation, IVM）治疗周期指的是将从窦卵泡收集未成熟的卵丘卵母细胞复合体在体外培育成为成熟的卵细胞"（包含刺激和非刺激周期，但并不使用人促性腺激素作为触发剂）。在有条件的医院，可以为 PCOS 患者提供未成熟卵母细胞 IVM 技术，体外培养成熟、形成胚胎，玻璃化冷冻后解冻周期移植，此方案可达到与普通 IVF/ICSI 周期相似的妊娠率和活产率，并且无卵巢过度刺激综合征的风险。

总之，PCOS 发病机制复杂且不清，对于 PCOS 患者的长期管理包括及早诊断和适当的风险评估、健康干预和并发症预防，对于育龄期存在不孕的女性，需要全面评估并选择适当的助孕方式，同时注意辅助生殖并发症的预防。

（李　蓉　杨冬梓）

第二节　异常子宫出血新概念

正常月经出血为周期性的，对月经的描述应包括的 4 个要素：①周期的间隔时间；②周期的规律性；③经期出血的天数；④经期出血量。正常月经周期一般为21～35天，每次持续2～7天，一次月经出血量为20～60ml。异常子宫出血（abnormal uterine bleeding，AUB）指与正常月经4个要素不同的源自子宫腔的异常出血。AUB是妇科临床的常见症状，然而既往世界各国描述AUB的医学术语和定义存在混淆，如将描述性术语和诊断性术语混用，某些具有希腊或拉丁字根的英文术语定义模糊，不同国家/地区对同一术语的含义/用法不尽相同等。术语的混乱使临床诊疗、交流、教学和多中心研究的开展和结果解读十分困难。

为此国际妇产科联盟（the International Federation of Gynecology and Obstetrics，FIGO）建立了月经异常工作组（FIGO Menstrual Disorders Group，FMDG），由来自6大洲17个国家的临床医生和非临床研究者组成。该工作组通过问卷调查、专家会议等方式于2007年达成了月经异常相关术语的共识、关于AUB的概念以及其病因分类。FMDG的这一共识已经获得了业界的广泛接受和采用。

一、异常子宫出血的相关术语和概念

FMDG共识建议废用"功血"一词以及metrorrhagia（子宫出血）、menorrhagia（月经过多）等具有希腊或拉丁字根的术语。建议保留的术语有：

1. 经间期出血（intermenstrual bleeding，IMB）。
2. 子宫不规则出血。
3. 闭经。
4. 月经稀发。
5. 突破出血（breakthrough bleeding，BTB）：量多用卫生巾者为bleeding，量少不需用卫生巾为spotting等。

随着统一术语的广泛采用及反馈，2018年FMDG又对2007版的定义进行了进一步修订，修订前后的定义以及我国现有的定义如表35-1所示。

FMDG同时提出慢性AUB和急性AUB的概念。慢性AUB是指近6个月中至少3次出现AUB，临床处理上并非需要立即干预。而急性AUB是指发生了严重的大出血，医师认为需要紧

表 35-1　异常子宫出血相关术语定义

	FIGO（2007）	FIGO（2018）	中华医学会妇产科学分会妇科内分泌学组（2014）
频率	正常：24～38天	正常：24～38天	
	稀发＞38天	稀发＞38天	稀发＞35天
	频发＜24天	频发＜24天	频发＜21天
		闭经	
经期长度	正常：4.5～8天	正常≤8天	
	延长＞8天	延长＞8天	延长＞7天
	过短≤4.5天		过短＜3天
周期规律性	规律：周期相差2～20天	规律：周期相差≤7～9天	规律：周期相差＜7天
	不规律：相差＞20天	不规律：周期相差≥8～10天（取决于不同年龄段*）	不规律≥7天
	无规律：无月经		闭经：≥6个月无月经
月经量	正常：5～80ml	正常	
	月经过多＞80ml	月经过多（患者主观感受）	月经过多＞80ml
	月经过少＜5ml	月经少（患者主观感受）	月经过少＜5ml
经间期出血		正常：无出血	
		随机出现	
		周期性出现：卵泡期/月经中期/黄体期	

注：不同年龄段经期规律性存在差异（18～25岁，经期差异≤9天；26～41岁，≤7天；42～45岁，≤9天）

急处理以防进一步失血的 AUB，可见于有或无 AUB 病史的患者。

二、异常子宫出血的病因和分类

异常子宫出血是对一种症状或体征的描述，指非妊娠或妊娠妇女源自子宫腔的出血。依据 FIGO 月经异常工作组的建议，将引起 AUB 病因分为 9 个基本类型，按照英语首字母缩写为 PALM-COEIN，即息肉（polyp，AUB-P）、子宫肌腺症（adenomyosis，AUB-A）、平滑肌瘤（leiomyoma，AUB-L）、恶性肿瘤和不典型增生（malignancy and hyperplasia，AUB-M）、全身凝血相关疾病（coagulopathy，AUB-C）、排卵障碍（ovulatory dysfunction，AUB-O）、子宫内膜局部异常（endometrial，AUB-E）、医源性（iatrogenic，AUB-I）和未另行分类（not otherwise classified，AUB-N）。上述病因可以分为结构性改变以及无结构性改变两大类，其区别在于是否可采用影像学和 / 或病理方法检查确认病因。"PALM"存在结构改变、可采用影像学技术和 / 或采用组织病理方法观察检查；而"COEIN"无结构性改变，不能采用影像学或者组织病理方法确认。需要注意的是导致 AUB 的原因，可能是单一因素，也可能是多因素共同的结果。

三、异常子宫出血病因的诊断和甄别亚分类

诊断 AUB 的关键在于判别其原因。需要进行全面的检查和分析，首先要确认出血是来自子宫，即要排除来自宫颈、阴道、外阴、泌尿道、直肠、肛门的出血，还要排除与妊娠相关疾病导致的异常出血。

子宫异常出血的诊断流程如图 35-1 所示：

在临床实践中还会有各种病因的诊断或亚分类的甄别问题。比如，临床实践中常用的影像学检查标准需要统一，包括：经阴道超声检查对子宫腺肌病的诊断标准；对子宫肌瘤的位置、大小等的描述量化或标准化等，才可判断导致 AUB 的病因。因此，近年对上述 ABU 的 9 个病因类型中一些病变的亚分类及其诊断标准有了更新。亚分类及其诊断的更新有利于精准甄别 AUB 的病因及指导临床处理，同时便于研究、教学等。这些更新主要如下：

（一）子宫腺肌病超声诊断标准

研究显示经阴道二维超声检查在对子宫腺肌病（AUB-A）的诊断上与 MRI 具有相似的敏感度和特异度。FIGO 月经异常委员会（Menstrual-Disorders Committee，MDC）推荐采用国际子宫形态超声评估协作组（the Morphological Uterus Sonographic Assessment Group，MUSA）所提出的标准进行诊断。超声学特征符合以下至少两条标准者可诊断腺肌病：①肌层不对称增厚；②肌层囊肿；③高回声岛；④扇形声影；⑤内膜下回声线；⑥病灶内血管；⑦结合带不规则；⑧结合带连续性破坏等。

FIGO MDC 将推出基于影像学描述的子宫腺肌病的分型、分类系统，类似子宫肌瘤的分类系统，从而便于研究、教育以及临床处理。可登录 FIGO MDC 网站追踪后续进展。

（二）子宫肌瘤亚分类系统

依据子宫肌瘤（AUB-L）与子宫肌层的关系可将子宫肌瘤分为 0～8 型（表 35-2），区分 0 和 1 型，以及 6 和 7 型肌瘤主要依靠蒂部直径与肌瘤平均径线的比例，0 和 7 型蒂部直径≤10%，区分 2、3 型肌瘤则应使用宫腔镜作为标准，在操作过程中应注意采用低灌注压力并能评估宫腔状况，而区分 4、5 型则需通过超声或 MRI 评估浆膜层变形程度。

表 35-2　子宫肌瘤分型

SM——黏膜下	0	带蒂肌瘤完全位于宫腔
	1	<50% 在肌壁间
	2	≥50% 在肌壁间
O——其他	3	紧贴内膜，100% 在肌壁间
	4	肌壁间
	5	浆膜下≥在肌壁间
	6	浆膜下 <50% 在肌壁间
	7	带蒂浆膜下肌瘤
	8	其他部位（宫颈、阔韧带等）
混合		两个数字以短线连接，第一个数字表明肌瘤与内膜的关系，后一个数字表明与浆膜的关系。例如"2-5"表示黏膜下合并浆膜下肌瘤，分别小于 50% 突出内膜和浆膜

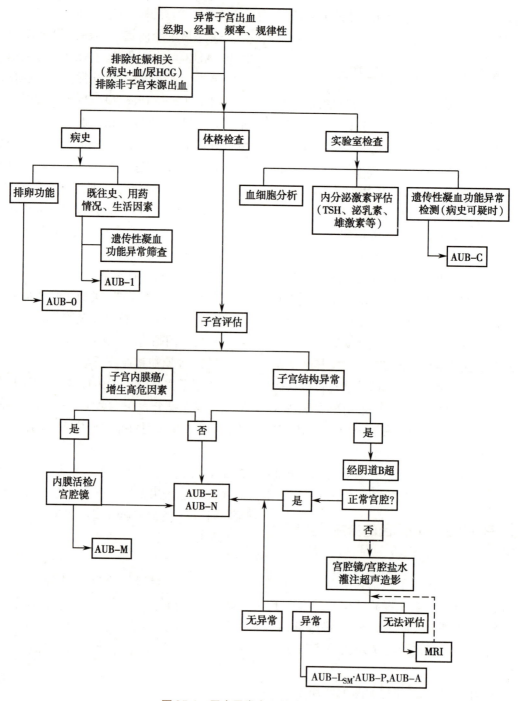

图 35-1 子宫异常出血的诊断流程图

（三）子宫内膜不典型增生

子宫内膜增生症（endometrial hyperplasia，EH）是不规则增生腺体的数量增多和腺体扩大导致的子宫内膜增厚，伴有子宫内膜腺体与间质比值的增加。EH 是一个连续的组织学表现，病变范围从不排卵的子宫内膜到单克隆性的癌前病变，难以通过标准化特征加以区分。EH 是子宫内膜样腺癌的癌前病变。世界卫生组织（WHO）于 1994 年根据腺体的复杂性和细胞核异型性将 EH 分为单纯增生（伴或不伴不典型增生）、复杂性增生（伴或不伴不典型增生）四分类。该体系的建立是首次将病理学特征与临床结局进行关联的尝试，然而在后续临床实践中发现其不足，如对病变形态的描述与病理医生的主观判断有关；病例病理结论重复性差；每种病理分型也没有推荐对应的处理方案等。

基于对上述分类体系不足的认识，2000 年提出了子宫内膜上皮内瘤变的分类体系。该体系将子宫内膜增生性病变分为良性增生组、子宫内膜上皮内瘤变及子宫内膜癌。2014 年 WHO 根据有无非典型增生将 EH 分类简化为有无非典型增生两类。美国妇产科医师学会（ACOG）联合美国妇科肿瘤学会于 2015 年共同发布子宫内膜上皮内瘤变专家共识，将 EH 分为良性子宫内膜增生和子宫内膜上皮内瘤变（endometrial intraepithelial neoplasia，EIN）。2016 年 ACOG 以及我国 2017 年"中国子宫内膜增生诊疗共识"均推荐使用 WHO 2014 版分类，但同时均指出不典型增生与子宫内膜上皮内瘤变概念可互换。

四、女性不同年龄段常见的异常子宫出血病因

在女性生命周期的不同阶段，引起 AUB 的病因有所侧重。

1. 青春期前 出生后雌激素撤退、异物、创伤/性侵、感染、性早熟、卵巢肿瘤。

2. 青春期 无排卵、凝血功能异常、妊娠、感染、PCOS。

3. 育龄期 无排卵、妊娠、息肉/腺肌症/肌瘤、肿瘤、感染、内分泌异常（PCOS/甲状腺/垂体瘤）、凝血功能异常、医源性（OCP/IUD/精神类药物）。

4. 围绝经期 无排卵、息肉/腺肌症/肌瘤、肿瘤、萎缩性、医源性（HRT/IUD/激素/他莫昔芬）。

五、异常子宫出血不同病因诊治要点

异常子宫出血的治疗主要是基于病因诊断明确基础上的相应治疗。诊治要点详见表 35-3。

表 35-3 异常子宫出血不同病因诊治要点

分类	诊治要点
AUB-P	<1cm 无症状：观察随诊 体积大有症状：宫腔镜息肉电切 无生育要求：术后 OCP/LNG-IUS/ 内膜切除 /全子宫切除
AUB-A	症状轻、不愿手术：OCP、GnRH-a 无生育要求：LNG-IUS/ 全宫切除 生育要求：GnRH-a + 手术切除

续表

分类	诊治要点
AUB-L	黏膜下：宫腔镜 OCP、LNG-IUS、GnRH-a、米非司酮 宫腔镜/腹腔镜/经腹剔除
AUB-M	不典型增生 无生育要求：全宫切除 有生育要求：大剂量孕激素 + 严格随访 + 尽快生育 恶性 按肿瘤诊治常规
AUB-C	血液科等多学科诊治 氨甲环酸 高效孕激素内膜萎缩疗法 OCP/ 丙酸睾酮 内膜切除 / 全宫切除
AUB-O	止血：孕激素脱落法 / 萎缩法 / 雌激素修复法 / 短效口服避孕药 调周期：后半周期 / 序贯 无生育要求：LNG-IUS/ 内膜切除 / 全宫切除 生育要求：促排卵
AUB-E	LNG-IUS 氨甲环酸 NSAID OCP 孕激素萎缩
AUB-I	规律服药，调整药物种类，对症
AUB-N	动静脉畸形：栓塞 剖宫产术后子宫瘢痕缺损：OCP、手术

（杨冬梓）

第三节　早发性卵巢功能不全的病因学研究新进展

一、早发性卵巢功能不全的定义及术语演变

早发性卵巢功能不全（premature ovarian insufficiency，POI）是指女性在 40 岁前出现卵巢功能减退，主要表现为月经异常（月经失调、闭经）、促性腺激素水平升高（FSH>25U/L）、雌激素水平波动性下降。POI 的发病率因种族而异，总体发病率约为 1%。临床中根据是否曾经出现自发月经，

将 POI 分为原发性 POI 和继发性 POI。

既往曾有多个术语被用于描述此病理生理过程，例如：卵巢早衰（premature ovarian failure，POF）、早绝经（premature menopause，PM）、原发性卵巢早衰（primary ovarian insufficiency，POI）等。POF/PM 既往被广泛采纳和应用，具有一定的科学意义，但两者均无法体现 POI 疾病的进展性和 POI 患者卵巢功能的波动性。为更准确和全面地描述此类疾病，2008 年 NIH 和 ASRM 会议讨论提出了"原发性卵巢功能不全"这一术语，强调卵巢功能障碍是导致 POI 患者闭经的原发因素。2015 年欧洲人类生殖与胚胎学学会（ESHRE）发布《早发性卵巢功能不全处理指南》，该指南建议在基础研究和临床诊疗中应用"早发性卵巢功能不全（premature ovarian insufficiency，POI）"这一术语。2017 年中国妇产科专家组制定的《早发性卵巢功能不全的临床诊疗中国专家共识》沿用了 ESHRE 指南中 POI 的定义和诊断标准。术语的演变和修订强调了 POI 病因混杂性和表型异质性，既体现了对患者的人文关怀，同时也有助于让临床医师关注卵巢功能衰退的早期表现，重视隐匿期、生化异常期患者的早期发现、早期干预、心理疏导和生育咨询。

相关概念：

1. 卵巢早衰 指女性 40 岁之前因卵巢功能衰竭所致的促性腺激素水平升高（FSH＞40IU/L）、雌激素水平降低，并伴有不同程度的围绝经期表现。

2. 原发性卵巢功能不全 是指由于卵泡过度损耗或功能异常引起的女性在 40 岁前出现的高促性腺激素性性腺功能减退，根据临床表现将疾病进程分为正常、隐匿期、生化异常和临床异常 4 个阶段，其终末阶段是卵巢早衰。

3. 卵巢储备功能减退（diminished ovarian reserve，DOR） 指主要与年龄相关的生育力降低，表现为月经正常，而卵巢储备检测指标的改变，例如 AMH 水平降低、窦卵泡数（antral follicle count，AFC）减少、FSH 水平升高。

二、早发性卵巢功能不全的病因学研究

POI 病因高度异质，大部分 POI 患者病因不明，称为特发性 POI。目前已知的发病相关因素包括遗传、免疫、医源性因素及环境等其他因素。

（一）遗传因素

遗传因素被认为是 POI 最重要的发病相关因素，占 POI 总病因的 20%～25%。遗传物质异常可以发生在细胞遗传水平——染色体核型异常，也可源于分子遗传水平。研究者以家族性和散发 POI 患者为主要研究对象，通过染色体核型分析和候选基因研究，辅以动物模型验证，发现了包括染色体异常、基因变异、表观遗传调控异常等多种 POI 潜在致病因素。近年来，随着高通量技术的兴起和长足发展，全外显子组测序（whole exome sequencing，WES）、全基因组关联分析（genome-wide association study，GWAS）等新技术的广泛应用，进一步拓展了 POI 病因学研究方向，识别了新的易感位点和致病基因。

1. 染色体异常 染色体异常是 POI 的重要病因之一，目前中国大样本 POI 患者核型分析发现汉族人群 POI 患者染色体异常率约为 12.1%。综合国际上其他纳入患者超过 100 例的相关研究，我们认为 POI 人群中染色体异常率为 10%～13%。对女性而言，X 染色体较常染色体在维持卵巢发育和功能方面更为重要。POI 异常核型中，90% 涉及 X 染色体。45，X 及其嵌合体（45，X/46，XX 和／或 47，XXX）、X 染色体长臂或短臂缺失、X- 常染色体易位是 POI 患者常见的异常核型，其中以 X 单体及其嵌合体最常见。X 染色体短臂缺失常涉及 Xp11.2-p22.1，提示该区域在卵巢功能中具有重要作用。X 染色体长臂有 2 个区域被认为与卵巢功能密切相关，分别是 Xq13.3-q21.1（POF2，OMIM：300511）和 Xq26-28（POF1，OMIM：311360），涉及这两个区域的片段缺失常发生卵巢功能不全，多数平衡易位断裂点也位于 POF2 区域。位于关键区域内逃避 X 染色体失活的基因单倍剂量不足，重排对邻近基因的"位置效应"，或非特异性扰乱减数分裂同源染色体配对从而导致卵泡闭锁加速，是 X 染色体畸变导致 POI 发生的主要致病机制。

常染色体异常与 POI 的相关性目前尚不明确。既往研究报道过关于 13、14、18、21 号染色体异常的 POI 患者，主要为罗伯逊易位和相互易位，由于 POI 人群中罗伯逊易位发生频率仅为 1.6% 左右，亦不排除二者只是共同发生的可能。我国学者对 POI 女性进行 GWAS 的结果显示，常

染色体 8q22.3 区域与 POI 显著相关。由于以上研究均未能精确定位和识别致病基因，常染色体异常与 POI 的相关性及其可能的致病机制仍有待进一步挖掘。

2. POI 候选基因研究　目前已发现大量 POI "候选基因"，除了卵巢特异性表达基因，候选基因亦包括具重要作用的泛表达基因。篇幅所限本文不展开讨论每个基因的具体功能。令人欣喜的是，目前在线人类孟德尔遗传（OMIM）命名 POF 基因共 13 个，其中 *POF5*（*NOBOX*，OMIM：610934）、*POF6*（*FIGLA*，OMIM：608697）、*POF11*（*ERCC6*，OMIM：609413）和 *POF13*（*MSH5*，OMIM：603382）均来自中国研究团队，体现了中国学者在本领域的突出贡献。

（1）单基因突变与 POI：目前发现突变可能与 POI 相关的基因包括且不局限于性腺及卵子发育相关基因（如 *FIGLA*、*NR5A1*、*NOBOX*、*SOHLH1*、*POF1B* 等）、细胞损伤、死亡、自噬相关基因（如 *FMR1*、*NANOS3*、*PGRMC1*、*RCBTB1* 等）、卵泡发育及激素通路相关基因（如 *SOHLH1*、*BMP15*、*NGF*、*FSHR*、*NOG* 等）。虽然目前已识别的候选基因日益增多，但其中被证实确有致病作用的基因仍占少数。散发患者中所进行的致病基因研究由于通常未纳入患者亲属，无法明确变异来源，不利于确定基因致病作用。同时，不同种族 POI 人群基因突变频率存在较大差异。基因突变的致病机制、突变与表型的关联及风险预测价值仍有继续研究的空间。

（2）全外显子组测序（WES）在 POI 病因学研究中的作用：WES 技术应用于 POI 病因学研究开始于 2010 年，在 Perrault 综合征（伴有感音神经性耳聋和 POI）家系中相继发现 POI 可能的致病基因 *HSD17B4*、*HARS2*、*CLPP* 和 *LARS2*。近年来，随着 WES 技术广泛应用于 POI 家系，尤其是存在近亲婚配情况的 POI 家系，一系列 POI 潜在致病基因如：同源重组和减数分裂象关基因（*STAG3*、*SYCE*、*HFM1* 等）、DNA 损伤修复基因（*MCM8*、*MCM9*、*CSB-PGBD3*、*MSH5*、*NUP107* 等）、信使 RNA 转录和翻译相关基因（*SOHLH1*、*eIF4ENIF1* 等）。高通量测序技术能够全面系统地发现基因组的所有变异，更易于发现功能性位点或与疾病密切相关的罕见变异。连锁分析联合

外显子组测序是识别家族性 POI 致病基因的有效策略。WES 已识别的基因多数涉及 DNA 损伤修复和减数分裂过程。进一步明确 DNA 损伤修复和减数分裂通路相关基因在散发患者中的作用可以作为未来的研究重点。

（3）全基因组关联分析（GWAS）在 POI 病因学研究中的应用：GWAS 是指在人类全基因组范围内找出存在的序列变异，从中筛选出与疾病相关的单核苷酸多态性（single nucleotide polymorphism，SNP），现已成为研究复杂性疾病的有效手段。中国、韩国、荷兰等国家的 GWAS 研究先后识别了多个 POI 易感位点和区域。此外，现阶段的研究认为 POI 与自然绝经年龄（age at natural menopause，AANM）及早绝经（early menopause，EM）存在共同的遗传易感性和致病基因。目前已发现 80 余个绝经年龄相关位点。此外，近期 2 个对多个大样本 GWAS 结果的 meta 分析强调了 DNA 损伤修复和免疫调节功能对绝经年龄的重要作用。但是，GWAS 在 POI 中的研究存在明显局限性。首先，POI 相对较低的发病率导致大部分研究样本量小，统计学效力不足以检测到中等强度的关联。其次，目前的阳性结果缺乏在另一独立群体中的重复性验证，考虑与 POI 在不同种族、不同人群中病因高度异质有关。第三，POI 主要影响育龄女性，缺乏儿童及青春期的可靠表型，没有明确的男性表现，因此限制了连锁分析等跨代分离研究的进行。

3. 表观遗传调控在 POI 中的作用　与经典遗传学以研究基因序列影响生物学功能为核心不同，表观遗传学研究在不改变基因序列的前提下，通过某些机制引起可遗传的基因表达或细胞表现型的变化。目前表观遗传在 POI 病因中的研究以非编码 RNA（non-coding RNA，ncRNA），尤其是小 RNA（microRNA）为主。大量动物实验证明 miRNA 在卵泡发育和生殖过程中具有重要作用，条件性敲除雌鼠卵巢颗粒细胞中的 *Dicer1*（miRNA 合成的关键酶），可以导致卵泡发育不良和不孕。但是，由于 POI 患者卵泡进行性耗竭、卵巢萎缩，POI 中 miRNA 研究多集中于差异表达研究和多态性研究。最近，有研究者通过高通量芯片技术构建生化异常阶段 POI 患者颗粒细胞中的差异表达谱，发现具有潜在致病性的 miR-379-5p，

进一步印证了正常 DNA 损伤修复能力对于维护女性卵巢功能的重要意义，并从表观遗传角度为 POI 病因研究提供了新思路。另外，长链非编码 RNA（long noncoding RNA，lncRNA）在 POI 中的作用日益得到重视。动物实验表明环磷酰胺通过上调 lncRNA-Meg3-p53-p66Shc 通路诱导卵巢损伤并出现类似 POI 表型。但是，总体而言目前表观遗传在 POI 中的研究尚处于起步阶段，缺乏明确证据和致病机制解析。表观遗传调控和表观遗传修饰（DNA 甲基化、染色质修饰等）在 POI 中的作用还有待研究者继续深入挖掘。

（二）免疫因素

既往研究认为自身免疫异常是 POI 的重要病因之一，占 POI 的 10%～30%。POI 的免疫学病因包括伴发相关自身免疫性疾病，存在抗卵巢自身免疫性抗体和免疫性卵巢炎。但自身免疫失调导致卵泡提前耗竭的具体机制目前尚不清楚。

1. 自身免疫性疾病 大量研究发现 POI 常伴发或继发于其他自身免疫性疾病，以原发性肾上腺功能低下（Addison 病）和自身免疫性甲状腺疾病最为常见。此外，POI 也可同时合并多种自身免疫性疾病，仅作为自身免疫性多内分泌腺综合征（autoimmune polyglandular syndrome，APS）的一种表型特征。卵巢在一些器官特异性或全身性自身免疫性疾病中成为自身免疫攻击的靶点是目前比较被认可的致病机制假说。

2. 体液免疫异常 POI 患者体内存在抗卵巢各种组成成分的自身抗体，其中抗类固醇生成细胞自身抗体（steroid cell antibody，StCA）和抗肾上腺皮质抗体（抗肾上腺抗体，AAA）与 POI 的相关性最受关注，被认为可作为免疫性 POI 的标记物。有研究者将 StCA 阳性的 POI 定义为类固醇生成细胞自身免疫性 POI（StCA-POI），此类患者多伴有肾上腺自身免疫异常，其卵巢功能衰退的病理生理特征与其他病因所致 POI 明显不同。AAA 在 POI 患者中阳性率显著高于对照女性。但由于不同研究检测方法的多样性、研究对象和标本的异质性等原因，这些抗体的敏感度和特异度仍存在争议，其具体的作用方式也不明确，目前在临床中并未得到广泛应用。

3. 细胞免疫异常 越来越多的研究表明 POI 患者外周血中存在 T 淋巴细胞亚群、B 细胞、NK 细胞等免疫细胞及相关细胞因子如 IL-2、IFN-γ 等表达变化。推测这些改变可能通过诱发自身免疫应答导致 POI，但其具体作用方式目前并不明确。

（三）医源性因素

近年来随着医疗手段的改善，疾病治愈率和长期生存率显著提高的同时，医源性损伤导致的不孕和 POI 发生率亦增加。常见的医源性因素包括手术、放疗和化疗。手术影响卵巢血供或引起局部炎症、卵巢皮质丢失。常见的可能影响卵巢功能的妇科手术包括：全子宫切除术、卵巢肿瘤剥除术等。放 / 化疗的剂量、药物种类、照射部位是影响卵巢功能的主要因素，但也与患者的年龄有关。

（四）环境等其他因素

现代工业污染物例如多环芳烃类（PAHs）、乙烯基环己烯（VCHs）及其代谢产物 4- 乙烯基环己烯双环氧化物（VCDs）、双酚 A（bisphenol A，BPA）、滴滴涕（DDT）、重金属、甲醛等均属于卵泡毒性物质，长期接触此类工业污染物引起卵巢功能减退，甚至导致 POI。辐射、噪音、高温等物理因素及吸烟、饮酒等不良生活方式也可能影响卵巢功能。

总之，POI 是一种病因高度异质的复杂性疾病。遗传因素在 POI 发病中具有绝对重要的作用，染色体核型改变和基因变异通过多种途径和通路影响性腺发育、卵子发生和卵巢功能，并最终导致 POI。表观遗传调控与表观遗传修饰在 POI 中的作用应得到重视。高通量测序技术在 POI 病因学研究中展现了巨大的应用潜力，拓展了 POI 病因学研究方向。免疫异常与 POI 高度相关，但其免疫指标变化的诊断意义、免疫失衡导致 POI 的作用机制还有待继续研究。医源性因素、环境等因素也与 POI 密切相关，应积极宣传宣教，重视女性生育力保存和保护、避免一味推迟生育计划。

明确 POI 病因对受累女性及其家庭成员均具有重要意义。期待通过深入、严谨的临床与科研探索，继续深入挖掘 POI 病因、致病机制及病因与临床表型的关系。患者早期诊断、早期干预、生育规划指导，及患者病风险评估和生育咨询等提供理论依据。

（石玉华　党玉洁）

参 考 文 献

[1] European Society for Human Reproduction and Embryology（ESHRE）Guideline Group on POI, Webber L, Davies M, et al. ESHRE Guideline: management of women with premature ovarian insufficiency. Hum Reprod, 2016, 31（5）: 926-937.

[2] 陈子江, 田秦杰, 乔杰, 等. 早发性卵巢功能不全的临床诊疗中国专家共识. 中华妇产科杂志, 2017, 52（9）: 577-581.

[3] Welt CK. Primary ovarian insufficiency: a more accurate term for premature ovarian failure. Clin Endocrinol（Oxf）, 2008, 68（4）: 499-509.

[4] Tucker EJ, Grover SR, Bachelot A, et al. Premature ovarian insufficiency: new perspectives on genetic cause and phenotypic spectrum. Endocr Rev, 2016, 37（6）: 609-635.

[5] Jiao X, Ke H, Qin Y, et al. Molecular Genetics of Premature Ovarian Insufficiency. Trends Endocrinol Metab, 2018, 29（11）: 795-807.

[6] Qin Y, Jiao X, Simpson JL, et al. Genetics of primary ovarian insufficiency: new developments and opportunities. Hum Reprod Update, 2015, 21（6）: 787-808.

[7] Persani L, Rossetti R, Cacciatore C. Genes involved in human premature ovarian failure. J Mol Endocrinol, 2010, 45（5）: 257-279.

[8] Balabanič D, Rupnik M, Klemenčič AK. Negative impact of endocrine-disrupting compounds on human reproductive health. Reprod Fertil Dev, 2011, 23（3）, 403-416.

[9] Jiao X, Qin C, Li J, et al. Cytogenetic analysis of 531 chinese women with premature ovarian failure. Hum Reprod, 2012, 27（7）: 2201-2207.

[10] Simpson JL. Gonadal dysgenesis and abnormalities of the human sex chromosomes: current status of phenotypic-karyotypic correlations. Birth Defects Orig Artic Ser, 1975, 11（4）: 23-59.

[11] Laml T, Preyer O, Umek W, et al. Genetic disorders in premature ovarian failure. Hum Reprod Update, 2020, 8（5）: 483-491.

[12] Silva CA, Yamakami LY, Aikawa NE, et al. Autoimmune primary ovarian insufficiency. Autoimmun Rev, 2014, 13（4-5）: 427-430.

[13] Košir Pogačnik R, Meden Vrtovec H, Vizjak A, et al. Possible role of autoimmunity in patients with premature ovarian insufficiency. Int J Fertil Steril, 2014, 7（4）: 281-290.

[14] Munro MG, Critchley HOD, Fraser IS, et al, The two FIGO systems for normal and abnormal uterine bleeding symptoms and classification of causes of abnormal uterine bleeding in the reproductive years: 2018 revisions. Int J Gynaecol Obstet, 2018, 143（3）: 393-408.

[15] Munro MG, Critchley HO, Broder MS, et al, FIGO classification system（PALM-COEIN）for causes of abnormal uterine bleeding in nongravid women of reproductive age. Int J Gynaecol Obstet, 2011, 113（1）: 3-13.

[16] 中华医学会妇产科学分会妇科内分泌学组, 异常子宫出血诊断与治疗指南. 中华妇产科杂志, 2014, 49（11）: 801-806.

[17] Van den Bosch T, Dueholm M, Leone FP, et al, Terms, definitions and measurements to describe sonographic features of myometrium and uterine masses: a consensus opinion from the Morphological Uterus Sonographic Assessment（MUSA）group. Ultrasound Obstet Gynecol, 2015, 46（3）: 284-298.

[18] Sanderson PA, Critchley HO, Williams AR, et al. New concepts for an old problem: the diagnosis of endometrial hyperplasia. Hum Reprod Update, 2017, 23（2）: 232-254.

[19] Parkash V, Fadare O, Tornos C, et al, Committee Opinion No. 631: Endometrial Intraepithelial Neoplasia. Obstet Gynecol, 2015, 126（4）: 897.

[20] 全国卫生产业企业管理协会妇幼健康产业分会生殖内分泌学组. 中国子宫内膜增生诊疗共识. 生殖医学杂志, 2017, 26（10）: 957-960.

[21] Teede HJ, Misso ML, Costello MF, et al. International PCOS Network. Recommendations from the international evidence-based guideline for the assessment and management of polycystic ovary syndrome. Hum Reprod, 2018, 33（9）: 1602-1618.

[22] 郭薇, 王琳琳, 王洋, 等. 多囊卵巢综合征评估和管理的国际循证指南的建议. 中华生殖与避孕杂志, 2019, 39（4）: 259-268.

[23] 陈子江, 刘嘉茵. 多囊卵巢综合征: 基础与临床. 2 版.

北京：人民卫生出版社，2018.

[24] 乔杰. 生殖内分泌学. 北京：科学出版社，2018.

[25] Balen AH，Conmwy GS，Homburg R，et al. Polycystic ovary syndrome. United Kingdom：Taylor & Francis Press，2005.

[26] Balen AH，Dunger D. Paediatric and Adolescent Gynaecology. London：Cambridge University Press，2004.

[27] 中华医学会妇产科学分会内分泌组学及指南专家组. 多囊卵巢综合征中国诊疗指南. 中华妇产科杂志，2018，53（1）：2-6.

[28] 中国医师协会内分泌代谢科医师分会. 多囊卵巢综合征诊治内分泌专家共识. 中华内分泌代谢杂志，2018，34（1）：1-7.

[29] Li R，Zhang Q，Yang D，et al. Prevalence of polycystic ovary syndrome in women in China：a large community-based study. Hum Reprod，2013，28（9）：2562-2569.

[30] Li R，Qiao J，Yang D，et al. Epidemiology of hirsutism among women of reproductive age in the community：a simplified scoring system. Eur J Obstet Gynecol Reprod Biol，2012，163（2）：165-169.

[31] 杨冬梓，石一复. 小儿与青春期妇科学. 北京：人民卫生出版社，2008.

[32] 杜敏联. 青春期内分泌学. 北京：人民卫生出版社，2006.

[33] Li L，Chen X，He Z，et al. Clinical and Metabolic Features of Polycystic Ovary Syndrome among Chinese Adolescents. J Pediatr Adolesc Gynecol，2012，25（6）：390-395.

[34] Zhao X，Ni R，Li L，et al. Defining Hirsutism in Chinese Women：A Cross-sectional Study. Fertil Steril，2011，96（3）：792-796.

[35] The Rotterdam ESHRE/ASRM-sponsored PCOS consensus workshop group. Revised 2003 on diagnostic criteria and long-term health risks related to polycystic ovary syndrome（PCOS）. Hum Reprod，2004，19（1）：41-47.

第三十六章 女性性发育异常的处理

第一节 性腺与性器官分化发育的遗传学新认识

一、性腺与性器官分化发育的进程

人类生殖系统发育的每个阶段都有着精密且复杂的调控网络。生殖系统的主要器官（睾丸/卵巢）在胚胎发育过程中起源于胚胎间质中胚层及其后的尿生殖嵴。在随后的性发育过程中，有两个不同的阶段值得重视，即"性别决定（sex determination）"和"性别分化（sex differentiation）"，前者可决定性地引导未分化的胚胎发育成有性别差异的个体，后者则是在性别决定之后通过性腺产生的因子去诱导性别表型的分化发展。在哺乳动物妊娠初期（第1周和第2周），两性胚胎的区分仅能通过染色体核型不同；但从第3周开始，一些特定的基因开始诱导性腺分化，进而产生激素诱导解剖表型差异。而这些调控节点则体现在胚胎宫内性腺分化过程中几个关键的阶段（图36-1）。医学上人类性别可分为五大类：外生殖器性别、核型性别、性腺性别、抚育性别和社会性别。之所以会有这些性别分类名称，与临床上的性腺分化发育进程中出现的疾病息息相关。

二、性腺与性器官分化发育的遗传相关机制

生殖系统相关的很多先天性疾病与遗传相关。在胚胎早期，男性和女性的生殖系统是相似的，称为生殖器官未分化期。随后 XY 染色体核型的男性在 SRY、SOX9 等因子作用下原始生殖嵴分化形成睾丸，而 XX 染色体核型的女性在 WNT4、FOXL2 等因子作用下分化形成卵巢。由于睾丸间质细胞（leydig cell）可分泌雄激素并与其受体相互作用，沃尔夫管（Wolffian duct），又称中肾管（mesonephric duct）继续发育形成胚胎的附睾、输精管及精囊，同时睾丸支持细胞（sertoli cell）分泌的抗米勒管激素（anti-Müllerian hormone，AMH）使得米勒管（Müllerian duct）退化；而女性性腺由于没有雄激素和 AMH 的影响，米勒管（又称中肾旁管，paramesonephric duct）继续发育形成输卵管、子宫、子宫颈及阴道（图36-2）。这些过程均由多个性别调控因子在胚胎发育特定时间点相互作用完成，参与其中任何基因的缺陷都可能导致性腺分化的错误，产生性发育障碍或精子/卵子的异常（图36-2）。

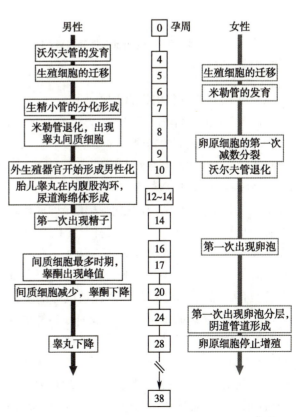

图36-1 胚胎发育过程中性腺分化发育的各个阶段

471

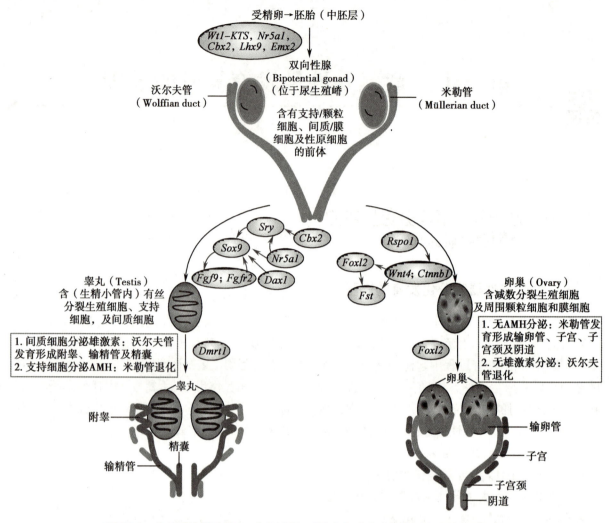

图 36-2　生殖系统性腺发育、分化过程，以及参与哺乳动物性别决定的主要因子

（一）与睾丸分化相关的主要因子

1. SOX 转录因子　*SOX*（SRY 相关的 HMG 盒）基因编码一系列的转录因子参与多个组织和细胞线的发育，如脉管系统（SOX17，SOX18）和骨骼系统（SOX9、SOX5、SOX6）。Sox 转录因子可以结合 DNA 小沟结构，从而使辅酶因子（转录激活 / 失活因子）可以绑定在目标基因的启动子区或调控区。因此，SOX 蛋白可以调控下游目标基因的表达，以确保不同细胞线和组织的定向分化及发育。第一个 *SOX* 基因家族被确定的基因为 *SRY* 基因，其编码性别决定 Y 蛋白。它是决定睾丸分化发育的必要充分条件。当 *SRY* 的表达达到一个临界值时，其下游的靶向基因 *SOX9* 则会被激活（图 36-2）。在 XY 性腺中，*SOX9* 基因表达升高；而在 XX 性腺中，其表达下降。虽然 *SOX9* 的表达调控机制已被多方位研究，但其完整的下游调控机制仍不清楚。

2. *SRY* 基因　*SRY* 是在性别决定中起首要作用的调控基因。当存在一个正常 *SRY* 基因时，它与其他性别相关基因协同作用使性别向男性发育；*SRY* 基因缺乏或突变则使性别向女性发育或引起性反转及两性畸形。*SRY* 的存在虽可指导睾丸的发育，但一个完整的性分化则是 X、Y 和常染色体上多个基因协同作用的结果。与性决定有关的其他基因还包括 *WT1*、*NR5A1*、*SOX9*、*DAX1*、*DSS* 和 *SOX3* 等。

（二）与卵巢发育相关的主要因子

FOXL2（fork head box L 2）基因，为叉头框蛋白基因家族的一员，编码的转录因子在进化上高度保守。在小鼠，*FOXL2* 为最早发现在雌性特异性的卵巢发育中表达上调的基因之一，这预示着该基因在早期卵巢分化中的起重要作用。

另外，Wnt 信号通路中的 Wnt4 和 Rspo1 在参与卵巢发育中也起重要作用。它们主要通过 β-连环蛋白来反向调控多个基因表达，如 Wnt4 和 Fst（图 36-2）。*WNT4* 基因具有阻止男性睾丸中间质细胞发育生长的作用。*WNT4* 的两次出现，可使男性胚胎转变为女性。

（杨冬梓　袁　萍）

第二节　性发育障碍疾病的新分类

性发育障碍疾病（disorders of sex development，DSD）是一类先天性的由于染色体异常、性腺发育异常、外生殖器解剖学异常等所致的性发育异常疾病，新生儿发病率为 1/4 500。正常性腺发育主要涉及三个方面的作用：

1. 性别染色体（XY 和 XX）。
2. 宫内调节性器官分化发育的相关因子。
3. 下丘脑 - 垂体 - 性腺轴功能，任何环节发生异常均可导致性腺及性器官异常发育分化，出现性发育异常。

2006 年，美国和欧洲儿科内分泌协会众多专家在芝加哥会议中达成共识，摒弃原有界定混淆又加剧患者心理负担的诸如假两性畸形（pseudo-hermaphroditism）、两性畸形（hermaphroditism）、雌雄间体（intersex）、性反转（sex reverse）等命名方式，分为性染色体性发育异常，即 46，XY 性发育异常和 46，XX 性发育异常。表 36-1、表 36-2 和表 36-3 为 2006 年芝加哥会议的性发育异常新分类。

表 36-1　性发育障碍疾病新旧命名对比

以前命名	新命名
雌雄间体	性发育障碍性疾病
男性假两性畸形，男性女性化	46，XY 性发育障碍性疾病
女性假两性畸形，女性男性化	46，XX 性发育障碍性疾病
两性畸形	卵睾型性发育障碍性疾病
XX 男性或 XX 性反转	46，XX 睾丸型性发育障碍性疾病
XY 性反转	46，XY 完全型性发育障碍性疾病

性发育障碍疾病的诊断与其他疾病一样，均要求有详尽的病史询问、体格检查以及必要的辅助检查，图 36-3 列出了常见性发育障碍疾病诊断流程及其鉴别诊断内容。

表 36-2　性发育障碍疾病新分类及常见疾病举例

性染色体异常	46，XY 性发育障碍性疾病	46，XX 性发育障碍性疾病
45，X（Turner 综合征和变体）	性腺（睾丸）发育异常： ①完全的性腺发育不全（Swyer 综合征） ②部分的性腺发育不全 ③性腺退化 ④卵睾性发育异常	性腺（卵巢）发育异常：①卵睾型 DSD ②睾丸型 DSD（如 SRY 阳性，SOX9 重复） ③性腺发育不全
47，XXY（Klinefelter 综合征和变体）	雄性激素合成或功能障碍： ①雄激素合成障碍（如 17 羟类固醇脱氢酶缺乏、5α 还原酶缺陷、StAR 变异） ②雄激素功能障碍（完全 / 部分性雄激素不敏感综合征） ③黄体生成素受体缺陷（支持细胞发育不全） ④抗米勒管激素（AMH）和 AMH 受体异常（持续性米勒管综合征）	雄激素过剩： ①胎儿（如 21 或 11 羟化酶缺乏症） ②胎儿胎盘（芳香酶缺乏，如 P450 氧化还原酶） ③母体（如黄体瘤，服用雄激素类药物等）
45，X/46，XY（混合型性腺发育不全，卵睾型 DSD）		其他（如泄殖腔外翻、阴道闭锁、米勒肾颈胸体节复合异常）、其他综合征
46，XX/46，XY（嵌合体，卵睾型 DSD）		

表 36-3　参与 DSD 的已知基因及其临床表现

基因	蛋白	基因MIM编号	定位	遗传方式	性腺	米勒管结构	外生殖器	相关表型
1. 46, XY DSD								
(1) 性腺(睾丸)发育异常:单基因病								
WT1	转录因子	607102	11p13	AD	不育的睾丸	+/–	女性或模糊	Wilms 瘤,肾异常,性腺肿瘤(WAGR,Denys-Drash 和 Frasier 综合征)
NR5A1	核受体转录因子(SF1)	184757	9q33	AD/AR	不育的睾丸	+/–	女性或模糊	严重的表型合并原发性肾衰竭;轻度表型者表现为仅部分性腺发育不全
SRY	转录因子	480000	Yp11.3	YL	不育的睾丸或卵睾	+/–	女性或模糊	
SOX9	转录因子	608160	17q24-25	AD(点突变或基因上游调控区缺失)	不育的睾丸或卵睾	+/–	女性或模糊	先天性骨骼发育不全,特别是下肢长骨(17q24 重排比点突变表型更轻)
DHH	信号肽	605423	12q13.1	AR	不育的睾丸	+	女性	绝大多数仅表现为性腺发育不全,有 1 例严重表型患者伴有神经系统症状,病理显示微束纤维形成,而有髓纤维减少
ATRX	解链酶(可能为染色质重塑)	300032	Xq21.1	XLD	不育的睾丸	–	女性,模糊或男性	α- 地中海贫血,精神发育迟滞
ARX	TF	300382	Xp21.3	XL	不育的睾丸	–	模糊	X- 连锁光滑脑,癫痫,体温不稳定
(2) 性腺(睾丸)发育异常:染色体改变涉及的关键基因								
DMRT1	转录因子	602424	9p24.3	单体缺失	不育的睾丸	+/–	女性或模糊	精神发育迟滞
DAX1(NROB1)	核受体转录因子	300018	Xp21.2	Xp21 重复	不育的睾丸或卵巢	+/–	女性或模糊	
WNT4	信号肽	603490	1p36.1	AR	不育的卵睾	+	模糊	SERKAL 综合征:性反转女性,肾、肾上腺及肺发育不全等
(3) 激素合成或功能障碍								
LHCGR	G- 蛋白受体	152790	2p16.3	AR	睾丸	–	女性,模糊或小阴茎	(睾丸)支持细胞发育不全
DHCR7	酶	602858	11q13.4	AR	睾丸	–	多样	史 - 莱 - 奥综合征,面容粗糙,第2、第3 个脚趾并指,生长受限,发育迟缓,心脏及内脏异常

续表

基因	蛋白	基因MIM编号	定位	遗传方式	性腺	米勒管结构	外生殖器	相关表型
StAR	线粒体膜蛋白	600617	8p11.2	AR	睾丸	−	女性	先天性类脂性肾上腺增生（原发性肾上腺衰竭），无青春期
CYP11A1	酶	118485	15q24.1	AR/AD	睾丸	−	女性或模糊	CAH（原发性肾上腺功能不足），无青春期
HSD3B2	酶	613890	1p12	AR	睾丸	−	模糊	肾上腺增生、功能不足；可有尿道下裂表现；可因失盐危及生命
CYP17A1	酶	609300	10q24.3	AR	睾丸	−	女性、模糊或小阴茎	CAH，伴高血压（由皮质酮和11-去氧皮质酮所致，除仅由17,20-裂解酶缺乏引起）
POR	CYP酶电子供体	124015	7q11.2	AR	睾丸	−	男性或模糊	综合21-羟化酶缺乏症，17α-羟化酶/17,20裂解酶缺乏症，和芳香酶缺乏的临床表型；有时伴Antley Bixler颅缝早闭
HSD17B3	酶	605573	9q22.3	AR	睾丸	−	女性或模糊	具有男性第二性征发育，男性女性乳房，雄烯二酮/睾酮比值远高于正常
SRD5A2	酶	607306	2p23.1	AR	睾丸	−	模糊或小阴茎	会阴阴囊尿道下裂，睾酮正常，双氢睾酮低
AMH	信号肽分子	600957	19p13.3-13.2	AR	睾丸	+	正常男性	持续的米勒管综合征：男性外生殖器，双侧隐睾
AMHR2	丝氨酸-苏氨酸跨膜激酶	600956	12q13.1	AR	睾丸	+	正常男性	
AR	核受体转录因子	313700	Xq11-12	XLR	睾丸	−	女性，模糊，小阴茎或正常男性	表型谱很广：从完全性雄激素不敏感综合征（女性外生殖器）及部分性雄激素不敏感综合征（模糊）到正常男性生殖器/不育

2. 46，XX DSD

（1）性腺（卵巢）发育异常

基因	蛋白	基因MIM编号	定位	遗传方式	性腺	米勒管结构	外生殖器	相关表型
SRY	转录因子	480000	Yp11.3	染色体易位	睾丸或卵睾	−	男性或模糊	
SOX9	转录因子	608160	17q24	AD（基因上游调控区重复）	卵睾	−	男性或模糊	主要表现为性发育障碍和不孕症，区别于该基因点突变和上游调控区缺失型，无骨骼系统异常

（2）雄激素过多

基因	蛋白	基因MIM编号	定位	遗传方式	性腺	米勒管结构	外生殖器	相关表型
HSD3B2	酶	613890	1p12	AR	卵巢	+	阴蒂增大	肾上腺增生、功能不足；患者为轻/无男性化表现；可因失盐危及生命
CYP21A2	酶	613815	6p21.33	AR	卵巢	+	模糊	CAH，表型可从与严重失盐型肾上腺功能衰竭到单纯男性化肾上腺功能代偿

续表

基因	蛋白	基因MIM编号	定位	遗传方式	性腺	米勒管结构	外生殖器	相关表型
CYP11B1	酶	610613	8q24.3	AR	卵巢	+	模糊	CAH，由11-脱氧皮质醇和11-去氧皮质酮引起的高血压
POR	CYP酶电子供体	124015	7q11.2	AR	卵巢	+	模糊	综合21-羟化酶缺乏症、17α-羟化酶/17,20裂解酶缺乏症和芳香酶缺乏的临床表型；有时伴Antley Bixler颅缝早闭
CYP19	酶	107910	15q21.2	AR	卵巢	+	模糊	孕期母源性雄性化，（除了部分病例）大多患者青春期缺乏乳房发育
NR3C1	核受体转录因子	138040	5q31.3	AR	卵巢	+	模糊	促肾上腺皮质激素，17-羟孕酮和皮质醇，地塞米松抑制失败（患者CYP21杂合子突变）

注：AD，常染色体显性遗传；AR，常染色体隐性遗传；XL，X连锁遗传；XLD，X连锁显性遗传；XLR，X连锁隐性遗传；YL，Y连锁遗传

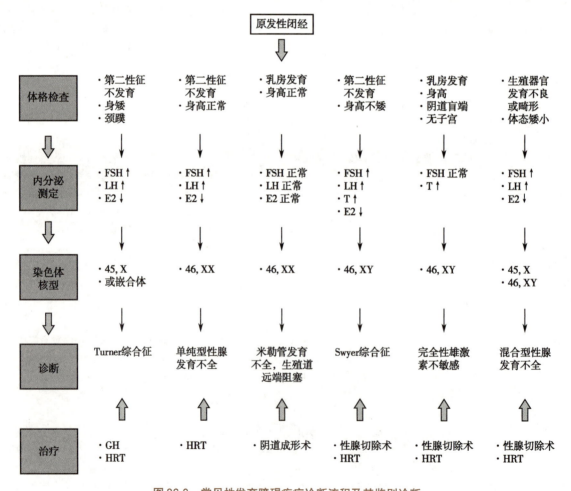

图36-3　常见性发育障碍疾病诊断流程及其鉴别诊断

（杨冬梓　袁　萍）

第三节　性器官发育异常的诊治

一、外生殖器发育异常

女性外生殖器发育异常中较常见的有处女膜闭锁和外生殖器男性化。

（一）处女膜闭锁

处女膜闭锁（imperforate hymen）又称处女膜无孔，系发育过程中，阴道末端的泌尿生殖窦组织未腔化所致。由于处女膜闭锁使阴道和外界隔绝，故阴道分泌物或月经初潮的经血排出受阻，积聚在阴道内。有时经血可经输卵管倒流至腹腔。若不及时切开，反复多次的月经来潮使积血增多，发展为子宫腔积血，输卵管可因积血粘连而致伞端闭锁，经血反流至盆腔易发生子宫内膜异位症。

1. 临床表现及诊断　绝大多数患者至青春期发生周期性下腹坠痛，呈进行性加剧。严重者可引起肛门或阴道部胀痛和尿频等症状。检查可见处女膜膨出，表面呈紫蓝色；肛诊可扪及阴道膨隆，凸向直肠；并可扪及盆腔肿块，用手指按压肿块可见处女膜向外膨隆更明显。偶有幼女因大量黏液潴留在阴道内，下腹坠痛，导致处女膜向外凸出而就诊。盆腔超声检查可见子宫腔内和阴道内均有积液。

2. 治疗以及时手术治疗为主　先用粗针穿刺处女膜中部膨隆部，抽出陈旧积血后再进行"X"形切开，排出积血，常规检查宫颈是否正常，切除多余的处女膜瓣，修剪处女膜，再用可吸收缝线缝合切口边缘，使开口成圆形。

（二）外生殖器男性化

系外生殖器分化发育过程中受到大量雄激素影响所致。常见于卵睾型性发育障碍性疾病、先天性肾上腺皮质增生或母体在妊娠早期接受具有雄激素作用的药物治疗。

1. 卵睾型性发育障碍性疾病　染色体核形多为46XX，46XX/46XY嵌合体，46XY少见。患者体内同时存在睾丸和卵巢两种性腺组织，较多见的是性腺内含有卵巢与睾丸组织，又称卵睾（ovotestis）；也可能是一侧为卵巢，另一侧为睾丸。卵睾型性发育障碍性疾病患者外生殖器的形态很不一致，多数为阴蒂肥大或阴茎偏小。

2. 先天性肾上腺皮质增生症（congenital adrenal hyperplasia，CAH）　为常染色体隐性遗传性疾病。系胎儿肾上腺皮质合成皮质酮或皮质醇的酶（如21-羟化酶、11β-羟化酶和3β-羟类固醇脱氢酶）缺乏，不能将17α-羟孕酮羟化为皮质醇或不能将孕酮转化为皮质酮，因此其前质积聚，并向雄激素转化，产生大量雄激素。

3. 米勒管无效抑制引起的异常　表现为外生殖器模糊，如雄激素不敏感综合征（即睾丸女性化综合征）患者虽然存在男性性腺，但因其雄激素敏感细胞质受体蛋白基因缺失，雄激素未能发挥正常的功能，米勒管抑制因子水平低下，生殖器向米勒管方向分化，形成女性外阴及部分阴道，使基因型为男性的患者出现女性表型。

4. 外在因素　影响生殖器官的药物主要为激素类药物。妊娠早期服用雄激素类药物，可发生女性胎儿阴道下段发育不全，阴蒂肥大及阴唇融合等发育异常；妊娠晚期服用雄激素可致阴蒂肥大。

（1）临床表现：阴蒂肥大，有时显著增大似男性阴茎。严重者伴有阴唇融合，两侧大阴唇肥厚有皱，并有不同程度的融合，类似阴囊。

（2）诊断

1）病史和体征：询问患者母亲在妊娠早期是否曾接受具有雄激素作用的药物治疗，家族中有无类似畸形患者。检查时应了解阴蒂大小，尿道口与阴道口的位置，有无阴道和子宫。同时检查腹股沟与大阴唇，了解有无异位睾丸。

2）实验室检查：怀疑两性畸形或先天性肾上腺皮质增生时，应检查染色体核型。前者染色体核型多样，后者则为46XX。应行血内分泌测定，血睾酮呈高值；有条件者可查血清17α-羟孕酮值，数值呈增高表现。

3）影像学检查：超声检查了解盆腔内性腺情况，必要时可行磁共振成像帮助诊断。

4）性腺活检：可通过腹腔镜检查进行性腺活检，确诊是否为两性畸形。

（3）治疗：应尊重患者的性别取向决定手术方式。多数取向女性，可行肥大阴蒂部分切除，使保留的阴蒂接近正常女性阴蒂大小，同时手术矫正外阴部其他畸形。

卵睾型性发育障碍性疾病：腹腔内或腹股沟

处的睾丸有恶变概率，一定要将腹腔内或腹股沟处的睾丸或卵睾切除，保留与外生殖器相适应的性腺，并以此性别养育。

先天性肾上腺皮质增生：先给予肾上腺皮质激素治疗，减少血清睾丸酮含量至接近正常水平，再作阴蒂部分切除整形术和其他畸形的相应矫正手术。

二、阴道发育异常

米勒管的形成和融合过程异常以及其他致畸因素均可引起阴道的发育异常。

1998 年美国生殖学会提出较为认可的阴道发育异常分类法：

米勒管发育不良：包括子宫、阴道未发育（Mayer-Rokitansky-Kunster-Hauser syndrome, MRKH 综合征），是一种以没有生殖潜力为特征的生殖系统功能缺陷，即为临床上常见的先天性无阴道。

泌尿生殖窦发育不良：泌尿生殖窦未参与形成阴道下端，典型的患者表现为部分阴道闭锁，多位于阴道下段。

米勒管融合异常：米勒管融合异常又分为垂直融合异常和侧面融合异常，垂直融合异常表现为阴道横隔，侧面融合异常表现为阴道纵隔和阴道斜隔综合征。

（一）先天性无阴道

先天性无阴道（congenital absence of vagina）系双侧米勒管发育不全或双侧米勒管尾端发育不良所致。发生率为 1/5 000~1/4 000，先天性无阴道几乎均合并无子宫或仅有始基子宫，卵巢功能多为正常。

1. 临床表现及诊断 原发性闭经及性生活困难，一般子宫仅为始基状况而无周期性腹痛。检查可见患者体格、第二性征以及外阴发育正常，但无阴道口，或仅在前庭后部见一浅凹，偶见短浅阴道盲端。常伴子宫发育不良（无子宫或始基子宫）。有患者伴有泌尿道发育异常，个别伴有脊椎异常。此病须与处女膜闭锁和雄激素不敏感综合征相鉴别。肛诊时，处女膜闭锁可扪及阴道内肿块，向直肠膨隆，子宫正常或增大，超声检查有助于鉴别诊断。雄激素不敏感综合征为 X 连锁隐性遗传病，染色体核型为 46XY。而先天性无阴道为 46XX，血内分泌检查为女性水平。

2. 治疗

（1）模具顶压法：用木质或塑料阴道模具压迫阴道凹陷，使其扩张并延伸到接近正常阴道的长度。适用于无子宫且阴道凹陷组织松弛者。

（2）阴道成形术：方法多种，各有利弊。手术方法均为在膀胱直肠间造穴，采用不同材料铺垫人造洞穴形成了不同手术方式。常见术式有：羊膜法阴道成形术、腹膜法阴道成形术、乙状结肠法阴道成形术、皮瓣阴道成形术等方法。

（二）阴道闭锁

阴道闭锁（atresia of vagina）为泌尿生殖窦未参与形成阴道下段所致。根据阴道闭锁的解剖学特点将其分为：

Ⅰ型阴道闭锁，即阴道下段闭锁，阴道上段及宫颈、子宫体均正常。

Ⅱ型阴道闭锁，即阴道完全闭锁，多合并宫颈发育不良，子宫体发育不良或子宫畸形。

1. 临床表现及诊断 Ⅰ型阴道闭锁多子宫内膜功能正常，因此症状出现较早，主要表现为阴道上段扩张，严重时可以合并宫颈、宫腔积血，盆腔检查发现包块位置较低，位于直肠前方，就诊往往较及时，症状与处女膜闭锁相似，但无阴道开口，但闭锁处黏膜表面色泽正常，亦不向外隆起。肛诊可扪及凸向直肠包块，位置较处女膜闭锁高，较少由于盆腔经血逆流引发子宫内膜异位症。Ⅱ型阴道闭锁，即阴道完全闭锁，多合并宫颈发育不良，子宫体发育不良或子宫畸形，子宫内膜分泌功能不正常，症状出现较晚，经血容易逆流至盆腔，常常发生子宫内膜异位症。磁共振成像和超声检查可帮助诊断。

2. 治疗 一旦明确诊断，应尽早手术切除。手术以解除阴道阻塞，使经血引流通畅为原则。先用粗针穿刺阴道黏膜，抽出积血后切开闭锁段阴道，排出积血，常规检查宫颈是否正常，切除多余闭锁的纤维结缔组织，利用已游离的阴道黏膜覆盖创面，术后定期扩张阴道以防挛缩。

（三）阴道横隔

阴道横隔（transverse vaginal septum）为两侧米勒管会合后的尾端与尿生殖窦相接处未贯通或部分贯通所致，发病率为 1/72 000～1/2 100。阴道横隔很少伴有泌尿系统和其他器官的异常，横隔可位于阴道内任何部位，但以上、中段交界处为多见，其厚度约为 1cm。阴道横隔无孔称完全性横隔；隔上有小孔称不全性横隔。位于阴道上端的横隔多为不全性横隔；阴道下部的横隔多为完全性横隔（图 36-4）。

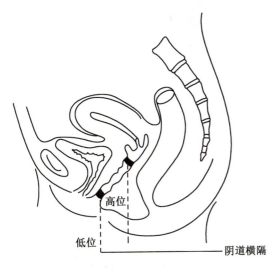

高位
低位
阴道横隔

图 36-4 阴道下部完全性横隔

1. 临床表现及诊断 不全性横隔位于上部者多无症状，位置偏低者可影响性生活，阴道分娩时影响胎先露部下降。完全性横隔有原发性闭经伴周期性腹痛，并呈进行性加剧。妇科检查见阴道较短或仅见盲端，横隔中部可见小孔，肛诊时可扪及宫颈及宫体。完全性横隔由于经血潴留，可在相当于横隔上方部位触及块物。

2. 治疗 切除横隔，缝合止血。可先用粗针穿刺定位，抽出积血后再行切开术。术后放置阴道模型，定期更换，直到上皮愈合。切除横隔后，也可将横隔上方的阴道黏膜部分分离拉向下方，覆盖横隔的创面，与隔下方的阴道黏膜缝合。分娩时，若横隔薄者可于胎先露部下降压迫横隔时切开横隔，胎儿娩出后再切除横隔；横隔厚者应行剖宫产术。横隔切除术后要注意创面的愈合和防止横隔残端挛缩。

（四）阴道纵隔

阴道纵隔（longitudinal vaginal septum）为双侧米勒管会合后，尾端纵隔未消失或部分消失所致，分为完全纵隔和不全纵隔。完全纵隔以对称性为特点。阴道纵隔常伴有双子宫、双宫颈、同侧肾脏发育不良。

1. 临床表现及诊断 阴道完全纵隔者无症状，性生活和阴道分娩无影响。不全纵隔者可有

性生活困难或不适，分娩时胎先露下降可能受阻。阴道检查可见阴道被一纵行黏膜壁分为两条纵行通道，黏膜壁上端近宫颈，完全纵隔下端达阴道口，不全纵隔未达阴道口。阴道完全纵隔常合并双子宫。

2. 治疗 阴道纵隔影响性生活或阴道分娩时，应将纵隔切除，创面缝合以防粘连。若阴道分娩时发现阴道纵隔，可当先露下降压迫纵隔时先切断纵隔的中部，待胎儿娩出后再切除纵隔。

（五）阴道斜隔综合征

阴道斜隔综合征（oblique vaginal septum syndrome）也称 Herlyn-Werner-Wunderlich 综合征（HWWS）：病因尚不明确，可能是米勒管向下延伸未到泌尿生殖窦形成一盲端所致。阴道斜隔常伴有同侧泌尿系发育异常，多为双宫体、双宫颈及斜隔侧的肾缺如。

阴道斜隔分为三个类型（图 36-5）：

Ⅰ型为无孔斜隔，隔后的子宫与外界及另侧子宫完全隔离，宫腔积血聚积在隔后腔。

Ⅱ型为有孔斜隔，隔上有一数毫米的小孔，隔后子宫与另侧子宫隔绝，经血通过小孔滴出，引流不畅。

Ⅲ型为无孔斜隔合并宫颈瘘管，在两侧宫颈间或隔后腔与对侧宫颈之间有小瘘管，有隔一侧子宫经血可通过另一侧宫颈排出，引流亦不通畅。

1. 临床表现 发病年龄较轻，月经周期正常，三型均有痛经，Ⅰ型较重，平时一侧下腹痛；Ⅱ型月经间期阴道少量褐色分泌物或陈旧血淋漓不净，脓性分泌物有臭味；Ⅲ型经期延长有少量血，也可有脓性分泌物。妇科检查一侧穹隆或阴道壁可触及囊性肿物，Ⅰ型肿物较硬，宫腔积血时触及增大子宫；Ⅱ、Ⅲ型囊性肿物张力较小，压迫时有陈旧血流出。

2. 诊断 月经周期正常，有痛经及一侧下腹痛；月经周期中有流血、流脓或经期延长。妇科检查一侧穹隆或阴道壁有囊肿，增大子宫及附件肿物。局部消毒后在囊肿下部穿刺，抽出陈旧血，即可诊断。B 型超声检查可见一侧宫腔积血，阴道旁囊肿，同侧肾缺如。子宫碘油造影检查可显示Ⅲ型者宫颈间的瘘管，有孔斜隔注入碘油，可了解隔后腔情况。必要时应做泌尿系造影检查。

3. 治疗 由囊壁小孔或穿刺定位，上下剪开

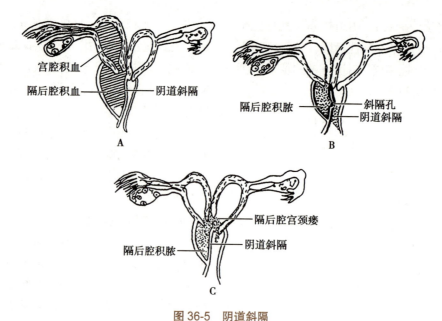

图 36-5 阴道斜隔
A. 阴道斜隔Ⅰ型；B. 阴道斜隔Ⅱ型；C. 阴道斜隔Ⅲ型

斜隔，暴露宫颈，沿斜隔附着处，作菱形切除，做最大范围的隔切除，边缘电凝止血或油纱卷压迫24~48 小时，一般不放置阴道模型。

三、宫颈及子宫发育异常

（一）先天性宫颈闭锁

宫颈形成约在胚胎发育 14 周，由于米勒管尾端发育不全或发育停滞所致的宫颈发育异常，主要包括宫颈缺如、宫颈闭锁（congenital abnormal of the cervix）、先天性宫颈管狭窄、宫颈角度异常、先天性宫颈延长症伴宫颈管狭窄、双宫颈等，临床上罕见。

1. 临床表现及诊断　若患者子宫内膜有功能，则青春期后可因宫腔积血而出现周期性腹痛，经血还可经输卵管逆流入腹腔，引起盆腔子宫内膜异位症。磁共振成像和超声检查（尤其是三维和四维超声检查）有助诊断。

2. 治疗　可手术穿通宫颈，建立人工子宫阴道通道，但成功率低，故有建议直接进行子宫切除术；如人工子宫阴道贯通手术失败则行子宫切除术。

（二）子宫发育异常

子宫发育异常多因形成子宫段米勒管发育及融合异常所致。子宫未发育或发育不良包括：

1. 先天性无子宫（congenital absence of the uterus）　因双侧米勒管形成子宫段未融合，退化所致，常合并无阴道；卵巢发育正常。

2. 始基子宫（primordial uterus）　系双侧米勒管融合后不久即停止发育，子宫极小，仅长 1~3cm。多数无宫腔或为一实体肌性子宫，偶见始基子宫有宫腔和内膜；卵巢发育可正常。

3. 幼稚子宫（infantile uterus）　双侧米勒管融合形成子宫后发育停止所致；卵巢发育正常。

4. 临床表现及诊断　先天性无子宫或实体性的始基子宫无症状，常因青春期后无月经就诊，经检查才发现；具有宫腔和内膜的始基子宫若宫腔闭锁或无阴道者可因月经血潴留或经血倒流出现周期性腹痛；幼稚子宫月经稀少，或初潮延迟，常伴痛经。检查可见子宫体小，宫颈相对较长，宫体与宫颈之比为 1:1 或 2:3，子宫可呈极度前屈或后屈。

5. 治疗　先天性无子宫、实体性始基子宫可不予处理；始基子宫有周期性腹痛或宫腔积血者需手术切除；幼稚子宫主张雌激素加孕激素序贯周期治疗。

（三）单角子宫与残角子宫

1. 单角子宫（unicornous uterus）　仅一侧米勒管正常发育形成单角子宫，同侧卵巢功能正常；另侧米勒管完全未发育或未形成管道，未发育侧卵巢、输卵管和肾脏亦往往同时缺如。

2. 残角子宫（rudimentary horn of the uterus）　系一侧米勒管发育，另一侧米勒管中下

段发育缺陷，形成残角子宫。有正常输卵管和卵巢，但常伴有同侧泌尿器管发育畸形。根据残角子宫与单角子宫解剖上的关系，分为3种类型：

Ⅰ型残角子宫有宫腔，并与单角子宫腔相通。

Ⅱ型残角子宫有宫腔，但与单角子宫腔不相通。

Ⅲ型为实体残角子宫，仅以纤维带相连单角子宫。

3. 临床表现及诊断 单角子宫无症状。残角子宫若内膜有功能，但其宫腔与单角宫腔不相通者，往往因月经血倒流或宫腔积血出现痛经，也可发生子宫内膜异位症。检查可见单角子宫偏小、梭形、偏离中线。伴有残角子宫者可在子宫一侧扪及较子宫小的硬块，易误诊卵巢肿瘤。若残角子宫腔积血时可扪及肿块，有触痛。子宫输卵管造影、B型超声检查和磁共振成像有助于正确诊断。

4. 治疗 单角子宫不予处理。孕期加强监护，及时发现并发症予以处理。非孕期残角子宫确诊后应切除。早、中期妊娠诊断明确，及时切除妊娠的残角子宫，避免子宫破裂。晚期妊娠行剖宫产术后，需警惕胎盘粘连或侵入性胎盘，造成产后大出血。切除残角子宫时将同侧输卵管切除，避免输卵管妊娠的发生，圆韧带应固定于发育侧同侧宫角部位。

（四）双子宫

双子宫（didelphic uterus）为两侧米勒管未融合，各自发育形成两个子宫和两个宫颈。两个宫颈可分开或相连，宫颈之间也可有交通管；也可为一侧子宫颈发育不良、缺如，常有一小通道与对侧阴道相通。双子宫可伴有阴道纵隔或斜隔。

1. 临床表现及诊断 患者多无自觉症状。伴有阴道纵隔可有性生活不适。如为斜隔综合征时可出现痛经、月经来潮后有阴道少量流血，呈陈旧性且淋漓不尽，或少量脓性分泌物。检查可扪及子宫呈分叉状。宫腔探查或子宫输卵管造影可见两个宫腔。伴阴道纵隔或斜隔时，检查可见相应的异常。

2. 治疗 一般不予处理。当有反复流产，应除外染色体、黄体功能以及免疫等因素后行矫形手术。斜隔综合征处理见前章节。

（五）双角子宫

双角子宫（bicornuate uterus）为双侧米勒管融合不良所致。分2类：

1. 完全双角子宫（从宫颈内口处分开）。

2. 不全双角子宫（宫颈内口以上处分开）。

3. 临床表现及诊断 一般无症状。有时双角子宫月经量较多并伴有程度不等的痛经。检查可扪及宫底部有凹陷。B型超声检查、磁共振成像和子宫输卵管造影有助于诊断。

4. 治疗 双角子宫一般不予处理。若双角子宫出现反复流产时，应行子宫整形术，使宫腔扩大，预防流产或早产的发生。

（六）纵隔子宫

纵隔子宫（septate uterus）为双侧米勒管融合后，纵隔吸收受阻所致，占全部子宫畸形的80%～90%。分2类：

1. **完全纵隔子宫** 纵隔末端到达或超过宫颈内口者，占纵隔子宫的14%～17%，有时纵隔末端终止在宫颈外口，外观似双宫颈。

2. **不全纵隔** 纵隔末端终止在内口以上水平者，大多数纵隔子宫为不全纵隔。

3. 临床表现 一般无症状。纵隔子宫在临床上主要表现为影响育龄妇女的妊娠结局，包括反复流产、早产、胎膜早破等表现，其中，反复流产是纵隔子宫所致的最常见表现。纵隔子宫可致不孕，检查可见完全纵隔者宫颈外口有一隔膜。

4. 诊断

（1）子宫输卵管造影（HSG）：是诊断子宫畸形的常用方法之一。有助于了解宫腔形态，评估双侧输卵管通畅与否，适用于合并不孕患者的初步检查。但HSG有不能显示子宫外形轮廓特征的缺点。

（2）超声检查：经阴道超声检查是目前临床中最常用的诊断方法。超声声像图表现为两个内膜回声区域，子宫底部无明显凹陷切迹。其优点是可以同时检查是否合并泌尿系统畸形。三维超声检查对诊断更有价值。

（3）宫腔镜诊断：宫腔镜检查是在直视下评估宫腔和宫颈管形态结构的方法，对纵隔子宫诊断的敏感性可达100%，是诊断纵隔子宫的可靠手段。该检查还可以诊断其他宫腔内病变。由于宫腔镜检查不能了解子宫的外形轮廓，难以与双角子宫和鞍状子宫区分，故需要联合超声或腹腔镜明确诊断。

（4）宫腔镜与腹腔镜联合诊断：宫腹腔镜联合是诊断纵隔子宫的"金标准"方法。腹腔镜下纵隔子宫的特征表现是子宫底部浆膜面平坦，子宫横径增宽大于前后径，子宫底凹陷不明显或仅有轻微凹陷，借此可与双角子宫、鞍状子宫相鉴别。对合并不孕的患者，借助腹腔镜还可以同时观察盆腔和输卵管卵巢情况。

5. 治疗 纵隔子宫影响生育时，开腹的子宫纵隔切除是传统治疗方法。目前最主要的手术治疗方法为腹腔镜监视下通过宫腔镜切除纵隔。手术简单、安全、微创，通常于手术后 3 个月即可妊娠，妊娠结局良好。

（七）弓形子宫

弓形子宫（arcuate uterus）为宫底部发育不良，中间凹陷，宫壁略向宫腔突出。

1. 临床表现及诊断 一般无症状。检查可扪及宫底部有凹陷，凹陷浅者可能为弓形子宫。B 型超声、磁共振成像和子宫输卵管造影有助于诊断。

2. 治疗 弓形子宫一般不予处理。若出现反复流产时，应行子宫整形术。

（八）己烯雌酚所致的子宫发育异常

妊娠 2 个月内服用己烯雌酚（diethylstilbestrol, DES）可导致米勒管的发育缺陷，女性胎儿可发生子宫发育不良，如狭小 T 型宫腔、子宫狭窄带、子宫下段增宽以及宫壁不规则等，其中 T 型宫腔常见（42%～62%）。T 型宫腔也可见于母亲未服用者 DES，称 DES 样子宫。

1. 临床表现及诊断 一般无症状，常在子宫输卵管造影检查时发现。由于 DES 可致宫颈功能不全，故早产率增加。妇科检查无异常，超声检查、磁共振成像和子宫输卵管造影有助诊断。

2. 治疗 一般不予处理。

米勒管发育异常分类见图 36-6。

四、输卵管、卵巢发育异常

（一）输卵管发育异常

输卵管发育异常罕见，是米勒管头端发育受阻所致，常与子宫发育异常同时存在。几乎均在因其他病因手术时偶然发现。

1. 分类和临床表现

（1）输卵管缺失或痕迹：输卵管痕迹（rudimentary fallopian tube）或单侧输卵管缺失为同侧米勒管未发育所致，常伴有该侧输尿管和肾脏的发育异常。未见单独双侧输卵管缺失，多伴发其他内脏严重畸形，胎儿不能存活。

（2）输卵管发育不全：是较常见的生殖器官发育异常。输卵管细长弯曲，肌肉不同程度的发育不全，无管腔或部分管腔通畅造成不孕，有憩室或副口是异位妊娠的原因之一。

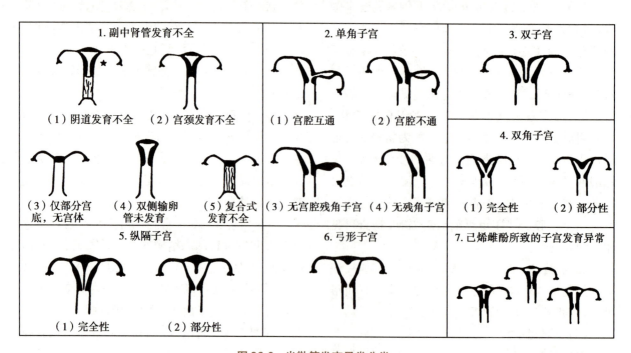

图 36-6 米勒管发育异常分类

（3）副输卵管：单侧或双侧输卵管之上附有一稍小但有伞端的输卵管，有的与输卵管之间有交通，有的不通。

（4）单侧或双侧有两条发育正常的输卵管，均与宫腔相通。

2. 治疗　若不影响妊娠，无须处理。

（二）卵巢发育异常

卵巢发育异常因原始生殖细胞迁移受阻或性腺形成移位异常所致。

1. 分类和临床表现

（1）卵巢未发育或发育不良：单侧或双侧卵巢未发育者极罕见。单侧或双侧发育不良卵巢外观色白，呈细长索状，又称条索状卵巢（streak ovary）；发育不良卵巢切面仅见纤维组织，无卵泡。临床表现为原发性闭经或初潮延迟、月经稀少和第二性征发育不良，常伴内生殖器或泌尿器官异常。多见于特纳综合征（Turner's syndrome）患者。血清内分泌检查、B型超声检查、磁共振成像、腹腔镜检查有助于诊断，必要时行活组织检查和染色体核型检查。

（2）异位卵巢：卵巢形成后仍停留在原生殖嵴部位，未下降至盆腔内。卵巢发育正常者无症状。

（3）副卵巢（supernumerary ovary）：罕见。一般远离正常卵巢部位，可出现在腹膜后。无症状，多在因其他疾病手术时发现。

2. 治疗　若条索状卵巢患者染色体核型为XY，卵巢发生恶变的频率较高，确诊后应予切除。

第四节　性器官发育异常的治疗进展

女性生殖道畸形种类多样，部分患者可无临床症状，而有临床症状者因其畸形类型不同，临床表现亦不相同。以下为不同类型生殖道畸形患者的常见临床表现：

1. 米勒管不发育造成的原发性闭经。

2. 生殖道阻塞性畸形患者可表现为周期性下腹部疼痛，无阴道出血，同时生殖道阻塞性畸形患者可因经血逆流而造成盆腔子宫内膜异位症或盆腔包块。

3. 生殖道不完全阻塞性畸形患者可表现为阴道出血量较少、出血时间延长或经期后阴道持续血性分泌物。

4. 子宫畸形可造成患者反复的自然流产或产科并发症。

5. 盆腔外系统（泌尿系、骨骼系统或听力系统）的异常也可提示生殖道畸形的可能。

值得一提的是，因女性生殖系统与泌尿系统在胚胎起源上均起源于胚胎中胚层的间介中胚层成分，故泌尿系统的发育异常常合并生殖系统的发育异常。有文献表明，约10%泌尿系统发育异常患者的伴有生殖系统发育异常。因此，妇产科医生在诊治女性生殖道畸形患者的同时一定要考虑是否伴有泌尿系统的异常。

影像学检查是明确女性生殖道畸形诊断最好的辅助检查方法。其中，经腹经阴道超声检查是最常用的诊断方法。复杂病例的会阴超声检查和经肛门超声检查也不失为针对性的无创检查方法。磁共振成像（MRI）在软组织检查中有其特别的优势，缺点为费用较高，对于复杂、超声诊断不明确的病例，MRI为更为准确的影像学诊断方法。必要时还可以辅助内镜、子宫碘油造影检查等措施对女性生殖道畸形患者进行进一步检查。

女性生殖道畸形患者的治疗原则依其畸形类型及患者的意愿而定。对因米勒管发育不良所致的以子宫、阴道未发育为特征的MRKH综合征患者的治疗方法包括非手术治疗和各种方式的手术治疗（造穴及不同材质的铺垫）。其中，非手术治疗法（顶压法阴道成形术）因其微创、安全、经济、成功率可达90%以上，目前已被包括美国妇产科协会（American Congress of Obstetricians and Gynecologists，ACOG）在内的世界重要医疗体系推荐为MRKH综合征患者的一线治疗方式。

以青春期后生殖道阻塞引起临床表型的生殖道畸形类型较多，具体包括泌尿生殖窦发育不良引起的处女膜闭锁或阴道下段闭锁、米勒管与泌尿生殖窦融合异常引起的不同程度的阴道横隔、米勒管侧面融合异常所致的梗阻型阴道斜隔、米勒管发育异常引起的宫颈闭锁等。对于阻塞性生殖道畸形患者，应尽早手术解除生殖道梗阻。

子宫发育异常的种类最多，临床表现也不尽相同，其治疗方式也因畸形种类的不同而不同。以下几种处理已达成共识：对于有功能性内膜的残角子宫须作残角子宫切除，同时切除同侧输卵管；有不孕或反复流产史的子宫纵隔、鞍状子宫或双角子宫患者可行子宫纵隔切除或子宫融合等矫正畸形手术；对于宫颈发育不良或闭锁的患者目前保留生育功能的手术方法主要为子宫阴道再通术。此外，随着近年来新型材料的发展，覆有移植上皮的支架可用于防止术后新造的宫颈管腔粘连再狭窄，这种新型材料的使用可大大提高此类患者保留生育功能手术的可行性和有效性。

内源性因素和外源性因素影响女性生殖器官的形成和分化，导致女性生殖道各种发育异常。

女性外生殖器发育异常中较常见的有处女膜闭锁和外生殖器男性化，道发育异常有先天性无阴道、阴道闭锁、阴道横隔、阴道纵隔和阴道斜隔综合征。子宫发育异常是最常见的女性生殖道发育异常，类型较多。影像学检查及内镜检查有助于生殖道发育异常诊断。治疗主要取决于对功能和生育的影响。

（任 常 朱 兰）

参 考 文 献

[1] Saravelos SH, Cocksedge KA, Li TC. Prevalence and diagnosis of congenital uterine anomalies in women with reproductive failure: a critical appraisal. Hum Reprod Update, 2008, 14(5): 415-429.

[2] American Fertility Society. The American Fertility Society classifications of adnexal adhesions, distal tubal occlusion, tubal occlusion secondary to tubal ligation, tubal pregnancies, müllerian anomalies and intrauterine adhesions. Fertil Steril, 1988, 49(6): 944-955.

[3] Buttram VC Jr, Gibbons WE. Müllerian anomalies: a proposed classification (ananalysis of 144 cases). Fertil Steril, 1979, 32(1): 40-46.

[4] Acién P, Acién MI. The history of female genital tract malformation classifications and proposal of an updated system. Hum Reprod Update, 2011, 17(5): 693-705.

[5] Vaughan ED, Middleton GW. Pertinent genitourinary embryology: review for practicing urologist. Urology, 1975, 6(2): 139-149.

[6] Nakhal RS, Creighton SM. Management of vaginal agenesis. J Pediatr Adolesc Gynecol, 2012, 25(6): 352-357.

[7] Roberts CP, Haber MJ, Rock JA. Vaginal creation for müllerian agenesis. Am J Obstet Gynecol, 2001, 185(6): 1349-1352.

[8] ACOG Committee on Adolescent Health Care. ACOG Committee Opinion No. 355: Vaginal agenesis: diagnosis, management, and routine care. Obstet Gynecol, 2006, 108(6): 1605-1609.

[9] Miller RJ, Breech LL. Surgical correction of vaginal anomalies. Clin Obstet Gynecol, 2008, 51(2): 223-236.

[10] Nguyen DH, Lee CL, Wu KY, et al. A novel approach to cervical reconstruction using vaginal mucosa-lined polytetrafluoroethylene graft in congenital agenesis of the cervix. Fertil Steril, 2011, 95(7): 2433.

[11] Cools M, Wolffenbuttel KP, Drop SL, et al. Gonadal development and tumor formation at the crossroads of male and female sex determination. Sex Dev, 2011, 5(4): 167-180.

[12] Eggers S, Ohnesorg T, Sinclair A. Genetic regulation of mammalian gonad development. Nat Rev Endocrinol, 2014, 10(11): 673-683.

[13] Biason-Lauber A. Control of sex development. Best Pract Res Clin Endocrinol Metab, 2010, 24(2): 163-186.

[14] 杨冬梓. 生殖内分泌疾病检查项目选择及应用. 2版. 北京：人民卫生出版社, 2016.

[15] Lee PA, Houk CP, Ahmed SF, et al. Consensus statement on management of intersex disorders. International Consensus Conference on Intersex. Pediatrics, 2006, 18: e488-e500.

第三十七章　子宫内膜异位症与子宫腺肌病

第一节　子宫内膜异位症

一、子宫内膜异位症概述及诊治的历史回顾

子宫内膜组织（腺体和间质）出现在子宫内膜及子宫肌层以外的部位时，称为子宫内膜异位症（内异症）。内异症是生育年龄妇女的多发病，主要引起疼痛及不育，发病率有明显上升趋势，症状与体征及疾病的严重性不成比例，病变广泛、形态多样，极具浸润性，可形成广泛、严重的粘连，是激素依赖性疾病，易复发。随着对子宫内膜异位症更深入的研究，专家学者对其发病机制、临床分期以及痛经、不孕、DIE 等的治疗有了进一步的见解。

内异症的发病机制尚未完全明了，以 Sampson 经血逆流种植、体腔上皮化生以及诱导学说为主导理论。郎景和继承并发展了 Sampson 经血逆流种植学说，提出了"在位内膜决定论"，认为子宫内膜在宫腔外需经黏附、侵袭、血管形成过程，得以种植、生长、发生病变，而在位内膜的特质可能起决定作用。其他学说还包括血管和淋巴转移扩散学说以及新生儿子宫出血学说。相关基因的表达和调控异常、免疫炎症反应以及性激素受体表达异常等与内异症的发生密切相关。内异症有家族聚集性。

根据中华医学会妇产科学分会子宫内膜异位症协作组制定的《子宫内膜异位症的诊断与治疗规范》《2015 子宫内膜异位症的诊治指南》，内异症的临床病理类型可分为腹膜型子宫内膜异位症或腹膜子宫内膜异位症（peritoneal endometriosis，PEM），卵巢型子宫内膜异位症或卵巢子宫内膜异位囊肿（ovarian endometriosis，OEM），深部浸润型子宫内膜异位症（deep-infiltrating endometriosis，DIE），和其他部位的子宫内膜异位症（other endometriosis，OtEM）。腹膜型内异症或腹膜内异症指盆腔腹膜的各种内异症种植病灶，主要包括红色病变（早期病变）；蓝棕色病变（典型病变）以及白色病变（陈旧病变）。卵巢型内异症形成囊肿者，称为卵巢子宫内膜异位囊肿（习惯称"巧克力囊肿"）。根据囊肿大小和异位病灶浸润的程度分为以下几种卵巢型内异症：Ⅰ型，囊肿直径多小于 2cm，囊壁有粘连、层次不清，手术不易剥离。Ⅱ型，又分为 ABC 三种亚型，ⅡA，内膜种植灶表浅地累及卵巢皮质，未达囊肿壁，常合并功能性囊肿；ⅡB，内异症的种植灶已累及巧囊壁，但与卵巢皮质的界限清楚，手术较易剥离；ⅡC，异位种植灶穿透到囊肿壁并向周围扩展，囊壁与卵巢皮质致密粘连并伴有纤维化或多房，卵巢与盆侧壁粘连，体积较大手术不易剥离。

子宫内膜异位症是生育年龄妇女的常见病，常见的临床表现为疼痛、盆腔结节及包块、不孕，17%～44% 的患者合并子宫内膜异位囊肿。由于内异症的病因不明或病因难以去除，保守性手术后容易复发、难以根治，且具有易侵袭的类似恶性肿瘤的生物学行为，常常累及肠管、泌尿系统等重要器官，手术难以彻底清除，此外，内异症还可以发生癌变，危及患者生命安全。随着研究的不断深入及治疗理念的转变。内异症已被视为"慢性病"，内异症的治疗也从单纯的手术或药物治疗转向综合长期管理，使用药物控制病情，避免重复手术操作。

二、内异症诊断与治疗的要点

（一）诊断要点

育龄妇女有进行性痛经和 / 或不孕史，妇科检查时扪及盆腔内有触痛性硬结或子宫旁有不活

动的囊性包块,可初步诊断为内异症。内异症的临床表现具有多样性,其中最典型的表现为盆腔疼痛。特殊部位内异症的各种症状常有周期性变化,可合并盆腔内异症的临床表现。消化道内异症表现为大便次数增多或便秘、便血、排便痛等症状。泌尿道内异症有尿频、尿痛、血尿及腰痛,甚至造成泌尿系梗阻及肾功能障碍。呼吸道内异症可出现经期咯血及气胸。腹壁瘢痕内异症系剖宫产等手术后切口瘢痕处出现结节,经期增大,疼痛加重。病灶在会阴者切口或伤口瘢痕结节于经期增大,疼痛加重。还有40%~50%的患者合并不孕,17%~44%的患者合并子宫内膜异位囊肿。

超声检查主要适合于有子宫内膜异位囊肿的患者。典型的卵巢子宫内膜异位囊肿的超声影像为无回声区内有密集光点。MRI对诊断深部浸润型内异症较超声和CT均准确,新近兴起的内镜超声诊断肠壁内异症的准确性甚至优MRI。

血CA125测定可作为一种非创伤性检查,Ⅰ~Ⅱ期内异症血CA125多正常,Ⅲ~Ⅳ期有卵巢子宫内膜异位囊肿、病灶浸润较深、盆腔粘连广泛者血CA125多升高。而腹腔镜诊断是国内外公认的诊断内异症的最常用的方法,镜下看到典型内异症病灶或对可疑病变进行取活组织检查既可确诊。根据腹腔镜所见,按照美国生殖医学协会修正的内异症分期法(r-AFS 1996,表37-1)作出疾病分期,指导临床治疗。术后可根据内异症的生育指数(endometriosis fertility index,EFI)(表37-2、表37-3)预测合并不孕的内异症患者的自然妊娠情况,评分越高,妊娠概率越高。

(二)治疗要点

内异症治疗的目的是减灭和消除病灶、缓解和解除疼痛、改善和促进生育、减少和避免复发。治疗原则是手术为主,药物为重要的辅助治疗。

现已普遍认为,腹腔镜手术是最好的手术治

表37-1 ASRM修正子宫内膜异位症分期法(1996年)

患者姓名_____ 日期_____

Ⅰ期(微型):1~5分　腹腔镜_____　剖腹手术_____　病理

Ⅱ期(轻型):6~15分

推荐治疗_____

Ⅲ期(中型):16~40分

_____

Ⅳ期(重型):>40分

总分_____

预后_____

	异位病灶	病灶大小				粘连范围		
		<1cm	1~3cm	>3cm		<1/3包裹	1/3~2/3包裹	>2/3包裹
腹膜	浅	1	2	4				
	深	2	4	6				
卵巢	右浅	1	2	4	薄膜	1	2	4
	右深	4	16	20	致密	4	8	16
	左浅	1	2	4	薄膜	1	2	4
	左深	4	16	20	致密	4	8	16
输卵管	右				薄膜	1	2	4
					致密	4	8	16
	左				薄膜	1	2	4
					致密	4	8	16
	直肠子宫陷凹	部分消失　4		完全消失　40				

注:若输卵管全部被包裹,应为16分

其他子宫内膜异位灶:_____　相关病理:_____

表37-2　EFI总评分标准

病史因素	分值/分	手术因素	分值/分
年龄		LF评分	
≤35岁	2	7～8分	3
35～39岁	1	4～6分	2
≥40岁	0	1～3分	0
不孕时间		r-AFS病灶评分	
≤3年	2	<16分	1
>3年	0	≥16分	0
妊娠史		r-AFS总分	
有	1	<71分	1
无	0	≥71分	0

注：EFI评分=病史总分+手术总分；AFS评分标准参考r-AFS分期标准（1996年）

疗，抑制卵巢功能是最好的药物治疗；妊娠是最好的期待疗法。微创外科技术在内异症治疗中的地位显得越来越重要，国内外已经开始使用机器人做腹腔镜手术。国内外经验均证明，腹腔镜手术较开腹手术创伤小、恢复快、腹部瘢痕小、术后

粘连轻，已成为公认的治疗内异症的最佳方法。手术种类有保守性手术、子宫及双侧附件切除术、子宫切除术、神经阻断手术。保守性手术指保留患者的生育功能，手术尽量去除肉眼可见的病灶，剔除卵巢内异症囊肿以及分离粘连，适合年轻或需要保留生育功能者。子宫及双侧附件切除术指切除全子宫及双附件以及所有肉眼可见的病灶，适合年龄较大、无生育要求、症状重或者多种治疗无效者。子宫切除术指切除子宫和病灶，但保留卵巢，主要适合无生育要求但希望保留卵巢内分泌功能者。神经阻断手术由于效果欠佳，且手术风险大，目前已经不再是治疗内异症相关疼痛的主要术式。具体治疗时还要结合患者的年龄、婚育状态、妊娠希望、症状及病变程度和过去的治疗情况等，制订个体化治疗方案。

1. 常用的内异症病灶去除手段　可直接使用剪刀切除内异症病灶，一般出血不多，遇活动出血时用电凝止血。也常使用单极、双极电凝或热凝直接破坏内异症病灶。单极电凝最好用针状或勾型电极，否则因单极电凝热损伤范围较大，不够安全。双极电凝治疗小的、表浅的异位病灶

表37-3　LF评分标准

器官	程度	描述	分值（分）
输卵管	正常	外观正常	4
	轻	浆膜轻度损伤	3
	中	浆肌层中度损伤，活动性中度受限	2
	重	输卵管纤维化。轻至中度结节性输卵管峡部炎症（SIN）。活动性严重受限	1
	无功能	输卵管完全阻塞，广泛纤维化或SIN	0
输卵管伞端	正常	外观正常	4
	轻	伞端轻度受损，瘢痕轻微	3
	中	伞端中度受损，瘢痕中度，伞端结构中度丧失，伞端内纤维化轻	2
	重	伞端重度受损。瘢痕重度，伞端结构重度丧失，伞端内中度纤维化	1
	无功能	伞端严重受损，瘢痕广泛，伞端结构完全丧失，输卵管完全阻塞或输卵管积脓	0
卵巢	正常	外观正常	4
	轻	卵巢正常大小或接近正常. 浆膜轻微或轻度损害	3
	中	卵巢体积减少1/3或以上，表面中度损害	2
	重	卵巢体积减少2/3或以上，表面严重损害	1
	无功能	卵巢缺如，或卵巢完全包裹于粘连组织内	0

注：将左右两侧的输卵管及卵巢分别评分，左右两侧相加的分值等于LF评分。若一侧卵巢缺如。则将对侧卵巢评分的两倍作为LF的评分

较理想，热凝则只能破坏表浅病灶。电凝法较简单，但破坏的深度不易掌握，破坏浅时治疗可能不彻底，破坏深时又可能损伤位于其下方的重要脏器。为安全其见，输尿管上和肠管表面的异位病灶禁用单极电凝处理。高能二氧化碳激光，疗效肯定，安全性高，被国内外学者所推崇。二氧化碳激光不能穿过水，若以水分离配合切除腹膜异位病灶为最佳选择。一般认为其他激光穿透能力强，不适合做内异症手术。有术者用微波去除内异症病灶，认为疗效满意，有待进一步积累经验。我国学者多用超声刀治疗内异症，疗效满意。

2. 推荐的内异症病灶去除方法

（1）卵巢子宫内膜异位囊肿（异位囊肿）：异位囊肿做单纯抽吸囊内液体或做部分囊壁切除复发率高达 50% 以上。国内外有报道腹腔镜下或超声监测下囊肿穿刺抽液注入无水乙醇，认为创伤小、恢复快，囊肿复发率减少。然而，近年来，内异症病灶非典增生及恶变已引起人们的重视。有作者建议在治疗异位囊肿前先行囊肿穿刺抽吸，液体送细胞学检查，囊内衬行镜下观察，对可疑处取活体送冰冻病理检查，待病理证明为良性后，通过小型手术内镜使用激光或电凝破坏内壁深度 3～4mm。循证医学资料证明，囊肿剥除术（stripping technique）临床效果优于囊肿切开内壁电凝术，已经成为国内外公认的最佳手术方法。

近年来，无论是手术医生还是助孕专家均十分关注囊肿剥除术对卵巢的形态与功能及生育力的影响。目前有研究显示，手术剔除囊肿可造成正常卵巢组织特别是卵巢门周围的卵巢组织丢失，切除了部分卵巢皮质和腔镜下使用能源系统（如超声刀、双极电凝）止血的热损伤，可导致卵巢储备功能下降和卵巢反应性降低，因此术中要注意卵巢功能的保护。结合我们多年的临床经验，囊肿剥除术按顺序可以分为粘连分离、囊肿剥除、妥善止血和预防粘连 4 个步骤。

1）粘连分离：手术从分离粘连开始，充分暴露盆腔手术野，将卵巢从直肠子宫陷凹和／或侧盆壁分离，异位囊肿还经常与子宫骶骨韧带有致密粘连，病灶纤维化甚至使卵巢固有韧带贴近子宫骶骨韧带，导致子宫后位后屈，活动受限。因此，应充分分离这些粘连，使卵巢远离侧盆壁粘连下方的输尿管和内侧肠管，可大大减少损伤它

们的机会，这是保证安全、彻底剥除异位囊肿的关键。由于异位囊肿在分离粘连时几乎均破裂，容易造成污染，尤其是大的囊肿破裂后还会污染腹腔，因此，对较大的异位囊肿可先行穿刺抽吸冲洗，然后继续分离囊壁与周围的粘连。使用抓钳抓起卵巢向上提起，找到卵巢与阔韧带及子宫骶骨韧带粘连的界面，一般比较容易辨认，沿此界限分离卵巢，边分离、边冲洗。辨认困难时，可用吸引器头向上方对卵巢用力，将卵巢从阔韧带上分离，必要时用剪刀或超声刀剪开致密粘连。粘连分离时注意不要将卵巢皮质残留到周围组织上，否则，即使做了子宫和两侧附件切除，仍有发生残余卵巢综合征导致以后再次甚至多次手术的可能。

2）囊肿剥除：不同类型的异位囊肿可以采用略有不同的手术方式。Ⅰ型异位囊肿虽然较小，但因纤维化与粘连很难将其完整切除，可以用活检钳钳取，穿刺抽吸后使用激光、电凝等汽化烧灼或行局部切除。ⅡA型异位囊肿通常粘连较轻，囊壁呈黄色时一般容易切除。ⅡB型异位囊肿粘连可以较重，但除异位结节附着处外，囊壁容易从卵巢皮质及间质剥离。ⅡC型异位囊肿粘连致密而广泛，剥除较为困难。

准确找到囊壁与卵巢组织之间的界面是剥除术成功的关键。囊肿穿刺抽吸冲洗可通过囊壁反复扩张与缩小，促使囊壁与周围卵巢组织的分离。之后用吸引器和弯钳深入囊肿的破口内将破口撕开接近囊肿周长的 1/3～1/2，此时囊壁即已经与周围卵巢组织分离，容易找到正确的剥离面。也有的医生会先在破口周围切除一些薄层卵巢组织，直到见到正确的剥离面再做剥离，不过这样做或多或少会丢失一些正常卵巢组织。国外也有一些医生在卵巢间质与囊肿之间注射 5～20ml 林格液，然后用抓钳抓住囊壁基底做囊肿剥除。囊肿剥除时用一把有齿抓钳抓住囊肿壁，用另一把抓钳抓住其外侧的正常卵巢，两把抓钳向相反方向用力，撕剥下囊肿壁。有时，将囊肿壁向一个方向旋转，可加快剥离速度。

应注意，一个卵巢内可能有多个异位囊肿，这种情况并不少见。除非异位囊肿较小而且位于卵巢的一端，否则囊肿剥除后的卵巢会成为凹陷的圆盘状，对明显增厚或突起的组织内都应警惕

有小型异位囊肿的可能。

由于大多数异位囊肿为继发性，因此，在彻底去除囊壁后，应寻找并破坏囊肿周围的异位结节即破坏其原发病灶。异位病灶多位于与囊肿粘连的子宫骶骨韧带上，靠近卵巢固有韧带处也常能发现紫蓝结节或微型异位囊肿，现一般采用切除或电烧灼的方法处理。

如果仅一侧卵巢病变且粘连非常严重，症状也仅限于患侧，而对侧卵巢正常，也可考虑行患侧输卵管卵巢切除术。患侧卵巢切除后，异位症复发危险明显减少，同时由于只有健侧卵巢排卵，生育力可能还会得到提高。

3）妥善止血：出血不多时囊肿剥除后再止血，有明显出血时可以一边剥离一边止血，以双极电凝为佳。冲洗创面后，只需电凝活动出血点，尽量不要对整个卵巢创面盲目电凝。靠近卵巢门的出血电凝要适度，电凝不易止血时可采用缝合止血，以免影响卵巢血供。有研究显示，囊肿剔除后缝扎手术比囊肿穿刺抽吸后囊壁电凝烧灼术后复发率低，卵巢对促排卵刺激反应性好，妊娠率高。缝合止血比超声刀、双极电凝止血能更大程度保护卵巢的储备能力。

4）预防粘连：根据动物实验及临床经验，卵巢的创面无须缝合。用低能激光或单、双极电凝持续烧灼创口内部 1～2 秒，卵巢皮质就会向内卷曲，使创口缩小，但要避免过度烧灼。对直径 5cm 以上囊肿剥除后较大的卵巢缺损，也可在卵巢间质内缝合 1 针，将切缘对合，线结打在卵巢内，不要穿透皮质或露出卵巢表面，以最大限度减少粘连形成。也有学者报道用 2/0 可吸收线做连续内翻缝合。不过，卵巢外露缝线的缝合法费时又易引起粘连。临床上习惯于对较大的卵巢创面及粘连剥离面喷洒生物蛋白胶或透明质酸钠，术毕腹腔内留置地塞米松 10mg 以预防粘连。也有报道术毕将卵巢暂时悬吊在前腹壁上，术后 5～7 天待卵巢窝粘连面愈合后再放回卵巢，认为有助于预防卵巢与周围的粘连。

（2）内异症病灶：表浅腹膜病灶较小时用电凝、汽化或切除，5mm 以上时需使用连续汽化或切除术，连续烧灼可以由浅至深破坏病灶，直到看见正常无色素组织。输尿管上表浅异位种植病灶可用水分离技术治疗。比如在侧盆壁腹膜下注射 20～30ml 乳酸钠林格注射液，将腹膜掀起，形成水垫。在隆起表面切开 0.5cm 长小口。将吸引器头插入切口内，沿输尿管走行向后腹膜内加压注入乳酸钠林格注射液。使液体渗入到输尿管周围，将输尿管向后推移，这样，就可以做该部位表浅腹膜的激光切除或汽化手术。水垫做好后，可用二氧化碳激光或其他任何切割器械做汽化或切除。如果病灶较大，可围绕病灶周围边缘做环形切开。用无创伤钳提起腹膜，使用切除器械及吸引器探头将其撕下。如果异位病灶已埋入腹膜并在腹膜下结缔组织形成瘢痕，水分离时水会进入病灶下方，常常能松解瘢痕组织，这样就可协助安全地切除病灶。膀胱内异症如果病灶表浅，也可用水分离与汽化法或切除法治疗。手术时经常用水冲洗，除去碳痂，看清汽化或切除深度，确保病灶未累及膀胱肌层和黏膜层。

三、药物治疗及新药应用探讨

鉴于内异症手术难于治愈，术后又易于复发，因此，药物治疗仍占据重要地位。其目的为抑制卵巢功能，阻止内异症发展，减少内异症病灶活性，减少粘连形成。药物治疗可分为术前用药或术后用药。术前用药可缩小病灶、缩小子宫、减轻盆腔粘连及充血、抑制卵巢生理性囊肿的生成，对腹腔镜手术应该有利。但也有观点认为，术前用药增加复发的概率。加上腹腔镜技术已广泛用于临床，往往患者在诊断明确的同时进行了腹腔镜手术治疗，所以术前药物治疗应用不多。

目前内异症药物治疗多为术后用药，术后用药可减灭残余病灶、推迟内异症复发。主要适合于异位病灶广泛、未能彻底切除者或肉眼所见异位病灶已被清除，但无生育要求的有疼痛症状者。国外发表的循证医学资料表明，对有疼痛症状的患者在腹腔镜保守性手术后再用药治疗以 6 个月为宜。对肉眼所见异位病灶已被清除，希望近期生育者可鼓励患者尽早怀孕。对重度内异症有生育要求者，术后是否有必要行药物治疗仍有争议，虽然药物治疗推迟了患者的妊娠时机，但也有报道认为积极助孕治疗后妊娠机会还会增加。

治疗内异症常用而有效的药物有孕三烯酮（gestrinone），促性腺激素释放激素类似物或激动剂（gonadotropin-releasing-hormone-agonist，GnRH-a），孕激素类药物及口服避孕药物等。芳香化酶抑制剂和免疫治疗主要用于难治性子宫内膜异位症的药物治疗。循证医学资料表明，上述药物治疗内异症的疗效相差不大，然而副作用各不相同，价格也有很大差异。因此，在选择用药时应与患者充分交流沟通，共同制订治疗方案。

（一）孕三烯酮

为 19 去甲睾酮的衍生物，其作用机制类似达那唑，也有一定的雄激素作用。自月经期第 1～5 天内开始服用，每次 2.5mg，每周 2 次，连服半年。以闭经为准，可加大用药量，但最大用量为每周 10mg。不良反应发生率与达那唑相似，唯程度较，注意事项也同达那唑。

（二）GnRH-a

是目前公认的治疗内异症最有效的药物。常用药物为戈舍瑞林（goserelin）、醋酸亮丙瑞林（leuprolide acetate）和曲普瑞林（triptorelin）。根据不同剂型分为皮下注射和肌内注射，每月 1 次，共用 3～6 个月。GnRH-a 可下调垂体功能，造成药物暂时性去势及体内低雌激素状态。副作用主要是低雌激素血症引起的更年期症状，如潮热、阴道干燥、性欲下降、失眠及抑郁等，长期应用可引起骨质丢失。用药期间宜采用工具避孕，发现妊娠应立即停药。有生育要求者应于停药后月经正式恢复后试行妊娠。

GnRH-a 注射后患者血清 E_2 水平常 <20pg/ml。根据内异症治疗所需要的"雌激素窗口"学说，用药后患者血清 E_2 水平以 30～50pg/ml 较为理想，因此，现在多主张补充小剂量雌激素和孕激素，即所谓的"反向添加疗法"（add-back therapy），如每天服结合雌激素 0.3～0.625mg 和醋酸甲羟孕酮 2～5mg，或每天替勃龙片 1.25～2.5mg，既可防止骨质丢失，又减少了低雌激素的副反应，同时并不降低对内异症的疗效。建议反向添加从应用 GnRH-a 第 2～3 个月开始，也有主张与 GnRH-a 同步应用，用 GnRH-a 超过 6 个月时，必须行"反加治疗"。配合"反加治疗"可以较安全地延长 GnRH-a 的使用时间至 3～5 年甚至更长时间。

（三）孕激素类药物

孕激素类药物可缓解痛经，减少月经量。不过，临床应用不多。一种新型孕激素地诺孕素（dienogest）在日本和欧洲上市用于治疗内异症，取得较好疗效。地诺孕素作为全球首个子宫腺肌病的专用药物于 2017 年在日本完成了Ⅲ期临床试验，2018 年正式获批。至今，日本已经有患者连续服药超过 6 年甚至到绝经的长期治疗的经验。子宫出血比较常见，约 20% 患者需要中断治疗，整体疗效较内异症治疗可能稍差。2018 年底，地诺孕素治疗内异症在我国获批上市，给广大内异症及子宫腺肌病患者带来了福音。

左炔诺孕酮宫内缓释系统（LNG-IUS）是一种新型激素宫内避孕系统，为 T 型宫内节育器，含有 52mg 的 LNG，日释放量为 20μg，激素效能可持续 5 年。LNG-IUS 可抑制子宫内膜增殖和促进内膜变薄、萎缩，从而减少经量，甚至闭经，减少逆流腹腔的经血量，达到预防异位内膜种植发生内异症和治疗内异症的目的。LNG-IUS 可增加子宫动脉阻力，减少子宫血流量，减少内源性前列腺素 I2、血栓素 A2 的产生，有效缓解痛经。其副反应主要为阴道不规则出血和经期延长，头痛、乳房胀痛、痤疮，还可以引起非赘生性卵巢囊肿，一般无须特殊处理。

（四）复方雌孕激素类

为口服避孕药物。此类药物安全、价格便宜、依从性好，可以长期使用，是治疗内异症的一线药物。醋酸甲羟孕酮新型药物如去氧孕烯炔雌醇（妈富隆，Marvelon）等副作用较轻受到推崇，在逐步取代假孕疗法。自月经期第 1～5 天内开始服用，每次 1～2 片，连服半年。用药量以闭经为准调整。常见的副反应主要为恶心、呕吐、体重增加和肝功能损伤。对血脂代谢有不良影响。另外，因为避孕药内的雌孕激素会刺激子宫肌瘤长大，故有肌瘤者慎用。

（五）芳香化酶抑制剂

以阿那曲唑（anastrozole）和来曲唑（letrozole）为代表的芳香化酶抑制剂作为一种治疗内异症的新方法受到人们的关注。芳香化酶抑制剂通过抑制卵巢和卵巢外组织芳香化酶的活性，降低血清和内异症病灶局部雌激素的浓度。芳香化酶抑制剂单独使用疗效不佳，但联合用药治疗常规方法治疗失败的盆腔疼痛、性交痛患者，症状均得到明显缓解。一项随机对照试验比较来曲唑（2.5mg/d）联合醋酸炔诺酮（2.5mg/d）和来曲唑

（2.5mg/d）联合注射曲普瑞林（11.25mg/3 个月）共 6 个月治疗深部侵润型内异症，结果表明两者均能降低内异症相关的疼痛症状的强度，前者不良反应发生率和停药率均较低，芳香化酶抑制剂的副反应主要是低雌激素症状，如潮热、骨质疏松、不规则阴道流血等，绝经前妇女有可能刺激卵巢引发囊肿。

（六）其他药物

他莫昔芬可用于痛经患者，自月经周期第 1～5 天内开始服用，每次 10mg，每天 2～3 次。不良反应有潮红、恶心呕吐及体重增加等。用药后部分患者出现月经失调、月经稀发甚至闭经。长期大剂量（每天用药量超过 30mg）用药时，有类雌激素效应，可引起子宫肌瘤迅速长大，子宫内膜息肉，内膜增生过长甚至诱发恶变，值得注意。用药期间还可能出现功能性卵巢囊肿或卵巢巧克力囊肿增大。

米非司酮治疗内异症国内近年来报道明显增多，认为闭经率高，副反应轻，控制疼痛效果满意，但有报道认为其消除异位病灶作用较差，长期用药时子宫内膜处于单纯雌激素刺激而无孕激素拮抗状态可能引发子宫内膜病变。用法为每天 10～25mg，连服 3～6 个月。

和 GnRH-a 相比，GnRH 拮抗剂治疗后不会出现血雌激素水平一过性升高的"点火效应"，作用理应更为迅速，但确切疗效需要与 GnRH-a 比较后才能下结论。

近来研究显示，肿瘤坏死因子 -α（TNF-α）抑制剂、基质金属蛋白酶抑制剂、环氧合酶 -2 抑制剂及他汀类抗炎药物可能成为未来有希望的治疗内异症药物。

四、深部浸润型病灶的治疗策略

深部浸润型子宫内膜异位症（deep-infiltrating endometriosis，DIE）指浸润深度≥5mm 的子宫内膜异位症，是不同于腹膜型和卵巢型的盆腔内异症类型，常累及肠道、输尿管、膀胱等重要脏器，与疼痛、不孕有关，严重影响患者的生存质量。

治疗应根据患者症状的轻重、病灶的大小制订个体化的治疗方案。无症状者可随访观察，症状明显或出现肠道梗阻者应及时采取药物或手术治疗。所有治疗子宫内膜异位症的药物对肠道子宫内膜异位症均有效，但药物的作用都是暂时的，停药半年后，患者的症状和体征常常恢复到用药前状态。因此，药物治疗主要应用于不愿手术、手术前预处理或者手术后的巩固治疗。目前 DIE 病灶的治疗主要以腹腔镜手术为主的外科手术处理。对于病灶仅仅侵犯骶子宫韧带和直肠子宫陷凹或者直肠阴道隔者，有经验者可在腹腔镜下完全切除病灶，即使有后穹隆侵犯，亦可在腹腔镜下或者在腹腔镜辅助下经阴道将受累的阴道部分切除。北京协和医院的数据表明，单纯型手术切净率可达到 95.1%，术后平均随访 3 年，疼痛缓解率高达 72.4%，仅有 5.6% 复发。相比而言，累及重要脏器的深部浸润型内异症手术则具有较高手术并发症，手术切净率低，术后复发率高，其中以直、结肠内异症最为突出。

当 DIE 病灶侵润肠道时称为肠道子宫内膜异位症（bowel endometriosis，BE），包括内异症病灶侵入或生长于部分或全部肠壁的浆肌层。病灶可出现在肠道的许多部位，以直肠、乙状结肠和直肠交界处最常见。经阴道超声、经直肠超声、直肠内镜超声、直肠气钡双重造影、磁共振成像（MRI）、多层螺旋 CT 等检查有助于明确诊断。手术方式的选择应根据肠管病灶的分布、范围、数量和浸润程度来决定。手术方式包括：①肠道表面病灶切除术（laparoscopic rectosigmoid shaving resection），BE 病灶较小，仅累及结直肠的浆肌层，可用剪刀或超声刀削除位于肠管表面病灶，缺损的肠壁用 2-0 可吸收缝线间断缝合修补。②病灶碟形切除术（laparoscopic rectosigmoid discoid resection），病灶直径 <2cm，并浸润肠道肌层，但病灶少于所处肠道周径 1/3，可以行肠道病灶碟形切除术，切口两端用缝线缝合，使其成为横行切口，然后用 2-0 可吸收缝线分两层横行间断缝合切口。也可使用吻合器经直肠切除病灶。③节段性肠切除吻合术（laparoscopic rectosigmoid segmental resection），病灶较大，直径≥2cm，且浸润肠壁深度达 50% 或以上，或多个病灶同时存在，影响了肠道的通畅性，甚至出现周期性便血时，则需节段性切除受累肠管，然后行肠吻合术。

肠道子宫内膜异位症手术切除的并发症有肠管狭窄、肠吻合口瘘、直肠阴道瘘、输尿管损伤、盆腔脓肿等。部分患者会出现便秘、排便困难和肠道激惹症状如腹泻等,术后数月一般可恢复正常。当切除累及子宫骶韧带子宫内膜异位症病灶时,可能损伤支配膀胱的神经,出现暂时性膀胱功能障碍如排尿困难、尿潴留。因此,有学者主张保留神经的异位病灶彻底切除术(nerve-sparing complete excision),可能会减少神经损伤带来的膀胱潴留和大便干结等,但是需要手术医生有高超的手术技巧。膀胱及排尿功能一般在术后数周至数月恢复,罕有长期尿潴留发生。Meuleman等回顾总结了 49 篇文献,总计 3 894 例患者,其中 71.3% 行肠切除后吻合术,9.8% 行肠道全层碟形切除后缝合,17.4% 行肠表面病灶切除,总体手术并发症 0~42.9%。手术并发症的发生率取决于病灶大小及组织切除的范围,病灶越小,切除范围越小,手术越安全。大的内异症病灶常累及多个组织和器官如肠壁肌层,子宫骶韧带,输尿管及阴道壁,根治性病灶切除会增加手术并发症风险。

手术操作技巧:直肠子宫陷凹及阴道处的病灶手术时,为了更好地认清解剖关系及组织分界,可令助手站在患者两腿之间,一手将硬性带弯度的举宫器向上举,同时做直肠和 / 或阴道检查。如果卵巢影响视野可将其暂时缝合到前外侧腹壁上,看清正常解剖后,用穿刺针向直肠侧窝里注入含血管升压素的稀释液体(12U 溶于 50ml 生理盐水中),然后用超声刀、剪刀等分离腹膜粘连,打开盆底筋膜,将直肠游离,进入直肠阴道间隙。此时可继续在镜下,也可在镜下切开阴道后穹隆再转为经阴道手术切除病灶。术中若遇粗大血管出血,可用双极电凝、血管夹或缝合止血。直肠病变广泛时,可以同时行乙状结肠镜检查,指导医生操作,排除肠穿孔的可能。手术结束前向直肠子宫陷凹内注入冲洗液,再往直肠内灌气,镜下观察直肠子宫陷凹处,如见气泡表明有肠穿孔,需行修补或肠切除吻合术。

膀胱内异症根据病灶的大小施行病灶切除或部分膀胱壁切除。输尿管内异症根据病变情况以及输尿管梗阻程度施行粘连松解或部分输尿管切除及吻合术。

绝大部分研究中,DIE 手术可以显著改善患者生存质量,患者的疼痛症状有所缓解。但手术范围越大,手术并发症的发生风险也越高。因此,无论选择哪种手术方式,均要权衡手术的效果和并发症的影响,需取得胃肠外科和泌尿外科医生的协助与合作,有条件的医院可成立子宫内膜异位症 MDT。

五、如何有效防治内异症治疗后复发

内异症复发指经成功的手术和规范药物治疗后,症状缓解、体征消失,但经历一段时间(约 3 个月后),再次出现临床症状,其程度达到治疗前水平或加重,或者再次出现子宫内膜异位病灶。较公认的诊断标准是:①术后症状缓解 3 个月后,病变复发并加重;②术后盆腔阳性体征消失后又出现或加重至治疗前水平;③治疗后超声检查发现新的内异症病灶;④血清 CA125 水平下降后又升高,且除外其他疾病。符合上述②③④项标准之一伴 / 不伴第①项标准者诊断为复发。

(一)了解内异症复发的相关因素,从源头上遏制或延缓内异症的复发

内异症作为一种慢性、激素依赖性疾病,复发是其特点之一,无论经过怎样的治疗,患者总要面临复发的危险。我们应该从了解内异症复发的相关因素入手,希望从源头上遏制或延缓内异症的复发。

1. **年龄** 年龄与内异症复发相关。年龄≤24 岁是手术后复发的独立危险因素。因为青少年内异症患者的异位灶多为红色病灶,在腔镜下较之成年人的棕色或黑色病灶更难识别,在手术中又往往会考虑到患者年轻而尽量保留卵巢组织,故遗留内异症病灶的可能性增加。另外,青少年患者雌激素水平相对较高,内异症病灶有更强的侵袭力,因此内异症复发的危险性也相对增高。年龄>45 岁的内异症复发率降低。因此,在制订治疗方案时应根据患者的年龄综合考虑,从而达到预防治疗后复发的目的。

2. **围手术期处理及手术方式** 有学者认为,术前应用促性腺激素释放激素激动剂(GnRH-a)等药物,因内异症病灶缩小,致使一些微小及不典型病灶不易辨认而难以清除,卵巢异位囊肿也因囊壁皱缩似瘢痕化而使囊壁难以剥除,导致术后复发。术前药物治疗也可能使病变部位细胞核变异,从而使病变易于复发。内异症手术有在黄体期复发率增高的特点,建议手术最好在月经净后 3～7 天进行。手术的方式及彻底性决定着内异症的术后复发率，保守性手术复发率最高，半根治性手术其次，根治性手术复发率最低。

3. 病理类型及临床期别　内异症的复发与病理类型有一定的关系，DIE 及混合型内异症患者明显高于卵巢型及腹膜型。可能与 DIE 累及直肠阴道隔等多部位，手术复杂，病灶难以切净有关。多数学者认为，内异症的临床分期与复发呈正相关，重度内异症患者复发率显著高于轻度内异症患者。

4. 术后用药及妊娠　术后应用 GnRH-a 及孕激素等治疗可以减少复发，应用疗程以 6 个月为宜。术后妊娠是减少内异症复发的保护性因素，对于有生育要求的患者，术后应鼓励尽早妊娠或积极辅助生育，达到减少复发、有效控制疾病、尽早完成生育的目的。

（二）选择恰当的治疗方式有效治疗内异症复发

对复发的内异症的治疗基本遵循初治时的原则，但应个体化。治疗方法包括手术和药物治疗。卵巢子宫内膜异位囊肿的治疗可进行手术（囊肿剥除，无生育要求者卵巢切除）或超声引导下穿刺，术后药物治疗。药物治疗后痛经复发，应手术治疗；手术后痛经复发，可先用药物治疗，仍无效，应考虑手术。如年龄较大、无生育要求且症状重者，可考虑根治性手术。合并不育者如有子宫内膜异位囊肿则可进行手术治疗或超声引导穿刺，予 GnRH-a 3 个月后进行 IVF-ET；未合并卵巢子宫内膜异位囊肿者，给予 GnRH-a 3 个月后进行 IVF-ET。

保守性手术或保守性手术联合药物巩固治疗后复发患者，可宫腔放置 LNG-IUS。放置 LNG-IUS 6～12 个月后，可有效缓解痛经、慢性盆腔痛或性交痛等临床症状，且可以降低血清 CA125 水平，控制或缩小卵巢内异症囊肿。

六、内异症合并不孕的治疗

不孕患者中，子宫内膜异位症发生率高达 35%～50%，30%～50% 的内异症患者伴有不孕。一项系统回顾分析显示子宫内膜异位症通过引起排卵功能障碍、卵泡发育障碍、植入缺陷、胚胎质量下降、盆腔腹膜的免疫环境异常和黄体期的问题等而影响受孕，认为即使轻度（Ⅰ、Ⅱ，ASRM）的子宫内膜异位症也对妊娠结果产生负面影响。通过哪些手段处理内异症合并不孕可以提高妊娠率，是大家一直关注的问题，许多学者致力于这方面的研究。

（一）评估引起不孕的因素

内异症合并不孕的治疗，首先应对患者的年龄、不孕年限等生育能力，盆腔疼痛、内异症分期等病变严重程度以及引起不孕的因素进行评估。

2010 年 Adamson 和 Pasta 在 ASRM，1996 分期系统的基础上，对患者年龄、不孕年限、妊娠史、输卵管及其伞端结构及卵巢功能状态进行量化评分，提出了新的评估体系——内异症生育指数（endometriosis fertility index，EFI）（表 37-2、表 37-3）。有临床研究显示，EFI 用于预测妊娠率与实际的妊娠率吻合度较高，EFI 总分为 9～10 分时，患者的 3 年累积妊娠率可达 70% 以上；EFI 为 0～3 分时，患者的 3 年累积妊娠率不到 10%。提示 EFI 可能成为一个评估和预测内异症患者生育力的简便、可靠的评估系统。EFI 已逐渐被人们用于预测内异症术后的生育结局，指导辅助生育的临床干预。但该评估系统仍存在一些不足，如评分未考量子宫情况，内异症合并子宫腺肌病的患者并不少见；输卵管与卵巢分值标准相同，但输卵管与卵巢病变对妊娠率的影响是否不同等。因此，EFI 被认可度的提高，仍有赖于更多的临床研究和实践。

（二）选择合理的方法及恰当时机治疗内异症合并不孕

应用激素类药物治疗内异症虽然有效但只是暂时控制症状而不能治愈，停药后复发率非常高，且由于药物治疗有效抑制了排卵从而延误了自然妊娠的机会。因此，药物治疗对于内异症相关性不孕并无单独应用的价值。目前国内外治疗内异症合并不孕的方法主要有手术治疗和助孕治疗。

多数的研究资料表明，手术可以去除内异症病灶、清除盆腔炎性介质、恢复盆腔正常结构、缓解性交痛等症状、缓解疾病进展、提高生活质量，从而提高术后妊娠率。手术方法的应用上，腹腔镜术后妊娠率明显高于经腹手术，建议首选腹腔镜手术。合并不孕的轻度内异症患者，手术对提高生育能力的优势不明显，不提倡单纯为提高妊娠率而进行手术。腹腔镜手术更多的应用于卵巢子宫内膜异位囊肿的剔除,通过手术可以明确囊肿性质,减少囊肿破裂、感染等并发症发生的机会,并可改善盆腔局部环境,增加术后自然妊娠机会,但并不提高体外受精胚胎移植术(IVF-ET)后的妊娠率。因此在选择手术治疗卵巢内异症囊肿的适应证时,要充分考虑是否合并其他不孕因素,权衡手术利弊,谨慎选择。同时注意选择恰当的手术方式和技巧保护卵巢功能。对于Ⅰ、Ⅱ期内异症合并不孕、年龄<35岁的年轻女性,推荐保守治疗或者辅助生育;对于年龄≥35岁或卵巢储备功能下降的患者,应考虑积极的辅助生育治疗方案。Ⅲ、Ⅳ期内异症合并不孕的患者,保守性手术有一定的优势。若术后未获妊娠,辅助生育是有效的选择。DIE合并不孕的手术复杂且困难,手术应考虑手术医生及医院的技术水平,充分评估DIE病灶部位、手术风险及难度,由有经验的医生主持手术。

术后应用GnRH-a、孕三烯酮等辅助治疗,与术后期待治疗相比,并不能提高内异症不孕患者的妊娠率,相反还会延迟患者术后受孕的时间,减少受孕机会,因此对于无明显其他因素的内异症不孕患者,鼓励术后尽早试行自然妊娠。如患者年龄偏大,卵巢储备功能下降,男方精液常规分析异常,建议尽早助孕。DIE导致不孕的妇女推荐先行两个周期的体外受精胚胎移植术,无效后再考虑手术治疗。

辅助生殖技术主要包括:宫腔内人工授精(IUI);体外受精胚胎移植术(IVF-ET)或卵细胞胞质内单精子注射技术(ICSI)等。IUI主要针对输卵管通畅、盆腔无粘连的轻度内异症患者;重症患者、期待或IUI处理3~6个月未成功临床妊娠轻症患者建议IVF-ET/ICSI。主张在IVF-ET前使用GnRH-a预处理1~3个月,有助于提高助孕成功率。用药长短依据患者内异症严重程度、卵巢储备进行调整。

综上所述,药物治疗内异症合并不孕的作用是有限的,而手术和辅助生殖技术可以提高受孕率。但是患有子宫内膜异位症的妇女比其他原因引起不孕的患者的怀孕率要低。决定是否手术或采用辅助生殖将取决于多种因素,如患者的症状,超声提示存在复合性包块,卵巢储备能力,

IVF的预计可获卵数,手术的风险和费用。一些患有子宫内膜异位症的不孕妇女可能会受益于辅助生殖技术和手术治疗相结合。

七、警惕子宫内膜异位症恶变

内异症恶变率约为1%,主要恶变部位在卵巢,多称为内异症相关的卵巢恶性肿瘤(EAOC),其他部位如直肠阴道隔、腹壁或会阴切口内异症恶变较少。目前的研究表明,在子宫内膜异位症恶变引起的卵巢恶性肿瘤中最常见的组织病理类型为透明细胞癌,其次是子宫内膜样卵巢癌,还有少量低分化浆液性卵巢癌。

(一)诊断

Sampson于1925年提出了诊断标准:

1. 癌组织与内异症组织并存于同一病变。

2. 两者有组织学的相关性,有类似于子宫内膜间质的组织围绕于特征性的内膜腺体,或有陈旧性出血。

3. 排除其他原发性肿瘤的存在,或癌组织发生于内异症病灶而不是从其他部位浸润转移而来。

1953年,Scott又补充了第4条诊断标准:有内异症向恶性移行的形态学证据,或良性内异症组织与恶性肿瘤组织相连接。不典型内异症:属于组织病理学诊断,可能是癌前病变。不典型内异症指异位内膜腺上皮的不典型或核异型性改变,但未突破基底膜。诊断标准:异位内膜腺上皮细胞核深染或淡染、苍白,伴有中至重度异型性;核/质比例增大;细胞密集、复层或簇状突。

临床有以下情况应警惕内异症恶变:

1. 卵巢囊肿过大,直径>10cm或有明显增大的趋势。

2. 内异症患者绝经后复发,疼痛节律改变,痛经进展或呈持续性腹痛。

3. 血清CA125水平过高(>200kU/L,除外感染或子宫腺肌病)。

4. 影像学检查发现卵巢囊肿内有实性或乳头状结构,彩超检查病灶血流丰富,阻力低。

北京协和医院最新的研究结果显示,内异症恶变的相关因素还包括:

1. 内异症发病早或内异症病史长,特别是30~40岁诊断卵巢子宫内膜异位症或病史10~15年。

2. 年龄≥45岁或≥49岁。

3. 诊断内异症时为已绝经状态。

4. 具有高雌激素水平或接受无孕激素拮抗的雌激素替代治疗，特别是伴肥胖者。

5. 包块≥9cm。

6. 与内异症相关的不孕女性，特别是内异症相关的原发不孕女性。因为提出了提高警惕、积极排查、早期干预的综合防控措施。

（二）治疗

EAOC治疗应遵循卵巢癌的治疗原则。由于EAOC发病年龄较轻，期别较早，预后较非EAOC要好。

（三）预防

重视内异症的早期诊断和治疗是防止恶变的最好策略。

对于子宫内膜异位症患者，我们仍需进一步寻求其恶变的危险因素，根据患者术前、术中及术后病理的情况，评估患者是否是发生恶变的高危患者，判断其进一步治疗（激素治疗或手术治疗）的时机及必要性。而这一切的制订，与相关发病机制密不可分，我们仍需寻找在子宫内膜异位症恶变中发挥重要作用的分子，探索其作用机制，结合临床实际，建立子宫内膜异位症恶变风险评估模型，早期发现、诊断及干预，改善肿瘤预后。

（四）子宫内膜异位症的长期管理

子宫内膜异位症是一种至今病因不明无法根治的激素依赖性疾病，严重危及女性生殖健康，其次，内异症可以像恶性肿瘤一样向周围浸润生长，甚至侵犯肠管、阴道、输尿管和膀胱，手术难以彻底。子宫内膜异位症作为一种慢性疾病，术后容易复发，应该制订长期规范的治疗方案，长期管理，定期随访，使疾病达到一种可控状态。

子宫内膜异位症长期管理的核心问题是缓解疼痛、促进生育、消除包块。疼痛的治疗主要以药物为主，一线药物包括非甾体抗炎药（NSAID）、口服避孕药及高效孕激素。二线药物包括促性腺激素释放激素激动剂（GnRH-a）、左炔孕酮释放系统（LNG-IUS）。中药也可作为备选方案。对于不孕的患者，在积极评估不孕因素的同时，手术联合辅助生殖技术是对不同年龄不孕患者较好的治疗方式。腹腔镜手术是治疗盆腔包块的首选术式。通过把握合适的手术时机及方式并结合术后

药物治疗，达到治疗目的，提高患者的生命质量。不同年龄阶段面临的临床问题不同，治疗目标则不同，药物选择、手术时机、手术方式的选择也不同，因此内异症患者应以年龄为标准进行分层，分为青春期、育龄期、围绝经期，分别制订方案进行管理，进行个体化治疗。

子宫内膜异位症的长期管理，还应根据患者的病情变化适时更换治疗方案，进行多方位个体化长远的考虑。长期管理不仅靠手术和药物的治疗，对患者进行全面的宣教、心理疏导、定期随访亦很重要。术后长期药物治疗中还应监测异位病灶大小及病变是否发生癌变。

（周应芳　叶　元）

第二节　子宫腺肌病

子宫内膜侵入子宫肌层称为子宫腺肌病。好发于经产妇。子宫腺肌病发病率较高，已成为妇科常见病，因而受到人们的重视。子宫腺肌病病理特点为子宫内膜及腺体侵入子宫肌层，在激素的影响下发生出血、肌纤维结缔组织增生，使子宫增大，但一般不超过12孕周子宫大小。子宫肌层病灶有弥漫型及局限型两种，多呈弥漫型，且多累及后壁，故子宫前后径增大明显。剖面见子宫肌层显著增厚且硬，无旋涡状结构，于肌壁中见粗厚肌纤维带和微囊腔，腔内偶有陈旧血液。如果囊腔直径>5mm称为囊性子宫腺肌病，较少见。少数腺肌病病灶呈局限性生长形成结节或团块，似肌壁间肌瘤，称为子宫腺肌瘤（adenomyoma），因局部反复出血导致病灶周围纤维组织增生，病变部位与四周肌层无明显界限，手术时难以从肌层剥出。镜检可见肌层内有呈岛状分布的子宫内膜腺体及间质，与正常子宫内膜相比，位于肌层内的内膜类似基底层子宫内膜，对孕激素缺乏反应，常处于增殖期。本病20%～50%合并内异症，约30%合并子宫肌瘤，合并盆腔粘连也很常见。

一、诊断与治疗的要点

（一）诊断

痛经和月经过多是子宫腺肌病的主要症状，少数患者有不孕。查体子宫增大，多为均匀性，

较硬，一般不超过 12 孕周大小，否则，可能合并子宫肌瘤。若为子宫腺肌瘤，也可表现为非对称性增大。根据症状和体征可做出初步诊断，依靠超声、MRI 等辅助检查可进一步明确诊断。子宫腺肌病诊断的"金标准"仍然是病理学诊断。

超声检查是协助诊断子宫腺肌病最常用的方法，阴道超声较腹部超声诊断准确性高，子宫肌层内的小囊样回声是最特异的诊断指标。经阴道彩色多普勒超声检查（TVCDS）观察，子宫肌壁间的异位病灶内呈星点状彩色血流信号，可探及低流速血流，病灶周围极少探及规则血流。经阴道三维能量图（3-DCPA）检查，可见子宫病灶内血管增粗、紊乱，管壁光滑、清晰，且为高速高阻动脉频谱；而子宫肌瘤的血流灌注呈球体网架结构，且为高速低阻动脉频谱。超声诊断虽然简便，无创伤，但不能确诊。超声引导下的穿刺活检对子宫腺肌病有确诊价值。

MRI 诊断子宫腺肌病的特异性优于阴道超声，是国内外公认诊断子宫腺肌病最可靠的非创伤性方法。但对体积 >400cm³（>12 孕周大小）的大子宫诊断效能也较差。宫腔镜检查子宫腔增大，有时可见异常腺体开口，并可除外子宫内膜病变。腹腔镜检查见子宫均匀增大，前后径更明显，子宫较硬，外观灰白或暗紫色，有时浆膜面突出紫蓝色结节。有条件时可行多点粗针穿刺活检确诊。子宫腺肌病患者血 CA125 水平明显升高，阳性率达80%，而子宫肌瘤 CA125 阳性率仅为 20%。

（二）治疗

1. 手术治疗

（1）子宫切除术：是主要的治疗方法，也是唯一循证医学证实有效的方法，可以根治痛经和 / 或月经过多，适用于年龄较大、无生育要求者。手术可经腹、经阴道或腹腔镜进行，主要依据患者子宫的大小、盆腔粘连的严重程度以及术者的手术经验来选择，近年应用最多的是腹腔镜手术，以全子宫切除为主。有研究表明腺肌病主要见于子宫体部，罕见于宫颈部位，只要保证切除全部子宫下段，年轻患者仍可考虑行子宫次全切除术。

（2）保守性手术：主要有子宫腺肌病病灶挖除术、子宫内膜去除术（endometrial ablation）和子宫动脉栓塞术。还有腹腔镜下子宫动脉阻断术和病灶消融术（使用电、射频和超声等能量）。

1）子宫腺肌瘤病灶切除术：适用于年轻、要求保留生育功能的患者。子宫腺肌瘤及局限型子宫腺肌病病灶可以完全或大部分切除，缓解症状。虽然弥漫型子宫肌腺病做病灶大部切除术后妊娠率较低，仍有一定的治疗价值。术前可使用 GnRH-a 治疗 3 个月，以缩小病灶利于手术。切除前在手术部位注射稀释的血管升压素盐水（12U 溶于 50ml 生理盐水中）可明显减少出血，降低手术难度。我们一般使用单极电钩，在病灶最突出处做横梭形切口，注意保留外围肌肉组织，之后分两层缝合创面，近年来已经有数十例手术的经验。吕嫱等的研究资料也提示腹腔镜子宫腺肌瘤病灶切除术后 2 年，患者痛经程度减轻，子宫体积缩小，血清 CA125 值下降，术后症状复发率 34.7%，复发中位时间 30 个月，术后妊娠率68.8%，分娩率 46.9%，妊娠距离手术的中位时间为 13 个月，认为对于有生育要求的局限性腺肌瘤患者，腹腔镜子宫腺肌瘤病灶切除术能有效缓解症状，促进妊娠。但年轻、子宫体积大患者容易复发。

2）子宫内膜去除术：宫腔镜下行子宫内膜去除术治疗子宫腺肌病，术后患者月经量明显减少，甚至闭经，痛经好转或消失，对伴有月经过多的轻度子宫腺肌病可选用。夏恩兰等用 TCRE 治疗子宫腺肌病 28 例，术后随访 3～34 个月，26 例疗效满意，成功率 92.86%，患者月经均有改善，贫血治愈，18 例术前痛经者 77.8% 术后痛经消失，22.2% 减轻。国外也有较多类似报道。但对于以痛经为主要症状的子宫腺肌病患者，单纯子宫内膜去除术对其疗效往往不佳，术中同时放置左炔诺孕酮宫内节育系统可明显改善痛经症状。国外一项非盲随机对照试验，95 例子宫腺肌病患者因痛经和月经过多行宫腔镜下电切割术，研究组 53 例术中同时放置左炔诺孕酮宫内节育系统，对照组 42 例术中仅行电切割术，术后随访 12 个月，研究组闭经率达 100%，对照组只有 9%；研究组术后痛经和月经过多症状全部消失，而对照组因痛经持续存在或月经量过多需要行第二次手术的概率达 19%（8/42）。

但对浸润肌层较深的严重子宫腺肌病有术后子宫大出血急诊行子宫切除的报道。有作者报道 TCRE 术毕宫腔即刻放置 LNG-IUS 可明显增加术后一年的闭经率,减少了再干预率。也有报道子宫腺肌病患者经热球行子宫内膜去除术后月经减少,痛经也消失。由于该方法简单,安全,值得进一步研究。

3) 子宫动脉栓塞术:子宫动脉栓塞术(uterine arterial embolization,UAE)作为治疗子宫腺肌病的一种新的保守性治疗方法已经被证实具有良好的近期疗效。以 Seldinger 技术完成双子宫动脉超选择插管,造影证实后注入混合抗生素或博来霉素及对比剂碘海醇的海藻酸钠微球(直径500~700μm)颗粒在 X 线透视的监测下栓塞子宫动脉,治疗后 3~6 个月,月经量减少约 50%,痛经缓解率达 90% 以上,子宫及病灶体积缩小显著,彩色超声显示子宫肌层及病灶内血流信号明显减少。UAE 治疗子宫腺肌病的远期效果也较理想。但 UAE 治疗还有一些并发症尚未解决,对日后生育功能的影响还不甚清楚,对操作技术及仪器设备要求较高,适合有条件的医疗单位开展。

4) 腹腔镜下子宫动脉阻断术:子宫动脉阻断术可以有效地减少子宫血液供应,减缓子宫腺肌病的发展。也可于局部病灶切除前实施,有效减少手术中创面出血,是一种安全、有效治疗子宫腺肌病的新方法,近期疗效显著,患者接受程度高。

5) 病灶消融术:高强度超声聚焦(high intensity focused ultrasound,HIFU)是一种已获临床应用的新型肿瘤热消融治疗技术。其利用超声波可穿透皮肤和软组织、易聚焦的物理特性,将超声波聚焦于体内靶组织,利用其高温热效应、空化效应、机械效应,实现对不同形状、大小的实体瘤消融的目的。HIFU 治疗子宫腺肌瘤已取得了较好的临床效果,治疗后患者痛经、月经量增多等症状明显改善,治疗后 6 个月病灶缩小率可达57.16%。HIFU 治疗子宫腺肌病的优势还在于其治疗方便快捷(多数患者仅需 1 次治疗),术后恢复快,保留了子宫,适用于有生育要求的患者。

微波凝固治疗、自凝刀微创技术、乙醇硬化剂局部治疗等治疗子宫腺肌病也有较多成功的经验,但与 HIFU 治疗技术一样,远期效果仍待进一步深入观察。

2. 药物治疗　药物治疗子宫腺肌病疗效只是暂时性的,对年轻有生育要求、近绝经期者或不接受手术治疗者可试用孕三烯酮、米非司酮或促性腺激素释放激素类似物或激动剂(GnRH-a)等,用药剂量及注意事项同内异症的治疗。

近年来国内外越来越多的研究结果显示,宫内放置 LNG-IUS 长期有效释放左炔诺孕酮,能降低子宫腺肌病患者血清 CA125、E_2 水平,缩小子宫体积,从而有效治疗子宫腺肌病引起的痛经及月经过多。LNG-IUS 对月经过多和轻中度痛经效果显著,对重度痛经效果也较好,病患满意度高,副反应少。在保守性手术后应用,治疗效果更加显著并可减少术后复发。因 LNG-IUS 临床使用时间较短,其治疗子宫腺肌病的有效性和安全性还需前瞻性、大样本、多中心的研究。

中医中药化瘀消癥方,散结镇痛胶囊等治疗子宫腺肌病也有一定疗效,特别在缓解痛经及性交痛方面。但中医中药的远期疗效尚待积累更多临床资料、延长随访时间加以证实。

综上所述,手术是子宫腺肌病的最佳治疗方法,子宫切除术和病灶切除术都能有效治疗子宫腺肌病带来的痛经及月经过多,前者已得到循证医学的证实。口服避孕药、宫内放置左炔诺孕酮宫内节育系统以及中医中药等药物治疗子宫腺肌病也呈现了较好的应用前景。也有研究显示,子宫腺肌病病灶切除术等保守性手术后辅助GnRH-a、避孕药等药物治疗,能更有效地控制临床症状、减少复发,对于不能耐受 GnRH-a 副反应或经济困难者,口服避孕药是不错的选择。

二、合并不孕的治疗

子宫腺肌病若合并不孕处理通常比较棘手,尚缺乏明确的有效的处理方案,应个体化治疗。若患者同时还有内异症,可先按内异症治疗观察。症状和子宫增大不明显、CA125 值正常的年轻患者,给予生育指导,观察期待,不必接受药物及手术治疗。对单纯性弥漫性子宫腺肌病有报道用 GnRH-a 治疗 3~6 个月,停药后有一定妊娠率。对局限性子宫腺肌病也可考虑手术挖除病灶或选择 HIFU 等保守性手术,术后也有一定的妊娠率。腹腔镜或介入治疗阻断子宫动脉术治疗子宫腺肌病合并不孕,其近期及中期疗效已被认可,但要注意以下问题:卵巢的血液供应来源于卵巢动脉和子宫动脉上行支的卵巢支,但也有仅来自子宫动脉的,因而阻断子宫动脉可能造成卵巢功能下降或卵巢早衰。由于腹腔镜下无法判断卵巢血液供应的来源，因此对年轻且有生育要求的患者，选择腹腔镜子宫动脉阻断术应慎重。在子宫血管的超选择方面，介入治疗优于腹腔镜手术。对药物和/或手术治疗无效者或年龄较大者，应及时使用助孕技术如宫腔内人工授精及 IVF-ET 等促进妊娠。在 IVF-ET 前可使用 GnRH-a 做预处理。

三、子宫腺肌病的长期管理

子宫腺肌病作为内异症的特殊类型，和内异症一样难以治愈，容易复发，长期管理的重要性不言而喻。

对子宫腺肌病病灶挖除或活检术后的患者，与内异症治疗相似，建议使用 GnRH-a 4～6 个月，可在等待子宫切口愈合期间抑制残余病灶生长；还可降低疼痛复发率。有生育要求者积极试孕，已经合并不孕者行辅助生殖技术。对无生育

要求的年轻患者，可以改为 COC，周期服用，或考虑使用 LNG-IUS。对年轻尚未生育而且子宫较大或合并深部浸润型子宫内膜异位症（DIE）者，建议使用 GnRH-a 配合反向添加做长期治疗直到有生育需求。

虽然子宫腺肌病的确诊依靠病理，但是阴道超声和磁共振成像检查结合病史诊断率很高，对这些患者亦可采用上述治疗方案。子宫腺肌病药物治疗期间，每 3～6 个月随访 1 次，包括病史询问、查体和影像学检查，药物治疗效果不佳或患者年龄增大无生育要求时可以考虑手术治疗。子宫腺肌病病灶挖除术后或合并 DIE 者很可能有致密肠粘连，再次手术损伤风险增加，要做好充分准备。子宫腺肌病病灶挖除术后的妊娠应该按高危妊娠处理，孕产期包括产后并发症较多，尤其要警惕孕期子宫破裂的可能。对年龄较大者要注意病灶生长速度，警惕发生癌变。

（周应芳　叶　元）

参 考 文 献

[1] 郎景和. 内异症的临床病理类型及其对治疗的意义. 中华妇产科杂志, 2001, 36（11）: 699-702.

[2] Gargett CE, Schwab KE, Brosens JJ, et al. Potential role of endometrial stem/progenitor cells in the pathogenesis of early-onset endometriosis. Mol Hum Reprod, 2014, 20（7）: 591-598.

[3] 中国医师协会妇产科医师分会, 中华医学会妇产科学分会子宫内膜异位症协作组. 子宫内膜异位症诊治指南（第三版）. 中华妇产科杂志, 2021, 56（12）: 812-824.

[4] Singh SS, Suen MWH. Surgery for endometriosis: beyond medical therapies. Fertil Steril, 2017, 107（3）: 549-554.

[5] 周应芳. 腹腔镜手术在子宫内膜异位症中的应用. 中国实用妇科与产科杂志, 2007, 23（8）: 588-591.

[6] Hart RJ, Hickey M, Maouris P, et al. Excisional surgery versus ablative surgery for ovarian endometriomata. Cochrane Database Syst Rev, 2008, 2: CD004992.

[7] Alborzi S, Ravanbakhsh R, Parsanezhad ME, et al. A comparison of follicular response of ovaries to ovulation induction after lapaeoscopic ovarian cystectomy or fenestration and coagulation versus normal ovaries in patients with endometrioma. Fertil Steril, 2007, 88（2）: 507-509.

[8] Li CZ, Liu B, Wen ZQ, et al. The impact of electrocoagulation on ovarian reserve after lapaeoscopic excision of ovarian cysts: a prospective clinical study of 1991 patients. Fertil Steril, 2009, 92（4）: 1428-1435.

[9] 李长忠, 韦德英, 王飞, 等. 腹腔镜卵巢内异症囊肿剥除术中不同止血方法对卵巢储备功能的影响. 中华妇产科杂志, 2013, 48（1）: 11-15.

[10] Ferrero S, Venturini PL, Gillott DJ, et al. Letrozole and nore-thisterone acetate versus letrozole and triptorelin in the treatment of endometriosis related pain symptoms: a randomized controlled trial. Reprod Biol Endocrinol, 2011, 21（9）: 88-94.

[11] 戴毅, 冷金花, 郎景和, 等. 后盆腔深部浸润型子宫内膜异位症的临床病理特点及腹腔镜手术治疗效果. 中华妇产科杂志, 2010, 45（2）: 93-98.

[12] 陈淑琴, 金文艳, 姜红叶, 等. 腹腔镜手术治疗肠道子宫内膜异位症 54 例临床分析. 中国实用妇科与产科杂志, 2013, 29（1）: 38-42.

[13] 姚书忠,梁炎春. 肠道子宫内膜异位症诊断及治疗. 中国实用妇科与产科杂志,2013,29(1):14-17.

[14] Meuleman C,Tomassetti C,D'Hoore A,et al. Surgical treatment of deeply infiltrating endometriosis with colorectal involvement. Hum Reprod Update,2011,17(3):311-326.

[15] 阮菲,林俊. 复发性子宫内膜异位症合并不孕处理中的相关问题. 实用妇产科杂志,2011,27(12):881-883.

[16] Darwish B,Roman H. Surgical Treatment of Deep Infiltrating Rectal Endometriosis:In favor of less aggressive surgery. Am J Obstet Gynecol,2016,215(2):195-200.

[17] 徐肖文,张译文,何芳芳,等. 左炔诺孕酮宫内缓释系统用于子宫内膜异位症保守性手术后复发的治疗. 中华妇产科杂志,2011,46(4):250-254.

[18] Nezhat F,Datta MS,Hanson V,et al. The relationship of endometriosis and ovarian malignancy:a review. Fertil Steril,2008,90(5):1559-1570.

[19] Carvalho LF,Below A,Abrão MS,et al. Minimal and mild endometriosis negatively impact on pregnancy outcome. Rev Assoc Med Bras(1992),2012,58(5):607-614.

[20] Adamson DG,Pasta DJ. Endometriosis fertility index:the new,validated endometriosis staging system. Fertil Steril,2010,94(5):1609-1615.

[21] 杨冬梓. 内异症合并不孕处理中的几个问题. 中华妇产科杂志,2013,48(1):3-5.

[22] Kavallaris A,Chalvatzas N,Hornemann A,et al. 94 months follow-up after laparoscopic assisted caginal resection of septum rectovaginale and rectosigmoid in women with deep infiltrating endometriosis. Arch Gynecol Obstel,2011,283(5):1059-1064.

[23] Darai E,Dubernard G,Coutant C. Randomized trial of laparoscopically assisted versus open colorectal resection for endometriosis morbidity,symptoms,quality of life,and fertility. Ann Surg,2010,251(6):1018-1023.

[24] 马彩虹. 深部侵润型子宫内膜异位症与不孕. 中国实用妇科与产科杂志,2013,29(1):19-22.

[25] Koch J,Rowan K,Rombauts L,et al. Endometriosis and Infertility - a consensus statement from ACCEPT(Australasian CREI Consensus Expert Panel on Trial evidence). Aust N Z J Obstet Gynaecol,2012,52(6):513-522.

[26] 周应芳,白文佩. 子宫腺肌病诊断及治疗研究进展. 中华妇产科杂志,2006,41(2):142-144.

[27] 吕嬿,冷金花,戴毅,等. 腹腔镜保守手术治疗子宫腺肌瘤疗效观察. 中国实用妇科与产科杂志,2011,27(10):753-756.

[28] 韩璐,李晴晴. 宫腔镜技术在子宫腺肌病诊治中的应用进展. 妇产与遗传(电子版),2017,7(1):31-35.

[29] 艾志刚,杨彦粉,管洁. 子宫动脉栓塞治疗子宫腺肌病80例疗效分析. 介入放射学杂志,2010,19(4):325-327.

[30] 陈春林,刘萍,曾北蓝. 子宫动脉栓塞术治疗子宫腺肌病的中远期临床疗效观察. 中华妇产科杂志,2006,41(10):660-663.

[31] 艾贵海,罗宁,李月,等. 腹腔镜下子宫动脉阻断联合盆丛神经子宫支阻断术在子宫腺肌病中的应用. 同济大学学报(医学版),2019,40(3):326-330.

[32] 陈红,朱伟毅,sean francis,等. 腹腔镜下子宫动脉阻断并子宫腺肌病病灶(腺肌瘤)切除术治疗痛经的临床观察. 实用妇科内分泌电子杂志,2016,20(v.3):42-44.

[33] 宋楠,王艳艳,冷金花. 散结镇痛胶囊对子宫内膜异位症及子宫腺肌病痛经治疗效果观察. 中国实用妇科与产科杂志,2010,26(3):222-223.

[34] 李金芯,洛若愚,廖仕翀,等. 病灶切除术联合药物治疗子宫腺肌病89例临床分析. 实用妇产科杂志,2011,27(3):207-210.

[35] 周应芳. 子宫腺肌病术前预处理及术后药物治疗. 妇产与遗传(电子版),2016,6(2):3-5.

第三十八章　盆底功能障碍性疾病

第一节　压力性尿失禁

一、概述

尿失禁(urinary incontinence,UI)是尿液不自主流出的一种尿控失常现象,属于较为常见的一类盆底功能障碍性疾病(pelvic floor dysfunction diseases,PFD)。尿失禁分为压力性尿失禁、急迫性尿失禁、混合性尿失禁(压力性尿失禁和急迫性尿失禁合并存在)、充溢性尿失禁和泌尿生殖道瘘。压力性尿失禁(stress urinary incontinence,SUI)指患者在咳嗽、喷嚏、大笑、劳力负重或剧烈运动等状态下腹压突然增高时出现的不自主漏尿,排尿过程中不伴逼尿肌收缩。其特点是正常状态下无遗尿,而腹压突然增高时尿液自动流出。也称真性压力性尿失禁、张力性尿失禁、应力性尿失禁。

自20世纪90年代中期开始,尿失禁被认为是影响人类的五大疾病之一。尿失禁的发病主要集中于老年女性群体,严重影响患者的身心健康和生活质量。重度尿失禁患者在日常生活中多需长期穿戴纸尿裤,身体及衣物的异味及心理上的自卑感使她们不愿参与社交活动,甚至引发自闭症,因此有学者将尿失禁称为"社交癌"。尿失禁造成了一系列的社会经济问题,2002年美国用于此病的诊疗费用高达163亿美元,如涵盖日常消耗的成人尿片的间接花费则相当可观。而我国关于此方面的医疗花费尚无详尽统计数据。美欧等发达国家在20年前就高度重视该疾病并成立了妇产科下的新的亚学科——妇科泌尿学。

二、流行病学与病因的认知

流行病学研究表明,尿失禁在老年女性中发病率极高,与绝经后雌激素水平降低有关,绝经

妇女SUI发病率约为15%。巴西的一项16 261名妇女问卷调查,有15年以上尿失禁症状者,在80岁以上女性人群占46.2%,70~79岁女性人群占34.9%,60~69岁人群中占26.6%,50~59岁人群中占21.5%。其中SUI、混合性尿失禁和急迫性尿失禁分别占31.3%、26.4%和38.6%。女性比男性更多受尿失禁的困扰。2006年由北京协和医院主持完成了全国六大区2万成年女性尿失禁的流行病调查,研究结果表明中国成年女性尿失禁发生率为30.9%,压力性、急迫性及混合性尿失禁患病率分别为18.9%、2.6%和9.4%。SUI在50岁为第一个患病高峰期,我国资料提示仅9%的SUI患者寻求治疗,所以对于此类疾病还存在民众认识严重不足之处。

分娩是SUI发病的独立影响因素,年龄、肥胖、便秘、绝经、呼吸疾病、慢性盆腔痛等为相关因素。阴道分娩引起的盆底创伤性改变,尤其是导致盆底神经完整性的破坏是发生SUI的主要原因。目前研究认为选择性剖宫产对SUI的发生起保护作用。2016年一项关于分娩方式对产后1年SUI影响的meta分析结果显示,阴道分娩比剖宫产增加了近两倍的长期发生SUI的风险,与剖宫产相比,阴道分娩SUI的发生率增加了近8%。一项关于阴道分娩情况与尿失禁发生的分析结果提示:尿失禁的发生与胎儿出生体重是否≥4 000g、是否发生Ⅲ度会阴撕裂、有无阴道侧切、分娩时产妇的体重指数(BMI)>19kg/m² 或 <19kg/m² 及胎儿头围>36cm 或 <36cm 等因素有关。

三、临床表现的基本特点

(一)临床表现与分型

几乎所有的下尿路症状及阴道症状都可见于SUI。腹压增加下不自主溢尿是最典型的症状,而尿急、尿频,急迫性尿失禁和排尿后膀胱区胀

满感亦是常见的症状。临床上，多达 80% 的 SUI 患者伴有阴道前壁膨出。

依据发病机制的不同，将 SUI 分为两型：即解剖型（anatomic deficiency）和尿道内括约肌障碍型（intrinsic sphincter deficiency，ISD）。临床上，多达 90% 以上 SUI 为解剖型，为盆底组织松弛引起。盆底组织松弛的原因主要有妊娠与阴道分娩损伤、绝经后雌激素水平降低等。最为广泛接受的压力传导理论认为 SUI 的病因在于盆底支持结构缺损而使膀胱颈 / 近端尿道脱出于盆底外。因此，咳嗽时腹腔内压力不能被平均地传递到膀胱和近端的尿道，导致增加的膀胱内压力大于尿道内压力而出现漏尿。尿道内括约肌障碍型占比不足 10%，为先天发育异常所致。

（二）分度

包括主观分度和客观分度两种方法。客观分度主要基于尿垫试验（pad test），临床常用简单的主观分度。

Ⅰ级：尿失禁只有发生在剧烈压力下，如咳嗽，打喷嚏或慢跑。

Ⅱ级：尿失禁发生在中度压力下，如快速运动或上下楼梯。

Ⅲ级：尿失禁发生在轻度压力下，如站立时，但患者在仰卧位时可控制尿液。

Ⅳ级：无论直立或卧床，均有尿液溢出。

客观分度依据 1 小时、2 小时、24 小时尿垫试验，临床多采用 1 小时尿垫试验，分度如下：

轻度：1 小时尿垫试验小于 2g。

中度：1 小时尿垫试验 2～10g。

重度：1 小时尿垫试验大于 10g。

四、综合性的诊断思路

（一）诊断性试验

无单一的 SUI 的诊断性试验。以患者的症状为主要依据，SUI 除常规体格检查、妇科检查及相关的神经系统检查外，还需相关压力试验、指压试验、棉签试验和尿动力学检查等辅助检查，排除急迫性尿失禁、充盈性尿失禁及感染等情况。

1. 压力试验（stress test） 患者在膀胱充盈状态下（可膀胱灌注 200～250ml 生理盐水），取截石位检查。嘱患者用力反复咳嗽 10 次左右，医师观察尿道口。如果咳嗽时伴随着尿液的不自主溢出，则可提示 SUI。延迟溢尿、或有大量的尿液溢出提示非抑制性的膀胱收缩。如果截石位状态下没有尿液溢出，应让患者站立位时重复压力试验。

2. 指压试验（Bonney test） 针对咳嗽时漏尿症状或压力试验阳性者，可进一步行指压试压。受试者取截石位，在膀胱充盈状态下（可膀胱灌注 200～250ml 生理盐水），检查者把中示指放入阴道前壁的尿道两侧，指尖位于膀胱与尿道交接处，将尿道旁组织向耻骨方向托起，即上抬膀胱颈，使尿道随之上升从而恢复尿道与膀胱的正常角度，故又被称为膀胱颈抬高试压（图 38-1）。再行压力试验，如上抬膀胱颈后咳嗽漏尿现象随机消失，则为指压试验阳性，提示存在 SUI 可能性大。需指出的是，目前认为单纯的膀胱颈抬高试验阳性不能作为诊断真性压力性尿失禁的根据，也不能作为手术指征，仅可作为参考。

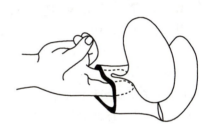

图 38-1　指压试验示意图

3. 棉签试验（Q-tip test） 患者仰卧位，将涂有利多卡因凝胶的棉签置入尿道，使棉签头处于尿道膀胱交界处，分别测量患者在静息时及 Valsalva 动作（紧闭声门的屏气）时棉签棒与地面之间形成的角度。在静息及 Valsalva 动作时该角度差小于 15° 为良好结果，说明有良好的解剖学支持；如角度差大于 30°，说明解剖学支持薄弱；15°～30° 时，结果不能确定（图 38-2）。

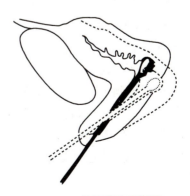

图 38-2　棉签试验示意图

4. 尿动力学检查（urodynamics） 是把尿失禁的症状用图和数字表现出来并为患者的痛苦提供病理生理的解释，为临床制订正确治疗方案和客观评估治疗女性尿失禁的转归提供客观依据。其参数包括膀胱测压（cystometrogram，CMG）、尿道闭合压（urethral closure pressure，UCP）测定、尿道压力描记（urethral pressure profile，UPP）、漏尿点压（leak point pressure，LPP）测定、尿流率（uroflowmetry）测定及残余尿（post-void residual volume，PVR）测定等。膀胱内压测定主要观察逼尿肌的反射以及患者控制或抑制这种反射的能力，有助于鉴别是因为非抑制性逼尿肌收缩还是 SUI 而引起的尿失禁。腹压漏尿点压测定可为 SUI 提供诊断依据。尿道闭合压测定可评估功能尿道闭合功能，有助于诊断尿道括约肌功能障碍。最大膀胱容量、尿流率、残余尿等参数测定可反映膀胱储尿功能、排尿速度和排空能力。

尿道膀胱镜检查（cystoscopy）和超声检查可辅助诊断。

（二）鉴别诊断

急迫性尿失禁在症状和体征上最易与 SUI 混淆，可通过尿动力学检查来鉴别明确诊断。

五、治疗方案的选择与评价

（一）SUI 的非手术治疗

用于轻、中度 SUI 治疗和手术治疗前后的辅助治疗。非手术治疗包括盆底肌肉锻炼（Kegel 运动）、盆底电刺激、膀胱训练、α- 肾上腺素受体激动药（α-adrenergic agonist）和阴道局部雌激素治疗。非手术治疗能使 30%～60% 的患者改善症状，并治愈轻度的 SUI。

（二）SUI 手术术式变迁

SUI 的治疗术式繁多，据统计已超过 150 余种，归纳起来可分为 3 类：阴道前壁修补术、耻骨后膀胱尿道悬吊术和尿道下方悬吊带术。在历经近半个世纪的临床实践和论证后，耻骨后膀胱尿道悬吊术在业内得到了广泛的认同和肯定，并成为评价各种新术式疗效的标准。随着新技术的不断发展，近些年来阴道无张力尿道中段悬吊带术（TVT、TVT-O 式术）已逐渐成为 SUI 治疗的"金标准"术式。

1. 阴道前壁修补术（Kelly operation） 以

Kelly 手术为代表的阴道前壁修补术方法简单，通过对尿道近膀胱颈部筋膜折叠缝合达到增加膀胱尿道阻力作用，曾一直为治疗 SUI 的主要术式，但解剖学和临床效果均较差。该术式短期治愈率仅为 31%～72%，且远期复发率较高。目前已不再作为治疗 SUI 的有效术式。

2. 耻骨后膀胱尿道悬吊术（retropubic urethropexy） 手术操作在腹膜外（Retzius 间隙）进行，缝合膀胱颈和近端尿道两侧的筋膜至耻骨联合（Marshall-Marchetti-Krantz 手术，MMK 手术）或 Cooper 韧带（Burch 手术）而提高膀胱尿道连接处的角度，从而增加膀胱颈的阻力以提高患者控制排尿的能力。MMK 手术主要用于治疗尿道移动度过大的解剖型 SUI，抗尿失禁疗效确切，但由于 MMK 手术直接缝合尿道侧壁，术后尿道梗阻、尿道壁糜烂等相关并发症发生率较高。Burch 于 1961 年对 MMK 术式进行改良，将膀胱颈缝合悬吊于髂耻韧带（Cooper 韧带）进而恢复膀胱尿道连接处的角度，被称之为 Burch 手术。手术径路包括有开腹途径、腹腔镜途径和"缝针法"。一项 meta 分析结果提示：Burch 术治愈率为 69%～88%，对于经济不发达地区或不愿意接受吊带辅助材料的患者，该术式仍为尿失禁的主要治疗方法，MMK 术和 Burch 术在患者的术后症状、生活质量及经济效益上无差异，但 Cooper 韧带比耻骨联合后方组织有更强的支持，同时可纠正阴道前壁轻、中度的脱垂，且 MMK 术后耻骨膜炎伴疼痛约 1%，术后留置尿管时间比 Burch 术更长。Burch 手术确保疗效的同时有效降低了副损伤风险，因此在相当长的时期内，Burch 术式被认定为治疗 SUI 的"金标准"，得到了反复验证和广泛推广。Burch 手术主要适用于解剖型 SUI，术后一年内治愈率为 85%～90%，随着时间推移会有所下降。并发症有膀胱和输尿管损伤、术后逼尿肌不稳定、出血、泌尿道感染等。

3. 经阴道无张力尿道中段悬吊术（tension-free vaginal tape，TVT）和经闭孔无张力尿道中段悬吊术（tension-free vaginal tape obturator，TVT-O） 尽管 Burch 手术近期疗效确切，但远期疗效不尽理想，且主要适于解剖型压力性尿失禁，不适于尿道内括约肌障碍型 SUI 和合并有 SUI 的混合性尿失禁。对比经阴道膀胱颈悬吊术，耻骨

阴道吊带术（pubic vaginal sling）能广泛运用于多种类型的女性尿失禁患者，其核心理念是实现尿道中段悬吊（mid-urethral sling），耻骨阴道悬吊术起初只限于女性患者尿道内括约肌功能障碍型 SUI，但现已扩展至包括解剖型 SUI。耻骨阴道悬吊术可用自身筋膜或合成材料，耻骨阴道悬吊术经过发展，在 1996 年由 Ulmsten 首次报道经阴道尿道中段无张力悬吊术（tension-free vaginal tape，TVT），TVT 被认为是 SUI 治疗史上的里程碑，是手术疗法取得显著进步的一个重要标志。随后在 TVT 的基础上开发出一系列的手术方式，并已开发出专用的人工吊带及手术器械，其中以经阴道无张力尿道中段悬吊术（tension-free vaginal tape，TVT）和经闭孔无张力尿道中段悬吊术（tension-free vaginal tape obturator，TVT-O）应用最为广泛（TVT/TVT-O 是以吊带类别为术式命名）。目前 TVT/TVT-O 现已成为治疗 SUI 的一线疗法，术后一年治愈率在 90% 左右，术后十年随诊的治愈率在 70% 以上。TVT/TVT-O 是抗尿失禁手术的第三代术式，其优点包括疗效确切持久、操作简便、副损伤风险小，适应证广泛，可适用于解剖型和尿道内括约肌障碍型 SUI，因此被认为是现行的 SUI 手术方案中的"新标准"。但近期文献报道由于手术网片的使用，越来越多的 SUI 患者术后出现慢性疼痛、感染、炎症、性生活减少和行动不便等一系列严重的并发症，网片已在英格兰等一些国家被禁用于治疗 SUI。

（三）OSUI 的处理方式

临床上还存在隐匿性压力性尿失禁（occult stress urinary incontinence，OSUI），其定义为：POP 患者在盆腔器官脱垂状态下无显性 SUI 症状，一旦脱垂复位（手法复位或盆底重建术）后再次检查时随即出现的 SUI 症状。部分合并 SUI 的 POP 患者，随着脱垂症状的加重，SUI 症状反而减轻或消失，当手术纠正 POP 后，SUI 又重新出现。OSUI 的发病机制目前不明，可能与膨出致尿道受压、尿道梗阻有关，也可能与尿道括约肌收缩障碍有关。OSUI 发病率因诊断标准不同而异，相关文献报道高达 87% 重度 POP 患者合并存在 OSUI，合并 OSUI 的 POP 患者在纠正脱垂后新发 SUI 的发生率为 26.3%～44.1%，但仅 5.3%～15.8% 的患者需再次手术治疗。

学术界关于 OSUI 处理方式的探讨主要有两种观点，一是纠正脱垂的同时实施预防性压力性尿失禁手术，另一个是先纠正脱垂，术后评估是否需要行纠正尿失禁的手术。但是在盆底重建的同时是否进行预防性手术存在争议。如果术前发现 OSUI，必须排除膀胱过度活动症，才能行预防性尿失禁手术。2006 年发表的很有影响的阴道固定术及复位术效果研究（colpopexy and urinary reduction efforts，CARE）建议，术前无 SUI 的 POP 患者行经腹骶骨固定术时加行耻骨后尿道悬吊术（即 Burch 手术），以减少术后可能出现的 SUI。但合并 OSUI 的 POP 患者脱垂修复手术后仅 5.3%～15.8% 需再次行抗尿失禁手术。因此，有学者建议选择分步手术，首先进行脱垂手术，术后 3 个月左右对有 SUI 表现的患者再进行尿动力学检查，对有指征的患者进行抗尿失禁手术。也有学者建议，根据 OSUI 的严重程度决定是否行同期抗尿失禁手术，对于 POP 程度加重前曾有很明确的 SUI 症状、POP 加重后消失和膀胱重度膨出、脱垂复位后 20 分钟尿垫试验 >8g 的患者，可在同患者沟通病情的基础上同期行抗 SUI 手术，否则行分步手术。

临床上尚缺乏 POP 合并 OSUI 诊断的"金标准"，对术前无 SUI 症状的 POP 患者建议行 OSUI 联合筛查，以期提高术前诊断的准确性。对于 POP 既往曾有 SUI 症状、尿垫试验提示尿失禁程度重的 POP 复位手术的患者，盆底复位手术后尿失禁发生可能性大，建议同时行抗 SUI 手术。反之，术前诊断不清或 OSUI 程度轻，术后发生 SUI 机会小者，术后出现尿失禁症状再做二次手术也不失为一种临床决策。

（四）SUI 手术治愈标准的评判

临床研究证实，症状问卷调查表是用于评价疾病对患者日常生活质量和身心健康的影响的最有效方法，故在临床工作中应更多地使用以患者为主导的症状问卷评价术后整体状况。内容包括患者症状的评估、患者的生殖道和泌尿道和消化道的功能评估、患者生活质量和社会经济评估。使用中文验证后的国际推荐的循证 A 级和 B 级问卷。

六、预防

预防和治疗腹压增加的疾病，避免重体力劳动。提高产科质量，避免困难阴道助娩。

（洪　莉）

第二节　盆腔器官脱垂

一、概述

女性生殖器官正常位置的维持需要依靠盆底多层肌肉、筋膜的解剖和功能正常。当盆底组织退化、创伤、先天发育不良或因某些疾病引起损伤，从而张力减低导致其支持能力减弱，使女性生殖器官及相邻脏器位置下移，称为盆腔器官脱垂（pelvic organ prolapse，POP）。2001 年美国国立卫生研究院（NIH）提出：任何阴道节段的前缘达到或超过处女膜缘外 1cm 以上均可定义为阴道脱垂（vagina prolapse，VP）。子宫从正常位置沿阴道下降，宫颈外口达坐骨棘水平以下，甚至子宫全部脱出阴道口以外，称为子宫脱垂（uterine prolapse，UP）。POP 可单独发生，但一般情况下为联合出现。临床上表现为 POP、阴道前后壁膨出等疾病。

根据妇女健康研究（WHI）定义标准，中国成年女性 POP 的现患率为 9.6%。在美国 50～79 岁的妇女中 POP 的发病率为 41.1%，前壁膨出占 34.3%，后壁膨出占 18.6%，UP 占 14.2%。大约 19% 的 POP 患者需接受手术治疗，其中 30% 需要再次接受手术治疗。在美国，每年超过 22.6 万的 POP 女性接受手术治疗，其医疗费用超过 10 亿美元。2005 年，德国、法国、英国住院手术治疗的 POP 患者所花费的治疗费用分别为 1.4 亿、0.8 亿及 0.8 亿欧元。随着人口老龄化，防治 POP 的社会及个人经济费用将增加，在 1988 年超过 65 岁的人口数目是三千万，到 2019 年其数目将高达五千万，预计从 2010—2050 年，POP 的数目将增加 50%，用于治疗 POP 的花费将会越来越多。POP 在世界范围内被妇产科同道们重视，已形成一个新的亚学科——盆底重建外科（pelvic reconstructive surgery）。

二、盆底解剖新概念

女性盆腔是由骨骼、肌肉、韧带、器官组成的一个整体。随着对盆底解剖研究认识的深入，1990—1993 年 Petros 和 Ulmsten 提出了著名的盆底整体理论（integry theory）。该理论从矢状面将盆底结构分为前盆腔（anterior compartment）、中盆腔（middle compartment）、后盆腔（posterior compartment）。前盆腔包括阴道前壁、膀胱及尿道；中盆腔包括阴道顶部及子宫；后盆腔包括阴道后壁及直肠，由此将脱垂量化到各个腔室。在水平方向上，按现代盆底解剖学 DeLancey 于 1994 年提出将阴道支持轴分为三水平支持理论，即：①第一水平，顶端支持，由骶韧带 - 子宫主韧带复合体垂直支持子宫、阴道上 1/3；②第二水平，水平支持为阴道中段的侧方支持；③第三水平，远端支持，包括会阴体和会阴隔膜（图 38-3）。不同腔室和平面之间的损伤可能是相互独立的，例如第 1 层面的顶端缺陷常导致 POP 和阴道顶部脱垂，第 2、3 层面的缺陷多导致阴道前壁和后壁膨出。同时，不同腔室和水平的损伤又可能是相互影响和共同存在的，例如压力性尿失禁在行耻骨后膀胱颈悬吊术（Burch 术）后常有阴道后壁膨出发生；阴道顶部脱垂在行骶棘韧带固定术（sacrospinous ligament fixation）后常会发生阴道前壁膨出。总之，不同腔室，不同支持轴水平是一个解剖和功能的整体。盆底的肌肉、神经和结缔组织是作为一个整体的动力系统相互协调而发挥作用的。

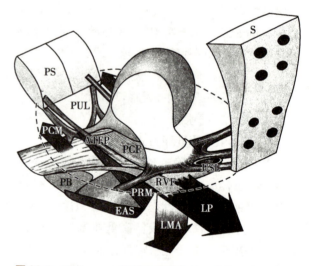

图 38-3　DeLancey 阴道支持结构的三水平理论示意图
PS：耻骨联合；PUL：耻骨尿道韧带；PCM：耻骨尾骨肌；ATFP：盆筋膜腱弓；PB：会阴体；PCF：耻骨宫颈筋膜；EAS：肛门外括约肌；PRM：耻骨直肠肌；RVF：直肠阴道筋膜；LMA：肛门纵肌；LP：肛提肌板；USL：宫骶韧带；S：骶骨

三、病因的认识与启示

妊娠、分娩是目前公认的导致 POP 发生的危险因素，其原因为妊娠期间盆腔结缔组织为适应妊娠而过度延伸和持续的腹内压增加。妊娠期子宫重量随妊娠期的进展而逐渐增加，子宫在盆、腹腔的位置也逐渐变垂直，到孕晚期子宫几乎变成了一个垂直的器官，可直接导致压向盆底支持组织的压力增加，从而诱发POP的发生。分娩过程中软产道及其周围的盆底组织极度扩张，肌纤维拉长或撕裂，特别是助产手术分娩所导致的损伤。若产后过早参加体力劳动，特别是重体力劳动，将影响盆底组织张力的恢复，导致未复旧的子宫有不同程度下移，常伴发阴道前后壁膨出。

临床报道中指出随着孕产次和胎儿体重增加，POP发病率也相应增加。在接受手术治疗的POP患者中有多次孕产史的较多，平均孕产史2.3～5.5次，而以剖宫产为分娩方式的人群POP的发生率同样比非孕妇女高3倍则更能说明问题。POP发生的另一个重要危险因素是阴道分娩，阴道分娩女性的POP患病风险大大提高。国外资料显示小于1%的未产妇患有POP，而分娩1个孩子的妇女发生POP的风险是未产妇的4倍，分娩2个孩子的妇女发生POP的风险是未产妇的8倍。而分娩时胎儿的体重大于4kg，POP发生风险升高。

POP的病因是多方面的，目前公认的危险因素有妊娠、阴道分娩损伤、绝经、长期腹压增加（肥胖、咳嗽）及盆底肌肉薄弱。这些因素加上遗传及先天因素造成的盆腔支持组织如韧带、筋膜、肌肉和神经组织的支持力下降，进而导致POP的发生。全子宫切除术可在一定程度上破坏盆底支持组织，尤其是可能损伤盆底第一水平的支持。阴道穹隆脱垂是子宫切除术后较常见的并发症，多数发生在术后2～13年，其发病率在0.1%左右。

四、临床表现的基本特点

（一）症状

轻度POP患者一般无不适症状。重症POP可牵拉子宫韧带，盆腔充血，患者有不同程度的腰骶部酸痛或下坠感，站立过久或劳累后症状明显，卧床休息则症状减轻。重症POP常伴有排便排尿困难，便秘、残余尿增加，部分患者可伴有压力性尿失禁。但随着膨出的加重，其压力性尿失禁可消失，取而代之的是排尿困难，甚至需要手压迫阴道前壁帮助排尿，易并发尿路感染。所以需要警惕隐匿性压力性尿失禁（occult SUI），患者

平时没有SUI症状，一旦脱垂器官纠正并增加腹压，就会表现为典型的SUI。外阴肿物脱出后经卧床休息，有的能自行回缩，有的患者经手也不能还纳。暴露在外的宫颈和阴道黏膜长期与衣裤摩擦，可致宫颈和阴道壁发生溃疡而出血，如感染则有脓性分泌物。POP不管程度多重一般不影响月经、受孕、妊娠和分娩。

（二）体征

不能回纳的POP常伴阴道黏膜增厚角化，长期摩擦可致溃疡、出血，年轻的子宫脱垂患者常有宫颈肥大并延长。随着脱垂子宫的下移，膀胱、输尿管下移与尿道开口形成正三角区（图38-4）。

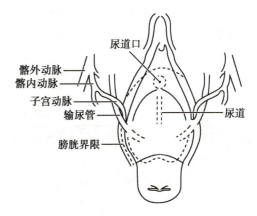

图38-4　输尿管移位

（三）POP分期

国际上采用1996年由Bump等提出的POP-Q（the pelvic organ prolapse quantitative examination）分类法。采用阴道上6个指示点（阴道前壁Aa、Ba；后壁Ap、Bp；中间C、D）与处女膜之间的距离描述器官脱垂程度。指示点位于处女膜内，以负数记录；位于处女膜外，以正数记录；处女膜部位为0。另外还有3个衡量指标：①生殖道缝隙（gh），尿道外口中点至阴唇后联合之间的距离；②会阴体（pb），阴唇后联合至肛门中点的距离；③阴道总长度（TVL），将阴道顶端复位后的阴道深度。除TVL外，其他指标以用力屏气时为标准（图38-5、表38-1、表38-2）。

五、诊断面临的难点及应思考的问题

根据病史及妇科检查，POP容易确诊，但其通常不会单独发生，诊断的难点就在于POP往往同时合并盆腔其他结构缺陷。由于盆腔器官与结构均以阴道为连接点，因此，其损伤可表现为阴道

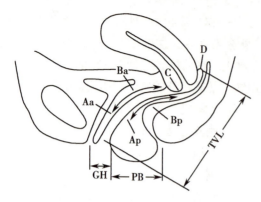

图 38-5 盆腔器官正常位置 POP-Q 分度法各测量点及径线示意图

前壁、后壁、近端与远端各部位的缺陷或整体的缺陷。而我们在检查时能看到的仅仅是阴道壁与子宫颈的变化，阴道的前面、后面和顶端发生的异常不能直接看到，故常常造成临床诊断不全面导致治疗决策失误、并发症发生、脱垂复发及新发症状

等问题。因此，手术前准确评估损伤类型与结构对于制订手术方案、保证手术效果十分重要。

常用的临床评估路径可采用以下流程：病史（症状筛查）- 阴道检查 - 必要的临床试验与选择性检查 -POP-Q 分期。对 POP 的评估还应包括对患者生活质量的评估，手术前后分别询问患者泌尿系症状、肠道症状、性生活情况等症状，推荐应用经中文验证过的问卷：盆底功能影响问卷简表（pelvic floor impact questionnaire-short form 7，PFIQ-7）和盆腔器官脱垂及尿失禁性生活问卷（pelvic organ prolapse-urinary incontinence sexual questionnaire，PISQ-12）评估上述症状的严重程度及对生活质量的影响，才能更精确地评价盆腔器官的功能及手术效果。

应用 POP-Q 分期系统正确进行妇科检查至关重要，应注意以下几个问题：一是需注意被检

表 38-1 盆腔器官脱垂评估指示点（POP-Q 分期）

指示点	内容描述	范围
Aa	阴道前壁中线距处女膜 3cm 处，相当于尿道膀胱沟处	−3～+3cm
Ba	阴道顶端或前穹隆到 Aa 点之间阴道前壁上段中的最远点	在无阴道脱垂时，此点位于 −3cm；在子宫切除术后阴道完全外翻时，此点将为 +TVL
C	宫颈或子宫切除后阴道顶端所处的最远端	−TVL～+TVL
D	有宫颈时的后穹隆的位置，它提示了子宫骶骨韧带附着到近端宫颈后壁的水平	−TVL～+TVL 或空缺（子宫切除后）
Ap	阴道后壁中线距处女膜 3cm 处，Ap 与 Aa 点相对应	−3～+3cm
Bp	阴道顶端或后穹隆到 Ap 点之间阴道后壁上段中的最远点，Bp 与 Ap 点相对应	在无阴道脱垂时，此点位于 −3cm，在子宫切除术后阴道完全外翻时，此点将为 +TVL
gh	阴裂长度：道外口中线到处女膜后缘的中线距离	
pb	会阴体长度：阴裂的后端边缘到肛门中点的距离	
TVL	阴道总长度	

注：POP-Q 分期应在向下用力屏气时，以脱垂最大限度出现时的最远端部位距离处女膜的正负值计算

表 38-2 盆腔器官脱垂分期（POP-Q 分期法）

分度	内容
0	无脱垂，Aa、Ap、Ba、Bp 均在 −3cm 处，C、D 两点在阴道总长度和阴道总长度 −2cm 之间，即 C 或 D 点量化值 <−(TVL-2)cm
I	脱垂最远端在处女膜平面上 >−1cm，即量化值 <−1cm
II	脱垂最远端在处女膜平面上 <1cm，即量化值 >−1cm，但 <+1cm
III	脱垂最远端超过处女膜平面 >1cm，但 <阴道总长度 −2cm，即量化值 >+1cm，但 <(TVL-2)cm
IV	下生殖道呈全长外翻，脱垂最远端即宫颈或阴道残端脱垂超过阴道总长度 −2cm，即量化值 >(TVL-2)cm

注：POP-Q 分期应在向下用力屏气时，以脱垂完全呈现出来时的最远端部位计算。应针对每个个体先用 3×3 表格量化描述，再进行分期。为了补偿阴道的伸展性及内在测量上的误差，在 0 和 IV 度中的 TVL 值允许有 2cm 的误差

查者的体位及检查时是否为患者的最大脱垂程度。如患者年迈，无法充分完成 Valsalva 动作（用力向下屏气），这时可让患者下地活动直至她认为脱垂已达其平时最重程度时再做检查，或采用坐位或站立位一条腿向外稍抬高的体位下进行检查。二是由于 POP-Q 系统未对阴道的侧旁缺陷和一些特定部位的缺陷，以及肠膨出、尿道高活动性、宫颈长度、会阴体下降程度等加以描述，因此需注意检查的内容、顺序和使用的检查器械。对保留阴道功能者，要特别注意术前、术后阴道和阴裂长度；对阴道穹隆脱垂的检查，应在患者 Valsalva 用力下，用双叶窥器轻轻将阴道前、后壁下压，并慢慢移动接近穹隆，由此可单独观察和评价穹隆的支持情况。检查阴道壁膨出，则应使用阴道单叶拉钩。检查前壁时，用拉钩拉开后壁及穹隆，反之则拉开前壁。但要注意使用单叶拉钩不能太用力，否则可能造成假象。检查前壁时，应注意两侧的前阴道壁侧沟情况，前侧沟反映耻骨宫颈周围环与盆筋膜腱弓的连接，即阴道旁缺陷。也可采用卵圆钳将阴道前壁两侧沟抬高的方法来鉴别此缺陷；阴道前壁检查时应同时观察膀胱膨出的部位，是侧方、中央性，还是横向的，是否同时有尿道膨出。后壁膨出的检查除视诊外，要做肛门检查及阴道肛门双手检查，以评价直肠下端或上端的膨出、缺陷，是否有肠膨出和一些具体、孤立的筋膜缺陷。同时还强调对会阴体的观察，评价是否存在会阴体膨出。

六、治疗方案的选择与评价

（一）POP 非手术治疗

包括盆底肌康复训练、子宫托、药物治疗及针灸等，非手术治疗为一线治疗方法，医生应充分告知所有患者。非手术治疗主要是用于预防脱垂加重、减轻症状的严重程度；避免或者延缓手术干预。对于脱垂程度轻（POP-Q 分期 Ⅰ 度和 Ⅱ 度脱垂）或无症状的 Ⅲ 度患者推荐症状指导性治疗并定期观察脱垂的进展。

1. 盆底肌肉锻炼和物理疗法 可增加盆底肌肉群的强度、耐力和支持力。

2. 放置子宫托 子宫托是唯一的特异的非手术治疗方法。子宫托能在阴道穹隆部对盆腔器官提供支持作用的工具。用于由于医学原因不

能手术，希望避免手术或者脱垂的严重程度使得其他非手术方法不可行时，其扩展指征包括妊娠相关的膨出以及老年妇女的脱垂和尿失禁。临床常用的有两种类型的子宫托 - 支撑型和填充型。环形子宫托（有隔膜）是常用的支撑型子宫托，Gelhorn 子宫托是常用的填充型子宫托（图 38-6）。

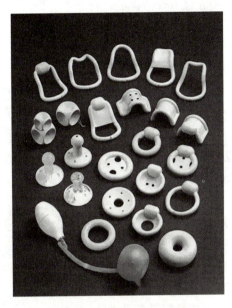

图 38-6 常用子宫托示意图

3. 中药和针灸 补中益气汤（丸）等有促进盆底肌张力恢复、缓解局部症状的作用。

（二）POP 手术及术式选择

对脱垂最低点超出处女膜且有症状的患者可考虑手术治疗，手术的基本点是通过解剖恢复达到功能恢复的目的。根据患者脱垂类型、严重程度、年龄、性生活及生育要求及全身健康状况，选择不同手术途径（经阴道、经腹及经腹腔镜）、手术方式及是否选择植入材料，治疗应个体化，合并压力性尿失禁患者应同时行尿道中段悬吊手术。

盆腔器官脱垂手术具体的术式包括：

曼氏手术（Manchester 手术）：包括阴道前后壁修补、主韧带缩短及宫颈部分切除术。适用于年龄较轻、宫颈延长的 POP 患者。

经阴道子宫全切除及阴道前后壁修补术：适用于年龄较大、盆腔器官膨出程度较轻、无须考虑生育功能的患者。

阴道封闭术：分为阴道半封闭术（又称 LeFort 手术）和阴道全封闭术。该手术将阴道前后壁分别剥离长方形黏膜面，然后将阴道前后壁剥离创面

相对缝合以部分或完全封闭阴道。术后失去性交功能，故仅适用于年老体弱不能耐受较大手术者。

盆底重建手术主要是针对中盆腔的建设，通过吊带、网片和缝线把阴道穹隆组织或宫骶韧带悬吊固定于骶骨前、骶棘韧带，也可自身宫骶韧带缩短缝合术。子宫可以切除或保留，可以经阴道、经腹腔镜或开腹完成。

1. 子宫/阴道骶前固定术（sacrak colpopexy） 多采用合成网片一端缝合在双宫骶韧带或子宫切除者的阴道穹隆处宫骶韧带断端，网片另一端缝合在骶骨 $S_1 \sim S_4$ 前的坚韧纤维组织（即前纵韧带）上。治愈率开腹手术文献综合报道为 90%～95%，为阴道顶端缺陷治疗的"金标准"术式。

2. 骶棘韧带固定术（sacrospinous ligament fixation，SSLF） 通过近穹隆的阴道后壁切口分离阴道黏膜与直肠之间达到直肠阴道间隙达坐骨棘和骶棘韧带。将阴道残端缝合固定于距坐骨棘 2.5cm 的骶棘韧带上，能较好地保留阴道功能及保持阴道位于肛提肌板上的水平轴向，且效果持久可靠。文献综合报道治愈率为 90% 左右。

3. 高位骶韧带悬吊术（high uterosacral ligament suspension，HUS） 经阴道行此手术又称 McCall Procedure 或者 McCall's culdoplasty。从高位平坐骨棘水平出夹住宫骶韧带提起，用不可吸收缝线 2～3 针自身宫骶韧带缝和打结至缩短其韧带长度。

4. 阴道植入网片盆底重建手术 顶端植入合成吊带固定骶棘韧带，阴道前后壁植入合成网片支持阴道前后壁筋膜，达到重建目的。

（三）合成网片在盆腔器官膨出手术修复争议

近十多年来，随着现代盆底学理论的发展、手术器械的改进以及修补材料的发明和应用，盆底修补和重建手术有了突破性的进展。基于传统手术复发率高的缺点，借鉴外科疝修补术和应用吊带治疗压力性尿失禁成功的经验，从 2004 年开始，阴道网片（transvaginal mesh，TVM）用于 POP 手术应运而生，盆底修复成品套盒治疗 POP 的病例迅速增多。据 FDA 的资料，2010 年美国至少有 10 万例 POP 患者接受了加用网片的修复术，其中大约 7.5 万例是经阴道操作完成。其在中国的应用也日趋普遍。

相对应用自体组织筋膜的盆底重建手术，其主要优点是能最大限度地简化手术操作，能够同时纠正中央缺陷和侧方缺陷，实现手术的标准化和规范化，给临床工作带来了很多便利，I 级证据说明经阴道前壁网片的植入手术能降低解剖学复发率。但是这类新手术本身尚属"年轻"阶段，缺乏高水平的循证医学证据全面评价其安全性和有效性。美国 FDA 在 2005—2007 年的 3 年中收到超过 1 000 例来自 9 个厂商关于在治疗 POP 及压力性尿失禁手术中放置网片后出现相关并发症的不良事件报道，美国食品药品监督管理局为此 2008 年 10 月专门发布安全信息通告，以期引起全球妇科泌尿医生的重视。此后不良事件数量持续攀升，FDA 器械不良反应注册数据库（Manufacturer and User Facility Device Experience Database）调查显示 2008 年 1 月 1 日—2010 年 12 月 31 日间又发生了 2 874 例使用网片修复相关的损伤、死亡和失效的病例，其中 1 503 例与 POP 手术相关，较 2005—2007 年增加了 5 倍。为此，2011 年 7 月 FDA 针对在 POP 手术中使用网片再次发出警告，科学全面地分析阴道植入网片手术的利弊，认为经阴道植入网片严重并发症的增加值得高度关注。最为常见的 POP 手术的并发症包括：阴道网片暴露、疼痛、感染、排尿问题、神经肌肉问题、阴道瘢痕/挛缩和患者感受问题。该警示的适用范围仅针对经阴道放置网片修复 POP，不涉及用于治疗压力性尿失禁或经腹或腹腔镜置入网片的安全性和有效性。该警告主要内容：采用经阴道网片修补 POP 发生严重并发症的情况并不罕见，对于 POP 采用经阴道网片修补手术的效果并没有显示出比不加网片的重建手术更有效。

对于从未做过经阴道网片植入手术的医生，只有在完成足够的理论和技术培训后，具有良好的经阴道手术经验的前提下，才能慎重开展此类手术。对于已经开展此类手术的医生，也应该重视和掌握非网片类的盆底重建手术，充分权衡加用经阴道网片的利弊，只有对利大于弊的患者才考虑审慎使用。经阴道网片植入手术的主要适应证为：①POP 手术治疗后复发患者。②重度初治患者或有合并症不能耐受开腹或腔镜更大手术创伤者，且患者不适用阴道封闭手术。

对于阴道内大面积放置人工合成网片的盆底重建手术对性生活影响，目前尚无循证医学结论，故在年轻、性生活活跃的患者，选择时应慎之又慎。对术前即有慢性盆腔痛或者性交痛的患者也不宜选择经阴道植入网片手术。

（朱　兰　任　常）

参 考 文 献

[1] Sand PK, Koduri S, Lobel RW, et al. Prospective randomized trial of polyglactin 910 mesh to prevent recurrence of cystoceles and rectoceles. Am J Obstet Gynecol, 2001, 184 (7): 1357-1362.

[2] Withagen I, Milani L, den Boon J, et al. Trocar-guided mesh compared with conventional vaginal repair in recurrent prolapse: a randomized controlled trial. Obstet Gynecol, 2011, 117 (2 Pt 1): 242-250.

[3] Nieminen K, Hiltunen R, Takala T, et al. Outcomes after anterior vaginal wall repair with mesh: a randomized, controlled trial with a 3 year follow-up. Am J Obstet Gynecol, 2010, 203 (3): 235.

[4] Sivaslioglu A, Unlubilgin E, Dolen I, et al. A randomized comparison of polypropylene mesh surgery with site-specific surgery in the treatment of cystocoele. Int Urogynecol J Pelvic Floor Dysfunct, 2008, 19 (4): 467-471.

[5] Nguyen JN, Burchette RJ. Outcome after anterior vaginal prolapse repair: a randomized controlled trial. Obstet Gynecol, 2008, 111 (4): 891-898.

[6] Altman D, Väyrynen T, Engh ME, et al. Nordic Transvaginal Mesh Group. Anterior Colporrhaphy versus Transvaginal Mesh for Pelvic-Organ Prolapse. N Engl J Med, 2011, 364 (19): 1826-1836.

[7] Jia X, Glazener C, Mowatt G, et al. Efficacy and safety of using mesh or grafts in surgery for anterior and/or posterior vaginal wall prolapse: systematic review and meta-analysis. BJOG, 2008, 115 (11): 1350-1361.

[8] Foon R, Toozs-Hobson P, Latthe M. Adjuvant materials in anterior vaginal wall prolapse surgery: a systematic review of effectiveness and complications. Int Urogynecol J Pelvic Floor Dysfunct, 2008, 19 (12): 1697-1706.

[9] Maher C, Feiner B, Baessler K, et al. Surgical management of pelvic organ prolapse in women. Cochrane Database Syst Rev, 2010, 14, (4): CD004014.

[10] Sung VW, Rogers RG, Schaffer JI, et al. Society of gynecologic surgeons systematic review group. Graft use in transvaginal pelvic organ prolapse and urinary incontinence. Obstet Gynecol, 2008, 112 (5): 1131-1142.

[11] Wise J. Surgical mesh for stress urinary incontinence to be halted immediately in England. BMJ, 2018, 362: k3035.

[12] Committee on Gynecologic Practice Vaginal placement of synthetic mesh for pelvic organ prolapse. Female Pelvic Med Reconstr Surg, 2012, 18 (1): 5-9.

[13] American Urogynecologic Society's Guidelines Development Committee. Guidelines for providing privileges and credentials to physicians for transvaginal placement of surgical mesh for pelvic organ prolapse. Female Pelvic Med Reconstr Surg, 2012, 18 (4): 194-197.

[14] Stanford E, Moen M. Patient safety communication from the Food and Drug Administration regarding transvaginal mesh for pelvic organ prolapse surgery. J Minim Invasive Gynecol, 2011, 18 (6): 689-691.

[15] Murphy M, Holzberg A, van Raalte H, et al. Pelvic Surgeons Network et al. Time to rethink: an evidence-based response from pelvic surgeons to the FDA Safety Communication: "UPDATE on Serious Complications Associated with Transvaginal Placement of Surgical Mesh for Pelvic Organ Prolapse". Int Urogynecol J, 2012, 23 (1): 5-9.

[16] Chow D, Rodríguez LV. Epidemiology and prevalence of pelvic organ prolapse. Curr Opin Urol, 2013, 23 (4): 293-298.

[17] Petros PE, Ulmsten UI. An integral theory and its method for the diagnosis and management of female urinary incontinence. Scand J Urol Nephrol Suppl, 1993, 153: 1-93.

[18] Bump RC, Mattiasson A, Bø K, et al. The standardization of terminology of female pelvic organ prolapse and pelvic floor dysfunction. Am J Obstet Gynecol, 1996, 175 (1): 10-17.

[19] 李志毅, 朱兰. 女性压力性尿失禁流行病学现状. 实用妇产科学, 2018, 34 (3): 161-162.

[20] 张晓薇, 梁雪. 女性压力性尿失禁手术治疗及术中关键环节. 实用妇产科杂志, 2018, 34 (3): 167-169.

[21] 宋晓晨, 朱兰. 隐匿性压力性尿失禁的诊治进展. 中华妇产科杂志, 2014, 49 (11): 870-872.

第三十九章　性及性功能障碍

第一节　性欲、性行为及其分类

人类性的存在远远超前于人类文明史的诞生，早在原始社会，从母系制向父系制的转化中，"性"就起到了催化作用。人们对许多现象，包括性欲与性行为的产生机制一无所知，把性看成一种非常神秘的东西，于是产生了一系列的性崇拜现象，如生殖崇拜、生殖器崇拜和性交崇拜等。远古时期人类的性行为与其他动物没有什么区别，都是为了繁衍后代而进行的。随着时代的进步，人类性行为也发生了本质的变化，逐渐从动物性行为独立为人类性行为。

性爱活动既是生理活动又是心理活动，不但能使人获得肉体满足，也能使人获得精神和情感需求上的满足，包括了建立在性欲基础上的一切性行为。对人类性行为的解释，不同学科有不同的看法：生物学家认为性行为是哺乳类动物（包括人类）具有的最重要、最基本的功能，因为有了它，才会有物种的永恒和生命的延续；心理学家认为性行为是人类理性行为的源泉，它是驱使男男女女承担日常生活的推动力；社会学家强调性的整合和凝聚功能，它对家庭的稳定和社会的安定起着重要作用；道学家认为一切违背社会道德、文化、规范的性行为，包括卖淫、嫖娼、乱伦、强奸等，都应被禁止和受到制裁；性爱小说往往激发读者的性唤起，性教科书则不强调激起性唤起，而应激起人们大脑的思维。由此可见，人类性行为几乎涉及人类社会的各个方面。

一、性欲和性行为

性欲（sexual desire，libido）是人类最原始的本能之一，是在各种生理和心理条件刺激下产生的去实施性行为的欲望。人类性行为的目的是繁殖、愉悦和感情，与动物最大的区别是没有动情周期。人类的性欲和性行为密切相关，并受多种因素影响。性欲是一个极复杂、多层次、多含义的概念，很难用简单的定义加以确切描述，它不仅体现生物学的驱动力，也是生物学、心理学、社会学和宗教文化相互作用的终点。性欲是人类的本能，也是一种在一定的生理和心理基础上，在性刺激的激发下产生与性伴侣完成身心结合的欲望。性刺激可以是来自触觉、视觉、听觉、嗅觉及味觉等非条件的感官刺激，也可以是建立在性幻想、性意识、性知识、性经验等复杂思维活动基础上的条件刺激。性欲可分为接触欲和胀满释放欲。女性表现为要求抚摸和阴道容纳的欲望。这种欲望在青春期前不明显，青春期后逐渐增强并成熟。性成熟后的性欲称为成熟性欲，成熟性欲的出现使得性生活具有生殖意义。女性性欲在绝经后逐渐减弱，但能保持终身。

性欲启动性行为。性行为（sexual behavior）是指为满足性欲和获得性快感而出现的动作和活动，可分为狭义和广义两种。狭义性行为专指性交（sexual intercourse），即以男性阴茎和女性阴道交媾方式进行的性行为，具有生殖意义。广义性行为泛指接吻、拥抱、爱抚、口交、自慰等各种其他性刺激形成的行为，及各种准备性、象征性、与性有联系的行为，如恋爱、结婚、阅读成人书刊、观看成人电影等。人类性行为最重要的特征是必须受社会道德规范和法律约束。

首先，性行为根据性满足程度分为目的性、过程性和边缘性三种。目的性性行为指合乎生物学上"性交目的性"规则的性行为，主要指性交。与动物不同的是，人类性行为的目的除了繁衍后代以外，还有获得愉悦和维护健康的功能。绝大多数动物的性行为的目的是繁衍后代，因此动物基本上都有动情周期，一旦完成交配行为，就不会再有性行为。而人类完全没有动情周期，可以随时有性行为。人类以生殖为目的的性行为所占的比例比较小，绝大多数的性行为是为了愉悦和感情。过程性性行为是指为达到目的性性行为而采取的一系列能使双方逐步达到性兴奋的辅助性行为。如性交前的各种爱抚活动。边缘性性行为的概念比较模糊，指介于性行为和非性行为之间的具有性爱意义的行为，即两性之间有性吸引倾向、有性需求表达动机而双方均不想交合的行为，如两性相悦时的眉目传情和悄悄情话，以及社交场合中男女身体接触时的"异性效应"等。其次，性行为按有无性对象分为个人性行为和社会性性行为。个人性行为指以人体自身、物品器具、动物、幻想的人作为性对象或性对象缺如。社会性性行为指性对象是他人，包括尸体，也包括同性者。第三，性行为按社会文化是否认可和对身心健康是否有益分为正常性行为和异常性行为。但两者间并无决然分界，可因社会、文化、宗教不同及科学进步而改变。

性行为的连续过程称为性生活（sexual life），大致包括双方性信号传递、性交前爱抚、性交及性交后爱抚等过程。性欲是性生活的原始驱动力，而性生活是性欲释放的载体。所以，理想的性生活对男女双方应是自愿的、和谐的和愉快的，是充分的生理释放和心理宣泄，并有愉悦的精神享受。

二、影响性欲和性行为的因素

从人类性行为的内容和本质看，人类性行为是生理、心理和社会因素综合作用的结果。

（一）生理因素

性欲和性行为是一种与生俱来的本能，个体的性遗传特征和生殖器解剖结构及神经内分泌的生理调节是性欲和性行为的生物学基础，也决定了本能性性行为的方式和动力。

（二）心理因素

心理因素是人类性行为独有的也是重要的影响因素。儿童自3～4岁开始便认知自己的生物学性别。这种自身性别的确认影响其一生在服饰、言语、举止及生活、人际交往和职业活动的性别特征。进入青春期，随着生理发育和性心理逐渐成熟，产生性要求和择偶意识。到一定年龄又

自然产生恋爱和结婚的要求。心理因素决定性取向，性取向又决定性行为。虽然绝大多数人的性取向为异性，但估计约有5%男性（gay）和2%女性（lesbian）的性取向为同性。"同性恋"（homosexual）已不再被认为是异常的性取向。一般认为"同性恋"是由先天因素所决定的，部分可以在后天被诱导发生。另有少数人的性取向为异性和同性，被称为"双性恋"。"双性恋"可发生于同一时期，也可因境遇分别发生于一生中的不同时期。

（三）社会因素

人的社会属性决定人类的性行为是特殊的社会行为，两性关系是一切人际关系的前提和起源。社会以它的风俗、宗教、伦理、规章及法律约束和制约个人性行为的内容和方式，使人类性行为必须对社会负责，并接受社会制约。随着科技发展和社会文明进步，人类性行为也会改变社会认可的性行为模式。因此，社会也要不断研究和改进人类自身的性问题，并进行正确的控制。

三、人类性行为的分类

最早对人类性行为进行分类的是德国人Wilhelm Von Humboldt，他在1826—1827年间撰写的《人种信赖史》中提出人类性行为的自然分类法，将性行为分为：①自我性行为；②异性间性行为；③同性间性行为；④动物的性行为。美国著名性学家金赛（Alfred Ckinsey）认为人类性行为表现为自我刺激（自慰）、性梦和梦遗（梦中性行为）、异性性交、同性恋、与动物的性行为等多种类型。这些分类更多考虑的是性行为对自身的影响，而较少考虑与社会之间的关系，将这些关系进行综合分析后，可将性行为分为以下几类。

（一）按有无性对象划分

1. 自身性行为　如手淫、梦遗、意淫、白日梦，还包括变通性对象的兽奸、代用性器等。

2. 社会的性行为　凡是以人为对象（包括尸体）的性行为，因牵涉一系列社会伦理问题，故属于社会的性行为，包括异性恋、同性恋、群居杂交、交换配偶等行为。

（二）按照对性行为的价值判断划分

1. 正常性行为　指被社会文化认可的性行为。它要求性对象必须是成年异性，关系是法定

的配偶，否则就可归为异常性行为。对性行为的认可有些地方或国家也很严苛，如仅限于阴茎-阴道性交，甚至认为只有指向生育的性交才是正常的，妻子怀孕后的性生活也是不正常的。目前一般认为，只要是夫妇之间自愿的、无伤害的性行为，都属于正常的性交行为。

2. 异常性行为　目前一般将性变异以及有害健康与违反社会道德的性行为视为异常性行为。

（三）按照满足性欲程度划分

1. 目的性性行为　指能够达到较大性满足的性交或相当于完成性交（如能达到性高潮的手淫）的行为。在这里性交是性行为的直接目的和最高体现，一般来说，人们在性交之后，就满足了性的要求。

2. 过程性性行为　指导目的性性行为的调情或围绕实现目的性性行为的动作，即性交前的准备行为，如接吻、爱抚或其他调情动作。这些动作的目的是激发性欲，实现性交。性交后还需通过一些动作作为尾声，使性欲逐渐消退，这也属于过程性性行为。

3. 边缘性性行为　指日常生活中界于性行为与非性行为之间的行为。这种行为的范围较广，它的目的是表示爱慕，或仅仅是爱慕之心的自然流露，而不是为了性交。边缘性性行为有时很隐晦，如表现为眉目传情、一丝微笑，这种眼神、微笑有时只有两个当事人自己感觉得到，其他人则茫然无知。还有些少数民族为了挑选意中人，采用某些风俗习惯，如丢荷包、抛绣球等行为，也属于边缘性性行为。至于拥抱、亲吻，如果只是爱情的自然流露，不以性交为目的，就属于边缘性性行为，而边缘性性行为一旦具有明确的目的，就会发生边缘性性行为→过程性性行为→目的性性行为转变的全过程。

（四）以社会规范、道德准则、法律标准分类

1. 社会性性行为　在婚姻形式下的一夫一妻、一夫多妻、一妻多夫间的性行为。

2. 非社会性性行为　如兽奸等。

3. 违规违法的性行为　如婚外性行为、乱伦、强奸、卖淫、嫖娼等。

（唐良苕）

第二节　女性性反应和性反应周期

一、女性性功能的神经内分泌调节

性反应（sexual response）的神经调控是反射性调控，三级中枢分别位于腰骶部脊髓、下丘脑和间脑、大脑皮质和边缘系统。雄激素是调节女性性功能最重要的性激素，与性欲、性兴奋及性高潮密切相关。性生活作为生理过程，其完成不仅涉及生殖系统，而且有赖于身体其他系统的参与，尤其是神经系统调控及内分泌系统调节。

性反应的神经调控基本是反射性调控。研究表明，调控性反应的初级中枢位于腰骶部脊髓，来自生殖器或其他性敏感区的刺激通过感觉神经传入初级中枢，再由中枢通过传出神经达到性器官引起性兴奋。第二级中枢位于下丘脑和间脑，该中枢除对下一级中枢有直接调控作用外，还能通过分泌促性腺激素参与性反应的调控。第三级中枢即最高中枢位于大脑皮质和边缘系统，包括扣带回、海马、隔区及杏仁等部位。大脑皮质通过接受下级中枢和来自全身外周感觉器官传入的神经冲动，经综合处理后产生性兴奋的加强或抑制。人类大脑不仅能接受触、视、听、嗅、味等感觉器官的刺激，还能通过来自自身的性幻想、性思念、性回忆等心理活动达到性唤起和性兴奋。通常非条件性刺激主要由脊髓低级中枢完成反射，而条件性刺激由大脑皮质高级中枢参与，在正常情况下，两种刺激通过三级中枢协调起作用。研究表明，神经系统参与性反应的调控需要神经递质传递才能完成。神经递质分为中枢性和外周性，根据功能又分为刺激性和抑制性。中枢性刺激性神经递质有多巴胺、缩宫素等，中枢性抑制性神经递质有 5-羟色胺、阿片类等。外周性刺激性神经递质有乙酰胆碱、一氧化氮等，外周性抑制性神经递质有去甲肾上腺素、内皮素等。

除神经系统调控外，性激素在女性性反应调节中起了重要作用。雄激素是调节女性性功能最重要的性激素，与性欲、性兴奋及性高潮密切相关。雌激素和孕激素对促进女性生殖器官分化成熟及功能维持起关键作用。雌激素对性欲可能无直接影响，但能促进中枢和外周神经传递，降低

感觉阈值，通过血管保护和血管扩张增加阴蒂和阴道血流，通过增加阴道一氧化氮合酶活性提高局部一氧化氮浓度，促进性反应。孕激素对性行为的作用尚不明确，在一定的雌、孕激素比例下，孕激素对女性性反应可能起抑制作用。

二、女性性器官及性敏感区

女性性器官包括阴阜、大阴唇、小阴唇、阴蒂、阴道前庭、前庭大腺、前庭球、处女膜、阴道、子宫、输卵管、卵巢及乳腺等。

性生活时，阴阜可对外生殖器起到缓冲、保护作用。大阴唇皮下有很厚的脂肪，里面有丰富的血管、神经、淋巴管。性兴奋期时，大阴唇充血增厚，性消退期后，充血状态缓慢消退。小阴唇内神经丰富，感觉敏锐，是性敏感区，性兴奋时小阴唇可显著充血、肿大，体积增至原先的2~3倍，可有效增加阴道长度。阴蒂上分布着丰富的感觉神经末梢，因此感觉异常敏锐，是最敏感的性感受器，性兴奋时可充血勃起，体积较平时增大1~2倍。

性兴奋时，前庭大腺能产生透明、稀薄但具有很好润滑度的黏液润滑阴道口，利于阴茎的插入；前庭球充血、膨胀，向外推开大阴唇并显露出阴道口，为性交做好准备，同时也构成了阴道口的保护圈。阴道为性交器官及月经排出、胎儿娩出的通道，性兴奋时，会有液体自黏膜下血管内向阴道内渗出，表现为汗滴样渗出，具有润滑作用，为即将到来的性交做好准备。乳房并非生殖器官，但是在性活动中起着重要作用，因此也被划归到性器官范围内，乳房组织内，尤其乳头内分布大量神经纤维末梢，对触觉非常敏感，有时单纯抚摸乳房即可诱发性快感、性高潮。

人体的某些部位对机械性刺激具有显著的性敏感性，轻微刺激即可诱发强烈的性兴奋，这些部位称为性敏感区。生殖器及其周围的皮肤、口唇、颈肩部、乳头、肛周皮肤等都是典型的性敏感区，男性性敏感区更局限于生殖器及其周围皮肤，女性性敏感区除生殖器外，还泛化到全身多处皮肤。女性最敏感的性敏感区是阴蒂、小阴唇和阴道口周围。性敏感区对外界刺激的反应，与心理、身体状态密切相关，例如处于热恋期的男女，简单的牵手或无意中的碰触即可诱发强烈的性反应，而心情不佳或体质较差时，可能对各种刺激均无反应，甚至产生厌恶感。

三、女性性反应和性反应周期

性反应是指人体在受到精神上、肉体上的性刺激后，性器官及身体其他部位出现的可以感觉到、观察到的一系列变化，这些变化主要表现为性器官的充血反应、局部及全身的肌紧张反应。20世纪50年代美国著名性学家W.H. Masters和V. Johnson对男女性活动期间的生理学反应进行了研究，于1966年首次提出了性反应周期（sexual response cycle）的概念，成为性医学史上最重要的发现之一。认为性反应是一个延续而完整的过程，包括了性欲诱发、性欲满足和性欲重新平复几个阶段，并且周期性的重复。并把女性和男性的性兴奋过程分为四个阶段：兴奋期、平台期、高潮期和消退期。但有学者认为，这种分期模式虽然有助于理解性反应时所发生的解剖学和生理学方面的变化，但忽视了性欲和性唤起这两个对于人类来说极为重要的主观感受，建议将性反应周期划分为性欲期、性兴奋期、性持续期、性高潮期和性消退期。应该注意这种划分只是人为分为几个阶段，其实它们是连贯、不可分割、完整的动态过程。男女性反应周期的规律性基本相似，但也有各自特点，本节介绍女性性反应周期。

（一）性欲期

心理上受非条件性和/或条件性性刺激后对性的渴望阶段。此期以性幻想和对性渴望为特征，只有心理变化，无明显生理变化。

（二）性兴奋期

性欲被唤起后机体开始出现的性紧张阶段。有时性兴奋期可能极为短暂且很快进入下一阶段，有时也可能缓慢开始、逐渐才进入状态，与当时的心理状态、环境、体力和性刺激的有效性等因素密切相关。

女性兴奋期的第一个表现是阴道壁渗液，性兴奋后10余秒就可发生。因为阴道内壁黏膜是没有腺体存在的，所以这些具有润滑作用的渗液是由于黏膜下血管充血、液体自血管内渗到阴道内的。最初表现为汗珠样的分散的小液滴，即"出汗现象"，随后液滴逐渐融合，在阴道壁上形成一层平滑的液面。这种现象的出现是女方已做好性交准备的提示。阴道壁的内2/3部分在兴奋期由紧贴状态变为分离扩张状态，子宫也随之向上提升，进一步加大了阴道内 2/3 扩张的程度。因为血管充血，阴道壁的颜色由淡紫色变为深紫色。阴蒂虽然因为海绵体充血而增大，但是勃起的程度和硬度都没有男性阴茎勃起明显。大、小阴唇因为充血而增大，尤其小阴唇增大更显著，在兴奋后期厚度可增大到原先的 2～3 倍，从大阴唇之间外突出来，使阴道的长度延长了 1cm 以上。乳头竖起是女性兴奋期的另一个特征，当然两侧乳头并不一定会同时竖起，乳房体积增大、乳晕色泽加深。约有 25% 的女性在兴奋期胸部皮肤会出现红色的性红晕。

男、女的兴奋期都有呼吸急促和心跳加快，心率达到每分钟 100～120 次。全身肌肉紧张，以下腹部、会阴处更为明显，甚至出现不自主颤抖等表现。心理上表现为性兴奋。

（三）性持续期

性兴奋不断积累、性紧张持续稳定在较高水平阶段，又称平台期、高涨期。持续时间因人而异，从半分钟到数十分钟均有可能。

女性在持续期中，生殖器官充血更明显，阴蒂勃起，阴道更湿润，阴道壁内 2/3 部分进一步扩张，其宽度和深度进一步加大，子宫进一步上升，而阴道壁外 1/3 部分因为阴道壁的显著充血而导致阴道内径缩小，此结构被称为"高潮平台"。因为高潮平台对插入的阴茎可产生"紧握"的效果，而阴道的内 2/3 部分在性反应中处于扩张状态，且无感受机械性刺激的神经末梢，因此阴茎的大小在性生活中并不具有重要意义。阴蒂在持续期中进一步勃起，贴向耻骨，缩于阴蒂包皮之下，大小阴唇进一步充血变厚，乳房、乳晕进一步增大，性红晕向全身扩散。全身肌紧张不断增加，出现面颈部肌肉痉挛，腹背部肌肉不自主的收缩而使背部呈弓状，大腿因为肌紧张增加而强直性伸直并紧紧挤在一起。手、足部的肌肉出现痉挛性收缩，并处于无意识地抓握状态中。呼吸和心率也较兴奋期显著加快。心理上进入明显兴奋和激动状态。

（四）性高潮期

在性持续期的基础上迅速发生身心极度快感阶段，是性反应周期中最关键最短暂阶段。一般只持续几秒钟。性兴奋一旦达到或超过高潮阈值时，就通过神经反射触发性高潮的到来，性紧张会在几秒钟内通过不随意的肌肉痉挛而得到释放，这种痉挛会产生阵发性的欣快感。

女性性高潮以生殖器的收缩为标志和起始点。伴随性高潮到来，阴道和肛门括约肌发生不随意的节律性收缩，3～12 次，每次间隔 0.8 秒左右，此时男女双方都可感受到阴道对阴茎的紧握和压缩，随后收缩间隔逐渐延长且收缩力量逐渐减弱。在性高潮中，子宫也发生收缩和提升，同时伴面部扭曲、全身痉挛、呻吟、出汗及短暂神志迷惘。全身许多部位均可出现性红晕。心率加快到 110～180 次 /min，呼吸达 40 次 /min，收缩压升高 30～80mmHg，舒张压升高 20～40mmHg。性高潮只持续数秒，在短暂时间里通过强烈的肌肉痉挛使逐渐积累的性紧张迅速释放。心理上感受到极大的愉悦和快感。

女性性高潮分为三类：即阴蒂型性高潮、阴道型性高潮和阴蒂阴道混合型性高潮。阴蒂型性高潮单纯通过自慰就能达到，在性交过程中直接或间接刺激阴蒂也可以获得。阴道型性高潮主要通过阴茎对阴道的插入和抽动，造成对阴道内某些敏感部位（G 点）的刺激而出现性高潮。混合型性高潮兼有以上两种高潮形式。

G 点于 1950 年首先提出，并以发现者德国妇产科医生 Grafenberg 的第一个字母命名。G 点指在阴道前壁靠阴道口 2～3cm 处有一个高度敏感区，在阴蒂没有被刺激的情况下，该区受压力刺激较易产生性高潮。G 点大小因人而异，一般相当于一分硬币大小。G 点不是点，而是一个区域。该区域由复杂的血管、神经、尿道旁腺环绕腺管、膀胱颈组织而成。G 点并非普遍存在，据报道仅 10%～40% 的女性存在。

（五）性消退期

性高潮后性紧张逐步松弛并恢复到性唤起前状态的阶段。在此阶段中身体的肌紧张逐步放松、性兴奋得到充分释放，血管充血逐渐消退。

性消退期所发生的变化，与兴奋期和持续期的变化相反，血压、心率、呼吸、肌紧张等逐渐恢复平静时的状态，感觉舒畅，心理满足。此期发生的生理变化是乳房肿胀消退，阴蒂勃起消退，大小阴唇恢复到正常厚度和中线位置，阴道的高潮平台因为血液流出而松弛，阴道壁内 2/3 部分退缩，子宫下降，阴道恢复到平静时期的合拢状态。因为消耗了较多体力和心理上的满足放松，男女双方都会有一定的疲劳感，男性的疲惫感更明显一些，因此男性的消退期比较短，会很快陷入睡眠中，而女性消退期中的各项指标恢复相对较为缓慢，如果女方没有经历高潮期，则消退期会持续更长时间。女性消退期后与男性的不同点是不存在不应期，女性可以在一次性生活中连续获得多次性高潮。

四、性的道德伦理及性健康教育

（一）性的道德伦理

从伦理学角度来看，道德是指调整和指导人与人之间、人与社会之间行为关系的社会准则和规范。对于人类社会生活来说，一般可以划分为三大领域，即职业生活、家庭生活和公共生活。与此相适应的道德规范也可分成三大部分，即职业道德、婚姻家庭道德和社会公德。人类的性关系是婚姻家庭关系中的一个重要内容，因此性道德也成为婚姻家庭道德中的重要组成部分。人之所以不同于禽兽，其中一个重要标志就是道德，道德是约束人们行为的内在力量，法律是约束人们行为的外在力量。人的性道德意识一经建立，对其性行为和性生活就有了指导和制约作用。对每个人来说，其性行为都必须遵守性道德，否则将会受到道德谴责，甚至法律的制裁。在伦理学中，"伦理"是指关于人伦道德的理论，其中"伦"指人与人之间的关系，"理"反映的是道理和规则，合起来就是协调处理人与人之间关系所应遵循的道理和规则。与"道德"相比，它主要是以理论的形式来反映对人们的道德现象和道德关系的思考。一般而言，性道德与性伦理作为性存在的两种反映形式，有其共同的内容，都是对性行为和性活动的调节规范。然而，性道德对人们的调控手段是靠社会舆论、传统习俗和内心信念来维系并发挥作用的；性伦理则是在性道德的基础之上，人们对于两性关系和性道德现象的一种理性思考与分析，揭示其本质并将其上升到理论或学说高度。

在现代社会中，两性关系和性行为的道德伦理评价原则主要包括男女双方结合必须以爱作为基础的原则；男女双方自愿的原则；男女性交必须以婚姻缔约为基础的原则；对个人、他人和社会无妨害的原则。性道德伦理对人们性行为的调节和制约，主要通过义务、责任、良心信仰、追求、贞洁、羞耻和嫉妒等几方面的内心活动或手段来发挥作用。

（二）性健康教育

性健康教育是指通过有计划、有组织、有目标的系统教育活动，包括性生理卫生知识的教育，又包括两性人际交往、伦理道德和性意识观念的教育，使受教育者具有科学的性知识、正确的性观念、高尚的性道德和健康的性行为。

性健康教育的基本原则包括知识、态度和行为教育统一的原则；启发、诱导、尊重和交流并存的原则；适时、适量、适宜的"三适"原则。性健康教育的目的是向各年龄段人群普及性生理和性心理知识，建立对性的正确态度，确立科学的性观念，重视性道德价值，选择健康的性行为，预防性传播疾病和消除性犯罪。性健康教育中最重要的内容包括人类性生理和性发育的知识；性医学知识包括男女生殖器解剖、生理、性反应特点、与性有关的疾病、性功能障碍、性传播疾病及预防、避孕和优生优育等；性心理知识包括男女性心理形成、发展和成熟，社会性别的规范，性欲和性冲动的心理特点等；性道德教育包括恋爱和婚姻道德、男女平等、尊重女性等；建立和谐夫妻性生活的技能；性法学教育包括性犯罪预防等。

性健康关系到人的一生，性唤起能力在出生时即已存在，所以性健康教育应从 0 岁开始，男女在生物学上的差别称为"性"，在心理学上的差别称为"性别"，在社会学上的差别称为"性别角色"。不同年龄、不同生活状况的人群均应接受针对性的性健康教育。

1. 婴儿期 确认婴儿的生物学性别，按性别给孩子取一个合适的姓名，按性别穿相符合的衣着和购置相应的玩具。

2. 幼儿期 帮助孩子认同自己的性别，依性别规定他（她）的性别角色行为。儿童的性别自认是生物学基础上通过后天学习得来，必须对孩子进行性别自认教育，正确引导孩子从幼年起保证其性别角色、性别与性保持一致。对男女儿童性器官的差别和"我是从哪里来"的提问，父母可坦然相告。让孩子与同龄孩子一起游戏玩耍，构建健康的人格。

3. **青少年期** 青少年性健康教育应主要向青少年传授科学的性知识，纠正与性有关的认识和行为偏差，树立健康的性观念。正确认识月经初潮，了解月经、遗精现象及其生理意义和保健知识；正确认识性欲和性冲动，正确认识自慰。应该让青少年知道自慰是常见和正常的现象，带有普遍性，其本身对健康并无害处，而且有助于婚后的性生活。青少年性健康教育应在普及性知识基础上，重点突出性道德教育，帮助青少年认识和适应青春期身心的急剧变化，能正确、理智地对待性问题，使他们的性行为方式符合社会发展和社会行为规范，还要加强自身保护的教育。

4. **成年期** 进行有关性爱的艺术、如何提高夫妻性生活质量的教育；如何防止婚外性行为、乱伦的道德教育；如何进行子女性教育的教育；性病及其他有关生殖系统病的防治，有关性生活的保健教育等。

5. **老年期** 从心理上帮助老年人树立对晚年性生活的信心，调动老年人维持性生活的能力。绝经后虽然躯体变老和生殖器官退化，性反应减弱，但性欲和获得性高潮的能力仍然保持，有规律的性生活有助于健康。指导建立适合老年人生理特点的性生活习惯和性行为方式，从而达到延年益寿的目的。

（唐良萏）

第三节 女性性功能障碍的分类、病因及发生机制

性功能障碍的定义尚未统一，WHO《国际疾病分类》将性功能障碍定义为"男性或女性不能按其意愿参与性活动的各种表现形式"；美国泌尿系统疾病基金会（AFUD）将女性性功能障碍（female sexual dysfunction，FSD）定义为心理和器质性疾病，即"性欲、觉醒、性高潮中明显的个人痛苦、沮丧或人际关系困难"；美国精神病诊断与统计手册将FSD定义为："在性反应周期中性欲和性心理生理的各种紊乱引起的显著的挫折感和社交困难"。

一、女性性功能障碍分类

目前，诊断性的分类在不同的诊断系统中也各不相同。

WHO《国际疾病分类》第10版（ICD-10）将性功能障碍分为性欲减退或缺失、性厌恶、生殖器反应丧失、性高潮功能障碍、非器质性阴道痉挛、非器质性性交困难和性欲亢进；

美国泌尿系统疾病基金会（AFUD-1998年）将FSD分为：性欲障碍、性唤起障碍、性高潮障碍和性交疼痛四种类型：

1. **性欲障碍（sexual desire disorders）** 是指持久的或经常发生的性欲缺乏，或对性活动的接受能力缺乏，或对性同伴生殖器接触的厌恶导致的沮丧或人际关系困难。包括性欲低落/减退（hypoactive sexual desire disorder，HSDD）和性厌恶（sexual aversion disorder）。性欲低落是经常或反复出现缺乏性幻想和/或缺乏接受性活动的愿望所致的个人痛苦；性厌恶是经常或反复出现病态性恐惧和拒绝与性伴侣接触所致。

2. **性唤起障碍（sexual arousal disorder）** 指经常或反复发生不能完成性活动或不能获得或维持足够的性刺激导致的个人困扰、沮丧或人际关系困难。可表现为主观兴奋、生殖道润滑及膨大或其他身体反应的缺乏。

3. **性高潮障碍（orgasmic disorder）** 指经常或反复出现的在充分的性刺激和性唤起后获得性高潮困难、延迟及缺乏性高潮而导致的个人痛苦、沮丧或人际关系困难。

4. **性交疼痛（sexual pain disorders）** 是指反复或经常在性交时出现生殖器疼痛。包括性交困难（dyspareunia）、阴道痉挛（vaginismus）和其他性交疼痛障碍（other sexual pain disorders）。性交困难指的与性交相关的生殖器疼痛；阴道痉挛指的是无意识的阴道肌肉痉挛妨碍性交，一般是在阴道下1/3处肌肉有不自主的痉挛，使阴茎不能插入阴道而导致的个人痛苦、沮丧或人际关系困难；其他性交疼痛障碍是指反复或经常出现非性交形式引起的生殖器疼痛。

此分类法一方面引入了个人痛苦标准，对于性欲低落、性唤起障碍、性高潮障碍及阴道痉挛等，诊断中的一个要素就是这种情况会引起患者明显的个人沮丧和痛苦，而对个人痛苦的评估可通过临床问答或标准问卷获得；另一方面，不依赖于病因，把器质性和心因性的性功能障碍都包括在内，适用于所有性质的FSD。

美国精神病诊断与统计手册第5版（DSM-V-2014年）将FSD分为性兴趣或性唤起障碍、性高潮障碍和生殖道盆腔痛或插入障碍3种类型：

1. 性兴趣或性唤起障碍（sexual interest or arousal disorder） 指性兴趣或唤起缺乏或显著低下。包括性活动兴趣、性欲想法或幻想、主动发起性活动等低下或缺乏，还包括在性活动中、性接触中性兴奋或性愉悦、生殖道或非生殖道感觉以及在任何内在或外部的性或性暗示的刺激时，性兴趣或性唤起低下或缺乏。

2. 性高潮障碍（sexual orgasmic disorder） 指在性活动中，总是或几乎总是出现性高潮很少发生/缺乏或明显延迟，性高潮的感觉强度明显降低。性高潮障碍的原因可能是生物学因素，如衰老和盆底紊乱，或是医源性因素，如抗抑郁药物等，也受心理或社会文化的影响。

3. 生殖道盆腔痛或插入障碍（genito-pelvic pain or penetration disorder） 指性交过程中持续或反复发生阴道插入困难或试图插入时，有明显的外阴阴道痛；或对预期发生的阴道插入及插入过程，或由于插入引起的外阴阴道痛/盆腔痛有明显的恐惧或焦虑；或在试图阴道插入时，盆底肌明显紧张或收缩。

此分类法强调，上述问题应至少持续6个月，不能用性以外的精神疾病、与性伴侣关系不和睦或其他值得注意的应激来解释，也不能归咎于物质、药物或其他疾病的影响。

二、女性性功能障碍原因

女性性功能障碍是多因素的，包括生理、心理、社会、疾病及医源性因素等。

（一）生理因素

与性激素水平有关。伴随女性一生中不同的生理阶段和性激素水平的变化，性功能也发生着变化。引起觉醒障碍的主要原因是雌激素减少，因此，FSD与年龄、衰老、妊娠、分娩和哺乳有关。随着年龄的增加，尤其是在绝经后雌激素水平降低出现的生殖道萎缩、阴道干涩、盆腔血流量减少、盆底肌肉张力降低等均可影响性反应。产后闭经、哺乳期闭经以及更年期雌激素水平下降、产褥期分泌物减少等均可影响女性性功能状态；分娩后盆底松弛可能导致生殖器唤起障碍。

（二）心理因素

过度压力、情感障碍（抑郁和焦虑）、恐惧、紧张、憎恨、悲痛等情感因素及既往痛苦或创伤性性经历，均可影响女性性欲和性唤起。

（三）慢性疾病

如糖尿病、慢性肾病、癌症、脊髓损伤、狼疮、风湿性疾病、帕金森病、纤维肌痛和慢性疼痛等均对性功能有负面影响。

（四）医源性因素

1. 某些药物 如5-羟色胺选择性重摄取抑制剂（SSRI）、激素拮抗剂、抗高血压药物和化疗药物。某些兴奋剂（阿片类药物）。

2. 治疗性妇科手术 手术作为一种治疗手段，在为众多妇女解除病痛的同时，也会带来包括精神和心理障碍、功能改变等不同程度的病症与不适。妇科手术术后盆腹腔粘连导致的慢性盆腔疼痛、手术造成的解剖关系的改变、手术切除性器官及术后性激素缺乏等对性健康的影响越来越受到重视。阴道滑润、性高潮时阴道周围括约肌和子宫肌肉的收缩以及良好的心境与性生活质量有密切关系。尽管临床研究不断增加，但由于不同的定义、不同的研究设计、病历数的限制等，使有关妇科手术对女性性功能的影响存在争议。

（1）不同范围的子宫切除手术对性功能的影响：子宫颈管的腺体在性兴奋时分泌黏液，起到润滑的作用。性生活时，宫颈起着高潮触发器的作用，阴茎插入和反复的接触，挤压宫颈引起子宫及韧带的摆动，刺激子宫收缩和周围腹膜产生快感；子宫平滑肌的收缩对女性的性高潮起支持作用，宫颈和阴道上端局部神经纤维在性生活时，可以起到提高感受性、增加唤起力，改善阴道润滑度的作用。目前的研究表明，子宫不仅是生殖器官，还是一个复杂的内分泌器官，子宫内膜不但能分泌多种活性物质，还有丰富的受体参与生理活动，调节局部及全身的病理生理过程，特别是绝经前子宫与卵巢间的内分泌保持着精确而细微的动态平衡。子宫全切除时，切除子宫体及子宫颈，同时也切除了供给宫颈的神经血管，阴道不同程度的缩短，白带来源减少，子宫次全切除术切除了子宫体，缺少了子宫平滑肌收缩对女性性高潮的支持作用。那么，子宫切除手术后是否会导致性功能障碍？不同的术式、不同的切除范围、不同的手术途径是否对性功能产生不同的影响？一些问卷调查发现，行子宫切除手术的患者 60.4% 术后性生活质量无变化，18.3% 性生活质量下降，子宫切除后对性生活的不利影响发生率为 13%～37%。但也有作者对患者术后 2 年的随访中，发现术后性欲、性交频率、性高潮、性满意度较术前明显增加。前瞻性研究均表明子宫次全切除和子宫全切除术前与术后的性交频率、性高潮频率、性关系发生率均相似，腹腔镜下子宫切除术和经阴道子宫切除术两种手术方式对患者性功能的影响较开腹子宫切除手术轻微。回顾性调查比较筋膜内全子宫切除与普通全子宫切除对性功能影响的结果显示，两种手术方式无明显差异。但单纯或根治性子宫切除后对性功能影响不同，在比较子宫颈癌患者初次根治性子宫切除及盆腔淋巴切除或放射治疗 5 年后对性功能影响时发现，放疗较单纯手术治疗明显损害性功能，手术前后性生活频率和质量自身对照也均有下降。基于这些负面影响，一些学者报道了在子宫切除时切除或不切除神经的区别，认为不管在腹腔镜下手术或传统的开腹手术，在行根治性子宫切除时尽量保留盆腔神经的结构以减少对性功能的影响。

（2）妇科手术后雌激素缺乏对性功能的影响：妇科手术后雌激素缺乏常见的原因：

1）子宫切除同时切除双侧卵巢，导致激素缺乏。

2）因子宫切除影响了卵巢血运和功能：卵巢激素尤其是雌激素的产生，依赖于丰富的血液供应，子宫动脉的卵巢支是卵巢的血供来源之一，子宫切除时，切断该血管，会不同程度的影响卵巢血运，此外，子宫切除后保留的卵巢如发生粘连、扭曲，也会使卵巢血供明显减少。

3）卵巢良性病变病灶剥除时，因病灶较大，剩余的正常卵巢组织少、腹腔镜病灶剥除后电凝止血过度，损伤卵巢皮质、剩余卵巢组织缝合过密等，均可影响卵巢的血运和功能。基于上述原因，建议在达到治疗目的的前提下，尊重患者的意愿选择手术方式，可体现人性化治疗的理念。

（3）其他手术对性功能的影响：外阴根治术、阴道手术等直接破坏生殖器官的解剖，对性功能的负面影响极大。乳房根治术可因性敏感区和体型的破坏或因心理因素影响性功能。

（五）其他

如疲劳、身体不适等。

三、女性性功能障碍发生机制

女性性功能障碍发生机制比较复杂，不同类型的性功能障碍，其发生机制有所不同。

（一）性兴趣或性唤起障碍的发生机制

女性性唤醒反应如同男性勃起反应，是由性心理机制和性反射机制共同参与的。性幻想、性欲意念、色情刺激都可通过脑的各级性中枢兴奋，引起 S_2～S_4 侧角副交感中枢兴奋，通过盆腔神经释放信使物质，引起血管平滑肌内 Ca^{2+} 浓度降低，血管扩张，出现阴道滑液分泌、阴唇充血肿胀、阴蒂勃起、会阴热感；性中枢兴奋还可使雌激素释放增加，经一氧化氮介导引起全身血管扩张，同时抑制胸、腰侧角交感神经元，使乳房充血肿胀、乳头竖起、胸腹部皮肤潮红等性兴奋反应。但这种生理性机制很容易受心理因素如潜意识中的性压抑、紧张、焦虑、担心、抑郁、不合理的信念、恐惧等影响。

（二）性高潮障碍的发生机制

性高潮的产生是一种反射性机制。感觉冲动来自大脑性快感感觉和阴蒂、阴阜、阴唇、乳头等处外周触压觉刺激，经脑内各级性中枢兴奋扩散到呼吸中枢（呼吸急促）、心血管中枢（血压升高、脉搏加快、皮肤潮红）、肌张力中枢（肌张力升高），最后兴奋会聚下丘脑和脑干，再经由 T_{12}～L_2，S_1～S_4 段传出，引起坐骨海绵体肌、球海绵体肌、会阴横肌节律性收缩。当大脑性快感感觉缺乏，阴蒂及乳头等处触压觉刺激不足，大脑注意力不集中并处于意识迷蒙状态，或对会阴部肌肉节律性收缩感觉迟钝，均会导致性高潮反射障碍。此外，妇女不合理的性观念、性创伤回忆、夫妇关系不和、抑郁、焦虑等心理因素，也会通过高级中枢压抑性高潮反射。

（三）生殖道盆腔痛或插入障碍的发生机制

性交疼痛是性交困难的常见原因。性交疼痛的产生多由于妇女对性器官解剖生理缺乏认识，加上双方缺乏性生活知识和经验，在女方无性兴奋反应时，阴道未容纳性舒张、无滑液分泌、阴茎插入过深顶撞子宫颈部及韧带所致，疼痛感可由心理或环境因素加重。阴道痉挛亦称性交恐惧症，是患者对阴茎及性交"伤害"的极度恐惧所致，是插入障碍的主要原因。

（崔满华）

第四节　女性性功能障碍诊疗及面对的难点问题

一、女性性功能障碍的诊断

性功能障碍的原因复杂，往往同时存在心理和生理两方面的因素，需结合主观和客观，依据病史、性功能评估、体格检查和辅助检查等全面评估。

（一）主观部分

1. **病史**　主要是调查问卷，包括年龄、职业、既往性经历、月经生育史、疾病史、手术史等，简单可行。

2. **性功能评估**　采用女性性功能积分表进行评估（4 周内性交次数、性欲强度、性高潮次数与强度、性交不适感等）。

3. **情感与相关问题评价**（如对婚姻的满意度及与性伴侣情感关系等）。

4. **心理检查**　包括与性有关的各种心理社会状态的评定。

（二）客观部分

1. **记性活动日志**　优点在于能对女性性功能提供量化的资料，但不适合评价一些主观指标，如性欲和性唤起等。

2. **盆腔及全身检查**　全身检查用于发现其他系统疾病，盆腔检查用于评估是否存在阴道萎缩干燥、有无疼痛的触发点，也有助于明确生殖器官的发育和有无器质性病变。

3. **实验室检查**　包括：

（1）性激素检查：卵泡刺激素、黄体生成素、血清雌二醇、脱氢表雄酮、总睾酮、游离睾酮、催乳素水平等。

（2）多普勒超声：用于观察和测量阴蒂、阴道、阴唇在性刺激中的变化。

（3）光学体积描记法（photoplethysmograph）：可以记录阴道血流量和阴道脉冲幅（vaginal pulse amplitude，VPA）。

其他诸如测量阴道内温度和感觉变化、测量阴道内松弛度、阴唇温度、阴道容积、阴蒂血流、盆底张肌力测定、磁共振成像等方法正在探索中。

二、女性性功能障碍的治疗

FSD 除生理、心理因素外，还可能由器质性疾病所致，因此，对其治疗需要考虑心理、生理、疾病等因素个体化、综合治疗，涉及可能影响性功能障碍的所有方面。包括一般治疗、心理治疗、各种训练及疗法、药物治疗以及与 FSD 相关的原发疾病的治疗。

（一）一般治疗

有关性知识和技巧的宣教；健康的生活习惯：如戒烟戒酒；避免使用可能影响性功能的药物等。

（二）心理治疗

在明确性功能障碍的基础上，依据个人的文化、教育及婚姻背景个体化进行心理咨询与疏导，减轻压力，调整情绪，夫妻之间感情的培养等，保持身心健康状态。

（三）各种训练及疗法

盆底肌肉锻炼、行为疗法（性感集中训练、自我刺激训练、脱敏疗法即阴道扩张法）、认知疗法、生物反馈疗法和催眠疗法等。其他如计算机辅助的虚拟性治疗，即在特定的治疗场所中按设计的程序让患者去体验各种性感受，得到相应的治疗。

（四）药物治疗

1. **性激素**　主要的治疗药物有雌激素和雄激素睾酮，雌激素可改善阴道干涩，雄激素可改善性欲和性生活满意度，可全身用药、阴道局部用药或皮贴。长期使用雄激素可出现男性化和心血管疾病等副作用，故应尽可能使用副作用小的制剂。有报道睾酮的透皮贴剂应用于治疗卵巢切除术后性功能下降是有效的，疗效与剂量大小相关，且不会引起痤疮和多毛。

2. **选择性磷酸二酯酶 V 型抑制剂（PDE5I）**及 α 受体激动剂和阻滞剂、前列腺素 E1 激动剂等外周作用药物。主要作用是松弛血管平滑肌，促进血流，使生殖器充血、阴道湿润。

3. **黑皮质激素受体激动剂和多巴胺受体激动剂**等中枢作用药物，可改善女性主观性唤起。

4. **丁胺苯丙酮、曲唑酮和氟西汀**等抗抑郁药物,可提高性欲。在我国,还包括结合中草药的综合治疗。

(五)原发病的治疗

主要针对与女性性功能障碍发生有关的基础疾病的治疗。

三、女性性功能障碍诊疗面对的难点问题

FSD较常见,FSD使女性在生活质量、人际关系处理和工作等各个方面都受到影响。因此,准确地诊断女性性功能障碍并进行分类,寻找发生性功能障碍的原因,是成功治疗的关键。然而,由于性功能障碍是女性的一种主观感觉,涉及个人的隐私,患者不情愿提及,医生与患者讨论性功能时常会面临着一些尴尬,治疗需要有医生的指导和患者心理调整及丈夫配合等综合因素参与,加之心理、生理及器质性等多方面因素的影响及病因的复杂,对该类疾病的定义和分类还存在较大的争议,以及在同一个女性患者中可能不只存在一种性功能障碍,医生需要判断哪一个是主要的,如何伴随疾病发展等,使得FSD的诊疗较其他疾病更为复杂。FSD诊断和治疗中医患共同面对的难点问题如下。

(一)女性性功能障碍的定义尚未统一

尽管性学家研究治疗性问题已有很长的历史,但如何定义性功能障碍仍是争论热点。一些学者认为,明确性功能障碍的定义有助于更好的治疗,另一些学者认为,这些定义不能反映妇女多种多样的性体验。目前的各种分类并不能反映很多女性的性体验,比如,在性活动时不是每个女性都要追求性高潮,但根据这三相模型,如果没有达到性高潮则认为性过程不正常。很多学者担心,如果机械地定义什么是正常、什么是功能障碍,则会使女性性功能障碍扩大化。目前,临床主要采用WHO《国际疾病分类》、美国泌尿系统疾病基金会(AFUD)和美国精神病诊断与统计手册对FSD的定义。

(二)女性性功能障碍的分类不尽相同

基于一些循证医学研究结果,2003年在第二届国际性医学会议中提出:①满足性欲不是妇女常见的或刺激妇女进行性活动的动机。女性性欲经常是在性刺激后已经引起了主观性唤起后才出现,性欲和性唤起相互作用、相互加强。因此认为,只有在整个性活动中始终没有性欲才定义为性欲障碍。②主观性唤起几乎与血管充血无相关性,主诉缺乏主观性唤起的妇女仍有明显的生殖器血管充血。因此将性唤起障碍分成生殖器性唤起障碍、主观性唤起障碍、持续性唤起障碍三种亚类。③性高潮障碍只限于当有强烈的主观性唤起后仍缺乏高潮。④性交困难的定义反映了阻止性交的可能性大小。鉴于阴道括约肌紧张度的可变性及缺乏阴道痉挛时的客观发现,因此在定义阴道痉挛性性疼痛障碍时只注重疼痛的特征,而忽略是否有肌肉痉挛。性交疼痛分插入阴道时的局部疼痛和性交过程中的疼痛。⑤女性的性功能与性背景因素密切相关,如过去性心理发展过程、目前性相关的情况及身体健康情况。因此需要同时描述引起痛苦的程度。

同年,美国泌尿疾病基金会根据以往的分类标准重新修订了女性性功能障碍的分类体系,分以下亚类:①性欲或性兴趣障碍;②主观性唤起障碍;③生殖器性唤起障碍;④混合性唤起障碍;⑤持续的主观性唤起障碍;⑥性高潮异常;⑦阴道痉挛;⑧性交困难。此分类的合理性在于将女性性功能看作是目前心理社会和个人背景相结合的结果,充分考虑到了妇女的性生活史、既往病史和治疗史对性功能的影响。2014年,DSM-V将FSD分为性兴趣或性唤起障碍、性高潮障碍和生殖道盆腔痛或插入障碍3种类型。这些不同的组织反复修订的分类也是治疗过程中需要关注的。

(三)女性性功能障碍发生机制的复杂性

对女性性功能障碍发生机制的理解是实施正确治疗的基础。不同类型的性功能障碍,其发生机制有所不同。女性的性体验是一个复杂现象,是不同的文化素养、家庭背景、配偶关系及生物学因素共同作用的结果。心理因素在女性性活动中起着极其重要的作用,来自动物实验的研究结果与来自人类的研究结果不尽相同,这也给女性性功能障碍产生机制的研究带来了一定困难,从而影响着治疗方法的选择及囊括各种类型性功能异常的药物研发。

(四)女性性功能障碍诊断的准确性

每种性功能障碍都可分为原发性和继发性、完全性和境遇性、器质性和功能性。女性性反应

远不如男性性反应那样容易观察，也很难做出客观定量分析，这就给诊断带来一定的难度。FSD的病因是复杂的、多因素的。包括生理上的，性心理上的和语境因素。目前，女性性功能障碍的诊断无"金标准"和客观指标，主要依靠临床判断，询问性功能状态特别重要，诊断的必要条件是女性自身因性现状引发的精神痛苦，而患者不一定真实地向医生说出自己感受，或发生的一些变化连女性自己也难于察觉，而有关性功能的问卷调查主观性较强，一些客观的辅助检查手段准确性都较差，在临床上都较少应用。如前所述的，用于评估女性性兴奋期阴道充血程度的光敏体积描记法技术，容易因运动而产生伪迹，不适合于患者高潮期的研究，只适合于中低度性兴奋期的测定，而且所测的数值并非绝对值而是估计值。此外，生殖器血流测定、阴道容积、压力和顺应性测定、阴道湿润度测定、盆底肌张力测定、脑部功能磁共振成像等用于测定女性性反应的方法虽然比较客观甚至量化，但由于女性的主观上性唤起和生殖道客观的性反应并不始终一致，妇女需要更多地依据主观感受来评价自身的性生活满意度，所以各种物理测定的方法有临床局限性，因而使得不同文献报道的不同类型 FSD 统计结果也不同。此外，诊断中还需考虑到 FSD 与医疗条件和治疗（药物、手术、化疗）之间的相互作用。

（五）女性性功能障碍治疗中的困惑

1. FSD 治疗中的影响因素繁多　FSD 病因复杂，种类繁多，又有交叉和重叠，一种因素可以引起多种类型的性功能障碍，反之，一种类型的 FSD 又可由多种因素造成，治疗中需考量的因素很多，这使得对女性性功能障碍的治疗成为困难。

产生女性性功能障碍的原因包括心理因素、年龄、躯体疾病、药物等因素。心理因素在女性性活动中起着极其重要的作用，目前认为，女性性功能障碍的发生原因 90% 以上为心理因素。因此，需要以心理因素为主的包括躯体疾病和药物等方面的综合治疗。除考虑心理、生理和器质性等因素外，还受主、客观因素的影响，包括医生的重视和正确指导、患者自身的调整和丈夫的积极配合。由于不同种类的性功能障碍发生机制不完全相同，治疗方法也不尽相同，对性欲低下目

前尚无明确的治疗药物，有用药指征时可补充性激素；性唤起障碍治疗时不能单纯只针对患者，必须夫妻双方共同参与，以改善社会心理问题以及有良好的亲密关系作为基础；性高潮障碍是由于社会、文化、精神因素压制了女性感受性快感，治疗需鼓励和教育夫妇通过互相交流学习使女方性唤起的技巧和过程。性功能障碍复杂的病因学因素，需要医生通过详细的病史采集，鉴别是真实的性功能障碍还是全身或妇科疾病的伴随状态，在病史询问时，需要创造一个能让患者敞开心扉的环境，弄清性功能障碍在什么时候发生、持续情况、是情景性的还是长期的（情景性的性功能障碍是在同特定伴侣，或在特定环境下发生的）。不同性功能障碍是相互依赖的，比如，一个主诉性欲减退的患者可能是因为长期没有充分性刺激的性高潮障碍所引发的。而治疗性高潮障碍可间接地增加性欲。相反，单纯治疗性欲障碍可能无效，反而使患者失去信心导致性功能障碍恶性循环。因此，治疗 FSD 需要考虑女性性反应的复杂性和主观感受，而不是单纯依据客观的生理指标。

2. 治疗女性性功能障碍的药物及疗效有限　在对 FSD 的治疗上虽然有许多方式可供选择，但没有一种对所有的患者都是有效的。

目前除了卵巢功能衰竭患者的激素替代治疗外，大部分药物治疗尚处于早期临床试验阶段，需要进行大样本的前瞻性临床研究提供循证医学证据。

绝经期妇女补充雌激素，除可缓解更年期综合征症状外，还能增加阴蒂敏感性，提高性欲，但对绝经前妇女使用雌激素是否能提高性欲或减少阴道痉挛的发生尚未定论。长期使用可能增加雌激素相关性肿瘤发生的风险，阴道局部用雌激素有助润滑阴道，提高阴道黏膜成熟度，降低阴道 pH，改善性感不快、阴道干燥情况，减少或消除性交痛，阴道使用雌激素全身吸收有限，但治疗者的血清雌激素浓度仍高于不治疗的患者，因此主张应用最低有效剂量及最短总计治疗时间来缓解症状。

一些研究表明使用雄激素后性欲及性活动增加，但使用雄激素治疗存在多毛、痤疮、女性男性化和心血管并发症等风险。

　　尽管使用西地那非后性刺激时会出现阴道充血，但主观的性觉醒试验并不可靠。目前，前瞻性的、随机的、高质量的临床试验仍很有限，期待探索新的干预方法和新药物的研发用于对性功能障碍的治疗。

（崔满华）

参 考 文 献

[1] 徐晓阳，马晓年. 临床性医学. 北京：人民卫生出版社，2013.

[2] Abby Girard. Sexual Desire Discrepancy. Current Sexual Health Reports，2019，11（2）：80-83.

[3] Roy Jerome Levin. Critically revisiting aspects of the human sexual response cycle of Masters and Johnson：correcting errors and suggesting modifications. Sexual and Relationship Therapy，2008，23（4）.393-399.

[4] 陈兴锦.《诗经》生殖崇拜论. 重庆科技学院学报（社会科学版），2010，4：118-119.

[5] 李荐中，邱鸿钟. 性心理学. 北京：人民卫生出版社，2013.

[6] 谢幸，孔北华，段涛. 妇产科学. 9 版. 北京：人民卫生出版社，2018.

[7] Abdo N，Oliveira J. Prevalence of sexual dysfunctions and correlated conditions in a sample of Brazilian women-results of the Brazilian study on sexual behavior. International Journal of Impotence Research，2004，16（2）：160-166.

[8] Ponholzer A，Roehlich M，Racz U，et al. Female sexual dysfunction in a healthy Austrian cohort：prevalence and risk factors. Eur Urol，2005，47（3）：366-374.

[9] Annamaria G，Alessandra H，Rellini P，et al. Female Sexual Arousal Disorders. Sex Med，2013，10：58-73.

[10] Tianmin X，Weiqin C，Manhua C，et al. How to prevent the complications caused by the changes of pelvic anatomical relationship after gynecological surgery. Clin Exp Obstet Gynecol，2013，40（1）：81-84.

[11] Connell A. Elastogenesis in the vaginal wall and pelvic organ prolapse. N Engl J Med，2011，364（24）：2356-2358.

[12] Morgan M，Larson K，Lewicky，et al. Vaginal support as determined by levator ani defect status 6weeks after primary surgery for pelvic organ prolapse. Int J Gynaecol Obstet，2011，114（2）：141-144.

[13] Gorlero F，Lijoi D，Biamonti M，et al. Hysterectomy and women satisfaction：total versus subtotal technique. Arch Gynecol Obstet，2008，278（5）：405-410.

[14] De Ziegler D，Streuli M，Borghese B，et al. Infertility and endometriosis：a need for global management that optimizes the indications for surgery and ART. Minerva Ginecol，2011，63（4）：365-373.

[15] Ching-Hui Chen，Yen-Chin Lin，Li-Hsuan Chiu，et al. Female sexual dysfunction：Definition，classification，and debates. Taiwanese Journal of Obstetrics & Gynecology，2013，52：3-7.

[16] Rosen RC，Shifren JL，Monz BU，et al. Correlates of sexually related personal distress in women with low sexual desire. J Sex Med，2009，6：1549-1560.

[17] McCabe MP，Sharlip ID，Lewis R，et al. Incidence and prevalence of sexual dysfunction in women and men：a consensus statement from the fourth international consultation on sexual medicine 2015. J Sex Med，2016，13：144-152.

[18] Davis SR，Worsley R，Miller KK，et al. female sexual function and Dysfunction?Findings from the fourth international consultation of sexual medicine. J Sex Med，2016，13：168-178.

[19] Nappi RE，Domoney C. Pharmacogenomics and sexuality：a vision. Climacteric，2013，16（Suppl 1）：25-30.

第四十章　妇科内镜手术

第一节　妇科腹腔镜发展简史

内镜技术是 21 世纪手术治疗领域最重要的变革。伴随着工业、制造业的进步，内镜技术在 20 世纪的 100 年内迅速发展，其技术进步的速度与传播普及的程度，已超乎人们的想象。许多学者认为："如果说 19 世纪手术学最重要的进步是麻醉学，那么 20 世纪手术学最重要的进步就是内镜技术"。而妇科又是最早开展和全面普及内镜技术的学科之一。对该领域的相关内镜技术发展历程进行回顾和分析，理清内镜技术的发展脉络和创新，可以帮助我们理解内镜手术的现状，启迪我们创新思维以探索未来，也可以更好地理解和掌握这些理论与技术本身。

一、内镜的起源

内镜"endoscopy"一词起源于希腊语，"endo"于希腊语"endon"指内部之意。最早关于窥探人体内部结构的记录是在公元前 500 年，西方医学之父希波克拉底记录了医生将一种铅制管子放入阴道内，用肉眼查见了女性的宫颈口，同时观察来自子宫或阴道的出血。在 1979 年被维苏威火山爆发摧毁的庞贝古城内，也发现了管状类似于人体"窥镜"样器械，而这些简陋的器械，可能就是现代内镜最早的雏形。

真正意义上的内镜系统是在 1804 年德国人 Bozzini 发明的，他使用一种花瓶样器械，用蜡烛作光源，用一根简单的管子观察膀胱尿道内情况，但当时医学界将这种方法斥之为"荒唐"。1843 年 Desormeaux 发明了尿道镜和膀胱镜；1867 年，来自 Breslau 的牙医 Bruck 以电流使铂丝环过热发光并以之作为光源来观察患者的口腔，他可以称得上是使用内光源的第一人；1879 年柏林泌尿外科医生 Nitze 制成了第一个含光学系统的内镜（即膀胱镜），其前端含一个棱镜，该内镜借用的是 Bruck 的照明方式，使得医师无须开腹，就能够取出膀胱内结石。原始的光源照明不能提供足够的亮度，体腔内结构显露不清晰，这使得内镜技术的探索尤为艰难。1880 年著名科学家爱迪生发明了白炽灯，三年后格拉斯哥的 Newman 用小型白炽灯替换了原膀胱镜中照明所用的电热丝，1887 年 Dittell 将灯泡置于膀胱镜的最前端，这种照明系统成为那一时期内镜所采用的标准方式。

二、诊断性腹腔镜技术

1901 年的德国的 Kelling 医生为解决胃肠道出血问题，在狗身上进行了大量的实验，设想将空气注入狗的腹腔，用来对消化道进行止血。虽然 Kelling 医生最初的止血设想并没有成功，但是这种思路却使我们意外地获得了现在气腹机的雏形。1902 年，他在《慕尼黑医学周刊》上介绍了这种"体腔镜（zolioscopie）"，并描述了他使用过滤空气产生气腹，利用这种"体腔镜"观察活狗脏器形态的结果。同年，俄国的圣彼得堡妇科医生 Ott 在额镜照明帮助下，经后穹隆检查孕妇的腹腔。1910 年瑞典斯德哥尔摩的 Jacobaeus 医生在没有气腹的情况下，用 Nitze 膀胱镜观察了 17 例腹水患者的腹腔内形态，并在《慕尼黑医学周刊》上予以报道，文章中他使用腹腔镜（laparoscope）这个新名词，这是人类第一次将这一技术命名为腹腔镜（laparoscopy）。因此，现在学术界将 Kelling、Ott 和 Jacobaeus 三人视为诊断性腹腔镜技术的鼻祖。

早期腹腔镜非常原始、简陋，透镜系统质量低劣，要想得到清晰的图像，不仅需要使用合适的光源，而且还要使用几个孔径较大的广角镜互相组合，才能使传出的图像稍微清晰。当时采用白炽灯作为光源，且将灯泡置入体内。由于灯泡在体内发热，且腹腔内充入空气中含有氧气，容易发生爆炸。1924 年瑞士 Zollokofer 在文章中建议用 CO_2 作为吸入气体，易吸收，可经肺排出，最重要的是避免了腹内爆炸的问题。1938 年匈牙利布达佩斯的 Janos Veress 在《德意志医学周刊》上描述了一种安有弹簧的穿刺针，用来穿刺胸腔，以治疗肺结核病，后来因其进入腹腔后针尖立即回弹，可以防止针尖损伤针下的内脏，成为建立气腹的理想器械，一直沿用至今。虽然最新的气腹针做了很大改进，但其基本原理仍然没有脱离 Veress 当初所介绍的原理，因此气腹针也称为 Veress 针。1924 年美国堪萨斯的内科医师 Stone 用鼻咽镜插入狗的腹腔，并推荐用一种橡胶垫圈帮助封闭穿刺套管避免操作中漏气，这就是我们现在所用到的穿刺器的雏形。1952 年，法国 Fourestier 及其同事在内镜领域引入"冷光源"的概念。同年，英国的 Hopkins 和 Kapany 将纤维光学引入到了内镜领域。这些物理学上的进步，使内镜技术随后得到飞速发展。

德国腹腔镜检查术的奠基人是德国法兰克福的内科学家 Kalk，他设计了一种新的腹腔镜系统，使腹腔镜具有更好的自然视角并使盲点减至 10°，使用这种腹腔镜，可以对腹腔脏器进行直接检查，在没有现代影像技术的年代，这是诊断学上的重大突破。他于 1951 年报告 2 000 例检查经验，无一例死亡，且诊断准确率很高。早期的内镜研究几乎全部集中在欧洲大陆，所有文献都发表在德语医学杂志上。在美国，从 20 世纪的 40 年代早期至 20 世纪 60 年代末，腹腔镜几无发展，少数具有创新精神的医生都受 Decker 医生影响，采用后穹隆镜的方法对盆腔器官病变进行观察。这一时代真正使腹腔镜进入妇科学领域的是法国医生 Palmer。他 1954 年发表文章中首次采用了自己发明的举宫器，而且建议妇科腹腔镜检查采用头低脚高位，CO_2 气腹输入速度为 300~500ml/min，腹腔内压力不得超过 25mmHg。这种体位及控制气腹压力的理念一直沿用至今。当时德国的 Frangenheim 和英国的 Patrie Steptoe 医生向 Palmer 学习后，进行临床实践，写了许多关于腹腔镜检查的论文和书籍，使腹腔镜技术在这两个国家得到广泛应用和传播。1967 年，Patrie

Steptoe 在英国出版了第一本《妇科腹腔镜》教科书，书中详细介绍了腹腔镜手术在妇科领域的应用，并开始应用腹腔镜治疗不孕症，他和 Edwards 合作发明了新的助孕方法——在腹腔镜下收获卵子，以进行试管婴儿。

三、治疗性腹腔镜技术

在治疗性腹腔镜的发展中，德国基尔大学的 Kurt Semm 医生做出了重要贡献，堪称妇科治疗性腹腔镜技术的鼻祖。Kurt Semm 教授早先有学习工科的经历，他设计了众多的腹腔镜器械并改进了许多技术，诸如：自动气腹机（1963 年）、新型的热传递系统（内凝器）（1973 年）、Endo-loop/Roeder 打结法（1978 年）、冲洗装置和组织粉碎器（tissue morcellator）等。运用这些器械及技术，Kurt Semm 还设计了一系列的腹腔镜手术以替代传统的开腹手术，如输卵管切除术、卵巢切除术、输卵管松解术、子宫肌瘤切除术、网膜粘连松解术、肠缝合术、卵巢肿瘤活检及分期、子宫穿孔修补术等。由于传统的外科训练无法满足腹腔镜手术的需要，他还介绍了体外盆腔训练器（pelvitrainer），强调医师的培训工作，使医师术前可以在体外进行手术模拟训练。

Kurt Semm 教授提出了"手术性盆腔镜（operative pelviscopy）"这一术语，以区别于当时出现的较多并发症的手术性腹腔镜。此后他所领导的小组进行了大量的妇科腹腔镜手术，对腹腔镜从诊断向手术的转变做出了重要贡献，使腹腔镜具有更广泛的治疗价值。因此，学术界将他尊称为现代腹腔镜之父，他的著作《妇科盆腔镜》一书，被认为是腹腔镜手术的"圣经"。

20 世纪 70 年代是腹腔镜手术发展较快的时期。特别是在说英语的国家和地区，妇科医师都渴望学习这一新技术。1972 年，美国妇科医师在 Jordan Phillips 的倡导下成立了美国妇科腹腔镜医师协会（American Association of Gynecologic Laparoscopists，AAGL），并在美国拉斯维加斯召开了有 600 人参加的第 1 次会议。

使腹腔镜从诊断疾病向手术治疗疾病的飞跃发展是由于电视摄像系统在腹腔镜的应用。20 世纪 70 年代末期，有人开始尝试将摄像机连于腹腔镜。美国 Nezhat 医师就是电视腹腔镜（videolaparoscopy）手术的倡导者，他在 1980 年就使用电视腹腔镜进行手术操作。随着电子工业的发展，摄像机小型化及高分辨率的监视器出现，20世纪 80 年代中期后才开始了现今的电视腹腔镜时代。

真正引起席卷全球的腹腔镜外科大发展的是腹腔镜胆囊切除术的成功和普及。然而真正推动外科腹腔镜技术进步的仍然是 Kurt Semm 教授，1980 年 9 月施行了全世界首例与经腹手术操作相同步骤的腹腔镜下阑尾切除术，当 Kurt Semm 宣布腹腔镜阑尾切除术后，受到的是外科医生"最严厉批评"，他曾尝试发表腹腔镜阑尾切除术上的文章，但其所有尝试都被拒绝了。直到 1982 年在美国、1983 年才在德文期刊发表。之后 1985 年德国的外科医生 Mühe 采用 Kurt Semm 教授的技术和设备施行了全世界第 1 例腹腔镜胆囊切除手术，并在 1986 年德国外科学会会议上就他的工作进行了发言，但他的发言未被重视。直到 1987 年法国的妇科医师 Mouret 在电视腹腔镜下完成了胆囊切除术引起关注，之后 1988 年美国外科医生 McKernan 和妇科医生 Saye 才在美国完成首例腹腔镜下胆囊切除术。不久腹腔镜胆囊切除术在世界范围引起极大震动，外科手术史上具有划时代意义的微创伤手术时代真正开始。

20 世纪 80 年代末期，妇科腹腔镜手术范围迅速扩大，种类增多，在腹腔镜下施行了卵巢畸胎瘤、卵巢囊肿手术。特别是 1988 年 Reich 完成世界第 1 例腹腔镜下全子宫切除，导致了世界范围内的妇科腹腔镜手术广泛应用，标志妇科腹腔镜手术新里程的开始。之后 1989 年，Querleu 开创了盆腔镜下盆腔淋巴结切除术的先例，此后有学者报道腹腔镜下切除盆腔和腹主动脉旁淋巴结。1990 年，法国人 Canis 和 Querleu 相继报道了腹腔镜盆腔淋巴结切除术和腹腔镜辅助的经阴道广泛子宫切除术，1992 年美国人 Nezhat 报道了首列完全腹腔镜下广泛子宫切除术和盆腔淋巴结切除术治疗子宫颈癌患者。之后该技术逐渐用于临床，并取得了满意的临床效果。同年法国人 Dargent 首次报道了采用腹腔镜行盆腔淋巴结切除术和经阴道的根治性子宫颈切除术，以治疗年轻、希望保留生育功能的子宫颈癌患者，并获得成功。

随着技术和设备的进步和更新，腹腔镜下手术经验的积累，使一些常规开腹手术也非常困难的手术得以在腹腔镜下完成。包括：子宫颈或阴道残端癌的广泛阴道及子宫颈旁切除术、阴道癌的全阴道切除术、卵巢癌的全面分期手术，外阴癌的腹股沟区淋巴结切除术，以及中心复发子宫颈或子宫内膜癌的盆腔廓清术。迄今，绝大多数妇科恶性肿瘤均可以在腹腔镜下完成分期和手术治疗。

四、我国妇科内镜的发展

我国腹腔镜技术起步较晚，但发展迅速。1979 年美国 AAGL 主席 Jordan Philips 将腹腔镜技术带到我国，率先在北京协和医院举办了腹腔镜技术培训班，之后在我国的一些医院相继开展了诊断性腹腔镜工作。自 1980 年郎景和等在我国首次发表《腹腔镜在妇科临床诊断上的应用》，此后之 10 年间主要是检查、诊断和较简单的操作，如输卵管绝育（环或夹）及附件手术等，当时还是内镜直视，尚无在电视腹腔镜下手术。20 世纪 90 年代初刘彦在国内报道了首例腹腔镜下全子宫切除术，由此开启了腹腔镜全子宫切除的先例，当时内镜手术只在高等院校的附属医院或少数中心开展。1997 年《中华妇产杂志》发表了中国内镜操作规范。2000 年成立了中华医学会妇产科分会妇科内镜学组（CGEG），形成了初具规模的专业队伍，妇科腹腔镜技术得到了推广。

国内妇科恶性肿瘤的腔镜手术开展较晚，2000 年蒋庆春等率先报告了子宫颈癌的盆腔淋巴结切除术，同年梁志清等首次报道了子宫内膜癌的腹腔镜下盆腔淋巴结切除术和次广泛子宫切除术，之后相继一些单位也有个案报道。2004 年梁志清等报道了腹腔镜辅助的经阴道根治性子宫颈切除术治疗有生育要求的早期子宫颈癌，2009 年徐惠成等首次报道经腹壁路径的腹腔镜腹股沟区域淋巴结切除术，至此，奠定了国内妇科恶性肿瘤腹腔镜下分期和手术治疗的基础，并在近年得以推广和发展。

到 2004 年，初步调查表明 95% 省级医院，90% 地市级医院，60% 县级医院开展了内镜手术。其中 80% 可施行附件手术，50% 施行了子宫切除术。至 2008 年 10 月在沈阳召开的第四次

CGEG 会议标志着我国妇科内镜技术进入了一个鼎盛时期。及此，我们可以施行国际上已经开展的各种内镜手术，包括腹主动脉旁及盆腔淋巴清扫、宫颈癌根治性手术及保留自主神经的手术、盆底重建手术、困难的深部浸润子宫内膜异位症手术、肠代法人工阴道成形术等，并且数量大，有创新和改进。各地区、各中心经常定期举办研讨班、训练班等学术活动，并有优良的模型示教训练系统。出版的专著光盘多达 30 余种。已经开始建立内镜培训基地，进行考核和资质认定。已形成了契机与挑战并存，现实与预言共鸣的令人鼓舞的新局面。

五、妇产科内镜发展的将来

妇科内镜经历了近百年来的发展，逐步走向成熟。妇科内镜手术具有视野清晰无死角、创伤和痛苦小、术后恢复快和住院日短等优点，深受医务人员和患者欢迎。但它尚有自身特有的局限性，需要更多的经验积累和新器械设备创新，要求更高的诊断和治疗知识。妇科内镜手术代表了微创伤外科发展的新趋势，其前景是光明的，影响是深远的。

（梁志清）

第二节　腹腔镜手术能量设备的发展及应用

随着电子和生物物理工程技术的发展，各种能量设备如单极、双极、超声刀、PK 刀、等离子、激光等技术设备在腹腔镜手术中的广泛应用，使实施手术时的切割、止血变得简单有效，极大提高腹腔镜手术技术的效率。在当今这样的时代变迁中，随着能量设备的进化，手术操作越来越简化，手术范围更大，精细度也更高。因此，要求手术医生不仅要具备医学知识，还应具备相应的物理学知识，了解各种设备的进化、发展和原理，以避免因不了解设备性能而致使用过程中出现的相应并发症，危及患者安全。

一、电能设备的发展和应用

高频电刀自 1920 年应用于临床至今，已有 70 多年的历史。其间经历了火花塞放电—大功率电子管—大功率晶体管—大功率 MOS 管的发展过程。随着计算机技术的发展和应用，实现了对功率波形、电压、电流的自动调节和各种安全指标的检测。大大提高了设备本身的安全性和可靠性，简化了医生的操作流程，还派生出一系列以高频电设备为主的复合型设备和专用附件。

高频电设备以 500~750kHz 的电流通过组织并产生热量使细胞水分蒸发，组织变性、碳化从而发挥作用。其基本工作模式包括单极和双极，在此基础上还发展进化出的多种功能更多样、更完善的设备。

（一）单极电刀

单极模式可分为电凝、电切和混合 3 种模式。连续正弦波电流产生足够热量使组织迅速碳化、汽化而使组织离断，是为电切；断续波产生非连续热量，引起组织凝固，是电凝；两者结合则为混合模式。使用单极时，患者的身体是接通电路的重要组成部分，电流从刀头流出，流经患者然后流向负极板，故最易发生电损伤。当工作电极非常接近或接触到另一导体器械时，会发生直接耦合；当两个导体被一绝缘体分割时会产生电容耦合；当用于绝缘的工作电极外套被损坏或负极板损坏时，可发生严重后果。因单极电刀主要依靠热量发挥作用，其优点是切割效率高，缺点是止血效果差，且易发生意外损伤。单极电刀可用于各种组织的切割，但使用时应特别注意控制输出功率小于 70W，尽量缩短作用时间，保持适宜的组织张力和接触面积，远离重要器官以免损伤。

（二）双极电刀

双极的工作模式是高频电流通过钳口内组织从一个尖端流至另一个尖端，故无须负极板。双极与单极一样，也是产生热量使细胞水分蒸发，组织脱水变性从而达到闭合或凝固血管的作用。虽然双极发生电损伤的概率小于单极，但不可忽视的是其对周围组织的热辐射（周围 5~10mm）仍可能导致严重并发症。所以在使用双极时，最好将输出功率控制在 30~50W 范围，并应选择适宜的电极接触面积和通电时间。其特点是止血效果好，可以闭合 5mm 以上的血管，但缺乏切割功能。此外，双极电凝钳尖要与周围重要组织，如膀胱，输尿管和肠管有一定间隙（最好大于 5mm），避免热损伤。

（三）内凝器

内凝器由德国基尔（Kiel）大学妇产科医院 Kurt Semm 教授发明研制，是一种无电流损伤的内凝固技术。

热内凝固的工作原理是电流先使内凝器械升温，然后用加热的器械钳夹或接触含血管的组织或出血部位，使细胞破坏产生蛋白变性而达到凝固的作用，也称内凝固效应。Semm 设计的热凝温度可调控范围为 20～160℃，腹腔镜手术的热凝固温度一般预先设在 60～120℃。内凝器械的工作端为微型化的金属片或金属块，传热快，对组织的作用靠接触性热渗透，非加压的接触热作用深度为 1～2mm，加压的接触热作用深度为 2～3mm。

它与电手术的不同点是无电流经过人体组织，因此不会发生电损伤。利用内凝器止血后，组织蛋白首先转变成一种胶状物质，随着温度上升，胶质干燥碳化，无电凝后的纤维蛋白渗出及结痂脱落等变化，损伤范围小，是一种有效、安全的止血方法。其局限性是热作用限于内凝器与组织接触的表面层，因而对子宫动脉等较大血管、含血管的韧带及较厚的组织蒂的凝固效率较差。

（四）射频刀

射频刀是一种新式的手术器械，其工作原理是射频能量以双极形式，在诸如生理盐水之类的电解质溶液或凝胶内形成小的等离子电场，离子被电场加速获得足够的能量后，将能量传给组织，在 40～70℃下打断电场内组织的分子键，破坏蛋白质的离子键，使之凝固，获得切割、止血或消融的效果。

优点是：

1. 极少产生烟雾，术野清晰。

2. 热效应和热损伤小，在组织下 1mm 深处的温度≤55℃，穿透深度仅 50μm。

3. 止血效果好，止血精准，术中出血少。

4. 集组织解剖、止血、管道永久闭合等功能于一体。

缺点是：

1. 仅能凝固直径＜2mm 的血管，对超过 2mm 血管止血时，不如超声刀效果好，切割膜状结构时不如电刀快；

2. 需要在液态环境下工作，因此需要大量的生理盐水。

（五）等离子刀

在高频电设备的发展中不得不提到的还有等离子刀（氩气刀）。它利用高频电流（500kHz 以上）将氩离子电离，而这种氩离子具有极好的导电性，可连续传递电流，到达组织上的高频电流可产生凝固效应，又避免了电极和组织的直接接触。而氩离子束可自动避开已凝固的组织（高阻抗区），流向出血或未凝固的组织（低阻抗区），达到平均牢固的凝血效果。

与常规的高频电凝方法相比，氩离子束凝固术具有多方面的优势：

1. 不直接接触肿物或创面，避免了接触治疗引起的导管头粘连堵塞，及治疗后结痂随导管脱离后引起的创面再出血。

2. 能在短时间内有效地制止大面积出血，尤其适合创面渗血的止血。

3. 高频电流随氩离子束自动流向尚未凝固或未完全凝固的创面，避免了过度的电凝。

4. 组织损伤深度限制在 3mm 以内，不易导致薄壁脏器穿孔。

5. 无碳化现象，利于伤口的愈合。因此，是一种理想的止血工具。但，其缺点是基本不具备切割功能。

（六）脉冲式双极电凝

脉冲式双极电凝（PK 刀）是在脉冲式双极电凝两叶中间加入一块刀片，其特点是电极周围形成等离子体薄层，离子被电场加速后产生能量，打断组织中的分子键使靶细胞以分子为单位解体，再推动刀片切断组织。PK 刀主机在使用时还给术者提供视觉和听觉反馈，可在达到最佳的凝固效果后停止功率输出，再切断组织；且其侧向热效应不超过 4mm，较传统双极安全性高，可闭合 7mm 以下的血管，妇科手术一般选用 5mm 刀头，更适合精细分离和切割。

（七）血管闭合设备

提高双极的效率，降低双极的热损伤是临床和科技发展的共同要求，因此出现了电脑反馈控制的双极电刀系统，又被称为高级双极，其代表性产品有 Ligasure 和 Ensure。与传统双极一样，高级双极的电路仍由钳口内的组织接通，不需要负极板。但其可自动识别并不断实时反馈钳间组织的阻抗和钳间压力，采用脉冲调制技术调整输出电流、电压，从而实现了能量输出的可控性，使侧向热传导距离仅 1～2mm，对周围组织的热辐射小。另外其凝固作用为血管内胶原蛋白和纤维蛋白溶解变性所致，故血管腔闭合可靠且无焦痂残留，可用于完全闭合直径 10mm 以内的动脉、静脉血管，可达到缝扎的强度；且可完全闭合组织束，而用于韧带的处理。目前 Ligasure 还具有 LS1037 手持器械用于妇科腹腔镜手术，可同时实现 7mm 以上血管的闭合和切割。但由于刀头抓持和分离组织的能力均较弱，不适合于精细组织的分离。

（八）电外科工作站

高频电设备发展至今，出现了功能更强大的综合电外科手术系统——电外科工作站。它集单极、双极、氩气刀、大血管闭合系统（百克钳）等众多外科高频电流手术设备于一体，应用先进的微处理和传感技术精确提供所需功率，控制手术过程中的切割深度和凝血速度。目前多元化、智能化、人性化是高频电设备的发展的方向。

二、超声能设备的发展和应用

具有切割和止血双重功效的电外科设备一直伴随着微创外科的发展不断推陈出新。前述的高频电设备就是现代外科学中最常用的工具。然而由于高频电刀产生的电弧温度高达上千摄氏度，其对生物组织的热损伤总是不可完全避免，因而研究和开发更先进、更安全的设备一直是医学界和工程技术人员所共同关注的热点。20 世纪 90 年代后期，美国 Ethicon 公司推出了超声切割止血刀。

超声切割止血刀的基本原理是利用超声频率发生器产生的超声波，使金属刀头以超声频率 55.5kHz 进行机械振荡，继而使生物组织内水汽化，蛋白氢键断裂，细胞崩解，组织被切开或凝固而封闭小血管。刀叶的高频震动还可产生机械系切割作用从而切断组织；震动导致的细胞汽化也有切割组织的作用。其显著优势在于：没有电流通过患者身体，热损伤小于前述的各种电流外科设备，侧方凝固带小于 1mm，侧方热效应小于 2mm，特别适用于精确切割；切割基本为冷切割，无烟雾和碳化颗粒（但可能有少量水汽）；因其血管凝固的机制是蛋白变性，故一般术后不会发生脱痂而至的出血。

最初的刀头以 10mm 为主，它形似剪刀，其顶端有 3 种刀刃，可旋转更换，是完全不同于高频电设备的新型能量设备，进化至今 10mm 的刀头不再生产，代之以 5mm 刀头。高科技的设备也对术者提出了更高的技术要求。超声切割止血刀对于 5mm 以内的血管可同时完成凝固和切断，一般来说，当切割快时，止血效果就相对较差；而止血好时，切割速度就相对较慢，故在手术中需要掌握好凝固与切断的平衡才能做到游刃有余。其平衡的关键在于以下 5 点：输出功率（Level 3 和 Level 5）、刀面握力/压力、组织张力和作用时间。这都需要术者在实践中不断学习和总结，掌握使用技巧。虽然超声刀是较为安全的能量设备，但使用中还是应注意与重要组织器官保持 2mm 以上的距离，特别是肠管致密粘连时，尽量避免能量器械而采用冷刀保护肠壁。因超声刀刀头价格昂贵，在使用过程中要注意保护刀头：持续使用不超过 7 秒；工作状态时不可用刀头挑拉组织和进行旋转，不要触碰其他器械。

随着临床要求不断提高，超声切割止血刀由既往的单一样式发展为目前的各种型号，有枪式手柄、剪式手柄；有超声剪、钩型刀、弯刀和球状棒等多种刀头，可以提供给术者各种适宜选择。2015 年，美国美敦力更是推出无线、无主机设计的新型超声刀，增加了设备在手术中的自由度和便捷性。

超声切割止血刀使得一些复杂手术和恶性肿瘤的根治手术在腹腔镜下得以完成，它的使用无疑是腔镜外科的发展的重要里程碑。

三、激光能设备的发展与应用

通过将光能转变为热能使组织细胞脱水、汽化、碳化而达到组织凝固、切割作用。当有足够的光能量吸收时，细胞内的温度就会急剧上升，如超过 100℃，会导致细胞的急剧膨胀和继之的爆炸性汽化，这和电汽化作用相似。如细胞吸收的光能量减少，细胞内温度低于 100℃，就会发生细胞脱水和内含蛋白质的凝固。在组织和细胞水平，激光能量引起的深凝固和电手术的汽化、凝固相似。电手术中的电灼疗法引起的组织表面发白凝固和碳化作用，也可通过低功率密度的激光束延长照射时间来实现。

目前内镜下应用的激光主要有 CO_2 激光、Nd∶YAG 激光、Ho∶YAG 激光、KTP 激光和氩激光及钬激光等。但由于激光器械造价昂贵，费用较高，目前尚未在妇科领域常规使用，常在特殊环境下（比如水环境）使用。

（一）CO_2 激光

最早用于腹腔镜手术，作为切割工具时，CO_2 激光可通过汽化组织而达到切割作用。优点是：

1. 穿透深度一般小于 2mm，对周围组织热损伤小，安全有效。

2. 常用于毛细血管渗血和小动脉，止血效果好。

缺点是：

1. 产生大量烟雾，且烟雾中可含有有毒颗粒，对人体有潜在的危害。

2. 止血效果相对较差，仅能封闭直径小于 0.5mm 的血管。

3. 形成碳化结痂术后易形成粘连。

4. 传光系统不灵活，应用不方便，与导光臂结合用于腹腔镜时，传输效率不高。

（二）Nd∶YAG 激光

是近红外波谱中波长为 1.064μm 的晶体激光。优点是：

1. 止血效果相对较好，可封闭直径小于 1mm 的动脉和直径小于 2mm 的静脉。

2. 穿透深度约 16mm，可凝固肿瘤、溃疡表面渗血和消融子宫内膜异位灶。

3. 具有灵活的光纤传输系统。

缺点是：

1. 产生大量烟雾。

2. 穿透组织较深，对周围正常组织损伤较大。

（三）Ho∶YAG 激光

这是固体状态的中红外 Ho 激光。优点是：

1. 穿透深度约 0.4mm，对周围组织的损伤较小。

2. 止血效果相对较好。

3. 输出 2.1μm 的中红外波段，具有高度的水吸收性，适合水环境工作。

缺点是价格昂贵。

四、微波能设备的应用

微波刀作用于人体时，体内电解质的正负离子、水分子以及偶极分子发生取向变化，并按微波频率高速变化，分子之间相互摩擦产生热量，机体作用部位组织在短时间内迅速升温，蛋白质发生凝固变性，使血管闭合。优点是：①不产生烟雾，术野清晰；②无电损伤的可能，安全性高；③热效应小，作用温度一般在 60～80℃；④不碳化，术后并发症少；⑤小血管的止血效果可靠，术中出血少；⑥设备价格低廉。缺点是：①仅能凝固封闭直径 3mm 以内的血管；②大于 3mm 管腔结构只起暂时性闭塞作用，不能永久凝固闭塞管道系统。

总之，在微创外科能量设备发展的过程中，除高频电设备和超声切割止血刀外，还涌现出其他一些各具特点的新型器械，如激光、微波能等。能量设备的发展是一场持续革命，为妇科腹腔镜手术的发展提供了有力的技术保障。综合应用能量器械可以减少术中出血，缩短手术时间并将副损伤降至最低。另外，精确的术前评估、正确的手术思路、精细的解剖、良好的心态都是妇科手术顺利实施的重要因素。随着科技的发展，更多标志性技术不断出现，必将从技术到理念对妇科手术的发展产生深远的影响。在这场革命中，设备开发者，制造者和医疗工作者应携手共进，开创更好的未来。

（梁志清）

第三节　血管损伤

血管损伤是妇科肿瘤手术中最严重的手术并发症之一，是导致患者死亡、严重围手术期病率和中转开腹的重要原因。因此，应熟知血管损伤的病因，并尽力避免发生。同时，了解血管损伤的快速诊断并给予及时处理，避免发生严重的术中和术后并发症至关重要。

一、血管损伤的原因

在妇科肿瘤手术过程中，不论是开腹还是腹腔镜入路，均可发生血管损伤。此外，在腹腔镜手术时，亦可发生与腹腔镜建立气腹和穿刺 TROCAR 相关的损伤。一般小血管损伤处理相对容易，不会造成重大影响。大血管损伤则后果严重。常见血管损伤的原因如下。

（一）大血管损伤

肿瘤侵犯可导致盆腔脏器广泛粘连浸润，造成术野解剖结构不清；或者盆腔血管因肿瘤占位性推挤而发生走行的改变。在这些情况下，若术者盲目分离或强行牵拉分离肿瘤时，可能造成盆腔大血管的损伤。另外，在行盆腔和腹主动脉旁淋巴结切除时，若术者对解剖结构认识不清，或对手术操作不够熟悉，极有可能发生大血管或大血管分支损伤。处理骨盆漏斗韧带、子宫动静脉时，如血管未充分结扎或电凝，亦可造成断端退缩出血。此外，腹腔镜建立气腹和穿刺第一TROCAR造成的血管损伤通常为大血管损伤。

大动脉损伤发生的位置可能是腹主动脉、髂总动脉、髂外动脉或者髂内动脉的起始部；而大静脉损伤可见于下腔静脉、髂总动脉、髂外动脉和髂内动脉。相对大动脉而言，大静脉的损伤较为常见。在开腹手术时，损伤发生，缝合相对容易。腹腔镜下大静脉损伤的发生，缝合较为困难，是中转开腹的重要原因。

（二）盆腔静脉丛损伤

盆腔静脉丛的损伤情况一般包括：①宫颈癌广泛子宫切除处理主韧带和阴道旁组织时；②卵巢癌广泛转移，浸润盆腔主要血管，分离肿瘤时，或行"卷地毯"式盆腔脏器切除时；③盆腔廓清术切除累及静脉丛的病灶时；④清扫闭孔淋巴结或骶前淋巴结时；⑤因其他原因切除后腹膜肿物时。由于盆腔静脉丛内静脉间吻合丰富，而静脉无瓣膜，具有双向血流供应，同时，盆壁缺乏软组织支撑，不利于压迫止血，因此，盆腔静脉丛损伤可发生难以控制的持续出血。

二、术中血管损伤的处理

为防止术中血管损伤及其严重后果的发生，要在术前、术中做充分的准备。

首先要严格掌握手术适应证和禁忌证。术前需进行充分的术前检查及评估，包括充分了解肿瘤病变范围、设计手术方式、预计手术的彻底性和安全性，分析术中可能发生的危险情况，如何尽量避免和减少损伤，以及做好利用各种方法预防出血和止血的准备。备好充足的血液及血制品，选择满意的麻醉方式。

其次，术中应充分暴露视野，按层次分离。

开腹手术要求足够大的切口；如果盆腔粘连重，腹腔镜操作困难，建议中转开腹；术中一旦发生血管损伤，及时有效的处理是妇科肿瘤医生培训中最重要的环节之一。当发生盆腹腔大血管损伤时，首先要迅速控制出血。开腹手术时术者可第一时间用手指或者纱布压迫血管止血；腹腔镜手术时，术者需迅速用无损伤钳或者小纱布压迫血管，控制出血的速度。如为盆腔血管丛的损伤，手指或者血管钳压迫通常无效，需要纱布加压压迫。术者应保持沉着冷静，迅速判别损伤的血管、损伤的程度、估计已经出血的量、修补或止血过程中可能再出血的量，初步确定是否需要呼叫上级医生帮助、紧急请血管外科医生会诊、是否需要中转开腹、是否需要输血及血液制品的种类和数量等。同时密切关注患者的生命体征，增加复苏所需的外周静脉通道，必要时建立中心静脉及动脉通路监测血流动力学。

应立即开始包括晶体、胶体及血液制品等在内的液体复苏。出血量多时，及时补充悬浮红细胞、血浆十分重要。由于大量失血，包括血小板及凝血因子等在内的各种血液成分大量丢失，所以术中及术后检查凝血功能，根据结果及时补充血小板、纤维蛋白原或凝血酶原复合物对于阻止发生DIC具有重要意义。大量输入温度较低的晶体扩容有加重凝血功能障碍的可能，所以输血补液时应适当加温。应同时预防性使用广谱抗生素。在完成上述步骤的同时，手术医师应尽量控制及减少出血，修复受损血管。术者可通过直接压迫、局部应用止血剂、缝合以及纱布填塞等方法控制出血，必要时请血管外科医生协助修补受损血管。以下分别简述开腹和腹腔镜下血管损伤的处理。

（一）开腹手术

1. **动脉出血的处理方法**　腹主动脉、髂总动脉或髂外动脉的损伤应当立即修补而非结扎，因为结扎这些血管将导致末端肢体的严重缺血。双侧的髂内动脉和肠系膜下动脉至少要保留其一。如果提前预测手术困难，发生大出血的可能性大，可先行双侧髂内动脉结扎后再进行盆腔手术。

若发生动脉损伤，术者首先要保持镇定，避免慌乱盲目的钳夹。迅速以手指压迫、纱垫压迫、近远端阻断等技术控制活动性出血，然后游离损伤部位血管的近远端。应用吸引器有利于及时暴露，保证术野清晰，血管阻断带可以用于控制大动脉的出血。小动脉出血往往需要结扎或电凝断端，大动脉出血则需使用无损伤缝合针线修补血管破口。在缝合破口的上方以压迫方法或者无损伤血管钳暂时控制出血，迅速于破口处间断缝合或"8"字缝合。动脉血管壁厚，抗撕裂性强，因此往往比静脉更易于修补。如出血凶猛，止血困难，可以先行双侧髂内动脉结扎或暂时阻断腹主动脉。大的动脉破损可以应用补片样血管成形、血管端-端吻合、大隐静脉或 PTFE 人造血管移植等方法，也可以应用同侧髂内动脉转位与髂外动脉吻合。在主动脉分叉部位的髂总动脉损伤可以应用一侧髂动脉与对侧髂动脉侧壁吻合。当双侧髂血管损伤时，可以应用阻断整个骨盆血管的办法，即在近端阻断腹主动脉下端和下腔静脉分叉上方，远端可分别应用阻断带同时阻断髂外动静脉，这时来自髂内血管的反流血液将明显减少，之后进行血管的修复。腹主动脉可以应用 3-0 或 4-0 的无损伤不可吸收的血管缝合线缝合，髂动脉则需用 5-0 的无损伤不吸收缝合线。缝合操作要果断、轻柔，避免更严重的撕裂伤。

2. 静脉出血的处理方法 对来自大静脉的出血，如下腔静脉、肠系膜上静脉、肾静脉、髂静脉等同样可应用手指压迫、纱垫压迫、明胶海绵或血管阻断器械对其进行止血，尽量避免血管钳的钳夹，否则可能造成更大的撕裂伤。静脉出血通常不用血管阻断带阻断血管，可以直接压迫止血。如果静脉血管损伤轻或出血已经停止，可不需进一步处理。如果周围组织掩盖了出血部位，不利于缝合，则要想办法充分暴露。如在右侧髂总静脉显露困难时，可以充分牵开右髂总动脉，以提高髂总静脉的显露。同样，结扎切断髂内动脉将有利于同侧髂内静脉的显露。同时，要注意牵开输尿管，防止在视野不清的情况下造成其他副损伤。髂静脉损伤可用 4-0 或 5-0 缝线进行侧壁修补，髂静脉结扎尤其是髂外静脉结扎的患者术后可能要进行筋膜减压手术。处理髂血管损伤时一种困难的状况是同时并发消化道损伤。此时由于盆腔存在肠液或粪便，血管修补会面临术后盆腔感染，因此这种状况下修复血管时应尽量避免血管的端-端吻合或应用血管移植物。一种相对安全的做法是缝合近端血管，远端血管做结扎处理，创面应用无损伤的后腹膜覆盖，对于肢体末端缺血可以通过解剖外途径进行股动脉旁路手术恢复患侧下肢血运。

对来自盆底静脉丛的出血，也可采用局部压迫、应用止血材料、手指压迫后行环形间断"8"字缝合等方法处理。但盆腔静脉从位置较深，盆壁缺乏软组织，术野暴露不满意，可能造成缝扎止血困难。此时可先行双侧髂内动脉结扎或暂时阻断腹主动脉下端，使盆腔出血减少后钳夹出血部位，再行缝扎止血。当所有止血方法均无效，尤其存在凝血障碍时，可应用纱布压迫止血。可考虑应用宫腔填纱的纱条，严密填塞压迫出血部位，将纱布尾端留于腹腔外，48 小时后逐渐抽出，或者 48 小时后二次手术取出，但应做好可能再次大出血的急救准备。

3. 开腹手术中其他有效的止血方法

血管阻断术：在复发的妇科肿瘤手术前或者盆腔廓清术前，如果估计术中有大出血的可能，可以预防性的应用血管阻断术，尤其是腹主动脉的阻断术。术中如果发生了紧急的大出血，血管阻断术也可以作为急救手段。同时，血管阻断术也有利于快速切除肿瘤并吻合或修补受损的血管。

1）间歇性腹主动脉阻断术：是利用绳带或者硅胶管阻断法进行腹主动脉下段暂时阻断，在肠系膜下动脉以下，分离腹主动脉并用直角钳穿过其下方，牵引硅胶管绕过腹主动脉，钳紧硅胶管暂时阻断动脉血流。每隔 30 分钟开放 10 分钟。在分离中切忌损伤其下方的下腔静脉，所以动作一定轻柔、细心。

2）球囊导管腹主动脉阻断：腹主动脉内球囊阻断术应用于估计手术困难，有大出血可能的患者，先用球囊导管阻断腹主动脉或一侧髂总动脉，每次阻断动脉 40～70 分钟或间隔 15～20 分钟再阻断，球囊导管腹主动脉阻断术操作简便成功率高，阻断血流可靠，控制术中出血效果与肿瘤供血动脉栓塞基本相近。这种方法避免了动脉栓塞的并发症，提高了手术安全性和成功率。对于困难的手术或以前难以切除的肿瘤，实施球囊导管腹主动脉阻断术可给予患者充分的时间和清晰的手术野，有利于肿瘤的彻底切除。

3）下腔静脉阻断：有报道利用下腔静脉阻断

可以预防深静脉血栓和肺栓塞的发生。应用一个大的直角钳，钳夹 DeWeese-Adams 夹的后叶，穿过下腔静脉的下方，再使其前后叶扣合，使粗大的下腔静脉产生了多个小的空隙，细小的血流可以流过，阻断了手术中可能形成的静脉栓子的通过。术后必要的抗凝即可以预防深静脉血栓形成，也可以减少术后静脉炎的发生。

4）子宫动脉栓塞术：若术后出血不止，可行介入治疗以紧急止血。由股动脉植入导管，进行盆腔动脉血管造影，发现出血部位后，行栓塞止血。该方法对于肿瘤瘤床的广泛出血或者绒癌病灶的大出血有效。

（二）腹腔镜手术

1. 腹壁血管损伤　腹腔镜手术时损伤的腹壁血管通常为股动静脉分支的腹壁下浅血管，其损伤多发生于进气腹针及 Trocar 或往腹腔内置入较大器械时。若发生损伤，可看到血液顺套管或切口流出；有时出血会被套管压迫住，往往到术后取出套管时才发现。有些腹壁血管损伤还表现为切口周围皮下血肿或蔓延形成外阴及肛周血肿。穿刺前应避开腹壁血管所在部位，术后拔除套管针时检查各个切口，以预防和及时发现出血。大部分出血能很快止住，可以动态观察。若出血不能自行停止，可采用 Foley 导尿管穿过 Trocar 口加压压迫、全层贯穿缝合 Trocar 口两端等方法止血。

2. 腹腔内血管损伤　小血管损伤出血，在术野清晰、出血可控的情况下可采用腹腔镜下止血。双极电凝止血是较为通用的止血方法，但应注意在止血时应远离肠管以免造成肠道损伤。有些浅表的渗血也可通过涂洒微纤维胶原蛋白止血。腹腔镜下缝合亦是一种较为可靠的止血方法。

最严重的大血管损伤多发生在进气腹针或是第一辅助 Trocar 时，由于患者的解剖因素、术者穿刺力度及方向等问题，可能造成腹主动脉、下腔静脉或者髂血管的损伤。如果自气腹针涌出鲜血，需将气腹针留在原处，开放静脉、备血并立即中转开腹。开腹后处理方法同前，同时最好请血管外科医生上台，采用合适的血管外科技术止血，对较大的损伤进行及时修补。如在第一 Torcar 穿刺后置镜发现大血管损伤，亦应立即中转开腹修补。切忌心存侥幸，置入第二 Trocar 后盲目电

凝，导致损伤进一步扩大和发生其他副损伤。

对于在手术进行中发生的大血管损伤，术中需根据当时情况迅速判断形势及进一步处理。如可通过压迫等迅速控制活动出血，术野清晰，周围解剖结构已经分离清楚，术者镜下血管缝合技术较好，助手配合得当，可考虑镜下缝合大血管损伤；如不具备上述条件，建议当机立断，迅速中转开腹止血。

（梁华茂）

第四节　静脉血栓栓塞性疾病

静脉血栓栓塞性疾病（venous thromboembolism，VTE）包括深静脉血栓形成（deep vein thrombosis，DVT）和肺血栓栓塞症（pulmonary thromboembolism，PTE），是最常见的手术后并发症之一，严重降低患者的生活质量，影响患者的进一步治疗，甚至导致患者围手术期死亡。

一、妇科手术静脉血栓栓塞性疾病的病因

妇科手术围手术期、妊娠期及产褥期易发生静脉血栓病。Virchow 提出静脉血栓形成的三大因素包括血流缓慢、血液高凝状态和静脉壁损伤。此外，年龄、手术范围、手术时间等也是妇科术后患者易形成静脉血栓的高危因素。手术操作造成静脉壁损伤可导致血栓形成。手术可引起组织破坏，释放凝血活酶，激活外源性凝血途径。超过 50% 手术患者术后 1~10 天内血小板数量逐渐升高，同时，血小板黏附性和聚集性增高，释放反应增强。另外，大型手术因手术时间长、失血过多、脱水、容量不足等原因使血液呈高凝状态。再者，对于恶性肿瘤患者而言，肿瘤组织或培养的癌细胞可释放凝血活酶；肿瘤坏死本身亦可释放细胞内凝血激活酶，抗凝血酶Ⅲ等；患者血小板数量增高，纤溶酶原激活物释放明显降低，凝血与抗凝的平衡较易被破坏。另外，妇科手术患者麻醉后下肢肌肉松弛，阴道手术取膀胱截石位，术后长时间卧床、腹胀、肠麻痹，静脉血流速度减慢。这些均可导致并加重深静脉血栓（deep venous thrombosis，DVT）的形成和发展。据报道：妇科手术术后下肢深静脉血栓发生

率为 17%～20%。妇科恶性肿瘤术后患者一旦发生静脉血栓，其死亡率也随之上升。卵巢癌术后患者静脉血栓发生率高达 13.2%，尽管使用了预防静脉血栓形成的各种措施，术后发生静脉血栓患者的死亡率亦是无静脉血栓形成患者的 2.3 倍。另一项研究表明，65 岁以上的内膜癌术后患者，术后 6 个月内 DVT 发生率为 8.1%，其死亡率为无血栓形成患者的 1.5 倍。而晚期卵巢癌和外阴癌术后 DVT 形成率甚至可高达 45%。肺血栓栓塞症（pulmonary thromboembolism，PTE）常是 DVT 的直接后果。Mitsura 等报道，在妇科手术后，PTE 的发生率为 0.3%～0.8%。美国每年发生静脉血栓栓塞性疾病（venous thromboembolism，VTE）60 万例，26% 因漏诊而死亡。

如果妇科手术患者合并妊娠或者在产褥期，更是静脉血栓形成的高危人群。妊娠期及产褥期，DVT 的发病率为 1‰，较非妊娠妇女高 5 倍。产褥期发病率是妊娠期的 20 倍。肺栓塞妊娠期发病率 0.01%，产褥期为 0.5%。

二、静脉血栓栓塞性疾病的临床表现

DVT 临床上早期主要表现为患肢的肿胀、疼痛，活动后加重。血栓发生在小腿肌间静脉丛时，患肢伸直，踝关节背屈时，由于腓肠肌和比目鱼肌被牵拉而刺激小腿肌肉内血栓形成的静脉，引起小腿肌肉深部疼痛，称 Homans 征阳性。如果迁延时间较长，血栓吸收机化，可导致深静脉回流障碍及侧支循环建立，并代偿出现下肢浅静脉曲张、肿胀、皮肤色素沉着、溃疡等，称 DVT 后综合征（post-thrombosis syndrome，PTS）。如果血管腔内血栓脱落时发生肺栓塞，可出现胸闷、气促、呼吸困难、胸痛、晕厥，甚至短期内死亡，但这些临床表现均缺乏特异性，导致 PTE 患者的漏诊、误诊及延误治疗，致残、致死率增加。

三、静脉血栓栓塞性疾病的预测及诊断策略

（一）临床预测 VTE 可能性的方法

由于单纯应用临床特征诊断 VTE 的准确性较差，目前尚无统一的预测标准，美国医师学会推荐应用 Wells 预测法预测 VTE 和 PTE 的可能性（表 40-1、表 40-2）。而《美国胸科医师学会

（ACCP）指南：静脉血栓栓塞症抗血栓治疗》推荐 Caprini 风险评估模型用于多种外科手术患者围手术期 VTE 风险评估（表 40-3）。

表 40-1　Wells 深静脉血栓诊断的临床评分

临床特征	分值
肿瘤	1
瘫痪、不完全瘫痪或近期下肢石膏固定	1
近期卧床 >3 天，或 12 周内需要全麻或局部麻醉的大手术	1
沿深静脉走行的局部疼痛	1
全下肢的水肿	1
与无症状侧相比，小腿水肿大于 3cm（胫骨粗隆下 10cm 处测量）	1
局限于有症状腿部的指凹性水肿	1
既往有 DVT 病史	1
浅静脉的侧支循环（非静脉曲张的情况下）	1
其他诊断（可能性大于或等于 DVT）	1

预测 DVT 的临床可能性：低度，≤0；中度，1～2 分；高度，≥3。若双侧下肢均有症状，以症状严重的一侧为准

表 40-2　Wells 肺栓塞的临床评分

临床特征	分值
既往 PTE 或 DVT 病史	1.5
心率 >100 次 /min	1.5
近期外科手术或制动	1
DVT 的临床表现	3
诊断为其他疾病的可能性小于 PTE	3
咯血	1
肿瘤	1

（二）联合应用 D- 二聚体和 Wells 评价法

在急性深静脉血栓形成患者中，血浆 D- 二聚体（D-dimer，DD）明显升高。DD 为纤维蛋白降解产物，主要反映血块形成后继发的纤溶过程。D- 二聚体 >500μg/L 有重要参考价值。D- 二聚体属无创性检查，可用于 DVT 的筛查。但其敏感性高，在各应激状态下如出血、大手术后、妊娠等情况下其水平亦明显升高，在风湿类疾病患者中尤为明显，因此，对 DVT 的诊断缺乏特异性。但有研究发现，血浆 D- 二聚体 <500μg/L 可排除血栓

表 40-3　Caprini VTE 风险评估模型

危险因素	评分	危险因素	评分	危险因素	评分
年龄 41~60 岁	1	年龄 61~74 岁	2	年龄≥75 岁	3
小手术（<45 min）	1	腹腔镜手术（>45min）	2	VTE 家族史	3
BMI>25kg/m²	1	其他大手术（>45min）	2	既往 VTE 病史	3
下肢水肿	1	恶性肿瘤	2	肝素诱导的血小板减少症	3
下肢静脉曲张	1	卧床时间（>72 小时）	2	先天性或获得性血栓形成倾向（凝血因子 V Leiden 突变，抗心磷脂抗体、血清 Hcy 水平升高及凝血酶原 20210A 基因变异）	3
妊娠期或者产褥期	1	中心静脉置管	2	脑卒中（<1 个月）	5
不明原因或习惯性流产史（>3 次）	1			急性骨髓损伤（<1 个月）	5
口服避孕药或雌激素代替治疗	1			髋关节、骨盆或下肢多发骨折	5
脓毒血症（<1 个月）	1				
严重肺脏疾病，包括肺炎（<1 个月）	1				
肺功能异常（FEV₁<50%）	1				
心力衰竭（<1 个月）	1				
因内科疾病卧床（<72 小时）	1				
VTE 家族史	1				
炎性肠病史	1				

BMI，体重指数；FEV_1 第 1 秒用力呼气容积；VTE，静脉血栓栓塞性疾病；Hcy，同型半胱氨酸

栓塞的可能，而 D- 二聚体阴性的患者在 3 个月内 DVT 的发生率仅为 0.5%。对于 Wells 评分预测 DVT 的可能性为中度和高度，D- 二聚体检测为阳性的患者，DVT 的发生率明显升高；而 D- 二聚体为阴性，Wells 评分预测 DVT 为中度可能性者，DVT 的发生率为 3.5%，高度可能性者为 21.4%。但这仅为初步研究结果，今后还有待进一步探讨更有价值的预测、筛查及诊断 VTE 的方法。

（三）静脉血栓病的诊断方法

1. 彩色多普勒超声检查　属无创性检查。建议 Wells 评分为中度和高度可能性的 DVT 患者接受下肢静脉超声检查。常用的超声检查方法有加压超声成像和彩色多普勒超声，诊断 DVT 的敏感性为 93%~97%，特异性为 94%~99%。但超声诊断无症状患者 DVT 的敏感性较低，仅为 47%~62%。对于 Wells 评分预测中度、高度可能性而超声检查阴性者，可选择血管造影检查。超声心动图可作为 PTE 的首选检查方法。

2. 数字减影血管造影（DSA）和 CT 肺动脉造影（computed tomographic pulmonary angiography, CTPA）分别是诊断 DVT 和肺栓塞的"金标准"，可准确判断有无血栓，血栓的位置、范围、形态和侧支循环情况。静脉造影诊断 DVT 的敏感性为 66%~99%，特异性为 89%~98%；CT 肺动脉造影诊断 PTE 的敏感性为 45%~100%，特异性为 78%~100%。但该检查属有创性检查，费用较高，且有发生对比剂过敏及栓塞的危险，影响了其临床使用。

3. 放射性核素血管扫描检查　利用核素在下肢深静脉血流或血块浓度增加的特点，通过扫描显像，对 DVT 诊断具有一定价值，属无创性检查。

4. 阻抗体积描记测定　对有症状的近端 DVT 具有很高的敏感性和特异性，诊断准确率为 91%~95%，但对无症状的 DVT 敏感性较差。

5. 妊娠妇女 VTE 的诊断方法　近端静脉压缩超声是诊断妊娠期 DVT 的首选辅助检查方法。对于有 DVT 症状和体征或存在 DVT 危险因素的孕妇，超声正常仍不能排除小腿深静脉血栓形

成,故3~7天内应重复超声检查。D-二聚体在孕期高于正常值,尤其是在子痫前期及流产的孕妇中更加明显,故而D-二聚体在对妊娠期DVT诊断价值不高。当孕妇伴有下肢疼痛、肿胀等症状,而超声诊断可疑有髂股静脉血栓形成时,可考虑行多普勒超声或MRI检查。临床可疑PTE而血流动力学稳定时,推荐行胸片检查以鉴别其他肺部疾病如肺炎或气胸。在PTE检查中,胎儿的放射线暴露一直富有争议。实际上,胸片在任何妊娠阶段对胎儿的辐射量微不足道,而PTE是存在致死的可能性的,这一点需要向孕妇详细说明。若胸片异常,高度怀疑PTE,孕期应行CT肺动脉造影(CTPA)。

关于静脉血栓病的预测及诊断策略存在一定争议。D-二聚体的检测结果特异性较差,超声检查为无创性检查,特异性及敏感性较高,应用较广泛。血管造影及放射性核素血管扫描为确诊性诊断方法,但属于有创性检查,有对比剂过敏及栓塞的危险。因此,对于此类疾病的诊断,在患者高危因素和病史的基础上,结合Wells评分,可以D-二聚体为筛查性检查,无创性超声检查为首选,根据具体情况配合其他辅助检查以确定诊断。

四、静脉血栓栓塞性疾病的预防、治疗进展及争议

治疗目的:减轻急性VTE患者肢体症状的严重程度和持续时间、减少VTE的复发率与死亡率并降低PTE的发生及死亡率。主要治疗方法:抗凝和溶栓,其疗效确切,在国内外得到一致应用,但需注意监测凝血功能,重点平衡有效抗凝及溶栓与避免出血的关系。下腔静脉滤器对某些患者适用,导管溶栓术在临床上亦取得较满意的疗效。2006年FDA推荐的机械性血栓切除术(pharmacomechanical thrombectomy,PMT)亦有一定效果。

(一)溶栓治疗

溶栓的时间愈早愈好,3日内的新鲜血栓及非闭塞性血栓是溶栓的最好适应证。但对于近期有手术史(小于1个月)、严重外伤、出血性疾病、脑血管疾病、妊娠及出血倾向的患者禁用。常用的溶栓药物有尿激酶(UK)、链激酶、巴曲酶、纤维蛋白溶解酶、重组组织型纤溶酶原活化剂(rt-PA)、瑞替普

酶(reteplase)等,以UK及rt-PA最常用。国外一般采用4 400U/kg冲击治疗,然后以4 400U/kg持续静脉输液12~72小时,国内多采用每日25万~50万IU,静脉滴注。其最危险的并发症是颅内出血,发生率为1%~2%。近年来,传统的全身溶栓方法已部分被局部微创治疗方法所替代。常采用的包括静脉局部注射或动脉持续灌注尿激酶进行溶栓,使病变的深静脉持续处于高浓度尿激酶灌注状态,溶栓较充分而颅内出血发生率降低。

(二)抗凝治疗

抗凝是静脉血栓特别是下肢深静脉血栓的基本治疗,可抑制血栓蔓延、利于血栓自溶和管腔再通,降低肺栓塞的发生率和病死率。

1. **肝素**　目前的证据一致表明,低分子肝素(low molecular weight heparin,LMWH)作为DVT的初始治疗效果优于普通肝素,特别是在降低死亡率和出血风险方面。因此建议应用LMWH作为DVT患者的初始治疗。而对于PTE患者,因两者的有效性相似,因此肝素或低分子肝素均可作为初始治疗,但LMWH起效快、治疗效果稳定,而应用普通肝素可能存在过度治疗或治疗不足的情况。两种药物均可导致肝素诱导的血小板减少症(heparin induced thrombocytopenia,HIT),而LMWH引起的抗体形成的可能性更小。VTE急性期治疗,推荐给予每日2次LMWH,100U/kg;此外,亭扎肝素、依诺肝素亦可用于急性期的初始治疗。

2. **华法林**　为维生素K拮抗剂,主要通过抑制维生素K依赖的凝血因子合成而发挥抗凝作用,对已合成的凝血因子无效。华法林为口服制剂,是初始抗凝治疗后抗凝维持治疗的常用药物,其治疗剂量窄,个体差异大,药效容易受多种食物及药物影响,因此,需定期监测凝血功能中的国际标准化比值(internal normalized ratio,INR)进行调整。在DVT经肝素等抗凝治疗后,华法林与肝素联合使用,建议初始剂量为2.5~6.0mg/d。重叠应用2~3日后开始测定INR,当INR稳定在2.0~3.0并持续24小时后可停低分子肝素,继续华法林治疗并定期监测调整剂量。使用华法林最常见的并发症是出血,严重出血者应立即停用,并注射维生素K解救。华法林对胎儿有害,孕妇禁用。

3. 新型抗凝药

（1）直接 Xa 因子抑制剂：在国内，利伐沙班已经被批准用于 DVT 的预防和治疗。该药 33%通过肾脏代谢，轻中度肾功能不全的患者可以正常使用。利伐沙班单药治疗急性 DVT，与 DVT标准治疗（低分子肝素联合华法林）疗效相当。推荐用法：前 3 周 15mg/ 次，每天 2 次，维持剂量为 20mg/ 次，每天 1 次（I 类推荐，证据等级为 B，简称 1B，下同）。

（2）直接 IIa 因子抑制剂：阿加曲班，可静脉用药，其分子量小，能进入血栓内部，对血栓中凝血酶的抑制能力强于肝素，主要适用于急性期、HIT 及存在 HIT 风险的患者。其他新型抗凝剂还包括阿哌沙班、达比加群酯、甲苯磺酸艾多沙班等，具体应用需请相应科室会诊后决定。

4. 抗凝治疗的时间和强度

由于一过性的危险因素导致的 VTE，抗凝治疗应坚持 3～6 个月；复发性 VTE 患者的抗凝治疗时间应在 1 年以上。第七次美国胸科医师会议（2003 年）制定的《抗血栓溶栓指南》建议合并癌症的 DVT 患者应长期使用 LMWH 抗凝，且至少使用 3～6 个月。LMWH 虽然目前对于特发性或复发性的 VTE 抗凝治疗时间尚无明确的定论，但有延长治疗时间可进一步获益的证据。目前最长的治疗时间是 4年，更长时间的抗凝治疗时间的风险 / 获益比不详。临床医师应充分考虑延长抗凝治疗时间的获益、风险和患者的选择。在抗凝强度上，长期常规抗凝（INR：2.0～3.0）优于低强度抗凝（INR：1.5～2.0），而两种方法的出血的发生率相似。但在临床上约 19% 的患者由于并发症、依从性差等原因停用了抗凝治疗，因此，加强宣教、指导和随访很重要。

5. 妊娠期妇女的抗凝治疗

对于妊娠期行妇科手术患者发生 VTE 的抗凝治疗，目前没有足够的证据。应注意避免使用维生素 K 拮抗剂如华法林，因该药物可透过胎盘，妊娠早期应用，可导致华法林相关胚胎病；妊娠晚期应用，则增加流产及胚胎中枢神经系统异常风险，亦可造成分娩时胎儿出血。目前没有可靠数据支持新型口服凝血酶抑制剂（如达比加群酯）或凝血酶 Xa 抑制剂（如利伐沙班或阿哌沙班）在妊娠期的临床效果，因其小分子能通过胎盘影响胎儿，故不应在妊娠及分娩时使用。由于普通肝素和 LMWH 不能通过胎盘且不从乳汁中分泌，而 LMWH 应用更为简便，因此，LMWH 已经基本取代普通肝素用于妊娠期治疗 VTE。多项妊娠期患者随机对照临床试验证实，LMWH 在预防 VTE 复发及血栓形成后综合征方面比维生素 K 拮抗剂更为有效，并且不增加严重出血事件、胚胎发育异常及分娩时胎儿出血风险，故而妊娠期推荐选择应用低分子肝素行抗凝治疗。

关于溶栓与抗凝药物的选择与配伍，用药量、持续时间及疗程、给药途径，特别是妊娠期与产褥期的预防用药，国内外尚有争议。今后，如何正确使用溶栓药与抗凝药，重点解决出血倾向的问题，达到既能起到治疗作用，又能减少出血风险，也是当前急需解决的问题。今后有待进一步临床实验研究，总结出符合我国的静脉血栓病的治疗方法。

（三）下腔静脉滤器

下腔静脉滤器（inferior vena cave filter，IVCF）下肢深静脉血栓形成是引起肺栓塞最主要的原因，DVT 栓子脱落沿血流进入肺动脉，PTE 发生率为 67%～79%。IVCF 在保持下腔静脉血流通畅的同时，能拦截下肢深静脉的血栓，防止较大的血栓脱落造成急性致死性 PTE。IVCF 适应证：①既往有 PTE 或 DVT，有抗凝禁忌者；② DVT在抗凝治疗中仍出现 PTE 或出现出血并发症的患者；③反复发作的 PTE；④相对指征，髂 - 股静脉血栓伴漂浮血栓者，肺栓塞动脉取栓术后及脓毒性血栓肺栓塞者。IVCF 对已形成的血栓没有治疗作用，所以放置滤器后，在没有禁忌证者仍应积极抗凝及溶栓治疗。

（四）手术取栓

是清除血栓的有效方法，常用 Fogarty 导管经股静脉取出髂静脉血栓，用挤压取栓或顺行取栓清除股 - 腘静脉血栓。

五、静脉血栓的预防

血流缓慢、静脉损伤及血液高凝状态是 DVT形成的三大因素，因此预防血栓的重点应放在消除这三大因素上。

（一）机械性压迫预防

机械性压迫预防原理是改善术后患者静脉血

流缓慢的状态。最常用的机械性压迫预防方法是间断气囊压迫（intermittent pneumatic compression，IPC）装置。研究表明，术中及术后应用 IPC 预防静脉血栓的效果与预防性使用肝素等药物相当。一项对 1 654 例患者进行的随机对照试验发现 IPC 可以减少 70% 的 DVT 形成。另外，多项回顾性研究表明，术后正确使用弹力袜亦可减少 50% 的下肢静脉血栓形成。

（二）药物预防

药物预防的主要目的是降低血液的凝固性，常用药物主要有低分子肝素与低剂量未分级肝素（low-dose unfractionated heparin，LDUH），两者均可显著降低 DVT 的发生率，但低分子肝素应用更加方便，引起的血小板减少症发生率亦较低。关于妇科肿瘤术后使用 LMWH 的最佳时间现在仍无明确定论，但一项关于整形手术患者术后抗凝的荟萃分析发现，术后 6 小时内应用 LMWH 会增加出血相关并发症的发生率，而术后 12 小时以上再开始应用 LMWH 会增加血栓发生的风险，因此应用 LMWH 预防血栓形成的最佳时间应在术后 6~12 小时之间。另外，术前是否也需要使用抗凝药物预防 DVT 发生？研究表明，术后患者血栓形成，50% 发生在 24 小时内，25% 发生在 24~72 小时内，还有部分甚至发生在术中，因此是否术前就开始预防性抗凝值得探讨。一项包括了近 5 000 例接受普通外科手术患者的荟萃分析表明，术前应用低分子肝素会增加术中以及术后出血的风险，但是大部分并发症都较轻，并不增加发生严重出血事件的风险。因此一般建议术前至少 12 小时停用预防抗凝治疗。

（三）联合预防

一项对照研究比较了 1 309 例盆腹腔手术后使用磺达肝癸钠和 IPC 及单独使用 IPC 患者血栓发生的风险。结果显示，联合预防组较 IPC 组，血栓发生风险下降 69%，但使用肝素增加了出血的风险。因此，如何选用适合的预防方法需要结合患者的实际情况做出决策。

第九次 ACCP 抗栓溶栓会议循证指南建议：

1. 对于下肢深静脉血栓发生风险极低（<0.5%；Rogers 评分 <7；Caprini 评分 0）的盆腹腔手术后患者，建议早期活动，不必特别应用药物（1B）或机械预防（2C）。

2. 对于下肢深静脉血栓发生风险低（0.5%~1.5%；Rogers 评分 7~10；Caprini 评分 1~2）的盆腹腔手术后患者，建议可以使用 IPC 等机械预防措施（2C）。

3. 对于下肢深静脉血栓发生风险中等（1.5%~3.0%；Rogers 评分 >10；Caprini 评分 3~4）的盆腹腔手术后患者，若无发生出血并发症的高危因素，建议使用 LMWH（2B）、LDUH（2B）或 IPC（2C）。

4. 对于下肢深静脉血栓发生风险中等（1.5%~3.0%；Rogers 评分 >10；Caprini 评分 3~4）的盆腹腔手术后患者，若发生出血并发症的风险较高，建议使用 IPC（2C）。

5. 对于下肢深静脉血栓发生风险高（3.0%~6.0%；Caprini 评分≥5）的盆腹腔手术后患者，若无发生出血并发症的高危因素，建议使用 LMWH（1B）或 LDUH（1B），也可同时加用机械预防措施如弹力袜或 IPC（2C）。

6. 对于下肢深静脉血栓发生风险高（3.0%~6.0%；Caprini 评分≥5）的盆腹腔手术后患者，若发生出血并发症的风险较高，建议使用 IPC 预防直至出血风险降低以及可以开始药物预防后（2C）。

7. 对于需要进行盆腹腔手术的静脉血栓高风险的癌症患者，建议延长 LMWH 的使用时间至 4 周（1B）。

六、特殊血栓栓塞风险患者的围手术期处理

关于特殊血栓栓塞患者围手术期血栓栓塞性疾病的预防和治疗，美国胸科医师协会基于临床证据的实践指南第 9 版指出：

术前需要应用维生素 K 拮抗剂（VKA，如华法林）的患者，推荐术前 5 天，而不是更短时间内停药（I 类推荐，证据等级为 B，简称 1B，下同）。如患者有机械性心脏瓣膜，房颤，或者 VTE 高风险，推荐 VKA 停药期间给予其他抗凝治疗，而非完全停用抗凝药（2C）。这一点可以理解为此类患者术前停用华法林时，需更换为低分子肝素，而非直接停用所有抗凝药物。

有中高度血栓风险而长期口服阿司匹林的患者，如果进行非心脏手术，推荐围手术期不停阿司匹林，而非术前 7~10 天停药（2C）。放置冠脉支架的患者如需要手术，推荐在金属支架放置后 6 周，

药物支架放置后 6 个月后手术(1C)。如果患者必须在上述 6 周或 6 个月内手术,围手术期需要维持抗血小板治疗,而非术前 7～10 天停药(2C)。

(梁华茂)

第五节　腹腔镜在妇科良性疾病中的应用及相关问题

一、附件病变相关的腹腔镜手术

在女性生殖系统中,输卵管、卵巢以及周围结缔组织被统称为附件,在这个区域实施的手术谓之附件手术。卵巢是附件的重要组成部分,亦是女性重要的生殖内分泌器官,具有产生卵子和分泌甾体激素双重功能;卵巢功能的发挥有赖于卵巢皮质中卵泡的正常发育、排卵以及卵巢髓质中血管和神经的营养支持。输卵管亦是附件的重要组成部分,左右各一,既是连通女性盆腔与外界的管道,又承担着提供精子与卵子相遇的场所和准确运送受精卵进入子宫腔的任务。输卵管卵巢是自然状态下子宫腔妊娠不可或缺的器官。

腹腔镜手术借助长杆状望远镜与纤细的手术器械实施手术操作,以其不需开腹、定位准确、创伤小、出血少等优势已经成为实施附件手术的首选方式;其手术种类涵盖了各类输卵管的通畅度检查与整复性手术、各类卵巢占位性病变的剥除手术以及输卵管卵巢的切除等,临床上,几乎 100% 的单纯附件手术可以通过腹腔镜手术实施。

(一)输卵管妊娠

输卵管妊娠是临床常见的异位妊娠,占异位妊娠总数的 95%～98%;其中,又以输卵管壶腹部妊娠最为多见,高达 66.92%,其次为峡部妊娠 16.34%,间质部妊娠 4.21%。近年来,输卵管妊娠发生率逐年增加,并且大部分患者尚未生育,渴望恢复输卵管功能的治疗需求日渐增高。因此,对输卵管妊娠的处理要求既要治疗妊娠部位造成的破坏、尽可能保留/存输卵管的功能,又要减少手术创伤和盆腔再粘连形成。

1973 年,Shapno 首次报道了通过腹腔镜手术治疗输卵管妊娠,大量临床实践证明,腹腔镜手术视野清晰、盆腹腔脏器干扰小、术中出血少、术后恢复快以及疼痛轻微等,目前已经成为输卵管妊娠的首选治疗方式。手术方式由最初的患侧输卵管切除(根治性手术)到如今输卵管复通(保守性手术)术,与此同时,还可以进行输卵管与周围组织的粘连分离、造口与整复性操作等。手术方式的选择要充分考虑患者的生育要求、输卵管妊娠的部位、大小、破裂与否、对侧输卵管情况以及盆腔同存病变与程度等。目前认为,输卵管切除主要适用于已有子女,不需保留生育功能、对侧输卵管正常;或妊娠侧输卵管广泛损伤,以及经非手术处理或保守性手术失败者。而输卵管的保守性治疗则适用于输卵管妊娠部位未破裂妊娠部位≤3cm,患者要求保留生育功能,或已切除一侧输卵管者。

输卵管的保守性手术即腹腔镜下输卵管线形切开取胚术,是 1978 年法国学者 Bruhat 首创并报道的。其操作要点是在输卵管系膜对侧未破裂的输卵管妊娠膨大处,使用针状电极纵行切开,深达管腔(已破裂的输卵管则沿破口处向两侧延长),水压分离或钳夹取出其内妊娠胚物组织;遇有切缘出血应仔细对点止血或显微镜下缝合止血。如术中怀疑有绒毛残留,可在患侧输卵管系膜注射甲氨蝶呤。

近年来,随着科普宣传和患者就诊意识增强,妇科彩色多普勒超声检查以及高灵敏度血清 hCG 检测的广泛应用,使得输卵管妊娠的早期诊断成为现实,进而也使得输卵管妊娠的保守性手术广泛开展,无疑为未育妇女和要求保留输卵管功能的年轻患者带来了福音。但是,腹腔镜保守治疗后输卵管是否能够恢复正常的解剖和生理功能,是决定术后能否正常妊娠的重要因素。围绕这一问题,国内外学者开展了大量的临床研究,通过随访术后患者输卵管通畅率、术后宫内妊娠率及异位妊娠率来评价该术式的临床效果。研究发现,输卵管复通术后 3～6 月,子宫输卵管造影(HSG)证实,患侧输卵管的通畅率可达 50%～80%,显著高于使用甲氨蝶呤药物保守治疗的患者,并且有更少的住院费用及更短的住院时间。因腹腔镜手术可清晰看见病变情况,更彻底清除管腔内妊娠物,减少组织机化,同时松解盆腔粘连,恢复输卵管正常解剖位置,从而提高患侧输卵管复通率;而药物治疗易导致机化组织吸收困难而阻塞输卵管管腔,影响输卵管的通畅。针对输卵管复通术而言,影响其手术疗效的因素包括:术前血清 hCG 水平、妊娠包块的大小以及盆腔病变的程度等。总体而言,随着血清 hCG 水平的升高与妊娠包块的增大,术后输卵管通畅率下降。血清 hCG 水平越高提示绒毛的活性越强,在输卵管肌层种植越深,使得术中取出绒毛组织时越易损伤输卵管肌层;输卵管妊娠包块越大,说明妊娠物或局部的出血越多,输卵管腔受损面积越大,以上均易造成术后输卵管局部粘连、闭锁甚至缺失,进而影响手术疗效。

与腹腔镜输卵管切除术相比,虽然实施输卵管复通的保守性手术患者术后宫内妊娠率增高,但是,再次输卵管妊娠的发生率也随之增高。Anne 报道,实施腹腔镜输卵管复通术后正常妊娠率为 61.4%;再次输卵管妊娠率高达 15.4%。而对于患侧输卵管切除的患者,其术后妊娠率 38.1%,再次输卵管妊娠发生率仅 9.8%。国内学者报道,保守性手术术后 2~5 年宫内妊娠率为 71.60%,再次异位妊娠发生率为 15.4%。可见,对于要求保留生育功能的患者,实施输卵管保守性手术具有较好的治疗效果。关于手术入路是否影响保留输卵管手术治疗效果,多数学者认为,在排除不良孕史及对侧输卵管病变的混杂因素后,因腹腔镜手术对盆腔脏器干扰少,减少了输卵管周围粘连发生,使患者术后有更好的生殖结局。

腹腔镜输卵管保守性手术后不可忽视的远期并发症是持续性异位妊娠(persistent ectopic pregnancy,PEP)。经过研究显示,其发生率为 3%~20%。有学者分析其相关因素发现,停经时间小于 40 天,或超过 60 天,术前血 hCG 水平过高,输卵管间质部或峡部妊娠,以及术中未行甲氨蝶呤预防用药等,均是术后发生 PEP 的高危因素。鉴于有关腹腔镜输卵管切开术后治疗效果及持续性异位妊娠影响因素的分析,目前认为除了术中轻柔操作,彻底清除病灶,选择合适方式止血,预防性用药以外,严格选择手术适应证才是提高手术疗效,预防 PEP 发生的有效方法。对于①无生育要求;②术前血 hCG>5 000mIU/ml;③妊娠包块>5cm;④间质部及峡部妊娠,不应选择输卵管的保守性手术。

(二)输卵管因素不孕

在女性不孕症中,输卵管因素占 30%~40%,包括输卵管管腔的损伤、阻塞以及输卵管外部病变造成的粘连、扭曲和结构破坏,通常与盆腔炎性疾病、盆腔或输卵管手术、子宫内膜异位症等有关。输卵管周围粘连,致输卵管扭曲,不通,炎症致输卵管伞端粘连闭锁,积水,输卵管手术致输卵管部分离断,缺失等。既往判断输卵管功能最常用的方法是子宫输卵管造影(HSG),此检查方法简单无创,在一定程度上能显示宫腔内病变及输卵管通畅度,但受输卵管痉挛、造影操作技术水平等因素影响,其准确率仅为 60%~80%,致使临床常见假阳性或阴性的报道。作为形态学异常所致的通畅度受阻,实施腹腔镜输卵管通液已成为检查输卵管通畅度的"金指标"。其可直视观察输卵管的形态、走向、阻塞部位,伞端有无闭锁,全面评价盆腔的病变、粘连与否及其程度,与此同时,进行相应手术操作,恢复输卵管解剖与功能。

腹腔镜输卵管手术方式主要包括以下几种:

1. 输卵管粘连松解术 在腹腔镜直视下分离盆腔粘连(可使用双极电凝/剪切分离、超声刀分离,剪刀锐性分离等),恢复输卵管的正常解剖位置和游离度,同时,也对卵巢和子宫周围以及盆腔组织的粘连实施分离操作,恢复其正常解剖形态。

2. 输卵管伞端成形术 通过子宫腔加压通液,使输卵管伞端膨胀,仔细辩别伞部形态结构并进行钝性分离和扩张,使输卵管伞端的黏膜面外翻,尽量恢复伞端原状。

3. 输卵管伞端造口术 通过加压通液使输卵管末端膨胀,当伞端粘连变形无法作伞端成形术时,在膨胀末端针状电极或剪刀剪开粘连的内膜,并外翻造口形成"人工伞"状。

4. 输卵管吻合术 治疗由各种疾病引起的输卵管阻塞,或是逆转以前的绝育手术。利用腹腔镜的放大作用可以准确找到病变/阻塞的部位,剪刀切除,通过输卵管支架再将远端和近端的创面对接,以 6-0 可吸收缝线准确对位缝合输卵管。

输卵管整复性手术后总体妊娠率为 20%~40%,影响手术疗效的因素主要包括术前输卵管病变的范围与程度、盆腔内有无病变及其程度等。因此,选择使用腹腔镜盆腔粘连及输卵管功能评价及分度体系,对于选择个体化治疗方案及判断预后有重要的意义。临床上常用的评分系统是 1994 年加拿大粘连评分组提出的，包括盆腹腔粘连评分系统及输卵管最低功能评分系统。研究发现盆腔粘连Ⅰ度、Ⅱ度患者的术后宫内妊娠率明显高于Ⅲ度及Ⅳ度患者，输卵管功能Ⅰ级、Ⅱ级患者的术后宫内妊娠率明显高于Ⅲ级及Ⅳ级患者，提示重度粘连的患者虽然可以通过手术解除盆腔粘连，恢复卵巢和输卵管的解剖位置，但输卵管的内部结构和外部功能已经遭到破坏。因此对于术前盆腔粘连或输卵管功能损害严重患者，建议术后行体外受精胚胎移植术（in vitro fertilization and embryo transfer，IVF-ET）。

输卵管积水的处理一直是临床医生讨论的热点问题。常用的手术方式包括：输卵管造口术、输卵管切除术、输卵管近端结扎术等。输卵管造口术有术后伞端再次粘连闭锁形成输卵管积水可能，积水逆流进入宫腔，可降低 IVF-ET 的胚胎种植率及临床妊娠率。输卵管切除术由于损伤了子宫动脉自宫角分出的卵巢支和卵巢动脉在输卵管 - 卵巢系膜内吻合组成的动脉弓，导致同侧卵巢的血供减少，可能会损伤卵巢的储备功能。因此目前多数学者建议采用输卵管近端结扎术，既避免了积水逆流入宫腔，也降低了损伤卵巢血运的风险。

腹腔镜诊治输卵管性不孕，尽管有视野开阔，盆腔内干扰少，手术快等诸多优势，但不能代替宫腔镜检查宫角部输卵管开口处情况，对输卵管近端难以评价。宫腔镜检查可弥补此缺陷，直观输卵管开口的全貌，检查有否息肉、粘连并处理，将输卵管导管插至输卵管开口，加压通液，利于近端输卵管阻塞的诊断和疏通，同时宫腔镜可了解宫腔内的情况，对宫腔内病变进行处理。宫、腹腔镜联合手术诊断、治疗输卵管性不孕，可充分发挥腹腔镜和宫腔镜各自的优势，弥补了单独手术的不足，术后妊娠率显著高于单独手术方式，已成为输卵管性不孕者的首选治疗方法。

（三）卵巢囊肿剥除术

腹腔镜手术是治疗卵巢良性肿瘤的首选手术方式，基本取代了开腹手术。腹腔镜卵巢囊肿剥除术适用于包括卵巢单纯囊肿、上皮性良性肿瘤、成熟畸胎瘤、卵巢冠囊肿及子宫内膜异位囊肿等在内的各类卵巢良性肿瘤。

无论是何种类型的卵巢囊肿，实施腹腔镜卵巢囊肿剥除手术的总体原则是，手术操作过程中尽量保持囊肿剥除的完整性，避免因囊肿破裂后内容物外溢所致的盆腹腔污染或恶性种植，以及由此引起化学性腹膜炎等；对于卵巢子宫内膜异位囊肿或巨大囊肿，术中一旦破裂，术毕应充分冲洗盆腹腔尽量除去内容物残留。剔除囊肿的关键是寻找囊肿与正常卵巢之间的界限，层次清晰，钝性分离，减少出血，尽量保留正常的卵巢组织。对卵巢剥离面如何止血，是临床医生讨论的热点问题。腹腔镜下电凝止血是利用高频电流对局部组织产生热效应，使血液凝固，达到止血作用。只是在电凝止血的同时，也增加了对血管周围正常卵巢组织的电热效应，即组织损伤。理论上讲卵巢手术对电流的功率越大，作用时间越长，作用面积越大，对卵巢组织的损伤越大。

有研究认为，腹腔镜卵巢囊肿剥除术电凝止血后卵巢储备功能明显下降，甚至发生卵巢早衰。近年随着生育年龄的推后及不孕症发病率的增高，IVF-ET 已广泛应用于临床，对这部分人群实施卵巢囊肿手术时，卵巢储备功能保存有重要的临床意义。

剥除卵巢囊肿时，卵巢门和囊肿剥离面的出血最常见。目前常用的止血方法为电凝止血。术中可先用单极电刀切开囊皮，注意避免囊肿破裂，钝性分离囊肿，在剥离至基底部时，可先用双极电凝凝固基底部血管，再行切除囊肿，可有效止血和减少对卵巢的损伤。腹腔镜卵巢良性囊肿剥除尤其是巧克力囊肿剥除术中出血明显者，止血往往困难，而电凝由于简便易行且效果肯定，是目前最常见的止血方法。但电凝止血给卵巢带来的热损伤，影响其储备功能，进而引起的卵巢功能减退、卵巢早衰等并发症越来越引起人们的重视。电凝止血尤其是效果不良重复止血则一次电切热损伤带重，导致低性激素现象。次电切热损伤带可使卵巢囊肿剥离后皮质厚度的 50% 到全层受累，阻断卵泡成熟和排卵，所以内分泌功能和生育功能均可受到一定影响。单极电凝造成的 ZTN 比双极宽，多种改变更重。因此，腹腔镜手术中卵巢的止血尽量选用双极或损伤更小的激光或超声刀，以最大限度保存卵巢功能。使用电凝过程中在对创面在达到止血效果的同时应尽量缩短电凝时间，减少电灼组织的面积，减少热损伤，让患者得到真正意义上的微创治疗。

妊娠合并卵巢肿瘤较非孕期危害大，有生长发展快、蒂扭转、破裂、感染、出血、梗阻性分娩等风险，因此需谨慎处理。近年来，腹腔镜手术逐渐应用于妊娠期卵巢囊肿治疗。研究表明腹腔镜手术较开腹手术不增加妊娠期并发症风险，其安全性得到越来越多的证实。并有以下优点：①减少开腹手术时对子宫的搬动和不必要的刺激。有文献报道腹腔镜术后的子宫收缩及早产率较开腹手术低。②术后恢复快、下床活动早，可减少妊娠期血栓发生的概率。③术后伤口疼痛感轻，减少了应用麻醉或镇痛药物后对胎儿所造成的不良影响。妊娠期腹腔镜手术风险主要存在以下几方面：

1. 全身麻醉　孕期全身的生理改变以及增大的子宫使全身麻醉的风险增加。

2. CO_2 气腹　腹压过大可以导致胎盘血流减少和胎儿吸收 CO_2。

3. 各种电外科器械应用对胎儿的影响　单极电极与人体间形成的电流回路会对胎儿产生影响；电凝时产生的有害气体也危害胎儿。

4. 气腹建立的风险较非妊娠期明显增加，妊娠期子宫增大，行气腹针或 Trocar 穿刺时极易造成损伤。因此妊娠期腹腔镜手术时需注意：

（1）手术宜在妊娠 14～20 周进行。

（2）卵巢囊肿直径≤8cm，囊肿活动无粘连。

（3）术前检查排除恶变。

（4）气腹压力不宜超过 13mmHg。

（5）术中尽可能避免使用电外科器械，单极电器械应绝对禁止使用。

（6）第一切口根据宫底高度选择脐与剑突之间，其他 Trocar 位置较非孕期相应增高。

（7）围手术期常规给予保胎治疗。

5. 证实尤其普通腹腔镜在妊娠期存在以上确定，无气腹腹腔镜才逐渐应用于妊娠期手术，其通过腹壁悬吊暴露手术视野，无气压的作用，避免了 CO_2 对心肺功能、母体血流等相关并发症，尤其适用于孕妇。

（四）卵巢打孔术

腹腔镜卵巢打孔术是多囊卵巢综合征合并不孕的备选手术治疗方法，多用于药物促排卵治疗无效者。其治疗机制：通过打孔使卵巢组织受到一定程度的破坏，卵巢分泌的激素水平迅速下降，解除了对卵巢颗粒细胞的抑制作用，卵泡得以正常发育；重建了下丘脑和垂体的反馈机制，使 LH、FSH 比值恢复正常，促进优势卵泡的发育并排卵。文献报道腹腔镜打孔术后排卵率为 80%～94%，5 年累计妊娠率 64%～77%，与传统卵巢楔形切除术效果相近，但其微创性优于传统开腹卵巢楔形切除术，其创伤小，恢复快，简单易掌握，卵巢过度刺激综合征发生低，近期效果肯定优点，成为是目前治疗多囊卵巢综合征合并不孕症的方法之一。但仍存在卵巢过度损伤和术后粘连的问题，在临床上曾有腹腔镜打孔后卵巢萎缩的个案报道；也有文献报道腹腔镜下打孔术致术后粘连发生率为 3%～5%；且远期疗效的随访尚缺乏前瞻性研究。为了提高其疗效，减少术后并发症，国内外学者在打孔器械、功率、时间和打孔数量上，进行了许多研究。2006 年中华医学会妇产科学分会内分泌学组建议：腹腔镜卵巢打孔术每侧卵巢打 4 孔，可根据卵巢大小个体化处理，原则上打孔数不宜过多；孔径 8mm（深）×2mm（直径）；电极功率 30W；时间 5 秒。打孔后即用冷生理盐水冲洗卵巢表面，手术结束前以生理盐水充分冲洗盆腔。

（五）附件切除的腹腔镜手术

实施附件切除的手术指征主要包括：

1. 年长、无生育要求的输卵管卵巢病变，特别是当患侧卵巢囊肿过大，超声检查囊肿回声有异常、周边血流丰富、血清肿瘤标记物异常升高者。

2. 年轻、需要保留生育功能的一部分卵巢交界性肿瘤，认真分析评估患者的全身情况、囊肿的组织病理学结果等，在充分评估肿瘤对人体影响的前提下实施。

3. 需要切除卵巢的病变在实施手术时，应考虑同侧输卵管的切除，目前对肿瘤的病因机制研究认为，卵巢恶性肿瘤的"罪魁祸首"可能离不开输卵管的参与。因此，对于不需保留生育功能的单侧附件切除术，加行对侧输卵管切除是合理的。

二、子宫病变相关的腹腔镜手术

（一）子宫肌瘤剥除的术式选择及预后评价

子宫肌瘤是女性生殖系统常见病、多发病，

可引起月经量过多、异常子宫出血等不适及不孕。随着女性婚育年龄的推迟，未育女性罹患子宫肌瘤的患者逐渐增多；女性对生殖内分泌健康状态的日益重视，更多的妇女希望保留子宫的完整性，要求行子宫肌瘤剥除术。随着腹腔镜手术的普及和操作技巧的普遍提高，受腹腔镜手术微创优势的吸引，越来越多的妇科内镜学家尝试于腹腔镜下行子宫肌瘤剥除术，使该术式逐步发展成熟。

1. 腹腔镜子宫肌瘤剥除术的适应证

（1）术者应该掌握娴熟的腹腔镜下缝合技巧。

（2）单发或多发子宫浆膜下肌瘤，肌瘤最大直径≤10cm，带蒂肌瘤最为适宜。

（3）单发或多发子宫肌壁间肌瘤，肌瘤最小直径≥4cm，最大直径≤8cm。

（4）多发肌瘤者肌瘤数目≤6个。

（5）术前已经除外肌瘤恶变之可能。

2. 腹腔镜子宫肌瘤剥除术的禁忌证

（1）子宫有恶性肿瘤征兆。

（2）妊娠子宫：妊娠期子宫、盆腔充血，术中出血多；妊娠期血液处于高凝状态，术后易形成血栓及栓塞。

（3）直径<3cm的子宫肌壁间肌瘤，尤其是子宫肌壁间多发性"碎石样"小肌瘤，术中探查时难以发现肌瘤位置，容易遗漏。

（4）多发性子宫肌瘤，肌瘤数目超过10个。

（5）瘤体过大，影响手术视野的暴露，一般认为瘤体超过12cm不宜施行腹腔镜下子宫肌瘤剥除术。

（6）肿瘤生长部位特殊，手术困难，如子宫颈部、阔韧带内、近输尿管、膀胱或子宫血管处。

其中（5）～（6）为相对禁忌证。子宫体积过大者，术前可使用促性腺激素释放激素类似物（gonadotropin-releasing hormone analogue，GnRH-a）治疗2～3个月，可以纠正贫血、使肿瘤体积缩小，利于手术实施。

3. 腹腔镜子宫肌瘤剥除术的手术方式　腹腔镜子宫肌瘤剥除和腹部小切口辅助腹腔镜子宫肌瘤剥除术。

腹腔镜子宫肌瘤剥除术手术步骤可分为：

（1）切开肌瘤假包膜。

（2）剥除瘤核。

（3）缝合瘤腔。

（4）取出瘤体。

四个步骤可在腹腔镜下完成，部分步骤也可于下腹部作切口按传统开腹手术方法完成。（1）～（4）全部在腹腔镜下完成者称为腹腔镜肌瘤剥除（laparoscopic myomectomy，LM），如果腹腔镜仅完成一或两步，而其余步骤经腹完成，则为腹腔镜辅助经腹肌瘤剥除术（laparoscopic assistant myomectomy，LAM），两者各有优缺点。LM腹部仅可见Trocar穿刺孔，损伤小，美观，但是无法触摸宫体，可能遗漏隐藏的小肌瘤，取出瘤体需使用特殊设备，缝合瘤腔困难。LAM需在下腹部做一长4～6cm的切口，部分手术步骤可将子宫提出腹壁进行，如同常规子宫肌瘤剔除术，可用手触摸宫体，寻找隐藏的小肌瘤，取出瘤体不需使用特殊设备，方便、快捷，常规方法止血及缝合瘤腔。在腹腔镜辅助下，可更好探察盆腹腔，分离粘连，在剥离大的子宫肌瘤时不必做很大的切口，缩短腹腔暴露时间，降低手术难度，减少创伤。此术式适用于肌瘤体积过大、数量过多等对术者来说手术难度较大的患者。术前、术中应根据患者及术者的实际情况，选择合适的术式。

4. 腹腔镜子宫肌瘤剥除术不同手术方式选择的依据　在术前、手术探查后、术中实时使用手术难度评分系统进行手术难度指数（difficulty degree index，DDI）评定（表40-4），对腹腔镜下子宫肌瘤剥除术的难度进行评价，可帮助术者理智选择手术方式，避免过于延长手术时间、过于增加术中失血、保证手术质量，避免将微创转为巨创。

腹腔镜子宫肌瘤剥除术手术难度评分系统（DDI）的应用：

DDI<15，手术难度较低，LM一般可以成功。

DDI≥15，<18，手术难度中等，LM多数情况下可成功。

DDI≥18，手术难度较大，LM极为困难，建议选择LAM。

5. 减少术中出血的方法　手术中减少出血和止血尤为重要，因为出血不仅会加重患者创伤，更会使手术野暴露不清，影响电凝效果，增加手术难度、延长手术时间。术中出血主要源于肌瘤包膜和基底部，手术时应该注意这些部位出血的预防性处理，防患于未然。

表 40-4 LM 手术难度评分系统（DDI）

项目		特征	分值
肌瘤位置	浆膜下	广基	0
		无基	1
	肌壁间	Ⅰ：突向浆膜	1
		Ⅱ：肌壁间	3
		Ⅲ：突向黏膜	5
	黏膜下		5
	阔韧带内		5
肌瘤大小	直径 /cm	5～7cm	1
		8～10cm	2
		>10cm	4
		肌壁间碎石样	18
包膜类型		Ⅰ型	1
		Ⅱ型	2
肌瘤数量	单发	1	0
	多发	2～5	2
		6～10	4
		≥11	6
肌瘤囊性变		无	0
		有	2
内膜异位症		无	0
		有	1
子宫肌腺症		无	0
		有	8
术者手术技巧		娴熟	2
		一般	10
		生疏	14

（1）切开子宫肌壁时应分清解剖层次，镜下仔细辨认血管位置，遇到血管时应先凝后切。

（2）肌瘤包膜全层切开后，可于出血部位用双极电凝做局部全层凝固止血。

（3）肌瘤即将娩出瘤腔之际，正是引起难以控制的瘤腔内出血之时，不可急于求成，此时应仔细辨认肌瘤基底，基底部常常是肌瘤主要血液供应的必经之路，宜先使用双极电凝凝固止血，之后将其切断，血管应紧贴瘤体凝固、分离包膜，循序渐进，则事半功倍。若行大面积的钝性分离，难以控制的出血将会使手术陷入窘境。

（4）包膜内注射催产素盐水混合液，既可水压分离，又可促进子宫平滑肌的收缩，减少术中出血。亦有使用血管升压素者的报道，但是由于血管升压素可以导致血压急剧上升、随后出现严重心肺损伤，在欧洲一些国家是禁止使用的。国内学者也有使用垂体后叶素的报道，垂体后叶素的成分更为复杂，引起患者心肺损伤的可能性更大。目前，对于该两种药物相关的不良反应无详细记录，因不良反应造成的费用的相关数据亦不充足，然而对做出任何一个恰当决定前，必须权衡预期的利弊和费用。我国药典对上述现象虽然没有描述，但是出于对手术安全性的考虑，笔者不建议在子宫肌瘤剔除时使用上述两种药物。催产素较少影响循环系统，相对安全，其组织分离及减少出血的功效已经足以满足手术需要。

（5）缝合是有效的止血措施，应按黏膜肌层、肌层、浆膜肌层逐层缝合创面。

（6）术中电凝面积不可过大，以免影响创面愈合。

6. 腹腔镜子宫肌瘤剥除术对生育能力的影响 育龄妇女罹患子宫肌瘤者多有不孕或流产史，传统子宫肌瘤剔除后可明显改善生育功能，腹腔镜子宫肌瘤剥除术后是否也可改善生育功能呢？结论是肯定的，且无不良产科结局。大量临床研究表明肌瘤切除术后妊娠的影响因素为手术方式和肌瘤类型，腹腔镜与经腹术后妊娠率差异有显著性（$p < 0.05$），腹腔镜子宫肌瘤剥除术可改善生育功能，患者可阴道分娩。但是患者子宫毕竟有瘢痕，腹腔镜术后子宫破裂偶见报道，患者孕期应严密监控，防止子宫破裂的发生，一旦发生保证得到及时救治，方可确保母婴平安。

7. 腹腔镜子宫肌瘤剥除术的复发率 如同传统子宫肌瘤剔除术一样，腹腔镜子宫肌瘤剥除术后，仍然有肌瘤复发的危险，多数临床研究显示腹腔镜肌瘤剥除术后 5 年累计复发率略高于经腹子宫肌瘤剥除术，但是与腹腔镜给患者所带来的益处相比，腹腔镜子宫肌瘤剥除术值得推荐。因此，对于经验丰富的妇科内镜医师来说，腹腔镜手术并没有增加术后肌瘤复发的风险。

8. 腹腔镜子宫肌瘤剥除术的并发症 腹腔镜子宫肌瘤剥除术术中如果止血及缝合不当，术中、术后可出现大量出血，甚至需要输血，手术麻醉时间过长。子宫肌瘤剔除术后还可发生子宫内膜炎和粘连，妊娠期子宫破裂偶见报道。

9. 腹腔镜子宫肌瘤剥除后避孕时间 是开腹还是腹腔镜下子宫肌瘤剥除，对子宫有不同程度的创伤,依据创伤的程度,确定患者术后的避孕时间。关于手术后的避孕时间,传统观念认为子宫体部肌瘤剥除后的避孕时间是2年。目前由于患者准备怀孕的年龄较前增大,求子心切,因此对于术后避孕时间可以个体化对待:对于子宫全层损伤者应严格避孕2年,子宫带蒂浆膜下肌瘤术后避孕3月,Ⅱ型肌壁间肌瘤术后避孕1~2年。当患者年龄超过35岁时,手术后避孕时间过长影响患者怀孕概率。患者怀孕后要充分告知妊娠期间子宫破裂的风险,要在产科医生的密切注意下维持妊娠。子宫肌瘤剥除并不是剖宫产的绝对指征。

10. 腹腔镜下子宫肌瘤剥除是可行的和高度选择性的,应该强调个体化治疗,不论对于患者还是医生,不论对于肌瘤本身还是手术方式。不同的患者应该选择不同的术式,不同的医生应选择不同的患者,以免将微创转为巨创。结合子宫肌瘤本身特点和术者手术熟练程度而制订的腹腔镜子宫肌瘤剥除术手术难度评分系统可实时评估手术难度,指导术者理智地选择手术方式,确保手术质量。

（二）子宫切除术

1. 腹腔镜子宫切除术的发展过程 子宫切除术已有一百多年的历史,早在19世纪40年代,法国及美国的医生已开始尝试经阴道或腹部将病变的子宫切除。1989年,Reich医生报道了第一例腹腔镜子宫切除术,这一手术标志着腹腔镜在妇科的应用开辟了新纪元,使更多的患者能够用手术进行治疗。腹腔镜子宫切除术因具有微点,如住院时间短、术后疼痛轻、恢复正常生作快、腹部伤口微小美观、术后粘连少等,一术式受到广大患者和妇产科医生的青业界迅速普及开来。

腹腔镜子宫切除术的术式 子宫切除指切断子宫两侧支配子宫的血管神经和韧带,并切断子宫峡部或连接子宫颈部,将子宫体或整个子宫切除,分别切除或全切除。由于女性生殖道的切除手术可以经剖腹或经阴道单宫角开始由上向下切断子宫两侧切断阴道穹隆切除子宫。而后穹隆开始,自下向上切断子宫

两侧韧带和血管,最后切断圆韧带及输卵管及卵巢固有韧带,切除子宫。腹腔镜子宫切除术采用膀胱截石位,采用阴道手术和腹部手术相结合的方法,最大限度地发挥阴式手术及开腹手术的优势,完成任何复杂类型的子宫切除术,达到微创手术的目的。

（1）腹腔镜全子宫切除术（total laparoscopic hysterectomy,TLH）:指经过腹腔镜下操作将子宫周围的韧带、宫旁组织、血管、阴道壁切断,将子宫体及子宫颈全部切除后自阴道取出,然后经腹腔镜下缝合阴道断端。

（2）腹腔镜辅助阴式子宫切除术（laparoscopic-assisted vaginal hysterectomy,LAVH）:使用腹腔镜处理附件将附着于子宫体部的韧带（圆韧带、卵巢固有韧带、阔韧带、输卵管）切断,然后经阴式手术切除子宫旁剩余部分（主韧带、子宫骶骨韧带、子宫血管）,自阴道取出子宫,并经阴道缝合阴道壁关闭腹膜。它避免了单纯阴式子宫切除术对盆腔不能清楚检查的缺陷,也可同时处理盆腔粘连、附件肿瘤等并存病变,扩大了阴式子宫切除的适应证。

（3）腹腔镜次全子宫切除术（laparoscopic supracervical hysterectomy,LSH）:指经腹腔镜将子宫峡部以上的子宫体部切除,并用特殊器械将切除的子宫体逐块取出,将子宫颈完整保留,使盆底结构及阴道长度完全不受影响。对年轻患者应是首选术式。

3. 腹腔镜子宫切除术的适应证 全子宫切除术及腹腔镜辅助阴式子宫切除术可全部切除子宫颈及子宫体,因此既可用于子宫良性病变,如子宫肌瘤、子宫腺肌病、功能失调性子宫出血等需要切除子宫者,也可用于早期子宫恶性肿瘤及癌前病变如子宫颈原位癌、子宫颈上皮内瘤变、子宫内膜不典型增生等适合全子宫切除的患者。次全子宫切除术只可用于治疗子宫良性病变如子宫肌瘤、子宫腺肌病、功能性子宫出血的患者。

4. 腹腔镜下子宫切除的基本手术步骤

（1）全子宫切除术:①切断圆韧带;②切断输卵管峡部;③切断骨盆漏斗韧带或卵巢固有韧带;④分离膀胱腹膜反折,并下推膀胱;⑤切断子宫血管;⑥切断主韧带及子宫骶骨韧带;⑦切开阴道穹隆,完整切除子宫颈;⑧自阴道取出子宫;

⑨缝合阴道残端及主、骶韧带,加固盆底;⑩缝合盆腔腹膜,包埋创面。

(2)腹腔镜辅助阴式子宫切除术(LAVH):腹腔镜下完成的手术步骤,①切断圆韧带;②切断输卵管峡部;③切断卵巢固有韧带或骨盆漏斗韧带;④打开膀胱腹膜反折,下推膀胱至阴道壁;⑤切开阴道前后穹隆,转为阴道手术。

从阴道完成的手术步骤:①阴道壁环形切开;②切断子宫骶骨韧带和主韧带;③切断子宫血管;④自阴道取出子宫;⑤缝合主韧带及子宫骶骨韧带残端及阴道壁;⑥腹腔镜下再次检查创面及止血。

(3)腹腔镜下次全子宫切除术的手术步骤:①切断圆韧带;②切断输卵管峡部;③切断骨盆漏斗韧带或卵巢固有韧带;④分离膀胱腹膜反折,并下推膀胱;⑤切断子宫血管;⑥切断子宫峡部,切除子宫体;⑦缝合子宫颈断端、盆腔腹膜及膀胱腹膜反折,包埋创面。

5. 腹腔镜子宫切除术的基本操作要点

(1)各种术式均需经腹腔镜下完成的手术操作:圆韧带及附件处理,保留附件时,需将位于宫角部的卵巢固有韧带、输卵管峡部切断。此时要注意位于其中的子宫动脉到卵巢及输卵管的分支及其伴行静脉。在切断这些组织结构时可先将圆韧带、输卵管和卵巢固有韧带分别凝固剪断,然后凝固宫角部血管束,这样比较容易将血管凝固、闭合并止血。如果子宫肌瘤位于子宫角部,使子宫变形,此时宫角部结构不易辨认,特别要注意辨认子宫血管与卵巢血管的吻合支,分别凝固切断。切除附件时,可用双极电凝在靠近卵巢处凝固闭合卵巢血管、然后剪断骨盆漏斗韧带,也可先将卵巢系膜处腹膜打开,将骨盆漏斗韧带内血管结扎或电凝闭合后剪断。这两种方法均可避免在输尿管进入骨盆入口处被损伤。

阔韧带处理:分离阔韧带时可将阔韧带无血管区腹膜一起凝固切断而不必分开,直到膀胱腹膜反折水平,阔韧带切口要离开宫壁,以避免伤及沿子宫侧壁上行的子宫血管。输尿管不必分离出来,一般不会损伤。如果肌瘤位于阔韧带内,则需要将阔韧带前后叶腹膜打开,贴着肌瘤表面将腹膜推开,游离出肌瘤。如果肌瘤位于子宫侧壁近峡部,要特别注意分离出子宫血管并凝固切断。如果肌瘤来源于子宫颈,向下生长于直肠阴道隔内,可先将子宫血管凝固切断,然后解剖出位于直肠阴道隔的肌瘤,再切除子宫。

分离膀胱腹膜反折及推开膀胱:正常情况下,膀胱腹膜反折与膀胱上缘相距约2cm,用单极电凝、超声刀或剪刀均可将其剪开并分离。使用杯状举宫器可将阴道前穹隆撑起,使推下膀胱非常容易。

(2)不同腹腔镜子宫切除术式的操作要点

1)腹腔镜下全子宫切除术:对于腹腔镜下全子宫切除术,腹腔镜下尚需完成以下步骤,①切断子宫血管;②切断子宫骶骨韧带和主韧带;③切开阴道穹隆,切除宫颈并取出子宫;④经腹腔镜下缝合阴道残端。

子宫血管的处理:在分离阔韧带并推开膀胱腹膜反折后,将子宫推向一侧,即可在子宫峡部暴露子宫血管束,可用双极电凝钳贴近子宫将其凝固并切断。由于血管束较厚,完全钳夹不易将血管凝固透彻,可采用分层凝固的方法,即将电凝钳插入组织内达子宫肌层或子宫颈组织处,分层凝固血管及其周围组织,这样可将组织凝固透彻,在剪断时不会出血。还有一种方法,是在手术开始时先分离出子宫动脉并切断,然后完成子宫切除,操作要点是将圆韧带和输卵管之间的腹膜切开,分离阔韧带内的疏松结缔组织,找到输尿管,在输尿管隧道入口处即可辨认出子宫动脉。将子宫动脉逆行分离至其从髂内动脉分出处,即可电凝切断子宫动脉。也可从阔韧带后叶、输尿管上方切开,向盆壁方向分离找到子宫动脉并电凝切断。还可以先分离出侧脐韧带,然后沿脐韧带分离出子宫动脉并切断。

子宫骶骨韧带及主韧带切断:在行全子宫切除时只要紧贴宫颈切断韧带即可。在此处使用超声刀将韧带切断将达到既切割组织又良好止血的效果。使用双极电凝将其凝固并剪断也是比较好的方法。在阴道内放置杯状举宫器,将阴道穹隆顶起,可以清楚显示主韧带和子宫骶骨韧带与宫颈的关系,准确切断韧带与宫颈的连接处,避免损伤输尿管。

阴道壁切断:使用杯状举宫器经阴道举宫及摆动子宫是暴露宫颈旁解剖结构的关键,也是避免损伤膀胱及输尿管的关键。杯状举宫器置于阴道内，将整个穹隆顶起，便于分离膀胱阴道间隙及切开阴道穹隆，分离宫颈与阴道壁的连接，完整切除子宫颈。切断阴道壁时要留少许与宫颈相连，这样在经阴道取出子宫时容易找到子宫颈。

阴道断端缝合：阴道断端缝合可有多种方法。可在腹腔镜下间断缝合，也可连续扣锁缝合。经阴道连续缝合阴道壁断端及韧带断端因在直视下操作，更加容易。

2）腹腔镜辅助阴式子宫切除术：腹腔镜手术部分至切开阴道前后穹隆后转为阴式手术，常分为以下手术步骤，①环形切开阴道黏膜；②切断子宫骶骨韧带及主韧带；③切断子宫血管；④缝合韧带加固盆底并缝合阴道壁。

逐步说明：暴露宫颈，找到阴道前后穹隆的切口并以此为标志环形切开阴道黏膜，向两侧扩大切口，即可从子宫前后进入腹腔并暴露子宫骶骨韧带及主韧带，用弯钳钳夹、切断双侧主韧带及子宫骶骨韧带并缝合止血。切断韧带后，将子宫颈拉向一侧，暴露子宫血管。钳夹、切断子宫血管并缝扎。子宫血管切断后即可自阴道取出子宫。将主韧带及子宫骶骨韧带残端对缝在一起，加强盆底支持作用。然后将阴道黏膜连续缝合。最后再次腹腔镜检查，确认无活动性出血后结束手术。

腹腔镜下子宫次全切除术，则是在完成了前述4个手术步骤后，继续完成以下手术步骤：①电凝切断子宫血管（具体操作方法见前述）；②切断子宫峡部，切除子宫体，用子宫粉碎器逐块取出子宫组织；③镜下缝合宫颈峡部，关闭宫颈管，缝合盆腔腹膜及膀胱腹膜反折，包埋创面。

6. 腹腔镜子宫切除的并发症　腹腔镜子宫切除的并发症，是指在腹腔镜子宫切除术后近、远期出现的相关问题。常见以下几个方面：

（1）术后腹腔内出血：由于出血点未完全止血，或者术后凝固血管焦痂脱落所致。患者可出现腹胀、血红蛋白下降、血压下降或休克等表现。要根据患者具体情况，选择腹腔镜手术止血或开腹止血。术后经穿刺孔放置胶管引流有助于及早发现腹腔内出血并处理。预防术后出血的关键是在手术结束时仔细检查手术创面及各个血管断端，确认无活动出血后结束手术。

（2）盆腔血肿形成：多由创面渗血所致。血液在盆腔积聚可形成大小不等的血肿。这种情况不需再手术，只需加强抗感染，待血肿慢慢吸收。

（3）阴道残端出血：阴道残端出血可由感染或组织水肿消退后缝线松脱引起。少量出血可采用纱布压迫止血，同时使用消炎止血类药物；有时发生明显活动性出血，可经阴道缝合止血。

（4）肠道损伤：全子宫切除时损伤肠管主要是乙状结肠及直肠，这种损伤常见于盆腔粘连严重的子宫内膜异位症或子宫腺肌病患者，如果试图将粘连分开及切除子宫内膜异位症病灶，则有可能引起相应肠管受损。肠穿孔可用直肠注气试验确诊。在盆腔内灌满生理盐水，然后经直肠注入气体，如有气泡从水中溢出，则证实有穿孔。如果术前肠道准备充分，这些穿孔可在镜下一期缝合。否则，应行近端结肠造瘘，形成人工肛。3个月后待穿孔自行愈合，再行造瘘口还纳术。对于子宫后壁粘连严重者，不必先分离粘连，可将附件处理及圆韧带切断后，下推膀胱腹膜反折，先将子宫血管分离并切断，这样就会明显减少分离子宫后壁粘连时出血，使分离粘连容易且层次清楚。如果粘连致密仍不能分离，可在镜下将阴道前穹隆切开，将子宫体自阴道前穹隆翻出，此时粘连于子宫后的肠管会自然分开。少数患者可发生直肠阴道瘘，需要横结肠造口及二期修补。有些患者在横结肠造口后瘘口可愈合，只需将造口肠管封闭还纳即可。

（5）膀胱损伤：腹腔镜全子宫切除时损伤膀胱主要因为分离膀胱腹膜反折时，尤其多见于有剖宫产史患者，在分离膀胱腹膜反折时，如因瘢痕粘连（剖宫产后）、界限不清而分离困难，可从宫颈两侧疏松组织处向内侧分离，找到膀胱与宫颈之间的间隙，先将膀胱自宫颈及阴道前壁分开，最后紧贴子宫瘢痕处切开腹膜反折，推开膀胱。使用杯状举宫器将阴道前壁撑起，有利于将膀胱自宫颈及阴道前壁分离。术中发现血尿或尿袋充气应怀疑膀胱损伤，经尿管注亚甲蓝液可明确诊断。膀胱穿孔可在腹腔镜下修补，术后保留尿管10～14天。

（6）输尿管损伤：腹腔镜全子宫切除时输尿管损伤多为电凝引起的热损伤。多发生于在处理子宫血管时，子宫血管凝固不彻底而剪断，即向外侧回缩。此时回缩的血管断端即在输尿管附近，此时不恰当地使用电凝止血往往导致输尿管损伤。重度子宫内膜异位症患者因盆腔解剖关系异常更易误伤输尿管。输尿管损伤在术中一般不易发现，术后表现为高热、腰痛。如果高度怀疑输尿管损伤，可经膀胱镜置入双"J"管，术后 2 个月左右经膀胱镜取出。如果术时发现输尿管被切断，可行腹腔镜下输尿管吻合术，必要时转开腹手术。预防输尿管损伤的关键操作是紧贴子宫壁彻底凝固子宫血管并切断。使用杯状举宫器可使解剖结构清晰，有利于辨认相关的解剖以避免损伤。

（7）泌尿生殖道瘘形成：瘘管形成是全子宫切除术后较常见的一种并发症，多为膀胱阴道瘘和输尿管阴道瘘，是由膀胱或输尿管电热损伤或被缝合所致。这种情况术中不易发现，术后则形成泌尿生殖道瘘。瘘管形成多在术后 1 周左右，表现为阴道排出清亮尿液。经导尿管向膀胱注射亚甲蓝液可诊断膀胱阴道瘘，膀胱镜检查可明确瘘口的位置和大小。小的膀胱阴道瘘可行保守治疗，使用导尿管持续引流，瘘孔可自愈。漏孔较大，经保守治疗无效，可在 3 个月后手术修补。输尿管阴道瘘的诊断可经静脉注射亚甲蓝液（亚甲蓝 4ml 加生理盐水 20ml 慢推注射），在尿液变蓝的同时阴道内有蓝色液体排出即可明确诊断。静脉肾盂造影和超声检查可判断输尿管阴道瘘的部位。对于输尿管阴道瘘，首先应尝试经膀胱镜或输尿管镜置入输尿管导管（双"J"管），放置 2～3 个月后取出，瘘孔可能自愈。如果不能置入双"J"管，则需在 3 个月后行输尿管膀胱种植术，这种术式也可在腹腔镜下完成。

（8）术后感染：盆腔感染主要表现为发热、腹胀、腹部有压痛和反跳痛。术中充分止血，术毕放置腹腔引流管可减少盆腔感染。单纯盆腔感染多在加强抗感染治疗后症状迅速缓解。如果怀疑由肠道穿孔引起盆、腹腔感染，必须及时剖腹探查。

腹腔镜子宫切除已成为妇科腔镜的一种标志性手术在各级医院开展。其手术效果与开腹手术基本相同。它是妇科腔镜手术的一个重要发展方向，也是子宫切除的一个新术式。但是，腹腔镜子宫切除并不能完全代替传统的开腹手术，其局限性在于不能安全处理合并盆腔严重粘连的患者，也不宜用于巨大的子宫肌瘤患者。术式的选择应结合术者经验、患者需求、病变情况、仪器设备等因素综合考虑。选择适当患者，作恰当手术，医生、患者都将受益无穷。

（李　斌）

第六节　腹腔镜在妇科恶性肿瘤诊治中应用的相关问题

妇科肿瘤的腔镜手术是 20 世纪科学技术的发展与外科手术技术结合的重要进展，它融合了信息科学、生命科学、材料科学和医学工程学等诸多当代技术创新。将光学技术（光导纤维）、成像技术、计算机技术、机械技术、多能源凝血技术、超声和等离子刀等大量现代科学技术和人类智慧整合，使妇科肿瘤外科手术发生革命性变化，彻底改变了传统的手术概念和操作方法。妇科肿瘤腔镜技术的发展突出体现了"生物、社会、心理"医学模式的内涵，充分展现了人文医学、循证医学、价值医学和个性化医疗等先进理念。现代妇科肿瘤外科提倡在治疗疾病的同时尽可能考虑到患者的精神和心理健康和康复，而追求微创伤手术和努力达到切除的彻底性和治疗效果始终是外科的一对矛盾的对立统一。从手术创伤程度分析妇科肿瘤腔镜手术并未明显减少组织创伤，但由于其能通过微小切口完成大范围复杂手术操作，出血少、对机体干扰小，可明显减少常规手术的并发症和具有突出的美容效果等特点，在妇科肿瘤患者术后的精神和心理康复方面具有常规手术难以达到的突出效果。符合黄志强院士提出的："能得到比现行的标准的外科手术更小的创痛、更佳的内环境稳定状态、更精准的操作步骤、更准确的手术结果、更短的住院时日、更好的心理效应"的微创外科的概念。这一妇科肿瘤手术技术的进步，可能使妇科医生长期追求的创伤更小、治疗效果更好、在治愈疾病的同时兼顾患者美观和心理效应的手术目标得以实现，使患者最终实现身心一体化康复。妇科肿瘤腔镜手术属于技术创新，虽然并未改变妇科肿瘤外科学的本质，但已从多方面改变现行妇科肿瘤手术技术的面貌，提高了妇科肿瘤外科医生的手术治疗效能，改善了手术效果，使患者的收益度提高。经过 20 余年的探索和发展，妇科恶性肿瘤腔镜手术以其特有的临床效果和微创优势，正在改变着妇科肿瘤医生的传统理念，作为妇科肿瘤外科新的、重要的诊治手段，显示出其广阔的应用前景。

一、腹腔镜在妇科恶性肿瘤诊治中应用的发展历程

自 1989 年，Querleu 开创了盆腔镜下盆腔淋巴结切除术的先例，此后有学者报道腹腔镜下切除盆腔和腹主动脉旁淋巴结。1990 年，法国人 Canis 和 Querleu 相继报道了腹腔镜盆腔淋巴结切除术和腹腔镜辅助的经阴道广泛子宫切除术，1992 年美国人 Nezhat 报道了首列完全腹腔镜下广泛子宫切除术和盆腔淋巴结切除术治疗子宫颈癌患者。之后该技术逐渐用于临床，并取得了满意的临床效果。同时在 1992 年 Dargent 还报道了采用腹腔镜行盆腔淋巴结切除术和经阴道的根治性子宫颈切除术，以治疗年轻、希望保留生育功能的子宫颈癌患者，并获得成功。随着技术和设备的进步和更新，腹腔镜下手术经验的积累，使一些常规开腹手术也非常困难的手术得以在腹腔镜下完成。包括：子宫颈或阴道残端癌的广泛阴道及子宫颈旁切除术、阴道癌的全阴道切除术、卵巢癌的全面分期手术，外阴癌的腹股沟区淋巴结切除术，以及中心复发子宫颈或子宫内膜癌的盆腔廓清术。迄今，绝大多数妇科恶性肿瘤均可以在腹腔镜下完成分期和手术治疗。

国内妇科恶性肿瘤的腔镜手术开展较晚，2000 年蒋庆春等率先报告了子宫颈癌的盆腔淋巴结切除术，同年梁志清等首次报道了子宫内膜癌的腹腔镜下盆腔淋巴结切除术和次广泛子宫切除术，之后相继一些单位也有个案报道。2004 年梁志清等报道了腹腔镜辅助的根治性子宫颈切除术治疗有生育要求的早期子宫颈癌，2009 年徐惠成等全球首次报道经腹壁路径的腹腔镜腹股沟区域淋巴结切除术，至此，奠定了国内妇科恶性肿瘤腹腔镜下分期和手术治疗的基础，并在近年得以推广和发展。

二、妇科肿瘤腹腔镜手术的适应证

（一）子宫内膜癌

子宫内膜癌的手术目的在于临床病理分期和治疗疾病，文献报道，Ⅱb 期以下的子宫内膜癌，

包括Ⅱb 期患者，均可以在腹腔镜下完成分期和治疗手术，而对于临床分期Ⅲ期以上的患者也可以进行腹腔内转移状况检视及盆腹腔淋巴结的采样进行临床病理分期及减瘤术的可行性评估，以利于进一步的治疗选择。

（二）子宫颈癌

目前，绝大多数的文献报道，对于Ⅱa 期的子宫颈癌适合在腹腔镜下行广泛子宫切除术（C 型）和盆腹腔淋巴结切除术，以达到治疗的目的。也有文献报道认为Ⅱb 期（包括Ⅱb 期）的子宫颈癌也可以在腹腔镜下完成 D 型广泛子宫切除手术，甚至也有采用腹腔镜行Ⅲa 期子宫颈癌行腹腔镜下 D 型根治术的报道，但手术难度大，目前只有个案。因此，对于子宫颈癌的治疗，何种期别适合手术治疗，目前尚无统一意见。鉴于近期有随机对照试验显示，早期宫颈癌（病灶大于 2cm）患者经腹腔镜手术生存结局较开腹手术差，因此，选择病灶小于 2cm 的患者行腹腔镜辅助的经阴道广泛子宫切除术是相对安全的，而病灶大于 2cm 的患者若有需求可以在技术条件较好的单位开展，但术前需将不同手术方法的风险和益处明确告知患者。

子宫颈癌淋巴结受累的程度影响预后。CT、MRI 和超声的敏感性和特异性不高，病理学检查是唯一可行的方法，因此 1998 年 Shingelton 提出宫颈癌手术分期的概念，且经过系列的临床实践，逐步得到广泛认可。2003 年 FIGO 会议后发布的妇科恶性肿瘤分期和临床实践指南已将腹腔镜下盆腔和腹主动脉旁淋巴切除术推荐为妇科恶性肿瘤疾病评估和手术病理分期的重要手段，也是手术治疗的重要组成部分。无论临床期别早晚的宫颈癌，均可在腹腔镜检查和镜下淋巴结切除时了解盆腹腔脏器及腹膜后淋巴结有无肿瘤转移。先行盆腔和 / 或腹主动脉旁淋巴结活检或系统切除，如冰冻病理检查提示肿瘤已有淋巴结转移，可在腹腔镜下完整切除增大的淋巴结或系统切除盆腔和腹主动脉旁淋巴结后辅以放化疗，也可直接转为放化疗。如果术中病理检查提示淋巴结无肿瘤转移，则直接通过腹腔镜完成根治性子宫切除术。

（三）阴道癌

阴道癌的手术目的和方式和子宫颈癌相似，

一般适用于Ⅰ期和Ⅱa期的局部侵润的患者。对于位于阴道中上1/3的患者，可以采用广泛全子宫和全阴道切除术加盆腔淋巴结切除术。同时对于Ⅰ期的阴道癌患者可以采用保留生育功能的局部阴道切除术加盆腔淋巴结切除术，同样取得了良好的效果。目前，有关腹腔镜下行全阴道切除术治疗阴道癌的报道不多，多为个案报道。

（四）卵巢癌

腹腔镜下卵巢癌的全面分期手术是难度较大的一类手术，也是最受争议的手术。迄今，绝大多数妇科肿瘤学家不主张采用腹腔镜下的手术方式，认为其会加速肿瘤的复发与转移。最新的研究表明，对于早期、低危或低度恶性的卵巢肿瘤患者，其腹腔镜下手术的5年生存率与开腹手术相似，无统计学差异。因此，为未来腹腔镜卵巢癌的手术奠定了理论基础，同时对多年来腹腔镜不适合行卵巢癌手术的争论提出了挑战。但是，无论如何在发现附件肿瘤为恶性时，实施卵巢癌的腹腔镜分期手术必须符合以下情况：①肿瘤直径小于10cm；②腹腔内其他部位或脏器无明显的转移灶；③术者有足够的技术以完成整个分期手术。

除了对原发性卵巢癌行腹腔镜全面分期以外，还有报道采用腹腔镜或机器人辅助腹腔镜行卵巢癌减瘤术成功的报道，但难度大，不适合推广应用。

卵巢癌的二次探查和减瘤术，适合于手术化疗后出现CA125升高，且伴有腹腔内病灶的患者，可以根据手术探查的结果采用不同的策略，对于单个或孤立的病灶可以在腹腔镜下完成病灶清除术，而对于弥漫性病灶可以完成活检术。同时可以对腹腔内广泛复发的病例进行评估，评定是否需要进一步的开腹减瘤术。

（五）外阴癌

对于Ⅱ期及部分Ⅲ期外阴癌，广泛外阴切除加腹股沟区域和盆腔淋巴结切除是治疗浸润性外阴癌的标准术式，常规手术切除腹股沟区淋巴结时由于皮肤切口大，皮下组织彻底切除后，手术区域皮肤血供受影响，常导致切口愈合不良是外阴癌手术后最常见的并发症，在临床上处理也较棘手，往往需要换药数月，给患者带来极大的痛苦。腹腔镜下切除腹股沟浅淋巴结，尽管皮下组织切除彻底，影响了皮肤的血供，但由于皮肤无伤口，发生皮肤缺血坏死的可能性很小，因此术后一般不会出现皮肤愈合不良，可明显促进术后患者的恢复，减轻医护人员的负担。但腹腔镜下切除腹股沟浅淋巴结难度较大，主要是手术视野的暴露。

作者使用经腹壁路径的腹腔镜下腹股沟淋巴结切除术的技术，同时兼顾盆腔淋巴结切除术，取得满意的临床结果。手术前应严格选择病例，对于腹股沟区淋巴结明显增大、质硬、不活动的患者除非腹腔镜技术非常熟练，否则应选择常规手术。

三、腹腔镜手术治疗妇科恶性肿瘤的原则及关键技术

（一）妇科肿瘤（子宫颈癌）腹腔镜手术的准则

近年来，以腹腔镜手术为代表的微创外科技术得到了长足进步，但是我们应该明确：腹腔镜手术只是手术技术的改进和创新，并未改变妇科肿瘤外科治疗的本质，妇科恶性肿瘤的腹腔镜下手术首先必须遵循传统开腹手术的肿瘤根治术的原则。自1990年Canis和Querleu等开创了腹腔镜辅助的广泛性子宫切除和盆腔淋巴结切除术以来，大量的临床研究表明，腹腔镜手术无论从技术操作还是从肿瘤根治的原则上都适用于妇科恶性肿瘤的治疗，其对适宜的早期宫颈癌和子宫内膜癌的治疗效果，与传统的开放手术相比无显著差异。其所具有的创伤小、疼痛轻、肠道功能恢复快、能较早进食和恢复活动、住院时间短、不增加围手术期并发症、减少肠粘连等优越性，已经得到了证实，同时其还具有传统开放手术无法比拟的快速康复和美容效果。

妇科肿瘤腹腔镜手术的理想目标是治疗有效性、手术安全性、邻近器官和重要组织功能的保护和干预微创化的统一。手术的有效性在于彻底清除目标病灶，安全性在于操作部位或器官、组织周围邻近器官及功能充分保护，微创化要求以最小的创伤代价完成安全而有效的手术，三者之间是密切联系又彼此制约的复杂关系。切除足够大范围病灶周围组织以彻底去除目标病灶的病理学要求与最大化保留病灶周围的神经等组织的生理学原则之间存在矛盾冲突。在获取最佳康复效

果的目标下如何实现彻底去除病灶、最大子宫颈周围器官功能保护和最小创伤侵袭三者的统一是现代精准解妇科肿瘤外科手术的核心准则。

1. 彻底清除目标病灶的准则和策略　彻底清除目标病灶是实现腹腔镜精准解剖性广泛子宫切除术的最佳治疗和康复效果的前提。目标病灶是指在其切除后能治愈疾病的全部病变，以及可能被肿瘤浸润的子宫颈周围组织。

（1）精确目标病灶范围评估及分期：子宫颈癌的术前评估是依据病史、临床表现、影像学检查、实验室检查、病理学检查结果，以及临床物理检查，系统了解病变的性质，及其在子宫颈内外的分布及子宫颈周围脉管和淋巴系统受累状况；以及临床分期等。

（2）肿瘤组织的整块切除和彻底的淋巴结清扫：手术的目的除了去除病灶以外，还需要对疾病进行准确的分期，就要求对子宫颈周围组织完整切除，同时进行系统的淋巴结切除术，包括盆腔和腹主动脉旁淋巴结切除，以完成疾病的手术病理分期，为肿瘤的辅助治疗提供依据。

（3）遵循无瘤手术原则：精细解剖性广泛子宫切除术同样应遵循无瘤原则以避免肿瘤残留和医源性播散。应依据肿瘤浸润转移特性在瘤体外无瘤浸润的正常子宫及子宫颈周围组织中将肿瘤整块切除。对切除的淋巴结等肿瘤可能侵犯的组织采用样本袋放置的技术，使其与腹腔脏器隔离。对于侵犯子宫颈周围重要脉管结构的恶性肿瘤病例联合血管切除重建可显著提高肿瘤的治愈性切除率。

2. 最大限度保护子宫颈周围器官功能的准则和策略　子宫颈周围器官即膀胱、输尿管和直肠功能及其结构完整性是决定手术安全的关键因素。

（1）膀胱、输尿管和直肠结构完整性的保护：对于中晚期的巨块型子宫颈癌，可以采用术前化疗或放疗，使肿瘤减期，使瘤体缩小，增加子宫颈周围间隙的空间，从而增加手术的安全性，减少对泌尿系和直肠的损伤风险。

（2）膀胱、直肠生理功能的保护：保留支配膀胱和直肠的自主神经能有效保护膀胱、直肠功能，术中精细的解剖可以辨认清楚神经的走行，用锐性分离和间隙解剖技术和策略，可以有效保护自主神经，而采用冷刀分离和切割同样可以避免自主神经的热损伤。

3. 最大限度减低手术创伤反应的准则和策略　实施涵盖手术治疗全过程的微创化策略和措施，包括减轻手术入路创伤、控制术中出血和输血、避免子宫颈周围脏器和组织损伤、围手术期加速康复外科处理等系列手段。

（1）控制术中出血：尽量减少术中出血是精细解剖性广泛子宫切除的基本要求，在策略和方法上尤其要优先考虑控制大出血。应尽量将子宫颈周围脉管进行精细解剖，分离和裸化各静脉，以防止子宫深静脉和阴道静脉丛及其分支的撕裂，同时合理选择应用有效闭合静脉的方法和策略。

（2）减轻组织损伤：术中精心呵护人体组织，尽可能减轻手术创伤。术中轻柔操作，精细解剖，在离断子宫颈周围韧带时逐一显露并精确处理断面上的脉管结构。避免大块切割组织，避免粗暴牵拉和挤压脏器等"野蛮"操作。

（3）加速机体康复：基于加速康复外科理念，采用早期下床活动和肠内营养等一系列旨在加速创伤愈合和减轻创伤反应的围手术期处理方法，加快患者的康复。特别注意预防术中大出血、腹腔感染、脓毒症等，更需要高度重视围手术期管理并制订完善的处理方案。

（二）妇科肿瘤腹腔镜下手术的关键技术

1. 腹腔镜下（保留神经）广泛子宫切除术　腹腔镜下保留神经广泛子宫切除术主要参考步骤如下：

（1）切断子宫周围韧带：采用简易举宫器或免举宫器缝线悬吊子宫的方式，将子宫推向一侧，切断卵巢悬韧带并将断端上提，用超声刀沿卵巢血管下缘切开阔韧带前叶至圆韧带，在距腹壁附着点20mm处切离断圆韧带，继续向前打开阔韧带前叶至宫颈内口处。

（2）打开膀胱腹膜反折，解剖膀胱阴道间隙：打开膀胱反折腹膜后，阴道前壁与膀胱后壁之间的筋膜间隙得以显露，钝性分离之，直达阴道上1/3范围。

（3）打开直肠侧间隙，辨识腹下神经丛：于子宫骶韧带外侧打开阔韧带后叶及侧腹膜，钳夹上提阔韧带后叶暴露直肠侧间隙，钝性分离直肠子宫韧带与输尿管之间的间隙。辨识腹膜下的腹下神经丛，侧推腹下神经至盆壁；继续分离拓展直肠侧间隙，暴露和辨识盆内脏神经丛并推向盆侧壁。

（4）切断子宫动脉及游离输尿管：提起并向子宫颈方向牵拉切断的阔韧带后，可见子宫动脉跨越输尿管。于髂内动脉的起始 10～20mm 处以双极电凝并切断子宫动脉。提起子宫动脉断端向子宫颈方向牵拉，分离输尿管与子宫动脉间隙，切断部分主韧带结缔组织后将输尿管推离子宫动脉，继续游离输尿管至膀胱宫颈韧带入口。

（5）阴道侧间隙的暴露及膀胱宫颈韧带前叶的解剖：助手以分离钳向耻骨联合方向夹持分离的膀胱，举宫器平推子宫，膀胱宫颈间隙及膀胱宫颈韧带的前叶得以暴露，分离钳夹持并牵拉膀胱子宫韧带前叶，分离输尿管与膀胱宫颈韧带前叶之间的间隙。切断膀胱宫颈韧带前叶，游离输尿管至膀胱入口处。继续分离阴道侧壁和膀胱宫颈韧带后叶间的组筋膜间隙，阴道侧间隙得以充分暴露。

（6）膀胱侧间隙的辨识与分离：向对侧方向操纵子宫颈，并将输尿管同时推向内侧方向，并上推膀胱侧前方腹膜，可以暴露膀胱侧方筋膜间隙，分离筋膜直达肛提肌和闭孔内肌表面，拓展该间隙内侧见膀胱宫颈韧带和后方的主韧带。

（7）膀胱宫颈韧带后叶血管的解剖：向前方推开输尿管及膀胱，暴露阴道侧间隙和膀胱侧间隙中的膀胱宫颈韧带后叶，在膀胱宫颈韧带后叶中辨识分离膀胱中静脉和膀胱下静脉（从膀胱至宫颈走行注入子宫深静脉），裸化、电凝并切断。

（8）分离子宫深静脉和下腹下神经丛：为了保留下腹下神经丛膀胱支，游离主韧带的血管部。提起输尿管并切断其后方的系膜，辨识并游离子宫深静脉主干，于距离子宫颈旁 30mm 左右电凝闭合并切断之，提起断端向子宫颈方向牵拉，游离子宫深静脉主干靠近子宫颈旁。此时，可见腹下神经与盆内脏神经丛汇合形成下腹下神经丛。在此发出膀胱支和子宫支，定位该神经束（由下腹下神经丛分支的膀胱支）从主韧带到膀胱与膀胱宫颈韧带后叶平行走行。

（9）切断下腹下神经丛子宫支和阴道旁组织：向头侧平推子宫，提起切断的主韧带血管部断端，继续暴露阴道旁间隙，辨识从子宫主韧带往膀胱子宫颈韧带走行的下腹下神经丛膀胱支，从

直肠侧间隙往阴道侧间隙方向切断主韧带和部分膀胱宫颈韧带，将直肠侧间隙和阴道侧间隙融合，至此，下腹下神经膀胱支得以保留。

（10）分离直肠阴道间隙：上举子宫并推开直肠，于距离子宫颈阴道部 20mm 处打开直肠子宫陷凹的腹膜后，钝性分离直肠前间隙。可在直肠前间隙与侧间隙间见子宫骶骨韧带。侧推腹下神经丛，切断子宫骶韧带。直肠前间隙与直肠侧间隙合并，与此同时，腹下神经丛的主干以及下腹下神经丛的起始端得以保留。

（11）阴道旁的切除：紧贴阴道上端切断剩余的直肠阴道韧带，游离阴道以得到合适宫颈病变阴道切除的满意长度。切除余下的部分阴道旁组织，子宫仅与阴道相连，同法处理对侧。

（12）阴道的切除与残端关闭：子宫颈旁及阴道旁组织切断后，转为经阴道路径完成阴道上段的切断，组织钳钳夹子宫颈或阴道，于距离病灶边缘 20mm 以上的间距，切断阴道上段。再取出子宫及附属组织和装袋的淋巴结，经阴道路径缝合关闭阴道残端。

2. 盆腔、腹主动脉周围及腹股沟淋巴结关键技术

（1）经腹盆腔及腹主动脉周围淋巴结切除术：淋巴结切除的范围也按照开腹手术的要求，对不同的疾病切除不同范围的淋巴结。特别是对腹主动脉周围和髂血管周围的淋巴结均在血管鞘内切除，闭孔和腹股沟深淋巴结切除务必完整彻底，包括闭孔神经深层的淋巴结切除。

腹主动脉周围淋巴结切除：取头低臀高位约30°，将小肠及大网膜推向上腹部，于腹主动脉分叉开始纵向打开后腹膜，暴露腹主动脉主干及双侧髂总动脉，继续向上沿腹主动脉上行直达十二指肠横部下缘；再剪开动脉鞘并游离腹主动脉和下腔静脉，切除动静脉周围可见的淋巴结或可疑组织。对于子宫颈和内膜癌切除淋巴结的范围要求在肠系膜下动脉分支水平即可，而卵巢癌要求分离至肾静脉平面水平。在该区域行淋巴结切除，要求切断组织距离血管主干至少 3mm 的间距。

骶前淋巴结切除：向下延长腹主动脉前方腹膜达骶骨岬水平，游离切除髂总动静脉表面脂肪和淋巴结组织，特别注意要分清楚髂总动静脉的走行和分支，以免损伤，一旦损伤则处理非常困难。

盆腔淋巴结切除：用分离钳提起髂外血管表面的血管鞘，用超声刀切开血管鞘，直达腹股沟深淋巴结处。再从髂外血管起始部向下切除髂外动静脉鞘组织及周围的淋巴组织。再从髂内动脉起始部剪开血管鞘膜达侧脐动脉的起始部，往中线方向牵拉侧脐动脉、暴露闭孔窝，在腹股沟韧带后方髂外静脉内侧髂耻韧带的表面可见肿大的淋巴结，游离后切除。完整切除闭孔窝内脂肪淋巴结组织，其间要先游离和保护闭孔神经和血管。闭孔血管如有损伤可以采用双极电凝或超声刀进行凝固切断。对于髂总血管后方的淋巴结采用血管后入路方式切除。

（2）经腹膜外的腹主动脉周围淋巴结切除术：因通道的建立决定了器械操作范围的大小，因此需精心设计以满足手术特殊需要。一般而言，各通道的距离需保证≥50mm。操纵的两个器械与手术部位成45°～90°角。操作困难时需要让镜体与两个操作器具构成三角关系。

操作步骤包括左侧盆腔、髂总动脉区域淋巴结切除术、腹主动脉周围淋巴结切除术和右侧盆腔、髂总动脉区域淋巴结切除术，以及骶前淋巴结切除术，注意事项与经腹腹腔镜下腹主动脉周围淋巴结切除术相同。术中特别注意不要损伤双侧卵巢静脉和输尿管。

（3）腹腔镜下腹股沟淋巴结切除术：皮下腔隙建立，经腹壁路径建立皮下腔隙，在脐部下缘切口，向腹股沟方向经皮下穿刺置入10mm穿刺器，潜行直至腹股沟区，设定气腹最大压力为15mmHg，在腹股沟区建立皮下腔隙。置入光学视管，左右轻轻摇动光学视管扩大皮下气腹空间。此时将气腹压力下调为8～10mmHg，在保证视野清楚暴露的前提下防止发生广泛性皮下气肿。辨识腹股沟韧带，以此为解剖标志，扩大腹股沟区皮下空间直至腹股沟韧带下30mm左右。

淋巴结切除：从腹股沟韧带上方20mm处开始，用超声刀切割淋巴及皮下脂肪等组织，外侧至髂前上棘，内侧至耻骨结节外侧。继续向下切除筋膜表面脂肪组织，暴露阔筋膜，沿阔筋膜表面切开至耻骨结节下30mm左右，暴露隐静脉裂孔（卵圆孔），显示大隐静脉及其分支，切除大隐静脉周围淋巴结。超声刀缓慢切除缝匠肌和长收肌阔筋膜表面脂肪淋巴结组织，直至股三角顶部。

打开股动脉和股静脉鞘，切除股动静脉周围股深淋巴结。向上至腹股沟韧带，离断部分腹股沟韧带，暴露圆韧带，彻底暴露腹股沟区和股三角区，超声刀切除韧带下方股管内腹股沟深淋巴结。

在皮下腔隙最低点处表面皮肤切一切口，置入标本袋，将切除的淋巴结装入标本袋中取出。再置入一血浆引流管，术后加压包扎腹股沟区。

腹腔镜淋巴结切除术的技术关键与传统开腹淋巴结切除术相同，可用"直视、锐性、间隙、完整"八字形容。所谓"直视"是指手术要有良好的暴露，整个手术都在腹腔镜直视下完成；"锐性"是指整个手术用超声刀进行分离；"间隙"是指淋巴结的完整切除需打开血管鞘和血管壁之间的间隙，再切断各部位淋巴组织；"完整"是指将整个盆腔淋巴结和腹主动脉周围淋巴结完整切除，不论血管表面还是侧方的淋巴结，均须分离其与血管之间的间隙，并彻底切除不能遗漏其系膜的脂肪组织。而采用腹腔镜手术更容易抵达位置相对较深的部位并放大局部视野，且对血管鞘和血管壁之间间隙的判断和入路的选择更为准确。

四、妇科恶性肿瘤腹腔镜手术的技术进步

（一）机器人妇科恶性肿瘤腹腔镜手术

2005年，美国食品药品监督管理局（Food and Drug Administration，FDA）批准da Vinci机器人应用于妇科领域，凭借其三维立体视野、高分辨率、超越人手腕活动的灵活性、过滤人手抖动的稳定性等优势，获得妇外科医生青睐。2006年，Sert率先报道了首例机器人宫颈癌广泛子宫切除加盆腔淋巴结切除术，此后，诸多学者证实了该技术在妇科肿瘤手术分期与治疗中的安全性、可行性和有效性。但机器人缺乏触觉，切除淋巴结时尽量不要采用撕拉式，而采用锐性切除，以免撕拉损伤血管和周围组织器官。

2015年的一项荟萃分析纳入44篇文献、30篇对照研究、14篇观察性研究，评价了机器人手术与非机器人手术（腹腔镜、开腹、阴式）治疗子宫内膜癌、宫颈癌等妇科疾病的临床结局。结果显示：机器人辅助腹腔镜手术并发症发生率、中转开腹率和住院时间与传统腹腔镜手术基本相同，而术中出血量少于传统腹腔镜手术，但现有

临床研究数据尚不能充分证明其临床疗效优于传统开腹手术，需进一步通过前瞻性随机对照试验证实，而有关肿瘤学结局均因随访时间短而未显示其结局的差异。

最近有报道称自从美国开展机器人手术以来，导致了和机器人手术相关的死亡病例 144 例，2013 年以来美国各大医疗协会均提示机器人辅助的腹腔镜手术的安全性问题需要引起大家的重视，同时 2018 年最新的子宫颈癌机器人辅助的腹腔镜手术治疗后的患者死亡率高于开腹手术，也引起了全球妇产科医生的震动，目前有关其安全性的进一步深入研究正在进行中。

（二）单孔腹腔镜妇科恶性肿瘤腹腔镜手术

1. 常规单孔腹腔镜技术　2009 年 Fader 首次报道了单孔腹腔镜用于 13 例子宫内膜癌全面分期术，9 例行常规单孔腹腔镜手术，4 例行机器人辅助下单孔腹腔镜手术，揭示了单孔腹腔镜技术在妇科恶性肿瘤应用的可能性。随后韩国学者 Hahn 报道了 22 例单孔腹腔镜盆腔淋巴结切除术和改良阴式宫颈癌根治术，平均手术时间 260 分钟，平均出血量 60ml，一例因髂外静脉损伤中转开腹。此后有多家单位陆续报道了使用单孔腹腔镜进行较为复杂的妇科恶性肿瘤手术，包括腹主动脉旁淋巴结切除和宫颈癌根治术等，并对手术的安全性和可行性进行了分析。

2012 年 Fogatti 报道了单孔腹腔镜子宫内膜癌手术病理分期的多中心临床研究结果，共募集 100 例子宫内膜癌患者，其中 27 例行单孔腹腔镜腹主动脉旁淋巴结切除，1 例因闭孔神经损伤中转开腹缝合，4 例因出血转为多孔腹腔镜。平均手术时间 129 分钟，平均出血量 70ml。同年 Garretti 报道了首例单孔腹腔镜宫颈癌根治术，并在之后发起全球六家中心、22 例 I 期宫颈癌单孔腹腔镜广泛子宫切除术和盆腔淋巴结切除术的临床研究。其中 20 例成功实施单孔腹腔镜手术，1 例中转开腹，1 例中转多孔手术，1 例出现术中并发症。其结论为子宫颈癌采用单孔腹腔镜手术安全、可行。这些报道中单孔腹腔镜与多孔腹腔镜在手术时间、出血量和手术效果上均无明显统计学差异。但需要强调的是，这些报道均出自有着丰富多孔腹腔镜经验的单位和医生，所以仍需更好的临床研究来证实这一结论。

手术入路平台是完成单孔腹腔镜手术所必需的，可使用成品化的入路平台，也可使用自制的多通道装置。迄今，常用的单孔 Port 设计都有其优点和局限性，手术医生可以按照自己的习惯和喜好进行选择。这些入路平台都可以控制气体进出，维持气腹，尽可能地撑开切口，并允许 3～4 个器械同时通过。尽管如此，单孔腹腔镜仍然面临着缺乏手术三角，手术器械活动空间不足等固有矛盾。目前认为如何在狭小空间内，完成双手配合操作是解决此问题的关键。入路平台在设计上针对此问题进行了完善，尽量让各个器械入口在体外彼此远离，手术医生操作时，2 个操作器械尽量通过密封盖直径上的 2 个通道进入，以增加 2 个器械之间的距离。而把 10mm 腹腔镜的镜杆放在 2 个操作器械之间，不仅可以利用 2 个器械尽量靠外布局留下的中部空间，而且可以在镜头和 2 个操作器械尖端之间形成一个小的手术三角，以利于手术操作。

2. 机器人单孔腹腔镜技术　达芬奇机器人系统目前已经开发了机器人单孔手术器械，克服了术者左右手互换导致的操作不协调，降低了手术难度，回归了手术操作三角。2015 年 8 月，Johns Hopkins 医院报道了国际首例机器人单孔腹腔镜广泛子宫切除术加前哨淋巴结活检术获得成功。1 例 I B1 期宫颈癌患者，手术时间 320 分钟，术中出血量 200ml，切除前哨淋巴结 4 枚，盆腔淋巴结 15 枚，无术中术后并发症发生，从而证实了机器人辅助单孔腹腔镜广泛子宫切除的可行性。Corrado 等曾回顾性研究了单孔机器人与机器人子宫内膜癌分期手术，结果显示单孔机器人组出血量少、术后住院时间短、住院费用低、并发症发生率高，手术时间两组无差异，证实了单孔机器人用于内膜癌分期手术的安全性和可行性。但单孔机器人在宫颈癌中的应用，尚须进一步探讨，与多孔机器人和腹腔镜手术相比，需要进一步评估其肿瘤安全性利弊和手术成本。

2018 年 Yoo 等报道了 1 例机器人辅助的单孔腹腔镜早期卵巢癌全面分期术，进行了包括横结肠系膜下缘的大网膜切除和肠系膜下动脉以下区域的淋巴结切除。然而，迄今未见单孔腹腔镜高位腹主动脉淋巴结切除和胃网膜下缘大网膜切除的报道。

（三）vNOTES 盆腔淋巴结清扫术

经自然腔道内镜手术（natural orifice transluminal endoscopic surgery，NOTES）手术是当前方兴未艾的妇科手术发展方向，目前已应用于输卵管结扎术、输卵管切除术、卵巢囊肿剥除术及子宫切除术。NOTES 是一种新的手术理念，与传统多孔腹腔镜相比，NOTES 手术腹部没有切口，避免了穿透腹部肌肉和筋膜，避免了可能的穿刺器相关并发症。而且具有最佳的美容效果。因此，我们在前期 NOTES 附件手术及子宫切除手术经验的基础上将 NOTES 手术用于早期内膜癌全面分期术。

经阴道自然腔道内镜手术（vNOTES）治疗子宫内膜癌具有诸多困难，包括：手术解剖的变化、单孔腹腔镜手术操作的困难、腹主动脉淋巴清扫的困难等。2014 年李奇龙教授对 3 例 Ⅰa 期子宫内膜癌患者成功实施，平均手术时间 249 分钟，平均淋巴结切除数目 10 个。所有患者术中出血均小于 50ml，没有术中输血，无术中或术后并发症，没有患者中转为传统腹腔镜手术或开腹手术。2016 年 Eric Leblanc 报道了 1 例 85 岁 ⅠB 期子宫内膜癌患者行全子宫双附件切除及盆腔前哨淋巴结活检。在所能检索范围之内，本单位完成了中国大陆第一组关于内膜癌经阴道 NOTES 全面分期的病例报道。

实践证明，我们采用一系列的方法可以克服这些困难，像传统腹腔镜手术一样完成子宫切除和盆腔淋巴结清扫。vNOTES 子宫切除及盆腔淋巴结清扫手术通道的建立是本手术的手术难点。我们采用缝合膀胱子宫间隙腹膜与阴道前壁，缝合直肠子宫陷凹与阴道后壁的方法，能够避免腹膜遮挡，手术通道暴露不良的问题。NOTES 子宫切除及盆腔淋巴结清扫从患者臀部向头部建立手术空间，我们采用先沿输尿管走行剖开腹膜，暴露腹膜外间隙，再解剖闭锁脐动脉标示盆腔淋巴结清扫内边界的方法，标示重要解剖结构的方法重建了盆腔解剖。因手术视角变化，vNOTES 手术中闭孔神经与髂内外静脉分叉的距离更大，手术中要主要仔细识别，避免损伤。

五、腹腔镜手术的难点及策略

（一）妇科肿瘤腹腔镜手术的难点

腹腔镜手术是术者借助于腹腔镜手术器械，在电视屏幕的二维图像中进行操作，不能进行三维空间观察；同时通过手术器械牵拉、触碰组织，而无直接的触觉功能，故手术有相当的难度。特别是采用腹腔镜对妇科恶性肿瘤进行分期或治疗时，由于涉及更多的大血管和神经解剖，以及输尿管的游离和盆底结缔组织的解剖，因而手术难度更大。所以要施行复杂的妇科肿瘤腹腔镜手术必须具有良好设备，手术者必须具备非常丰富的妇科手术经验和良好的外科手术技巧，方能在治疗疾病的同时减少并发症的发生。

（二）解决问题的策略

1. 学习曲线的优化 腹腔镜手术虽然有一定的难度，但是这些困难是可以通过训练而被克服的。作为一个妇科肿瘤学医生，无论是行开放手术或腹腔镜手术都经历过对某一类手术从不熟练到熟练的过程。在达到腹腔镜手术的稳定状态前的最初手术阶段，即为腹腔镜医师的学习阶段，学习曲线是以手术例数来衡量的。

腹腔镜子宫颈癌根治术和盆腔淋巴结切除术要求术者不仅具有娴熟的腹腔镜操作技术，且需进行开放性广泛子宫切除术和盆腔淋巴结切除术的专业训练和丰富的开放手术经验。作为一个准备开展腹腔镜子宫颈癌根治术和盆腔淋巴结切除术的医师，之前应该独立开展至少 50 例开腹手术，熟悉子宫周围及盆腔的解剖结构，以及手术中相关问题的认识和处理。这样有利于缩短学习曲线时间，提高手术效果。但是，目前尚有部分手术者缺乏其中之一技能，因此可以先进行良性疾病的腹腔镜下全子宫切除术，在开展腹腔镜子宫颈癌根治术和盆腔淋巴结切除术 50 例后，其技术熟练程度将有一个飞跃。

2. 创新技术和理念的应用与演绎 21 世纪以来妇科肿瘤手术学的发展进入了精准外科的时代。以疾病为中心和技术至上的生物医疗模式正在被以患者为中心的生理、心理、社会综合医疗模式所替代，只有符合人文精神的循证决策和微创化、精细化、个性化手术才能代表 21 世纪的现代肿瘤外科，对患者整体健康和生命内在质量的关怀成为妇科肿瘤外科治疗的新理念和新标准。单纯追求手术治疗的物理效果不再是外科手术的终极目标，对手术质量的评价已由过去片面强调彻底清除病灶转向"最小创伤侵袭、最大脏器保护和最佳康复效果"的多维度综合考量，从而导致传统经验外科模式向着现代精准外科模式的转变。

研究者通过多年腹腔镜广泛子宫切除术的经验及临床解剖学的研究提出的基于间隙解剖法的腹腔镜精准解剖广泛子宫切除的理念，经临床应用取得了良好的手术结果。

（1）腹腔镜精准解剖性广泛子宫切除理念的形成：精准外科理念在妇科肿瘤手术学的演绎突出体现为精准解剖性广泛子宫切除。近年来，精细解剖这一名词用于对广泛子宫切除手术技术方法的描述偶见于国外文献报道，但是关于精准解剖性广泛子宫切除的概念及其内涵迄今尚未提及和论述。精准解剖性广泛子宫切除是在新世纪人文医学、循证医学和价值医学兴起的背景下，依托当前高度发达的生物医学、信息及计算科学技术、影像学和腹腔镜微创技术支撑而形成的一种全新的妇科肿瘤手术学理念和技术体系，旨在追求彻底切除目标病灶的同时，确保子宫邻近重要器官、组织结构和功能完整，并最大限度控制和减少手术出血，以及降低盆腔组织、脏器和全身性创伤侵袭，最终使手术患者获得最佳治疗和康复效果。精准解剖性广泛子宫切除是针对不同分期的个体病例，在高精度和高效度标准的要求下，一系列现代科学理论和技术与传统外科方法在妇科肿瘤手术学中的综合优化应用。

（2）腹腔镜精准解剖性广泛子宫切除的理论基础：妇科肿瘤手术学的发展高度取决于医学理论的创新和治疗观念的演变，精准解剖性广泛子宫切除以对子宫周围器官组织的解剖结构、生理功能和子宫颈癌的病理特征的现代认识为理论基础（图40-1）。

子宫颈周围解剖的复杂性在于子宫颈周围存在子宫动静脉、阴道静脉丛和子宫深静脉及其分支等四组彼此交织的脉管系统和支配子宫、膀胱、直肠和外阴的自主神经，并与膀胱、输尿管和直肠紧密相邻。近20年来，为了减少宫颈癌广泛性子宫切除术中出血、器官损伤及术后排尿和排便功能障碍的发生，很多研究者提出了多种新的保留自主神经的手术方式和策略，包括全系膜子宫切除术、膀胱子宫颈韧带内第四间隙的应用、宫颈周围精细解剖手术等。所有的这些技术和策略

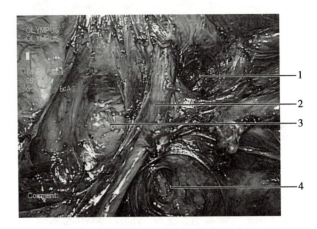

图40-1　腹腔镜下子宫颈周围筋膜间隙（左侧）
1. 阴道旁间隙；2. 输尿管；3. 膀胱旁间隙；4. 直肠旁间隙

均基于对尸体的解剖或手术中的肉眼观察所见，而对子宫颈周围的精细解剖结构和变异并未被深刻认识和准确定位，特别是对子宫深静脉的分支及其走向理解尚不清楚，结果导致术中出血、自主神经和输尿管及膀胱损伤的发生率增加。

腹腔镜技术的引入，为精准解剖和分离子宫颈周围的血管和神经，以及有效实施保留神经的广泛性子宫切除术提供新的策略和途径。利用腹腔镜具有10倍左右的放大作用，通过手术实体解剖学的实践，我们在既往已有的子宫颈周围四组间隙的基础上，提出了阴道旁间隙的概念，并提出了以筋膜间隙为手术入路的间隙解剖法手术策略。率先明确了阴道旁间隙及其毗邻器官、组织的结构关系，以及其在广泛性子宫切除术中的作用，通过优化的间隙解剖手术路径和步骤，采用精细解剖技术，斩获了宫颈周围组织结构的最新重要解剖学信息，明确了子宫颈周围重要血管和神经的分布规律及走向特征，为精准解剖性广泛子宫切除术的策略提供了解剖学和理论基础。

同时，近年来由于子宫颈癌生物学行为、病理特征和分期的研究进展，为合理选择子宫颈癌的手术切除范围和术式提供了理论依据。子宫颈癌早期是一种局灶性疾病、中晚期呈沿子宫颈周围脉管系统及宫旁主骶韧带内淋巴结等结缔组织播散的特征，而子宫颈周围的筋膜间隙一般不受侵犯的特征，远处沿淋巴管及淋巴结转移，这就决定了精准解剖性广泛子宫切除术是治疗子宫颈癌的理想术式。

六、腹腔镜技术在妇科恶性肿瘤诊治应用中的优势

（一）腹腔镜技术本身的优势

1. 腹腔镜下手术采用超声刀切割组织，因此不会留下结扎组织所需要的组织间距，所以可以彻底切除需要切除的组织，不会因为顾及要结扎组织而留下一定的组织间距，包括主韧带的完整切除术等。

2. 腹腔镜具有"内窥"作用，即通过术野切换能使"内在"解剖得到很好地展现，另外，光学视管的可移动性和可变带来的灵活视角，能够显示一些以往很难看到的隐蔽区域，同时其本身就是照明充足的光源，可为操作提供适宜的术野亮度。因此，特别是在处理膀胱宫颈韧带和阴道旁间隙和组织时，操作准确性可以明显提高，这是开腹手术不具备的优势。

（二）手术效益及疗效优势

Steed 等比较了腹腔镜辅助的阴式广泛性子宫切除和经腹广泛性子宫切除两种术式治疗早期宫颈癌的基本情况和术后无复发生存率情况。结果显示腹腔镜辅助的阴式广泛性子宫切除与经腹广泛性子宫切除两组患者手术中位时间分别为 3.5 小时和 2.5 小时，术中出血量分别为 300ml 和 500ml。术后住院中位时间分别为 1 天和 5 天。两组随访中位时间分别为 17 个月和 21 个月，2 年无复发生存率均为 94%，提示腹腔镜手术损伤小，出血量少，而两种手术途径治疗早期宫颈癌的疗效相当。

关于淋巴结清扫的平均手术时间，根据文献报道，单纯腹腔镜下淋巴结清扫的手术时间为 25～180 分钟，多数可在 60～120 分钟内完成。最短的时间可以控制在 20～40 分钟之间。如加上随后进行开腹广泛切除手术的时间，则达 4 小时 13 分钟。手术时间与术者的熟练程度有关，操作熟练者完全可与开腹手术相似，甚至比开腹手术时间短。

有关术中失血量，根据文献报道，单纯腹腔镜淋巴结清扫的手术失血量大多为 50～300ml，而开腹手术则为 500～1 000ml。

（三）内脏神经保留中的优势

盆腔交感神经（下腹下神经）位于骶韧带外侧，在此处应作锐性分离以找到并游离出下腹下神经主干，并沿其走行方向分离子宫颈旁组织，直达主韧带表面的盆神经丛，以保护该神经。进入盆腔后，在盆神经丛内侧将该神经丛与骶韧带分离，而使继续下行的膀胱丛的纤维得以保留。同时在处理主韧带时，将主韧带分层解剖、切断，可以辨认和完整保留支配膀胱或阴部的神经纤维。由此可见，在手术中对韧带的锐性分离、对上腹下丛、腹下交感神经以及盆腔神经丛的辨认与解剖，由于腹腔镜本身的放大作用，使神经组织更易辨认，这是腹腔镜子宫颈癌手术神经保护的优势所在。

七、妇科肿瘤腹腔镜诊治存在的若干问题及争论

（一）腹腔镜淋巴结切除的彻底性和前哨淋巴结切除问题的争论

1. **关于腹腔镜淋巴结切除的彻底性**　妇科肿瘤腹腔镜手术能不能彻底切除盆腔淋巴结是颇受争议的问题，近年来多位学者比较了腹腔镜腹膜后淋巴结切除的有效性和彻底性，有学者在腹腔镜下进行盆腔和 / 或腹主动脉旁淋巴结切除后，开腹重新进行腹膜后淋巴结清扫，结果近 100% 的腹膜后淋巴结能够通过腹腔镜手术切除。开腹手术虽然仍可得到部分的淋巴结，但均为无肿瘤转移的良性淋巴结。2007 年 Frumovitz M 等比较了 2004 年至 2006 年间早期宫颈癌患者分别接受开腹广泛子宫切除术（54 例）和全腹腔镜广泛子宫切除术（35 例）的情况。两组患者年龄、肥胖程度、一般状况、肿瘤体积、组织学类型、浸润深度、手术边缘、血管间隙受累、盆腔淋巴结转移方面均匹配。结果显示：术后两组患者病理学检查宫旁、阴道残端无瘤率等方均无显著差异。关于腹腔镜下切除淋巴结数目，早期的宫颈癌的平均切除的淋巴结为 16～23 个。一般认为，开腹手术切除盆腔淋巴结数为 20 个左右。由此可以认为，腹腔镜手术可以达到开腹手术切除淋巴结数目的要求。

2. **关于妇科恶性肿瘤前哨淋巴结活检**　目前，前哨淋巴结显影及活检在子宫内膜癌中的应用更加普遍，但其作用仍未完全确定。而在早期子宫颈癌中前哨淋巴结显影尚处于试验阶段，需

有更多证据才能纳入常规推荐。美国国家综合癌症网络（NCCN）的指南声明：如果影像学检查显示无转移或探查时未发现明显子宫外病变，可考虑通过前哨淋巴结活检对明显局限于子宫的恶性肿瘤进行分期，以替代系统淋巴结切除术。

根据前哨淋巴结理论假说，肿瘤细胞从原发肿瘤灶迁移，进入某个或几个淋巴结（即前哨淋巴结），之后再侵犯其他淋巴结。对于大多数患者，肿瘤旁注射染料或示踪剂可识别前哨淋巴结，而前哨淋巴结的状态能够准确预测其余局部淋巴结的情况。

已有荟萃分析纳入了 25 项或更多项观察性研究，结果发现，在子宫内膜癌女性中，前哨淋巴结活检发现淋巴结转移的敏感性为 89%～93%；目前尚无随机试验对前哨淋巴结活检和淋巴结切除清扫术进行比较。

对于子宫内膜癌注射示踪剂的部位还有争议。多项研究评估了宫颈、浆膜下层和宫腔镜引导下的子宫内膜注射。上述纳入 25 项研究的荟萃分析，发现宫颈旁注射时，检出任何前哨淋巴结的比例明显较高，而宫腔镜下注射时，前哨淋巴结的检出率明显较低。

关于前哨淋巴结活检的最佳术式（开腹或腹腔镜下）或术前影像学检查的用处，还没有达成共识，当然由于腹腔镜技术的优势，临床上常优先采用腹腔镜进行前哨淋巴结活检。

基于现有的证据，还需要进一步的研究来评估在妇科恶性肿瘤中应用前哨淋巴结活检是否有临床有益，以及如果有益，最佳的示踪剂注射部位和淋巴结定位的准确性如何，最佳的手术路径是什么。

（二）腹腔镜手术后切口转移与 CO_2 气腹关系的争论

目前使用的腹腔镜技术多采用二氧化碳气腹，二氧化碳气腹能否促进肿瘤细胞增殖和扩散是目前妇科恶性肿瘤施行腹腔镜手术最受争议的问题，而临床上也可遇到穿刺器孔种植的病例，目前研究较多。有研究报道，二氧化碳气腹改变了腹膜的局部环境、血液循环及免疫功能等，可致全身及腹膜局部免疫和代谢变化，对术后肿瘤细胞种植转移可能有促进作用。另外二氧化碳气腹对腹膜间皮细胞及肿瘤细胞黏附分子的表达均

产生一定的影响，腹腔镜手术过程中，由于肿瘤解剖、电刀应用、维持气腹气体吹入等操作，可在腹腔内形成一定量的悬浮肿瘤细胞，这些均可能促进肿瘤细胞增殖和扩散，导致肿瘤细胞在穿刺部位留置。但也有一些研究发现，二氧化碳能抑制肿瘤细胞的生长。迄今，绝大多数的研究均发现二氧化碳气腹对肿瘤的复发转移无影响，同时由于腹腔镜技术对腹腔内环境的扰动小，使腹腔的免疫细胞或细胞因子不受抑制，而有利于肿瘤细胞的杀灭。大宗临床观察显示，腹腔镜手术后发生穿刺孔转移的概率约为 1/1 000。因此，对二氧化碳气腹对妇科恶性肿瘤手术切口转移的影响目前已经不再是研究的热点，但是应该强调手术中的无瘤操作原则和穿刺孔的保护，尽量减少或杜绝穿刺孔肿瘤细胞的留置和转移。

（三）妇科恶性肿瘤腹腔镜手术的远期疗效及复发的争论

1. 腹腔镜在子宫内膜癌中的应用 关于子宫内膜癌腹腔镜手术的长期生存率及并发症等问题，美国妇科肿瘤组（GOG）LAP2 随机对照临床试验，将 2 616 例早期子宫内膜癌患者随机分为腹腔镜组与开腹组（2 : 1），腹腔镜组 1 696 例，开腹组 920 例。观察近期终点指标：生活质量、并发症；晚期终点指标：无瘤生存率、总体生存率。

结果发现腹腔镜中转开腹率为 23%，手术后中重度并发症腹腔镜组 14%，开腹组 21%（$p < 0.001$），提示腹腔镜手术可能更安全。高期别患者，两组检出率相同，提示腹腔镜组能够满足手术病理分期要求。同时腹腔镜手术组术后疼痛评分低、住院时间短（2 天 *vs* 4 天），术后 6 个月内腹腔镜手术组术后总体生活质量评分高于开腹组。平均随访 59 个月，复发率腹腔镜组为 11.39%，开腹组为 11.4%，5 年总体生存率均为 89.8%。两组间比较无统计学差异。提示采用腹腔镜手术与开腹手术治疗子宫内膜癌，具有相同的总体生存率和无瘤生存率。

因此，2015 ACOG 与 SGO 联合发布子宫内膜癌临床指南：应将微创手术作为子宫内膜癌全面手术分期的标准方案（A 级证据）。

2. 腹腔镜手术在子宫颈癌中的应用 在宫颈癌腹腔镜下广泛子宫切除术和盆腔淋巴结切除术的 5 年生存率，已经有文献报道，对于 I 期患

者，其 5 年生存率达 94% 以上。而对于Ⅱa 期子宫颈癌的 5 年生存率也达到 87.6%。说明其 5 年生存率与开腹手术相当。作者单位前期收集全球腹腔镜与开腹手术治疗宫颈癌相关研究 1 725 篇，从中筛选研究质量高的研究 12 篇进行 meta 分析，结果发现，腹腔镜下行子宫颈癌根治术是可行的，不影响肿瘤患者的 5 年生存率。但是 2018 年美国 M.D. Anderson 癌症中心牵头，全球共 33 家医疗机构参与针对宫颈癌微创手术的一项大型前瞻性随机对照临床试验（LACC 研究）显示，对于早期的宫颈癌患者（ⅠA1 脉管阳性、ⅠA2 及ⅠB1 期），与开腹根治性子宫切除术相比，接受微创根治性子宫切除的患者无病生存率（disease-free survival，DFS）和总生存率（overall survival，OS）均较低，局部区域复发率较高。

LACC 研究发表之后，在全球妇产科界引起了充分的讨论：韩国学者 Nam Joo-Hyun 撰文直陈该研究的 5 大缺陷：①开腹组复发率 2.2%，与既往研究（10%）差异太大，而腹腔镜组复发率与既往开腹或腹腔镜组复发率基本相同，真正应该解释的是为什么开腹组突然之间就有如此大幅度的进步。②宫颈癌手术操作是妇科手术操作中最复杂的手术，手术结果不仅与技术本身相关，还与操作者不小心或操作不到位相关，这些能力问题不能归罪于腹腔镜技术本身。③参加 LACC 研究的医生能力不足，LACC 要求入选的医生只需要做 10 台广泛子宫切除就可以了，但是研究表明要经过至少 40～50 例广泛子宫切除才能跨过学习曲线。④该研究没有进行亚组分析，没办法分析哪些单位或哪些医生的患者发生率复发。⑤没有纳入真正普及了腹腔镜广泛子宫切除国家的病例。英国学者 Thomas Ind 撰文表示：这些参加研究的单位每年只能提供两例广泛子宫切除患者，很难说他们对这种手术有什么经验可言。在这么看似设计精良的试验中只有 39.2% 的患者完成了数据，平均随访时间只有 2.5 年，这一结果似乎令人费解。欧洲妇科肿瘤学会（ESGO）也发表声明，开腹手术是子宫颈癌手术治疗的"金标准"，但全面否定子宫颈癌的腹腔镜手术治疗也是草率的。

我们应该审慎看待这些研究结果，不能仅依据这两个研究报道就摒弃微创手术在宫颈癌中的

应用，在临床应用中首先要遵循无瘤原则，同时选择合理的阴道切断的路径，减少对肿瘤的挤压等，以减少肿瘤复发的风险。未来应该在严格病例及研究机构筛选的前提下进行全球或区域多中心随机对照试验，以期进一步验证子宫颈癌微创手术治疗的效果。

3. 腹腔镜在卵巢癌中的应用 由于卵巢癌早期诊断和术前诊断困难，随机对照试验可行性差，所以目前有关腹腔镜治疗卵巢癌的文章多为病例报道、前瞻性队列研究或回顾性病例对照研究。

虽然微创手术的进步使得腹腔镜分期在Ⅰ期上皮性卵巢癌中技术上可行，但由于缺乏随机试验和缺乏高质量的观察性研究证明了相同的结果，这种做法仍然存在争议。Melamed 等对美国 2010—2012 年的 1 120 例Ⅰ期上皮性卵巢癌患者的大数据分析发现，患者的预后与采用的手术路径（腹腔镜或开腹手术）无关。腹腔镜手术经验丰富的妇科肿瘤专家实施合乎标准的腹腔镜卵巢癌全面分期手术切实可行，其准确性、满意度和安全性与开腹手术相当。

腹腔镜对卵巢癌进行全面分期术可准确判定患者术后是否需要化疗，虽然手术时间相对较长，但术后恢复更快，能够较早进行术后化疗，因此不影响患者的生存率。

在晚期卵巢癌的肿瘤细胞减灭方面，Melamed 等同样对美国国家癌症数据库行新辅助化疗的晚期上皮性卵巢患者的数据进行分析，包括住院时间，围手术期死亡率，再入院风险以及与腹腔镜和剖腹手术间歇减瘤术与残留病灶的相关性等。2010—2012 年国家癌症数据库 3 071 例ⅢC 和Ⅳ上皮性卵巢癌中 450 名（15%）接受了腹腔镜手术，腹腔镜组术后住院时间稍短（$p < 0.001$）。手术后平均生存期为腹腔镜组 33.8 个月和开腹手术组 37.6 个月，腹腔镜手术患者 3 年生存率 47.5%，而开腹手术组为 52.6%，两组间无统计学差异。

腹腔镜手术不论在早期卵巢癌全面分期还是晚期上皮性卵巢癌的诊治中的肿瘤结局与开腹手术相当。然而，为了获得 A 级证据，尚需要进行前瞻性多中心随机对照试验。

（四）妇科肿瘤腹腔镜手术中并发症发生率问题的争论

腹腔镜下施行广泛全子宫切除术及盆腹腔淋

巴清除术,是镜下操作难度最大的手术,由于手术范围大,并发症相对较多,特别是镜下操作不熟练时更易出现意外。因此,进行腹腔镜下妇科恶性肿瘤的手术,必须具备以下条件:

1. 坚实的妇科恶性肿瘤诊治基础。
2. 熟悉盆腔脏器解剖。
3. 良好的妇科恶性肿瘤开腹手术经验。
4. 良好的腹腔镜操作技术。
5. 处理术中各种并发症的经验。因为如处理不当会导致严重并发症,直接危及患者的生命。但是如果术者已经具备以上条件,腹腔镜手术术中并发症的发生率并不高于传统开腹手术。

腹腔镜手术术中并发症主要有:

1. 术中血管损伤。
2. 膀胱的损伤。
3. 输尿管的损伤。
4. 肠道损伤。韩国 Nam 等以 1997 年 10 月至 2005 年 12 月期间接受腹腔镜下广泛性子宫切除术 + 盆腔淋巴结清扫 + 腹主动脉旁淋巴结清扫的 245 例 ⅠA-ⅡA 期宫颈癌患者为观察组,以同时期接受开腹广泛性子宫切除术、年龄匹配的 142 例 ⅠB1 期宫颈癌患者为对照组,对其围手术期并发症发生率和生存期等进行了比较。发现无论接受腹腔镜手术还是开腹手术,其切除淋巴结的数目和围手术期并发症发生率均无显著性差异。腹腔镜组和开腹组的 5 年无复发生存率分别为 95.7% 和 96.8%。腹腔镜组 245 例患者按手术时间分为两个阶段,第一阶段(1997～2000 年,65 例患者)和第二阶段(2001～2005 年,180 例患者)。第一阶段围手术期并发症发生率显著高于第二阶段(12.3% 对 3.3%)。6 例复发的患者中 5 例为第一阶段患者(7.7%),1 例为第二阶段患者(0.6%)。提示:腹腔镜下广泛性子宫切除术是治疗早期宫颈癌安全、有效的方式,其复发率和并发症发生率与开腹手术相似,且并发症发生率将随着手术技术的熟练而下降。

梁志清等报道了 317 例侵袭性宫颈癌患者行腹腔镜下广泛性子宫切除术 + 盆腔淋巴结清扫治疗术中术后并发症发生情况。其中 313 例行腹腔镜下盆腔淋巴清扫,143 例患者行腹腔镜下主动脉旁淋巴结切除术,术中并发症发生率为 4.4%(14/317),其中膀胱损伤 7 例(5 例在腹腔镜下成功修补),术后并发症发生率为 5.1%(16/317),包括 5 例输尿管阴道漏,4 例膀胱阴道瘘,1 例输尿管狭窄,6 例膀胱功能障碍。研究者认为,腹腔镜下广泛性子宫切除术 + 盆腔淋巴结清扫术已经成为妇科肿瘤治疗中的常规方法,虽然的确存在腹腔镜特有的并发症,但是随着技术的熟练和经验的积累,这种并发症就已经逐渐减少。

(五)解决问题的科研思路

腹腔镜作为妇科肿瘤外科新的诊治手段,近年来发展十分迅速,但是目前大多数妇科肿瘤医生对腹腔镜外科领域相关疾病的研究,主要集中在对既往病例的回顾性分析上,缺少大样本多中心的前瞻性临床研究,因此尽管许多中心已经有较大宗的病例报道,但在循证医学中证据级别较低,腹腔镜外科技术在妇科肿瘤治疗中的真正优势还未能得到其他同行的普遍认同。另外还应该加强基础研究,进一步研究腹腔镜技术中的特有因素(如 CO_2)对恶性肿瘤组织基因组、蛋白质组及相关因子的影响,探索其对妇科恶性肿瘤细胞侵袭、转移能力的作用,并且还可以研究其对患者免疫功能的影响及患者局部组织是否存在缺氧或缺氧性损伤,以明确腹腔镜手术与传统手术方式相比究竟有何利弊。

八、未来妇科肿瘤腔镜外科的发展方向

妇科肿瘤腹腔镜手术技术是从经典的腹腔镜外科发展而来,开始时间不长,需要经历引进、继承、创新和发展的过程,目前妇科肿瘤腹腔镜手术尚不能完全替代大多数常规妇科肿瘤手术。尚有许多技术问题有待解决和完善,在理论上亦存在诸多需要研究和探索的问题。诸如有关手术的成熟度、手术技巧和手术适应证需要进一步探索和规范;腹腔镜妇科肿瘤手术对患者的生活质量、心理状态和社会效益的影响以及相关经济学指标评价等是现代医学给外科医生提出的新的课题。因此,目前尚应审慎开展妇科肿瘤腹腔镜手术。开展妇科肿瘤腹腔镜手术需要一定的条件。除了必要的物资装备以外,开展妇科肿瘤腹腔镜手术者应有熟练的妇科肿瘤外科手术基础,具备常规手术和腹腔镜手术两种手术技巧;同时具备处理各种疑难、复杂和意外情况的经验和能力;开展妇科肿瘤腹腔镜手术的单位,应具有一定的

科研能力和保障条件，对将准备开展手术的风险进行充分论证，并经过预实验。避免腹腔镜胆囊切除手术初期部分单位盲目上马，导致一些不应有的并发症的增加。建议有条件的单位能够在取得一定经验后，及时举办学习班对相关技术加以规范和推广，避免重复不必要的弯路。

可以想象经过妇外科医生的不懈努力，随着相关技术的成熟和发展，妇科肿瘤外科手术可能摆脱传统的巨大切口。因此，妇科肿瘤腹腔镜手术技术的成熟可能标志着妇科肿瘤外科手术治疗一个新的时代的开始。

（梁志清）

第七节　盆腔器官廓清术在复发妇科恶性肿瘤治疗中的价值

盆腔器官廓清术，顾名思义，就是将盆腔内受肿瘤侵犯的组织器官彻底切除，其手术内容包括：整块切除盆腔腹膜、膀胱、盆段输尿管、生殖器官（阴道、子宫和附件，包括或不包括外阴）、直肠及乙状结肠，在妇科领域主要以复发宫颈癌和晚期卵巢癌为主。通过盆腔器官廓清的手术方式对中央复发子宫颈癌进行根治性切除，让患者获得再次治愈的机会，是妇科肿瘤领域值得探索的问题。近 20 年来，虽然盆腔器官廓清技术有较大的进步，已经由开腹手术向腹腔镜及机器人等微创手术发展。但由于复发患者的情况多样、复杂，盆腔器官廓清术创伤性大，手术难度大，术后并发症发生率高，前瞻性随机对照试验开展困难，因此，迄今缺乏高级别循证医学证据来阐明盆腔器官廓清术的临床价值。

一、盆腔器官廓清术的历史

1948 年，Brunschwig 等首次提出盆腔器官廓清术（pelvic exenteration，PE）的概念，主要是作为一种姑息治疗手段，现在已经发展为以根治性目的为主、姑息性目的为辅的一种治疗手段。在当时的历史条件下，盆腔器官廓清术后的死率高达 20%，5 年生存率仅在 20% 以下。在过去的 60 年中，随着医疗条件改善、手术技术的提高，科学选择手术适应证患者，以及盆腔廓清术或器官功能重建技术的发展，使围手术期死亡率从 20% 降低到 5% 以下，术后 5 年的总生存率从 20% 提高到 54.0%。

最近，Hockel 等率先对累及侧盆壁肿瘤进行侧向扩展的廓清术（laterally extended endopelvic resection，LEER），其理论基础是其提出的癌症视野理论（cancer field theory），即恶性肿瘤在组织限定的空间内（即 cancer field）发展和蔓延。妇科恶性肿瘤的发生和播散恰是这一理论的最好支持，作者把宫颈癌发生分为 4 个期：宫颈实质、米勒管空间、生殖旁空间和泌尿生殖嵴空间。Höckel 等最新的研究认为，对于周围型复发，LEER 手术效果等同于中心型复发。他们对 100 例接受了 LEER 手术的患者进行了随访，如果切缘和盆腔淋巴结均阴性，5 年总生存率可达 67%。

二、盆腔器官廓清术的病例选择及术前评估

在考虑对妇科恶性肿瘤患者进行盆腔器官廓清术治疗时，需要从以下方面进行充分评估，以选择可能获益的病例。

（一）患者机体状态评估

对于晚期或复发妇科恶性肿瘤患者而言，评估全身营养状态及美国东部肿瘤协作组（ECOG）体力状况（performance status，PS）评分十分重要。大部分复发宫颈癌患者在施行盆腔器官廓清术前，已经历过二线甚至三线的治疗，机体功能及器官储备功能已经受到大量的损耗，而盆腔器官廓清术是创伤性巨大的手术，需要良好的体能状态。如果全身营养状况不良或 PS 评分不足，可能增加术后病率，也不利于改善患者的预后，有违盆腔廓清术的初衷。

（二）临床特征评估

如果患者出现下肢水肿、腰骶部及下肢疼痛等表现，提示复发病灶可能已累及盆侧壁，盆腔器官廓清术难度大，难以达到切缘阴性，一般不宜进行盆腔器官廓清术。如果仅存在下尿路梗阻，并非盆腔器官廓清术的禁忌证，仅因肿瘤侵犯输尿管和 / 或膀胱，从而导致下尿路部分或完全梗阻，是行前盆腔廓清术的适应证，术后重建尿路可解除梗阻。

通过盆腔双合诊或三合诊检查，可以判断肿瘤病灶与盆侧壁有无间隙，由于复发病例行放疗

导致盆壁纤维化而使盆腔器官及组织固定在盆底及侧壁筋膜或肌肉，形成所谓的"冰冻骨盆"，则应放弃盆腔廓清治疗。有时妇科检查较难区分纤维化改变或病灶浸润导致"冰冻骨盆"改变，采用腹腔镜探查评估是一种有效的策略。

（三）患者心理评估

在上述评估符合盆腔器官廓清术指征后，还应进行深入细致的医患沟通，对患者的心理进行评估。首先，应该了解患者本人及其家属对疾病治疗的信心和决心，并让患者及家属对该手术方式的必要性、可行性及手术的创伤和可能的副作用有充分的了解。盆腔器官廓清术往往需要行泌尿道及肠道重建及改道，会对患者的心理状态和生活习惯带来巨大的冲击。因此，患者对手术的信心和决心就显得尤为重要，如果患者的态度消极，则应该放弃盆腔器官廓清术。

（四）影像学评估

在行盆腔器官廓清术前必须进行行身体全面检查了解有无远隔转移。对有条件的患者应行PET/CT检查，可较全面检测发现肿瘤复发或转移部位，并能发现一些直径＜10mm的转移病灶。尤其是当CT、MRI等影像检查难以鉴别放疗后的盆腔纤维化改变与复发病灶时，行PET/CT检查则能准确地从治疗后的增厚组织中发现复发病灶。但是，PET/CT检查具有软组织分辨率较低，解剖结构显示精度不够的缺点，而MRI在空间分辨和解剖结构显示方面具有优势，尤其在评估病灶大小、边界、膀胱和直肠的受累情况方面更精准。如条件允许，将二种检查相结合，优势互补，可提高诊断和评估可否切净病灶的准确性。

（五）腹腔镜探查评估

腹腔镜探查的目的主要是对盆腔病灶能否完整切除进行直接检视评估，由于腹腔镜缺乏触觉感应，腹腔镜下探查尚不能完全替代剖腹探查。通过腹腔镜探查可以明确以下情况：

1. 超出盆腔的腹腔转移，特别是多处或弥漫的腹膜或肠及系膜表面的转移。

2. 腹主动脉旁淋巴结转移是否与大血管形成紧密粘连，特别是有高位淋巴结阳性。

3. 有明显腹水，特别是血性腹水时。

4. 试探性切开髂总动脉分叉以下腹膜，探查腹膜后筋膜与骨盆、盆壁肌肉之间不能分离出间隙。出现上述情况的任何一种，都应该放弃盆腔廓清术。对已出现明显肠梗阻症状，或因盆腔肿瘤的侵犯出现不可控制的出血或疼痛、尿瘘或肠瘘，阴道持续性大量排恶臭液等，为改善患者的生活质量，可考虑进行姑息性盆腔器官廓清术。

三、盆腔器官廓清术的关键技术

盆腔器官廓清术由于涉及盆腔和盆底的手术操作，手术复杂程度高，在腹腔镜探查适合行盆腔廓清术的基础上，一般根据自己的经验和技术条件来选择手术路径。对于有丰富腹腔镜手术经验，对经过选择的病例进行腹腔镜下盆腔廓清术是可行的。其优势是腹腔镜具有放大作用，容易辨认盆腔组织结构，腹腔镜器械更易在盆底狭小的间隙中进行操作，电能量器械的使用简化了操作步骤，加上气腹的作用使术野渗血明显减少。同时，避免了腹部开腹的大切口，手术后患者可以早期下床活动，同时也方便了患者术后造口袋的护理。

（一）盆隔上方腔内手术

1. 盆腔内器官廓清术的分类与分型　该类盆腔廓清术根据切除盆底组织的层次不同包含了Ⅰ型（肛提肌上）、Ⅱ型（肛提肌内）手术。根据切除器官及周围组织范围的不同，又分为如下4类：

（1）前盆腔廓清：对于累及膀胱的情况，切除整个膀胱、子宫和阴道。

（2）后盆腔廓清：对于累及直肠的情况，切除阴道、子宫和累及的肠道。

（3）全盆腔廓清：对于累及膀胱和直肠的情况，切除膀胱、阴道、子宫和直肠。

（4）侧向扩大的盆侧壁廓清术（LEER）：该手术范围除盆腔廓清术的内容以外，还包括切除部分盆侧壁髂内血管系统、耻骨尾骨肌、髂骨尾骨肌及尾骨肌全部切除，保留骨性骨盆和躯体神经。LEER惟一的禁忌证是腰骶神经丛和坐骨神经受累。

2. 盆腔器官廓清术的关键操作步骤　一般采用"卷地毯"式的手术方式。

（1）侧向路径（第1部分）：于圆韧带腹壁附着处前下方，打开腹膜，分离膀胱侧间隙暴露清腹膜后主要结构。分离暴露髂内动脉及其分支，找到脐动脉、膀胱动脉和子宫动脉，凝闭切断。

（2）中央路径：提起剪开的膀胱与耻骨之间的腹膜，沿耻骨边缘向耻骨联合后方继续打开腹膜，游离膀胱分离暴露耻骨后间隙，直达膀胱颈及尿道周围，显露两侧的盆筋膜及肛提肌，其间见血管凝闭切断。

（3）背侧路径（前盆腔廓清术）：打开直肠侧间隙，从子宫骶韧带上方分离暴露出输尿管（从此处输尿管开始转横向走行进入隧道），分离拓展直肠侧间隙直达直肠侧韧带平面。于直肠与子宫颈或阴道之间打开直肠子宫陷凹，分离直肠阴道间隙，保留直肠筋膜的完整性。完全打开直肠阴道间隙，尾侧部分从外侧向直肠表面分离暴露，直至暴露出覆盖在耻骨直肠肌表面的盆隔筋膜，直达会阴体肛管边缘的中间。

（4）背侧路径（后盆腔廓清术）：从骶髂关节前方、髂内动脉起始部打开后腹膜，辨识输尿管并游离推向盆侧壁保护之，提起乙状结肠和直肠上段，分离直肠后间隙直达尾骨尖，注意不要损伤骶前静脉丛。随后打开直肠侧间隙辨识子宫骶韧带并切断，再于阴道前方分离暴露膀胱子宫颈或阴道间隙，暴露和分离膀胱侧间隙，以及阴道侧间隙，切断膀胱子宫颈韧带。

（5）侧向路径（第2部分）：切断脐动脉和子宫动脉后，分离和离断主韧带的主要结构如子宫深静脉、神经结缔组织等。在跨子宫动脉水平离断输尿管。沿着盆筋膜腱弓、肛提肌腱弓离断外侧盆筋膜组织。各种方式切开分离耻骨直肠和耻骨阴道肛提肌直至会阴体。

（6）阴道路径：沿外阴-阴道交界处切开黏膜，切除尿道前庭。在耻骨弓水平打孔切穿会阴筋膜，朝向会阴体完整切开会阴筋膜组织，包括尿道、膀胱、阴道、子宫、直肠。

（二）盆隔下方腔外手术

盆隔下方腔外手术，也即Ⅲ型（肛提肌下）廓清术，适用于任何类型的复发肿瘤，但是最适宜病灶直径不超过50mm或者病灶已经侵犯肛管、阴道下段和/或外阴的患者。

四、盆腔器官廓清的功能重建关键技术

盆腔器官廓清术后，需要对泌尿系、胃肠道、盆底结构和外阴进行重建，以改善患者的生存生活质量。对于盆腹腔及外阴的肿瘤，需要两阶段的重建术以实现愈合目的。尽管也有固体填充盆腔的报道，但并不是主要的治疗方法。

（一）泌尿系重建

泌尿系重建取决于手术医师的偏好和放疗后解剖条件。经皮造瘘是最简单的方法，但由于需要设备支持而未广泛开展。目前最常应用的关键技术有如下几种：

1. Bricker 非自控式回肠尿路分流 输尿管种植到没有经过放疗的回肠节段上，于体外肠造瘘。

2. Miami Pouch 等自控式回结肠尿路分流 利用远端回肠、右侧结肠和近端横结肠制造一个低压的"代膀胱"，在皮肤表面以高压瓣膜帮助避免尿液反流。其中 Miami Pouch 术式最为经典，临床应用最多。

两种泌尿系重建的早期并发症类似，主要是输尿管和肠瘘，并发症总体发生率约14%，围手术期放疗增加术后并发症的风险。晚期并发症主要是泌尿系感染和输尿管梗阻，分别见于19%和22%的患者，自控式术式更为多见。自控式重建术虽然颇有吸引力，但是由于其他一些并发症（如插管困难）等，因此非自控式的 Bricker 术式仍有广泛应用。尿路分流相关的并发症一般发生在术后90天内。

也有研究者以回肠代膀胱从而避免造瘘的必要。这种手术术后50%的患者能够自控，并发症发生率12.5%，主要用于Ⅰ型和Ⅱ型盆腔器官廓清术。

（二）肠道重建

直肠截断术后标准的重建方式为乙状结肠或左半结肠单腔造瘘。直肠超低位与肛管直接吻合可以改善生存质量，但是严重并发症发生率高。吻合失败是最常见的并发症。

（三）阴道和会阴重建

盆腔重建术充填了盆腔空间，降低肠瘘和梗阻风险，从而降低术后患病率；重建女性身体结构可以显著改善患者的生存质量。对于不需要切除外阴的盆腔廓清术，阴道重建有两种方法：

1. 利用带血管蒂的大网膜重建阴道 该术式将组织置于可膨胀的器械周围，固定于外阴前庭。手术简单，阴道粘连发生率35%。

2. 肠道代阴道 采用没有经过放疗的肠道

重建阴道，如利用乙状结肠或盲肠的一部分重建阴道。

会阴重建最可靠的手术技术需要肌肉皮瓣移植，可以填充盆腔，并重建阴道。目前有两种主要技术：

1. 股薄肌皮瓣　是最早用于会阴重建的方法，皮垫坏死率14%～25%。如果需要行阴道重建，需要使用双侧股薄肌皮瓣。

2. 垂直血管供应的腹直肌皮瓣　优点在于血供比较可靠。有作者报道20例患者中仅有1例发生坏死，阴道狭窄或粘连的发生率为12%。腹直肌皮瓣较股薄肌皮瓣更大，容易进行阴道和/或会阴重建。缺点在于会造成腹壁薄弱、切口疝。

五、影响复发宫颈癌患者盆腔器官廓清术后预后的因素

（一）手术切缘状态

2015年一项系统评价发现，手术切缘阳性是盆腔廓清术预后的重要指标，满意切除肿瘤并达到切缘阴性可提高复发宫颈癌患者的生存。评估盆隔以上的盆侧壁是否受累、盆隔以下的阴道旁组织是否被侵及达盆壁或达耻骨降支，是能否达到切缘阴性的关键。但是术前评估（MRI，PET/CT）均无法预测手术切缘的状态。因此作者提议进行更大范围的廓清术（切除肛提肌以下水平以及外阴切除，所谓Ⅲ型廓清术），可能获得更多的边缘阴性结果。切缘阴性的患者术后2年生存率为55.2%，而切缘阳性的患者仅有10.2%；切缘阳性的患者术后3年基本无存活。1989—1997年的两项大型研究发现，手术类型和切除水平并不显著影响患者预后。大部分研究都发现切缘阴性是非常重要的预后因素。

（二）淋巴结转移状况

复发时有淋巴结转移，尤其是腹主动脉旁淋巴结转移，将导致盆腔器官廓清术后患者生存期明显下降。因此，淋巴结转移通常被认为是盆腔器官廓清术的反指征。然而，如果转移的淋巴结孤立、可切除，特别是盆腔淋巴结转移，也不应视为盆腔器官廓清术的绝对禁忌。如出现直肠系膜淋巴结转移，则显著缩短无病生存期。最新的大数据研究提示接受盆腔廓清术的复发宫颈癌妇女的中位OS为29.6个月。在淋巴结阴性的妇女中，中位OS为73.2个月，而淋巴结转移的妇女中OS为17.8个月。

（三）其他影响因素

包括复发肿瘤大小、初始癌症治疗至复发的时间、复发肿瘤的组织学类型、脉管瘤栓（LVSI），以及患者的年龄和一般状况等。有文献认为肿瘤直径大于50mm或有脉管癌栓是预后不良的重要因素，鳞癌患者复发的预后不如腺癌，始癌症治疗后至复发时间在<2年、2～5年或>5年患者的5年生存率分别为16.8%、28.0%和83.2%，复发时间超过2年的患者总体生存更好。患者营养状况差也是影响预后的不良因素。对于年轻、身体一般状况好，既往未接受过多疗程化疗或反复的抗肿瘤治疗，复发距初次治疗时间间隔较长的患者，盆腔器官廓清术的疗效更好。

六、盆腔器官廓清术的术中、术后治疗

（一）术中放疗

在侧向扩展的盆腔器官廓清术中，如果术中冰冻病理发现边缘阳性，给予大剂量术中放疗，可将患者5年生存率从11%提高到42%，但是严重的胃肠道毒性反应和神经系统毒性反应发生率高达25%～30%。

（二）术后辅助治疗

对于曾经经历过放化疗而未控或复发的患者，手术后的治疗选择首选化疗或者靶向治疗，化疗可以采用腹腔热灌注化疗的方式，有报道采用盆腔廓清加腹腔热灌注化疗可以使复发性直肠癌患者的5年生存率达30%。而手术前未行放疗的患者术后放化疗均适合。

七、手术相关并发症和病死率

盆腔器官廓清术是复杂的手术，并发症发生的风险很高。切除既往接受过放疗的盆腔组织很容易发生各种瘘、伤口预后不良以及输尿管或肠道梗阻导致的继发问题。术中和术后并发症相关病死率为0～12%。发生术后并发症的患者生存时间显著缩短。

早期并发症（术后30天内）发生率在16%～71%。最常见的是肠瘘以及相关皮肤、泌尿系或阴道感染。其他常见并发症中包括血栓和吻合口

瘘。影响早期并发症的主要因素包括术前放疗和手术时间。

晚期并发症发生率 36%~61%，包括肠瘘、阴道瘘、输尿管梗阻、肠梗阻和肾盂肾炎。这些问题继发于术后粘连、肿瘤复发以及自我导尿引起的泌尿系感染。早期或晚期并发症发生率与不同类型的廓清术之间没有显著相关。

八、生活质量

患者对疾病的态度、自我形象、经济困难、胃肠道症状、失眠、总体健康状态以及情绪均有显著恶化，因此，需要长期的心理 - 肿瘤支持。盆腔器官廓清术后仅有一项前瞻性研究报告了患者的生活质量，其中 35 例患者的改善率为 88%。然而，这项研究使用了一个未经验证的特别调查问卷，专门为他们的研究设计。大部分研究表明盆腔器官廓清术后的生活质量有所改善，但未提及如何评估生活质量。一项针对 49 例廓清术患者的心理评估发现，40% 的患者在术前有显著的抑郁，而这些患者的斗争精神和宿命论想法高于一般癌症人群，提示患者进行了相应的适应和调整。但临床情况和心理学指标无显著相关性。对于复发宫颈癌的患者，行盆腔重建术可以改善患者的生存质量。

总之，盆腔廓清术是非常复杂的手术操作，对于某些晚期或复发性妇科肿瘤是唯一的治愈性治疗方案。

（梁志清）

第八节　胎儿宫内治疗的发展及应用

出生缺陷是指胚胎或胎儿发育过程中出现的功能或结构异常。出生缺陷是关系可持续发展的重大公共卫生和社会问题。中国是出生缺陷高发国家。每年估计有 30 万~40 万先天性畸形儿出生，约占年出生人口的 2.8%。出生缺陷的防控一方面减少重大缺陷儿的出生，提高筛查水平，及时终止妊娠，另一方面即将治疗关口前移，在胎儿期进行干预，改善预后，提高生存质量。近几年，随着"视胎儿为患者"的理念被越来越多的人接受，医疗技术的飞速发展以及社会伦理环境的变化等诸多因素的合力下，胎儿宫内治疗得到了长足的发展。胎儿宫内治疗往往涉及多个学科，诸如产前诊断、产科、儿科、儿外科、NICU、麻醉科、影像科等，只有在多学科齐头并进的发展下，胎儿外科才能得到长足的发展，多学科 MDT 是最佳胎儿外科治疗解决方案。

一、胎儿宫内治疗的发展历程

胎儿镜诊疗是当代母胎医学技术发展的里程碑。胎儿镜诊疗系统是在超声波定位后用直径纤细的内镜系统经母体腹壁穿刺，经子宫进入羊膜腔，对胎儿体表结构进行直接观察或者取样，随着技术的发展，除了诊断之外，还可以进行胎儿宫内治疗，是胎儿产前诊断和宫内手术最直接、最有效的技术手段。1954 年，Westin 将直径为 10mm 的宫腔镜经宫颈插入子宫进入羊膜腔，用于直接观察胎儿状况，之后胎儿镜迅速发展。1972 年，Valenti 首次运用胎儿镜对胎儿皮肤进行活检，掀开了胎儿镜下组织活检的第 1 页。1982 年 Harrison 牵头组织了一次具有里程碑意义的会议，涉及几乎所有临床医生，参会者交流了胎儿宫内治疗和手术方面的经验，并同意分享信息，建立胎儿宫内治疗注册表，并为快速发展的胎儿外科治疗领域的相关学科提供指导。1990 年，De Lia 报道了全球首例胎儿镜下激光凝固胎盘血管交通支治疗双胎输血综合征（twin to twin transfusion syndrome，TTTS）成功实施，标志着胎儿宫内治疗技术的飞跃。

在过去 30 年中，成像技术和产前诊断的快速发展使得产前干预和手术逐步发展，今天它们已成为高风险妊娠管理的一个组成部分。此外，数字光学和小型化仪器的快速发展助推胎儿宫内手术治疗成为现实，胎儿镜宫内诊疗技术应用也越来越广泛，适应证也被逐渐拓宽。2006 年，梁志清教授等完成中国首例胎儿镜下胎盘血管交通支凝固术治疗双胎输血综合征，之后国内胎儿宫内治疗得到了迅速发展。

二、胎儿镜诊疗系统的基本配置

胎儿镜诊疗系统和其他腔镜系统一样，同样为内镜系统。主要由以下部件组成：摄像显示系统（camera and monitor system）、冷光源系统（cold light source system）、导光束（fibre）、胎儿镜（fetoscope）、穿刺器（frocar）、激光凝固系统（laser system）、快速羊水加温循环系统（fast flow fluid warmer）、Karl Storz 加热气腹机（electronic endoflator），组织活检套件（biopsy grasper and scissors）、超声引导系统（ultrasound）和其他特殊套件。

（一）胎儿镜系统

1. 高清摄像显示系统　包含摄像头、摄像控制处理单元以及彩色监视系统。在摄像头上有调节焦距、视野、菜单以及调节白平衡等按钮。内镜监视系统通常要求监视器的扫描线数在 600 以上或更高清的医用显示器。

2. 冷光源系统和导光束　冷光源系统为胎儿镜提供照明。良好的光源要求具备输出亮度高、持续稳定、输出光谱均匀、红外线成分少、灯泡使用寿命长等优点。冷光源系统虽然热度小，但仍然有一定产热，避免将导光束直接置于手术台上，可能发生燃烧和灼伤事件。

3. 胎儿镜　胎儿镜目前分为光学镜和纤维镜，光学镜不可弯曲，纤维镜可以有一定程度的弯曲。常见的视角有 0° 镜和 30° 镜。常见的直径有 1.0mm、1.3mm、2.0mm 和 3mm。

4. 穿刺器　用于穿过母体子宫进入羊膜腔，可分为直鞘和弯鞘。穿刺器上面一般有 3 个通道，分别为：胎儿镜通道、操作侧孔和羊水循环通道。

5. 快速羊水加温循环系统　快速羊水加温循环系统与胎儿镜系统配合使用，用于术中羊水的加温、净化和循环补给。

6. 组织活检套件　组织活检套件包含剪刀、活检钳等，用于胎儿组织活检。

（二）胎儿宫内治疗能量设备

1. 激光能　激光系统是胎儿宫内手术比较常用的能量系统，利用激光来凝固或者切割组织。

2. 电能　双极电凝可以用于血管交通支阻断和脐带结扎减胎。

3. 射频　射频是常用减胎设备。

（三）超声引导系统

超声引导系统用于术前胎儿手术穿刺定位、术中胎儿情况监测和术后胎儿状况评估。

三、胎儿镜宫内治疗适应证

（一）胎儿体表结构异常和体表组织活检

随着胎儿镜技术的发展，胎儿镜已从最初的胎体观察和组织活检发展到胎儿宫内治疗。同时，由于产前筛查和诊断技术以及影像学技术的飞速发展，胎儿镜在观察胎体和组织活检的应用越来越少。胎儿镜虽为微创，但应该充分结合无创产前筛查和影像学技术，避免由微创导致巨创。

（二）双胎输血综合征

双胎输血综合征（twin to twin transfusion syndrome，TTTS）是单绒毛膜双胎特有的并发症。在单绒毛膜双胎的发病率为 10%～15%。在妊娠 26 周前发现，未经过治疗的 TTTS 胎儿病死率高达 80%～100%，侥幸存活胎儿的神经系统并发症发病率达 30%～50%。通过胎儿镜下胎盘血管交通支凝固术可明显改善胎儿愈后，是目前胎儿镜应用最广且疗效确切的适应证。

（三）需要胎儿镜辅助的特殊类型减胎

如单绒单羊双胎之一发育畸形。单绒毛膜单羊膜囊是非常特殊的一类双胎，发生率 1/1 000，单绒单羊双胎胎儿极易在宫内发生脐带缠绕、打结，导致突发的胎死宫内。据文献报道，单绒单羊不良妊娠结局发生率高达 40%～60%，所以当发现单绒单羊双胎之一发育异常需要减胎的时候，我们通过胎儿镜下凝固脐带并剪断，避免胎儿脐带缠绕导致不良结局。

（四）胎儿先天性膈疝

新生儿先天性膈疝（congenital diaphragmatic hernia，CDH）是由于胚胎时期膈肌闭合不全，致单侧或双侧膈肌缺陷，部分腹部脏器通过缺损处进入胸腔，造成解剖关系异常的一种疾病。发病率在 1/5 000～1/2 200，26% 左右合并结构异常，14% 合并染色体异常，左侧多见，右侧少见，双侧罕见。男性略多于女性。分型：胸腹裂孔疝、胸骨后疝、食管裂孔疝。也有将肝脏是否疝入作为分型标准分为：肝上型和肝下型。罹患先天性膈疝的新生儿通常在出生后最初几个小时内便会发生因为肺发育不良、肺动脉高压和腹腔脏器挤压肺、心脏而出现严重的呼吸困难甚至心功能不全，救治不及时随时可以危及生命。重度膈疝出生后手术的新生儿生存率仅有 10%～20%，其核心病理生理为肺发育不良和肺动脉高压，胎儿镜下气管封堵术通过封堵胎儿气管，导致胎儿肺内囊腺液不能流出，增加肺内压，避免腹腔脏器的进一步疝入，增加肺体积，从而降低出生后新生儿肺发育不良和肺动脉高压的发生概率。

（五）胎儿后尿道瓣膜病

胎儿后尿道瓣膜病（posterior urethral valves, PUV）是后尿道内的软组织瓣膜，仅见于男性，是胎儿下尿道梗阻（lower urinary tract obstruction, LUTO）最常见的病因，发病率为 1/25 000～1/8 000。其病因不清，可能为多基因遗传导致的尿生殖膈分化不全有关。胚胎早期出现可导致一系列的胎儿泌尿系统发育不良和功能障碍，比如上尿路扩张、膀胱输尿管反流、膀胱功能异常、肾小球及肾小管功能异常、甚至肺发育不良等。如不干预处理，严重的肾损害和肺发育不全导致新生儿的围产期发病率和死亡都非常高。随着影像学技术的进步，后尿道瓣膜的诊断并不复杂。临床上常以"胎儿巨膀胱、胎儿腹部囊性包块伴或不伴肾盂积水"为临床表现。超声在早孕期间可发现"钥匙孔征"而诊断。对于晚孕发现的后尿道瓣膜病可出生后手术治疗，预后相对较好，但对于早孕发现的 PUV，建议早期宫内干预治疗，否则预后欠佳。

（六）脊髓脊膜膨出

开放性神经管缺陷会导致患儿的运动和认知功能障碍。2011 年 Adzick 等研究报道产前开放性神经管缺损修复可以降低脑积水的风险。产前修复使产后脑积液分流需要减少 50%。产前手术组的患儿的 Bayley 精神运动发育指数得分较高。近年研究者尝试具有较少侵入性胎儿镜下手术，早在 1997 年 Bruner 等就采用胎儿镜下进行脊膜膨出的修补，但是结果并不尽如人意，直到 2010 年德国人 Kohl 创新性的采用加热 CO_2 进行膨宫，并获得成功，由此开启了经皮胎儿镜下脊髓脊膜膨出修补的先河，之后 2015 年 Belfort 等采用将子宫外置的胎儿镜下修复脊髓脊膜膨出获得成功。

具有如下特征者可以考虑胎儿镜下手术：单胎妊娠，脊髓脊膜膨出位于 T_1 和 S_1 之间，且具有上边界，有小脑疝的证据，孕 19 周以上，正常的核型，产妇年龄至少 18 岁。

（七）羊膜带综合征等

又称为先天性环状粘连带，先天性缩窄环综合征，羊膜索综合征，Sfreeter 畸形，是指部分羊膜破裂产生纤维束或纤维鞘，使胚胎或胎儿与羊膜带粘连束缚、压迫、缠绕胎儿，使胎儿受累器官出现分裂或发育畸形。发生率与出生活婴之比为

7.8∶10 000，自发性流产率高达 178/10 000。通过胎儿镜下羊膜带松解术可以达到良好的治疗结果。

（八）胎儿体腔积液

对于遗传学评估没有异常，且没有合并重大结构异常的胎儿体腔积液，可行胎儿体腔羊膜腔引流术以改善预后。

（九）胎儿宫内输血

不同原因导致的胎儿贫血，例如母婴血型不合、胎儿 - 母体输血综合征等，通过胎儿宫内输血，可以改善胎儿愈后。

（十）其他

如胎儿肺动脉瓣 / 主动脉瓣狭窄等。

四、胎儿宫内治疗的原则

1. 胎儿宫内治疗前应该充分结合超声、MRI 等无创检查手段，评估其手术适应证和禁忌证，不宜盲目扩大适应证，导致微创变巨创。

2. 对胎儿发育异常的病理生理、治疗方案、替代方案有全面的了解，充分全面评估胎儿宫内治疗的利与弊。

3. 尽最大可能降低母胎风险，尤其是避免严重并发症。

4. 选择最佳的干预时机，针对不同的胎儿疾病的病理生理特征选择适合胎儿宫内治疗的时机。

五、胎儿宫内治疗的关键技术

胎儿镜下宫内治疗的核心技术为穿刺技术和超声引导技术，胎儿宫内治疗的首要入路均是在超声引导下避开胎盘进行穿刺到达目的位置。因此，超声技术和精准穿刺技术在胎儿宫内治疗中发挥至关重要的作用。

（一）胎儿镜下气管封堵术

手术原理：胎肺在胎儿期分泌肺囊腺液及肺表面活性物质，封堵气管后，这些囊腺液不能流出，肺内压增高，胎肺膨大，避免腹腔脏器进一步疝入胸腔，降低新生儿肺动脉高压和肺发育不良的风险。Jan Deprest 等 1998 年提出在胎儿镜下应用气囊进行胎儿气管封堵术，并于 2004 年报道了世界首例成功实施 FETO 并存活的案例，Jan Deprest 主导的一个欧洲非随机的多中心研究，210 例膈疝实施了 FETO 手术，FETO 手术使左侧 CDH 新生儿存活率从 24% 上升到 49%，右侧

CDH 从 0 上升到 35%，而国内，2018 年梁志清教授团队完成首例 FETO 手术。手术的主要操作为在胎儿镜下为胎儿气管插管并置入球囊。

1. 胎儿麻醉及体位　胎儿的体位决定了手术难度。胎儿仰面朝上、臀位为最佳手术体位，如胎位不佳可静待胎儿改变体位或者实施体外胎位倒转术，当胎儿到达最佳体位时，为胎儿实施麻醉，麻醉科选择胎儿肌内注射给药或者经脐静脉给药，麻醉后，胎儿位置不会大幅度改变。

2. 胎儿镜鞘的置入　避开胎儿舌头、会厌，暴露声门裂。胎儿镜下的气管插管不如成人气管插管，没有喉镜协助，仅通过改变胎儿镜角度避开胎儿舌头，暴露会厌后，应该仔细辨别气道和食管，避免误入食管。

3. 放置球囊　球囊放置套件包含球囊、推杆和导丝，因为球囊非常细小，所以在放置前应检查球囊是否漏气，并将导丝、推杆和球囊连接完备，通过胎儿镜操作侧鞘将球囊推入胎儿气管中。

4. 球囊取出术　可以通过胎儿镜或者产时手术（EXIT 手术）时支气管镜取出气管球囊。

（二）胎儿镜下后尿道瓣膜切开术

手术操作程序：常规消毒铺巾、麻醉成功后，超声引导下避过胎盘将穿刺器置入胎儿增大的膀胱内；在胎儿膀胱内寻找输尿管开口和尿道开口；进入胎儿尿道，发现尿道瓣膜，用激光切开瓣膜。

目前对于后尿道瓣膜的胎儿宫内治疗方式存在很大的争议，有学者主张行膀胱羊膜腔分流术缓解肾皮质压迫症状，待出生后再实行外科干预，有学者主张发现后立即行胎儿镜下后尿道瓣膜切开术，因此病发病率低，需要更多临床数据支持和探索。

（三）胎儿镜下脊髓脊膜膨出修补

目前胎儿脊髓脊膜膨出的胎儿镜下手术一般采用经皮穿刺入宫腔的技术，也有采用将妊娠子宫外置再置入穿刺器的方式。

1. 胎儿胎位的固定　在超声监控下采用外倒转术，将胎儿固定在利于手术操作的体位。

2. 穿刺器的植入　超声监测下，选择合适的部位避开胎盘置入第一个 3.5mm 的穿刺器，一般选择直径 3.0mm 的微型腹腔镜，进入宫腔后以便检查病变部位。

3. 取出适量（约 300ml）的羊水，并用 CO_2 气体（0.5L/min，最大压力 12mmHg）膨宫。在距离第一个穿刺器两侧前方 30～50mm 处置入 3.5mm 直径第二和第三穿刺器，形成等腰三角形状态。

4. 通过左侧的穿刺器置入 3mm 抓钳，抓持膨出的脊膜（蛛网膜）并稳定之，再通过右侧穿刺器置入 3mm 剪刀用于解剖基板（开放脊髓）。基板呈扁平状，脊柱神经从下表面穿行。剪刀剪开蛛网膜与皮肤的连接区，则基板缩回到脊椎缺损部位，在基板表面覆盖生物膜。

5. 使用持针器用 V-Loc 4/0 倒刺缝合线，在剪开达皮肤和硬脑膜层边缘 4～5mm 处，连续缝合关闭两侧皮肤及硬脑膜。

6. 在手术完成后，缓慢取出气体并用温热的盐水代替充盈子宫腔，取出穿刺器，用 2/0Vicryl 缝线封闭穿刺孔。

（四）胎儿宫内输血术

胎儿贫血的主要病因为母婴血型不合（以 RH 血型不合为主）、胎儿 - 母体输血综合征等。其病理生理为免疫性或者其他原因的红细胞破坏，主要以胎儿水肿、胎动减少、胎监异常等为临床表现。胎儿宫内输血可以明显改善预后。

1. 胎儿贫血的产前诊断　胎儿水肿，超声提示 MCA-PSV 高于临界值，脐血穿刺最终确诊。在产前超声中，MCA-PSV 是非常有价值的指标，但是获取准确的 MCA-PSV 需要注意以下因素：正确的大脑中动脉平面，声束角无限接近 0°，避免过度压迫胎头，非胎动期连续测量。

2. 血液制备　血液要求：O 型血，Rh 阴性。HCT 0.75～0.85，新鲜浓缩红细胞，HBV、HCV、HIV、CMV 检测阴性，与母血配血无凝集反应，并建议过滤白细胞或射线照射。

3. 穿刺输血　常规的穿刺点为脐静脉穿刺或肝静脉穿刺。穿刺前要对输血量、速度进行充分计算和评估，并且对输血效果进行评估，决定输血次数和输血间隔等。

胎儿宫内输血是非常有效的改善胎儿贫血的治疗手段，可明显降低医源性早产的发生率，但对产前超声以及穿刺技术有较高的要求。

六、胎儿宫内治疗的并发症

胎儿宫内治疗最常见的并发症为胎膜早破和胎儿早产，胎膜早破的发生率高达 92% 以上，其中发生在 28 周以前的胎膜早破约 12%，28 周以前发生胎膜早破，胎儿预后一般欠佳。未足月的胎膜早破导致早产的风险升高。妊娠失败是所有胎儿宫内治疗不能回避的风险，发生率 3%～35%，所以胎儿宫内治疗前应该对所有治疗方案进行评估，充分权衡利弊。而胎儿脑损害、心脏损害等远期并发症，发生率 3%～15%，术前的充分知情同意沟通显得尤为重要。

感染性休克、肺栓塞、胎盘早剥为母体的严重并发症。虽然发生率低，但后果严重，在胎儿宫内治疗方案中，母体安全应该被放在首要位置。

七、胎儿宫内治疗面临的伦理、心理学及医学问题

当一个家庭面临一个胎儿发育异常时，往往经历焦虑、抑郁等状态，所以在实施胎儿宫内治疗前与患者及家属进行细致的沟通和人文关怀是非常重要的环节。从发现异常的焦虑，到面对，再到积极配合治疗，需要一个心理过渡过程，所以个性化、人性化的咨询显得非常重要。不可简单、粗暴甚至道德绑架。

因此，在行胎儿宫内治疗前必须深入了解胎儿手术的伦理规范，以帮助指导是否进行有关干预，何时进行干预以及如何进行干预的决策。干预的决策必须通过三个标准：①侵入性治疗应具有挽救生命的高概率，或预防胎儿和儿童的严重和不可逆转的疾病、伤害或残疾；②侵入性治疗对胎儿和儿童造成严重疾病、伤害或残疾的低死亡率风险和低或可控风险；③孕产妇死亡率和并发症发病率风险很低或易于控制，孕妇的自主权必须是任何干预决策的核心，因为她承担着宫内治疗所有可能导致的生理及心理风险。

另外，胎儿宫内治疗属于高度个性化的手术，很多胎儿宫内治疗的病例发生率都比较低，所以对于很多胎儿疾病的宫内治疗目前都处在探索阶段，我们需要更多的临床数据来丰富胎儿宫内治疗。

胎儿宫内治疗目前蓬勃发展，多学科合作是其灵魂，我们需要多领域专家参与共同制订最合乎患者利益的诊疗方案，不断探索，践行真正的"不抛弃不放弃"，挽救每一个患儿。

（梁志清）

第九节　常见宫腔镜手术介绍及临床相关问题

一、子宫内膜息肉

（一）子宫内膜息肉的病理学及临床分类

子宫内膜息肉（endometrial polyp，EP）是一种子宫内膜的良性增生，由柱状上皮包围间质形成，其中含有大量腺体和脉管。可发生于青春期以后任何年龄，常发生于 35 岁以上的妇女，随着年龄增加发生率逐渐升高。近年来由于生活水平的提高，无症状而体格检查及应用激素补充治疗人数的增多，子宫内膜息肉的发生率、检出率明显上升。子宫内膜息肉是育龄期女性及绝经后女性异常子宫出血（abnormal uterine bleeding，AUB）的主要原因，文献报道子宫内膜息肉发生率占女性人口的 20%～30%。子宫内膜息肉有多种分类方式，根据病理类型、形态特点、对卵巢激素的反映可分为多种类型。

1. 病理学分类

（1）增生性息肉：最常见的类型，分为单纯或复杂性增生。起源于子宫内膜基底层，对雌激素敏感，是雌孕激素失衡、雌激素长期刺激的结果。增生性息肉可能导致弥漫性子宫内膜增生或局灶性非典型增生。较大的子宫内膜息肉和/或已绝经后的妇女中息肉非典型病变并不罕见。

（2）单纯/复杂增生性息肉伴细胞异型：有恶变潜能。

（3）腺肌瘤样息肉：息肉中含有平滑肌细胞和纤维组织，包含典型腺肌瘤样息肉和非典型腺肌瘤样息肉。典型腺肌瘤样息肉为良性息肉，非典型腺肌瘤样息肉有恶变潜能，主要由平滑肌组织组成，良性子宫内膜腺体和不典型增生的间质混杂其中。约 9% 的非典型腺肌瘤样息肉可转化为子宫内膜癌。

（4）萎缩性息肉：是绝经后妇女的子宫内膜息肉的典型类型，通常是功能性或增生性息肉的退行性改变。

（5）癌性息肉：2.2%～6.7% 息肉为恶性，其发生率随着年龄增长或服用他莫昔芬等药物息肉体积增加。

2. 根据内膜息肉对卵巢激素反应的不同还可将其分为3类

（1）功能性息肉：由有周期性改变的子宫内膜组成，腺体结构形态与周围内膜相似，且对月经周期的循环激素变化产生反应。应用孕激素后可造成撤退出血使其剥脱，经期可部分甚至全部脱落，有自愈的可能。

（2）非功能性息肉：由雌激素局部持续刺激造成，来源于基底细胞层，由未成熟的子宫内膜组成，约占65%。孕激素剥脱无效，需要通过手术去除息肉的基底内膜细胞，宫腔镜下息肉切除术是"金标准"的治疗方式。

（3）假性息肉：通常为小的无蒂息肉（<1cm），其结构与周围子宫内膜完全相同。只有在月经周期的分泌期才能被发现，然后月经来潮后脱落。临床上应避免过度治疗此类息肉。

3. 根据宫腔镜下息肉形态分为

（1）带蒂息肉：宫腔镜下可见息肉表面与内膜所呈角度小于90°，更易产生阴道出血的症状。

（2）无蒂息肉：宫腔镜下可见息肉表面与内膜所呈角度大于等于90°。

（二）子宫内膜息肉的病因学

子宫内膜息肉由多种因素导致，如遗传因素，特定的细胞因子、内分泌因素和医源性因素。近年来有研究探索了子宫内膜息肉和子宫内膜异位症、子宫腺肌病之间的相关性。

1. 遗传和家族因素 染色体突变（第6和第20号染色体）、家族腺瘤性息肉病、糖尿病、高血压。

2. 炎性因素 子宫内膜炎局部刺激产生细胞因子，如宫内节育器等刺激造成的局部炎症。

3. 内分泌因素 雌激素过多，如年龄增加、肥胖、多囊卵巢综合征、绝经、绝经后期、雌激素分泌性腺间质肿瘤、慢性肝病等。子宫内膜局部雌孕激素受体表达增加。

4. 医源性因素 不合理的雌激素治疗、服用他莫昔芬治疗乳腺癌。

（三）子宫内膜息肉的临床表现

1. 异常子宫出血 息肉是异常子宫出血最常见的病因。异常出血包括经间期出血和/或接触性出血（尤其是宫颈息肉）。子宫内膜息肉通常为单发，但当子宫内膜息肉体积较大和/或数量较多时，可导致子宫内膜出血。在绝经患者中，子宫异常出血症状可因息肉数量、大小和血管生成不同而不同，通常此类患者息肉的恶变的概率增加。

2. 不孕 由于15%～25%的不孕妇女患有子宫内膜息肉，息肉可能对女性生育力存在潜在影响。然而，其机制仍众说纷纭：子宫内膜炎症反应阻碍了精子移动和胚胎着床；内膜特异性生化介质的合成受损；内膜表面积增大，人胎盘球蛋白分泌增加；促血管生成因子促进新血管形成，防止精子与透明带的结合。许多研究表明，息肉切除后怀孕率增加（15%～24%）。

3. 罕见症状 子宫内膜息肉达到一定体积时会引起子宫反射性收缩，息肉被挤向宫颈，甚至被完全排出。这一过程会引起不同程度的疼痛症状。大息肉也可出现坏死，致使阴道分泌物呈恶臭味。

4. 无症状 大部分息肉无临床表现，仅在辅助检查下可被发现。

（四）子宫内膜息肉的非宫腔镜诊断

1. 经阴道二维超声检查（2-dimentional transvaginal sonography，2D TVS） 对息肉的诊断敏感度约86%，特异性约94%，阳性预测值约91%，阴性预测值为90%。2/3息肉呈内膜高回声，轮廓清晰，显著增厚，有时内膜呈现多个低回声区域等囊性表现，偶尔内膜出现低回声条带。子宫内膜增殖期时的经阴道超声在诊断子宫内膜息肉中最准确。彩色多普勒超声及增强多普勒超声检查可以通过显示息肉主要的供血血管增加二维经阴道超声的准确性，但不能增加对恶性息肉的诊断的准确性。值得注意的是，多数子宫内膜息肉经月经周期后可消失，因此对于首次出现的子宫内膜息肉可以行周期性孕激素剥脱，在患者此次月经干净后再次行超声检查。

2. 经阴道三维超声检查（3-dimentional transvaginal sonography，3D TVS） 相比于二维超声检查，彩色三维多普勒超声检查能测量内膜容积，内膜及内膜下血管各指数。然而，这并不表示三维经阴道超声比二维经阴道超声更准确。

3. 盐水灌注超声造影（saline infusion sonography，SIS） 以生理盐水或凝胶为介质对宫腔进行造影，准确性高于经阴道超声。其缺点为技术学习曲线较长，易对患者产生不适感，有潜在感染可能。

4. 宫腔声学造影（sonohysterography，SHG） 通过注射对比剂实现对宫颈管，宫腔，输卵管的透视可明确显示息肉大小及生长位置，与宫腔镜相比宫腔声学造影对息肉诊断的敏感度更高（98%），特异性（34.6%）及阳性预测值（28.6%）更低。

（五）子宫内膜息肉的宫腔镜诊断

宫腔镜引导下活检是诊断子宫内膜息肉的"金标准"。单独宫腔镜检查仅能显示病灶的大小及性状，敏感度为58%～99%，特异性为87%～100%，阳性预测值为21%～100%，阴性预测值为66%～99%。无宫腔镜引导的盲刮准确性极低，不推荐于诊断子宫内膜息肉。门诊宫腔镜检查及活检也可用于诊断子宫内膜息肉，其准确性取决于器械、术者技术经验等因素。宫腔镜检查报告需包含以下要点：

1. 数量 大部分为单发息肉，多发息肉亦可见。

2. 大小 5Fr鳄鱼嘴抓钳钳部的最大开合为6mm，张开钳嘴比对息肉，可对息肉的大小进行估计。

3. 与输卵管开口的位置关系。

4. 质地 息肉通常较柔软，腺肌瘤样息肉可较质硬或半肌瘤样。

5. 基底部的特征 带蒂或无蒂。

6. 邻近黏膜 息肉邻近内膜的特征对于区分功能性息肉和子宫内膜增生至关重要。功能性息肉与其周围内膜相似，子宫内膜增生表面不规则，有炎症、坏死或腺瘤等表现。腺体结构异常高度提示子宫内膜增生可能，可用来鉴别子宫内膜增生与非增生性子宫内膜息肉。

7. 浅表血管化 明显迂曲的浅表血管提示子宫内膜息肉可能发生不典型改变。

8. 与其他疾病伴发 子宫肌瘤、子宫腺肌病、米勒管畸形等。

（六）子宫内膜息肉的综合管理

息肉治疗的意义在于对提高患者生育力，减少子宫内膜恶性肿瘤的发生。

1. 子宫内膜息肉的保守治疗 期待治疗十分重要，约25%小息肉（小于10mm）可自行脱落。绝经后无症状的息肉多为良性，亦不需要治疗，观察即可。由于大部分息肉为功能性息肉，在手术治疗前，可使用孕激素对息肉进行化学剥脱，如口服地屈孕酮10mg每日2次，服用7～14日，撤退性出血后再行经阴道超声检查判断息肉是否存在。

2. 子宫内膜息肉的手术治疗

（1）门诊宫腔镜：门诊宫腔镜适用于小息肉（<0.5cm）及部分带蒂息肉，可用冷刀等非能量器械进行去除。可以使用5Fr鳄鱼嘴抓钳在息肉根蒂处打开抓钳，再轻轻合上钳口夹住息肉抓出子宫。如此重复多次，直到完全去除息肉。也可用锋利的微型剪刀剪除息肉。对于较大息肉及特殊部位或有恶变潜能的息肉需要通过电切手术去除。

（2）宫腔镜下子宫内膜息肉切除术

1）适应证及禁忌证：宫腔镜下子宫内膜息肉切除术适用于保守治疗无效或不愿/不能接受保守治疗的患者，或者因息肉的大小和/或数量不能在门诊短期内完成诊治者。禁忌证是不能耐受宫腔镜手术者。

2）术前准备及手术注意事项：通常于增殖期进行手术，按照通常的宫腔镜电切手术做术前准备。手术器械可选择单极电切镜、双极电切镜、微型剪刀等器械，不同器械对治愈率无明显影响。息肉电切术是一种连续切割技术，切割时需要注意保护邻近内膜，同时避免切除深度过大，影响患者生育功能。以带蒂息肉为例，应从息肉游离端向根蒂部连续切除或直接切除蒂部。有时特殊位置息肉限制电切环的使用，需要使用特殊形状的电切环。直角环适用于宫底息肉及输卵管开口附近的息肉，便于在视野范围内进行切除，防止切除过深。在处理无蒂息肉时，可以先用电切环钝性暴露出息肉底部，再进行切割，这样可尽量减少对于子宫壁的任何热损伤及降低穿孔风险。

3. 子宫内膜息肉的术后管理及随访 尽管宫腔镜手术是治疗"金标准"，但由于息肉复发率极高，术后药物治疗应受到重视，提高远期治愈率及患者生活质量，减少就医次数。病理呈良性的患者可在术后周期性应用孕激素对抗雌激素对内膜的作用避免息肉复发。对于暂时无生育要求的女性可宫腔内放置左炔诺孕酮宫内缓释节育器以防止息肉复发。对于有生育要求患者可连续

2～3 个月于月经后半周期口服孕激素以抑制内膜高雌激素状态术。术后患者应在 2～3 个月后应进行复查，观察息肉是否复发。由于部分子宫内膜息肉患者合并不孕症，对于多发息肉、有生育要求的患者应在术后监测排卵，以明确是否有不孕症，进而指导妊娠方式，提高妊娠率。

4. 潜在恶性息肉的治疗　若术后病理结果确诊为非典型子宫腺肌瘤样息肉，首选治疗方法是子宫切除。然而，对于麻醉高危患者和/或有生育要求的患者，根据 Ivan 医生对 I 期子宫内膜癌保守治疗的修改建议，可以运用一种新型四步电切术：第一步，切除病灶；第二步，切除邻近病变的子宫内膜；第三步，切除病变下方的肌层；第四步，子宫内膜活检。术后 1、3 和 6 个月进行随访，排除病灶的不完全切除和复发。若术后病理结果示息肉局部有非典型增生，一线治疗方案是子宫切除术。如果息肉基底部和周围内膜没有病变、病变非多发且患者有生育要求，也可仅行宫腔镜下子宫内膜息肉电切术，切除邻近子宫内膜并进行活检。

（冯力民）

二、妊娠相关疾病

（一）宫颈妊娠

1. 概述　受精卵着床并发育在宫颈管内称为宫颈妊娠（cervical pregnancy），极罕见，约占异位妊娠（ectopic pregnancy）的 0.1%，发病率为 0.001%～0.04%，多见于经产妇，易误诊为难免流产，在辅助生殖技术导致的怀孕中更为普遍，估计有 0.1% 的体外受精怀孕会发生这种情况。由于宫颈壁主要为无收缩功能的纤维结缔组织，若误诊为难免流产而盲目清宫易发生大出血，导致子宫切除甚至患者死亡。

目前，临床上对于受精卵宫颈部位着床的具体原因尚未完全阐明，目前认为主要与宫颈创伤有关。

2. 诊断

（1）临床表现：患者可有停经及早孕反应，无痛性阴道出血为常见症状，严重者可表现为贫血、失血性休克等，妇科检查可以发现宫颈膨大或增粗，呈紫蓝色、静脉怒张，而子宫体大小正常或稍大。

（2）超声检查：宫腔内无孕囊，子宫颈异常增大，其内可见不均质实性或混合性低回声区或见孕囊组织回声。

（3）诊断标准

1）妇科检查发现在膨大的宫颈上方为正常大小的子宫。

2）妊娠产物完全在宫颈管内。

3）分段诊刮，宫腔内未发现任何妊娠产物。

3. 治疗　宫颈妊娠是一种罕见的异位妊娠，可导致严重出血和生育能力丧失，因此一旦确诊，必须尽快终止妊娠。治疗原则为避免大量出血、清除妊娠组织、保留生育能力。由于少见，目前最有效的治疗方案并没有很好的建立，报道最多的方案是药物杀胚或子宫动脉栓塞化疗后行手术治疗。

（1）药物治疗：包括药物流产、甲氨蝶呤（methotrexate，MTX）化疗等方式，国外有研究证实通过超声引导局部注射 MTX 和氯化钾治疗宫颈妊娠，经济有效，副作用小，无须进一步干预措施。国外文献报道使用 MTX 保守治疗（全身或局部或两者同时），单次给药治疗的成功率为 88.1%，多次给药治疗的成功率为 92.7%。保守治疗可作为手术前准备，能有效降低妊娠物活性，减少术中出血，提高手术疗效和安全性。

（2）动脉栓塞及动脉栓塞化疗：血人绒毛膜促性腺激素（human chorionic gonadotropin，hCG）较高者（＞20 000mIU/ml）或阴道出血多者，推荐双侧子宫动脉灌注 MTX 化疗栓塞后行超声监护下或宫腔镜下清宫，安全有效。术前行动脉栓塞或动脉栓塞化疗治疗的最大优点是双侧子宫动脉化疗栓塞后宫颈妊娠出血变得可控，避免清宫时出血过多，可保留子宫。但子宫动脉栓塞术可能影响子宫与卵巢的血供，对于有生育要求的患者应慎重选择。

（3）手术治疗

1）直接清宫：直接超声引导下清宫，易发生大出血，手术风险高，但在有介入治疗准备的情况下进行还是可取的。有报道指出 hCG＜20 000mIU/ml，且患者无明显活动性出血及贫血可考虑此方式。清宫术前使用米非司酮或 MTX 杀胚治疗，可使手术出血量明显减少，但也有报道认为应用药物后伴随胚胎组织的坏死、脱落，随时有大出血的可能，且出血难以控制。

2）宫腔镜治疗：1992 年，Roussis 等人描述了第一个案例，药物治疗效果不佳情况下使用宫腔镜直视下清宫，1996 年，国外有人报道了不经化疗仅宫腔镜电切成功治疗宫颈妊娠的病例。2006 年，Matteo 等人发现经过两个周期的 MTX 治疗后，可以通过宫腔镜下电凝止血、切除病灶。

2019 年，Mangino 等人报道了单独使用宫腔镜手术治疗宫颈妊娠的病例，他们采用 5mm 和 10mm 宫腔镜分两步完成妊娠囊切除。第一步，使用 5mm 的宫腔镜和一个 5F 双极电极，首先确定诊断、明确妊娠囊植入位置，然后打开妊娠囊，在胚胎镜下切断脐带终止妊娠，最后，进行部分血管凝固。第二步，扩张宫颈，使用 10mm 妇科双极电切镜，电切取出带胚胎的妊娠囊，完整切除幕状绒毛，最后，在植入部位对出血血管进行电凝以控制出血。该患者于术后 24 小时顺利出院，术后 20 天 hCG 水平呈阴性，40 天后宫颈超声检查正常，宫腔镜检查显示植入部位形成瘢痕，5 个月后，患者怀孕。

宫腔镜能够对妊娠组织及其种植部位血管分布情况进行清晰、准确的辨认，可以由宫腔对妊娠组织予以分离与切除，还能够在直视下对出血点行电凝止血，逐渐受到临床医生的青睐。但宫腔镜治疗胚胎活性高的宫颈妊娠的操作过程中易导致致命性大出血，而胚胎活性低者从经济角度多选择直接超声下清宫，所以单纯宫腔镜治疗宫颈妊娠的应用受到限制。手术前应把握好适应证、禁忌证，做好充分的术前准备及应对手术并发症的准备。

①适应证：宫腔镜手术可作为药物或动脉栓塞治疗的辅助治疗，保守治疗效果不佳或失败的补充治疗，适用于血流动力学稳定的患者。

②禁忌证：胚胎活性高未经药物或动脉栓塞处理的患者，以及血流动力学不稳定的大出血患者不应选择该方式。

③术前准备：目前有多个报道证实术前应用米非司酮、宫颈或妊娠囊内注射 MTX 杀胚或子宫动脉栓塞联合宫腔镜技术治疗宫颈妊娠，术中出血大大减少，治疗效果好，安全性提高。

④手术注意事项及并发症防治：因妊娠期子宫血供更加丰富，需要特别注意术中出血的防治，

宫腔镜手术的同时应做好术中大出血需介入治疗栓塞子宫动脉或中转开腹手术切除子宫的准备。

3）其他手术

①腹腔镜手术：目前报道较少。2004 年，Kung 等对 6 例宫颈异位妊娠患者进行腹腔镜辅助子宫动脉结扎联合宫腔镜宫颈内切除术，术后 4 例月经恢复正常，平均 2 个月，1 例 14 个月后自然怀孕。虽然这项技术有效地控制了子宫出血并保留了子宫，但也有人认为腹腔镜手术创伤过大，不宜推广。

②阴式宫颈妊娠病灶清除 + 子宫修补术：因创伤大，在怀疑病灶植入时才考虑此术式，或者患者不愿意行介入术时使用。

③子宫切除术：上述微创手术过程中出现难以控制的大出血时需中转开腹手术切除子宫或为失血性休克患者急诊手术的选择。

（二）宫角妊娠与输卵管间质部妊娠

1. 概述　宫角妊娠（cornual pregnancy）是指妊娠囊着床在输卵管开口于子宫的位置，临床中少见，它既有可能向宫腔生长，又有可能向输卵管间质部生长，所以有些学者认为宫角妊娠应该归属于特殊部位的异位妊娠。

输卵管间质部妊娠（interstitial pregnancy，IP）是指妊娠囊着床在输卵管走行于子宫角肌壁间的部分。因初期症状不明显，患者就诊时往往处于疾病晚期。如果发生破裂则可能导致腹腔内大出血、严重休克。有研究表明，输卵管间质部妊娠患者开腹手术治疗的概率要大于壶腹部、峡部妊娠的患者。

宫角妊娠及输卵管间质部妊娠临床上少见，占异位妊娠的 2%～4%，虽然发病率低，但由于二者解剖位置所在区域为子宫、卵巢血管汇集区，一旦妊娠囊破裂，均可导致腹腔内大量出血，危及患者生命。此外，由于部分宫角妊娠的妊娠囊可能向宫腔内生长，发展为宫内妊娠，而输卵管间质部管腔窄而短，周围包绕的子宫肌层比较薄，受精卵一旦着床于此处极易发生破裂出血，因此两种妊娠虽解剖位置相近，但临床治疗方案及结局有所不同，应在早期仔细鉴别。

宫角妊娠与输卵管间质部妊娠病因相似，均与炎症、创伤、性激素异常、宫腔形态异常、辅助生殖技术、避孕失败等有关。其中有刮宫史、子

宫内膜炎的患者更易出现宫角妊娠，有输卵管炎的患者更易发生输卵管间质部妊娠。

2. 诊断

（1）临床表现：宫角妊娠与输卵管间质部妊娠常见表现均为停经、腹痛、阴道出血。

（2）辅助检查

1）超声：超声是目前最为重要的影像学检查方法。但因为宫角妊娠及输卵管间质部妊娠位置特殊，超声易将二者相互误诊。

①经腹超声检查具有探头广泛移动观察整个盆腹腔情况的优势，但常受患者肥胖、肠道气体的影响，显示盆腔细微结构能力差。

②经阴道超声探头离子宫、附件的位置更近，分辨率高，可以避开肠道气体等不利因素的影响，清晰显示妊娠囊与子宫内膜的位置关系及妊娠囊周边的肌层组织厚度、完整度情况，在宫角妊娠及输卵管间质部妊娠的定位诊断过程中更有优势。

③经阴道三维超声检查弥补了二维超声检查在子宫冠状面成像的弱势，对整个宫腔、宫底肌层及妊娠囊的三维重建图像清晰，极大程度的提高了宫角妊娠与输卵管间质部妊娠诊断及鉴别诊断的准确性。

④宫角妊娠诊断要点：子宫双侧宫角不对称，一侧宫角向外膨隆，在宫角即将消失前出现病灶，蜕膜化的子宫内膜将其包裹；周围有完整的肌层被覆；周边有较丰富低阻滋养层血流信号。

⑤输卵管间质部妊娠诊断要点：一侧宫角向外"瘤样"突起，在宫角消失后出现病灶，与宫腔不通；周围肌层不完整，尤其是外上方；周边探及较丰富低阻滋养层血流信号。

2）磁共振成像：能通过多维图像清楚地显示子宫内膜和妊娠囊的关系、妊娠囊周围子宫肌层的完整度，准确测量妊娠囊周围子宫肌层的厚度，对宫角妊娠及输卵管间质部妊娠诊断的正确率高。但检查费用高，一般只用于超声检查无法确诊的病例。

3）宫腔镜检查：对宫角妊娠诊断的准确率高，还可对超声难以鉴定的输卵管间质部妊娠和宫角妊娠进行有效区分。既可以明确宫腔内妊娠物的有无，又可以确定妊娠囊在宫角的位置及大小，从而指导定位刮宫。

①适应证：超声可疑宫角妊娠或输卵管间质部妊娠；可疑人工流产不全；人绒毛膜促性腺激素阳性而找不到妊娠囊。

②宫角妊娠诊断标准：双侧输卵管开口于宫角的位置不对称，患侧输卵管口位置抬高或扩大；输卵管开口处被妊娠囊所占据，该妊娠囊与周围内膜分界清楚。

③输卵管间质部妊娠在宫腔镜下见双侧输卵管开口于宫角的位置对称。

4）腹腔镜检查

①宫角妊娠：妊娠囊较大，宫角明显突起且发现妊娠囊位于圆韧带内侧者，腹腔镜能准确诊断，如妊娠囊较小，子宫角突起不明显，则易漏诊。如术中反复探查未发现异位妊娠病灶而子宫又有增大时，应常规在直视下进行诊刮，以排除早期宫角妊娠，特别是对可疑人工流产不全及空吸的患者应着重观察两侧宫角情况。

②输卵管间质部妊娠：子宫对称性增大，妊娠囊位于圆韧带外侧，输卵管间质部内侧宫角部膨隆呈紫蓝色。

目前，腹腔镜已经成为异位妊娠特别是未破裂型异位妊娠最有价值的诊断和治疗手段之一，对宫角妊娠及输卵管间质部妊娠的早期诊断率较高。

（3）诊断依据：目前国内多依据 Jansen 等提出的宫角妊娠的诊断标准，符合下述任何一项即可考虑宫角妊娠：

1）腹痛伴有子宫不对称增大，继以流产或阴道分娩。

2）直视下发现子宫角一侧扩大伴有圆韧带外移。

3）胎盘滞留在子宫角部。

（4）宫角妊娠与输卵管间质部妊娠鉴别诊断见表40-5。

3. 治疗

（1）宫角妊娠：目前，国内外对宫角妊娠的治疗尚无统一标准，一般根据医院条件，结合患者的具体情况确定治疗方案。

1）观察：宫角妊娠有向宫腔内生长的可能，因此有研究认为，对于首次发现孕囊直径<10mm 的宫角妊娠，需1~2周的超声随访观察，根据妊娠囊的生长方向判断其是不是宫角妊娠。

表 40-5　宫角妊娠与输卵管间质部妊娠的鉴别要点

项目	宫角妊娠	输卵管间质部妊娠
英文检索词	cornual pregnancy	interstitial tubal pregnancy
位置	宫腔侧上方	输卵管走行于宫角肌层的部分
实质	宫内妊娠	异位妊娠
妊娠结局	发展为宫内妊娠；破裂；流产	破裂；流产
破裂孕周	通常 >12 周	通常 <12 周（平均 6.9 周）；20%> 12 周
超声标准		敏感度 40%，特异度 90% 宫腔空虚；胎囊偏离宫腔最侧壁 >1cm；孕囊周围肌层 <5mm；矢状斜位的间质线征

对于有强烈生育愿望的珍贵儿，若患者没有阴道出血、腹痛等早期流产症状，可以在超声监测下动态观察，若胚胎向宫腔内生长成为正常宫内妊娠，可妊娠至足月分娩，但产后有胎盘残留可能。

2）保守治疗：包括药物流产和子宫动脉栓塞术。药物流产适用于妊娠包块较小、无明显临床症状且对保守治疗要求强烈者，传统药物流产以米非司酮＋米索前列醇配伍使用，有报道指出，联合使用甲氨蝶呤可提高药物流产成功率。

3）手术：手术方式包括清宫术、宫腔镜手术、宫腹腔镜联合手术、腹腔镜手术、开腹手术等。

①清宫术：单独清宫术及超声引导下清宫术治疗宫角妊娠易导致妊娠组织残留、子宫穿孔，现在已经基本不采用。

②宫腔镜：宫腔镜直视下胚胎吸取、刮除或切除术是目前较为常用的治疗宫角妊娠的方法。宫腔镜直视下能定位清除妊娠组织物，对出血部位直接电凝止血，术中出血量少，手术成功率高，对子宫内膜的损伤小，患者术后月经恢复快，再次妊娠率高；但由于宫腔镜本身治疗的局限性，在杀胚胎的前提下，妊娠物周围血运明显减弱，必须严格掌握其适应证、禁忌证，做好充分的术前准备。

适应证：确诊宫角妊娠的患者；保守治疗的辅助治疗或补充治疗；无法行药物治疗或栓塞治疗的患者；血流动力学稳定的患者。

禁忌证：包含宫腔镜手术的所有禁忌证以及血流动力学不稳定大出血的患者。

术前准备：包括宫腔镜手术前常规准备，对于病程较长、估计组织机化、粘连致密的患者，术前可给予雌激素治疗，软化后进行手术。

手术注意事项及并发症防治：需在手术室进行，做好剖腹探查或腹腔镜手术准备以应对子宫穿孔；由于子宫角的肌层较薄，在手术时，吸刮或机械性搔刮时动作应轻柔，电切时视野暴露应清楚，电切幅度要小，时间不能过久；残留组织较多时，可以先尝试负压吸宫，或者使用异物钳钳夹胚胎组织，如果胚胎组织与宫壁粘连紧密，应该使用电切，对于大块的胚胎组织可以条块状切割；当切割的胚胎组织较薄时或切割的组织与子宫壁比较靠近时，术者首先要辨认胚胎组织和子宫壁的界限，所有患者切割至宫角及输卵管开口显示清楚，宫腔形态基本恢复正常即可；对于胚胎组织与宫壁粘连紧密，可疑浅植入的患者，一次无法切除干净，可于 1 个月后子宫复旧进行第 2 次宫腔镜电切手术；要求宫腔镜术者具有娴熟的操作技术和丰富的内镜经验，以避免大出血、子宫穿孔、过度水化综合征等并发症的发生。

目前，国内有大量报道指出联合应用宫腹腔镜对未破裂型宫角妊娠进行治疗能达到对患者损伤小、安全有效的目的，同时又能保留患者的生育功能。

③腹腔镜：腹腔镜下宫角切开取胚术加缝合修补术是宫角妊娠的一种常用术式，虽然腹腔镜手术也是微创手术，但这种手术对子宫和输卵管均有损伤，并非是真正意义上的微创。

④开腹手术治疗宫角妊娠对患者的损伤大，除了急诊大出血的患者一般不采用。

（2）输卵管间质部妊娠：目前治疗的主要方法有，药物保守治疗、介入治疗、腹腔镜及开腹手术治疗。过去主要采用开腹手术，现在腹腔镜手术成为主流。腹腔镜下有两种手术方式：

1）保守性手术

①包括患侧输卵管间质部开窗取胚术或输卵管间质部破裂口清除胚胎术。通过线性切开输卵管间质部妊娠病灶后彻底清除妊娠组织物，对子宫及输卵管的损伤小，能较大程度的保留患者的生育功能。

②手术同时联合甲氨蝶呤、垂体后叶素等药物治疗能降低术后持续性异位妊娠风险，提高足月分娩率，但有研究指出保守性手术只适用于妊娠包块<4cm的间质部妊娠患者。

③该术式的缺点是术后持续性异位妊娠风险高于根治性手术。

2）根治性手术

①包括宫角切除术及子宫切除术：宫角切除术指的是切除间质部妊娠物并 V 型切除宫角，然后缝合宫角肌层。子宫切除术只用于难以控制的失血性休克或没有生育要求且合并子宫病变的患者。

②根治性手术具有彻底清除妊娠组织物的优点，但损害了输卵管及子宫的正常解剖结构，对子宫创伤大，增加了再次妊娠时子宫破裂的风险。

（三）剖宫产瘢痕妊娠

1. 剖宫产瘢痕妊娠的临床诊疗思路　对于剖宫产瘢痕妊娠（CSP）的诊治，目前临床上先根据妊娠囊着床于瘢痕的位置及妊娠囊与膀胱间子宫肌层的厚度进行分型，然后根据分型指导临床处理。对于 CSP 的分型，2016 年中华医学会妇产科学分会计划生育学组对其进行了新的界定，分型如下：

Ⅰ型：①妊娠囊部分着床于子宫瘢痕处，部分或大部分位于宫腔内，少数甚或达宫底部宫腔；②妊娠囊明显变形、拉长、下端成锐角；③妊娠囊与膀胱间子宫肌层变薄，厚度>3mm；④CDFI，瘢痕处见滋养层血流信号（低阻血流）。

Ⅱ型：①妊娠囊部分着床于子宫瘢痕处，部分或大部分位于宫腔内，少数甚或达宫底部宫腔；②妊娠囊明显变形、拉长、下端成锐角；③妊娠囊与膀胱间子宫肌层变薄，厚度≤3mm；④CDFI，瘢痕处见滋养层血流信号（低阻血流）。

Ⅲ型：①妊娠囊完全着床于子宫瘢痕处肌层并向膀胱方向外凸；②宫腔及子宫颈管内空虚；③妊娠囊与膀胱之间子宫肌层明显变薄、甚或缺

失，厚度≤3mm；④CDFI，瘢痕处见滋养层血流信号（低阻血流）。

Ⅲ型中包含一种特殊类型，即包块型，多见于人工流产术后妊娠物残留并出血导致，其表现为：①位于子宫下段瘢痕处的混合回声（呈囊实性）包块，有时呈类实性；②包块向膀胱方向隆起；③包块与膀胱间子宫肌层明显变薄、甚或缺失；④CDFI，包块周边见较丰富的血流信号，可为低阻血流，少数也可仅见少许血流信号、或无血流信号。

上述分型主要依靠超声进行，因此超声是诊断 CSP 可靠且简便的辅助检查方式。与经腹超声相比，经阴道超声诊断的正确率更高，且能够准确判断瘢痕妊娠的分型，并可准确测量子宫肌层厚度。当经阴道超声与经腹超声联合应用时，更能准确定位妊娠囊的位置，并确定妊娠囊与子宫前壁下段肌层和膀胱的关系。当超声显示不清时，可以选择磁共振成像，该项检查可清晰显示妊娠囊与周围脏器的关系，尤其是与子宫前壁下段肌层及膀胱的关系，但费用较高，临床上不作为首选。

根据 CSP 分型我们可以选择适合的治疗方式。对于药物治疗，目前公认治疗 CSP 的药物为甲氨蝶呤，但目前单独应用药物治疗不作为治疗 CSP 的首选方法，其适应证包括：

（1）生命体征平稳，血常规、肝肾功能基本正常。

（2）不愿意或不适合手术治疗的早孕期 CSP 患者。孕周越小，β-hCG 水平越低，成功率越高。

（3）Ⅱ型和Ⅲ型 CSP 患者在行清宫手术或 CSP 妊娠物清除手术前的预处理，可及时阻止妊娠的进一步发展，降低术中出血的风险。

（4）手术治疗后血 β-hCG 水平下降缓慢或再次升高，不适合再次手术的患者，可采用甲氨蝶呤保守治疗。

药物使用具体方法有：超声引导下妊娠囊内局部注射（25～50mg）、联合子宫动脉栓塞术（甲氨蝶呤 25mg，分别双侧子宫动脉注射后栓塞，总量 50mg）、或全身单剂量注射甲氨蝶呤（50mg/m²）等。

治疗期间需定期复查经阴道超声及 β-hCG，每周检测 1 次，每次 β-hCG 下降幅度>15%，包块血流明显减少甚至消失，包块明显缩小，可视为

有效。如血 β-hCG 下降不满意，或血流信号持续存在，则说明治疗反应差，可 1 周后增加药物治疗次数，或改变治疗方法。β-hCG 下降至 50U/L 以下时，可于超声监护下行清宫术进一步治疗。

另一种保守性治疗方式为子宫动脉栓塞，其主要用于大出血时紧急止血，或术中出血风险高时术前预处理。一般建议子宫动脉栓塞术后 72 小时内进行手术。

对于孕周小于 8 周的 I 型 CSP 可行超声监护下清宫术，而对于 II 型、III 型 CSP 或孕周大于等于 8 周的 I 型 CSP，清宫术前应使用甲氨蝶呤治疗或子宫动脉栓塞术进行预处理。术中负压吸引子宫前壁瘢痕处时应使用较小压力，且避免搔刮。术后如有残留可行甲氨蝶呤治疗或再次行清宫术，必要时行妊娠物清除术及瘢痕修补术。

对于 I 型 CSP 也可行宫腔镜下妊娠物清除术，超声或腹腔镜监护下更安全，超声监护可避免子宫穿孔的发生，而腹腔镜监护下如发生子宫穿孔也可及时进行修补。但该术式对于术者要求更高，且术中无法修补瘢痕缺陷。

对于 II 型和 III 型 CSP，特别是 III 型中的包块型 CSP，包块大且明显突向膀胱，瘢痕肌层处菲薄，胚胎活性高，β-hCG 水平高，且患者有生育要求时，应行妊娠物清除术及瘢痕修补术，术前可行子宫动脉栓塞预处理，或术中备有子宫动脉栓塞术预防术中大出血。该手术可通过腹腔镜、开腹或阴式手术方式进行，清除瘢痕处妊娠物后还需行吸宫术，吸取宫腔内蜕膜。

对于无法控制的大出血、保守治疗失败或无生育要求者可选择子宫切除术。

2. 宫腔镜手术的注意事项及并发症防治 宫腔镜下 CSP 妊娠物清除术仅适用于 I 型 CSP，子宫肌层厚度 >3mm，生命体征稳定的患者。

术中建议使用超声或腹腔镜监护，置入宫腔镜后，依次检查子宫颈管、子宫颈内口、子宫底和子宫腔四壁、子宫角及输卵管开口，直视下观察胚物的部位、大小、形状等，使用电切环自浅向深，自边缘向中心切除胚物，同时电凝止血。术中注意避免损伤其他部位的子宫内膜。术中如果发现胚胎组织体积大、附着较致密，可先于超声引导下行清宫术后再用宫腔镜电切，术中要十分谨慎、轻柔操作，手术视野要清晰，电切幅度要

小，电切功率不宜过大，避免子宫穿孔、空气栓塞及经尿道前列腺切除术（TURP）综合征。术中使用缩宫素或米索前列醇减少出血，或使用球囊导尿管置入宫腔，压迫止血。

术中如使用腹腔镜监护，在腹腔镜下可见妊娠部位粗大血管，血运丰富，宫腔镜下难以切除病灶时，可行宫腹腔镜联合手术，切除病灶并修补瘢痕。

3. 术后随访及宣教 患者出院后需定期随访，行超声和 β-hCG 检查，直至 β-hCG 恢复正常。对于有生育要求的患者建议月经复潮后进行修补，否则再次妊娠有再次发生 CSP、妊娠晚期子宫破裂、侵入性胎盘的风险，且需治愈半年后试孕。于无生育要求的患者，需宣教避孕的必要性，要选择长期且有效的避孕方式。

（四）妊娠物残留

1. 妊娠物残留的诊断要点 当妊娠终止后血清人绒毛膜促性腺激素（beta human chorionic gonadotrophin，β-hCG）在规定时间内未恢复正常，下降缓慢或轻度升高，应注意妊娠物残留（retained products of conception，RPOC）的可能。

临床上主要应用超声诊断妊娠物残留，超声可表现为不均匀的宫腔内高回声，介于子宫内膜和肌层间，伴或不伴有宫内积液及不规则子宫内膜增厚。彩色多普勒与三维重建可提高诊断的准确率，彩色多普勒检查可在腔内病变部位识别突出的血管，血流信号是诊断妊娠物残留的要点。有研究发现局灶性子宫内膜增厚、宫腔内高回声团块或其周围具有低阻力动脉血流时高度提示妊娠物残留。宫腔声学造影可提高超声诊断妊娠物残留的特异性，宫腔内游离的肿块是保守治疗的良好指征。

如病情复杂，难以诊断，可选择 CT 及 MRI，可显示妊娠物与肌壁及周围脏器的关系，费用昂贵，不作为首选检查方式。

另外宫腔镜检查可直视下观察病灶的位置、大小、形状及外观等，并且能定位活检及治疗，提高诊断的准确性。在宫腔镜下残留的胚物可表现为平滑的息肉样，和 / 或糟脆乳头样病灶，通常与周围组织边界清晰，伴有坏死病灶，触之易出血。对宫内异物必须活检取样，组织学明确诊断，指导后续治疗。

2. 妊娠物残留的主要治疗方法 对于残留物较小，或不能耐受手术的患者，可选择药物治疗，常用药物包括米非司酮及米索前列醇，但如药物治疗失败，还需进行清宫术或宫腔镜手术。

清宫术是治疗妊娠物残留的传统手术方式。但由于该手术为盲视下进行操作，所以可出现子宫内膜损伤、子宫穿孔、出血及二次妊娠物残留。一般建议在超声监护下进行清宫术。

宫腔镜既是诊断技术，又是治疗手段，近年来随着微创手术的进展，宫腔镜手术已成为治疗妊娠物残留的有效手段。宫腔镜手术术后并发症发生率低、胚物的清除率高，有研究显示通过宫腔镜手术治疗的患者与清宫术治疗的患者相比，术后宫腔粘连的发生率分别为3%及30%，残留组织不完全清除率分别为1%和29%。

3. 宫腔镜手术的注意事项及并发症防治 宫腔镜手术术中我们建议持续超声监护，利于防止和发现子宫穿孔，提高手术安全性。

注意术中灌流液的出入量及其差值，预防TURP综合征的出现。计算灌流液入量和出量的差值（进入患者体内的灌流液量），如该差值≥1 000ml，应严密观察生命体征改变，酌情测定血清电解质变化，警惕灌流液过量吸收综合征发生；当灌流液入量和出量差值达到2 000ml，应主要生命体征变化，尽快结束手术。

依据残留组织类型及残留部位，酌情选择针状或环状电极进行切除。术中注意对子宫内膜的保护；处理宫角部的残留组织时应把握深度，避免子宫穿孔；剖宫产瘢痕部妊娠物（突向子宫腔内）切除应酌情经药物治疗和/或子宫血管阻断后进行手术，术中酌情选择联合腹腔镜手术。

4. 一种新型宫腔镜手术器械 刨削系统是一种新型的机械性冷刀切割的宫腔镜手术器械，通过切割窗口不仅可以将组织切除，同时还能将其吸出宫腔外。目前该器械在临床上主要用于0型、Ⅰ型子宫肌瘤及子宫内膜息肉的切除，在妊娠物残留的患者中也广泛应用。该器械存在以下优点：①切除病变组织的同时可将其同时吸出，保持视野清晰，手术时间缩短；②该器械为冷刀器械，减少对正常子宫内膜及邻近器官的损伤；③术中负压吸引力较大，手术时间短，减少TURP的发生概率。但使用时也需注意尽量使用超声监

护，避免子宫穿孔的发生；另外其为冷刀器械，因此无电凝能力，如出血风险高，应尽量避免使用。

（冯力民）

三、子宫内膜增生与子宫腔恶性肿瘤

1. 子宫内膜增生的病理发展与变迁 子宫内膜是一个动态的充满腺体的最内层组织，在育龄期周期性经历一系列生理变化：增殖，分泌，月经期脱落。这一周期性变化需要两种女性性激素的复杂作用：雌激素与孕激素。雌激素促进子宫内膜增殖进而使内膜增厚，孕激素促进上皮细胞分化，并作用于子宫内膜分泌期。一系列错综复杂的因素维持着子宫内膜增殖与凋亡的平衡：激素平衡、分子机制、年龄、环境等。当这些因素失去平衡时会造成子宫内膜异常。因此，子宫内膜增生（endometrial hyperplasia，EH）是一种非生理性、非侵袭性的癌前表现，是腺体结构（大小和形态）的改变、腺体和间质比例的改变（>1∶1）导致子宫内膜量增多。

1961年Campbell PE等首次提出子宫内膜增生的病理分型：子宫内膜良性增生，Ⅰ型子宫内膜不典型增生，Ⅱ型子宫内膜不典型增生，Ⅲ型子宫内膜不典型增生。1963年Gusberg SB等又将Ⅰ型和Ⅱ型不典型增生合为中度子宫内膜腺瘤样增生，提出轻度子宫内膜腺瘤样增生，中度子宫内膜腺样增生，标记型子宫内膜腺样增生（marked adenomatous hyperplasia）。随后，学者们不断提出5～6种不同分型，直到2003年WHO提出子宫内膜分类，并广泛应用于临床。2003 WHO将内膜增生按严重程度分为4个等级：①增生内膜；②简单增生；③复杂增生；④不典型增生。

增生子宫内膜是组织学类似于正常月经周期的增生期内膜，但整个月经周期子宫内膜增生持续存在，子宫内膜肥厚，厚度5～7mm。镜下可见子宫内膜腺体和间质增生，腺体增大，形态不规则。简单增生的子宫内膜肥厚，7～10mm，呈息肉状增生。镜下可见子宫内膜腺体增多、大小不一，腺腔扩大。腺上皮细胞呈高柱状，呈假复层排列，间质水肿明显。复杂增生内膜厚通常大于10mm，镜下可见以腺体增生而密集排列和间质稀少为特征。细胞出现核有丝分裂和化生现象。

不典型性增生在增生的基础上出现了腺上皮细胞异型化。细胞核大，染色深，核仁明显，上皮复层，失去极性，常见核分裂象。按病变程度分为轻、中、重三度。然而随着临床治疗与随访，人们逐渐发现子宫内膜增生的治疗、预后与不典型增生者的关系更密切。不伴不典型子宫内膜增生在20年内不超过5%患者会进展为子宫内膜癌，而子宫内膜增生伴不典型增生20年内约25%患者进展为子宫内膜癌。因此2014年修订版的WHO分类根据是否存在细胞异型性将子宫内膜增生分为两类：①子宫内膜增生不伴不典型增生（endometrial hyperplasia without atypia, EH）；②子宫内膜不典型增生（atypical hyperplasia, AH）。这一分类目前最受到广泛认可，并应用至今。

根据子宫内膜恶变潜能及预后，2015年美国妇产科医师学会（American Congress of Obstetricians and Gynecologists, ACOG）联合美国妇科肿瘤学会（Society of Gynecologic Oncology, SGO）又发布了另一种分类方式，即子宫内膜上皮内瘤变（endometrial intraepithelial neoplasia, EIN）专家共识，将EH分为良性子宫内膜增生和EIN。EIN为子宫内膜样腺癌的癌前病变，有细胞异型性但无浸润证据。EIN需符合下述标准：①腺体/间质>1；②腺体结构拥挤区域细胞学不同于正常腺体（单克隆现象），无正常腺体对照应有细胞异型；③除外类似表现的良性病变，如息肉、基底层、孕激素作用等；④除外癌；⑤病变组织大小（最大线性长度）>1mm。这一分类更简单，能高效地帮助临床医生区分癌前病变及癌变，并选择相应治疗方式。

2. 子宫内膜增生的病因学分析

（1）月经及分娩状态：绝经、无分娩史、晚绝经、早初潮、育龄期妇女长期无排卵或稀发排卵。

（2）基础疾病：肥胖/超重/高BMI、糖尿病、不孕、高血压、多囊卵巢综合征、雄激素分泌肿瘤、遗传性非息肉病性大肠癌（林奇综合征）等。肥胖不但会升高体内雌激素水平，还易导致机体慢性炎症改变以致增生及癌症形成。肥胖女性（BMI > 30kg/m²）子宫内膜不典型增生的发生率是非肥胖女性的4倍。BMI等于40kg/m²的肥胖女性患非典型增生的概率为13倍，患子宫内膜不伴不典型增生的概率为23倍。多囊卵巢综合征

与不排卵相关，导致子宫内膜表面有未拮抗的雌激素反应。由于雌激素水平改变影响DNA修复基因的表达，导致遗传性非息肉病性大肠癌患者子宫内膜不典型增生发生年龄更小。肾上腺皮质的雄激素分泌肿瘤会诱导雄激素外围转化为雌激素是子宫内膜增生的罕见危险因素。

（3）激素治疗：长期外源性雌激素暴露、乳腺癌他莫昔芬治疗、绝经后激素替代治疗等、绝经后女性长期使用未用孕激素拮抗的雌激素替代治疗会增加子宫内膜增生的风险，雌激素剂量及用药时间的增加会增加患病风险。在一项随机空白对照实验中绝经后进行单独雌激素治疗的患者更易发生单纯增生（28% vs 1%），复杂增生（23% vs 1%），不典型增生（11.8% vs 0），然而雌孕激素联合治疗可以有效保护子宫内膜。

（4）基因学改变：SNP（*CYP2D6*, *CYP17*, *COMT*, *APOE*和*HFE*），*PTEN*, *KRAS*, *β-catenin*, *PIK3CA*突变、chr-8短臂缺失、微卫星不稳定性（microsatellite instability, MSI）。微卫星不稳定性、*PTEN*突变、*KRAS*突变、*β-catenin*突变、*PIK3CA*突变是子宫内膜增生最普遍的基因改变。*PTEN*涉及子宫内膜病变过程，并可能加快卫星不稳定性的发展。*CTNNB1/β-catenin*失调出现在非典型增生、复杂增生、EIN中。*rs1800716 CYP2D6*等位基因突变多态性与使用他莫昔芬的绝经后女性双层子宫内膜≥5mm相关。*CYP17*多态性与不典型增生及子宫内膜癌相关。

（5）炎性因子及细胞因子：TNF-α、PCNA、EGF、Fas、TNF-R1、IGF-1、NF-κB、IL-22等。子宫内膜表面有许多互相平衡的细胞因子与子宫内膜的周期性变化相关。尽管感染是子宫内膜增生最主要的危险因素之一，但仅有少数研究关注子宫内膜增生病理进程中的抗炎或促炎细胞因子的作用。子宫内膜增生与肿瘤坏死因子-α（TNF-α）、增殖细胞核抗原、上皮样生长因子的mRNA的表达下降有关，与Fas mRNA表达上升有关。表达肿瘤坏死因子受体-1, IL-1β, 和IL-12的基因仅在腺体囊性增生中表达下调，但胰岛素样生长因子-1（IGF-1）基因仅在腺瘤样增生中下调。IGF-1的产生由雌激素介导，并可能参与雌激素对子宫生长的作用。IGF-1受体水平在子宫内膜癌及子宫内膜增生中升高。此外，TNF-α能

在正常子宫内膜、单纯增生、复杂增生中表达，在子宫内膜不典型增生、子宫内膜癌中表达下调。翻译因子 NF-κB 在增殖期子宫内膜及增生中均可表达，但在内膜癌中表达下降。

3. 子宫内膜增生的特定人群筛查及诊断"金标准"　超声及 MRI 对内膜增生具有一定的筛查作用；确诊需要进行诊断性刮宫或宫腔镜下获取子宫内膜，进行病理学检查。

（1）筛查人群：2000 年 ACOG 建议对于 ≥35 岁的不规则阴道流血或激素治疗无效的年轻 EH 患者进行子宫内膜检查。对于 ≥45 岁的无症状伴高危因素（肥胖、高血压、糖尿病、排卵障碍、恶性肿瘤疾病史及家族史）的女性可以进行 EH 筛查。绝经前超声对内膜厚度的诊断意义不大，但月经任何时相内，子宫内膜厚度不应超过 15mm。绝经后子宫内膜平均厚度为：3.4mm±1.2mm 内膜增生患者平均为 9.7mm±2.5mm，内膜癌患者平均为：18.2mm±6.2mm。绝经后内膜 ≤5mm，内膜癌风险 0.07%；绝经后内膜 >5mm，内膜癌风险 7.3%，应进一步进行组织学检查。MRI 的费用较高，不常规用于子宫内膜增生的辅助诊断，多用于内膜癌对子宫肌层浸润程度判断。

（2）子宫内膜活检：获取子宫内膜标本的方法及准确性极为重要。宫腔镜在获取内膜标本的准确性及敏感性方面优于单纯诊断性刮宫。一项回顾了 19 项比较超声和宫腔镜对异常子宫出血诊断准确性的研究中，发现超声诊断子宫内膜增生或子宫内膜癌的灵敏度为 33%～100%，特异度为 79%～99%，而宫腔镜诊断子宫内膜增生或子宫内膜癌的灵敏度为 90%～100%，特异度为 97%～100%。对子宫内膜厚度 ≥4mm 者，超声的灵敏度、特异度、阳性预测值、阴性预测值分别为 55.6%、49.7%、83.3% 和 98.1%，而宫腔镜的灵敏度、特异度、阳性预测值、阴性预测值分别为 100%、49.6%、81.3% 和 100%，故认为当子宫内膜厚度 <4mm 时，超声可能会漏诊恶性病变，此时对于有异常子宫出血的绝经后妇女，应行宫腔镜下活检。一项对 26 346 例异常子宫出血妇女接受宫腔镜检查的系统性评价的结果显示，宫腔镜检查结果呈阳性提示子宫内膜癌的预测率从 3.9% 增加到 71.8%（阳性似然比为 60.9），而阴性结果提示子宫内膜癌的预测率降低至 0.6%（阴

性似然比为 0.15）。子宫内膜疾病患者行宫腔镜检查结果呈阳性提示，任何类型的子宫内膜癌或 EH 的患病预测率从 10.6% 增至 55.2%（阳性似然比为 10.4），结果呈阴性或正常提示子宫内膜疾病的预测率从 10.6% 降至 2.8%（阴性似然比为 0.24）。

（3）宫腔镜下子宫内膜增生症的表现：宫腔镜下子宫内膜增生表现为内膜厚度、腺体结构和血管三方面的异常。当镜下见到子宫内膜结构畸变（局灶性为主）而怀疑子宫内膜增生时应进行活检以明确诊断。应在子宫内膜不均匀增厚处、腺体囊性扩张处、血管异常表现处留取标本（组织学：子宫内膜复杂性增生伴不典型增生）。

1）内膜增厚：表现为局灶性或弥漫性不均匀息肉样改变或内膜乳头状增生。育龄期女性，子宫内膜呈周期性变化。增生晚期的子宫内膜在雌激素作用下呈不均匀的增厚，因此在卵泡中晚期或停经后延长的卵泡期内常见内膜增厚或伴微乳头状微小息肉样改变。而分泌期的子宫内膜在孕激素作用下水肿、假蜕膜分化、出现分泌功能，形成息肉样改变，以分泌体期晚期为著。这种表现易与病理性子宫内膜增生、内膜新生物形成相混淆。80% 的宫腔镜检查的假阳性率都是将功能性子宫内膜不均匀增厚误诊为其他疾病造成的。因此检查一般选在早卵泡期或中卵泡期，以此避免内膜功能性增生造成的影响。组织学活检的最佳取样时机在黄体期，此时雌激素的促增殖作用被孕酮的分泌作用削弱，降低由于体内高雌激素造成的假阳性率。雌孕激素或孕激素的作用可导致非功能性子宫内膜弥漫性增厚，这种增厚与药物类型及使用方式密切相关。药物性子宫内膜增厚是药物作用于子宫内膜造成的内膜成熟分化、黄体蜕膜化、黏膜性水肿。子宫内膜炎，尤其是慢性子宫内膜炎，会造成子宫内膜渗出、水肿，使其被误诊为子宫内膜增生，宫腔镜下可见内膜呈弥散性息肉样变。因此子宫内膜增厚对诊断子宫内膜增生特异性较差，往往与其他造成内膜异常改变的疾病同时出现。因此留取病理标本是十分必要的，有助于提高宫腔镜病理检查准确率。

2）腺体结构改变：表现为腺体囊性扩增及腺管开口结构异常扩张（增厚、密度不均、扩张）。组织学示所有子宫内膜增生均有腺体囊性扩张样

改变，当子宫仅出现腺体囊性扩张这一条征象时便可以考虑子宫内膜增生。育龄期女性正常子宫内膜无腺体囊性扩张，因此这一特点对诊断 EH 高度特异。当伴有内膜增厚、腺管口结构异常时诊断更加明确。绝经后女性萎缩的子宫内膜上可见腺体囊性扩张，散在多发或聚集形成假性息肉，易与病理性腺体扩张相混淆。然而，绝经期妇女子宫内膜增生并不难诊断，当在萎缩的子宫内膜上观察到继发于腺体大量增生的非息肉样囊性变时即可考虑子宫内膜增生。一些药物如他莫昔芬作用于子宫内膜，造成基质增生、水肿，可以导致腺体囊性扩张。

腺管口只能在大倍数近景下观察到，正常生理情况下腺管开口结构规则。畸变的腺管形态扭曲，腺管口扩张，颜色深于正常腺管，腺管口呈黄白色。其发生基础是组织结构的增殖，增殖程度与子宫内膜异常增生的严重程度成正比。当腺管口结构畸变伴子宫内膜萎缩和腺管口畸变伴黏膜不增厚时也可提示子宫内膜增生可能，应当留取病理标本。

轻度血管异常表现为毛细血管密度增加、静脉 - 毛细血管扩张和血管扭曲。子宫内膜增生血管异常表现没有统一的概念。内膜增生时出现特异的腺体间质比改变，在宫腔镜下表现为子宫内膜静脉 - 毛细血管异常。与异常血管化导致的明显血管增生不同，子宫内膜增生表现为弥漫性血管微小畸变，毛细血管密度增加，静脉毛细血管网扩张。由于宫腔镜的影像有主观、不可重复的特点，此种异常表现通常需要专业人士的判读。促血管生成类药物如他莫昔芬、孕酮等作用于子宫内膜后亦可造成内膜血管异常表现。此外，内膜纤维化、子宫内膜炎有浅层血管异常表现。内膜血管异常在与其他形态学表现如内膜不均匀增厚、腺管囊性扩张、腺体异常共同出现时才有诊断价值。近些年，利用滤光镜过滤掉内镜光源所发出的红蓝绿光源电波中的宽带光谱，仅留下窄带光谱的窄带成像技术为诊断子宫内膜疾病提供了新方式。窄带成像宫腔镜利用两种不连续光谱：415nm（蓝）和540nm（绿）。此光源突出了黏膜表面的血管网，使原先观察不到的部分清晰可见。近年来研究表明 NBI 技术在诊断子宫内膜增生性疾病中敏感性极高，尤其对鉴别低危和高危型子宫内膜增生十分灵敏。不伴不典型增生的子宫内膜增生患者表现为镜下不规则脱落、腺体持续增生，可以伴或不伴轻度血管异型性改变。子宫内膜非典型增生表现为腺体结构异常、血管异常的进一步加重（表40-6）。

表 40-6 高危型及低危型子宫内膜增生宫腔镜下表现

	表面	内膜厚度	颜色	腺管开口	血管
低危型子宫内膜增生	规则或不规则	+	白	规则或不规则	±
高危型子宫内膜增生	不规则 乳突样凸起 息肉样改变 间桥存在 子宫异常出血史	++	白	多数不可见	++

4. 子宫内膜不伴不典型增生的国内外管理指南异同

（1）初始管理：2016 年英国子宫内膜增生管理指南认为对于已经明确存在的、可逆性的危险因素，如肥胖和激素补充治疗（HRT）等，可以考虑只进行观察和定期的组织学随访，以确定内膜增生状态得到了缓解。国外指南及 2017 中国子宫内膜增生诊疗共识均认为与单纯的观察相比，孕激素治疗能够获得更高的缓解率；因此对于随访中没能自发缓解或存在异常子宫出血症状的病例，推荐应用孕激素治疗。

（2）推荐药物及基本方案

1）一线药物治疗：英国子宫内膜增生管理指南推荐宫腔内左炔诺通释放系统（LNG-IUS）为不伴不典型增生的一线药物。与口服孕激素相比，LNG-IUS 能够获得更高的缓解率，有报道其内膜逆转率高达 100%。植入后持续用 6 个月至 5 年。尤其在子宫局部起作用而全身副作用少。此外，应用 LNG-IUS 的治疗相关性出血事件更易于被接受，因此作为一线用药推荐。

2）口服药物治疗：我国指南推荐孕激素后半周期序贯治疗及孕激素连续治疗。孕激素后半周期序贯治疗，推荐的药物包括醋酸甲羟孕酮 10～20mg/d、黄体酮胶囊 300mg/d、醋酸甲地孕酮 80mg/d、炔诺酮 5mg/d、地屈孕酮 10～20mg/d。

月经周期第 11～16 天起始，每个周期用药需至少 12～14 天，连续用药 3～6 个周期。孕激素后半周期治疗的内膜逆转率可达 80%～98%。孕激素连续治疗，近年来更推荐孕激素连续治疗，如醋酸甲羟孕酮 10～20mg/d、炔诺酮 10～15mg/d，连续用药 3～6 个周期。

然而，国外指南推荐醋酸甲羟孕酮 10～20mg/d 或炔诺酮 10～15mg/d。不推荐周期性口服孕激素，因为与连续用药或 LNG-IUS 相比，这种用药方法诱导缓解的效果并不理想。

3）药物治疗周期及随访：口服孕激素或 LNG-IUS 治疗的时间至少应达到 6 个月。治疗过程中至少 6 个月复检 1 次，在至少有连续 2 次间隔 6 个月的组织学检查结果为阴性后，可考虑终止随访；但对于内膜增生风险依然存在的患者，如长期无排卵或稀发排卵、肥胖、胰岛素抵抗、用孕激素拮抗剂等，建议 2 次转阴后改为每年活检随访 1 次。如果在治疗结束后再次出现异常出血，则提示可能复发，建议进行进一步治疗。如果发生 AH/EIN、子宫内膜癌，应予以恰当治疗。EH 会显著影响患者的生育力，对于有生育要求的患者，需要在逆转子宫内膜后积极促排卵受孕。

4）手术治疗及适应证：全子宫切除不是 EH 治疗的首选方案，大多数 EH 患者可经规范孕激素治疗逆转至正常。国内外指南均指出在下列情况下可考虑选择手术：①随访过程中进展为子宫内膜不典型增生而不愿意继续药物治疗。②完成孕激素规范治疗后复发的子宫内膜增生。③EH 治疗 12 个月内膜无逆转。④持续的异常子宫出血。⑤不能定期随访或治疗依从性差的患者。方式为全子宫切除术，不建议内膜切除术。值得一提的是，国内外指南均不推荐内膜消融术，因为这一治疗方式不能保证完全和持久的内膜毁损，而且术后继发的宫腔粘连会对未来的内膜组织学监测造成障碍。

5. 子宫内膜不典型增生的国内外管理指南异同

（1）不希望保留生育和适于手术的子宫内膜不典型增生病例的管理：国内外指南均认为由于 AH 或 EIN 有 14%～30% 的概率发展为子宫内膜癌，同时合并子宫内膜癌的比例也很高，因此，如果患者没有生育要求，全子宫切除术是治疗首选，不建议内膜切除术。绝经前女性是否同时切除双侧卵巢应个体化处理，但推荐双侧输卵管切除，可减少以后发生卵巢癌的风险。国外指南还认为由于腹腔镜手术住院时间短、术后疼痛轻、康复快，推荐应用。术中内膜冰冻病理和常规淋巴结切除不能获得明确受益。

（2）希望保留生育和不适于手术的子宫内膜不典型增生病例的管理

1）适用人群及治疗理念：国内指南将人群规定于，强烈要求保留生育能力；年龄小于 45 岁；无药物禁忌证或妊娠禁忌证；有良好的依从性，能及时随访并进行定期病理检查的患者。国外对人群无特殊规定。

对于希望保留生育功能的女性，国内外指南均指出应充分告知保留生育能力的治疗可能的获益及风险。AH/EIN 存在潜在恶性和进展为内膜癌的风险，活检病理诊断为 AH/EIN 的患者中同时合并子宫内膜癌的比例高达 19%～45%。在进行保守治疗之前，应进行全面评估，以除外子宫内膜浸润癌和可能合并存在的卵巢癌，并签署知情同意书。应进行多学科会诊，结合组织学、影像学特征和肿瘤标志物表达情况，制定管理和随访方案。鉴于保守治疗较高的复发率，一旦患者放弃生育力的保留，应进行手术切除子宫。孕激素是其主要治疗方法。国内指南特别指出，内膜完全逆转的中位时间是 6～9 个月，如果治疗 9～12 个月病灶持续存在或进展，应进行手术治疗。

2）推荐药物及基本方案：首选大剂量孕激素治疗。可以选择如下方法，①醋酸甲地孕酮（MA），160mg，每天 1～2 次，口服。②醋酸甲羟孕酮，250mg，每天 1～2 次，口服；或者每周 1 000mg，肌注。③含左炔诺孕酮的宫内节育系统（LNG-IUS），研究认为 LNG-IUS 对 AH/EIN 的逆转率 90%。值得一提的是，国外指南将 LNG-IUS 作为由于口服孕激素的首选治疗方式。④其他，目前还有其他方法治疗 AH/EIN 的报道，如，宫腔镜切除病灶及其周围组织＋MA 160mg 6 个月；对于存在胰岛素抵抗或糖尿病的患者采用二甲双胍联合达英 35 的治疗方法，但目前报道的病例数较少。GnRH-a 也是治疗内膜增生的药物选择之一，多用于肥胖、肝功能异常等孕激素治疗有禁忌或孕激素治疗无效的患者，可单独使用或联合 LNG-IUS/ 芳香化酶抑制剂使用,用法为 3.5～3.75mg/4 周,3～4 个月后进行评估,一般连续使用不超过 6 个月。但资料报道治疗停止后 1.5～2 年复发率为 19%～25%,所以,其作用需更多临床研究支持。

3)药物治疗周期及随访

①评估疗效:治疗期间 3 个月进行一次内膜检查,可以在用药过程中或撤退性出血后进行诊刮或宫腔镜联合诊刮评估疗效,根据对药物的反应情况调整治疗剂量或方案,直到连续两次内膜活检阴性;对保留子宫、无症状、活检已经连续两次转阴的妇女,建议每 6～12 个月进行一次内膜活检。

②去除风险因素:治疗期间应积极去除导致内膜增生的危险因素,如肥胖、胰岛素抵抗等。

③不良反应监测:长期大剂量孕激素的应用可能发生体重增加、水肿、头痛、不规则阴道出血、肝肾功能受损及血栓风险,要定期随访并监测相应指标。

(3)生育调节:内膜病变逆转后(至少 1 次内膜活检转阴)要尽快考虑妊娠。由于内膜增生患者很多存在排卵障碍,自然妊娠率较低,建议积极进行促排卵或辅助生育治疗。因为与自然受孕相比,它可以提高活产率,并且可以避免子宫内膜增生的复发。对于近期无生育要求的患者,建议孕激素保护内膜预防复发(可采用后半周期孕激素撤退或置入 LNG-IUS 的方法)。治愈后每 3～6 个月超声随访内膜情况,必要时内膜活检。完成生育的患者国外建议产后尽快手术切除子宫,国内对此处理尚有争议,建议长期随访、观察。

(冯力民)

四、宫腔镜子宫肌瘤切除术

宫腔镜是近代妇科领域对子宫腔内病变诊断与治疗的微创手段。1976 年 Neuwirth 和 Amin 首次报道应用泌尿外科的前列腺电切镜实施子宫肌瘤切除术,开创了内镜手术在子宫腔疾病中的应用。此后,随着手术器械和光电技术的进步,1992 年专门用于妇科子宫腔病变治疗的手术宫腔镜问世并在临床应用。如今,通过宫腔镜黏膜下肌瘤和壁间内突肌瘤切除手术(transcervical resection of myoma, TCRM)已经成为妇科临床的

常规治疗方式。宫腔镜手术切除影响宫腔形态的子宫肌瘤,治愈由于肌瘤所致的异常子宫出血、子宫腔解剖学异常和不孕不育等疾病,取得了良好的治疗效果。与传统的开腹手术相比,宫腔镜手术经自然腔道施术、腹壁和子宫均无切口、出血少、恢复快、避免了术后子宫瘢痕、宫腔粘连、扭曲变形等弊端,减少了日后妊娠子宫破裂的风险,已经成为黏膜下子宫肌瘤治疗的首选手术方式。

(一)影响子宫腔形态的肌瘤分型

子宫肌瘤依据其生长部位又有黏膜下肌瘤、肌壁间肌瘤和浆膜下肌瘤之分,影响子宫腔 / 子宫颈管解剖学形态的肌瘤类型主要是黏膜下肌瘤和肌壁间内凸肌瘤。按照荷兰 Haarlem 国际宫腔镜培训中心的分类标准,黏膜下肌瘤主要分为以下 3 种类型:①0 型肌瘤,为有蒂黏膜下肌瘤,其根蒂未向肌层扩展,瘤体完全位于子宫腔内;②Ⅰ型肌瘤,无蒂黏膜下肌瘤,根蒂向肌层扩展深度＜瘤体 50%,肌瘤和子宫肌壁所成的夹角为锐角;③Ⅱ型肌瘤,无蒂黏膜下肌瘤,根蒂向肌层扩展深度≥50%,肌瘤和子宫肌壁所成的夹角为钝角。根据子宫肌瘤临床诊疗中国专家共识,肌壁间内凸肌瘤也列为影响子宫腔 / 子宫颈管形态的肌瘤,被列为Ⅲ型肌瘤(图 40-2)。

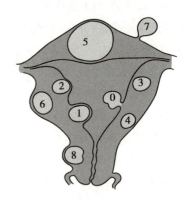

图 40-2 国际妇产科联盟(FIGO)子宫肌瘤 9 型分类方法示意图

(二)手术适应证

任何影响子宫腔或子宫颈管正常解剖学形态、伴发月经过多或异常子宫出血症状的子宫黏膜下、内凸壁间肌瘤及子宫颈肌瘤均应首先考虑实施宫腔镜子宫肌瘤切除手术。

1. 位于子宫腔与子宫颈的 0 型黏膜下肌瘤。

2. Ⅰ～Ⅱ型黏膜下肌瘤,肌瘤直径≤5.0cm。

3. 内凸壁间肌瘤，瘤体距子宫浆膜层最小距离≥5.0mm，且瘤体直径<4cm。

4. 各类脱入阴道的子宫或宫颈黏膜下肌瘤。

5. 子宫腔深度/长度≤12cm。

6. 子宫体积≤8～10周妊娠。

7. 排除内膜与肌瘤恶变。

（特别说明：上述标准只是相对而言，临床施术中应结合患者症状、年龄、生育要求与意愿，施术者能否胜任手术等进行综合评估）

（三）手术禁忌证

1. 生殖道感染的急性期。

2. 严重宫颈瘢痕，不能充分扩张。

3. 严重内科疾患如心、肝、肾功能衰竭急性期不能耐受手术者。

（四）术前准备

1. **实验室检查**　包括血、尿常规，出凝血时间，肝肾功能，血型、血清电解质检查以及阴道分泌物检查等，全面了解患者全身情况、对手术的耐受程度以及是否合并生殖道感染等，上述检查也将作为施术中一旦出现并发症，临床处理中体内各项指标基础参数的参考值。

2. **施术前评估**　施术前评估被认为是 TCRM 手术前的重要步骤。对于影响子宫腔形态的子宫肌瘤推荐首先进行宫腔镜联合超声检查，初步评估肌瘤部位、大小、数目及其对子宫腔影响的程度进行全面观察，明确肌瘤与子宫肌壁的关系并进行准确的肌瘤分型，并针对肌瘤的具体类型制订相应手术预案。

3. **纠正贫血**　黏膜下肌瘤与影响子宫腔形态的肌壁间肌瘤几乎均有不同程度的异常子宫出血和贫血症状，手术前针对贫血的程度酌情选择抗贫血药物纠正贫血十分必要。临床常用的抗贫血药物可选择硫酸亚铁类与中医中药类制剂。对于肌瘤引起的贫血症状明显、血红蛋白过低（Hb≤80g/L）的患者，应酌情使用促性腺激素释放激素激动剂（GnRH-a）类药物纠正贫血，待贫血纠正后再实施手术。

4. **酌情缩小肌瘤体积**　对于肌瘤体积过大，通常指 5cm 以上的 I 型、II 型黏膜下肌瘤或部分肌壁间内突肌瘤，提倡使用 GnRH-a 预处理缩小肌瘤体积和减少瘤体血供。一方面肌瘤体积缩小在一定程度上减少手术难度，减少术中出血；与此同时，瘤体血供减少对于预防宫腔镜手术灌流介质过量吸收、降低并发症、提高手术成功率亦十分重要。一般情况下，GnRH-a 用药疗程 2～3 个月，可使肌瘤体积缩小 30%～50%，进行预处理的患者停药后应与手术时间相衔接，在药物作用时间内尽快安排实施手术。

5. **宫颈预处理**　手术前晚将宫颈扩张棒或海藻杆插入子宫颈管扩张宫颈，也可以通过前列腺素衍生物类药物如卡孕栓等，放置后穹隆处软化宫颈组织，充分的宫颈扩张不仅便于手术操作，同时也可以降低手术并发症发生。

（五）手术时机选择

TCRM 手术通常选择在月经周期的前半期施术。此时，子宫内膜呈增殖期变化，厚度相对菲薄，术中出血少，便于视野观察。对于脱入阴道内的 0 型黏膜下肌瘤/宫颈肌瘤，可在诊断明确后尽早实施手术。

（六）麻醉与体位

TCRM 手术要求良好的松弛效果，应根据肌瘤类型和手术操作难易程度选择麻醉方式。通常以静脉全身麻醉或硬膜外阻滞为主，宫腔镜联合腹腔镜手术时选择全身麻醉。手术体位与其他子宫腔手术相同，多选择改良膀胱截石位，有利于宫腔镜手术操作。

（七）手术步骤与注意事项

1. 常规外阴阴道消毒后，以探针探查宫腔深度，以 Hegar 扩宫棒依次扩张宫颈至 10～12 号，置入手术宫腔镜全面探查子宫腔形态、双侧输卵管开口以及子宫内膜状态，重点观察肌瘤部位、大小以及与子宫肌壁关系，并与手术前诊断对比是否一致等。

2. **不同类型肌瘤施术技巧**

（1）0 型肌瘤：0 型肌瘤为带蒂黏膜下肌瘤，不向肌层扩展（图 40-3），若肌瘤体积较小，可通过宫腔镜环形电极直接切断瘤蒂，卵圆钳钳夹取出瘤体。如若瘤体体积较大估计钳夹取出困难时，可以环状电极自肌瘤两侧（上、下或左、右）交替切割，将肌瘤切成"X"形态，缩小瘤体以适应卵圆钳夹持取出剩余瘤体。肌瘤组织完全取出后，对肌瘤包膜的处理应视患者有无生育要求而定，①有生育要求者，应尽量保留瘤腔包膜组织，避免对瘤腔周围内膜的损伤；②患者无生育要求且合并贫血,则应尽可能切除肌瘤的包膜组织,减少术后月经量。

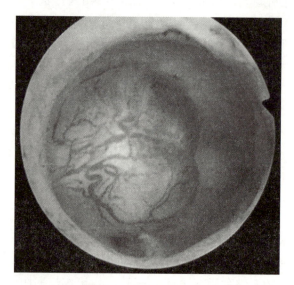

图 40-3   0 型黏膜下肌瘤

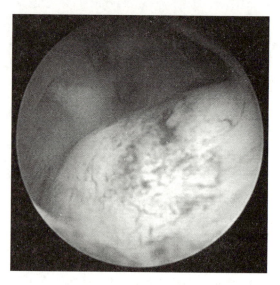

图 40-5   Ⅱ型黏膜下肌瘤

（2）Ⅰ型与Ⅱ型肌瘤:均为无蒂黏膜下肌瘤,部分突入子宫腔内(图 40-4、图 40-5)。与Ⅰ型黏膜下肌瘤相比,Ⅱ型肌瘤突向子宫腔的瘤体体积小于 50%,也就是说大部分瘤体位于子宫肌壁组织中,因此,对于这类肌瘤手术时以针状/环状电极"开窗"切开肌瘤包膜层,再以环形电极切除瘤体部分,对于瘤体体积较大的Ⅰ型肌瘤,可参照 0型肌瘤的方法钳夹瘤体取出;Ⅱ型肌瘤在切除子宫肌壁间瘤体部分时,应酌情使用缩宫素使子宫收缩,待瘤体突向宫腔再行切除或钳夹取出。

（3）肌壁间内凸肌瘤:与Ⅱ型肌瘤相比,壁间内凸肌瘤占据肌壁间的瘤体部分更多,突入子宫腔的瘤体部分更少,并且瘤体表面覆盖部分肌层组织(图 40-6)。施术中为避免子宫内膜与肌层组织的损伤,应使用针状电极在瘤体表面"开窗",待瘤体组织突向子宫腔后再实施切割。施术原则,①尽量切除突入子宫腔部分的瘤体组织,保护瘤体周围内膜与肌壁组织;②使用缩宫素使子宫收缩,便于瘤体向子宫腔内突出;③若肌壁间瘤体组织不向子宫腔内突入时,应适时终止手术;④遇有术中大出血,宫腔适形球囊通常能起到较好止血效果(图 40-7～图 40-10)。

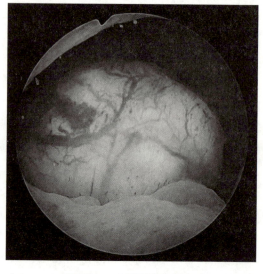

图 40-4   Ⅰ型黏膜下肌瘤

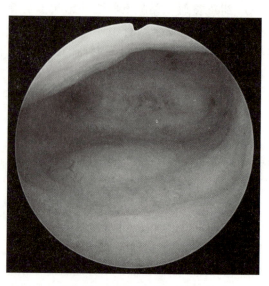

图 40-6   肌壁间内凸肌瘤

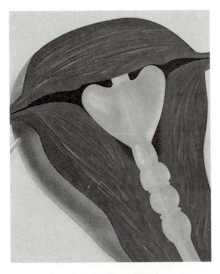

图 40-7 宫腔适形球囊的局部结构

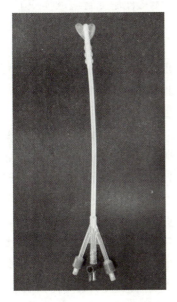

图 40-8 宫腔适形球囊的整体结构

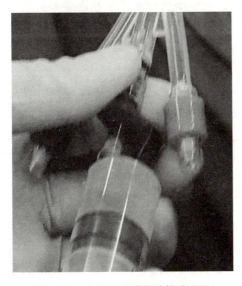

图 40-9 宫腔适形球囊的推注充盈

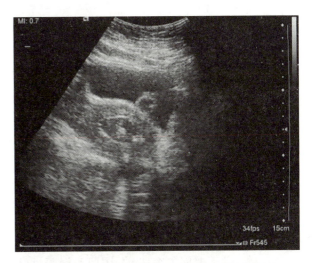

图 40-10 B 超下显示充盈的宫腔适形球囊

（4）多发黏膜下肌瘤：全面观察子宫腔形态与肌瘤生长的部位、类型、大小，按照先易后难的原则，逐个切除肌瘤。

（八）并发症防治

1. 术中大出血与子宫穿孔 TCRM 手术中大出血与子宫穿孔的发生率与肌瘤类型和肌瘤体积相关。

无蒂黏膜下肌瘤（Ⅰ型和Ⅱ型黏膜下肌瘤）和肌壁间内凸肌瘤，均以较宽的基底镶嵌在子宫肌壁内，Ⅱ型黏膜下肌瘤和肌壁间内凸肌瘤嵌入子宫肌壁的部分超过肌瘤体积的 50%。由于子宫是血供非常丰富的器官，子宫腔腔隙狭小，肌壁厚度有限，再加之肌瘤体积在肌壁间的比例过大，均是增加手术操作难度与手术并发症风险的因素。

对于无蒂黏膜下肌瘤（Ⅰ型和Ⅱ型黏膜下肌瘤）和肌壁间内凸肌瘤手术子宫穿孔与大出血的防治措施包括：

（1）充分术前评估：对于Ⅱ型子宫黏膜下肌瘤选择宫腔镜手术治疗时，术前一定要充分评估手术的必要性、手术难度及手术风险，特别要从以下几项综合评价：肌瘤向肌层扩展的深度，肌瘤向肌层扩展的深度应要 <70%，贯穿子宫壁全层的肌瘤不宜选择宫腔镜电切术；肌瘤边缘距子宫浆膜面的距离，明确肌瘤外缘距子宫浆膜层的距离，严格控制在 >5mm 方可手术。因为电切术中电刀的热量可以传导到子宫外侧，可能损伤子宫邻近的肠管和膀胱；剩余肌层过薄，不利于将肌瘤向宫腔内挤压，增加手术难度。

（2）酌情选择使用超声和 / 或腹腔镜监护：通

过超声监导能够提示宫腔镜切割电极作用的方向和深度，提示并能够及时发现子宫穿孔。术中是否需要腹腔镜监护，应根据具体情况而定。对于较大的黏膜下肌瘤，尤其造成子宫腔扭曲变形，术者对手术的安全性没有把握时，在腹腔镜监护下实施手术则更为安全，腹腔镜监护能够及时发现完全和不全子宫穿孔，并可同时进行穿孔修补及其他相应处理，最大限度降低手术创伤。

（3）掌握技巧适时终止手术。宫腔镜子宫肌瘤切除是保留器官与保护子宫功能的手术治疗，施术中要充分考虑子宫解剖的特殊性和宫腔镜手术的风险，对于壁间内突肌瘤，因肌瘤根蒂埋藏在子宫肌壁间，瘤体表面被覆子宫肌壁组织，手术中应先行划开肌瘤表面的被覆内膜，待肌瘤突向子宫腔内时进行切割，操作方法同无蒂黏膜下肌瘤，如若切开肌瘤表面被覆内膜后肌瘤不向子宫腔内突入或肌瘤向腔内凸出不明显，不应向子宫肌壁间"深挖"肌瘤组织，酌情使用宫缩药物促使子宫收缩，待肌瘤组织突入子宫腔后再实施切割，否则应停止手术操作，存留在肌壁间的瘤体根据其大小和临床症状有无，适当选用其他方法处理。

（4）使用宫腔适形球囊装置压迫止血：TCRM手术中一旦发生大出血，通常是肌瘤体积过大或子宫肌壁深肌层损伤，此时，出血量大、出血速度较快，处理不及时或措施不当，后果严重。虽然缩宫素可以通过收缩子宫平滑肌使血管收缩，但对于大面积子宫肌壁损伤止血作用和速度有限，特别是在非妊娠状态下；各类止血药物通过启动体内凝血机制发挥作用，起效时长，亦不能达到快速止血目的。宫腔适形球囊是按照子宫腔解剖学形态研发设计的宫腔内阻隔 / 止血装置，置入子宫腔后能够迅速膨胀压迫肌瘤创面发挥凝闭血管止血的作用，是目前公认的行之有效的止血措施。与此同时，利用宫腔适形球囊装置中的引流通道还可将宫腔内积血及时引出，一方面能够动态观察止血效果，同时避免了宫腔内积血和对创面修复的影响。

使用宫腔适形球囊压迫止血时，球囊内注入生理盐水量依据宫腔大小和肌瘤瘤腔大小而定，通常情况下注入盐水 10～30ml 即可有效压迫创面达到止血目的；也可以根据宫腔是否有活动性出血决定球囊内注水量，直到宫腔没有活动出血为止；宫腔内球囊留置时间为 6～8 小时，于术后 6 小时左右将球囊内注水量抽出一半，如注水量 15ml，可在手术后 6 小时左右抽出 7～8ml，观察 1～2 小时没有活动性出血，可将球囊完全去除。

2. 体液超负荷与稀释性低钠血症　使用高频电单极电流循环系统以非电解质介质为膨宫介质时，大量灌流介质进入患者体循环后可能引发体液超负荷与稀释性低钠血症，出现肺水肿、左心功能衰竭与低钠血症相关的一系列症状，处理不及时可导致生命危险。该类并发症的防治措施包括：

（1）严密监控灌流介质进入体内的数量：宫腔镜手术中无论使用电解质液体或非电解质溶液膨胀宫腔，对灌流液的入量和出量都必须进行连续检测，并根据其差值推算液体进入体内的吸收量。如果机体内灌流液的吸收量已达到极限值，应立即停止手术操作，并根据患者情况进行相应处理。

（2）酌情使用利尿剂：根据上述灌流介质吸收量的监控和体内吸收量的估算，当灌流介质吸收量超过 1 000～1 500ml，或患者出现肺水肿的早期迹象，如双肺部闻及湿啰音等，应在严密监护下应用利尿药物，避免迟发性低钠血症的危险。

3. 对子宫内膜与子宫肌层的破坏　影响子宫腔形态的子宫肌瘤其表面均覆盖正常子宫内膜组织和子宫肌层组织（肌壁间内凸肌瘤）。对于尚未生育的子宫肌瘤患者，手术中既要彻底切除肌瘤组织，又要减少对正常子宫内膜和肌层组织的破坏，尤其对于影响子宫腔形态的多型别肌瘤。具体措施包括：

（1）针状电极"开窗"减少内膜损伤：在实施无蒂和及壁间内凸及其切除时，使用针状电极在瘤体最突向子宫腔的部位切开瘤体包膜，识别肌瘤和包膜的界面，肌瘤组织为白色结节状，致密，而包膜组织灰红色，平滑柔软，配合缩宫素的应用使子宫收缩并被不断挤入宫腔内，在直视下切除瘤体组织。

（2）"水压按摩"使肌瘤瘤体与包膜分离：利用宫腔镜灌流介质与膨宫压力的作用，电切镜喙部自肌瘤与包膜分离处顶推瘤体，迫使肌瘤与包膜分离，在直视下切除肌瘤组织。

（3）适可而止保证手术安全：通过上述技巧，当肌瘤切割的深度与子宫肌壁水平时，应注意剩余瘤体随着子宫收缩是否继续突向宫腔，术中切忌通过作用电极向子宫肌壁间掏挖切割肌瘤，少量残留在肌层内的肌瘤组织日后可坏死消融吸收，不能吸收消失的肌瘤如若再次突向宫腔，可以进行再次、甚至多次 TCRM 手术。

4. 气体栓塞　气体栓塞是宫腔镜手术中罕见但严重且可能致命的并发症。气体栓塞的发生与患者的体位有关，头低臀高位使心脏低于子宫水平，下腔静脉和右心房的压力低于子宫腔的压力，气体通过子宫腔内开放的静脉进入右心房，子宫腔的压力加快了气体进入静脉的速度，当进入气体量达到 20ml 时即可出现气体栓塞的症状，当气体量达到 200ml 时即可导致患者死亡。气体来源于宫腔镜膨宫液进水管中的空气和组织气化所产生的气泡，也有学者认为导致大量空气进入的原因是将宫腔镜镜体突然从宫腔退出，子宫腔内的压力迅速下降，导致空气被吸入宫腔进入开放的静脉。

总而言之，气体栓塞重在预防，具体措施如下：

（1）避免头低臀高位体位，减少气体进入血管内的机会。

（2）做好术前宫颈预处理，轻柔扩张宫颈管减少宫颈裂伤。

（3）镜体进入宫腔前应排净进水管内空气，避免在手术操作过程中进水管内出现气泡。

宫腔镜下子宫肌瘤切除术已经成为治疗黏膜下肌瘤和部分影响子宫腔形态肌壁间内凸肌瘤的标准术式，其所具有的不破坏子宫肌壁完整性、创伤小、出血少、恢复快等优势推动了该技术的广泛应用和发展。不仅如此，对于有生育要求的患者，宫腔镜子宫肌瘤切除的同时，能够有效保护子宫内膜，减少子宫肌壁损伤，降低手术对患者生育功能的破坏，与其他类型的子宫腔整复手术共称为微创伤手术的典范。

（段　华）

五、宫腔镜宫腔粘连整复手术

宫腔粘连（intrauterine adhesion, IUA）是由多种原因导致的子宫内膜基底层损伤，引起子宫肌壁的相互粘连，以致宫颈管、子宫腔部分或全部闭塞。临床上可引起月经量减少、闭经、不孕以及反复流产等一系列症状，严重危害育龄女性的生殖生理健康。IUA 的病因机制与妊娠期相关子宫腔操作，如刮宫术、人工流产术等，是引起粘连密切相关。文献报道，人工流产术后宫腔粘连发病率可达 19.1%，多次流产刮宫所致宫腔粘连发生率高达 25%～30%。

（一）诊断与分类

宫腔镜检查能全面评估宫腔形态、子宫内膜分布及损伤程度，是诊断子宫内膜损伤 IUA 的准确方法，有条件应作为首选方法。宫腔镜下能够对子宫腔的形态、粘连的范围以及粘连的类型进行全面观察，临床较早采用的是美国生育协会的评分标准（AFS-IUA, 1988 年）和欧洲妇科内镜协会提出的评分标准（ESGE-IUA, 1995 年）。

AFS-IUA 评分系统：根据粘连的范围、粘连类型以及月经模式进行 3 项指标进行量化评分，根据分值界定粘连程度，有轻、中、重之分，Ⅰ（轻度）：1～4 分；Ⅱ（中度）：5～8 分；Ⅲ（重度）：9～12 分。粘连严重程度随分值增高而增加。ESGE-IUA 评分系统则按照粘连的性质（膜状疏松粘连、致密粘连）、范围（宫角是否受累、输卵管开口是否可见）以及月经量这些指标进行分类，共有Ⅰ～Ⅴ级之分，Ⅰ级：片状或膜状粘连（宫腔镜鞘管可将粘连轻松分离；宫角未受累）；Ⅱ级：单发膜状粘连（双侧输卵管开口可见，单用宫腔镜鞘无法分离粘连）；或宫颈内口粘连（宫腔未受累）；Ⅲ级：多发致密粘连（宫腔桥带状粘连；一侧输卵管开口受累）；Ⅳ级：广泛宫腔致密粘连，宫腔部分或全部受累（双侧输卵管开口不可见）；Ⅴa：广泛宫腔瘢痕形成及纤维化伴有Ⅰ或Ⅱ度粘连（伴有闭经或明显月经过少）；Ⅴb：广泛宫腔瘢痕形成及纤维化（伴有Ⅲ或Ⅳ度粘连；伴有闭经）。

2015 年中华医学会妇产科学分会相关专家参照 AFS-IUA 和 ESGE-IUA 评分标准，结合我国 IUA 临床诊疗实际与疗效影响因素，同时纳入与发病密切相关的临床指标，提出了中国 IUA 分级评分体系，见表 40-7。

各类 IUA 评分系统根据粘连部位、范围和对子宫腔形态学的影响又分为中央型、周边型和混合型粘连 3 种。①中央型：粘连组织位于子宫腔中部，将子宫腔前后壁粘闭一起，此型粘连有时

表 40-7 中国宫腔粘连量化评分系统

评估项目	项目标准描述	评分
粘连范围	<1/3	1
	1/3～2/3	2
	>2/3	4
粘连性质	膜性	1
	纤维性	2
	肌性	4
输卵管开口状态	单侧开口不可见	1
	双侧开口不可见	2
	桶状宫腔,双侧宫角消失	4
子宫内膜厚度 (增殖晚期)	≥7mm	1
	4～6mm	2
	≤3mm	4
月经状态	经量≤1/2 平时量	1
	点滴状	2
	闭经	4
既往妊娠史	自然流产 1 次	1
	复发性流产	2
	不孕	4
既往刮宫史	人工流产	1
	早孕清宫	2
	中晚孕清宫	4

注:轻度,总分 0～8 分;中度,总分 9～18 分;重度,总分 19～28 分

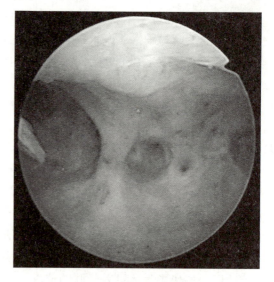

图 40-11 中央型宫腔粘连

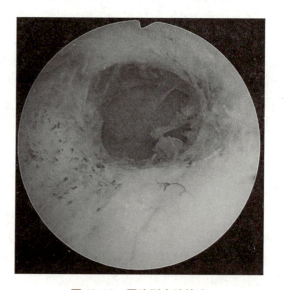

图 40-12 周边型宫腔粘连

需与中隔子宫相鉴别(图 40-11)。②周边型:粘连组织分布在子宫底部或单 / 双侧子宫侧壁,单 / 双侧子宫角消失,子宫腔尚有一定空间但失去正常解剖学形态(图 40-12)。③混合型:中央型合并周围型粘连。此时子宫腔解剖严重破坏,呈现"锥子形""窄筒形"或"蜂窝形"等(图 40-13)。

(二)手术治疗

宫腔粘连治疗的目标:恢复子宫腔容积和解剖学形态,治疗相关症状(包括不孕、月经量减少、疼痛等),预防再粘连形成,促进内膜再生修复,恢复生育能力。目前,宫腔镜直视下的宫腔粘连分离术(transcervical resection of adhesions,TCRA)即子宫腔整复手术,被公认为 IUA 治疗的标准手术方式。

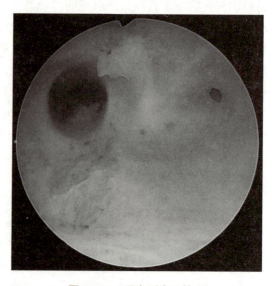

图 40-13 混合型宫腔粘连

1. 手术适应证

（1）不孕、反复流产、月经过少且有迫切生育要求的患者，宫腔粘连分离手术应作为首选治疗手段。

（2）无临床症状且无生育要求的患者不需要手术治疗。

（3）单纯月经过少，但无生育要求、无痛经或宫腔积血表现的患者，不需要手术治疗。

2. 手术禁忌／相对禁忌证

（1）体温>37.5℃。

（2）急性或亚急性生殖道或盆腔炎症。

（3）近期发生子宫穿孔。

（4）宫颈管狭窄、坚硬、难以扩张。

（5）生殖道结核所致 IUA，未经系统抗结核治疗。

（6）严重的内、外科合并症不能耐受手术操作。

3. 术前准备

（1）妇科常规检查：初步诊断并明确手术指征、排除手术禁忌。

（2）宫腔镜检查：全面了解子宫腔与子宫颈管形态、粘连程度、类型、残留内膜面积分布，进行 IUA 量化评分。

（3）闭经或月经稀发患者常规妇科内分泌检查：排除内分泌因素影响。

（4）宫颈预处理：手术前晚将宫颈扩张棒或海藻杆插入子宫颈管扩张宫颈，也可以通过前列腺素衍生物类药物如卡孕栓等，放置后穹隆处软化宫颈组织，充分的宫颈扩张不仅便于手术操作，同时也可以降低手术并发症发生。

（5）其他：实施宫腹腔镜联合手术的常规准备。

4. 手术时机选择　TCRA 手术在发月经期均可施术。重度 IUA 由于子宫内膜破坏严重，在月经后半期（增殖晚期与分泌期）施术，有助于术中识别子宫内膜分布，对于减少保护子宫内膜、减少对残留内膜的损伤大有帮助。

5. 麻醉与体位　重度 IUA 实施 TCRA 手术时提倡联合腹腔镜手术监护，通常选择全身麻醉。手术体位与其他子宫腔手术相同，多选择改良膀胱截石位，有利于宫腔镜手术草操作。

6. 手术步骤与注意事项

（1）常规外阴阴道消毒后，以探针探查宫腔深度，以 Hegar 扩宫棒依次扩张宫颈至 10～11 号，置入手术宫腔镜全面探查子宫腔形态、粘连部位、范围、双侧输卵管开口以及子宫内膜状态，进行术中 IUA 量化评分。

（2）如需联合腹腔镜手术，按照腹腔镜置入常规进行操作。常规气腹形成，脐孔处穿刺套管置入腹腔镜，全面观察子宫外形结构、双侧输卵管卵巢及盆腹腔情况，盆腹腔有无粘连以及粘连程度等，排除影响受孕的盆腹腔因素。

（3）宫腔镜手术要点：实施 IUA 整复手术的操作要点是分离／切除瘢痕组织，保护残留内膜，恢复子宫腔解剖学形态。通常以针状电极沿子宫腔极向与对称性分离瘢痕组织，对瘢痕周围的残留内膜通过"游离残留内膜瓣"的方法使其"躲开"瘢痕组织，以环形电极切除瘢痕组织，逐渐恢复子宫腔形态（图 40-14、图 40-15）。

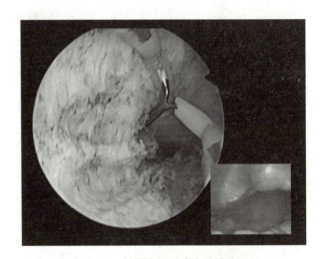

图 40-14　针状电极分离宫腔粘连组织

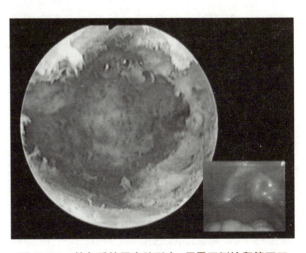

图 40-15　整复后的子宫腔形态，显露双侧输卵管开口

联合腹腔镜手术时，可通过"透光试验"协助判断瘢痕切除深度与是否损伤子宫肌壁组织，具体方法详见宫腔镜联合腹腔镜手术章节。

如联合超声声监护手术操作时，可借助子宫腔内压力与介质形成的双项透声，以及子宫腔膨胀的程度，协助了解子宫腔形态并监护手术安全。

术毕放置子宫腔适形球囊装置，预防再粘连形成、及时引流创面渗出物质。

7. 手术注意事项

（1）TCRA 手术是子宫腔的整复手术，强调初次手术尽可能达到治疗目的；重复手术有可能使残留内膜破坏、增加再粘连概率。因此，对于重度 IUA 患者建议在三级及以上医院实施，并由经验丰富的医师施术。

（2）充分施术前评估：施术前宫腔镜检查不通过子宫腔形态学破坏程度的"IUA 诊断分级评分标准"应用，对于明确粘连范围、性质及残留内膜分布，评估自然受孕的可能性、制订适宜手术方案以及术后综合管理措施至关重要。

（3）强调保护残留子宫内膜的重要性：IUA 是子宫内膜损伤性疾病，残留子宫内膜的多少决定治疗效果，因此，施术中重视对残留子宫内膜的保护。一方面应围绕子宫腔的轴向进行瘢痕组织分离，施术中注意子宫腔的对称性，使用对组织电热效应小的器械（如针状电极、冷刀）进行手术操作；另一方面，通过"游离子宫内膜瓣"法有效保护子宫内膜，避免/减少术中损伤。

（4）加强术中监护：选择超声或腹腔镜监护均是 TCRA 手术的监护方法，二者各有其优势和局限。B 型超声监护时利用充盈的膀胱和宫腔内灌流介质形成的双向透声，能够清楚观察宫腔形态、宫腔粘连的部位、范围、粘连是否合并积液以及程度、范围等；超声引导下的 TCRA 手术，能够明确作用电极对粘连区域切割的深度和范围，当作用电极达到深肌层时，由于高频电热效应使组织脱水、皱缩，在超声声像图上显示增强的强回声光带，同时可见作用部位厚度变薄，一旦出现子宫穿孔，超声声像图上子宫浆膜面的连续性中断，灌流介质大量进入腹腔等，遗憾的是，超声只能提示子宫穿孔，但不能处理子宫穿孔。腹腔镜监护时利用其镜体的直视、放大效应，不仅可以观察浆膜面的变化，如局部变白、起水泡、出现瘀

斑等，还可以进行透光试验，了解子宫肌壁的厚度以及粘连分离的程度；不仅如此，一旦发生子宫穿孔，腹腔镜能够立即进行缝合止血，关闭子宫肌壁缺损，最大限度减少手术并发症及其带来的损伤。与此同时，腹腔镜对盆腔内其他病变进行同期诊断与治疗，其优势是其他监护方法不能比拟的。

8. 并发症防治

（1）子宫穿孔：重度 IUA 时宫腔解剖学形态遭到严重破坏，大部分子宫内膜缺失使其失去"内膜与结构"的引导，实施粘连瘢痕组织分离、切割时，极易损伤肌层组织，造成子宫穿孔甚至盆腹腔脏器损伤等。因此，酌情选择超声或腹腔镜联合监护手术是减少子宫穿孔发生率的有效措施。

（2）灌流液过量吸收 - 体液超负荷 - 低钠血症：是宫腔镜手术特有的并发症。子宫腔手术中由于膨宫压力与灌流介质的作用，当大面积子宫肌壁 / 内膜血管裸露时，灌流介质可通过开放的血管进入体循环，出现体液超负荷、左心功能衰竭、肺水肿等水中毒症状。施术中应注意患者生命体征和电解质等生化指标的监测，高度关注灌流液入量、出量及其差值，一旦出现体液超负荷或电解质平衡紊乱症状，应按照急救流程与处理原则展开救治。

9. 术后管理

（1）术后再粘连预防：再粘连形成是影响 TCRA 手术疗效的重要因素。目前临床上最常用的预防再粘连方法是子宫腔隔离屏障，即在手术后内膜修复的早期减少创面相互贴附，及时引流创面渗出物质，减少创面之间的相互黏着。目前，应用于预防子宫腔粘连的隔离屏障主要包括子宫腔适形球囊装置、透明质酸或羧甲基壳聚糖等生物胶类制品。2015 年中华医学会《宫腔粘连临床诊疗专家共识》推荐 TCRA 术后放置宫腔适形球囊 5～7 天预防再粘连形成。

（2）促进子宫内膜再生修复：子宫内膜的再生修复是有效改善宫腔粘连患者生理生殖功能的基础，如何有效地促进子宫内膜的修复也是提高 IUA 疗效的关键。目前临床上促进子宫内膜再生修复的方法包括，①人工周期，以促进残留子宫内膜细胞增殖，实现子宫内膜上皮化，从而覆盖裸露的子宫内膜基底层组织。《宫腔粘连临床诊

疗专家共识》推荐术后应用 2～4mg/d 戊酸雌二醇或等效激素，月经后半期增加地屈孕酮 10mg，2 次 /d，共 10 天，或等效孕激素制剂；对于施术前闭经或由于子宫内膜严重破坏对人工周期治疗无反应的患者，可使用小剂量单纯雌激素连续用药，待子宫内膜厚度达到 / 超过 5mm，再增加孕激素。②干细胞，目前临床有尝试通过脐带血干细胞、骨髓干细胞或脂肪干细胞促进子宫内膜修复的研究，利用干细胞的分化增殖能力促进促进子宫内膜修复。以现有的个案报道或小样本临床研究，IUA 患者通过干细胞移植后对患者妊娠结局具有积极作用。③羊膜及其制品，无论新鲜羊膜或羊膜制品用于宫腔粘连治疗均有一定疗效，表现在月经量增加，部分患者妊娠率有所上升，但研究样本量有限，多处于临床探索阶段，有待大样本和循证医学证据支持。

（段　华　汪　沙）

六、子宫畸形

子宫畸形是女性生殖器官发育异常中最常见的类型，严重影响女性的生育功能与生理健康。根据胚胎发生与发育过程，子宫畸形又有多种类型之分，各种类型之间依据子宫形态学的缺陷 / 畸形又有不同的临床表现。近年来，随着微创技术的不断发展完善，子宫畸形的诊断与治疗中许多新理念、新技术和新方法不断应用于临床，使子宫畸形手术矫治疗效得到显著提高。

（一）纵隔子宫

纵隔子宫是最常见且发育最完善的子宫形态学异常。纵隔子宫形成机制是由于两侧米勒管融合后隔膜吸收障碍所致。纵隔子宫的分类依据隔状组织终止部位划分：纵隔末端终止在子宫内口以上水平称为不全纵隔子宫（图 40-16）；终止在子宫内口或以下水平称为完全纵隔子宫（图 40-17）；当隔状组织的末端终止在子宫外口，外观似"双子宫颈"。大约 1/4 的完全纵隔子宫合并阴道纵隔。

1. 手术适应证　主要针对有生育要求、不孕或不良孕产史者，应实施手术矫治。宫腔镜子宫纵隔切除是子宫纵隔畸形矫治的首选方法。

2. 手术禁忌证

（1）生殖道感染急性期。

（2）月经期。

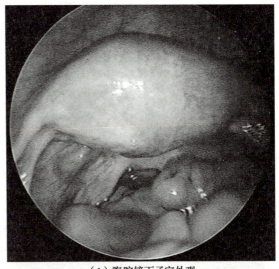

（1）腹腔镜下子宫外观

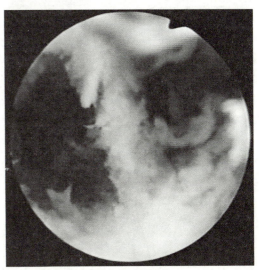

（2）宫腔镜下观

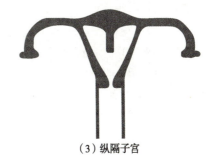

（3）纵隔子宫

图 40-16　不全纵隔子宫

（3）合并凝血功能障碍及其他内科疾病不宜手术者。

3. 术前准备

（1）完善妇科检查与各项辅助检查，初步明确诊断、手术指征明确。

（2）阴道准备：0.5% 聚维酮碘溶液术前 2 日每日 1 次阴道擦洗。

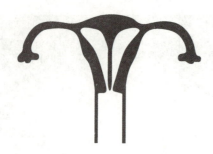

图 40-17　完全纵隔子宫

（3）宫颈预处理：手术前晚将宫颈扩张棒或海藻杆插入子宫颈管扩张宫颈，也可以通过前列腺素类药物如卡孕栓等，放置后穹隆处软化宫颈组织，充分的宫颈扩张不仅便于手术操作，同时也可以降低手术并发症发生。

4. 手术要点与注意事项

（1）手术时机选择：宜选择在早卵泡期，一般以月经干净后 1 周内为宜，此时子宫内膜菲薄，宫腔相对开阔，手术视野清晰，便于术中观察纵隔的形态、把握手术范围和对纵隔组织切除或分离的深度。

（2）沿纵隔组织中线进行分离：宫腔镜子宫纵隔矫治是子宫腔整复性手术，术中既要切除纵隔组织，去除其对妊娠及生育的影响，同时又必须避免对子宫内膜与子宫肌壁组织的破坏。

1）不全子宫纵隔切除术：以环形作用电极或剪刀自纵隔组织下端向上（子宫底方向）左右交替航向分离纵隔组织，直到纵隔基底部，施术中既要完全切除纵隔组织，又要避免对子宫底部肌壁组织的破坏，腹腔镜监护和施术中透光试验有助于协助判断纵隔组织切除的程度。

2）完全子宫纵隔切除术：施术前充分扩张宫颈的两侧孔道，绝大多数完全纵隔子宫与子宫内口水平可以看到"交通支"与两侧子宫腔相通，通常情况于子宫内口水平向上（子宫底方向）分离纵隔组织，方法与不全子宫纵隔相同；宫颈管内的隔状组织通常不需要分离，以免日后妊娠宫颈松弛。

（3）把握隔底深度：纵隔基底部位切割的深度以达子宫底部与肌层组织交界处为度，切割过深可能损伤子宫肌层，引起大出血甚至子宫穿孔；切割过浅可能遗留残隔组织，日后可能重复手术。对分离 / 切割深度的把握可参照以下指标：

1）当纵隔组织分离 / 切割邻近子宫底部，宫腔镜能从一侧宫角无阻碍移动到另一侧宫角；宫腔镜置于子宫内口上方可同时观察到双侧输卵管开口。

2）宫腔镜腹腔镜联合手术时，通过透光试验协助判断纵隔组织切割的程度，详见宫腔镜联合腹腔镜章节。

3）如通过超声监护手术，在超声声像图上根据子宫底与周围子宫肌壁的关系间接判断纵隔切除的程度，切割端与宫底的浆膜层之间的距离为 1cm 时，应停止纵隔分离 / 切割。如果切割面出血明显增多，可能已分离至肌层，应停止继续切割。

（4）保留宫颈管纵隔：由于行子宫纵隔切除术的患者均有生育要求，为避免手术后宫颈松弛引起流产、早产的风险，子宫内口下方的隔状组织通常不予切除，应从宫颈内口处开始分离纵隔组织。

（5）提倡宫腔镜联合腹腔镜手术：对于子宫畸形手术，选择宫腹腔镜联合手术的优势在于：

1）利用腹腔镜直视放大效果可以全面观察子宫的形态学特征，并与其他畸形进行鉴别诊断。

2）腹腔镜监护对提高宫腔镜手术安全性，施术中通过透光试验，协助判断对纵隔组织切除的程度，避免子宫肌层损伤，预防子宫穿孔。

3）一旦子宫穿孔，可即时在腹腔镜下修补，避免造成更大损伤。

（二）双角子宫

双角子宫是一种常见的对称性子宫畸形，发生率约占子宫畸形的 13.6%，其发生原因为在胚胎发育过程中，由于两侧米勒管已大部融合，末端中隔已吸收，但子宫底部融合不全，导致子宫两侧各有一角状突出，称双角子宫（图 40-18）。双角子宫腔上部及宫底部呈分叉状，在 AFS 分类中根据宫底部凹陷程度分为完全性双角子宫和部分性双角子宫（图 40-19）。从宫颈内口处分开者

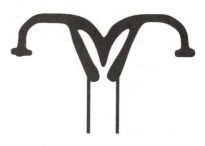

图 40-18　完全双角子宫

为完全性双角子宫，在宫颈内口之上任何部位分开者为部分性双角子宫。双角子宫末端距宫颈内口远近不一，双角分离的程度也不相同。临床上双角子宫患者可能表现为月经量较多，有不同程度的痛经等。

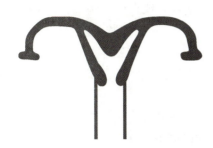

图 40-19　部分性双角子宫

1. 手术适应证　对于有生育要求及有不孕、不良产史患者，在明确诊断双角子宫后应实施手术矫治，以消除双角子宫畸形对妊娠的不良影响。宫腔镜联合腹腔镜手术是双角子宫矫治的微创伤治疗方法。

2. 手术禁忌证　同纵隔子宫手术。

3. 术前准备　双角子宫患者往往伴有泌尿系统发育异常，施术前应常规进行双侧肾脏输尿管检查，以排除泌尿系统畸形。

其他术前同纵隔子宫手术。

4. 手术要点与注意事项

（1）手术时机选择：通常在月经干净后 3～7 天。

（2）常规置入宫腔镜与腹腔镜并联合检查，明确诊断。

（3）通常使用宫腔镜针状电极自双角子宫凹陷的末端划开肌壁组织，并向两侧延伸，形成人工"穿孔"后，依据双角子宫两侧角中间的距离对称向子宫两侧角方向分离肌壁组织，酌情切除子宫底部"多余"肌壁组织，形成对称的子宫肌壁创面。

（4）腹腔镜协助上述过程，横行对称分离子宫底肌壁组织至距双侧子宫角 1～1.5cm 时，纵向间断缝合子宫底全层以闭合宫腔（即横切纵缝），完成宫底融合重建。

（5）术毕放置宫内节育器或子宫腔适形球囊装置，避免子宫腔粘连形成；雌、孕激素周期治疗促进子宫内膜再生修复，加速创面愈合。

（三）Robert 子宫

Robert 子宫（图 40-20）是一种罕见的不对称阻塞型完全纵隔子宫发育异常，一侧子宫腔完全封闭形成盲腔。宫、腹腔镜联合检查是诊断 Robert 子宫的"金标准"。腹腔镜检查有助于鉴别诊断，除外单角子宫和残角子宫。盆腔可见陈旧血液、粘连和子宫内膜异位症。宫腔镜见子宫腔呈狭长的单角状，可见一侧输卵管开口；相邻闭锁宫腔内有积血。

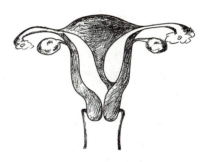

图 40-20　Robert 子宫模式图

1. 手术适应证　手术是治疗 Robert 子宫唯一有效的方法。宫腔镜联合腹腔镜手术是 Robert 子宫首选治疗方法。

2. 手术禁忌证　同上。

3. 术前准备

（1）Robert 子宫诊断困难，常规的检查方法（如妇科超声、HSG）通常将其误诊为单角子宫，术前可行 MRI 检查或超声联合宫腔镜检查进行充分评估，确诊仍需宫腹腔镜联合检查。

（2）全面检查排除是否合并其他生殖系统畸形以及泌尿系统畸形。

（3）其他准备与上同。

4. 手术步骤与注意事项

（1）宫腔镜联合腹腔镜明确诊断是保证手术疗效的重要前提。Robert 子宫是相对其他畸形较为复杂的形态学异常，单纯宫腔镜检查仅可见一个子宫角与输卵管开口，有时难以判断隔板位置；联合腹腔镜手术同时观察子宫底外形特征，对于明确诊断至关重要。

（2）明确子宫腔内隔板组织后，通过宫腔镜切割电极应尽量一次性切除隔板组织，深度应达双侧子宫角水平，完全解除隔板组织对子宫腔形态学的影响。

（3）罕见的闭锁侧宫腔妊娠，需切开子宫壁取出胚物组织，同时切除闭锁腔内子宫内膜及其下方2～3mm的浅肌层，或切除闭锁腔所在的半个子宫，同时结扎同侧输卵管。

（4）施术中可酌情联合超声监护，能够协助观察隔板切割的方向和范围。实施该类畸形手术时，酌情考虑腹腔镜联合超声，共同引导监护宫腔镜手术，尤其对于闭锁腔狭小的患者。

（5）术后预防子宫腔粘连的方法与上同。

（四）阴道斜隔综合征

阴道斜隔综合征是指双子宫、双子宫颈及阴道斜隔的先天性生殖道多部位畸形，常合并斜隔侧的泌尿系统异常，以肾脏缺如多见。阴道斜隔的两面均覆盖阴道上皮组织，起源于两侧子宫颈之间，斜行附着于一侧阴道壁，遮蔽该侧子宫颈，隔的后方与斜隔侧子宫颈之间形成"斜隔后腔"。

目前临床上最常用的分型方法是根据阴道斜隔上是否有缺口以及双子宫宫颈是否有交通进行分类，分为三型：Ⅰ型，斜隔无孔，斜隔侧阴道与完全闭锁，隔后子宫与对侧子宫完全隔离，月经初潮后经血积聚在隔后腔，出现疼痛；随着积血量增多隔后腔增大并出现该侧子宫腔内积血，疼痛呈周期性并进行性加重。Ⅱ型，斜隔有孔，斜隔侧阴道、子宫与外界不完全闭锁，经血可经斜隔上小孔流出，但由于经血流出不畅，常有月经期淋漓不尽、有时合并感染与隔后腔积脓等临床表现；Ⅲ型，斜隔上无孔合并宫颈瘘管，在Ⅰ型斜隔基础上两侧子宫颈间或斜隔侧隔后腔与对侧宫颈

间有瘘管，隔后腔经血可经另一侧宫颈交通支排出，但引流不畅（图40-21）。

1. 手术适应证 有临床症状者，一经确诊为阴道斜隔综合征，应尽早行阴道斜隔切除术，缓解临床症状，防止并发症发生。

治疗不及时或误诊病例，可能继发盆腔子宫内膜异位症、隔后腔积脓、盆腔感染/粘连，严重者可能形成输卵管积脓或盆腔脓肿。

宫腔镜联合腹腔镜是诊断治疗的首选微创伤方法。

2. 手术禁忌证 同上。

3. 术前准备 同上。

4. 手术步骤与注意事项

（1）手术时机选择：手术应在斜隔后腔积血较多时进行，对积血较少者应调整至月经期刚结束施术，以便术中辨别斜隔的部位与范围，保证手术的成功率。

（2）准确定位：手术时由囊壁小孔或阴道内包块最突出部位穿刺定位，抽出陈旧性血液或脓液者表明定位准确。

（3）充分切开阴道斜隔：穿刺定位后，顺针头纵行切开阴道斜隔，切口应足够长，上至阴道穹隆，下至囊肿最低点，尽量充分切除阴道斜隔组织，保持隔后腔敞开。

（4）预防阴道斜隔组织创面粘连闭锁：具体措施包括对斜隔阻止应切除充分，创面缝合止血；术后阴道填塞碘仿纱条。

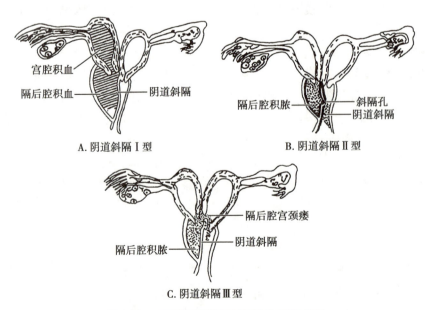

A. 阴道斜隔Ⅰ型   B. 阴道斜隔Ⅱ型

C. 阴道斜隔Ⅲ型

图40-21　不同类型阴道斜隔综合征模式图

（五）残角子宫

残角子宫是由于一侧米勒管发育正常，而另一侧米勒管发育不全，可伴有该侧泌尿系统发育畸形。AFS 分类中共有 4 种类型：单角子宫和与其交通的残角子宫、单角子宫和与其不交通的有腔残角子宫、单角子宫和与其不交通的无腔残角子宫以及孤立的单角子宫（图 40-22）。

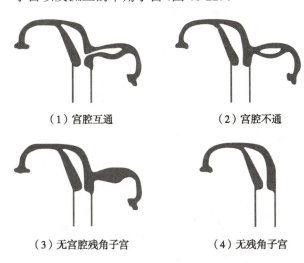

（1）宫腔互通　　　（2）宫腔不通

（3）无宫腔残角子宫　　（4）无残角子宫

图 40-22　各类残角子宫分类模式图

1. 手术适应证　残角子宫的治疗主要依据残角侧子宫是否有功能内膜的存在，对于残角侧子宫有内膜存在、有症状者必须切除之，而无内膜存在的无功能残角，则不予处理。

2. 手术禁忌证　对于残角侧为始基子宫，发育不良的实体子宫无宫腔与子宫内膜回声，无周期性腹痛等临床症状者，不予处理。

其他与上同。

3. 术前准备

（1）肾盂造影或 MRI 检查：明确有无泌尿系统发育异常，与泌尿科医师会诊协商共同手术方案，避免患者多次手术。

（2）必要时酌情选择 CT 血管造影明确残角子宫的血供，指导手术方式的选择。

（3）残角子宫妊娠破裂，术前需要备血。

4. 手术步骤与注意事项

（1）切除残角侧子宫的同时切除同侧输卵管。

（2）切除残角子宫时注意避免切除过多发育侧子宫肌层组织，分离面采用缝扎止血，减少过度电凝对子宫肌壁的损伤。

（3）术中应将与残角子宫相连的卵巢和圆韧带固定于发育侧子宫角部，位置选在与对侧附件和圆韧带相对应处，以预防术后发育侧子宫妊娠发生扭转的可能。

（4）合并子宫内膜异位症的患者，应同时进行相应的手术治疗。

（六）并发症防治

宫腔镜联合腹腔镜手术在子宫畸形的诊治中具有无可替代的作用。宫腔镜下子宫畸形矫治术是子宫腔的整复性手术，由于术中需要能量设备、膨宫介质等，且手术空间狭小、操作复杂等特点，使其并发症不同于传统手术，甚至有致死的风险。因此，需要宫腔镜手术施术者充分了解所使用设备的性能，具备扎实的宫腔镜基础知识和丰富的经验，严格掌握手术适应证，谨慎细心的施术，更要熟练掌握术中常见并发症的防治要点。

常见手术并发症包括：①子宫穿孔；②灌流介质过量吸收-体液超负荷-稀释性低钠血症；③空气栓塞；④出血与感染等。发生机制与上述宫腔镜手术雷同，这里不再赘述。

（段　华　马晓黎）

第十节　子宫腔手术中的能源形式及其应用

能源在临床医学中发挥着重要作用，尤其是在各类腔道内镜手术中，已成为不可或缺的组成部分。子宫是女性重要的生殖器官，子宫腔又是各类妇科疾病的"好发之地"。了解子宫腔手术中的能源种类与合理使用，对于保证手术成功至关重要。

一、高频电宫腔镜手术

高频电是妇科内镜手术中的重要能源形式，也是宫腔镜手术中广泛使用的能源种类，以其价廉、易获取等优势，在各类宫腔镜手术中普及使用。

（一）高频电手术的电路组成

在物理学中，电流是指无数个带电粒子的定向运动形成电流，单位时间内流过生物体（组织）某一横截面的电流量称为电流强度，单位为安培（A）。电压则是存在于导体（人体）两端驱动电子在到体内做定向运动的电压力差，单位是伏特（V）。电阻是由于生物组织对抗电流通过的阻力，单位欧姆（Ω）。

宫腔镜手术中电流的输出形式包括切割电流、凝固电流与混合电流,不同类型的电流是由与之匹配的高频电源发生器调控并通过相应形状的作用电极发挥作用。

1. 切割电流 切割电流输出的波形特征为连续的正弦波,在设定电压作用下,电流呈连续输出并以极高频率在正负电极之间摆动,不发生电能衰减。当这种连续、不衰减的电流通过微小的作用电极(半环形电极)作用于人体组织(子宫内膜与肌层)时,将在局部组织产生极高的电流密度,使组织迅速升温,致使细胞内物质汽化、细胞破裂,产生切割效应。在切割过程中,一方面因细胞高温破裂而驱散细胞内的热量,防止了高温部位热量向邻近细胞组织的传递和渗透,即"自冷却"效应。另一方面由于切割面下方的组织细胞被高温碳化,组织电阻增加,限制了电热效应在深层组织的传导。

2. 凝固电流(coagulating current) 凝固电流输出的波形特征为间断的脉冲波,在设定的电压作用下,电流呈脉冲式输出并在输出过程中发生能量衰减,在相同电压下,组织产热量较非衰减电流明显减少。当凝固电流通过球形作用电极作用于人体组织时,由于与组织接触面积大,一方面产生凝固效应使局部组织细胞变形坏死;另一方面由于组织电阻增加(碳化),限制了电热效应向深层组织的传导。凝固效应的另一种表现形式是电灼。作用电极在接近组织时产生火花放电,使组织产生表浅的凝固性该改变,由于电火花产生的同时部分电能以光的形式消耗,故而不会产生像接触凝固同样深的组织热损伤。

3. 混合电流 是由切割与凝固电流混合组成。由于两种电流的波形特征不同,其组织电热效应也不相同。因此,在进行组织切割时,如果辅以一定的凝固电流,往往可以收到较好的临床效果。

高频电宫腔镜手术中,根据使用的电流输出设置、与其匹配的宫腔镜和灌流介质种类,又分为单极电路系统与双极电路系统。

单极电路系统:电流由电源发生器输出,经宫腔镜作用电极与人体组织接触,再通过负极板(通常放置于患者臀部或大腿外侧部位)形成回路(图40-23)。

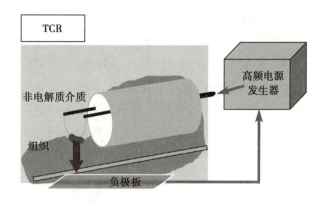

图40-23 单极电路循环模式图

双极电路循环:电流由电源发生器输出,经宫腔镜作用电极与人体组织接触,此时,电流仅在作用电极的两侧(正负极)循环形成回路,电流不经过人体组织,不需要使用负极板(图40-24)。

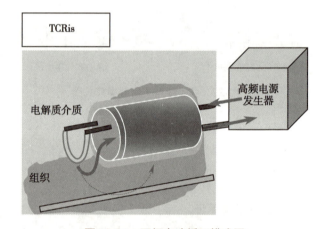

图40-24 双极电路循环模式图

特别需要说明的是,在单极电路循环中,由于人体是电路的组成部分,因此,只能选择非电解质离子作为膨宫与灌流介质;而在双极电路循环中,电流仅在作用电极两端循环形成回路,因此,必须使用含电解质离子的膨宫灌流介质,以保证作用电极的有效工作和患者的安全。

(二)不同电路系统选择及其组织效应

1. 单极电路系统 单极电路系统最早应用于宫腔镜手术,根据其作用特性和对病变组织破坏的范围,可通过高频电源发生器进行选择。

(1)切割电流(cutting current):1976年,Neuwirth首次在宫腔镜直视下利用高频切割电流切除子宫黏膜下肌瘤,取得较好的临床效果。随后,在宫腔镜手术中利用切割电流实施子宫腔占位病变切除,显示出独有的优势。由于切割电流是通过环形电极实施手术操作，可从根蒂部完整切除子宫黏膜下肌瘤、内膜息肉以及其他突入子宫腔的占位病变和子宫内膜病变，不仅能够完整切除病变组织，获取大块组织标本有利于组织病理学检查，同时也实现了对较大子宫腔占位病灶的切除并被取出子宫腔内达到手术治疗目的。临床上，通过高频电单极电路系统主要针对于实施各类影响子宫腔形态的黏膜下与肌壁间肌瘤、宫颈管肌瘤、较大子宫内膜息肉与多发息肉切除、子宫畸形的矫治手术以及阴道畸形和占位病变的切除等，尤其对于子宫内膜的破坏性手术，如子宫内膜切除/去除手术，通过环形电极能够整条切除子宫内膜全层及其下方浅表层肌肉组织，防止内膜再生，达到永久性闭经的目的。

子宫腔手术是在狭小的空间实施的手术操作，子宫又是血供十分丰富的器官，在子宫腔内进行病灶切除时难免有出血发生，特别是随着子宫肌壁破坏深度增加，对子宫深血管层的破坏可能致大出血甚至子宫穿孔的发生。因此，目前临床使用的切割电流较少选择单纯切割的电流输出形式，往往以切割和凝固混合形式输出。在实施组织切割时，通常以切割电流为主，混合一定成分的凝固电流，既可保证对病变组织/子宫内膜的有效切割，又可同时发挥凝固电流的效应对创面血管进行凝固止血，减少术中出血，实现治疗目的。

（2）凝固电流：凝固电流（coagulating current）也是宫腔镜手术单极电手术中的电路组成部分。凝固电流是通过球形作用电极发挥破坏效应，其主要作用形式是对病变组织或子宫内膜进行原位电凝，通过电热效应是作用组织变形、坏死，达到治疗目的。坏死的组织可形成焦痂、脱落，由新生组织逐渐取代。相比切割电极而言，凝固电极的电热渗透作用更强、波及范围更大，主要用于对将大范围内膜的破坏和止血作用；与此同时，实施凝固电极的操作更为简单、技术难度小、易于掌握。Vancaillie 等报道对一例严重合并症不能耐受子宫切除的子宫大出血患者，通过滚球电极实施急诊子宫内膜去除/破坏手术，获得满意治疗效果。在临床上，凝固电极通常配合切割电极使用，对于环形电极病变组织切除的创面进行止血与凝固，共同实现对病变组织的有效破坏。

不仅如此，凝固电极对于子宫角部、子宫底部子宫肌壁相对薄弱部位子宫内膜的破坏亦有独特优势，对于减少/避免子宫穿孔发生、提高破坏性子宫腔手术的治疗效果，也是值得推荐的。不足的是，凝固电极对组织作用后不能获得供组织病理学检查的标本，可能增加对病灶异常组织学遗漏的风险，在临床中应加以注意，应在排除被作用组织恶变的前提下使用凝固电极。

2. 双极电路系统 双极电路系统与单极电路系统的电路原理不同，前者只能在电解质膨宫介质中形成回路，而后者必须在非电解质膨宫介质中才能发挥作用，尽管两种电路系统发挥作用的机制不同，但其所产生的组织效应是相同的。

双极电路循环中可以根据选择的作用电极如环形电极、球形电极等产生相应切割、凝固效应。二者的区别在于双极电路系统电流在作用电极两端循环，人体不参与电路循环，不会发生电流向远处组织的泄漏，因而相对安全；然而，也正因为如此，双极电路循环中的作用电极形态设计较单极电路系统更袖珍，以保证其实现有效作用。临床上，通常对于相对精细的子宫腔手术操作，如宫腔粘连整复手术、子宫畸形矫治手术等，大多选择双极电路系统实施手术。

相关宫腔镜手术单、双极电路系统对组织效应的动物实验表明，在相同输出功率的情况下，单、双极电路系统可以达到对组织相同的作用效果；并且，通过对组织热损伤程度检测评价，二者在组织学上没有明显差别；不仅如此，由于双极电路系统必须在电解质溶液中发挥作用，在手术中可能在一定程度上降低由于非电解质介质过量吸收造成的稀释性低钠血症的发生，被认为相对安全。需要强调的是，无论电解质介质和非电解质介质，当灌流介质在短时间内大量进入体循环，体液超负荷和由此引起的急性左心衰竭、肺水肿等并发症风险是相同的。

汽化是双极电路系统中又一种破坏子宫内膜或子宫腔病变组织的电流形式。汽化电流具有不衰减和较高的电能输出，其功率设置远远超过切割及凝固电流。临床使用的汽化电极通常是柱形设计，其上有间距相等的沟槽，这种结构能够扩大电极与组织间的接触面积，增加作用电极的破坏范围。汽化电极在工作状态时由于较高的电能输出使其作用于组织时，组织细胞内温度瞬间可达到汽化温度（≥100℃）。临床研究发现，使用汽化电极破坏子宫内膜时，其对组织破坏的深度可达 3～4mm，汽化组织周围的凝固范围为 1～3mm，其组织效应可与电切深度相媲美。略有遗憾的是，由于汽化电极的形态与子宫腔不规则的解剖学结构不相匹配，对宫角部及子宫底部内膜的处理，仍需借助滚球电极进行凝固破坏，并且，汽化与凝固电极一样，亦不能获得供组织病理学检查的组织标本。

20 世纪 80 年代以来，宫腔镜手术中利用汽化电极破坏子宫内膜组织的研究时有报道，有学者研究对比了高频电汽化与激光对子宫内膜破坏的组织效应，发现二者的临床结局没有差别。但是，由于以激光为能源的设备价格昂贵、需要专项技术培训以及在推广普及中的局限等实际问题，逐渐被高频电取代。后者不需要特殊设备装置，价格低廉，操作相对简单易掌握，已经成为临床内镜手术中的主流能源形式。

（三）高频电宫腔镜手术的注意事项

高频电宫腔镜手术中，合理选择电流输出形式与作用电极，掌握组织电热效应与组织热损伤，了解和正确使用高频电及其相关设备的注意事项，对于保证手术安全和提高手术疗效至关重要。

1. 绝缘装置与作用电极 绝缘装置是手术宫腔镜镜体前方的亚白色烤瓷部件，主要作用是防止作用电极部位的电流分流和由此造成的意外电损伤。实施宫腔镜手术前，应常规检查该绝缘层是否有破裂、作用电极的金属导丝是否有裸露、变形、磨损或断裂；除此以外，手术操作中作用电极也不能直接与金属器械接触，避免造成发生意外电热损伤的发生。

2. 电缆线要匹配所用手术宫腔镜 实施手术前，必须进行连接导线的检查与检测，所选连接导线是否与手术宫腔镜和高频电源发生器匹配，连接线是否有断裂、裸露，检测时是否有接触不良等潜在故障，一旦发现应及时更换，避免影响手术。

3. 电源发生器参数与功率转换 内镜手术中电源发生器等设备应有专人负责管理与操作，对所用电源发生器参数与技术指标应清楚了解，严格遵守操作使用规程。在手术中能够灵活选择电流输出模式与功率，确保手术的安全与实现治疗目的。

4. 负极板及其作用 负极板是高频电单极宫腔镜手术中电路循环的组成部分。通常情况下，单位面积流经负极板的电流量与高频电源发生器的输出功率相匹配，因此，手术中必须确保负极板与患者身体充分接触，早期使用的电源发生器配置的负极板需要使用浸湿的盐水纱布保证与人体的充分接触，新型电源发生器均为一次性负极板，其上涂有导电软膏，能够牢固与患者人体接触，不仅如此，负极板的放置还要避开多毛或有伤疤的地方，以免由于负极板接触面积不足造成以外电损伤。

二、MyoSure 切除系统

MyoSure 切除系统（图 40-25）是近年来新兴的，在宫腔镜手术中使用的配套装置，其通过电动装置驱动前方的切割刀头实现对病变组织 / 内膜的切除作用，是将电能转化为机械能实现对组织的刨削与切割，因而在手术过程中对局部组织不产生电热效应。

与传统的高频电宫腔镜手术系统不同，MyoSure 切割系统一方面通过管状切除系统取出病灶组织 / 内膜，一方面通过抽吸功能将切除的组织碎屑清除子宫腔，实现了组织切除和抽吸同步进行的高效操作，不仅保证手术视野清晰，有效节约了手术时间，同时也避免高温对正常内膜产生的热损伤效应。

临床上，MyoSure 切除系统在各类子宫内膜息肉及 Ⅰ 型、Ⅱ 型黏膜下肌瘤的切除手术中显示出诸多优势。其一是在手术时间上，与传统的高频电手术相比，MyoSure 宫腔镜切除系统对子宫内膜息肉的切除时间减少 72%（8.7 分钟 *vs* 30.9 分钟）；对 0 型和 Ⅰ 型黏膜下肌瘤的切除时间减少 61%（16.4 分钟 *vs* 42.2 分钟）。相似研究也证实 MyoSure 宫腔镜切除系统与高频电宫腔镜手术相比，在各类子宫内膜息肉和 <3.0cm 的 0 型或 Ⅰ 型肌瘤切除手术中，MyoSure 可减少 38% 手术时间（17 分钟 *vs* 10.6 分钟，$p = 0.008$），膨宫液体使用量减少 32%（5 050ml *vs* 3 413ml，$p = 0.041$），而且 MyoSure 宫腔镜切除系统更容易学习掌握，培训期限短暂。

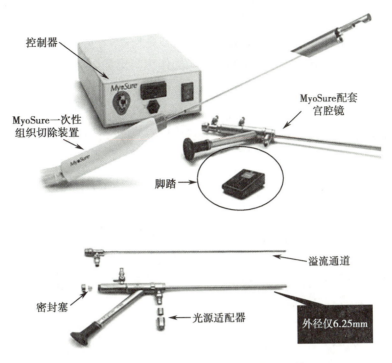

控制器

MyoSure一次性
组织切除装置

MyoSure配套
宫腔镜

脚踏

溢流通道

密封塞

光源适配器

外径仅6.25mm

图 40-25　MyoSure 宫腔镜组织切除系统

三、射频消融技术

射频消融（radiofrequency ablation，RFA）是近年来发展起来的通过射频产热效应破坏组织/内膜的技术。其作用机制是将高频率的交流电（300～500kHz）通过特殊形态的电极作用于组织/内膜，再经弥散电极形成回路。在这一过程中，电极作用组织中的离子受电流影响而发生振荡，摩擦产热，使局部温度达 80～100℃的高热效应，进而使组织发生不可逆凝固、变性、坏死，实现破坏病变组织/内膜的目的。

与宫腔镜手术匹配的射频治疗仪具有温控和瓦控两种操作模式。在温控模式下，利用电极探针中温度传感器测得的温度反馈来调控射频功率输出，以保持设定的组织温度。在瓦控模式下，则保持预先设定的功率输出。在射频操作仪器可设定输出功率、治疗时间和电极温度等参数进行调控，设备通过智能反馈显示设定和实际的输出功率，设定和实际的电极温度、阻抗、时间等信息，以便施术人员掌握手术过程。当实际参数超过设定参数范围时，仪器会自动关闭射频输出，达到自动安全保护功能。

临床上射频消融宫腔镜手术主要适用于子宫腔良性疾病所致子宫出血过多、子宫内膜息肉、带蒂黏膜下肌瘤、肌壁间肌瘤（直径 2.0～5.0cm）以及宫颈黏膜肌瘤等，尤其适合由于内分泌因素引起的月经过多实施子宫内膜去除治疗的患者，临床数据显示，其治疗术后闭经率约 59%，患者满意率约 87%，并且复发概率和子宫切除概率均低于其他治疗方法。

四、微波消融技术

微波消融术（microwave ablation，MWA）也是子宫腔手术中的微创技术之一，此项技术是利用微波辐射器把一定频率电磁波（常用 2 450MHz和 915MHz）能量转换成微波的辐射能，后者被组织吸收而转换成热能，致使被作用组织局部温度瞬间升高而发生凝固、坏死等组织破坏效应。

微波技术对人体组织的作用形式根据输出功率不同而有差异，即微波产生的产生热效应与非热效应。热效应使组织局部温度达 60～100℃，发生组织凝固、变性、坏死，产生组织破坏效应；微波的非热效应可加速坏死组织的吸收及创面愈合，还能提高细胞免疫和体液免疫功能。

微波热效应在临床主要用于对病变、病灶组织进行破坏，如微波消融在临床治疗肝癌、肺癌、骨肿瘤及肾肿瘤等实体肿瘤已得到广泛应用。在子宫腔手术中，已有微波消融治疗带蒂黏膜下肌瘤；子宫内膜息肉；直径 3～6cm 的无蒂黏膜下肌瘤或肌壁间肌瘤等报道，并取得较好的治疗效果；通过微波消融破坏子宫内膜治疗异常子宫出血和月经过多症状，也被视为对该类疾病治疗的选择之一。

五、热球凝固技术

子宫热球凝固（uterine balloon therapy）是将球囊样（热球）治疗探头置入子宫腔，通过与之相连接的介质循环与加热装置使球囊内温度升高，实现对子宫内膜的凝固破坏，减少月经或减少异常子宫出血的目的。

实施热球凝固技术对组织 / 内膜破坏过程中，可通过球囊内压力调节使其逐渐膨胀（通常 160～180mmHg）以适应子宫腔的形态，囊内的感热元件可将液体温度调节到 87℃ 左右，并保持这个温度持续 8 分钟，致使子宫内膜受热凝固深度达到 5mm 左右。热球调控装置在整个治疗过程中可显示治疗导杆的压力、调节液体的温度并控制治疗的时间，达到治疗指标时，热球装置将自动关闭。

子宫热球治疗应用于月经过多而致长期贫血，药物治疗无效，子宫形态无明显异常，宫腔深度 7～9cm 之间；治疗前需要通过宫腔镜排除子宫腔占位病变、形态学异常以及子宫内膜病变等。临床主要针对有内科合并症引起的异常子宫出血，如肾功能衰竭、尿毒症、肝硬化、再生障碍性贫血及肾移植等，患者不能耐受子宫切除手术，可作为姑息治疗减少月经量和异常出血的方法。该方法具有不需要麻醉、操作简单、治疗时间短、见效快等优势。但是，由于子宫腔是不规则的腔隙结构，子宫内膜厚度受卵巢激素的影响，不同月经周期时间厚度差异较大，加之子宫腔占位病变的影响等，均可能使球囊与子宫内膜的接触受限，因而影响治疗效果。近年来逐渐被其他子宫内膜破坏方法所取代。

六、HEOS 冷刀系统

HEOS（hysteroscopy endo-operative system）冷刀系统是集宫腔检查、取活检、大通道分离、剪切和钳夹组织于一体的冷器械手术系统（图 40-26）。HERO 系统套装配备的微型手术器械，相对 5Fr 或 7Fr 等传统宫腔镜可使用的器械功能更强大，尤

其是可供选择的不同功能冷器械种类更多，工作钳口更长，术者可直接灵活控制工作钳，直视下的操作空间更宽，能到达传统宫腔镜工作钳部分盲区。钳口的延长能更有效地分离、固定、抓取体积较大的病灶，尤其是质地坚硬病灶，对与宫腔关系密切的病灶行分离手术时更能发挥独特优势。

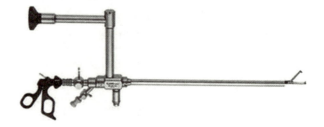

图 40-26　HEOS 宫腔镜的结构

与传统的高频电宫腔镜手术相比，HEOS 宫腔镜操作系统的优势在于：①将传统的直镜改为平行视野，使器械操作空间更开阔，便于施术者操作。②操作外鞘孔径扩大，26Fr 的大流量循环水的冲洗功能可以确保手术视野清晰，3mm 的手术器械 / 剪刀 / 抓钳等能够有效切除子宫腔占位病变、分离粘连组织、钳夹取出迷失、断裂的 IUD 碎片以及病变组织等，避免了电切手术中组织热损伤，提高了手术安全性。③增加了器械的选择范围，将微型腹腔镜手术器械应用到宫腔镜手术中，使机械性钳夹、剪切、扭转、摘除、等操作更灵活有效，拓宽了手术适应证。

近年来，HEOS 冷刀系统在子宫腔手术中广泛应用，已进行宫腔粘连分离、子宫内膜息肉摘除、子宫黏膜下肌瘤（G0，G1，G2）钳拉取出，子宫纵隔分离，宫内节育环嵌顿取出等操作。由于冷刀系统不涉及电手术操作，对于复杂子宫腔手术需要与电手术结合，发挥能源与非能源子宫腔手术的各自优势，最大限度提高手术疗效与手术安全性。

（段　华　孙馥箐）

第十一节　妇科宫腔镜腹腔镜联合手术

妇科宫腔镜腹腔镜联合手术于 20 世纪 90 年代末期始有报道，目前已在妇科临床广泛应用并成为妇科微创手术的常规诊疗手段。宫腔镜腹腔镜联合手术是指在一次手术过程中完成两种或两

种以上疾病的诊断与治疗，患者只需一次麻醉、一期手术，在诊断盆腹腔与子宫腔病变的同时能够实施同期手术治疗，克服了单一宫腔镜或腹腔镜手术的局限。宫腔镜联合腹腔镜手术将微创手术的诊疗理念相互融合，在诊断与治疗各类不孕不育症、子宫内膜异位症/腺肌病、生殖道发育异常等子宫腔与盆腹腔可能同时存在的病因学诊断与治疗中发挥着单一内镜手术无可比拟的诊断与治疗优势。

一、联合手术适应证与禁忌证

（一）宫腔镜腹腔镜联合手术适应证

1. 女性不孕不育子宫腔与盆腹腔因素的诊断与治疗。

2. 慢性盆腔痛的病因学检查与治疗。

3. 女性生殖道发育异常特别是子宫畸形的诊断与鉴别诊断。

4. 疑难复杂子宫腔手术的腹腔镜监护与子宫穿孔的处理。

5. 子宫腔与盆腹腔内共存病变的诊断与治疗。

（二）联合手术的禁忌证

与宫腔镜、腹腔镜单一手术相同。

二、联合手术步骤与施术方法

（一）宫腔镜腹腔镜联合诊断

常规腹部与会阴部皮肤、阴道黏膜消毒，铺套无菌手术巾，暴露腹部与会阴部手术视野，放置导尿管排空膀胱，常规形成气腹，套管针 trocar 穿刺后置入腹腔镜直视观察盆腔情况；与此同时，放置举宫器举起子宫，全面观察子宫大小、形态、双侧输卵管卵巢大小、形态，及其与子宫的关系，盆腔脏器以及盆腔腹膜的完整性与是否存在病变等。

盆腔检查结束后，放置阴道窥器，Hegar 扩宫器扩张宫颈至 10～12 号，将连接好膨宫与灌流设备的手术宫腔镜经宫颈置入子宫腔，全面观察宫腔情况。膨宫压力设置 80～100mmHg，灌流介质流速 260～280ml/min，膨宫介质种类（电解质、非电解质）选择根据使用宫腔镜的类型（单级或双极）而定；对于糖尿病患者特别是血糖控制不好的患者，通常使用 5% 甘露醇作为膨宫介质。

在宫腔镜直视下观察子宫内膜厚度、色泽、血管分布与腺体比例；若有占位性病变，观察其

部位、大小、与子宫肌壁的关系以及双侧输卵管开口情况等，结合腹腔镜检查分别作出子宫腔与盆腹腔病变的临床诊断。

（二）宫腔镜手术腹腔镜监护

实施联合手术时，子宫腔内的操作通常在腹腔镜监护下进行，通过腹腔镜可以直视观察子宫体浆膜面的变化，如发现局部组织出现水泡、苍白或瘀斑，则可能是宫腔镜作用电极已达子宫深肌层，穿孔即将发生，应停止宫腔镜操作。透光试验是在联合手术中判断子宫肌壁是否受到损伤的方法之一。实施透光试验时，通常将腹腔镜贴近子宫底部或宫腔镜作用电极之切割部位，调暗宫腔镜光源，在子宫腔内可见自腹腔镜透入子宫腔均匀一致的光亮，若如在宫腔镜切割部位出现局部强光亮，说明该处子宫肌壁组织变薄，应停止在强透光部位进行操作；反之，亦可将宫腔镜贴近切割处子宫肌壁组织，调暗腹腔镜之光源，在腹腔内看到自子宫腔透出均匀一致光亮或局部强光亮透出，以此判断宫腔镜切割部位的深度和子宫肌壁是否受到损伤，提醒施术者及时停止操作，以免发生子宫穿孔。

（三）腹腔镜手术处理盆腹腔病变

待宫腔镜手术结束后，再次放置举宫器举起子宫，腹腔镜观察子宫浆膜面有无苍白、水疱、血肿与浆膜面破损等，发现子宫穿孔与活动性出血，在腹腔镜下电凝或缝合止血，与此同时，还可以对盆腔内其他病变进行相应处理，如输卵管亚甲蓝通液术、卵巢囊肿剥除术、盆腔子宫内膜病灶、粘连分离以及子宫肌瘤剔除术等，必要时可在腹部增加穿刺 Troca 完成腹腔镜手术操作。

三、联合手术临床应用举例

（一）不孕不育的子宫腔和盆腹腔因素诊疗

临床研究发现，子宫内膜异位症患者子宫内膜息肉发生率高达 60% 以上，且大部分患者以不孕症或异常子宫出血就诊。因此，对于以不孕症就诊、临床检查高度怀疑子宫内膜异位症、同时发现子宫内膜异常回声或异常子宫出血患者，应酌情联合手术进行诊断与治疗；除此以外，对临床拟诊不孕不育可能与盆腹腔炎性疾病（输卵管阻塞、积水与扭曲变形等）相关时，在实施腹腔镜手术的同时联合宫腔镜手术，对于由于生殖道因

素所致不孕不育患者，既是明确诊断也同时得到了相应治疗。

（二）慢性盆腔疼痛的病因学检查与治疗

慢性盆腔疼痛（chronic pelvic pain, CPP）是妇科临床常见多发的一类疾病，严重困扰女性健康。现有研究证实，慢性盆腔疼痛可由多种因素致病，特别是有些病因通过现有诊断方法并不能确诊，有研究发现，慢性盆腔疼的病因中，16%～33% 由于腹膜子宫内膜异位症所致；24%～40% 与盆腔炎性疾病后遗症有关；其他如子宫肌瘤、盆腔淤血综合征、神经因素等。尽管在几乎所有慢性盆腔疼痛的患者均存在盆腹腔因素，但是，不能忽视子宫腔因素在 CPP 患者中的作用，研究发现，CPP 患者子宫腔因素占比高达 30%，因此，对于通过影像学和实验室检查方法不能确诊的 CPP，联合手术无疑对于明确诊断与鉴别诊断将提供帮助。

（三）女性生殖道畸形的诊断与鉴别诊断

女性生殖道畸形是在胚胎发育过程中所引起的生殖器官解剖形态学异常。长久以来，临床对生殖器官异常的诊断主要依靠影像学方法。传统的子宫 - 输卵管造影（HSG）检查通过对比剂充盈子宫腔是输卵管观察其形态结构，由于受对比剂弥散与外漏的影响，在进行子宫畸形诊断时可能出现假阳性 / 阴性结果，不仅影响诊断的准确性，同时，对于子宫形态学异常的鉴别诊断亦不能提供足够的证据。二维超声检查，对明显缺如的生殖道畸形如先天性无子宫或子宫发育不良 / 幼稚子宫、双子宫等具有一定诊断作用，但是，对于各类畸形之间的鉴别诊断受超声分辨率的影响仍有局限。三维超声检查和 MRI 检查以其更高的分辨率和断层显影，对盆腹腔器官形态结构的观察更具优势，但由于其价格昂贵并未在临床普及使用或作为常规检查方法，不仅如此，与内镜直视诊断相比，影像学检查只能作为初步诊断，不能进行相应治疗。

宫腔镜联合腹腔镜手术对于生殖道畸形的诊断、鉴别诊断具有影像学无可比拟的优势，通过腹腔镜直视子宫的外形结构，子宫各径线的比例、双角子宫、残角子宫、单角子宫以及双子宫等直视了然；结合宫腔镜对子宫腔结构的观察，结合各类畸形子宫如单宫腔结构、中隔宫腔、T 型子宫以及 Robert 子宫腔等的形态学特征，不仅能够明确诊断与鉴别诊断，同时具体情况酌情进行相应矫治手术。

（四）疑难复杂子宫腔手术的监护

子宫腔特有的解剖学形态、子宫肌层丰富的血运循环、厚度有限的子宫肌层，给狭小的子宫腔手术操作带来了困难与风险，对于复杂的子宫腔病变，如子宫畸形矫治、Ⅱ型与肌壁间内凸肌瘤，以及子宫腔粘连的分离手术等，手术中由于子宫大出血、穿孔甚至邻近脏器损伤等并发症时有发生，特别是在实施子宫腔肌性、大面积粘连闭锁的子宫腔重建手术时，由于子宫内膜破坏严重，失去了宫腔轴线的引导，再加之带电手术操作，子宫不全穿孔与穿孔的发生在所难免。宫腹腔镜联合手术能够动态观察子宫浆膜面的变化，在宫腔镜作用电极进行切割或凝固过程中，一旦出现切割或凝固肌壁组织过深、即将发生子宫穿孔时，子宫浆膜面可能产生水疱、局部组织苍白或有淤血斑等表现，此时应立即停止手术操作。而在腹腔镜下通过监测宫腔镜作用电极的热传导效应，及时拨开肠管，避免对邻近脏器的损伤。不仅如此，通过腹腔镜监护宫腔内的操作，还能克服单纯超声监护时宫腔杂乱回声对超声声像图判断的影响，即使子宫穿孔发生，也可立即在镜下电凝止血与缝合修补，免除了开腹手术所造成的损伤。

（五）其他

子宫腔与盆腹腔共存病变在临床亦颇为常见，多发子宫肌瘤（黏膜下与肌壁间、浆膜下）、子宫内膜息肉与盆腔子宫内膜异位症、子宫畸形与卵巢囊肿等。除此以外，随着妊娠和节育相关疾病在妇科临床日益常增多，宫内节育器嵌顿、异位腹腔时，联合手术对于明确诊断、定位取出，不仅克服了单一宫腔镜或腹腔镜手术的局限，甚至避免了单一手术失败的可能，以创伤小、手术成功率高而备受临床医生关注。近年来，剖宫产瘢痕妊娠（CSP）与憩室的联合手术也日渐成为联合手术的选择指征，对于Ⅱ型、Ⅲ型 CSP、有生育要求的患者，尤其是Ⅲ型中的包块型，在宫腔镜直视下对子宫腔内病灶组织进行全面观察与诊断，吸出胚物组织和子宫腔积血，有效避免了子宫穿孔的发生，与此同时，在腹腔镜下对子宫下段妊娠部位切除与重建，避免了再次手术修复子宫下段憩室的风险，充分体现了联合手术的优势。

（段　华　常亚楠）

参 考 文 献

[1] AAGL Advancing Minimally Invasive Gynecology Worldwide. AAGL practice report: practice guidelines for management of intrauterine synechiae. J Minim Invasive Gynecol, 2010, 17(1): 1-7.

[2] Adzick NS, Thom EA, Spong CY, et al. A randomized trial of prenatal versus postnatal repair of myelomeningocele. N Engl J Med, 2011, 364(11): 993-1004.

[3] Aird LN, Bristol SG, Phang PT, et al. Randomized double-blind trial comparing the cosmetic outcome of cutting diathermy versus scalpel for skin incisions. Br J Surg, 2015, 102: 489.

[4] Alemzadeh H, Raman J, Leveson N, et al. Adverse events in robotic surgery: a retrospective study of 14 years of fda data. PLoS One, 2016, 11(4): e0151470.

[5] Alkatout I, Schollmeyer T, Hawaldar NA, et al. Principles and safety measures of electrosurgery in laparoscopy. JSLS, 2012, 16: 130.

[6] American Association of Gynecologic Laparoscopists. AAGL practice report: practice guidelines for the diagnosis and management of endometrial polyps. J Minim Invasive Gynecol, 2012, 19(1): 3-10.

[7] Asfour V, Smythe E, Attia R. Vascular injury at laparoscopy: a guide to management. J Obst Gynaecol, 2018, 38(5): 598-606.

[8] Barber EL, Clarke-Pearson DL. Prevention of Venous Thromboembolism in Gynecologic Oncology Surgery. Gynecol Oncol, 2017, 144(2): 420-427.

[9] Bates M, Greer A, Middeldorp S, et al. VTE, thrombophilia, antithrombotic therapy, and pregnancy. Chest, 2012, 141(2 Suppl): e691S-e736S.

[10] Bates SM, Jaeschke R, Stevens M, et al. Diagnosis of DVT. Chest, 2012, 141(2 Suppl): e351S-e418S.

[11] Belfort M, Deprest J, Hecher K. Current controversies in prenatal diagnosis 1: in utero therapy for spina bifida is ready for endoscopic repair. Prenat Diagn, 2016, 36(13): 1161-1166.

[12] Bingol B, Gunenc MZ, Gedikbasi A, et al. Comparison of diagnostic accuracy of saline infusion sonohysterography, transvaginal sonography and hysteroscopy in postmenopausal bleeding. Arch Gynecol Obstet, 2011, 284(1): 111-117.

[13] Boruta DM, Fagotti A, Bradford LS, et al. Laparoendoscopic single-site radical hysterectomy with pelvic lymphadenectomy: initial multi-institutional experience for treatment of invasive cervical cancer. J Minim Invasive Gynecol, 2014, 21(3): 394-398.

[14] Bosteels J, van Wessel S, Weyers S, et al. Hysteroscopy for treating subfertility associated with suspected major uterine cavity abnormalities. Cochrane Database Syst Rev, 2018, 12(12): CD009461.

[15] Büller HR, Gallus AS, Pillion G, et al. Enoxaparin followed by once-weekly idrabiotaparinux versus enoxaparin plus warfarin for patients with acute symptomatic pulmonary embolism: a randomized, double-blind, double-dummy, non-inferiority trial. Lancet, 2012, 379(9811): 123-129.

[16] Burger IA, Vargas HA, Donati OF, et al. The value of 18F-FDG PET/CT in recurrent gynecologic malignancies prior to pelvic exenteration. Gynecol Oncol, 2013, 129(3): 586-592.

[17] Campbell P, Monaghan C, Parker M. NovaSure endometrial ablation: a review of 400 cases. Gynecol Surg, 2012, 9(1): 73-76.

[18] Cass DL, Olutoye OO, Cassady CI, et al. EXIT-to-resection for fetuses with large lung masses and persistent mediastinal compression near birth. J Pediatr Surg, 2013, 48(1): 138-144.

[19] Chen L, Zhang H, Wang Q, et al. Reproductive outcomes in patients with intrauterine adhesions following hysteroscopic adhesiolysis: experience from the largest women's hospital in China. J Minim Invasive Gynecol, 2017, 24(2): 299-304.

[20] Corneille MG, Gallup TM, Bening T, et al. The use of laparoscopic surgery in pregnancy: evaluation of safety and efficacy. Am J Surg, 2010, 200(3): 363-367.

[21] Cucinella G, Calagna G, Rotolo S, et al. Interstitial Pregnancy: A 'Road Map' of Surgical Treatment Based On a Systematic Review of the Literature. Gynecol Obstet Invest, 2014, 78(3): 141-149.

[22] Daud S, Jalil SS, Griffn M, et al. Endometrial hyperplasia - the dilemma of management remains: a retrospective observational study of 280 women. The Eur J Obstet Gynecol Reprod Biol, 2011, 159(1): 172-175.

[23] Davis MA, Adams S, Eun D, et al. Robotic-assisted

laparoscopic exenteration in recurrent cervical cancer Robotics improved the surgical experience for 2 women with recurrent cervical cancer. Am J Obstet Gynecol, 2010, 202（6）: 663.

[24] Deprest J, Nicolaides K, Done' E, et al. Technical aspects of fetal endoscopic tracheal occlusion for congenital diaphragmatic hernia. J Pediatr Surg, 2011, 46（1）: 22-32.

[25] Dessolle L, Soriano D, Poncelet C, et al. Determinants of pregnancy rate and obstetric outcome after laparoscopic myomectomy for infertility. Fertil Steril, 2001, 76（2）: 274-370.

[26] Di Spiezio Sardo A, Calagna G, Scognamiglio M, et al. Prevention of intrauterine post-surgical adhesions in hysteroscopy. A systematic review. Eur J Obstet Gynecol Reprod Biol, 2016, 203: 182-192.

[27] Donati OF, Lakhman Y, Sala E, et al. Role of preoperative MR imaging in the evaluation of patients with persistent or recurrent gynaecological malignancies before pelvic exenteration. Eur Radiol, 2013, 23（10）: 2906-2915.

[28] Doridot V, Dubuisson B, Chapron C, et al. Recurrence of leiomyomata after laparoscopic myomectomy. J Am Assoc Gynecol Laparosc, 2001, 8（4）: 495-500.

[29] Douketis JD, Spyropoulos AC, Spencer FA, et al. Perioperative Management of Antithrombotic Therapy. Antithrombotic Therapy and Prevention of Thrombosis, 9th ed: American College of Chest Physicians Evidence-Based Clinical Practice Guidelines. Chest, 2012, 141（2）（Suppl）: e326S-e350S.

[30] Erkens PM, ten Cate H, Büller HR, et al. Benchmark for Time in Therapeutic Range in Venous Thromboembolism: A Systematic Review and Meta-Analysis. PLoS One, 2012, 7（9）: e42269.

[31] Feldman LS, Brunt LM, Fuchshuber P, et al. Rationale for the fundamental use of surgical Energy™（FUSE）curriculum assessment: focus on safety. Surg Endosc, 2013, 27: 4054.

[32] Garrett LA, Boruta DM. Laparoendoscopic single-site radical hysterectomy: the first report of LESS type Ⅲ hysterectomy involves a woman with cervical cancer. Am J Obstet Gynecol, 2012, 207（6）: 518 e1-e2.

[33] Garza-Leal JG. Long-Term Clinical Outcomes of Transcervical Radiofrequency Ablation of Uterine Fibroids: The VITALITY Study. J Gynecol Surg, 2019, 35（1）: 19-23.

[34] Georgiou D, Tranoulis A, Jackson TL. Hysteroscopic tissue removal system（MyoSure）for the resection of polyps, sub-mucosal leiomyomas and retained products of conception in an out-patient setting: A single UK institution experience. Eur J Obstet Gynecol Reprod Biol, 2018, 231: 147-151.

[35] Gilman AR, Dewar KM, Rhone SA, et al. Intrauterine adhesions following miscarriage: look and learn. J Obstet Gynaecol Can, 2016, 38（5）: 453-457.

[36] Gould MK, Garcia DA, Wren SM, et al. Prevention of VTE in nonorthopedic surgical patients: Antithrombotic Therapy and Prevention of Thrombosis, 9th ed: American College of Chest Physicians Evidence-Based Clinical Practice Guidelines. Chest, 2012, 141（2 Suppl）: e227S-277S.

[37] Graves S, Seagle BL, Strohl AE, et al. Survival After Pelvic Exenteration for Cervical Cancer: A National Cancer Database Study. Int J Gynecol Cancer, 2017, 27（2）: 390-395.

[38] Greer IA. Thrombosis in pregnancy: updates in diagnosis and management. Hematology, 2012, 2012: 203-207.

[39] Hefermehl LJ, Largo RA, Hermanns T, Lateral temperature spread of monopolar, bipolar and ultrasonic instruments for robot-assisted laparoscopic surgery. BJU Int, 2014, 114: 245.

[40] Heisterberg L, Sonne-Holm S, Anderson JT, et al. Risk factors in first-trimester abortion. Acta Obstet Gynecol, 2011, 61（4）: 357-360.

[41] Höckel M. Long-term experience with（laterally）extended endopelvic resection（LEER）in relapsed pelvic malignancies. Curr Oncol Rep, 2015, 17（3）: 435.

[42] Hooker AB, Aydin H, Brolmann HA, et al. Long-term complications and reproductive outcome after the management of retained products of conception: a systematic review. Fertil Steril, 2016, 105（1）: 156-164.

[43] Hooker AB, Lemmers M, Thurkow AL, et al. Systematic review and meta-analysis of intrauterine adhesions after miscarriage: prevalence, risk factors and long-term reproductive outcome. Hum Reprod Update, 2014, 20（2）: 262-278.

[44] Huirne J, Brooks E. Improvement in health utility after transcervical radiofrequency ablation of uterine fibroids with the sonata system: Health utility after radiofrequency ablation. Eur J Obstet Gynecol Reprod Biol, 2018, 224: 175-180.

[45] Jayakrishnan K, Koshy AK, Raju R. Role of laparohysteroscopy in women with normal pelvic imaging and failed ovulation stimulation with intrauterine insemina-

tion. J Hum Reprod Sci, 2010, 3(1): 20-24.

[46] Jiménez JA, Eixarch E, DeKoninck P, et al. Balloon removal after fetoscopic endoluminal tracheal occlusion for congenital diaphragmatic hernia. Am J Obstet Gynecol, 2017, 217(1): 78.e1-78.e11.

[47] Jonathan S. Berek. 妇科学. 第 2 版. 郎景和, 向阳, 沈铿, 译. 北京: 人民卫生出版社, 2008.

[48] Kabagambe SK, Jensen GW, Chen YJ. Fetal surgery for myelomeingocele: a systematic review and meta-analysis of outcomes in fetoscopic versus open repair. Fetal Diagn Ther, 2017, 43(3): 161-174.

[49] Kar S. Hysteroscopy in the Diagnosis & Management of Persistent Retained Products of Conception(RPOC). J Minim lnvasive Gynecol, 2015, 22(6S): S122-S123.

[50] Kearon C, Akl A, Comerota J, et al. Antithrombotic therapy for VTE disease: antithrombotic therapy and prevention of thrombosis. American College of Chest Physicians evidence based clinical practice guidelines.9th Ed. Chest, 2012, 141(2 Suppl): e419S-e494S.

[51] Kohl T. Percutaneous minimally invasive fetoscopic surgery for spina bifida aperta. Part I: surgical technique and perioperative outcome. Ultrasound Obstet Gynecol, 2014, 44(5): 515-524.

[52] Kong TW, Chang SJ, Piao X, et al. Patterns of recurrence and survival after abdominal versus laparoscopic/robotic radical hysterectomy in patients with early cervical cancer. J Obstet Gynaecol Res, 2016, 42(1): 77-86.

[53] Kornacki J, Szydłowski J, Skrzypczak J, et al. Use of ex utero intrapartum treatment procedure in fetal neck and high airway anomalies—report of four clinical cases. J Matern Neonatal Med, 2019, 32(5): 870-874.

[54] Kumar V, Chodankar R, Gupta JK. Endometrial ablation for heavy menstrual bleeding. Womens Health (Lond), 2016, 12(1): 45-52.

[55] Landi S, Fiaccavento A, Zaccoletti R, et al. Pregnancy outcomes and deliveries after laparoscopic myomectomy. J Am Assoc Gynecol Laparosc, 2003, 10(2): 177-181.

[56] Lane BF, Wong-You-Cheong JJ, Javitt MC, et al. ACR appropriateness Criteria® first trimester bleeding. Ultrasound Q, 2013, 29(2): 91-96.

[57] Li C, Guo Y, Liu Y, et al. Hysteroscopic and Laparoscopic management of uterine defects on previous cesarean delivery scars. J Perinat Med, 2014, 42(3): 363-370.

[58] Liang Y, Ren Y, Wan Z, et al. Clinical evaluation of improved MyoSurehysteroscopic tissue removal system for the resection of type II submucosalmyomas. Medi-cine(Baltimore). 2017, 96(50): e9363.

[59] Litwicka K, Greco E. Caesarean scar pregnancy: a review of management options. Curr Opin Obstet Gynecol, 2013, 25(6): 456-461.

[60] Long Y, Yao DS, Pan XW, et al. Clinical efficacy and safety of nervesparing radical hysterectomy for cervical cancer: a systematic review and meta-analysis. PLoS One, 2014, 9(4): e94116.

[61] Martínez A, Filleron T, Vitse L, et al. Laparoscopic pelvic exenteration for gynaecological malignancy: is there any advantage. Gynecol Oncol, 2011, 120(3): 374-379.

[62] Matsuo K, Mandelbaum RS, Adams CL, et al. Performance and outcome of pelvic exenteration for gynecologic malignancies: A population-based study. Gynecol Oncol, 2019, 153(2): 368-375.

[63] Mazzon I, Favilli A, Cocco P, et al. Does cold loop hysteroscopic myomectomy reduce intrauterine adhesions? A retrospective study. Fertil Steril, 2014, 101(1): 294-298.

[64] Melamed A, Margul DJ, Chen L, et al. Survival after minimally invasive radical hysterectomy for early-stage cervical cancer. N Engl J Med, 2018, 379(20): 1905-1914.

[65] Montero PN, Robinson TN, Weaver JS, et al. Insulation failure in laparoscopic instruments. Surg Endosc, 2010, 24: 462.

[66] Moon-Grady AJ, Baschat A, Cass D. Fetal Treatment 2017: the evolution of fetal therapy centers: a joint opinion from the International Fetal Medicine and Surgical Society(IFMSS) and the North American Fetal Therapy Network(NAFTNet). Fetal Diagn Ther, 2017, 42(4): 241-248.

[67] Morris RK, Malin GL, Quinlan-Jones E, et al. Percutaneous vesicoamniotic shunting versus conservative management for fetal lower urinary tract obstruction(PLUTO): a randomised trial. Lancet, 2013, 382(9903): 1496-1506.

[68] Nakamura K, Nakayama K, Sanuki K, et al. Long-term outcomes of microwave endometrial ablation for treatment of patients with menorrhagia: A retrospective cohort study. Oncol Lett, 2017, 14(6): 7783-7790.

[69] Nigam A, Saxena P, Mishra A. Comparison of hysterosalpingography and combined laparohysteroscopy for the evaluation of primary infertility. Kathmandu Univ Univ Med J(KUMJ), 2017, 13(52): 281-285.

[70] Nikolaou M, Androutsopoulos G, Michail G, et al. Microwave endometrial ablation after endometrial curettage for the management of heavy menstrual bleeding. Clin Exp Obstet Gynecol, 2015, 42(4): 469-472.

[71] Overbey DM, Townsend NT, Chapman BC, et al. Surgical Energy-Based Device Injuries and Fatalities Reported to the Food and Drug Administration. J Am Coll Surg, 2015, 221: 197.

[72] Pedreira DA, Zanon N, Sá RA, et al. Fetoscopic single-layer repair of open spina bifida using a cellulose patch: preliminary clinical experience. J Matern Fetal Neonatal Med, 2014, 27(16): 1613-1619.

[73] Penaloza A, Kline J, Verschuren F, et al. European and American suspected and confirmed pulmonary embolism populations: comparison and analysis. J Thromb Haemost, 2012, 10(3): 375-381.

[74] Pereira N, Petrini AC, Lekovich JP, et al. Pergialiotis V, Prodromidou A, Frountzas M, et al. The effect of bipolar electrocoagulation during ovarian cystectomy on ovarian reserve: a systematic review. Am J Obstet Gynecol, 2015, 213(5): 620-628.

[75] Pergialiotis V, Rodolakis A, Christakis D, et al. Laparoscopically assisted vaginal radical hysterectomy: systematic review of the literature. J Minim Invasive Gynecol, 2013, 20(6): 745-753.

[76] Petrozza JC. Removal of Retained Products of Conception Using a Hysteroscopic Morcellator: A Safer Alternative. J Minim Invasive Gynecol, 2015, 22(6S): S142.

[77] Ramirez PT, Frumovitz M, Pareja R, et al. Minimally invasive versus abdominal radical hysterectomy for cervical cancer. N Engl J Med, 2018, 379(20): 1895-1904.

[78] Reitsma B, Moons G, Bossuyt M, et al. Systematic reviews of studies quantifying the accuracy of diagnostic tests and markers. Clin Chem, 2012, 58(11): 1534-1545.

[79] Rey VE, Labrador R, Falcon M, et al. Transvaginal Radiofrequency Ablation of Myomas: Technique, Outcomes, and Complications. J Laparoendosc Adv Surg Tech A, 2019, 29(1): 24-28.

[80] Rezk YA, Hurley KE, Carter J, et al. A prospective study of quality of life in patients undergoing pelvic exenteration: interim results. Gynecol Oncol, 2013, 128: 191.

[81] Rosenblatt P, Barcia S, DiSciullo A, et al. Improved adequacy of endometrial tissue sampled from postmenopausal women using the MyoSure Lite hysteroscopic tissue removal system versus conventional curettage. Int J Womens Health, 2017, 9: 789-794.

[82] Rossetti A, Sizzi O, Soranna L, et al. Long-term results of laparoscopic myomectomy: recurrence rate in comparison with abdominal myomectomy. Hum Reprod, 2001, 16(4): 770-774.

[83] Scheib SA, Fader AN. Gynecologic robotic laparoendoscopic single-site surgery: prospective analysis of feasibility, safety, and technique. Am J Obstet Gynecol, 2015, 212(2): 1-8.

[84] Schouten HJ, Geersing GJ, Koek HL, et al. Diagnostic accuracy of conventional or age adjusted D-dimer cut-off values in older patients with suspected venous thromboembolism: systematic review and meta-analysis. BMJ, 2013, 346: f2492.

[85] Shahrokh Tehraninejad E, Ghaffari F, Jahangiri N, et al. Reproductive Outcome following Hysteroscopic Monopolar Metroplasty: An Analysis of 203 Cases. Int J Fertil Steril, 2013, 7(3): 175-180.

[86] Shazly SA, Murad MH, Dowdy SC, et al. Robotic radical hysterectomy in early stage cervical cancer: a systematic review and meta analysis. Gynecol Oncol, 2015, 138(2): 457-471.

[87] Sinno AK, Tanner EJ. Robotic laparoendoscopic single site radical hysterectomy with sentinel lymph node mapping and pelvic lymphadenectomy for cervical cancer Gynecol Oncol, 2015, 139(2): 387.

[88] Sran H, Sebastian J, Hossain MA. Electrosurgical devices: are we closer to finding the ideal appliance? A critical review of current evidence for the use of electrosurgical devices in general surgery. Expert Rev Med Devices, 2016, 13(2): 203-215.

[89] Surgical Management of Endometrial Polyps in Infertile Women: A Comprehensive Review. Surg Res Pract, 2015, 2015: 914390.

[90] Sutton PA, Awad S, Perkins AC, et al. Comparison of lateral thermal spread using monopolar and bipolar diathermy, the Harmonic Scalpel and the Ligasure. Br J Surg, 2010, 97: 428.

[91] Toub DB. A New Paradigm for Uterine Fibroid Treatment: Transcervical, Intrauterine Sonography-Guided Radiofrequency Ablation of Uterine Fibroids with the Sonata System. Curr Obstet Gynecol Rep, 2017, 6(1): 67-73.

[92] Trehan N. Laparoscopic myomectomy: methods to control bleeding. J Gynecol Endosc Surg, 2011, 2(1): 33-35.

[93] Tsuda A, Kanaoka Y. Outpatient transcervical microwave myolysis assisted by transabdominal ultrasonic guidance for menorrhagia caused by submucosal myomas. Int J Hyperthermia, 2015, 31(6): 588-592.

[94] van der Voet LF, Bij de Vaate AM, Veersema S, et al. Long-term complications of caesarean section. The niche in the scar: a prospective cohort study on niche

prevalence and its relation to abnormal uterine bleeding. BJOG, 2014, 121（2）: 236-244.

[95] Wang Y, Yu F, Zeng LQ. Ectopie Pregnancy in Uncommon Implantation Sites: Intramural Pregnancy and Rudimentary Hom Pregnancy. Case Rep Obstet Gynecol, 2015, 2015: 536498.

[96] Wang YZ, Deng L, Xu HC, et al. Laparoscopy versus laparotomy for the management of early stage cervical cancer. BMC Cancer, 2015, 15: 928.

[97] Yang JH, Chen CD, Chen SU, et al. Factors Influencing the Recurrence Potential of Benign Endometrial Polyps after Hysteroscopic Polypectomy. PLoS One, 2015, 10（12）: e0144857.

[98] Yoon A, Choi CH, Lee YY, et al. Perioperative outcomes of radical trachelectomy in early-stage cervical cancer: vaginal versus laparoscopic approaches. Int J Gynecol Cancer, 2015, 25（6）: 1051-1057.

[99] Zamora IJ, Ethun CG, Evans LM, et al. Maternal morbidity and reproductive outcomes related to fetal surgery. J Pediatr Surg, 2013, 48（5）: 951-955.

[100] Zhu KA, Huang H, Xue M, et al. Removal of Retained Adherent Placental Remnants Using the Hysteroscopy Endo-Operative System. J Minim Invasive Gynecol, 2016, 23（5）: 670-671.

[101] 曹泽毅. 中国妇科肿瘤学. 北京: 人民军医出版社, 2011.

[102] 褚黎, 张军. 无气腹腹腔镜在 41 例妇科手术的临床应用. 实用妇产科杂志, 2010, 26（11）: 856-858.

[103] 邓浩, 王建六. 盆腔廓清术在复发性妇科恶性肿瘤治疗中的应用进展. 中国计划生育和妇产科, 2019, 11（10）: 20-29.

[104] 段华, 夏恩兰, 王岚. 宫腔镜与腹腔镜联合手术 235 例临床分析. 中华妇产科杂志, 2002, 37（6）: 341-342.

[105] 段华, 夏恩兰. 高频电在宫腔镜手术中的应用及其研究进展. 中国内镜杂志, 2000, 6（1）: 18-20.

[106] 段华, 妇科内镜诊疗的现状与存在问题. 中国实用妇科与产科杂志, 2016, 32（1）: 28-31.

[107] 段华, 甘露. 宫腔粘连诊治的现状与存在问题. 实用妇产科杂志, 2017, 33（10）: 721-723.

[108] 段华, 夏恩兰, 李兰芬. 宫腔镜电切术中并发症的临床分析. 中华妇产科杂志, 2002, 37（11）: 650-652.

[109] 段华, 赵艳, 于丹, 等. 子宫中隔及宫腔镜子宫中隔切除术对妊娠及其结局的影响. 中华妇产科杂志, 2005, 40（11）: 735-738.

[110] 段华. 妇科内镜诊疗技术. 北京: 人民卫生出版社, 2016.

[111] 段华. 妇科手术彩色图解. 南京: 江苏科学技术出版社, 2013.

[112] 段华. 微创妇科全真手术. 南京: 江苏科学技术出版社, 2008.

[113] 段华. 子宫肌瘤宫、腹腔镜诊疗现状与进展. 中国计划生育和妇产科, 2012, （3）: 41-45.

[114] 丰有吉, 沈铿. 妇产科学. 北京: 人民卫生出版社, 2005.

[115] 贾柠伊, 冯力民. 宫腔镜应用于胚物残留治疗的意义. 中国计划生育和妇产科, 2015, （10）: 8-10.

[116] 郎景和, 石一复, 王志彪. 子宫肌瘤. 北京: 人民卫生出版社, 2014.

[117] 李光仪. 实用妇科腹腔镜手术学. 北京: 人民卫生出版社, 2006.

[118] 李雷, 吴鸣, 马水清, 等. 盆腔廓清术治疗妇科恶性肿瘤 40 例研究. 中国实用妇科与产科杂志, 2016, 32（10）: 967-972.

[119] 李蕾, 刘陶, 刘静, 等. 宫腹腔镜联合手术在女性不孕症中的应用. 中国微创外科杂志, 2010, 10（3）: 214-216.

[120] 李秀, 肖旋峰. 彩色多普勒超声诊断 22 例宫角妊娠的分析. 实用医学影像杂志, 2016, 17（3）: 266-267.

[121] 梁峰, 胡大一, 沈珠军, 等. 2014 年欧洲心脏学会急性肺栓塞诊断治疗指南解读. 中华心脏与心律电子杂志, 2014, 2（3）: 187-192.

[122] 梁志清, 徐惠成, 陈勇, 等. 根治性子宫颈切除术和腹腔镜下淋巴结切除术在早期子宫颈癌治疗中的应用. 中华妇产科杂志, 2004, 39（5）: 305-307.

[123] 梁志清, 常青, 李俊男, 等. EXIT 治疗胎儿颈胸部巨大包块 1 例. 第三军医大学学报, 2006, 28（23）: 2322-2326.

[124] 梁志清, 陈勇, 李玉艳, 等. 腹腔镜子宫内膜癌淋巴结切除术 2 例. 第三军医大学学报, 2000, 22（10）: 1016.

[125] 梁志清, 李俊男, 陈功立, 等. 胎儿镜下胎盘血管交通支凝固术治疗双胎输血综合征 6 例临床分析. 第三军医大学学报, 2009, 31（22）: 2281-2283.

[126] 梁志清, 徐惠成, 陈勇, 等. 根治性子宫颈切除术和腹腔镜下淋巴结切除术在早期子宫颈癌治疗中的应用. 中华妇产科杂志, 2004, 39（5）: 305-307.

[127] 林仲秋, 林荣春, 沈青丽. 影像学检查在女性生殖道畸形诊断中的应用价值. 中国实用妇科与产科杂志, 2005, 21（8）: 453-455.

[128] 刘继红, 黄鹤, 万挺. 盆腔器官廓清术在复发宫颈癌治疗中的价值. 中国实用妇科与产科杂志, 2018, 34（11）: 1223-1226.

[129] 罗珊, 杨延林, 罗国林, 等. 卵巢热损伤的初步观察.

实用妇产科杂志, 2006, 22(7): 439-440.

[130] 罗珊, 杨延林. 腹腔镜单极高频电手术在不同组织热效应的研究. 实用妇产科杂志, 2003, 19(4): 221-223.

[131] 吕珊珊. 宫腔妊娠组织物残留的诊疗进展. 国际生殖健康/计划生育杂志, 2018, 37(3): 252-256.

[132] 马晓黎, 段华. ACOG 关于 MRKH 综合征诊治的最新建议. 中国实用妇科与产科杂志, 2019, 35(11): 1269-1272.

[133] 马晓黎, 段华. 子宫发育异常的微创手术矫治. 实用妇产科杂志, 2018, 34(9): 643-645.

[134] 聂明月, 段华. 宫腔镜联合腹腔镜手术治疗完全纵隔子宫伴阴道纵隔的临床疗效. 生殖与避孕, 2016, 36(12): 1036-1038.

[135] 沈铿, 郎景和, 杨佳欣, 等. 腹腔镜阴式广泛性子宫颈切除术治疗早期子宫颈癌的临床分析. 中华妇产科杂志, 2006, 41(4): 222-225.

[136] 宋雪凌, 杨艳, 张佳佳, 等. 子宫异位妊娠应用刨削系统治疗的临床疗效观察. 实用妇产科杂志, 2017, 33(12): 945-947.

[137] 孙馥箐, 段华. 宫腔镜治疗黏膜下子宫肌瘤内膜保护问题的研究进展. 中国计划生育和妇产科, 2018, 10(11): 23-27.

[138] 汪沙, 段华. 剖宫产瘢痕憩室的形成机制及诊断. 中国实用妇科与产科杂志, 2018, 34(8): 858-961.

[139] 王丽梅, 王树鹤, 王军, 等. 宫腔镜电切术治疗难治性宫内妊娠物残留 45 例分析. 中国计划生育学杂志, 2015, 23(8): 558-560.

[140] 王延洲, 陈功立, 徐嘉莉, 等. 单孔腹腔镜广泛子宫切除盆腔淋巴结清扫治疗子宫颈癌: 一项单中心的初步研究. 第三军医大学学报, 2017, 39(13): 1392-1395.

[141] 王洋, 马彩虹, 乔杰, 等. 子宫内膜异位症合并子宫内膜息肉宫腹腔镜联合手术后的自然妊娠结局. 中国微创外科杂志, 2014, 14(3): 207-211.

[142] 魏丽惠. 妇产科手术精要与并发症. 北京: 北京大学医学出版社, 2012.

[143] 夏恩兰. 妇科内镜学. 北京: 人民卫生出版社, 2004.

[144] 夏恩兰. 宫腔镜并发症防治的现代观点. 国际妇产科学杂志, 2008, 35(5): 387-390.

[145] 夏恩兰. 妇科腹腔镜手术操作及实例精选演示. 2 版. 沈阳: 辽宁科学技术出版社, 2017.

[146] 夏恩兰. 宫腔镜学及图谱. 郑州: 河南科学技术出版社, 2003.

[147] 谢红宁. 妇产科超声诊断学. 北京: 人民卫生出版

社, 2005.

[148] 谢幸, 孔北华. 妇产科学. 9 版. 北京: 人民卫生出版社, 2018.

[149] 谢咏, 王刚, 林铁成, 等. 输卵管妊娠患者腹腔镜保守性手术后生育状况及其影响因素分析. 中国实用妇科与产科杂志, 2007, 23(6): 433-436.

[150] 徐荷洋, 华克勤. 宫腹腔镜联合治疗剖宫产瘢痕憩室. 中国实用妇科与产科杂志, 2018, 34(08): 875-879.

[151] 薛瑞洪. 输卵管子宫内膜异位症的研究现状. 现代妇产科进展, 2017, 26(6): 471-473.

[152] 姚安龙, 朱维铭. 术中止血技术的进展. 中国实用外科杂志, 2010, 30(2): 145-148.

[153] 袁岩, 戴晴, 蔡胜, 等. 超声在剖宫产瘢痕妊娠诊断的诊断价值. 中华超声影像学杂志, 2010, 19(4): 321-324.

[154] 张军, 郝万明, 魏炜, 等. 腹腔镜保守性手术治疗输卵管妊娠的效果及其影响因素分析. 中华妇产科杂志, 2010, 45(2): 84-88.

[155] 中华医学会妇产科分会. 关于女性生殖器官畸形统一命名和定义的中国专家共识. 中华妇产科杂志, 2015, 50(9): 648-651.

[156] 中华医学会妇产科分会. 关于阴道斜隔综合征、MRKH 综合征和阴道闭锁诊治的中国专家共识. 中华妇产科杂志, 2018, 54(1): 35-42.

[157] 中华医学会妇产科分会. 女性生殖器官畸形诊治的中国专家共识. 中华妇产科杂志, 2015, 50(10): 729-733.

[158] 中华医学会妇产科学分会. 宫腔粘连临床诊疗中国专家共识. 中华妇产科杂志, 2015, 50(12): 881-887.

[159] 中华医学会妇产科学分会妇科内镜学组. 妇科宫腔镜诊治规范. 中华妇产科杂志, 2012, 47(7): 555-558.

[160] 中华医学会妇产科学分会计划生育学组. 剖宫产术后子宫瘢痕妊娠诊治专家共识(2016). 中华妇产科杂志, 2016, 51(8): 568-572.

[161] 中华医学会外科学分会血管外科学组. 深静脉血栓形成的诊断和治疗指南(第三版). 中华普通外科杂志, 2017, 32(9): 250-257.

[162] 朱兰, Felix Wong, 朗景和. 女性生殖器官发育异常的微创手术及图谱. 北京: 人民卫生出版社, 2010.

[163] 子宫肌瘤的诊治中国专家共识专家组. 子宫肌瘤的诊治中国专家共识. 中华妇产科杂志, 2017, 52(12): 793-800.

第四十一章 避孕与节育

第一节 避孕方法

一、概述

在过去几十年间，计划生育工作取得了很大进步，但在某些人群中，仍缺乏避孕方法选择和使用的知识，担心其不良反应对健康的影响而不能正确地选择合适的避孕方法。从1996年起至今WHO共出版了4册计划生育技术服务的系列指南。

遵循WHO的建议，计划生育是在保证人们享有充分的生殖权利和自愿选择生育的前提下，通过充分的咨询，帮助服务对象了解和掌握避孕节育的知识，根据自身情况，自主地选择适合自己的、安全、有效、可获得、可负担得起的避孕方法并得到相应技术服务的过程。

迄今，人类的避孕节育措施仍然以女性使用为主，妇女承担着计划生育的主要责任和义务。

二、各种避孕方法

1. 避孕定义 避孕是指选择合适的药具，用科学的方法，破坏受孕条件，达到不受孕的目的。

2. 避孕原理 主要有以下环节：

（1）抑制精子、卵子的产生。

（2）阻止精卵结合。

（3）改变子宫内环境使之不利于精子获能、生存、使受精卵不易着床和生长。

（4）免疫避孕。

我国使用的避孕方法种类很多，专业性很强，包括工具避孕、药物避孕、屏障避孕、自然避孕法、绝育手术等。

从避孕期限考虑，可分为短效避孕措施和长效避孕措施，为叙述方便，将从女性避孕方法、宫内节育器、屏障避孕、自然避孕法、事后避孕和免疫避孕六个方法阐述。

三、女性避孕方法

（一）女性类固醇药物避孕

1. 复方短效口服避孕药发展史 在古代，埃及人将含有天然雌激素的石榴籽磨成粉，用蜡包起来，做成一个小丸，像现代的避孕药，阻止排卵。公元四百多年，亚里士多德发现用藻荷类植物可以避孕，希波克拉底认识到胡萝卜的种子能阻止怀孕。但由于以上使用的原材料雌激素含量不高，且难以控制，效果不够稳定。

1940年首次人工合成孕激素，同年Sturgis及Albright证实，周期性应用雌激素能抑制排卵。

1956年美国Pincus Djerassi及Colton等分别报导合成了19-去甲基睾丸酮类孕激素-炔诺酮和异炔诺酮。同年Pincus及张明觉证实口服具有强的孕激素活性及避孕作用，并比较几种衍生物的孕激素活性及避孕的有效剂量。

1957年口服避孕药开始临床应用，1959年正式上市。发现只口服孕激素，突破出血发生率高，为控制突破出血，避孕药中加入雌激素化合物，提高了避孕效果。

1960年我国以薯蓣皂素为原料试制成功孕激素类化合物甲孕酮，1963年试制成功炔诺酮，同年国产口服避孕药研制成功，经过两次减量药物的临床试验后，复方炔诺酮片（1号药）和复方甲地孕酮片（2号药）于1967年上市。1号和2号药是我国首创的低剂量雌激素的口服避孕药，其中雌激素的含量为0.035mg。国外1978年才降低雌激素含量为0.035mg。现在我国生产的孕激素有甲孕酮、醋酸甲地孕酮、氯地孕酮、炔诺酮、左炔诺孕酮、环丙孕酮、孕二烯孕酮等。

雌激素药物有乙炔雌二醇、乙炔雌二醇三甲

醚、戊酸雌二醇、炔雌醚等。

2. 复方短效口服避孕药的现状 根据联合国统计，至 2011 年全球生育年龄妇女避孕的普及率达 90%，口服避孕药是避孕方法中最普遍的避孕方法。其使用程度各地不同，在西欧一些国家大于 30% 的育龄妇女使用口服避孕药，在德国 53% 需要避孕的育龄妇女中，37% 使用激素类避孕药，31.3% 使用口服激素类避孕药，日本只有 1% 妇女使用口服避孕药。2007 年我国的数据，已婚育龄避孕妇女中，复方口服避孕药的使用率仅为 1.7%。

为什么我国口服避孕药的使用率这么低呢？这可能与中国妇女对复方口服避孕药缺乏了解，甚至有误解，认为服用口服避孕药会长胖、致癌，影响健康，也与我国鼓励已婚妇女采取长效避孕措施（放置宫内节育器）有关。

复方短效口服避孕药主要是由人工合成的类固醇，由雌、孕激素配伍组成。从 20 世纪 60 年代起，复方口服避孕药经历了 3 次改进。第一代口服避孕药以高剂量炔雌醇（105μg）配伍炔诺酮或醋酸甲地孕酮、醋酸甲羟孕酮、氯地孕酮制成的复方短效口服避孕药，避孕效果近 100%，但高剂量雌激素可导致心肌梗死、脑卒中、静脉栓塞的发生风险，第一代孕激素活性弱，属于雌烷孕激素，并有一定的雄、雌激素效应。第二代复方短效口服避孕药显著降低了炔雌醇的剂量（≤50μg）其剂量降低至 35μg 或 30μg，甚至 20μg。并且改进了孕激素的结构，采用属于高效甾烷孕激素的左炔诺孕酮，具有较强的抑制排卵作用，并有微弱的雄激素和抗雌激素活性。为减少雄激素效应，减少对血脂代谢的不利影响和提高孕激素活性，在 18- 甲基炔诺酮的基础上进一步研究新的甾烷即第三代复方口服避孕药，复方去氧孕烯片内含孕激素为去氧孕烯（desogestrel），它更接近天然孕酮，具有更高孕激素活性，同时雄激素活性较低，减少了相关不良反应的发生。近年新型孕激素——屈螺酮是 17-α 螺甾内酯的衍生物，有强的孕激素活性，其孕激素成分具有抗雄激素和抗盐皮质激素的活性。其抗盐皮质激素活性可以对抗炔雌醇对肾素 - 血管紧张素 - 醛固酮系统的作用。因而避免了水钠潴留，屈螺酮的这种特性在缓解与水钠潴留有关的症状时特别有用。

3. 复方短效口服避孕药的避孕效果 避孕药的有效性可用两种指标评价

（1）生命表法（time table analysis）：对一个避孕药的有效性进行每个月的评价，也可以通常是 1 年内（12 个月）的评价。该方法可以消除时间偏倚，同时不良反应和因不良反应放弃使用的信息可按时间进行记录。

（2）Pearl 指数：指 1 年内 100 个生育期女性中意外怀孕的数量，常用于比较各种避孕方法的有效性。不同的复方口服避孕药有各自的避孕效果及特点，按 Pearl 指数计算，国产复方口服避孕药的 Pearl 指数为 0.03～0.5，进口复方口服避孕药不同产品的 Pearl 指数不同。

4. 复方短效口服避孕药种类和用法

（1）种类：见表 41-1。

表 41-1　复方短效口服避孕药

复方短效口服避孕药种类	雌激素剂量 / mg	孕激素剂量 /mg
复方炔诺酮片（1 号片）	炔雌醇 0.035	炔诺酮 0.625
复方甲地孕酮片（2 号片）	炔雌醇 0.035	醋酸甲地孕酮 1.0
复方炔诺酮 / 甲地孕酮（0 号片）	炔雌醇 0.035	炔诺酮 0.3 醋酸甲地孕酮 0.5
复方左旋 18 甲基炔诺酮	炔雌醇 0.03	左旋 18 甲基炔诺酮 0.15
特居乐		
第 1～6 天	炔雌醇 0.03	左炔诺孕酮 0.05
第 7～11 天	炔雌醇 0.04	左炔诺孕酮 0.075
第 12～21 天	炔雌醇 0.03	左炔诺孕酮 0.125
妈富隆	炔雌醇 0.03	去氧孕酮 0.15
美欣乐	炔雌醇 0.02	去氧孕酮 0.15
敏定偶	炔雌醇 0.03	孕二烯酮 0.075
达英 -35	炔雌醇 0.035	醋酸环丙孕酮 2
优思明	炔雌醇 0.03	屈螺酮 3
优思悦	炔雌醇 0.02	屈螺酮 3

（2）服用方法：

1）口服避孕药片 0 号，1 号，2 号和复方左旋 -18 甲基炔诺酮：从月经周期的第 5 天开始，每晚服 1 片，连续 22 天，不能间断。一般停药 1～3 天月经来潮，如停药 7 天月经未来，应接着开始服用下一个周期的避孕药。

2）复方左炔诺孕酮三相片（特居乐，进口三相片）：模拟女性生理周期激素变化，将 1 个周期的雌、孕激素按周期变化分为 3 个阶段，3 种剂量配方依次服用。服用时，按每板上面箭头所指示的方向，从月经周期的第 3 天开始服黄色片，每晚 1 片，共连服 6 天，接着服白色片每晚 1 片，共连服 5 天，再接着服棕色片，每晚 1 片，共连服 10 天，停药 7 天后，开始按上述顺序服用下一个周期。

3）复方去氧孕烯（妈富隆和美欣乐）：每板 21 片，从月经周期的第 1 天开始，按箭头指示方向，每晚服用 1 片，连服 21 片，不间断，停药 7 天后，接着服用下一个周期。

4）敏定偶：每板 28 片，其中 21 片白色为复方孕二烯酮片，剩下的 7 片红色为安慰剂。从月经周期的第 1 天开始，按箭头指示方向，每晚服用白色片 1 片，共连服 21 天，而后接着再每晚服红色 1 片共连服 7 天，服红色片（安慰剂时）月经来潮，服完安慰剂（红色片）后随即按上述顺序，开始服用下一个周期，中间不停药。

5）达英 -35：在月经周期第 1～5 天开始服用，每晚 1 片，连服 21 天，不间断，停药 7 天后接着服用下一个周期。

6）优思明：在月经周期第 1～5 天开始服用，每晚 1 片，连服 21 天，不间断，停药 7 天后接着服用下一个周期。

7）优思悦：（24＋4）为 24 片含有激素的浅粉色薄膜包衣片，每片含有 0.02mg 炔雌醇（以 β- 环糊精包含物形式存在）和 3mg 屈螺酮。4 片不含激素的白色薄膜包衣片。服法，在月经周期的第 1 天或第 1 个星期天开始服用，每天 1 片，连续 28 天。必须按包装所标明的顺序，每天在同一时间服用，服完 1 盒后的次日即开始服用下一盒药。

5. 复方口服避孕药选用的医学标准　根据 2004 年中华医学会计划生育学分会编写的《临床技术操作规范计划生育学分册》，对女用类固醇避孕药适应证和禁忌证，包括短效口服避孕药、长效口服避孕药、速效避孕药、紧急避孕药、长效避孕针、缓释系统避孕药。

（1）适应证：要求避孕的健康育龄妇女，无使用类固醇避孕药的禁忌证者，均可使用。

（2）禁忌证：分绝对禁忌证和相对禁忌证。

1）绝对禁忌证：①血栓性静脉炎或血栓栓塞性疾病，深部静脉炎史或静脉血栓栓塞史。②脑血管或心血管疾病。③高血压 140/100mmHg。④确诊或可疑乳腺癌。⑤确诊或可疑雌激素依赖性肿瘤。⑥良、恶性肝脏肿瘤。⑦糖尿病伴肾或视网膜病变及其他心血管疾病。⑧肝硬化、肝功能损伤、病毒性肝炎活动期。⑨妊娠。⑩产后 6 周以内哺乳喂养。⑪原因不明的阴道异常出血。⑫年龄≥35 岁妇女，吸烟每天≥20 支。⑬肾脏疾病，肾功能损伤。

2）相对禁忌证：①高血脂症。②抑郁症。③高血压 130～140mmHg/90～100mmHg。④良性乳腺疾病。⑤胆汁淤积史及妊娠期肝内胆汁淤积症史。⑥胆道疾病。⑦糖尿病但无并发血管性疾病。⑧服用利福平、巴比妥类抗癫痫药，长期服用抗生素或影响肝酶代谢的药物。⑨哮喘。⑩各种疾病的急性阶段。⑪宫颈上皮内瘤变。⑫年龄＜35 岁妇女，吸烟。⑬严重偏头痛，但无局灶性神经症状。⑭年龄≥40 岁。

（3）WHO 选用的医学标准：根据 WHO 出版的《避孕方法选用的医学标准》，对每种避孕方法适用分为 4 种级别，即：

1）1 级：此种情况对这种避孕方法的使用无限制（相当于适应证）。

2）2 级：使用避孕方法的益处，一般大于理论上或已证实的风险（此种方法可以用，但需慎用，认真随访）。

3）3 级：理论上或已证实的风险通常大于使用方法的益处（一般不推荐使用，相当于相对禁忌证）。

4）4 级：使用避孕方法对健康有不可接受的风险（不使用，相当于绝对禁忌证）。

6. 服用复方口服避孕药时的注意事项

（1）服用复方口服避孕药一段时间后，不需要"间歇"，无证据表明间歇的好处，可以安全使用多年，不需要定期停药，只有规律的服药才能防止妊娠。

（2）不能作为流产药物，不能阻止存在的妊娠，也不能监测妊娠。

（3）应按时服用，避免漏服，定期体检，复查宫颈、血压、血生化、乳房等指标。

（4）若漏服，如何处理？

原则上，一旦漏服应马上补服 1 片，同时继续服当天的 1 片，以后继续每日按时服药。在 1 盒药中，漏服 1~2 片，问题不大，及时补上，无须加用其他方法。若连续漏服 3~4 片，可能导致失败，应尽早补服漏掉的第 1 片，剩余药片数在 7 片及以上时可继续按常规服药。如发生在服药第 1 周，还应禁欲或使用避孕套 7 日。如发生在服药第 3 周，服完本盒药后即连续开始下一盒，不再停药 7 日。漏服无活性药片，不管是几片，照常继续服药。

（5）服用复方口服避孕药期间若需服用其他药物，应注意某些药物与口服避孕药发生药理学相互作用。如利福平可降低口服避孕药的避孕效果，导致突破出血或意外妊娠。口服避孕药也可能加快和延缓某些药物的代谢作用，如利福平、青霉素、磺胺类、抗癫痫药、抗真菌药、抗抑郁药、抗凝血药和止血药等。

7. 复方短效口服避孕药的安全性

（1）复方口服避孕药与癌症：人们恐惧癌症，认为复方口服避孕药会增加癌症风险，这也是影响复方口服避孕药接受性低和依从性差的原因。有证据表明，口服避孕药使用者与非使用者相比，其乳腺癌、宫颈癌、肝癌的发生风险增加。而子宫内膜癌、卵巢癌的风险发生降低，结肠癌、直肠癌风险也可能降低。

1）乳腺癌：现在使用避孕药的妇女发生乳腺癌的危险有轻微增加（RR = 1.24；95% 置信区间：1.5~1.33），并在停药 10 年内危险逐渐降低，停药后，乳腺癌的危险与从未服药妇女相同。服药妇女诊断乳腺癌比从未服药妇女临床期别更早。有家族性乳腺癌包括有癌症易感基因（BRCA1 和 BRCA2）基因的突变，可能是雌激素敏感所致。因此，激素类避孕药可能会增加 BRCA1 基因突变，携带者的乳腺癌风险。

2）宫颈癌：目前口服避孕药使用者宫颈癌的风险随使用的时间增加而增加，使用≥5 年与不使用者相比，RR 为 1.90，该风险在停止使用后下降，经过 10 年及以上恢复到从未使用的水平。近年的研究表明，口服避孕药使用时间长会增加 HPV（人乳头瘤病毒）阳性的妇女宫颈癌风险。据推测，避孕药可能作为 HPV 致癌的启动子，雌激素 16-α 羟基增加高危型 HPV 的转录，这就解释了 HPV 感染妇女，长期使用避孕药，宫颈癌的风险增加。从使用时间看，使用避孕药小于 3 年的妇女宫颈癌的风险没有增加（OR 为 0.78）。使用口服避孕药大于等于 3 年，OR 为 2.57，差异有统计学意义。因此，长期口服避孕药可能是宫颈 HPV 阳性妇女宫颈癌风险增加的一个辅助因素。

3）卵巢癌：避孕药对卵巢癌有保护作用，尤其是对卵巢上皮性（浆液性、黏液性、子宫内膜样癌及透明细胞癌）均可降低风险，随使用时间延长而风险降低。在口服避孕药停止使用后持续 30 余年。口服避孕药已阻止了 20 万例卵巢癌及 10 万人死于这种疾病，而且在以后的年代里，阻止癌症人数会增加至少每年 3 万例。

4）子宫内膜癌：复方口服避孕药的使用减少子宫内膜癌的风险，随着口服避孕药使用时间的延长，癌的风险降低，并在停药后持续 10~15 年。高孕激素和低雌激素剂量的避孕药可以使子宫内膜癌发展的风险显著降低。

5）结直肠癌：目前复方口服避孕药使用者，其癌症的风险降低 36%（OR = 0.64）。最近一项研究对 88 835 名妇女进行研究表明，口服避孕药的使用与一定程度的结直肠癌风险降低相关（OR = 0.83）。此发现为避孕药对降低结直肠癌的风险具有潜在作用提供支持。

6）肝癌：口服避孕药与肝癌之间的关系，认识不一致，有人认为与长期服药有关。我国未进行肝癌与避孕药关系的流行病学调查。我国是乙肝高发地区，除对肝炎活动期有肝功损伤为禁忌外，乙肝患者即使肝功正常，最好不用口服复方避孕药。

（2）复方口服避孕药对妇女生育能力及出生婴儿的影响：停用口服避孕药后生育力迅速恢复，停药后的第 1 个周期即有 70% 的妇女出现排卵，停用短效避孕药而怀孕出生的婴儿，并无畸形发生率增加的报道，如 2009 年史惠蓉等研究发现，曾服用复方口服避孕药及停用 1 个月内妊娠与使用其他避孕方法或未避孕妊娠相比，婴儿畸形发生率差异无统计学意义。

也有研究认为，妊娠前和妊娠期间服用了口服避孕药，均不会增加胎儿死亡。Bracken 等研究发现，妇女在妊娠早期误服了复方口服避孕药后所生子女先天性心脏缺陷和肢体短小缺陷的

OR 分别为 1.06 和 1.04。因此认为，妊娠早期服用口服避孕药，与新生儿上述的生理缺陷之间无相关性。因此专家认为，短效复方口服避孕药对子代无致畸作用，停药后即可妊娠；并且发现停用复方口服避孕药后，第 1 年和第 2 年的妊娠率与未服者相似，认为对停服复方口服避孕药后妇女的生育力无明显影响。

8. 复方口服避孕药的其他临床应用　复方口服避孕药相对于避孕套、安全期避孕、体外排精或禁欲法相比较，其与性生活无关，由于避孕药是妇女服用，妇女可自主掌握，控制生育，保护女性生殖健康。同时复方口服避孕药还有其他临床作用。

（1）缓解痛经：痛经可以是原发的，也可是继发的，如子宫内膜异位症或卵巢囊肿引起。痛经是由于前列腺素的释放，从而导致子宫收缩增加所致。复方口服避孕药从 1960 年问世以来就应用于痛经的治疗。复方口服避孕药通过减少前列腺素的释放，从而减少子宫异常收缩来缓解痛经。可使痛经的发生率降低 60%。

（2）治疗异常子宫出血和控制月经周期，考虑功能性子宫出血系下丘脑 - 垂体 - 卵巢功能异常，与子宫内膜局部异常引起的称为异常子宫出血。

1）用于止血：青春期，近期治疗目标是止血，可口服避孕药。

2）控制周期：周期性使用口服避孕药 3～6 个周期，可较好出现月经周期。

（3）治疗月经过多：复方口服避孕药可减少 40%～50% 的月经量。

（4）复方口服避孕药与子宫内膜异位症：子宫内膜异位症为子宫内膜种植在子宫体以外的部位，从而引起痛经、性交痛、盆腔痛的综合征。其治疗目的是抑制子宫内膜的种植，缓解疼痛，恢复生育。复方口服避孕药可缓解疼痛。

（5）复方口服避孕药与卵巢良性肿瘤：使用复方口服避孕药均可减少卵巢良性肿瘤发生的风险，包括卵巢囊肿、浆液性或黏液性囊腺瘤、畸胎瘤、子宫内膜异位囊肿（OR＝0.79，95% 置信区间：0.6～1.05）。

（6）减少盆腔炎发生率：复方口服避孕药对盆腔炎的保护作用，可能与缩短周期和减少月经量，从而减少经血逆流有关。孕激素可使宫颈黏液黏稠，可阻挡上行感染。复方口服避孕药对性传播性疾病无直接保护作用。

（7）治疗痤疮：复方口服避孕药含有雌、孕激素，且由于其抑制促性腺激素和卵巢中雄激素产生，促进肝脏性激素结合蛋白合成，从而减少游离睾酮而被用于治疗高雄激素症状，抑制皮脂腺活性，减少痤疮的发生率。复方口服避孕药治疗痤疮的效果取决于复方口服避孕药中的孕激素活性。

（8）减少宫外孕发生，复方口服避孕药通过阻止排卵和受精，从而减少宫外孕的发生，还可以通过减少盆腔炎的发生而减少宫外孕的危险因素。

（9）复方口服避孕药与经前期综合征和焦虑障碍

1）经前期综合征：在月经周期的黄体期反复出现精神、行为及体质等方面的一系列症状，通常在来潮后迅速消失。在观察研究中，发现服用口服避孕药的妇女，发生经前综合征的数量减少，但也有一些使用者反而症状增加，因此还有待进一步研究。

2）经前期焦虑障碍：是严重的经前期综合征，使用含有屈螺酮和雌二醇的复方短效口服避孕药，可缓解经前期焦虑的心理和躯体症状，从而改善生活质量。

9. 复方短效口服避孕药的研究进展及发展趋势　复方口服避孕药自从 20 世纪 60 年代上市以来，过去的几十年间对类固醇避孕药的研究有许多突破性进展。

（1）降低雌激素剂量：雌激素含量仅为早期的 1/4、1/8，雌激素剂量降低以提高安全性。一是研究发现雌激素和孕激素，具有协同的抑制排卵作用，与其单用所预期的剂量相比，配伍使用时所需要的剂量更小，二是高剂量雌激素（＞50μg）的口服避孕药增加心血管疾病的发病危险，不良反应也较明显。国际上将炔雌醇剂量 <50μg 称为低剂量口服避孕药。服用低剂量口服避孕药者，发生静脉血栓的概率每年 8～10/ 万，而非妊娠不服用者的妇女每年 4.7/ 万发生静脉血栓，在妊娠和产后每年约 20/ 万发生静脉血栓，由此可见降低雌激素的剂量显著降低静脉血栓的发生风险。

（2）孕激素改朝换代：结合孕激素已发展到

了第三代，并且不断有新型药物问世，代的划分是以上市的时间来确定的。第一代孕激素主要有20世纪60年代的炔诺酮和醋酸甲地孕酮，第二代主要是20世纪70年代的左炔诺肟酯（NGM）等，他们在结构上均属于甾烷孕激素。第三代孕激素与炔诺酮的区别在环CⅡ位有一个亚甲基取代物，CⅡ其雄激素活性远较左炔诺孕酮低，而孕激素效应不变。孕二烯酮是现有各种孕激素中作用最强者，与孕酮受体的亲和力比左炔诺孕酮大3倍。去氧孕烯对孕酮受体有明显的亲和力和高度的选择性，与雄激素受体无亲和力，并有较强的抗雄激素作用，能降低体内的睾酮水平。炔诺酮肟酯的孕激素活性较左炔诺孕酮低，但对孕酮受体的特异性强高，无雄激素和雌激素活性。

近年又有一种新型孕激素屈螺酮（DRSP）用于避孕，是17-α螺内酯的衍生物，结构类似螺内酯，具有抗皮质激素和抗雄激素的特性。

（3）开发多相型片和改变剂型：多相型是模拟正常月经周期，雌、孕激素的变化趋势，将同一个周期内所服用的药片分为两种剂型（双相片）或三种剂型（三相片），这样可使一个服药周期的总剂量有所降低，如复方左炔诺孕酮三相片（特居乐）中孕激素的总剂量较单相片下降40%，同时改变剂型，发展了针剂、贴剂或缓释系统，以期达到微量和长效的目的。

（4）给药方式的发展趋势：延长活性药品给药时间及无激素间期的逐步缩短。月循环方案24＋4/26＋2/23＋5等连续服用，无须间隔。缩短无激素间期有更多获益，更高效抑制卵巢，提高避孕效果，减少撤退性出血时间，经期更轻松，减少经间期出血时间，周期控制更规律。

（5）近年新型避孕药

1）YAZPLUS含炔雌醇20μg，屈螺酮3mg，叶酸0.45mg，每天1片，连服28天，后4天只服叶酸，主要用于孕前预防NTD。

2）最近开发的雌二醇/NO Megestrolacetat（NOMAC/E_2），雌二醇1.5mg/醋酸诺美孕酮2.5mg，以24＋4方案给药（24活性片＋4空白片）。醋酸诺美孕酮是一种高选择性雌激素酶调节剂，19-去甲孕酮衍生物，半衰期46小时，体外实验显示，它可有效抑制子宫内膜增生，具有较强的抗促性腺作用，无糖皮质激素、盐皮质激素、雌激素及孕

激素活性，同时还有轻微的抗雄激素作用。依据其药理学特性，对代谢、血管及凝血功能方面有较小的影响，避孕效果和安全性相似其他单相片口服避孕药。

3）戊酸雌二醇（E_2V）/地诺孕酮采用26＋2给药方案，使周期控制得到改善，但撤药性出血和阴道不规则出血发生率较高。

4）雌四醇（E_4）正在研究用于避孕的雌激素。

（二）长效口服避孕药

我国在20世纪70年代初研制成功每月1次的复方长效口服避孕药，使用至今已有40多年。长效口服避孕药由长效雌激素配伍速效强力的孕激素而制成，每月服1片，可避孕1个月。长效雌激素为炔雌醇环戊醚，简称炔雌醚，被胃肠道吸收后，储存在体内脂肪组织中缓慢释放起到长效避孕作用。

孕激素可防止子宫内膜增生，促进其转化为分泌期后发生脱落，引起撤退性出血，模拟正常月经，并阻止不规则出血。

目前我国常用的长效口服避孕药是复方左炔诺孕酮避孕片，含炔雌醚3mg，和左炔诺孕酮6mg。其作用机制是通过外源性类固醇激素直接作用于下丘脑-垂体-卵巢性腺轴，抑制卵泡发育及排卵过程。鉴于长效复方口服避孕药雌激素含量大，不良反应明显，此类药物已趋于被淘汰。

（三）长效避孕针

1963年Siegel首次单独使用17-α已酸孕酮500mg或加用戊酸雌二醇10mg，每月注射1次避孕。

1964年我国研制了已酸孕酮250mg加戊酸雌二醇5mg即避孕针1号，约5 550名妇女使用54 200妇女月，证实安全有效，不良反应少。复方炔诺酮更酸酯避孕针（含戊酸雌二醇5mg和庚酸炔诺酮50mg）。

1. 长效避孕针的用法 第一个周期，自月经来潮当天算起的第5天，深部肌内注射2针，或月经来潮的第5天、第15天，各肌内注射1支。以后均于月经来潮当天算起的第10～12天注射1支，每月注射1针，避孕1个月。

2. 纯孕激素长效避孕针，有两种：

（1）醋酸甲羟孕酮微晶混悬液注射液（DMPA），又称狄波-普维拉，醋酸甲羟孕酮长效避孕针，含

醋酸甲羟孕酮 150mg/ 支。

（2）另一种炔诺酮更酸酯注射液（NET-EN，未进入我国）。

纯孕激素避孕针的用法：第 1 个周期，于月经来潮当天算起的第 5 天以内或产后第 6 周后的任何一天，深部肌内注射 1 支，以后每 3 个月或 12 周注射 1 支，每注射 1 支，可避孕 3 个月，超过 14 周未注射者，必须排除妊娠后再注射。

3. 单纯孕激素注射避孕药作用时间长，可以 2～3 个月注射 1 次，而且避孕效力高，长效避孕针剂效果好，使用方便，不良反应少，给药时间与性生活无关。尤其需要医务人员给药，适用于那些容易忘记或不易正确掌握服用口服避孕药的妇女，特别是对口服避孕药不适应者。其主要缺点为月经失调，闭经和突破出血或淋漓出血。治疗上缺少有效措施，因此而停药者不少，加入雌激素的复方避孕针则能良好地控制月经周期。

（四）探亲避孕药

适用于分居两地工作的夫妇，多数探亲避孕药是在短效口服避孕药的基础上通过改变剂量及成分而来的，大多数为单方孕激素制剂。利用较大剂量的孕激素对子宫内膜及下丘脑 - 垂体 - 卵巢轴的抑制作用，避免妊娠发生，其特点是使用时间不受月经周期的限制，服药可以在月经周期的任何一天开始，并且效果比较可靠。探亲药的作用环节是多方面的，药物种类，用药时间，在周期中不同天数服药等，都会在不同机制调节水平上影响正常功能。

目前常用探亲避孕药有：甲地孕酮探亲片（2mg）、炔诺酮探亲片（3mg）、左炔诺孕酮探亲片（1.5mg）、53 号探亲避孕片（7.5mg）等，其中 53 号探亲片是目前唯一的无孕激素活性而有轻微雌激素活性的探亲避孕药。雌激素活性为炔雌醇的 2.8%，有减慢精子、卵子运行和 / 或改变子宫内膜的作用。

（五）皮下埋植避孕

皮下埋植剂是避孕药缓释系统的一种剂型，目前均为单孕激素制剂，将避孕药以硅橡胶为载体制成的避孕产品。药物以恒定的速率释放于皮下组织，它兼有低剂量和长期使用的优点，非口服给药，血药浓度低，无肝脏首过效应，既节约药物，又有较好的安全性。

目前国内外使用的皮下埋植剂有：

1. **Norplant I型（6 根）** 由 6 根含左炔诺孕酮的硅胶多聚体胶囊组成。胶囊以聚二甲基硅氧烷为材料，每根长 34mm，直径 2mm，每管含 LNG 36mg，总量为 216mg，有效避孕期 7～10 年。

2. **Norplant II型（2 根）** 2 根硅橡胶与药物混合的棒状物，外包以硅胶薄膜，每根长 44mm，直径 2.4mm，每根含 LNG 75mg，总量 150mg，有效避孕期 5 年。

3. **Implanon** 1998 年首个单支皮下埋植避孕剂上市，2006 年得到 FDA 批准，2012 年进入我国。长 40mm，直径 2mm，其核心为 40% 醋酸聚乙烯（EVA）和 60% 依托孕烯（ENG）的药芯，内含依托孕烯 68mg，外套以醋酸聚乙烯控释膜 0.06mm，每天释放依托孕烯 30～40μg，释放率稳定，有效避孕期为 3 年。依托孕烯是去氧孕烯的活性代谢产物，更少有雄激素活性。单支易于放置和取出，很少有手术并发症。

4. **Nexplanon** 同样含有依托孕烯，可以通过放射显示的单支皮埋避孕剂，配有专用放置器。其特点是容易定位，取出快捷，且少有并发症。

5. **Nestorone** 是一种新型孕激素，口服无活性，适用于哺乳期妇女。Nestorone 为单支皮埋剂，长度 40mm，每天释放 45～50μg Nestorone，由人口理事会研制。有效避孕期 2 年。

6. **Uniplant** 单支皮埋剂，长度 35mm，释放醋酸诺美孕酮（nomegestrol acetata），有效避孕期 1 年。

（六）阴道避孕环

是以高分子化合物制成的环形管为载体，通过在阴道局部，持续释放低剂量有效避孕药，经阴道黏膜吸收，达到避孕效果，发挥长效避孕作用的一种避孕药具。

1. **种类** 有单纯孕激素和复方雌、孕激素两种产品。2001 年由美国 FDA 批准使用首个阴道环 Nuva Ring。另外还有在美国含有 Nestorone 药物的阴道环，我国的甲硅环。

（1）Nuva Ring 是一类可弯曲的软性阴道避孕环，其外径 54mm，横径为 4mm。每天可释放 120μg 依托孕烯（ENG）和 15μg 乙炔雌二醇（EE）。由于阴道环释放的激素剂量低而持续，因此血浆水平稳定。连续使用 21 天的 Nuva Ring，其炔雌醇的曲线下面积比避孕贴片低 3.4 倍，比口服避孕药低 2.1 倍，可减少雌激素相关的不良反应。Nuva Ring 容易植入和取出，不需要进行医学干预，每月有 3 周的避孕环使用期和 1 周的无环期，可以维持周期性特征。

（2）国内有硅胶避孕环，又称上海甲硅阴道环。材料为空心硅胶环型管内置入药芯棒，环外周直径 40mm，断面直径 4mm，壁厚 0.8mm，含甲地孕酮 250mg，有效期 1 年，避孕有效率 97%。上海甲硅环有两种使用方法。

1）月经干净后，洗净双手，用乙醇擦拭消毒阴道环，置入阴道深部。每个月经周期放置 3 周，最后一周取出，造成撤退性出血，月经来潮。

2）于月经来潮第 5 天，用乙醇擦拭阴道环，然后用手指将其推至阴道穹隆或子宫颈上。无异常情况，不必取出，可连续放置 1 年，避孕 1 年，如脱落，可用乙醇消毒后，再放入阴道深部。

2. 阴道环禁用者　阴道壁过于松弛、子宫脱垂者、宫颈糜烂，各种阴道炎或反复发作的泌尿系统感染者，阴道环易脱落者如重体力劳动者，习惯性便秘者。

（七）释放孕激素的宫内节育器

宫内缓释系统是类固醇激素避孕药缓释剂型的一种特殊形式，微量药物释放在子宫腔内，以宫内局部作用为主，极少被吸收入血液循环，对全身的作用甚微。目前产品是含左炔诺孕酮的宫内缓释系统（LNG-IUS），LNG-IUS 具有 Nova"T"形的聚乙烯支架，有浅蓝色尾丝，在张开后直径为 32mm，药囊为圆柱体装置于纵臂上，在控释膜内含有左炔诺孕酮 52mg，每天释放 20μg，有效释放时间为 5 年。其避孕效果堪比绝育术，停用后可迅速恢复生育。由于其对子宫的局部作用，不仅可用于避孕，还可用于治疗月经过多，子宫腺肌病和保护子宫内膜等。

1. 效果　Pearl 指数 0.1，局部作用强，全身影响小，使用时间长，使月经量减少，缓解痛经，哺乳期使用，在雌激素替代治疗时保护内膜。缺点为开始 3～6 个月有月经间期出血和点滴出血，需手术放置，少数妇女出现激素的不良反应。

2. 作用机制　长期小剂量向宫腔释放孕酮，可使子宫内膜腺体萎缩，间质蜕膜化，间质炎细胞浸润；使子宫内膜碱性磷酸酶和 β- 葡萄糖醛酸酶降低，酸性磷酸酶增加，使子宫黏液黏稠度增加，这些变化不利于受精卵着床，放左炔诺孕酮宫内节育系统（LNG-IUS）后部分妇女排卵受到抑制，第 1 年有 55% 的妇女无排卵，以后抑制排卵的作用逐年减弱，到放置后第 6 年，仅 14% 的妇女无排卵，即使是闭经，妇女也可有排卵，可发挥激素和机械双重避孕作用。

3. 进展　左炔诺孕酮（LNG）储存在直柱的聚乙烯内，放置此类节育器后，可改变子宫内膜，不利于受精卵着床，因此带器妊娠率降低；孕激素使子宫安静，脱落也降低，腹痛、月经过多等不良反应也较少。但也有部分病例出现子宫突破出血，闭经发生率较高。还有释放左炔诺孕酮 12μg/d，左炔诺孕酮总含量 13.5mg，初期体外释药速率为 12μg/d，第 1 年平均释药速率约为 8μg/d，此环为未育的年轻女性提供一种新的安全有效的避孕方法选择。已在中国、韩国、澳大利亚三国完成亚太地区的 III 期临床试验。

（八）经皮避孕贴片

是一种新开发的非口服激素类缓释避孕产品，以贴膜为载体，将避孕药物贴于皮肤表面，药物经皮肤吸收入血，使用方便，只有一种类型 Ortho Evra（Evra）是一面积为 20cm² 肉色正方形小贴纸，共分为 3 层。表层是一块防水的塑胶薄膜保护层，中间一层载有药物具有黏性，最里层是底纸。贴片剂与皮肤附着黏合好，不易脱落，对皮肤刺激小，不易过敏。贴片内含有炔雌醇 0.75mg 和诺孕曲明 6mg，每天可释放炔雌醇 20μg 和诺孕曲明 150μg，所含药物可持续释放有效剂量 1 周。

使用方法：避孕贴片应贴于干净、干燥、完整的皮肤部位，如上臂、腹部、躯干部位（乳房以外），在使用过程中出现贴片脱落现象，应尽快重新贴上。从月经周期的第 5 天开始使用，每周更换 1 次，连续使用 3 周，接着停用 1 周，要求在每周的同一天更换。

四、宫内节育器

（一）发展史

古代阿拉伯和土耳其人在骆驼的子宫内放入小石子以防止骆驼在沙漠途中受孕。

1909 年，波兰的 Richard Richter 第一个报道

宫内节育器（IUD）用于人类避孕。19 世纪 20 年代德国（格氏）在第七次国际生育控制等会议上，做了环形 IUD 的报告。直到 1962 年人口理事会在纽约组织了第一次 IUD 的国际会议，报道了 IUD 的经验。

1968 年在 Christopher Tietze 指导下，研究了不同类型的 IUD，首次采用生命表法统计分析，证明 IUD 是一种安全、有效的节育方法。1969 年，Tatum 和 Zipper 比较"T"型 IUD 和带铜丝 T 型 IUD 临床效果，证明铜能增加避孕作用。

20 世纪 70 年代，带铜或激素等活性物质的节育器称为活性节育器，被称为第二代节育器。1974 年联合国人口委员会在开罗召开第三次 IUD 国际会议，会上将惰性 IUD 称为"无药节育器"，活性 IUD 称为带药节育器。

20 世纪 90 年代的比利时 Wildermeersch 研究出无支架固定于宫底肌层的悬挂式节育器 Flerigard IUD（或 CUFIX）。

（二）宫内节育器在中国的应用与发展

1957 年，日本的太田塑料环，不锈钢圆环，先后在北京、上海试用。

1960—1966 年，除金属单环外，各地试制了不同材料，不同形态的多种节育器。我国首创了药铜合用的药铜环 165，活性"γ"形 IUD（带铜和吲哚美辛药物）或孕激素和铜。之后引进 Tcu220c、Tcu380A 及无支架的吉妮环和左炔诺孕酮宫内节育系统。我国有 1.14 亿妇女使用 IUD，占各类避孕方法的 49.7%。

（三）宫内节育器应用的现状

联合国人口署估计 2015 年，全球 IUD 使用的人数为 1.63 亿，仅次于女性绝育术。我国是世界上 IUD 使用最多的国家，约占全球使用妇女的 70%。2010 年数据显示，在已婚并已采取避孕措施的 2.4 亿妇女中，IUD 使用率为 53.5%，高于女性绝育术 30.8%），最普遍的是金属单环，放置后可持续至妇女绝经。十五期间，为了解 IUD 使用的现状和有效性，国家人口计生委组织了一项 12 万例 IUD 避孕效果的流行病学调查，从调查结果看，我国使用的 IUD 的种类仍然很多，其中以 Tcu-220C 使用最为普遍，其次为单圈式含铜（高支撑铜）和含铜含药（活性 165）IUD，母体乐 375、Tcu 380A，活性 γ-IUD 的使用均欠普遍。IUD 总

的失败率最低的是元宫药铜 220，最高是活性 165。各种 IUD 的年平均妊娠率均 <1%。失败的主要原因是除单圈式含铜和含铜含药 IUD 为脱落以外，其余均为因症取出为主。

（四）几种特殊时期宫内节育器的放置

1. 早期妊娠人工流产时放置 IUD 人工流产术后即时放置 IUD。

2. 中期妊娠引产时放置 IUD 中期妊娠引产清宫术后即时放置 IUD 者。

3. 产时放置 IUD 徒手放置的方法、剖宫产时放置 IUD。

（五）几种特殊情况下宫内节育器的取出

1. 带器妊娠 早期妊娠（带器）需做负压吸宫时，取出 IUD，根据 IUD 所在部位，先取器后吸宫或先吸宫后取器，均可。带器中、晚期妊娠应在胎儿、胎盘娩出时检查 IUD 是否排出，如未排出者，可在产后 3 个月或转经后再进一步检查 IUD，决定取出方式。

2. 带器异位妊娠 应视患者病情缓急等具体情况，于异位妊娠手术前取出 IUD，一般宜在出院前取出，并发失血性休克者可在转经后择期取出 IUD。

3. 月经失调取出 一般选择经前取器，同时做诊断性刮宫，送病理检查内膜，以便月经失调的病因诊断，如果出血多，需急诊手术刮宫时，应同时取出 IUD，术后应用抗生素。

4. 盆腔炎症取出 一般在抗生素治疗后再取 IUD，若情况严重可在积极抗感染同时取出 IUD。

5. 绝经期取出 绝经期应取出 IUD。对已绝经妇女，估计宫颈扩张困难，可应用雌激素做宫颈准备后再行手术。

6. 取 IUD 失败后再次取出 如初次手术未能进入宫腔而导致取器失败，可在短期内，在超声引导和监护下再次取器；如初次手术探查宫腔无 IUD 感觉而致取器失败，应即行超声，X 线检查，了解 IUD 位置和宫腔、盆腔情况，再择期取器。

7. IUD 移位、变形、嵌顿、断裂、残留等情况取出， IUD 位置出现异常应予以取出。如 IUD 下移，按常规取出，若 IUD 移位在子宫肌层，应行超声定位，确定与子宫关系，若距子宫黏膜层 2～3mm 内，可先用刮勺搔刮，再用取环钩探查 IUD，并取出。若移位在子宫肌层较深或靠近浆膜层，

子宫外及邻近脏器等，应用 X 线摄片进一步确诊，必要时行剖腹探查取出。若移位在直肠子宫陷凹，妇检时可触及 IUD，可切开后穹隆取出。对于断裂、残留等都要根据具体情况，充分术前讨论，再酌情进行取出 IUD。

（六）宫内节育器与盆腔炎关系

带器与感染关系：放置 IUD 是一种宫腔手术操作，可能引发感染。国际上对与 IUD 的感染有时间上的限制和诊断标准：一般在放置 IUD 后的 20 天内发生感染，诊断依据有以下 4 项中的 3 项，前 2 项为必备条件，加后 2 项中的 1 项：

1. 阴道检查前，口腔温度≥38℃。
2. 下腹部压痛及肌紧张。
3. 阴道检查时宫颈举痛。
4. 单侧或双侧附件压痛或伴有瘤块。

IUD 放置是否增加盆腔感染的发生率尚有争议，1992 年 WHO 一项多中心 IUD 与盆腔感染关系的前瞻性研究结果显示，IUD 本身所增加的盆腔感染，发生在置器后 4 个月内，特别是 20 天内危险最高，以后减少，再以后迅速降低至不用 IUD 妇女的水平。长期放置 IUD 不增加盆腔感染的发生率；放置 IUD 妇女在多个性伴和性传播疾病，在特定条件下，盆腔感染危险性有增加趋势。

（七）宫内节育器选用的医学标准

1. 适用

（1）育龄妇女要求以节育器避孕而无禁忌证者。

（2）要求紧急避孕并且愿以后继续以避孕器避孕且无禁忌证者。

（3）年龄 > 20 岁的经产妇、产后 4 周后，流产后，剖宫产后。

（4）宫颈上皮内瘤样病变适宜 CU-IUD。

（5）乳腺良性肿瘤患者和乳癌家族史适宜 CU-IUD 和 LNG-IUS。

（6）心血管疾病，无并发症的心瓣膜疾病、高血压，深部或肺部静脉血栓、缺血性心脏疾病、脑血管意外史和高脂血症，宜选用 CU-IUD。

（7）癫痫患者、偏头痛、非偏头痛宜 CU-IUD，无局部神经症状的偏头痛宜 LNG-IUS。

（8）糖尿病患者，甲状腺疾病宜用 CU-IUD，妊娠糖尿病病史者可选用 LNG-IUS。

（9）胆道疾病、肝炎、肝硬化和肝脏肿瘤及胆汁淤积病史患者宜选用 CU-IUD。

（10）贫血伴月经增多、子宫内膜异位症、子宫腺肌病者可用 LNG-IUS。

（11）正在服用影响肝酶活性药物者宜选用 IUD。

2. 慎用

（1）20 岁以下，未生育妇女可能会增加 IUD 脱落的危险。

（2）具有多个性伴侣者，有性传播疾病的较高危险。

（3）中期妊娠终止后，放置 LNG 可能对子宫复旧有影响。

（4）肥胖者（BMI > 30）慎用 LNG。

（5）葡萄胎史未满 2 年慎用。

（6）曾患乳腺癌 5 年无复发者及乳腺不明原因包块者慎用 LNG。

（7）有并发症的心瓣膜疾病，合并肺动脉高压，心房纤颤，亚急性细菌性心内膜炎史和换瓣术后抗凝治疗慎用，且放置时需用抗生素预防感染，停用抗凝治疗（停华法林至放置 IUD 后出血停止或明显减少，改用双嘧达莫，暂时替代华法林）。

（8）有局部症状的偏头痛者、糖尿病者慎用 LNG。

（9）胆道疾病，肝炎、肝硬化和肝肿瘤及胆汁淤积病史者：因孕激素可引起胆道疾病轻微增加。

（10）贫血伴月经增多、子宫内膜异位症、子宫腺肌病均慎用 CU-IUD。

3. 禁用

（1）妊娠或可疑妊娠者。

（2）生殖器炎症。

（3）3 个月内患有慢性盆腔炎或性传播疾病者。

（4）不规则阴道出血，疑有恶性病变的阴道出血。

（5）宫颈癌、子宫内膜癌，正患乳腺癌患者。

（6）恶性滋养细胞肿瘤。

（7）有铜过敏史者。

五、屏障避孕

用物理方法（机械阻挡）不让精子到达子宫内的避孕措施称为屏障避孕。

屏障避孕历史悠久，公元前，古埃及人就用纸莎草、蜂蜜、碱等制成栓剂，置于子宫颈口和阴道内进行避孕。我国古代妓女曾用油性竹衣作为宫颈屏障。目前常用的屏障避孕方法是男用避孕套，女用屏障避孕方法有女用避孕套、阴道隔膜、子宫颈帽，外用杀精子剂类（栓、片、膜、胶冻等）和阴道避孕海绵（物理屏障和化学屏障相结合）。

1. 男用避孕套　又称阴茎套。男用避孕套由乳胶制成的袋状避孕工具，性交时套在勃起的阴茎上，使射出的精液储存在套里，从而阻断精卵结合，起物理性屏障作用，达到避孕目的。能预防性传播疾病，包括艾滋病，适用于各年龄段的育龄人群，尤适于新婚，患心、肝、肾病的男性。

（1）禁用于对乳胶过敏者；少数男性阴茎不能保持在勃起状态者。

（2）避孕套避孕效果：在实际使用中避孕失败率为每年 0.4～1.4 妊娠 /100 妇女。

（3）避孕套使用失败的原因：破裂和滑脱，不坚持使用，性交过程中没有坚持全程使用。避孕套本身的因素，形状、理化因素、储存时间等。

2. 女用避孕套　是由聚氨酯（也可用乳胶）制作的柔软、宽松袋状物，长 15～17cm，开口处连一直径 7cm 的柔软环，称为"外环"，套内还游离一直径为 6.5cm 的"内环"。目前已应用的女用避孕套商品为 Reality、Femidom 和 Femy 等数种。女用避孕套选用的医学标准：除以下禁忌外，均可选用。

（1）阴道过紧，阴道畸形或生殖道肿瘤。

（2）子宫Ⅱ度脱垂，阴道前后壁膨出中度以上。

（3）反复尿路感染。

（4）生殖道急性炎症尚未控制。

（5）对女用避孕套过敏。

3. 阴道隔膜（diaphragm）　旧称子宫帽或避孕帽，是一弹簧圈上覆一层乳胶制成的避孕工具，形如帽状。阴道隔膜依其弹簧圈外缘直径毫米数分为 7 种规格（50、55、60、65、70、75 及 80 号），每个选用者使用前需由医务人员为之选配。

4. 子宫颈帽简称宫颈帽　是一种用硅橡胶制成的类似于小型阴道隔膜的避孕工具，其圆顶较高，周边较厚，能套在宫颈上，产生负压，将宫颈紧箍。

5. 外用杀精剂　是人类古老而又传统的一类避孕方法。外用杀精剂的活性成分是直接灭活精子的化学成分。

（1）弱酸类，如硼酸、酒石酸、枸橼酸等，杀精作用较弱，现已少用。

（2）有机金属化合物类如醋酸苯汞、硝酸苯汞等，杀精作用强，但毒性大，现已基本不用。

（3）表面活性剂，如壬苯醇醚、辛苯醇醚等有强烈的杀精作用，且不影响阴道正常菌群，以此类化合物为活性成分。外用杀精剂的惰性基质主要是起支持杀精的作用，使惰性基质成型，也起稀释、分散药物等效应。同时惰性基质也有消耗精子能量或阻止精子进入子宫的物理屏障作用和润滑作用。

（4）杀精剂本身的失败率仅为每年 0.3～8/100 妇女，膜剂的避孕有效率为每年 94～97/100 妇女，栓剂避孕有效率可高达每年 98/100 妇女，泡沫剂的避孕有效率还要高一些。

六、自然避孕法

它是一种安全、有效、经济，不用任何器具，符合正常生理的避孕方法，由于它是利用自然的生理现象而进行的一种节育方法，故称为自然避孕法。传统也称为安全期避孕法，是以女性生殖周期的变化为基础，根据出现的症状体征，间接判断排卵时间，识别排卵前后的易受孕期。利用卵子排出后一般只存活 1～2 日，而精子在女性生殖道内只能存活 3 日的规律，在每次易受孕期进行，周期性禁欲，错过精卵相遇的机会，从而达到避孕目的。自然避孕法传统应用日程表法（日历节律法），基础体温法及宫颈黏液观察法等。

1. 安全期避孕法　又称自然计划生育或周期性禁欲，它不干扰人的生殖生理功能，是一类根据女性月经周期中出现的症状和体征，间接判断排卵过程，识别排卵前后的易受孕期，进行周期性禁欲而达到调节生育目的的避孕方法。

2. 哺乳闭经避孕法　妇女哺乳时，婴儿吸吮乳头，可刺激腺垂体分泌催乳素和神经垂体分泌催产素，抑制促性腺激素的释放，抑制排卵而有避孕效果。效果不理想，不提倡。哺乳闭经避孕法选用医学标准：

适用于：产后 6 个月内愿意完全母乳喂养且闭经者。完全母乳喂养是指产后 4～6 个月内单纯依靠母乳喂养，婴儿饥饿时，无论日夜均能随时哺乳。

禁用于：

（1）感染艾滋病、活动性病毒性肝炎、先天性口、腭畸形，需要特殊护理的新生儿。

（2）对使用利福平、麦角胺、抗代谢药、环孢素、类固醇激素、溴隐亭、放射性药物、锂、某些抗凝药物以及改变情绪的药物的妇女，不推荐采用母乳喂养。

3. 体外排精避孕法 又称性交中断法，使精子不能进入女性生殖道，没有与卵子相遇的机会，达到避孕目的。

适用于：

1）有能力、有效使用此方法。

2）由于宗教或哲学原因，不能使用其他避孕方法。

3）已进入性交需立即采取避孕措施，但无其他选择时。

4）等待开始使用另一种避孕方法前暂时的避孕措施。

5）性交不频繁时。

禁用：非意愿妊娠强烈的夫妻。

优点：简便、不需任何工具，正确采用此方法，可获得一定的避孕效果。

缺点：失败率高。性高潮时中断性交，从而影响性生活的自然性和规律性，使男女双方在生理上都得不到满足。心理上留下不同程度的创伤，对性生活失去兴趣，导致性功能障碍，不宜推广或长期使用。

七、事后避孕

事后避孕主要有紧急避孕、黄体期避孕、催经止孕，至今只有紧急避孕形成了国际公认的临床常规，其他两种方法尚未被正式注册，也未形成临床常规。

1. 紧急避孕法 指女性在无防护性性交或察觉避孕失败后 72 小时或延长至 5 天内，为防止意外妊娠而采取紧急补救措施。紧急避孕与常规避孕不同，它是一种临时性措施，在性交后使用，只能对本周期中第 1 次无保护性性生活起保护作用，本周期中不应再有无保护性性生活，不能将它作为常规避孕。

有两种方法，一种为口服避孕药，另一种为放置含铜宫内节育器。

2. 新型紧急避孕药

（1）2010 年美国 FDA 批准了一种 Ulipristal-Acetate（简称 UPA）的抗孕激素药物作为紧急避孕药上市，其商品名称为"埃粒"（Ella）每片含 UPA 30mg，在无防护性生活后 120 小时内口服。

（2）另有，左炔诺孕酮肠溶片，在药物外面多了一层肠衣，可减少服药引起的胃肠道不适以及呕吐造成的药物丢失，最大限度发挥药物作用。新剂型每片含左炔诺孕酮 1.5mg，无防护措施的同房后，只需口服 1 次，服用简单、方便。

八、免疫避孕

免疫避孕是处在发展阶段的一类新型生育调节方法，目前尚未有一种免疫避孕的方法可在临床应用。免疫避孕是利用机体自身的免疫防御机制来阻断生殖过程中的某一环节，使正常的生殖生理活动被终止，从而产生抗生育效应。

避孕疫苗的靶抗原要求特异性好、免疫性强、存在于靶细胞表面、在生殖过程中又是一种关键的抗原，最好是非种族特异，在生殖过程中是暂时出现，而是数量减少的成分。其优点是使用方便，易于接受，长效，可逆，可间隔使用，若疫苗特异性好，则不易产生副作用。

避孕疫苗抗原目前有两类：一类是与生殖相关的必须激素；另一是存在于生殖细胞或早期胚胎表面的分子，也可能在受精过程中出现的蛋白或多肽。

目前研究较多的避孕疫苗靶抗原有：β-hCG、GnRH、FSH、乳酸脱氢酶、精子膜表面抗原、透明带抗原、滋养细胞特异性抗原等。

避孕方法的效果汇总见表41-2。

九、不同人群避孕方法选择

不同人群对避孕的需求是有区别的。避孕愿望，个人的生殖权利及避孕方法的选择，在知情基础上做出决定。

（一）不同生理阶段

1. 青少年 可使用任何避孕方法，对年轻人要考虑他们的生理特征、个人耐受能力、经济实力、性行为发生的频次及对生育的愿望。如未婚性活跃者可口服短效避孕药或使用避孕套，对已婚青年想推迟、限制生育或加大生育间隔者可建议采用长效避孕针等。一般情况下，青少年易发生性冲动，选择安全套可能会失败。青少年，无

表 41-2 各种避孕方法的效果

避孕方法	使用第一年非意愿妊娠妇女的百分率 /%		第一年未续用妇女的百分率 /%
	常规使用	坚持和正确使用	
不使用避孕方法	85	85	—
杀精剂	29	18	42
体外射精法	27	4	43
易受孕期知晓法	25	—	51
标准日法		5	
两日法		4	
排卵法		3	
阴道海绵法			
经产妇	32	20	46
未产妇	16	9	57
阴道隔膜	16	6	57
避孕套			
女用（Reality）	21	5	49
男用	15	2	53
复方片和迷你片	8	0.3	68
复方激素贴剂（Evra）	8	0.3	68
复方激素阴道环（Nuva Ring）	6	0.3	68
DMPA（狄波普维拉）	3	0.3	56
复方避孕针（Lunelle）	3	0.05	56
IUD			
Para Gard（T 铜）	0.8	0.6	78
左炔诺孕酮宫内节育系统（LNG-IUS）	0.2	0.2	81
皮下埋植	0.05	0.05	84
女性绝育术	0.5	0.5	100
男性绝育术	0.15	0.1	100

注：每 100 个妇女使用 1 年的妊娠率和第一年未续用率；避孕方法效果的评定标准如下：0～0.9 非常有效；1～9 有效；10～25 中度有效；25～32 效果较差

论已婚与否，对避孕药等方法的不良反应的耐受性低，易造成较高的停用率。因此，要加强咨询指导，使之能正确使用。

2. 新婚期 新婚妇女阴道较紧、弹性差，同时双方心里紧张羞涩，又缺乏性生活经验，因此避孕原则是简便、高效，不影响性生活质量，使用后短期内恢复生育、不影响子代健康，可首选口服短效避孕药及外用药具，待双方适应后改用其他方法。

3. 哺乳期 产后无论哺乳与否，月经是否恢复都要指导避孕。哺乳期不宜口服复方避孕药，

因复方避孕药中的雌激素会影响乳汁分泌，也不宜采用安全期，因产后哺乳，卵巢功能尚在恢复中，基础体温变化无规律，易受孕期特征不出现，难于发现体温上升。可采用单纯孕激素长效避孕针，如狄波 - 普撕拉。产后 6 周可开始注射。产后 42 天、顺产后 3 个月、剖宫产后 6 个月都可放置宫内节育器。

4. 中年以后 40 岁以后的妇女，卵巢功能开始衰退，出现月经失调，但到月经完全停止，生育力消失，还有一个过程，此期间若不采取避孕措施，有可能排卵，会发生意外妊娠，甚至异位妊

娠，应选择不影响内分泌功能的避孕措施，如工具避孕为主，可同时应用避孕膏、避孕栓。对已放置宫内节育器尚未到期，可继续放置，直到围绝经期或闭经半年内取出。

5. 要求永久避孕 可选用长效、高效的皮下埋植剂、宫内节育器，若不再生育可选择绝育术（男、女）。

（二）特殊情况

1. 月经不调 月经过多，可口服短效避孕药或宫内放置含左炔诺孕酮宫内节育系统。

2. 人工流产后、中引术后 均应及时采用避孕措施。若出血不多，子宫收缩好，没有感染征象，可术中同时放置宫内节育器或术后立即口服避孕药。

3. 被强暴后 应采用紧急措施，在 72 小时内口服毓婷、米非司酮等紧急避孕药，若在 5 天之内，无感染征象，可放置含铜宫内节育器。

4. 不良生育史 如患葡萄胎、习惯性流产、严重妊娠高血压综合征、产后出血、剖宫产术后等，应根据病情，采取可靠避孕措施 1～2 年，待身体恢复后再怀孕。

（三）患病期

1. 肺结核 需长期服用抗结核药物，如利福平、异烟肼等。这些药会减弱避孕药的药效，可选外用避孕工具或放置宫内节育器。活动期不宜怀孕。

2. 心脏病 若心功能较差，一般不宜怀孕，可以选择工具避孕。

若已有子女希望终身不怀孕，可选择绝育术（男女均可）。不宜选择避孕药，因药物中所含雌激素会促使体内钠离子和水分排出减少，加重心脏负担，同时使血液黏性增加，引起血液高凝状态，易发生血栓。也不宜放置宫内节育器，有可能引起感染，而可能发生细菌性心内膜炎。

3. 高血脂 不宜选用避孕药，因避孕药对脂代谢有影响，可增加血栓形成的风险。

4. 肝肾疾病 不宜使用避孕药，当肝肾功能不正常时，避孕药会加重肝脏负担，使病情恶化，同时由于凝血酶原减少，凝血功能障碍。

5. 糖尿病 以工具或自然避孕为主。避孕药影响葡萄糖耐量，因此有糖尿病家族史，潜在糖尿病或糖尿病患者不宜使用。

6. 生殖道感染 有感染不宜放置宫内节育器。外用避孕药具（避孕套）既可避孕又有预防感染的双重保护作用。

7. 精神性疾病 发病期不宜生育，若无禁忌证可选择宫内节育器、皮下埋植剂、长效避孕针或绝育术等。患者服用的镇静药如苯妥英钠、卡马西平、巴比妥酸盐、扑米酮等可降低避孕药效果。

8. 过敏体质 对选用避孕方法受到一定限制，可根据自身情况选用自然避孕法或绝育手术。

9. 自身免疫性疾病

（1）抗磷脂抗体阳性者：从理论上讲，存在两种以上危险因素的情况下，血栓形成的可能性更大。与其相关的遗传因素包括凝血因子 V，凝血酶原突变。$G20210A$、$MTHFR$ 基因突变导致的高同型半胱氨酸中毒，蛋白质 C 和 S 以及抗凝血酶 Ⅲ 缺乏。抗磷脂抗体阳性和先天性高凝危险因素同时存在会增加血栓形成的风险。

抗磷脂抗体滴度为中度至重度者避免服用口服避孕药，似乎较合理。正在服用华法林并存在明显相关危险因素的患者是否可服用口服避孕药尚未明确，但不提倡。对于抗磷脂抗体阳性者仅含孕激素的避孕药是较好的选择，不会增加血栓形成的风险。

（2）系统性红斑狼疮（SLE）：对于稳定期 SLE 的特定人群来说，口服避孕药不会显著增加其疾病活动的风险。基于临床研究，对于非活动期或稳定活动期（即抗磷脂抗体检测阴性）的 SLE 患者，激素避孕药是安全的。所有 SLE 患者在使用口服避孕药之前都应对此抗体进行筛查。对于疾病活动期的患者来说，应选择屏障避孕或仅含孕激素的避孕药。对于接受免疫抑制剂治疗的患者来说，宫内节育器并不是绝对禁忌。但究竟哪种类型的免疫抑制剂会增加感染风险尚不得而知。

（3）风湿性关节炎：口服避孕药对严重的或血清反应阳性的风湿性关节炎患者有保护作用。

（4）其他自身免疫性疾病：口服避孕药治疗可能对其他自身免疫性疾病有益，但相关资料较少。静脉内雌激素治疗对于系统性硬化病的雷诺现象有效。对脉管炎和动脉粥样硬化或局部缺血风险增加的患者不宜采用雌激素治疗。

（范光升）

第二节 早孕期避孕失败补救方法

一、概述

每年全球平均有 8 500 万的非意愿妊娠发生，除 13% 发生自然流产和 38% 走向非意愿分娩外，50% 的病例需要通过人工终止妊娠，而其中绝大部分为早期人工流产。随着时代进步和妇女社会地位的提高，时至今日，人工流产能被大多数人接受。世界上大多数妇女可以按照自己的意愿要求接受安全的人工流产服务；一部分妇女处于法律对人工流产有一定限制的环境中，仅在有医疗指征才可以要求人工流产；仍有一部分妇女，由于宗教或法律把人工流产视为非法，因此不能要求人工流产。因此，世界范围内，大量的非意愿妊娠妇女不能得到安全的人工流产服务，由此所造成的妇女死亡仅 2003 年至 2009 年便高达 193 000 例。我国是可以合法进行人工流产的国家，人工流产手术安全且规范，为保护妇女生育能力，保持生殖健康水平提供了切实的保障。近些年来，我国面临的问题是，人工流产低龄化、重复化趋势严重，需要加强人工流产后避孕和产后避孕方面的工作。

避孕失败后，3 个月之内的宫内妊娠可以通过负压吸引术、钳夹术或药物流产来终止，称为人工流产（induced abortion）。如何安全、无痛苦终止意外妊娠、保护妇女的生育能力和避免并发症是近年来关注的焦点。

中止早期妊娠的人工流产手术分为手术流产与药物流产两种。选择何种流产方法，取决于孕周，并需参照受术者的健康状况，医生的经验及医疗设施的情况，以及医院和医生的资质等国家和地方法律法规、医疗卫生管理等要求。

二、手术终止妊娠

手术流产分为负压吸引术与钳刮术。妊娠 10 周之内，可采用负压吸引术（也可称为电吸人工流产术）；当妊娠≥10 周，则采用钳刮术，钳刮术可用于妊娠 3 个月内流产。妊娠早期手术流产成功率 98%～99%，并发症发生率为 0～3%。术前正确了解受术者高危因素、胚胎在宫内着床位置、子宫大小和位置是保证手术顺利进行的必要条件，手术技术的严格培训是保证手术成功、减少并发症的重要因素。

（一）负压吸宫术

负压吸宫术可以在门诊或病房通过局麻或静脉速效麻醉镇痛，是终止≤12 周妊娠的成熟且安全有效的方法。手术方法是用吸管以负压从宫腔里将胚胎组织吸出而终止妊娠。适用于妊娠 10 周以内，自愿要求终止妊娠而无禁忌证或因某种疾病（包括遗传性疾病）不宜继续妊娠者。禁忌证包括各种疾病的急性期、生殖道炎症、术前 24 小时内两次体温≥37.5°C 及因身体状况无法耐受手术者。

1. 术前准备

（1）术前咨询，解除思想顾虑：讲明负压吸宫术可能出现的异常情况，受术者签署知情同意书。

（2）详细询问病史及避孕史，特别注意高危情况：如，年龄≤20 岁或≥50 岁，反复人工流产史，剖宫产后半年，哺乳期，生殖器畸形或并发盆腔肿瘤，子宫极度倾屈，有子宫穿孔史及子宫肌瘤剔除史，带器妊娠及有内外科并发症等。

（3）检查心、肺功能，测量血压、体温，做相应的辅助检查。

（4）做体格检查、妇科检查及尿妊娠试验。做超声检查，确定宫腔内妊娠。取阴道分泌物检查滴虫、念珠菌、清洁度，如有阳性发现，应治愈后再行手术。

（5）检查血常规，如有异常，应作相应处理。

（6）术前排空膀胱。

2. 手术步骤

（1）术者穿手术用衣裤，戴帽子、口罩。常规刷手并穿手术衣及戴手套消毒，整理手术器械。受术者取膀胱截石位。常规冲洗外阴及阴道。

（2）常规铺巾。

（3）复查子宫位置、大小、倾屈度及附件情况，更换无菌手套。

（4）阴道窥器扩开阴道，暴露子宫颈，碘伏消毒宫颈及颈管后，用宫颈钳水平钳夹宫颈前唇或后唇。

（5）探针依子宫方向探测宫腔深度、宫腔形状及子宫位置。

（6）用宫颈扩张器以执笔式逐号轻轻扩张宫

口（扩大程度比所用吸管大半号至 1 号）。如宫颈内口较紧，应避免强行扩张，可加用润滑剂。

（7）吸管及负压的选择：根据孕周及宫颈口大小，选择 5～8 号的吸管，负压一般为 53～66kPa（200～400mmHg）。

（8）吸引过程：

1）将吸管与术前准备好的负压装置连接，试负压。

2）依子宫方向将吸管徐徐送入宫腔，达宫腔底部后退出大约 1cm，寻找胚胎着床处。

3）开放负压 53～66kPa（200～400mmHg），将吸管顺时针或逆时针方向顺序转动，并上下移动，吸到胚囊所在部位时常有振动并感到有组织物流向吸管，同时有子宫收缩感和宫壁粗糙感时，可折叠并捏住皮管，取出吸管（注意不要带负压进出宫颈口）。再将负压降低到 27～40kPa（200～300mmHg），继续用吸管按上述方法在宫腔内吸引 1 或 2 圈后，取出吸管。如组织物卡在子宫口，可用卵圆钳将组织物取出。必要时可用小刮匙轻轻地刮宫底及双角，检查是否已吸干净。测量术后宫腔深度。用纱布拭净阴道，除去宫颈钳，取出阴道窥器。如需放置 IUD，可按常规操作。手术结束前，将吸出物过滤，检查吸出胚胎及绒毛组织是否完全，并分别测量出血及组织物的容量。

3. 术后处置

（1）填写电动负压吸宫手术记录。

（2）受术者在观察室休息 0.5～1 小时，注意阴道出血及一般情况，无异常方可离去。

（3）酌情给予子宫收缩药及抗生素。

（4）告知受术者术后注意事项。

1）术后休息 2 周。

2）2 周内或阴道出血未净前禁止盆浴，但应每日清洗外阴。

3）1 个月内禁止性交。

4）指导避孕方法，并落实避孕措施。

5）如有阴道多量出血、发热、腹痛等异常情况，随时就诊。一般术后 1 个月应随诊 1 次，并填写人工流产随访记录。

4. 注意事项

（1）供人工流产专用的电动吸引器，必须设有安全阀和负压储备装置，不得直接使用一般的电动吸引器，以防发生意外。

（2）如吸引负压较大，吸管将宫壁吸住，应解除负压（打开吸管的通气孔或将吸管与所连接的负压管分离）。也可应用装有减压装置的吸引器。

（3）吸引时先吸受精卵着床部位，可减少出血。

（4）带器妊娠者，应在术前应用超声或 X 线检查节育器情况。人工流产时，如节育器取出困难，应进一步做定位诊断。

（5）子宫倾屈明显、子宫畸形、宫角妊娠等，可在超声监测下手术。

（6）人工流产时，若未吸出绒毛胚囊，应将吸出物送病理检查。动态观察血、尿妊娠试验及超声检查。应警惕异位妊娠、残角子宫妊娠及滋养细胞疾病漏诊。

（7）对高危妊娠孕妇，应在病历上注有高危标记。术前向家属及受术者说明手术难度及可能发生的并发症。将该手术作为重点手术对待，由有经验的医师承担。疑难高危手术应在区（县）以上医院或计划生育服务机构进行。

（二）钳刮术

当妊娠 10～14 周需要终止妊娠时，因胎儿较大难以用吸管清除，需要使用卵圆钳等器械把胎儿从宫腔内直接钳刮出来，称为"钳刮术"。适用于妊娠 10～14 周以内自愿要求终止妊娠或因某种疾病不宜继续妊娠、无手术禁忌证者。禁忌证同负压吸引术。由于孕周增大，为减少宫颈损伤，术前需要做宫颈软化处理；术中先破胎膜，待羊水基本流尽后，钳夹胎儿及胎盘组织；若宫缩欠佳可加用宫缩剂；术后注意预防宫腔积血和感染。钳夹术比负压吸引术困难，出血和子宫损伤的概率增加，近年来随着药物流产的广泛应用，部分钳刮术被药物流产代替。

1. 术前准备

（1）妊娠 10～14 周的钳刮术患者需收入院。

（2）除与吸引术相同外，应做宫颈准备，以便于手术。可采用宫颈插管术：术前 12～24 小时经宫颈插入 16 号无菌导尿管，放入宫腔约 1/2，余部分用呋喃西林消毒纱布包紧置于后穹隆；无药物禁忌证者可采用药物法：术前 2 小时阴道放置米索前列醇 20g 湿片，以促进宫颈口放松，便于手术。但应注意，患者合并前列腺素制剂禁忌的内科合并症时，不用米索前列醇扩张宫颈口。

2. 手术步骤　操作要点与"负压吸引术"基本相同，但还应注意以下几点：

（1）颈管扩张宜够大，根据不同的孕周进行扩张，一般扩张宫颈至少在 8.5 号以上。

（2）应先破水，羊水流尽后才手术。破羊水后应注意患者主诉，警惕羊水栓塞。

（3）胎儿骨骼通过宫颈管时不宜用暴力，钳出时以胎体纵轴为宜，以免损伤宫体和颈管组织。

（4）核对钳夹出的胎块组织，拼接核对胎儿躯干、肢体和头骨是否完整。

（5）术毕，检查宫缩和出血情况，给予宫缩剂。

3. 术后处理　术后应休息 3～4 周，余同吸引术。

可视技术在手术流产中的应用：传统的手术流产通常是盲视下操作，由于不能直视宫腔的情况，全凭医生的手感，受术者可能出现子宫穿孔，人工流产不全，漏吸、空吸等并发症。可视化手术流产可以减少并发症的发生，目前可视化技术主要包括超声引导和宫腔镜。超声监视可间接了解宫内情况，子宫肌层厚度，引导器械在宫腔内操作，且操作方便简单。但由于超声图像通常为二维成像，且不能直视宫腔情况，当积血致宫腔线显示不清时，易误以为组织残留，导致过度搔刮。宫腔镜可以直视宫腔内情况，更直观、准确。对于子宫畸形或合并肌瘤引起宫腔变形的患者可以起到很好的引导作用，避免了盲目的过度搔刮。但宫腔镜也有其局限性，不能了解子宫肌层厚度，在错误的估计下可能出现子宫穿孔。对于极其困难的手术，可以同时在超声及宫腔镜监测下操作，以减少损伤。

三、药物流产

药物流产是人工流产的非手术方法，米非司酮和前列腺素类似物两种药物序贯使用诱导流产，是与手术流产完全不同的经历，代表了流产技术的重要进步。国际药物流产联盟（ICMA）于 2004 年 1 月的约翰内斯堡会议达成共识：促进"药物流产在世界范围内成为安全流产"。

米非司酮（mifepristone）是一种抗孕激素的合成类固醇，与孕酮的化学结构相似，可竞争孕激素受体，其孕酮受体结合能力是孕酮的 3～5 倍，从而阻断孕激素作用而终止妊娠。前列腺素，具有兴奋子宫平滑肌、抑制子宫颈胶原的合成、扩张和软化子宫颈的作用。单独运用米非司酮终止早孕的成功率约为 67%，米非司酮配伍前列腺素终止妊娠，成功率可达 95%～98%。

开展药物流产必须在具备急诊刮宫、输氧、输液、输血条件的医疗单位进行。药物流产失败需行手术性人工流产。

（一）适应证

1. 自末次月经第 1 日始不超过 49 日，超声检查确认为宫内妊娠，且胎囊最大径线≤2.5cm，年龄为 18～40 岁妇女，建议在门诊采用药物终止妊娠。

2. 符合以上条件，但伴有宫颈发育不良、生殖道畸形及严重骨盆畸形，或近期有子宫手术或损伤史，或伴有子宫肌瘤、卵巢肿瘤等并发症者。

3. 自末次月经始>49 天，建议住院实施。以往对于妊娠 10～16 周的妇女，采取钳刮术终止妊娠，危险性较大。目前部分地区（如上海）将米非司酮配伍米索前列醇作为药流常规，但须住院治疗，完全流产率 89%～94%。

（二）禁忌证

1. 使用米非司酮的禁忌证　如肾上腺疾病、与甾体激素有关的肿瘤、糖尿病、肝肾功能异常、妊娠期皮肤瘙痒史、血液系统疾病、血管栓塞等病史。

2. 使用前列腺素类药物禁忌证　如二尖瓣狭窄、高血压、低血压、青光眼、哮喘、胃肠功能紊乱、癫痫、过敏体质、带器妊娠、异位妊娠、贫血、妊娠剧吐等。长期服用抗结核、抗癫痫、抗抑郁、前列腺素生物合成抑制剂、巴比妥类药物、吸烟、嗜酒等。

（三）用药方法

用药前医生应向患者讲解用药方法、疗效及可能的不良反应，由患者自愿选择。进行体检及妇科检查（注意子宫大小与停经日期是否相符），筛查化验是否正常，包括血常规、血型、凝血功能、阴道清洁度、滴虫、真菌、妊娠试验、乙肝表面抗原、肝肾功能。超声检查可明确胎囊大小，进一步排除宫外孕。

1. 门诊　米非司酮总量 150mg，1 次顿服，或分服法，第 1 日晨空腹 50mg，间隔 8～12 小时服 25mg，次日早晚各 1 次，每次 25mg，第 3 日早晨再服 25mg，之后服用米索前列醇 600μg 或阴道用卡孕栓 1mg。

2. 病房 米非司酮总量 200mg，顿服，或分服：早晚各 1 次，2 日。第 3 日晨开始服用米索前列醇 600μg，每 3 小时重复服用，总量 1 800μg；或阴道后穹隆放置卡前列甲酯 1mg，每 2 小时重复放置，总量 5mg，待流产发生。由于米索前列醇阴道给药的生物利用度是口服给药的 3 倍，所以临床上较多阴道用药。

用药后观察：常见副作用为恶心、呕吐、下腹痛和乏力。门诊用药后留观 6 小时并严密随访，如为不全流产，或出血量多者需急诊刮宫；如药物流产失败，建议手术终止妊娠。

2016 年美国 FDA 批准的方案和循证医学的方法是：首日米非司酮 200mg 口服，服用米非司酮 24～48 小时后，将 800μg 米索前列醇经颊黏膜给药。一项随机试验发现 400μg 的剂量具有同等作用。颊黏膜给药是指：患者需将米索前列醇药片置于颊部和下颌牙龈之间持续至少 30 分钟。通常嘱患者在 30 分钟后吞咽残留的药片。

四、人工流产后随访

受术者手术后必须给予随访。至少两周内避免性交、盆浴或使用阴道卫生用品和阴道灌洗。医护人员应与情绪异常紧张的受术者交流，在流产后发生的一切与分娩后一样。随访内容包括盆腔检查、超声检查，以除外生殖器感染、复旧不良、残留等。为了减少重复流产和近期流产，要积极开展人工流产关爱（post abortion care）工作，宣传人工流产危害，传播避孕知识，根据受术者的需求和愿望指导避孕。术后落实避孕措施。

五、人工流产并发症的诊断、处理及预防

（一）人工流产综合反应

1. 发生原因是由于人工流产手术局部刺激过强，引起一系列的迷走神经兴奋的综合征。

2. 主要表现为扩张宫颈或吸宫时患者出现面色苍白、出冷汗、恶心、呕吐、头晕、胸闷，甚至一过性意识丧失、晕厥、抽搐等症状，并伴有血压下降、心动过缓、心律不齐、甚至心脏停搏等。术后几分钟内可以恢复。但迅速起立时，可使症状再次加重。亦有在术后起立时症状才出现。心电

图以单纯窦性心动过缓为最多，也可发现窦性心律不齐、室性早搏等。随着症状的消失，心电图可恢复正常。

3. 预防及处理的方法 消除患者对手术的恐惧心理，术前做好宫颈准备，术中给予适当麻醉，操作轻柔，缓慢扩张宫颈；当心率＜60 次／min，立即平卧，给予吸氧，可肌肉或静脉注射阿托品 0.5～1mg；也可 25% 或 50% 葡萄糖 100ml 静脉推注或滴注；酌情应用血管收缩药如麻黄碱、肾上腺素等，必要时静脉滴注多巴胺。随着无痛人工流产的开展，人工流产综合反应很少发生。

（二）人工流产不全

1. 发生原因是人工流产手术时没有把胚胎及其附属物全部清理干净，残留的妊娠组织坏死、脱落。

2. 表现为人工流产术后两周阴道仍然淋漓出血，可伴有下腹坠痛、腰酸或发热；查体可以发现子宫复旧不良，子宫颈口有时有陈旧组织；术后两周血 β-hCG 下降不满意，超声提示宫内占位，且有血流供应。

3. 处理方法主要为再次清宫，清除残留宫腔组织，预防感染。宫内刮出组织病理检查可以发现绒毛或滋养细胞。

4. 预防措施首先是加强培训，熟练掌握人工流产技术，仔细检查吸刮出胎囊、胚胎及附属物是否完整。对于高危人工流产，例如瘢痕子宫、畸形子宫、多次人工流产史等患者，建议在超声等可视手段监视下手术。

（三）生殖系统感染

1. 发生原因主要是术前生殖道感染没有彻底治愈、术后预防感染措施缺失、术后过早性生活等。人工流产后感染首先表现为急性子宫内膜炎，治疗不及时，病情进一步发展，出现输卵管炎、急性盆腔炎，甚至发生盆腔脓肿，严重者可继发败血症、感染性休克，危及生命。

2. 主要表现为人工流产后腹痛、发热，阴道脓性分泌物。查体可以发现腹部压痛、宫颈举痛、宫体或宫旁组织压痛，有时可扪及附件包块或增厚。血常规检查可发现白细胞及中性粒细胞升高。宫颈分泌物培养有致病菌生长。如果血培养发现致病菌生长则诊断为败血症。

3. 治疗措施 规范的抗感染治疗是最重要

的治疗措施。选择敏感的抗生素,规范使用剂量和使用时间。其他治疗措施包括:

(1)采取半坐卧位以利于宫腔和阴道内感染组织排出,并使炎症局限于盆腔。

(2)加强支持治疗。

(3)根据宫颈分泌物培养、血培养及药敏结果及时选择和调整抗生素种类。在药敏报告出来之前,可经验性应用对革兰氏阳性球菌、革兰氏阴性杆菌及厌氧菌有效的抗生素联合使用。

(4)如果同时合并流产不全,可在感染控制后,及时清除宫内残留组织。

(5)盆腔、腹腔脓肿可在超声引导下穿刺引流。

(6)后穹隆积脓者可行后穹隆切开引流。

(7)合并感染中毒性休克,抗感染同时应进行抗休克治疗。

(8)发生败血症、休克或弥散性血管内凝血时,及时切除感染病灶(子宫)。

(四)子宫穿孔

是手术流产严重的并发症之一,发生原因是宫腔操作时手术器械穿透子宫肌壁引起,与操作不当有关。穿孔多发生在子宫峡部及宫角部。子宫穿孔分单纯性子宫穿孔及复杂性子宫穿孔。后者指子宫损伤面积较大或多处损伤或有肌壁间血肿,或并发腹腔内出血、阔韧带血肿及脏器损伤。

诊断主要根据手术情况:术者在术中所用器械进入宫腔深度超出探针测量深度,出现"无底"的感觉;术中吸出或钳刮出异常组织,如脂肪组织、网膜组织、肠管等异常情况。

临床表现主要是患者出现剧烈腹痛,妇科查体可在子宫穿孔位置发现明显压痛;超声检查可见患侧宫壁上有穿孔迹象或盆腔积液。腹腔镜检查可直视穿孔部位及大小、损伤程度及内出血情况。

处理:只要怀疑子宫穿孔,就应该立即停止手术,检查患者生命体征,开放静脉通道。然后根据患者表现、超声检查结果和操作进行情况进行处理。

1. 保守治疗

(1)尚未吸刮宫腔者,可等待7~10天再手术或药物流产。如宫腔内容物已清除干净,且无内出血征象,可观察的同时应用抗生素、宫缩剂。

(2)对于穿孔小但组织物尚未完全清除时,可由技术熟练的医师避开穿孔位置清除组织物,吸宫前可给予宫缩剂,术后密切观察生命体征、腹痛情况及预防感染。

2. 手术治疗

(1)发生内脏损伤、活动性大出血、生命体征不平稳的情况。

(2)清除妊娠组织后可单纯缝合穿孔的破口,术中需仔细检查有无其他脏器损伤,如有损伤,应同时修补。

(3)对于穿孔较大、多处穿孔或已有感染但无生育要求的患者也可切除子宫。预防措施:

1)全面了解病史、仔细做妇科检查。重视高危流产患者。

2)术前查清子宫大小、质地、位置,对于前屈或后屈的子宫应尽量纠正子宫到中位。术中操作轻柔,所有进入宫腔的器械不能超过子宫预估的深度和探针测量的深度。

3)正确调整和掌握吸管的负压,当负压较大时,吸管可以吸住宫壁,此时应先解除负压,再移动吸管,切勿强力牵拉吸管,以防穿孔。应根据宫腔内容物排除情况而转换负压。

4)术中、术后酌情应用缩宫素,促进宫缩,增加宫壁厚度(钳刮术时,应先破膜,待羊水流出后再应用)。

5)钳刮术前应作宫颈准备。

(五)宫颈管或宫腔粘连

1. 发生原因 多次或近期人工流产,术中搔刮过度或负压过大,吸宫带着负压进出宫颈管。

2. 表现 人工流产后闭经或月经量显著减少,有时伴有周期性下腹疼痛或子宫增大积血,可经子宫碘油造影或宫腔镜证实。

3. 处理 用探针或小号扩张棒慢慢扩张宫颈内口,做扇形钝性分离粘连使经血排出。宫腔粘连严重者,可行宫腔镜下粘连分离。术后可放置IUD,也可加用性激素人工周期疗法2~3个月。

4. 预防措施包括 减少人工流产次数,术后预防感染。术中避免负压过高、吸刮时间过长,或带负压的吸引管反复进出宫颈管。

(六)漏吸

1. 发生原因 人工流产时没有把胚胎组织吸出,妊娠持续者称为漏吸。

2. 临床表现和诊断 人工流产术后仍有早

孕反应，患者无阴道出血或不规则少量阴道出血；妇科检查发现子宫较术前增大，子宫大小和停经月份相符；妊娠试验阳性，超声检查提示宫内妊娠。

3. 处理方法　分析漏吸原因，再次行人工流产手术并预防感染。对于畸形子宫妊娠，应根据畸形情况决定手术方式。如发现残角子宫或宫角妊娠，应行腹腔镜或开腹手术，以避免破裂及内出血等不良后果。

4. 预防措施　术前明确子宫位置及妊娠组织着床位置，吸出物常规检查是否完整。对于畸形子宫或倾屈度过大的子宫，可在超声等可视手段监测下手术，器械实在难以进入宫腔吸出胎囊时，也可以考虑药物流产，待胎囊排出后，必要时辅以清宫。

（七）人工流产术中出血

人工流产术时出血量和孕周大小有关。如负压吸宫术时出血量≥200ml，钳刮术时出血量≥300ml，视为人工流产术时出血。

1. 发病原因　未能尽快清除全部妊娠组织，部分妊娠组织残留，影响子宫收缩造成大出血；特殊部位异位妊娠，如宫颈妊娠和剖宫产瘢痕妊娠，术前未能正确诊断而直接清宫时，可能发生致命的大出血；其他出血原因还有子宫损伤；凝血功能障碍等。

2. 处理方法　明确出血原因，对症处理。

①迅速将宫内妊娠组织清除干净，同时开放静脉通道。②促进宫缩，包括按摩子宫，宫颈注射、肌内注射或静脉注射缩宫素，阴道后穹隆放置卡孕栓。③以上处理无效时，应注意是否有子宫损伤、罕见部位的妊娠及凝血障碍等原因，并对症处理。④出血多者应及时采取补液扩容措施，必要时输血，术后可使用抗生素预防感染。预防措施：术前超声明确胚胎着床位置，排除宫颈妊娠或剖宫产瘢痕妊娠；熟练掌握人工流产术，选择合适的吸管，尽快找到受精卵着床的部位，及时吸出或钳出。当宫腔内容物吸干净时，避免多次反复吸刮。负压一般控制在400～500mmHg。术前仔细询问病史和查体，准备好宫缩剂（如缩宫素、卡孕栓等）。

（八）宫颈裂伤

发生原因：扩张宫颈时动作粗暴，操作不当，使宫颈撕裂。临床表现为患者在扩宫术中感到疼痛剧烈，术者感觉宫颈弹性差，扩宫棒扩张宫颈需要非常用力，但是在用力扩张时，原来难以扩张的宫颈突然变得松弛，同时伴有宫颈出血。处理方法：立即停止手术，检查宫颈损伤情况；如果宫颈轻度撕裂同时出血少，可用纱布填塞压迫，同时尽快完成手术；如为宫颈全层裂伤，需要缝合止血，迅速完成人工流产手术后，再仔细检查损伤情况，修复宫颈。

（九）羊水栓塞

人工流产发生羊水栓塞极为少见，多在妊娠10周以上钳刮时发生，患者突然发生呼吸困难、发绀、休克等现象，其诊断和预防处理同足月妊娠产时羊水栓塞。

（十）药物流产并发症

关于药物流产的并发症，来自2009—2010年233 805例药物流产的数据显示，0.65%的妇女发生了严重的不良事件或结局。药物流产与手术流产的并发症发生率相近，但是并发症的类型和病因不同。药物流产中子宫内膜炎的发生率与在手术流产中的相近；威胁生命的感染罕见，但其在药物流产中的发生率高于手术流产中的发生率，药物流产中使用预防性抗生素存在争议。两者的出血发生率相近，但是出血的原因通常是宫缩乏力或妊娠物残留，而不是手术所致（即通常是器械造成的宫颈撕裂伤或子宫损伤）。

六、手术并发症常见症状鉴别诊断

对计划生育手术后出现的常见症状进行鉴别，将有利于手术并发症的早期诊断和处理。人工流产术中、术后腹痛、出血、停经系人工流产术后常见的症状，现以此为例进行鉴别诊断。

（一）人工流产术中、术后腹痛

人工流产负压吸宫术及钳夹术中、术后腹痛为常见症状之一。临床医师应了解腹痛发生时间、持续时间、疼痛部位、疼痛性质、伴随症状、疼痛能否自然缓解等。必要时需了解手术经过、术中特殊情况及既往病史。腹部触诊检查注意疼痛部位压痛、反跳痛、肌紧张，检查腹部有无包块。腹部叩诊检查注意移动性浊音出现及肝浊音界消失。妇科检查宫颈举痛、子宫压痛、附件包块及压痛。

1. **受术者精神紧张、疼痛耐受性差** 受术者精神紧张及疼痛耐受性差可在手术中感到下腹部剧烈疼痛,停止手术操作,疼痛缓解。无其他阳性体征。

2. **人工流产综合征** 可在术中、术后短期内出现剧烈腹痛,伴面色苍白、头晕、出汗、恶心、呕吐等症,甚至晕厥、抽搐、一过性意识丧失等。停止手术操作,疼痛渐缓解。体检可发现血压下降、心率减缓、心律不齐等。无其他阳性体征。

3. **子宫损伤、脏器损伤** 疼痛发生在术中并持续到术后,疼痛部位在下腹部,疼痛程度依损伤程度及内出血量而异。腹部检查有限局性压痛、反跳痛及肌紧张。内出血量多时可出现血压下降、脉率增速、继发贫血等,腹部叩诊检查有移动性浊音。超声检查可见子宫浆膜层部分缺损,盆腔、腹腔有游离液。合并肠管损伤时,腹部叩诊检查肝浊音界消失,腹部 X 线透视膈下可见游离气体。

4. **宫腔积血** 腹痛发生在术后数小时到数天内,为下腹正中部位疼痛,呈持续性阵发性加重。术后阴道出血量少或无出血。腹部检查下腹宫体部位有压痛外,无其他阳性体征。妇科检查宫颈举痛、宫体压痛,子宫体渐进性增大甚至超过术前检查子宫大小。超声检查宫腔分离、宫腔积液。

5. **感染** 术后 2～3 天起下腹持续性钝痛。阴道分泌物可呈血性、混浊或呈脓性,有异味。伴畏寒、发热。合并盆腔腹膜炎时,下腹部有压痛、反跳痛及肌紧张。妇科检查宫颈举痛、宫体压痛、附件压痛明显,甚至可摸到包块。血常规检查白细胞总数增高伴粒细胞增多。常有生殖道感染病史及术后有性生活史。

6. **不全流产** 术后有持续性阴道出血,阴道有组织物排出时可出现阵发性下腹疼痛,组织物排出后腹痛缓解。妇科检查宫颈外口松弛或堵有组织物,子宫体增大。超声检查宫腔内有不均质强回声。尿妊娠试验呈阳性。

7. **异位妊娠误诊** 异位妊娠误诊为宫内妊娠在人工流产术前、术中、术后任何时间可发生腹痛。为反复性下腹部隐痛后突然出现下腹一侧撕裂样剧痛、拒按。常伴有头晕、心悸、出汗、晕厥、肛门坠痛等。腹部检查有压痛、反跳痛、肌紧张,叩诊检查可有移动性浊音。妇科检查宫颈举痛、附件可及包块及压痛。尿妊娠试验阳性。超声检查附件有包块,盆、腹腔有游离液。

8. **合并卵巢囊肿蒂扭转** 既往或术前检查有附件包块。人工流产术后一侧下腹痛、持续性阵发性加重。妇科检查附件可及包块、压痛明显。超声检查附件有包块。

9. **合并子宫肌瘤红色变** 既往或术前检查有子宫肌瘤。人工流产术后 3～4 天起下腹正中持续性疼痛,可伴低热。妇科检查子宫增大、质硬、不平、局部压痛明显。超声检查子宫增大、肌壁有旋涡状结节。

10. **宫颈、宫腔粘连** 人工流产术后有闭经伴周期性下腹痛。疼痛发作周期与月经周期相符、持续数天后自然缓解。妇科检查宫颈举痛、子宫体压痛。超声检查宫腔分离、宫腔积液。尿妊娠试验阴性。

11. **合并内外科急腹症** 任何内外科急腹症均可发生在人工流产术后。应注意相关病史、临床症状与体征。必要时请内、外科会诊。贻误诊治将带来不良后果。

(二)人工流产术中、术后出血

人工流产负压吸宫术、钳夹术术中、术后出血为常见症状之一。临床医师应了解出血量、出血颜色、出血发生时间、持续时间、伴随症状。术后妊娠反应是否持续、术后有无组织物排出、术后有无采取长效避孕措施等。必要时需了解手术经过、术中特殊情况及既往病史。出血量多时需观察全身一般情况、测血压、脉搏、血常规。

1. **术中出血**

(1)子宫收缩不良:受术者常有高危因素,如合并子宫肌瘤、多次流产史、产后、剖宫产后或哺乳期等。使用缩宫剂有效。

(2)流产不全:术中未能迅速、完全将胚囊、胚胎吸出或夹出,常可引起术中出血。术者迅速将残留组织物清除即可止血。

(3)子宫体损伤、宫颈裂伤:为持续性出血、色鲜红。子宫损伤常伴有腹痛,可有上述子宫损伤的症状与体征。宫颈损伤多数可见损伤出血点,缝合后即可止血。

(4)宫颈妊娠或剖宫产瘢痕妊娠:常在探针或宫颈扩张器经宫颈管进入宫腔即发生出血,为持续性多量出血，有时呈喷射状。妇科检查宫颈或子宫下段膨大而软，而宫体相对小而硬，子宫常呈典型的葫芦状或桶状。超声提示宫颈或子宫下段膨大，有不均匀回声，而宫腔内没有妊娠囊。

（5）其他病理妊娠稽留流产、葡萄胎等病理妊娠在人工流产术中均可发生大出血。稽留流产还可并发凝血机制障碍。

2. 术后出血

（1）人工流产不全：术后持续性阴道出血或多量出血，阴道常伴有组织物排出。妇科检查宫颈外口松弛，有血块或组织物堵住。尿妊娠试验阳性。超声检查提示宫腔内有不均质强回声。

（2）异位妊娠误诊：人工流产术中未吸出绒毛、胚囊组织或吸出破碎组织物而肉眼难以辨别。特点为术后阴道有持续性少量出血，血 hCG 下降缓慢、持续不降或持续上升。有上述异位妊娠典型症状与体征。尿妊娠试验阳性。超声检查宫腔内无妊娠囊，附件有包块，盆、腹腔有游离液。

（3）感染：人工流产术后阴道有持续性少量出血，合并流产不全时可有多量出血。分泌物呈浑浊，有异味。伴发热及腹痛。有上节所述感染的典型症状与体征。血常规检查白细胞总数增高伴粒细胞增多。

（4）凝血机制障碍（DIC）：既往有血液病史或继发于羊水栓塞、严重感染后或大量失血后。特点为持续性多量或少量出血，流出的血不凝。化验检查血小板减少、纤维蛋白原减少、凝血酶原时间延长、3P 实验呈阳性等。

（5）术后采取长效避孕措施：人工流产术后同时放置宫内节育器、皮下埋植剂或肌注长效避孕针均可引起术后出血。除外上述并发症后可考虑为长效避孕措施引起。

（6）滋养细胞疾病误诊人工流产术中未吸出绒毛、胚囊组织。术后持续性阴道出血。尿妊娠试验阳性、血 hCG 值极高或增速快。超声提示子宫肌壁有不均质回声。常有肺、脑转移（异位妊娠及滋养细胞疾病不是人工流产并发症，属误诊为宫内妊娠而作人工流产手术）。

（三）人工流产术后停经

人工流产负压吸宫术、钳夹术后继发停经也是常见症状之一。临床医师应了解术后妊娠试验是否持续阳性、停经天数、术后首次性生活时间、是否采用避孕措施、有无周期性腹痛。既往病史及月经史、手术经过。妇科检查注意宫颈举痛、子宫体压痛、附件压痛及包块。检验尿妊娠试验，必要时查血 hCG，做超声检查。

1. 人工流产漏吸
人工流产术后停经、妊娠反应持续。术中未吸出绒毛、胚囊、胚胎组织或吸出组织物少而肉眼识别不清。妇科检查子宫增大与术前末次月经后停经天数大致相符。尿妊娠试验阳性。超声检查提示胚囊、胚胎大小与人工流产术前末次月经后停经天数相符。

2. 人工流产后再次妊娠
人工流产术后 1 月内有性生活。术后继发闭经并再次出现妊娠反应。妇科检查子宫增大与人工流产术后停经天数相符。尿妊娠试验阳性。超声检查提示胚囊、胚胎大小与人工流产术后闭经天数相符。

3. 月经失调
人工流产术后有约 15% 妇女排卵延迟而出现停经。妇科检查子宫正常大小。尿妊娠试验阴性。孕酮、人工周期治疗有效。

4. 宫颈、宫腔粘连
人工流产术后继发闭经伴周期性下腹痛。腹痛发作周期与月经周期相符、腹痛持续时间与经期天数相符。有时伴肛门坠痛。妇科检查宫颈举痛、子宫正常大小或稍大伴有压痛、附件可及包块有压痛。尿妊娠试验阴性。超声检查提示宫腔分离、宫腔积液或无异常发现。孕酮、人工周期治疗无效。探针探查宫腔，有暗红色血液流出。有时需与异位妊娠鉴别。

5. 子宫内膜过薄
可继发于人工流产术后，由于子宫内膜基底层损伤所致。内分泌检查卵巢功能正常。孕酮、人工周期治疗无效。宫腔镜检查可协助诊断。

七、早期剖宫产瘢痕妊娠

早期剖宫产瘢痕妊娠即剖宫产切口部妊娠（cesarean scar pregnancy，CSP）是一种受精卵着床于前次剖宫产瘢痕的非典型异位妊娠，定义限时为妊娠早期（≤12 周）。其发生率随目前剖宫产率增加而增加。CSP 在总妊娠群体中的发生率约为 1/3 000，在剖宫产分娩患者中发生率 1/2 500～1/1 800。CSP 诊治不当可能发生大出血、子宫破裂等并发症。CSP 的发病机制可能是孕囊着床于纤维化而未完全愈合的子宫下段瘢痕部位的微小裂隙和缺损处，剖宫产瘢痕愈合不良可增加 CSP 的发生风险。其发病的危险因素包括子宫腺肌病、体外受精、既往诊断性刮宫及人工剥离胎盘等根据胚胎着床在瘢痕处的范围、深度及胚胎生长方式,CSP 分为两型:Ⅰ型是虽然胚胎部分种植在前次剖宫产切口的瘢痕处,但整体朝向宫腔生长,有继续妊娠的可能,但常常至中、晚期发生前置胎盘合并侵入性胎盘,可在妊娠中晚期发生子宫自发破裂或产后大出血等严重并发症。Ⅱ型是胚胎完全种植在瘢痕缺损处并朝膀胱方向生长,孕早期即可发生大出血甚至子宫破裂,危害极大。当发生 CSP 流产后(如药物流产后或负压吸引术后)子宫瘢痕处妊娠物残留并出血时,子宫下段没有明显的胎囊,仅表现为混合包块。

(一)诊断要点

1. 病史和临床表现

(1)病史:有剖宫产史。

(2)症状与体征:部分患者在孕早期有阴道淋漓出血,部分患者行人工流产时发生危及生命的大出血。

(3)体征:早期 CSP 患者缺乏特异性体征。个别患者妇科检查时可发现子宫下段膨大。随着妊娠月份的增大可有子宫下段瘢痕局部压痛。一旦发生子宫破裂,可出现腹部压痛、反跳痛、移动性浊音阳性等表现。

2. 辅助检查

(1)超声是诊断 CSP 敏感而可靠的方法,其显像的特点为:子宫腔与颈管内未见妊娠囊;子宫下段前壁瘢痕处见妊娠囊或不均质团块;瘢痕处肌层变薄甚至连续性中断;彩色多普勒血流成像(CDFI)显示妊娠囊或不均质团块周围可见高速低阻血流信号,阻力指数(RI)一般 <0.4~0.5。CDFI 与超声显像配合有助于明确诊断并指导治疗。

(2)MRI 检查:不作为首选检查项目,仅用于疑难病例的进一步确诊及治疗。增强 MRI 能够显示妊娠囊及其周边组织的详细特征,能够对瘢痕内植入程度及膀胱受累程度更好地进行评估。

(3)β-hCG:可以判断 CSP 严重程度和选择治疗方案;评估治疗效果;与滋养细胞疾病鉴别。

3. 组织病理学检查　病理可发现剖宫产瘢痕处肌纤维组织内有滋养细胞及绒毛结构。

(二)鉴别诊断

1. 宫颈妊娠　临床上也可表现为不规则阴道出血,易和 CSP 相混淆。超声可鉴别诊断孕囊位置。超声显示孕囊位于宫颈内口下方的宫颈管内,颈管增粗,但子宫峡部肌层结构正常。随着孕周的增加,鉴别诊断难度增加。

2. 不全流产　临床表现有腹痛和阴道出血,且超声可能显示孕囊已至宫腔下部而易与 CSP 混淆。超声彩色多普勒血流检查在孕囊周围没有丰富的血流且子宫峡部肌层结构正常有助于鉴别诊断。不全流产时血 β-hCG 下降明显。

3. 滋养细胞疾病　常与葡萄胎或绒癌混淆。葡萄胎子宫明显增大,无峡部扩张膨大,峡部肌层连续,结构正常。超声检查葡萄胎显示宫腔内多呈蜂窝状或落雪状。绒癌较易远隔转移,血清 β-hCG 水平异常增高。

(三)治疗

CSP 的治疗原则,即早期诊断、早期治疗,减少并发症,避免期待治疗及盲目刮宫。目的是终止妊娠,清除病灶,保留生育功能,降低孕产妇的病死率。所以应从患者孕囊的生长方式、瘢痕处肌层厚度、患者经济条件、生育要求以及医院诊疗经验技术条件等方面综合考虑,制订个体化方案治疗。目前主要由以下几种治疗方法:

1. 氨甲喋呤(MTX)治疗　可用于血清 β-hCG≤20 000IU/L,包块直径≤3cm 的患者。用药方式可以采用全身和局部用药。

(1)全身用药:按体表面积,单次 MTX 50mg/m^2 肌注,1 周后 β-hCG 下降不满意可以追加使用。

(2)局部用药:以 16~20 号穿刺针行胎囊内注射 MTX,剂量为 5~50mg 不等。MTX 治疗疗程长,并且治疗期间随时有大出血可能,必须在有条件进一步处理的医院进行。定期随访血 β-hCG 和超声,监测孕囊大小和其周围彩色血流,以了解治疗效果。如血 β-hCG 下降不满意,高速低阻血流信号持续存在,提示治疗反应差,需调整用药方案或改用双侧子宫动脉栓塞后清宫、开腹或腹腔镜下子宫病灶清除等手术方法。

2. 双侧子宫动脉栓塞后清宫　CSP 患者在行人工流产时会发生不可控制的大出血,可行双侧子宫动脉栓塞抢救患者生命。2003 年刘欣燕等报道采用双侧子宫动脉栓塞抢救 4 例 CSP 人工流产术中大出血。目前对一些有大出血倾向的 CSP 患者可在清宫术前 24~48 小时预防性的使用子宫动脉栓塞术后，再行负压流产术，不但术中出血减少，还降低了手术的难度和风险。

3. 子宫瘢痕处病灶清除术　可采用阴式、开腹或腹腔镜局部病灶切除术。切开子宫下段，清除妊娠组织，重新缝合，治疗效果好。

（四）随访

CSP 患者建议每周监测血清 β-hCG 水平，每 1~2 周复查超声，直至血清 β-hCG 正常并且包块消失。

（五）预防

1. CSP 发病与局部瘢痕处的愈合不良有一定的关系，所以降低剖宫产率、提高剖宫产缝合技术可起到减少 CSP 的发病。

2. 加强剖宫产后妇女的避孕宣传，建议采取可靠的避孕措施以减低意外妊娠率，通过减低 CSP 高危人群意外妊娠来减少 CSP 发病。

3. 具有 CSP 的风险意识，掌握诊断 CSP 的基本要点；选择恰当的治疗方案；尽早诊断、尽早终止妊娠，避免严重并发症。

4. CSP 治疗结束后，指导患者立即落实合适的避孕措施。

5. CSP 患者大出血抢救措施。

首先观察生命体征，开放静脉输液通道，补充血容量，积极抢救失血性休克：

（1）给予子宫收缩剂和止血药物：部分患者有效。

（2）局部压迫止血：可在宫腔内放置 Foley 尿管压迫或宫纱填塞止血，紧急情况下，可以用 4 把卵圆钳分别钳夹宫颈的 12 点、3 点、6 点和 9 点，旋转 90°，起到暂时阻断子宫下段血流的目的，为后续治疗争取时间。

（3）选择性双侧子宫动脉栓塞止血：在积极抢救休克的同时，迅速行盆腔血管造影及超选择性双侧子宫动脉栓塞术，止血效果满意。

（4）没有子宫动脉栓塞设备的单位可急诊行开腹病灶切除术。在无生育要求或非常紧急的情况下，为保全生命需要迅速行全子宫切除术。

（刘欣燕）

第三节　中孕期避孕失败补救方法

中期妊娠终止即中孕引产术是指妊娠 13~27 周末，因非计划妊娠、产前诊断中发现胎儿有遗传性疾病或有先天性畸形、孕妇合并某些内外科疾患不宜继续妊娠或因其他原因坚决要求终止妊娠而需采用人工的方法使胎儿娩出者。尤其是两孩政策放开后，高龄孕妇人数增多，因医学原因引产数量有所增加，而且近年来，由于剖宫产率较高，剖宫产后瘢痕子宫女性中期妊娠引产数量也在增加，临床工作中，更应该警惕剖宫产后下段肌层可能变薄增加子宫破裂的风险。据统计妊娠中期引产占全世界所有人工流产的 10%~15%，但其并发症却占流产相关并发症的三分之二，对妊娠妇女造成了极大的身心损害。

一、引产方法的选择

中孕时子宫发生了相应的变化，其特点为：①子宫肌层最厚，肌壁充血，变得水肿、柔软；②子宫下段尚在形成过程中，较短；③子宫颈组织中细胞外基质的含量丰富，较致密，不易在催产素作用下软化、成熟、退缩；④体内催产素酶比较多，外源性催产素进入体内很快被灭活；⑤胎盘形成并分泌大量孕酮，使子宫肌处于稳定状态，不容易诱发宫缩因此引产不易成功。尤其是剖宫产再次妊娠的妇女的中期引产，剖宫产术造成的子宫前壁下段的瘢痕是子宫的薄弱之处。剖宫产术后瘢痕子宫妇女再次妊娠引产过程中子宫破裂的发生率为 0.28%~4.8%，因此，对于剖宫产术后瘢痕子宫的中期妊娠引产，提高引产成功率；避免子宫破裂、软产道损伤及引产术中或术后大出血等并发症是临床急需解决的问题。

临床观察证明，在分娩启动过程中，子宫颈成熟起重要作用，引产能否成功与子宫颈成熟密切相关，只有当子宫颈达到一定程度的成熟、软化，再配合宫缩发动，才能使宫口有效扩张，最终完成引产过程；在引产过程中，胎儿及其附属物的排出则与足月分娩的过程相似。

针对中孕时子宫发生的变化，减少中孕引产并发症的发生率，人们逐渐提出了相应的引产方法。20 世纪前半叶，引产仅有手术的方法，如剖宫取胎术和扩宫、刮宫术；到了 20 世纪中叶，随着人们认识和技术的提高，逐渐引进了高张盐水、尿素、乳酸依沙吖啶等，这些药物注入子宫后刺激子宫收缩从而致胎儿和胎盘排出；1971 年前列腺素类药物的应用，提高了中孕引产的有效性，并显著降低了并发症的发生率，被许多国家推广使用；至 20 世纪 80 年代早期，抗孕激素类药物米非司酮被广泛用于临床，为中孕引产提供了更为可靠有效的方法。目前中期妊娠引产的方法多种多样，常用的有：药物引产（如乳酸依沙吖啶、米非司酮、米索前列醇等）钳刮术、水囊引产、剖宫取胎术等。

1. 药物引产

（1）乳酸依沙吖啶（利凡诺）：系一种外用的强力杀菌药物，20 世纪 50 年代开始将其注入宫腔内行中期引产术。20 世纪 70 年代开始用于羊膜腔内注入引产，经过药理和毒理试验将用药剂量控制在 100mg 以内取得满意和安全的引产效果。乳酸依沙吖啶毒性小，体内蓄积时间短，不易引起感染及过敏反应，而且引产成功率高，是目前比较安全的一种方法。缺点为蜕膜残留率较高，清宫，且引产对象受到一定限制，对孕 3～4 个月子宫较小、羊水较少及心、肝、肾疾病患者不宜使用，可分为乳酸依沙吖啶羊膜腔内引产和羊膜腔外引产。

1）乳酸依沙吖啶羊膜腔内引产术：是将乳酸依沙吖啶直接注入羊膜腔内，主要机制是，机械作用；乳酸依沙吖啶对子宫肌的兴奋作用；引产中的 PG 作用；乳酸依沙吖啶引起胎盘激素的变化。总之，乳酸依沙吖啶引产的作用机制是复杂的，可能与多种因素有关，其中蜕膜变性坏死，释放 PG_3 可能起主要作用，其他为辅助因素。妊娠月份越大，敏感性越明显。成功率高（高达 98% 左右），平均流产时间为 24～48 小时，感染率低，优于水囊引产和羊膜腔外注射药物引产，是目前中晚期妊娠引产的一种常用方法。

①适应证：妊娠 14～27 周，因计划生育、患某种疾病或胎儿畸形需终止妊娠者。

②禁忌证

A. 绝对禁忌证：a. 活动性的肝、肾、肺疾患及肝肾功能不全。b. 各种疾病的急性期。c. 血液系统疾病。d. 有急性生殖道感染或穿刺部位皮肤感染。e. 术前 24 小时内两次体温在 37.5℃ 以上。f. 乳酸依沙吖啶过敏试验阳性。

B. 相对禁忌证：a. 中央性前置胎盘状态，根据妊娠月份的大小，临床表征，超声波影像学检查等综合评估，在具有介入治疗（子宫动脉栓塞）设备和人员，以及抢救条件的医疗机构可作为相对禁忌证。b. 子宫瘢痕、宫颈有陈旧裂伤、子宫发育不良。

③术前准备及操作：必须住院引产，并询问病史，及在院外有无经腹注药史，体格检查和妇科检查。辅助检查，血、尿常规及血型，肝肾功能，凝血功能，乙型肝炎病毒表面抗原，丙型肝炎病毒抗体，梅毒及 HIV 抗体，阴道分泌物等。心电图，胸部 X 线均正常后，行超声检查确定孕周，胎囊位置或胎盘附着部位，尤其是有剖宫产史的妊娠，需了解瘢痕愈合情况，胎盘与瘢痕的关系，除外侵入性胎盘。孕妇应由丈夫或亲属陪同，未婚者须有法律证明身份的证件，并由法律监护人陪同，主管医师向受术者家属或监护人交代引产过程及可能发生引产失败、出血、感染、不全流产、羊水栓塞、DIC 甚至危及生命等并发症，履行手术同意签字。

术前应行乳酸依沙吖啶滴鼻法试敏：0.5% 乳酸依沙吖啶滴入右鼻孔 3 滴，观察 15～20 分钟；如果 15～20 分钟后出现明显头痛、鼻塞伴有分泌物者为阳性。有条件的做穿刺点定位；如有剖宫产史，应了解胎盘与瘢痕的关系及瘢痕的愈合情况。

④手术操作步骤：手术操作应在手术室或分娩室进行；在术者穿手术用衣裤、鞋子、戴口罩，常规刷手，带无菌手套后，受术者排空膀胱，取平卧位，碘酒、乙醇消毒腹部皮肤，铺消毒孔巾。穿刺部位于宫底下三横指（或脐下三横指）下腹中线两侧有羊水波动处，如触诊可确定胎位，则在胎儿肢体一侧进针，用 7 号或 9 号带芯的穿刺针快速垂直刺入皮肤，进入腹腔，达羊膜腔后拔出针芯，可见澄清羊水缓慢溢出，若拔出针芯见血液溢出，可能误刺入胎盘，应放回针芯拔出穿刺针另换穿刺部位，但不得超过 2 次，将装有乳酸依沙吖啶溶液 50～100mg（乳酸依沙吖啶用量最多不得超过 100mg）的注射器与穿刺针相接，再次抽吸羊水证实针仍在羊膜腔内，则将药液缓慢

注入羊膜腔，注毕再回抽羊水冲洗针管内药液，插入针芯后快速拔针，纱布压迫穿刺部位，以减少子宫肌层及腹壁针孔溢血，两次穿刺须间隔72小时以上；两次引产均失败者，应采用其他方法终止妊娠。乳酸依沙吖啶用量为100mg（10ml），体重在45kg以下或年龄小于18岁者剂量酌减为50～80mg；或根据孕周及患者具体情况（如剖宫产史）等酌情减量。

⑤用药后观察：用药后24小时内卧床休息，偶有轻微恶心，体温上升（37.5～38℃），根据宫颈情况和宫缩情况酌情在专人严密观察下加用催产素，流产后24小时体温未恢复正常者，应考虑感染可能，凡体温达39℃或白细胞计数超过20 000/mm³时给抗生素，用药后至流产前严密观察并记录受术者体温、脉搏、血压、宫缩及阴道出血情况。

⑥流产时处理：规律宫缩后，注意产程进展，进产房观察，如妊娠月份较大要注意保护会阴，胎儿娩出后及时注射宫缩药，胎盘娩出后，应检查是否完整，如缺损或有活动性出血需清宫，胎儿娩出30分钟胎盘仍未排出，应人工干预取出，警惕宫颈裂伤。

2）乳酸依沙吖啶羊膜腔外引产术：由于羊水较少，或经腹壁穿刺羊膜腔内失败者，可改用羊膜腔外引产，剂量50～100mg。适应证、术前准备、术中注意要点及术后处理同水囊引产术。

手术操作：①孕妇取膀胱截石位，常规消毒外阴和阴道，铺无菌孔巾。②扩张阴道，暴露宫颈，再次消毒阴道、宫颈及宫颈管，宫颈钳夹住子宫前唇，略向外轻轻牵拉。③用长钳将18号导尿管送入子宫侧壁（宫壁与胎囊之间），送入导尿管全长的2/3左右，如有出血，改换方向。④将配制好的药液从导尿管缓慢注入宫腔内，并用粗丝线将尿管末端结扎，无菌纱布包裹尿管盘屈在阴道穹隆部，防止脱出，卧床半小时后可下地活动。

（2）天花粉引产术：天花粉是20世纪60年代从我国发掘出来的一种引产药物，属于一种大分子的植物蛋白，具有较强的抗原性。其引产机制是专一性破坏胎盘滋养细胞，阻断胎盘的血液循环，致胎儿死亡，同时胎盘受损后产生内源性前列腺素，引起子宫收缩。

尽管此药于20世纪80年代后期已通过卫生部的新药鉴定，但是由于天花粉结晶蛋白的抗原性强，可发生如过敏性休克、脑水肿等严重的过敏反应，重复用药者危险更大，宫缩过强时增加了先兆子宫破裂/子宫破裂的风险性，近年来临床已很少应用。

（3）米非司酮配伍前列醇类药物：1971年前列腺素类药物首先被发现可用于治疗消化性溃疡，至今仍然是预防和治疗非甾体抗炎药所致胃和十二指肠黏膜损伤的最有效的药物。随后发现在早孕、中孕流产及晚孕引产方面，可以增加流产率，减少并发症，被许多国家推广使用。米非司酮在20世纪80年代研制成功，米非司酮最开始仅用于终止早孕，后用于在中孕引产促进宫颈成熟。大量临床研究证明其可提高中孕引产成功率，缩短总产程时间，减少产时产后出血量；WHO认为针对妊娠12～24周妊娠采用米非司酮联合一种前列腺素（PG）类似物进行药物引产是一种更为安全、有效的方法，并已充分证实先应用米非司酮，24～48小时后给予PG可以增加中期妊娠引产的成功率，缩短诱发宫缩至流产的间隔时间，并减少所需PG的总量。其中最主要的是米非司酮配伍米索前列醇，《临床诊疗指南与技术操作规范：计划生育分册（2017修订版）》已经把米非司酮配伍米索前列醇终止8～16周妊娠列入其中。米非司酮配伍米索前列醇引产用于孕16周以内的中期妊娠引产安全有效，成功率可达95%以上。

1）主要机制：米非司酮在提高子宫肌纤维对前列腺素的敏感性的同时有明显的软化子宫颈的作用，使子宫对雌激素敏感性增加引起子宫收缩及宫颈扩张。米索前列醇是前列腺素E1的衍生物，口服后转化为活性的米索前列醇具有宫颈软化、增强子宫张力及宫内压作用，与米非司酮产生协同作用。在动物中也观察到有溶解黄体作用。

2）禁忌证（同早孕药物流产）：禁忌证包括，对任何药物的过敏反应史；遗传性卟啉症；慢性肾上腺功能衰竭；凝血功能障碍。如果妇女出现下列情况，需要慎用，正在使用皮质类固醇治疗；严重贫血、青光眼、哮喘等；已存在心脏病或心血管危险因素。

3）用药方法：米非司酮配伍米索前列醇引产需要3天。第1天米非司酮200mg顿服，第2天不用药；也可以米非司酮100mg，每天1次，连服

2 天,总量 200mg;或者米非司酮 50mg,每天 2 次,连用 2 天,总量 200mg。在第 3 天上午口服米索前列醇 400μg,如无宫缩,可间隔 3 小时重复给予米索前列醇 200μg,给药总的次数不超过 4 次。国米索前列醇的药物说明书中的给药途径只有口服,但经研究表明经阴道、直肠或舌下给药也可以。

4)注意事项:在第四次米索前列醇用药后 24 小时内未排出妊娠物者,可以改用其他方法。用药后胎盘胎儿未娩出,阴道流血量 >100ml,胎儿排出后出血大于 100ml 或有活动性出血,胎儿排出 1 小时胎盘未排出,胎盘排出后阴道流血量 >100ml,或胎盘有明显缺损时,要及时处理,必要时钳刮或者负压吸引术。妊娠周数大者,应常规检查宫颈及阴道后穹隆有无裂伤,胎儿、胎盘排出 24 小时后无阴道活动性出血一般不需清宫,但对随诊有困难者应放宽清宫指征。

药物引产后随访同早孕药物流产。

2. 水囊引产术 是中期妊娠引产中常用的方法,主要是将无菌水囊置于子宫壁和胎膜之间,囊内注入一定量的液体,通过增加宫腔内压力和机械性刺激扩张宫颈管,诱发子宫收缩,从而导致胎膜剥离,促使胎儿及胎盘排出的方法。主要作用机制为机械刺激作用,引起内源性前列腺素的合成和释放,作用于平滑肌引起宫缩,且水囊作用于宫颈内口,可机械性压迫使其扩张。水囊引产的主要优点是无药物副作用,可适用于有肝肾疾病患者的引产。

水囊按注水量可分为以下几种:大水囊 350ml,中水囊 200~250ml,小水囊 100~150ml,每一孕月注入 100ml,总量不超过 500ml。

(1)适应证:水囊主要适用于妊娠 14~27 周要求终止妊娠者;因某种疾患如心脏病(心衰除外)、肝肾疾病、血液病、高血压等不宜继续妊娠者。产前诊断胎儿畸形者,引产成功率达 90% 左右。

(2)禁忌证

1)严重高血压、心脏病及其他疾病急性期。

2)有剖宫产史或子宫壁有瘢痕者。

3)生殖器官急性炎症或全身其他部位有感染者可先暂缓引产,经治疗好转后进行。

4)前置胎盘状态者。

5)妊娠期间反复有阴道出血及不能除外胎盘位置异常。

6)24 小时内 2 次(间隔 4 小时)体温在 37.5℃以上者。

(3)水囊制作:大号避孕套 2 只套叠,排空双层避孕套之间的空气后,套于 14~18 号尿管前端,用粗丝线在距头端 5cm 和 8cm 处各结扎一次,然后将避孕套内的气体排尽,高压消毒备用,注意扎得松紧恰当,过紧可使导管腔阻塞,过松液体易外漏。低位小水囊的不同之处是粗丝线只需要在距尿管头端 5cm 处结扎一次。

(4)手术步骤

1)术前准备:应做宫颈管分泌物细菌培养及药物敏感试验,术前阴道擦洗 3 天,余同其他中期引产术前。

2)孕妇排空膀胱,取膀胱截石位,外阴、阴道常规消毒,铺无菌孔巾。

3)暴露宫颈,拭净阴道内黏液,再次消毒阴道、宫颈及宫颈管。

4)将无菌润滑剂涂于备好的水囊顶端,用宫颈钳牵拉宫颈前唇,用长钳夹住水囊沿宫颈管缓慢送入子宫腔,直到水囊完全放入胎囊和宫壁之间。水囊结扎处必须放置宫颈内科口以上。如果遇到阻力或一侧出血,需从另一侧进入。用注射器缓慢注入无菌生理盐水(生理盐水内可滴入几滴亚甲蓝再注入囊内做标识)。中期引产的注入量,常规以孕月 ×100ml 计算,如妊娠 4 个月注入 400ml,5 个月注入 500ml,但注入量也需要根据孕妇的主诉增减,最多不超过 500ml。注水结束后,导尿管末端折叠,用丝线扎紧,纱布包裹后置入阴道后穹隆。

5)术毕,测量子宫底高度,观察有无胎盘早剥及内出血征象。

(5)注意事项

1)术时严格执行无菌操作,水囊切勿碰阴道壁以及尽量避免反复操作,必要时加用抗生素。

2)术中、术后定期观察产妇的体温,血压及宫缩。术后体温超过 38℃,应取出水囊,加用抗生素。

3)术后卧床休息,标记宫底高度,观察子宫高度变化,多在 24 小时内流产,一般放置 24 小时取出水囊(先将水囊液体放出)。如宫缩过强、出血较多或有感染征象及胎盘早剥时,应提前取出水囊,并设法终止妊娠,清除宫腔内容物,应用抗生素预防感染。

水囊取出后，根据子宫收缩情况加用缩宫素静滴，但必须密切观察全身及局部反应（同产科引产）24 小时无效需取出。无感染征象可休息 72 小时后，改用其他方法结束妊娠余同羊膜腔穿刺引产。

（6）观察宫缩需注意

1）宫缩由强变弱时，可能是水囊已脱至阴道。

2）水囊脱落至阴道宫口已开大 2～3cm，及时取出，行人工破膜，必要时加用催产素促产。

3）宫缩过强，但宫颈管不能同步扩张时，应立即取出水囊，为了防子宫破裂，必要时给予宫缩抑制剂。

4）分娩结束，应常规检查阴道、宫颈穹隆，如有撕裂予以缝合。有胎盘、胎膜残留时应行清宫术。

（7）新进展：文献报道米非司酮配合冰镇水囊引产可增强效果，主要利用米非司酮的药物作用和水囊的机械作用，加上低温冷刺激使子宫肌血管收缩，引起子宫一过性缺血缺氧，诱发内源性前列腺素分泌，以此加强效果，具体有待临床大样本观察。

现今产科临床上常用的水囊引产器具，大多仍是用硅胶导尿管、避孕套和丝线临时制作而成，在制作过程中不能做到严格无菌，很容易导致术后感染等并发症，并且使用起来费时费力，比较不便。因此，今后加强无菌操作，及术前阴道及子宫颈准备工作，以减少感染。如何推动新型水囊引产器具在临床上的应用是我们应该关注的问题。

3. 钳刮术　人工流产钳刮术是指终止 10～14 周妊娠的手术，可能因某种原因未能在早孕期终止妊娠，或因某种疾病终止妊娠时采用的一种方法。因妊娠周数相对较大，子宫肌层软，因此术中损伤子宫及周围脏器的风险较高，目前有被米非司酮配伍米索前列醇的药物引产术替代的趋势。

（1）适应证：妊娠 10～14 周以内自愿要求终止妊娠且无禁忌证者，孕妇因某些疾病（包括遗传性疾病）不宜继续妊娠者，其他流产方法失败者。

（2）禁忌证：各种疾病的急性阶段，生殖器炎症未经治疗，全身健康状况不良不能耐受手术，

术前 2 次（间隔 4 小时）测量体温，均为 37.5℃以上者，暂缓手术。

（3）术前准备：

1）需收入院手术。

2）有剖宫产史的孕妇一定要注意着床位置和剖宫产瘢痕的关系。

3）告知风险，了解及重视高危因素，签署知情同意书。

4）宫颈准备：①机械扩张法应用本法扩张宫颈，术前阴道擦洗上药 2～3 天。术前 16～24 小时可用 16～18 号专用无菌导尿管 1 根，放入宫腔内，留下部分用无菌纱布卷住，置于阴道后穹隆处。渗透性扩张棒能够吸收水分并缓慢扩张，放置于子宫颈管后不仅可以使其逐步扩张，还可以促进子宫颈局部内源性前列腺素的合成和释放，使子宫颈软化，进一步促进子宫颈扩张。如海藻棒或某些高分子合成的宫颈扩张棒。②无药物禁忌证者可采用药物法准备宫颈（任选 1 种），常用的促子宫颈成熟的药物有米非司酮、米索前列醇、地诺前列酮和卡前列甲酯。术前 2 小时口服或阴道后穹隆放置米索前列醇 200～400μg，或术前 1～2 小时阴道后穹隆放置卡前列甲酯栓 0.5～1mg。

（4）手术步骤

1）消毒及探宫腔部分同早孕人工流产负压吸引术。

2）用 8 号吸管或卵圆钳进入宫腔，破羊膜，流尽羊水。

3）取胎盘：①用卵圆钳沿子宫前壁或后壁逐渐滑入达宫底。②到达宫底后，退出 1cm，在前壁、后壁或侧壁寻找胎盘附着部位。③夹住部分胎盘（幅度宜小），左右轻轻摇动，使胎盘逐渐剥离，以便能完整地或大块地钳出胎盘。

4）取胎体时，保持胎儿纵位为宜，避免胎儿骨骼伤及宫壁。如妊娠月份较大，也可先取胎体后取胎盘。

5）钳出胎头后才能使用宫缩剂。

6）保留取出的胎块，手术结束时核对胎儿是否完整。

7）用中号刮匙或 6～7 号吸管清理宫腔内残留组织，测量术后宫腔深度。

8）观察宫腔有无活动出血和子宫收缩情况。

9）用纱布拭净阴道，除去宫颈钳，再看宫颈有无活动性出血，取出阴道窥器。

（5）注意事项

1）凡进入宫腔的任何器械严禁触碰阴道壁，以防感染。

2）胎儿骨骼通过子宫颈管时不宜用暴力，钳出时以胎体纵轴为宜，以免损伤宫体和颈管组织。

3）术毕，检查宫缩和出血情况，出血较多时给予宫缩剂。

4）操作中要先破膜，在羊水流尽后再用缩宫素，警惕羊水栓塞。

新进展——宫颈扩张棒：钳刮术中利用各种宫颈扩张方法预先使宫颈管缓慢扩张、软化、成熟是关键，其中宫颈扩张的方法包括机械性扩张法和药物扩张法。药物的方法在国内较为常用，如阴道内放置控释地诺前列酮栓等，其效果及安全性已得到肯定。而机械性扩张法对宫颈的扩张、成熟也是有效的，包括吸湿性扩张器、渗透性扩张器、带有 30～80ml 气囊的 Foley 导管（14～26F）和双球囊扩张器等。以往机械扩张宫颈时采用硬质扩张器强行扩张宫颈，往往容易导致宫颈损伤，并造成子宫穿孔等医源性并发症，现在的扩张方法如渗透性扩张器属于亲水性宫颈扩张器，放置入宫颈管后，靠其吸收宫颈分泌物中的水分而膨胀，在膨胀的同时可逐渐、柔和缓慢地扩张宫颈管，促宫颈成熟；同时通过机械性扩张宫颈后可刺激胎膜产生并分泌白细胞介素1（IL-1），IL-1 能促进宫颈管成纤维细胞中胶原酶合成及刺激其产生和分泌弹性蛋白酶，两者均对宫颈成熟有重要作用，许多专家认为使用渗透性扩张器比用硬质扩张器强行扩张宫颈所产生的并发症要少得多；而且其在宫颈硬度、扩张程度、手术时间和术中出血等方面优于药物扩张法。

除此之外，双球囊扩张器也逐渐在我国应用起来，如 cook 球囊等。研究表明，双球囊（如 cook 球囊等）引产效果优于单球囊（如 Foley 尿管等），且双球囊与单球囊相比具有以下优点：双向球囊压迫宫颈，促进宫颈局部内源性前列腺素合成与释放，使宫颈软化效果更好；无须体外压力牵引，降低了宫颈裂伤发生率；放入孕妇体内后，孕妇可以自由活动，并且更为舒适。但双球囊引起子宫收缩作用较弱，取出球囊后常需行人工破

膜和点滴催产素来促进子宫收缩，在此过程中又增加了人工破膜带来的羊水栓塞及感染的风险，因此，是否在临床上广泛使用仍需更多临床数据的支持。

4. 剖宫取胎术 20 世纪前半叶传统的终止中期妊娠的方法是剖宫取胎术。1882 年 Sanger 首先创立了子宫底纵切口剖宫产术（即古典式剖宫产术），为剖宫产术的发展及改进奠定了基础；后来随着各种麻醉药物及不同麻醉方式的改进和抗生素的应用，使剖宫产术得到广泛应用，剖宫取胎术也随之演化而来。剖宫取胎术在临床上已应用多年，技术比较成熟，操作相对定型；且剖宫取胎术，手术时间短，对其他引产方法均失败、先兆子宫破裂或少数不适宜应用其他引产方法者（特别是严重心脏病患者等）剖宫取胎的同时进行绝育，其优点多于其他方法，但是剖宫取胎术毕竟是一个经腹手术，中孕时剖宫产切口所在的子宫下段还没有很好形成，手术创伤大，术中出血较多、有并发感染的风险，且对患者而言创伤较大，术后恢复较慢。因此，对于剖宫取胎术，应严格掌握适应证，考虑远期后果，充分综合评估后才用。

（1）适应证：妊娠 14～27 周孕妇，其他引产方法失败，急需在短时间内终止妊娠者，不适合使用其他引产方法者；已有子女，妊娠中期引产同事要求结扎输卵管，且无其他引产方法可以考虑者；妊娠曾反复发生阴道出血，确诊前置胎盘状态（中央型）者，特别是考虑存在凶险性前置胎盘；胎盘早剥，伴有较多活动性出血或已形成胎盘面血肿，而短期内无法终止妊娠者；子宫壁有较大的瘢痕（如有剖宫产或子宫壁间较大或巨大肌瘤摘除术史），并距手术时间小于 6 个月者。

（2）禁忌证：各种疾病的急性阶段；手术部位皮肤有感染灶者；身体虚弱不能耐受手术者，如心力衰竭等；严重的神经官能症；24 小时内 2 次（间隔 4 小时）测体温，均为 37.5 度以上者。

（3）其术前准备、麻醉方法、术后处理及手术操作基本同常规产科手术，步骤如下：

1）仰卧位，取下腹左旁正中纵切口或者取耻骨上方 2～3cm 的下腹横切口，一般 6～8cm，逐层切开腹壁，用盐水大纱布垫保护肠管及子宫切口。

2）探查子宫有无右旋，选择子宫下段行横

切口：横行切开膀胱反折腹膜，下推膀胱，切开宫壁，再向两侧撕开，长 4～6cm。

3）刺破胎膜，吸净羊水，然后多以臀牵引法娩出胎儿。向子宫壁注入催产素 10U 促使子宫收缩，依次娩出胎盘、胎膜。

4）清理宫腔。

5）胎盘娩出后：扩张子宫颈管用 8 号宫颈扩张棒自宫腔向下探入子宫颈管以利恶露排出。

6）连续缝合子宫切口肌层，注意不要穿透内膜，再褥式连续缝合包埋，再缝合膀胱反折腹膜。

7）探查：主要观察双侧卵巢及输卵管是否有异常，并观察有无其他部位受损；对于术前要求结扎者，行双侧输卵管绝育术，逐层关腹。

注意事项：①注意保护腹壁切口，术中随时吸净宫腔溢出的羊水、血及组织碎块，防止羊水和蜕膜等流入腹腔，以免发生子宫内膜异位症。②对子宫切口，缝合细致。③凡与宫腔接触过的纱布一律不再使用。④剖宫取胎术的禁忌证同产科手术和麻醉禁忌。

二、引产并发症及处理

1. 出血 各种引产方法流产时出血量≥300ml，诊断为引产出血。

（1）可能的原因

1）胎盘早剥：行羊膜腔穿刺术时，穿刺针反复刺入后引起胎盘后出血，形成胎盘后血肿，导致胎盘早剥。水囊引产在行宫腔内操作时可损伤胎盘，导致胎盘剥离出血。

2）胎盘低置，前置胎盘：超声检查可有提示。

3）胎盘剥离后滞留：胎盘娩出前多量出血，常因子宫收缩乏力和胎盘粘连等导致。

4）胎盘、胎膜剥离不全，残留：胎儿娩出后，胎盘未排出，导致胎盘滞留或胎膜残留，从而影响子宫收缩而发生出血。

5）软产道损伤：宫颈裂伤，阴道穹隆裂伤较为常见。

6）子宫收缩乏力：多为在胎儿及其附属物娩出后出血增多。

7）孕妇本身有血液系统疾病，或死胎、稽留流产导致凝血功能障碍。

8）特殊部位的妊娠，如宫颈妊娠，宫角部妊娠，剖宫产瘢痕妊娠等。

（2）处理：

1）子宫收缩乏力引起的出血，以加强子宫收缩为主。可按摩子宫，同时加用缩宫素。

2）胎盘滞留：胎盘剥离后未排出者应及时牵出或钳夹排出；粘连者行人工剥离；侵入性胎盘时，必要时行子宫切除。

3）软产道损伤：应缝合止血。

4）胎盘早剥：穿刺所致的隐性出血，量不多时，可继续严密观察；量较多，短时间内不能结束分娩者，应行剖宫产术终止妊娠。水囊引产引起的出血，应立即将水囊取出，如出血不多，严密观察，并采用其他方法，尽快使胎儿娩出；如出血多，且不能在短时间内分娩者可行剖宫产术。如在引产的产程过程中出现胎盘早剥，处理要根据宫口扩张情况而定，宫口扩张不足 2cm，不能行阴道钳刮者要行剖宫产术；如宫口开大 2cm 以上，可在麻醉下行碎胎法取出胎儿，术前做好开腹准备，必要时剖宫取胎。

2. 不全流产 绝大多数中期引产方法，均不能将胎盘胎膜一次性完整排出，产后胎盘胎膜残留率较高，各种中期引产方法的胎盘胎膜残留率不同，水囊引产 8%～20%；乳酸依沙吖啶羊膜腔内注射引产高达 66.7%。

（1）发生原因

1）中孕胎盘结构特点易致排出不全。

2）引产药物不能使绒毛与蜕膜组织完全变性坏死，而使蜕膜排出不全。

3）曾有宫腔操作，使子宫内膜损伤，再次妊娠时发生胎盘粘连或侵入。

（2）临床表现及处理：胎儿排出后，胎盘迟迟不排出，可伴或不伴阴道流血；胎盘排出后，持续阴道流血，检查胎盘胎膜有缺损；部分患者超声提示宫腔内有残留即可诊断不全流产。

娩出胎盘后，应仔细检查有无胎盘胎膜缺损。阴道出血量不多，检查缺损的仅为胎膜组织，且缺损不足 1/3，可给予宫缩药物促进其排出；持续流血 1 周以上时，应超声检查，有宫内残留者应清宫；阴道出血多，有胎盘残留，应产后及时清宫。

3. 子宫损伤 子宫损伤是中期妊娠引产严重并发症。可危及生命。孕中期子宫肌壁水肿、充血、柔软，易于损伤。中期妊娠胎儿骨骼发育，特别是胎头脊柱、四肢增大变硬，通过未扩张或扩张不全的宫颈困难，引产过程中由于子宫收缩过强，子宫发育不良或瘢痕子宫，可发生子宫破裂或宫颈阴道段及穹隆裂伤，胎儿可自破口进入腹腔或经后穹隆排出，钳刮术中胎儿骨组织通过未充分扩张的宫颈管，也可导致宫颈损伤。

（1）子宫破裂的临床表现

1）孕妇烦躁不安、腹痛剧烈、呼吸急促、脉搏增快。

2）引产中子宫收缩过强、过频和时间过长，呈痉挛性腹痛，宫体有压痛，常为先兆子宫破裂征象。剧烈腹痛之后，阵发性宫缩消失，继而血压下降伴有四肢湿冷，出现全腹压痛、反跳痛等内出血所致腹膜刺激征，常伴失血性休克。

3）腹部或妇科检查子宫缩小，而子宫外可清楚扪及胎体，或触及不明来源的包块。无尿或导尿时有血尿。

4）休克程度与阴道出血量不相符。有时并发羊水栓塞和弥散性血管内凝血。

治疗：

1）可疑先兆子宫破裂，应立即抑制宫缩，超声检查有助于确诊。

2）确诊子宫破裂，立即开放静脉、配血备血，剖腹探查，根据子宫损伤程度决定行子宫破口修补或子宫切除术。宫颈穹隆损伤及时经阴道或开腹修补。

3）补充血容量，必要时输血治疗。

4）给予抗生素预防感染。

5）并发羊水栓塞或 DIC 应积极抢救。

（2）宫颈、阴道穹隆裂伤的临床表现

1）宫缩过强、宫颈扩张缓慢，两者不同步；胎儿由阴道娩出，继之宫缩消失，腹痛减轻。

2）胎儿娩出后阴道出血量多或持续阴道出血，检查可见宫颈口闭合，宫颈穹隆部破裂。

3）钳夹术扩宫困难，或钳夹大块胎体通过宫颈口遇到有阻力后，突然感宫颈口松弛，阻力消失，可见活动性出血。

4）检查宫颈时发现宫颈裂伤、阴道穹隆有裂口。

治疗：

1）发现宫颈及阴道穹隆部裂伤，应立即缝合。

2）疑有盆腔血肿，应剖腹探查。

3）给予抗生素预防感染。

根据上述临床表现，较容易诊断出子宫损伤。不全子宫破裂诊断有时较为困难，必要时做超声检查。为预防子宫损伤的发生，应严格掌握各种引产方法的禁忌证，同时严密观察子宫收缩、孕妇自觉症状及子宫形态。宫缩过强应给予强镇静镇痛类药物，如哌替啶等。

4. 感染　中期妊娠胎盘结构类似一个大的动静脉瘘，一旦感染，细菌可不经过毛细血管过滤而直接进入体循环，向全身播散，形成严重的败血症和中毒性休克。在水囊引产中较常见，发生率为 2%～9%，发生原因有以下几点：术前有性交史或急性生殖器炎症，或慢性生殖道炎症急性发作期、术时消毒不严、水囊放置时间过长、引产时间过久及连续多次放置水囊等。是中期妊娠引产严重并发症之一，也是孕妇死亡的主要原因之一。

各种引产方法均可导致或继发感染。中期引产继发感染以子宫内膜炎最为多见。急性盆腔结缔组织炎、急性盆腔腹腔炎及弥漫性腹膜炎、血栓性静脉炎等也可发生，严重者可发生败血症及脓毒血症。

5. 羊水栓塞　各种中期引产方法及钳刮术均可能发生，发生率为 1%～6.68%。是中期妊娠引产严重并发症之一，发病急。发病原因尚不清楚，但常与以下 3 种因素有关：胎膜早破、过强宫缩、宫壁或宫颈有血管破裂。研究表明孕周越小，死亡率越低。羊水进入血管的可能途径有：①自穿刺针孔处溢出进入；②自损伤子宫处的血管；③自剖宫取胎的切口；④宫缩过强时，宫内压力过高，自胎盘边缘血窦破裂进入；⑤破膜时，宫缩过强引起。

中期妊娠引产并发羊水栓塞的发病率高于晚期妊娠，但由于中期妊娠引产并发羊水栓塞时进入血液循环的羊水量少，且有形成分也少，所以病情常不如足月妊娠凶险，有时仅表现为一过性临床表现，诊治及时转归良好，可挽救生命，但中期妊娠引产并发羊水栓塞的临床表现常不典型，易于误诊，处置不及时也可危及生命。

其临床表现为：在破膜后突然出现寒战、呛喉、烦躁不安等前驱症状，继而出现呼吸困难、紫癜、心率快而弱、血压下降、休克并迅速呼吸循环衰竭，随后出现凝血功能障碍，然后出现少尿、无尿，最终导致肾功能衰竭。该并发症多发生在产程中，属产科急重症，具体抢救处理见"羊水栓塞"。

6. 弥散性血管内凝血

（1）病因：弥散性血管内凝血（disseminated inravascular coagulation，DIC）是由多种因素引起的凝血机制失调的病理过程。可由多种疾病引起，如严重感染、恶性肿瘤、损伤、烧伤、手术、中孕引产等，其中中孕引产导致 DIC 主要是由于引产时羊水内促凝物质通过子宫内胎膜或血管破损处进入母体血液循环，直接激活外源性凝血系统；同时羊水中含有的纤溶激活酶使纤维蛋白原下降后亦可激活纤溶系统，导致血管内产生大量的微血栓，消耗大量的凝血因子及纤维蛋白原，由于大量凝血物质的消耗和纤溶系统的激活，患者血液系统由高凝状态迅速变为纤溶亢进状态，血液不凝固，造成出血及血液不凝，引起出血、血管内溶血、休克等，最终导致脏器功能障碍等一系列临床表现。

（2）临床表现：临床症状在早期因病因和病情的严重程度不同而有差异，但 DIC 一旦形成，将随着病情的恶化出现出血倾向、少尿、无尿、休克以及受累器官的功能障碍；严重者可在数分钟至数小时内死亡。

（3）诊断：中孕引产过程中，凡突然出现出血倾向、少尿、无尿、休克等症状，尤以出现子宫流出的血不凝为主，则应立即考虑是 DIC。

（4）治疗：

1）去除产生 DIC 的病因及诱因：是防治 DIC 的根本措施。

2）阻断血管内凝血过程即抗凝治疗。

3）恢复正常血小板与血浆凝血因子水平。

4）抗纤溶治疗。

5）溶栓治疗。

6）对症及支持治疗。

抗凝治疗是阻断 DIC 病理过程最重要的措施之一，DIC 高凝阶段应用肝素治疗；按每次每千克体重 1mg 计算，首次剂量 50mg 左右，加生理盐水 100ml，60 分钟内滴完，4～6 小时可重复用药 1 次，50mg 加入 250ml 葡萄糖中缓慢滴注。在 DIC 纤溶亢进期可给予补充凝血因子、输新鲜血或血浆、纤维蛋白原。抗纤溶药物如 6- 氨基己酸 4～6g、氨甲苯酸 0.1～0.3g、氨甲环酸 0.5～1.0g 加入液体中静脉滴注。防止大量出血。

三、现状及思索

1. 目前羊膜腔内引产术中最常用的还是乳酸依沙吖啶，虽然这种方法简便易行，但由于乳酸依沙吖啶引起内源性前列腺素上升诱导宫缩所需的时间较长，且易引起不协调性宫缩和强直性宫缩，加上中期妊娠宫颈尚未成熟，质地不软，宫颈扩张的潜伏期长，持续强烈的宫缩作用于未成熟的宫颈，可导致宫缩乏力、产程延长，从而引起胎盘残留、产时产后出血量增多，甚至因持续强烈宫缩，使胎儿及附属物经未充分扩张的宫颈强行排出，造成宫颈撕裂，也可能因宫颈口未开，而子宫收缩强烈导致子宫下段破裂而危及生命，因此，如何加快宫颈软化成熟，使产程缩短，疼痛减少，是一种既实际又迫切的课题，目前临床上联合应用米非司酮、水囊等都是一种新的尝试。除此之外还应该注意到，尽管临床实践中有许多数据保证乳酸依沙吖啶对人的安全性，但世界卫生组织的毒理学审议小组基于其对动物的显著急性毒性作用，否决了 WHO 资助的关于乳酸依沙吖啶的临床试验，但对乳酸依沙吖啶引产后妇女随访多年发现，其不仅对月经和生育力无明显的影响，而且对以后妊娠的胚胎也无致畸作用，因此，乳酸依沙吖啶在国内仍在应用，但其安全性仍有待研究。

2. 近年来，随着人们生活水平的提高，人们对治疗的无创性要求越来越高，为了简化治疗并避免严重并发症的发生，人们一直期望能开发出主要以口服或阴道给药或肌注给药等的活性药物为主的流产方法，但进入孕中期后子宫就会牢牢守着胎胎，而药物引产使子宫从事于其生理功能（护胚）相反的工作，因此，孕中期的子宫流产需要更多的药物刺激，但药物剂量的加大也带来了许多副作用，因此如何提高药物流产更高的应用价值也是我们现在应当关注的问题。

目前，药物引产更受大多数引产患者的欢迎，但口服药物之后出现的腹部疼痛现象，部分患者不能耐受，所以未来的研究应当聚焦于对引产时疼痛的处理方式进行改进，药物流产时胎儿及胎盘娩出的较为完整，有利于评价胎儿畸形病例中的胎儿和胎盘，这将有助于在未来的研究中开发更好的解决复杂妊娠的方法。还有尚需进一步减少胎儿排出后进行不必要的负压吸宫术，以及制订胎盘娩出方案的指南。

3. 目前 WHO 推荐的中孕引产较为安全、有效的方法是米非司酮联合米索前列醇；但现在也已出现了药物与其他方式的联合应用，如米非司酮联合水囊引产，米非司酮联合乳酸依沙吖啶，米非司酮、米索前列醇联合水囊引产，针对前置胎盘状态的介入治疗更是为中期妊娠引产拓宽了途径，例如术前用明胶海绵颗粒选择性阻断子宫动脉血流然后行乳酸依沙吖啶羊膜腔注射，中央前置胎盘则不必行剖宫产术，既达到了微创，又减少了产时、产后的出血，还促进了生育力的保护；此外乳酸依沙吖啶羊膜腔内注射操作时辅以氯化钾胎儿心内注射使胎儿死亡，中断胎盘血流，也可减少前置胎盘出血等。研究已发现中孕引产几种方法联合应用，具有成功率高、产程时间短，并发症少、胎盘胎膜残留少，降低清宫率，减轻患者痛苦，是安全、省时、有效的引产方法，值得临床推广使用。但中孕引产几种联合方法无明确指南，临床应用时要慎重、个性化处理。

4. 由于各种社会因素，使得近年来剖宫产率越来越高，瘢痕子宫中期妊娠引产的病例也在增多，尤其在中国剖宫产率达 WHO 推荐上限的 3 倍以上，中期妊娠，宫颈管不成熟，引产困难大，而瘢痕子宫给中孕引产带来了更大的困难。现已有研究表明小剂量的米索前列醇用于终止瘢痕子宫的中期妊娠是安全和有效的，但仍需探究更加安全有效的方法。

（王晓晔）

参 考 文 献

[1] 曹泽毅. 中华妇产科学. 2 版. 北京：人民卫生出版社，2007.

[2] 中华医学会计划生育分会. 剖宫产术后瘢痕子宫孕妇中期妊娠引产的专家共识. 中华妇产科杂志，2019，54（6）：381-386.

[3] 乐杰. 妇产科学. 6 版. 北京：人民卫生出版社，2005.

[4] 宋琳，林晟荣. 中期妊娠引产方法的研究进展. 医学综述，2012，18（11）：1967-1970.

[5] Salim R，Zafran N，Nachum Z，et al. Single-balloon compared with double-balloon catheters for induction of labor：a randomized controlled trial. Obstet Gynecol，2011，118（1）：79-86.

[6] 侯淑萍，程利南. 中期妊娠引产的有效性和安全性. 国际生殖健康 / 计划生育杂志，2011，30（6）：448-452.

[7] 沈玉姣. 几种中孕引产方式的比较. 临床探讨，2012，50（1）：148-149.

[8] 李微. 米非司酮配伍米索前列醇与利凡诺联合应用于中孕引产. 临床合理用药杂志，2011，49（6）：98-99.

[9] 赵爱梅. 己烯雌酚联合利凡诺用于中期妊娠引产的观察. 医药论坛杂志，2010，14（1）：154-155.

[10] 王晨虹. 米非司酮在引产中的应用. 中国实用妇科与产科杂志，2002，10（5）：967-968.

[11] 吴愉，程利南. 药物终止 16～25 周妊娠的临床研究.

中国计划生育杂志，2001，9（6）：348-352.

[12] 汪丽，李力，俞丽丽，等. 妊娠妇女凝血功能变化的临床研究. 重庆医学，2007，36（13）：1292-1293.

[13] 苟文丽，朱秋玲. 引产与催产的并发症及其防治. 中国实用妇科与产科杂志，2002，18（5）：260-263.

[14] Lumbiganon P，Laopaiboon M，Gülmezoglu M，et al. Method of delivery and pregnancy outcomes in Asia：the WHO global survey on maternal and perinatal health 2007-2008. Lancet，2010，375（9713）：490-499.

[15] Naguib H，Morsi M，Borg F，et al. Vaginal misoprostol for second-trimester pregnancy termination after one previous cesarean delivery. Int J Gynaecol Obstet，2010，108（1）：48-51.

[16] Sedgh G，Singh S，Hussain R. Intended and unintended pregnancies worldwide in 2012 and recent trends. Stud Fam Plann，2014，45（3）：301-314.

[17] Cameron S，Glasier A，Lohr PA，et al. Induced abortion. Hum Reprod，2017，32（6）：1160-1169.

[18] Ngo TD，Park MH，Free C. Safety and effectiveness of termination services performed by doctors versus midlevel providers：a systematic review and analysis. Int J Womens Health，2013，5：9-17.

[19] Greene MF，Drazen JM. A New Label for Mifepristone.

N Engl J Med, 2016, 374 (23): 2281-2282.

[20] Chong E, Tsereteli T, Nguyen NN, et al. A randomized controlled trial of different buccal misoprostol doses in mifepristone medical abortion. Contraception, 2012, 86 (3): 251-256.

[21] Cleland K, Creinin MD, Nucatola D, et al. Significant adverse events and outcomes after medical abortion. Obstet Gynecol, 2013, 121 (1): 166-171.

[22] Kapp N, Whyte P, Tang J, et al. A review of evidence for safe abortion care. Contraception, 2013, 88 (3): 350-363.

[23] Kanat-Pektas M, Bodur S, Dundar O, et al. Systematic review: What is the best first-line approach for cesarean section ectopic pregnancy. Taiwan J Obstet Gynecol, 2016, 55 (2): 263-269.

[24] Huang Q, Zhang M, Zhai RY. The use of contrast-enhanced magnetic resonance imaging to diagnose cesarean scar pregnancies. Int J Gynaecol Obstet, 2014, 127 (2): 144-146.

[25] Peng P, Gui T, Liu XY, et al. Comparative efficacy and safe of local and systemic methotrexate injection in cesarean scar pregnancy. Ther Clin Risk Manag, 2015, 11: 137-142.

[26] 世界卫生组织生殖健康与研究部. 避孕方法选用的医学标准. 第 3 版. 国家计划生育委员会科学技术研究所, 译. 北京: 中国人口出版社, 2006.

[27] 赵炳礼. 计划生育 / 生殖健康培训教程. 北京: 中国人口出版社, 2003.

[28] 王淑珍. 妇产科理论与实践. 2 版. 上海: 上海科学技术出版社, 1991.

[29] 陆小兰. 计划生育理论与实践. 广州: 广东科技出版社, 1988.

[30] 翁梨驹, 吴尚纯. 口服避孕药的发展历史和应用现状. 实用妇产科杂志, 2001, 17 (6): 315-317.

[31] 乌毓明. 口服避孕药与心血管疾病. 应用妇产科杂志, 2001, 17 (6): 316-317.

[32] 杨丹. 第三代口服避孕药的药代动力学和对代谢的影响. 实用妇产科杂志, 2001, 17 (6): 324-325.

[33] 李坚, 范光升, 徐苓. 复方口服避孕药临床认知问题解读. 中华妇产科杂志, 2015, 50 (1): 18.

[34] Fan G, Kang S, Ren M, et al. A single-am phase III study exploring the efficaly and safety of LNG-IUS 8, a low-dose levonorgestrel in trauterine Contraceptive system (total content 13.5mg) in an Asia-Pacific populative. Contraception, 2017, 95 (4): 371-377.

第四十二章　不孕症与辅助生殖技术新进展

第一节　女性生育力评估新进展

女性生育力下降原因有许多，与妇女社会地位的改变，使婚姻延迟和生育延迟；不恰当避孕方法的广泛、采用人工流产的失控、生活方式的改变、工作压力的不断增加及生态环境及经济条件的恶化密切相关。女性生育力适时评估越来越受到关注，对于人口积极发展也有至关重要的作用。本节就针对女性生育力评估相关现状和进展予以阐述。

一、影响生育力的相关因素

（一）年龄

不孕的发生率随年龄增长而明显上升，这在女性表现尤为显著，同时，年龄与自然流产率的发生率也呈正相关。在年龄 20 岁时自然生殖率每周期为 15%～20%，即一对夫妇未避孕 1 个月的成功妊娠率，这是自然状态下最高的生殖率，被视为"金标准"。因此不孕症被定义为 1 年（12 个月）未避孕未孕。研究数据显示妇女的生育高峰期在 20～24 岁，直到年龄 30～32 岁仍然相当稳定，此后开始逐渐降低，40 岁以后这种降低逐渐加速。生育率在 25～29 岁时降低 4%～8%，30～34 岁时降低 15%～19%，35～39 岁降低 26%～46%，40～45 岁降低 95%。女性生育力随着年龄的增加而下降的原因不仅是卵巢储备功能的下降，卵子的耗竭，更主要是卵子质量的下降。有研究证明，在 IVF 治疗中，尽管 40 岁以上 PCOS 患者获卵率显著高于同龄组输卵管因素患者，但两者的临床妊娠率和活产率相近，这充分说明卵子质量对生育力有重要影响。随着年龄的增加，卵母细胞的纺锤体及细胞器可能老化，在减数分裂中容易导致染色体不分离或异常分离，使胚胎生存率下降，不孕发生率增高。

（二）时间

不孕症人群中其实有一部分人可能并无器质性疾病，只是受孕力低下，试孕时间较长，但在某个时间随时可能自然妊娠。据统计，在夫妻双方性生活正常且不避孕的情况下，1 年内有 86% 左右的夫妇怀孕，2 年内有 95% 左右，但随着不孕年限的延长，受孕力就会逐月低下。在不避孕的第 1 年内，受孕力可达 15%～20%，而到不孕年限达 6 年时，每个月的受孕力只有 2%。

（三）心理因素

神经系统和内分泌系统密切联系并相互作用。下丘脑是情绪反应的主要中枢，并与内脏神经活动相关，下丘脑 - 垂体 - 肾上腺（HPA）轴在自稳过程中发挥中心作用，应激使下丘脑释放促肾上腺皮质激素释放激素，导致垂体促肾上腺皮质激素分泌增加，从而促使肾上腺皮质分泌大量的皮质醇，导致相应靶器官功能活动的变化。不孕症患者是一类特殊群体，患者由于各种原因无法正常妊娠而承受着来自社会、家庭的各种因素引起的心理压力，长期心理压力不仅严重影响不育患者的生活质量和身体健康，也影响患者的生育能力及治疗效果。因此不孕症患者需要得到家人的支持和理解及良好的社会支持，这样才能增加不孕症患者治疗的成功率。社会支持是衡量一个人的社会价值和社会地位的重要参数。社会支持好者，在社会上得到人们的尊重和认同，他们的自我感觉良好，而差者往往因不孕更易受到他人的歧视和负性评价，心理压力增加，情绪低下。如果长期得不到缓解纠正，不能控制自身感受和情感，将会导致恶性循环。因此为不孕症患者提供心理咨询和适当的治疗，来促进不孕症的治疗是必要的。

（四）其他

体重对生育有重要影响，体重过低会造成下

丘脑 - 垂体 - 卵巢轴功能紊乱，以致引发不排卵及不孕症，如神经性厌食、运动量过大等。如果体重过重也会造成体内雄性激素增加，导致多囊性卵巢症，造成不排卵及不孕症。因此，保持正常的体重，对于女性的生理周期、生殖能力都显得十分重要。

二、卵巢功能评估

（一）评估内容

女性生育力评估的内容主要包括卵巢储备功能的评估，此外还包括子宫、输卵管和全身性疾病的评估。目前临床上常用的卵巢储备功能评估的指标包括：①年龄；②生化指标，基础性激素及细胞因子水平测定；③影像学指标，超声检查卵巢大小、基础窦卵泡数目和卵巢间基质血流等；④卵巢刺激试验。前三项为卵巢的被动性检查方法（静态评估），卵巢刺激试验为诱发性检测方法（动态评估）。

（二）评估指标解读

1. 年龄　年龄是评估女性生育力最常用、最直接、最关键的指标。高龄女性生育力随年龄增长而下降。女性生育力从 35 岁开始明显减退，37 岁后减退更为迅速。35 岁以上女性生育力低下的发生率可达 30%～50%。但是单纯年龄因素并不能完全反应卵巢功能的真实状态，例如在多囊卵巢综合征和卵巢早衰患者。因此，需要借助其他指标准确评估卵巢储备功能。

2. 生化指标

（1）基础 FSH（bFSH）水平：指月经第 2～3 天的血清 FSH 水平，bFSH 随年龄的增长而升高。不同实验室之间 bFSH 的参考值范围略有差异，通常认为 bFSH 水平≤10IU/L，提示卵巢储备功能正常；连续两个周期 bFSH 水平 >10～15IU/L，预示卵巢功能不良；bFSH 值连续两个周期 >20IU/L 提示卵巢功能衰竭隐匿期；bFSH 值连续两个周期 >40IU/L，提示卵巢功能衰竭。bFSH 检测简单易行，但是单用 bFSH 不能预测卵巢反应性及妊娠结局，应结合其他指标评估。有研究发现 bFSH 升高的患者 IVF 周期取消率显著增加，获卵率、临床妊娠率及活产率均明显降低，对 bFSH >20IU/L 的患者一般不建议直接进行 IVF 治疗。

（2）基础 FSH/LH 比值：指月经第 2～3 天的血清 FSH/LH 的比值。高龄女性由于卵巢储备功能下降，FSH 升高早于 LH 升高，即出现 LH 相对降低，可导致基础 FSH/LH 比值升高，预示卵巢储备降低、卵巢低反应，可能较 bFSH、基础 E_2 更为敏感。一般认为 FSH/LH 比值 >3 时提示卵巢储备功能及反应性下降，周期取消率增加。基础 FSH/LH 比值升高，LH 水平降低提示卵巢对促性腺激素的反应性下降，在促排卵过程中可适量添加 LH。在年龄≥35 岁的人群中，基础 FSH/LH≥3 的女性进行 IVF 治疗时优胚率和临床妊娠率都会降低。在年龄 <35 岁的人群中，基础 FSH/LH≥3 的预测价值不大。FSH/LH 比值对预测 IVF 周期临床妊娠率的价值还有待研究。

（3）基础 E_2 水平：系月经第 2～3 天的血清 E_2 水平。E_2 水平在生育力下降早期保持正常或轻度升高，随着年龄增加、卵巢功能衰退，E_2 水平逐渐下降。基础 E_2 >80pg/ml，无论年龄与 FSH 如何，均提示卵泡发育过快和卵巢储备功能下降。基础 E_2 水平升高而 bFSH 正常的阶段是卵巢储备明显降低的早期，如 bFSH 和 E_2 水平均升高，提示卵巢储备降低。如基础 E_2 下降而 FSH≥40IU/L 提示卵巢功能衰竭。基础 E_2 >100pg/ml 时进行 IVF 会出现因卵巢低反应或无反应而造成的周期取消率升高，临床妊娠率下降。

（4）血清抗米勒管激素（AMH）检测：AMH 随年龄增加而下降，至绝经前和绝经期不能测及，是预测卵巢储备功能的标记物。相对于年龄或其他血生化指标如 bFSH、E_2 和 INH 等，AMH 是反映卵巢储备更好的标志物。AMH 是唯一的在月经周期任何时间都能检测的卵巢储备功能指标。目前认为 1.15ng/ml（8.21pmol/L）可以作为 AMH 预测卵巢储备功能降低的阈值，且其有良好的敏感度 80% 和特异度 85%。ART 治疗中，AMH 可以预测控制性超促排卵中卵巢的低反应和高反应。但是参考值范围尚无统一标准，AMH 的界值在 0.99～3.65ng/ml（7.07～26.06pmol/L）的范围内均有报道。国内学者认为，AMH 在 0.5～1.1ng/ml（3.57～7.85pmol/L）可以作为卵巢低反应的参考范围。AMH 受种族、检测试剂盒、吸烟等影响，因此对其准确的预测价值仍需进一步研究确定。

（5）抑制素 B：由窦卵泡的颗粒细胞分泌的

内分泌因子 INH-B 是一项可直接预测卵巢储备功能的指标。高龄妇女血清 FSH 可能正常，但其 INH-B 水平已降低，故 INH-B 是比 FSH 更敏感的反映卵巢储备功能的标记物。随年龄增加，INH-B 的释放逐渐降低，从而减少对 FSH 释放的负反馈调节，导致 FSH 逐渐升高，INH-B 与 FSH 呈负相关。目前 INH-B 尚无统一的检测标准，一般认为 <40～56ng/L 提示卵巢储备功能减退。INH-B 是否能有效预测 IVF 妊娠结局目前仍存在争议。

3. 影像学指标

（1）窦卵泡数目（AFC）：早卵泡期阴道超声下检测到的直径 <10mm 的窦卵泡数目，窦卵泡数在 37 岁以前以每年 4.8% 的速度下降，37 岁以后则以 11.7% 的速度下降，AFC 的数目与年龄呈负相关。目前以 AFC <5 个作为预示卵巢储备降低的标准。AFC 也可预测 bFSH 正常患者的卵巢反应性与妊娠结局。若 AFC <2～6 个同时伴 bFSH>10，无论年龄大小，均提示卵巢反应低下、妊娠结局差。

（2）卵巢体积：卵巢体积大小与卵巢内窦卵泡数目有关，巢的正常体积 $4.0～6.0cm^3$，卵巢体积明显减小者卵巢储备功能下降。体积 $>3cm^3$ 提示卵巢反应性好；卵巢体积 $<3cm^3$ 提示卵巢储备功能下降。卵巢体积小于 $3cm^3$ 组的周期取消为 52.8%，体积 $>3cm^3$ 组的周期取消 8.9%，卵巢体积与卵巢反应不良及周期取消高有关。

（3）平均卵巢直径（MOD）：MOD 系任一侧卵巢两个相互垂直平面最大径线的均值，因为测量方法简单易行，可替代卵巢体积的测量，以 20mm 作为 MOD 的界值，MOD <20mm 预示 IVF 治疗结局较差。

（4）卵巢基质内动脉收缩期峰值流速（PSV）：PSV 低提示卵巢储备功能下降。卵巢基质血流速可能与运送到刺激卵泡生长的靶细胞的促性腺素有关。

4. 刺激试验

（1）氯米芬刺激试验（clomiphene citrate challenge test，CCCT）：检测 CC 刺激后卵巢的反应能力。卵巢储备功能与反应性正常的女性，其生长发育的卵泡可产生足量的 INH-B 和 E_2，从而能抑制 CC 诱发的 FSH 水平过度上升。CC 刺激试验操作简单、经济，能有效预测卵巢低反应性，敏感性优于 bFSH 和卵巢体积等指标。测定方法为检测月经第 3 天 bFSH 及 E_2 水平，在月经周期第 5 天开始每天口服 CC 100mg 持续五天，检测月经周期第 10 天的血清 FSH 及 E_2 水平。若周期第 10 天 FSH≤10IU/L，提示卵巢储备功能良好；FSH 水平 >10IU/L 或给药前后血清 FSH 之和 >26IU/L，为 CC 刺激试验异常，提示卵巢储备下降和卵巢低反应。

（2）促性腺激素释放激素激动剂刺激试验（GnRH agonist stimulation test，GAST）：GnRH-a 的生物活性为天然 GnRH 的 50～300 倍，其与垂体的 GnRH 受体特异性结合，刺激垂体在短期内释放大量的促性腺激素，使外周血 FSH、LH 浓度急剧升高，即 Flare up 作用。在外周血中高浓度的促性腺激素刺激下，卵巢分泌的 E_2 升高，若卵巢储备功能降低，卵巢内存留的卵泡数量减少，则 E_2 的合成、分泌减少。GAST 能够很好预测正常月经周期妇女的卵巢低反应性，其准确性与 bAFC 相当。具体方法为月经周期第 2～3 天检测 bE_2 水平，随后皮下注射 GnRH-a 短效制剂 1 次，24 小时后，检测血 E_2 值水平，如较注射前基础值增加 1 倍或 1 倍以上者为 E_2 有反应。如增加不足 1 倍提示卵巢储备功能降低。

（3）促性腺激素刺激试验（exogenours FSH ovarian reserve test，EFORT）：Gn 刺激试验包括 EFORT 和尿促性素（HMG）刺激试验，机制与 GAST 类似，是临床使用较久的卵巢功能检测试验。刺激试验直接反映卵巢对 FSH 的敏感性，大剂量 FSH 作用于卵巢，刺激卵巢内的卵泡合成、分泌 E_2，若卵巢储备功能下降，卵巢内存留的卵泡数量减少，质量下降，卵巢对 FSH 的敏感性下降，则 FSH 刺激后的 E_2 上升幅度较小，甚至无改变。具体方法为在月经周期第 3 天给予重组 FSH 或 HMG 150～300IU，并在 FSH 给药前、后 24 小时测量血清 E_2 水平。若 FSH 刺激 24 小时后血清 E_2 水平的升高 <30pmol/L 为异常，预示卵巢储备功能下降。

5. 排卵监测

超声监测排卵，多用阴道超声监测，不仅可以了解卵泡的发育情况，排卵时卵泡的大小，有无排卵，并且可以监测子宫内膜的生长情况，此外对于 LUFS 患者还可以用药物干预,如在卵泡直径 18mm 左右注射 hCG 5 000~10 000IU 诱发排卵。对于应用药物促排卵的患者更需超声监测排卵,了解优势卵泡的发育及数目,配合临床治疗需要。虽然此方法费用较昂贵,但其准确性高,受影响因素少且无创,目前广泛被采用。临床常结合尿 LH 的检测,可较准确指导性生活,提高妊娠率。

三、盆腔因素评估

盆腔因素包括输卵管因素、子宫内膜异位、生殖道畸形以及生殖道肿瘤等机械因素所致的盆腔病变,约占女性不孕原因的 30%。有研究显示,第一次性生活年龄可能是女性继发性不孕的危险因素。随着性观念的转变,性生活年龄提前,男女双方由于缺乏相应的卫生知识与心理准备,人工流产概率增加的同时,潜在的生殖道感染概率也随之增加,不孕风险增大。

(一)输卵管评估

盆腔炎性疾病反复发作或得不到及时正确的治疗,极可能引起盆腔炎性疾病(PID)后遗症,主要表现为盆腔组织破坏、广泛粘连、增生及瘢痕形成,导致输卵管阻塞、输卵管积水、输卵管卵巢囊肿、盆腔粘连,引起精卵结合障碍、配子运送障碍等而导致不孕。此外,炎症使盆腔炎性物质、免疫因子积聚,造成对受精和胚胎发育不利的免疫内环境引起不孕。据统计,1 次患 PID 史的不孕发生概率约 11%;若 2 次或 3 次患 PID 史,发生不孕的概率增加至 23% 和 54%。31.12% 的输卵管性不孕患者有 PID 病史,近 1/3 患者有反复盆腔感染史。

输卵管通畅性检查:目前常用的方法有输卵管通液术、子宫输卵管造影(HSG)、子宫输卵管超声造影及宫腹腔镜检查。输卵管通液术有较大的盲目性,难以对输卵管形态功能做出较为正确的判断,但由于方法简单可作为筛选试验。子宫输卵管超声造影即超声监视下输卵管通液术(SSG),观察到液体(一般选用过氧化氢溶液,也可选用特殊的超声诊断对比剂)注入后流经输卵管出现的声像变化,降低了传统输卵管通液术的盲目性,与腹腔镜检查符合率达 81.8%。近年来,随着超声机器功能的提升,形成了三维超声子宫输卵管造影(3D-HyCoSy),3D-HyCoSy CCI(三维编码对比增强)可以通过多方位任意旋转,了解输卵管空间走行,更好地判断输卵管的通畅性。有报道,与腹腔镜对比,3D-HyCoSy CCI 准确率可以达到 90%,敏感性为 93.5%,特异性为 86.3%。但是该方法会受到操作者技术及患者紧张程度的影响呈现假阳性,术前应用阿托品解痉,提高操作技术会降低假阳性率。宫腔镜下输卵管插管通液术:间质部常因痉挛、组织碎屑残留、轻度粘连和瘢痕而在通液试验时出现梗阻的假象,在宫腔镜直视下从输卵管向宫腔开口处插管通液或造影能对间质部直接起疏通和灌洗作用,是诊断和治疗输卵管间质部梗阻的可靠方法。

腹腔镜检查(laparoscopy,LSC)可直视盆腔内脏器,能全面、准确、及时判断各器官病变的性质和程度。通过镜下通液试验能动态观察输卵管通畅程度,同时起着疏通输卵管腔的作用,是女性不孕检查的最佳手段之一。

经阴道注水腹腔镜(transvaginal hydro laparoscopy,THL)利用内镜经自然腔道(阴道)进入盆腔,直接观察子宫、输卵管、卵巢和卵巢窝,可以在门诊进行。作为一线手段,它可以探查不孕患者的盆腔结构,尤其是输卵管的通畅性,还可以评估慢性盆腔痛和痛经等,以及进行盆腔粘连松解手术和多囊卵巢综合征的卵巢多点打孔术。有报道 THL 检查术和腹腔镜检查术具有相似的敏感性和特异性,显然 THL 作为检查手段明显优于 HSG。THL 较标准腹腔镜经济、微创、留院时间短,而且不需住院,是诊断性腹腔镜的良好替代方法。由于 THL 观察视野较局限,且操作相对较困难,所以尚未普及,仍需手术器械改进以弥补其不足,在临床充分发挥作用。

(二)子宫内膜异位症

子宫内膜异位症(endometriosis,EM)是不孕的重要盆腔原因。本病患者不孕率高达 40%。引起不孕的因素复杂,可能有:①盆腔解剖结构改变,广泛粘连,影响卵子排出及输卵管拾卵,运输卵子障碍。②腹膜功能改变,导致腹膜液分泌增加,伴随着前列腺素、蛋白酶、细胞因子包括炎性因子如 IL-1,IL-6,TNFα,IL-8 和 VEGF 增加,这些改变对卵子、精子、胚胎都不利。③免疫因子失衡,如 IgG、IgA、淋巴细胞的增加,会影响胚胎的发育及着床。④内分泌及排卵功能异常,研究表明，EM 患者 LUFS、黄体功能不足及卵子发育异常等发生率增加。⑤子宫内膜容受性受损，影响胚胎着床。研究表明 EM 患者在胚胎着床时子宫内膜分泌的 αvβ3 整合素下降。⑥其他，EM 患者所产生的卵子质量差导致胚胎质量较差，以及输卵管功能的改变均可导致不孕。腹腔镜检查是诊断子宫内膜异位症的"金标准"，且同时可以进行治疗（见输卵管因素腹腔镜检查，及子宫内膜异位症相关章节）。

（三）生殖道肿瘤及子宫畸形

生殖道肿瘤如子宫黏膜下肌瘤，可能影响正常宫腔形态而导致生育力下降。生殖道畸形，如单角子宫、双角子宫、子宫纵隔等盆腔病变均可造成生殖道的梗阻或阻碍胚胎着床或影响胚胎发育而影响受孕。

宫腔镜可以在直视下清晰、准确地观察到子宫颈管，宫颈内口、子宫腔形态、内膜厚薄和输卵管开口等情况，从而发现影响生殖生育的子宫内因素，并可明确宫内病变的部位、性质、大小及界限。宫腔镜在诊断宫内疾病上的敏感性、特异性分别为 94.2%、88.8%，优于 HSG。Golan 等报道对接受体外受精胚胎移植术（IVF-ET）种植失败行宫腔镜检查者，宫内异常的发生率为 28%～50%。宫腔镜应作为 IVF 前的常规检查，以提高成功率。

（四）宫腔着床环境

炎症、免疫性疾病及机械性破坏均可使子宫内膜局部内分泌和免疫调节因子失衡，影响内膜与胚胎滋养细胞之间的关系，如结核性盆腔炎、反复清宫造成的子宫内膜基底层受损、慢性子宫内膜炎等。

HSG 可直观了解子宫腔的大小、形态以及初筛是否有子宫占位或宫腔粘连，检查损伤小、方便、经济，易被患者接受，符合率可达 60%～80%。宫腔镜检查可以直视宫腔环境，了解宫腔形态、内膜薄厚、血管分布情况，同时可以取病理进行检查分析，如结核感染、慢性子宫内膜炎症等。

总之，随着社会发展，女性生育力评估应该适时、适度进行，从而监控女性生育力，减小可能影响生育力的不良因素干扰，提高社会范围女性生育能力，为我国人口积极发展奠定基础。

（李　蓉）

第二节　辅助生殖技术新进展

一、概述

世界卫生组织（WHO）将不孕症定义为结婚后至少 1 年同居、有正常的性生活、未采取任何避孕措施而不能生育。目前，不孕影响到 10%～15% 的育龄夫妇。近年来，随着社会竞争、就业压力及环境污染等因素影响，全球不孕症患者不断上升。据 WHO 预测，21 世纪不孕症将成为仅次于肿瘤及心血管疾病的第三大疾病。引起不孕症原因女方因素占 40%～50%，男方因素占 30%～40%，还有 10%～20% 的不孕夫妇未能发现不孕的病因，被称为不明原因的不孕症。

辅助生殖技术（assisted reproductive technology，ART）是指采用先进的医疗手段，辅助精卵结合，使不孕不育夫妇成功妊娠的技术，为不孕症的治疗带来了新的希望。ART 是一门多学科相互交叉的新领域，涉及妇产科学、男科学、遗传学、组织胚胎学、动物实验学、分子生物学以及医学伦理学，其应用与发展不仅依赖自然科学，同时也受伦理学的规范和约束。经过几十年的长足发展，ART 包含的内容越来越丰富，主要包括人工授精（artificial insemination，AI）和体外受精胚胎移植术（in vitro fertilization and embryo transfer，IVF-ET）以及在此基础上衍生的各种新技术，如卵质内单精子注射（intracytoplasmic sperm injection，ICSI）、植入前遗传学检测（preimplantation genetic testing，PGT）、卵母细胞体外成熟（in vitro maturation，IVM）、胚胎辅助孵化（assisted hatching，AH）、生育力保存技术（包括卵子冷冻、精子冷冻、卵巢组织冷冻、胚胎冷冻等）、治疗性克隆、胚胎干细胞研究以及备受伦理学争议的线粒体移植技术、配子捐赠、代孕等。

1978 年第一例试管婴儿诞生，给全世界数以万计的不孕夫妇带来了福音，让全球从事、关心人类生殖健康的医学家、社会学家、人口学家为之欢欣鼓舞，同时 ART 迎来了自身迅猛发展的春天。目前，以 ART 为核心内容的生殖医学无疑成为医学界发展最为迅速的学科之一，新理念、新技术、新成果不断涌现。但是发展中也面临诸多挑战和问题,其中最主要的是如何提高临床妊娠率,降低流产率、多胎妊娠率、出生缺陷率,以及如何加快发展胚胎干细胞、生殖器官组织工程等。另外,ART 涉及敏感的伦理、道德、法律法规、宗教信仰等,唯有不断完善生殖医学的相关法律建设,才能保证 ART 健康、可持续发展。

二、辅助生殖技术及其衍生技术的发展历程

在生育发展史上,人类经历了"物竞天择,优胜劣汰"的自然选择生育时期和提倡"少生优生"的节制生育时期,并正在经历着一场利用 ART 实现人工调控生殖的生育革命。任何新生事物的发展都遵循萌芽、迅猛发展、有序规范发展的一般规律,ART 也不例外。回顾 ART 的发展历程,可从以下几个方面概括。

(一)人工授精的发展

人工授精(AI)是以非性交方式将精子置入女性生殖道内,使精子与卵子自然结合。进行 AI 的前提是女性生殖功能基本正常。由于精液来源不同,AI 分夫精 AI(AIH)和供精 AI(AID)。AIH 适应证:①性交障碍;②精子在女性生殖道内运行障碍;③轻度少、弱精子症。AID 适应证:①无精子症;②男方有遗传疾病;③夫妻间特殊性血型或免疫不相容。AI 前需进行精子优选、获能处理,常用方法有上游法和 Percoll 梯度离心法。前法较简单,但精子回收率低,少、弱精者宜用后法。AI 虽然妊娠率较低,但操作简单、接近自然受精、费用低廉、并发症少,仍为解决不孕症的有效治疗方法。

AI 早在 200 多年前已开始研究,1785 年英国 John Hunter 将一尿道下裂男性患者的精液注入其配偶的阴道内,成功获得妊娠。1953 年 Bunge 和 Sherman 首次成功使用冷冻精液解冻后 AI。1983 年中国首例 AI 婴儿在长沙诞生。20 世纪 60 年代,美国、英国、法国、印度等先后建立人类精子库,在保存男性生育力的同时进行优生研究。精子库建立后,为 AI 提供精源保障,自此 AI 开始广泛的应用于临床。

(二)体外受精胚胎移植术的发展

体外受精胚胎移植术(IVF-ET)是将从母体取出的卵子置于培养皿内,加入经优选、诱导

获能处理的精子,使精卵在体外受精,培养发育成植入前阶段的胚胎后移植回母体子宫内。在 IVF-ET 的动物实验方面,美籍华人张民觉在 20 世纪 50 年代做出了重要贡献。他发现了能使精子在体外活化的方法,并成功完成了兔子体外受精实验,这为人类 IVF-ET 打下了良好的基础。20 世纪 70 年代英国妇科医生 Steptoe 和生理学家 Edwards 开始专注于人类 IVF-ET 研究,终于在 1978 年 7 月 25 日在英国的奥尔德姆市医院诞生了第一例试管婴儿"Louis Brown"。1988 年在北京大学第三医院,中国大陆首个试管婴儿诞生。目前,全球范围超过 800 万人通过体外受精技术出生,广大不孕症患者圆了家庭梦。Edwards 因此也被公认为"试管婴儿"之父,摘取了 2010 年诺贝尔生理学或医学奖。

IVF 适应证有:

(1)输卵管堵塞。

(2)子宫内膜异位症。

(3)男性少精、弱精子症。

(4)慢性盆腔炎所致盆腔粘连。

(5)免疫性不育。

(6)原因不明的不育。

IVF-ET 过程较复杂,主要步骤有:

(1)控制性超促排卵和卵泡监测,获取数量合适、同步化良好、发育成熟的卵子。

(2)取卵:通过超声监测和性激素测定,待卵子发育成熟后在超声引导下经阴道穿刺取卵,这一方法创伤小,效率高,优于过去的腹腔镜取卵和超声引导经腹取卵。

(3)体外受精:将取到的卵子置入培养箱培养 4~8 小时,加入经过处理、已诱导获能的精子,受精后 16~18 小时观察受精情况。

(4)胚胎移植:取卵后 72 小时受精卵发育至 5~8 个细胞阶段时移植入子宫。目前胚胎可以在体外培养 5~7 日至囊胚阶段,因淘汰了不能发育到囊胚的胚胎,所以移植囊胚可以明显提高妊娠率。关于移植胚胎的数目,卵裂期胚胎以 2~3 个为宜,囊胚应提倡行单胚胎移植。

(5)黄体支持:促排卵时 GnRH 激动剂/拮抗剂和促性腺激素药物的使用,以及取卵导致的颗粒细胞丢失,妇女在取卵周期通常存在黄体功能不足,需要应用孕酮进行黄体支持。

（6）移植后随访：移植后 12～14 日查血 hCG 阳性，提示妊娠。移植后 28～30 日超声见宫内孕囊及胎心搏动，为临床妊娠。

（三）控制性超促排卵的发展

获得成熟、发育良好的卵子是 ART 成功的前提。最初的取卵方式是自然周期利用腹腔镜取卵。这不仅要求严密的排卵监测和娴熟的取卵技术，而且对患者的创伤大，获卵率低，失败率高。20 世纪 80 年代开始使用促性腺激素促排卵，大大提高获卵率。但是在促排卵过程中发现体内早发的 LH 峰使卵母细胞黄素化，严重影响卵子质量。20 世纪 90 年代开始应用 GnRH-a 对垂体降调节，成功地抑制了早发 LH 峰。90 年代末期研制出 GnRH 拮抗剂，通过与内源性 GnRH 竞争，与垂体 GnRH 受体结合但不发挥生物学活性，完全阻断内源性 GnRH 作用，迅速降低血清中 FSH、LH 水平，拮抗剂方案也因其应用灵活方便而应用比例逐渐增多。20 世纪 90 年代末 21 世纪初随着生物工作和制药工艺的极大提高，高纯度的基因重组 FSH 广泛应用于临床，人们认为 LH 在卵泡生长中的作用可以忽略。随着基础研究的深入，人们对卵子生长发育过程进一步了解，越来越多的研究揭示了 LH 在卵子发育后期起重要作用，目前促排卵过程中开始个体化添加 LH。30 余年的促排卵经验总结告诉我们获取恰当数量同步化发育的卵子，是稳步提升妊娠率的基础和关键，同时也可以有效降低卵巢过度刺激的风险。

三、辅助生殖技术及其衍生技术的发展和新进展

（一）卵质内单精子注射技术

IVF-ET 主要适应人群为女性不孕症，而 ICSI 是目前疗严重男性不育症的最佳手段，适用于男方严重少、弱、畸精子症。1992 年比利时 Palermo 开创性地将精子直接注入卵母细胞质内，诞生了人类首例 ICSI 婴儿。1996 年，我国首例 ICSI 婴儿在中山大学第一附属医院生殖中心诞生。

（二）胚胎植入前遗传学检测

胚胎植入前遗传学检测（preimplantation genetic testing，PGT）是辅助生殖技术的一部分，为最早期的产前诊断，是遗传学融入生殖医学形成的优生学。通过对早期胚胎部分细胞的遗传学分析，将无明确或已知遗传病的胚胎植入宫腔，从而有效地降低出生缺陷。1989 年英国学者 Handyside 率先将 PGT 应用于临床，并获得成功，1990 年分娩健康婴儿。10 年后，我国第 1 例 PGT 在中山大学第一附属医院完成，2014 年世界第一例通过高通量低深度测序进行单基因与染色体疾病同时诊断的 PGT 在北京大学第三医院获得成功。PGT 已广泛应用于临床，可被用来检测单基因疾病、染色体异常、人类白细胞抗原分型以及癌症易感基因等，PGT 主要分为针对单基因遗传病的 PGT-M 和针对染色体整倍性的 PGT-A，目前已被用于上百种基因突变和染色体畸变的遗传诊断。

随着分子生物学技术的迅速发展，PGT 采用的遗传学检测方法也不断进步，PCR 技术主要应用于单基因病的诊断，FISH、array CGH 和 SNP array 主要针对染色体整倍性的筛查，而核型定位（karyomapping）和高通量测序方法则可以实现单基因病和染色体倍性的同时检测。相比传统的 PCR 方法，karyomapping 更加省时、诊断更全面，不但能够同时诊断单基因病和染色体倍性，还可以提供高度准确的胚胎 DNA"指纹识别"，以确认亲本来源，降低胚胎移植错误的风险。但是因为采用间接诊断方法，无法直接对突变位点进行分析，并且通常需要家系成员的 DNA 样本以进行连锁分析，如果家系不全，或是新发突变，则很难应用该方法，另外对于部分致病基因可能 SNP 覆盖度低，需要同时联合突变位点直接检测。高通量测序同时检测突变位点、染色体异常、以及连锁分析（mutated allele revealed by sequencing with aneuploidy and linkage analyses，MARSALA）是一种基于高通量测序的 PGT 方法，同时对胚胎进行致病位点、染色体拷贝数、致病位点连锁三方面进行分析，对单基因遗传病实现一步法准确诊断。MARSALA 结合了直接诊断和间接诊断，可提供更全面、精确的诊断，并且成本较低，应用范围广，操作方便，目前已成功应用于多种单基因遗传病的 PGT 中。目前无创性胚胎遗传学检测方法受到较多关注，中国研究团队利用囊胚培养液进行了全基因组扩增，经高通量测序和胚胎整倍性分析，获得了染色体正常的健康活产儿。但关于培养基中游离 DNA 的来源及其胚胎细胞的一致性仍在进一步探索中。未来的研究应侧重于

开发特异性鉴定胚胎游离 DNA 的方法，并排除母体污染，有效安全地将这种非侵入性技术转化为临床应用。

（三）未成熟卵母细胞体外成熟技术

卵母细胞成熟障碍一直是不孕症的重要原因之一，许多女性患者由于多囊卵巢综合征或是卵巢肿瘤放化疗等，无法在体内实现卵子的成熟。自 1935 年 Pincus 等观察到兔未成熟卵母细胞在体外可自发完成卵母细胞成熟，而引入了卵母细胞体外成熟的概念，1991 年 Cha 成功获得世界第一例未成熟卵母细胞体外成熟培养妊娠并分娩的婴儿。随后，国内多家生殖中心也先后报道了通过未成熟卵母细胞体外成熟（in vitro maturation，IVM）技术使 PCOS 妇女成功妊娠并分娩。

IVM 技术不需要控制性促排卵，不用支付昂贵的费用，但可以预防卵巢过度刺激发生。目前 IVM 主要适应证有：①多囊卵巢综合征；②对促性腺激素不敏感患者；③捐赠卵子；④有生育力保存要求的卵巢肿瘤或激素依赖肿瘤患者。

培养体系的有效性是 IVM 成功的关键之一，卵母细胞核质同步化成熟可提高妊娠率。目前商品化的培养体系已经被广泛使用，但是并没有足够的实验证据可阐明培养液的各类成分对于人卵母细胞体外成熟的影响。有研究表明人成熟卵泡液添加到培养基中可以提高 IVM 卵母细胞质量、提高妊娠率，但尚需进一步研究。此外，由于卵母细胞成熟过程中的机制尚未完全清楚，所以培养液的成分多是依据经验调整。关于人类卵泡发育的调控机制研究越来越深入，为进一步的放矢地改善 IVM 体系提供了科学数据。目前 IVM 存在的主要问题还有受精后卵母细胞的发育潜能降低，细胞质和细胞核成熟的不同步。此外，近年来 IVM 的实施方案有新的扩展，临床上针对妇科腔镜手术的不孕患者，在进行腔镜手术的同时获取未成熟卵母细胞进行 IVM，并将成熟卵子进行冷冻保存，存入"卵子库"，这三项技术的结合，不仅可以为患者进行自身生育力的储备，同时未来有可能作为赠卵的新来源。IVM 技术目前已经在临床上得到广泛应用，全球已有超过 5 000 例 IVM 试管婴儿诞生。从实验室研究到临床的实践，IVM 技术将逐渐完善，并且有越来越广泛地应用前景。

（四）生育力保存技术

作为生育力保存的重要手段，配子和胚胎或卵巢组织冷冻对 ART 的发展起到了重要促进作用，经过冷冻保存的卵母细胞、胚胎、卵巢组织能够在液氮中稳定长期保存。1984 年 Zeilmaker 首次报道了人类移植冻融胚胎后健康婴儿出生。1995 年我国第一例冻胚婴儿在北京大学第三医院诞生。最初的冷冻方法是慢速程序化冷冻，但该方法较复杂、耗时、低效，而且冷冻损伤较大，特别是对低温敏感的卵子。20 世纪 90 年代玻璃化冷冻问世，它以高效、简单、冷冻损伤小特点受到青睐，这为卵子、囊胚的冷冻带来了希望。2004 年北京大学第一医院利用冻存卵子获得妊娠。2006 年我国首例、国际第二例"三冻"（即冻精、冻卵、冻胚）试管婴儿在北京大学第三医院诞生。

生育力保存是针对存在不孕不育风险或治疗某些疾病可能会影响生育功能且未来有生育需求的患者，通过采用手术、药物或辅助生殖技术等手段，暂时保存生殖功能以满足患者后期的生育要求。男性生育力保存包括精液、睾丸组织、睾丸或附睾来源单精子保存。对一些青春期前患有肿瘤男性，可以采集未性成熟睾丸组织冻存，在肿瘤治疗后原位移植，重新启动组织中精原干细胞的生精功能。对于严重少弱精子症、非梗阻性无精子症患者，一部分在经过治疗或手术后能够获得少量、微量精子，将这些精子采用特殊载体冷冻保存称为单精子保存，2016 年，国内首例通过单精子冷冻技术受孕的试管婴儿诞生。女性生育力保存方式根据保存对象不同分为卵母细胞、胚胎和卵巢组织的保存，保存方式主要有手术、药物和辅助生殖中冷冻技术。

目前对生育力保护的研究主要集中在玻璃化冷冻保存生育力技术方面。1930 年，Walter 首次提出通过快速降温，可以使细胞内外形成一种非结晶状态避免冰晶形成造成的冷冻损伤；经过摸索，在 1968 年，Rapatz 和 Luyet 成功在一定浓度的冷冻保护剂条件下玻璃化冻存人类红细胞；1983 年，世界上首例冷冻胚胎试管婴儿诞生，1986 年，Chen 报道了首例冷冻卵母细胞复苏后成功分娩的案例，2004 年，Donnez 等又第 1 次报道卵巢组织冷冻 - 卵巢移植后成功分娩的案例。

胚胎冷冻是最常见的生育力保存方法，主要

适用于已有配偶的女性。冷冻胚胎过程稳定，复苏率已超90%。卵母细胞冷冻有更广的适用人群，需要前期促排卵治疗，由于卵母细胞中水含量高，在冷冻过程中易受损伤，复苏成功率在70%～90%，配合未成熟卵母细胞冷冻及IVM技术的发展，可最终提高卵母细胞冷冻妊娠成功率。卵巢组织冷冻指对患者小块卵巢皮质组织冷冻保存，因皮质组织中含丰富原始卵泡，无须对患者进行促排卵治疗，适用于青春期前或需要立即进行抗肿瘤治疗的患者，但目前仍然处于研究阶段，世界范围内卵巢组织冻存后移植成功妊娠活产的报道约140例，卵巢组织冷冻缺乏规范操作流程，仍需进一步探索。

除了冷冻本身对样本的损伤，冷冻保存生育力过程中还包括冷冻保护剂的毒性造成化学损伤，频繁体外操作造成物理损伤，这些损伤是否会对卵母细胞、胚胎、卵巢组织造成细胞分子生物学水平的改变，尤其是可能造成遗传物质或表观遗传学修饰的改变还需进一步研究，目前对活产率的关注应转移到子代长期生长发育过程的监测，以论证生育力保存技术的长期安全性。

（五）胚胎质量无创评估

如何在临床实践中选择简单实用的胚胎质量评估的方法来提高患者妊娠率，同时减少多胎妊娠是临床关注的热点问题。随着生殖医学的不断发展，目前已出现了多种非侵入性胚胎评估的方法，主要包括：

1. 根据形态学评估来选择胚胎 自试管婴儿诞生以来，胚胎形态学评估是临床常规、可靠的胚胎评估技术。在原核、卵裂期以及囊胚期的胚胎进行形态学评估（原核的形态与数目、卵裂期胚胎中细胞的均一性、碎片的情况、囊胚期内细胞团与外滋养层的状态），但存在主观、耗时的局限；近年来人工智能的发展，利用计算机软件自动化提取胚胎图片中的特征，使得大数据结合人工智能对胚胎进行评估成为可能，可以对胚胎进行自动化的评估和筛选，但是目前尚未有前瞻性的随机对照试验来验证其可靠性。

2. 根据胚胎发育过程的形态动力学变化对胚胎进行挑选 目前已开发了一系列自动化记录胚胎发育动态变化的系统，主要是利用时差成像相机，对早期胚胎进行明场拍摄，或暗场拍摄（能更好地观察细胞膜，但是分辨率较差），通过回顾性研究胚胎的发育动态，选择合适的胚胎进行移植。Meseguer等人利用时差成像系统进行了一项回顾性研究，以胚胎植入作为最终结局，研究发现胚胎直接从1细胞阶段分裂到3细胞阶段或者2细胞阶段的细胞大小不均一时它们的植入潜能非常小；在2014年，Rubio等人进行了一项随机对照试验评估时差成像检测系统（time-lapse system，TMS），发现能够有效提高胚胎植入和妊娠率、减少流产率。然而，最近的一项随机对照试验发现，利用time-lapse的时差形态动力学观察并没有显著改善患者的临床结局。因此时差成像技术的更广泛应用还应该进行进一步评估。

3. 根据胚胎耗氧量选择胚胎 从受精卵到桑葚胚阶段，胚胎的氧气消耗相对平稳；然而在第5天的囊胚氧气消耗会增加两倍，利用氧浓度传感器结合时差形态观测系统中能够研究单个胚胎的氧消耗量，同时，时差摄像观测系统还能在培养期间连续检测胚胎呼吸速率的同时采集胚胎的图像，研究发现在能够形成妊娠的胚胎中，耗氧量大幅的增加。

4. 测定胚胎培养基中的各种生化指标选择胚胎 培养基中的一些底物被胚胎消耗，并且有代谢产物的分泌。

5. 根据胚胎的氧化应激进行选择 活性氧的增加会影响胚胎发育。研究表明，在第5天的培养基中，发育到囊胚期的胚胎的平均一氧化氮代谢物水平是不能发育到囊胚期的胚胎的2.6倍。

6. 结合卵母细胞以及受精卵的机械特性来进行评估和选择 有研究报道受精卵黏弹性能预测人类和小鼠受精后数小时内囊胚的形成潜能，其准确性大于90%。研究发现在能形成囊胚的受精卵和不能形成囊胚受精卵的转录组之间存在显著差异，尤其是在卵母细胞成熟的重要基因表达方面。低质量的卵母细胞在受精后可能发生皮质颗粒释放不足和带状硬化，从而导致力学特性的改变，通过受精卵阶段无创机械特性的测量可以较好地鉴定胚胎发育潜能。

综上所述，随着生殖医学与发育生物学的不断发展，已发现了能够揭示胚胎发育潜能的各种生物学、生化或物理标记物。然而，到目前为止，这些标记物中没有一种证明其显著的优越性。在今后的临床实践中还需要前瞻性随机研究,来鉴定可靠的胚胎发育潜能标记物(或标记物的组合)。在实现这一目标之前,迄今为止,形态学评分仍然是胚胎选择的最佳方法。

(六)胞质置换及胚胎诊断在线粒体遗传病阻断中的应用

线粒体是身体的"能量工厂",也是细胞内除细胞核之外唯一携带有遗传物质的细胞器,当线粒体基因组和/或核基因组突变时,线粒体氧化磷酸化发生障碍,不能产生足够的能量使身体正常运作,将会发生线粒体疾病。引起的线粒体DNA(mtDNA)突变的疾病于1988年首次被描述,至今已鉴定150种与人类疾病相关的突变(包括100个缺失和大约50点突变)。

线粒体疾病几乎可以影响身体的任何部位,其症状取决于身体的哪些细胞受到影响。患者的症状可以从轻微到严重,涉及1个或多个器官,并且可以在任何年龄发生。即使是同一家族中具有相同线粒体疾病的患者,也可能在症状,严重程度和发病年龄(症状开始)方面存在差异。线粒体疾病的症状包括:生长受限,肌肉无力,肌肉疼痛,肌肉张力低,运动不耐受,视力和/或听力问题,学习障碍,发育迟缓,精神发育迟滞等。原发性线粒体疾病是一种遗传性疾病,其主要遗传方式是母系遗传。

线粒体疾病没有治愈方法,目前的大部分治疗手段都针对症状进行治疗,可以部分减轻或减缓健康状况下降。治疗手段因患者而异,取决于诊断的特定线粒体疾病及其严重程度。由于缺乏根治性治疗手段,因此大多数患有线粒体疾病的家庭期望能够通过辅助生殖技术的帮助使自己获得一个健康的后代。线粒体替代疗法(mitochondrial replacement therapy,MRT)是目前唯一有望能够解决这一难题的办法,其在临床上具有两种应用方式。一种为从健康组织提取并供应给受损组织的自体线粒体,这一方法已被用于治疗心脏受损的新生儿。该方法的替代方案包括使用体外膜氧合(ECMO)或组织/器官移植。第二种是将患病的细胞核转移到具有健康线粒体的去核卵母细胞或受精卵中,重构卵母细胞或受精卵的技术。本部分主要介绍第二种与辅助生殖技术相关的MRT临床应用方法,这种方法允许几乎完全

替换卵或者胚胎的细胞质,消除了遗传性线粒体疾病患者的具有缺陷的线粒体的传播。

已经提出几种ART技术通过替换卵母细胞或胚胎的胞质以阻断线粒体疾病向下遗传的手段。这些技术包括生发泡移植(germinal vesical transfer,GVT),原核移植(pronuclear transfer,PNT),中期纺锤体-染色体复合物移植(spindle transfer,ST)和极体移植(polar body transfer,PBT)。GVT指将GV期卵母细胞的生发泡移植到另一个去除了细胞核的GV期卵母细胞的技术。PNT是指将受精卵中的雌,雄原核共同取出移植至新胞质的技术。在ST中,MII期卵母细胞的纺锤体-染色体复合物被移植到另一个已经去除了同样遗传的MII期卵母细胞以重构新的卵母细胞。PBT移植包括第一极体移植和第二极体移植,分别是指将卵母细胞成熟过程中排出的第一极体和第二极体转移到去核卵母细胞中重构新的卵母细胞。

2016年,美国团队使用纺锤转移技术帮助一名患有Leigh病的约旦妇女在墨西哥生下了一名男婴,这是国际上报道的首例人类MRT的临床应用。然而,后代的遗传物质分别来自三位"父母",可能引发亲子关系的混乱和一系列法律、社会问题,MRT技术引发了一系列伦理学争论。MRT的操作过程涉及体外受精和受精后的胚胎植入前遗传学检测等,因此具有所有这些操作所涉及的风险,另外对于卵母细胞及胚胎的遗传物质的操作可能会导致各种形式的损害,目前相关研究十分有限,因而该技术的引起许多学者的担忧。还有人担心这项技术将触碰生殖系基因改变的红线,被用于"设计婴儿"。

(七)人类生殖工程的发展

胚胎干细胞是一种高度未分化细胞,具有发育全能性,能分化出所有组织和器官。研究和利用胚胎干细胞既是ART的范畴,也是当前生物工程领域的核心问题之一。1981年Evans和Kaufman首次成功分离小鼠ES细胞,2018年有研究利用小鼠胚胎干细胞分离原始生殖细胞,与新生鼠睾丸体细胞进行共培养,在体外诱导成功得到类精子细胞,具备受精能力并产生健康子代。1998年人胚胎干细胞建系获得成功。如果通过体细胞核移植技术结合胚胎干细胞实现治疗

性克隆，分化出组织相容性良好的器官，将带来医学界革命性进步。

在细胞治疗的临床应用中，间充质干细胞（mesenchymal stem cell，MSC）已成为最有效的细胞类型之一。多种退行性疾病和免疫相关疾病已经被报道对 MSC 移植有反应。目前正在进行的利用骨髓间充质干细胞（BMMSC）恢复卵巢功能的研究可以为患者带来希望。有报道认为，MSC通过抑制颗粒细胞凋亡和卵泡闭锁而促进卵巢功能的恢复，其机制是通过上调颗粒细胞中抗米勒管激素（AMH）和促卵泡激素受体的表达来促进卵巢功能的恢复，还有研究显示通过 MSC 细胞与卵巢组织共移植或与卵泡在体外共培养可以促进卵泡的生长。临床上，应用 MSC 成功修复受损子宫内膜并改善其功能，为宫腔粘连等疾病带来了新的治疗策略。

从 2006 年日本学者成功获得由小鼠成体细胞转入转录因子等形成的诱导多能干细胞（induced pluripotent stem cell，iPSC）。次年，人体细胞成功被诱导转化为 iPSC。与胚胎干细胞相比，iPSC可以产生基因型与移植受体完全相同的干细胞，规避排斥反应的风险，在再生医学及组织工程方面有较为广阔的应用前景。但 iPSC 诱导技术同样面临着诱导效率低、成瘤等风险。目前又很多团队攻克利用 iPSC 体外产生生殖细胞，但只在小鼠获得成功，而随之面临的伦理和法律问题值得思考。

（乔　杰）

第三节　女性肿瘤患者的生育力保存

近年来，随着肿瘤诊疗技术的提高，肿瘤患者的生存率和生存时间显著增加，生理功能保留和生活质量提高成为肿瘤治疗中的重要目标和要求之一，尤其是生育力保存（fertility preservation）成为重要的因素。处于生育年龄的女性肿瘤患者，在手术、化疗和放疗的同时，保留和保护卵巢和子宫的生育和内分泌功能是女性肿瘤患者的愿望，也是临床医生在肿瘤治疗过程中必须考虑的重要课题。女性肿瘤患者生育力的保存措施主要包括了保留生育力的手术、放化疗时对卵巢功能的保护、胚胎、卵子和卵巢组织的冷冻等。2006

年，美国西北大学妇产科教授 Woodruff 提出了肿瘤生育学（oncofertility）的交叉学科新概念。主张通过多学科手段解决肿瘤患者的生育需求，在肿瘤治疗的基础上，提高患者的生存质量。肿瘤生育学概念的提出有助于肿瘤患者的生育力保存的专业化和规范化发展。

一、肿瘤及其治疗对女性生育力的影响

女性生育力的损伤或丧失可以由于生殖器官的原发或转移恶性肿瘤本身造成，例如：子宫颈癌、子宫内膜癌、卵巢癌等。手术、化疗和放疗是肿瘤治疗的重要手段。肿瘤手术切除卵巢、输卵管和子宫或是解剖结构的改变，导致女性生育力降低或丧失。卵巢是对放化疗最为敏感的性腺组织。放化疗可能造成性激素合成细胞（卵巢颗粒细胞和卵泡膜细胞）及生殖细胞（卵母细胞）的损伤。卵巢间质纤维化、卵巢血管损伤，导致卵巢功能不全或衰竭，发生不孕和内分泌功能障碍。

化疗药物主要分为烷化剂类、抗生素类、抗代谢类和植物类等。其中以烷化剂类对卵巢的损害最大，如环磷酰胺、氮芥等。烷化剂是细胞周期非特异性药物，作用于分裂增殖期细胞，通过 PI3K/PTEN/Akt 信号转导通路影响卵泡中的颗粒细胞和卵母细胞，损害程度与剂量相关。环磷酰胺对原始卵泡的毒性作用则可以发生在体内任何水平的暴露。顺铂和阿霉素对卵巢的影响为中等危险。甲氨蝶呤、氟尿嘧啶、长春新碱、博来霉素、放线菌素 D 等作用于分化增殖期细胞，对于卵巢中处于静止期的原始卵泡细胞被认为是低度危险的。

放射线造成卵巢原始卵泡数量的减少与照射剂量相关。人卵母细胞对放射治疗非常敏感，卵巢部位局部照射剂量大于 6Gy 通常造成不可逆的卵巢功能衰竭，局部照射剂量小于 4Gy 可以造成一半数量的卵母细胞破坏。此外，卵巢损伤程度还取决于放射治疗时患者年龄、照射范围、部位及时间。在童年接受放射治疗的患者青春期发育障碍可能是卵巢功能衰竭的首发信号。曾接受过腹部或盆腔放疗的患者日后卵巢早衰的发生率增高。即使能够妊娠，流产、早产、低体重儿的发生率也明显增加。

二、生育力保存的适应证

处于生育年龄的女性肿瘤患者在确定肿瘤诊断后，肿瘤专科医生应尽早与患者讨论肿瘤治疗及其对生育力的影响。根据患者的意愿，将患者转诊生殖医学专家，根据患者年龄、肿瘤类型、治疗情况、生育意愿、婚姻状况、肿瘤转移风险、生育力保存窗口时间等因素进行综合评估，确定是否进行生育力保存；再由肿瘤外科专家、肿瘤放化疗专家、生殖医学专家、内分泌学专家、心理学专家、社会学和伦理学专家等多学科会诊，结合生育力保存相关心理、伦理和卫生经济学问题，选择个体化的生育力保存临床策略和实施方案。目前，进行生育力保存的女性肿瘤患者主要包括霍奇金淋巴瘤、非霍奇金淋巴瘤、白血病等血液病患者以及乳腺癌患者和妇科肿瘤患者等。

三、妇科肿瘤手术的生育力保存策略

手术是肿瘤治疗的主要手段。妇科恶性肿瘤的手术范围通常包括子宫和卵巢。对于有强烈生育愿望和要求的育龄期妇科肿瘤患者，在充分评估肿瘤诊疗情况和可能预后、充分评估患者生育力情况和心理情况、充分知情告知相关风险、密切监测和随访的前提下，保留子宫和卵巢，是生育力保存的重要临床策略。早期卵巢癌患者可以保留卵巢和子宫的分期手术。手术范围包括肿瘤切除或患侧附件切除，对侧卵巢活检，大网膜、阑尾、盆腹腔淋巴结切除术。早期子宫内膜癌患者，可行大剂量孕激素，如醋酸甲羟孕酮或醋酸甲地孕酮等治疗 3～6 个月，结合宫腔镜下病灶电切术，达到保留子宫的目的。早期宫颈癌根据肿瘤分期，可以分别采用宫颈锥切术、单纯宫颈切除术或广泛性宫颈切除术，保留子宫体。美国国家综合癌症网络（NCCN）指南对卵巢癌、宫颈癌和子宫内膜癌的生育力保存的适应证、手术范围、随访和生育策略等提出了具体的临床规范和指南。

四、肿瘤化疗和放疗的卵巢功能保护

（一）卵巢功能保护剂在放化疗患者中的应用和研究

多年来，促性腺激素释放激素激动剂（gonad-otropin-releasing hormone antagonist，GnRH-a）被应用于女性肿瘤患者化疗时的卵巢功能保护。具体机制仍然不明，可能与 GnRH-a 降低卵巢对化疗药物的血管通透性，抑制卵泡有丝分裂，减少卵泡丢失，或是降调节卵泡细胞凋亡分子相关。较多临床研究显示，在化疗的同时，应用 GnRH-a 有助于化疗后月经和排卵的恢复，降低化疗后卵巢功能不全的发生率，提高妊娠率。但是，也有研究没有观察到 GnRH-a 对卵巢功能的保护作用。因此，GnRH-a 应用于化疗患者存在争议。综合相关的临床研究证据，并考虑到 GnRH-a 可以减少血液病患者化疗时的子宫出血等因素，美国临床肿瘤协会和美国生殖医学会发布的肿瘤患者生育力保存指南均推荐女性肿瘤患者在化疗时应用 GnRH-a。

近年来，一些新型卵巢功能保护剂正在进行探索研究。鞘氨醇 -1- 磷酸（sphingosine-1-phos-phate，S1P）是一种神经酰胺介导的细胞死亡抑制剂，可以阻断阿霉素诱导的卵母细胞凋亡。动物实验研究发现，放化疗时，S1P 具有保护卵泡的作用。他莫昔芬也应用于化疗时的卵巢功能保护。研究发现他莫昔芬可以减少化疗引起的卵泡减少和阿霉素诱导的卵母细胞碎片化，并恢复放疗引起的抗米勒管因子水平的下降。其他正在研究的卵巢功能保护因子还包括：粒细胞集落刺激因子、作用于 PI3K/PTEN/Akt 信号通路的非毒性调节剂 AS101 和酪氨酸激酶抑制剂伊马替尼等。

（二）卵巢移位手术

卵巢移位手术被应用于计划行盆腔放疗的年轻女性肿瘤患者，包括宫颈癌，阴道癌子宫内膜癌等妇科肿瘤患者，也包括涉及盆腔放疗的直肠癌、骨肉瘤，横纹肌肉瘤，霍奇金淋巴瘤等非妇科肿瘤患者。卵巢移位手术通常在进行肿瘤手术时同时完成，游离卵巢和漏斗韧带，将卵巢移出盆腔，固定在侧腹壁腹膜。这一手术由英国医师 Batten 于 1956 年首次报告，主要用于妇科肿瘤手术患者。霍奇金淋巴瘤等非妇科肿瘤患者的卵巢移位手术，也可以将卵巢移位于子宫后方，盆腔放疗时采用铅板保护。多年的临床应用和研究显示，卵巢移位手术对于盆腔放疗患者的卵巢功能保护有一定的作用，可以达到 20%～100% 的保护作用。有关卵巢移位手术后的生育情况的临床报告较少。Terenziani 等对 14 个施行卵巢移位手术的霍奇金淋巴瘤患者进行了平均 14 年的随访，共有 11 个患者自然妊娠，出生 12 个婴儿，其中 1 个患者为双胎。

　　影响卵巢移位手术效果和必须关注的因素和问题较多。放疗射线弥散和卵巢移位后血供的改变，可能影响这一手术对卵巢功能保护的效果。相关的临床报告显示卵巢移位手术后卵巢囊肿的发生和肿瘤的转移风险不高；但是，仍然建议密切的随访。卵巢移位后，卵巢位置的改变还有可能造成辅助生殖技术的经阴道超声引导下取卵的困难或无法完成；因此，可能需要经腹部超声引导取卵。此外，可以考虑将卵巢移位和卵巢组织冷冻结合应用于生育能力的保存。

五、胚胎冷冻

　　胚胎冷冻是成熟的辅助生殖技术，适用于已婚的生育年龄肿瘤患者的生育力保存。在国外，胚胎冷冻也用于有性伴侣或愿意采用捐献精子的肿瘤患者的生育力保存。胚胎冷冻在生育力保存上具有安全性和有效性的显著优势。其基本步骤包括控制性卵巢刺激（controlled ovarian stimulation，COS）、卵母细胞采集、体外受精、胚胎冷冻，肿瘤治疗完成或肿瘤治愈后择期进行胚胎解冻和移植。乳腺癌手术与辅助化疗之间一般有 4～6 周的间隔期，这期间可以施行 COS、体外受精（in vitro fertilization，IVF）和胚胎培养及冷冻。肿瘤患者进行 COS 有 3 个方面的问题必须考虑和解决。首先，COS 有可能引起卵巢过度刺激综合征（ovarian hyperstimulation syndrome，OHSS），严重时出现的腹水、胸水、电解质紊乱和凝血功能异常，这将对肿瘤患者的进一步治疗造成延误和不利影响；因此，必须避免 OHSS 的发生。为此，应采用 GnRH 拮抗剂方案进行 COS，并以 GnRH 激动剂扳机，从而有效避免 OHSS 的发生。其次，常规 COS 通常要求在卵泡期早期启动，这有可能使肿瘤患者的抗肿瘤治疗延误。近年来，根据卵泡多波次发生理论，COS 可以在月经周期的任何时间启动。如果需要可以在黄体期和晚卵泡期开始基于 GnRH 拮抗剂的 COS，这类 COS 称为随机启动 COS（random-start protocol COS）。临床数据显示，随机启动 COS 的获卵率和受精率等临床数据与常规 COS 比较无差异。随机启动 COS

为肿瘤患者，特别是需要立刻开始治疗的白血病患者提供了生育力保存的可能。第三，COS 使多卵泡生长，患者处于非生理状态的高水平雌激素暴露，对于雌激素敏感肿瘤患者（例如：雌激素受体阳性的乳腺癌和子宫内膜癌患者）具有一定的风险。针对这一问题，他莫昔芬和芳香化酶抑制剂来曲唑被应用于雌激素敏感肿瘤患者的 COS。他莫昔芬与雌激素受体竞争结合，阻止雌激素发挥作用，抑制乳腺癌细胞的增殖。因此，采用他莫昔芬进行 COS 对于乳腺癌患者是安全的。来曲唑能够大幅度降低血清雌激素水平，同时具有促排卵作用。来曲唑也被应用于乳腺癌患者的 COS。临床研究显示，乳腺癌患者使用卵泡刺激素结合来曲唑进行控制性卵巢刺激安全可行。

六、成熟卵母细胞冷冻

　　成熟卵母细胞冷冻技术是生育力保存的重要技术，适用于未婚女性肿瘤患者的生育力保存。早期的成熟卵母细胞冷冻效果不理想，冻融后卵母细胞受精率、胚胎着床率、临床妊娠率明显低于新鲜卵母细胞。可能的原因是冷冻致使卵子透明带变硬，减数分裂期纺锤体及染色体结构被破坏，线粒体、细胞骨架损伤等。近年来，随着玻璃化冷冻技术的应用和冷冻保护剂的改进，冻融卵母细胞的体外受精胚胎移植术的临床妊娠率和胚胎着床率与新鲜卵母细胞比较已无差异。这一技术已成为成熟的辅助生殖技术，并应用于肿瘤患者的生育能力保存。卵母细胞冷冻不需要男性伴侣或精子捐赠，为未婚女性肿瘤患者提供生育力保存机会和选择。与胚胎冷冻相同，成熟卵母细胞冷冻也需要进行 COS。因此，同样要采用 GnRH 拮抗剂卵巢刺激及 GnRH 激动剂扳机以避免 OHSS 的发生。还要根据患者的月经周期选择卵巢刺激的时机和方案，应用来曲唑等降低雌激素水平。既往的临床数据显示冷冻卵母细胞的数量影响生育力保存的结果。Cobo 等的研究发现，小于 35 岁女性的卵母细胞冷冻，冷冻少于 5 个卵母细胞的累计体外受精胚胎移植术活产率为 15.4%，冷冻 8 个和 10 个卵母细胞的累计活产率分别为 40.8% 和 60.5%；大于 35 岁女性的卵母细胞冷冻，冷冻少于 5 个、8 个和 10 个卵母细胞的累计活产率分别为 5.1%，19.9%，29.7%。因此，为保证生育力保存的效果，冷冻卵母细胞的数量必须达到一定的水平，并根据年龄相应调整。

七、卵巢组织冷冻

卵巢组织冷冻技术适用于因肿瘤必须切除卵巢，或必须行放疗、化疗，可能损伤卵巢功能的儿童或青少年患者，是青春期前女性肿瘤患者生育力保存的唯一可行方法。通过手术获取卵巢皮质组织，切成薄组织片进行冻存，肿瘤治疗完成并治愈后，再择期将冻存的卵巢皮质组织切片解冻，移植到患者体内，通常是卵巢原位。卵巢组织冷冻的主要优点是能一次性保存大量卵母细胞，不需要通过COS，不会延误肿瘤治疗。

卵巢组织的冷冻研究始于20世纪50年代。从早期的甘油作为冷冻保护剂，到近年来采用的更有效的冷冻保护剂二甲基亚砜、乙烯乙二醇和丙二醇等，以及玻璃化卵巢组织冷冻技术的应用，卵巢组织冷冻技术有了进一步的发展。动物卵巢组织冷冻的实验研究，为人类卵巢组织冷冻技术的开展奠定了基础。人类卵巢组织冷冻研究始于1996年。2004年，Donnez等报告了首例冷冻解冻后的卵巢组织自体移植后获得足月妊娠分娩的病例，为卵巢组织冷冻生育力保存的研究带来突破。截至2017年，共有130个经卵巢组织冷冻和自体移植后出生的新生儿。根据6个欧洲中心111个卵巢组织冷冻后移植的数据统计，妊娠率为29%，活产率为23%。2019年发布的美国生殖医学协会发表的生育力保存专家共识已不将卵巢组织冷冻列为生育力保存的实验技术，认为这一技术应当由具备相应实验室技术和外科技术的中心提供给经过仔细选择的肿瘤患者。

肿瘤患者采用卵巢组织冷冻和自体移植保存生育力面临的最大问题是卵巢组织可能存在肿瘤细胞，自体移植后造成肿瘤复发，特别是血液系统肿瘤具有较高的风险。因此，卵巢组织自体移植前必须经过病理检查或肿瘤标记分子检测证实无肿瘤转移后方可移植。有必要建立检测移植的卵巢组织内残存的微小肿瘤病灶的方法。荧光原位杂交等分子遗传学及细胞遗传学方法已用于自体外周血干细胞或骨髓移植前微小残存病灶的检测，这些方法的临床应用，可能会降低卵巢移植时将肿瘤细胞植入受者体内的风险。还有学者建议，可将卵巢组织移植至裸鼠，观察排除肿瘤存在的可能，再行自体移植。

卵巢组织冷冻所面临的另一个问题是，移植后出现的大量卵泡的丢失。有研究发现，在卵巢组织冻融和移植中，卵泡的损失主要发生在卵巢组织移植过程，冷冻和解冻过程对卵泡损失的影响相对较少。可能的原因是移植组织血管再生和重建缓慢，造成移植的卵巢组织缺血。因此，必须进一步研究促进移植的卵巢组织血管重建和降低凋亡的方法，尽可能减少卵泡丢失，以延长移植后卵巢组织内分泌功能维持时间和获取足够数量的卵母细胞，以达到生育力保存的目的。

八、未成熟卵母细胞冷冻

未成熟卵母细胞的冷冻是处于研究阶段的技术。未成熟卵母细胞冷冻结合卵母细胞体外成熟（in vitro maturation, IVM），可以成为不能进行COS的雌激素敏感肿瘤患者或需要马上进行肿瘤治疗的患者的生育力保存的选择。在月经周期的任何时间，可以采用超声引导穿刺直径0.9～6.0mm小窦卵泡获得未成熟卵母细胞，在体外培养至成熟卵母细胞后冷冻。理论上未成熟卵母细胞体积较小，缺乏细胞分裂中期纺锤体和透明带，染色质有核膜保护，冷冻损伤的程度应该较成熟卵母细胞低。但是，在解冻后未成熟卵母细胞的体外成熟过程中，仍然观察到很多的纺锤体异常和染色质异常，导致这些卵母细胞的发育潜能较低，其体外受精率、卵裂率及囊胚形成率均小于成熟卵母细胞。有学者提出，将儿童卵巢组织中未成熟卵母细胞行体外培养至成熟卵母细胞再冷冻，拓宽冷冻未成熟卵母细胞的适用范围，为保存患者生育能力提供更多的机会。但是，未成熟卵母细胞的冷冻和体外成熟技术，在安全性、有效性和相关机制上仍有待进一步的研究，尚不能进行常规的临床应用。

九、卵泡体外培养

多年来，卵泡体外培养（in vitro growth, IVG）研究受到广泛的关注，IVG不但是卵泡发育相关基础研究，同时也是生育力保存的可选择的、具有前景的方法。卵泡IVG的优点是避免卵巢组织自体移植时，移植组织中可能残留的肿瘤细胞造成复发的风险。原始卵泡是卵巢内数量最大的基础卵泡群和储备库，也是卵泡IVC的主要卵泡来源。因此，原始卵泡的IVG是重点的研究方向。1996年，Eppig和O'Brien报告了小鼠原始卵泡（primordial follicle）体外培养两步法系统。第一步，先将小鼠的卵巢组织体外培养8天；第二步，分离卵巢组织中的原始卵泡，进一步体外培养14天，获得成熟卵母细胞；然后，体外受精，胚胎培养和移植，成功获得出生子鼠。这是首例原始卵泡体外培养获得成功的报告，但是，成功率很低，囊胚形成率只有2%，最后只有1个子鼠出生。2013年，O'Brien等通过调整FSH添加和卵泡培养液葡萄糖浓度等，改进了两步法系统，显著提高了成功率，获得了66个子鼠。Telfer等采用类似培养系统进行了人原始卵泡的体外培养，获得了成熟的人卵母细胞；同时也观察到获得的MⅡ期卵母细胞的第一极体大于正常。

目前，实验动物的原始卵泡IVG并不完善，成功率较低；人原始卵泡IVG实验研究未有成功的报告。原始卵泡IVG的重要环节包括原始卵泡体外激活（in vitro activation，IVA）、卵母细胞体外成熟（in vitro maturation，IVM）、成熟卵母细胞体外受精（IVF）、胚胎培养和移植。深入研究这些卵泡发育关键环节的机制及体外培养体系，有助于实现原始卵泡IVG的成功和临床转化。IVA由一系列的抑制、刺激和维持分子机制调控。近年来，IVA研究最重要的发现是人第十号染色体上缺失的磷酸酶和张力蛋白同源物（the phosphatase and tensin homolog deleted on chromosome ten，PTEN）通过磷脂酰肌醇3激酶（PI3K/Akt）信号通路抑制IVA。有学者采用合成的PTEN抑制剂进行人原始卵泡的IVA，成功获得新生儿出生。IVA机制研究上的新发现和初步临床转化提高了人原始卵泡IVC成功的可能性。组织工程学新技术应用于IVC的研究也取得了进展。海藻酸盐支架、卵巢去细胞支架、3D打印、微流控技术和人工卵巢构建等一大批创新技术为IVG提供了有前景的研究途径。

十、展望

肿瘤患者生育力保存必须关注四个方面的问题：第一是提高肿瘤治疗的疗效；第二是了解并减少肿瘤治疗对生育力的影响；第三是有效、安全的生育力保存新技术研发；第四是加强对肿瘤患者生育力保存的认知和相关的伦理问题研究。肿瘤医学、生殖医学的发展及辅助生殖相关技术的应用为肿瘤患者生育力保存提供了可能，在临床和实验研究中，关于生育力保存相关技术和机制研究取得了进展。今后，在新型卵巢保护剂、卵巢组织移植后的卵泡存活、原始卵泡的体外培养、干细胞生殖细胞分化等方面的研究可能是生育力保存研究的前沿。生育力保存所涉及的伦理问题也需要进行深入、广泛的研究，包括患者对生育力保存技术及其局限性的知情权和选择权、生殖细胞和组织采集及其支配权、卵巢组织冷冻和移植的风险、癌症易感基因在生殖细胞突变中继续传递的潜在可能性、患者和父母或子代的利益及其平衡等。生育力保存技术的临床应用和发展，为肿瘤患者及其家庭提供了选择；同时，肿瘤医学、生殖医学、生殖生物学、生殖遗传学、干细胞生物学、再生医学、伦理学专家也将面临生育力保存新的挑战。

（姚元庆 郭红燕）

第四节 生殖微创

一、生殖外科概述

生育保健是一个需要多学科相互协作、交流融汇的特殊学科领域，正是不断提高生育能力保护、促进健康生育、保证母婴安全、控制出生缺陷，增加多学科之间的交流和合作，积极推动了国内生殖医学、围产医学、计划生育等学科的进步和繁荣。其中，生殖外科是其独具特色的一个分支，以生殖医学为基础，旨在保护和保留生育功能，改善自然受孕和辅助生殖助孕的结局。随着育龄期妇女疾病谱的改变和生育力保护、健康生育等问题日益受到关注，生殖外科的地位愈显重要。

（一）生殖外科的定义

生殖外科的定义是为恢复生殖器官正常解剖和功能、改善妊娠结局及保留生育功能等进行的外科手术，涉及生殖医学、外科学、妇科学、计划生育、肿瘤学、男科学等多学科的交叉领域。

（二）生殖外科的范围和手术原则

生殖外科涉猎的范畴非常广泛，包括不孕症的外科手术，性发育畸形，可导致内分泌异常的外科疾病以及男性不育的手术。其首要原则在于治疗疾病本身的同时，尽可能保留保护正常组织的形态及血供，保护及改善生殖系统的功能，保存患者的生育力。女性生殖外科手术主要涉及输卵管、卵巢、子宫等生殖器官和生殖腺。通过手术治疗，以期恢复生殖器官的解剖结构并改善功能，如改善输卵管通畅度，保护子宫内膜容受性，宫颈功能等。内镜技术在生殖外科应用中有着巨大的优势，如腹腔镜对于盆腔情况探查，子宫、卵巢和输卵管的手术中既是诊断，也是治疗的首选方法；宫腔镜则可以直观发现并处理宫腔病变。

（三）不孕症的外科手术策略

1. 输卵管因素不孕症的手术处理策略　对于输卵管因素不孕患者，选择治疗方案前需对患者夫妇双方的生育能力进行充分评估，尤其是卵巢储备功能及男方精子质量，为患者制订最适合的助孕方案。对于不孕年限短，男方精子质量尚可，输卵管疏通预后好的患者建议先行手术治疗，既能避免 ART 技术面临的风险和争议，也能节约医疗资源，减轻患者经济负担，如最常见的盆腔炎引起的输卵管周围粘连或远端梗阻引起的不孕，经腹腔镜手术后一年内自然妊娠率可以达到 70%。对于双侧输卵管远端梗阻者可考虑选择 IVF 或手术治疗；双侧输卵管近端梗阻推荐直接 IVF 助孕；对于高龄或卵巢储备功能低下，或合并其他不孕因素患者亦推荐首选 IVF。

输卵管远端梗阻：推荐采用美国生殖医学协会的输卵管远端梗阻病损评分系统，手术方式的选择须根据手术治疗的预后情况决定；轻度的输卵管远端积水或粘连，可选择输卵管造口或伞端整形术帮助恢复解剖结构和功能；而重度输卵管远端梗阻，输卵管丧失正常生理功能者推荐行输卵管切除或结扎术，后续 IVF 助孕。

输卵管近端梗阻：主要手术方式是输卵管插管疏通术，其成功率约 85%，重新阻塞率约 33%，术后妊娠率 27%，妊娠集中在术后半年内，术后 6 个月未孕推荐行 IVF。

盆腔粘连分离术：手术中对盆腔粘连的分离应权衡利弊做到适当，若为广泛致密粘连或腹茧症，行粘连分离手术的意义不大，且易致组织脏器损伤，应术后直接行 IVF 治疗。

2. 子宫肌瘤及卵巢良性肿瘤的手术处理策略　在合并子宫肌瘤，卵巢良性肿瘤等普通妇科疾病的有生育要求的患者，在术前需进行生育力的评估，结合患者的生育力和病情综合决定最佳手术治疗方案和手术时机；手术中需格外注意卵巢功能的保护；手术后要进行后续关于生育的指导。

3. 子宫内膜异位症因素不孕症的手术处理策略　手术治疗子宫内膜异位症的适应证主要为不孕和卵巢子宫内膜异位囊肿。腹腔镜对于子宫内膜异位症既可明确诊断，进行分级评分，也可达到治疗目的，去除异位病灶，预防其复发，改善卵巢及腹腔内环境。手术干预后，较药物治疗或不干预者妊娠率提高 38%，大多数妊娠出现在术后的 1～2 年内。

4. 宫腔因素不孕症的手术处理策略　近年来随着人工流产（特别是无痛人工流产）的不规范开展，宫腔粘连的发病率呈明显上升趋势，这类患者必须经过宫腔镜的手术治疗，恢复宫腔正常的形态和功能才能受孕（包括自然妊娠和辅助生殖）。而这类患者如何早期预防和诊断宫腔粘连、如何进行宫腔镜下宫腔粘连的分离术，尤其是术后根据宫腔粘连严重程度给予适合的处理和预防措施等问题都是该领域需不断探索改进的。

5. IVF 助孕患者的生殖外科处理策略　即使已经达到了行辅助生殖技术治疗指征的患者，不少也需要生殖外科的干预，以改善辅助生殖助孕的结局。对于辅助生殖技术而言，生殖外科并不是它的竞争对手，而是最有力的补充治疗，如合并输卵管重度积水的 IVF 患者如何处理输卵管积水的问题，如合并子宫内膜异位症囊肿的患者是首先选择手术治疗还是 IVF 等。输卵管切除和近端阻断术都是胚胎移植术前输卵管预处理的首选，但输卵管切除术应用更为广泛；输卵管积水穿刺抽吸也可提高胚胎移植术后妊娠率，但不排除输卵管积水复发的可能。

6. 肿瘤患者的生育力保存策略　值得注意的是，目前全球肿瘤发病呈年轻化趋势，不少肿瘤患者尚有生育要求，如早期宫颈癌、卵巢交界性肿瘤患者。根据患者有无生育要求，肿瘤分期分类，为患者选择合适的手术方式，开展积极的术后管理及解决生育力保存的问题。女性癌症患者需要进行化疗或盆腔放疗前，也可以通过生殖外科技术进行生育力的保护（如卵巢组织冷冻）。

综上所述，生殖外科是一个涉及生殖医学、普通妇科、妇科肿瘤、计划生育等多学科的交叉领域。在辅助生殖技术占据生殖医学领域主导地位的今天，生殖外科手术的作用仍然十分重要。辅助生殖技术与生殖外科手术的有效结合才能锦上添花，保证不孕症患者得到合理有效的治疗。然而，生殖外科作为一个新兴领域，目前尚缺乏完善的预防准则、诊疗规范和标准。医疗保健机构的技术水平及相关医务工作者的认识和临床水平也良莠不齐，许多生殖中心也缺乏独立的手术团队。所以，在未来的工作中，希望能够不断提高我国女性生殖外科相关医务工作者的理论认识水平和临床手术技巧，对如何把握手术时机、手术技巧、手术方式选择等核心问题的认识和处理能力得到提升，为我国不孕症的治疗做出更大的贡献。

二、不孕症的微创手术

（一）输卵管及盆腔因素不孕症的手术

1. 输卵管等盆腔因素性不孕症　女性不孕症中，由于输卵管粘连、阻塞等原因导致的不孕称为输卵管性不孕，主要表现为输卵管的蠕动能力、拾卵以及将受精卵运送到宫腔等三大功能丧失。

输卵管性不孕占女性不孕的 25%～35%，多表现为不孕、痛经、腹部不适和月经不调等，严重影响患者的生活质量。而输卵管疾病中最严重的表现即为输卵管积水，后者占输卵管疾病的 10%～30%。目前观点认为，输卵管积水是拉低 ART 妊娠率的因素之一，与无输卵管积水者相比，患有输卵管积水者 ART 的成功率降低约50%，同时异位妊娠的发生率更高。输卵管积水导致不孕的确切机制不清，目前存在各种假说：机械、化学因素；子宫内膜容受性不佳（输卵管的积水倒流入宫腔所致）；一些着床相关的基因和蛋白表达异常；子宫内环境不佳（输卵管积水中的某些毒害物质流入宫腔中，改变子宫内膜原有分泌物的成分）；损伤子宫内膜和卵巢血流，影响子宫内膜容受性和卵子质量。

输卵管性不孕最常见的病因为盆腔炎性疾病：沙眼衣原体、淋球菌等性传播感染可导致严重的炎症情况，将输卵管堵塞。值得注意的是，流产后盆腔感染易引起输卵管炎症及阻塞导致不孕，盆腔炎所致继发输卵管性不孕患者中81.2%有人工流产史。此外，还与子宫内膜异位症、阑尾炎病史、盆腔/腹部手术史等有关。输卵管先天性发育异常、子宫肌瘤或卵巢囊肿等压迫输卵管导致假性输卵管梗阻、输卵管结扎或绝育术后等也表现为输卵管性不孕。

输卵管等盆腔因素导致的不孕症治疗原则在于，根据患者的具体情况和卵巢的条件，个体化地制订方案；首选操作性的治疗，而并非是抗感染治疗，包括：

（1）恢复盆腔尤其输卵管生理结构的整形手术治疗。

（2）减少病变输卵管对盆腔及宫腔环境影响的针对性手术处理。

（3）直接实施辅助生殖技术。

输卵管等盆腔因素性不孕症的手术治疗包括检查/诊断性手术和治疗性手术。前者包括腹腔镜下子宫输卵管通液术、宫腔镜下输卵管插管通液术、宫腹腔镜联合输卵管通液术、介入性输卵管造影术等。后者则主要分为输卵管整形手术和输卵管结扎、离断或切除术。输卵管整形手术是输卵管性不孕症的一线治疗方案，同时也是 IVF-ET 的术前准备及补充处理。包括输卵管再通术、造口引流术、伞端成形术、吻合术、盆腔粘连分离术等；而对于严重输卵管积水，因输卵管性因素行 IVF-ET 治疗失败的患者则可直接行输卵管结扎/切除术。腹腔镜手术可直接确诊输卵管病变，直视检查伞端与周围的粘连情况并判定输卵管的功能，但是有创且费用昂贵，不作为首选检查，多在超声或造影提示输卵管异常后治疗时进行。

2. 输卵管远端（壶腹部、伞端）的整形手术　输卵管远端的整形重建手术包括输卵管-卵巢间的粘连松解、输卵管伞端成形和输卵管造口术，其目的在于保留、疏通输卵管，以使患者有自然妊娠的可能。附件周围的粘连性疾病可仅表现为粘连带的形成，也可同时合并输卵管堵塞。术中应避免损伤输卵管系膜血管，以免影响卵巢的血供。输卵管整形手术的预后及术后妊娠结局与输卵管的病变程度有关，包括浆膜层、输卵管纤毛的受损情况；输卵管峡部病变情况；输卵管与卵巢间粘连情况。轻度病变，39% 在第 1 次输卵管复通术后成功活产。输卵管壁薄，黏膜完整，无粘连或粘连易分解者，整形手术可获益，超过一半患者可成功宫内妊娠；而粘连严重，输卵管壁增厚，甚至纤维化者预后不佳。总而言之，输卵管整形术后的妊娠率报道不一致（3%～65%），大多在 30% 左右，宫外孕的发生率为 5%～8%。术后 3～6 个月内是受孕的最佳时机，若在输卵管复通术成功后 1 年内未能怀孕（35 岁以上者期待受孕半年）应积极进行 ART 的治疗。

输卵管远端的堵塞、积水形成大多由炎症引起，可波及输卵管全段不同程度的病变，包括纤毛和黏膜层受损、肌层和浆膜层瘢痕形成、远端堵塞。炎症的播散又可导致附件周围和盆腔不同程度的粘连。这种情况下，应先分离粘连。如行输卵管造口术，输卵管远端需被切开，造口外翻缝合于输卵管系膜。术中应尽量细致，缩小创面。输卵管造口术的优点在于保留输卵管，有自然妊娠的机会；远端造口引流输卵管内的积水，减少其对胚胎植入的不良影响和毒性作用；避免切除输卵管时可能伤及系膜内血管影响卵巢血供。但是，术后有发生异位妊娠及再次积水的可能。术中应检查评估输卵管壶腹部黏膜和管腔内粘连情况，以选择合适的手术方式：病变严重、预后不佳的人群中，输卵管积水的复发率高达70%；对术后再次梗阻积水或严重粘连术后 2 年仍未妊娠者应行试管婴儿助孕；如高龄、输卵管实质病变的中重度输卵管积水者行输卵管切除术后再行 IVF 助孕治疗更合适。

3. 输卵管近端（间质部、峡部）的整形　输卵管近端阻塞分为 3 大类：结节型，结节性输卵管炎或输卵管子宫内膜异位症，大约占 60%；非结节型，真正的纤维化阻塞；假性阻塞，碎屑、息肉的阻碍作用或发育不全的管腔。输卵管近端复通 / 吻合术分为峡 - 峡部吻合、峡部 - 壶腹部吻合、壶腹部 - 壶腹部吻合术，且异位妊娠率低于造口术。若输卵管长度 >4cm，壶腹部长度 >1.5cm，生育率可达到 60%～80%。

宫角部的阻塞可行输卵管镜、宫腔镜下输卵管介入治疗或宫角部 - 输卵管吻合术。介入治疗

最适于输卵管近端阻塞而其余部分正常者，治疗后的妊娠率为 12%～54%，包括宫腔镜、超声或放射下置管。

4. 输卵管切除 / 结扎术　目前的数据支持针对输卵管积水或病变严重的情况行输卵管切除术，可获得较好的临床和持续妊娠率，是英国国家卫生与临床优化研究所（National Institute for Health and Care Excellence, NICE）的推荐术式。

输卵管切除术的优点包括：IVF 治疗前行输卵管切除可获得更好的妊娠结局；输卵管切除手术中，遭受慢性感染的组织被移除，降低了后期脓肿或扭转的发生率，同时利于取卵操作。但是，其缺点也显而易见：双侧输卵管切除术后，患者丧失自然受孕能力；为侵入性操作，若存在重度粘连，则手术困难。术中可能损伤组织、血管，尤其是有腹部 - 盆腔手术史、重度子宫内膜异位症、炎性肠病者等；输卵管切除后输卵管间质部 / 残端妊娠的风险增加；可能影响卵巢血供，进而损伤卵巢功能。

目前对于输卵管切除术对卵巢功能的影响仍有争议。卵巢的血液供应主要来自子宫动脉的卵巢支，与卵巢动脉在输卵管 - 卵巢系膜内吻合形成动脉弓，输卵管损伤或切除时可能损伤该动脉弓，导致同侧卵巢的血供减少，影响超促排卵时卵巢甾体激素的合成和卵泡的发育。但是，目前无足够证据认为输卵管切除会降低卵巢对超促排卵的反应性，仍需进一步的 RCT 研究。手术关键在于尽量避免损伤输卵管系膜内血管，注意保持卵巢良好血供。建议术中切除时紧贴输卵管侧，远离卵巢血管和悬韧带（图 42-1）。

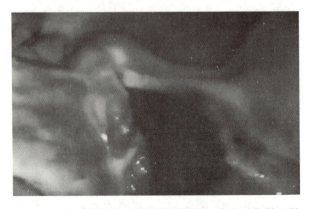

图 42-1　输卵管切除应紧贴输卵管侧，减少对卵巢血供的损伤

对于输卵管远端梗阻、积水也可选择行输卵管近端结扎术，通常同时行输卵管远端造口术。输卵管近端结扎术可阻断积水反流宫腔，保留输卵管，避免切除输卵管后卵巢血供减少的风险。对输卵管积水手术处理方式循证医学研究表明，腹腔镜下输卵管结扎术和腹腔镜下输卵管切除术相比，在改善妊娠结局方面可以达到类似的效果。但是术后有积水复发、脓肿形成等风险，双侧输卵管结扎患者同样丧失自然生育能力。

综上所述，对于输卵管等盆腔因素导致的不孕症在治疗时应选择个体化的治疗方案，需结合患者的年龄、不孕年限、不孕的病史和原因、输卵管病变程度及通畅性、输卵管周围的情况综合判断。对于输卵管病变不严重、盆腔粘连轻的年轻患者，首选手术治疗以尽可能纠正或改善盆腔生理结构。造口术后男方精液正常和女方排卵正常的情况下，1年后仍未妊娠者，可考虑直接行 IVF 治疗；对于输卵管积水或输卵管损伤严重无法修复，预先行近端输卵管结扎或离断术或输卵管切除术，再行 IVF-ET；对于年龄较大、不孕史较长、或有盆腔手术史的患者，合并卵巢功能出现明显减退的征象，首先试行 IVF 治疗，并尽量保存冻胚，若因为输卵管积水和宫腔积液造成胚胎种植失败，可手术处理输卵管或盆腔后，再行冻胚移植。

（二）子宫内膜异位症

子宫内膜异位症（endometriosis，EMT）疾病本身及其治疗因涉及子宫、卵巢、输卵管往往可导致不孕。

1. EMT 患者微创治疗中的生育力保存 为了保证年轻子宫内膜异位症患者手术能够成功妊娠，术者必须在术中格外关注子宫、输卵管和卵巢，术后根据术中情况指导女方自然受孕或采用促排卵、IUI、IVF-ET 等技术助孕。

若想通过促排卵或 IUI 自然受孕必须要求输卵管情况良好（无粘连 / 狭窄，并拥有开放的伞端结构）；对于双侧输卵管结构功能破坏或切除，IVF 则是唯一的选择。相反地，如果患者已拟行 IVF 助孕，保留积水、堵塞等病变的输卵管反而不利于其成功受孕，建议行输卵管切除术。

卵巢组织保留过少也不能够达到成功受孕，卵巢必须能够产生优质的卵子，具备成功受精并发育成胚胎的能力。卵巢储备功能越低，IVF 受孕的概率越小。因此，手术治疗中非常强调术者处理卵巢子宫内膜异位病灶的方式，后者可直接影响术后卵巢的储备功能。术后卵巢储备功能的大幅下降，合并输卵管缺失或破坏，可直接使患者丧失自然妊娠和 IVF 受孕的机会。在 IVF 治疗中，卵巢储备功能直接决定了卵巢对促排卵的反应性和最终的妊娠率。但是，目前的研究表明即使是术前低卵巢储备功能的患者，手术也可提高其自然妊娠的概率。

术前诊断评估：EMT 的发生及严重程度与不孕密切相关，但是成功妊娠与患者的年龄、不孕时间、既往生育情况、输卵管、卵巢和子宫的功能以及 EMT 的严重程度均有关系。自然妊娠成功与否与病变程度有关，轻度 EMT 患者是有自然妊娠机会的，每月受孕机会波动在 14%～45%，中重度 EMT 患者在没有任何药物和手术的干预下仍有自然妊娠的概率，其必要条件是没有严重解剖异常。随着 EMT 疾病程度的加重、年龄的增加、不孕年限的延长，妊娠率显著下降。腹腔镜手术可明确诊断，清除病灶，重建盆腔结构，了解输卵管状态，改善盆腔内环境，增加患者受孕的机会，是 EMT 合并不孕的常用诊治手段。以腹腔镜检查为基础的 r-AFS 分期较为仔细，对诊断和治疗的选择也有一定的帮助，但该分期未能考虑病变表现的多样性和功能状况，分期与治疗后的妊娠机会没有很好的相关性。从另外一个侧面说明病变的严重程度与患者术后的生育力不成正比。鉴于 r-AFS 分期存在的不足，学者 Adamson 和 Pasta 提出 LF 概率，创立了 EFI 评分系统。该评分系统对患者的年龄、不孕时间、既往生育情况、输卵管、卵巢和子宫的功能以及 EMT 的程度（r-AFS 分期）做量化评分，最后作出生育能力的评估和治疗建议，EFI 与累积妊娠率呈正相关；EFI 9～10 分的患者术后 3 年的累积妊娠率可达 70%，而在 4 分以下者 3 年累积妊娠率在 20% 以下。EFI 用于预测 EMT 合并不孕患者的术后妊娠率，简易客观，评分标准明确，对 EMT 合并不孕患者的生育力进行有效的评估，可使预后好的患者提高信心，而对预后不好的患者可避免浪费时间进行治疗，而直接行 IVF-ET。

诊治原则：EMT 与不孕之间的关系复杂多样，通过影响免疫、内分泌功能、内膜容受性、盆腔解剖结构和内环境等降低或损害生育功能。对于 EMT 合并不孕的患者的治疗目的为减少或去除异位病灶、提高生育力,其治疗方法有期待疗法、药物治疗、手术治疗、手术合并药物治疗、辅助生殖技术治疗等。治疗的关键在于根据患者的具体情况,如症状、年龄、病变严重程度和生育要求,同时基于循证医学的证据,选择和制订个性化治疗方案。对于轻度 EMT 合并不孕患者,可以进行期待治疗或药物治疗,半年后仍未妊娠,则应采取夫精人工授精或控制性超促排卵方案等其他治疗措施;对于中、重度 EMT 患者可以行腹腔镜手术治疗,恢复盆腔解剖结构、去除异位病灶、改善盆腔内环境等,若治疗后一段时间仍未妊娠,可考虑改行体外受精胚胎移植术(IVF-ET);严重 EMT 患者应使用促性腺激素释放激素激动剂(GnRH-a)或直接行 IVF-ET。2014 年最新的 ESHRE 关于子宫内膜异位症合并不孕的治疗指南可以为临床工作提供帮助(表 42-1)。

表 42-1　2014 年 ESHRE 关于子宫内膜异位症合并不孕的治疗指南

建议	证据
A	美国生殖医学会子宫内膜异位分级(AFS/ASRM)Ⅰ/Ⅱ级合并不孕的患者,行腹腔镜手术治疗可以促进生育
C	(AFS/ASRM)Ⅰ/Ⅱ级合并不孕的患者,使用 CO_2 激光汽化病灶相比单极电凝病灶会获得更好的累计妊娠率
A	卵巢子宫内膜异位囊肿合并不孕的患者,做囊肿切除优于引流和电凝,可增加自发妊娠率
GPP	建议临床医生详细告知异位囊肿的患者术后卵巢功能减退,甚至失去卵巢的可能。如患者既往有卵巢手术史,术前需认真评估
A	(AFS/ASRM)m/w 级合并不孕的患者,腹腔镜下手术治疗相比期待治疗可增加自发妊娠率
GPP	对子宫内膜异位症合并不孕的患者,术前辅助激素治疗不增加自发妊娠率
A	对子宫内膜异位症合并不孕的患者,术后辅助激素治疗不增加自发妊娠率
GPP	不推荐对子宫内膜异位症合并不孕的患者使用营养品、替代或补充治疗,因对其难以评估潜在的益处和伤害

GPP:基于专家建议的临床实践要点(good practice points);A 级:基于 meta 分析或多个随机试验的建议;C 级:基于单一的随机试验、大型非随机试验或队列研究的建议

2. 卵巢子宫内膜异位囊肿的手术治疗　卵巢子宫内膜异位囊肿行手术时,可能破坏或切除囊肿周围部分正常卵巢组织,因此导致卵巢储备功能下降,而不利于术后妊娠。当患者有一个或者多个卵巢子宫内膜异位囊肿时,手术应以保护卵巢功能为主要目的,而不是为了避免复发过度追求完整去除病灶。目前,主要有两种手术方式:连同囊壁完整剥离去除囊肿;以及破坏溶解病灶组织,即消融手术。消融手术中,抽吸干净巧克力样囊液后,应翻转囊壁以完全暴露囊肿内部进行病灶的破坏。破坏病灶组织需要用到热能,其可电凝囊肿的内部,而不对卵巢实质造成热损伤。目前,常用的有双极电流、二氧化碳激光和等离子能量。单极电能因容易造成深部的热损伤,对于有生育要求的患者不建议使用。对于卵巢子宫内膜异位囊肿的剥离和消融手术的对比性研究指出,从术后妊娠率及复发率方面来看,消融手术的结局更差。后者可能因为无法完全破坏病灶组织而复发。

对于双侧卵巢子宫内膜异位囊肿、囊肿巨大和复发性囊肿的应尤其注意。双侧卵巢囊肿手术可能对卵巢储备产生较大影响,大概 3% 的患者术后立即绝经。对于卵巢巨大巧克力囊肿,因囊壁往往较薄、界限不清,切除时则可能会难以避免同时去除较多的正常功能卵巢实质组织。这种情况下,可采用三步手术技巧:

(1)腹腔镜下或超声引导下卵巢子宫内膜异位囊肿穿刺引流术。

(2)GnRH-a 抑制月经来潮治疗 3 个周期。

(3)腹腔镜下囊肿剥离术或消融术。经过前两步的处理,可有效避免大范围的手术操作。

3. 深部子宫内膜异位症的手术治疗　当病灶深度超过 5mm 时即定义为深部子宫内膜异位症。子宫内膜异位症病灶深部浸润可达盆腔的多个部分:子宫骶韧带、下腹部的神经丛和骶神经根、阴道、直肠、乙状结肠、膀胱、输尿管、腹壁等(图 42-2)。患者对于生育力的要求影响手术方案的选择。以结直肠子宫内膜异位症为代表,腹腔镜手术被认为优于开腹手术,前者术后自然妊娠率更高(图 42-3)。目前,对于有生育要求的深部子宫内膜异位症患者的治疗仍存在较大争议,尚无足够的研究证据表明深部子宫内膜异位症患者

行辅助生殖治疗前先行手术可获益。但是，对于疼痛、便秘、腹泻等症状明显的患者，手术仍然是必要的。

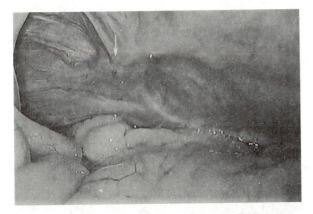

图 42-2 浸润子宫骶韧带的蓝紫色子宫内膜异位病灶

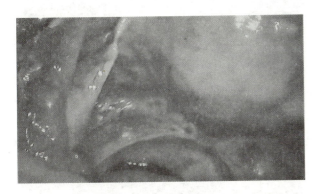

图 42-3 电凝去除宫骶韧带上子宫内膜异位病灶

深部子宫内膜异位症的手术治疗通常被认为具有较高风险，尤其是对于年轻患者应尽量选择手术以外的其他治疗方式。严重的手术并发症包括：直肠瘘、膀胱乏力和功能性消化系统后遗症等，病灶浸润的深度越深、范围越大，手术的风险也越高。因此，术前应当评估患者的症状和生育要求，充分比较手术利弊。

总之，EMT 的手术治疗往往涉及有生育要求的年轻患者。手术治疗可改善患者的生活质量，减少疼痛症状。但是，若手术操作可能不可避免地严重影响患者的生育能力，则不建议进行；而不损伤生殖器官的保留生育力手术可能改善患者自然妊娠或 ART 的结局。

（三）子宫肌瘤

子宫肌瘤是最常见的子宫良性肿瘤，它们来源于子宫肌细胞而位于子宫平滑肌层。子宫肌瘤由大量细胞外基质成分组成，包括胶原蛋白、纤维连接蛋白和蛋白多糖。子宫肌瘤的发病率在女性中为 50%～60%，在 50 岁女性中则高达 70%。约 30% 的病例出现典型症状，包括子宫异常出血和盆腔压迫症状（泌尿系症状、便秘、里急后重感等）。临床表现包括盆腔包块、盆腔痛、不孕和产科并发症。子宫肌瘤的危险因素包括种族、年龄、生育年龄延迟、分娩次数、初潮时间、咖啡因的摄入、遗传学因素、肥胖等。

根据 2011 年 FIGO 分类法，子宫肌瘤可分为 8 类：

0 型：有蒂黏膜下肌瘤；Ⅰ型：无蒂黏膜下肌瘤，向肌层扩展≤50%；Ⅱ型：无蒂黏膜下肌瘤，向肌层扩展 >50%；Ⅲ型：肌壁间肌瘤，位置靠近宫腔，瘤体外缘距子宫浆膜层≥5mm；Ⅳ型：肌壁间肌瘤，位置靠近子宫浆膜层，瘤体外缘距子宫浆膜层 <5mm；Ⅴ型：肌瘤贯穿全部子宫肌层；Ⅵ型：肌瘤凸向浆膜；Ⅶ型：肌瘤完全位于浆膜下（有蒂）；Ⅷ型：其他特殊类型或部位的肌瘤（子宫颈、宫角、阔韧带肌瘤）。当然，各种类型可能同时存在。

值得注意的是，子宫肌瘤可能通过以下机制破坏生育能力：①改变局部解剖结构，进而影响子宫内膜环境；②功能性改变，例如增强子宫收缩运动，损伤子宫内膜和肌层的血供；③改变局部激素和因子环境，不利于配子的运输，降低胚胎的着床率。

目前，手术是治疗子宫肌瘤的主要方法，包括宫腔镜下子宫肌瘤剔除术、腹腔镜或经腹子宫肌瘤剔除术、子宫全切术，手术方案的选择取决于肌瘤的大小和位置、患者的年龄、有无生育需求和对根治性手术的接受程度。其他非手术方法包括子宫动脉栓塞等放射或超声引导下的干预措施。

1. 宫腔镜下子宫肌瘤剔除术 随着医疗设备和技术的发展，宫腔镜下子宫肌瘤剔除术已经成为治疗黏膜下肌瘤的标准微创手段之一。设备允许的条件下，<2cm 的子宫黏膜下肌瘤已被认为可常规于门诊宫腔镜完成。

对于有蒂的肌瘤，采用切割环或激光沿根部切除蒂部后完整取出肌瘤组织；对于蒂部不明显的肌瘤，则可用切割环反复逐步切割，将肌瘤组织分成多个小块以达到完整切除病灶的目的。当可见子宫肌层的束状纤维时，则认为已切割充分。这种宫腔镜下的切割术式被认为对于I型子宫肌瘤是安全有效的。但是，如果瘤体较大（直径>3cm），手术并发症（穿孔、出血、水中毒）和电损伤的风险较高；对于较大的I～III型子宫肌瘤则推荐采用两步切除法。第1次宫腔镜，切除或消融凸出于宫腔的瘤体部分，随后子宫肌层的厚度增加，剩余的肌层内的瘤体则会迅速凸向宫腔。之后，第2次宫腔镜则可完整、安全的清除剩余的瘤体组织。

　　以上术式均可能导致水中毒的发生，推荐采用双极或激光能源代替单极，同时以生理盐水作为介质以降低水中毒的发生率。至于术后的生育结局，目前的研究提示，相比于其他治疗方法，宫腔镜下子宫黏膜下肌瘤剔除术可能提高患者的妊娠率，但仍需更多研究证据。

　　2. 腹腔镜下子宫肌瘤剔除术　经腹腔镜子宫肌瘤剔除术某些情况下具有一定的难度，但是其优势也十分显著：更少出现严重的术后并发症，恢复更快，可获得较满意的术后妊娠结局。但是，经腹腔镜子宫肌瘤剔除术仍有发生子宫破裂的报道，因此对于瘤体剔除后的肌层破口应进行充分地缝合修补。术中，根据瘤体的形态，采用纵向或横向切口，通常使用单极电凝钩进行瘤体剥除（图42-4～图42-6）。某些情况下，需进行子宫动脉结扎以减少术中出血。

　　通常采用旋切设备以取出肌瘤组织，一些妇科医生则更倾向于通过阴道取出以避免肌瘤组织的播散种植，后者会导致盆腔子宫内膜异位包块和肌瘤寄生的发生。因此，术中应进行充分的盆腹腔冲洗，并仔细取出所有的肌瘤组织。

　　腹腔镜下子宫肌瘤剔除术的禁忌证通常包括：存在直径>10～12cm的肌层内子宫肌瘤，或者位于子宫多个不同切面的多发性子宫肌瘤（≥4个）。

　　关于术后的妊娠结局，研究证实腹腔镜下子宫肌瘤剔除术可降低肌瘤压迫宫腔患者的流产率，同时获得较理想的术后妊娠率；与经腹子宫肌瘤剔除术相比，术后的累积妊娠率、分娩结局、围产期并发症的发生率无显著性差异。

　　3. 腹腔镜下子宫切除术　子宫切除术被认为适用于症状显著的肌层内和黏膜下子宫肌瘤，尤其是无生育要求或围绝经期（40～50岁）女性。

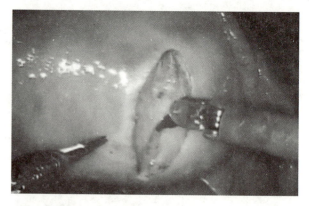

图42-4　以单极电凝钩于肌瘤样凸起上作纵行切口

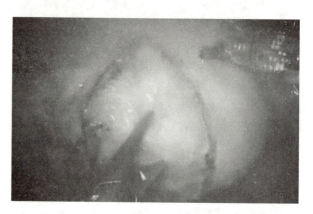

图42-5　瘤体边界分明，完整地剥除子宫肌瘤

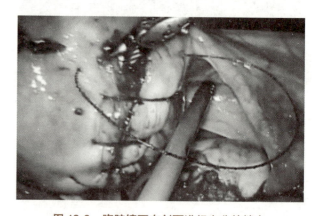

图42-6　腹腔镜下在创面进行充分的缝合

　　子宫肌瘤是行子宫切除术的主要指征，近年来，腹腔镜下子宫切除术已替代经腹子宫切除术。根据术者的手术技巧和习惯，也可选择经阴道子宫切除术。对于无生育要求、又有切除指征的患者可以实施。

　　4. 腹腔镜下子宫肌瘤冷冻和热凝固消融术　子宫肌瘤冷冻和热凝固消融术的目的均在于减少或阻断瘤体供血，以使子宫肌瘤萎缩。对于冷冻消融术，冷冻探针被插入瘤体，并迅速将温度降至

90℃以下。热凝固消融术则是将单极或双极探针插入瘤体。这两种方法均不能取出病灶组织进行病检。

（四）宫腔粘连

宫腔粘连（intrauterine adhesion，IUA）又名Asherman综合征，是指由于各种因素导致子宫内膜基底层损伤后，内膜的胶原纤维过度增生导致宫腔内肌壁间相互粘连。其发生的具体机制暂未明确。任何造成子宫内膜损伤，使肌层裸露的因素均可能造成IUA。主要的发病因素包括：机械性损伤，在我国早孕期进行的人工流产和产后清宫是IUA的主要病因，其他包括产后出血子宫压迫性缝合、非妊娠期子宫诊断性刮宫、子宫肌瘤剔除术、宫腔镜下子宫内膜切除术、子宫内膜消融和滋养细胞疾病清宫术等导致的子宫内膜损伤；感染，亚急性或慢性子宫内膜炎，典型的如结核性子宫内膜炎均可以导致重度IUA，出现宫腔完全闭塞和子宫内膜严重受损。随着研究的不断深入，更多学者倾向于认为感染自身的影响可能是有限的，但感染后引起的炎症过程可能作为协同因素加重子宫内膜创伤；其他因素，与米勒管发育异常，特别是纵隔子宫有关，受遗传因素的影响。盆腔放疗及子宫动脉栓塞也是导致IUA的因素之一。IUA主要临床表现包括月经异常、不孕、反复自然流产，也可无明显症状。月经异常往往包括闭经、月经稀发、盆腔痛，随之出现的不孕是育龄期女性面临的主要难题。不同程度、性质的IUA可发生于宫腔的不同部位，阻碍胚胎着床或精子的运输。影响IUA患者术后妊娠结局的因素众多，其作用目前仍有争议。

宫腔镜检查是诊断IUA的"金标准"，手术是首选治疗方法。传统方法使用扩张棒、探针、活检钳等器械进行IUA的分离，但由于盲视操作，易发生子宫穿孔、子宫肌壁损伤及宫腔"假道形成"等危险。宫腔镜粘连分离术（transcervical resection of adhesion，TCRA）是治疗IUA的标准术式，其优点是可在宫腔镜直视下施行手术，能够明确粘连部位、范围、性质以及子宫角与输卵管开口状态，避免手术操作的盲目性，减小损伤风险，提高治疗效果及手术安全性。标准的TCRA应在有效分离切除瘢痕组织、恢复子宫腔解剖学形态基础上，强调最大限度的保护残留子宫内膜的理念以维持子宫内膜的生理生殖功能。

由于IUA容易复发，TCRA术后的处理措施十分关键，目前仍有争议。主要的处理手段包括宫内节育环放置、激素治疗、宫腔气囊管支撑、羊膜移植等，必要时需进行二次甚至多次宫腔镜手术。考虑到IUA的高复发率，尤其是重度粘连的情况，术前必须与患者充分沟通、告知多次手术的可能性。再次行宫腔镜手术的时间目前尚不统一，通常是间隔1～3个月。

目前的研究指出，IUA患者TCRA术后的妊娠率仍然低于未罹患过IUA的健康女性。术中所见IUA的位置及严重程度可直接影响患者的妊娠结局。

1. IUA的分类　由于各国IUA发生率差异甚大，导致世界范围内IUA诊断标准不统一，给临床治疗和研究带来诸多不便。中华医学会妇产科分会组织专家组结合中国国情，于2015年12月提出"IUA临床诊疗中国专家共识"，中国IUA诊断分级与评分标准主要以美国生育协会（AFS）评分和欧洲妇科内镜协会（ESGE）分类为基础，将IUA的临床表现、子宫内膜厚度、宫腔镜检查结果及生殖预后等IUA相关的危险因素尽可能考虑在内并加以量化来进行评分的分类，是目前较为全面的IUA严重程度评估体系（表42-2）。

2. TCRA操作技巧　TCRA的主要目的为恢复正常的宫腔形态以促进成功妊娠。手术过程中应注重操作技巧和能源器械的选择。首先，进行手术前评估，明确粘连范围、性质及残留内膜分布，制订手术方案及术后综合管理措施。术中密切监测生命体征和电解质等生化指标，警惕灌流液过量吸收-体液超负荷-低钠血症。最后进行双侧输卵管状态和功能评估，为后续恢复生育力提供依据。对于重度IUA，术中应酌情选择B超或腹腔镜联合监护手术避免子宫穿孔。目前的证据表明，应尽量避免使用电切技术，同时避免过度用力的宫颈操作。当必需采用电切处理时，为了降低组织电热效应损伤，推荐选择针状电极对残留子宫内膜实施"游离内膜瓣法"分离并保留内膜瓣根蒂的血供。然后使用环形电极分离并切除子宫腔内纤维瘢痕组织，恢复子宫腔解剖学形态，尤其是宫底及宫角部，并使游离的内膜瓣贴覆在创面上，有效的保护子宫内膜。

表 42-2 中国 IUA 诊断分级与评分标准

评估项目	评估项目描述	得分
粘连范围	<1/3	1
	1/3～2/3	2
	>2/3	4
粘连性质	膜性	1
	纤维性	2
	肌性	4
输卵管开口状态	单侧开口不可见	1
	双侧开口不可见	2
	桶装宫腔,双侧宫角消失	4
子宫内膜厚度（增殖晚期）	≥7mm	1
	4～6mm	2
	≤3mm	4
月经状态	经量≤1/2 平时量	1
	点滴状	2
	闭经	4
既往妊娠状态	自然流产 1 次	1
	复发性流产	2
	不孕	4
既往刮宫史	人工流产	1
	早孕期清宫	2
	中晚孕期清宫	4

轻度:总分 0～8 分;中度:总分 9～18 分;重度:总分 19～28 分

3. IUA 的术后处理 传统的再次宫腔镜检查时间一般为分离术后的 1～2 个月,也有术者选择在术后的 1～2 周进行更早期的再次检查。宫腔镜复查可早期发现再次形成/残留的 IUA 情况,以在轻中度粘连时及时进行分离手术,获得更佳的分离效果。

IUA 的成功治疗不仅取决于术中对粘连带的完全分离,还包括对粘连的预防,反复发生的 IUA 严重影响妊娠结局。术后辅助治疗的目的则在于促进子宫内膜再生,同时避免宫腔壁的接触和粘连带的再形成。

(1)宫内节育装置:宫内节育装置被认为可作为子宫内膜相互接触的屏障,从而有效抑制粘连带的形成和复发,促进正常子宫内膜的再生。国外报道大部分使用 T 形环,而在国内圆环的使用则更为常见。宫内节育装置的选择应保证其与宫腔壁间有较大的接触面积,同时应根据粘连带的主要位置选择不同类型的节育器。宫内节育装置往往联合药物治疗等同时进行。目前的研究指出,TCRA 术后放置宫内节育装置,配合使用激素治疗可明显改善 IUA 的复发情况。但是单独使用宫内节育装置的效果则不如宫腔气囊管。

(2)宫腔气囊管和羊膜移植:与节育器的放置类似,宫腔气囊管也被认为可作为宫腔物理屏障而用于 IUA 复发的预防。羊膜为绒毛膜上分离出的一层膜性组织,可包裹在气囊支撑管的表面,随后一同置入宫腔内,并留置 2～4 周。其机制主要在于提供物理屏障的同时,刺激生长因子等分泌,促进子宫内膜的再生。新鲜的和干燥后的羊膜均被证实对于 IUA 的复发具有治疗效果。大部分学者认为新鲜羊膜的效果更好,但是也有研究指出,干燥后的羊膜因更有利地避免交叉感染,同时操作和应用更为便利而更具有优势。

(3)药物治疗:抗菌药物的使用目前仍有争议。使用的理由在于预防感染,因感染可导致 IUA 的形成。但是,2006 年的美国妇产科学会指南指出不推荐在诊断和治疗性的宫腔镜手术中使用抗生素。此外,2010 年美国妇科腔镜协会的实践指南中也进一步说明目前无证据支持在 IUA 治疗前、治疗中和治疗后使用抗生素。

激素治疗主要包括雌激素和雌孕激素联合,雌激素可促进子宫内膜的生长,促进分离创面的上皮形成及修复,因而可预防粘连的复发。

三、性发育畸形的微创手术

在未分化期人胚第 6 周左右,男女两性胚胎均具有两套生殖管,中肾管和米勒管,这两者的分化和发育取决于睾丸分泌的睾酮和抗米勒管激素(anti-Müllerian hormone,AMH)的作用。若无 AMH,中肾管退化,米勒管继续发育,从头向尾形成输卵管、子宫和阴道上段。尿生殖窦形成尿道、阴道下段和前庭,与阴道上段相通。

女性生殖道发育过程复杂,其中细胞的分化、移行、融合及凋亡等 1 个或多个步骤异常均会导致发育异常或结构改变。

(一)阴道畸形

1. 先天性无阴道 指外阴前庭或尿生殖窦

处无阴道形成,可能是由于米勒管会合后未发育,或米勒管尾端发育停滞未向下延伸所致。通常合并无子宫或始基子宫,少数患者有发育正常的子宫,卵巢一般正常,此类患者常合并泌尿系统畸形。以 MRKH 综合征(Mayer Rokitansky-Kustner-Hauser syndrome)患者最为多见,睾丸女性化(雄激素不敏感综合征)患者较为少见。很少数为真性两性畸形或性腺发育不全者。

病因:①染色体异常;②雄激素不敏感综合征;③母亲孕早期使用雄性激素、抗癌药物、沙立度胺等;④孕早期感染某些病毒或弓形虫。

临床表现:绝大多数先天性无阴道患者在正常阴道口部位仅有完全闭锁的阴道前庭黏膜,无阴道痕迹。亦有部分患者在阴道前庭部有凹陷,个别具有短于 3cm 的盲端阴道。常同时伴有无子宫畸形,在正常子宫位置仅见到轻度增厚的条状组织,位于阔韧带中间。约有 1/10 患者可有部分子宫体发育,且有功能性子宫内膜,青春期后由于经血潴留,出现周期性腹痛,无月经或直至婚后因性交困难就诊检查而发现。

治疗:可采用手术治疗,选择尿生殖窦或舟状窝处,膀胱及直肠的间隙制造一个封闭的穴道,重建阴道。常用的方法包括顶压法、造穴法和 Williams 法。人工造穴术后需要长时间应用硬质阴道模具扩张人工阴道,防止移植皮片覆盖的人工腔穴挛缩,增加患者痛苦,给工作、生活带来极大不便。采用自体或移植皮瓣覆盖阴道壁,与黏膜组织特性差异太大,亦不符合生理要求,为其最大缺点。现有多种方法促进穴道上皮化,包括:皮瓣移植法、生物膜法、羊膜法、结肠转代法、魏氏法等。

2. 处女膜闭锁 处女膜是位于阴道外口和会阴的交界处的膜性组织,正常处女膜分为有孔型、半月型、筛状、隔状、微孔型。如完全无孔隙,则为处女膜闭锁(图 42-7)。

病因:处女膜在发育过程中是窦阴道球和泌尿生殖窦之间的膜性组织,胎儿时期部分被重吸收形成孔隙,处女膜闭锁系泌尿生殖窦上皮重吸收异常所致。此畸形多为散发,偶有家系报道。

临床表现:处女膜闭锁多于月经初潮后发现,如子宫及阴道发育正常,初潮后经血积存于阴道内,继之扩展到子宫,形成阴道子宫积血。

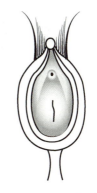

图 42-7 处女膜闭锁

积血过多可流入输卵管,通过伞部进入腹腔,伞部附近的腹膜受经血刺激发生水肿、粘连,致使输卵管伞部闭锁,形成阴道、子宫、输卵管积血。处女膜闭锁可合并其他女性生殖系统发育畸形及其他泌尿系统发育异常,如阴道纵隔、双子宫、单侧肾缺如等。处女膜闭锁的典型症状如下:①青春期后无月经初潮;②逐渐加重的周期性下腹痛;③下腹部包块,并且逐月增大;④严重时伴有便秘、尿频或尿潴留,便秘、肛门坠胀等症状。

治疗:早期发现,选择合适的手术时机和手术方式,多选择于青春期月经初潮后行手术切开。手术以月经来潮时操作为佳,通过大针穿刺抽出陈旧积血以明确阴道部位,固定粗针头,并以此作为指引,使用尖刀片行十字或 X 形切开,直到阴道壁。如隔膜薄,可环形切除隔膜多余组织,将切口的两层黏膜与基底稍作游离,纵行缝合,使缝合缘呈锯齿状,不在一个平面,防止日后出现环形狭窄。如隔膜厚,应先在外层黏膜面作 X 形切口,深度为横隔厚度的 1/2,分离黏膜瓣,然后将内层横作十字形切开,将内外 4 对黏膜瓣互相交错镶嵌缝合,愈后不致因挛缩而再狭窄。

3. 阴道纵隔 纵隔一般附着在阴道前、后壁的正中线上,纵向行走,可分为部分性和完全性,后者形成双阴道,常合并双宫颈、双子宫,包括从宫颈到阴道口的完全纵隔和左右贯通的不全纵隔,也有合并阴道横隔的阴道纵隔(图 42-8)。

病因:阴道纵隔为双侧米勒管融合后,其中隔未吸收或未完全吸收所致。

临床表现:阴道纵隔的主要症状是性交困难、性交疼痛。①完全性阴道纵隔:一般无症状,少数人有性交困难,或分娩时造成产程进展缓慢;②阴道斜隔:因宫腔、宫颈分泌物引流不畅可

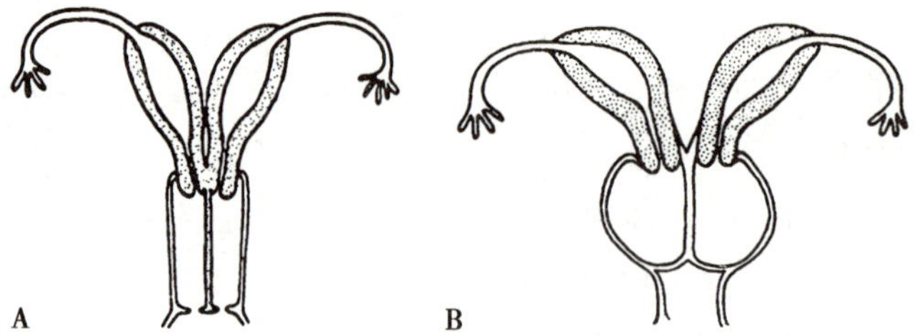

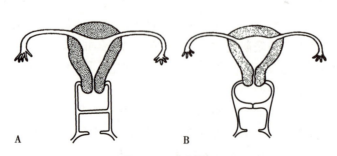

图 42-8 阴道纵隔
A. 完全性阴道纵隔；B. 不全阴道纵隔合并阴道横隔

出现阴道流恶臭脓样分泌物；③双阴道：可确诊。但要注意双阴道在进入一侧时常难发现畸形。

治疗：如对性生活或阴道分娩无影响则不做处理。有症状者或合并阴道横隔需行手术治疗。选取月经干净后，经阴道手术。可用两把大 Kocher 钳夹闭纵隔前后缘，完全切除纵隔，使用可吸收线连续缝合残余纵隔边缘（尽可能少），使剩余的正常阴道黏膜重新贯通，顶端可采用类似切除方法。合并阴道横隔的患者，需先切除横隔，再切除纵隔。

4. 阴道横隔 米勒管组织空泡化，形成上部分阴道和穹隆；窦阴道球（阴道板）空泡化形成下部分阴道，以后贯通。若尿生殖窦和米勒管的融合和／或管腔化失败，将形成阴道横隔。大约 46% 的阴道横隔位于阴道上段，40% 位于中段，14% 位于阴道下段。阴道横隔包括完全性横隔和不完全性横隔（图 42-9）。

病因：阴道横隔系胚胎期由泌尿生殖窦——阴道球向头端增生、增长演变而成的阴道板，自下而上腔道化时受阻，阴道横隔未贯通或未完全腔化所致。常发生于阴道上、中 1/3 交界处，也可发生于阴道任何部位，直到阴道顶端，接近宫颈。可能因两侧米勒管尾端与尿生殖窦相接处未被贯通所致。完全性横隔少见，可致阴道闭锁；通常

在隔中央或侧方有小孔，其大小不一，影响阴道液与经血排放。

临床表现：阴道横隔无孔者可出现周期性下腹痛而无月经初潮，孔小者可出现经血排流不畅的症状，横隔位于阴道中下段者可致性生活不满意。部分患者可无临床症状。

治疗：无症状或隔膜较薄者，可暂不施行手术。位置低、性生活不满意或不孕者，无孔者明确诊断后及时手术。青春期后，女孩出现症状时可进行处理。对完全封闭性横隔，类似于处女膜闭锁的切开处理方式，手术过程包括切开薄的横隔、切除横隔、将上段和下段阴道黏膜端端吻合。对不完全封闭性横隔，多在婚后妇科检查时发现，偶有在生产过程中产程不顺检查时发现。造成经血不畅、痛经或不育的，可手术切除不全横隔。生产过程中发现的不全横隔，可在横隔变得较薄时切开。

5. 阴道斜隔 特征包括：有两个发育正常的子宫，亦有双宫颈，阴道斜隔，使一侧宫颈被掩盖，常合并有斜隔一侧的肾缺如或其他泌尿系统畸形，可通过超声检查发现。根据解剖特点，可将常见的阴道斜隔分为 3 型：Ⅰ型是斜隔上无孔道，因经血聚积无引流渠道表现为子宫及斜隔后积血，发病年龄较早；Ⅱ型是斜隔上有小孔道，但

图 42-9 阴道横隔
A. 完全性阴道横隔；B. 不完全性阴道横隔

仍有引流不畅，感染后易形成隔后脓肿，发病年龄稍晚；Ⅲ型较少见，斜隔上无孔道，但在双宫颈间有瘘道，经血可向对侧流溢，但引流不畅，也易形成脓肿（图42-10）。

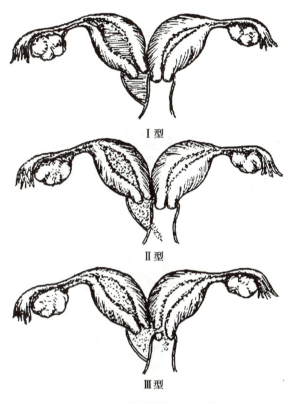

Ⅰ型

Ⅱ型

Ⅲ型

图42-10　阴道斜隔3种分型

病因：胚胎时期，女性生殖道的前身——米勒管是左右对称的双侧性管道，通过中线融合、中隔吸收等一系列步骤，最终在中线上形成单一的子宫体、子宫颈和阴道，而仍保持左右各一的输卵管。这一过程约从胚胎5周起，直至16周完成。在此期间，如果受到致畸因素的影响，妨碍上述过程的进展，即可导致不同程度的双子宫、双宫颈及阴道畸形的发生。

临床表现：多见于青少年，从初潮至主要临床症状出现平均间隔1.7年。以无孔型阴道斜隔就诊时间相对最早，痛经是其主要的临床症状，可以合并有盆腔包块、阴道流脓等感染症状。

治疗：诊断明确后宜尽早手术，以缓解症状、防止继发盆腔EMT、盆腔感染及粘连等并发症，最重要的是保留生育功能。经阴道切开斜隔，使隔后子宫颈与阴道腔接通，消除梗阻。Ⅰ型病变，隔后腔积满经血，术时可先以粗针穿刺，如有回抽经血，证明针头位置正确，可沿穿刺针顺阴道纵轴方向切开斜隔，并修去多余隔膜以充分暴露隔后宫颈，断面以可吸收线间断缝合止血。Ⅱ型病变，隔上已有小孔，沿孔切开斜隔即可。Ⅲ型病变处理与Ⅰ型类似，颈管上的瘘孔应同时修补。

6. **阴道闭锁**　1988年，美国生殖医学学会将子宫解剖类型分为米勒管异常和阴道异常，阴道闭锁属于Ⅰ型米勒管异常，包括子宫发育不全/不发育型。下段闭锁：子宫、宫颈和阴道上段是正常的，即Ⅰ型阴道闭锁，阴道缺如的部分被纤维结缔组织所代替；上段闭锁：阴道上段的闭锁总是与宫颈闭锁同时存在，因为没有宫颈，阴道上段不会发育，即Ⅱ型阴道闭锁（图42-11）。

病因：多因先天性发育畸形所致，阴道不完全闭锁往往是由产伤、腐蚀药、手术或感染而形成的瘢痕挛缩狭窄，其中央仅留小孔，闭锁位置低者可影响性生活。

临床表现：与处女膜闭锁类似。

治疗：Ⅰ型闭锁，月经初潮后由于受阻的血液和分泌物不断积蓄在阴道上段，导致盆腔或者腹部包块，需要手术去除梗阻。手术最佳时机是阴道积血最严重时。手术时在处女膜环所在的位置横向切开占据阴道下段的纤维组织，到达隆起

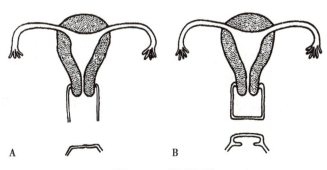

A　　　　　　　　　B

图42-11　阴道闭锁

A. Ⅰ型；B. Ⅱ型

的阴道上段，引流梗阻的部位，找到正常的阴道黏膜，将扩张的上段阴道组织下拉到阴道口后，固定缝合（间断缝合）到处女膜环的位置。术后需使用阴道模具防止阴道狭窄的发生。Ⅱ型闭锁，通常建议手术切除梗阻的子宫，此种畸形很难通过重建手术获得良好的预后，有个别通过重建手术妊娠的报道，但风险较大，易发生反复梗阻和感染。

（二）子宫畸形

见（表 42-3）。

表 42-3　子宫畸形的分类

类型	
Ⅰ型	米勒管发育不全
A	阴道发育不全（子宫可正常或存在畸形）
B	宫颈发育不全
C	子宫底部发育不全
D	输卵管发育不全
E	以上多种畸形合并存在
Ⅱ型	单角子宫
A	两侧宫腔相互连通（存在内膜腔）
B	两侧宫腔不连通（存在内膜腔）
C	残角子宫无内膜腔
D	没有未发育的残角子宫（仅有一侧单角子宫）
Ⅲ型	双子宫
Ⅳ型	双角子宫
A	完全性双角子宫（双侧子宫分离直达宫颈内口）
B	部分性双角子宫
Ⅴ型	纵隔子宫
A	完全性纵隔子宫（纵隔直达宫颈内口）
B	部分性纵隔子宫
Ⅵ型	弓形子宫
Ⅶ型	己烯雌酚药物相关的畸形
A	"T"字形子宫
B	"T"字形子宫宫角处扩张
C	各种变异形状的"T"字形子宫

1. Ⅰ型子宫畸形（米勒管发育不全型）

（1）阴道发育不全：多合并宫颈或者子宫畸形（图 42-12）。

（2）宫颈发育不全（图 42-13）。

（3）宫底发育不良（图 42-14）。

（4）输卵管发育不全（图 42-15）。

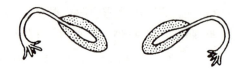

图 42-12　阴道发育不全（合并未发育的残角子宫或宫颈发育不全）

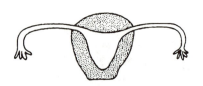

图 42-13　宫颈发育不全或宫颈发育不良

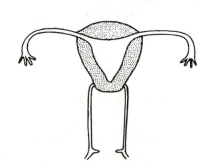

图 42-14　宫底发育不全

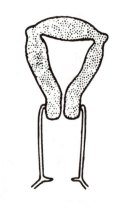

图 42-15　输卵管发育不全

（5）综合型：以上多种畸形合并存在。

治疗：此类子宫多无功能，行人工阴道成形术时多需先切除发育不全/不发育的子宫。

2. Ⅱ型子宫畸形（单角子宫）　一侧米勒管发育完好，形成一发育较好的单角子宫伴有一发育正常输卵管，对侧米勒管发育完全停止。单角子宫的功能可能正常。如妊娠，则妊娠及分娩经过可正常，但亦可能引起流产或难产。

临床表现：

（1）交通型：两侧宫腔相互连通（存在内膜腔），月经来潮后，残角子宫的经血可引流到发育侧宫腔内排出，可有痛经，一般无症状。

（2）不交通型：两侧宫腔不连通（存在内膜腔），月经来潮后，残角子宫的经血不能排出，有周期性一侧腹痛。随着残角子宫积血增多，宫腔内压力增高，积血经输卵管伞端流入腹腔，可引起输卵管积血、伞端粘连、盆腔积血，甚至引起腺肌症、子宫内膜异位症，出现周期性下腹疼痛、痛经。

（3）无腔型：残角子宫没有内膜腔，多无症状，检查时偶然发现。

（4）无宫角型：没有未发育的残角子宫。一侧米勒管完全未发育，单角子宫一侧血管、血液供应不足，内膜受体缺乏，流产率21%～40%。妊娠时容易出现胎儿生长受限、臀位、胎膜早破、宫颈功能不全、早产等。

治疗：多在体检或手术中发现，如胚胎种植在交通型发育不良的子宫侧，需开腹或经腹腔镜手术切除发育不良的一侧子宫。存在内膜腔、两侧宫腔不连通的单角型子宫可能出现周期性或者慢性盆腔疼痛，可通过腹腔镜诊断和切除梗阻的非交通性残角子宫。其他类型则不需特意手术切除，可在进行其他腹腔手术时顺便切除。

3. Ⅲ型子宫畸形（双子宫）　由于胚胎发育期两侧米勒管发育正常但未完全融合，各自发育，形成双子宫，附有各自的输卵管，皆各具有功能，形成双子宫、双宫颈，亦常伴有双阴道。

临床表现：双子宫是双侧米勒管完全未融合的结果，形成两个分离的宫体与宫颈，附有各自的输卵管、卵巢、圆韧带、阔韧带等。临床有类似单角子宫的表现。

治疗：多数不需要手术干预，一般不影响生育力。合并完全型阴道纵隔、影响性生活或生育的可进行纵隔的切除。

4. Ⅳ型子宫畸形（双角子宫）　胚胎发育过程中，两侧米勒管尾端已大部汇合，末端中隔已吸收，故形成一个宫颈及一个阴道，但相当于子宫底的部分汇合不全，导致子宫两侧各有一角突出，称为双角子宫。

临床表现：部分Ⅳ型子宫畸形患者可无任何自觉症状，月经、性生活、妊娠、分娩等亦均无异常表现，以致终身不被发现，或于体检时偶被发现。但亦有一部分患者的生殖系统功能受到不同程度影响，到性成熟时、婚后、孕期、或产时，可出现以下症状，月经异常，常表现为月经量过多及经期延长；妊娠后表现，妊娠后可以发生流产、早产或胎位异常；产时、产后表现，发育畸形的子宫常并存子宫肌层发育不良，因此分娩时可因产力异常、宫口扩张困难，而发生难产，甚至子宫破裂。经阴道分娩可能发生胎盘滞留、产后出血或产后感染。另外产后可因非妊娠侧宫角排出蜕膜而发生出血。

治疗：可有足月妊娠，但晚期流产或早产的风险增加。如妊娠失败考虑是宫腔容积不够引起，可行宫腹腔镜联合行双角子宫宫腔融合术，可能增加妊娠成功率，但缺乏证据支持。

5. Ⅴ型子宫畸形（纵隔子宫）　纵隔子宫是人体胚胎在其发育过程中两侧的米勒管间纵隔没有被吸收而形成的，是最多见的子宫畸形。宫底肌层轻微凹陷且凹陷深度不超过1cm，或者稍向外凸，子宫内膜中部可见分隔并自子宫底延伸至宫颈部位，分隔在宫颈内口部位消失为不完全纵隔子宫；分隔至于宫颈外口或者内口部位则为完全纵隔子宫，可行三维彩超鉴别。

临床表现：纵隔子宫不孕者较多，妊娠结局差，可导致流产、早产、臀位、胎膜早破、前置胎盘、产后异常出血及胎儿宫内发育迟缓等。

治疗：可行宫腔镜子宫纵隔切除术，能对宫腔内进行有效观察，准确诊断，使用电切或者微剪等方式进行切除，能有效在复原子宫腔正常状态的同时，也维护了子宫内膜的无损性，使患者在完成手术之后短时间内进行正常的妊娠，避免了传统手术形式引发的各类并发症。同时，操作更加简单、手术时间更短、手术之后恢复更快。还可行宫腹腔镜联合手术，集中宫腔镜和腹腔镜各自的优点同时兼有诊断和治疗作用。腹腔镜监视下宫腔镜子宫纵隔切除手术相较单纯的宫腔镜下子宫纵隔切除术更加安全,腹腔镜监视下便于观察子宫形态协助宫腔镜共同诊断疑难子宫畸形,并且在宫腔镜下切除过程中通过腹腔镜观察子宫肌壁宫腔镜透光度,能够帮助判断子宫肌壁的薄厚,提醒术者终止手术的时机。不全纵隔手术时需用电切环,左右对称电切隔板,否则可造成术后宫腔形态欠佳。对于完全纵隔术前一侧宫腔放置球囊(选用 10 号或 8 号的儿童型有导丝导尿管),球囊内注入约 3ml 亚甲蓝生理盐水,向下牵拉,使球囊下端处于宫颈内口水平,电切环于另一侧宫腔电切凸起隔板,形成不全纵隔状态后,去除球囊,后续手术方法同不全纵隔。

6. VI型子宫畸形(弓状子宫) 又称鞍状子宫,为宫底部发育不良,宫底中间凹陷,宫壁略凸向宫腔。双侧米勒管在中线靠拢不全,致子宫底底部融合不全。子宫顶部为轻度凹陷而呈鞍状,但宫体和子宫颈正常。

临床表现:无明显临床症状,多于体检或治疗不孕症时发现。

治疗:大多数对妊娠影响不大,如宫腔容积可不需处理。子宫融合术创伤大现多不采用。可行宫腔镜探查,同纵隔子宫处理方法。在宫腔镜下以针状电极自右向左分割纵隔。分割后肌肉回缩,形成一个正常的宫底。

7. VII型子宫畸形(己烯雌酚药物相关的畸形) 孕早期米勒管发育过程中服用己烯雌酚,女性胎儿可产生各种泌尿生殖器官的发育不全或未发育,机制尚不清楚。

临床表现:复发性流产或不孕症,多于就诊时彩超或者宫腔镜下诊断发现。

治疗:己烯雌酚现已淘汰,孕期禁止使用己烯雌酚可防止VII型子宫畸形的发生。可行宫腔镜下电切成形术,重建正常宫腔形态,术前有必要测量子宫底部肌层厚度、近输卵管开口部的侧壁肌层厚度以及近子宫峡部厚度。手术过程中可行超声监测,注意宫壁肌层厚度。该畸形子宫治疗时采用宫腔镜子宫壁切除(TCUI),切除过多肌肉组织,使宫腔扩大为三角形(图 42-16)。

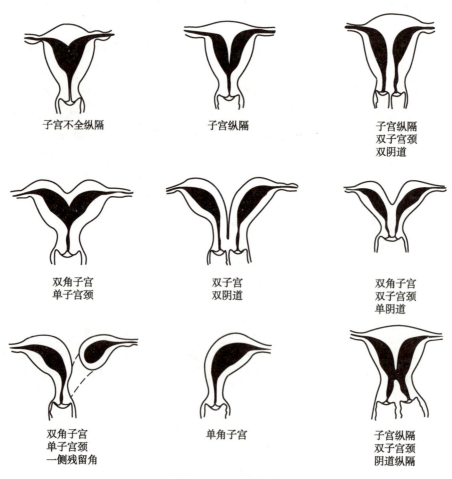

图 42-16　子宫畸形

四、引起女性内分泌异常疾病的微创手术

（一）垂体瘤

垂体瘤是一类主要起源于腺垂体的常见脑瘤，约占颅内肿瘤的 10%，分为功能性垂体腺瘤与非功能性腺瘤。功能性腺瘤根据其内分泌功能分为以下几类：①催乳素腺瘤（PRL 瘤）；②促肾上腺皮质激素腺瘤（ACTH 瘤）；③生长激素腺瘤（GH 瘤）；④促甲状腺素腺瘤（TSH 瘤）；⑤黄体生成素 / 卵泡刺激素腺瘤（FSH/LH 瘤）；⑥混合型激素分泌瘤。

1. 临床表现　功能性腺瘤主要依据其功能而定，PRL 瘤常出现女性停经 - 溢乳综合征、男性阳痿及生育功能障碍；ACTH 瘤导致库欣综合征；GH 腺瘤导致成人肢端肥大症、儿童或青春期巨人症；TSH 瘤导致促甲状腺素升高、甲状腺功能亢进；FSH/LH 腺瘤导致 FSH 或 LH 分泌增高从而诱发月经失调等。

非功能性腺瘤一般无症状，当垂体瘤体积过大时压迫视神经造成视力下降甚至失明，以双颞侧偏盲表现的视野缺损为首发症状。

肿瘤内出血、坏死导致垂体卒中、梗死时，患者可突然出现头痛、伴视力急剧下降，剧烈单眼或双眼疼痛，严重时出现嗜睡甚至昏迷。

2. 辅助检查

（1）垂体腺及靶器官功能检查：包括血 PRL、ACTH、GH、TSH、T_3、T_4、FSH/LH、24 小时皮质醇、空腹血糖、其他性激素等检查。

（2）影像学检查：头颅 X 线侧位显示蝶鞍扩大、鞍底破坏、鞍背竖直、变薄等，颅脑 CT 可更清楚显示蝶窦骨质破坏情况。MRI 可清晰显示垂体结构，正常垂体腺≤9mm，育龄期女性≤11mm，75% 垂体微腺瘤为 T_1 低信号 T_2 高信号，并可见垂体柄移位，MRI 为首选。

3. 垂体瘤的微创手术

（1）手术适应证：手术应用于非功能性腺瘤体积较大引起视力或视野障碍、垂体瘤卒中，其他治疗无效或效果不佳的功能性腺瘤如放射治疗无效的 GH 瘤、经溴隐亭治疗不佳的 PRL 瘤等。

（2）手术入路

1）微腺瘤或向蝶窦生长的肿瘤，以及向鞍上发展不严重的大腺瘤首选经蝶入路，或经过单鼻孔入路。

2）蝶窦气化不良或甲介型蝶窦、哑铃型肿瘤或合并鼻腔急慢性炎症，则不宜选用经蝶入路。

3）瘤体大，向鞍旁、鞍后及颅前窝底发展、视力视野障碍明显者选用经额入路或经翼点入路切除瘤体。

（3）围手术期治疗：术前 3 天起口服泼尼松 5～10mg 或地塞米松 0.75mg，每天 3 次；术中地塞米松 10mg 静脉滴注；术后继续使用地塞米松，每次 10mg，每天 2 次，静脉滴注，后酌情减量。术后严密观察患者视力视野的恢复情况，以及患者尿量、电解质、血糖等情况。部分患者术后垂体功能低下，需终身激素替代治疗。

4. 垂体瘤的其他治疗

（1）放射治疗：GH 瘤对于放射线较为敏感，其他垂体腺瘤均不敏感。GH 瘤放射治疗适用于视力视野无明显改变、患者体弱、高龄；对于有视力视野障碍者应先行手术治疗患者症状后再行放射治疗；立体放射治疗适用于垂体微腺瘤患者。

（2）药物治疗：溴隐亭是目前治疗 PRL 瘤最有效的办法，可使 90% 的 PRL 瘤体积变小，女性恢复正常月经周期甚至自然妊娠，但停药后瘤体会继续长大，因此需定期复查，终身服药。赛庚啶对抑制皮质醇增多症有一定疗效。奥曲肽对 90% 的肢端肥大症有效，约半数患者使用后瘤体体积变小。

（二）肾上腺肿瘤

肾上腺位于双侧肾脏上极附近，左侧新月形，右侧三角形，组织结构可分为皮质与髓质，二者在功能上独立。皮质约占 90%，按细胞排列由外向内由 3 种功能不同的细胞组成球状带、束状带和网状带 3 层。球状带主要分泌包括醛固酮在内的盐皮质激素，调节水盐代谢；束状带主要分泌糖皮质激素，调节糖、蛋白质和脂质代谢；网状带主要分泌性激素，主要为雄激素。髓质占 10%，主要分泌肾上腺素和去甲肾上腺素。

肾上腺肿瘤有肾上腺皮质腺瘤、肾上腺皮质腺癌、嗜铬细胞瘤。

1. 临床表现

（1）肾上腺皮质腺瘤：肾上腺皮质腺瘤常发生于肾上腺皮质球状带，主要分泌醛固酮，又称

为醛固酮瘤,其醛固酮分泌不受肾素及血管紧张素Ⅱ的影响,主要表现为原发性醛固酮增多症(primary hyperaldosteronism, PHA),表现为顽固性高血压及低钾血症,一般降压药物效果不佳。低钾血症则大部分呈持续性,表现为肌无力与周期性瘫痪。部分患者可由于长期低钾导致心肌损害、心室肥大,或肾浓缩功能异常,表现为多尿、烦渴、夜尿增多等。90%肾上腺皮质腺瘤为单侧发病,肿瘤大小一般1~2cm,呈圆形或卵圆形,有完整包膜,切开可见切面为金黄色。>3~4cm的患者恶变率增加,可发展为肾上腺醛固酮腺癌。瘤体大小<0.5cm者难以与结节性增生相鉴别。

部分患者肾上腺皮质腺瘤发生于肾上腺皮质束状带,可分泌大量皮质醇,反馈抑制下丘脑促皮质醇释放激素及腺垂体ACTH细胞,表现为库欣综合征(cushing syndrome, CS),由于长期高皮质醇血症引起的体内代谢异常,常见症状为:①满月脸、水牛背、悬垂腹、锁骨上窝脂肪垫,即向心性肥胖;②皮肤菲薄,腹部及股部皮肤紫纹、毛细血管脆性增加,易出现瘀斑、骨质疏松甚至病理性骨折;③糖耐量下降,甚至表现为糖尿病;④性腺功能紊乱,表现为女性月经失调、继发性闭经,部分患者出现多毛、痤疮等高雄激素表现。

(2)肾上腺皮质腺癌:可分泌大量醛固酮,或分泌大量糖皮质激素与大量雄激素,一般病程进展快、肿瘤体积大,确诊时已发生血行转移或淋巴转移,故预后极差。

(3)嗜铬细胞瘤:嗜铬细胞瘤是起源于肾上腺髓质嗜铬细胞的肿瘤,具有自主分泌儿茶酚胺激素的功能,包括肾上腺素、去甲肾上腺素和多巴胺。90%的嗜铬细胞瘤为良性肿瘤,表面光滑有包膜,瘤体大小不一,多为单侧,发生于双侧者占10%,双侧病变者应警惕一种为常染色体显性遗传的Ⅱ型多发性内分泌肿瘤。恶性嗜铬细胞瘤占5%~10%。

嗜铬细胞瘤临床表现不一,主要为血液中儿茶酚胺增多所致,最常见表现为高血压,占原发性高血压的0.5%~1%,早期为阵发性高血压,后可发展为阵发性加重,90%儿童及50%成人表现为持续性高血压,发作时血压可骤升至200mmHg,伴头晕、头痛、面色苍白、大汗淋漓,甚至表现为脑出血、肺水肿、视物模糊、视乳头水肿等高血压

危象。发作可由于体位突然改变、情绪激动、剧烈运动、排尿等诱发。发作频率、持续时间不定,与瘤体大小无关。另有患者可表现为胰岛素分泌下降、血糖升高或糖耐量下降。

2. 辅助检查

(1)醛固酮瘤内分泌功能检查

1)血浆醛固酮/肾素浓度比值(aldosterone/rennin ratio, ARR):血浆醛固酮(ng/dl)与肾素[ng/(ml·h)]浓度的比值,如该比值≥40,提示醛固酮过度分泌为肾上腺自主性,不受体内肾素影响。若血浆醛固酮浓度>20ng/dl,则ARR诊断PHA敏感性及特异性均高达90%。

2)体位试验及血浆18-羟皮质酮(18-OHB)测定:早晨8时测定患者血浆醛固酮、肾素、18-OHB及血钾浓度,站立位4小时后,12时再次抽血复查上述项目。肾上腺皮质腺瘤患者上述指标无明显改变,正常人及非PHA引起的高血压患者则醛固酮浓度可增加2~4倍,肾素浓度轻度增加。

3)小剂量地塞米松抑制试验:给予0.5mg/次,每天4次地塞米松口服,连续服用2天,4天后复查血浆醛固酮、血钾、血压,肾上腺皮质腺瘤患者体内醛固酮水平可一过性抑制,但抑制时间短,且上述指标无法降低至正常水平。部分其他类型的PHA患者血浆醛固酮、血钾、血压均可恢复正常水平。

(2)分泌糖皮质激素的肾上腺腺瘤内分泌功能检查。

1)游离皮质醇测定:24小时尿游离皮质醇(24h-UFC)>正常上限的5倍(>828nmol/24h或300μg/24h),或深夜唾液皮质醇>4nmol/L或145ng/dl,深夜血浆皮质醇>50nmol/L或1.8μg/dl可确诊。对于临床表现高度怀疑库欣综合征的患者,如24h-UFC≤828nmol/24h或300μg/24h,则建议行小剂量地塞米松抑制试验。

2)小剂量地塞米松抑制试验:同上,4天后复查ACTH及皮质醇。如血、尿游离皮质醇不被抑制,提示存在皮质醇增多症。

3)大剂量地塞米松抑制试验:给予2mg/次,每天4次地塞米松口服,连续服用2天,4天后复查测定血ACTH与皮质醇,肾上腺皮质肿瘤及异位ACTH综合征不被抑制,肾上腺皮质肿瘤患者ACTH水平较低,异位ACTH综合征ACTH水平

则较高，80%～90%垂体腺皮质醇症被抑制。

（3）嗜铬细胞瘤内分泌功能检查：测定血中肾上腺素、去甲肾上腺素和多巴胺是最敏感的方法，但由于肿瘤释放儿茶酚胺为间歇性，可能出现假阴性结果，可测定 24 小时尿中儿茶酚胺含量。

（4）影像学检查：对于 1cm 以上的肾上腺腺瘤，CT 检出率高达 90%，对于 1cm 以下的肾上腺腺瘤仍有一定的诊断价值。肾上腺超声检查准确率为 70%～80%，对于 1cm 以下小腺瘤检出率低于 CT。MRI 空间分辨率低于 CT，适用于 CT 对比剂过敏者。

选择性肾上腺静脉取血（adrenal vein sample，AVS）是诊断单侧肾上腺肿瘤的"金标准"，敏感性达 95%，特异性达 100%，但为有创操作且花费较高，因此不常规使用，一般适用于 PHA 确诊、拟行手术治疗，但 CT 显示正常肾上腺或小腺瘤。

3. 肾上腺肿瘤的手术治疗　腹腔镜具有较好的诊断及治疗效果，创伤小、恢复快，因此腹腔镜下病灶切除为首选治疗。肾上腺皮质腺瘤单纯切除瘤体后可完全恢复正常，若术中探查见腺瘤外组织有结节性改变时建议切除该侧肾上腺。肾上腺皮质腺瘤术后 100% 血钾升至正常水平，血压较明显改善或高血压得以治愈，不需服用降压药物，一般 1 个月内血压降低幅度较快，后缓慢降低。肾上腺皮质腺癌则应尽可能完全切除原发病灶及转移灶，以提高后续药物治疗或放射治疗效果。

围手术期的管理很关键，对于主要分泌皮质醇的肾上腺皮质醇肿瘤，为防止出现急性肾上腺危象，建议术前肌注醋酸可的松 100～200mg/6h，术中静脉滴注氢化可的松 100～200mg，术后 24 小时再使用 100～200mg 维持滴注，逐渐减量，2 周后减至 20mg，并小剂量维持 6～12 个月。动态监测肾上腺功能，待肾上腺功能逐渐恢复后方可停药。

对于分泌儿茶酚胺的嗜铬细胞瘤，术中触动瘤体及瘤体切除术后导致血压波动很大，术前术中处理十分关键。术前使用足够药物治疗，以舒张血管降低血压，术前术中充分补液、扩容，术中尽可能操作温柔、不挤压肿瘤，可先结扎肿瘤周围血管，再完整切除肿瘤。

4. 其他治疗　药物治疗主要为对症支持治疗，针对无法根治切除的肾上腺皮质腺癌或有手术禁忌证的肾上腺皮质腺瘤，针对分泌醛固酮的肿瘤常用药物有螺内酯、阿米洛利等，另辅助药物有硝苯地平、依那普利等药物；针对分泌皮质醇的肿瘤常用药物主要机制为抑制合成皮质醇过程中某种酶的抑制剂，常见的药物有氨鲁米特、美替拉酮、米托坦等；针对未能切除的恶性嗜铬细胞瘤及转移癌，可使用儿茶酚胺合成阻滞剂 α-甲基酪氨酸来改善症状。

（三）甲状腺疾病

甲状腺有合成、贮存和分泌甲状腺素的功能，结构单元为甲状腺滤泡。甲状腺素是一类含碘酪氨酸的有机结合碘，分为三碘酪氨酸 T_3 与四碘酪氨酸 T_4，部分甲状腺素合成完成后与甲状腺球蛋白结合，贮存于甲状腺滤泡；部分甲状腺素入血与血清蛋白结合，其中 90% 为 T_4。甲状腺素的主要作用为加快全身细胞利用氧的效能，加速蛋白质、碳水化合物、脂肪的分解，全面提升全身代谢水平，增加热量的产生，以及促进人体的生长发育，特别是出生后的脑和长骨发育。

甲状腺素的分泌受到下丘脑 - 腺垂体调控，有正反馈与负反馈作用，当寒冷、应激等甲状腺素分泌需量增加，或甲状腺素合成障碍时，可刺激腺垂体释放 TSH 增多，促进甲状腺合成与分泌甲状腺素速度加快；当血中甲状腺素浓度增至一定时，可负反馈抑制 TSH 的分泌，减慢甲状腺素的合成与分泌。

影响甲状腺内分泌异常的疾病可分为 4 大类：①甲状腺功能减退的疾病如单纯性甲状腺肿；②甲状腺功能亢进的疾病，如原发性甲亢、继发性甲亢、高功能腺瘤；③甲状腺腺瘤与甲状腺癌；④甲状腺炎。

1. 临床表现

（1）单纯性甲状腺肿：单纯性甲状腺肿一般无全身症状，基础代谢率可正常或降低，甲状腺可有不同程度增大，可随吞咽上下移动。早期表现为双侧对称性、弥漫性增大，表面光滑，质地柔软；随着疾病进展，可出现单侧或双侧单个或多个结节，一般增大较慢，如结节囊性样改变、囊内出血则可能在短期内较快增大。当甲状腺肿大时可出现压迫症状，如压迫气管导致气管移位、变形而出现气促甚至呼吸困难，部分患者可出现颈深部大血管压迫导致头颈部静脉回流障碍而出现面部青紫、颈胸部表浅静脉扩张。

（2）甲状腺功能亢进：原发性甲状腺功能亢进（甲亢）最常见，又称"突眼性甲状腺肿"，占85%～90%，表现为甲状腺弥漫性、双侧对称性肿大，多伴眼球突出，另有性情急躁、易激动、多汗、怕热、食欲亢进但消瘦、脉快有力、脉压增大等表现，其中心率增快与脉压增大可作为评估病情及疗效的重要指标。继发性甲亢较少，继发于结节性甲状腺肿，腺体呈结节性肿大、无突眼、双侧多不对称。高功能腺瘤较少见，瘤体内单个或多个自主性高功能性结节，周围组织呈萎缩性改变。

（3）甲状腺腺瘤与甲状腺癌：甲状腺瘤是最常见的甲状腺良性肿瘤，可分为滤泡状和乳头状囊性腺瘤，前者更多见，多发于40岁以下女性，可无任何自觉症状，常因体检发现，或因瘤体较大出现压迫、肿胀等症状，腺瘤周围有包膜，边界清楚。

甲状腺癌是最常见的甲状腺恶性肿瘤，可分为乳头状癌、滤泡状癌、未分化癌、髓样癌，其中乳头状癌约占70%，常见于中青年女性，21～40岁最多见，分化好、生长缓慢、恶性度低，可较早即出现颈部淋巴结转移，但预后较好。乳头状癌与滤泡状癌早期无症状，主要因体检发现，或肿瘤增大产生压迫症状，后期肿瘤增大、变硬，吞咽时活动度降低。未分化癌进展迅速，可侵犯周围组织而导致声音嘶哑、呼吸困难、吞咽困难等。颈交感神经受压，导致颈交感神经综合征，又称Horner综合征，部分患者出现颈丛浅支神经受侵犯出现耳、枕、肩部疼痛，早期即可出现颈淋巴结转移，并可通过血行向远隔转移。髓样癌除颈部肿物增大出现上述症状外，还可分泌5-羟色胺及降钙素，导致腹泻、心悸、颜面潮红、血钙降低等临床表现。

（4）甲状腺炎：分为亚急性甲状腺炎与慢性淋巴细胞性甲状腺炎。亚急性甲状腺炎常继发于上呼吸道感染后1～2周，多见于30～40岁女性，甲状腺肿胀、疼痛，可伴有体温升高、血沉加快等，泼尼松治疗后肿胀及疼痛很快消退。慢性淋巴细胞性甲状腺炎又称桥本甲状腺炎，多见于年龄较大女性，甲状腺弥漫性增大、对称、表面光滑、质地偏硬。

2. 辅助检查

（1）甲状腺内分泌功能检查

1）血清 T_3、T_4、TSH 测定：甲亢时血清 T_3 可高于正常约 4 倍水平，T_4 约为正常 2.5 倍，体内发挥作用的主要为游离 T_3、游离 T_4，因此测定游离 T_3、游离 T_4 价值更大。甲亢患者 TSH 负反馈降低，如 TSH 水平升高则应考虑为垂体原因的甲亢。甲减时则相反，T_3、T_4 水平降低，伴有 TSH 的负反馈升高，如伴有 TSH 水平降低则应考虑为垂体原因的甲减。

2）甲状腺摄碘 131（^{131}I）率测定：正常甲状腺 24 小时摄碘量为总碘量 30%～40%，甲亢患者一般 2 小时内超过总量 25%，或 24 小时超过总量 50%，且摄碘高峰提前出现。

3）基础代谢率测定：在清晨患者完全安静、空腹时测量血压、脉率，为脉率与脉压之和减去 111，基础代谢率正常为 +10%，+20%～+30% 为轻度甲亢，+30%～+60% 为中度甲亢，+60% 以上为重度甲亢。

（2）影像学检查甲状腺超声可测量甲状腺大小，以及甲状腺结节或肿物大小、血流信号、边界、位置等，可对于 2mm 以上的结节敏感性高，且无创、价格低廉、可重复性强，因此逐渐成为甲状腺疾病的主要影像学检查。

（3）核素显像：甲状腺核素显像可显示甲状腺位置、大小、形态及结节的血供情况，最主要可显示甲状腺结节的功能情况，对高功能腺瘤诊断有很重要的提示作用。

（4）针吸涂片细胞学检查：目前细针穿刺抽吸细胞学检查应用较为广泛，一般采取 7 号针头或甲状腺穿刺专用针，局麻下多方向穿刺，有助于诊断病变良恶性，但存在一定假阳性与假阴性结果，如针吸细胞学诊断为恶性或可疑恶性，则需早期手术以进一步明确诊断及治疗。

3. 甲状腺疾病的微创手术

（1）单纯性甲状腺肿：对于生理性甲状腺肿，可不处理，但是对于以下情况则建议手术治疗：①压迫气管、食管、喉返神经或颈部静脉引起临床症状者；②胸骨后甲状腺肿；③甲状腺或甲状腺肿物巨大、影响工作或学习者；④结节性甲状腺肿继发甲亢者；⑤结节性甲状腺肿出现结节近期迅速增大、变硬、TSH 治疗中仍生长者。

弥漫性甲状腺可采用甲状腺次全切除术；单个结节＜3cm可行腺叶部分切除术，切除范围包括结节周围1cm正常甲状腺组织；单个结节＞3cm行腺叶切除术或腺叶次全切除术；多个结节则应行双侧腺叶次全切除术，或甲状腺叶次全切除术或甲状腺全切术。

（2）甲亢：手术是治疗甲亢的长期、有效办法，对于继发性甲亢、高功能腺瘤、中度以上原发性甲亢、体积较大出现压迫症状，或抗甲状腺药物及^{131}I治疗等方法治疗不佳或复发的患者，建议手术治疗。

手术应轻柔、细致，依据解剖层次进行，严密止血，避免损伤喉返神经、喉上神经，保护甲状旁腺，因此必须保留双侧腺体背面部分。通常切除腺体的80%～90%，同时切除峡部。切除过少容易复发，切除过多则易造成甲状腺功能减退，一般建议保留6～8g甲状腺组织。

术后密切观察患者呼吸、血压、脉搏等生命体征，注意保持患者呼吸通畅，注意观察伤口引流，帮助患者排痰保持呼吸通畅。

（3）甲状腺瘤与甲状腺癌：甲状腺瘤有引起甲亢及恶变的可能性，因此原则上建议尽早切除。瘤体较小可行单纯腺瘤切除术，切至边缘正常甲状腺组织；一般情况建议行患侧甲状腺大部切除术。

甲状腺癌的手术切除范围及是否淋巴结清扫存在争议，确定的是肿瘤是否完全切除是一项独立预后因素，因此手术倾向于较广泛的切除。术中对甲状腺癌进行临床分期。2017年美国癌症联合会AJCC在甲状腺癌TNM分期中，加入了肿瘤浸润程度、病理组织类型及年龄（表42-4）。

对于以下情况建议行甲状腺全切或近全切：①颈部有放射史；②已有远隔转移；③双侧癌结节；④甲状腺外侵犯；⑤肿物直径＞4cm；⑥不良病理类型：高细胞型、柱状细胞型、弥漫硬化型、岛状细胞或分化程度低的变型；⑦双侧颈部多发淋巴结转移。对于无颈部放射史、无远隔转移、无甲状腺外侵犯、无不良病理类型且肿物直径＜1cm者，可考虑仅行腺叶切除术。腺叶切除术后病理证实为分化型甲状腺癌，且切缘阴性、对侧正常、肿物直径＜1cm者，可继续观察，否则应进一步手术治疗。是否淋巴结清扫存在争议，但是对于中央区颈淋巴结清扫早已基本达到共识，具体手术范围视器官受累程度及淋巴结转移范围而

表42-4　甲状腺癌临床分期

分期	分化型甲状腺癌		髓样癌（所有年龄）	未分化癌（所有年龄）
	55岁以下	55岁及以上		
I期	任何TNM$_0$	T$_{1\sim2}$N$_{0\sim x}$M$_0$	T$_1$N$_0$M$_0$	
II期	任何TNM$_1$	T$_{1\sim2}$N$_1$M$_0$	T$_{2\text{-}3}$N$_0$M$_0$	
		T$_{3a}$/T$_{3b}$NM$_0$		
III期		T$_{4a}$NM$_0$	T$_{1\sim3}$N$_{1a}$M$_0$	
IVA期		T$_{4b}$NM$_0$	T$_{1\sim3}$N$_{1b}$M$_0$	T$_{1\sim3a}$
			T$_{4a}$NM$_0$	
IVB期		TNM$_1$	T$_{4b}$NM$_0$	T$_{1\sim3a}$N$_1$M$_0$
				T$_{3b\sim4}$NM$_0$
IVC期			TNM$_1$	TNM$_1$

注：T，原发肿瘤，所有的分级可再分为孤立性肿瘤（a）和多灶性肿瘤（b，其中最大者决定分级）

未分化型T分期与分化型甲状腺癌T分期相同。T$_x$：原发肿瘤不能评估；T$_0$：没有原发肿瘤证据；T$_1$：肿瘤最大径≤2cm且在甲状腺内；T$_{1a}$：肿瘤最大径≤1cm且在甲状腺内；T$_{1b}$：肿瘤最大径＞1cm，≤2cm且在甲状腺内；T$_2$：肿瘤最大径＞2cm，≤4cm且在甲状腺内；T$_3$：肿瘤最大径＞4cm，且在甲状腺内，或任何肿瘤伴甲状腺外浸润；T$_{3a}$：肿瘤最大直径＞4cm，局限在甲状腺腺体内的肿瘤；T$_{3b}$：任何大小的肿瘤伴有明显的侵袭带状肌的腺外侵袭；T$_4$：肿瘤无论大小，侵犯超出带状肌；T$_{4a}$：浸润皮下软组织、喉、气管、食管、喉返神经；T$_{4b}$：肿瘤浸润椎前筋膜或包绕颈动脉或纵隔血管；N：区域淋巴结（区域淋巴结包括颈中央区、颈侧区、纵隔上淋巴结）；N$_x$：区域淋巴结不能评估；N$_0$：无证据表明存在区域淋巴结转移；N$_{0a}$：发现1个或多个经细胞学或组织学证实为良性的淋巴结；N$_{0b}$：无放射学或临床证据表明存在区域淋巴结转移；N$_1$：区域淋巴结转移；N$_{1a}$：中央区转移或纵隔上淋巴结，包括单侧或双侧转移；N$_{1b}$：侧区淋巴结转移，包括单侧或双侧转移；M：远隔转移；M$_0$：无远隔转移；M$_1$：有远隔转移

定，不主张对临床淋巴结阴性患者做预防性颈淋巴结清扫。

4. 其他治疗

（1）^{131}I 放射线核素治疗：甲状腺组织和分化型甲状腺癌细胞具有摄取 ^{131}I 的功能，可因此利用 ^{131}I 破坏残留甲状腺组织及癌细胞，达到治疗目的。对于术后有残留甲状腺组织存在、吸 ^{131}I 率>1%、甲状腺组织显像提示甲状腺床有残留甲状腺组织显影者，均应进行 ^{131}I 治疗。

（2）TSH 抑制治疗：甲状腺癌、甲亢等近全或全切除患者需终身服用甲状腺素片或左甲状腺素，预防甲状腺功能减退，另一方面由于分化型甲状腺癌细胞均含有 TSH 受体，因此补充甲状腺素可抑制 TSH 的释放，以减少复发。

（3）抗甲状腺药物：可阻断甲状腺激素的合成，常用的有丙基硫氧嘧啶。

（4）放射外照射治疗：主要适用于未分化型甲状腺癌。

（5）其他：对于亚急性甲状腺炎，不建议手术治疗，抗生素治疗无效，可给予泼尼松每日 4 次，每次 5mg，2 周后可减量，必要时可加用甲状腺素；若停药后复发则可采取 ^{131}I 放射治疗。桥本甲状腺炎不宜手术治疗，建议长期服用甲状腺素 120～180mg/d。

五、男性不育的手术治疗

男性不育症（male infertility, MI）是指夫妻有正常性生活，未避孕超过一年，男方仍不能使女方获得受孕。据统计，在不育病因中，男方因素约占一半。男性不育症的发病率逐渐增高，男性不育症亦越来越受到全球医学工作者的重视，逐渐成为近年来医学研究中的重点和热点，对男性不育症的临床诊疗技术与方法也有了较大的进步。

男性的生育能力可以受到以下因素的影响：精索静脉曲张、隐睾、生殖器畸形、输精管梗阻等。

（一）精索静脉曲张

精索静脉曲张（varicocele, VC）是精索内蔓状静脉丛因静脉反流引起的迂曲和延长，是导致男性少弱精子症而不育的常见病因，男性任何年龄阶段，多见于青壮年。其发病率占正常男性人群的 10%～15%，在男性不育症中占 19%～41%。

VC 按病因分原发性和继发性两种类型，左侧发病居多，也可双侧发病或单发于右侧。通常无明显临床症状，部分患者可出现站立位时阴囊肿胀、局部坠胀、疼痛，劳累或久立后症状加重，平卧休息症状减轻或消失。

VC 是影响男性生育力的主要原因之一，但其致病机制目前尚不清楚。部分学者认为随着精索内蔓状静脉丛迂曲扩张加重，睾丸生精细胞和支持细胞均会出现病理性改变而导致生精障碍，造成 VC 患者精子质量及数量下降，甚至无精；另外，VC 患者静脉血液反流，使睾丸内环境紊乱，部分代谢产物如类固醇、前列腺素、5-羟色胺等物质可影响睾丸酮、FSH、LH 等性激素的生成而改变患者体内性激素水平。

VC 患者常常由于缺乏自觉症状而无法得到及时诊治，早期诊断和及时治疗可以使 VC 病情逆转甚至治愈。临床主要依据阴囊彩色多普勒超声检查，手术治疗是其主要的治疗方法，包括开放式手术、腹腔镜手术、显微镜下手术、精索静脉介入栓塞术等。部分患者联合药物治疗，可以获得较为理想的疗效。

传统开放性手术，一般采取腹股沟、后腹膜切口，作高位结扎精索内静脉，并切除阴囊内部分扩张静脉。开放性手术由于其创伤大、复发率高、术后可能引起睾丸萎缩等原因，现已较少采用。

随着高清内镜设备的逐渐普及及腹腔镜技术的广泛应用，目前国内外临床中手术治疗精索静脉曲张以经腹腔镜精索静脉高位结扎术中的 Palomo 术式（高位精索血管集束结扎）为主。该术式结扎腹膜后曲张的精索内静脉，防止血液反流，而睾丸血液循环则由其侧支循环进入腹壁静脉或对侧精索静脉。由于睾丸血供分别由睾丸动脉、髂内动脉分支输精管动脉、腹壁下动脉分支提睾肌动脉共同提供，三者之间存在广泛的交通支，故 Palomo 术式结扎睾丸动脉后，睾丸血供将由另外两条血管提供，将来不会影响睾丸正常发育，不会引起睾丸萎缩。

近些年来，临床医师借助显微镜方法采用显微镜下精索静脉低位结扎术，可以更清楚显露术野区域动静脉血管及淋巴管等解剖结构，具有创伤小、恢复快、并发症少、疗效确切等诸多优势，被国内外医生认为是精索静脉曲张手术的首选方式。

（二）隐睾

隐睾是最常见的先天性男性生殖器官疾病，发病率与胎龄（早产儿中最多见）和年龄有关。导致隐睾的原因很多，可能与基因异常及怀孕早期的内分泌紊乱有关。

精子的发生需要适宜的温度，大多数哺乳动物，包括人类的睾丸温度低于体温。用体温或高于体温的温度局部处理睾丸或隐睾症等均能导致生精细胞死亡增加，而大多数雄性哺乳动物阴囊内温度低于腹腔内温度。因此，滞留在腹股沟管内或腹腔内的睾丸温度升高，破坏精子发生的微环境，生精细胞多呈成熟阻滞，不能形成成熟精子，导致生育力低下甚至失去生育能力。研究表明，睾丸内温度每升高 1℃ 就会抑制 14% 的精子生成，精子数量明显减少。

睾丸下降不全会导致睾丸生殖细胞的变性或生精细胞的消失，因此隐睾症患者通常伴有精液质量异常。2014 版《中国泌尿外科疾病诊断治疗指南》认为，有单侧隐睾病史的男性，生育概率（89.7%）几乎与没有隐睾症男性（93.7%）是相等的。对于有双侧隐睾的男性，无精子症的发生率是 31%，弱精子症的发生率是 42%；双侧隐睾患者，生育概率仅为 35%～53%。另外，5%～10% 的睾丸癌患者都有隐睾病史，而有隐睾病史的患者发生生殖细胞肿瘤的风险是一般人群的 3.6～7.4 倍，2%～6% 的患者将会发生睾丸肿瘤。

因此对于隐睾症患者，建议早期治疗，治疗方法主要有内分泌治疗和手术治疗。使用 hCG 和 GnRH 等激素疗法治疗有效且副作用较小。但也有研究表明使用促性腺激素治疗有增加间质纤维化和生殖细胞凋亡的风险，而外科治疗的成功率是 70%～90%。尤其对于双侧睾丸都下降不全的患者，手术治疗是最有效的方法。

手术方式依据睾丸位置而定，低位或滑动性隐睾通常采用开放腹股沟切口或阴囊切口行睾丸下降固定术。高位隐睾行腹腔镜下睾丸下降固定术，直观明了，解剖清晰，并发症少，较开放手术具有微创优势，且克服了开放手术的一些缺陷，值得临床应用。

对于婚后未育来就诊的成年隐睾症患者，建议在睾丸固定的同时进行睾丸活检取精或睾丸显微取精术，后者可以提高怀孕的概率，目前取精成功率可以达 64.4%。

（三）殖器畸形的矫治

尿道下裂是男性外生殖器最常见的泌尿生殖系先天性畸形，其发病率约为 1/300，属常染色体显性遗传性疾病，需要手术矫正治疗，且手术是矫治本病的唯一手段。

国内外报道尿道下裂的矫治手术有数百种，但无论什么术式，成功的尿道下裂治疗应达到以下目的：阴茎外观接近正常；阴茎下曲完全矫正；尿道正位开口，能站立排尿；术后并发症少；成年后能进行正常性生活。

Snodgrass 于 1994 年首先介绍将尿道板正中切开松解，然后缝合尿道板两侧缘，形成管状尿道，术后尿道外口外观满意，术后并发症较低，手术成功率高。Snodgrass 法尿道下裂成形术简单有效且并发症少，适用于大多数的尿道下裂患者。

男性假两性畸形治疗的首要问题是根据外生殖器的外型及发育，使其能尽量接近正常人，生育问题属于其次。因此一旦确诊，且具备手术条件，只要家属及患者本人要求恢复遗传性别，就可作男性外生殖器成形术。由于男性外生殖器成形手术操作复杂以及一部分患者不可能有男性性生活，临床一般倾向于维持女性性别的简易手术。

（四）输精管的吻合手术

男性不育患者大约 10% 患有梗阻性无精子症（obstructive azoospermia，OA），据其发病原因主要分成先天性、获得性以及特发性 3 类，其中获得性又包括损伤、输精管结扎以及感染 3 种。

大部分 OA 患者主要是由于感染发病，梗阻部位主要在射精管口、输精管以及附睾等。OA 的治疗是泌尿男科领域中的难题之一。阴囊探查、附睾输精管吻合术对 OA 有明确诊断和治疗的双重作用。术后精液内发现精子是 OA 手术治疗成功的"金标准"，现阶段手术成功率较高的有射精管和输精管梗阻。

临床以往缺乏对附睾 OA 的有效治疗方法，传统的附睾输精管吻合术是将部分附睾切除后，用附睾被膜吻合输精管，以此形成一条关于输精管和附睾的瘢痕性通道，因为输精管没有紧密吻合附睾管，所以手术成功率不高。

输精管附睾管吻合术主要分为端端吻合术与端侧吻合术，由于附睾管属于高度迂曲管道，离断后偶尔难以确定近睾端与远睾端,手术操作复杂且用时久,早已不被临床应用。近年逐渐发展的显微外科技术,开始实现了附睾管输精管吻合,显著提高了手术成功率。而端侧吻合术操作方法简易手术耗时短,能够及早复通,具有显著临床疗效。

(五)显微取精

由于环境污染、食品安全、药物滥用、性病蔓延和不良生活习惯等理化因素对男性生殖系统的影响,我国无精子症患者呈现逐年增多的趋势。非梗阻性无精子症(non-obstructive azoospermia,NOA)约占无精子症的 60%。NOA 睾丸大部分生精小管生精阻滞,精液中无精子,但仍然可能存在有局灶性精子生成区域。

显微取精技术在国内开展之前,国内生殖医学界普遍认为此类患者只能通过供精或者领养的方式获得子代。虽然此类患者大部分生精小管不能产生精子,但仍有可能存在部分能够产生精子的生精小管。随着显微外科技术的发展,显微取精术被广泛应用于 NOA 的治疗,此类患者如通过手术在睾丸中找到存活的形态正常的精子,结合 ICSI,患者即可获得健康且存在血缘关系的子代。

既往对睾丸体积较小的(<6ml)的 NOA 患者,考虑手术取精精子获得率较低且手术风险较大,一般不建议行诊断性穿刺,直接采取供精辅助生育的方式获得后代或领养;目前在显微取精术的帮助下,能够对睾丸体积较小的患者直接行切开取精术。较传统的睾丸切开取精术,显微取精术具有获取睾丸组织少、对睾丸血供保护好、且精子获得率高等优点,是目前 NOA 不育治疗方面可行、安全、更是必不可少的办法。术前对病情进行评估,尤其是对特发性 NOA 患者,术前睾丸体积的大小、诊断性穿刺活检术中穿刺镜检结果和术后病理结果,对预测患者的显微取精成功率有一定的意义,对患者做出自己的临床决策有较重要的意义。

显微取精术相比传统睾丸活检术的精子获取率高,睾丸病现类型与精子获取率之间存在一定关系,其中获取率最高的就是生精功能低下型。临床应用上述技术过程中手术医师操作水平会对最终效果造成影响,由于显微操作存在难度,手术技术需要进行系统、定期、可靠的培训,保证可

以提升临床手术成功率。因此给予临床专业医师系统、可靠的培训,可以提升治疗男性不育症的水平。

(杨　菁　李爱斌)

第五节　生殖内分泌疾病助孕前处理及围孕期管理

生殖内分泌疾病由于病因、发病机制、病理生理改变及病程阶段等的不同,患者是否适宜生育以及生育能力是否正常存在极大的差异。如多囊卵巢综合征患者常表现为不孕症,经规范治疗后生育结局良好,但围孕期母婴并发症及合并症的风险增加;早发卵巢功能不全如果进展至卵巢功能衰竭末期,除接受赠卵目前无有效助孕治疗;性发育异常疾病谱中病因在性染色体和性腺异常者大多数无自然生育能力,而病因为性激素合成异常者相对有较好的生育能力,但因其存在特殊的性激素异常,需要适宜的孕前处理及围孕期管理。本节以常见的生殖内分泌疾病多囊卵巢综合征,以及女性性发育异常中最常见的先天性肾上腺皮质增生症为例,认识其助孕前处理及围孕期管理的现状及相关进展。

一、多囊卵巢综合征的助孕前处理及围孕期管理

多囊卵巢综合征(polycystic ovary syndrome,PCOS)的病理生理改变不仅局限于生殖系统,导致生殖障碍,还影响代谢、心理等其他方面,对女性各生理阶段的健康都存在威胁,近年对 PCOS 的关注从未孕期延伸至妊娠期。2012 年,欧洲人类生殖与胚胎学学会/美国生殖医学会(ESHRE/ASRM)第 3 次工作组会议第 1 次以专家共识的形式提出:PCOS 患者妊娠糖尿病(gestational diabetes mellitus,GDM)、妊娠期高血压疾病、巨大儿、小于胎龄儿(small for gestational age,SGA)的发生率均显著升高。强调肥胖和/或胰岛素抵抗可能增加产科并发症和合并症风险,应在妊娠期间给予更密切的随访。

PCOS 患者妊娠期并发症的风险

1. GDM 与 PCOS　GDM 是 PCOS 患者最常见的妊娠期合并症,其发生率为 14.7%~50%。

发生率的差异可能是由于种族差异和 PCOS 本身表型的异质性所致，但均相当于一般妊娠女性的 3 倍；在矫正年龄、胎次、体重指数（body mass index，BMI）、受教育年限、吸烟、应用辅助生殖技术和分娩年份后，PCOS 孕妇的 GDM 风险约较正常孕妇高出 2 倍以上。

2. 妊娠期高血压疾病与 PCOS 妊娠期高血压疾病包括妊娠高血压、子痫前期、子痫、慢性高血压并发子痫前期和妊娠合并慢性高血压，在 PCOS 患者中发生率约为 5%。PCOS 患者妊娠期高血压疾病风险增加 3～4 倍；排除 BMI 和应用辅助生殖技术的影响后，妊娠期高血压疾病的风险依旧存在；有研究认为该风险主要存在于超重和高雄激素的 PCOS 患者，PCOS 异质性表型可能预示着不同的妊娠期并发症风险。

3. 早产与 PCOS 早产在 PCOS 患者中的发生风险较正常妊娠女性增加 2 倍，虽然也有研究认为早产风险无显著差异，或认为早产风险的增加仅限于高雄激素的 PCOS 患者，PCOS 异质性表型可能预示着不同的妊娠期并发症风险。

4. 自然流产与 PCOS PCOS 患者自然流产的发生率是正常对照组的 2.9 倍，但是在不同的研究设计中结果并不一致，BMI 和辅助生殖技术治疗等是主要的干扰因素。PCOS 患者合并的高胰岛素血症和高雄激素血症可能通过干扰胎盘的正常植入使自然流产风险增加。

5. 其他并发症与 PCOS PCOS 患者分娩正常孕龄胎儿比例显著降低，其差异主要归因于 SGA 比例的增加；而对于大于胎龄儿和巨大儿的报道较少且结论不一；PCOS 患者剖宫产率、新生儿重症监护治疗病房入住率、低 Apgar 评分和围产期病死风险均有所增加。

二、宫内暴露于高抗米勒管激素和高雄激素对子代的影响

PCOS 患者妊娠期血抗米勒管激素（anti-Müllerian hormone，AMH）显著高于非 PCOS 妊娠女性。在动物研究中显示，妊娠期母体高 AMH 使雌性子代 GnRH 神经元活性持续增加，并出现 PCOS 表型，提出了妊娠期高 AMH 对宫内雌性子代发挥作用使其易患 PCOS 的理论；PCOS 女性子代的研究支持这一理论，初潮后 PCOS 患者的女儿与对照组相比血黄体生成素（luteinizing hormone，LH）、雄激素和胰岛素水平显著增高，并且 LH 与 AMH 水平呈正相关；妊娠期给予 PCOS 女性进行二甲双胍干预者，其出生女儿在 2～3 岁时血 AMH 及 GnRH 兴奋试验后的雌二醇水平与正常对照组相近，并显著低于 PCOS 女性妊娠期未行二甲双胍干预出生的女儿。PCOS 患者妊娠期的血雄激素水平以及中孕时羊水的雄激素水平显著高于非 PCOS 妊娠女性；在动物研究中证实，宫内暴露于高雄激素的子代成年后可发生 PCOS 样表型，提示妊娠期高雄激素可能通过改变表观遗传学使子代易患 PCOS。但是，迄今为止，PCOS 患者子代脐血的雄激素水平是否高于正常对照尚无统一结论。因此，对 PCOS 患者妊娠后是否行临床干预或如何干预以阻断对宫内子代发生 PCOS 及其他代谢紊乱的风险尚需进一步研究探讨。

三、多囊卵巢综合征患者的助孕前处理及围孕期管理策略

1. PCOS 患者妊娠期并发症风险增加的可能机制 PCOS 患者发生妊娠期并发症风险的具体机制尚未明确。目前认为疾病本身特征性病理生理改变和相关并发症及合并症，如雄激素增多、排卵功能障碍、胰岛素抵抗、肥胖、血脂异常和慢性炎症状态等与妊娠期并发症的发生相关。这些因素可以单独存在，也可协同作用，对患者整个妊娠过程造成不良影响。此外，不孕相关治疗也是妊娠期并发症的风险因素之一。

2. PCOS 患者助孕前处理 针对上述相关风险因素，在国内外多个关于 PCOS 的指南或共识中均提出，生活方式干预包括饮食控制、运动和行为干预是 PCOS 患者首选的基础治疗，尤其是对合并超重或肥胖的 PCOS 患者。为了改善 PCOS 的生育结局，一般共识中推荐生活方式干预的目标是在妊娠前减去 5%～10% 的体重，生活方式干预无效、必要时可进行药物治疗。因此，总结助孕前管理的要点在于充分做好患者宣教与咨询，综合评估孕前高危因素暴露情况，控制合理的体重，健康生活方式，及时发现并在妊娠前纠正已发生的合并症和 / 或内分泌紊乱与代谢异常。

3. PCOS 患者围孕期的管理 PCOS 患者妊

娠期并发症的风险增加，但具体机制尚不清楚，对患者妊娠期应密切监测。至今国内外均没有关于预防和管理 PCOS 患者妊娠期并发症及合并症的相应指南或专家共识，临床建议多参考具有相似特征的人群进行指导。

（1）不论是否存在孕前超重或肥胖，PCOS 患者均需控制妊娠期体重增长幅度，可参照 2014 年国内《妊娠合并糖尿病诊治指南》及 2016 年《孕期妇女膳食指南》中一般人群不同 BMI 下推荐的妊娠期体重增长值和增长速度，并且参考指南中推荐的饮食和运动方案来达到控制体重增长的目标；如果已发生糖代谢异常，可参照 GDM 人群进行医学营养疗法和运动指导。妊娠期饮食和 / 或运动干预可以降低妊娠期体重过度增加风险，同时降低妊娠期高血压疾病、剖宫产、巨大儿和新生儿呼吸窘迫的发生率，尤其适用于有高危因素的女性。但需注意运动可能会增加早产风险，还需要更多的研究来证实其安全性，适宜的建议是在没有医学禁忌的情况下进行运动。

（2）2018 年的 PCOS 国际指南中推荐所有 PCOS 患者在计划妊娠时或助孕治疗前均应行口服葡萄糖耐量试验（oral glucose tolerance test, OGTT）。如果在妊娠前没有检测，妊娠后在 20 周之前就应行 OGTT，如果孕前或孕早期血糖正常则在妊娠 24～28 周常规行 OGTT。这与美国糖尿病协会及国际糖尿病与妊娠研究组把 PCOS 作为 GDM 筛查指征，患者在第 1 次产检时就应进行相关检查的推荐相符合。

（3）二甲双胍是改善胰岛素敏感性，控制血糖的常用口服药物，在国内外 PCOS 诊治指南中均推荐可用于合并肥胖和 / 或糖代谢异常的 PCOS 患者，但在妊娠期继续使用能否达到降低 PCOS 患者妊娠期并发症的作用尚无定论。目前缺乏充分的证据证实妊娠期使用二甲双胍能降低流产率、GDM、妊娠期高血压疾病和先兆子痫的发生率。二甲双胍可以通过胎盘，有研究提示妊娠期使用二甲双胍的子代新生儿体重增加及 4 岁时体重超重的风险增加。目前妊娠期使用二甲双胍预防 PCOS 患者并发症的证据不足，且对子代的影响不确定，因此不推荐常规使用。

综上所述，目前关于 PCOS 和妊娠期并发症及合并症之间的关系，更多的是问题而不是答案，妊娠期并发症风险增加的具体机制尚不清楚；虽然建议患者妊娠期应密切监测，但目前并没有关于预防和管理 PCOS 患者妊娠期并发症及合并症的相应指南或专家共识，临床建议只能参考具有相似特征的人群进行推断；复杂的妊娠过程可能会使原本表型较轻、代谢改变较小的患者病情恶化，增加其远期不良结局的风险。因此，PCOS 孕产期管理模式还有待探索，需要更高质量的临床证据来验证有效的干预措施，以降低母婴并发症的风险。

四、先天性肾上腺皮质增生症的助孕前管理及围孕期管理

先天性肾上腺皮质增生症（congenital adrenal hyperplasia, CAH）是由于编码 21- 羟化酶的 *CYP21A2* 基因缺陷导致肾上腺皮质类固醇激素合成障碍的一种先天性疾病，呈常染色体隐性遗传。表现为肾上腺皮质类固醇合成通路中各催化酶的缺陷，引起肾上腺皮质多种类固醇类激素合成不足，促肾上腺皮质激素上升，肾上腺皮质增生，前体物质堆积而导致皮质激素缺乏及继发高雄激素血症等表现的综合征，是导致女性性发育异常的最常见病因，也是 PCOS 诊断标准中需常规排除的引起高雄激素血症的疾病。其中以 21 羟化酶缺陷导致的 CAH 最常见，占 90%～95%。按临床表现的程度分为典型 CAH 和非典型 CAH（non classic congenital adrenal hyperplasia, NCCAH）。21 羟化酶缺陷 CAH 在美国、英国等 30 余个国家已经是新生儿的常规筛查项目，发生率存在人种差异，多数报道为 1/18 000～1/14 000；国内较多地区已列入新生儿常规筛查项目，发生率为 1/16 466～1/12 200。NCCAH 患者出生时正常，多数至青春期前后才有症状，甚至部分完全无症状仅在家系调查中发现，人群发生率理论上更为常见。国外由基于单体型相关研究的报道预测 NCCAH 的发生率在普通白种人为 1/1 000～1/500，2018 年美国最近的基因型分析提示在美国人群中发生率约为 1/200，我国尚缺乏 NCCAH 人群发生率的研究。2016 年中华医学会儿科学分会内分泌遗传代谢病学组发布了 CAH 的诊治共识，主要针对的是新生儿和儿童患者的诊治，对于成人 CAH 在育龄女性及围孕期如何管理目前国内尚无指南

或共识,本节结合最新的 21 羟化酶缺陷 CAH 关于育龄及妊娠女性的研究进展进行阐述。

1. 21 羟化酶缺陷 CAH 助孕前的处理 确诊为 CAH 的女性,需要包括儿科、内科内分泌、妇科手术矫形、生殖科及产科等多学科团队的管理及定期监测,以保证生命健康和生殖健康。不同分型的 CAH 生育力存在差异,典型 CAH 包括失盐型和单纯男性化型,生育力明显降低,分别为 0~10% 和 33%~50%;而 NCCAH 生育力仅轻度降低,可达 63%~90%。导致生育力降低的机制包括:肾上腺源的高雄激素和高孕激素抑制卵泡发育、抑制子宫内膜的增生和正常脱落,以及导致宫颈黏液异常;异常的性激素干扰下丘脑 - 垂体 - 卵巢轴,常合并 LH 升高、卵巢源性雄激素增多及多囊样卵巢致卵泡发育障碍;异常激素状态或治疗过度影响性欲;生殖道手术后担忧外生殖器及体型,影响性行为;可合并卵巢肾上腺肿瘤,影响卵巢功能;社会性别发育异常发生率增加,如无性行为、单身、同性或双性性取向、缺乏母性情感等,致无生育需求。因此,有生育要求的典型 CAH 女性,除内科内分泌治疗监测指标在合理范围内,还需要生殖科医生合作将皮质激素调整为不能通过胎盘类的药物,如不推荐使用可通过胎盘的地塞米松,并且监测指标中增加控制卵泡期孕酮水平 <2nmol/L,在保证健康安全及控制好异常激素状态的情况下可自然试孕;对于无症状的 NCCAH 成年女性,无生育要求时不推荐用糖皮质激素治疗;有生育要求时不需治疗可直接自然试孕。但是如发生不孕症或自然流产,则推荐使用不通过胎盘的糖皮质激素治疗,内科内分泌推荐的各种皮质激素治疗方案参考表 42-5。自然试孕未成功,如发现排卵障碍和 / 或合并其他不孕原因,可联合促排卵药物或其他辅助生殖技术助孕。

表 42-5 成年人皮质激素治疗建议

皮质醇制剂	每日推荐总剂量 /(mg/d)	每日分次
氢化可的松	15~25	2~3
泼尼松	5.0~7.5	2
甲泼尼龙	4~6	2
地塞米松	0.25~0.50	1
氟氢可的松	0.05~0.20	1

2. 21 羟化酶缺陷 CAH 的围孕期管理

(1)21 羟化酶缺陷 CAH 的产前治疗:对可能患 CAH 的胎儿使用可通过胎盘的地塞米松进行产前宫内治疗尚存争议。产前宫内治疗可减轻 CAH 女胎男性化的程度,小样本研究提示妊娠期暴露于地塞米松没有增加子代发育异常及畸形的风险。但是,2018 年欧洲内分泌学会的 CAH 指南中仍将产前治疗视为实验性,不推荐特定的治疗方案。因为即使夫妻双方为 CAH 的致病基因携带者并生育过患儿,再次妊娠可能为女性患儿的概率也仅为 1/8。产前地塞米松治疗将使所有其他无患病的胎儿或不需产前治疗的患病男性胎儿均于早孕期暴露在高于胎儿生理皮质激素 60 倍以上的水平,无法预估其长期影响,并且即使进行了产前治疗使女性患儿出生时生殖器男性化减轻,但并不能改变出生后需终生皮质激素治疗的结果。对胎儿有患 CAH 风险、并且夫妇考虑行产前治疗者,推荐治疗方案应经过具备资质机构的伦理委员会审批,该机构有条件收集较多该类患者,可充分和准确地限定治疗方案的利弊风险;指南中同时建议,研究方案中应包括孕妇血 Y 染色体 DNA 的遗传检测,以避免对男性胎儿行产前治疗,因为 CAH 不会干扰男性胎儿生殖器的发育。还有研究提出可考虑行胚胎植入前遗传学检测,选择未检测到 CAH 突变基因或仅携带突变的嵌合体胚胎移植,避免 CAH 患儿的出生。

(2)21 羟化酶缺陷 CAH 的围孕期管理:CAH 患者妊娠期需同时联合内科内分泌专科医生与产科医生共同行围孕期管理。2018 年欧洲内分泌学会的 CAH 指南推荐:妊娠后停止使用可通过胎盘屏障的地塞米松;继续使用与妊娠前相同剂量的氢化可的松或泼尼松龙和氟氢可的松治疗。在皮质功能不全时及时调整剂量,如应在中孕和晚孕期评估是否需要增加剂量;在分娩或手术时应使用糖皮质激素的应激剂量,防止发生肾上腺皮质功能危象;NCCAH 极少发生肾上腺皮质功能危象,妊娠期如何适宜治疗的资料很有限,目前可参考典型 CAH,有待于进一步研究治疗的利弊风险,如果患者对促肾上腺皮质激素兴奋皮质激素的反应欠佳或有医源性抑制肾上腺功能的情况,建议在大手术、创伤或分娩时给与氢化可的松的应激剂量。

综上所述，CAH 在产前是否治疗及适宜的治疗方案、妊娠期与分娩期皮质激素需求量如何精确调整、NCCAH 妊娠期是否需要治疗或如何治疗有最佳的获益和最小的风险等方面仍有待于进一步研究探讨，国内该领域的研究仍很匮乏，因此，最佳的 CAH 围孕期管理模式仍有待确认。

（杨冬梓　李　予）

参 考 文 献

[1] Amsterdam ESHRE/ASRM-Sponsored 3rd PCOS Consensus Workshop Group. Consensus on women's health aspects of polycystic ovary syndrome（PCOS）. Hum Reprod, 2012, 27（1）: 14-24.

[2] 中华医学会妇产科学分会内分泌学组及指南专家组. 多囊卵巢综合征中国诊疗指南. 中华妇产科杂志, 2018, 53（1）: 2-6.

[3] 中国医师协会内分泌代谢科医师分会. 多囊卵巢综合征诊治内分泌专家共识. 中华内分泌代谢杂志, 2018, 34（1）: 1-7.

[4] 中华医学会妇产科学分会产科学组, 中华医学会围产医学分会妊娠合并糖尿病协作组. 妊娠合并糖尿病诊治指南（2014）. 中华围产医学杂志, 2014, 17（8）: 537-545.

[5] Committee on Practice Bulletins—Obstetrics. ACOG Practice Bulletin No. 190: Gestational Diabetes Mellitus. Obstet Gynecol, 2018, 131（2）: e49-e64.

[6] Palomba S, de Wilde MA, Falbo A, et al. Pregnancy complications in women with polycystic ovary syndrome. Hum Reprod Update, 2015, 21（5）: 575-592.

[7] Yu HF, Chen HS, Rao DP, et al. Association between polycystic ovary syndrome and the risk of pregnancy complications: a PRISMA-compliant systematic review and meta-analysis. Medicine, 2016, 95（51）: e4863.

[8] Tata B, Mimouni NEH, Barbotin AL, et al. Elevated prenatal anti-Müllerian hormone reprograms the fetus and induces polycystic ovary syndrome in adulthood. Nat Med, 2018, 24（6）: 834-846.

[9] Crisosto N, Echiburú B, Maliqueo M, et al. Improvement of hyperandrogenism and hyperinsulinemia during pregnancy in women with polycystic ovary syndrome: possible effect in the ovarian follicular mass of their daughters. Fertil Steril, 2012, 97（1）: 218-224.

[10] Crisosto N, Ladrón de Guevara A, Echiburú B, et al. Higher luteinizing hormone levels associated with antimüllerian hormone in postmenarchal daughters of women with polycystic ovary syndrome. Fertil Steril, 2019, 111（2）: 381-388.

[11] Glintborg D, Jensen RC, Bentsen K, et al. Testosterone Levels in Third Trimester in Polycystic Ovary Syndrome: Odense Child Cohort. J Clin Endocrinol Metab, 2018, 103（10）: 3819-3827.

[12] Dumesic DA, Goodarzi MO, Chazenbalk GD, et al. Intrauterine environment and polycystic ovary syndrome. Semin Reprod Med, 2014, 32（3）: 159-165.

[13] Muktabhant B, Lawrie TA, Lumbiganon P, et al. Diet or exercise, or both, for preventing excessive weight gain in pregnancy. Cochrane Database Syst Rev, 2015, （6）: CD007145.

[14] Dodd JM, Grivell RM, Deussen AR, et al. Metformin for women who are overweight or obese during pregnancy for improving maternal and infant outcomes. Cochrane Database Syst Rev, 2018, 7（7）: CD010564.

[15] Løvvik TS, Carlsen SM, Salvesen Ø, et al. Use of metformin to treat pregnant women with polycystic ovary syndrome（PregMet2）: a randomized, double-blind, placebo-controlled trial. Lancet Diabetes Endocrinol, 2019, 7（4）: 256-266.

[16] Hanem LGE, Salvesen Ø, Juliusson PB, et al. Intrauterine metformin exposure and offspring cardiometabolic risk factors（PedMet study）: a 5-10 year follow-up of the PregMet randomised controlled trial. Lancet Child Adolesc Health, 2019, 3（3）: 166-174.

[17] 中华医学会儿科学分会内分泌遗传代谢学组. 先天性肾上腺皮质增生症 21- 羟化酶缺陷诊治共识. 中华儿科杂志, 2016, 54（8）: 569-576.

[18] Speiser PW, Arlt W, Auchus RJ, et al. Congenital Adrenal Hyperplasia Due to Steroid 21-Hydroxylase Deficiency: An Endocrine Society Clinical Practice Guideline. J Clin Endocrinol Metab, 2018, 103（11）: 4043-4088.

[19] Carmina E, Dewailly D, Escobar-Morreale HF, et al.

Non-classic congenital adrenal hyperplasia due to 21-hydroxylase deficiency revisited: an update with a special focus on adolescent and adult women. Hum Reprod Update, 2017, 23 (5): 580-599.

[20] 关菁. 辅助生殖年代生殖外科与输卵管修复性手术. 中华临床医师杂志 (电子版), 2015, 1: 1-7.

[21] 邓锁, 卢美松. 单孔腹腔镜在生殖外科中的价值和意义. 中国计划生育和妇产科, 2019, 11 (3): 3-7.

[22] Estes SJ, Waldman I, Gargiulo AR. Robotics and Reproductive Surgery. Semin Reprod Med, 2017, 35 (4): 364-377.

[23] Gordts, S. New developments in reproductive surgery. Best Pract Res Clin Obstet Gynaecol, 2013, 27 (3): 431-440.

[24] Tulandi T, Marzal A. Redefining reproductive surgery. J Minim Invasive Gynecol, 2012, 19 (3): 296-306.

[25] Scheib SA. A Laparoendoscopic Single-site Surgical Approach to Laparoscopic Salpingectomy. J Minim Invasive Gynecol, 2018, 25 (2): 326-327.

[26] Asgari Z, Tehranian A, Rouholamin S, et al. Comparing surgical outcome and ovarian reserve after laparoscopic hysterectomy between two methods of with and without prophylactic bilateral salpingectomy: A randomized controlled trial. J Cancer Res Ther, 2018, 14 (3): 543-548.

[27] Liu AZ, Zhao HG, Gao Y, et al. Effectiveness of estrogen treatment before transcervical resection of adhesions on moderate and severe uterine adhesion patients. Gynecol Endocrinol, 2016, 32 (9): 737-740.

[28] El-Mazny A, Ramadan W, Kamel A, et al. Effect of hydrosalpinx on uterine and ovarian hemodynamics in women with tubal factor infertility. Eur J Obstet Gynecol Reprod Biol, 2016, 199: 55-59.

[29] Briceag I, Costache A, Purcarea VL, et al. Current management of tubal infertility: from hysterosalpingography to ultrasonography and surgery. J Med Life, 2015, 8 (2): 157-159.

[30] Chu J, Harb HM, Gallos ID, et al. Salpingostomy in the treatment of hydrosalpinx: a systematic review and meta-analysis. Hum Reprod, 2015, 30 (8): 1882-1895.

[31] Ng KYB, Cheong Y. Hydrosalpinx-Salpingostomy, salpingectomy or tubal occlusion. Best Pract Res Clin Obstet Gynaecol, 2019, 59: 41-47.

[32] Bosteels J, Weyers S, D'Hooghe TM, et al. Anti-adhesion therapy following operative hysteroscopy for treatment of female subfertility. Cochrane Database Syst Rev, 2017, 11 (11): CD011110.

[33] 中华医学会妇产科学分会. 宫腔粘连临床诊疗中国专家共识. 中华妇产科杂志, 2015, 50 (12): 881-887.

[34] 王燕. 宫腔粘连的规范化手术治疗. 实用妇产科杂志, 2017, 33 (10): 728-730.

[35] Lin X, Wei M, Li TC, et al. A comparison of intrauterine balloon, intrauterine contraceptive device and hyaluronic acid gel in the prevention of adhesion reformation following hysteroscopic surgery for Asherman syndrome: a co-hort study. Eur J Obstet Gynecol Reprod Biol, 2013, 170 (2): 512-516.

[36] Tsiami A, Chaimani A, Mavridis D, et al. Surgical treatment for hydrosalpinx prior to in-vitro fertilization embryo transfer: a network meta-analysis. Ultrasound Obstet Gynecol, 2016, 48 (4): 434-445.

[37] Roustan A, Perrin J, Debals-Gonthier M, et al. Surgical dimin-ished ovarian reserve after endometrioma cystectomy versus S36 H. Roman idiopathic DOR: comparison of in vitro fertilization outcome. Hum Reprod, 2015, 30 (4): 840-847.

[38] Stochino-Loi E, Darwish B, Mircea O, et al. Does pre-oper-ative antimüllerian hormone level influence post-operative pregnancy rate in women undergoing surgery for severe endometriosis. Fertil Steril, 2017, 107 (3): 707-713.

[39] Mircea O, Puscasiu L, Resch B, et al. Fertility outcomes after ablation using plasma energy versus cystectomy in infertile women with ovarian endometrioma: a multicentric compara-tive study. J Minim Invasive Gynecol, 2016, 23 (7): 1138-1145.

[40] Munro MG, Critchley HO, Broder MS, et al. FIGO Working Group on Menstrual Disorders. FIGO classification system (PALM-COEIN) for causes of abnormal uterine bleeding in nongravid women of reproductive age. Int J Gynaecol Obstet, 2011, 113 (1): 3-13.

[41] Bosteels J, Weyers S, D'Hooghe TM, et al. Anti-adhesion therapy following operative hysteroscopy for treatment of female subfertility. Cochrane Database Syst Rev, 2015, 11 (11): CD011110.

[42] Adam MA, Thomas S, Roman SA, et al. Rethinking the Current American Joint Committee on Cancer TNM Staging System for Medullary Thyroid Cancer. JAMA Surg, 2017, 152 (9): 869-876.

[43] Compérat E, Varinot J, Eymerit C, et al. Comparison

of UICC and AJCC 8th edition TNM classifications in uropathology. Ann Pathol, 2019, 39 (2): 158-166.

[44] Pontius LN, Oyekunle TO, Thomas SM, et al. Projecting Survival in Papillary Thyroid Cancer: A Comparison of the Seventh and Eighth Editions of the American Joint Commission on Cancer/Union for International Cancer Control Staging Systems in Two Contemporary National Patient Cohorts. Thyroid, 2017, 27 (11): 1408-1416.

[45] van Velsen EFS, Stegenga MT, van Kemenade FJ, et al. Committee on Cancer/Tumor Node Metastasis Staging System Between Papillary and Follicular Thyroid Cancer. Thyroid, 2018, 28 (8): 976-981.

[46] 吴锦标. 腹腔镜和开放手术行精索内静脉高位结扎术的比较. 实用医学杂志, 2014, 10: 104-106.

[47] 张金可, 邵为民, 陈涤平, 等. 显微镜下精索静脉结扎术治疗精索静脉曲张的应用解剖. 现代泌尿外科杂志, 2018, 23 (9): 672-676.

[48] 王忠, 姚海军, 郑大超, 等. 男性外生殖器修复与重建. 中华男科学杂志, 2015, 21 (7): 579-586.

[49] 何庆鑫. 显微外科技术在男科中的应用研究进展. 中国性科学, 2011, 20 (11): 12-15.

[50] 彭靖, 李铮, 涂响安, 等. 中国男性不育显微外科 15 年发展历程及展望. 中华男科学杂志, 2014, 20 (7): 586-594.

[51] 吴佳成, 陆雅君, 姜力. 睾丸显微取精术治疗非梗阻性无精子症的研究进展. 大连医科大学学报, 2018, 40 (4): 368-372.

[52] 刘宁春. 显微镜下附睾输精管交叉吻合术. 健康博览, 2016, 11: 10.

[53] Oktay K, Harvey BE, Partridge AH, et al. Fertility Preservation in Patients with Cancer: ASCO Clinical Practice Guideline Update. J Clin Oncol, 2018, 36 (19): 1994-2001.

[54] Practice Committee of the American Society for Reproductive Medicine. Fertility preservation in patients undergoing gonadotoxic therapy or gonadectomy: a committee opinion. Fertil Steril, 2019, 112 (6): 1022-1033.

[55] Hoekman EJ, Broeders EABJ, Louwe LA, et al. Ovarian function after ovarian transposition and additional pelvic radiotherapy: A systematic review. Eur J Surg Oncol, 2019, 45 (8): 1328-1340.

[56] Cakmak H, Rosen MP. Random-start ovarian stimulation in patients with cancer. Curr Opin Obstet Gynecol, 2015, 27 (3): 215-221.

[57] Cobo A, Garcia-Velasco JA, Domingo J, et al. Is vitrification of oocytes useful for fertility preservation for age-related fertility decline and in cancer patients? Fertil Steril, 2013, 99 (6): 1485-1495.

[58] McLaughlin M, Albertini DF, Wallace WHB, et al. Metaphase II oocytes from human unilaminar follicles grown in a multi-step culture system. Mol Hum Reprod, 2018, 24 (3): 135-142.

[59] 张丽珠. 临床生殖内分泌与不育症. 北京: 科学出版社, 2006.

[60] 庄广伦. 现代辅助生育技术. 北京: 人民卫生出版社, 2005.

[61] Zhou Z, Zheng D, Wu H, et al. Epidemiology of infertility in China: a population-based study. BJOG, 2018, 125 (4): 432-441.

[62] Thoma ME, McLain AC, Louis JF, et al. Prevalence of infertility in the United States as estimated by the current duration approach and a traditional constructed approach. Fertil Steril, 2013, 99 (5): 1324-1331.e1.

[63] 刘平, 乔杰. 生殖医学实验室技术. 北京: 北京大学医学出版社, 2013.

[64] Konstantinidis M, Prates R, Goodall NN, et al. Live births following Karyomapping of human blastocysts: experience from clinical application of the method. Reprod Biomed Online, 2015, 31 (3): 394-403.

[65] Yan L, Huang L, Xu L, et al. Live births after simultaneous avoidance of monogenic diseases and chromosome abnormality by next-generation sequencing with linkage analyses. Proc Natl Acad Sci U S A, 2015, 112 (52): 15964-15969.

[66] Xu J, Fang R, Chen L, et al. Noninvasive chromosome screening of human embryos by genome sequencing of embryo culture medium for in vitro fertilization. Proc Natl Acad Sci U S A, 2016, 113 (42): 11907-11912.

[67] Zhang Y, Yan Z, Qin Q, et al. Transcriptome Landscape of Human Folliculogenesis Reveals Oocyte and Granulosa Cell Interactions. Mol Cell, 2018, 72 (6): 1021-1034.

[68] Meseguer M, Herrero J, Tejera A, et al. The use of morphokinetics as a predictor of embryo implantation. Hum Reprod, 2011, 26 (10): 2658-2671.

[69] Rubio I, Galan A, Larreategui Z, et al. Clinical validation of embryo culture and selection by morphokinetic analysis: a randomized, controlled trial of the EmbryoScope. Fertil Steril, 2014, 102 (5): 1287-1294.

[70] Yanez LZ, Han J, Behr BB, et al. Human oocyte developmental potential is predicted by mechanical properties within hours after fertilization. Nat Commun, 2016, 7: 10809.

[71] Baylis F. The ethics of creating children with three genetic parents. Reprod Biomed Online, 2013, 26(6): 531-534.

[72] Xia X, Wang T, Yin T, et al. Mesenchymal Stem Cells Facilitate In Vitro Development of Human Preantral Follicle. Reprod Sci, 2015, 22(11): 1367-1376.

[73] Thoma ME, McLain AC, Louis JF, et al. Prevalence of infertility in the United States as estimated by the current duration approach and a traditional constructed approach. Fertil Steril, 2013, 99(5): 1324-1331.

[74] 吴颖臻, 傅咏南, 方茹, 等. 当前我国生殖健康与出生缺陷的现状分析与思考. 中国优生优育, 2013, 19(1): 45-49.

[75] Hammarberg K, Setter T, Norman RJ, et al. Knowledge about factors that influence fertility among Australians of reproductive age: a population-based survey. Fertil Steril, 2013, 99(2): 502-507.

[76] 梁阿娟, 陈佩, 赵晓明. 不孕症患者心理问题的研究进展. 现代妇产科进展, 2013, 22(1): 66-68.

[77] Hornstein MD. State of the ART: Assisted Reproductive Technologies in the United States. Reprod Sci, 2016, 23(12): 1630-1633.

[78] Lyu SW, Kim JW, Choi CH, et al. Impact of high basal FSH/LH ratio in women with normal FSH levels on in vitro fertilization outcomes. Gynecol Endocrinol, 2013, 29(5): 424-429.

[79] Du X, Ding T, Zhang H, et al. Age-Specific Normal Reference Range for Serum Anti-Müllerian Hormone in Healthy Chinese Han Women: A nationwide Population-Based Study. Reprod Sci, 2016, 23(8): 1019-1027.

[80] 武学清, 孔蕊, 田莉, 等. 卵巢低反应专家共识. 生殖与避孕, 2015, 35(2): 71-79.

[81] 中国医师协会生殖医学专业委员会. 高龄女性不孕诊治指南. 中华生殖与避孕杂志, 2017, 37(2): 87-100.

[82] 朱明辉, 王艳. 刺激试验对卵巢储备功能的评价及临床意义. 实用妇产科杂志, 2013, 29(9): 651-653.

[83] Zhou L, Zhang X, Chen X, et al. The value of three-dimensional hystero-salpingo-contrast sonography with SonoVue in the assessment of tubal patency. Ultrasound Obstet Gynecol, 2012, 40(1): 93-98.

[84] Gomel V. From laparotomy to laparoscopy to in vitro fertilization. Fertil Steril, 2019, 112(2): 183-196.

[85] Tros R, van Kessel MA, van Kuijk SMJ, et al. The capacity of transvaginal hydrolaparoscopy versus hysterosalpingography to diagnose tubal pathology in the work-up of subfertile women, a randomised clinical trial. Eur J Obstet Gynecol Reprod Biol, 2019, 236: 127-132.

[86] van Kessel M, Tros R, Oosterhuis J, et al. The prognostic capacity of transvaginal hydrolaparoscopy to predict non-IVF conception. Reprod Biomed Online, 2018, 36(5): 552-559.

第四十三章　妇产科的基础研究现状

第一节　妇科肿瘤的基础研究现状

妇科肿瘤通常指发生在女性生殖系统的恶性肿瘤，包括宫颈癌、子宫内膜癌、卵巢癌、输卵管癌、阴道癌和外阴癌。虽然这些肿瘤都起自胚胎的米勒管，发生发展均受到女性激素的影响，分子水平的改变也具有一定的相似性，但每一种肿瘤的发生机制、类型及其临床病理特征却存在着明显的差异性。多年来对以宫颈癌、子宫内膜癌和卵巢癌为主进行的基础研究，不仅揭示了妇科肿瘤发生、转移、免疫逃逸、耐药和复发的分子机制，明确了许多关于肿瘤早期诊断、免疫及分子靶向治疗、复发和预后判定新的标志物或靶点，也为在更大范围内开展妇科肿瘤的精准治疗提供了基础条件。本节主要关注与常见妇科肿瘤发生发展有关的遗传和表观遗传方面的研究现状及面临的挑战。

一、妇科肿瘤的遗传学及表观遗传学改变

妇科肿瘤的发生是患者本身的遗传改变、环境因素和个人生活习惯共同作用的结果，肿瘤的侵袭转移是造成患者死亡的主要原因。宫颈癌、子宫内膜癌和卵巢癌的发生与转移的分子改变特点存在差异。子宫内膜癌和卵巢癌的发生除了体细胞的基因改变之外，部分患者还具有生殖细胞的遗传因素改变，而宫颈癌的发生与上皮细胞中高危型人乳头瘤病毒（high risk human papilloma virus，HrHPV）长期感染造成的恶性转化有关。同时，HrHPV 的癌基因、宫颈上皮、子宫内膜细胞、卵巢和输卵管上皮细胞内癌基因和肿瘤抑制基因的表观遗传学改变也参与相应肿瘤的癌变过程。

（一）与宫颈癌发生相关的遗传、表观遗传和局部免疫学改变

宫颈癌是一种由多种 HrHPV 感染子宫颈鳞 - 柱状交界处（squamo-columnar junction，SCJ）基底上皮细胞、宫颈管内膜腺体和宫颈柱状上皮下的储备细胞引发的恶性肿瘤。受感染的细胞经过癌前期病变，即宫颈上皮内瘤变（cervical intraepithelial neoplasia，CIN）或鳞状上皮内病变（squamous intraepithelial lesion，SIL）进展为鳞状细胞癌。

1. HrHPV 的感染及其癌基因的整合作用
目前认为，HrHPV 通过有微伤口的 SCJ 上皮感染基底上皮细胞，病毒与细胞表面的受体结合通过网格蛋白或小窝蛋白介导的细胞内吞作用进入细胞。病毒基因组通过核膜破裂进入细胞核，以附加体的形式低拷贝复制或以单个或多联体的形式整合至细胞的基因组 DNA 双链断裂点处。HPV $E6/E7$ 癌基因在人基因组上常见的整合热点区域包括 3q28、17q21、13q22.1、8q24.21 和 4q13.3。整合的 $E6/E7$ 癌基因引起整合位点处宿主基因的插入突变，导致该基因的表达异常和整合点附近区域基因的高表达，例如 $FHIT$、$KLF5$、$LINC00392$、$RAD51B$、$CASC8$、$CASC21$、$ERBB2$、$TP63$、$TEX41$、$RAP2B$、MYC、$GLI2$、$TNIK$、$NR4A2$ 和 $PROX1$ 等。$E6/E7$ 癌基因通过癌基因扩增、肿瘤抑制基因的失活、染色体间和染色体内重排的形式促进细胞内多个信号通路改变，影响宿主基因组的功能。

2. 宫颈癌的基因改变与信号通路　虽然 HrHPV 的感染是宫颈癌发生中的重要致病因素，但患者机体的基因和基因组改变则起着决定性的作用。HrHPV 癌基因 $E6/E7$ 的表达引起 $p53$ 和 Rb 基因失活，导致基因组不稳定性和体细胞突变的积累。新近的研究表明，在宫颈癌组织中除了

体细胞的 *PTEN*、*PIK3CA*、*TP53*、*STK11*、*KRAS*、*MAPK1*、*HLA-B*、*EP300*、*FBXW7*、*NFE2L2*、*ERBB2*、*ELF3*、*CBFB*、*ARID1A* 基因突变和几个拷贝数变异区，例如，位于 1q 的 *PARP1*，3q 的 *TNFSF10*、*ECT2*，5p 的 *RNASEN*、*POLS*、*SKP2* 基因，20q11.2 的 *KIF3B*、*RALY*、*E2F1* 基因，20q13.13 的 *CSE1L*、*ZNF313*、*B4GALT5* 基因的改变参与宫颈上皮的癌变外，发生于 *SHKBP1*、*ERBB3*、*CASP8*、*HLA-A* 和 *TGFBR2* 基因的突变，位于 7p11.2 的 *EGF* 基因，9p24.1 的 *CD274* 和 *PDCD1LG2* 基因，13q22.1 的 *KLF5* 基因，16p13.13 的 *BCAR4* 基因，3q26.31 的 *TERC* 和 *MECOM* 基因，3q28 的 *TP63* 基因，8q24.21 的 *MYC* 和 *PVT1* 基因，11q22.1 的 *YAP1*、*BIRC2/3* 基因和 17q12 的 *ERBB2* 基因的拷贝数变异，以及位于 3p24.1 的 *TGFBR2* 基因，18q21.2 的 *SMAD4* 基因，4q35.2 的 *FAT1* 基因和 10q23.31 的 *PTEN* 基因缺失都与宫颈癌的发生和进展有关。

在宫颈上皮细胞转化和癌变的过程中 E6/E7 蛋白表达引起细胞内多个信号通路的改变，主要有 Wnt/β-catenin 通路、PI3K/Akt 通路、上皮-间质转化（epithelial-mesenchymal transition，EMT）通路、ERK/MAPK 通路、JAK/STAT 通路和 NF-κB 通路。这些通路的激活分别在 HPV 转化、上皮细胞永生化、维持细胞稳态、病理表型、高级别宫颈癌生存、促进癌基因表达、促进转化、致癌作用、调节肿瘤形成和促进肿瘤细胞侵袭转移过程发挥重要的作用。另外，HER2/3 是 HPV 的分子靶点，它们的激活与体细胞突变、HPV 在宫颈癌中的整合和宫颈癌患者的复发有关。

3. 宫颈癌基因及基因组的表观学遗传修饰　通过对 HrHPV 感染后的分子生物学研究，发现 HPV 调节区的遗传和表观遗传学修饰与病毒在细胞内游离状态时（附加体）的癌基因过表达有关。HPV 病毒长调控区（long control region，LCR）的甲基化调节 *HPV* 基因的转录和复制，LCR 是 E2 的结合区，其潜在 CpG 位点的甲基化引发 E2 的功能抑制。HPV16 LCR 启动子和增强子区域甲基化随病变的严重程度而改变。甲基化在浸润性癌比宫颈上皮内瘤变（CIN）形成中更为常见。

在 HPV 癌基因以附加体和基因组整合形式介导宫颈正常鳞状上皮细胞转化为鳞状细胞癌的过程中，存在组蛋白 H3 的乙酰化增加，但组蛋白 H3K27me3 和 H3K9me3 的修饰随着 HPV 癌基因以整合形式致癌而减少。同时，在宫颈癌患者中多种涉及细胞周期调节、细胞凋亡、DNA 修复的基因和 Wnt 通路常发生表观遗传修饰。例如，宫颈癌中 *p73* 基因由于启动子高甲基化而表达降低，参与凋亡信号通路的关键基因 *RASSF1* 也受甲基化的改变而表达下降。*WIF1*、*APC* 和 *CDH1* 是 Wnt/β-连环蛋白通路的关键调节因子，在宫颈癌中存在高度甲基化改变。在正常人和 LSHL 病变中 *APK1*、*RARB*、*TIMP3*、*CCNA* 和 *FHIT* 基因仅有低甲基化或无甲基化改变，而在宫颈癌中这些基因呈现高甲基化。另外，宿主基因的甲基化模式与 HPV 癌基因的整合状态有关。

宫颈癌的致癌过程受到非编码 RNA 表达改变的影响，主要涉及微 RNA（microRNA，miRNA）和长链非编码 RNA（long noncoding RNA，lncRNA）。某些表达增加的 miRNA，例如 mir-886-5p、mir-10a、mir-141、mir-21、mir-135b、mir-148a、mir-214、miR-218 和 mir-106b 因为涉及调节细胞增殖、凋亡途径或细胞黏附而在子宫颈癌进展中发挥重要的作用。let-7c、mir-124、mir-126、mir-143 和 mir-145 的表达下调可以调节癌基因的表达。由于 *p53* 是 E6 癌基因最重要的靶点，所有受 *p53* 调节的 miRNA 分子都应该受 *E6* 基因的调控，例如，mir-23b、mir-34a 和 mir-218 的下调都受到被 *E6* 癌基因调控的 *p53* 的作用。E7 通过灭活 E2F1 诱导 mir-15/16 的过度表达导致 *c-myc* 或 *c-myb* 的表达下调，E7 可以增强 mir-15a/mir-16-1 的表达，后者可抑制细胞增殖、存活和侵袭。E7 还可通过 MAPK/PKC 途径降低 miR-203 基因的表达。由此，HPV16 E6/E7 对细胞 miRNA 表达的调节明显有助于 HPV E6 和 E7 癌蛋白对细胞调节通路的重新调整，引起恶性转化，最终导致宫颈鳞癌（squamous cell carcinoma，SCC）或宫颈腺癌（adenocarcinoma of cervix，ADCA）的发生。

如同 miRNA 一样，许多 lncRNA 可作为癌基因和肿瘤抑制基因，在宫颈癌的发生过程中发挥着重要的作用，包括 lncRNA-HOTAIR、lncRNA-H19、lncRNA-XIST、lncRNA-CCHE1、lncRNA-EBIC、lncRNA-MALAT1、lncRNA-ANRIL、lncRNA-LET、lncRNA-NEAT1、lncRNA-

BLACAT1、lncRNA-UFC1、lncRNA-SNHG16 和 lncRNA-SNHG20 等。在这些 lncRNA 中，有的致癌作用及机制已经明确，例如，发挥癌基因作用的 lncRNA-HOTAIR 可以促进宫颈癌细胞的增生，促进肿瘤分期的进展、淋巴结转移和肌层浸润。高表达的 lncRNA-HOTAIR 与宫颈癌肿瘤复发和不良预后有关，其可能通过上调 *VEGF*、*MMP-9* 和与 EMT 相关的基因而降低 *E-cadherin* 的表达，增强 *β-catenin*、*Vimentin*、*Snail* 和 *Twist* 等基因的表达，同时，还可抑制肿瘤抑制基因 *PTEN* 和核糖核酸结合基序蛋白 38，并可影响 Wnt/β-catenin、STAT3 和 PI3K/Akt 信号通路。但是，有些 lncRNA 与宫颈癌的关系还不完全清楚，需要进一步研究。

4. 宫颈癌的局部免疫学改变 宫颈癌的发生不仅取决于 *HrHPV* 癌基因对细胞周期有效的负调节控制以维持细胞内遗传损伤的积累，还与这些病毒进化形成的几种免疫逃避机制有关。在癌前期病变时基因改变的积累进一步有助于逃逸机体的免疫监控，该过程是免疫系统对发展中的肿瘤持续施加压力的结果，被称为肿瘤免疫编辑。

HPVE6 基因可以减少上皮细胞表面 CDH1 表达，减少上皮细胞递呈人乳头瘤病毒抗原的能力。在早期阶段，HPV 感染的细胞抑制上皮细胞的急性炎症和免疫识别，逃避免疫监视且病毒持续存在。在发展为侵袭性癌症的过程中，HPV 转化细胞引发慢性间质炎症和由旁分泌白介素 -6 协调的免疫偏离。初始感染时的炎症反应，如干扰素反应，在减少游离型人乳头瘤病毒导致的感染清除中起作用。干扰素诱导的人乳头瘤病毒附加体的丢失和 E2 的下调导致整合 HPV 基因组的细胞选择性的表达更高水平 E6 和 E7。一旦早期基因 E6 和 E7 表达，DC、巨噬细胞和 NK 细胞上的 TLR9 表达降低和干扰素反应受损，产生有利于免疫逃避和感染持续的环境加速病变的进展。这些致癌性的 HPV 蛋白质（E5、E6 和 E7）可以起到增强细胞永生化、抵抗细胞死亡、诱导血管化、逃逸细胞抑制因子的作用，造成基因组不稳定和基因突变，维持细胞增生信号，使细胞能量代谢失调，激活细胞侵袭和转移，避免被免疫机制杀伤。

（二）子宫内膜癌的遗传及表观遗传学改变

子宫内膜癌起源于子宫内膜，主要表现为子宫内膜样癌；10% 的病例与遗传性基因突变有关，包括 MLH1、MSH2、MSH6、PMS2 基因。绝大多数散发性子宫内膜癌为低级别子宫内膜样癌，并与雌激素长期暴露有关。

1. 子宫内膜癌的基因改变与遗传异质性 子宫内膜癌的基因改变呈现独特的分子特点。大样本的分析发现，子宫内膜癌中体细胞拷贝数变异位于几乎全部的常染色体和 X 染色体上，引起 *MYCL1*、*MCL1*、*MECOM*、*TERT*、*NEDD9*、*KAT6A*、*FGFR1*、*MYC*、*KAT6B*、*CCND1*、*KRAS*、*KDM5A*、*MDM2/FRS2*、*CUL4A*、*IGF1R*、*ERBB2*、*BRD4*、*CCNE1*、*ZNF217* 和 *HCFC1* 等基因的扩增，或导致 *LRP1B*、*FHIT*、*FAM190A*、*LINC00290*、*PDE4D*、*PARK2*、*NUDT1*、*MLL3*、*CSMD1*、*CDKN2A*、*PTEN*、*CDKN1B*、*ANKS1B*、*RB1*、*RAD51B*、*WWOX*、*MAP2K4*、*NF1*、*STK11*、*MACROD2* 和 *DMD* 等基因的缺失。另外，存在于子宫内膜癌组织中明显突变的基因有 46 种，其中发生率超过 10% 以上的基因包括 *ACVR2A*、*ARID1A*、*ARID5B*、*ATM*、*CASP8*、*CCAR1*、*CHD4*、*CTCF*、*CTNNB1*、*EP300*、*FBXW7*、*KRAS*、*LATS1*、*MAP3K1*、*MORC4*、*NF1*、*NIPBL*、*PIK3CA*、*PIK3R1*、*PPP2R1A*、*PTEN*、*RASA1*、*RB1*、*RNF43*、*RPL22*、*RUNX1*、*SPOP*、*TAF1*、*TP53* 和 *ZC3H13*。这些基因的表达改变及其相互作用是产生子宫内膜癌变和疾病进展的主要分子机制。

在 I 型子宫内膜癌中，PTEN 突变发生在肿瘤形成过程的早期，经常与 PI3K/Akt 途径中的其他突变共存，90% 以上的病变都有 PIK3CA 信号通路改变，其次是 *KRAS*、*CTNNB1* 和 *FGFR2* 基因突变，还有三分之一的肿瘤中存在微卫星不稳定性。II 型子宫内膜癌中每个亚型都显示不同的分子和基因组特征，*TP53*、*PIK3CA* 和 *PPP2R1A* 突变在 II 型肿瘤中很常见。例如，浆液性子宫内膜癌中 *TP53* 的突变超过 90%，其次是 PI3K 信号通路改变、*ERBB2* 扩增和 *PPP2R1A* 基因突变；子宫内膜癌肉瘤中 *TP53* 的突变超过 60%，其次是 PI3K 信号通路改变、*PPP2R1A* 基因突变、*FGFR* 和 *ERBB2* 基因扩增；透明细胞子宫内膜癌中 20%～40% 的染色质重塑基因 *ARID1A* 发生失活突变。采用大样本的多组学检测也显示浆液性子宫内膜癌约 25% 具有广泛的拷贝数改变、低雌激素受体 / 孕激素受体水平和频繁的 *TP53* 突变，而子宫内膜样癌中少见拷贝数改变或 *TP53* 突变，但常见 *PTEN*，*CTNNB1*，*PIK3CA* 和 *ARID1A* 基因突变以及 *POLE* 基因的热点突变。另外，散发性和遗传性子宫内膜癌中存在微卫星不稳定性伴 *MLH1*、*MSH2*、*MSH6*、*PMS2* 基因的高突变，这些基因改变影响细胞的错配修复系统。

2. 子宫内膜癌的 DNA 甲基化和组蛋白修饰 在子宫内膜癌标本和细胞系中不断发现的 DNA 甲基化，组蛋白修饰和染色质重塑改变显示出表观遗传学改变在子宫内膜癌发生中的重要性。在子宫内膜癌中，存在基因组甲基化整体增加的现象，程度不同的异常甲基化涉及参与细胞周期、细胞凋亡、DNA 修复、细胞增殖、细胞黏附和上皮间质转化的各种基因，导致基因沉默。许多不同的基因由于启动子高甲基化而表达降低，包括在子宫内膜癌中由于遗传改变导致信号通路下调的基因，如：PIK3CA 通路（*PTEN*）、RAS-RAF-MEK-ERK 和 FGF 通路（*RASSF1A*，*SPRY2* 和 *RSK4*）、Wnt 通路（*APC*，*CTNNB1*，*CDH1* 和 *SFRP1*）、激素受体（*PRB* 和 *ERα*）以及 *MLH1*、*MGMT* 和 *CDKN2A* 基因。也有一些基因由于启动子异常低甲基化而过表达，如 *PAX2* 和 *BORIS* 基因。在子宫内膜癌中还存在多个基因甲基化的 CpG 岛，从正常子宫内膜到增生性病变和癌演进过程中甲基化聚集进行性增加，甲基 CpG 结合域蛋白与沉默子宫内膜癌发生中的关键基因 *MLH1* 和 *PRB* 相互作用时呈现动态变化和差异性，CpG 岛甲基化表型与 *MLH1* 启动子甲基化导致的微卫星不稳定相关。

子宫内膜癌中的组蛋白乙酰转移酶（histone acetyltransferase，HAT）不仅作为类固醇核受体的共同调节因子在子宫内膜生物学中起着重要作用，而且在子宫内膜癌中还有组蛋白脱乙酰酶（histone deacetylase，HDAC）1、2、3 和 sirt1 的高表达，HDAC 抑制剂在子宫内膜癌中具有良好的抗肿瘤作用。组蛋白 - 赖氨酸 N- 甲基转移酶 EZH2 以及组蛋白去甲基酶 LSD1、KDM4A 和 KDM4B 也都在子宫内膜癌中过表达，并与肿瘤侵袭性特征有关。另外，一些染色质重塑复合物在子宫内膜中反复突变和失活，如 *CDH4* 和 *MBD3* 突变常见于浆液性子宫内膜癌，而 *ARID1A* 突变则多见于子宫内膜样癌。

3. 调控子宫内膜癌的非编码 RNA（noncoding RNA，ncRNA） 研究表明，miRNA 作为有效的基因表达调节因子，在宫内膜癌中主要参与肿瘤生长、细胞增殖、凋亡和侵袭性转移过程。由于不同的 miRNA 的表达可能影响癌基因和 / 或肿瘤抑制基因，其改变具有促进子宫内膜癌的发生或抑制子宫内膜癌进展的作用。促进子宫内膜癌的 miRNA 包括 miR-10a、miR-9、miR-21、miR-125b、miR-130a/b、miR-153、miR-155、miR-200b、miR-205、miR-210 和 miR-429 等，分别影响 *USF2*、*HOXA1*、*HOXD10*、*FOXO1*、*Maspin*、*Pdcd4*、*PTEN*、*Vimentin*、*N-cadherin*、*ZEBs*、*DICER1*、*AGTR1*、*VEGF-A*、*FLT1*、*IKKb*、*KLF9* 和 *FBLN5* 等基因的表达，致使细胞增生、侵袭、转移，抑制细胞周期和凋亡，促使血管形成和肿瘤形成。拮抗子宫内膜癌形成的 miRNA 包括 miR-1、miR-20a、miR-30c、miR-34a/b/c、miR-99a/b、miR-101、miR-106b、miR-125a/b、miR-145、miR-152、miR-200 家族、miR-204 和 miR-424 等，分别调节 *SATB2*、*VEGF-A*、*ERBB2*、*MTA-1*、*L1CAM*、*MET*、*IL-6R*、mTOR 激酶、*EZH2*、*MCL-1*、*FOS*、*TWIST1*、*linc-ROR*、*Oct-04*、*DNMT3B*、*ZEB1*、*c-Myc*、*SOX4* 和 *FOXC1* 等基因的表达，具有抑制细胞增生、迁移、侵袭、转移，减少血管形成，增强细胞凋亡，抑制 EMT 和肿瘤生长的作用。

lncRNA 在子宫内膜癌中呈现组织特异性表达，对肿瘤的发生和进展也发挥重要的调节作用。在 lncRNA 介导子宫内膜癌细胞的信号转导通路中，肿瘤抑制性 lncRNA（GAS5、MEG3、FER1L4 和 LINC00672）和致癌基因性 lncRNA（CCAT2、BANCR、NEAT1、MALAT1、H19 和 Linc-RoR）是已知子宫内膜癌的致癌或抑癌通路的上游调节分子或下游效应分子，包括 PI3K/Akt/mTOR，RAS/RAF/MEK/ERK，WNT/β-catenin，p53，EMT 和 CSC 相关的信号通路。另外，lncRNA-TUG1 和 TDRG1 刺激 VEGF-A 通路，lncRNA-PCGEM1 参与 JAK/STAT3 通路的激活。

（三）卵巢癌的遗传及表观遗传学改变

卵巢癌可起源于输卵管前体细胞、分泌性上皮细胞和子宫内膜上皮细胞等，主要表现为上皮性肿瘤，15%～20% 的病例与遗传性基因突变有关,包括 *BRCA1* 和 *BRCA2* 等基因。绝大多数卵巢癌为高级别浆液性卵巢癌(high-grade serous ovarian cancers, HGS-OvCas)。

1. 卵巢癌的遗传学改变特点 卵巢癌具有明显的基因组复杂性和肿瘤异质性,其基因组的结构改变包括染色体间和染色体内的异位、基因融合、片段丢失与重复,与此同时还发生各种基因突变,影响基因的表达和信号通路的功能。通过对卵巢癌细胞系的分析发现,最常见的突变基因是 *TP53* 肿瘤抑制基因,其次是 *ARID1A*、*PIK3CA*、*SMAD4*、*KRAS*、*APC*、*CREBBP* 和 *PPP2R1A*,扩增的肿瘤驱动基因还包括 *MYC*、*AKT2*、*CCNE1*、*CCND1*、*ERBB2*、*PPM1D*、*FGFR4*、*ASXL1* 和 *H3F3B*。缺失的基因包括 *CDKN2A*、*CDKN2B*、*ERBB4*、*NF1*、*NF2*、*CDC73*、*LRP1B*、*FHIT*、*LRP1B*、*EZH2* 和 *STK11*。在卵巢癌组织中,*TP53* 是 HGS 卵巢癌中最常见的突变基因,大约 50% 的肿瘤显示有 BRCA 胚系和体细胞突变引起的同源重组,BRCA 基因的表观遗传失活和 DNA 基因修复异常;存在体细胞拷贝数变异且部分改变与患者的预后有关;常伴有 NOTCH、RAS/MEK、PI3K 和 FOXM1 信号通路缺陷。其他组织学亚型不同的突变谱特征为:LGS 卵巢癌 *BRAF* 和 *RAS* 基因的突变频率增加;黏液癌中存在 *ARID1A*、*PIK3CA*、*PTEN*、*CTNNB1* 和 *RAS* 基因突变。

2. 卵巢癌的 DNA 甲基化和组蛋白修饰 在卵巢上皮癌的各种组织类型中都存在细胞 DNA 整体的低甲基化,并且与患者肿瘤的分期、分级和死亡率的增加有关,但高甲基化状态在不同的上皮细胞组织类型中存在差异。DNA 低甲基化可引起 DNA 重复片段和癌基因的异常表达,而 DNA 高甲基化可以抑制细胞中调节关键功能的基因。DNA 甲基化的异质性表明了癌症发展中基因组改变的复杂性,包括各种突变、结构异常和表观遗传功能障碍都在其中发挥作用。在高级别浆液性卵巢癌中低甲基化状态明显,但也存在多个基因的 CpG 岛,很多基因由于高甲基化而表达改变,包括 *GFAP*、*TAL1*、*IPF1*、*AREG*、*HOXA9A*、*LDH1A3*、*AMT*、*LONRF2*、*RAB25*、*NPDC1*、*BRCA1* 和 *SLC16A5* 等基因。卵巢透明细胞癌中 *KCNH2*、*VWA1*、*NRDG2* 和 *SLC25A9* 基因发生明显的甲基化改变。

组蛋白的乙酰化和甲基化分别由乙酰转移酶(HATs)-去乙酰化酶(HDACs)和甲基转移酶(histone methyltransfereases, HMTs)-去甲基化酶(histone demethylase, HDMTs)调节,组蛋白乙酰化和甲基化稳态的破坏可能导致细胞功能异常。组蛋白乙酰化引起的细胞染色质状态松弛有利于基因的转录,当 HATs 和 HDACs 的不平衡影响细胞内组蛋白乙酰化的总体水平时可能导致卵巢癌的发生。已经发现,hMOF 的消耗可以减少组蛋白 H4K16 的乙酰化,导致基因不稳定性和细胞周期紊乱,在卵巢癌中存在 hMOF 和 HCP5 明显的下调,H4K16 乙酰化的丢失。同时,*HDAC1*、*HDAC2* 和 *HDAC3* 及 *SIRT1* 在卵巢癌细胞中高表达,*SIRT3* 和 *SIRT6* 则低表达,参与卵巢癌的发生与转移。如同细胞组蛋白的乙酰化的维持,其甲基化的平衡与 HMTs 和 HDMTs 有关,其水平的失衡同样引起基因表达异常,导致卵巢癌变的发生。例如,*EZH2* 在卵巢癌中表达上调,与患者病变的级别、期别和不良预后有关。

3. 调控卵巢癌的 ncRNA 与正常卵巢组织相比,许多种小核糖核酸在卵巢癌中始终表现出差异表达,其中一些与卵巢癌疾病进展、患者存活以及卵巢癌干细胞相关。例如,在浆液性卵巢癌中,miR-15b、miR-15b-3p、miR-16、miR18-a、miR-18b、miR-20a、miR-21、miR-23a、miR-27a、miR-93、miR-96、miR-141、miR-183-3p 和 miR-200 家族表达上调,而 miR-10b、miR-29a、miR-34c-5p、miR-99a、miR-100、miR-125、miR-133a、miR-140-3p、miR-143、miR-145、miR-199a、miR-214 和 let-7b 表达下调。其中,miR-200 家族通过直接靶向 ZEB1 和 ZEB2 转录因子,在 EMT 和肿瘤细胞迁移、侵袭和转移的抑制中发挥关键作用,而低水平的 let-7b 与浆液性卵巢癌预后不良相关的原因可能与其靶向多种癌基因如 *HMGA-2*、*MYC* 和 *KRas* 有关。另外,let-7 的表达失调还可能影响卵巢癌干细胞的维持。

lncRNA 在不同类型的卵巢癌组织中的表达存在差异,其在卵巢癌肿瘤发生和耐药性中的作用,以及与 miRNA 和蛋白质的相互作用表明 lncRNA 可能是卵巢癌有用的生物标志物和治疗靶点。已知参与卵巢癌发生的上调 lncRNA 有

AB073614、ANRIL、CCAT2、C17orf91、MALAT1、NR-026689 和 TUG1，下调的 lncRNA 有 BC200、GAS5 和 HOXA11as。与患者临床预后相关的 lncRNA 有 AB073614、ANRIL、CCAT2、C17orf91、GAS5、HOTAIR、HOXA11as、NEAT1 和 UCA1。有关 lncRNA 分子在卵巢癌发生发展中的作用及其机制值得进一步研究。

二、妇科肿瘤基础研究的现状分析及未来的研究重点

（一）阐明宫颈癌的发生和进展的分子机制

1. 探明 HrHPV 持续感染的机制　通过对 HrHPV 急性 / 暂时性感染的了解，以明确为什么一些感染能被有效清除而另一些感染持续存在；探讨为什么上皮移行带黏膜连接区细胞特别易受 HPV 感染后癌变的影响，其间基质和微环境发挥的作用，以及干细胞在感染中的动态变化；明确端粒酶激活在 HPV 感染和肿瘤发生中的作用；探讨 HPV 如何调节外泌体的含量及其相应的促进致癌作用；具有基因修复途径突变的 HPV 感染者易于癌变的研究有助于揭示病毒和宿主的易感因素。

2. 清除 HrHPV 的致癌基因　由于导致宫颈癌前期病变发展为宫颈癌的关键事件是 HrHPV 的持续性感染、病毒癌基因的过表达和宿主基因组不稳定，这些环节可能由宿主免疫应答、病毒整合和宿主基因 / 病毒基因的表观遗传学修饰所驱动。目前人类乳头瘤病毒疫苗接种战略的目标是预防未感染人群中少数 HPV 基因型的感染，尚缺乏清除病毒感染的治疗措施。因此，聚焦 HPV 整合和表观遗传学修饰的预防和逆转可能提供一种阻止肿瘤发展的方法，例如，阐明 DNA 损伤应答反应（DNA damage response，DDR）在病毒整合中的作用可能将其作为防止 HPV 整合的靶点，利用基因编辑和 siRNA 干涉方法敲除整合的人乳头瘤病毒基因序列以降低病毒癌基因转录，调节含有整合 HPV 基因组细胞的选择机制以及针对相关基因的表观遗传修饰等。

3. 阐明宫颈癌的发生和进展机制　采用系统生物学方法探索宫颈癌发生和进展的分子机制，例如，分别采用基因组、转录组和蛋白质组学方法对以前发现的子宫颈癌常见的分子通路和靶点予以鉴定，通过 DNA 芯片和组织芯片鉴定用于宫颈癌预后和治疗结果的生物标志物，利用转录组学探索基因组学和功能蛋白质组学之间的联系，特别是利用 miRNA 芯片、lncRNA 芯片和 circRNA 芯片析宫颈癌进展和复发的分子机制。

（二）探明子宫内膜癌与癌前病变的基因改变

1. 分析子宫内膜样癌与癌前病变的基因突变　由于子宫内膜上皮内瘤样病变（endometrial intraepithelial neoplasia，EIN）被认为是子宫内膜样癌（endometrial endometrioid adenocarcinoma，EEC）的癌前病变，大约 20% 的 EIN 将发展为子宫内膜癌，但其进展的分子发病机制尚不清楚。同时，虽然已经发现 EIN 与 EEC 具有相似的基因改变，如微卫星不稳定性以及 PTEN、PIK3CA、CTNNB1 和 KRAS 等基因的体细胞突变，但 EIN 也有与 EEC 显著不同的特异性突变，提示其以不同的突变机制激活特异性的途径。因此，利用外显子测序或多组学技术对两种病变大样本的比较分析，可以确定哪些分子改变在 EIN 进展为 EEC 中发挥关键作用，从而阐明子宫内膜癌的发病机制并提高该病的临床处理效果。

2. 探讨 EMT 与子宫内膜癌的关系　EMT 参与上皮细胞的恶性转化、生长、局部侵袭和肿瘤远隔转移，其信号通路可被局部微环境的多个细胞因子或生长因子激活。在子宫内膜癌变的复杂和多阶段过程中主要的信号通路，特别是 PI3K/Akt 通路激活 TGF-β 介导的 EMT，与下游信号相互作用上调 EMT 相关因子，引发 E- 钙黏蛋白丢失等分子改变。为了全面揭示子宫内膜上皮细胞癌变和进展的分子调控机制，有必要深入研究子宫内膜癌的肿瘤微环境对 TGF-β 介导的 EMT 的影响、TGF-β 通路的转录调节因子和 EMT 的关系、雌激素和孕激素信号通路在子宫内膜癌 EMT 中作用，从而发现与子宫内膜癌相关的分子靶标。

3. 建立有效的子宫内膜癌的研究模型　为了达到阐明子宫内膜癌发生发展的组织结构和分子机制改变的目的，已有可用于子宫内膜癌的基础和转化研究的模型，包括子宫内膜癌细胞系及其异种移植物、转基因小鼠、化学诱导、自发性肿瘤、患者衍生的类器官、患者来源的异种移植物和人源化异种移植物模型。从基础研究的

方面，可以研究子宫内膜癌细胞的增殖和迁移、肿瘤发生和转移机制、耐药机制、信号通路的分析与识别、DNA/组蛋白修饰、翻译后蛋白修饰、ncRNA、激素代谢、葡萄糖/谷氨酰胺代谢、脂肪酸代谢和功能分析，其结果能为子宫内膜癌的临床前研究奠定坚实的基础。

（三）筛选卵巢癌的生物标志物分子

1. 确定关于卵巢癌的分子标志物谱 尽管 CA125 是卵巢癌最为重要的分子标志物，CEA、LDH、β-hCG、抑制素 B、AFP 和 HE4 也可也作为不同类型卵巢癌的分子标志物。目前，还将 CA125-Ⅱ与转铁蛋白、β-2 微球蛋白、载脂蛋白 A-1 和甲状腺素运载蛋白联合用于低或高风险卵巢癌的检测，并将 CA125 和 HE4 结合（ROMA）以及将 CA125-Ⅱ、HE4、载脂蛋白 A-1、FSH 和转铁蛋白联合的检测。这些基于蛋白质的标记物的组合对它们的整体测试性能有重大影响。近年来的研究发现，核酸作为一组新的血清标记物，包括游离 DNA、mRNA、miRNA、lncRNA 和循环肿瘤 DNA（circulating tumor DNA，ctDNA）。因此，如果采用多组学的方法，从大样本卵巢癌组织、肿瘤组织衍生物、患者血清及腹水等材料中鉴定出不同类型卵巢癌组织的分子表达谱，不仅会加深对卵巢癌病变分子机制的理解，将其联合应用还会明显提高卵巢癌血清癌症生物标志物在卵巢癌检测和治疗监测中的准确性和可靠性。

2. 明确卵巢癌侵袭转移的微环境特点 经过多年的研究努力，卵巢癌仍是目前最难检测和治疗的癌症之一，部分原因在于卵巢癌播散方式。卵巢癌通常由于原发性肿瘤直接扩散，延伸侵入局部邻近组织，并随腹水到达骨盆内或远处器官。在转移过程中组织中存在具有集合侵袭的前导细胞（leader cells），这些细胞是肿瘤细胞体侵袭和转移的重要驱动因素。因此，鉴定具有集合侵袭和前导功能的细胞，明确它们的分子改变特征，不仅有助于阐明卵巢癌转移的分子机制，还能确定它们在转移性卵巢癌治疗中的作用。与此过程相关的分子包括细胞外基质、EMT 样表型相关分子、基质金属蛋白酶、间皮黏附相关分子、肿瘤微环境和前体细胞样分子，例如 E-cadherin、N-cadherin、Vimentin、多种 MMP、整合素、CD44、L1CAM、CXCL1、CXCR3、K14、K8、P-cadherin 和 KRT14 等。

阐明妇科肿瘤发病机制及分子机制，主要是寻找并鉴定出导致肿瘤发生、转移和复发的关键因子，即引发肿瘤启动和进展的驱动基因突变、促进信号通路改变的调节分子。这些生物标志物可以由单个基因、外显子组、基因组、转录组、蛋白质组、代谢组和表观遗传学组学的方法检测，并由细胞、组织、类器官和动物水平鉴定，经生物信息学和大数据分析验证，以核糖核酸、蛋白质、代谢物或微生物组分单独或组合作为指导基础研究和评价临床实践的有效指标。

（李　旭）

第二节　妇科基础研究进展

生命科学领域近十年飞速发展，各项新技术、新方法从发明到转化应用的时间逐渐缩短，被称为摩尔速度。尤其在基因组学方面、基因芯片、测序技术的应用更新换代，成本的降低，高通量海量数据分析、统计学、生物信息学的发展为解析复杂性疾病提供了良好的工具和方法。妇科领域里着重讨论的是子宫和卵巢良性疾病。在 2010 年前以子宫内膜异位症为代表的子宫疾病是妇科领域研究的重点，因其生物学特性类似肿瘤而多效仿肿瘤的研究方法。而近十年来卵巢疾病，尤其是卵巢功能减退的研究成为新兴的热点。我国科学家在此方面取得的成果达到世界领先水平，为医学生在今后学术方向选择上开辟了一条极具潜力的道路。

一、子宫内膜异位症的基础研究进展

子宫内膜异位症（内异症）一直以来是妇科研究的热点和难题。内异症的发生发展、复发都是亟待解决的问题。分子生物学和免疫学、遗传学的发展为内异症的研究提供了思路和入手点。基因芯片测序技术的发展和成本的降低使得子宫内膜异位症与其他复杂疾病一样可以利用这些新工具进行研究。

目前认为，免疫机制在内异症的种植、定位、黏附及生长过程中均起重要作用，甚至有些学者将内异症定义为一种自身免疫性疾病。细胞免疫功能的异常，尤其是腹膜局部防御系统缺陷，是内异症发生的重要原因之一。微环境的细胞、细

胞因子成分被更为精细的分析,用以解释异位内膜的种植。

在遗传学方面,利用全基因组关联分析(genome-wide association study,GWAS)研究复杂疾病的易感性是过去10年研究的热点。第一个内异症的全基因组关联分析(GWAS)在2010年由日本团队完成并发表在 Nature Genetics 杂志上。该团队对1 097位日本裔内异症患者进行分析,染色体9p21.3上 CDKN2BAS 中的 rs10965253 成为第1个被认定的内异症相关位点。之后陆续有多个种族人群的内异症 GWAS 研究开展,包括意大利、英国、澳大利亚等,陆续确定了10个独立的 SNP 与内异症有关,分别是2q23.3上的 rs1519761、1p36.12上 WNT4 附近 rs7521902、2p25.1上 GREB1 中的 rs13391619、2p14上的 rs4141819、6p22.3上 ID4 附近的 rs7739264、7p15.2上的 rs12700667、9p21.3上 CDKN2B-AS1 附近的 rs1537377、12q22上跨膜连接蛋白编码基因 VEZT 附近的 rs10859871、4q12上 KDR 附近的 rs17773813 和染色体9p22上 TTC39B 中的 rs519664。Sapkota 等报道中除了重复出部分易感性位点外,还发现一个新的易感基因,位于染色体2q13上 IL-1A 中的 rs6542095。除此之外,Sapkota 等通过 GWAS 还发现5个新的基因 CCDC170、SyNE1、FSHB、FN1 和7p12.3区域内或附近包含的内异症易感位点。GWAS 研究帮助我们理解疾病的遗传背景,甚至帮我们分解疾病的分子亚型,为我们解析内异症提供了新视角。越来越多人群,越来越多病例的纳入,为科学家进一步分析提供材料。荟萃分析,更大样本的分析,以及功能研究将为内异症研究提供强大助力。

循环肿瘤细胞研究一直是肿瘤等疾病研究的热点。是否存在子宫内膜干细胞、内异症干细胞一直是难以突破的瓶颈。近两年来自耶鲁大学的团队发表一系列报道,确认循环子宫内膜异位症细胞是内异症发生的重要原因,尤其是远处种植。该团队将供体子宫内膜异位症病灶种植在受体小鼠上,之后在血液循环中分离到了供体小鼠的内异症衍生细胞。这种细胞有子宫内膜间充质干细胞的特性,如增殖、特异性免疫标记、以及多项分化功能,可分化为Ⅱ型肺上皮细胞、成骨细胞等。同时,该团队发现进入循环的细胞几乎全部

表达 CXCR4。CXCR4是 CXCL12的受体,后者是介导间充质干细胞移动的重要跨膜因子,所以 CXCR4可能是内异症肿瘤衍生干细胞(circulating endometriosis-derived stem cells)定向的主要作用者。随后该团队发现这种细胞可以形成远处器官的微转移,包括肺、脾、肝或脑。微转移造成了内异症病灶的扩散和植入。这一发现意味着在内异症发病机制及早期无创化诊断方面有了巨大突破。然而,该实验在其他课题组并未被完全重复。大多数团队可捕捉到循环细胞,然而干细胞鉴定及微转移并种植的重复性差。故该项研究尚待进一步探讨。

总之,近年来对异位症的基础研究已进入到了高通量、分子化、干细胞的研究领域。在这些方面的继续探索无疑对解析子宫内膜异位症有着巨大意义。

二、卵巢衰老的基础研究

在肿瘤研究取得了长足的进步后,多种肿瘤的预后大大提高,人群的平均寿命再次被延长。在此趋势下器官衰老的研究成为当下最具潜力和热门的研究领域。卵巢作为女性的生殖器官,有行使生育功能、维持整个机体内分泌稳态的作用。卵巢的自然衰老和病理性衰老基础研究在过去10年有巨大突破,我国科学团队取得的成绩已属国际领先。

卵巢功能衰退,不但使女性丧失生育能力,机体内分泌失衡,还可导致或加剧多器官、多系统功能障碍。以心血管疾病为例:在45岁之前,女性患心血管疾病的风险明显低于男性;绝经后,男女心血管病的患病率已无显著差异。又如,女性绝经后骨质疏松性骨折发生率显著升高,是同龄男性的3倍。此外,肿瘤、老年痴呆、肥胖、糖尿病等的发生率都随着卵巢衰老而增加。因此 Science 杂志将卵巢衰老喻为女性机体衰老的起搏器(pacemaker),其衰老是多个器官衰老的始动因素。

卵巢功能衰老分为自然衰老(ovary ageing)和卵巢早衰(premature ovarian failure,POF)。在此基础上,科学家也提出了衰老过程中的一些概念,即早发性卵巢功能不全(premature ovarian insufficiency,POI),卵巢储备功能减退(decreased ovarian reserve，DOR)，这些概念更准确地描绘了卵巢功能状态，然而尚需要更精确评估卵巢的实际年龄。之前临床上仅能根据实际年龄推测卵巢年龄，或根据激素水平大致判断卵巢功能状态。近年来 AMH、inhibinB 等指标被生殖领域及内分泌领域越来越多的用于评估卵巢状态，这些新指标的参考值多是照搬国外经验。华中科技大学同济医学院附属同济医院通过大量人群的测定制订了中国女性卵巢功能的评价指标 AMH、AFC、inhibinB 的参考范围，完善了国际生殖衰老分期系统（STRAW)。此外，北京大学第三医院、华中科技大学同济医学院附属同济医院各自基于大量人群运算构建了卵巢功能年龄评估模型，并完成临床应用转化。此外，体液活检用于评估卵巢功能是近期及今后科研发展的方向，目前科学家已筛选出 cirRNA、SIRTs、microRNA145 等卵巢衰老相关标志物，为构建更为准确的卵巢功能评估模型提供基础。

（一）卵巢功能损伤的影响因素

1. 遗传因素 卵巢衰老主要表现为卵母细胞数量减少和卵母细胞质量下降，卵母细胞质量下降的原因较为复杂，主要可以概括为染色体非整倍体率增加、线粒体功能减退、端粒变短和端粒酶活性下降、超微结构改变等几方面。

X 染色体变异及 X 脆性对 POF 发病的关系现已比较明确。我国学者对 531 例中国 POF 患者的核型分析发现了 64 例染色体的异常，其中 60 例涉及 X 染色体，占全部异常的 93.8%。X 染色体结构异常如 X 长臂及短臂的大片段缺失、等臂染色体、环状染色体及 X- 常染色体易位均有可能导致 POF 的发生。多数资料显示，在 POF 患者中涉及 X 染色体长臂的结构异常多于 X 短臂，其中 X 长臂末端的缺失所占比例最高。POF 发病相关的 2 个关键区域（critical regions，CRs）也定位于此：CRⅠ Xq13-Xq21 及 CRⅡ Xq23-Xq27。对于 X 与常染色体发生易位的 POF 患者，断裂点的位置是引起 POF 的关键，断裂点若位于与卵巢发育相关的关键区域，所涉及的重要基因遭破坏后很有可能发生 POF。但也有研究发现部分 POF 患者 X- 常染色体易位断裂点并不涉及任何 X 连锁的基因（如平衡易位)，推测易位可能通过引起 X 失活变性或使得重要基因失去调控元

件的控制进而发病。那么自然衰老过程中，是否也存在着 X 染色体损伤，尚待研究。

基因突变无疑是各个器官衰老的共同现象。过去学者们试图寻找卵巢早衰的相关基因。2012年时初潮及绝经年龄的相关 SNP 便有学者报道，3 篇 GWAS 文章发表在 *Nature Genetics* 杂志。随后 ADAMTS 家族（ADAMTS19、ADAMTS16）和 IGF2R，TSHB 和 ACVR2B 等基因多态性也被 GWAS 研究所筛选出被认为是 POF 相关位点。染色体 19q13.42 区域，TMEM150B、BRSK1、HSPBP1、COX6B2、SUV420H2、IL11、NLRP11、NLRP4、SAPS1、FAM71E2 和 RFPL4A 等基因附近位点被 GWAS 研究筛选出被认为是自然绝经相关位点。

人乳腺癌易感基因（breast cancer susceptibility gene，BRCA）BRCA1 和 BRCA2 的表达产物 BRCA1 和 BRCA2 蛋白是毛细血管扩张性共济失调突变基因介导的 DNA 损伤信号通路（ATM-mediated DNA damage signalling pathway）成员，对于维持 DNA 的完整性具有重要意义。生物体时刻受到内外环境中各种因素的影响，DNA 损伤不可避免。在长期进化中，生物体形成了自己的 DNA 修复系统，可随时修复损伤 DNA。若 DNA 损伤不能被及时发现，将会给细胞造成严重影响，导致细胞突变、癌变、衰老或凋亡。原始卵泡中处于静息状态的卵母细胞，若缺乏有效的 DNA 修复机制，DNA 损伤会随着时间推移而积累，从而降低卵母细胞的质量，甚至加速卵母细胞的衰老和凋亡。BRCA 表达缺失或功能缺陷，可能使 DNA 损伤在卵母细胞中更易累积，加速卵母细胞的衰老或凋亡，降低卵母细胞质量和数量储备。Weinberg-Shukron 及我国的陈子江院士团队都发现了 BRCA2 突变与 POF 有着强烈的关联。

无疑，更多人群、种族及样本的遗传背景、相关基因分析数据对解析卵巢生理和病理衰老都是有重大意义的。尤其是关键基因的确认为早期发现、个体化诊疗的实现提供理论基础。

2. 环境行为因素 环境行为因素对机体影响一直是近年来被关注的科学热点。前期有学者就能量限制对卵巢功能的影响作出了报道。华中科技大学同济医学院附属同济医院对环境因素 PM2.5 和环境激素对羟基苯甲酸酯在女性卵巢衰

老中的作用进行分析并提出这些影响存在跨代遗传的可能性；提出了重复超排卵可加速女性卵巢衰老，甚至导致绝经相关综合征如骨质疏松和心功能下降；证实了卵巢生殖干细胞的增龄性衰老导致女性卵巢后备力量不足；发现了肠道菌群紊乱可能与 DOR 患者卵巢储备降低有关。这些研究都为环境因素与卵巢功能的关系提供了方向。

3. 医源性损伤及卵巢保护 各种疾病的诊疗效果大幅提高后，无关脏器的功能保护就成为医学继续追求的目标。在精神性疾病、化疗、放疗的治疗后卵巢功能都受到了不同程度的损伤。尤其对于年轻病患，治疗疾病的同时保护卵巢功能，甚至保留生育功能都成为患者的迫切需求。科学家一方面解析了各种药物对于卵巢功能损伤的机制，另一方面尝试各种保护卵巢功能的方法，包括 GnRH-a、二甲双胍、卵巢移植等。孙莹璞教授团队已发表报道利用移植后的卵巢皮质成功进行 IVF。而移植后卵巢长时间存活，保留内分泌功能的方法尚待探索。

（二）生殖干细胞

卵泡的耗竭是卵巢衰老发生的关键。卵巢内的生殖干细胞（oogonial stem cells，OSCs）可能是补充卵泡池消耗的来源，是最有潜力的对抗卵巢衰老、推迟绝经的方法。以往的观点认为卵巢内原始卵泡池是固定不变的，近些年这一观点逐渐被挑战。绝经后女性卵巢内是否存在此类干细胞，以及它们是否具有分化为卵子的功能，目前仍不清楚。

围绕子宫及卵巢良性疾病的研究方兴未艾。新技术、新方法、新分子的发现应用无疑在未来给妇科疾病的研究提供更为坚实的基础。妇科领域尚有诸多课题需要被攻克，以期提高妇女的生活质量。

（马　丁　王世宣　高庆蕾）

第三节　产科基础研究进展

医学的基础研究有很多范式，常用的范式有以下几种：第一种是探索性研究，基于临床问题或新的技术提出新的科学问题，并展开研究；第二种是实验干预研究，基于探索性研究的结果，提出新的理论，并采用实验干预的方式证明新理论是否成立；第三种是基于各种局部的理论，形成新的"疾病"的概念，完善理论体系，并在理论体系指导下开展临床研究，制订临床诊断和治疗策略。

自从 2014 年美国国家健康学院（National Institute of Health，NIH）提出"人类胎盘研究计划"，胎盘相关的基础和临床研究进展迅速。本文以胎盘缺血性疾病为例，分析了如何从大量的基础研究和临床研究的证据中，凝练形成"疾病的概念"，形成一整套新的理论，并在新理论指导下，形成临床诊断和治疗的策略的假说，为后续的临床循证医学研究提供思路。

一、"缺血性胎盘疾病"的概念形成

近十年来，人们对妊娠高血压、先兆子痫、宫内生长受限、宫内胎儿死亡或胎盘早剥等疾病的病因有了更深入的了解。目前认为，在大多数情况下，这组疾病相同的发病机制——胎盘缺血。为此，2014 年，Parker 等把这一类由于子宫胎盘灌注障碍导致的胎盘血性疾病称为"胎盘缺血性疾病"（ischemic placental diseases，IPD），随后在文献中有不同的命名，如胎盘缺血性综合征（ischemic placental syndromes）、母体胎盘血流灌注不足（maternal vascular hypoperfusion）。2015 年美国医学命名机构正式命名为胎盘血流灌注障碍（maternal vascular malperfusion，MVM）。命名修改的理由是胎盘血流灌注障碍应包括胎儿 - 胎盘血流灌注（fetal vascular malperfusion，FVM）和 MVM 两类。其次，胎盘血流灌注障碍不仅是灌注不足的问题，还存在绒毛间隙血液流速过快导致的不良后果，因此，把"不足"改为"障碍"，具体机制将在后文叙述。

胎盘缺血性疾病概念的提出基于以下的生物学证据和流行病学证据。根据生物学研究显示：这一组疾病常常发生子宫螺旋动脉侵袭障碍，导致的子宫胎盘灌注不足共同的病例生理改变；推测妊娠早期胎盘发育障碍导致胎盘灌注不足可能是其共同的生物学通路。其次，临床流行病学分析显示：①这组疾病共同的或类似的风险因素，如高龄是这 3 种疾病的共同的风险因素；②复发和共病风险一致，如子痫前期病史患者再次妊娠子痫前期和 FGR 的风险均增加，子痫前期和 FGR 均易发生胎盘早剥；③子痫前期和 FGR 子

代的远期预后随访中均存在神经发育异常、心血管疾病、代谢综合征的风险升高。

二、分子生物学的基础研究

虽然相关研究取得了可喜的进展，子宫螺旋动脉血管重铸障碍是导致胎盘灌注障碍的基本病理生理过程，但其发生机制以及后续的病理生理机制仍有待于进一步阐述。

（一）子宫螺旋动脉重铸的生理和病理特征

子宫螺旋动脉重铸，血管末端发生结构和功能改变，使绒毛间隙血流灌注充足，为母胎的营养和氧交换提供基础。在非孕期，螺旋动脉是子宫动脉供应子宫内膜的终末分支，其特点是血管直径小，血管壁有平滑肌受神经支配，对激素敏感，在月经期具有生理性的止血作用。

当胚胎种植于蜕膜时，初始绒毛周围不存在血管，胚胎的营养通过蜕膜的腺体提供。此时，细胞滋养层（cytotrophoblast, CTB）细胞开始大量增殖，形成细胞团，堵塞在螺旋动脉末端，此时并未形成绒毛间隙。依赖氧浓度的滋养细胞分化似乎没有发生。

在妊娠8~10周开始，子宫螺旋动脉开始血管重铸过程。首先，清除堵塞的细胞滋养细胞团块，允许绒毛间隙血流灌注。绒毛间隙的氧浓度增加诱导细胞滋养细胞转化为具有侵袭能力的绒毛外滋养细胞（extravillous trophoblast cell, EVT）。EVT侵袭血管内皮细胞，血管壁发生结构改变，血管平滑肌和弹力纤维消失，这种生理性改变达子宫肌层内1/3部分的螺旋动脉；螺旋动脉管腔扩大，相当于非孕期的5~10倍，形成一个松弛的管腔；血流阻力降低，血流灌注增加；这个过程到妊娠18周才完成。

在病理状态下，血管重铸不足，导致一系列的并发症。滋养细胞侵袭功能障碍、子宫内膜蜕膜化不足、母胎免疫耐受异常、血管内皮细胞淋巴化等功能改变均被认为与这个基本的病理生理过程有关。导致螺旋动脉血管重铸障碍的原因有很多，目前认为与遗传、免疫和环境因素有关，但在很多情况下，我们并不能够明确确切的原因，其发病机制也不完全清楚。最近相关的发病机制研究从"免疫耐受失衡""氧感知障碍""血流速度变化""氧化应激""内质网应激"等方面研究取得进展。

（二）母胎免疫耐受及其障碍

母胎之间半同源的基因差异导致母胎界面的免疫耐受失调可能是血管重铸障碍的重要机制。EVT、免疫细胞、蜕膜基质细胞等母胎界面细胞，它们共同组成免疫屏障，维持一定的免疫平衡，共同维持正常妊娠。蜕膜自然杀伤细胞（decidual naturel killer cell, dNK）占70%的母胎界面的免疫细胞。采用dNK敲除小鼠的动物实验证实，在胚胎种植和血管重铸过程中dNK均起到了关键的作用。EVT细胞存在来自父系的HLA-C抗原，dNK细胞存在相应的KIR受体，不同的受配体组合与子痫前期、胎儿发育受限等疾病有关。但其机制有待于进一步研究。

（三）胎盘的氧感知能力异常

自从以缺氧诱导因子（hypoxia-inducible factor, HIF）为代表氧感知能力的研究获得重大突破，在胎盘相关疾病的发病机制研究中也取得了一些进展。HIF-1a是缺氧状态下，细胞表达的重要的氧感知因子，调节一系列基因表达，使其适应缺氧的状态，包括糖酵解、促红细胞生成和促血管生成等生物学行为。在正常妊娠早期，血管重铸前，滋养细胞以细胞团阻塞螺旋动脉末端时，在局部生理性缺氧的诱导下，HIF-1a升高；在妊娠9周以后，血管重铸形成绒毛间隙，建立母体循环和胎儿循环，氧合能力增加，滋养细胞生理性缺氧得到改善，HIF-1a表达降低。但是，在子痫前期等血管重铸障碍的患者中，妊娠9周以后，HIF-1a仍维持在较高的水平。体外实验提示，即使在常氧状态下，HIF-1a仍不能恢复正常。在高表达HIF-1a的大鼠模型中，出现典型的流产率增加、子痫前期、FGR和死胎等临床表现。因此认为，HIF-1a为代表的氧感知能力改变可能是导致血管重铸障碍的重要环节，但调节机制尚有待于进一步研究。

（四）胎盘母体血管重铸障碍

血管重铸障碍导致胎盘和胎儿异常的病理生理机制非常复杂，目前尚未完全明确。传统的观点认为，螺旋动脉重铸的主要结果是增加绒毛间隙的灌注，血管重铸障碍导致绒毛间隙灌注不足；在某种程度上这是正确的。然而，由于血管扩张仅限于血管终末部分，终末端显著扩张会导致血流量成比例增加的观点是不恰当的，因为当终末端扩张到一定程度，血流量增加的限制部位就不是终末端了。2009 年，Burdan 等开始意识到螺旋动脉末端扩张的主要影响是降低了绒毛间隙的血液速度。血流速度从子宫动脉的 1～2m/s 降低到终末绒毛间隙的 10cm/s。由于绒毛的外层直接接触绒毛外血液，缓慢的血流是保障脆弱的绒毛结构的基础。并且，缓慢的血流速度以便有足够的时间进行充分母胎交换。因此，螺旋动脉重铸失败，导致终末血管扩张不足，终末端（绒毛间隙）血流速度加快。其潜在后果是绒毛损伤，增加破碎的绒毛组织进入母体循环；同时，降低氧气和营养物质的交换。并且，损伤的绒毛释放组织因子，激活凝血级联反应、血管堵塞，引起胎盘梗死。

在胎盘重铸障碍的状态下，由于绒毛间隙内快速流动的血液使母胎氧交换不充分，绒毛内胎儿循环的低氧状态和绒毛间隙母体循环的高氧状态使"缺氧损伤"和"缺血再灌注的氧化应激损伤"同时存在，绒毛组织坏死脱离导致细胞因子进入母体和胎儿体内，引起全身炎症反应、凝血功能障碍、血栓形成等病理生理改变。氧化应激和内质网应激是局部损伤的重要机制，导致炎症介质增加、蛋白合成减少、氧自由基增加，最终导致细胞凋亡。

（五）研究展望

随着分子生物学技术的不断发展，研究胎盘的生理和病理机制带来了新的方法和策略，可以从新的视野观察和研究胎盘的病理生理机制。在此，我们介绍单细胞测序、代谢组学、circRNA 编码蛋白功能等新的技术的进展，以期在胎盘血管重铸研究中取得突破性进展。

1. 胎盘细胞特征和分类　单细胞转录组测序（simple cell RNA sequence analysis，scRNA-seq）是在单细胞水平对全转录组进行扩增与测序的一项新技术。该技术为研究开拓了新的途径。基于单细胞的 scRNA-seq 能够独立地提供每个细胞的 RNA 表达谱；通过生物信息学分析每个细胞的高度多维分子标记，以鉴定细胞类型及细胞特异基因标签，进一步揭示其分子机制。scRNA-seq 的最大优势是可能鉴定某些功能重要的罕见细胞类型，获得基于异质细胞表达谱的基因特征及其细胞交互作用。Vento-tormo 等采用 scRNA-seq 分析了人类妊娠早期（妊娠 6～14 周）胎盘细胞的转录谱，依据配体 - 受体配对文库，重构了人类胎盘母胎界面基因调控网络。Liu 等分析了妊娠早中期胎盘细胞的转录谱，构建了胎盘滋养细胞的分子分型，分析了滋养细胞分化的关键基因，以及各类细胞的分泌功能差异性。Tsang 等联合研究 scRNA-seq 和孕妇循环中游离 RNA（cell free RNA，cfRNA）转录谱，推测孕妇血浆 cfRNA 中可能存在反映胎盘细胞动力学的关键基因的 cfRNA 片段，其作为潜在的分子标志物是可能的。因此，基于 scRNA-seq 技术重建了正常胎盘的分子机制。基于正常妊娠胎盘的分子机制，FGR 等胎盘功能障碍疾病的分子机制有待于进一步探索。

2. 非编码 RNA 编码小蛋白　近年来，表观遗传研究的兴起为突破上述挑战带来新的方向。环状 RNA（circular RNA，circRNA）作为当今表观遗传领域的新明星，是一类结构稳定、高度保守且具有组织和发育阶段特异性的环状非编码 RNA。调控功能是当前研究 circRNA 作用机制最经典和最集中的方向。2017 年，Pamudurti 及 Legnini 等几乎同时在 *Molecular Cell* 上报道真核生物内源性 circRNA 具有蛋白翻译功能，颠覆了学界对于非编码 circRNA 的传统认知。为此，*Nature Review Genetics* 发表评论：circRNA 蛋白翻译为阐明 circRNA 作用的分子机制提供了崭新思路。前期研究发现：胎盘存在大量的 circRNA，并存在 300 多个有潜在蛋白翻译功能的 circRNA，这些翻译的蛋白具有调节细胞功能的作用，为胎盘功能异常的研究开辟了新的领域。

3. 胎盘代谢组学　近年来，代谢物信号调控越来越受到重视。代谢是胚胎和个体发育的基础。2009 年，复旦大学赵世民教授团队首次报道在白血病和胶质瘤中发现代谢酶 IDH1/2 突变，α 酮戊二酸浓度降低，对组蛋白和 DNA 甲基化调控，首次提出了胞内代谢物不仅具有提供能量代谢的作用，而且具有信号属性，参与信号通路和表观遗传修饰调控作用。2019 年 *Nature* 报道，糖酵解的代谢产物乳酸也具有上调组蛋白乳酸化修饰，参与肿瘤中免疫细胞功能调控。胎盘是一个重要的代谢器官，现已证明存在有氧糖酵解过程（Warburg 效应），HIF-1a 是诱导缺氧或有氧状态下糖酵解的重要蛋白,并参与螺旋动脉血管重铸过程。但在病理状态下,代谢产物谱的特征,以及调节滋养细胞生物学的分子机制有待于进一步研究。

三、临床应用前景

IPD 是一个全新的疾病的概念,相关病因、发病机制、诊断和治疗相关策略等方面的问题尚需进一步研究。由于胎盘缺血发生在临床症状之前,且可能与疾病的严重程度,以及并发症的发生有关。因此,需要根据新的发病机制,建立这一组疾病的新的防治策略。

(一)胎盘缺血性疾病如何诊断?

一个疾病的首要问题是寻找一种预测和诊断的新方法,监测胎盘血流灌注状态,判断胎盘缺血程度,预测后期出现的临床症状,判断其预后。目前,用于妊娠早期和中期预测子痫前期和 FGR 的生物物理和生物化学的方法的研究很多,包括妊娠早期和中期子宫动脉多普勒血流阻力升高或舒张期切迹、VEGF 降低、PLGF 降低、sFlt-1 升高都可以认为是胎盘缺血性疾病的早期指标。但目前尚未明确的诊断标准。

(二)是否有干预策略?

对于临床高危人群,目前采用小剂量阿司匹林预防性处理,可以降低早发型子痫前期和 FGR 的发生率。但对于实验室检查指标异常的高危人群应用小剂量阿司匹林预防是否有效有待于进一步研究。有人已经开展临床研究,在 sFlt-1 升高的子痫前期患者中,降低 sFlt-1 可以改善临床症状。目前,有人设想采用血液透析的方法,降低 sFlt-1 等有害的小分子,达到治疗胎盘缺血性疾病的目的。但该方法尚在探索中,应用于临床前还有很多关键问题需要解决。

(三)是否有监测指标?

sFlt-1 最早发现在子痫前期临床症状出现 1 个月前开始升高,因此用于子痫前期的预测指标。实验研究表明 sFlt-1 与子宫动脉重铸障碍有关,是胎盘缺血性疾病的标志性指标。目前小样本的研究表明,在 sFlt-1 升高的子痫前期患者中,降低 sFlt-1 可以缓解子痫前期的临床症状。因此,从理论上可以采用 sFlt-1 作为临床干预实验的监测指标,在此基础上,胎盘缺血性疾病的预

防和治疗有望采用个体化的策略。但需要提供前瞻性的干预研究的证据。

一个新概念的提出,需要随后提出新理论、新思维、新策略。随着临床和基础证据的不断充实,通过胎盘缺血性疾病的早期诊断和干预,有望可能减少因宫内胎儿猝死或胎盘早剥而导致的胎儿死亡,改善围产期的结果,同时也能降低子痫前期发生率,以期降低孕妇的死亡率和严重并发症。

(李笑天)

第四节 生殖医学基础研究进展

近年来,生殖医学专家与公共卫生及统计学专家合作开展了大量循证医学及高质量临床研究,为辅助生殖技术(assisted reproductive technology,ART)的安全有效治疗提供了重要依据。此外,随着高通量分析技术等生物学技术的快速发展,特别是单细胞或少量细胞基因组/转录组/表观遗传组测序技术的成功应用,极大促进了人们对于配子发生、胚胎发育过程分子机制的认识。无论是生殖临床还是生物学基础研究,都将有助于疾病发病机制的深入探究,不断提高不孕不育疑难病例的诊疗水平。

(一)临床研究提高疾病诊疗水平,促进对辅助生殖技术的有效性和安全性的认识

近年来,国际上开展了一系列多中心随机对照试验(randomized controlled trial,RCT),在 ART 治疗有效性方面提供了高质量的循证研究证据,例如:在胚胎移植策略方面,有研究报道,接受体外受精治疗的多囊卵巢综合征(polycystic ovary syndrome,PCOS)患者中,冻胚移植的活产率高于鲜胚移植活产率;非 PCOS 患者中,冻胚与鲜胚移植的活产率无差异,冷冻单囊胚移植的活产率高于新鲜单囊胚移植的活产率。在针灸辅助治疗方面,证实了在接受体外受精(in vitro fertilization,IVF)治疗的 PCOS 不孕患者和全部不孕患者中,针灸辅助治疗均不提高活产率。另有研究显示,在甲状腺免疫异常接受常规 IVF 治疗的患者中,服用左甲状腺素不提高活产率;不明原因不孕患者中通过人工授精治疗后的活产率高于期待疗法,与常规卵质内单精子注射(intracytoplasmic sperm injection,ICSI)技术相比,透明质酸筛选精

子后再进行 ICSI（即 PICSI），虽然能够有效降低流产率，但并不显著提高活产率；对肥胖女性在接受体外受精治疗前进行生活方式干预，也不提高活产率。这一系列研究结果都为生殖领域医疗工作者提供了可信且有效的循证医学证据，其中来自中国研究团队的高质量 RCT 研究报道越来越多。

关于 ART 对女性及其子代健康安全性的长期影响，国际上也开展了一系列大规模队列研究进行长期前瞻性或回顾性观察。一项覆盖超过 25 万英国女性的大规模队列研究发现，接受过 ART 治疗的女性在未来罹患原位乳腺癌和侵入性或边缘性卵巢肿瘤的概率增加，但这种影响可能归因于患者的个体特征（如：子宫内膜异位症患者、无分娩史等），而非来自 ART 技术本身的影响。另有一项在荷兰开展的针对近 2.6 万名接受不孕治疗女性的前瞻性队列研究发现，与非 IVF 不孕治疗技术相比，IVF 治疗不会增加女性罹患乳腺癌的风险。一项覆盖芬兰 20% 家庭（包含超过 6.5 万名 0～14 岁儿童）的大规模队列研究发现，与自然受孕出生人群相比，接受 ART 治疗受孕出生人群发生早产的概率相对较高，出生体重相对较低，但研究者进一步开展同胞配对分析时发现，是否通过 ART 受孕对早产和出生体重并无显著关联。因此，这些不良出生结局可能来自其他因素而非 ART 技术本身。综上，目前尚未有明确证据表明 ART 对女性及其子代健康安全性有长期影响。

除了上述进展，近年来在生殖医学领域的其他方面也取得了很多临床研究成果。例如：在促排卵用药方面，针对不明原因不孕女性，与促性腺激素（Gn）或枸橼酸氯米芬相比，来曲唑治疗后的临床妊娠率和活产率相对较低，同时多胎妊娠率也相对较低；对于枸橼酸氯米芬促排卵 6 个周期仍未妊娠的女性，及时换用促性腺激素（Gn）促排卵＋指导同房将增加妊娠机会，但同时进行 IUI 将不会增加妊娠机会。在避孕药物方面，既往使用激素类药物避孕的妇女，其子代罹患先天畸形和白血病的风险远高于对照组）。这些临床研究成果均将为生殖临床医生和相关政策制定者提供可靠的循证依据，进一步促进相关的临床诊疗方案、卫生及生育政策的改善。

（二）菌群调节与生殖内分泌疾病发病机制

肠道微生物组甚至被称为人体的"第二基因组"，肠内菌与人类宿主共同进化，对人体的消化、营养吸收、能量供应、脂肪代谢、免疫调节、抗病等诸多方面有不可替代的作用。相对于遗传因素，饮食和生活方式对肠道微生物的影响更为显著，肠道菌群失调可能会引起各种疾病。近三十余年来，辅助生殖技术虽然已经有了巨大的进步，但是仍有相当一部分女性即使获得了染色体核型正常的囊胚也无法成功妊娠。雌性生殖道微生物群约占人类总细菌负荷的 9%，微生物组的改变可能对不孕症患者的生育力产生影响。生殖道中的细菌群落在生殖过程的不同阶段发挥重要作用，从配子形成、受精、妊娠建立和维持，甚至新生儿的微生物定植开始。最近的研究显示人体微生物组可能与配子形成、受精过程、胚胎移植后着床失败、早期流产、晚期流产、宫内感染、早产等不良妊娠结局有关。母胎界面的生殖道微生物群在人类生殖中受到越来越多的关注，它不仅可能影响怀孕的机会，还可能影响分娩前后母亲和孩子的健康状况。足月分娩的孕妇阴道微生物组中乳酸杆菌的含量最丰富，高水平的加德纳菌、解脲支原体通常与早产及其他产科并发症有关。

已有证据显示，与健康和可孕的女性相比，不孕患者具有不同的生殖道微生物群。在辅助生殖治疗过程中，患者生殖道不同部位的菌群可能会对辅助生殖结局产生一定的影响。研究显示，阴道菌群多样性的降低与 IVF 结局失败有关。此外，子宫内膜菌群紊乱也与 IVF 结局有一定关联，比如，通过对胚胎移植导管尖端的菌群培养发现，链球菌、葡萄球菌和 / 或革兰氏阴性菌与较低的植入率和妊娠率以及增加的流产率相关，而乳酸杆菌或者对上述病原体呈阴性的样品则与良好的妊娠结局有关。

多囊卵巢综合征是一种临床表现高度异质性的内分泌代谢紊乱症候群，部分 PCOS 患者伴有肥胖、胰岛素抵抗、血脂异常等代谢问题。近年来的研究显示，肠道细菌的改变与肥胖和胰岛素抵抗密切相关，并且肠道菌群紊乱可以损害肠道黏膜的完整性，导致系统性内毒素血症的形成从而引发慢性低度炎症，进而促进代谢综合征的发病。PCOS 患者的肥胖状态以及高糖高脂饮食可引起肠道菌群失衡，导致肠道上皮细胞间的连接被破坏，肠壁黏膜的通透性增加；同时，肠道细菌胞壁上的脂多糖（lipopolysaccharide，LPS）可以进入血液，诱发炎症反应导致机体发生胰岛素抵抗。在 PCOS 动物模型中，研究者发现在来曲唑诱导的大鼠 PCOS 模型中，乳酸菌、瘤胃球菌和梭菌减少而普氏菌增多，给予乳酸菌和健康大鼠粪便的移植，可以改善 PCOS 样大鼠的动情周期和卵巢形态。一项小规模临床研究（24 例 PCOS 患者和 19 例对照）结果发现，PCOS 患者的软壁菌门比例减少。另一项研究则通过比较 PCOS 患者与健康女性的粪便标本，发现 PCOS 肥胖患者肠道菌群的 β 多样性降低，而且肠道菌群紊乱与 PCOS 患者的肥胖、雄激素增多等临床症状密切相关。此外，有研究显示，PCOS 患者的女性子代早期暴露于高雄激素血症可能会改变其肠道菌群，这说明高雄激素血症与肠道菌群在 PCOS 发病过程中可能存在重要的因果关系，但还需进一步的研究来阐明。在 PCOS 患者中丰度升高的菌属，包括属于拟杆菌、产志贺毒素的大肠埃希菌和链球菌属的细菌，与饥饿素呈负相关，而与睾酮和 BMI 呈正相关；在 PCOS 患者中丰度降低的 AKK 菌和瘤胃球菌科的细菌则与体重、性激素和脑 - 肠肽呈负相关。

我国学者最近发现，PCOS 患者肠道中普通拟杆菌明显升高，给小鼠移植 PCOS 患者粪便及普通拟杆菌可以使小鼠出现 PCOS 的表型，并进一步发现了胆汁酸是肠道菌群与 IL-22 之间调控的桥梁，肠道菌群 - 胆汁酸 -GATA3-IL22 轴在调节 PCOS 卵巢功能异常、胰岛素抵抗、脂肪棕色化中起着重要的作用，为将肠道菌群和 IL-22 作为治疗 PCOS 患者的新靶点提供了理论依据。

（三）干细胞移植治疗生殖障碍疾病

由于干细胞在多种组织器官中具有再生和发育的潜力，医学界称其为"万能细胞"。根据干细胞所处的发育阶段不同，干细胞又可以分为胚胎干细胞（embryonic stem cell，ESC）和成体干细胞。由于胚胎干细胞存在肿瘤形成和伦理局限性等特点，近年来多项研究表明成体干细胞尤其是间充质干细胞（mesenchymal stem cell，MSC）在治疗包括不孕症在内的多种疾病中具有重要作用。

1. 干细胞移植治疗卵巢早衰 MSC 的免疫原性较低，临床上容易获得并体外培养，因此 MSC 是治疗卵巢早衰的潜在候选生物材料。既往研究表明，间充质干细胞可以恢复顺铂诱导的大鼠 POF 卵巢损伤。此外，骨髓间充质干细胞（bone marrow mesenchymal stem cell，BMMSC）还可以恢复卵巢性激素的产生，并在化疗引起的 POF 小鼠模型中重新激活卵泡的发生。BMMSC 同时可缓解顺铂和围绝经期导致的颗粒细胞凋亡。以上研究表明 BMMSC 可有效治疗卵巢早衰。在临床研究中，自体骨髓间充质干细胞用于特发性 POF 患者也已经有健康婴儿活产的报道。此外，自体 BMMSC 移植后大部分患者雌激素和抗米勒管激素（AMH）水平上升并恢复排卵。我国南京大学医学院附属南京鼓楼医院生殖医学中心与中科院遗传与发育生物学研究所合作，于 2015 年在国际上率先开展脐带间充质干细胞治疗卵巢早衰的临床研究，有 2 例已经获得临床妊娠。尽管如此，BMMSC 的抗氧化、抗炎以及免疫调节的分子机制尚不确切，因此其临床应用仍具有一定的局限性。

2. 干细胞移植治疗宫腔粘连 宫腔粘连（intrauterine adhesion，IUA）常继发于人工流产术或其他宫腔操作，临床上表现为子宫内膜基底层损伤脱落，宫腔容积因为粘连而减小，从而导致月经量过少、月经不调、不孕、复发性流产或胎盘附着异常。宫腔粘连导致子宫修复功能差，并且复发率高。因此，宫腔粘连分离术后预防粘连的药物、器材以及干细胞移植在内的再生医学成为宫腔粘连治疗的研究热点。

近年来，许多学者尝试利用干细胞的募集作用来修复创面进行宫腔粘连的治疗。有研究表明，BMMSC 在宫腔募集作用较子宫内膜成体干细胞更强。BMMSC 最早用于重度宫腔粘连患者的治疗并成功妊娠。随后在 2016 年有学者利用自体多能干细胞移植治疗宫腔粘连患者并成功妊娠。此外，大鼠实验表明人羊膜间充质干细胞（human amniotic mesenchymal stromal cell，hAMSC）移植可以使子宫内膜增厚，腺体数量增加，纤维化区域减少，并且能够促进血管内皮生长因子以及抗炎细胞因子的表达，从而改善免疫调节方式，促进子宫内膜再生。尽管干细胞移植有着极为诱人的前景，但要使其应用于临床，还面临着许多问题。比如，BMMSC应用成本和费用较高，并且骨髓穿刺属于有创性操作；干细胞移植每次输注的细胞以及细胞技术需要进一步优化；此外，干细胞移植对生育力的长期疗效需要做出全面、客观、深入的评价。相信随着上述问题的解决，干细胞研究在生命科学上的价值将真正得到体现。

（四）子宫内膜容受性与反复胚胎移植失败机制与治疗

随着体外受精胚胎移植术（IVF-ET）技术水平的提高，卵母细胞和胚胎的质量也随之不断提高，而妊娠率一直徘徊在40%左右，子宫内膜容受性异常是IVF-ET失败的重要原因。子宫内膜容受性是指子宫内膜对囊胚的接受能力，即子宫内膜处于接受囊胚植入的时期所具有的特殊状态，允许囊胚成功植入内膜组织并生长。目前临床许多疾病可以影响子宫内膜容受性，如黄体功能不足、子宫内膜异位症、多囊卵巢综合征以及子宫内膜损伤性的疾病。而子宫内膜容受性受损将导致不孕症和早期流产的发生。

子宫内膜容受性的建立依赖于排卵前高水平的雌激素刺激以及排卵后孕激素的持续作用，雌孕激素的水平以及作用时间是子宫内膜容受性建立的关键。此外，内膜中雌激素受体（ER）和孕激素受体（PR）的表达直接决定了内膜对雌孕激素的效应能力，雌激素与雌激素受体结合激活下游途径促进了子宫内膜的增殖，而孕激素通过与孕激素受体作用促进了子宫内膜转化为分泌期以利于胚胎着床。研究发现，雌孕激素水平异常或者ER/PR比例失调均损伤了子宫内膜的容受性。

子宫内膜在雌孕激素的调节下产生了许多容受性相关分子，因为这些分子的表达异常与子宫内膜容受性损伤有关，目前的许多研究着重于探索能否将这些分子作为预测子宫内膜容受性的标志物。白血病抑制因子（LIF）是影响子宫内膜容受性最为关键的细胞因子之一，围着床期表达LIF是判断内膜对胚泡是否具有接受性或胚泡能否着床的重要标志之一；整合素的表达有助于子宫内膜由非黏附状态向黏附状态的转变，并与子宫内膜对胚泡的容受性有关，可作为评价子宫内膜容受性的良好指标；滋养细胞分泌的MMP

和尿激酶纤溶蛋白溶酶原激活剂（PA）是诱导滋养细胞浸润的关键酶；Ley寡糖不仅对母胎识别起中介作用，还可通过影响其他相关因子的表达等途径参与胚泡着床。同源盒基因（homeobox gene，HOX gene）HOX是新发现的一类控制胚胎发育包括生殖道发育和细胞分化的主控基因，该类基因在子宫的胚胎发育及维持子宫功能方面起重要作用。

子宫内膜局部的免疫状态与胚胎着床密切相关，大量研究显示在胚胎着床期间免疫效应细胞和多种促炎因子被激活，子宫内膜局部表现为一种明显的炎症反应状态。基于这一理论，有学者提出采用子宫内膜搔刮术刺激局部炎症反应，提高着床期间的子宫内膜容受性，以期改善IVF-ET的临床妊娠率，但其效果目前受到了广泛的争议。一项大规模随机对照实验显示子宫内膜搔刮术并未明显改善IVF-ET的活产率。虽然子宫内膜搔刮术的疗效还需进一步研究，但目前的研究已明确免疫机制参与了子宫内膜容受性的调节。

（五）利用动物模型进行发病机制以及诊疗策略探讨

因患者个体差异较大，临床表现异质性较大，难以进行系统的疾病致病机制及诊疗策略探讨。而实验动物具备遗传背景一致，实验条件易控制、繁殖周期短、能观察多代健康效应等特点。因此，在生殖医学科学研究中，根据疾病的发病特点及成因，构建多种模拟疾病表型的动物模型以研究疾病的发病机制、探讨治疗策略，评估各种治疗方式及辅助生殖技术的短期及长期安全性，下面介绍生殖医学科学研究中用到的动物模型的建立及研究进展。

1. 多囊卵巢综合征　是最常见的生殖内分泌疾病之一，PCOS的临床表现有稀发排卵和/或不排卵、高雄激素、卵巢多囊样改变、肥胖、胰岛素抵抗和血脂紊乱等。目前，PCOS的发病原因尚不明确，为了研究其病理机制，研究者们构建了多种动物模型。虽然猴子等灵长类动物更接近于人类，但其生殖周期长且费用昂贵，因此目前多采用大鼠和小鼠等啮齿类动物作为模式动物。

（1）诱导雄激素化：由于高雄激素血症是PCOS的主要特征，因此目前最常用的构建PCOS动物模型的方法是雄激素诱导。常见的雄激素诱导剂有睾酮、脱氢表雄酮（dehydroepiandrosterone，DHEA）和二氢睾酮（double hydrogen testosterone，DHT）等。除了外源性补充高雄激素外，使用芳香酶抑制剂来曲唑，可以阻止内源性雄激素向雌激素转化，从而导致内源性雄激素水平升高，也常被用来诱导 PCOS 动物模型。

（2）基因敲除或转基因动物：一些基因敲除或转基因动物模型也具有类 PCOS 样的表型，比如瘦素缺乏（ob/ob）和瘦素受体缺乏（db/db）的小鼠、阿片-促黑色素皮质神经元（POMC）的瘦素受体和胰岛素受体选择性敲除（IR/LepPOMC）小鼠、雌激素受体敲除和芳香化酶（CYP19）敲除小鼠、过表达人绒毛促性腺激素 β 亚基和黄体生成素 β 亚基小鼠、过表达人纤溶酶原启动物抑制剂-1（PAI-1）小鼠、卵巢过表达神经生长因子（NGF）小鼠等。

此外，最新的研究表明，AMH 诱导以及应用 PCOS 患者肠道菌群中特异性升高的普通拟杆菌灌胃，或者用 PCOS 患者菌灌胃均可导致正常小鼠发生 PCOS 样的改变，包括出现胰岛素抵抗、动情周期紊乱、卵巢功能异常等。

2. 卵巢早衰 POF 病因复杂，发病机制与先天性卵泡数量少、卵泡闭锁增加、卵泡成熟障碍有关。深入研究发现，POF 与自身免疫、染色体异常、促性腺激素及其受体异常、放射线等密切相关。目前，主要的卵巢早衰动物模型的建立方法包括化疗药物造模法、免疫损伤造模法、基因敲除造模法以及半乳糖代谢造模法。

（1）抗肿瘤药物模型：随着血液病和癌症治疗中化疗药物的使用，其所导致的临床患者卵巢功能受损情况逐年增加，并成为引起 POF 的一个难以忽视的原因。因此选择抗肿瘤药来构建 POF 动物模型具有一定临床意义。比较常见的用于制备卵巢早衰动物模型的抗肿瘤药物包括烷化剂、依托泊苷、顺铂、环磷酰胺、紫杉醇和雷公藤多苷。

（2）自身免疫模型：研究发现自身免疫性卵巢疾病可能导致女性卵巢早衰的发生，因此自身免疫性动物模型的建立符合临床研究的需要。目前，该方法已成为国内外运用较成熟的 POF 造模法。常见的造模方法有：新生小鼠胸腺切除法、透明带抗原免疫法、实验性自身免疫卵巢早衰法等。

（3）基因敲除模型：与 POF 基因敲除模型相关的研究近年来备受瞩目，其为 POF 的诊治以及发病机制的阐述提供了重要依据。目前 PTEN 敲除鼠和 FOXL2 敲除鼠为较常使用的敲除模型。

（4）代谢模型：研究发现半乳糖血症与育龄期女性不孕、闭经及卵巢早衰有关。半乳糖代谢法造模后，小鼠性激素水平及卵巢组织变化与卵巢早衰的临床表现相符，因此为较常用的卵巢早衰动物模型之一。

3. 子宫内膜异位症 近年来，随着分子生物学及免疫学技术的发展，对异位症的基础研究也进入到了更深的层次。由于存在临床伦理等方面的问题，在人体进行异位症的发病机制和临床治疗的研究难以实现。因此，动物模型是研究人类异位症的主要手段，其中以灵长类动物模型和啮齿类动物模型最为常见。

（1）灵长类动物模型：灵长类动物由于具有与人类相似的生殖生理特点和盆腔解剖结构，且有正常的月经周期，能自发形成子宫内膜异位症，为较理想的异位症模型，但存在价格昂贵、造模周期长等缺点。常用的动物模型有：狒狒、猕猴、带尾猕猴等。

（2）啮齿类动物模型：啮齿类动物性成熟早，繁殖周期短，动情周期规律，是异位症研究的良好模型，但由于啮齿类动物不能自发形成月经，故只能用于诱发性异位症的造模。常用的动物模型有：SD 和 Wistar 大鼠，以及 BALB/C 和 C57BL 小鼠等。

4. 高龄对生育力影响的研究模型 一般来说，高龄女性常出现生育力下降，表现为妊娠期间并发症发生率、不良妊娠结局增加，并可能影响远期子代正常生长发育。以动物模型研究高龄导致生育力下降的机制有重要意义，目前认为卵母细胞质量下降，子宫环境变化是影响高龄女性生育力的主要原因：

（1）卵母细胞质量下降：卵母细胞染色体分离错误率随年龄增长而增加，导致后代非整倍体的发生。对小鼠的摄食进行热量限制能提高卵子质量，减少高龄雌鼠卵子纺锤体异常与线粒体的功能障碍，在灵长类动物中，热量限制同样有类似健康益处的报道。

（2）子宫环境变化：以小鼠为研究对象的研究证实胎盘功能下降与子代发生心血管、精神疾病有关,而通过将高龄雌鼠的正常胚胎移植到年轻的子宫环境,能够恢复正常的胚胎和胎盘发育。

(六)生殖生物学基础研究揭示生命奥秘

1. 配子发生机制与成熟障碍 卵母细胞成熟是指在卵母细胞在黄体生成素(LH)作用下完成减数分裂恢复至第二次减数分裂中期(MⅡ)的过程,其中涉及多种卵母细胞母源因子和调控信号通路,包括cAMP介导的减数分裂机制、成熟促进因子(MPF)的重新激活机制和MAPK蛋白激酶促成熟机制等。近年来研究发现了新的母源因子在调节卵母细胞成熟过程发挥重要作用。例如DNA甲基化调节因子(Stella)可调节UHRF1的卵母细胞的分布和蛋白质丰度,Stella敲除抑制合子基因组激活和胚胎植入前发育;同样肥胖女性卵母细胞Stella显著减少,引起受精后TET3介导的5hmC积累增加和雌性原核中的高水平DNA损伤状态;卵母细胞表观基因组的关键调节因子SETD2属于H3K36me3甲基转移酶,SETD2缺失导致卵母细胞成熟缺陷和受精后发育阻滞,引起卵母细胞中的异常DNA甲基化,调节成熟卵母细胞H3K4me3和H3K27me3的重新分布;*ECAT1*基因通过维持人卵母细胞纺锤体组装的准确性在减数分裂进程中发挥作用;*Patl2*基因为患有卵母细胞减数分裂缺陷症(OMD)患者中鉴定到的纯合无义突变,*Patl2*敲除鼠表现为MⅡ期卵母细胞直径减小、亚生育力表型以及桑椹胚和囊胚形成率降低,同时与卵母细胞RNA调节剂(Cpeb1、Msy2和Ddx6)共定位,*Patl2*为影响哺乳动物卵母细胞成熟的新鉴定成员;ZP3复发性错义突变[c.400G>A(p.Ala134Thr)]引起空卵泡综合征和卵母细胞变性,导致空卵丘-卵母细胞复合体(COCs)产生,ZP3突变导致女性不孕症其通过引发卵丘细胞和卵母细胞之间的对话途径被中断,从而导致卵母细胞退化过程,发现*ZP1*突变导致卵子透明带缺失及不孕;*TUBB8*突变导致人卵母细胞减数分裂停滞,影响α/β-微管蛋白异源二聚体体外折叠与组装,引起微管动力学的改变,*TUBB8*是参与人卵母细胞减数分裂过程纺锤体组装和成熟的关键基因。

精原细胞通过有丝分裂和增殖分化形成初级精母细胞,初级精母细胞第一次分裂形成次级精母细胞,次级精母细胞经过再次减数分裂形成单倍体精细胞,最后通过去细胞质过程形成镰状成熟精子。从雄性原始生殖细胞到成熟精子经历一系列表观遗传学调控机制包括组蛋白修饰和RNA甲基化等,近年来RNA甲基化与精子发生已成为研究热点。有研究表明RNA在精子发生的表观遗传调控过程发挥重要功能。同样,在正常人和不育男性之间的转录组学差异分析,提示精子RNA具有作为生育力评估标志物的潜能。*Mettl3*与*Mettl14*介导的N6-甲基腺苷(m6A)RNA甲基化调节小鼠精子发生,特异性敲除*Mettl3*或*Mettl14*导致m6A丢失,引起精原干细胞(SSC)耗尽与翻译失调,导致精子发生受损和异常精子头表型。

2. 胚胎发育机制与受精失败及发育阻滞 精子和卵子在输卵管壶腹部相遇形成受精卵是一个新生命的起始,首先精子穿过放射冠并和透明带上的ZP3蛋白相互作用以释放顶体酶,由此穿过透明带进入卵周隙。一旦卵母细胞与精子结合即释放皮质颗粒发生透明带反应,从而阻止其他精子进入卵母细胞。精子进入卵母细胞后,卵母细胞完成第二次减数分裂并排出第二极体,雌雄原核逐渐靠拢,染色体相互融合形成受精卵并完成受精过程。在受精过程中任一阶段异常都会引起受精失败,可将受精障碍可分为卵源性和精源性。引起卵源性受精障碍的因素主要有遗传因素和环境因素,其中遗传因素又可分为染色体异常和基因缺陷。近年来有研究表明*WEE2*基因突变导致卵母细胞WEE2和Cdc2磷酸化水平异常从而导致卵子激活失败并引起受精障碍。精子形态异常也是导致受精障碍的主要原因之一,精子头部畸形常伴有顶体及核膜异常,*SPATA16*,*PICK1*等基因突变可以导致圆形精子症从而引起受精障碍,而精子尾部畸形如多尾等会导致精子运动功能障碍。此外,精子表面的Izumo1蛋白和卵子上的Juno受体相互作用及识别从而介导精卵融合,Izumo1或者Juno蛋白异常均会导致受精障碍。

卵子受精后迅速启动分裂,受精卵经过多次有丝分裂依次形成2细胞、4细胞、8细胞卵裂球,卵裂球内胚胎细胞继续分裂并不断致密化形成桑椹胚,桑椹胚进一步发育成囊胚后在子宫着床开始胚层分化和器官发育,最终形成胎儿。胚胎发育过程涉及遗传和表观遗传的精密调节,该过程中细胞编程和重编程机制是揭示调控机制的重要出发点。由于二代测序技术的发展和单细胞多组学检测技术的应用，研究人员得以在单细胞水平研究胚胎发育过程中的细胞甲基化水平，染色质开放状态以及转录组等变化规律。研究发现在配子发生的过程中，基因组经过重编程建立新的表观修饰状态，高度分化的精子和卵子在受精后形成具有全能性的受精卵，在受精卵经历早期卵裂形成囊胚的过程中，合子基因组的染色质开放状态和基因组甲基化水平不断变化。在受精后胚胎经历了 3 次去甲基化过程，在囊胚期 DNA 甲基化水平达到最低。而后经历两次甲基化恢复过程后使得胚胎甲基化达到动态平衡。同时，精子和卵细胞特异性染色质开放状态也在受精完成后出现重编程，父源染色质逐渐开放的同时伴随着母源染色质开放程度降低，桑椹胚合子染色质开放状态达到胚胎发育过程中的最高水平，随后染色质开放状态逐渐趋于稳定。

胚胎基因激活（embryonic gene activation，EGA）和胚胎命运分化是早期胚胎发育的关键节点。人类胚胎 EGA 早在 4 细胞期便已经开始，主要特征是母源基因产物逐渐降解并伴随着合子基因开始表达。EGA 过程异常是导致胚胎发育异常的重要原因，研究发现，PIAS4 介导的 DPPA2 靶蛋白 SUMO2 修饰是受精卵基因组激活以及体外全能样干细胞转化的屏障，移除这些屏障对于激活 ZGA 至关重要。在胚胎细胞不断分裂和区域化的过程中，胚胎细胞的分化命运逐渐确定，研究人员通过单细胞转录组分析发现早期胚胎高度异质性的多能性调节因子 Oct4 和 Sox2 是决定胚胎分化的关键因素，由 CARM1/PRDM14-OCT4/SOX2-SOX21 通路介导的 H3R26 甲基化水平调控决定卵裂球细胞选择性形成内细胞团（inner cell mass，ICM）或者滋养细胞（trophoblast cell，TE）。此外，在小鼠中 CARM1 与 lincGET 共作用在介导染色质甲基化和全能型相关转录因子调控的重要机制，该研究首次将小鼠第 1 次细胞命运决定提前了 2 细胞胚胎时期。但是，对于人类早期胚胎命运分化时间因样本局限性仍未有明确的定论，目前普遍观点认为是在 4 细胞到 8 细胞完成命运分化决定。

早期胚胎发育阻滞是引起女性不孕的主要原因之一，而导致胚胎发育阻滞的因素多种多样。随着近年来无创成像技术的发展，体外受精后可直接观测到早期胚胎发育情况，分子和基因组检测技术的快速发展也可对造成发育阻滞的遗传性因素进行探究。PADI6 蛋白是皮质母源复合体（the subcortical maternal complex，SCMC）的重要组成部分，该基因突变会影响 EGA 从而导致胚胎发育阻滞，而其他 SCMC 基因如 NLRP2、NLRP5 突变也会导致胚胎发育阻滞。卵子的染色体异常时造成胚胎发育阻滞的典型原因之一，纺锤体装配错误或染色体分离异常均会导致染色体倍性异常，且随着女性年龄的增加染色体异常的风险显著增高。

3. 不良妊娠机制探讨 不良妊娠指除正常妊娠外的病理妊娠及分娩期并发症，包括不孕不育、复发性流产、胚胎停育、胎儿畸形、死胎、死产、生育畸形或者有智力障碍、发育迟缓等患儿生育史，临床类型多样，病因复杂。不良妊娠的发生因素可分为环境因素和遗传因素。

环境因素一般包括物理辐射、化学有害物质或药物暴露、细菌病毒感染等。环境因素一般可通过人为避免接触，从而减少不良妊娠发生。遗传因素是导致不良妊娠的另一个重要方面，包括夫妇双方/一方染色体异常、胎儿染色体异常、胎儿基因变异等。夫妇双方或一方染色体异常是临床中常见的一种导致不良妊娠的原因。例如，若夫妇双方或一方为染色体易位的携带者，由于染色体易位导致配子发生过程中联会异常，形成大量的染色体异常配子，从而形成染色体异常胚胎，最后导致反复胎儿流产或反复胎儿畸形。胎儿染色体异常是另一种常见的导致不良妊娠的原因。胎儿染色体异常多见于高龄妊娠夫妇，与生育者年龄密切相关。在妊娠过程中，由于胎儿染色体异常，异常染色体上众多基因表达紊乱，导致胎儿在发育过程中多出现停育或严重畸形。胎儿基因变异是导致不良妊娠的一个重要遗传因素。胎儿发育过程中涉及多个基因的表达调控，若控制胎儿发育的重要基因上发生变异，则会导致胎儿停育或发生畸形。

对于夫妇双方/一方染色体异常以及反复胎儿染色体异常的夫妇，临床上多使用 array CGH、SNP 芯片以及二代测序对植入前胚胎进行染色体筛查，挑选无明显染色体异常的胚胎进行移植，从而避免不良妊娠。对于夫妇染色体正常，胎儿无明显染色体异常，但反复胎儿停育、胎儿畸形等不良妊娠夫妇，目前尚无成熟诊疗策略。一般通过全外显子或全基因组测序，对夫妇双方及胎儿样本进行家系测序，确定导致胎儿异常的致病基因变异，而后采用 PGT 对夫妇进行助孕，筛选不携带致病变异的胚胎进行移植，从而获得健康活产。此外，三代测序也逐渐成为一种确定致病基因变异的检测手段。随着测序相关技术的发展，以及遗传资源数据的完善，更多的不良妊娠患者可以借助遗传检测手段实现正常妊娠。

此外，基于高通量芯片与测序技术的进展，研究者对不孕不育发生遗传因素进行了探讨。通过全基因组关联分析多囊卵巢综合征（PCOS）的，发现了多囊卵巢综合征新易感位点，对非阻塞性无精子症研究，确定了 1p13.3，1p36.32 和12p12.1 这 3 个染色体区域是导致中国汉族男性非阻塞性无精子症发生的遗传易感因素，揭示非阻塞性无精子症易感位点。

4. 辅助生殖技术安全性　在配子发生过程以及胚胎早期发育过程中，配子以及胚胎经历了生理、生化、形态上的一系列重大转变，涉及基因组、表观遗传和转录在内的多个层次上的调控以及胚胎与外界环境相互作用。理论上对这一过程的任何干扰都很可能影响到胚胎后续正常的生长发育，进而对妊娠结局以及后代的长期健康带来影响。在辅助生殖过程，配子在体外完成受精，胚胎要在培养箱中培养，以及卵母细胞质内精子注射、胚胎冷冻、胚胎活检等的操作会绕过一系列的自然受精选择过程。因此，ART 相关操作很可能升高妊娠相关风险并引起特定或者广泛的胚胎发育源性疾病，对 ART 各项技术的安全性评估日益凸显其重要性与急迫性。

研究者们通过比较 ART 妊娠与自然妊娠之间的妊娠结局、后代身心健康、智力发育等方面观察 ART 的短期和长期效应，并从生物学和社会学等多个角度探讨了这些差异的原因。虽然目前尚未有明确的临床研究证据（如大型的队列研究或多中心 RCT）证实 ART 对女性及其子代健康安全性的长期影响，但多国的独立研究结果均指出，ART 后代中基因印记紊乱疾病［Beckwith-

Wiedeman 综合征（BWS），Silver-Russell 综合征（SRS）］的发病率相对较高。此外，近年来针对ART 安全性的机制研究关注点也从遗传学改变（CNV、微缺失、突变等）、特定基因表达、少量印记基因变化等逐渐扩展到基因组范围内表观遗传以及转录的变化。针对 ART 安全性的机制研究，不仅可为临床选用相关技术、患者咨询提供依据，同时也为 ART 技术的改进以及安全性评估提供了更多的参考依据。

（乔　杰　闫丽盈）

第五节　健康与疾病的发育起源学说

大量的临床流行病学和动物实验证实，在生命早期，包括受精卵、胚胎、婴儿、乃至儿童期，所暴露的环境因素或健康事件，可能对生命远期的健康和疾病风险产生影响，这一学说，称为健康与疾病的发育起源（developmental origin of health and diseases，DOHaD）。该学说涵盖学科广泛、意义深远，成为国内外学术领域的研究热点。了解这一学说研究发展历程及现状，践行生命早期合理干预，可能有效预防成年期慢病发生。

一、理念提出及现况

2008 年，国际 DOHaD 首任及继任主席 Peter Gluckman 和 Mark Hanson 教授共同在《新英格兰医学杂志》撰文，描述了生命早期事件对成年健康的效应。临床观察发现，维生素 D 受体的不同基因型对成年后骨密度产生的影响，随出生体重各异；另在动物模型试验中发现，高脂饮食情况下，是否脂联素干预，可影响体重表型，而代谢重要器官中，关键代谢相关基因 *PPAR-α* 甲基化相应变化并影响表达。观察结果显示，机体对于环境因素刺激，如高脂饮食，能够产生适应性的表型及功能改变，"二次信号"理论由此提出：生命早期的生存环境不良，如营养不良、高血糖环境，而后过度喂养，适应性改变不匹配后期环境因素，而可塑性却随着生命进程逐渐降低，早期的适应性改变将会导致远期成人出现代谢综合征风险增高。

围绕这一理论展开的学者成立相关国际学会，每隔 2 年召开 1 次学术年会。自 2003 年正式成立至今，现今规模已涵盖 63 个国家和地区，近千名国际会员，随着有识之士的不断加入，参加人员类别从最初限于基础科学和临床医生构成，已逐步扩展。学会的官方杂志 Journal of DOHaD 于 2010 年 2 月创刊。目前在多个国家成立区域性分支机构，开展区域特色性工作。2017 年，DOHaD 中国分支委员会成立，同年中华预防医学会生命早期健康与疾病防控专委会成立，着手组织包括围产领域在内的相关人员，开展工作并普及"生命早期健康影响人类一生健康"的理论，从期待从根本帮助缓解近、远期慢病的发生。推动多地区协作、改善临床及公共卫生决策，充分体现出我国在该学术领域的相关工作的系统推进。

二、早期干预的有效性

在流行病学研究发现中，荷兰饥荒队列研究奠定了理论重要基础。中晚孕期暴露于饥荒者，糖耐量出现降低，而妊娠过程中在任何孕期暴露于饥荒者，发生高血压风险提高 2 倍。类似的发现还见于中国、孟加拉等不同人种。早期不良因素除营养不良，还包括宫内高血糖、孕期肥胖、胎儿糖皮质激素暴露，出生低体重儿、儿童期肥胖等。近年来，辅助生殖技术、孕前应激、空气污染、内分泌干扰素（endocrine disrupting chemicals，EDCs）暴露、父源因素等造成的影响也日益受到重视。除糖脂代谢、心血管疾病外，还与体质组分构成、下丘脑 - 垂体 - 肾上腺轴、认知、精神健康有关。

采用前瞻性出生队列等研究策略富于研究前景和价值，但至少应涵盖围受孕期在内，并随访持续多年。考虑到临床开展大型纵向队列研究极具复杂性，利用动物模型研究提供了大量表观、代谢、内分泌发病机制证据。包括 DNA 甲基化、翻译后组蛋白修饰、miRNA 等分子机制，参与追赶生长、生长受限后续的代谢适应、菌群的改变等病生理过程。

基于基础研究所发现的致病机制，对于母体不良因素暴露，通过叶酸、瘦素、抗氧化、二甲双胍、益生菌等方式，能够有效改善子代远期健康结局。相关研究还提出用于预测远期不良结局的潜在生物标记物。在发育关键期精确干预，可能终止代际间的恶性循环。需要注意的是，动物实验存在不同于人类的种属特异性，临床实施中仍需充分考虑到可行性及相关伦理问题，谨慎开展实施。

在相关研究中，采用益生菌进行干预是目前的研究热点之一。研究表明，肠道菌群在不同体重人群中存在差异。同一地区，营养不良儿童，相较于健康儿童，肠道微生态呈现"不成熟"模式。将两组粪便样本分别种植于动物模型中，导致不同生长发育曲线和代谢模式，因此，针对肠道菌群进行干预，相对简便易行，同时可能改善营养不良的近远期效应。目前，国内外正在开展以肠道菌群为靶点的临床随机对照试验，以减少包括妊娠糖尿病在内的生命早期不良环境暴露。

三、相关卫生政策的推行

在国际 DOHaD 组织的积极推动下，其他相关学术组织也根据自身特色和需求开展合作，并提出相应工作框架。世界卫生组织（WHO）2006 年报告采纳 DOHaD 理念；国际妇产科联盟（FIGO）青少年、围孕期、即孕前营养工作组联合妊娠期高血糖（hyperglycemia in pregnancy，HIP）工作组，共同成立了"慢性非传染性疾病"防治工作组；2011 年 5 月 19 日，联合国秘书长在向联合国大会提交的关于预防和控制慢病的报告中指出，高血压、糖尿病和妊娠糖尿病（gestational diabetes mellitus，GDM）患病率的上升危害孕产妇健康，改善孕产妇保健和营养，可减少其后代远期慢病的发生。联合国大会充分肯定"母婴健康与慢病发生及其危险因素紧密关联"，主张应将慢病预防和控制相关内容纳入多种女性保健方案中。

2017 年世界糖尿病日的主题锁定为"妇女和糖尿病——共享健康未来"。FIGO 与国际糖尿病协会发表联合声明：基于 HIP 对健康的影响涵盖孕产妇、新生儿和儿童，进而导致近远期 2 型糖尿病和心血管代谢紊乱风险增加，构成全球负担和重大公共卫生挑战，呼吁各国采取紧急行动，系统解决问题，切实保障既往母儿保健获得成果，阻击糖尿病和肥胖的进一步蔓延。改善孕产妇肥胖减少 HIP，既降低孕产妇和围产期发病率和死亡率，同时预防慢病，如肥胖、糖尿病、高血压、心血管疾病和脑卒中。2017 年，世界卫生大会明确指出，减少儿童肥胖是解决"生命全周期抵御不良因素"的关键手段。在一些国家和地区开始有意识改善社会环境，如在英国开始对含糖饮料征税，以及针对孕妇、儿童常食用的食物特别减少 20% 含糖量等举措。

（马京梅）

参 考 文 献

[1] Barker DJ, Osmond C, Forsén TJ, et al. Trajectories of growth among children who have coronary events as adults. N Engl J Med, 2005, 353(17): 1802-1809.

[2] Yan J, Yang H. Gestational diabetes mellitus, programing and epigenetics. J Matern Fetal Neonatal Med, 2014, 27(12): 1266-1269.

[3] Feng A, Wang L, Chen X, et al. Developmental Origins of Health and Disease(DOHaD): Implications for health and nutritional issues among rural children in China. Biosci Trends, 2015, 9(2): 82-87.

[4] Hann M, Roberts SA, D'Souza SW, et al. The growth of assisted reproductive treatment-conceived children from birth to 5 years: a national cohort study. BMC Med, 2018, 16(1): 224.

[5] Burdge GC, Lillycrop KA, Jackson AA, et al. The nature of thegrowth pattern and of the metabolic response to fasting in the rat are dependent upon the dietary protein and folic acid intakes of their pregnant dams and post-weaning fat consumption. Br J Nutr, 2008, 99(3): 540-549.

[6] Lecoutre S, Oger F, Pourpe C, et al. Maternal obesity programs increased leptin gene expression in rat male offspring via epigenetic modifications in a depot-specific manner. Mol Metab, 2017, 6(8): 922-930.

[7] Barandalla M, Colleoni S, Lazzari G. Differential Response of Human Embryonic Stem and Somatic Cells to Non-Cytotoxic Hydrogen Peroxide Exposure: An Attempt to Model In Vitro the Effects of Oxidative Stress on the Early Embryo. Cell Dev Biol, 2016, 5(2): 177.

[8] Brawerman GM, Dolinsky VW. Therapies for gestational diabetes and their implications for maternal and offspring health: Evidence from human and animal studies. Pharmacol Res, 2018, 130: 52-73.

[9] Barthow C, Wickens K, Stanley T, et al. The Probiotics in Pregnancy Study(PiP Study): rationale and design of a double-blind randomised controlled trial to improve maternal health during pregnancy and prevent infant eczema and allergy. BMC Pregnancy Childbirth, 2016, 16(1): 133.

[10] Gluckman PD, Hanson MA, Cooper C, et al. Effect of in utero and early-life conditions on adult health and disease. N Engl J Med, 2008, 359(1): 61-73.

[11] Dennison EM, Arden NK, Keen RW, et al. Birth-weight, vitamin D receptor genotype and the programming of osteoporosis. Paediatr Perinat Epidemiol, 2001, 15(3): 211-219.

[12] Lillycrop KA, Slater-Jefferies JL, Hanson MA, et al. Induction of altered epigenetic regulation of the hepatic glucocorticoid receptor in the offspring of rats fed a protein-restricted diet during pregnancy suggests that reduced DNA methyltransferase-1 expression is involved in impaired DNA methylation and changes in histone modifications. Br J Nutr, 2007, 97: 1064-1073.

[13] 杨慧霞, 马京梅. "第七届国际都哈会议"会议纪要. 中华围产医学杂志, 2012, 15(1): 63.

[14] 苏日娜, 王爽, 马京梅, 等. "第八届国际健康与疾病发育起源大会"会议纪要. 中华围产医学杂志, 2014, 17(1): 70-71.

[15] Itoh H, Kanayama N. Expectation of a collaboration between New Zealand and Japan for Developmental Origins of Health and Disease(DOHaD)research: a short introduction. J of Dev Orig Health Dis, 2018, 9(3): 250-252.

[16] Prescott SL, Allen K, Armstrong K, et al. The establishment of DOHaD working groups in Australia and New Zealand. J of Dev Orig Health Dis, 2016, 7(5): 433-439.

[17] Fernandes M, Stein A, Srinivasan K, et al. Maternal depression and foetal responses to novel stimuli: insights from a socio-economically disadvantaged Indian cohort. J of Dev Orig Health Dis, 2014, 5(3): 178-182.

[18] Karamali NS, Ariëns GAM, Kanhai HHH, et al. Thin-fat insulin-resistant phenotype also present in South

Asian neonates born in the Netherlands. J of Dev Orig Health Dis, 2015, 6(1): 47-52.

[19] 王淑娴, 马京梅. "中华预防医学会生命早期发育与疾病防控专委会 2018 年学术年会暨国际行为营养及体力活动学会北京会议"纪要. 中华围产医学杂志, 2018, 21(10): 714-715.

[20] Van den Bergh BRH, van den Heuvel MI, Lahti M, et al. Prenatal developmental origins of behavior and mental health: The influence of maternal stress in pregnancy. Neurosci Biobehav Rev, 2020, 117: 26-64.

[21] Heindel JJ, Balbus J, Birnbaum L, et al. Developmental Origins of Health and Disease: Integrating Environmental Influences. Endocrinology, 2015, 156(10): 3416-3421.

[22] Fudvoye J, Bourguignon JP, Parent AS. Endocrine-disrupting chemicals and human growth and maturation: a focus on early critical windows of exposure. Vitam Horm, 2014, 94: 1-25.

[23] Chen Q, Yan M, Cao Z, et al. Sperm tsRNAs contribute to intergenerational inheritance of an acquired metabolic disorder. Science, 2016, 351(6271): 397-400.

[24] Aroda VR, Christophi CA, Edelstein SL, et al. The effect of lifestyle intervention and metformin on preventing or delaying diabetes among women with and without gestational diabetes: the Diabetes Prevention Program outcomes study 10-year follow-up. J Clin Endocrinol Metab, 2015, 100(4): 1646-1653.

[25] FIGO-IDF joint statement and declaration on hyperglycemia in pregnancy. Int J Gynecol Obstet, 2018, 142(2): 127-130.

[26] Williams CL, Jones ME, Swerdlow AJ, et al. Risks of ovarian, breast, and corpus uteri cancer in women treated with assisted reproductive technology in Great Britain, 1991-2010: data linkage study including 2.2 million person years of observation. BMJ, 2018, 362: k2644.

[27] Goisis A, Remes H, Martikainen P, et al. Medically assisted reproduction and birth outcomes: a within-family analysis using Finnish population registers. Lancet, 2019, 393(10177): 1225-1232.

[28] Farquhar CM, Liu E, Armstrong S, et al. Intrauterine insemination with ovarian stimulation versus expectant management for unexplained infertility (TUI): a pragmatic, open-label, randomised, controlled, two-centre trial. Lancet, 2018, 391(10119): 441-450.

[29] Miller D, Pavitt S, Sharma V, et al. Physiological, hyaluronan-selected intracytoplasmic sperm injection for infertility treatment (HABSelect): a parallel, two-group, randomised trial. Lancet, 2019, 393(10170): 416-422.

[30] Chen ZJ, Shi Y, Sun Y, et al. Fresh versus Frozen Embryos for Infertility in the Polycystic Ovary Syndrome. N Engl J Med, 2016, 375(6): 523-533.

[31] Vuong LN, Dang VQ, Ho TM, et al. IVF Transfer of Fresh or Frozen Embryos in Women without Polycystic Ovaries. N Engl J Med, 2018, 378(2): 137-147.

[32] Qi X, Yun C, Sun L, et al. Gut microbiota-bile acid-interleukin-22 axis orchestrates polycystic ovary syndrome. Nat Med, 2019, 25(8): 1225-1233.

[33] Dominguez-Bello MG, Godoy-Vitorino F, Knight R, et al. Role of the microbiome in human development. Gut, 2019, 68(6): 1108-1114.

[34] Mohamed SA, Shalaby SM, Abdelaziz M, et al. Human Mesenchymal Stem Cells Partially Reverse Infertility in Chemotherapy-Induced Ovarian Failure. Reprod Sci, 2018, 25(1): 51-63.

[35] Wu XK, Stener-Victorin E, Kuang HY, et al. Effect of Acupuncture and Clomiphene in Chinese Women With Polycystic Ovary Syndrome: A Randomized Clinical Trial. JAMA, 2017, 317(24): 2502-2514.

[36] Lord J, McMullan DJ, Eberhardt RY, et al. Prenatal exome sequencing analysis in fetal structural anomalies detected by ultrasonography (PAGE): a cohort study. Lancet, 2019, 393(10173): 747-757.

[37] Yan L, Huang L, Xu L, et al. Live births after simultaneous avoidance of monogenic diseases and chromosome abnormality by next-generation sequencing with linkage analyses. Proc Natl Acad Sci U S A, 2015, 112(52): 15964-15969.

[38] Qiao J, Li R. Fertility preservation: challenges and opportunities. Lancet, 2014, 384(9950): 1246-1247.

[39] Christou-Kent M, Kherraf ZE, Amiri-Yekta A, et al. PATL2 is a key actor of oocyte maturation whose invalidation causes infertility in women and mice. EMBO Mol Med, 2018, 10(5): e8515.

[40] Sang Q, Li B, Kuang Y, et al. Homozygous Mutations in WEE2 Cause Fertilization Failure and Female Infertility. Am J Hum Genet, 2018, 102(4): 649-657.

[41] Bianchi E, Doe B, Goulding D, et al. Juno is the egg Izumo receptor and is essential for mammalian fertilization.

Nature, 2014, 508(7497): 483-487.

[42] Inoue N, Ikawa M, Isotani A, et al. The immunoglobulin superfamily protein Izumo is required for sperm to fuse with eggs. Nature, 2005, 434(7030): 234-238.

[43] Guo H, Zhu P, Yan L, et al. The DNA methylation landscape of human early embryos. Nature, 2014, 511(7511): 606-610.

[44] Guo F, Yan L, Guo H, et al. The Transcriptome and DNA Methylome Landscapes of Human Primordial Germ Cells. Cell, 2015, 161(6): 1437-1452.

[45] Zhu P, Guo H, Ren Y, et al. Single-cell DNA methylome sequencing of human preimplantation embryos. Nat Genet, 2018, 50(1): 12-19.

[46] Gao L, Wu K, Liu Z, et al. Chromatin Accessibility Landscape in Human Early Embryos and Its Association with Evolution. Cell, 2018, 173(1): 248-259.

[47] Yan L, Yang M, Guo H, et al. Single-cell RNA-Seq profiling of human preimplantation embryos and embryonic stem cells. Nat Struct Mol Biol, 2013, 20(9): 1131-1139.

[48] Goolam M, Scialdone A, Graham SJL, et al. Heterogeneity in Oct4 and Sox2 Targets Biases Cell Fate in 4-Cell Mouse Embryos. Cell, 2016, 165(1): 61-74.

[49] Hupalowska A, Jedrusik A, Zhu M, et al. CARM1 and Paraspeckles Regulate Pre-implantation Mouse Embryo Development. Cell, 2018, 175(7): 1902-1916.

[50] Xu Y, Shi Y, Fu J, et al. Mutations in PADI6 Cause Female Infertility Characterized by Early Embryonic Arrest. Am J Hum Genet, 2016, 99(3): 744-752.

[51] Qiao J, Wang ZB, Feng HL, et al. The root of reduced fertility in aged women and possible therapentic options: Current status and future perspects. Mol Aspects Med, 2014, 38: 54-85.

[52] Tatone C, Di Emidio, Barbonetti A, et al. Sirtuins in gamete biology and reproductive physiology: emerging roles and therapeutic potential in female and male infertility. Hum Reprod Update, 2018, 24(3): 267-289.

[53] Berko ER, Suzuki M, Beren F, et al. Mosaic epigenetic dysregulation of ectodermal cells in autism spectrum disorder. PLoS Genet, 2014, 10(5): e1004402.

[54] Ma M, Zhou QJ, Xiong Y, et al. Preeclampsia is associated with hypermethylation of IGF-1 promoter mediated by DNMT1. Am J Transl Res, 2018, 10(1): 16-39.

[55] Zhao SM, Guan KL. Substrate selectivity APPLies to

Akt. Cell, 2008, 133(3): 399-400.

[56] Zhao SM, Xu W, Jiang WQ, et al. Regulation of Cellular Metabolism by Protein Lysine Acetylation. Science, 2010, 327(5968): 1000-1004.

[57] Zhao SM, Lin Y, Xu W, et al. Glioma-Derived Mutations in IDH1Dominantly Inhibit IDH1 Catalytic Activity and Induce HIF-1a. Science, 2009, 324(5924): 261-265.

[58] Zhang D, Tang ZY, Huang H, et al. Metabolic Regulation of Gene Expression by Histone Lactylation. Nature, 2019, 574(7779): 575-580.

[59] Legnini I, Di Timoteo G, Rossi F, et al. Circ-ZNF609 Is a Circular RNA that Can Be Translated and Functions in Myogenesis. Mol Cell, 2017, 66(1): 22-37.

[60] Koch L. RNA: Translated circular RNAs. Nat Rev Genet, 2017, 18(5): 272-273.

[61] Liu Y, Fan X, Wang R, et al. Single-cell RNA-seq reveals the diversity of trophoblast subtypes and patterns of differentiation in the human placenta. Cell Res, 2018, 28(8): 819-832.

[62] Tsang JCH, Vong JSL, Ji L, et al. Integrative single-cell and cell-free plasma RNA transcriptomics elucidates placental cellular dynamics. Proc Natl Acad Sci U S A, 2017, 114(37): E7786-E7795.

[63] Vento-Tormo R, Efremova M, Botting RA, et al. Single cell reconstruction of the early maternal-fetal interface in humans. Nature, 2018, 563(7731): 347-353.

[64] Pavlicev M, Wagner GP, Chavan AR, et al. Single-cell transcriptomics of the human placenta: inferring the cell communication network of the maternal-fetal interface. Genome Res, 2017, 27(3): 349-361.

[65] Scialdone A, Tanaka Y, Jawaid W, et al. Resolving early mesoderm diversification through single-cell expression profiling. Nature, 2016, 535(7611): 289-293.

[66] Nelson AC, Mould AW, Bikoff EK, et al. Single-cell RNA-seq reveals cell type-specific transcriptional signatures at the maternal-foetal interface during pregnancy. Nat Commun, 2016, 7: 11414.

[67] Capalbo A, Wright G, Elliott T, et al. FISH reanalysis of inner cell mass and trophectoderm samples of previously array-CGH screened blastocysts shows high accuracy of diagnosis and no major diagnostic impact of mosaicism at the blastocyst stage. Hum Reprod, 2013, 28(8): 2298-2307.

[68] Maxwell SM, Colls P, Hodes-Wertz B, et al. Why do euploid embryos miscarry? A case-control study

comparing the rate of aneuploidy within presumed euploid embryos that resulted in miscarriage or live birth using next-generation sequencing. Fertil Steril, 2016, 106(6): 1414-1419.

[69] Gleicher N, Metzqer J, Croft G, et al. A single trophectoderm biopsy at blastocyst stage is mathematically unable to determine embryo ploidy accurately erough for clinical use. Reprod Biol Enolocrinol, 2017, 15(1): 33.

[70] Scott RT Jr, Galliano D. The challenge of embryonic mosaicism in preimplantation genetic screening. Fertil Steril, 2016, 105(5): 1150-1152.

[71] Hansen KA, Eyster KM. Genetics and genomics of endometriosis. Clin Obstet Gynecol, 2010, 53(2): 403-412.

[72] Uno S, Zembutsu H, Hirasawa A, et al. A genomewide association study identifies genetic variants in the CDKN2BAS locus associated with endometriosis in Japanese. Nat Genet, 2010, 42(8): 707-710.

[73] Pagliardini L, Gentilini D, Vigano' P, et al. An Italian association study and meta-analysis with previous GWAS confirm WNT4, CDKN2BAS and FN1 as the first identified susceptibility loci for endometriosis. J Med Genet, 2013, 50(1): 43-46.

[74] Li F, Alderman MH, Tal A, et al. Hematogenous Dissemination of Mesenchymal Stem Cells from Endometriosis. Stem Cells, 2018, 36(6): 881-890.

[75] Samani EN, Mamillapalli R, Li F, et al. Micrometastasis of endometriosis to distant organs in a murine model. Oncotarget, 2017, 10(23): 2282-2291.

[76] Ding T, Luo A, Jiang J, et al. Changes of endocrine and ultrasound markers as ovarian aging in modifying the Stages of Reproductive Aging Workshop(STRAW) staging system with subclassification of mid reproductive age stage. Gynecol Endocrinol, 2013, 29(1): 6-9.

[77] Du X, Ding T, Zhang H, et al. Age-Specific Normal Reference Range for Serum Anti-Müllerian Hormone in Healthy Chinese Han Women: A nationwide Population-Based Study. Reprod Sci, 2016, 23(8): 1019-1027.

[78] Kline J, Kinney A, Levin B, et al. X-chromosome inactivation and ovarian age during the reproductive years. Fertil Steril, 2006, 85(5): 1488-1495.

[79] Stolk L, Perry JR, Chasman DI, et al. Meta-analyses identify 13 loci associated with age at menopause and highlight DNA repair and immune pathways. Nat Genet, 2012, 44(3): 260-268.

[80] Nishimura-Tadaki A, Wada T, Bano G, et al. Break-

point determination of X; autosome balanced translocations in four patients with premature ovarian failure. J Hum Genet, 2011, 56(2): 156-160.

[81] Stolk L, Zhai G, van Meurs JB, et al. Loci at chromosomes 13, 19 and 20 influence age at natural menopause. Nat Genet, 2009, 41(6): 645-647.

[82] Day FR, Ruth KS, Thompson DJ, et al. Large-scale genomic analyses link reproductive aging to hypothalamic signaling, breast cancer susceptibility and BRCA1-mediated DNA repair. Nat Genet, 2015, 47(11): 1294-1303.

[83] Qin Y, Zhang F, Chen ZJ. BRCA2 in Ovarian Development and Function. N Engl J Med, 2019, 380(11): 1086.

[84] Qin Y, Jiao X, Simpson JL, et al. Genetics of primary ovarian insufficiency: new developments and opportunities. Hum Reprod Update, 2015, 21(6): 787-808.

[85] Wu M, Xiong J, Ma L, et al. Enrichment of Female Germline Stem Cells from Mouse Ovaries Using the Differential Adhesion Method. Cell Physiol Biochem, 2018, 46(5): 2114-2126.

[86] Lu Z, Wu M, Zhang J, et al. Improvement in Isolation and Identification of Mouse Oogonial Stem Cells. Stem Cells Int, 2016, 2016: 2749461.

[87] Qin X, Du D, Chen Q, et al. Metformin prevents murine ovarian aging. Aging(Albany NY), 2019, 11(11): 3785-3794.

[88] Xiong J, Lu Z, Wu M, et al. Intraovarian Transplantation of Female Germline Stem Cells Rescue Ovarian Function in Chemotherapy-Injured Ovaries. PLoS One, 2015, 10(10): e0139824.

[89] Gupta S, Kumar P, Das BC. HPV: Molecular pathways and targets. Curr Probl Cancer, 2018, 42(2): 161-174.

[90] Oyervides-Muñoz MA, Pérez-Maya AA, Rodríguez-Gutiérrez HF, et al. Understanding the HPV integration and its progression to cervical cancer. Infect Genet Evol, 2018, 61: 134-144.

[91] Senapati R, Senapati NN, Dwibedi B. Molecular mechanisms of HPV mediated neoplastic progression. Infect Agent Cancer, 2016, 11: 59.

[92] The Cancer Genome Atlas Research Network, Albert Einstein College of Medicine, Analytical Biological Services, et al. Integrated genomic and molecular characterization of cervical cancer. Nature, 2017. 543(7645): 378-384.

[93] Lin M, Ye M, Zhou J, et al. Recent Advances on the Molecular Mechanism of Cervical Carcinogenesis Based on Systems Biology Technologies. Comput Struct Biotechnol J, 2019, 17: 241-250.

[94] Durzynska J, Lesniewicz K, Poreba E. Human papillomaviruses in epigenetic regulations. Mutat Res Rev Mutat Res, 2017, 772: 36-50.

[95] Sen P, Ganguly P, Ganguly N. Modulation of DNA methylation by human papillomavirus E6 and E7 oncoproteins in cervical cancer. Oncol Lett, 2018, 15(1): 11-22.

[96] Pardini B, De Maria D, Francavilla A, et al. MicroRNAs as markers of progression in cervical cancer: a systematic review. BMC Cancer, 2018, 18(1): 696.

[97] Aalijahan H, Ghorbian S. Long non-coding RNAs and cervical cancer. Exp Mol Pathol, 2019, 106: 7-16.

[98] Bossler F, Hoppe-Seyler K, Hoppe-Seyler F. PI3K/AKT/mTOR Signaling Regulates the Virus/Host Cell Crosstalk in HPV-Positive Cervical Cancer Cells. Int J Mol Sci, 2019, 20(9): 2188.

[99] Hoadley KA, Yau C, Hinoue T, et al. Cell-of-Origin Patterns Dominate the Molecular Classification of 10,000 Tumors from 33 Types of Cancer. Cell, 2018, 173(2): 291-304.

[100] Berger AC, Korkut A, Kanchi RS, et al. A Comprehensive Pan-Cancer Molecular Study of Gynecologic and Breast Cancers. Cancer Cell, 2018, 33(4): 690-705.

[101] Thorsson V, Gibbs DL, Brown SD, et al. The Immune Landscape of Cancer. Immunity, 2018, 48(4): 812-830.

[102] Bartosch C, Lopes JM, Jerónimo C. Epigenetics in endometrial carcinogenesis-part 1: DNA methylation. Epigenomics, 2017, 9(5): 737-755.

[103] Bartosch C, Lopes JM, Jerónimo C. Epigenetics in endometrial carcinogenesis-part 2: histone modifications, chromatin remodeling and noncoding RNAs. Epigenomics, 2017, 9(6): 873-892.

[104] Wang Y, Yu M, Yang JX, et al. Genomic Comparison of Endometrioid Endometrial Carcinoma and Its Precancerous Lesions in Chinese Patients by High-Depth Next Generation Sequencing. Front Oncol, 2019, 9: 123.

[105] Van Nyen T, Moiola CP, Colas E, et al. Modeling Endometrial Cancer: Past, Present, and Future. Int J Mol Sci, 2018, 19(8): 2348.

[106] Chiu HC, Li CJ, Yiang GT, et al. Epithelial to Mesenchymal Transition and Cell Biology of Molecular Regulation in Endometrial Carcinogenesis. J Clin Med, 2019, 8(4): 439.

[107] Dong P, Xiong Y, Yue J, et al. Exploring lncRNA-Mediated Regulatory Networks in Endometrial Cancer Cells and the Tumor Microenvironment: Advances and Challenges. Cancers(Basel), 2019, 11(2): 234.

[108] Liolios T, Kastora SL, Colombo G. MicroRNAs in Female Malignancies. Cancer Inform, 2019, 18: 1176935119828746.

[109] Papp E, Hallberg D, Konecny GE, et al. Integrated Genomic, Epigenomic, and Expression Analyses of Ovarian Cancer Cell Lines. Cell Rep, 2018, 25(9): 2617-2633.

[110] Testa U, Petrucci E, Pasquini L, et al. Ovarian Cancers: Genetic Abnormalities, Tumor Heterogeneity and Progression, Clonal Evolution and Cancer Stem Cells. Medicines(Basel), 2018, 5(1): 16.

[111] Jayson GC, Kohn EC, Kitchener HC. Ovarian Cancers. Lancet, 2014, 384(9951): 1376-1388.

[112] Ueland FR. A Perspective on Ovarian Cancer Biomarkers: Past, Present and Yet-To-Come. Diagnostics (Basel), 2017, 7(1): 14.

[113] Lisio MA, Fu L, Goyeneche A, et al. High-Grade Serous Ovarian Cancer: Basic Sciences, Clinical and Therapeutic Standpoints. Int J Mol Sci, 2019; 20(4): 952.

[114] Berger AC, Korkut A, Kanchi RS, et al. A Comprehensive Pan-Cancer Molecular Study of Gynecologic and Breast Cancers. Cancer Cell, 2018, 33(4): 690-705.

[115] Deb B, Uddin A, Chakraborty S. miRNAs and ovarian cancer: An overview. J Cell Physiol, 2018, 233(5): 3846-3854.

[116] Natanzon Y, Goode EL, Cunningham JM. Epigenetics in ovarian cancer. Semin Cancer Biol, 2018, 51: 160-169.

[117] Yang Q, Yang Y, Zhou N, et al. Epigenetics in ovarian cancer: premise, properties, and perspectives. Mol Cancer, 2018, 17(1): 109.

[118] Worku T, Bhattarai D, Ayers D, et al. Long Non-Coding RNAs: the New Horizon of Gene Regulation in Ovarian Cancer. Cell Physiol Biochem, 2017, 44: 948-966.

[119] Moffitt L, Karimnia N, Stephens A, et al. Therapeutic Targeting of Collective Invasion in Ovarian Cancer. Int J Mol Sci, 2019, 20(6): 1466.

中英文名词对照索引

Y

Z

登录中华临床影像库步骤

公众号登录 >>

扫描二维码
关注"临床影像库"公众号

点击"影像库"菜单
进入中华临床影像库首页

临床影像库
中华临床影像库内容涵盖国内近百家大型三甲医院临床影像诊断中所能见... ∨
7位朋友关注

关注公众号

影像库

网站登录 >>

输入网址 medbooks.ipmph.com/yx
进入中华临床影像库首页

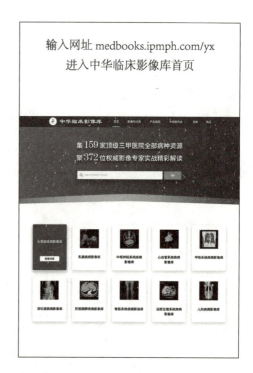

进入中华临床影像库首页

·························· **注册或登录** ··························

PC 端点击首页"兑换"按钮
移动端在首页菜单中选择"兑换"按钮

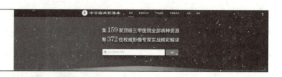

输入兑换码,点击"激活"按钮
开通中华临床影像库的使用权限

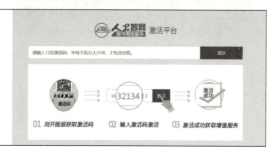

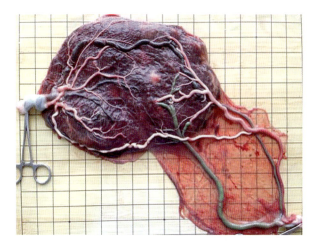

图 12-4　sIUGR Ⅲ型胎盘灌注

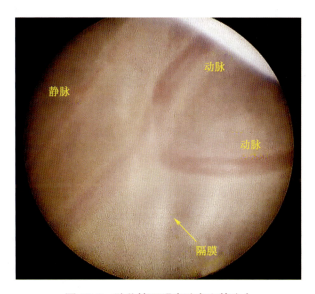

图 12-5　胎儿镜下观察胎盘血管吻合

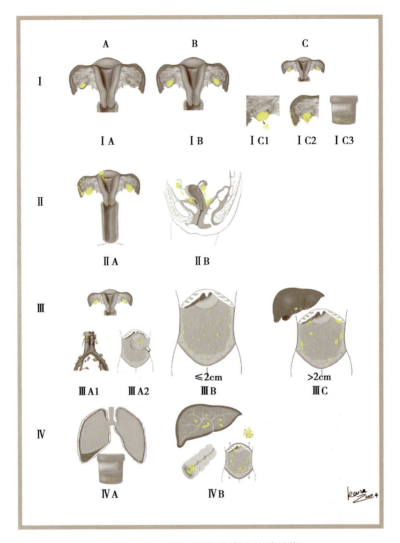

图 32-2　FIGO 2014 年卵巢上皮癌分期
（引自四川大学华西第二医院王卡娜副教授）

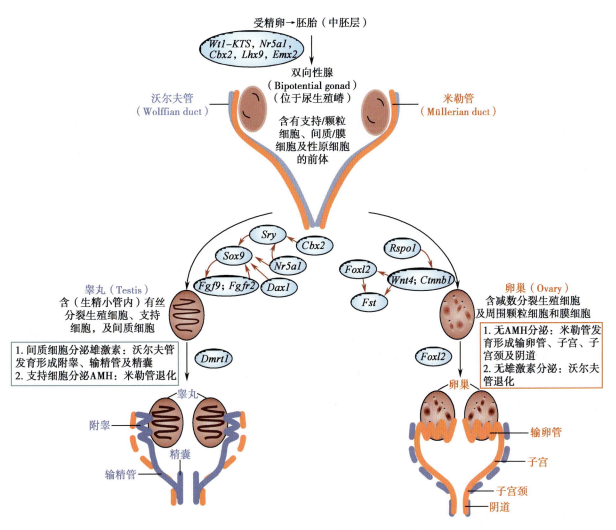

图36-2　生殖系统性腺发育、分化过程，以及参与哺乳动物性别决定的主要因子

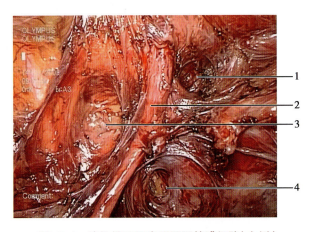

图40-1　腹腔镜下子宫颈周围筋膜间隙（左侧）

1. 阴道旁间隙；2. 输尿管；3. 膀胱旁间隙；4. 直肠旁间隙

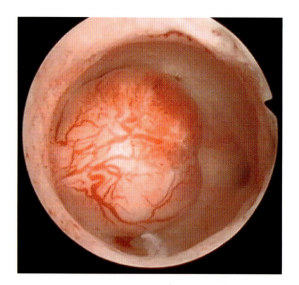

图 40-3　0 型黏膜下肌瘤

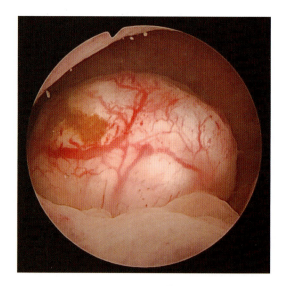

图 40-4　Ⅰ型黏膜下肌瘤

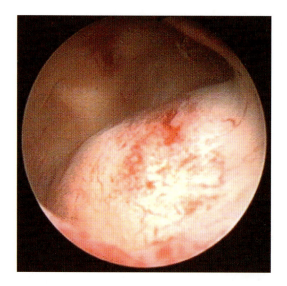

图 40-5　Ⅱ型黏膜下肌瘤

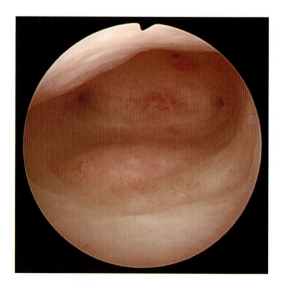

图 40-6　肌壁间内凸肌瘤

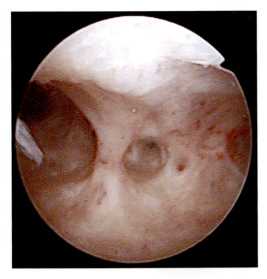

图 40-11　中央型宫腔粘连

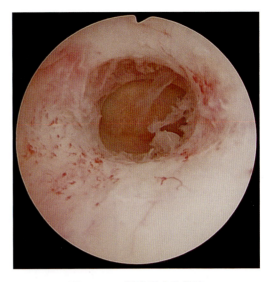

图 40-12　周边型宫腔粘连

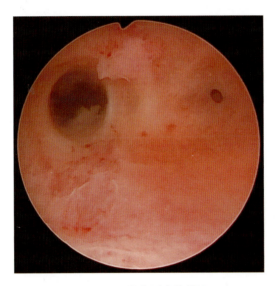

图 40-13　混合型宫腔粘连

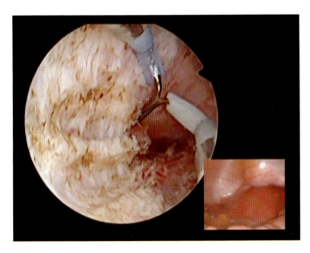

图 40-14　针状电极分离宫腔粘连组织

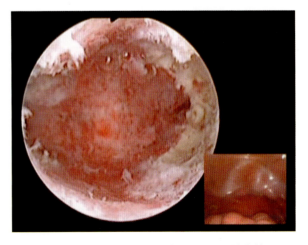

图 40-15　整复后的子宫腔形态，显露双侧输卵管开口

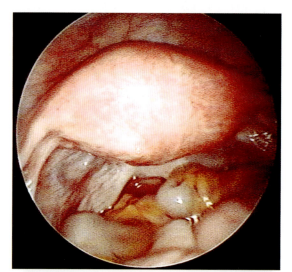

（1）腹腔镜下子宫外观

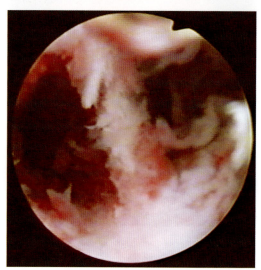

（2）宫腔镜下观

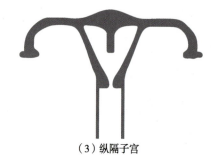

（3）纵隔子宫

图 40-16 不全纵隔子宫

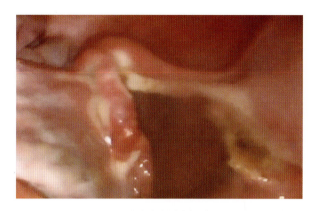

图 42-1　输卵管切除应紧贴输卵管侧，减少对卵巢血供的损伤

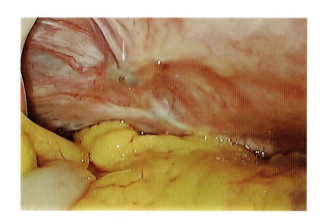

图 42-2　浸润子宫骶韧带的蓝紫色子宫内膜异位病灶

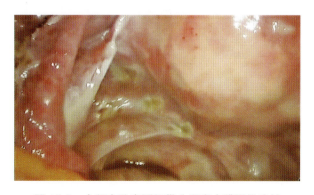

图 42-3　电凝去除宫骶韧带上子宫内膜异位病灶

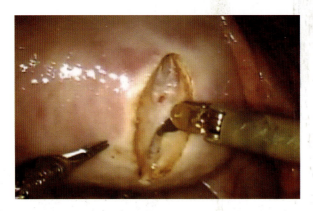

图42-4　以单极电凝钩于肌瘤样凸起上作纵行切口

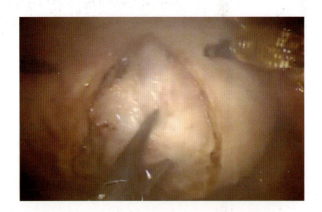

图42-5　瘤体边界分明,完整地剥除子宫肌瘤

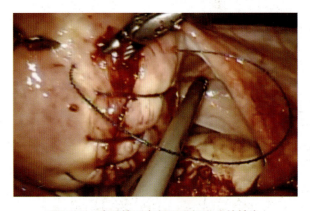

图42-6　腹腔镜下在创面进行充分的缝合

78枕